Fisiología del ejercicio

Teoría y aplicación práctica

3.ª EDICIÓN

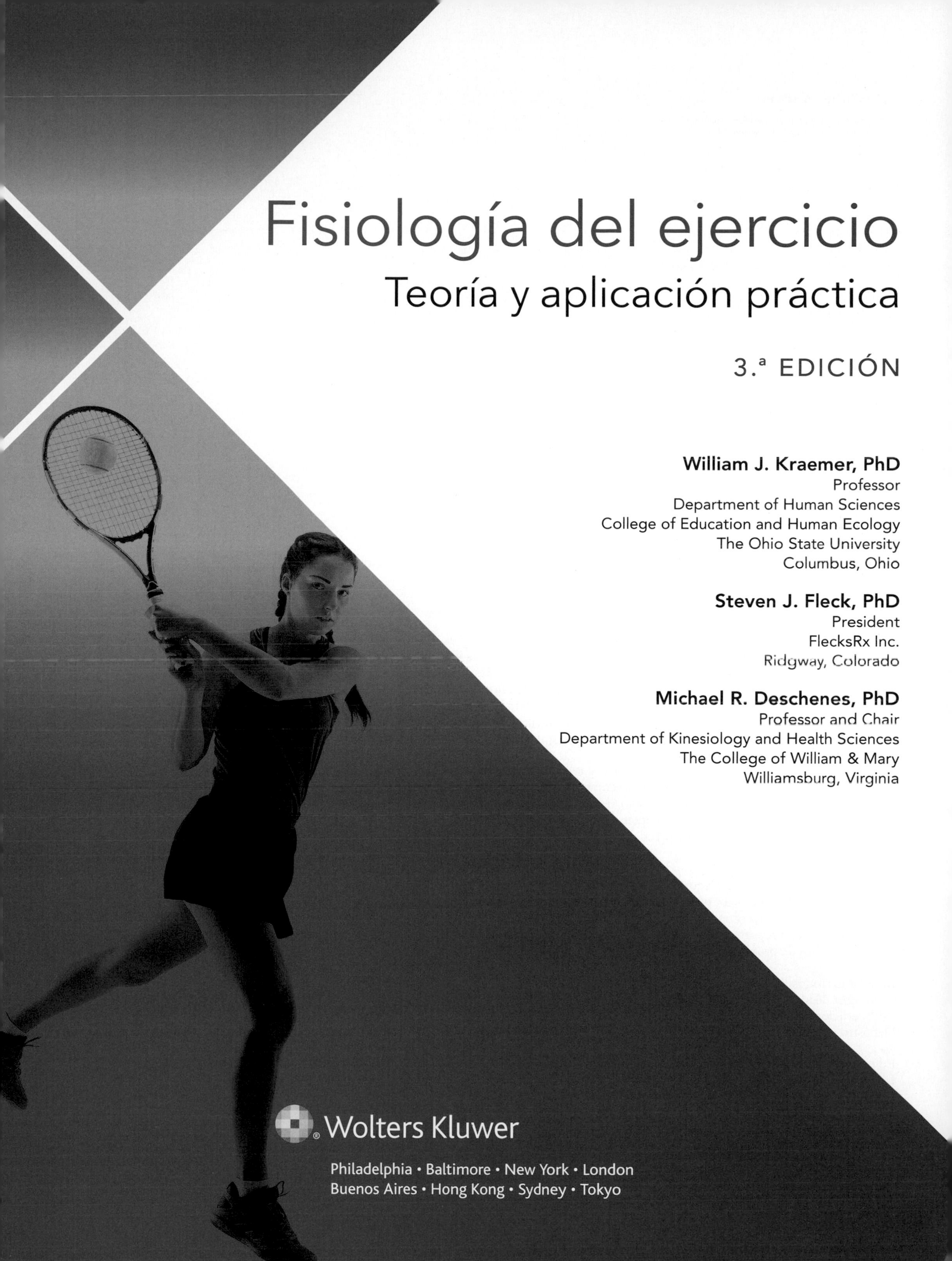

Fisiología del ejercicio

Teoría y aplicación práctica

3.ª EDICIÓN

William J. Kraemer, PhD
Professor
Department of Human Sciences
College of Education and Human Ecology
The Ohio State University
Columbus, Ohio

Steven J. Fleck, PhD
President
FlecksRx Inc.
Ridgway, Colorado

Michael R. Deschenes, PhD
Professor and Chair
Department of Kinesiology and Health Sciences
The College of William & Mary
Williamsburg, Virginia

Wolters Kluwer

Philadelphia • Baltimore • New York • London
Buenos Aires • Hong Kong • Sydney • Tokyo

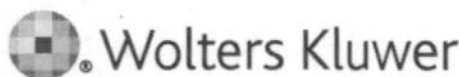

Philadelphia • Baltimore • New York • London
Buenos Aires • Hong Kong • Sydney • Tokyo

Av. Carrilet, 3, 9.ª planta – Edificio D
Ciutat de la Justícia
08902 L'Hospitalet de Llobregat
Barcelona (España)
Tel.: 93 344 47 18
Fax: 93 344 47 16
e-mail: lwwespanol@wolterskluwer.com

Traducción
Dra. Diana Jiménez González
Especialista en Ginecología y obstetricia
Subespecialista en Medicina Materno-Fetal
Hospital Médica Sur Lomas. México

Revisión científica
Prof. Dr. Marcelo Milano
Médico (UBA) - Especialista en Medicina del Deporte
Lic. en Kinesiología (UBA) – Prof. Nac. Ed. Física
Posgrado en Farmacología, Nutrición y Suplementación en el Deporte (Universidad de Barcelona)
Prof. Universitario - Farmacología

Dirección editorial: Carlos Mendoza
Editora de desarrollo: Núria Llavina
Gerente de mercadotecnia: Simon Kears
Cuidado de la edición: Alfonso Romero
Maquetación: Laura Romero
Diseño de portada: Jesús Esteban Mendoza
Impresión: C&C Offset Printing Co. Ltd. / Impreso en China

ISBN edición en español: 978-84-18563-79-9
Depósito legal: M-25052-2021

Edición en español de la obra original en lengua inglesa *Exercise Physiology: Integrating Theory and Application*, 3.ª edición, editada por William Kraemer, Steven Fleck y Michael Deschenes, publicada por Wolters Kluwer.

Two Commerce Square
2001 Market Street
Philadelphia, PA 19103
ISBN edición original: 978-1-9751-1742-9

CCS1221

A mi esposa Joan, por su amor, su valor y su tenacidad a la hora de asumir los desafíos y siempre avanzando. A mis hijos, Daniel, su esposa Amie, y nuestras nietas, Olivia y Catherine; Anna; y María, por su amor y apoyo.

—William J. Kraemer

A mi madre, Elda, y a mi padre, Marv, que nos ha dejado, por inculcarme desde muy pequeño una tremenda ética de trabajo que me ha servido a lo largo de mi vida. A mi esposa, Maelu, por su apoyo y comprensión a lo largo de nuestra vida en común, que me ha permitido seguir mi carrera profesional.

—Steven J. Fleck

A mi madre, por mostrarme un amor incondicional. A mi padre, por tener siempre fe en mí. A Jennifer y Gabrielle, mis dos preciosas niñas, a las que quiero mucho y que dan sentido a mi vida. A mi amiga peluda favorita, Molly, cuya compañía extraño mucho.

—Michael R. Deschenes

Revisores

Timothy Baghurst, PhD, RFSA
Director, FSU COACH
Professor, College of Education
Florida State University
Tallahassee, Florida

Mark Blegen, PhD, FACSM
Provost and Vice-President for Academic Affairs
Carroll University
Waukesha, Wisconsin

Jennifer L. Caputo, PhD, CSCS, MX
Co-Coordinator of Exercise Science, Health and Human Performance
Middle Tennessee State University
Murfreesboro, Tennessee

J. Matt Green, PhD
Associate Dean, Professor
Health, Physical Education & Recreation
University of North Alabama
Florence, Alabama

Brian Hickey, PhD, CSCS, *D
Assistant Professor
Department of Health and Physical Education
Florida A&M University
Tallahassee, Florida

Timothy Michael, PhD, FACSM, ACSM-CEP
Professor
Graduate Program Coordinator: Exercise Physiology
Western Michigan University
Kalamazoo, Michigan

Joshua Miller, DHSc, ACSM-EP, CSCS
Clinical Associate Professor
Department of Kinesiology and Nutrition
University of Illinois at Chicago
Chicago, Illinois

Therese Miller, BS, MA, PhD
Chair
Health and Exercise Science Department
Westminster College
Fulton, Missouri

David Pavlat, EdD, NSCA-CSCS, ACSM-CEP
Associate Professor of Exercise Science
Central College
Pella, Iowa

Shawn Simonson, EdD, CSCS, ACSM EP-C
Director
Human Performance Laboratory
Professor
Department of Kinesiology
Faculty Associate, Center for Teaching and Learning
Boise State University
Boise, Idaho

Eric Vlahov, PhD
Professor, Health Science and Human Performance
The University of Tampa
Tampa, Florida

Tony Ward, MS, ATC, CES
Associate Professor of Athletic Training and Exercise Science
Shawnee State University
Portsmouth, Ohio

Jeff Williams, PhD
Keiser University
University Department Chair at Keiser University
Fort Lauderdale, Florida

Sobre los autores

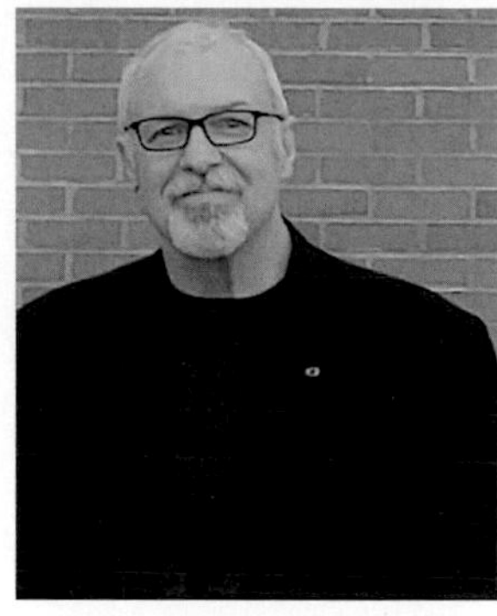

El **Dr. William J. Kraemer** es profesor titular del Departamento de Ciencias Humanas de la Facultad de Educación y Ecología Humana de la Universidad Estatal de Ohio. Antes de este nombramiento, fue profesor titular en la Universidad de Connecticut, en la Universidad Estatal de Ball y en la Universidad Estatal de Pensilvania, junto con nombramientos conjuntos en las facultades de Medicina de estas instituciones. También ha sido profesor y entrenador en los niveles secundario y universitario, y fue capitán del ejército estadunidense en el U.S. Army's Research Institute of Environmental Medicine en Natick, M. El Dr. Kraemer es miembro de varias organizaciones, como el American College of Sports Medicine (ACSM) y la National Strength and Conditioning Association (NSCA). Ha sido miembro de la Junta Directiva y del Consejo de Administración de la ACSM y fue presidente de la NSCA. Es autor y coautor de más de 500 manuscritos revisados por pares en la literatura científica. Ha recibido numerosos premios por su trabajo e investigación a lo largo de su carrera, entre los que se incluyen el *National Citation Award* (Premio a la mención honorífica nacional) de la ACSM (2020) y el Joseph B. Wolfe *Memorial Lecture Award* (Premio a la Conferencia Conmemorativa Joseph B. Wolfe) de la ACSM, además de recibir el *Lifetime Achievement Award* (Premio a la trayectoria) de la NSCA. En 2016, recibió un Doctorado honoris causa de la Universidad de Jyvaskyla en Finlandia.

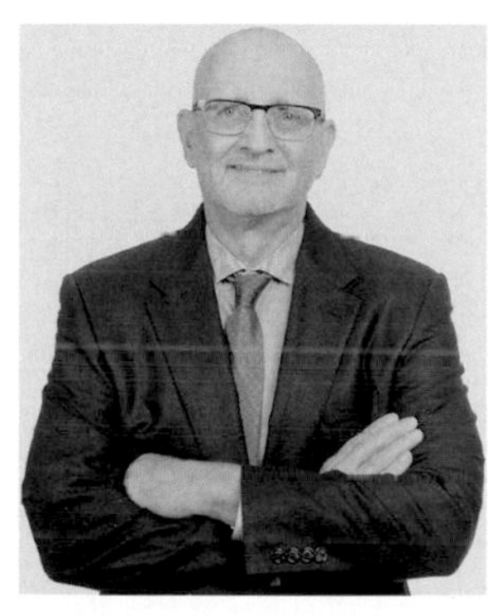

Steven J. Fleck, PhD, durante su carrera, ha sido director de departamentos de ciencias del deporte de Kinesiología en varias universidades, así como administrador de ciencias del deporte en el sector privado. Sus intereses de investigación incluyen las adaptaciones fisiológicas al entrenamiento de fuerza y la aplicación de los resultados de la investigación para optimizar el diseño del programa de entrenamiento de fuerza. Sus intereses de investigación no se limitan a las adaptaciones fisiológicas y al entrenamiento de los deportistas de élite, sino que también incluyen el entrenamiento de la población en general, desde los jóvenes hasta las personas mayores, así como de individuos con diversas enfermedades, como el cáncer, la enfermedad de McArdle y la fibrosis quística. A lo largo de su carrera, el Dr. Fleck ha diseñado programas de acondicionamiento para celebridades interesadas en la salud y el estado físico general, así como para deportistas de secundaria, universitarios, profesionales y olímpicos en una amplia variedad de deportes. Es autor de numerosos artículos de investigación revisados por pares, así como de varios libros en el amplio ámbito del acondicionamiento físico. El Dr. Fleck es miembro de la National Strength and Conditioning Association (NSCA) y del American College of Sports Medicine (ACSM), y fue presidente de la National Strength and Conditioning Association. Por su trabajo, ha recibido numerosos premios y honores, entre los cuales se cuentan el de *Sport Scientist of the Year* (Científico Deportivo del Año) de la NSCA, el *Lifetime Achievement Award* (Premio a la Trayectoria) y el 2020 *Impact Award* (Premio al impacto 2020), que se otorga a una persona que ha tenido un gran impacto en la industria del acondicionamiento físico.

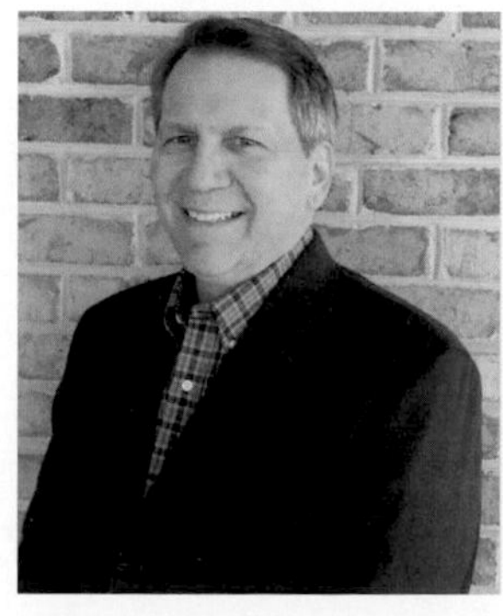

Michael R. Deschenes se doctoró en 1992 en el Departamento de Fisiología y Neurobiología de la Universidad de Connecticut. A continuación, realizó un trabajo postdoctoral en el Departamento de Fisiología de la Universidad Estatal de Nueva York (SUNY). Tras dejar la SUNY, el Dr. Deschenes asumió su actual puesto de profesor en el Departamento de Kinesiología y Ciencias de la Salud del College of William and Mary, donde actualmente es profesor y presidente. También es miembro del Programa de Neurociencia de William and Mary. La investigación del Dr. Deschenes se centra en el sistema neuromuscular y sus adaptaciones funcionales y morfológicas tanto al aumento (ejercicio) como a la disminución (descarga muscular) de la actividad. Es miembro del American College of Sports Medicine (ACSM), editor asociado de *Medicine and Science in Sports and Exercise* y editor asociado senior del *Journal of Strength and Conditioning Research*.

Prefacio

Esta 3.ª edición de *Fisiología del ejercicio. Teoría y aplicación práctica* se construye sobre la base de los puntos fuertes de la 2.ª edición, aunque amplía las aplicaciones prácticas y extiende nuestra creciente comprensión científica de la fisiología del ejercicio. La visión de este libro de texto ha sido un poco diferente a la de otros en el campo hoy en día, ya que lo hemos dirigido a los estudiantes de pregrado, muchos de los cuales no irán inmediatamente a la escuela de posgrado, sino que se encaminarán para ser entrenadores personales, especialistas en fuerza y acondicionamiento, instructores de acondicionamiento físico, técnicos de ejercicio, asistentes de fisioterapia, entrenadores deportivos, educadores de bienestar, especialistas en acondicionamiento físico recreativo, o profesores de salud y educación física. Sin embargo, beneficiará a muchos estudiantes de distintos másteres para continuar preparándoles con los conocimientos fundamentales necesarios para avanzar en sus propias carreras en nuestro campo. Creemos que el estudio de la fisiología del ejercicio es la mejor manera de conocer las maravillas del cuerpo humano, ya que este nunca fue concebido como un organismo estático y sedentario. Sólo poniendo a prueba sus numerosos e integrados sistemas podemos conocer su verdadera capacidad funcional y su exquisito diseño. En este libro, nuestro objetivo es captar el interés y la emoción de los estudiantes. Queremos que se fascinen con el funcionamiento del cuerpo y sus respuestas al ejercicio. Queremos que comprendan cómo puede entrenarse para mejorar el rendimiento, y queremos que se interesen por los mecanismos fisiológicos básicos que permiten que se produzcan estas adaptaciones del entrenamiento en las diferentes estructuras y sus funciones específicas. Con la popularidad del deporte, queremos que los estudiantes comprendan las bases fisiológicas del rendimiento y el acondicionamiento deportivo. Además, queremos que comprendan los beneficios vitales para la salud del ejercicio, de modo que hemos añadido un capítulo dedicado al ejercicio como medicina, en el que se hace hincapié en la importancia de la actividad física durante toda la vida. Y, para que se aprecien mejor los numerosos efectos beneficiosos que el entrenamiento con ejercicios tiene en el organismo, también hemos incluido un capítulo sobre el sistema inmunitario y los mecanismos por los que el ejercicio mejora la salud y la resistencia a las enfermedades. Los beneficios del ejercicio también se observan en personas con necesidades específicas, lo que se analiza detenidamente en el capítulo sobre poblaciones especiales.

Según nuestra experiencia, los libros de texto actuales son demasiado abrumadores para que muchos estudiantes de licenciatura los aborden o para que los profesores los cubran en un semestre. Casi todos los temas de la fisiología del ejercicio han sido objeto de una gran cantidad de artículos y libros científicos, y la verdadera tentación que queríamos evitar era convertir este texto en un libro de alto nivel de posgrado con una gran cantidad de detalles. En muchos escenarios, los estudiantes no pueden conectar estos conceptos con las aplicaciones prácticas cuando se les pide que lo hagan en sus trabajos. Por ejemplo, un saltador de altura de secundaria puede preguntar: ¿cómo debo estirar antes de competir? O un cliente puede preguntar a su entrenador/a personal: ¿es verdad que puedo lucir tableta en tan solo 6 semanas como anoche vi en un anuncio de televisión? Las explicaciones y elecciones realizadas en estos escenarios y muchos otros reflejan el nivel de experiencias educativas y de formación. En esta 3.ª edición de *Fisiología del ejercicio. Teoría y aplicación práctica* volvemos a hacer hincapié en la comprensión fundamental de la fisiología del ejercicio que rodea a estas cuestiones prácticas. Nuestro objetivo es integrar la fisiología básica del ejercicio como elementos clave para ayudar a los estudiantes a entender cuáles pueden ser las respuestas a diversas preguntas y comprender cómo encontrar estas respuestas mediante el uso de una perspectiva basada en la investigación que ayude a los estudiantes a encontrar los hechos y evaluar la información en la sociedad actual. Queremos que nuestros estudiantes comprendan las respuestas agudas del cuerpo al estrés del ejercicio, y que se basen para ello en la comprensión de cómo el cuerpo se adapta al ejercicio y al estrés ambiental. Integramos la forma en que estos conceptos se relacionan con la variedad de resultados prácticos del trabajo con el que los estudiantes se encontrarán. Deben ser capaces de entender la fisiología del ejercicio desde una perspectiva práctica para que puedan aplicarla a sus diversos entornos de trabajo. Con esta preparación profesional, esperamos que los estudiantes estén mejor preparados para asumir los retos y resolver los problemas a los que se enfrentarán como jóvenes profesionales.

El enfoque de este texto permitirá una comprensión vinculada de todos los conceptos centrales que los profesionales del ejercicio necesitan conocer. Aunque los capítulos tienen áreas específicas de contenido, cruzamos la información y no la encerramos en una sola área. Las adaptaciones al ejercicio se entrelazan a lo largo del libro como característica estándar, en lugar de limitar las adaptaciones a un solo capítulo. Aprovechamos el interés de los estudiantes por la nutrición, la mejora del entrenamiento o la pérdida de peso, y utilizamos varios ejemplos en cada área para integrar los temas en los distintos capítulos. Utilizar la memoria a largo plazo del estudiante mediante la conexión de la fisiología con un ejemplo o un contexto general es vital en este proceso. Utilizamos nuestras experiencias como grupo de autores para dar ejemplos de aplicaciones prácticas que ayuden a los estudiantes en su estudio de la fisiología del ejercicio.

Este libro de texto está destinado a estudiantes de carreras relacionadas con las ciencias del ejercicio, incluida la Fisiología del ejercicio, pero puede adaptarse a otros estudios en los que este tipo de información es importante para la preparación profesional de los estudiantes. Por el hecho de haber impartido Fisiología del ejercicio a nivel universitario durante muchos años, hemos querido facilitar al máximo que los profesores utilicen este texto como punto de partida para ampliarlo con su propio estilo y experiencia. Esperamos que facilite la investigación y el interés en el campo y que mejore la preparación profesional y la práctica basada en el conocimiento de los estudiantes.

NUEVO EN ESTA EDICIÓN

- Nuevos capítulos sobre El ejercicio es medicina y el sistema inmunitario
- Más cuadros de Visión de expertos
- Un nuevo y atractivo diseño

CARACTERÍSTICAS

Fisiología del ejercicio. Teoría y aplicación práctica contiene muchas características pedagógicas que ayudarán a los estudiantes a recordar y aplicar el material que se les presenta. Al principio de cada capítulo, los **Objetivos del capítulo** destacan los puntos principales del mismo y la información importante en la que los estudiantes deben centrarse mientras leen el contenido presentado. La **Introducción** ofrece un breve resumen del tema tratado en el capítulo y su objetivo.

Cada capítulo incluye diversos cuadros destinados a ayudar a los estudiantes a reducir la brecha entre el aprendizaje, la comprensión y la aplicación. En los cuadros de **Revisión rápida** se incluyen puntos temáticos breves y con viñetas para resaltar el material importante. Los cuadros **¿Sabías que...?** proporcionan información más detallada sobre un tema que puede ir más allá del alcance del capítulo, a fin de ayudar a los estudiantes a ampliar su base de conocimientos. En los cuadros **Aplicación de la investigación** se describe en profundidad cómo pueden aplicarse los resultados de la investigación en situaciones de la vida real que los estudiantes pueden encontrar en la práctica. Las **Preguntas prácticas de los estudiantes** ofrecen respuestas a las preguntas más frecuentes, con explicaciones detalladas de los temas o cuestiones que los estudiantes pueden encontrar difíciles. En **Opinión experta** se ofrecen posturas y perspectivas de primera mano de expertos en la materia relacionadas con el contenido presentado en el capítulo. En los cuadros **Más que explorar** se profundiza en un tema del capítulo. Por último, los **Estudios de caso** ofrecen escenarios y preguntas, junto con opciones de cómo podría responderse a esos escenarios y la justificación. Su objetivo es generar debate y ampliar el pensamiento crítico de los estudiantes.

Al final de cada capítulo, una amplia lista de **Preguntas de revisión** proporciona a los estudiantes la oportunidad de aplicar lo que han aprendido y evaluar sus conocimientos mediante preguntas de completar los espacios en blanco, opción múltiple, verdadero/falso, respuesta corta y pensamiento crítico. Una lista de **Términos clave** al final de cada capítulo proporciona definiciones de terminología importante con la que los estudiantes deben familiarizarse.

RECURSOS EN LÍNEA

Fisiología del ejercicio. Teoría y aplicación práctica incluye recursos adicionales en línea para instructores y estudiantes en el sitio complementario del libro en thepoint.lww.com **(los recursos son en inglés)**.

INSTRUCTORES

Los instructores que aprueben la adopción tendrán acceso a los siguientes recursos adicionales:

- Banco de preguntas
- Respuestas a las preguntas de revisión del texto
- Diapositivas en PowerPoint
- Banco de imágenes
- Cartuchos LMS

ESTUDIANTES

Los estudiantes que hayan comprado el libro pueden acceder a los siguientes recursos adicionales:

- Banco de preguntas interactivo
- Vídeos de expertos
- Animaciones
- Fichas de memoria con definiciones de términos

Consulte el interior de la portada de este texto para obtener más detalles, incluido el código de acceso que necesitará para acceder al sitio web complementario.

William J. Kraemer, PhD
Steven J. Fleck, PhD
Michael R. Deschenes, PhD

Guía del usuario

En esta Guía del usuario se muestran las características de *Fisiología del ejercicio. Teoría y aplicación práctica* que mejorarán la experiencia de aprendizaje.

Los **Objetivos del capítulo** destacan los puntos principales del mismo, lo que ayuda a los estudiantes a centrarse en la información importante mientras leen el contenido presentado.

DESPUÉS DE LEER ESTE CAPÍTULO, DEBERÍA SER CAPAZ DE:

1. Definir los tres sustratos metabólicos principales y comprender cómo se metabolizan para producir la energía que permite realizar actividades
2. Determinar qué sustratos metabólicos predominan durante los períodos de descanso y ejercicio de varios tipos
3. Comprender la producción de energía del sistema trifosfato de adenosina-fosfocreatina y la glucólisis
4. Comprender las características positivas y negativas de las vías fosfágena y glucolítica
5. Explicar las adaptaciones de los sistemas energéticos que acompañan al entrenamiento

La **Introducción** ofrece un breve resumen del contenido del capítulo.

Tanto si estamos dormidos, despiertos pero sedentarios, o realizando una actividad física, requerimos energía para mantener las funciones corporales. Además, al realizar actividad física, los músculos necesitan energía para generar fuerza y crear el movimiento corporal. Los productos vegetales y animales que se consumen como alimento, son el combustible que proporciona energía al cuerpo humano. El proceso químico de convertir los alimentos en energía se denomina **bioenergética** o **metabolismo**. Este proceso es, en muchos sentidos, similar al uso de cualquier fuente de combustible (p. ej., carbón o gasolina) para proporcionar energía a una máquina en funcionamiento; es decir, se rompen los enlaces químicos existentes en la fuente de combustible, lo que libera energía que puede impulsar el trabajo realizado por la máquina o, como se describe aquí, por el cuerpo humano. Algunas de las reacciones necesarias para producir **trifosfato de adenosina** (ATP) requieren cantidades adecuadas de oxígeno. Otras, sin embargo, no lo requieren (sistema de fosfágeno) o pueden originarse incluso cuando no se dispone de cantidades adecuadas de oxígeno (glucólisis). En este capítulo, nos centraremos en las últimas fuentes de energía para el cuerpo humano (sustratos alimentarios) y aquellas vías bioenergéticas (fosfágena, glucolítica) que se utilizan primero cuando se inicia el ejercicio y cuando la tarea tiene una duración breve, pero de gran intensidad.

En los recuadros de **Revisión rápida** se incluyen breves puntos temáticos con viñetas, que ofrecen la oportunidad de comprobar la comprensión a medida que se avanza por el capítulo.

Revisión rápida

- La evolución de Internet ha aumentado el volumen de información disponible y ha hecho que los profesionales deban aprender a evaluar mejor la información.
- Debido a la gran cantidad de información disponible, esta debe evaluarse para que coincida con los principios o leyes fundamentales y el contexto de la información o los datos.

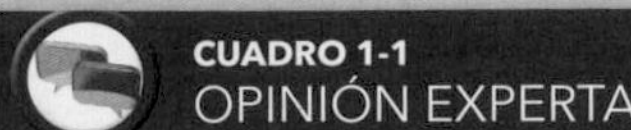

CUADRO 1-1
OPINIÓN EXPERTA

Fisiología del ejercicio a lo largo de los años

Howard G. Knuttgen, PhD
Senior Lecturer
Department of Physical Medicine and Rehabilitation
Harvard University Medical School
Charlestown, Masachussetts

Diversos manuscritos y dibujos conservados confirman que el interés por las demandas fisiológicas y los beneficios para la salud del ejercicio físico comenzó ya en el siglo VII a.C. en la antigua Grecia y la antigua China. En ambas culturas, se creía que la actividad física regular mejoraba el desempeño de la resistencia y la fuerza, y podía ser beneficiosa para la salud y el bienestar generales. La participación en actividades físicas organizadas acabó evolucionando hacia deportes competitivos en ambas áreas, con énfasis en la lucha, pruebas de atletismo (correr, saltar, lanzar), y el levantamiento de pesas. En Grecia, los antiguos Juegos Olímpicos se iniciaron a finales del siglo VIII a.C.

Sin embargo, no fue sino hasta finales del siglo XVIII (d.C.), gracias a la introducción de técnicas de laboratorio desarrolladas en varios países europeos, que los factores fisiológicos involucrados en el ejercicio recibirían por primera vez la categoría de consideración científica. La primera investigación sobre las respuestas fisiológicas y la adaptación del ser humano al ejercicio físico se presentó a principios de la década de 1790 por el químico francés Antoine Lavoisier, quien estudió el consumo de oxígeno en un sujeto de investigación que estaba «escalando» rítmicamente con una pierna en un sistema de palancas. A este informe le siguieron varias investigaciones sobre la fisiología durante el siglo XIX, en Alemania, Italia, Suiza, Austria, Dinamarca y Suecia. Una de las primeras publicaciones sobre la fisiología del ejercicio y la medicina del deporte fue la publicación alemana *Arbeitsphysiologie* (más tarde conocida como *Internationale Zeitschrift für angewandte Physiologie*),

gía del músculo esquelético se estudió en Estocolmo tanto en el GCI como en el Hospital Karolinska, donde se adoptó la técnica de biopsia por punción con aguja para la obtención de tejido de músculo esquelético de sujetos humanos y el análisis de los cambios en el trifosfato de adenosina (ATP), la fosfocreatina, el glucógeno y el ácido láctico como resultado del ejercicio y de programas de acondicionamiento físico.

El interés en la fisiología del ejercicio en Estados Unidos inicia en la década de 1920 con Edward C. Schneider (Wesleyan University, Connecticut) y Peter V. Karpovich (Springfield College, Massachusetts). El primer libro de texto sobre fisiología del ejercicio, bajo el título *Textbook of Muscular Activity*, fue publicado por Schneider en 1933. El primer laboratorio importante para la investigación centrada en la fisiología del deporte en este país se creó en 1927 en la Universidad de Harvard; se denominaba *Harvard Fatigue Laboratory*. Fue dirigido por el Director científico David Bruce Dill, quien, con sus compañeros de trabajo, produjo más de 300 publicaciones científicas durante su existencia, de 1927–1947. Científicos de muchos países europeos, como Dinamarca, Suecia, Italia, Francia y Bélgica, acudieron a este laboratorio para colaborar en las investigaciones que se hacían en este. Los graduados estadunidenses de este centro progresaron constantemente, hasta que en la década de 1940 establecieron sus propios programas de investigación en la Universidad de Illinois, la Universidad de Indiana, la Universidad de Iowa, la Universidad del Sur de California, la Universidad de California en Los Ángeles y la Universidad de California en Santa Bárbara.

El número de laboratorios de fisiología del ejercicio en todo el mundo ha aumentado de menos de 20 laboratorios en 1950, confinados a Europa y Estados Unidos, a varios centenares, con la adición de instalaciones de investigación en Asia, África, América Central y del Sur, y la región del Pacífico. Muchos de estos laboratorios están ubicados en facultades y universidades afiliadas a departamentos de fisiología, biología, kinesiología, ciencias de la salud y educación física. Muchos otros de estos laboratorios están afiliados a facultades de medicina, sus hospitales de enseñanza asociados y otras ubi-

En **Opinión experta** se ofrecen posturas y perspectivas de primera mano de expertos en la materia relacionadas con el contenido presentado en el capítulo.

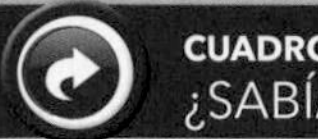

CUADRO 1-5
¿SABÍA USTED?

Rituales y supersticiones en el deporte

Los deportistas, más que otros profesionales, utilizan rituales que creen que tendrán un efecto positivo en su rendimiento. La mayoría de los rituales en el deporte se realizan antes de la competición para ayudar a prepararse para el evento que tienen por delante. Se ha dicho que la mayoría de los deportistas y entrenadores son supersticiosos; ¿podría ser cierto? ¿Puede ser dañino, tal vez? Todo depende de la eficacia de la superstición, y muchas veces está más relacionado con la psicología del individuo durante la preparación previa a la competición. Algunos estudios psicológicos indican que, en algunos casos, los rituales podrían ser eficaces.

Todos hemos visto a jugadores de fútbol usando «auriculares» al salir del autobús rumbo al estadio antes del partido, con la suposición de que las canciones o los sonidos que están escuchando los preparan. Otros golpean la pared con un dicho o el nombre de un equipo, o frotan una cabeza o una estatua de piedra al salir al campo o la cancha. La superstición desempeña un papel importante debido al éxito previo al haber realizado la actividad, no como causa y efecto. Dichos rituales también pueden extenderse a la dieta y la nutrición y, en algunos casos, tienen resultados muy positivos o negativos basados en la comprensión de la ciencia nutricional. Existe una variedad de rituales y supersticiones conocidos en los deportistas de élite del pasado y del presente. Por ejemplo, el ritual de la superestrella de la NBA LeBron James de lanzar una tiza al aire, que tuvo altos y bajos en las redes sociales y los fans, o la leyenda de la NBA Michael Jordan, que usaba los pantalones cortos del equipo Tar Heels de Carolina del Norte debajo del uniforme de los Chicago Bulls.

El jugador de béisbol Wade Boggs comía pollo antes de cada partido, lo que le valió el sobrenombre de «hombre pollo». Mia Hamm siempre ataba los cordones de sus zapatos de derecha a izquierda para reducir la ansiedad, y Serena Williams usaba el mismo par de calcetines durante todo un torneo o rebotaba la pelota una cantidad específica de veces en momentos específicos durante un partido (cinco veces antes de un primer servicio, dos veces antes de un segundo servicio).

A la jugadora de baloncesto femenino de la WNBA Tamika Catchings, jugadora del equipo Indiana Fever, no le gusta ser supersticiosa, así que intenta hacer algo diferente en cada partido, y Diana Taurasi, del equipo Phoenix Mercury de la WNBA, toma una siesta antes de cada partido, incluso si es en mediodía, para estar preparada. Por tanto, la eficacia de los rituales y las supersticiones es discutible, pero los deportistas creen que les ayuda a prepararse y a tener un mejor rendimiento.

Los cuadros **¿Sabía usted?** proporcionan información interesante sobre los conceptos presentados en el texto.

CUADRO 1-4
APLICACIÓN DE LA INVESTIGACIÓN

Reformular una hipótesis

Es importante comprender que una hipótesis es solo un concepto o conjetura sobre cómo puede funcionar algo. Cualquier comprensión sobre algo en la investigación se basa en las condiciones (variables independientes) que afectan las variables de resultado (variables dependientes) o la capacidad para medir un fenómeno. Reformular una hipótesis gira en torno al concepto de la posibilidad de que existan alternativas. En la investigación, esencialmente se prueba lo que se denomina una «hipótesis nula», una condición en la que no habrá diferencias en las comparaciones. Cuando existen diferencias, entonces debe rechazarse la hipótesis nula y aceptar lo que se llama hipótesis alternativa basada en las condiciones que la produjeron. Reformular una hipótesis no es más que probar la viabilidad de una hipótesis alternativa con diferentes condiciones. En 2018, en una revisión de Ludwig y cols. en la revista *Science* se presentó un ejemplo real de este concepto de reformulación de hipótesis.

¿Es realmente cierto que una dieta alta en grasas puede ser perjudicial para la salud general y provocar diabetes, obesidad y otros problemas de salud? Esta ha sido la creencia durante décadas y, por tanto, se han promovido dietas bajas en grasas y altas en carbohidratos. Paradójicamente, durante los últimos 50 años la obesidad y la diabetes han seguido aumentando exponencialmente en todo el mundo. Por tanto, tal vez debería reformularse la hipótesis de que lo que todos deberíamos comer es una dieta baja en grasas y alta en carbohidratos. En la actualidad, se han comenzado a realizar más investigaciones enfocadas en este tema. Ahora parece que una dieta baja en carbohidratos debidamente formulada puede ser muy eficaz para ayudar a prevenir y tratar la diabetes, además de ayudar a combatir la obesidad.

Actualmente se están examinando muchos mecanismos como mediadores de estos cambios positivos asociados con una dieta baja en carbohidratos debidamente formulada. Parece que las «cetonas» y la cetosis fisiológica son los principales mediadores de los efectos positivos por medio de la eliminación del papel negativo de múltiples picos de insulina durante el día. También parece que cada individuo tiene un nivel de tolerancia a la ingesta de carbohidratos.

Por tanto, el papel de las grasas en la dieta ha experimentado ahora un cambio de paradigma difícil de aceptar para muchos, ya que puede ir en contra de lo que se ha creído durante años. Además, no considerar el

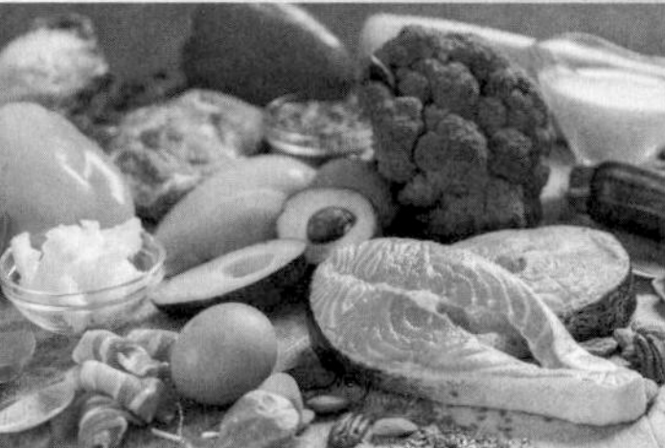

contexto de los estudios puede generar confusión en la comunidad laica porque la investigación parece ser contradictoria. Comprender el proceso científico como profesional en ciencias del deporte permite proporcionar información sobre la interpretación de los resultados de la investigación y su generalización.

Lecturas adicionales

Bhanpuri NH, Hallberg SJ, Williams PT, et al. Cardiovascular disease risk factor responses to a type 2 diabetes care model including nutritional ketosis induced by sustained carbohydrate restriction at 1 year: an open label, non-randomized, controlled study. *Cardiovasc Diabetol*. 2018;17(1):56.

Ludwig DS, Willett WC, Volek JS, et al. Dietary fat: from foe to friend? *Science*. 2018;362(6416):764–770.

Miller VJ, Villamena FA, Volek JS. Nutritional ketosis and mitohormesis: potential implications for mitochondrial function and human health. *J Nutr Metab*. 2018;2018:5157645.

Volek JS, Freidenreich DJ, Saenz C, et al. Metabolic characteristics of keto-adapted ultra-endurance runners. *Metabolism*. 2016;65(3):100–110.

Los cuadros **Aplicación de la investigación** describen en profundidad cómo aplicar los resultados de la investigación en situaciones de la vida real que pueden encontrarse en la práctica.

Los cuadros **Más que explorar** profundizan en el tema de un capítulo.

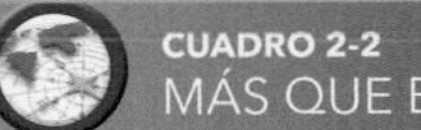

CUADRO 2-2
MÁS QUE EXPLORAR

Especificidad del contenido de glucógeno de acuerdo con el tipo de fibra

Todos los tipos de fibras musculares son capaces de almacenar glucógeno para ser utilizado como sustrato energético en momentos de gran actividad muscular y demanda energética. Sin embargo, la capacidad de almacenar glucógeno varía entre los diferentes tipos de fibra, y coincide con otros atributos específicos del tipo de fibra. Por ejemplo, las fibras musculares de contracción lenta, o de tipo I, tienden a almacenar cantidades relativamente escasas de glucógeno porque están diseñadas para el metabolismo aeróbico por su alto contenido de mitocondrias, mioglobina y capilares, favorables para la liberación y utilización de ácidos grasos libres, que deben metabolizarse aeróbicamente. Por el contrario, las fibras de contracción rápida, o de tipo II, almacenan grandes cantidades de glucógeno. Esto está relacionado con otras características de ese tipo de fibra, como una capilarización y contenido mitocondrial menos destacados y, por tanto, una menor dependencia del metabolismo aeróbico y el uso de ácidos grasos. Además, debido a la mayor velocidad contráctil de las fibras de contracción rápida, deben recibir ATP a una velocidad igualmente rápida, y esto es más fácil lograrlo mediante la glucólisis que mediante la fosforilación oxidativa.

Los cuadros **Preguntas prácticas de los estudiantes** proporcionan respuestas a las preguntas más frecuentes, con explicaciones detalladas sobre temas o cuestiones que pueden resultar difíciles.

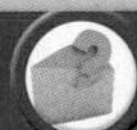

CUADRO 1-12
PREGUNTAS PRÁCTICAS DE LOS ESTUDIANTES

¿En qué se fijan los revisores cuando revisan un artículo?

Un revisor suele comenzar el proceso de revisión examinando el resumen del artículo para tener una idea general de qué trata el artículo, qué tipo de artículo es, y cómo se compara con investigaciones anteriores en el área.

A continuación, el revisor normalmente leerá críticamente el artículo centrándose en comprender el fundamento, la lógica y la ciencia de la investigación. El objetivo general del revisor es juzgar la integridad de la ciencia. Este juicio se hace mediante el examen de la calidad del razonamiento, la aplicabilidad de los principios científicos y el conocimiento utilizado para desarrollar el objetivo o la hipótesis, así como a lo largo de todo el artículo.

Los revisores también juzgarán si la idea es novedosa y la contribución del trabajo al avance del campo. Esencialmente, un artículo con integridad científica que presente nueva información al campo, sin fallos letales inherentes en la metodología, datos o conclusiones, tendrá la posibilidad de ser publicado, siempre que la revista seleccionada se considere apropiada para el tema del estudio.

El revisor buscará fallos generales en el método científico, como:

- ¿Hubo contradicciones en el documento?
- ¿La conclusión del autor se ajusta a los datos? O, ¿la conclusión fue injustificada?
- ¿Es biológicamente plausible (parece posible de acuerdo con algunos mecanismos)?
- ¿Se hicieron extrapolaciones inapropiadas?
- ¿Los autores utilizaron un razonamiento circular?
- ¿La investigación pareció ser la búsqueda de una pregunta trivial?
- ¿Fueron apropiados los análisis estadísticos?
- ¿Fue una presentación sólida?
- ¿Hubo redundancias, irrelevancias o intervenciones innecesarias?
- ¿Se definieron adecuadamente los términos?
- ¿El artículo fue escrito de manera clara y enfocada?
- ¿Fue explícita la lógica detrás de la investigación?
- ¿Se abordaron las limitaciones metodológicas en la discusión?
- ¿La discusión aborda todas las discrepancias o acuerdos entre sus resultados y los de otros investigadores?
- ¿Hay declaraciones engañosas o inexactas de las referencias citadas?

El revisor suele redactar la revisión a ciegas, lo que significa que los autores no sabrán quién escribió la revisión. En general, la revisión comienza con comentarios importantes basados en la justificación general y el diseño del estudio. Posteriormente, el revisor ofrecerá comentarios más específicos, línea por línea en el documento.

Si el revisor determina que el artículo es una contribución importante a la literatura y es científicamente sólido, normalmente recomendará una oportunidad para su revisión. Si se determina que el artículo no es digno de publicación, el revisor recomendará su rechazo.

Los **Estudios de caso** proporcionan escenarios y preguntas, junto con opciones de cómo podría responderse a esos escenarios y la justificación. Su objetivo es generar debate y ampliar el pensamiento crítico.

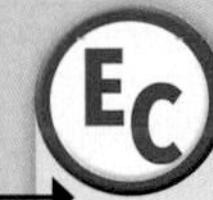

ESTUDIO DE CASO

ESCENARIO

Es entrenador personal de una comprometida entusiasta del estado físico que quiere aumentar su capacidad anaeróbica total. Actualmente, esta deportista solo está realizando entrenamiento de carreras de velocidad con intervalos muy cortos de 5 s. Se le acerca y le pregunta qué más podría hacer para alcanzar su objetivo final.

Opciones

Primero, felicita a su deportista por su deseo de aumentar su capacidad anaeróbica total, porque es importante para muchas actividades físicas de alta intensidad y corta duración. Luego, le explica que la capacidad anaeróbica total incluye, como fuente de energía, no solo el sistema ATP-PC a corto plazo, sino también la glucólisis anaeróbica a largo plazo. En general, muchos tipos de entrenamiento de velocidad mejorarán las características de las fuentes de energía anaeróbicas, como el aumento de las reservas intramusculares de ATP-PC, el aumento de la actividad enzimática de las fuentes de energía ATP-PC y glucolítica, y la capacidad amortiguadora del músculo para tolerar la acidez del entrenamiento de carrera rápida. Está claro que, para aumentar el glucógeno intramuscular, se requieren carreras de más de 10 s, una adaptación que puede ayudar a aumentar la capacidad anaeróbica total. Por tanto, le aconseja que en su programa de entrenamiento total de intervalos incluya algunos intervalos más largos, de 10 s o más, que le ayuden a alcanzar su objetivo.

ESCENARIO

Con el objetivo de entrenarse para mejorar su capacidad de carrera en distancias relativamente cortas de 3 s a 5 s, un deportista de secundaria está realizando entrenamiento aeróbico de alto volumen. Lo lleva haciendo desde hace varios meses, pero ha notado pocos cambios en la capacidad de realizar carreras cortas. Usted es el entrenador de fuerza y acondicionamiento en el instituto donde este deportista estudia, de modo que acude a usted para pedirle consejo.

Opciones

Felicita al deportista por el intento de realizar entrenamiento para mejorar su capacidad de carreras cortas. Luego le explica que la realización de un entrenamiento aeróbico mejorará su resistencia cardiovascular. Sin embargo, le señala que el entrenamiento del sistema de energía aeróbica para mejorar el uso del oxígeno para obtener energía aporta muy poca de la energía necesaria para realizar carreras de 3 s a 5 s. De hecho, aproximadamente solo el 3 % de la energía necesaria para realizar una carrera de 3 s procede del uso de oxígeno o del sistema aeróbico productor de energía. Por tanto, la mejora de su capacidad aeróbica afectará muy poco en el aumento de su capacidad de carrera de corta duración. Por tanto, le sugiere realizar un entrenamiento con intervalos de carreras cortas, con objeto de maximizar el desarrollo de su metabolismo anaeróbico y, así, mejorar su capacidad de realizar carreras cortas. Asimismo, le ayuda a desarrollar dicho programa.

PREGUNTAS DE REVISIÓN

COMPLETE LOS ESPACIOS EN BLANCO

1. El proceso de convertir los productos vegetales y animales consumidos como alimento en energía se denomina __________.
2. El _______________ es un producto del metabolismo anaeróbico, que se asocia con un aumento de la acidez sérica e intramuscular.
3. El metabolismo anaeróbico de los carbohidratos produce ________ ATP totales que el metabolismo aeróbico de carbohidratos, triglicéridos o proteínas.
4. Las adaptaciones del entre incluyen un aumento de la glucolíticas, de las reservas la capacidad de amortiguac
5. La _____________ tamb fruta.

Las **Preguntas de revisión** al final de cada capítulo brindan la oportunidad de aplicar lo aprendido y evaluar los conocimientos mediante preguntas de completar espacios en blanco, opción múltiple, verdadero/falso, respuesta corta y pensamiento crítico.

TÉRMINOS CLAVE

Ácido graso Compuesto formado por una cadena de carbono y átomos de hidrógeno con un grupo ácido (COOH) en un extremo y un grupo metilo (CH_3) en el otro.

Ácido graso insaturado Ácido graso que tiene al menos un doble enlace entre sus moléculas de carbono y que, por tanto, contiene al menos dos átomos de hidrógeno menos de los que podría contener en su máxima capacidad.

Ácido graso monoinsaturado Ácido graso que tiene un doble enlace entre sus moléculas de carbono y que, por tanto, contiene dos átomos de hidrógeno menos de los que podría contener en su máxima capacidad.

Ácido graso poliinsaturado Ácido graso que tiene al menos dos dobles enlaces entre sus moléculas de carbono y que, por tanto, contiene al menos cuatro átomos de hidrógeno menos de los que podría contener en su máxima capacidad.

Ácido graso saturado Ácido graso sin dobles enlaces entre sus moléculas de carbono y que, por tanto, contiene el número máximo de moléculas de hidrógeno.

Al final de cada capítulo se incluye una lista de **Términos clave** que ofrece definiciones de terminología importante con la hay que familiarizarse.

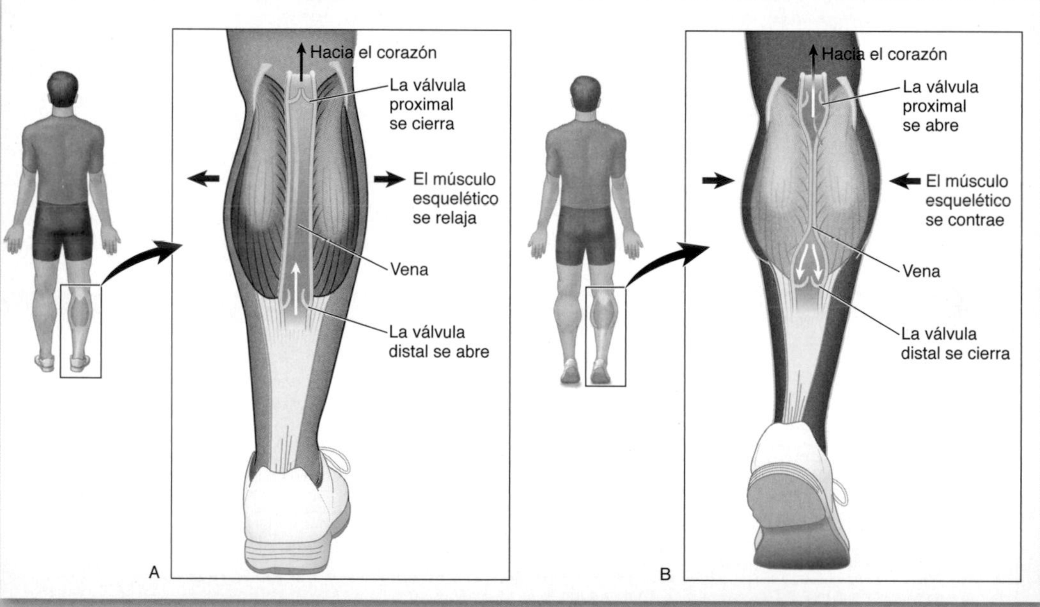

Ilustraciones de calidad a lo largo del texto que ayudan a captar la atención sobre los conceptos importantes de una manera visualmente estimulante e intrigante.

RECURSOS PARA ESTUDIANTES

En la cubierta interior de su libro de texto encontrará su código de acceso personal. Utilícelo para entrar en http:// thePoint.lww.com, el sitio web que acompaña a este libro de texto, donde podrá acceder a los materiales complementarios disponibles para mejorar su aprendizaje. Estos materiales, todos en inglés, incluyen un banco de preguntas interactivo, videos, animaciones y fichas de memoria con definiciones de términos.

Agradecimientos

Este libro fue escrito con la visión de ayudar a los jóvenes profesionales a ver el valor de la ciencia en sus vidas y a mejorar su práctica profesional. Por abrumadora que sea, una empresa de este tipo requiere un equipo de profesionales altamente competentes dedicados a su éxito. Por ello, agradecemos a todos los excepcionales profesionales de Wolters Kluwer su apoyo y su confianza en cada paso del camino.

Escribir esta 3.ª edición fue aún más difícil que escribir la 2.ª, ya que requirió un estudio intensivo del crecimiento exponencial de nuestro campo en los últimos años y de la multitud de nuevos hallazgos que se leen en la literatura cada día. Todos queremos agradecer a la Sra. Amy Millholen su amabilidad y paciencia y, como siempre, su perseverancia con nosotros en este proceso, pues sabemos lo difícil que es producir un libro de este tipo desde que trabajó con nosotros en la 2.ª edición. Su carácter amable ante lo que sabemos que fueron momentos frustrantes, su verdadera profesionalidad y su empatía hicieron que todo funcionara de nuevo para hacer este libro aún mejor.

A los demás miembros del equipo de Wolters Kluwer: Lindsey Porambo, editora de adquisiciones; Ingrid Greenlee, coordinadora editorial; Shauna Kelley, directora de marketing; Stephen Druding, coordinador de diseño; Jen Clements, directora de arte; y Alicia Jackson, directora de productos de producción.

Les damos las gracias a ustedes y a sus equipos por la pasión y dedicación a este proyecto.

A mis actuales y antiguos alumnos de doctorado y a todos mis antiguos alumnos que han seguido adelante y han logrado el éxito, les agradezco su inspiración y ayuda en el apoyo de este libro, que se ha convertido para mí en una composición de sus talentos y aportaciones integradas durante los últimos años (WJK). A todos nuestros colegas de departamento les agradecemos su apoyo y estímulo durante el exigente proceso de creación de este libro. A todos nuestros colegas clínicos, entrenadores y científicos de nuestro campo les agradecemos por ser la inspiración de nuestras vidas profesionales y por apoyar un enfoque tan integrado de la fisiología del ejercicio.

Y, de nuevo, a todos nuestros estudiantes de grado y posgrado, actuales y anteriores, que nos han permitido ver la alegría del descubrimiento, obtener nuevas ideas sobre la enseñanza y cómo puede funcionar llevar el conocimiento a la práctica: les damos las gracias. Este libro refleja la influencia acumulada de nuestras experiencias vitales y profesionales con todos vosotros.

William Kraemer
Steven Fleck
Michael Deschenes

Contenido

PARTE

1

Fundamentos de la fisiología del ejercicio

Aplicación de la investigación en la práctica cotidiana de la fisiología del ejercicio

CAPÍTULO

1

DESPUÉS DE LEER ESTE CAPÍTULO, DEBERÍA SER CAPAZ DE:

1. Describir el proceso de investigación
2. Comprender el desarrollo histórico de la fisiología del ejercicio
3. Distinguir y clasificar los tipos de investigación
4. Explicar la diferencia entre la información basada en prácticas científicas y no científicas
5. Leer y comprender un trabajo de investigación
6. Evaluar las fuentes de información para verificar su precisión y fiabilidad
7. Explicar el proceso de revisión por pares
8. Interpretar los resultados de una investigación en un estudio dentro del contexto de otros estudios
9. Explicar el concepto de un proceso de práctica basado en la evidencia
10. Explicar el concepto de ciencia y análisis deportivo

En la búsqueda de la comprensión del mundo que nos rodea, la investigación ha sido un proceso central para la acumulación de conocimientos. Ya sea cómo el ejercicio puede ayudar a prevenir enfermedades o cómo el análisis deportivo puede ayudarnos a evaluar a los deportistas, la investigación ha desempeñado un papel fundamental en los campos del ejercicio y la ciencia del deporte. Las preguntas de investigación surgen de muchas perspectivas diferentes, incluidas observaciones anecdóticas cotidianas de un instructor observando una práctica o videos de partidos, hasta el uso del método científico en proyectos de investigación más formales y controlados. En este capítulo, exploraremos varios métodos para acumular el conocimiento que nos ayudará a responder preguntas relacionadas con el trabajo en el campo de la fisiología del ejercicio. Además, examinaremos el papel de la investigación para la toma de decisiones basadas en la evidencia.

El campo de la fisiología del ejercicio tiene una rica historia llena de descubrimientos a medida que el uso de nuevas tecnologías en la ciencia ha permitido una mayor comprensión sobre la respuesta y la adaptación del cuerpo al ejercicio. La literatura sobre este tema ha crecido radicalmente en todas direcciones por los diferentes campos interesados en el ejercicio. A lo largo de este libro podrá constatarse cuán especializado se ha vuelto el estudio de los diferentes sistemas, desde científicos que utilizan imágenes por resonancia magnética para estudiar las adaptaciones cardíacas, hasta el uso de la genética para examinar la base molecular del entrenamiento físico. Todo empezó hace mucho tiempo y ha evolucionado hasta el día de hoy (cuadro 1-1).

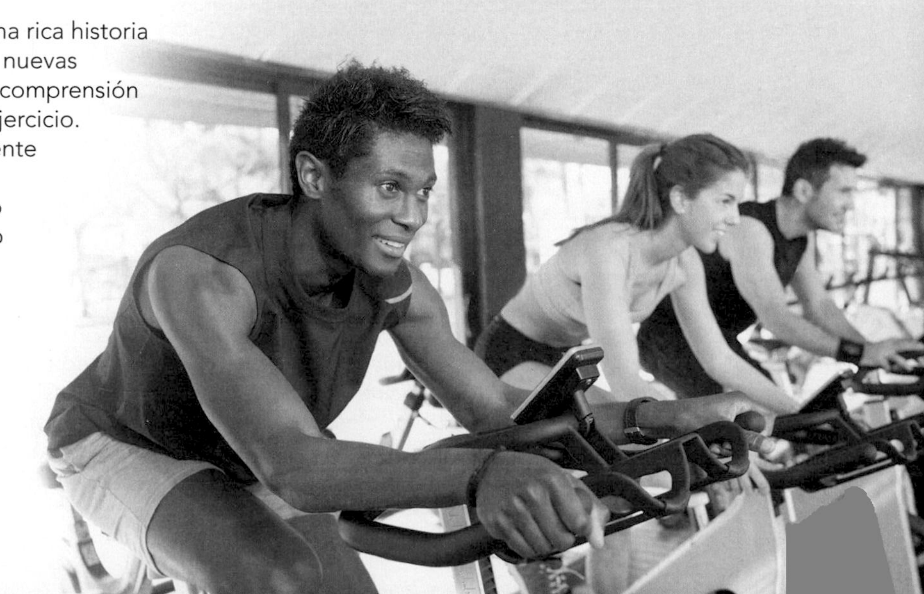

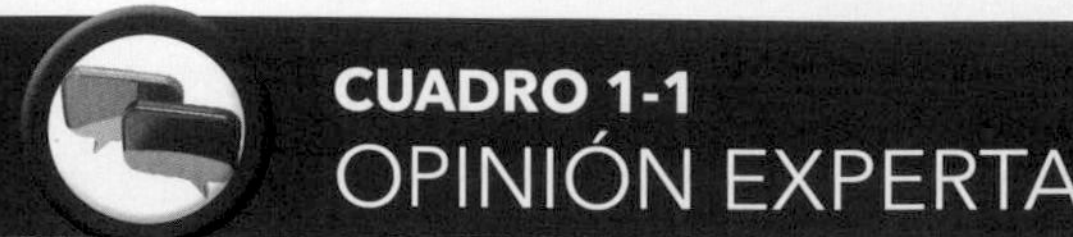

CUADRO 1-1
OPINIÓN EXPERTA

Fisiología del ejercicio a lo largo de los años

Howard G. Knuttgen, PhD
Senior Lecturer
Department of Physical Medicine and Rehabilitation
Harvard University Medical School
Charlestown, Masachussetts

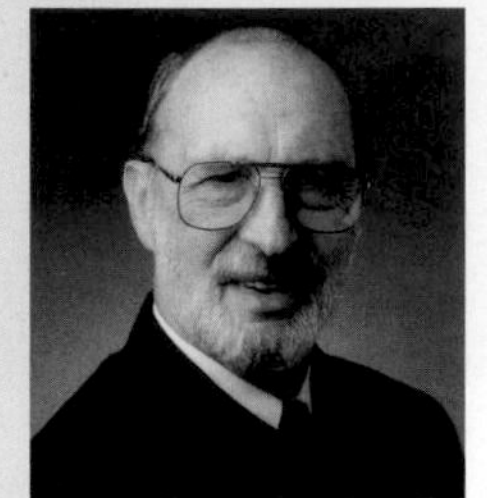

Diversos manuscritos y dibujos conservados confirman que el interés por las demandas fisiológicas y los beneficios para la salud del ejercicio físico comenzó ya en el siglo VII a.C. en la antigua Grecia y la antigua China. En ambas culturas, se creía que la actividad física regular mejoraba el desempeño de la resistencia y la fuerza, y podía ser beneficiosa para la salud y el bienestar generales. La participación en actividades físicas organizadas acabó evolucionando hacia deportes competitivos en ambas áreas, con énfasis en la lucha, pruebas de atletismo (correr, saltar, lanzar), y el levantamiento de pesas. En Grecia, los antiguos Juegos Olímpicos se iniciaron a finales del siglo VIII a.C.

Sin embargo, no fue sino hasta finales del siglo XVIII (d.C.), gracias a la introducción de técnicas de laboratorio desarrolladas en varios países europeos, que los factores fisiológicos involucrados en el ejercicio recibirían por primera vez la categoría de consideración científica. La primera investigación sobre las respuestas fisiológicas y la adaptación del ser humano al ejercicio físico se presentó a principios de la década de 1790 por el químico francés Antoine Lavoisier, quien estudió el consumo de oxígeno en un sujeto de investigación que estaba «escalando» rítmicamente con una pierna en un sistema de palancas. A este informe le siguieron varias investigaciones sobre la fisiología durante el siglo XIX, en Alemania, Italia, Suiza, Austria, Dinamarca y Suecia. Una de las primeras publicaciones sobre la fisiología del ejercicio y la medicina del deporte fue la publicación alemana *Arbeitsphysiologie* (más tarde conocida como *Internationale Zeitschrift für angewandte Physiologie*), que comenzó a publicarse en 1928. El volumen 1 de la publicación contenía una variedad de artículos relacionados con la bioquímica del músculo esquelético y el ejercicio humano involucrado en actividades de la vida diaria y el desempeño laboral.

Uno de los primeros laboratorios dedicados íntegramente a la fisiología de ejercicio fue el *Laboratorio Gymatikteoretiske* en la Universidad de Copenhague, Dinamarca. El laboratorio se construyó en 1928 bajo el liderazgo del fisiólogo August Krogh y el médico Johannes Lindhard. El deseo de Lindhard era obtener confirmación científica de las respuestas fisiológicas y adaptaciones resultantes del ejercicio y deporte de los alumnos de escuelas primarias y secundarias, cuyos planes de estudio incluían desde hacía muchos años clases regulares de ejercicio físico. Los investigadores de este laboratorio han publicado los resultados de cientos de estudios fisiológicos en inglés, danés, sueco y alemán. Un graduado de este laboratorio, Erik Hohwü-Christiansen, fue contratado en 1941 para la creación de un laboratorio de fisiología del ejercicio en Estocolmo, Suecia, en el *Gymnastik Central Institut (GCI)*. Este laboratorio creó líderes destacados en la investigación de la fisiología del ejercicio, como Per-Olof Åstrand y Bengt Saltin, que concentraron sus estudios en los aspectos cardiovasculares, ventilatorios y respiratorios de la ejecución del ejercicio humano. Asimismo, la fisiología del músculo esquelético se estudió en Estocolmo tanto en el GCI como en el Hospital Karolinska, donde se adoptó la técnica de biopsia por punción con aguja para la obtención de tejido de músculo esquelético de sujetos humanos y el análisis de los cambios en el trifosfato de adenosina (ATP), la fosfocreatina, el glucógeno y el ácido láctico como resultado del ejercicio y de programas de acondicionamiento físico.

El interés en la fisiología del ejercicio en Estados Unidos inicia en la década de 1920 con Edward C. Schneider (Wesleyan University, Connecticut) y Peter V. Karpovich (Springfield College, Massachusetts). El primer libro de texto sobre fisiología del ejercicio, bajo el título *Textbook of Muscular Activity*, fue publicado por Schneider en 1933. El primer laboratorio importante para la investigación centrada en la fisiología del deporte en este país se creó en 1927 en la Universidad de Harvard; se denominaba *Harvard Fatigue Laboratory*. Fue dirigido por el Director científico David Bruce Dill, quien, con sus compañeros de trabajo, produjo más de 300 publicaciones científicas durante su existencia, de 1927–1947. Científicos de muchos países europeos, como Dinamarca, Suecia, Italia, Francia y Bélgica, acudieron a este laboratorio para colaborar en las investigaciones que se hacían en este. Los graduados estadunidenses de este centro progresaron constantemente, hasta que en la década de 1940 establecieron sus propios programas de investigación en la Universidad de Illinois, la Universidad de Indiana, la Universidad de Iowa, la Universidad del Sur de California, la Universidad de California en Los Ángeles y la Universidad de California en Santa Bárbara.

El número de laboratorios de fisiología del ejercicio en todo el mundo ha aumentado de menos de 20 laboratorios en 1950, confinados a Europa y Estados Unidos, a varios centenares, con la adición de instalaciones de investigación en Asia, África, América Central y del Sur, y la región del Pacífico. Muchos de estos laboratorios están ubicados en facultades y universidades afiliadas a departamentos de fisiología, biología, kinesiología, ciencias de la salud y educación física. Muchos otros de estos laboratorios están afiliados a facultades de medicina, sus hospitales de enseñanza asociados y otras ubicaciones clínicas. Esto es especialmente cierto en aquellos programas enfocados en la identificación de factores de riesgo y rehabilitación cardíacos.

Huelga comentar una curiosidad: desde hace miles de años se cree que la participación regular en ejercicio físico y el deporte competitivo sirven para mejorar la salud y el bienestar de hombres, mujeres y niños, pero solo durante los últimos 100 años se ha obtenido y presentado información científica para confirmar esta creencia. La ciencia de la fisiología del ejercicio se ha reconocido como un área de investigación vital para comprender la función y salud humanas.

Lecturas adicionales

Golden M. *Sport and Society in Ancient Greece.* Cambridge University Press. Cambridge, United Kingdom 1948.

Horvath SM. *The Harvard Fatigue Laboratory, Its History and Contribution.* Prentice Hall, Upper Saddle River, N.J., USA 1973.

Knuttgen HG, Ma C, Wu Z. Sport in China. *Human Kinetics,* Champaign, IL, USA 1990.

Tipton CM. History of Exercise Physiology. *Human Kinetics,* Champaign, IL, USA 2014.

El objetivo de la investigación es obtener comprensión y encontrar respuestas a preguntas que impactan en las prácticas del campo de las ciencias del ejercicio y el deporte. Por lo general, se espera que esta ayude a realizar mejor nuestro trabajo. El primer lugar donde suelen buscarse respuestas es dentro del **cuerpo de conocimiento**, que, en el mundo actual de Internet y las redes sociales, puede ser extenso. Sin embargo, debe evaluarse la exactitud y la validez de la información. Idealmente, primero deben consultarse las revistas científicas que contienen estudios revisados por pares o revisiones sobre el tema de interés. Existen muchas revistas en el campo de las ciencias del ejercicio y el deporte, e incluso más en los campos asociados de nutrición, fisiología, medicina y epidemiología (cuadro 1-2). Los libros y las revistas profesionales también desempeñan un papel en el intento de comprender y/o responder a preguntas sobre un tema determinado. Cuando no se encuentran respuestas, existe la necesidad de realizar más investigaciones para obtener

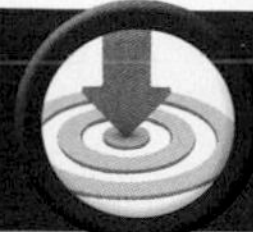

CUADRO 1-2
APLICACIÓN DE LA INVESTIGACIÓN

Revistas seleccionadas, revisadas por pares, especializadas en ejercicio y ciencias del deporte

1. American Journal of Sports Medicine
2. Applied Physiology, Nutrition and Metabolism
3. Australian Journal of Science and Medicine in Sport
4. British Journal of Sports Medicine
5. Clinical Journal of Sport Medicine
6. Clinical Exercise Physiology
7. Clinics in Sports Medicine
8. Current Sports Medicine Reports
9. European Journal of Applied Physiology
10. Exercise and Sport Sciences Reviews
11. International Journal of Sport Nutrition and Exercise Metabolism
12. International Journal of Sports Medicine
13. International Journal of Sports Physiology and Performance
14. Isokinetics and Exercise Science
15. Journal of Applied Biomechanics
16. Journal of Applied Physiology
17. Journal of Athletic Training
18. The Journal of Orthopaedic and Sports Physical Therapy
19. Journal of Physical Activity & Health
20. The Journal of Sports Medicine
21. The Journal of Sports Medicine and Physical Fitness
22. Journal of Sports Sciences
23. Journal of Sports Science and Medicine
24. Journal of Strength and Conditioning Research
25. Medicine and Science in Sports and Exercise
26. Medicine and Sport Science
27. Pediatric Exercise Science
28. Research Quarterly for Exercise and Sport
29. Scandinavian Journal of Medicine & Science in Sports
30. Sports Biomechanics
31. Sports Medicine

nuevos conocimientos. Nuevamente, la búsqueda de esta información se encuentra dentro de un continuo que va desde lo anecdótico hasta la investigación, por medio del uso de diseños experimentales adecuados y el método científico.

Si bien es lento, desafiante y limitado en cuanto a la cantidad de preguntas que pueden abordarse, el estudio científico formal, aunque a veces imperfecto, todavía representa el «estándar de referencia» para nuestra base de conocimientos. Sin embargo, como un científico destacado dijo una vez: «Un estudio no cuenta toda la historia», porque solo puede interpretarse con base en el conjunto de condiciones experimentales utilizadas (p. ej., edad de los participantes, sexo, nivel de condición física, etc.). Es la acumulación de muchos estudios la que ayuda a establecer qué está sucediendo dentro de un conjunto experimental de condiciones dadas.

Por tanto, existe un proceso continuo de investigación científica en laboratorios de todo el mundo que tiene el objetivo de acumular datos y publicar estudios sobre múltiples dimensiones de un tema determinado. Así que, nuestra comprensión continúa evolucionando a medida que pasa el tiempo. La figura 1-1 proporciona una descripción general del proceso de investigación formal que da como resultado la publicación de un estudio en una revista científica revisada por pares.

Sin embargo, los estudios científicos tienen diferentes objetivos, por lo que deben comprenderse las diferencias entre investigación «básica» e investigación «aplicada». En las etapas iniciales formativas de la carrera del futuro profesional, es importante estudiar y comprender el proceso de investigación y obtener perspectivas sobre el contexto, las limitaciones, las fortalezas y las debilidades de cualquier

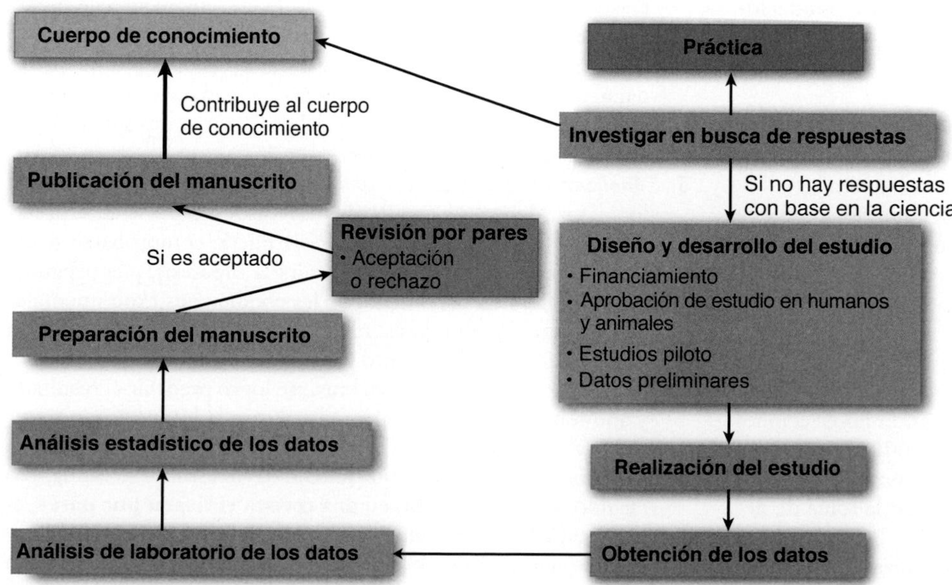

FIGURA 1-1. El proceso de investigación incluye varios pasos relacionados. Un objetivo principal de la investigación es aportar nuevos resultados al cuerpo de conocimiento de un campo de estudio.

estudio. El concepto de «práctica basada en la evidencia» también es importante para mejorar el contexto de la información que se obtiene en el estudio de un tema en particular. Por tanto, es importante aprender a clasificar y evaluar la información, así como su precisión y relevancia, con respecto a las preguntas y decisiones que deben tomarse en la práctica.

Solo así puede mejorarse la capacidad para responder preguntas y trasladar los hallazgos a prácticas basadas en la evidencia en el lugar de trabajo, desde entornos clínicos hasta la ciencia deportiva. Este proceso comienza con la habilidad de comprender los conceptos básicos para buscar estudios de investigación y leer un trabajo de investigación, los cuales se abordarán en este capítulo.

Como se ha señalado anteriormente, la base de conocimientos sobre un tema en particular es continua, desde observaciones cotidianas hasta el estudio científico formal. En este capítulo se examinará todo este continuo para la comprensión de los «pros y contras» de las diferentes formas en que se desarrolla la base de conocimientos sobre un tema, incluyendo los métodos seudocientíficos. Además, también se analizará el concepto crítico de «práctica basada en la evidencia», tan esencial cuando se trata de tomar decisiones en entornos laborales. Por último, este capítulo ayudará a los lectores a extraer aplicaciones prácticas de la investigación para el trabajo diario.

INTRODUCCIÓN A LA INVESTIGACIÓN

La investigación científica formal comienza con experimentos realizados que se adhieren al **método científico**, en el que se recopilan datos, se prueban **hipótesis** y se obtienen respuestas a preguntas específicas (Fig. 1-1). El análisis de los resultados acumulados de muchos de estos experimentos conducen a hechos, teorías y principios[1,3]. Es importante señalar que la investigación puede dividirse en dos categorías generales: investigación básica e investigación aplicada (*v.* cuadros 1-6 y 1-7).

Antes de abordar el proceso de investigación utilizado en estudios experimentales, es crucial comprender las siguientes limitaciones de cualquier investigación científica:

1. No existe el estudio perfecto.
2. Ningún estudio puede contar toda la historia o responder totalmente a una pregunta, debido a los diferentes contextos creados por las variables independientes y dependientes utilizadas.
3. Cada estudio tiene un contexto específico del motivo por el que se realizó y tiene límites potenciales en términos de su generalización en situaciones similares.
4. Muchas veces los resultados de la investigación no son en blanco y negro, sino grises, en términos de su aplicación práctica. Dichos resultados requieren que el profesional tenga una mente abierta y practique el «arte de la profesión» por medio de la experiencia, el buen juicio y el sentido común en las elecciones que toma a partir de la interpolación o la extrapolación de los hallazgos de la investigación. Aquí es donde el proceso de práctica basada en la evidencia es tan importante en la toma de decisiones[2].
5. La mayoría de las veces, un estudio generará más preguntas de las que responderá. Por tanto, la investigación es un proceso continuo, y el uso de prácticas basadas en la evidencia es un proceso repetido y dinámico para mantenerse actualizado en el lugar de trabajo.
6. Hay que reconocer que las cosas cambian y los nuevos hallazgos pueden alterar conceptos y principios ancestrales y, por tanto, cambian la respuesta a una pregunta, práctica o enfoque de un tema particular (*v.* cuadros 1-3 y 1-4) o, al menos, sugieren un punto de vista alternativo de la pregunta. Esto significa que la reevaluación de la pregunta con el método de una práctica basada en la evidencia debe ser un proceso dinámico en el que se revisen periódicamente las preguntas y posibles respuestas a las preguntas.

PASOS DEL MÉTODO CIENTÍFICO

Esencialmente, el método científico consta de una serie de pasos básicos utilizados para generar datos que sirven como una base objetiva para responder a las preguntas:

1. *¿Cuál es la pregunta?* Primero, deben hacerse observaciones sobre un fenómeno o grupo de fenómenos y generar preguntas sobre por qué, cómo, cuándo, quién, cuál o dónde.
2. *¿Qué se sabe del conjunto de conocimientos ya acumulados en los estudios publicados?* Deben examinarse los estudios en la literatura para comprobar si las preguntas pueden contestarse con la información existente.
3. *Si la pregunta no puede responderse con base en el cuerpo actual de conocimiento, entonces hay que construir una hipótesis*, que es una suposición fundamentada de lo que podría suceder en un experimento basado en la literatura científica o las observaciones anecdóticas (p. ej., lo que usted u otros han observado que es cierto). La hipótesis debe responder a la pregunta original y debe poder probarse usando variables medibles.
4. *Probar la hipótesis haciendo un experimento.* Debe realizarse una investigación, con un diseño apropiado, para recopilar datos que prueben la validez de la hipótesis. Esta experimentación es la ocupación principal de los científicos y estudiantes licenciados en ciencias. Cuanto más específicas sean las condiciones de investigación para la población o las condiciones particulares en las que se está interesado, mayor será la probabilidad de aplicarlas en una situación específica. Por ejemplo, si se está interesado en desarrollar un programa de entrenamiento de fuerza específicamente para hombres mayores y se está realizando un experimento para determinar cuál de dos programas de entrenamiento de fuerza producirá mayores ganancias en la fuerza absoluta, los hombres mayores deben servir como sujetos en el experimento, no hombres más jóvenes.
5. *Analizar los datos y extraer una conclusión.* Después de recopilar los datos, deben ser analizados estadísticamente e interpretados para determinar si la hipótesis puede comprobarse o no. El experimento apoyará o rechazará la hipótesis, y la pregunta se responderá en el contexto de las condiciones experimentales (p. ej., hombres o mujeres, rango de edad, condición física) y se podrá aplicar de forma tanto general como específica (*v.* los cuadros 1-3 y 1-4). En otras palabras, ¿se logró predecir el resultado y ahora hay datos para apoyar o rechazar la hipótesis y responder a la pregunta original?
6. *Comunicar los resultados.* El resultado de un estudio se valida solo cuando se han publicado en una **revista revisada por pares**, es decir, aquella revista en la que los estudios son evaluados por colegas científicos y son aceptados o rechazados de acuerdo con su precisión, interpretación, procedimientos científicos gene-

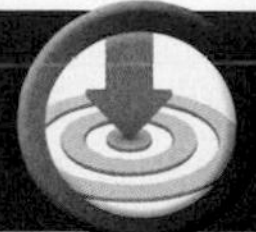

CUADRO 1-3

APLICACIÓN DE LA INVESTIGACIÓN

¿El estiramiento debe ser parte del calentamiento?

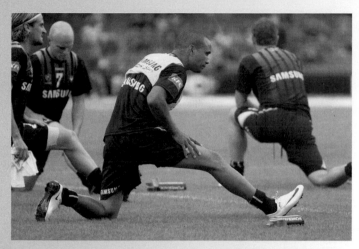

Ningún estudio puede explicar todo sobre un tema de interés particular. Además, cada estudio tiene variables dependientes que describen el contexto, y la respuesta a una pregunta puede ser diferente según el contexto del experimento. Durante años, entrenadores y deportistas han realizado estiramientos como parte del calentamiento antes de la competición deportiva y las sesiones de acondicionamiento. La teoría era que reduciría el riesgo de lesiones y ayudaría a prepararse para la actividad. Se ha documentado que el entrenamiento de flexibilidad mejora la amplitud de movimiento, pero ahora se ha cuestionado si debiera ser parte del calentamiento.

Desde la década de 1970 hasta la de 1990, algunos informes de investigación ocasionales cuestionaron el uso del entrenamiento de flexibilidad como parte del calentamiento, pero se requiere tiempo para la acumulación de un cuerpo de conocimientos suficiente que pueda impactar en la práctica. A medida que el tema se popularizó y los requerimientos para la investigación se hicieron relativamente más económicos, más y más estudios de investigación comenzaron a acumular datos que sugerían que el estiramiento pudiera no prevenir las lesiones o ayudar con el rendimiento. De hecho, los estudios comenzaron a mostrar que el estiramiento estático puede ser perjudicial para el rendimiento al disminuir la producción de fuerza, posiblemente debido a la reducción de la activación muscular y los mecanismos inhibidores del sistema nervioso central. Además, se constató que el estiramiento con facilitación neuromuscular estático y propioceptivo también produce déficits en la fuerza muscular y la producción de fuerza debido a la deformación o el estiramiento del componente elástico muscular (es decir, del tejido conectivo), lo que reduce el impacto del ciclo de estiramiento-acortamiento y aumenta los mecanismos inhibidores del sistema nervioso central.

Por el contrario, se evidenció que el estiramiento dinámico, que fue considerado tabú durante años, era un método eficaz para mejorar el rendimiento dinámico cuando se utiliza como actividad de calentamiento. Entonces, la pregunta de cuándo estirar y qué tipo de estiramiento realizar ha pasado a ser una decisión importante que los entrenadores y deportistas deben considerar. Se han realizado y se siguen realizando investigaciones sobre todos los aspectos del estiramiento como parte del calentamiento para optimizar el rendimiento. Este es un ejemplo de cómo la investigación comienza a afectar la práctica.

Entonces, deben tomarse algunas decisiones. ¿Qué debe hacerse? ¿Cuál es el enfoque más prudente para el calentamiento de deportistas determinados antes de un entrenamiento o competición? ¿Qué tipo de estiramiento debe utilizarse? ¿Cuánto tiempo debe dedicarse al calentamiento antes de una competición o entrenamiento, si es que debe realizarse? ¿Qué debe hacerse con el estado actual del conocimiento sobre este tema? ¿Cómo deberían relacionarse los estudios con las circunstancias específicas? Todas estas son preguntas que deben tenerse en cuenta a la hora de tomar una decisión basada en la evidencia sobre los ejercicios de estiramiento como parte del calentamiento.

Lecturas adicionales

Amiri-Khorasani M, Mohammad Kazemi R, Sarafrazi S, et al. Kinematics analysis related to stretch-shortening cycle during soccer instep kicking after different acute stretching. *J Strength Cond Res.* 2013;26(11):3010–3017.

Bradley PS, Olsen PD, Portas MD. The effect of static, ballistic, and proprioceptive neuromuscular facilitation stretching on vertical jump performance. *J Strength Cond Res.* 2007;21(1):223–226.

Cramer JT, Housh TJ, Weir JP, et al. The acute effects of static stretching on peak torque, mean power output, electromyography, and mechanomyography. *Eur J Appl Physiol.* 2005;93(5–6):530–539.

Kay AD, Blazevich AJ. Effect of acute static stretch on maximal muscle performance: a systematic review. *Med Sci Sports Exerc.* 2012;44(1):154–164.

Marek SM, Cramer JT, Fincher AL, et al. Acute effects of static and proprioceptive neuromuscular facilitation stretching on muscle strength and power output. *J Athl Train.* 2005;40(2):94–103.

Rubini EC, Costa AL, Gomes PS. The effects of stretching on strength performance. *Sports Med.* 2007;37(3):213–224.

Shrier I. Stretching before exercise does not reduce the risk of local muscle injury: a critical review of the clinical and basic science literature. *Clin J Sport Med.* 1999;9(4):221–227.

Winchester JB, Nelson AG, Landin D, et al. Static stretching impairs sprint performance in collegiate track and field athletes. *J Strength Cond Res.* 2008;22(1):13–19.

Young WB, Behm DG. Effects of running, static stretching and practice jumps on explosive force production and jumping performance. *J Sports Med Phys Fitness.* 2003;43(1):21–27.

rales, adecuación de la metodología y fortaleza de los datos (*v.* cuadro 1-2). Como el famoso fisiólogo muscular Philip Gollnick dijo una vez hace años: «El trabajo no publicado es un trabajo no hecho, un trabajo que no existe».

MÉTODOS NO CIENTÍFICOS

Por la necesidad de respuestas rápidas a las preguntas en el mundo práctico del ejercicio y las ciencias del deporte, a veces estas respuestas provienen del uso de métodos no científicos, si bien en ocasiones pueden generar respuestas correctas, a menudo conducen a una «desconexión» entre la percepción y la realidad (cuadro 1-5). La toma de decisiones basada en la evidencia incluye aspectos de la información que pudieran no estar apoyados por evidencias definitivas en los estudios científicos publicados, pero que están cuidadosamente evaluados y comprendidos con respecto a la fuente de información[2].

Aunque no es posible establecer cada decisión en un estudio científico, los profesionales deben ser conscientes de los métodos no científicos y los hechos cuestionables que pueden producir. A continuación, se presentan algunos enfoques no científicos para encontrar respuestas *a preguntas*. Probablemente el lector pueda reconocer algunos de estos enfoques a través de experiencias con amigos, maestros y entrenadores.

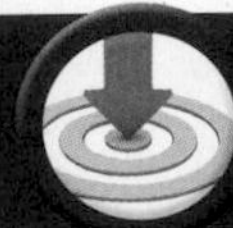

CUADRO 1-4

APLICACIÓN DE LA INVESTIGACIÓN

Reformular una hipótesis

Es importante comprender que una hipótesis es solo un concepto o conjetura sobre cómo puede funcionar algo. Cualquier comprensión sobre algo en la investigación se basa en las condiciones (variables independientes) que afectan las variables de resultado (variables dependientes) o la capacidad para medir un fenómeno. Reformular una hipótesis gira en torno al concepto de la posibilidad de que existan alternativas. En la investigación, esencialmente se prueba lo que se denomina una «hipótesis nula», una condición en la que no habrá diferencias en las comparaciones. Cuando existen diferencias, entonces debe rechazarse la hipótesis nula y aceptar lo que se llama hipótesis alternativa basada en las condiciones que la produjeron. Reformular una hipótesis no es más que probar la viabilidad de una hipótesis alternativa con diferentes condiciones. En 2018, en una revisión de Ludwig y cols. en la revista *Science* se presentó un ejemplo real de este concepto de reformulación de hipótesis.

¿Es realmente cierto que una dieta alta en grasas puede ser perjudicial para la salud general y provocar diabetes, obesidad y otros problemas de salud? Esta ha sido la creencia durante décadas y, por tanto, se han promovido dietas bajas en grasas y altas en carbohidratos. Paradójicamente, durante los últimos 50 años la obesidad y la diabetes han seguido aumentando exponencialmente en todo el mundo. Por tanto, tal vez debería reformularse la hipótesis de que lo que todos deberíamos comer es una dieta baja en grasas y alta en carbohidratos. En la actualidad, se han comenzado a realizar más investigaciones enfocadas en este tema. Ahora parece que una dieta baja en carbohidratos debidamente formulada puede ser muy eficaz para ayudar a prevenir y tratar la diabetes, además de ayudar a combatir la obesidad.

Actualmente se están examinando muchos mecanismos como mediadores de estos cambios positivos asociados con una dieta baja en carbohidratos debidamente formulada. Parece que las «cetonas» y la cetosis fisiológica son los principales mediadores de los efectos positivos por medio de la eliminación del papel negativo de múltiples picos de insulina durante el día. También parece que cada individuo tiene un nivel de tolerancia a la ingesta de carbohidratos.

Por tanto, el papel de las grasas en la dieta ha experimentado ahora un cambio de paradigma difícil de aceptar para muchos, ya que puede ir en contra de lo que se ha creído durante años. Además, no considerar el contexto de los estudios puede generar confusión en la comunidad laica porque la investigación parece ser contradictoria. Comprender el proceso científico como profesional en ciencias del deporte permite proporcionar información sobre la interpretación de los resultados de la investigación y su generalización.

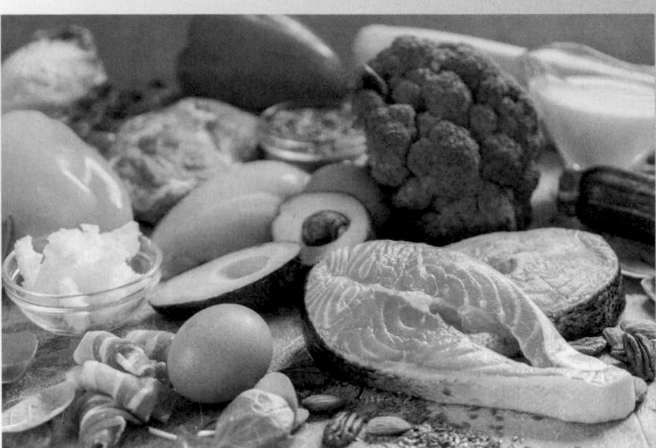

Lecturas adicionales

Bhanpuri NH, Hallberg SJ, Williams PT, et al. Cardiovascular disease risk factor responses to a type 2 diabetes care model including nutritional ketosis induced by sustained carbohydrate restriction at 1 year: an open label, non-randomized, controlled study. *Cardiovasc Diabetol.* 2018;17(1):56.

Ludwig DS, Willett WC, Volek JS, et al. Dietary fat: from foe to friend? *Science.* 2018;362(6416):764–770.

Miller VJ, Villamena FA, Volek JS. Nutritional ketosis and mitohormesis: potential implications for mitochondrial function and human health. *J Nutr Metab.* 2018;2018:5157645.

Volek JS, Freidenreich DJ, Saenz C, et al. Metabolic characteristics of keto-adapted ultra-endurance runners. *Metabolism.* 2016;65(3):100–110.

Intuición

La intuición se refiere a saber algo sin ningún argumento o evidencia para corroborarlo. La respuesta a la pregunta se *percibe* o se siente correcta, con independencia de cualquier experiencia o conocimiento empírico previo. Aunque la intuición se usa a menudo en el proceso de toma de decisiones en una profesión, incluso en la ciencia, debe ser reconocida por lo que es: una suposición o una corazonada. Puede tenerse un presentimiento sobre algo, pero ese sentimiento puede, de hecho, basarse en muchas experiencias previas y no en la comprensión de la ciencia que rodea la pregunta. El uso de la intuición como una herramienta podría ser parte del «arte» para el proceso de la toma de decisiones, pero hay que asegurarse de que haya base verdadera subyacente al sentimiento intuitivo. Sin ello, la intuición puede ser engañosa y errónea. A continuación, se muestran varias intuiciones que han resultado ser incorrectas de acuerdo con la investigación actual:

1. Creo que nuestro programa de entrenamiento con pesas debe basarse solo en ejercicios monoarticulares.
2. Creo que sería una buena idea comerse un buen bistec unas cuantas horas antes de un partido de fútbol.
3. Creo que sería una buena idea realizar un estiramiento estático justo antes de mi último intento en el salto de altura.
4. Creo que el mejor momento para competir es a primera hora de la mañana.
5. Creo que para las mujeres es demasiado estresante correr un maratón.
6. Creo que si una mujer levanta pesas será muy corpulenta.
7. Creo que no debe beberse demasiada agua durante un carrera de larga distancia.

Tradición

La tradición se refiere a esta idea: «siempre lo hemos hecho de esta manera y hemos tenido éxito, por lo que no es necesario un cambio». Este tipo de enfoque para la resolución de problemas es un acierto o un fallo, dependiendo de la base objetiva de la tradición. En los deportes, la tradición es común y, por lo general, tiene pocos o ningún efecto negativo. Por ejemplo, los cascos de fútbol americano pueden mantener el mismo logotipo durante años como parte de la tradición de su escuela.

Es cuando las tradiciones obsoletas quebrantan la ciencia actual y la comprensión objetiva sobre un tema que comienzan al surgir las

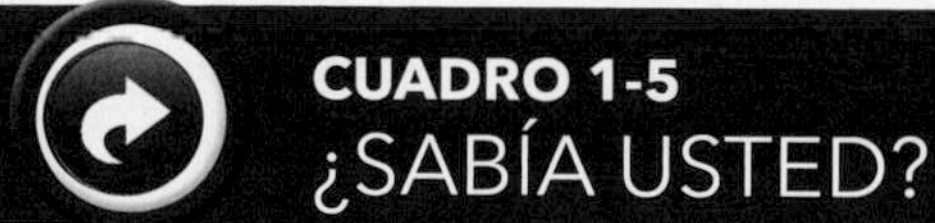

CUADRO 1-5
¿SABÍA USTED?

Rituales y supersticiones en el deporte

Los deportistas, más que otros profesionales, utilizan rituales que creen que tendrán un efecto positivo en su rendimiento. La mayoría de los rituales en el deporte se realizan antes de la competición para ayudar a prepararse para el evento que tienen por delante. Se ha dicho que la mayoría de los deportistas y entrenadores son supersticiosos; ¿podría ser cierto? ¿Puede ser dañino, tal vez? Todo depende de la eficacia de la superstición, y muchas veces está más relacionado con la psicología del individuo durante la preparación previa a la competición. Algunos estudios psicológicos indican que, en algunos casos, los rituales podrían ser eficaces.

Todos hemos visto a jugadores de fútbol usando «auriculares» al salir del autobús rumbo al estadio antes del partido, con la suposición de que las canciones o los sonidos que están escuchando los preparan. Otros golpean la pared con un dicho o el nombre de un equipo, o frotan una cabeza o una estatua de piedra al salir al campo o la cancha. La superstición desempeña un papel importante debido al éxito previo al haber realizado la actividad, no como causa y efecto. Dichos rituales también pueden extenderse a la dieta y la nutrición y, en algunos casos, tienen resultados muy positivos o negativos basados en la comprensión de la ciencia nutricional. Existe una variedad de rituales y supersticiones conocidos en los deportistas de élite del pasado y del presente. Por ejemplo, el ritual de la superestrella de la NBA LeBron James de lanzar una tiza al aire, que tuvo altos y bajos en las redes sociales y los fans, o la leyenda de la NBA Michael Jordan, que usaba los pantalones cortos del equipo Tar Heels de Carolina del Norte debajo del uniforme de los Chicago Bulls.

El jugador de béisbol Wade Boggs comía pollo antes de cada partido, lo que le valió el sobrenombre de «hombre pollo». Mia Hamm siempre ataba los cordones de sus zapatos de derecha a izquierda para reducir la ansiedad, y Serena Williams usaba el mismo par de calcetines durante todo un torneo o rebotaba la pelota una cantidad específica de veces en momentos específicos durante un partido (cinco veces antes de un primer servicio, dos veces antes de un segundo servicio).

A la jugadora de baloncesto femenino de la WNBA Tamika Catchings, jugadora del equipo Indiana Fever, no le gusta ser supersticiosa, así que intenta hacer algo diferente en cada partido, y Diana Taurasi, del equipo Phoenix Mercury de la WNBA, toma una siesta antes de cada partido, incluso si es en mediodía, para estar preparada. Por tanto, la eficacia de los rituales y las supersticiones es discutible, pero los deportistas creen que les ayuda a prepararse y a tener un mejor rendimiento.

preocupaciones. Por ejemplo, no tener suficientes descansos para beber agua necesarios para una correcta hidratación durante la práctica deportiva o practicar con el calor del día porque así es como siempre se ha hecho. Las tradiciones deben evaluarse por su eficacia científica y base objetiva actual. Considérese en qué sentido pueden afectar este tipo de tradiciones, y si pudieran ser dañinas o no. A continuación, se muestran algunos ejemplos de conceptos basados en la tradición:

1. Un jugador acaricia la mascota de la escuela antes de cada partido local creyendo que esto resultará en una victoria.
2. Se utiliza la misma práctica de calentamiento antes de cada partido.
3. Un jugador siempre come la misma comida antes del partido.
4. Solo se utiliza un tipo de programa de entrenamiento por intervalos en un programa de acondicionamiento deportivo.

Prueba y error

El método de «prueba y error» se utiliza comúnmente para encontrar una respuesta, pero es una técnica de «acierto o fallo». Este enfoque consiste básicamente en probar una acción y ver si provoca el resultado deseado, y suele utilizarse en muchas áreas del ejercicio y el deporte. Puede considerarse como un proceso de «miniexperimentos».

Si los datos científicos y la comprensión de un tema se utilizan en conjunto con este enfoque, puede ser un método eficiente. Sin embargo, siempre debe tenerse precaución, ya que los ensayos aleatorios no son verdaderos experimentos y pueden originar una respuesta incorrecta a la pregunta formulada. Muchas veces se debe a que el contexto y las condiciones del ensayo no están controlados.

Sin embargo, este enfoque es popular porque no todas las personas responden con la respuesta promedio que resulta de pruebas en investigación experimental formal.

Por tanto, los deportistas individuales prueban diferentes métodos de dieta o capacitación y ven cómo les funciona o si «responden» o «no responden» a una determinada dieta o tipo de entrenamiento. La gente suele recurrir a este método como alternativa cuando se carece de investigación científica sobre cierto tema.

Muchos investigadores que abordan el tema de aquellos que «responden» o «no responden» a un tratamiento muestran las respuestas de cada sujeto, además de la respuesta promedio, para permitir que el lector pueda acceder a la variabilidad de las respuestas individuales (*v.* un ejemplo en la Fig. 1-2). A continuación, se muestran diversos ejemplos de métodos de prueba y error. Considérese la base objetiva de cada uno y en cuáles podrían ser los posibles efectos negativos de utilizar este enfoque para encontrar una respuesta. También, considérese lo que significaría que no todas las personas respondan de la misma manera.

1. Probar diferentes dietas para perder peso para ver cuál funciona mejor.
2. Para fines de prescripción de ejercicio, probar un ritmo de carrera para ver si provoca la respuesta deseada en la frecuencia cardíaca.
3. Para fines de prescripción de ejercicio, intentar levantar un peso para ver si permite el número de repeticiones.
4. Tratar de ingerir una cierta cantidad de proteína para ver si ayuda a desarrollar músculo.
5. En el béisbol, cambiar el agarre del lanzamiento para ver si produce una mejor bola curva.
6. Cambiar el pie avanzado en el comienzo de un esprint para ver si resulta en un inicio más rápido.

Sesgo

Por lo general, se piensa que el sesgo es negativo, ya que es una preferencia o inclinación que muchas veces puede inhibir las respuestas imparciales a una pregunta. Sin embargo, si el sesgo se basa en datos científicos, entonces puede ser positivo.

Por el contrario, si se llega a conclusiones basadas en factores distintos de la evidencia fáctica, el sesgo puede ser perjudicial en

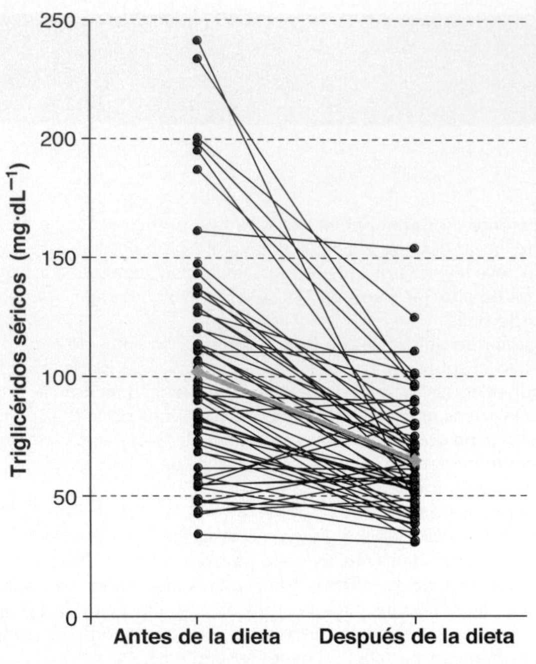

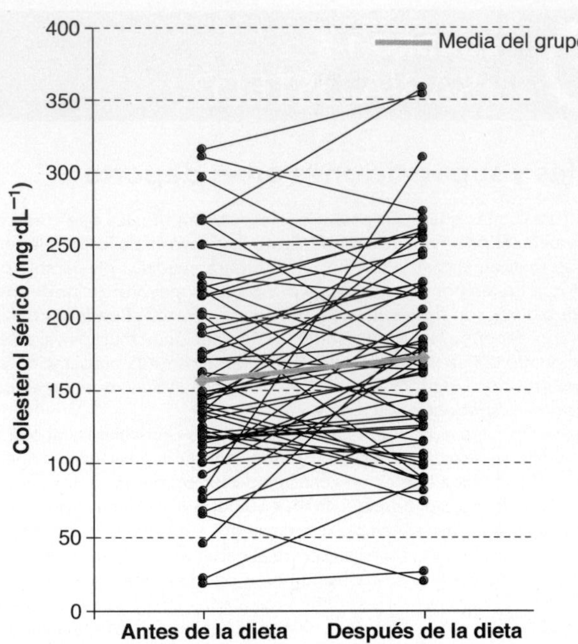

FIGURA 1-2. Las respuestas individuales a un tratamiento experimental pueden ser variables. Las respuestas individuales de los triglicéridos y el colesterol séricos a una dieta baja en carbohidratos varían: algunas personas muestran un aumento, mientras que en otras se observa una disminución y en otras no hay cambios. La línea rosada indica la media del grupo. Las líneas negras indican respuestas de sujetos individuales.

el proceso de toma de decisiones. Los siguientes son ejemplos de sesgo. Considérese si existe alguna base objetiva para cada uno y qué impacto negativo podría tener el hecho de ser objetivamente incorrectos.

1. Considero que solo los hombres deben participar en el *hockey* sobre hielo.
2. Considero que nuestro equipo debe estar adecuadamente hidratado la noche previa y antes de una competición.
3. Considero que todos los miembros del equipo deberían entrenar de la misma manera.
4. Considero que las mujeres no deben entrenar con pesas.
5. Considero que los deportistas deben trabajar más duro durante los entrenamientos calurosos y húmedos de la pretemporada de verano.
6. Considero que los deportistas jóvenes no deben levantar pesas.
7. Considero que los efectos del clima frío sobre el rendimiento son todos mentales.
8. Considero que competir a 2200 metros de altura no afectará nuestro desempeño en las pruebas de atletismo.

Autoridad

Responder una pregunta basada en los puntos de vista de algunas autoridades puede ser positivo o negativo según las calificaciones, la base objetiva y/o la relevancia histórica de la autoridad. Un artículo antiguo en una revista médica de un médico que desaconseja el ejercicio excesivo por temor a que los deportistas sufran hipertrofia cardíaca es un ejemplo de autoridad mala u obsoleta en la que basar decisiones. Esta información sobre las adaptaciones y la interpretación funcional del músculo cardíaco con el entrenamiento físico está desactualizada.

Deben escrutarse cuidadosamente las calificaciones de la autoridad, el contexto de la respuesta proporcionada, la temporalidad de la información y otros hechos conocidos. Aparece investigación nueva de forma continua, y lo que hace pocos años era verdad puede no serlo ahora.

Los siguientes son algunos ejemplos de lo que podría llamarse «autoridades de campo». Considérense los aspectos positivos, así como los motivos de cautela, a la hora de confiar en las siguientes recomendaciones de los expertos.

1. Un entrenador profesional especializado en fuerza y acondicionamiento explicando las prácticas dietéticas de los jugadores.
2. Un dietista registrado explicando el programa de ejercicios con mayores beneficios en el rendimiento aeróbico y la pérdida de grasa.
3. Un entrenador del Salón de la Fama del fútbol americano profesional de Estados Unidos indicando el mejor método para poner en forma al equipo.
4. Un entrenador del Salón de la Fama del baloncesto de Estados Unidos indicando los mejores métodos para motivar a un equipo para un gran partido.
5. Un profesor de ciencias deportivas explicando la mejor forma de hidratar a un jugador antes de un partido de fútbol.
6. Un jugador de fútbol que ha competido en un mundial explicando cómo prepararse para un partido a gran altitud.
7. Un libro de texto clásico publicado en 1991 sobre ciencias deportivas.
8. Un manuscrito clásico revisado por pares en una revista de ciencias deportivas de gran reputación, publicado en 1989.
9. Una madre que le dice a sus hijos que no deben comer antes de ir a nadar.

Método racional

Este enfoque se basa en el uso del razonamiento para producir datos. Su eficacia se basa en la veracidad de los supuestos realizados y su base objetiva. El razonamiento es un método sólido para tomar decisiones, pero crear conocimiento basado solo en este método no es válido para la ciencia.

El factor clave de este proceso es la verdad de las premisas que se proponen y su relación entre sí. Los siguientes son unos cuantos ejemplos para utilizar el método racional para alcanzar una conclusión. Determínese si las respuestas derivadas son razonables en cada uno de los siguientes ejemplos.

1. Los jugadores de fútbol americano son grandes (premisa principal).
   John es grande (premisa menor).
   John es un jugador de fútbol (conclusión).
2. Los jugadores en posición de liniero de la Liga Nacional de fútbol americano suelen pesar más de 130 kg (premisa principal).
   Jim juega como liniero en una pequeña universidad y pesa 110 kg (premisa menor).
   Jim no será liniero en la Liga Nacional (conclusión).
3. La hormona del crecimiento es un polipéptido de 22-kD (premisa mayor).
   El análisis de la hormona del crecimiento en la sangre muestra formas de la hormona de distinto peso molecular (premisa menor).
   Deben existir formas de hormona del crecimiento de diferente peso molecular (conclusión).
4. La pérdida de peso va en función de la cantidad de calorías consumidas y el número de calorías gastadas (premisa principal). Una dieta equivalente en calorías totales y cantidades de proteína, pero con mayor contenido de grasa, produce más pérdida de peso que una dieta alta en carbohidratos y baja en grasas (premisa menor).
   No todas las calorías de los alimentos tienen el mismo impacto en el metabolismo (conclusión).

Método empírico

El método empírico se basa en observaciones y experiencias propias. Este método, por supuesto, es parte del propio método científico, ya que implica la recopilación de datos. Sin embargo, las conclusiones alcanzadas con este método se ven afectadas por el grado en que estas observaciones y experiencias se basan en contextos personales y por el entendimiento de que lo que funciona para unos puede no ser relevante para otros. El uso del método empírico es frecuente en el entrenamiento, en el ejército y en la profesión de fuerza y acondicionamiento.

El dicho «bueno, si funcionó para mí, entonces funcionará para usted» es un proceso de pensamiento que ha llevado a mucha desinformación y errores.

Con base en los antecedentes, calificaciones y base objetiva de las experiencias de un individuo, el uso del método empírico puede o no funcionar para obtener conclusiones correctas. A continuación, se enumeran ejemplos del método empírico. ¿Cuáles son las coincidencias o discrepancias objetivas en estos ejemplos?

1. Un entrenador de fútbol le dice al equipo que él no usa ropa aislante en climas fríos y lluviosos; por tanto, al equipo no se le proporciona ningún equipo térmico.
2. Un médico le dice a un paciente que el entrenamiento con pesas no debe ser parte de un programa de rehabilitación cardíaca, ya que nunca lo ha hecho en su práctica médica.
3. Una entrenadora de carrera de fondo le dice al equipo que ella levantó pesas durante sus entrenamientos como corredora de fondo profesional, por lo que cada miembro del equipo realizará un programa específico de entrenamiento con pesas como parte de su programa de acondicionamiento.
4. Un capitán del Ejército le dice a la compañía que él corrió con botas y jamás tuvo lesiones, por lo que la compañía correrá con botas.
5. Un profesional del golf asegura que no ve la necesidad de levantar peso para jugar al golf porque podría dañar su juego, por lo que nunca levantó peso.
6. Un entrenador de natación dice que solía nadar 20 000 metros al día, por lo que el equipo hará lo mismo.

Mito

Los mitos, o creencias ampliamente aceptadas, pero infundadas, son otra fuente no científica de respuestas. Algunos mitos sobre el ejercicio se deben a la comercialización y publicidad de equipos y productos. Desde las bebidas deportivas hasta las máquinas de ejercicio, se han desarrollado y prosperado los mitos relacionados con el origen, el uso y la eficacia de estos productos. Diferenciar el mito de los datos es un factor importante para optimizar el proceso de la toma de decisiones, y para cualquier solución de problemas que deba realizarse. Por último, las decisiones deben basarse en la evidencia objetiva de la literatura.

No hace mucho tiempo, por ejemplo, entre los entrenadores y deportistas era común aceptar que el entrenamiento con pesas no debería realizarse porque muscula demasiado y reduce mucho la flexibilidad.

Sin embargo, durante los últimos 30 a 40 años se ha constatado científicamente que un entrenamiento de fuerza correctamente diseñado no limita la flexibilidad y, de hecho, puede aumentarla. En efecto, este mito se ha disipado por medio de la investigación científica.

DATOS, TEORÍA Y PRINCIPIOS

Los resultados de experimentos individuales o de un grupo de experimentos conducen al establecimiento de datos, teorías y principios. Los **datos** constituyen información observacional que se confirma repetidamente por muchos observadores independientes y competentes. Sin embargo, los datos no están exentos de contexto. Podría ser un dato que, en determinadas condiciones, algo es bueno para uno, pero en otras circunstancias es malo. Por ejemplo, el agua es necesaria para la salud y un rendimiento óptimos para evitar la deshidratación o la hipohidratación.

Por otro lado, beber demasiada agua antes, durante y después de una carrera de resistencia puede ser perjudicial para la salud y provocar hiponatremia (dilución de electrólitos en el cuerpo con afección orgánica) o incluso la muerte.

Una **teoría** es típicamente un marco conceptual de ideas o especulaciones sobre un tema determinado que idealmente se basa en datos experimentales. En el contexto científico, se ha descrito como «una explicación completa basada en un conjunto de datos que se

Revisión rápida

- El método científico está constituido por una serie de pasos utilizados para proporcionar una base objetiva que responda a preguntas de investigación.
- Muchas veces, en las ciencias del deporte y el ejercicio las respuestas a preguntas surgen de métodos no científicos.
- Diferenciar la información basada en métodos científicos de los métodos no científicos es importante para un enfoque óptimo en la resolución de problemas y los procesos en la toma de decisiones relacionadas con el ejercicio y el deporte.

han confirmado repetidamente con la observación y la experimentación, y que ha ganado aceptación general dentro de la comunidad científica, pero que aún no se ha comprobado definitivamente»[1,3,4]. Uno suele escuchar que, en la ciencia, las teorías nunca pueden probarse realmente, solo refutarse. Sin embargo, debe considerarse el contexto.

Siempre existe la posibilidad de que una nueva observación o experimento entre en conflicto con una teoría bien establecida (como «las dietas bajas en carbohidratos no son buenas para ti») y de que las cosas deban pensarse de otra manera, al menos en algunos contextos. A medida que se disponga de más datos, una teoría puede ser modificada para reflejar los datos más actuales. Por tanto, las teorías pueden cambiar.

De los hechos y las teorías se derivan muchos de los **principios** que rigen el enfoque de un problema o el comportamiento en una determinada situación. Los principios derivan de teorías que tienen menos probabilidades de cambiar. Entonces, ¿cuál es la definición de un principio? Los principios describen cómo algo debe hacerse, las reglas que explican un proceso fisiológico, o las guías que deben seguirse para el desempeño óptimo de una tarea, como la prescripción de ejercicio. En las ciencias del deporte, los ejemplos de principios incluyen el principio de especificidad del ejercicio y el principio de sobrecarga progresiva. Cada uno de estos ejemplos describe guías sobre varios aspectos de la prescripción de ejercicio. La fisiología del ejercicio también tiene muchos principios que describen la función, como la homeostasis. Muchas guías aceptadas relacionadas con la fisiología y la prescripción de ejercicio se basan en hechos generados a partir de investigaciones que conducen a teorías que facilitan el desarrollo de principios rectores. Al igual que las teorías, los principios también se modifican para abordar los nuevos datos emergentes en un campo de estudio, desde el cuidado y la prevención de lesiones en el entrenamiento deportivo hasta la comprensión del papel del ejercicio en la función hipofisaria dentro de la fisiología del ejercicio.

INVESTIGACIÓN BÁSICA Y APLICADA

La investigación puede clasificarse en básica o aplicada, y ambos tipos tienen un papel en la comprensión del ejercicio y el rendimiento físico. El objetivo de la investigación básica es lograr una mayor comprensión del tema que se está estudiando, con independencia de su aplicación específica. Su objetivo es ampliar la base de conocimientos en lugar de resolver un problema práctico específico y, por lo general, está impulsado por la curiosidad científica o el interés en una pregunta científica (cuadro 1-6). Sin embargo, tiene el potencial de producir avances revolucionarios en un campo de estudio e incluso en nuestras vidas.

Por ejemplo, dos de las técnicas de imagen más populares utilizadas para estudiar los efectos del ejercicio sobre los músculos y los huesos son la espectroscopia por resonancia magnética y la resonancia magnética. La investigación básica iniciada a finales de la década de 1940 constituye el origen de estas tecnologías, que hoy día son comunes tanto en las evaluaciones clínicas como en los estudios científicos.

Por el contrario, la investigación aplicada está diseñada para resolver problemas prácticos del mundo real, más que para adquirir conocimiento simplemente por el conocimiento[2]. Puede decirse que el objetivo de las ciencias aplicadas es mejorar la condición humana. En el caso del ejercicio, el objetivo es mejorar la comprensión de sus múltiples beneficios, así como la prescripción de ejercicio o el diseño de un programa de ejercicio, para el alcance óptimo de los objetivos específicos del rendimiento físico (cuadro 1-7) o la salud. Esta ha sido una de las principales motivaciones para la investigación del ejercicio y las ciencias deportivas durante los últimos 50 años. Esta investigación ha dado lugar a una serie de guías y principios sobre el ejercicio para ayudar a las personas a obtener los beneficios del entrenamiento físico.

En última instancia, existe un continuo de conocimiento que abarca desde la ciencia básica hasta la aplicada, y los científicos trabajan en todo este continuo. Algunos científicos estudian los mecanismos genéticos, celulares y moleculares básicos, mientras que otros trabajan en el área de investigación aplicada. Este continuo también existe en la literatura científica sobre el ejercicio y ciencias del deporte.

Los científicos utilizan técnicas de investigación básicas en biología celular y molecular para estudiar los mecanismos que regulan las adaptaciones observadas en los estudios aplicados. Por ejemplo, cuando un programa de entrenamiento de resistencia conduce a un valor de consumo máximo de oxígeno más elevado y mejora el tiempo de una carrera de 10 km, ¿qué mecanismos celulares o fisiológicos regulan este fenómeno? Puede realizarse una investigación básica para estudiar cómo ocurre. Un desafío interesante para los científicos básicos que estudian estos mecanismos es: ¿cuál es el tipo de entrenamiento más efectivo de acuerdo con las ciencias aplicadas? Si la prescripción de ejercicio no es eficaz para aumentar el rendimiento físico, estudiar los efectos a nivel celular tendrá poco sentido. Por tanto, el programa de ejercicios utilizado en los estudios de ciencias básicas es vital para establecer la validez externa o la relevancia del estudio.

Por ejemplo, si un científico estudia los efectos celulares del entrenamiento de resistencia, pero no entiende cómo diseñar un entrenamiento de resistencia aeróbico eficaz que disminuya el tiempo de una carrera de 10 km, es posible que se elija un programa ineficaz que no produzca cambio alguno (o mínimo) en el tiempo de carrera, ni tampoco cambio alguno a nivel celular. La conclusión sería que el entrenamiento de resistencia no causa cambios celulares, mientras que la realidad es que no hubo cambios celulares porque el programa no fue efectivo. La conclusión del estudio debería ser que este programa de entrenamiento de resistencia aeróbica en particular no influyó en el tiempo de una carrera de 10 km ni produjo cambios celulares. Esto subraya la importancia de leer un estudio considerando el contexto. Por el contrario, si se mejora el rendimiento de 10 km y se observan cambios celulares asociados, entonces podría concluirse que estos cambios celulares ayudaron a regular la mejora del rendimiento.

Como concepto en una biología integrada, se ha observado que «para comprender un fenómeno hay que conocerlo a nivel celular y genético, pero para comprender su impacto, debe contemplarse su efecto en todo el organismo». Cada estudio contribuye a la comprensión, pero debe incorporarse al paradigma de un enfoque científico basado en las condiciones en las que se observaron los hallazgos.

Por ejemplo, prescribir solo un programa de entrenamiento aeróbico de muy baja intensidad no produciría adaptaciones celulares que provoquen una mejora máxima en los tiempos de una carrera de 10 km, especialmente en deportistas de resistencia. La figura 1-3 muestra una descripción general de los fundamentos de los elementos de regulación anterógrada y retrógrada en la investigación de las ciencias del deporte y el ejercicio. La decisión sobre el tipo de prescripciones de ejercicio que afectan el rendimiento (es decir, la investigación aplicada) tendrá un impacto en el resultado del entrenamiento, y las adaptaciones (es decir, la investigación básica) causadas por el entrenamiento estarán influenciadas por diferentes sistemas celulares y fisiológicos que mejoran el desem-

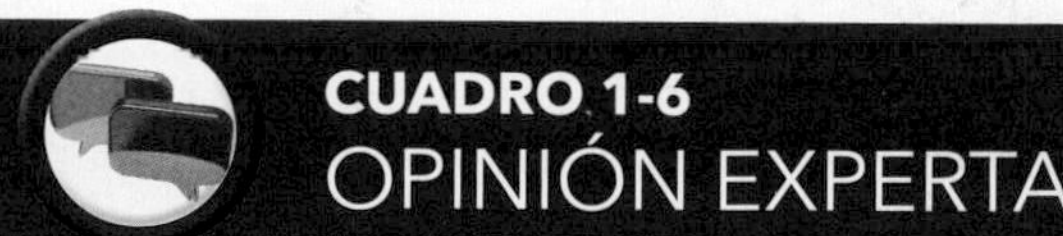

CUADRO 1-6
OPINIÓN EXPERTA

Papel de la investigación básica en ciencias del deporte

Scott E. Gordon, PhD, FACSM
Associate Dean and Professor of Exercise Science
Wellstar College of Health and Human Services
Kennesaw State University
Kennesaw, Georgia

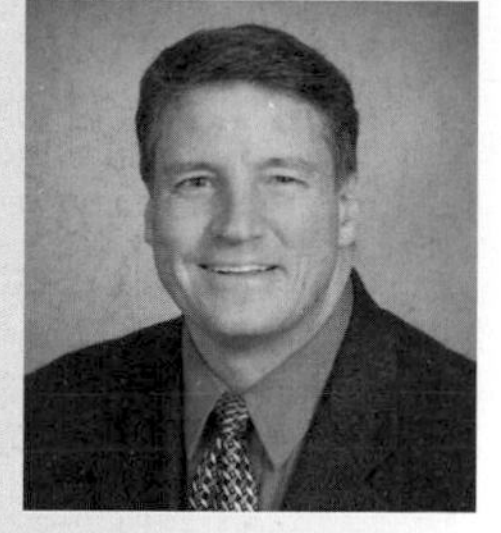

¿Cuál es la importancia de la investigación básica en el campo de la fisiología del ejercicio y su progreso? La respuesta a esta pregunta puede no ser evidente para alguien que no es científico. En términos generales, la investigación básica pura está impulsada por la curiosidad de la humanidad por la exploración y la expansión del conocimiento sin los beneficios inmediatos u obvios del conocimiento resultante. Esto se encuentra en el extremo opuesto de la investigación aplicada pura, donde los resultados pueden aplicarse inmediatamente.

Con frecuencia, no puede preverse la posible aplicación futura de un solo experimento de investigación básica. No obstante, la investigación básica y aplicada están intrínsecamente vinculadas, porque la investigación básica en conjunto constituye la base sobre la cual construir y comprender la investigación aplicada. En una ciencia biológica como la fisiología del ejercicio, la investigación básica normalmente explora los fenómenos que se producen a nivel celular, molecular y genético, especialmente con respecto a cómo las células responden a un cambio en su entorno inmediato. Por ejemplo, ¿cómo y por qué las fibras musculares detectan y responden a diversos estímulos tales como alteraciones hormonales, requisitos energéticos, disponibilidad de sustrato (combustible) o cambios en la tensión ejercida sobre la célula por las contracciones? ¿Qué «moléculas de señalización» intracelular permiten que la fibra muscular responda a estos estímulos y cómo la célula altera en consecuencia su expresión génica (ADN), ARN y moléculas de proteína? ¿Cómo se producen exactamente estos mecanismos dentro y fuera de la célula y qué papel desempeña la estructura microanatómica en el funcionamiento correcto de estos mecanismos?

Si se consideran de forma independiente, las respuestas a todas las preguntas anteriores no cuentan toda la historia. Sin embargo, la realidad es que cada movimiento físico experimentado por una persona, así como cada adaptación corporal al entrenamiento físico, es el resultado de miles de moléculas diferentes que actúan de manera coordinada en varias células y tejidos del cuerpo.

Los fisiólogos del ejercicio que utilizan técnicas de investigación básica normalmente hacen un excelente trabajo integrando los hallazgos celulares, moleculares y genéticos para vincularlos con la función aplicada. Considérese el ejemplo de un maratonista de élite. A nivel aplicado, es fácil observar que tiene una gran capacidad para realizar ejercicios de resistencia, pero en la investigación básica actual se ha constatado que esta capacidad se debe a una combinación de mecanismos celulares, moleculares y genéticos específicos. El rendimiento óptimo del ejercicio de resistencia requiere una composición molecular dentro y fuera de las fibras musculares que optimice muchos factores tales como el suministro de oxígeno y de sustratos a los músculos durante el ejercicio, la capacidad de las vías bioenergéticas para extraer energía de los sustratos dentro de la fibra muscular mientras se evitan situaciones de fatiga, la manipulación adecuada del calcio por el retículo sarcoplásmico y las proteínas dependientes del calcio para las contracciones lentas, y el uso de energía por las cabezas de miosina y otros procesos dependientes de energía apropiados para producir contracciones más lentas, pero más continuas.

Todos estos factores están controlados a nivel molecular y varían con la genética de cada persona. Por tanto, cada individuo tiene una capacidad de resistencia y habilidad diferentes para responder al entrenamiento de resistencia.

De forma alternativa, diferentes composiciones moleculares y genéticas optimizan la capacidad de una persona para realizar o responder a una carrera o entrenamiento con ejercicios de resistencia. En algunos casos, incluso la diferencia en el nucleótido de un cromosoma (llamado polimorfismo de un solo nucleótido o SNP [*single nucleotide polymorphism*]) puede desempeñar un papel importante en el rendimiento del ejercicio o la fuerza al entrenamiento de una persona.

Un papel impactante de la investigación básica en la fisiología del ejercicio es la determinación de los mecanismos responsables de los efectos beneficiosos de la actividad física sobre la salud. En Estados Unidos y en otras partes del mundo, un estilo de vida sedentario está muy asociado con la gran incidencia de síndrome metabólico, que consiste en la interrelación de obesidad, diabetes de tipo 2 y diversas formas de enfermedad cardiovascular. Es bien sabido que la actividad física regular puede prevenir o retrasar la incidencia de estas y muchas otras afecciones negativas para la salud, aunque muchos de los mecanismos moleculares por los cuales se producen aún no están claros.

Debido a que muchas afecciones precipitadas por la inactividad física son crónicas, la reducción específica de los factores de riesgo en etapas iniciales de la vida puede ser clave para la prevención temprana. La determinación de los factores de riesgo que se afectan por intervención del ejercicio a nivel molecular pueden permitir la optimización individual de los regímenes de entrenamiento, para atacarlos y reducirlos antes de que una enfermedad manifiesta se vuelva aparente y, por tanto, prevenir o retrasar la enfermedad en conjunto.

Además, la determinación de los mecanismos moleculares que fundamentan el efecto de la actividad física en la salud proporcionaría una base científica para diseñar suplementos dietéticos, medicamentos, estrategias de medicina genética, terapias celulares u otros métodos que produzcan efectos beneficiosos para la salud de las personas que no pueden realizar ejercicio, como aquellas extremadamente frágiles, obesas o con lesiones medulares.

En resumen, la llegada de nuevas herramientas moleculares en los últimos 40 años ha permitido un enorme progreso en la investigación básica en el campo de la fisiología del ejercicio. Esta investigación ha ayudado a comprender mejor los mecanismos relacionados con la respuesta del cuerpo al ejercicio agudo, así como al entrenamiento físico, tanto con respecto al rendimiento humano como a la salud humana. Además, los científicos disponen de tecnologías para la investigación en rápida evolución, con la que indudablemente lograrán, en un futuro muy cercano, una comprensión mucho mayor de la respuesta al ejercicio a nivel celular, molecular y genético.

Lecturas adicionales

Booth FW, Chakravarthy MV, Gordon SE, et al. Waging war on physical inactivity: using modern molecular ammunition against an ancient enemy. *J Appl Physiol.* 2002;93(1):3–30.

peño. Por tanto, es fundamental que los científicos básicos comprendan la investigación aplicada, y viceversa.

TIPOS DE INVESTIGACIÓN

La investigación puede clasificar de varias manera, además de la mencionada clasificación en básica y aplicada. En primer lugar, la investigación puede clasificarse según el lugar en el que se lleva a cabo (de campo o de laboratorio). También puede clasificarse como cualitativa o cuantitativa en su abordaje, y pueden utilizarse varios diseños de estudio. En la investigación cuantitativa, se recopilan datos numéricos para explicar, predecir y/o mostrar la evidencia de un fenómeno, y el análisis estadístico se usa con razonamiento deductivo, de lo general a lo específico. Incluye la investigación descriptiva, la investigación correlacional utilizada para predecir la relación de variables, la

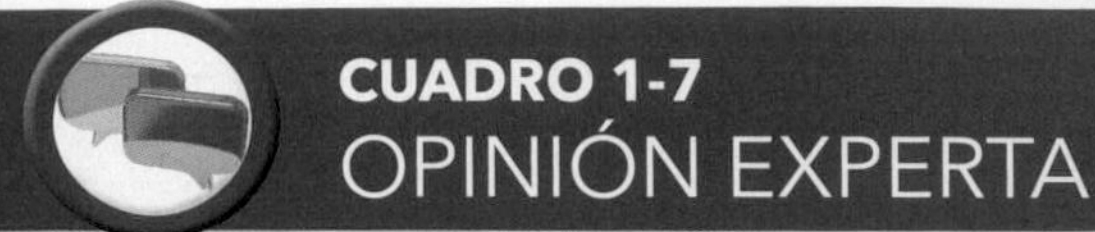

CUADRO 1-7

OPINIÓN EXPERTA

Importancia de la investigación aplicada en ciencias del deporte

David J. Szymanski, PhD, CSCS*D, RSCC*E, FNSCA
Professor & Department Chair
Department of Kinesiology
Louisiana Tech University
Ruston, Louisiana

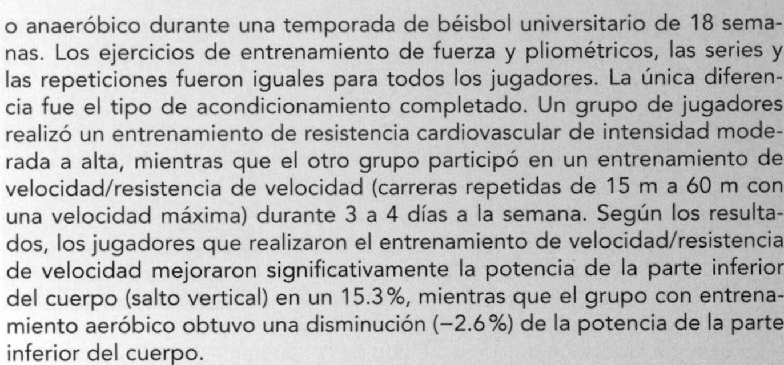

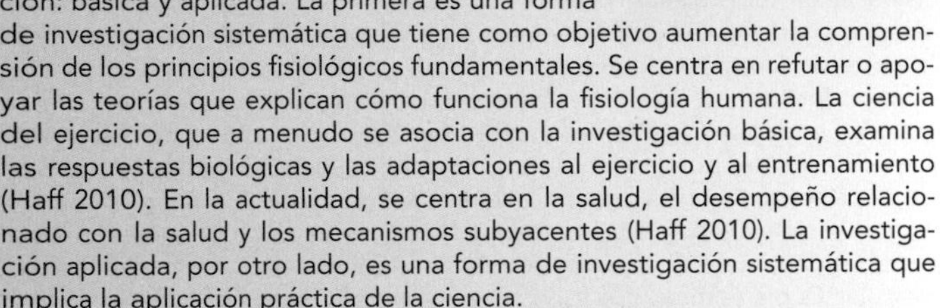

En la disciplina de las ciencias del deporte se incluyen dos categorías generales de investigación: básica y aplicada. La primera es una forma de investigación sistemática que tiene como objetivo aumentar la comprensión de los principios fisiológicos fundamentales. Se centra en refutar o apoyar las teorías que explican cómo funciona la fisiología humana. La ciencia del ejercicio, que a menudo se asocia con la investigación básica, examina las respuestas biológicas y las adaptaciones al ejercicio y al entrenamiento (Haff 2010). En la actualidad, se centra en la salud, el desempeño relacionado con la salud y los mecanismos subyacentes (Haff 2010). La investigación aplicada, por otro lado, es una forma de investigación sistemática que implica la aplicación práctica de la ciencia.

Utiliza una parte de los conocimientos, métodos, técnicas o teorías de investigación básica disponibles y los aplica a situaciones del mundo real (Haff 2010). La investigación aplicada relacionada con las ciencias del deporte se ocupa de la resolución de problemas prácticos mediante la investigación basada en la evidencia. También está enfocada en la salud y el rendimiento de la salud y el entrenamiento, pero incluye adicionalmente formas para mejorar el rendimiento deportivo. Debido a que la investigación aplicada examina muchas formas de optimizar estos componentes del deporte, los investigadores han desarrollado líneas de investigación específicas que son de particular importancia para ellos.

La ciencia del deporte es una disciplina específica que se ha desarrollado dentro del campo de la investigación aplicada, de la que se ha obtenido un conocimiento específicamente relacionado con la comprensión y la mejora del rendimiento deportivo mediante el uso de la mejor investigación basada en la evidencia disponible, además de la experiencia práctica en el momento apropiado, en el lugar correcto y para que la persona adecuada mejore su rendimiento deportivo (Haff 2010). Las ciencias del deporte implican pruebas periódicas de evaluación del rendimiento y retroalimentación sobre el entrenamiento, así como la investigación aplicada que sienta las bases sobre las que se construyen los programas de entrenamiento. Además, la información recopilada durante la investigación aplicada puede ser útil para predecir el rendimiento deportivo y ayudar en la selección de personas con las mayores probabilidades de ser jugadores universitarios o profesionales exitosos (Haff 2010).

En particular, la investigación sobre el béisbol ha progresado gracias a la disponibilidad de equipos y entrenadores que permiten a los jugadores participar en trabajos de investigación. Dos aspectos del entrenamiento de béisbol que están cambiando con base en la investigación básica y aplicada son cómo acondicionar a los lanzadores y ayudar a su recuperación. Tradicionalmente, los lanzadores corren entre «postes» (desde el poste de *foul* del jardín izquierdo al poste de *foul* del jardín derecho) durante un número específico de repeticiones o un tiempo total para mejorar su resistencia cardiovascular (Szymanski 2009). En 1992, Potteiger y cols. notificaron que los lanzadores que completaron un programa de acondicionamiento de baile aeróbico de 40 min al día con una frecuencia cardíaca del 60% al 90% de la reserva durante 4 días a la semana durante 10 semanas obtuvieron una disminución significativa en el porcentaje de grasa corporal, si bien no se observaron cambios en la velocidad de lanzamiento o la potencia anaeróbica (salto vertical).

Sin embargo, los lanzadores en un grupo de entrenamiento de peso/velocidad mejoraron significativamente la velocidad de lanzamiento (3.0%) y la potencia anaeróbica (4.2%). Esto constató que los lanzadores deben realizar actividades anaeróbicas tales como carreras cortas a altas intensidades como parte de su programa de entrenamiento. Más recientemente, Rhea y cols. (2008) investigaron los efectos de realizar acondicionamiento aeróbico o anaeróbico durante una temporada de béisbol universitario de 18 semanas. Los ejercicios de entrenamiento de fuerza y pliométricos, las series y las repeticiones fueron iguales para todos los jugadores. La única diferencia fue el tipo de acondicionamiento completado. Un grupo de jugadores realizó un entrenamiento de resistencia cardiovascular de intensidad moderada a alta, mientras que el otro grupo participó en un entrenamiento de velocidad/resistencia de velocidad (carreras repetidas de 15 m a 60 m con una velocidad máxima) durante 3 a 4 días a la semana. Según los resultados, los jugadores que realizaron el entrenamiento de velocidad/resistencia de velocidad mejoraron significativamente la potencia de la parte inferior del cuerpo (salto vertical) en un 15.3%, mientras que el grupo con entrenamiento aeróbico obtuvo una disminución (−2.6%) de la potencia de la parte inferior del cuerpo.

Rhea y cols. (2008) afirmaron que el entrenamiento aeróbico durante la temporada no era compatible con los objetivos de entrenamiento de los jugadores de béisbol y sugirieron un entrenamiento anaeróbico porque el éxito de los jugadores depende en gran medida de la velocidad y la potencia. Este estudio también indicó que, para mejorar su rendimiento, los jugadores de béisbol deben completar ejercicios de acondicionamiento en intervalos anaeróbicos.

Incluso con estos hallazgos obtenidos de la investigación aplicada, los lanzadores aún siguen recorriendo el trayecto entre los postes por repeticiones o por tiempo total para aumentar el flujo sanguíneo en el cuerpo, lo que puede hacer que el brazo lanzador del lanzador se sienta menos rígido y para «eliminar» el lactato del brazo de lanzamiento. Sin embargo, este tipo de acondicionamiento no tiene nada que ver con «eliminar» el lactato del brazo del lanzador 24 h a 48 h después del lanzamiento. De hecho, las concentraciones séricas de lactato no serán lo suficientemente elevadas como para limitar el rendimiento del lanzador (Szymanski 2009). Existe la posibilidad de que los lanzadores tengan concentraciones de lactato más elevadas de lo normal si realizan una gran cantidad de lanzamientos durante una entrada (>35 lanzamientos) con tiempos de descanso muy cortos (<3 s) entre lanzamientos (Szymanski 2009).

Sin embargo, es muy poco probable que esto ocurra durante un partido de béisbol debido a que el tiempo promedio entre los lanzamientos de un lanzador universitario es de 15 s a 20 s (Potteiger et al. 1992). Además, si un lanzador se muestra fatigado y con concentraciones elevadas de lactato, podría ralentizar el juego si se toma más tiempo entre lanzamientos de forma intencionada. Si esto no funciona, una vez que complete la mitad de la entrada del lanzador, las concentraciones séricas de lactato probablemente regresarán a la normalidad mientras está sentado en el banquillo cuando el equipo del lanzador esté bateando.

Finalmente, la acumulación de lactato sérico (>12 mmol·L^{-1}), que no se produce durante el lanzamiento, volverá a las concentraciones de referencia dentro de los 40 min a 60 min posteriores al ejercicio de alta intensidad, dependiendo de si la recuperación después del ejercicio es activa (35% $\dot{V}o_{2máx}$) o pasiva (sin ejercicio) (Szymanski 2001). Potteiger y cols. (1992) constataron que las concentraciones de lactato sérico eran bajas antes (0.76 mmol·L^{-1}) y después del lanzamiento (0.94 mmol·L^{-1}) con una punción venosa del antebrazo contrario al del lanzamiento, e indicaron que no había diferencias entre seis lanzadores de béisbol universitarios después de lanzar en un juego simulado de siete entradas.

Estos hallazgos fueron apoyados por Beiser y cols. (2012), quienes no encontraron diferencias en las concentraciones de lactato sérico antes y después del lanzamiento con una punción en el dedo de la mano contraria a la del lanzamiento después de cinco entradas simuladas (2.53 y 2.83 mmol·L^{-1}) y juegos interescuadras (2.17 y 2.04 mmol·L^{-1}) en siete lanzadores universitarios.

Estos resultados indican que no se justifica una carrera de «descarga» para disminuir las concentraciones de lactato sérico en el brazo lanzador 24 h o más después del lanzamiento, porque dichas concentraciones después del lanzamiento son similares a las concentraciones en reposo antes del juego simulado (2.09 mmol·L^{-1}) e interescuadra (2.63 mmol·L^{-1}). Para el acondicionamiento óptimo de un lanzador, recomendaron carreras de distancia corta a media entre 30 y 200 yardas (27.5-183 m), así como entrenamiento de intervalos y pliométrico. Más recientemente, Warren y cols. (2015)

constataron la ausencia de diferencias entre las concentraciones de lactato sérico posteriores al lanzamiento (3.22, 3.86 y 3.58 mmol·L^{-1}) con una punción en el dedo de la mano contraria al lanzamiento después de completar tres juegos simulados de cinco entradas en 21 lanzadores universitarios, de forma similar a Beiser y col. (2012). No obstante, sí notificaron que el tipo de recuperación más eficaz para reducir dichas concentraciones después del lanzamiento fue la estimulación muscular eléctrica (EME).

Estos resultados sugieren que si un lanzador lanzó un número demasiado elevado de lanzamientos en una entrada o juego y tuvo concentraciones más elevadas de lactato sérico, el protocolo de recuperación con EME puede ser beneficioso para el rendimiento del lanzamiento, pues favorece la recuperación.

La investigación básica y aplicada ha ayudado a comprender mejor los mecanismos subyacentes de la respuesta del cuerpo al ejercicio agudo y crónico, así como a mejorar el rendimiento deportivo. A medida que la investigación aplicada continúe evolucionando, habrá más investigación basada en la evidencia disponible para ayudar a cerrar la brecha entre la ciencia y el deporte, lo que en última instancia debería optimizar el rendimiento deportivo en todos los niveles.

Lecturas adicionales

Beiser EJ, Szymanski DJ, Brooks KA. Physiological responses to baseball pitching during a simulated and intrasquad game. *J Strength Cond Res.* 2012;26:S80.

Haff GG. Sport science. *Strength Cond J.* 2010;32:33–45.

Potteiger JA, Blessing DL, Wilson GD. The physiological response to a single game of baseball pitching. *J Appl Sport Sci Res.* 1992;6:11–18.

Potteiger JA, Williford HN Jr, Blessing DL, et al. Effect of two training methods on improving baseball performance variables. *J Appl Sport Sci Res.* 1992;6:2–6.

Rhea MR, Oliverson JR, Marshall G, et al. Noncompatibility of power and endurance training among college baseball players. *J Strength Cond Res.* 2008;22:230–234.

Szymanski DJ. Physiology of baseball pitching dictates specific exercise intensity for conditioning. *Strength Cond J.* 2009;31(2):41–47.

Szymanski DJ. Recommendations for the avoidance of delayed-onset muscle soreness. *Strength Cond J.* 2001;23:7–13.

Warren CD, Szymanski DJ, Landers MR. Effects of three recovery protocols on range of motion, heart rate, rating of perceived exertion, and blood lactate in baseball pitcher during a simulated game. *J Strength Cond Res.* 2015;29:3016–3025.

investigación de causa-efecto y la investigación experimental. En la investigación cualitativa se recopilan datos de tipo narrativo; por lo general, su uso no se ha generalizado en la investigación en ciencias del deporte, sino más bien en las ciencias sociales (p. ej., para comprender las actitudes de los directores deportivos de la escuela secundaria hacia la necesidad de profesionales certificados en fuerza y acondicionamiento en su departamento). Este enfoque requiere el análisis y la codificación de datos que brinden una descripción y explicación detalladas de un fenómeno, en lugar de proporcionar estadísticas inferenciales, que es un proceso de razonamiento inductivo, es decir, rastrear de lo específico a lo general. Los estudios de investigación cualitativa también pueden denominarse de investigación etnográfica, lo que significa que están relacionados con el estudio de hechos actuales, en lugar de eventos pasados. Requiere la recopilación de datos narrativos extensos (datos no numéricos), sobre muchas variables, durante un período prolongado en un entorno natural. Los estudios de caso que se centran en una sola población de sujetos, o las entrevistas con un pequeño grupo de personas, es decir, grupos focales, también pueden utilizarse en los diseños de investigación cualitativa.

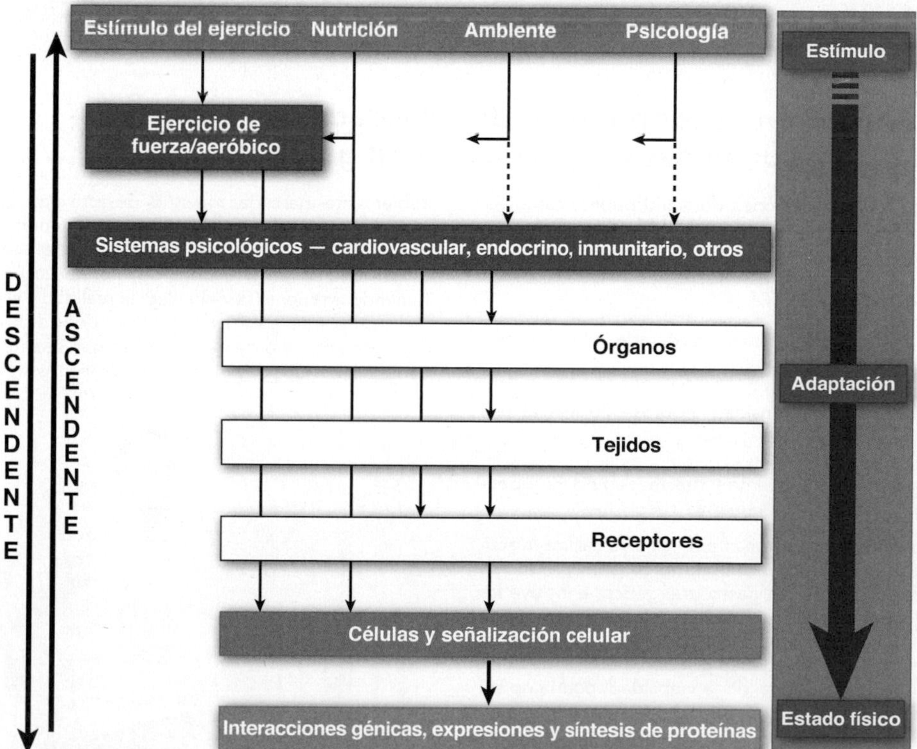

FIGURA 1-3. Elementos de regulación ascendentes y descendentes en la investigación en ciencias del deporte y el ejercicio. Los elementos ascendentes se refieren a cualquier estímulo o acción que se produzca antes de otro estímulo o acción. Los elementos descendentes se refieren a cualquier estímulo o acción que se produce después de otro estímulo o acción.

Algunos ejemplos de estudios cualitativos son los siguientes:

1. Un estudio de casos sobre la participación de los progenitores en programas extraescolares de acondicionamiento físico.
2. Un estudio de múltiples casos de niños que comen correctamente y no son obesos, a pesar de tener bajos ingresos y vivir en un centro urbano.
3. Un estudio sobre las actitudes de los entrenadores de fuerza hombres hacia las mujeres deportistas.
4. Un estudio sobre las tensiones de ser un preparador físico en el deporte universitario.

Otra forma de investigación cualitativa es la investigación histórica o el estudio de acontecimientos pasados. Los siguientes son varios ejemplos de investigación histórica:

1. Factores que llevaron a una legislación determinada sobre mujer y deporte.
2. El impacto histórico de la victoria del equipo de baloncesto Texas Western de la división I en la igualdad racial, entrenado por el futuro entrenador del Salón de la Fama del baloncesto Don Haskins, quien ganó el título nacional por primera vez con cinco jugadores negros.
3. Las contribuciones del Dr. Gary A. Dudley, un investigador de renombre en el campo de la fisiología muscular.

A continuación, nos centraremos en los tipos de investigación más relevantes para el científico especializado en el deporte: investigación de campo y de laboratorio, investigación descriptiva e investigación experimental.

Investigación de campo y de laboratorio

La investigación puede realizarse en una variedad de ubicaciones, desde un laboratorio altamente controlado, como una sala metabólica, hasta un estudio de campo, como un combate de lucha libre en un gimnasio.

La investigación de laboratorio se lleva a cabo en entornos de laboratorio específicos y altamente controlados, donde es posible controlar muy bien las condiciones y variables de confusión. Por el contrario, la investigación de campo puede tener lugar en aulas, gimnasios, campos deportivos o un transbordador espacial; en el transcurso de un maratón; o en los Juegos Olímpicos, donde tal control no es posible.

A menudo, la gente cree que la investigación de campo tiene menos valor que la investigación de laboratorio, pero, en realidad, todo se remonta a la capacidad de responder con precisión una pregunta (cuadro 1-8). Por ejemplo, sería difícil entender, en un laboratorio, la excitación fisiológica que se produce justo antes de caminar hacia el centro de la pista en las finales de la competición de tenis de Wimbledon.

Por tanto, el lugar del experimento puede ser vital para responder a una pregunta en particular y, por tanto, debe tenerse en cuenta en cada experimento. La calidad del experimento no va en función del lugar, sino más bien del diseño experimental y los controles que

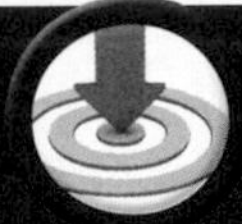

CUADRO 1-8
APLICACIÓN DE LA INVESTIGACIÓN

Cuantificación y calificación de los patrones de actividad física en el campo frente al laboratorio: un desafío para los investigadores

Constantemente se escuchan recomendaciones de salud pública cambiantes sobre la cantidad de actividad física moderada y vigorosa necesaria para la salud y el estado físico. Las recomendaciones básicas del American College of Sports Medicine y la American Heart Association en 2007 fueron las siguientes:

- Realizar ejercicio cardiovascular de intensidad moderada 30 min al día, 5 días a la semana.

O

- Realizar ejercicio cardiovascular de intensidad vigorosa 20 min al día, 3 días a la semana.

Y

- Realizar de 8 a 10 ejercicios de entrenamiento y fuerza, con 8 a 12 repeticiones para cada ejercicio, dos veces por semana.

¿Alguna vez se ha parado a pensar cómo se cuantifica o se califica la actividad física? La actividad física es cualquier movimiento corporal producido por los músculos esqueléticos que produce gasto energético, e incluye las actividades doméstica, ocupacionales, de transporte y de ocio. Como puede imaginarse, esto presenta un desafío para los investigadores. Para maximizar el control, la actividad física y el gasto energético pueden medirse mejor en una sala metabólica. Sin embargo, considerando la viabilidad, podría no ser lo más apropiado para tal investigación, porque sería imposible para un individuo llevar a cabo las actividades de la vida diaria mientras está confinado en una sala metabólica. Además, el gasto y el trabajo impedirían aún más la viabilidad de la investigación.

Teniendo esto en cuenta, se han desarrollado y probado varias otras técnicas de evaluación para medir la actividad física como escalas de calificación de observación directa, dispositivos metabólicos portátiles, agua doblemente marcada, registros de actividad física autoinformados, diarios y encuestas, podómetros para medir el número de pasos dados, acelerómetros para cuantificar la intensidad de los desplazamientos verticales durante la actividad física, y técnicas de monitorización de la frecuencia cardíaca. Teniendo en cuenta la viabilidad, la realidad y el control, las técnicas que son más apropiadas para evaluar la actividad física en diferentes poblaciones dependen del tipo de investigación que se esté realizando (es decir, campo frente a laboratorio) y el contexto de la investigación.

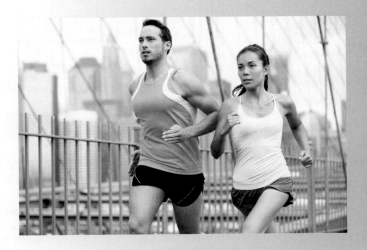

se necesitan para responder a una pregunta. Sin embargo, tanto la investigación de campo como la de laboratorio pueden desempeñar un papel vital en el avance de la ciencia básica y aplicada.

Investigación descriptiva

La **investigación descriptiva** suele usarse para describir diferentes fenómenos sin investigar cómo y por qué se producen. Desde la perspectiva de muchos científicos, este no es un tipo de investigación muy deseable, ya que no brinda información sobre los mecanismos de acción que median el fenómeno. Sin embargo, tiene un lugar en el campo de la investigación. Por ejemplo, un tipo de investigación descriptiva podría ser caracterizar el rendimiento y los perfiles de composición corporal de jugadores de baloncesto profesionales, de corredores de maratones olímpicos, de jugadores de fútbol americano profesionales o de futbolistas profesionales.

Aunque estos datos no explican cómo se adaptaron sus cuerpos para permitir un desempeño a niveles tan elevados, el perfil de sus características puede dar una idea de las dimensiones físicas de los deportistas, de sus capacidades fisiológicas y del rendimiento necesarios para desempeñarse a niveles tan altos en los deportes que practican. También, a los científicos interesados en los mecanismos básicos les podría dar una pista sobre qué variables examinar para comprender tales desempeños. La investigación descriptiva proporciona solo el perfil de un conjunto particular de condiciones, por ejemplo, el entrenamiento A frente al entrenamiento B o individuos como son: jugadores de baloncesto universitarios o de secundaria, sin ningún conocimiento real de los mecanismos de acción que expliquen las variables estudiadas o brinden una comprensión de causa y efecto. Algunos ejemplos de estudios de investigación descriptiva son los siguientes:

1. Composición corporal y tamaño de los jugadores de una liga profesional de fútbol.
2. Comparación de las respuestas fisiológicas al correr en la caminadora plana o cuesta arriba.
3. Las respuestas fisiológicas al ver un partido de baloncesto universitario.
4. Los efectos sobre la fuerza y la potencia al suspender el entrenamiento durante 6 semanas.

Otra forma de investigación descriptiva es la **investigación correlacional**. Es fundamental comprender que la correlación no indica causalidad. Por tanto, puede haber correlación, pero tiene poco que ver con factores causales. Un gran ejemplo de esto es el papel del ácido láctico y los cambios en el pH.

Aunque el ácido láctico se correlaciona con los cambios en el pH, no es un factor causal en la reducción del pH con el ejercicio intenso[7]. La investigación correlacional intenta determinar si existe una relación entre dos o más variables cuantificables (numéricas) y en qué grado. Cuando dos variables están correlacionadas, puede usarse la relación para predecir el valor de una variable si se conoce el valor de la otra variable. La correlación implica predicción, pero no causalidad. Los investigadores utilizan con frecuencia un coeficiente de correlación para informar los resultados de la investigación correlacional, o la fuerza de una relación entre dos variables de interés.

Algunos ejemplos de investigación correlacional descriptiva son los siguientes:

1. La relación entre el entrenamiento con pesas y la autoestima en atletas jóvenes.
2. La relación entre el nivel de resistencia en una elíptica y la respuesta en la frecuencia cardíaca.
3. La relación entre los cambios del cortisol sérico y la ansiedad antes del ejercicio.

Investigación experimental

La mayoría de los estudios científicos tienen una naturaleza experimental. En la investigación experimental, se realiza un estudio bien controlado en un laboratorio o en el campo que requiere la manipulación de variables experimentales con la esperanza de entender cómo funciona algo. En cualquier diseño experimental existen dos clases principales de variables. Las variables independientes son aquellas que se supone controlan la respuesta de la variable dependiente. Las **variables independientes** típicas conciernen a la población estudiada (edad, sexo, porcentaje de grasa corporal) y a los parámetros del estudio (temperatura ambiental, altitud). Las **variables dependientes** son las medidas, como el consumo de oxígeno o la fuerza con la que responderá o no a las manipulaciones experimentales de las variables independientes. Aunque tanto los diseños de investigación descriptiva como experimental tienen variables independientes y dependientes, la investigación experimental intenta utilizar diferentes variables independientes para causar un cambio intencional en las variables dependientes para comprender los mecanismos de causa y efecto durante el trabajo. Este tipo de investigación suele incluir comparaciones grupales.

Los grupos del estudio conforman los valores de la variable independiente, por ejemplo, el sexo (hombre frente a mujer), edad (joven frente a adulto mayor), o procedencia étnica (caucásico frente a afroamericano). En última instancia, la diferencia entre la investigación descriptiva y la experimental es que en esta última el estudio está diseñado para controlar el entorno de la prueba de modo que pueda investigarse la causalidad de un sistema o fenómeno. Entonces, es importante entender que no son las medidas las que determinan si se trata de una investigación experimental o descriptiva. Es el diseño adecuado del experimento controlado y las condiciones del tratamiento o los grupos lo que determina la capacidad de comprender una causa y efecto. A continuación, se muestran algunos ejemplos de preguntas para estudios de investigación experimental de causa-efecto:

1. El efecto del momento de la administración de un suplemento de aminoácidos de cadena ramificada en la síntesis de proteínas musculares.
2. El efecto de la hora del día sobre la pulsatilidad de la hormona del crecimiento.
3. El efecto del estado de hidratación sobre la producción de fuerza muscular.
4. La influencia del calor en la temperatura central al caminar en comparación con correr.
5. El efecto de la microgravedad a largo plazo en las fibras musculares de tipo II en las ratas.
6. Los efectos de una dieta baja en carbohidratos sobre los lípidos séricos.

LA LITERATURA CIENTÍFICA

La literatura científica es la acumulación de todas las investigaciones publicadas, incluidas las investigaciones originales que utilizan el método científico y revisiones de estos estudios[6,7,9]. La literatura científica proporciona la base objetiva y el contexto de los abordajes para responder preguntas. No contiene respuestas para cada pregunta. Sin embargo, cuando los profesionales la utilizan hábilmente, la literatura científica puede actuar como una brújula básica

Revisión rápida

- Los principios que explican los procesos fisiológicos y guían las prescripciones de ejercicios se basan en datos y teorías que deben considerarse en el contexto o las condiciones bajo las cuales se obtuvo la información.
- En las ciencias del ejercicio y el deporte, existe un conocimiento e investigación continua que abarca desde lo básico hasta lo aplicado.
- La investigación puede clasificarse en cualitativa (que incluye la histórica) y cuantitativa (que incluye descriptiva, correlacional, causa-efecto y experimental).
- La investigación descriptiva se centra en la caracterización de variables.
- La investigación experimental implica manipular variables experimentales para comprender cómo funciona algo.

para orientar el abordaje de un problema, dar información sobre las preguntas, y ayudar a explicar muchos de los mecanismos de acción subyacentes en el ejercicio. Por tanto, puede establecer un estándar para la toma de decisiones óptima en las muchas profesiones en ciencias del ejercicio y el deporte.

Esto resulta evidente en la **práctica basada en la evidencia**, un enfoque en el que la mejor evidencia posible o la información más adecuada disponible se utiliza para tomar decisiones (cuadro 1-9). A medida que la base de conocimientos se expande, aumentará la práctica basada en la evidencia en muchas profesiones, incluyendo el ejercicio y las ciencias del deporte, para mejorar la práctica de la profesión.

MOTORES DE BÚSQUEDA

Con la proliferación de la información científica, los motores de búsqueda se han convertido en una herramienta fundamental en la búsqueda de literatura científica. Un motor de búsqueda es un conjunto de programas informáticos que buscan documentos de internet por palabras clave o frases.

Hoy en día, existen una gran cantidad de motores de búsqueda, como Google, Bing y Yahoo, que permiten el acceso a la información de las bases de datos. El problema con estos programas es que a menudo enumeran una multitud de sitios web o «resultados», muchos de los cuales son de veracidad cuestionable. No es raro que el cliente de un entrenador personal o el deportista a cargo de un entrenador de fuerza acudan con información obtenida de Internet sobre los programas de entrenamiento y acondicionamiento físico, con preguntas al entrenador personal o al entrenador de fuerza como: «¿Qué opina de este u otro programa?, ¿cuál es mejor?» Desde entrenadores personales y entrenadores de fuerza hasta médicos, los profesionales se enfrentan al desafío de evaluar la información diaria, ya sea como resultado de sus propias búsquedas bibliográficas o de la información producida por las búsquedas de otros.

Sin embargo, hay dos motores de búsqueda más especializados de mayor relevancia para los profesionales sanitarios y del deporte. El más utilizado en ciencias médicas es **PubMed** (cuadro 1-10), un servicio de la Biblioteca Nacional de Medicina (NLM) de Estados Unidos que incluye más de 17 millones de citas de Medline, la base de datos bibliográfica de la NLM, con más de 25 millones de referencias de artículos de revistas en ciencias vitales enfocadas en biomedicina, y otras revistas de ciencias de la vida y biomédicas, incluyendo las del campo de las ciencias del deporte, que se remonta a la década de 1950.

PubMed incluye enlaces a artículos de texto completo y otros recursos relacionados. Es un servicio gratuito y se proporciona en la mayoría de las bibliotecas universitarias (cuadro 1-11). Otro motor de búsqueda, **SportDiscus**, es la base de datos principal a nivel mundial en deporte, salud, estado físico y medicina del deporte, y proporciona una herramienta de investigación aún más enfocada para estos campos.

TIPOS DE ESTUDIOS

Como se ha descrito en las secciones anteriores, en la literatura científica pueden encontrarse diferentes tipos de estudios. El manuscrito más destacado es la **investigación original**, en cuyo desarrollo se utiliza el método científico y a través de la cual se generan nuevos datos basados en la prueba de hipótesis. Este tipo de estudio en sus diferentes formas es la base del conocimiento, especialmente en biomedicina y ciencias de la vida. Si bien en las investigaciones originales se generan nuevos datos de la investigación, otro tipo de

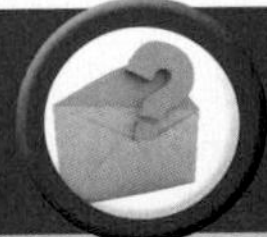

CUADRO 1-9

PREGUNTAS PRÁCTICAS DE LOS ESTUDIANTES

¿Qué es la práctica basada en la evidencia?

En la práctica basada en la evidencia se utilizan datos científicos para dirigir las prácticas profesionales en un campo. El objetivo es utilizar la evidencia más confiable, precisa y bien pensada en el campo para la toma de decisiones. Este proceso incluye varios pasos.

Por ejemplo, la prescripción de ejercicio debe basarse en la comprensión objetiva del proceso del ejercicio, que implica la formulación, la aclaración y la categorización de preguntas relacionadas con la modalidad de ejercicio de interés (p. ej., entrenamiento de resistencia o con pesas).

Debe buscarse y recopilar información para obtener la mejor evidencia disponible sobre el tema, evaluarlo y luego aplicar la información en el proceso de prescripción de ejercicio. Las fuentes de dicha información son informes de investigación originales, revisiones integrales, resúmenes, comentarios, revisiones sistemáticas, metaanálisis y guías publicadas. Para muchas áreas de la ciencia del ejercicio, este es un cuerpo de trabajo creciente. Los principales desafíos para utilizar este enfoque están relacionados con la calidad de la evidencia disponible sobre la práctica o las preguntas formuladas.

Lecturas adicionales

Brownson RC, Gurney JG, Land GH. Evidence-based decision making in public health. *J Public Health Manag Pract.* 1999;5(5):86–97.

Cavill N, Foster C, Oja P, et al. An evidence-based approach to physical activity promotion and policy development in Europe: contrasting case studies. *Promot Educ.* 2006;13(2):104–111.

O'Neall MA, Brownson RC. Teaching evidence-based public health to public health practitioners. *Ann Epidemiol.* 2005;15(7):540–544.

Shrier I. Stretching before exercise: an evidence based approach. *British J Sports Med.* 2000;34:324–325.

CUADRO 1-10
PREGUNTAS PRÁCTICAS DE LOS ESTUDIANTES

¿Cómo se realiza una búsqueda en PubMed?

El sitio web de las bibliotecas universitarias suelen tener un enlace a la base de datos PubMed: http://www.ncbi.nlm.nih.gov/pubmed/

Si no se está seguro de cómo acceder, puede preguntarse al profesional de la biblioteca de referencia. Muchas universidades ofrecen talleres sobre cómo utilizar esta y otras bases de datos de referencia.

A menudo, la biblioteca tendrá una suscripción en línea a muchas de las revistas de interés, lo que permitirá el acceso directo a la versión en PDF del artículo desde un enlace en PubMed. La base de datos de PubMed proporciona el acceso más actualizado a la literatura en los campos científico y médico.

Hay muchas formas de realizar una búsqueda en PubMed: por tema, por palabra clave, por autor, por fecha y por tipo de publicación. Además, hay muchas opciones para limitar una búsqueda con objeto de encontrar exactamente lo que se necesita.

Búsqueda por palabra clave

Para realizar una búsqueda básica por palabra clave, el primer paso es identificar los conceptos clave en la pregunta de investigación. Por ejemplo, para buscar citas sobre las respuestas al entrenamiento de resistencia en la infancia, deben introducirse los términos significativos (entrenamiento de resistencia e infancia) en el motor de búsqueda. Una vez que presione el botón «buscar», aparecerá una lista de referencias relacionadas con las palabras clave para que pueda buscar.

Búsqueda por autor

A veces también es útil buscar por el nombre de un autor. Por ejemplo, si se está interesado en una lista de todos los artículos que William J. Kraemer ha publicado, puede introducirse el nombre del autor en un formato con el apellido seguido de las iniciales "Kraemer WJ" en el motor de búsqueda. Aparecerá una lista de artículos en los que William J. Kraemer aparecerá como autor o coautor. También puede optarse por incluir solo los artículos en los que William J. Kraemer sea el primer autor.

Operadores booleanos

Los operadores booleanos, o lógicos, se utilizan para combinar conceptos en la búsqueda. Son Y, O y NO (Nota: **LAS MAYÚSCULAS SON NECESARIAS).**

Y: combina términos de búsqueda para que cada resultado contenga todos los términos. Se utiliza para restringir las búsquedas.

Buscar: ejercicio Y niños

(Buscar registros que contengan **ambos términos**: ejercicio y niños.)

Buscar: hormona del crecimiento Y Kraemer WJ

(Buscar registros que contengan la hormona del crecimiento en cuestión **y** que hayan sido escritos por *W.J. Kraemer*.)

O: combina términos de búsqueda para que cada resultado contenga al menos uno de los términos. O se utiliza para ampliar las búsquedas. Es muy útil para agrupar sinónimos o variantes ortográficas de un solo concepto.

Buscar: entrenamiento de fuerza O ejercicio resistido

(Buscar registros que contengan **al menos uno** de los términos *entrenamiento de fuerza o ejercicio resistido*.)

NO: Excluye términos para que cada resultado no contenga el término que sigue al operador NO. Se utiliza para enfocar y concretar las búsquedas.

Buscar: flexibilidad, NO estiramiento pasivo

(Encuentre registros que contienen el término *flexibilidad*, pero **no** el término *estiramiento pasivo*.)

Límites: la opción de límites es una forma de especificar aún más la búsqueda. Con esta pestaña, puede limitarse la búsqueda por el tipo de publicación, el idioma, el grupo de edad, los sujetos humanos o animales, el género, metaanálisis y/o la fecha de publicación.

CUADRO 1-11
PREGUNTAS PRÁCTICAS DE LOS ESTUDIANTES

¿Es fácil encontrar un artículo en PUBMED?

Encontrar un artículo en PUBMED es realmente muy fácil. Considérese el ejercicio de encontrar el artículo: Kraemer, W.J., B.C. Nindl, N.A. Ratamess, L.A. Gotshalk, J.S. Volek, S.J. Fleck, R.U. Newton y K. Hakkinen. Changes in muscle hypertrophy in women with periodized resistance training. *Medicine and Science in Sports and Exercise*. 36: 697–708, 2004 en PUBMED.

1. Intente buscar por las palabras clave del resumen del artículo.
2. Intente limitar su búsqueda a:
   - Humanos
   - Mujeres
   - Inglés
   - Adulto
3. Intente buscar por nombre de autor.
4. Intente utilizar operadores booleanos para combinar sus palabras clave y el nombre del autor.

Resumen

OBJETIVO: Se examinaron las adaptaciones a largo plazo de la hipertrofia de los músculos del brazo y del muslo con diferentes programas de entrenamiento de fuerza periodizados y se examinó la influencia del entrenamiento de fuerza en la parte superior del cuerpo.

MÉTODOS: Ochenta y cinco mujeres sin entrenamiento (edad media = 23.1 ± 3.5 años) comenzaron en uno de los siguientes grupos: entrenamiento de cuerpo completo [TP, N = 18 (rango de entrenamiento de 3-8 RM) y TH, N = 21 (rango de entrenamiento de 8-12 RM)], entrenamiento de la parte superior del cuerpo [UP, N = 21 (rango de entrenamiento de 3 a 8 RM) y UH, N = 19, (rango de entrenamiento de 8-12 RM)], o un grupo de control [CON, N = 6]. El entrenamiento se llevó a cabo en 3 días alternos por semana durante 24 semanas. Las evaluaciones de la composición corporal, el rendimiento muscular y el área de sección transversal (AST) del músculo con imágenes de resonancia magnética (RM) se determinaron antes del entrenamiento (T1) y después de 12 (T2) y 24 semanas (T3) de entrenamiento.

RESULTADOS: El AST del brazo aumentó en T2 (~ 11 %) y T3 (~ 6 %) en todos los grupos de entrenamiento, y el AST del muslo aumentó en T2 (~ 3 %) y T3 (~ 4.5 %) solo en TP y TH. Las sentadillas con una repetición máxima (1 RM) aumentaron en T2 (~ 24 %) y T3 (~ 11.5 %) solo en TP y TH, y todos los grupos de entrenamiento aumentaron 1 RM para la fuerza en banco (*press banca*) en T2 (~ 16.5 %) y T3 (~ 12.4 %). La potencia máxima producida durante las sentadillas con salto con carga aumentó de T1 a T3 solo en TP (12 %) y TH (7 %). La potencia máxima durante la fuerza en banco balística aumentó en T2 solo en TP y aumentó desde T1 a T3 en todos los grupos de entrenamiento.

CONCLUSIONES: Se apoyó la especificidad del entrenamiento (porque el entrenamiento solo de la parte superior del cuerpo no influyó en la musculatura de la parte inferior del cuerpo) junto con la inclusión de rangos de carga más pesados en un programa de entrenamiento de fuerza periodizado. Esto puede ser ventajoso en un programa de acondicionamiento total dirigido al desarrollo de masa muscular en mujeres jóvenes.

publicaciones científicas contribuyen a la literatura científica sobre el ejercicio y el deporte. Las revisiones científicas que sintetizan la literatura existente sobre un tema pueden proporcionar nuevas perspectivas y conclusiones importantes basadas en las investigaciones originales disponibles. Tales revisiones pueden realizarse mediante el análisis estadístico de la literatura (es decir, metaanálisis), una clasificación de la literatura basada en la evidencia o revisiones de opiniones. Los estudios de casos (p. ej., examinar el protocolo de entrenamiento de un medallista de oro olímpico) que examinan una situación específica que no sería posible replicar en un grupo de sujetos también proporcionan información.

Las publicaciones de congresos representan una serie de trabajos que fueron presentados en una reunión científica y permiten que muchas más personas se beneficien de la información sin haber asistido. El factor clave en este tipo de publicaciones es que son revisadas por pares, mientras que la mayoría de los comentarios y blogs de Internet no lo están.

PROCESO DE REVISIÓN POR PARES

Una vez que un científico completa un estudio, debe publicarse para que se convierta en parte del cuerpo de conocimiento (*v.* Fig. 1-4). Cada revista tiene su propio conjunto de guías y formato para los autores que deben cumplirse al enviar un trabajo para publicación, aunque en las revistas de gran prestigio incluye el proceso de revisión por pares.

Cuando un autor envía un artículo a una revista científica, el editor jefe o asociado lo envía para que sea revisado rigurosamente por otros científicos o «pares», expertos en ese campo. La tarea de los revisores es leer y examinar el artículo en busca de cualquier información faltante, preguntas sobre la interpretación de los datos y los llamados fallos letales en el diseño experimental, o métodos o factores que lo descalificarían automáticamente para la publicación (por ejemplo, no contar con un grupo de control o una técnica de medición inadecuada). Después de leer el artículo, los revisores hacen una recomendación al editor comentando si el artículo es digno de publicación[8].

Después de analizar el artículo, el revisor sugerirá aceptarlo, aceptarlo con revisiones o rechazarlo. El editor normalmente sigue las recomendaciones de los revisores y, si hay desacuerdo, lo que significa que un revisor sugiere rechazarlo mientras que el otro no, un tercer revisor analiza el artículo, o el editor toma la decisión final de publicarlo o no. En última instancia, es responsabilidad del editor aceptar o rechazar un trabajo, y los revisores solo brindan sus recomendaciones.

Por lo general, el proceso de revisión se realiza de forma **ciega** o **doble ciega**. En un proceso de revisión ciega, los revisores saben quiénes son los autores del artículo, pero los autores no saben quién está revisando el artículo. En el proceso de revisión doble ciego, ni el(los) autor(es) ni el(los) revisor(es) son conocidos por las otras partes. En casos más infrecuentes, algunas revistas utilizan un proceso de revisión abierto, en el que todas las partes conocen las identidades de los demás (cuadro 1-12). Puede argumentarse el uso de cada proceso, pero normalmente los manuscritos son cegados para eliminar prejuicios o conflictos en el proceso de revisión.

Si existen errores experimentales o fallos letales, serán expuestos por el proceso de revisión por pares, y el editor no permitirá la publicación del artículo. Las tasas típicas de aceptación para publicación oscilan entre el 10 % y el 40 %, de manera que no todos los artículos son aceptados, y muchos manuscritos deben ser reenviados a otras revistas hasta que se encuentre un lugar apropiado para su publicación, o el(los) autor(es) se dan cuenta de que el proyecto o el artículo tiene tantos fallos que no es digno de publicación. El proceso de publicación es una exigencia rigurosa de la vida académica para los profesores universitarios o científicos que trabajan en la industria o el Gobierno. El proceso tampoco es perfecto. Esto se evidencia con un claro ejemplo: un ganador del Premio Nobel escribió un artículo que fue rechazado por la revista *Science*, para luego ser publicado en otra revista. Este fue el artículo con el que ganó el Premio Nobel.

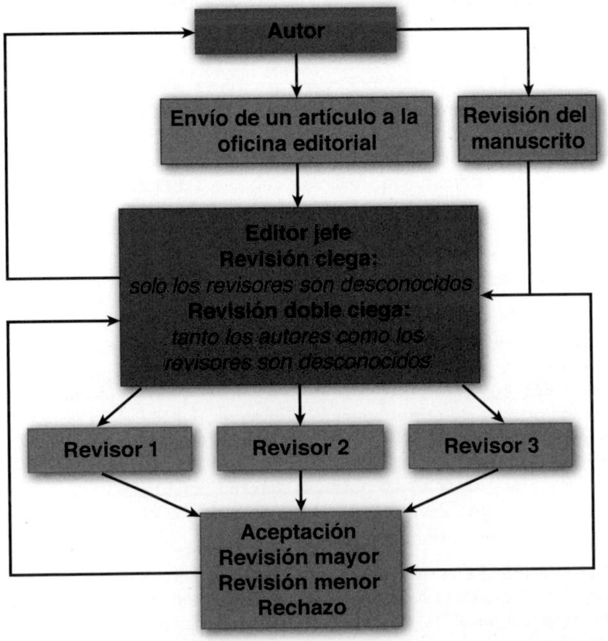

FIGURA 1-4. El proceso de revisión por pares implica una serie de pasos para ayudar a garantizar la calidad de los artículos publicados. La mayoría de los artículos pasan por una o dos revisiones antes de su publicación.

Revisión rápida

- La literatura científica es la acumulación de investigaciones originales publicadas basadas en el método científico.
- El proceso de revisión por pares implica una crítica rigurosa del manuscrito enviado por parte de científicos expertos en el campo, con objeto de determinar si el artículo es adecuado para su publicación.

PRECISIÓN DE LA INFORMACIÓN Y TOMA DE DECISIONES

Dada la enorme cantidad de información actualmente disponible a través de Internet y la variabilidad de su calidad, es más importante que nunca evaluar la precisión y aplicabilidad de la información al realizar una investigación o al responder preguntas. De la **observación anecdótica** (es decir, datos basados en observaciones casuales, en lugar de un estudio científico riguroso) a la investigación de laboratorio controlada, la capacidad de analizar información es fundamental para el abordaje y la toma de decisiones en los campos del ejercicio y las ciencias del deporte.

La información necesaria para tomar una decisión debe tener varias características. Debe ser relevante para la pregunta, precisa, oportuna, completa y lo suficientemente simple como para ser

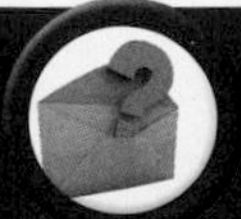

CUADRO 1-12

PREGUNTAS PRÁCTICAS DE LOS ESTUDIANTES

¿En qué se fijan los revisores cuando revisan un artículo?

Un revisor suele comenzar el proceso de revisión examinando el resumen del artículo para tener una idea general de qué trata el artículo, qué tipo de artículo es, y cómo se compara con investigaciones anteriores en el área.

A continuación, el revisor normalmente leerá críticamente el artículo centrándose en comprender el fundamento, la lógica y la ciencia de la investigación. El objetivo general del revisor es juzgar la integridad de la ciencia. Este juicio se hace mediante el examen de la calidad del razonamiento, la aplicabilidad de los principios científicos y el conocimiento utilizado para desarrollar el objetivo o la hipótesis, así como a lo largo de todo el artículo.

Los revisores también juzgarán si la idea es novedosa y la contribución del trabajo al avance del campo. Esencialmente, un artículo con integridad científica que presente nueva información al campo, sin fallos letales inherentes en la metodología, datos o conclusiones, tendrá la posibilidad de ser publicado, siempre que la revista seleccionada se considere apropiada para el tema del estudio.

El revisor buscará fallos generales en el método científico, como:

- ¿Hubo contradicciones en el documento?
- ¿La conclusión del autor se ajusta a los datos? O, ¿la conclusión fue injustificada?
- ¿Es biológicamente plausible (parece posible de acuerdo con algunos mecanismos)?
- ¿Se hicieron extrapolaciones inapropiadas?
- ¿Los autores utilizaron un razonamiento circular?
- ¿La investigación pareció ser la búsqueda de una pregunta trivial?
- ¿Fueron apropiados los análisis estadísticos?
- ¿Fue una presentación sólida?
- ¿Hubo redundancias, irrelevancias o intervenciones innecesarias?
- ¿Se definieron adecuadamente los términos?
- ¿El artículo fue escrito de manera clara y enfocada?
- ¿Fue explícita la lógica detrás de la investigación?
- ¿Se abordaron las limitaciones metodológicas en la discusión?
- ¿La discusión aborda todas las discrepancias o acuerdos entre sus resultados y los de otros investigadores?
- ¿Hay declaraciones engañosas o inexactas de las referencias citadas?

El revisor suele redactar la revisión a ciegas, lo que significa que los autores no sabrán quién escribió la revisión. En general, la revisión comienza con comentarios importantes basados en la justificación general y el diseño del estudio. Posteriormente, el revisor ofrecerá comentarios más específicos, línea por línea en el documento.

Si el revisor determina que el artículo es una contribución importante a la literatura y es científicamente sólido, normalmente recomendará una oportunidad para su revisión. Si se determina que el artículo no es digno de publicación, el revisor recomendará su rechazo.

interpretada claramente. A continuación, se presentan varios factores a considerar cuando se evalúa la información para la toma de decisiones:

1. ¿Se ha definido claramente la pregunta?
2. ¿Qué información se necesita para tomar una decisión?
3. ¿Cuál es la cantidad mínima de información necesaria para tomar una decisión?
4. ¿Qué tan precisa es la información y qué tan específica es para la situación a la que se aplicará?
5. ¿Cuál es el contexto histórico de la información y la aplicabilidad a la pregunta o problema actual?
6. ¿Cuál es la información más precisa? Debe comenzarse con la información más precisa, en forma de principios y leyes fundamentales para el tema.

Revisión rápida

- La evolución de Internet ha aumentado el volumen de información disponible y ha hecho que los profesionales deban aprender a evaluar mejor la información.
- Debido a la gran cantidad de información disponible, esta debe evaluarse para que coincida con los principios o leyes fundamentales y el contexto de la información o los datos.

ANATOMÍA DE UN ESTUDIO

Para leer un estudio e interpretar su significado, es importante comprender cada parte de un manuscrito científico típico. Cada sección de un estudio contiene parte de la historia relacionada con el método científico, con la interpretación de los datos por parte de los autores al final del artículo.

INTRODUCCIÓN

El propósito principal de la introducción es desarrollar la hipótesis que será probada por el diseño de la investigación. Esto se logra con una revisión concisa y lógica de la literatura científica que había llevado a los autores a desarrollar una hipótesis específica. La pregunta y el problema que está siendo abordado por la investigación debe ser clara y evidente para el lector.

La introducción puede ser una parte desafiante del trabajo a escribir, ya que establece el contexto y la importancia de todo el proyecto. El apoyo a una hipótesis específica también debería ser obvio para el lector. Es importante que, en esta sección, el autor aborde posibles críticas y debates importantes relacionados con el problema, la hipótesis, los métodos y/o pregunta. Esta sección finaliza con la afirmación obvia del objetivo del estudio, y/o las preguntas específicas que la investigación va a responder.

MÉTODOS

Esta sección es importante porque ayuda a otros científicos a comprender lo que se hizo y les da la capacidad de replicar el estudio. También es la sección que proporciona al lector el contexto y las condiciones del estudio.

Aquí es donde las variables independientes del estudio, que se mantienen constantes para establecer el diseño del estudio y las variables dependientes medidas, se explican detalladamente. La sección de métodos de un artículo tiene información detallada y específica en cuanto al tipo de sujetos, los tipos específicos de equipos utilizados, el orden y las explicaciones de los procedimientos utilizados, y cómo se realizó el análisis estadístico para probar la hipótesis del estudio. Además, todos los estudios deben incluir un aviso de que la Junta de revisión o el Comité de ética de la institución de procedencia aprobaron el proyecto, ya sea un estudio en animales o seres humanos.

En el caso de la investigación en humanos, también es importante mencionar que se obtuvo un consentimiento informado después de informar a los participantes de los posibles riesgos y beneficios de la investigación. La sección de métodos del documento debe explicar el enfoque de los autores con respecto al problema, mostrando cómo el diseño de su investigación puede probar la hipótesis y responder a la pregunta planteada en la introducción. Esto incluye la justificación adecuada para la selección de muchas variables independientes y dependientes.

Los procedimientos deben describirse con suficiente detalle para que alguien más pueda replicar el estudio. La sección de métodos debe llevar al lector a través del estudio, dando un sentido del flujo y orden de los procedimientos. Esta sección normalmente finaliza con la explicación y la justificación de los procedimientos estadísticos que se utilizaron para analizar los datos generados, incluyendo el nivel de significancia estadística, que típicamente es un nivel alfa de $P \leq 0.05$.

RESULTADOS

Como muchos científicos indican, si el diseño y los métodos del estudio son claros, están bien escritos, así como completos, los resultados serán favorables y se convertirán en la sección más importante del artículo.

La sección de resultados es donde el artículo cobra vida porque es donde se presentan los hallazgos. Como se señaló anteriormente, es cada vez más evidente que los sujetos pueden no todos responder de manera similar y, por tanto, aunque es importante mostrar medias y desviaciones estándar, en la actualidad se están presentado datos individuales de las respuestas de los sujetos para ofrecer al lector una comprensión de los patrones generales de respuesta para todos los sujetos.

DISCUSIÓN

En la sección de discusión del documento, los investigadores señalan la importancia del artículo, interpretan los resultados y los relacionan con la literatura científica existente, lo que le da contexto y significado al artículo. La discusión responderá a las preguntas planteadas en la introducción y si los resultados apoyan o no la hipótesis. También abordará preguntas nuevas en el proceso del estudio y lo que deberá incluirse en investigaciones futuras.

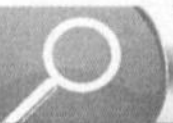

Revisión rápida

- La publicación de una investigación se considera la etapa final del método científico.
- El manuscrito contiene secciones (introducción, métodos, resultados y discusión) que siguen el método científico.

EXTRACCIÓN DE LAS APLICACIONES PRÁCTICAS

En última instancia, el profesional en ejercicio está interesado en extraer la información de los estudios que pueda ser útil para mantenerse a la vanguardia de su profesión en el proceso de toma de decisiones, métodos y técnicas. Es vital mantener la mente abierta durante este proceso porque las nuevas investigaciones pueden producir cambios en el enfoque de un problema. Por tanto, la forma en que uno hace su trabajo es siempre a modo de «trabajo en progreso», y debe continuarse leyendo, evaluando cuidadosamente y aplicando la investigación actual donde y cuando sea apropiado para mantener una práctica basada en la evidencia.

COMPRENSIÓN DEL CONTEXTO DEL ESTUDIO

Es importante comprender el contexto de un estudio para ver cómo se aplica a una situación particular. El contexto del estudio es vital para la interpretación de los resultados y sus aplicaciones prácticas. Por ejemplo, a un entrenador de baloncesto de niños de 7 a 11 años le puede interesar cómo entrenar a sus jugadores para mejorar su salto vertical. Un estudio realizado en jugadores de baloncesto de esta edad en el que se probarán varios métodos de entrenamiento, desde entrenamiento pliométrico a entrenamiento con pesas y una combinación de estos, sería ideal para tener una idea de qué resultados esperar con el entrenamiento en este grupo específico de jugadores. Si al leer la literatura se detecta que solo hay estudios en deportistas de bachillerato y universitarios, es posible que uno deba enfrentarse al desafío de interpretar la aplicación de los hallazgos a sus deportistas de menor edad. Probablemente deba tenerse cuidado de no aplicar directamente programas que no sean apropiados para su edad. Aquí destaca la importancia de comprender el contexto del estudio en relación con las variables independientes y dependientes.

Variables independientes

Recuérdese que las variables independientes son aquellos factores controlados o seleccionados por el investigador para que se mantengan constantes. Estas variables pueden manipularse para ver si alteran la respuesta de las variables dependientes y se logra comprender su impacto (p. ej., temperatura, tipo de programa de entrenamiento, género).

Curiosamente, una variable que no se controla en un experimento, pero que tiene un efecto independiente, se llama *variable de confusión*. Esta variable no controlada enturbia la interpretación por la falta de control o documentación. Por ejemplo, un estudio que examina el impacto del dolor muscular previo en el tiempo de carrera de 5 km pero en el que la temperatura y la humedad no fueron similares en todas las sesiones de prueba. Los resultados pueden explicarse por las condiciones ambientales y no necesariamente por la cantidad de dolor muscular.

Por tanto, el control y la conciencia de los factores que influyen son siempre un aspecto esencial de la investigación científica. Idealmente, para que los resultados del estudio puedan aplicarse a una situación o grupo específico de personas, las variables independientes del estudio deben coincidir lo máximo posible con la situación y la población. Entre las variables independientes típicas se incluyen las siguientes:

- Edad
- Sexo

- Estado de entrenamiento
- Temperatura
- Masa corporal
- Grasa corporal
- Estado menstrual
- Ingesta de nutrientes
- Altitud

Variables dependientes

La variable dependiente, también denominada *variable de respuesta*, es el resultado de lo que se mide en respuesta al conjunto de variables independientes en el proyecto de investigación. A diferencia de la variable independiente, la dependiente no está controlada, pero actúa como la variable de resultado para el estudio.

La **validez** y **confiabilidad** de una variable son importantes. Una medida tiene validez si mide lo que se supone que debe medir. Por ejemplo, la palpación de la arteria carótida en el cuello para contar el número de pulsaciones que se producen en 1 min, aunque no miden directamente la contractilidad cardíaca, es una medida válida para determinar los latidos por minuto o la frecuencia cardíaca.

Es una medida válida porque se ha comparado experimentalmente con medidas directas de la frecuencia cardíaca y da como resultado el mismo número de latidos por minuto. La confiabilidad se relaciona con la consistencia de la medición en mediciones repetidas. Si se midiera el tiempo de una carrera de 36.7 m (40 yardas) el lunes y nuevamente el miércoles, el tiempo para el mismo individuo debería ser similar.

En términos de investigación, para que la medición sea considerada confiable, la varianza no debe ser mayor de aproximadamente el 5 % entre los dos valores obtenidos en diferentes momentos. Curiosamente, una medida válida debe ser confiable, pero una medida confiable puede no ser válida.

Algunos ejemplos de variables dependientes son los siguientes:

- El tiempo para correr una carrera 36.7 m (40 yardas)
- Temperatura central
- Ritmo cardíaco
- Consumo de oxigeno
- Fuerza máxima de 1 repetición
- Fuerza de torsión máxima
- Energía
- Concentración de lactato en sangre
- Área de sección transversal de una fibra muscular

DIRECCIÓN BÁSICA PARA LA ELECCIÓN Y LA ACCIÓN

La lectura de la literatura de investigación proporciona una dirección básica para la acción. Por ejemplo, ¿debería utilizarse el estiramiento como calentamiento antes de un esprint de 100 m? Al tratar de responder esta pregunta, el primer lugar para buscar son los artículos relevantes en la literatura.

Además, deben consultarse libros o capítulos de libros escritos por las autoridades en el campo. Con ello, se obtienen los antecedentes completos sobre el tema para tomar una decisión informada. En última instancia, cualquier información que se utiliza para tomar una decisión debe tener el contexto adecuado, ser válida y que sea posible implementarla desde un punto de vista práctico. Este ciclo de investigación y aplicación fomenta el crecimiento profesional y la madurez intelectual necesarios para responder a preguntas basadas en la evidencia.

Revisión rápida

- La investigación puede cambiar la respuesta a la pregunta y la forma en que se hacen las cosas en un área particular del ejercicio y las ciencias del deporte.
- La capacidad de interpretar y evaluar la investigación en contexto es crítica para comprender y aplicar los hallazgos de los estudios de investigación.
- Las variables independientes en la investigación son controladas por el investigador.
- Las variables dependientes en la investigación son las variables resultado del estudio.

UN CONTINUO DE POSIBILIDADES

Con la multitud de posibles variables independientes, la interpretación de los resultados depende del contexto del estudio. Esto es lo que lleva al público a confundirse cuando se publican estudios que parecen contradecir lo que antes se consideraba cierto. Los estudios que se contradicen entre sí pueden ser ciertos en diferentes circunstancias, es decir, con un conjunto diferente de variables independientes. Por tanto, existe un continuo de posibilidades al interpretar una investigación.

También es importante tener en cuenta lo que califica a un individuo como científico. Normalmente, es alguien con un grado con formación en investigación formal. La mayoría de los científicos están capacitados en un campo específico, como la fisiología del ejercicio o la fisiología general. También tienen experiencia en llevar a cabo una investigación real en ese campo y en la publicación de manuscritos revisados por pares. Como en cualquier profesión, se necesita tiempo y trabajo duro para adquirir experiencia continuada en el área de especialización elegida. Como se ha destacado en este capítulo, la experimentación y la difusión de los resultados de la investigación son componentes críticos del método científico. Por tanto, los verdaderos científicos realizan investigaciones y producen teorías e hipótesis que llevan a datos y principios científicos.

PRÁCTICA BASADA EN LA EVIDENCIA

Al intentar responder una pregunta o resolver un problema en el ejercicio o las ciencias del deporte, las áreas de práctica del deporte, o la medicina, debe usarse un proceso para tomar decisiones y elecciones informadas.

Como se ha leído en este capítulo, hay muchas fuentes de conocimiento a las que hay que recurrir, y cada una tiene un contexto y limitaciones para hacer los llamados juicios clínicos o decisiones de entrenamiento para servir mejor a los pacientes, clientes o deportistas con quien se está trabajando. El uso de evidencia y su evaluación es un paso importante en lo que muchos llaman «hacer la debida diligencia» en su trabajo. Idealmente, este proceso involucrará a un equipo de profesionales. Incluso si usted es, por ejemplo, un entrenador personal, tendrá a otros profesionales para apoyar su práctica con recursos médicos y académicos que ayuden a abordar las preguntas prácticas.

Las prácticas basadas en la evidencia toman en consideración todas las formas del conocimiento a partir de la comprensión de la experiencia, o anecdótica, hasta la investigación formal publicada sobre el tema. Idealmente, los conocimientos desde múltiples pers-

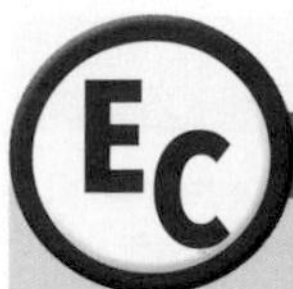

ESTUDIO DE CASO

ESCENARIO

Está intentando evaluar la eficacia de un suplemento dietético sobre el que leyó en una revista de fortalecimiento muscular, con objeto de ayudar a hombres y mujeres a los que entrena en el gimnasio local, con edades que van de 18 a 76 años. El artículo afirma que este suplemento de herbolario puede mejorar radicalmente la fuerza. Busca la referencia citada y lee el trabajo de investigación. Este estudio examinó los efectos de ingerir el suplemento sobre la fuerza mientras se realizaba un programa de entrenamiento de fuerza del equipo universitario de fútbol femenino, que compite en la División I. Veinte mujeres realizaron un programa de entrenamiento de fuerza de pretemporada periodizado durante 12 semanas. Cada mujer tomó el suplemento antes y después de cada entrenamiento. Después de 12 semanas, mejoró la repetición máxima (1 RM) para la fuerza en banco (*press* banca) y las sentadillas. Los autores concluyeron que el suplemento mejora la fuerza. ¿Respalda la investigación la afirmación del anuncio de que este suplemento mejora la fuerza?

Opciones

Es importante leer atentamente y realizar una crítica del artículo considerando la calidad y la eficacia del diseño experimental, así como asegurarse de que las conclusiones estén respaldadas por los resultados. Los sujetos son mujeres, por lo que las conclusiones pueden generalizarse a mujeres deportistas en edad universitaria y posiblemente a todas las mujeres en edad universitaria. ¿Pueden generalizarse los resultados también a hombres o mujeres de otras edades? Hacerlo sería cuestionable, ya que diferentes grupos de edades y sexos pueden responder de manera diferente a la variable independiente o, en este caso, el suplemento. Puede cuestionarse el diseño experimental del estudio y su interpretación porque no hubo grupo de control. ¿Cómo afectaría esto a las conclusiones del artículo? Específicamente, sin un grupo de control, ¿sería posible distinguir entre el suplemento y el programa de entrenamiento en término de sus respectivas contribuciones específicas a la mejora de la fuerza? ¿Qué tal usar un placebo para determinar la influencia del efecto psicológico en las mejoras observadas en la fuerza? Estos factores hacen que la conclusión de que el suplemento de herbolario aumenta la fuerza sea altamente sospechosa.

ESCENARIO

Su club local de corredores le ha pedido, como ex corredor universitario con especialización en ciencias del deporte, que participe en el Comité organizador de carreras. En la primera reunión sobre la maratón anual organizada por el club, se expresan preocupaciones sobre la posibilidad de enfermedad debido al calor, dado que la carrera se llevará a cabo a fines de mayo, una época que puede ser calurosa y húmeda. Se analizan todas las medidas necesarias de acuerdo con la declaración de consenso del American College of Sports Medicine sobre la «Enfermedad de agotamiento por calor». Además, se ponen a disposición baños con agua fría o hielo para aquellos con sospecha de agotamiento por calor o choque por calor. Un miembro del comité establece que, para saber si una persona debe someterse o no a un baño de agua fría, debe medirse la temperatura, además de realizar una medición intestinal o rectal. Se proponen distintos monitores de temperatura. Al enterarse de esto, usted recuerda un estudio que cuestionaba el uso de muchos de estos dispositivos económicos para medir la temperatura corporal. Le comenta al comité que podría existir una preocupación real y que en algunos corredores podría subestimarse la temperatura por el uso de equipos o procedimientos inapropiados, de manera que con este método de detección general no recibirían el tratamiento. ¿Qué podría proponer?

Opciones

Usted busca y revisa cuidadosamente el artículo sobre los diferentes métodos de medición utilizados para evaluar la temperatura corporal. Confirma que en el artículo de 2009 de Ganio y cols.[5] de acuerdo con sus métodos, se midieron las temperaturas rectal, gastrointestinal, facial, bucal, auricular, temporal y axilar con dispositivos de temperatura comúnmente utilizados. La temperatura se midió antes y 20 min después de entrar en una cámara ambiental, cada 30 min durante una caminata de 90 min en una caminadora en un ambiente caluroso, y cada 20 min durante un descanso de 60 min en condiciones ambientales templadas. Los autores declararon que la validez y confiabilidad de un dispositivo se evaluaron con varias medidas estadísticas para comparar las medidas de temperatura usando cada dispositivo, y se compararon con la temperatura rectal. El dispositivo se consideró inválido si el sesgo medio (diferencia media entre la temperatura rectal y del dispositivo) fue superior a ± 0.27 °C (± 0.50 °F). Los dispositivos probados mostraron los siguientes resultados: pegatina en la frente (+ 0.29 °C [0.52 °F]), temperatura bucal usando un dispositivo económico (−1.13 °C [−2.03 °F]), temperatura temporal según el manual de instrucciones (−0.87 °C [−1.56 °F]), temperatura temporal utilizando una técnica modificada (−0.63 °C [−1.13 °F]), temperatura bucal utilizando un dispositivo caro (−0.86 °C [−1.55 °F]), temperatura auditiva (−0.67 °C [−1.20 °F]), temperatura axilar utilizando un dispositivo económico (−1.25 °C [−2.24 °F]) y temperatura axilar utilizando un dispositivo caro (−0.94 °C [−1.70 °F]). La medición de la temperatura intestinal tuvo un sesgo medio de −0.02 °C (−0.03 °F). A partir de estos datos, está claro que la mayoría de los dispositivos no deberían ser utilizados como sustitutos válidos para medir la temperatura corporal, en comparación con la temperatura rectal.

pectivas y los análisis pueden ayudar a enfocar las respuestas que se extrapolan o interpolan de puntos válidos del conocimiento. Las acciones deben basarse en alguna forma de evaluación de la evidencia o el conocimiento acumulado que está relacionado con la pregunta formulada. Para optimizar este proceso se requiere trabajo, estudio y análisis.

Por tanto, debe leerse e interpretarse la investigación y obtener conocimientos de otras fuentes de conocimiento comentadas en este capítulo. Los entrenadores y médicos saben que uno nunca podrá realizar un solo estudio que guíe cada paso del camino para responder una pregunta o tomar una decisión práctica. Sin embargo, deben evaluarse diversos tipos de conocimientos en función de su contexto y limitaciones, y muchas veces los estudios formales en las publicaciones de la literatura pueden orientar en una dirección general. Usar este enfoque llevará tiempo, y tanto a nivel individual como en un equipo de profesionales deberá haber un compromiso con el proceso. Así, todo ello constituye un proceso continuo y un compromiso para optimizar las prácticas en los campos de trabajo. La práctica basada en la evidencia ha sido ampliamente revisada y podría describirse en general mediante seis pasos básicos[2] (cuadro 1-13).

ANÁLISIS DEPORTIVO

Una parte importante del proceso de investigación en el deporte ha sido el desarrollo del «análisis deportivo». Atrajo por primera vez la atención del público en la popular película *Money Ball* de 2011, que introdujo el concepto de utilizar procedimientos estadísticos para evaluar a los jugadores y proporcionar métricas relacionadas con el juego necesarias para el éxito. Esto ayudó a constatar la impor-

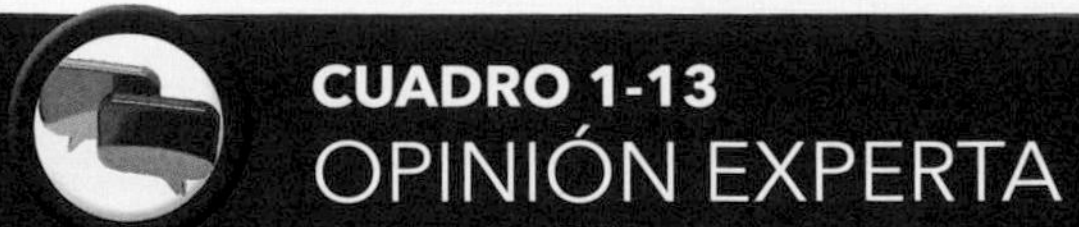

CUADRO 1-13 OPINIÓN EXPERTA

Práctica basada en la evidencia

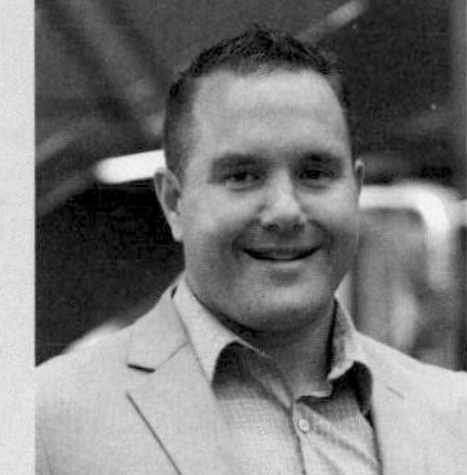

William E. Amonette, PhD, CSCS
Associate Professor and Director, Exercise and Health Science
Executive Director, Exercise and Nutritional Health Institute
University of Houston–Clear Lake
Clear Lake, Texas

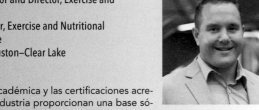

La formación Académica y las certificaciones acreditadas de la industria proporcionan una base sólida de conocimientos para el futuro deportivo. En el campo, el rápido crecimiento de la tecnología del siglo XXI que describe el desempeño humano proporciona más datos para respaldar, refinar y mejorar la programación de ejercicios, pruebas y evaluación deportiva. Esto contrasta mucho con el pasado, cuando los análisis de necesidades se realizaban viendo un número limitado de videos deportivos, contando manualmente el número de cambios de dirección, usando cronómetros para medir la duración del juego y estimando las distancias de una carrera con las secuencias de video recopiladas de unos pocos ángulos. Hoy en día, los equipos profesionales y universitarios usan sensores de posicionamiento global (GPS), acelerómetros, monitores de frecuencia cardíaca y otros instrumentos miniaturizados que aportan toda esta información y más con detalle milimétrico. Estos datos no solo se recopilan en cada jugador durante la totalidad de cada partido o campeonato, sino que también se recopilan en la práctica. En teoría, todos estos datos monitorizan el rendimiento del jugador, su recuperación y el riesgo de lesiones. Por tanto, las oportunidades laborales dentro del campo de las ciencias del deporte y el análisis de datos están creciendo, con emocionantes oportunidades profesionales para los licenciados.

La rápida evolución de la tecnología, los suplementos y las teorías del entrenamiento deportivo, así como la difusión de la información de la investigación, crean la necesidad de programas académicos que equipen a los estudiantes con las habilidades para leer, interpretar, evaluar e incorporar la investigación a la práctica. La práctica basada en la evidencia (PBE) es un paradigma que se desarrolló y emergió del campo de la medicina en la década de 1990; sin embargo, no se incorporó en la disciplina de las ciencias del deporte hasta la década de 2010. La PBE es el enfoque metodológico mediante el cual los profesionales integran el conocimiento de la investigación con la experiencia práctica para formular el mejor enfoque para entrenar y probar a sus atletas. En esencia, la PBE es un proceso de seis pasos que comienza cuando un científico del deporte se encuentra con un escenario desconocido que no estaba incluido en el programa académico o en su certificación. Tales escenarios pueden involucrar una nueva tecnología, filosofía de entrenamiento, batería de pruebas, suplemento nutricional/ergogénico, o un deportista con una lesión o antecedentes de salud únicos. Los pasos son los siguientes:

Paso 1: desarrollar una pregunta que incluya una población, intervención nueva, comparación, resultado y una variable de tiempo (acrónimo «PICOT», del inglés *Population, Intervention, Comparison, Outcome, Time*).

Paso 2: buscar en la literatura de investigación con revisión por pares, utilizando bases de datos como PubMed o Google Scholar, para encontrar evidencia que responda a la pregunta.

Paso 3: evaluar la evidencia del diseño, la calidad y el sesgo resultante clasificándolo con base en su mérito y relevancia.

Paso 4: incorporar (o no) la evidencia a la práctica. Mediante la evaluación de la fuerza de la evidencia de la investigación junto con su propia experiencia práctica, el científico deportivo determina si la intervención merece ser incorporada al entrenamiento de un deportista.

Paso 5: confirmar la evidencia en el deportista de forma individual. Con pruebas sistemáticas ya implementadas, el científico deportivo puede monitorizar la eficacia de la nueva intervención y continuar o suspender la intervención, respectivamente.

Paso 6: reevaluar la evidencia. Por naturaleza, el enfoque basado en la evidencia implica la necesidad de reevaluar periódicamente la literatura. Con miles de artículos publicados cada mes, es posible que la respuesta a una pregunta pueda cambiar con el tiempo de acuerdo con la investigación emergente.

Hoy en día hay una gran cantidad de datos relacionados con el rendimiento, nuevos suplementos/agentes ergogénicos, teorías de programación y, en consecuencia, la necesidad de científicos deportivos experimentados y de próxima generación para descifrar su eficacia y seguridad en los deportistas. Los profesionales de la ciencia y el análisis deportivo siempre practicarán de acuerdo con la investigación. El entorno competitivo exige que los equipos deportivos se arriesguen con nuevas técnicas y tecnologías en el intento de obtener una ventaja sobre el oponente. En consecuencia, no todas las prácticas están respaldadas por investigaciones revisadas por pares, todavía. En cambio, la ciencia es la brújula que guía la práctica y constituye la base y pilar de la profesión. Por tanto, ha llegado el momento de que la disciplina de la ciencia y el análisis deportivo adopten la práctica basada en la evidencia.

Referencias

Amonette WE, English KL, Ottenbacher KJ. Nullius in verba. *Sports Med.* 2010;40(6), 449–457.

Amonette WE, English KL, Kraemer WJ. *Evidence-based Practice in Exercise Science: The Six-step Approach.* Human Kinetics, 2016.

tancia de lo que las estadísticas e indicadores clave del rendimiento podían hacer por el deporte. Para analizar el tiempo de lanzamiento del pase de un mariscal de campo (*quarterback*) o el tiempo necesario para que un defensor alcance al receptor, analizar la relación y la velocidad de los jugadores de fútbol que conducen la pelota hacia la portería, o analizar las demandas físicas de una práctica deportiva, el análisis de datos se está convirtiendo en una parte habitual de los deportes.

Los análisis clave para el desarrollo, la recuperación y la identificación de talentos de los jugadores o los procesos de selección de equipos son solo algunas de las diversas aplicaciones analíticas que están surgiendo en el campo de la investigación de las ciencias del deporte. La utilización de estos datos en las retransmisiones televisivas de diferentes deportes también aporta nuevos conocimientos a los aficionados, que ven el partido de forma muy parecida a como lo hacían la cámara lenta y la repetición hace 50 años.

La cantidad de datos y su interpretación para su función han creado un campo completamente nuevo en las ciencias del deporte del análisis de datos. Encontrar profesionales con conocimientos del deporte está comenzando a ser importante para hacer frente al volumen de análisis que pueden crearse.

Es vital usar procedimientos estadísticos, la administración de bases de datos y de *softwares* de vanguardia que actualmente están disponibles para el análisis de videos, realidad virtual, sensores portátiles, monitores fisiológicos y retroalimentación en tiempo real. La forma en que varias organizaciones utilizan el análisis deportivo, desde los departamentos deportivos hasta los militares, ha situado al análisis de los indicadores de desempeño y recuperación a la

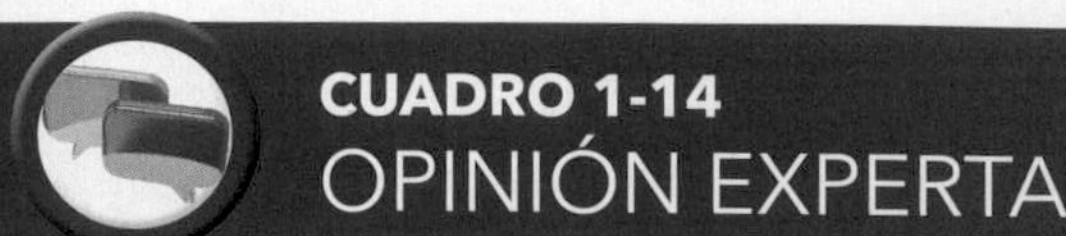

CUADRO 1-14

OPINIÓN EXPERTA

Uso de la ciencia y el análisis deportivo para mejorar el rendimiento

Nick Domicone, BS
Director, Sports Science
Department of Athletics
The Ohio State University
Columbus, Ohio

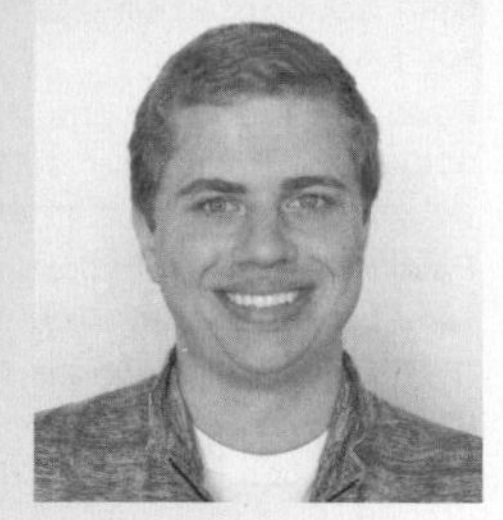

En la Universidad Estatal de Ohio, la ciencia del deporte es una de las muchas herramientas que utilizamos para ayudar a aumentar el rendimiento de los atletas y, a su vez, disminuir el riesgo de lesiones. A diferencia de otras formas de entrenamiento e intervención, las ciencias del deporte combinan datos subjetivos y objetivos para facilitar el proceso de toma de decisiones de un entrenador. Los dispositivos que recopilan estos datos van desde cuestionarios sencillos hasta herramientas de prueba diagnóstica, pasando por la monitorización en tiempo real. Si bien recopilar y analizar estos datos puede depender del científico del deporte, es responsabilidad de todo el equipo de rendimiento proporcionarle un contexto. Sin una comunicación fluida entre todos los campos del deporte, incluso el científico más importante puede fallar en alcanzar su objetivo de ayudar al deportista.

Sin este contexto, cualquiera puede malinterpretar fácilmente los datos, lo que hace que las ciencias del deporte sean un campo verdaderamente multidisciplinario.

El alcance de las ciencias del deporte va mucho más allá del deporte de alto nivel. También se usa ampliamente en aplicaciones militares, en investigación médica e incluso en la persona promedio. De manera similar al deporte, el ejército lo usa para asegurarse de que sus reclutas estén listos para luchar en cualquier momento. Esto incluye mantenerlos en forma y fuertes, al mismo tiempo que se mantienen libres de lesiones y disponibles. La investigación médica utiliza las ciencias del deporte para monitorizar diversos biomarcadores de pacientes y participantes para tratar de conocer y mejorar las técnicas para ayudarles.

La persona promedio también utiliza las ciencias del deporte para realizar un seguimiento de las calorías, los pasos y el sueño, con el objetivo de tratar de mejorar su bienestar general. En esencia, las ciencias del deporte constituyen cualquier proceso en el que se usa la información para ayudar a mejorar el bienestar general del usuario.

cabeza y al centro del campo (cuadros 1-14 y 1-15). La investigación implica la monitorización, el análisis y la retroalimentación en tiempo real por medio de estudios retrospectivos grandes y pequeños que permitan encontrar indicadores clave de rendimiento y la capacidad de recuperación; después, es necesario utilizar algoritmos de predicción y aplicarlos en sujetos en el área del deporte, el ejército y la medicina. Desde la predicción de lesiones hasta el tiempo de recuperación de una práctica, los indicadores que surgen de los análisis estadísticos brindan información sobre el estrés, la capacidad de entrenamiento, el potencial de lesiones y el estado psicológico de las personas. El estudio de la fisiología del ejercicio es importante para mejorar la práctica de la profesión en los diferentes aspectos del campo, desde la enseñanza en educación física hasta el trabajo con deportistas como instructor, como entrenador y como profesional de fuerza y acondicionamiento. Comprender la investigación y los conceptos básicos es vital para las personas con las que se trabaja, quienes confían en el conocimiento y la profesionalidad de quienes les atienden (cuadro 1-16).

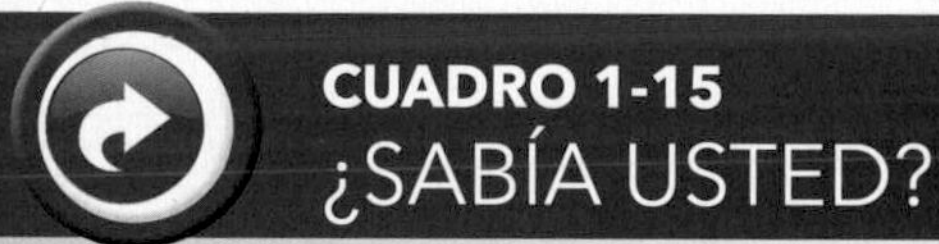

CUADRO 1-15

¿SABÍA USTED?

¿Qué es un profesional del «análisis deportivo»?

El campo del análisis deportivo se basa en la evolución de una variedad de tecnologías y dispositivos de monitorización que envían datos en tiempo real a bases de datos informáticas. Estas tecnologías han permitido medir varios biomarcadores de estrés, incluida la frecuencia cardíaca.

El uso de podómetros, acelerómetros/giroscopios y dispositivos de geoposicionamiento satelital (GPS) ha revolucionado la forma en que se observa la práctica deportiva y se monitorizan los programas de acondicionamiento. La velocidad de movimiento, la posición y la distancia también pueden monitorizarse para describir la dinámica del jugador tanto en el juego como en los escenarios de práctica. Las demandas totales de trabajo y entrenamiento han permitido que los médicos deportivos y los entrenadores de acondicionamiento monitoricen el estrés de los jugadores para prevenir el síndrome de sobreesfuerzo y sobreentrenamiento, así como para predecir el potencial de lesiones.

Desde competiciones más amateur hasta ligas profesionales en muchos deportes, estas tecnologías han impactado en los perfiles de jugadores, las transmisiones de partidos y las estrategias de entrenamiento. Las grandes bases de datos producidas también han desafiado los programas estadísticos y la eficacia para proporcionar datos desglosados a corto y largo plazo, así como modelos de predicción necesarios para varios propósitos, desde el uso comercial en la radiodifusión hasta el desarrollo de jugadores, estrategias de juego y selección de jugadores. Aquellos interesados en esta área de estudio pueden trabajar en el desarrollo de *software* básico y la programación de modelos matemáticos que se utilizan para desglosar los datos para «profundizar» en aspectos específicos de varias preguntas relacionadas con el trabajo en cuestión (p. ej., como se usaban para determinar la capacidad de un jugador para «llegar a la base» en la película *Money Ball*). No hay duda de que existe un amplia gama de habilidades y profesionales que pueden llamarse a sí mismos «expertos en análisis deportivo» y pueden trabajar en esta área de manera profesional.

Los puestos en el campo suelen estar relacionados con las matemáticas, la estadística, el aprendizaje automático o la programación con el auge de la transmisión comercial para ayudar al público a comprender un deporte con mayor profundidad. Algunos tienen un conocimiento del ejercicio y las ciencias del deporte, algo que no obstante no es frecuente en esta fase inicial de la evolución de esta distinta ocupación profesional. La gran variabilidad entre los profesionales del análisis deportivo y la profundidad de sus habilidades normalmente está relacionada con las preferencias individuales y los antecedentes educativos. En esencia, el análisis deportivo necesita una comprensión fundamental y amor por las matemáticas. Algunos se sienten más cómodos con el modelado de datos, otros con el aprendizaje automático y los «datos grandes» (*big data*), otros con la visualización de datos y otros con la traducción de los objetivos comerciales en soluciones sustentadas en datos.

Todas estas áreas requieren varias habilidades matemáticas y estadísticas, pero en diferentes niveles de profundidad, por lo que es importante determinar cuáles son los intereses de uno. Los aspectos matemáticos y estadísticos del mundo del análisis deportivo suelen estar relacionados con el álgebra lineal y las ecuaciones de probabilidad, además del cálculo multivariado y otros conocimientos avanzados de matemáticas. Ello permite comprender mejor los modelos de predicción y la resolución de problemas. La estadística inferencial tradicional se ha utilizado en modelos de predicción y manejo de los datos con el uso de inferencia bayesiana, lo que permite determinar la incertidumbre sobre diversos aspectos de las probabilidades deportivas que se relacionan con los resultados. Además, comprender los modelos de regresión y el aprendizaje automático de estadísticas multivariadas puede requerir estudios de doctorado para el desarrollo de algoritmos de varios tipos utilizando regresión lineal y logística. Finalmente, la programación requiere el aprendizaje de diversos métodos de programación y códigos de escritura. Con todo, el desarrollo profesional del análisis deportivo requiere distintos niveles de educación y experiencias profesionales que permitan al especialista adaptarse a las necesidades de una organización; como sucede con muchos aspectos del desarrollo profesional, deben cumplirse una serie de habilidades personales y, sobre todo, tener pasión por el trabajo deseado.

Lecturas recomendadas

Kniffin KM, Howley T, Bardreau C. Putting muscle into sports analytics: strength, conditioning, and ice hockey performance. *J Strength Cond Res.* 2017;31(12):3253–3259.

Li RT, Kling SR, Salata MJ, et al. Wearable performance devices in sports medicine. *Sports Health.* 2016;8(1):74–78.

Passfield L, Hopker JG. A mine of information: can sports analytics provide wisdom from your data? *Int J Sports Physiol Perform.* 2017;12(7):851–855.

Wasserman EB, Herzog MM, Collins CL, et al. Fundamentals of sports analytics. *Clin Sports Med.* 2018;37(3):387–400.

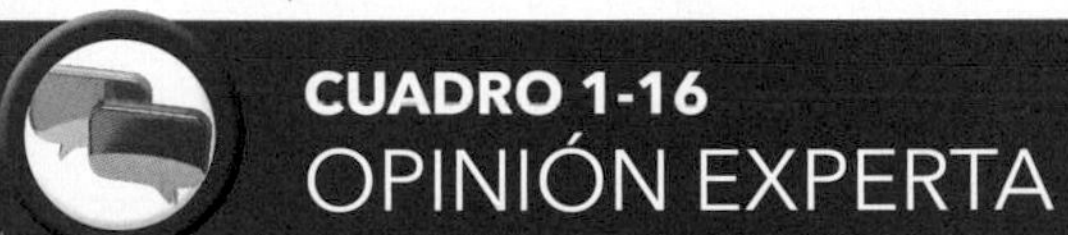

CUADRO 1-16 OPINIÓN EXPERTA

Importancia de las ciencias del deporte para el desarrollo de programas de ejercicio

Jon Kolb, MS
Founder & Exercise Science Director–Adventures in Training with a Purpose (ATP)
Grove City, Pennsylvania
Adjunct Instructor, Kinesiology,
Youngstown State University,
Youngstown, Ohio
4 veces Super Bowl Champion "55" Pittsburgh Steelers

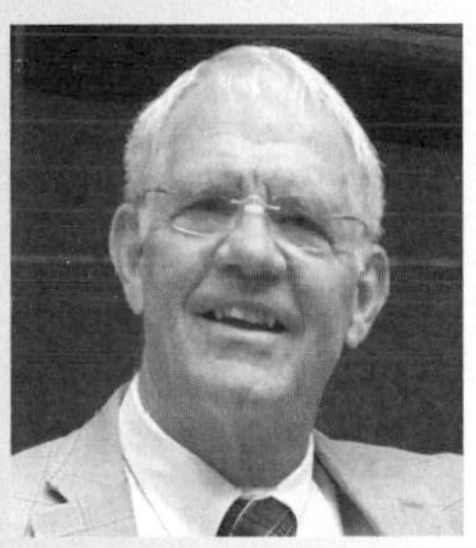

En los primeros días del entrenamiento de fuerza (en la década de 1960), la pregunta común era: «¿Cuánto peso puedes levantar?», con la suposición aceptada de que cuanto más se pudiera levantar en el banco, más éxito se tendría en el deporte elegido. El deportista aplicado y serio incluso podía levantar peso con sentadillas. Sin embargo, el miedo a «muscular demasiado» ha mantenido al campo del acondicionamiento de fuerza en «el armario» durante la mayor parte de este tiempo.

Poco a poco comenzaron a publicarse trabajos de los primeros científicos, como Nikolai Bernstein y Tudor Bompa, que habían escrito sobre el problema de los «grados de libertad» y la «fuerza de estabilización». Estos investigadores señalaron dos de los principales propósitos del entrenamiento: ¡función y desempeño! Sin embargo, la popularidad de las máquinas de ejercicio mantuvo estos conceptos en el banco.

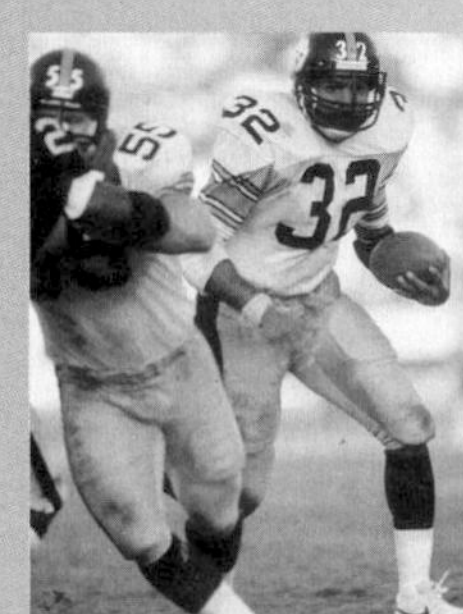

Con el tiempo, el campo de la fuerza y el acondicionamiento se expandió a medida que la investigación constató el valor de identificar y entrenar demandas funcionales adicionales tales como las capacidades aeróbicas y anaeróbicas, la potencia, el impulso (la cantidad de fuerza desarrollada en 0.2 s), la biomecánica, las habilidades de integración sensorial, la neurofisiología y el control motor.

Con el aumento de la «esperanza de vida total» sin que la «esperanza de vida saludable» le haya seguido el ritmo (definida como una vida sin dolor crónico, sin enfermedades importantes y sin discapacidad), se han ido creando más programas de entrenamiento dedicados a la salud y el bienestar. Ello ha generado la necesidad de más investigación centrada en nutrición, neurociencia y funciones cardiopulmonar, hormonal e inmunitaria.

La asombrosa tarea del estudiante de ciencias del deporte y kinesiología es asimilar toda la investigación disponible, determinar cuáles son los principios y conceptos concretos que se están introduciendo, organizar estos conceptos y principios específicos y aplicarlos en un programa de entrenamiento que permitirá al aprendiz alcanzar o superar las demandas de sus quehaceres diarios o del deporte.

Con asignaturas como la de Fisiología del ejercicio, el alumno comenzará a aprender todas las diferentes facetas de la función humana involucradas en la mejora del rendimiento físico, la salud y el bienestar. En un momento histórico en que la tendencia es saltar sobre un método o sistema, se detendrá, evaluará las necesidades de cada individuo, utilizará la evidencia de la investigación y desarrollará un programa específico para abordar las necesidades de salud y rendimiento individuales. Todo comienza con el estudio de muchos sistemas complejos que afectan el movimiento y la función humanos.

Lecturas adicionales

Madigan Jean Blaydes. *Action Based Learning.* http://www.abllab.com

McCredie Scott. *Balance.* New York, NY: Little, Brown and Company, 2007.

Plisk Steven. Functional training. *NSCA Hot Topic Series.* http://www.moodseutreino.com.br/wp-content/uploads/2014/05/Functional-Hot-Topics-Training.pdf

Ratey John J. *Spark.* New York, NY: Little, Brown and Company, 2017.

RESUMEN DEL CAPÍTULO

La investigación desempeña un papel importante en el avance de cualquier profesión. Los paradigmas de la práctica se desarrollan con el uso de leyes, principios, teorías y conceptos científicos derivados de la investigación. Más allá de las leyes, la interpretación y el desarrollo de principios, teorías y conceptos están sujetos a cambios a medida que se publican nuevos estudios y se adquieren más conocimientos. La investigación aumenta la comprensión de un tema y ofrece respuestas a preguntas y prácticas que se basan en el método científico. Los deportistas y especialistas en ciencias del deporte pueden utilizar la investigación para mantener su conocimiento en la vanguardia y avanzar en la práctica. Asimismo, comprender la investigación permite apreciar la gran cantidad de conocimiento que existe en el ejercicio y las ciencias del deporte, lo que se analizará en los siguientes capítulos.

PREGUNTAS DE REVISIÓN

COMPLETE LOS ESPACIOS EN BLANCO

1. Un estudio ____________ sigue siendo el «estándar de referencia» para la base de conocimientos en ciencias del deporte.
2. La mejor manera de alcanzar una conclusión sólida es a través de la práctica basada en ____________________.
3. El paso final del método científico es probar la hipótesis con un ________________.
4. Un ______________ es una creencia muy extendida, pero infundada.

OPCIÓN MULTIPLE

1. La idea de que deberíamos hacer algo de determinada manera porque siempre lo hemos hecho así en el pasado, es una ejemplo de __________.
   a. hábito
   b. tradición
   c. autoritarismo
   d. método científico
2. La variable dependiente de un experimento a veces es llamada la variable __________.
   a. descriptiva
   b. desconocida
   c. resultado
   d. contingente
3. En un estudio diseñado para determinar si el entrenamiento de fuerza puede mejorar el estado cardiovascular, el entrenamiento de fuerza es la variable ____________.
   a. dependiente
   b. condicional
   c. de confusión
   d. independiente

VERDADERO / FALSO

1. Confiar en las anécdotas es la mejor manera de llevar a cabo una investigación científica.
2. La práctica basada en la evidencia es una parte esencial de una buena investigación científica.
3. Al finalizar un proyecto científico, no se recomienda que los resultados se comuniquen a otros profesionales del campo.

RESPUESTA CORTA O RELACIÓN

1. Enumere y describa los seis pasos del método científico.
2. Describa brevemente la diferencia entre la investigación básica y la aplicada.
3. Describa brevemente la diferencia entre una teoría y una hipótesis.
4. Relacione los siguientes términos con sus definiciones correctas (en este momento no están relacionadas).

Teoría	a. Datos de observación confirmados repetidamente por muchos observadores independientes y competentes
Hipótesis	b. Un marco conceptual de ideas o especulaciones sobre un cierto tema que puede o no estar basado en datos experimentales
Dato	c. Una explicación de un proceso fisiológico, o pautas que deben cumplirse para el desempeño óptimo de una tarea o para causar adaptaciones óptimas al entrenamiento
Principio	d. Una suposición informada sobre lo que podría esperarse que suceda

5. Relacione los siguientes términos con sus definiciones correctas (en este momento no están relacionadas).

Autoridad	a. La habilidad de saber algo sin ningún razonamiento
Prueba y error	b. Responder una pregunta de acuerdo con lo que siempre se ha hecho
Tradición	c. Probar una acción para ver si provoca el resultado deseado
Intuición	d. Una preferencia que puede bloquear las respuestas imparciales a preguntas
Sesgo	e. Respuesta a una pregunta de acuerdo con las calificaciones de una persona

TÉRMINOS CLAVE

Análisis deportivo Conjunto de estadísticas históricas relevantes que, cuando se aplica correctamente, puede proporcionar una ventaja competitiva al equipo o al deportista individual. La analítica de campo se ocupa de mejorar el rendimiento de los equipos y jugadores en el campo. Profundiza en aspectos tales como las tácticas del juego y la condición física de los jugadores.

Confiabilidad Capacidad de los resultados de las pruebas para producir un valor consistente para una variable cuando se mide en diferentes momentos.

Cuerpo de conocimiento Suma de los estudios publicados sobre un tema.

Hechos Información observacional que se confirma repetidamente por muchos observadores independientes y competentes.

Hipótesis Las mejores conjeturas sobre la respuesta a una pregunta basada en el conocimiento existente.

Investigación correlacional Diseño de estudio que busca encontrar relaciones entre variables experimentales.

Investigación descriptiva Investigación que examina un tema, sin embargo, no las razones de cómo y por qué ocurre algo.

Investigación original Nuevo proyecto de investigación, para el que se utiliza el método científico, que genera nuevos datos basados en probar una hipótesis.

Método científico Conjunto organizado de pasos para probar una hipótesis y responder a preguntas de investigación que se utilizan para crear el cuerpo de conocimiento en la literatura científica.

Observación anecdótica Datos basados en observaciones casuales, en lugar de un estudio científico riguroso.

Práctica basada en la evidencia Enfoque en el que para tomar decisiones se usa la mejor evidencia posible o la información disponible más adecuada.

Principios Antecedentes derivados de teorías que probablemente no cambien.

PubMed Motor de búsqueda utilizado en ciencias médicas que es un servicio de la Biblioteca Nacional de Medicina de Estados Unidos y que incluye más de 17 millones de citas de ciencias biológicas y revistas biomédicas, incluyendo revistas de ciencias del deporte.

Revisión ciega Proceso de revisión por pares en el que los autores del artículo no saben quiénes son los revisores, pero los revisores sí saben quiénes son los autores.

Revisión doble ciega Proceso de revisión por pares en el que los autores no saben quiénes son los revisores y los revisores no saben quiénes son los autores.

Revistas revisadas por pares Conjunto de proyectos de investigación publicados que han pasado por el proceso de revisión por pares.

SportDiscus Motor de búsqueda de bases de datos de revistas de deportes, salud, estado físico y medicina deportiva.

Teoría Marco conceptual de ideas o especulaciones con respecto a un tema determinado, idealmente, basado en datos experimentales.

Validez Capacidad de una prueba para medir lo que pretende medir.

Variables dependientes Medidas seguidas durante un proyecto de investigación.

Variables independientes Variables que son constantes y se definen como las condiciones del estudio.

BIBLIOGRAFÍA

1. Armstrong LE, Kraemer WJ, eds. *ACSM's Research Methods*. Philadelphia, PA: Wolters Kluwer, 2016.
2. Amonette WE, English KL, Kraemer WJ. *Evidenced Based Practice in Exercise Science: The Six Step Approach*. Champaign, IL: Human Kinetics Publishers, 2016.
3. Baumgartner TA, Strong CH. *Conducting and Reading Research in Health and Human Performance*. Dubuque, IA: Wm. C. Brown & Benchmark, 1994.
4. Berg KE, Latin RW. *Essentials of Research Methods in Health, Physical Education, Exercise Science and Recreation*. 2nd ed. Baltimore, MD: Lippincott Williams & Wilkins, 2004.
5. Ganio MS, Brown CM, Casa DJ, et al. Validity and reliability of devices that assess body temperature during indoor exercise in the heat. *J Athl Train*. 2009;44(2): 124–135.
6. McNeil DA, Flynn MA. Methods of defining best practice for population health approaches with obesity prevention as an example. *Proc Nutr Soc*. 2006;65(4): 403–411.
7. Robergs RA, Ghiasvand F, Parker D. Biochemistry of exercise-induced metabolic acidosis. *Am J Physiol Regul Integr Comp Physiol*. 2004;287:R502–516.
8. Tipton CM. Publishing in peer-reviewed journals. Fundamentals for new investigators. *Physiologist*. 1991;34(5):275, 278–279.
9. Volek JS, Rawson ES. Scientific basis and practical aspects of creatine supplementation for athletes. *Nutrition*. 2004;20:609–614.

LECTURAS RECOMENDADAS

Armstrong LE, Kraemer WJ, eds. *ACSM's Research Methods*. Philadelphia, PA: Wolters Kluwer, 2016.

Creswell JW, Poth CN. *Qualitative Inquiry and Research Design: Choosing Among Five Approaches*. 4th ed. Thousand Oaks, CA: Sage Pub Inc., 2017.

Tipton CM. Publishing in peer-reviewed journals. Fundamentals for new investigators. *Physiologist*. 1991;34(5):275, 278–279.

Tipton CM History of Exercise Physiology, Chapaign, IL, Human Kinetics Publishers, 2014.

BIBLIOGRAFÍA CLÁSICA

Cohen J. *Statistical Power Analysis for the Behavioral Sciences*. 2nd ed. Hillsdale, NJ: Lawrence Erlbaum Associates Publisher Inc., 1988.

Dudley GA, Fleck SJ. Research—reading and understanding: the results section: major concepts and compounds. *Natl Strength Coaches Assoc J*. 1982; 4(5):22.

Kraemer WJ. Research—reading and understanding the starter steps. *Natl Strength Coaches Assoc J*. 1982;4(3):49.

Sifft JM. Research—reading and understanding: guidelines for selecting a sample. *Natl Strength Cond Assoc J*. 1984;6(1):26–27.

Sifft JM. Research—reading and understanding: statistics for sport performance–basic inferential analysis. *Natl Strength Cond Assoc J*. 1986;8(6):46–48.

Sifft JM. Research—reading and understanding #4: statistics for sport performance—basic inferential analysis. *Natl Strength Cond Assoc J*. 1990;12(6):70.

Sifft JM. Research—reading and understanding: utilizing descriptive statistics in sport performance. *Natl Strength Cond Assoc J*. 1983;5(5):26–28.

Sifft JM. Research—reading and understanding #2: utilizing descriptive statistics in sport performance. *Natl Strength Cond Assoc J*. 1990;12(3): 38–41.

Sifft JM, Kraemer WJ. Research—reading and understanding: introduction, review of literature and methods. *Natl Strength Coaches Assoc J*. 1982;4(4):24–25.

Starck A, Fleck S. Research—reading and understanding: the discussion section. *Natl Strength Coaches Assoc J*. 1982;4(6):40–41.

Fundamentos de las vías bioenergéticas y metabólicas anaeróbicas

CAPÍTULO 2

DESPUÉS DE LEER ESTE CAPÍTULO, DEBERÍA SER CAPAZ DE:

1. Definir los tres sustratos metabólicos principales y comprender cómo se metabolizan para producir la energía que permite realizar actividades
2. Determinar qué sustratos metabólicos predominan durante los períodos de descanso y ejercicio de varios tipos
3. Comprender la producción de energía del sistema trifosfato de adenosina-fosfocreatina y la glucólisis
4. Comprender las características positivas y negativas de las vías fosfágena y glucolítica
5. Explicar las adaptaciones de los sistemas energéticos que acompañan al entrenamiento

Tanto si estamos dormidos, despiertos pero sedentarios, o realizando una actividad física, requerimos energía para mantener las funciones corporales. Además, al realizar actividad física, los músculos necesitan energía para generar fuerza y crear el movimiento corporal. Los productos vegetales y animales que se consumen como alimento, son el combustible que proporciona energía al cuerpo humano. El proceso químico de convertir los alimentos en energía se denomina **bioenergética** o **metabolismo**. Este proceso es, en muchos sentidos, similar al uso de cualquier fuente de combustible (p. ej., carbón o gasolina) para proporcionar energía a una máquina en funcionamiento; es decir, se rompen los enlaces químicos existentes en la fuente de combustible, lo que libera energía que puede impulsar el trabajo realizado por la máquina o, como se describe aquí, por el cuerpo humano. Algunas de las reacciones necesarias para producir **trifosfato de adenosina** (ATP) requieren cantidades adecuadas de oxígeno. Otras, sin embargo, no lo requieren (sistema de fosfágeno) o pueden originarse incluso cuando no se dispone de cantidades adecuadas de oxígeno (glucólisis). En este capítulo, nos centraremos en las últimas fuentes de energía para el cuerpo humano (sustratos alimentarios) y aquellas vías bioenergéticas (fosfágena, glucolítica) que se utilizan primero cuando se inicia el ejercicio y cuando la tarea tiene una duración breve, pero de gran intensidad.

FUENTES DE ENERGÍA

La luz del sol es la principal fuente de energía de la Tierra. Las plantas que realizan la fotosíntesis utilizan la energía de la luz para llevar a cabo reacciones químicas que producen carbohidratos en forma de azúcares simples. Los seres humanos y los animales comen plantas y otros animales como alimentos para obtener la energía necesaria para mantener las funciones corporales. La energía existe en varias formas, incluidas química, eléctrica, térmica y mecánica; además, una forma de energía puede convertirse en otra. Si esto último no fuera posible, la conversión de alimentos en energía corporal útil no podría producirse. Por ejemplo, mediante el uso de vías metabólicas, las células corporales convierten la energía química de los enlaces químicos en grasas, carbohidratos y proteínas en energía mecánica, lo que produce la contracción muscular y el movimiento corporal.

Antes de analizar el metabolismo, es importante conocer cierta información sobre las sustancias orgánicas que pueden metabolizarse. También es importante comprender por qué las enzimas son necesarias para obtener energía mediante el metabolismo aeróbico o anaeróbico, así como para el funcionamiento del cuerpo.

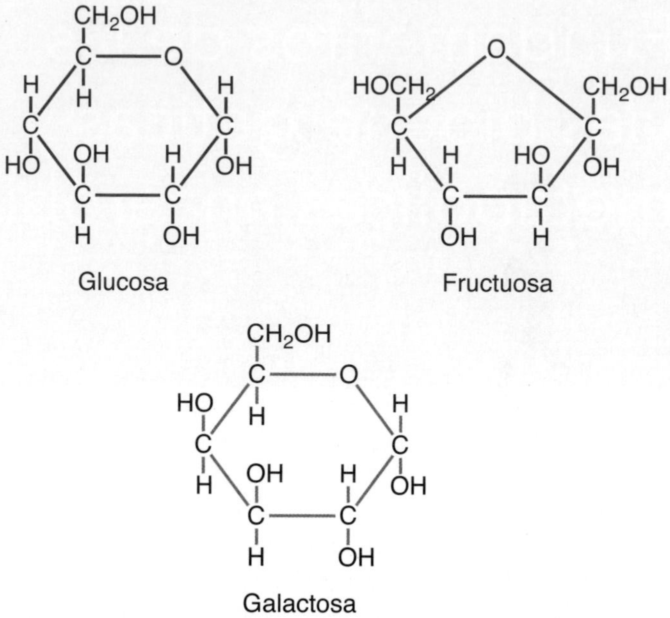

CARBOHIDRATOS

Los carbohidratos almacenados dentro del cuerpo proporcionan una fuente de energía rápida y fácilmente disponible. Estos carbohidratos se encuentran en tres formas: monosacáridos, disacáridos y polisacáridos. Los **monosacáridos** son azúcares simples como la glucosa, la fructosa (azúcar de la fruta) y la galactosa (azúcar de la leche). Todos los azúcares simples contienen seis moléculas de carbono en una estructura de anillo (Fig. 2-1). Para fines metabólicos, la glucosa es el azúcar simple más importante y es la única forma de carbohidrato que puede metabolizarse directamente para obtener energía. Aunque el tubo digestivo puede absorber monosacáridos, distintos de la glucosa, después de la absorción, el hígado convierte otros azúcares simples en glucosa. El término *azúcar en sangre* se refiere a la glucosa.

Los **disacáridos** se componen de dos monosacáridos. Por ejemplo, dos moléculas de glucosa pueden combinarse para formar maltosa, o la glucosa y la fructosa pueden combinarse para formar sacarosa (azúcar de mesa) (Fig. 2-2). Aunque los disacáridos se consumen en los alimentos, deben descomponerse en monosacáridos en el tubo digestivo antes de ser absorbidos por el torrente sanguíneo.

Los **polisacáridos** son carbohidratos complejos compuestos de tres a muchos centenares de monosacáridos. Dos de los polisacáridos vegetales más comunes son el almidón y la celulosa. Los seres humanos pueden digerir el almidón, que se encuentra en los cereales y muchos otros vegetales comunes, mientras que no pueden digerir la celulosa, que constituye parte de la fibra dietética que se excreta como materia fecal. Debido a que es digerible, el tubo digestivo absorbe el almidón en forma de monosacáridos y puede usarse inmediatamente para obtener energía o almacenarse en forma de glucógeno.

Glucosa

Fructuosa

Galactosa

FIGURA 2-1. Los monosacáridos se componen de 6 átomos de carbono, 12 de hidrógeno y 6 de oxígeno en una estructura de anillo de seis carbonos en diferentes disposiciones. Se muestran los monosacáridos glucosa, fructosa y galactosa. Obsérvense las diferencias en la disposición de los átomos de estos monosacáridos. Cada molécula de carbono debe tener en total cuatro enlaces químicos.

El **glucógeno** no se encuentra en las plantas y es la forma de polisacárido en la que los animales almacenan carbohidratos. El glucógeno está compuesto por centenares o miles de moléculas de glucosa unidas (Fig. 2-3). Como se ha mencionado anteriormente, después de la absorción por el tubo digestivo, todos los azúcares simples se convierten en glucosa en el hígado. La glucosa puede liberarse al torrente sanguíneo como glucosa sérica, o las moléculas de glucosa pueden combinarse dentro del hígado o el tejido muscular para formar glucógeno, en un proceso denominado glucogenogénesis. Las células corporales pueden metabolizar la glucosa liberada en el torrente sanguíneo o usarla para la **glucogenogénesis**,

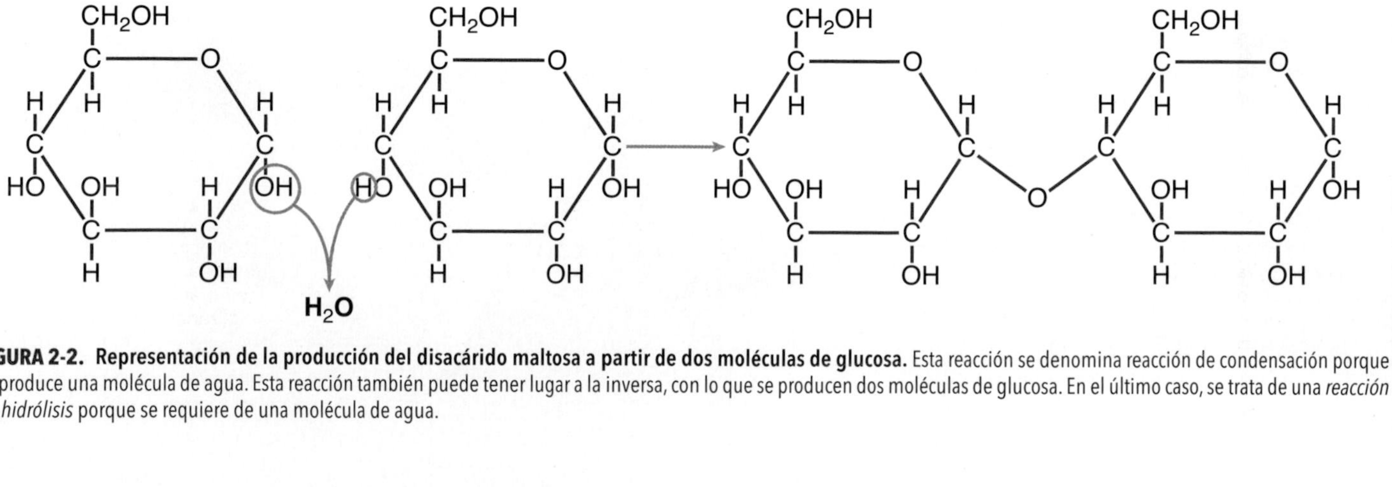

H_2O

FIGURA 2-2. Representación de la producción del disacárido maltosa a partir de dos moléculas de glucosa. Esta reacción se denomina reacción de condensación porque se produce una molécula de agua. Esta reacción también puede tener lugar a la inversa, con lo que se producen dos moléculas de glucosa. En el último caso, se trata de una *reacción de hidrólisis* porque se requiere de una molécula de agua.

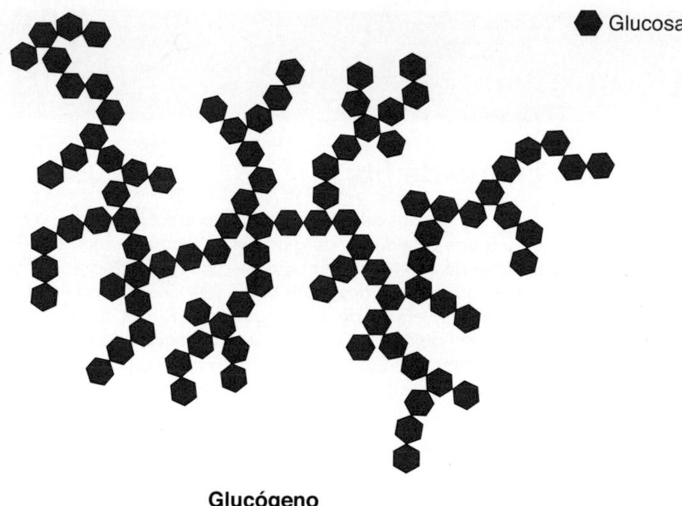

FIGURA 2-3. El glucógeno está compuesto por el monosacárido glucosa unido entre sí mediante cadenas largas y muy ramificadas. Cada una de las *estructuras en anillo rojas* (⬢) representa una molécula de glucosa.

y almacenar el glucógeno para necesidades metabólicas posteriores. Durante el ejercicio, las moléculas de glucosa pueden eliminarse del glucógeno en el hígado en un proceso llamado **glucogenólisis**, y liberarse al torrente sanguíneo para obtener glucosa como sustrato metabólico para otras células del cuerpo (*v.* el cuadro 2-1).

La glucosa y el glucógeno son los carbohidratos importantes para el metabolismo en reposo y durante el ejercicio. Durante el ejercicio, las células musculares pueden obtener glucosa absorbiéndola del torrente sanguíneo o, por glucogenólisis, de las reservas de glucógeno intramuscular (*v.* el cuadro 2-2). Además, la glucogenólisis hepática puede mantener las concentraciones séricas de glucosa durante el ejercicio y en momentos de descanso entre comidas. Sin embargo, hay cantidades relativamente pequeñas de glucógeno almacenadas en el hígado y otras células del cuerpo, en comparación con las reservas en el músculo esquelético.

GRASAS

Las grasas en forma de triglicéridos son bastante abundantes en el cuerpo; pueden metabolizarse para la producción de energía. Las grasas se encuentran tanto en tejidos vegetales como animales. Las dos grasas importantes para el metabolismo son los ácidos grasos y los triglicéridos.

Un **ácido graso** contiene un número par de 4 a 24 átomos de carbono unidos en una cadena (Fig. 2-4). Los ácidos grasos tienen un grupo ácido (COOH) y un grupo metilo (CH_3) en los extremos opuestos de la cadena de carbono. Los ácidos grasos pueden clasificarse en saturados, insaturados, monoinsaturados o poliinsaturados. Las grasas son saturadas o insaturadas, y las insaturadas pueden subclasificarse como monoinsaturadas o poliinsaturadas. Un **ácido graso saturado** contiene el número máximo de átomos de hidrógeno y, por tanto, no tiene dobles enlaces (*v.* Fig. 2-4), mientras que un **ácido graso insaturado** no contiene el número máximo de átomos de hidrógeno y tiene, al menos, un doble enlace entre las moléculas de carbono (*v.* Fig. 2-5). Los **ácidos grasos monoinsaturados** y **poliinsaturados** contienen al menos uno o más enlaces dobles entre las moléculas de carbono, respectivamente; por tanto, no contienen el número máximo de átomos de hidrógeno. Los ácidos grasos monoinsaturados y poliinsaturados componen una cantidad relativamente grande de las grasas contenidas en los aceites vegetales, como el aceite de oliva, y se les han atribuido numerosos beneficios para la salud, como la reducción del colesterol sérico total, de la presión arterial y de los factores de coagulación séricos[4,23].

Dentro del cuerpo, los ácidos grasos se almacenan como **triglicéridos**, que están compuestos por una molécula de glicerol más tres ácidos grasos unidos (Fig. 2-6). Los triglicéridos se almacenan principalmente en las células grasas (adipocitos), pero también pueden almacenarse en otros tipos de tejido, como el músculo esquelético. Si son necesarios para obtener energía, los triglicéridos se descomponen en los ácidos grasos que los componen y en la molécula de glicerol, en un proceso conocido como **lipólisis**. Luego, los ácidos grasos pueden metabolizarse para liberar energía utilizable. El glicerol no puede ser metabolizado directamente por el músculo esquelético; sin embargo, el hígado puede usar glicerol para sintetizar glucosa, que luego puede metabolizarse para proporcionar energía. Las reservas de grasa son bastante abundantes, incluso en personas muy delgadas. Por tanto, durante la actividad física no se produce un agotamiento de la grasa como fuente de energía, incluso durante episodios de resistencia a largo plazo, lo que excluye el agotamiento de grasa como causa de fatiga.

PROTEÍNAS

Las proteínas están presentes tanto en animales como en plantas. Los aminoácidos son las moléculas que las componen. La estructura básica de todos los aminoácidos es similar, y consiste en una

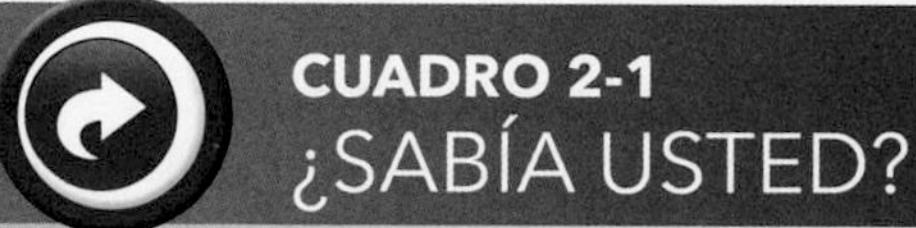

CUADRO 2-1
¿SABÍA USTED?

¿Existe alguna diferencia entre el glucógeno muscular y el hepático?

Tanto el hígado como el músculo esquelético almacenan glucógeno, que puede descomponerse enzimáticamente (glucogenólisis) en los momentos de alta demanda energética, como el ejercicio. La descomposición del glucógeno hepático devuelve las concentraciones séricas de glucosa a la normalidad cuando disminuyen durante el ejercicio. Sin embargo, a diferencia del hígado, el músculo esquelético es muy «egoísta» con su glucógeno. Es decir, cuando el músculo esquelético degrada su contenido de glucógeno intracelular, la glucosa resultante, en realidad glucosa-6-fosfato, se utiliza como sustrato para la glucólisis, lo que proporciona ATP al músculo activo. No se produce descomposición del glucógeno intramuscular para restablecer las concentraciones adecuadas de glucosa sérica, trabajo que queda relegado al hígado.

CUADRO 2-2
MÁS QUE EXPLORAR

Especificidad del contenido de glucógeno de acuerdo con el tipo de fibra

Todos los tipos de fibras musculares son capaces de almacenar glucógeno para ser utilizado como sustrato energético en momentos de gran actividad muscular y demanda energética. Sin embargo, la capacidad de almacenar glucógeno varía entre los diferentes tipos de fibra, y coincide con otros atributos específicos del tipo de fibra. Por ejemplo, las fibras musculares de contracción lenta, o de tipo I, tienden a almacenar cantidades relativamente escasas de glucógeno porque están diseñadas para el metabolismo aeróbico por su alto contenido de mitocondrias, mioglobina y capilares, favorables para la liberación y utilización de ácidos grasos libres, que deben metabolizarse aeróbicamente. Por el contrario, las fibras de contracción rápida, o de tipo II, almacenan grandes cantidades de glucógeno. Esto está relacionado con otras características de ese tipo de fibra, como una capilarización y contenido mitocondrial menos destacados y, por tanto, una menor dependencia del metabolismo aeróbico y el uso de ácidos grasos. Además, debido a la mayor velocidad contráctil de las fibras de contracción rápida, deben recibir ATP a una velocidad igualmente rápida, y esto es más fácil lograrlo mediante la glucólisis que mediante la fosforilación oxidativa.

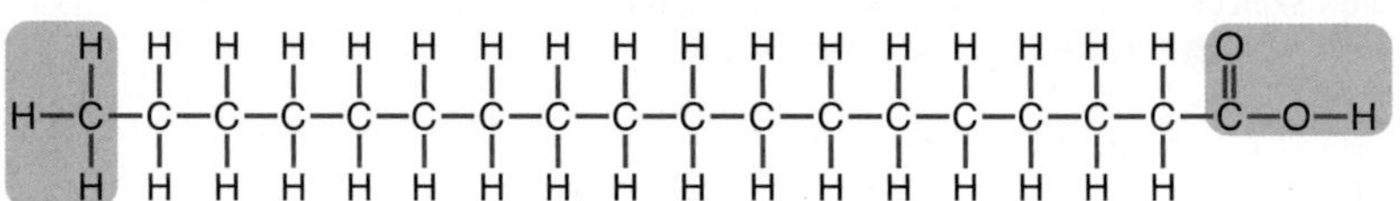

FIGURA 2-4. Los ácidos grasos de 18 carbonos son muy comunes en los alimentos que comemos. El ácido esteárico es el más simple de los ácidos grasos de 18 carbonos, y es un ácido graso saturado.

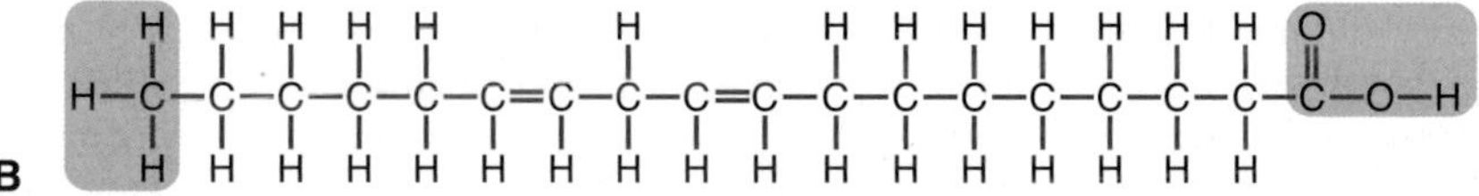

FIGURA 2-5. Se muestran dos ácidos grasos insaturados de 18 carbonos. (A) El ácido oleico es un ácido graso monoinsaturado de 18 carbonos. **(B)** El ácido linoleico es un ácido graso poliinsaturado de 18 carbonos.

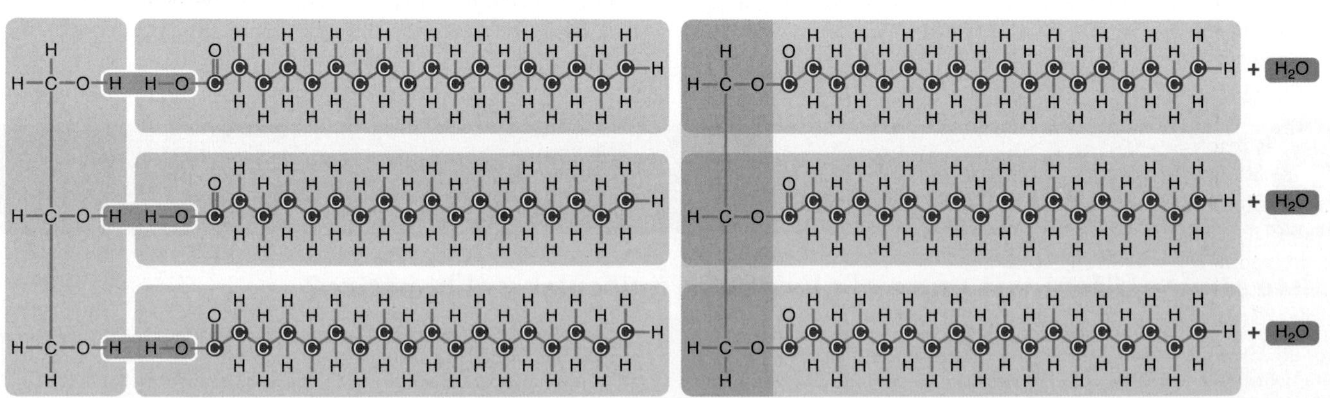

FIGURA 2-6. Un triglicérido está compuesto por una molécula de glicerol y tres moléculas de ácidos grasos. Los triglicéridos pueden producirse durante las reacciones de condensación, y producen tres moléculas de agua. El triglicérido representado está compuesto por una molécula de glicerol y tres ácidos grasos esteáricos, que son ácidos grasos saturados de 18 carbonos.

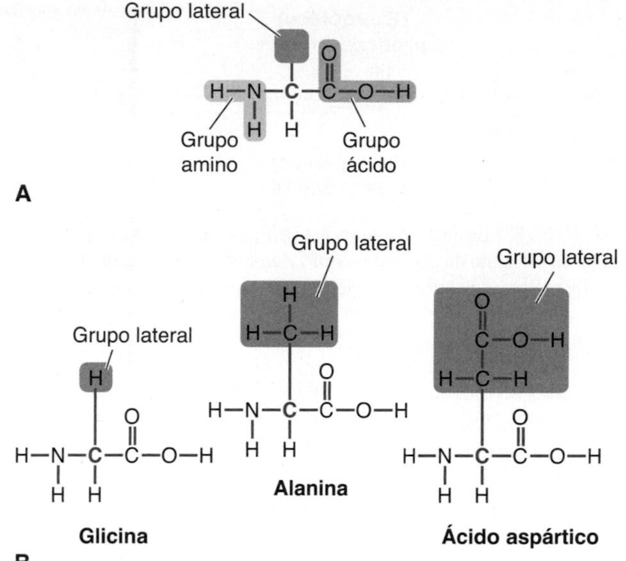

FIGURA 2-7. Todos los aminoácidos tienen la misma estructura básica. (A) La estructura básica de todos los aminoácidos es una molécula de carbono central, un grupo amino, un grupo ácido y un grupo lateral único. **(B)** Representación de tres aminoácidos con sus grupos laterales únicos.

molécula de carbono central que tiene enlaces con una molécula de hidrógeno, un grupo amino (NH_2), un grupo ácido (COOH) y una cadena lateral única para cada aminoácido en particular (Fig. 2-7). Es la cadena lateral la que distingue entre sí, a los aproximadamente 20 aminoácidos.

Los **aminoácidos esenciales** son los nueve aminoácidos que deben ingerirse en los alimentos que comemos porque no pueden ser sintetizados por el cuerpo humano. Los **aminoácidos no esenciales**, que constituyen más de la mitad de los aminoácidos, son aquellos que el cuerpo puede sintetizar. Por lo general, para proporcionar energía solo se metaboliza una pequeña cantidad de proteínas o aminoácidos, en gran parte debido a la presencia de nitrógeno, que no se encuentra en las grasas ni en los carbohidratos.

PAPEL DE LAS ENZIMAS

Las **enzimas** son moléculas de proteínas que facilitan una reacción química, incluidas las metabólicas, al disminuir la energía necesaria para que se produzca la reacción. Aunque las reacciones pueden producirse sin una enzima si hay suficiente energía, la enzima reduce la energía necesaria para que se produzca la reacción, lo que se denomina **energía de activación**. Obsérvese que la enzima no provoca la reacción, sino que facilita y aumenta la velocidad a la que tiene lugar y, por tanto, aumenta la velocidad a la que se producen los productos resultantes de la reacción química. También es importante señalar que, durante una reacción química multienzimática (bastante común en reacciones bioquímicas estimuladas por el ejercicio), una de las enzimas involucradas se identifica como la enzima limitante de la velocidad; es decir, la velocidad a la que ocurre toda la serie de reacciones depende de la velocidad a la que trabaja esa enzima en particular.

Al igual que todas las moléculas, una enzima tiene una forma tridimensional única. Esta forma única permite que la(s) molécula(s) o sustrato(s) involucrado(s) en la reacción química se una(n) físicamente a la enzima, de una manera similar a una cerradura y su llave (Fig. 2-8). Los sustratos encajan en la forma única de una enzima, con lo que se forma el complejo enzima-sustrato, que reduce la energía de activación para que la reacción pueda producirse más rápidamente. Una vez completada la reacción, el producto o productos de la reacción se disocian de la enzima.

Algunas enzimas pueden participar en una **reacción catabólica**, en la que un sustrato se divide en dos moléculas de producto, con lo que se libera energía, o en una **reacción anabólica**, en la que se forma una molécula de producto a partir de dos moléculas de sustrato; esta requiere energía. El tipo de reacción depende de muchos factores fisiológicos. Un factor importante es lo que se denomina **efecto de acción de masas**. Según este efecto, si una enzima regula la producción de una molécula de producto AB a partir de los sustratos A y B, la reacción puede producir AB o A y B, como se muestra en la siguiente ecuación. La dirección en la que procede la reacción depende de si hay más AB o A y B presentes. Si hay más AB, entonces la reacción será en la dirección para producir A y B; por el contrario, si hay más A y B, la reacción se moverá en la dirección para producir AB. Las flechas que apuntan en ambas direcciones en la siguiente ecuación indican que la enzima puede facilitar la reacción para producir AB o A y B.

$$AB \leftrightarrow A + B$$

Los nombres de muchas enzimas terminan con el sufijo *–asa*, y proporcionan una ligera indicación de la reacción química que facilitan. Por ejemplo, otro término para las grasas es lípidos, y las enzimas lipasas descomponen los triglicéridos en glicerol y ácidos grasos para que puedan entrar en las células.

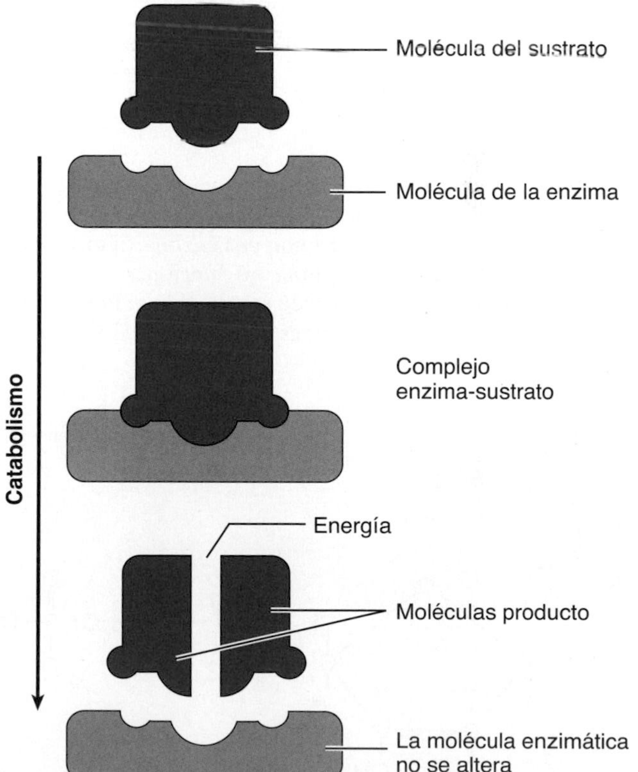

FIGURA 2-8. El concepto de llave y cerradura ayuda a describir cómo las enzimas facilitan las reacciones catabólicas y anabólicas. Representación de una reacción catabólica. Sin embargo, muchas enzimas también pueden realizar una reacción anabólica que involucra los productos producidos por la reacción catabólica para producir los sustratos utilizados en la reacción catabólica.

Diversos factores pueden afectar la velocidad con la que las enzimas facilitan sus respectivas reacciones. Dos factores muy importantes durante la actividad física son la temperatura y la acidez. La actividad de una enzima tiene una temperatura óptima a la que facilita las reacciones químicas.

Un ligero aumento de temperatura suele aumentar la velocidad con la que una enzima acelera su reacción. Así, durante la actividad física, el ligero aumento de la temperatura corporal generalmente aumenta la actividad de las enzimas implicadas en la producción de energía, lo que produce un ligero incremento en la producción de energía utilizable.

De manera similar, las enzimas individuales tienen un pH o nivel de acidez óptimos en el que facilitan sus respectivas reacciones. Durante la actividad física, la acidez intramuscular puede aumentar, lo que produce una disminución del pH. El aumento de la acidez, especialmente si es intenso, disminuye la actividad de algunas enzimas involucradas en la bioenergética. Esta ralentización de la actividad enzimática es un factor que provoca fatiga durante algunas formas de actividad física.

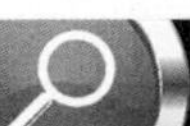

Revisión rápida

- Los carbohidratos son sustancias orgánicas que toman varias formas, incluidos los monosacáridos, los disacáridos y los polisacáridos. La glucosa y el glucógeno son los carbohidratos importantes para el metabolismo.
- Un triglicérido está compuesto por una molécula de glicerol y tres moléculas de ácidos grasos.
- Los diferentes aminoácidos se caracterizan por tener cadenas laterales únicas y, por lo general, no se metabolizan en gran medida.
- Las enzimas son moléculas de proteínas que facilitan una reacción química.

Otro factor relacionado con la función enzimática es la necesidad de **coenzimas**, que son moléculas orgánicas complejas, pero no proteínas, íntimamente asociadas con una enzima. Si una enzima depende de una coenzima, la enzima no funcionará de manera óptima sin las cantidades adecuadas de esa coenzima. Por ejemplo, las vitaminas B sirven como coenzimas para muchas de las enzimas

~ Enlace de alta energía

Adenina + Ribosa + 3 Fosfatos

FIGURA 2-9. El trifosfato de adenosina se compone de una adenina, ribosa y tres grupos de fosfato inorgánico. Las *líneas onduladas* entre los grupos fosfato indican un enlace de alta energía.

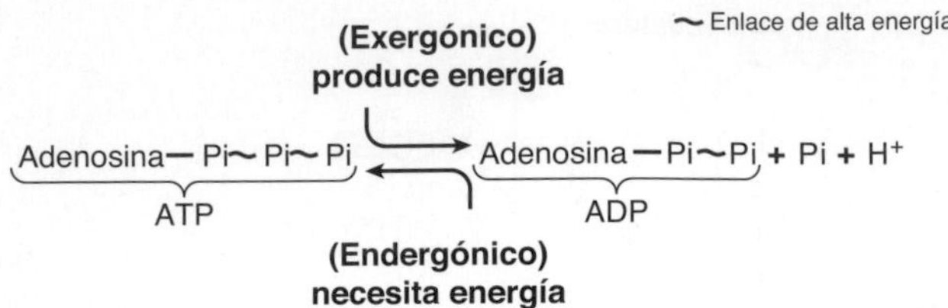

FIGURA 2-10. El trifosfato de adenosina (ATP) produce energía cuando se descompone en difosfato de adenosina (ADP) y un fosfato inorgánico (Pi). Puede producirse ATP combinando ADP y un Pi, pero esta reacción requiere energía.

involucradas en el metabolismo de los carbohidratos, los ácidos grasos y los aminoácidos. Si las coenzimas no están presentes, cesa el metabolismo energético, y, si no hay una disponibilidad adecuada de esas vitaminas, la velocidad a la que se produce la reacción metabólica disminuirá. En consecuencia, tanto las coenzimas como las enzimas son necesarias para que se produzcan muchos mecanismos bioenergéticos.

ATP: LA MOLÉCULA ENERGÉTICA

El ATP no es la única molécula energética en las células, pero es la más importante. Tanto si la energía útil se produce de forma anaeróbica como aeróbica, el resultado es la molécula energética ATP. La estructura molecular del ATP tiene tres componentes principales: adenina, ribosa y tres fosfatos (Fig. 2-9). Combinadas, las moléculas de adenina y ribosa se denominan *molécula de adenosina*. El ATP puede producirse a partir de **difosfato de adenosina (ADP)**, fosfato inorgánico (Pi) y un ion hidrógeno (H^+) (Fig. 2-10). La energía necesaria para unir ADP a Pi puede obtenerse de una reacción anaeróbica o aeróbica (que se analiza en el siguiente capítulo). Después, el ATP puede descomponerse en ADP y Pi, lo que libera una cantidad de energía que puede usarse para procesos celulares tales como diversas acciones musculares.

Las moléculas ADP, ATP y Pi no se destruyen durante estas reacciones. En realidad, los enlaces químicos que mantienen unidos los grupos fosfato se rompen para liberar energía, o se añade energía para formar el enlace que adhiere el Pi a los grupos fosfato restantes en la molécula de adenosina, con lo que se forma nuevamente el ATP. La producción de un ion de hidrógeno con la descomposición del ATP es importante porque este incremento aumenta la acidez. La necesidad de un ion de hidrógeno cuando ADP y Pi se combinan para producir ATP también es importante, porque disminuye la acidez. Por tanto, si se usa más ATP del que se produce, se producirá un aumento de la acidez intramuscular, mientras que, si el consumo de ATP se equilibra con una producción equivalente, no hay cambios en la acidez.

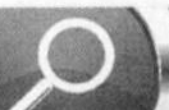

Revisión rápida

- El ATP es la molécula energética más importante del cuerpo.
- El ATP está compuesto por un nucleótido (adenosina) y tres grupos fosfato.
- Hay mucha energía almacenada en los enlaces que unen los grupos fosfato de un ATP, y esta energía potencial puede liberarse y ser utilizada para el trabajo cuando estos enlaces se rompen.

PRODUCCIÓN DE ATP

Inicialmente, el sistema de fosfágeno (ATP-PC) se usa para generar ATP que reemplace el usado durante la actividad física. En esta reacción, el grupo fosfato de la fosfocreatina (PC) se transfiere al ADP, lo que produce ATP. Sin embargo, esta vía es capaz de mantener el ejercicio durante solo unos 30 s. A medida que el ejercicio se prolonga durante aproximadamente 3 min, depende principalmente de la glucólisis para el reabastecimiento de ATP en el músculo activo.

Es importante notar que la glucólisis (que se describe a continuación) *no* requiere oxígeno y, por tanto, se considera un metabolismo no oxidativo. La disponibilidad o la no disponibilidad de cantidades adecuadas de oxígeno solo se vuelve relevante en las reacciones finales de la glucólisis, cuando el producto final del piruvato debe convertirse en ácido láctico (también llamado lactato en su forma ionizada) o entrar en las mitocondrias para participar en el **metabolismo aeróbico.** Este tipo de producción energética dependiente de oxígeno (*v.* cap. 3) es la fuente principal de producción de ATP durante el ejercicio de más de 3 min de duración. La energía procedente del **metabolismo anaeróbico** de carbohidratos, que no requiere oxígeno, junto con la de carbohidratos del sistema de fosfágeno (ATP y PC), son las principales fuentes de energía durante la actividad de alta intensidad y corta duración, como las carreras de velocidad y el levantamiento de pesas. A continuación, se analizan con mayor profundidad, y por separado, las vías del fosfágeno y la glucolítica, para una mayor comprensión de cómo operan para producir ATP.

SISTEMA ATP-PC

El sistema energético **ATP-fosfocreatina (PC)** (también conocido como sistema de fosfágeno) es importante como fuente de energía para aquellas actividades físicas que requieren mucha esfuerzo fisico como correr o levantar peso. Sin embargo, esta fuente de energía solo puede proporcionar energía durante un período relativamente corto. Por ejemplo, si uno comienza a saltar verticalmente lo más alto y rápido posible, notará que en 10 s a 15 s ya no salta tan alto como en los primeros saltos. Esto se debe, en parte, a las características y limitaciones de la fuente de energía ATP-PC, cuyo conocimiento permite comprender el rendimiento en la actividad física de alta intensidad y corta duración.

El contenido de ATP intracelular, incluidas las células musculares, es relativamente pequeño. Por tanto, durante la actividad física, las concentraciones de ATP dentro de las células musculares disminuyen con bastante rapidez; si las concentraciones de ATP no se reponen rápidamente con la energía procedente de los diversos ciclos metabólicos, la producción de fuerza muscular disminuirá en paralelo. La **fosfocreatina (PC)** intramuscular (Fig. 2-11) constituye una vía bioenergética simple y, por tanto, rápida, para producir ATP. Dentro de las células musculares, la enzima ATPasa facilita la descomposición del ATP en ADP y Pi, lo que genera la energía necesaria para las acciones musculares. En una reacción separada pero acoplada, la enzima **creatina cinasa** facilita la descomposición de PC en Pi y creatina, lo que produce la entrega de Pi a ADP para formar ATP (Fig. 2-12).

Las estructuras químicas y las formas tridimensionales de ATP y PC son diferentes. Por tanto, la PC no puede ser degradada por la enzima ATPasa del músculo donde se necesita energía para causar la contracción muscular. Por tanto, la PC no puede utilizarse para proporcionar energía directamente para la contracción muscular. El contenido de PC intramuscular en aproximadamente 80 a 85 $mmol \cdot kg^{-1}$ de músculo, es aproximadamente cuatro veces mayor que el contenido de ATP (~ 20 mmol de $ATP \cdot kg^{-1}$ de músculo). Sin embargo, esta sigue siendo una concentración relativamente baja de PC en el músculo, y disminuye en paralelo con el uso de ATP porque la PC se degrada durante la síntesis repetida de ATP.

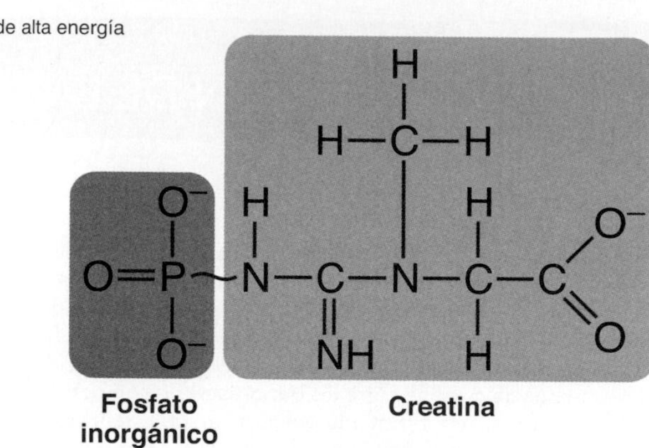

FIGURA 2-11. La fosfocreatina está compuesta de creatina y un fosfato inorgánico. La *línea ondulada* entre la creatina y el fosfato inorgánico representa un enlace de alta energía.

A medida que la concentración intramuscular de PC disminuye, también lo hace la producción de ATP a través de la descomposición de PC. La vía bioenergética de producción de ATP por descomposición de PC se denomina sistema ATP-PC o sistema de fosfágeno. Como se ha indicado anteriormente, las concentraciones intramusculares de ATP y PC son pequeñas.

Por tanto, durante ejercicio intenso se produce un rápido agotamiento de ambos fosfágenos. Sin embargo, esta fuente de energía anaeróbica puede proporcionar ATP en grandes cantidades y de forma muy rápida durante un corto período (*v.* cuadro 2-3).

La capacidad de proporcionar ATP rápidamente durante períodos cortos hace que el sistema ATP-PC sea importante para el rendimiento en actividades físicas de alta intensidad y corta duración, como carreras cortas, levantamiento de pesas olímpico, salto de altura y salto de longitud. Se ha estimado que, durante la actividad de intensidad máxima, las concentraciones intramusculares de ATP y PC se agotarán en algunas fibras musculares (por ejemplo, de contracción rápida) en aproximadamente 4 s[18]. Aunque es una hipótesis atractiva asociar la disminución de las concentraciones intramusculares de ATP y PC con la incapacidad de los músculos para generar fuerza, varios factores hacen muy poco probable que haya una relación causal[9]. Por ejemplo, durante el ejer-

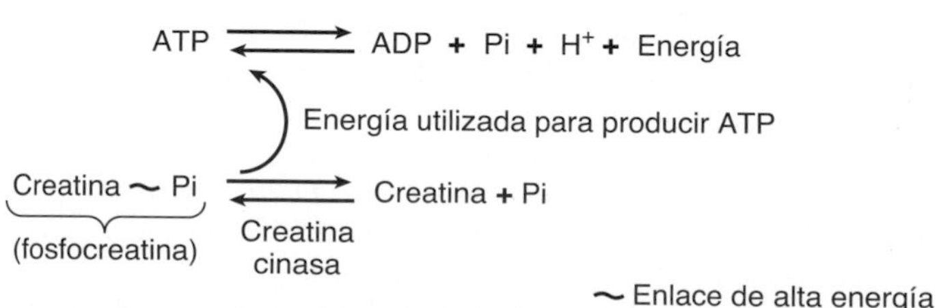

FIGURA 2-12. La energía liberada por la descomposición de la fosfocreatina se utiliza para producir trifosfato de adenosina (ATP). La energía liberada por la descomposición del ATP puede utilizarse para resintetizar fosfocreatina si la intensidad de la actividad disminuye o durante la recuperación después del ejercicio.

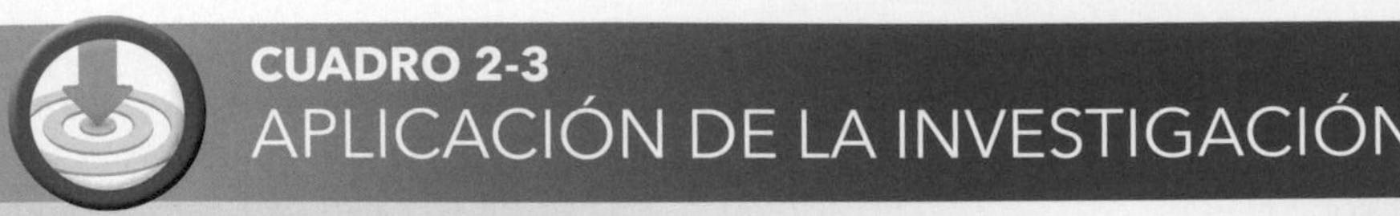

CUADRO 2-3

APLICACIÓN DE LA INVESTIGACIÓN

Suplementos de creatina

La vía bioenergética del fosfágeno consiste en ATP almacenado en el músculo y la reacción de la creatina cinasa que transfiere el fosfato de la fosfocreatina (PC) al ADP para volver a formar ATP, que luego puede ser utilizado por el músculo activo. Esta reacción y el papel fundamental que desempeña en el suministro de ATP explican la popularidad de consumir suplementos de creatina entre los deportistas de competición.

Sin embargo, una búsqueda exhaustiva sobre la investigación en este tema revela que los suplementos de creatina conducen a la retención de agua y al aumento de peso corporal temprano de 1.5 k a 3 k, y que solo una fracción de la creatina consumida por vía oral entra realmente en el músculo, y solo en el/los músculo(s) en entrenamiento. Incluso entonces, no toda la creatina absorbida por el tejido muscular entrenado se fosforila para convertirse en fosfocreatina.

La evidencia sugiere que la suplementación con creatina solo afecta las actividades de corta duración (≤30 s) y de alta intensidad para mejorar el rendimiento deportivo, no mayor a un 10 %. Estas mejoras en el rendimiento se manifiestan particularmente con esfuerzos repetidos o repeticiones. En resumen, los beneficios de los suplementos de creatina son limitados tanto en términos de cuánto puede mejorarse el rendimiento como en qué tipo de acontecimientos deportivos pueden observarse esas mejoras. También se aconseja que aquellas personas con nefropatía (problemas renales) preexistente no consuman dosis elevadas (3-5 $g \cdot d^{-1}$) de suplementos de creatina.

Lecturas adicionales

Chilibeck PD, Kaviani M, Candow DG, et al. Effect of creatine supplementation during resistance training on lean tissue mass and muscular strength in older adults: a meta-analysis. *Open Access J Sports Med.* 2017;2:213–226.

Gualano B, Roschel H, Lancha AH Jr, et al. In sickness and in health: the widespread application of creatine supplementation. *Amino Acids.* 2012;43(2):519–529.

Kim HJ, Kim CK, Carpentier A, et al. Studies on the safety of creatine supplementation. *Amino Acids.* 2011;40:1409–1418.

Lanhers C, Pereira B, Naughton G, et al. Creatine supplementation and upper limb strength performance: a systematic review and meta-analysis. *Sports Med.* 2017;47:163–173.

Moon A, Heywood L, Rutherford S, et al. Creatine supplementation: can it improve quality of life in the elderly without associated resistance training? *Curr Aging Sci.* 2013;6(3):251–257.

Rawson ES, Volek JS. Effects of creatine supplementation and resistance training on muscle strength and weight lifting performance. *J Strength Cond Res.* 2003;17(4):822–831.

cicio de alta intensidad, la disminución intramuscular de ATP no muestra una correlación con la disminución de la fuerza muscular, y la disminución de la PC sigue un curso de tiempo diferente al de la disminución de la fuerza muscular. Esto indica que existen otros factores, además de los cambios en las concentraciones intramusculares de ATP y PC, responsables de la disminución de la fuerza muscular. Uno de estos factores es un aumento de la acidez intramuscular o la concentración de iones de hidrógeno causado por la actividad anaeróbica. Recuérdese que la descomposición del ATP produce energía útil, pero también un ion hidrógeno.

Una segunda explicación posible es la compartimentación del ATP; esto significa que, aunque las concentraciones intramusculares totales de ATP son relativamente altas, falta el ATP intramuscular donde es necesario para proporcionar la energía que produzca fuerza. Más recientemente, también se ha constatado que la acumulación de Pi que resulta de la degradación rápida del ATP desempeña un papel en la fatiga muscular.

Irónicamente, el único medio por el cual la PC puede volver a formarse a partir de creatina y el Pi es a partir de la energía liberada por la descomposición del ATP. Durante la actividad de alta intensidad, habrá poco o ningún ATP intramuscular disponible para este propósito.

Sin embargo, durante la recuperación de la actividad de alta intensidad, el ATP puede obtenerse aeróbicamente para reponer la PC intramuscular, así como el contenido de ATP. Por tanto, después de que durante la actividad de alta intensidad la PC y el ATP intramuscular se agotan, no pueden reponerse eficazmente hasta que la intensidad del ejercicio disminuya o durante la recuperación posterior al ejercicio.

La capacidad de reponer ATP y PC intramusculares durante la recuperación es una consideración importante para las actividades deportivas y de entrenamiento que involucran actividades repetidas de alta intensidad y corta duración, tales como baloncesto, entrenamiento con pesas y entrenamiento a intervalos.

Después de un programa de entrenamiento, la capacidad de realizar series repetidas de actividad física de alta intensidad y corta duración, separadas por períodos de descanso, mejora a medida que aumenta la capacidad muscular para restablecer las concentraciones de fosfágeno.

Al igual que con todas las fuentes de energía, un aumento en las enzimas asociadas con esa vía energética, o un aumento en la disponibilidad de sustrato, podrían aumentar potencialmente la producción o reposición de ATP. Al hacerlo, también puede esperarse que mejore el rendimiento en las actividades que dependen en gran medida de esa vía energética particular. Las adaptaciones que potencialmente podrían aumentar el rendimiento en las actividades que dependen en gran medida del sistema ATP-PC incluyen cambios en la enzima creatina cinasa y en el contenido intramuscular en reposo de ATP y PC.

ADAPTACIONES ENZIMÁTICAS DEL SISTEMA ATP-PC AL EJERCICIO

Los aumentos de la actividad de las principales enzimas involucradas en el sistema ATP-PC podrían producir una regeneración más rápida de ATP, lo que resultaría en un mayor rendimiento en las actividades de corta duración y alta potencia. La creatina cinasa es la principal enzima involucrada en la regeneración de ATP a partir de la descomposición de PC. Se ha observado un aumento, una disminución y la ausencia de cambios en la actividad de esta enzima después del entrenamiento con pesas y de tipo carrera (esprint)[7,13,19,24,25]. Aunque los cambios inducidos por el entrenamiento en la actividad de la creatina cinasa no se han notificado de manera consistente, en algunos estudios se han observado aumentos significativos en la actividad de esta enzima, incluido un aumento de aproximadamente un 14 % después del entrenamiento de fuerza isocinético[7] y un 44 % después de un entrenamiento en ciclo ergométrico de velocidad supermáxima[19].

ADAPTACIONES DEL ATP Y LA PC AL EJERCICIO

Los aumentos en las concentraciones intramusculares de ATP y PC podrían aumentar el rendimiento en actividades de corta duración y alta intensidad. El entrenamiento con pesas[16,24] y de carrera (esprint)[8,21] ha producido tanto aumentos significativos como ningún cambio en las concentraciones intramusculares de ATP y PC. En contraste, en la investigación se ha evidenciado de forma consistente que el entrenamiento de resistencia no tiene un efecto significativo sobre las concentraciones intramusculares de ATP y PC[1,14,16]. Después de 5 meses de entrenamiento de fuerza, sin embargo, las concentraciones intramusculares en reposo de ATP y PC aumentan un 22 % y un 18 %, respectivamente, y la fuerza máxima aumenta un 28 %[16].

En otro estudio se observó que, después de 6 semanas de entrenamiento de carrera (esprint), las concentraciones en reposo de estos fosfágenos se mantuvieron sin cambios, a pesar de la disminución en el tiempo de una carrera de 40 m y una mejor capacidad de repetición de carrera (tiempo total para seis carreras de 40 m separadas por 24 s) de aproximadamente un 2 %[8]. Estos resultados constatan que el aumento del rendimiento a corto plazo en las actividades de alta intensidad puede producirse con y sin un aumento significativo del ATP y la PC intramusculares.

Si el aumento del rendimiento de alta intensidad de corta duración puede producirse sin un cambio significativo en el ATP y PC intramusculares en reposo, podría depender del agotamiento o no de estos fosfágenos durante la actividad. Las estimaciones del agotamiento de ATP durante carreras únicas con una duración de 30 s y 10 s a 12.5 s son aproximadamente del 45 % y del 14 % al 32 % de los valores previos al ejercicio, respectivamente[6]. Las estimaciones del agotamiento de PC después de carreras únicas (10 s a 30 s) y repetidas (30 s) indican rangos de agotamiento del 20 % al 60 % de los valores previos al ejercicio[6]. Esto indica que el agotamiento completo de ATP y PC puede no producirse en actividades de alta intensidad con una duración de 30 s o menos. Por tanto, los aumentos en el contenido de ATP y PC intramusculares en reposo pueden no ser necesarios para mejorar el rendimiento de alta intensidad y corta duración.

Revisión rápida

- El trifosfato de adenosina (ATP) y la fosfocreatina (PC) intramusculares son la fuente de energía predominante para la actividad física de alta intensidad y corta duración, aunque muy pocos de estos fosfágenos se almacenan en los tejidos.
- Las adaptaciones del entrenamiento a la fuente de energía ATP-PC pueden incluir aumentos en algunas enzimas y en las reservas intramusculares de ATP y PC, más notablemente con el entrenamiento de fuerza y carreras de alta intensidad.

GLUCÓLISIS

La **glucólisis** se define como una serie de reacciones enzimáticas que metabolizan la glucosa. Aunque esta vía no necesita oxígeno para funcionar (algunos se refieren a esta como un proceso no oxidativo), puede producir una molécula denominada acetil-CoA, que puede entrar en las mitocondrias y participar en la respiración aeróbica si hay cantidades adecuadas de oxígeno disponibles en la célula. Sin embargo, si no hay suficiente oxígeno disponible, la glucólisis puede causar la producción de ácido láctico, que en un pH fisiológico produce inmediatamente su protón para convertirse en lactato, que no puede entrar directamente en el metabolismo aeróbico. Así, la glucólisis es importante para producir energía tanto para actividades aeróbicas como anaeróbicas.

La glucólisis conduce a la producción de ATP a partir de la descomposición de glucosa mediante una serie de 10 reacciones químicas que tienen lugar en el sarcoplasma de las células musculares. La glucosa puede obtenerse de la glucosa sérica o de las reservas de glucógeno intramuscular. Solo hay una diferencia entre la producción de ATP, a partir de glucosa y de glucógeno Si se usa glucosa, se necesita un ATP en la reacción para obtener el fosfato necesario para la producción de glucosa-6-fosfato (Fig. 2-13). Este paso, como cualquier otro que implica la adición de un grupo fosfato a otra molécula, se denomina *fosforilación*.

Si se usa glucógeno, el enlace químico entre una molécula de glucosa y el resto de la molécula de glucógeno se rompe durante un proceso denominado *glucogenólisis*. La glucosa es fosforilada por el Pi ya presente, lo que da como resultado la formación de glucosa-6-fosfato, con lo que se evita que la célula use una molécula de ATP que necesitaría si usara glucosa sérica. Después de la formación de glucosa-6 fosfato, los pasos restantes de la glucólisis son idénticos (*v.* el cuadro 2-4).

Además de la primera reacción, en la tercera reacción de la glucólisis se necesita ATP. Por tanto, al comienzo de la vía glucolítica, es un proceso que consume energía, en lugar de producirla. De hecho, si se comienza con glucosa, se necesitan dos ATP, y si se comienza con glucógeno, se necesita un ATP para completar las tres primeras reacciones. Solo durante las reacciones posteriores la glucólisis produce energía al sintetizar dos ATP en dos reacciones separadas (se sintetizan un total de cuatro ATP). Entonces, la ganancia neta de ATP es de dos moléculas si el sustrato inicial es la glucosa, y de tres si lo es el glucógeno.

La cuarta reacción divide la cadena de seis carbonos de la glucosa en dos cadenas de tres carbonos. La sexta reacción produce la eliminación de un hidrógeno de cada una de las cadenas de tres carbonos. La producción de hidrógenos es importante porque son necesarios para producir la mayor parte del ATP de forma aeróbica (*v.* cap. 3). Los hidrógenos producidos en la glucólisis pueden ser aceptados por la molécula portadora de hidrógeno **dinucleótido de adenina y nicotinamida (NAD^+)**, que da como resultado NADH, una molécula que transporta los hidrógenos a las mitocondrias para usarlos en el metabolismo aeróbico. Las moléculas de NAD^+, similares a otros portadores de hidrógeno, no se destruyen, ya que transportan hidrógenos para usarlos en el metabolismo aeróbico. Una vez que NADH ha entregado un hidrógeno al proceso de metabolismo aeróbico, NAD^+ puede actuar nuevamente como un aceptador de hidrógeno.

NAD^+ debe aceptar hidrógenos de la glucólisis para que continúen las reacciones de la glucólisis. Por tanto, la continuación de las reacciones glucolíticas depende en parte de que el metabolismo aeróbico acepte hidrógenos del NADH, y el metabolismo aeróbico depende de la presencia de oxígeno suficiente. Sin embargo, hay otra forma por la cual NADH puede donar su hidrógeno, con lo que se produce NAD^+.

La última reacción de la glucólisis produce ácido pirúvico, una molécula de tres carbonos. Si el metabolismo aeróbico no puede aceptar los hidrógenos del NADH, el ácido pirúvico puede aceptar un hidrógeno y convertirse en lactato, también una molécula de tres carbonos. La formación de lactato es la razón por la que la glucólisis también se denomina *sistema energético del lactato*.

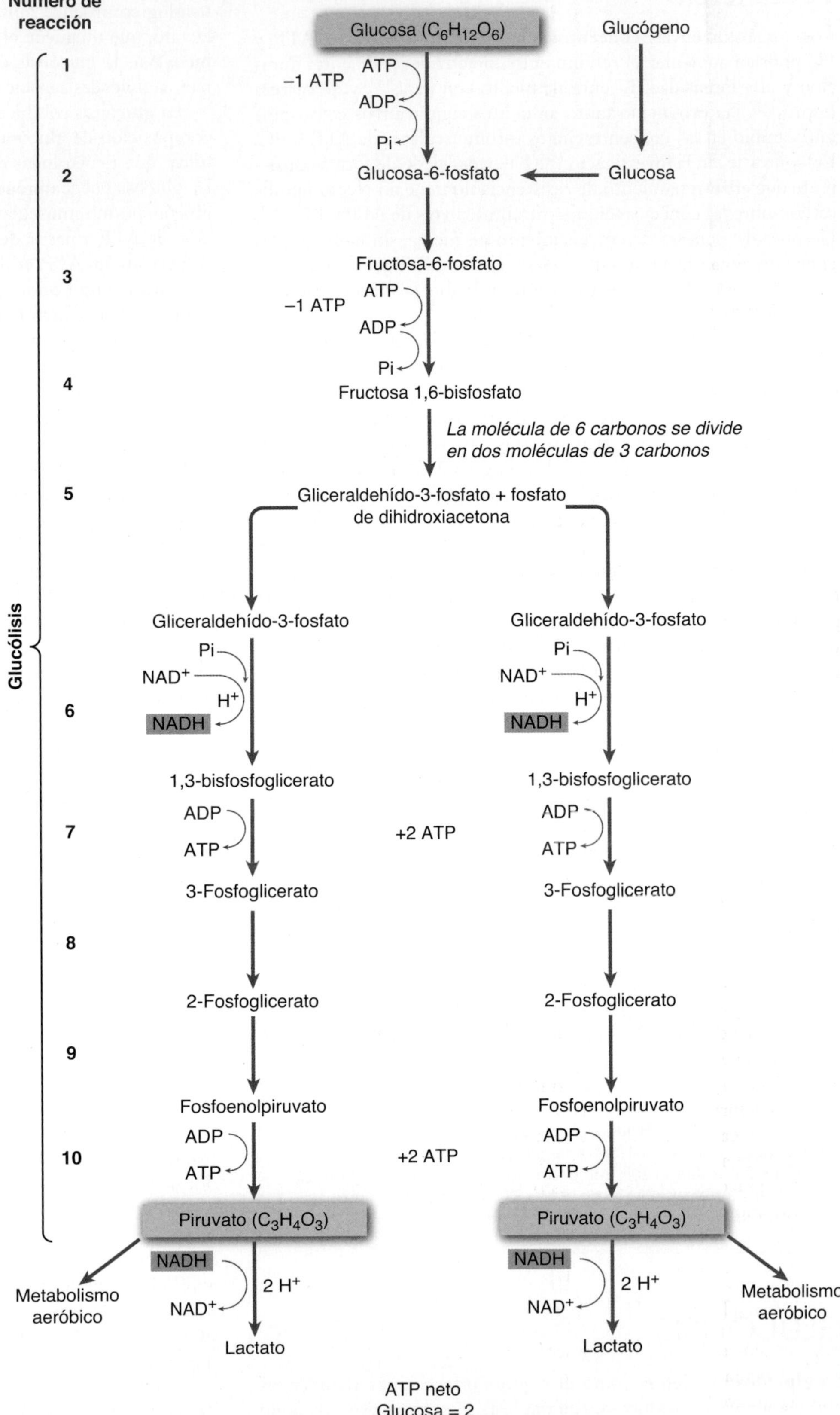

FIGURA 2-13. Durante la glucólisis, la glucosa del torrente sanguíneo o la obtenida del glucógeno intramuscular se metaboliza y produce piruvato. El piruvato puede entrar en el metabolismo aeróbico o transformarse en lactato. Se produce una ganancia neta de dos y tres trifosfatos de adenosina (ATP) por cada glucosa y por cada glucosa obtenida del glucógeno, respectivamente, mediante las reacciones de la glucólisis. Hay enzimas asociadas con las diversas reacciones. (Adaptado de Powers SK, Howley ET. *Exercise Physiology Theory and Application to Fitness and Performance.* 5th ed. New York: McGraw Hill, 2004).

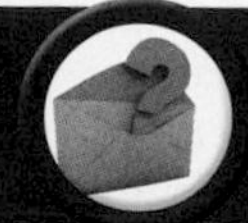

CUADRO 2-4
PREGUNTAS PRÁCTICAS DE LOS ESTUDIANTES

Si la glucosa es un sustrato energético tan eficaz y es utilizada directamente por la vía glucolítica para producir ATP en el tejido muscular, ¿no sería beneficioso comer y beber muchos azúcares simples tales como caramelos y gaseosas?

En realidad, para nada sería ventajoso consumir grandes volúmenes de azúcares simples. De hecho, su consumo afectaría negativamente, en lugar de positivamente, el rendimiento deportivo.

Debido a que son azúcares simples, los dulces y las gaseosas no requieren mucha digestión y, como resultado, se liberan rápida e inmediatamente al torrente sanguíneo, lo que provoca un aumento repentino de las concentraciones séricas de glucosa. El cuerpo responde liberando grandes cantidades de insulina en la sangre, en un intento por restaurar las concentraciones normales de glucosa.

En cambio, una liberación tan elevada y repentina de insulina en realidad compensa excesivamente el aumento repentino de la glucosa sérica, lo que causa concentraciones de glucosa sérica más bajos de lo normal, o hipoglucemia. Esto, a su vez, priva a los músculos activos de una fuente de energía muy valiosa, lo que disminuye el rendimiento deportivo.

En resumen, las primeras reacciones de la glucólisis necesitan consumir ATP para continuar, y las reacciones posteriores producen ATP, así como hidrógenos, que pueden usarse en el metabolismo aeróbico para producir ATP o lactato a partir del ácido pirúvico. El resultado neto son dos ATP si el sustrato inicial de la glucólisis es la glucosa, o tres ATP si el sustrato es el glucógeno. Los hidrógenos transportados por NADH acabarán produciendo 2.5 ATP adicionales por el metabolismo aeróbico (*v.* cap. 3), y no se incluyen en el cálculo del ATP neto producido directamente por la glucólisis.

A continuación, se examinarán varias adaptaciones al entrenamiento que pueden mejorar el rendimiento cuando la glucólisis es la fuente principal de ATP durante la actividad física. Como ocurre con el ATP y la PC intramusculares, se producen adaptaciones al entrenamiento en las enzimas de la glucólisis y en la disponibilidad de sustrato, en este caso, el glucógeno intramuscular.

La capacidad de amortiguación para compensar el impacto negativo del lactato también podría aumentar debido al entrenamiento. Una o todas estas adaptaciones podrían aumentar la producción de ATP a partir de la glucólisis y, por tanto, el rendimiento. Si estos tipos de cambios se producen debido al entrenamiento anaeróbico o aeróbico y si el cambio afectara positivamente el rendimiento, parece depender de varios factores, incluida la enzima glucolítica particular que se está examinando, las especificaciones (volumen, intensidad, duración) de un programa de entrenamiento particular, y la definición de rendimiento (capacidad de realizar una carrera [esprint] única o repetida, corta o larga).

A continuación, se revisarán las adaptaciones al ejercicio de las enzimas glucolíticas, el glucógeno intramuscular y la capacidad amortiguadora.

ADAPTACIÓN DE LAS ENZIMAS GLUCOLÍTICAS AL EJERCICIO

Los cambios en las enzimas glucolíticas podrían mejorar el rendimiento mediante el aumento de la disponibilidad de ATP para el músculo activo a partir de la glucólisis. Las enzimas de la glucólisis que se estudian con frecuencia son la glucógeno fosforilasa, la fosfofructocinasa (PFK) y la lactato deshidrogenasa (LDH).

La glucógeno fosforilasa cataliza la descomposición del glucógeno intramuscular en glucosa. La PFK cataliza la conversión de fructosa-6-fosfato a fructosa-1,6-bisfosfato y es la principal enzima limitante de la glucólisis. La LDH cataliza la conversión de piruvato en lactato. Se han observado aumentos en las concentraciones de estas enzimas como resultado del entrenamiento con pesas[3,7,24], entrenamiento de velocidad[1,15,20,21] y entrenamiento de resistencia[1].

Sin embargo, el entrenamiento no siempre origina cambios en estas enzimas. Por ejemplo, los programas de entrenamiento de resistencia que duran menos de 12 semanas generalmente no han logrado mostrar un aumento en la actividad de PFK, mientras que algunos programas de 5 a 6 meses de duración sí lo han mostrado[1]. Si el aumento en la actividad de una determinada enzima afectara finalmente el rendimiento también depende de otros factores. Por ejemplo, es posible que un aumento de la LDH no cambie la función glucolítica porque no es una enzima limitante de la velocidad, mientras que los cambios en la PFK podrían aumentar la función glucolítica general porque es una enzima limitante de la velocidad.

También es difícil determinar el efecto de los cambios enzimáticos en el músculo debido a la hipertrofia muscular secundaria al entrenamiento. El entrenamiento con pesas que estimula la hipertrofia muscular ha causado disminuciones en la actividad de PFK[25] debido al aumento del tamaño del músculo sin cambios en la cantidad total de PFK, lo que produce dilución de la PFK.

Los cambios en las enzimas glucolíticas clave podrían aumentar el rendimiento, y se han producido con el entrenamiento anaeróbico. No obstante, el aumento de la actividad enzimática depende de las características específicas (como la intensidad del entrenamiento, volumen, duración, frecuencia) del programa de entrenamiento realizado.

Asimismo, el hecho de que un cambio en la actividad enzimática produzca un cambio en el rendimiento también depende de otros factores. Por ejemplo, el entrenamiento con pesas podría aumentar la hipertrofia muscular y la fuerza máxima, pero simultáneamente podría producirse una disminución en la actividad de una enzima glucolítica específica. El rendimiento aeróbico podría definirse como la capacidad de correr 5 km o un maratón, y la capacidad de carrera o esprint podría definirse como la capacidad de realizar una carrera única o repetida. Así, aunque el aumento en la actividad de las enzimas glucolíticas podría mejorar el rendimiento, el efecto de tal aumento en el rendimiento no está claro y depende de numerosos factores.

ADAPTACIÓN DEL GLUCÓGENO INTRAMUSCULAR AL EJERCICIO

Los aumentos en el glucógeno intramuscular podrían afectar positivamente la producción tanto glucolítica como aeróbica de ATP. Está bien aceptado que el entrenamiento de resistencia aumenta el glucógeno intramuscular[1,11].

Sin embargo, se ha constatado que después del entrenamiento con pesas[24] y de tipo carrera (esprint)[6,22], el glucógeno intramuscular aumenta o permanece sin cambios. Al igual que con los cambios enzimáticos glucolíticos, el aumento del glucógeno intramuscular con el entrenamiento con pesas y de tipo carrera (esprint) puede depender de varios factores, como la duración del programa de entrenamiento y el tipo específico de entrenamiento realizado. Por ejemplo, las repeticiones de carreras cortas (< 10 s) y repeticiones de una combinación de carreras cortas y largas (> 10 s) no producen cambios en el glucógeno intramuscular.

Sin embargo, las repeticiones de carreras largas (> 10 s) dan como resultado un aumento del glucógeno intramuscular a medida que la producción glucolítica de ATP se vuelve más importante para el rendimiento[21].

Revisión rápida

- La glucólisis se define como una serie de 10 reacciones químicas independientes del oxígeno que descomponen la glucosa extraída de la sangre u obtenida del glucógeno intramuscular, que produce la formación de piruvato, la producción de ATP y la producción de iones de hidrógeno que pueden entrar en el metabolismo aeróbico.
- Las adaptaciones del entrenamiento a la glucólisis incluyen aumentos en la actividad de algunas enzimas, el aumento de las reservas intramusculares de glucógeno y una mayor capacidad de amortiguación intramuscular.

ADAPTACIÓN DE LA CAPACIDAD DE AMORTIGUACIÓN

Una forma de aumentar el rendimiento y la recuperación en cualquier actividad en la que aumenta la acidez intramuscular es amortiguar los iones hidrógeno producidos. Por ejemplo, uno de los sistemas de amortiguación funciona con el bicarbonato de sodio. Cuando se presenta un ácido fuerte para amortiguar los iones de hidrógeno, el bicarbonato de sodio ($NaHCO_3$) se combina con los iones de hidrógeno y se forma ácido carbónico (H_2CO_3), un ácido más débil. El músculo esquelético tiene amortiguadores intracelulares, los más comunes de los cuales son las proteínas y los grupos fosfato (cuadro 2-1).

Sin embargo, el bicarbonato intracelular también puede actuar como amortiguador. Se ha constatado que los entrenamientos de resistencia y de tipo carrera (esprint) aumentan las capacidades de amortiguación[12,21], pero no todos los estudios muestran un potencial de amortiguación mejorado (cuadro 2-5).

Si aumentan las capacidades de amortiguación, puede mejorarse el rendimiento porque puede generarse más ATP antes de que el aumento de la acidez provoque una disminución de la fuerza y la potencia musculares.

INTERACCIONES DE LOS METABOLISMOS ANAERÓBICO Y AERÓBICO

Las fuentes de energía anaeróbicas proporcionan la mayoría del ATP necesario para la realización de actividad física máxima de alta intensidad y corta duración, mientras que el metabolismo aeróbico proporciona la mayor parte del ATP necesario para la realización de actividad física de baja intensidad y larga duración. Esto ha permitido estimar el porcentaje de ATP obtenido de fuentes anaeróbicas y aeróbicas para realizar actividades físicas de diferente duración (Fig. 2-14), así como actividades específicas, como el levantamiento de pesas olímpico, natación (200 m), fútbol y muchos otros acontecimientos deportivos.

Algunos entrenadores han utilizado estas estimaciones para calcular el porcentaje del tiempo de entrenamiento que debería dedicarse a varias actividades durante el entrenamiento en preparación para competir. Sin embargo, solo debe servir como una guía sobre la dependencia energética en el metabolismo energético aeróbico y anaeróbico, porque habrá variabilidad individual. Esta variabilidad puede depender de la posición específica en el terreno de juego, de diferencias en la estrategia o del tipo de juego que caracteriza a muchos deportes.

Por ejemplo, el porcentaje de ATP derivado aeróbica y anaeróbicamente varía considerablemente en un jugador de fútbol de campo frente al portero, o en una ofensiva de ritmo rápido frente a una de ritmo lento en el baloncesto. Además, todas las fuentes de energía de ATP son continuas, y todas ellas suministran una cierta cantidad de ATP en todo momento.

Como se analizará en las siguientes secciones, aunque los metabolismos aeróbico o anaeróbico suministran la mayor parte del ATP para un determinado tipo de actividad, hay una interacción considerable entre ambos metabolismos que puede no ser evidente en muchas actividades (*v.* cuadro 2-6).

Tabla 2-1. Sistemas de amortiguación química

Sistema	Componente	Resultado
Bicarbonato	Bicarbonato de sodio ($NaHCO_3$)	Convierte un ácido fuerte en ácido carbónico, un ácido débil
Fosfato	Fosfato de sodio (Na_2HPO_4)	Convierte un ácido fuerte a débil
Proteína	Grupo COO^- de una proteína Amoníaco (NH_3^+) del grupo de una proteína	Se combina con H^+ en presencia de exceso de ácido Se combina con H^+ en presencia de exceso de ácido

CUADRO 2-5

PREGUNTAS PRÁCTICAS DE LOS ESTUDIANTES

¿Puede combatirse la acidez del ejercicio anaeróbico intenso con suplementos nutricionales?

Como se ha señalado en este capítulo, el equilibrio fisiológico entre ácidos y bases está íntimamente regulado para mantener la homeostasis. Como se ha mencionado, muchos sistemas diferentes de amortiguación en las células, la sangre y los fluidos corporales permiten mantener un rango de pH estrecho y ayudan a combatir cambios radicales incluso con el estrés del ejercicio anaeróbico intenso. Recuérdese que un amortiguador es una sustancia que mantiene el pH por medio de la inhibición del cambio en las concentraciones de iones de hidrógeno ante los cambios excesivos de ácido o base. Típicamente, la sustancia que absorbe los iones es un ácido débil, que capta iones hidroxilo, o es una base débil, que absorbe iones hidrógeno (H^+). La multitud de sistemas que controlan y protegen el cuerpo del exceso de bases o ácidos son eficaces y funcionan en diferentes sistemas a diferentes velocidades. Estos sistemas responden en segundos para hacer ajustes en el pH. Las vías respiratorias aumentan el pH sanguíneo (más básico) al exhalar CO_2 del cuerpo mientras que el sistema renal ajusta el pH a través de la excreción de iones de hidrógeno y conservando el bicarbonato, en una respuesta a largo plazo, para facilitar las acciones periféricas en la sangre. Las proteínas funcionan como amortiguadores. Contienen grupos amino cargados positivamente y grupos carboxilo cargados negativamente, y estas regiones cargadas de la molécula pueden unirse a iones de hidrógeno e hidroxilo y, por tanto, funcionar como amortiguadores. Curiosamente, la amortiguación a partir de proteínas representa dos terceras partes de la amortiguación de la sangre y la mayor parte de la amortiguación celular.

Se ha prestado atención a tres sistemas de amortiguación debido al papel de los suplementos utilizados para promover un efecto más rápido e influir positivamente en el rendimiento ante niveles elevados de estrés anaeróbico con caídas de pH y acumulación excesiva de iones de hidrógeno (H^+). Cada sistema de amortiguación ha sido estudiado y se ha constatado que tiene efectos positivos en el rendimiento anaeróbico agudo. El sistema de amortiguación intracelular de carnosina con el uso de la suplementación con β-alanina es el más conocido. Si bien el ácido láctico no es la causa de estas condiciones de pH, sirve como biomarcador asociado para indicar que existen tales condiciones con el ejercicio. El entrenamiento anaeróbico (entrenamiento con pesas en circuito de intervalos y con descanso breve) también ha sido importante para mejorar los muchos sistemas de amortiguación del organismo.

Los tres sistemas de amortiguación que se ven afectados por los suplementos son:

1. Sistema de amortiguación de bicarbonato en la sangre

   Este sistema es uno de los principales sistemas de amortiguación en la sangre y también puede verse afectado por el entrenamiento físico y los suplementos. Estudios iniciales sobre suplementos de bicarbonato mostraron síntomas tales como malestar gástrico y diarrea, que siguen siendo motivo de preocupación. La concentración extracelular de bicarbonato puede aumentar aproximadamente un 20 % después de la ingestión de bicarbonato de sodio (~ 0.3 g·kg^{-1} masa corporal 1-2 h antes del ejercicio). Este aumento en la concentración de bicarbonato puede aumentar el rendimiento anaeróbico.
   Más información en: Hadzic M, Eckstein ML, Schugardt M. The impact of sodium bicarbonate on performance in response to exercise duration in athletes: a systematic review. *J Sports Sci Med.* 2019;18(2):271–281.
2. Sistema de amortiguación intracelular de carnosina

   Este amortiguador intracelular, carnosina, puede mejorar mediante la suplementación dietética con β-alanina (~ 3-6 g de β-alanina/día durante 4 a 8 semanas), lo que aumenta la concentración de carnosina. El aumento de las concentraciones de β-alanina, que se considera el aminoácido limitante de la velocidad en la formación de carnosina, puede producir un aumento de la amortiguación si se consume antes de una actividad o actividad de entrenamiento anaeróbico. La contribución de la carnosina muscular a la capacidad de amortiguación intracelular total del músculo es de aproximadamente un 7 % en condiciones normales, pero puede aumentar a un 15 % después de la suplementación dietética con β-alanina, un aminoácido natural que, junto con la l-histidina, es uno de los precursores de la carnosina. Dado que l-histidina es más abundante en las células musculares que β-alanina, esta última se considera el aminoácido limitante de la velocidad en la formación de carnosina.
   Más información en: Saunders B, Elliott-Sale K, Artioli GG, et al. β-Alanine supplementation to improve exercise capacity and performance: a systematic review and meta-analysis. *Br J Sports Med.* 2017;51(8):658–669.
   Brisola GMP, Zagatto AM. Ergogenic effects of β-alanine supplementation on different sports modalities: strong evidence or only incipient findings? *J Strength Cond Res.* 2019;33(1):253–282.
   Hoffman JR, Varanoske A, Stout JR. Effects of β-alanine supplementation on carnosine elevation and physiological performance. *Adv Food Nutr Res.* 2018;84:183–206.
   Harris RC, Tallon MJ, Dunnett M, et al. The absorption of orally supplied beta-alanine and its effect on muscle carnosine synthesis in human vastus lateralis. *Amino Acids.* 2006;30(3):279-289.
3. Sistema de amortiguación intracelular de fosfato

   Menos conocido y analizado en el rendimiento deportivo, el sistema amortiguador de fosfato también se ha estudiado para ayudar al rendimiento anaeróbico, aunque con un poco menos de éxito que los otros dos. Sin embargo, no debe subestimarse su importancia. Desempeña un papel más importante en la amortiguación del líquido tubular renal y los líquidos intracelulares que en el propio músculo. Cuando se añade una base fuerte, como NaOH, al sistema amortiguador, el OH– es amortiguado por el H_2PO_{4-} para formar cantidades adicionales de $HPO_4 = + H_2O$. El sistema amortiguador de fosfato tiene un pK (medida de la capacidad para absorber hidrógeno) de 6.8, no muy lejos del pH normal de 7.4 en los líquidos corporales. Su concentración en el líquido extracelular es baja, solo alrededor del 8 % de la concentración del amortiguador de bicarbonato.
   Más información en: Buck CL, Wallman KE, Dawson B, et al. Sodium phosphate as an ergogenic aid. *Sports Med.* 2013;43(6):425–435.
   Kraemer WJ, Gordon SE, Lynch JM, et al. Effects of multibuffer supplementation on acid-base balance and 2,3-diphosphoglycerate following repetitive anaerobic exercise. *Int J Sport Nutr.* 1995;5(4):300–314.

El **Gatorade Sports Science Institute** hace las siguientes recomendaciones:

- Puede recomendarse a los deportistas que deseen explorar el potencial ergogénico de la suplementación con bicarbonato de sodio que consuman 0.3 mg·kg^{-1} de la masa corporal (es decir, ~ 20 g de bicarbonato de sodio para un atleta que pesa 70 kg) 1-2 h antes del ejercicio.
- Distribuir la carga de bicarbonato durante un período de 30-60 min, con muchos líquidos y quizá una comida ligera a base de carbohidratos, puede disminuir la probabilidad de efectos adversos gastrointestinales.
- A los atletas que deseen explorar el potencial ergogénico de la suplementación con β-alanina se les puede recomendar un consumo de 4-6 g·d^{-1} de β-alanina, divididos en 6 a 8 dosis iguales a lo largo del día, durante 4 a 6 semanas.

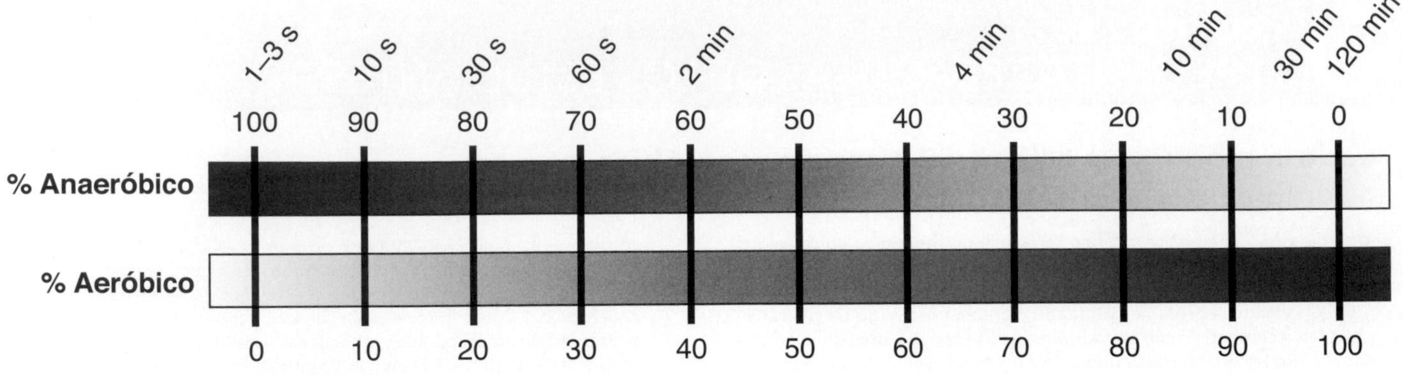

FIGURA 2-14. Las contribuciones energéticas anaeróbicas y aeróbicas varían con la duración de la actividad. Cuanto más dure la actividad, mayor será el aporte energético del metabolismo aeróbico. Una suposición de este tipo de estimaciones es que la actividad se realiza casi a máxima intensidad a lo largo de toda su duración. Esto significa que la estimación de las contribuciones de energía anaeróbica y aeróbica para una carrera de 10 min asume que la carrera se realiza con la intención de correr la mayor distancia posible en 10 min.

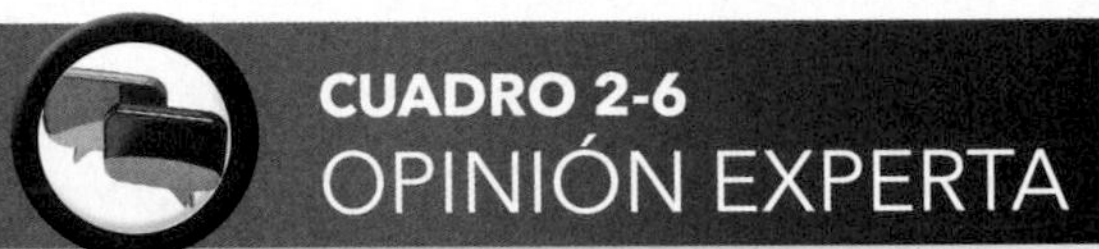

CUADRO 2-6
OPINIÓN EXPERTA

Información práctica sobre el acondicionamiento «anaeróbico»

Lymperis «Perry» Koziris, PhD, FNSCA, CSCS*D
Adjunct Professor
Kinesiology and Physical Education, McGill University
Montreal, Quebec, Canada

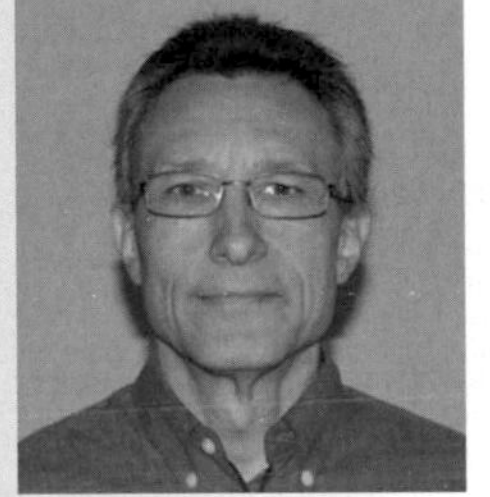

En el mundo del entrenamiento físico, ya sea del acondicionamiento deportivo o el estado físico general, debe tenerse en cuenta que existen varios conjuntos de términos o escalas para caracterizar y categorizar el tipo de ejercicio que se está realizando. Cuando el objetivo del entrenamiento es aumentar la producción de potencia (la tasa de trabajo que se realiza) y/o la capacidad de trabajo (total), la terminología se ha orientado hacia la duración de la actividad, la intensidad y/o el sistema energético metabólico, a menudo en un intento de delimitar el ejercicio «anaeróbico» y el «aeróbico». A menudo, la terminología a la que están acostumbrados los entrenadores se corresponde con lo que era popular cuando un deporte adoptó un enfoque más científico del entrenamiento. En lugar de argumentar que el término «anaeróbico» es inapropiado porque el ambiente fisiológico en el músculo nunca está completamente privado de oxígeno, debemos apreciar que se pretende enfatizar que la actividad en particular es alimentada principalmente por el metabolismo no oxidativo.

En un extremo del espectro de los sistemas metabólicos, cuando el ATP se genera solamente a partir del sistema de fosfato de alta energía antes de que las otras vías metabólicas comiencen a actuar, encontraremos términos tales como potencia anaeróbica aláctica (o simplemente aláctica), fuerza máxima y potencia muscular máxima. Estos esfuerzos suelen consistir en movimientos explosivos únicos o de fuerza máxima, o modalidades continuas totales que duran aproximadamente hasta 3 s. Entre los ejemplos se incluyen una amplia gama de ejercicios de entrenamiento de fuerza, especialmente los levantamientos que se realizan en los deportes de levantamiento de pesas y de potencia, varios saltos y movimientos de lanzamiento con balones medicinales.

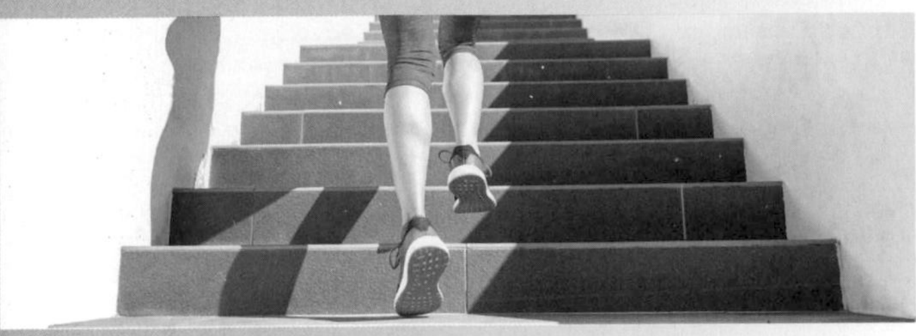

En el otro extremo del espectro, cuando la intensidad está por debajo de cierto nivel (a veces estimado mediante la determinación de potencia crítica o confirmado por una prueba de eficiencia o ritmo de carrera para determinar un ritmo en el que la concentración de lactato sérico se mantenga en un estado estable, generalmente por debajo de 4 $mmol \cdot L^{-1}$), el esfuerzo puede mantenerse casi indefinidamente, al menos teóricamente, antes de que la fatiga acontezca por factores tales como el agotamiento del sustrato de carbohidratos, la deshidratación y problemas de regulación de temperatura. Esta actividad o entrenamiento podría etiquetarse con términos como aeróbico, cardiovascular, cardiorrespiratorio, resistencia, larga distancia, largo y lento, oxidativo y sistema de oxígeno, tanto en el ámbito del entrenamiento como en la literatura científica.

Cualquier actividad entre estos dos extremos que implique una combinación de intensidad y duración suficientes (intervalos o continua) desafía en cierta manera a la glucólisis «anaeróbica» (poder y capacidad glucolíticos), ya sea a través de la disponibilidad de sustrato, la actividad enzimática y/o la capacidad amortiguadora, y tiene el potencial de mejorar el acondicionamiento anaeróbico. Los términos populares para este tipo de entrenamiento incluyen intervalo de alta intensidad, carrera repetida, carrera de intervalo, glucólisis de alta intensidad, lactacido, lactato, anaeróbico láctico, sistema de ácido láctico, rendimiento anaeróbico, capacidad anaeróbica, entre otros; o, simplemente, acondicionamiento. Es pertinente incluso en algunos deportes con un alto componente aeróbico; muchos deportes en equipo, por ejemplo, se componen de carreras repetidas y ráfagas de alta potencia con pocos descansos.

El acondicionamiento anaeróbico, por supuesto, se realiza en intervalos, como en el caso de casi todas las formas de entrenamiento, tanto si los componentes de la recuperación representan un descanso completo o una actividad de menor intensidad. Además, como en todos los dominios del rendimiento humano, una multitud de factores, incluyendo la edad cronológica, el entorno, la genética, la psicología, el estado de entrenamiento, entre otros, afectarán lo anterior, así como la selección de intervalos efectivos de ejercicio:recuperación (también, ejercicio:alivio; ejercicio:descanso).

Hay que tener cuidado con las proporciones ejercicio:recuperación que se expresan en la forma de mínimo común denominador (p. ej., 1:2), especialmente en el esfuerzo máximo en una carrera de velocidad, si las proporciones supuestamente pueden aplicarse en un rango de intervalos de actividad. Por ejemplo, para una proporción de 1:2, cuanto más largo sea el componente de la carrera, de 10-20 s a 30-60 s, mayor será la disminución general de fosfocreatina muscular y el aumento de la concentración de lactato sérico y muscular. Cuando se conocen los tiempos de duración reales, las proporciones del tiempo de ejercicio:descanso a veces son exactas y no un rango de orientación; esto puede ser engañoso. De hecho, pueden servir solo como aproximaciones generales o puntos de inicio que se ajustarán rápidamente a través de prueba y error de acuerdo con su implementación específica. Puede haber una amplia gama de prescripciones incluso dentro de un mismo deporte. Usando dos ejemplos de *hockey*, las progresiones durante varias semanas pueden variar desde una que comienza con 30-45:150-225 s y termina en 30-45:30-45 s, y repeticiones que comienzan con seis y terminan en ocho, a progresiones que comienzan en 180:120–180 s y terminan en 20–90:60–180 s.

Además de monitorizar distancias, tiempos, potencia de las salidas, evaluaciones subjetivas, etc., la medición del lactato sérico está bastante generalizada. Aunque solo es un marcador indirecto de la glucólisis anaeróbica, puede utilizarse con prudencia si pueden controlarse las variables de entrenamiento cuidadosamente, y las mediciones se toman con mucha regularidad y confiabilidad para determinar los patrones basales para un atleta específico, para guiar el entrenamiento futuro e identificar los patrones y cambios que se desarrollan.

Considerando cómo la interacción en la duración del intervalo de la carrera, la duración de la recuperación, y el número de repeticiones afecta los diversos componentes de los sistemas metabólicos, debe utilizarse la recuperación activa si el objetivo es entrenar con la mayor potencia de salida en los siguientes intervalos. Tales decisiones deben ser dictadas por el perfil de intensidad del rendimiento deportivo deseado, considerando los próximos eventos/carreras/oponentes. En los deportes en equipo, esto puede variar según la posición, el estilo de entrenamiento, la época de la temporada, etcétera.

Por su carácter exhaustivo, este tipo de entrenamiento suele programarse al final de la sesión, aunque también puede programarse antes para brindar la oportunidad de realizar otros simulacros (p. ej., agilidad, técnica) antes del estado de fatiga. Dentro de un plan de entrenamiento periodizado, a medida que se acerca la temporada competitiva o esta alcanza su punto máximo, las demandas deportivas se vuelven más específicas. En un simple ejemplo de un nadador especializado en estilo libre de 200 m, parte del entrenamiento se enfocaría en intervalos más largos para enfatizar el metabolismo aeróbico y la otra parte, en esfuerzos más cortos para enfocarse en el sistema de fosfato de alta energía, crucial para los inicios, los giros y la patada final.

A medida que se acercan las competiciones clave, algunos de los esfuerzos más largos y más cortos pueden dirigirse gradualmente hacia el objetivo de 200 m. El entrenamiento con carreras en intervalos también puede utilizarse como una sesión adicional para los deportistas que no hayan participado mucho en un juego en particular.

A menudo, la modalidad de ejercicio es correr o ir en bicicleta estacionaria, pero cuando sea apropiado debería ser principalmente específica del deporte, como natación, patinaje, etc. Para los deportes en equipo, es igualmente sensato incluir ejercicios que de otro modo se utilizarían para desarrollar habilidades técnicas y practicar la estrategia de juego en equipo. Incluso los ejercicios de fuerza pueden enfatizar la glucólisis anaeróbica cuando se usan en un entrenamiento de tipo culturismo (mayor volumen de repeticiones totales en múltiples series con intervalos de descanso más breves) o en forma de entrenamiento de resistencia muscular o de potencia. El estímulo metabólico puede aumentarse para cargas más bajas (p. ej., 50% 1 RM) mediante técnicas de restricción del flujo sanguíneo.

Cuando, durante modalidades deportivas específicas, es difícil conducir a un deportista hacia la fatiga metabólica sin causar fallos en la técnica, una atenuación involuntaria de la velocidad o un riesgo de accidente, existe un lugar para modalidades menos específicas. Por ejemplo, en natación, puede incorporarse un ergómetro de manivela en la parte superior del cuerpo, mientras que en el patinaje de velocidad a distancias cortas puede utilizarse un cicloergómetro. Así que, debería esperarse que el deportista utilice las adaptaciones fisiológicas del nivel más alto de acondicionamiento anaeróbico, ya sea en la piscina o en la pista de hielo.

Teniendo en cuenta la plétora de posibles modalidades, las proporciones de ejercicio:recuperación y las configuraciones generales de todas las variables del programa, los entrenadores y fisiólogos utilizan tanto el arte como ciencia para crear y ajustar el programa de entrenamiento de acuerdo con las adaptaciones fisiológicas buscadas dentro del tiempo y la capacidad de recuperación limitados de un deportista.

Lecturas adicionales

Engel FA, Ackermann A, Chtourou H, et al. High-intensity interval training performed by young athletes: a systematic review and meta-analysis. *Front Physiol.* 2018;9:1012.

Gamble P. Challenges and game-related solutions to metabolic conditioning for team sports. *Strength Cond J.* 2007;29(4):60–65.

Hoffmann JJ, Reed JP, Leiting K, et al. Repeated sprints, high-intensity interval training, small-sided games: theory and application to field sports. *Int J Sports Physiol Perform.* 2014;9:352–357.

Nugent FJ, Comyns TM, Burrows E, et al. Effects of low-volume, high-intensity training on performance in competitive swimmers: a systematic review. *J Strength Cond Res.* 2017;31(3):837–847.

Pettitt RW, Clark IE. High-intensity exercise tolerance: an update on bioenergetics and assessment. *Strength Cond J.* 2013;35(2):11–16.

INTERACCIONES METABÓLICAS DE LA ACTIVIDAD ANAERÓBICA

Debido a su naturaleza de alta intensidad y muy corta duración, actividades como el levantamiento de pesas olímpico, el lanzamiento de peso o bala, el salto de altura y el buceo dependen principalmente del ATP-PC intramuscular como fuente de energía.

No obstante, las actividades que requieren el desarrollo de la potencia máxima durante aproximadamente 3 s comienzan a derivar un porcentaje más elevado del ATP necesario de otras fuentes metabólicas[22]. Se ha estimado que una carrera de 3 s, aunque todavía depende en gran medida del ATP-PC intramuscular, obtiene una proporción considerable de ATP de otras fuentes metabólicas (Fig. 2-15). Obsérvese que la glucólisis que conduce a la producción de lactato proporciona aproximadamente el 10% del ATP necesario, y que la generación aeróbica de ATP proporciona un pequeño porcentaje de la energía necesaria para una carrera de 3 s. A medida que la duración de una carrera aumenta, un porcentaje cada vez mayor del ATP necesario procede de fuentes distintas del ATP-PC intramuscular. En una carrera en bicicleta de 6 s, se estima que aproximadamente el 44% y el 50% del ATP necesario procede de la glucólisis, lo que resulta en la producción de lactato y PC intramuscular, respectivamente[10]. Si una carrera en bicicleta tiene una duración de 30 s, aproximadamente el 38%, el 45% y el 17% del ATP necesario es proporcionado por el metabolismo aeróbico, la glucólisis productora de lactato y el ATP-PC intramuscular, respectivamente[17]. Aunque las carreras cortas se consideran actividades anaeróbicas, obsérvese que, a medida que la duración de esta aumenta, el desarrollo energía máxima disminuye, y se produce una cantidad significativa del ATP necesario por el metabolismo aeróbico. Por tanto, existe una interacción considerable de los procesos metabólicos que proporcionan el ATP necesario, incluso en carreras de alta intensidad y corta duración.

Las carreras (esprints) repetidas de corta duración intercaladas con breves períodos de recuperación son actividades comunes en muchos deportes, como el fútbol y el baloncesto, así como durante el entrenamiento por intervalos. Como era de esperar, el porcentaje de ATP necesario varía notablemente según la duración de la carrera y la duración del período de recuperación entre las carreras sucesivas.

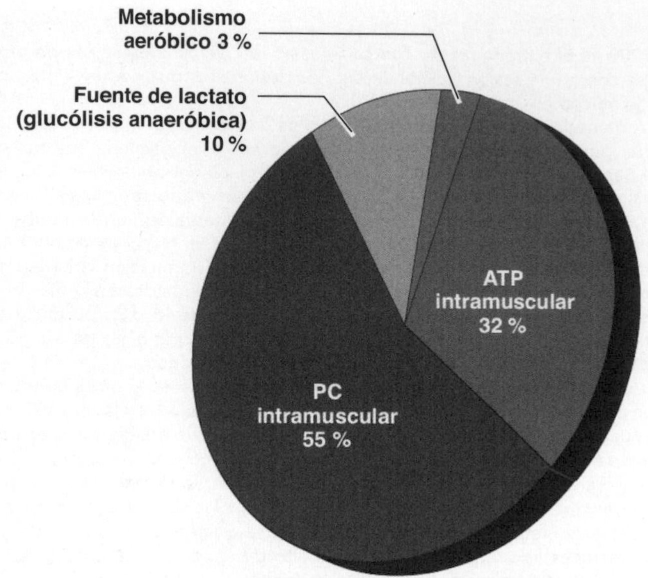

FIGURA 2-15. Las estimaciones de las fuentes de trifosfato de adenosina (ATP) durante una carrera de 3 s muestran una interacción considerable. Aunque una carrera de 3 s es una actividad anaeróbica, parte del ATP necesario es generado aeróbicamente. (Datos obtenidos de Spencer M, Bishop D, Dawson B, et al. Physiological and metabolic responses of repeated-sprint activities specific to field-based team sports. *Sports Med.* 2005;35:1025–1044).

Durante dos ciclos de carreras de 30 s separados por 4 min de recuperación, se produce una reducción aproximadamente del 41 % en la cantidad de ATP generado anaeróbicamente desde la primera a la segunda carrera[5]. La disminución en la cantidad de ATP generado anaeróbicamente se compensa parcialmente con un aumento del 15 % en el consumo de oxígeno durante la segunda carrera, lo que produce una disminución aproximada del 18 % en la potencia durante la segunda carrera. Esto indica que, durante la segunda carrera y en comparación con la primera carrera, se generó aeróbicamente un mayor porcentaje del ATP necesario. Entonces, la interacción de las fuentes metabólicas de ATP cambia durante las carreras sucesivas.

La duración de las carreras repetidas y la duración del período de recuperación entre estas afectan la interacción entre las fuentes metabólicas de ATP. Después de carreras repetidas de 15 m, 30 m y 40 m, con una distancia total de 600 m, intercalados con períodos de recuperación pasiva de 30 s, el exceso de consumo de oxígeno postejercicio (EPOC, *Excess Post Oxygen Consumption*) (*v.* cap. 3) fue significativamente mayor después de las carreras de 30 m y 40 m que en las de 15 m[2], lo que indica un mayor uso total de las fuentes de energía anaeróbica en las carreras más largas. Sin embargo, la concentración de lactato sérico después del ejercicio fue significativamente menor después de las carreras de 15 m que en las carreras de 30 m y 40 m, lo que indica que las carreras repetidas más largas dependían más de la glucólisis que lleva a la producción de lactato para obtener el ATP necesario.

La duración del período de recuperación entre las carreras sucesivas también influye en la interacción entre las fuentes metabólicas de ATP. Las comparaciones del rendimiento durante carreras sucesivas de 15 m y 40 m y concentraciones de lactato sérico indican que los períodos de recuperación de 30 s, 60 s y 120 s permitieron una renovación suficiente de la síntesis de ATP-PC intramuscular, de modo que estas fuentes de energía podrían usarse para suministrar el ATP necesario en carreras sucesivas de 15 m[2]. Estos datos también evidenciaron que se necesita un período de recuperación de al menos 120 s entre las carreras de 40 m para reponer adecuadamente el ATP-PC intramuscular y mantener así la capacidad de carrera.

Los períodos de recuperación más cortos no permitieron una renovación de la síntesis adecuada de ATP-PC intramuscular, por lo que, con los períodos de recuperación más cortos, la glucólisis generó más ATP necesario, lo que produjo lactato. Por tanto, tanto la duración de los intervalos de las carreras como la duración del período de recuperación entre carreras repetidas afectan la interacción de los procesos metabólicos.

En general, a medida que aumenta la duración de las carreras repetidas, habrá una mayor dependencia del metabolismo aeróbico y la glucólisis, lo que ocasionará una mayor producción de lactato con la fatiga asociada resultante. Además, a medida que se acorta la duración de los períodos de recuperación entre las carreras repetidas, nuevamente habrá una mayor necesidad de energía procedente de la glucólisis para suministrar el ATP necesario, que dará como resultado la producción de lactato.

Obsérvese que el rendimiento de la carrera disminuirá con carreras sucesivas si los períodos de recuperación no son lo suficientemente largos como para permitir la renovación de la síntesis de ATP-PC intramuscular y una disminución de la acidez intramuscular y sanguínea (cuadro 2-7).

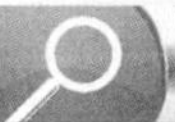

Revisión rápida

- El metabolismo anaeróbico (trifosfato de adenosina [ATP] y fosfocreatina intramusculares y glucólisis) proporciona la mayor parte del ATP durante la actividad física de alta intensidad y corta duración.
- A medida que la duración de una sesión de ejercicio anaeróbico aumenta, hay una mayor dependencia de la glucólisis y el metabolismo aeróbico para obtener el ATP necesario.
- A medida que la duración de la actividad física se prolonga más allá de unos 3 min, la intensidad del ejercicio disminuye y hay una mayor dependencia del metabolismo aeróbico que del anaeróbico.
- Aunque algunas actividades obtienen la mayoría del ATP requerido de una fuente particular, hay mucha interacción entre las fuentes de ATP en muchas actividades

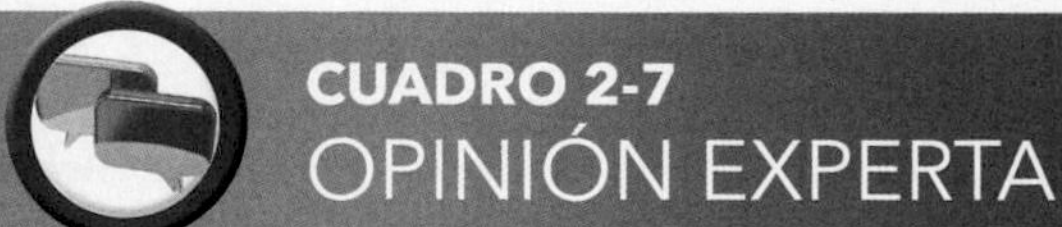

CUADRO 2-7
OPINIÓN EXPERTA

Entrenamiento de alta intensidad (HIIT): ¡Un éxito en la industria!

Ashley Artese, PhD
Assistant Professor of Health and Exercise Science
Department of Health and Human Performance
Roanoke College
Salem, Virginia

El metabolismo anaeróbico es la principal fuente de producción de energía para los ejercicios cortos de alta intensidad por su dependencia de dos vías anaeróbicas, el sistema de fosfágeno y la glucólisis anaeróbica, para resintetizar rápidamente el trifosfato de adenosina (ATP). Estos sistemas anaeróbicos se utilizan en deportes que requieren movimientos explosivos de alta intensidad, como saltos, carreras de velocidad o levantamiento de pesas.

Con el fin de mejorar la capacidad anaeróbica para el rendimiento deportivo, muchos deportistas incorporan el entrenamiento en intervalos de alta intensidad (HIIT, *high-intensity interval training*) en sus programas de fuerza y acondicionamiento. En el HIIT, se realizan series de ejercicios cortos repetidos en, o cerca, de los niveles máximos de esfuerzo, seguidos de una fase de recuperación de baja intensidad[3].

Por tanto, para su realización se requiere el uso de sistemas de energía anaeróbicos. Se ha descubierto que este tipo de entrenamiento aumenta las reservas musculares de fosfocreatina y glucógeno, así como la actividad enzimática de los sistemas de energía de fosfágeno (creatina cinasa) y glucólisis anaeróbica (fosfofructocinasa y lactato deshidrogenasa)[7].

Además, produce beneficios aeróbicos y para la salud en general, entre los que se incluyen una mayor actividad de las enzimas aeróbicas[7], una mayor capacidad oxidativa muscular[2], y mejora del $Vo_{2máx}$ y de la composición corporal[4].

Más allá de su aplicación en los deportes, HIIT se ha convertido en una opción de entrenamiento popular para la población general. Es una clase de acondicionamiento físico común o un formato de entrenamiento en grupos pequeños ofrecido por muchas instalaciones de salud y acondicionamiento físico, y es la base para programas populares de ejercicio grupal patentados, incluidos los programas STRONG de Zumba®, Tabata Bootcamp™, LES MILLS SPRINT™ y GRIT™.

Según los resultados de la Encuesta mundial de tendencias de acondicionamiento físico realizada por el American College of Sports Medicine (ACSM), HIIT fue designado como la tercera tendencia de acondicionamiento físico más popular en 2019, y ha estado entre las cinco principales tendencias de acondicionamiento físico cada año desde 2014[8]. La popularidad y el atractivo de HIIT para la población general puede deberse a su potencial para provocar adaptaciones cardiovasculares similares a un programa de entrenamiento de resistencia continuo, pero con una duración y volumen de ejercicio menores.

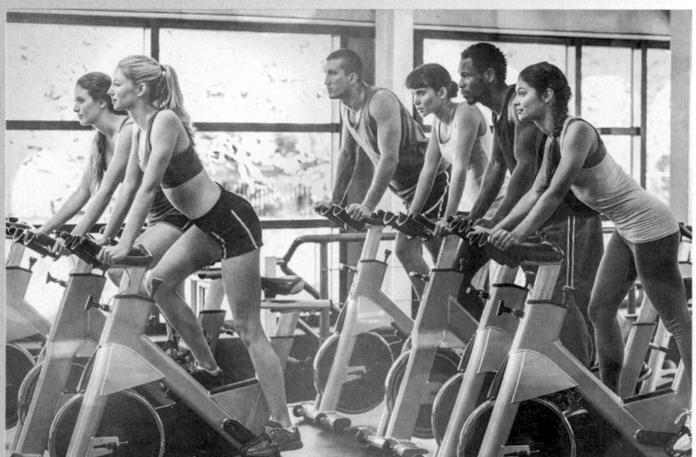

Por ejemplo, Gibala y cols.[2] compararon a deportistas ocasionales que habían completado 2 semanas de HIIT en un cicloergómetro con aquellos que completaron 2 semanas de entrenamiento de resistencia continuo con una intensidad constante al 65 % del $Vo_{2máx}$. Si bien el grupo HIIT entrenó un total de 8 h menos y tuvo un volumen de entrenamiento un 90 % menor que los participantes del grupo de entrenamiento de resistencia continua, ambos grupos experimentaron ganancias similares en el contenido de glucógeno muscular en reposo, capacidad de amortiguación muscular, aumento de la actividad enzimática de la cadena de transporte de electrones (citocromo u oxidasa) y rendimiento del ejercicio. Además de los deportistas y la población en general, HIIT puede aplicarse en entornos clínicos, ya que es una intervención segura y eficaz para personas con enfermedades crónicas entre las que se incluyen enfermedades cardiovasculares[6], accidente cerebrovascular[1] y trastornos metabólicos[5].

Consideraciones para diseñar un entrenamiento HIIT

- Frecuencia: debido a la alta intensidad a la que se realiza un entrenamiento HIIT, el tiempo de descanso entre los entrenamientos es importante para una recuperación completa. Por tanto, este tipo de entrenamiento debe realizarse en días no consecutivos, intercalados con entrenamiento cardiovascular de intensidad continua durante toda la semana. Las personas que planifican incorporar HIIT en su programa de entrenamiento deben comenzar con un entrenamiento HIIT por semana y aumentar gradualmente la frecuencia a lo largo del tiempo.
- Intensidad: para realizar esfuerzos que dependen más del metabolismo anaeróbico para la producción de energía, la intensidad debe estar en o por encima del 80 % al 85 % de la frecuencia cardíaca máxima. Esto puede lograrse utilizando una variedad de modalidades que incluyen el ciclismo, carreras de velocidad, remar o subir escaleras, y movimientos funcionales de peso corporal y fuerza. Los intervalos de recuperación y descanso pueden ser pasivos o activos; la recuperación activa debe realizarse con intensidad de baja a moderada.
- Duración de la sesión de alta intensidad: la intensidad del ejercicio está inversamente relacionada con la duración. Por tanto, para mantener la intensidad requerida, una sesión de ejercicio de mayor intensidad deberá ser más breve. Los sistemas anaeróbicos pueden proporcionar energía para un tiempo máximo de aproximadamente 2 min. Mientras que en muchos protocolos HIIT los intervalos de actividad duran varios minutos, si el objetivo es centrarse en el uso de sistemas anaeróbicos, cada sesión de alta intensidad debe ser de corta duración, no mayor de 2 min. Además, si el objetivo es entrenar específicamente con movimientos explosivos que utilizan el sistema de fosfágeno, los intervalos de actividad deben ser de corta duración, aproximadamente de 5 s a 10 s.
- Relación ejercicio:descanso: para realizar múltiples sesiones de ejercicio de alta intensidad, se necesitan períodos de descanso suficientes para reponer los depósitos de fosfocreatina y eliminar el lactato. Los intervalos de descanso deben ser al menos equivalentes, o más largos, que las sesiones de alta intensidad, de modo que el siguiente intervalo de alta intensidad pueda realizarse adecuadamente.

Conclusión

El metabolismo anaeróbico es la principal fuente de energía para realizar ejercicios y actividades de alta intensidad. Por tanto, determinar la frecuencia, la intensidad, la duración de la sesión y la relación entre el esfuerzo y el descanso más adecuada para un programa HIIT requiere considerar las características fisiológicas de los sistemas de energía anaeróbica, así como los objetivos específicos de la persona deportista o cliente. Además, la seguridad es clave a la hora de diseñar y prescribir entrenamientos HIIT.

Antes de incorporar este tipo de entrenamiento en un programa individual, y para que sea seguro y efectivo, debe establecerse el nivel de condición física basal por medio de ejercicio aeróbico regular, junto con la técnica de ejercicio apropiada.

Bibliografía

1. Boyne P, Dunning K, Carl D, et al. High-intensity interval training in stroke rehabilitation. *Top Stroke Rehabil.* 2013;20(4):317–330.
2. Gibala MJ, Little JP, van Essen M, et al. Short-term sprint interval versus traditional endurance training: similar initial adaptations in human skeletal muscle and exercise performance. *J Physiol.* 2006;575(3):901–911.
3. Gibala MJ, McGee SL. Metabolic adaptations to short-term high-intensity interval training: a little pain for a lot of gain? *Exerc Sport Sci Rev.* 2008;36(2):58–63.
4. Gremeaux V, Drigny J, Nigam A, et al. Long-term lifestyle intervention with optimized high-intensity interval training improves body composition, cardiometabolic risk, and exercise parameters in patients with abdominal obesity. *Am J Phys Med Rehabil.* 2012;91(11):941–950.
5. Jelleyman C, Yates T, O'Donovan G, et al. The effects of high-intensity interval training on glucose regulation and insulin resistance: a meta-analysis. *Obes Rev.* 2015;16(11):942–961.
6. Lavie CJ, Arena R, Earnest CP. High-intensity interval training in patients with cardiovascular diseases and heart transplantation. *J Heart Lung Transplant.* 2013;32(11):1056–1058.
7. Rodas G, Ventura JL, Cadefau JA, et al. A short training programme for the rapid improvement of both aerobic and anaerobic metabolism. *Eur J Appl Physiol.* 2000;82(5–6):480–486.
8. Thompson WR. Worldwide survey of fitness trends for 2019. *ACSM's Health Fit J.* 2018;22(6):10–17.

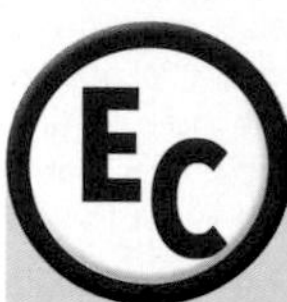

ESTUDIO DE CASO

ESCENARIO

Es entrenador personal de una comprometida entusiasta del estado físico que quiere aumentar su capacidad anaeróbica total. Actualmente, esta deportista solo está realizando entrenamiento de carreras de velocidad con intervalos muy cortos de 5 s. Se le acerca y le pregunta qué más podría hacer para alcanzar su objetivo final.

Opciones

Primero, felicita a su deportista por su deseo de aumentar su capacidad anaeróbica total, porque es importante para muchas actividades físicas de alta intensidad y corta duración. Luego, le explica que la capacidad anaeróbica total incluye, como fuente de energía, no solo el sistema ATP-PC a corto plazo, sino también la glucólisis anaeróbica a largo plazo. En general, muchos tipos de entrenamiento de velocidad mejorarán las características de las fuentes de energía anaeróbicas, como el aumento de las reservas intramusculares de ATP-PC, el aumento de la actividad enzimática de las fuentes de energía ATP-PC y glucolítica, y la capacidad amortiguadora del músculo para tolerar la acidez del entrenamiento de carrera rápida. Está claro que, para aumentar el glucógeno intramuscular, se requieren carreras de más de 10 s, una adaptación que puede ayudar a aumentar la capacidad anaeróbica total. Por tanto, le aconseja que en su programa de entrenamiento total de intervalos incluya algunos intervalos más largos, de 10 s o más, que le ayuden a alcanzar su objetivo.

ESCENARIO

Con el objetivo de entrenarse para mejorar su capacidad de carrera en distancias relativamente cortas de 3 s a 5 s, un deportista de secundaria está realizando entrenamiento aeróbico de alto volumen. Lo lleva haciendo desde hace varios meses, pero ha notado pocos cambios en la capacidad de realizar carreras cortas. Usted es el entrenador de fuerza y acondicionamiento en el instituto donde este deportista estudia, de modo que acude a usted para pedirle consejo.

Opciones

Felicita al deportista por el intento de realizar entrenamiento para mejorar su capacidad de carreras cortas. Luego le explica que la realización de un entrenamiento aeróbico mejorará su resistencia cardiovascular. Sin embargo, le señala que el entrenamiento del sistema de energía aeróbica para mejorar el uso del oxígeno para obtener energía aporta muy poca de la energía necesaria para realizar carreras de 3 s a 5 s. De hecho, aproximadamente solo el 3 % de la energía necesaria para realizar una carrera de 3 s procede del uso de oxígeno o del sistema aeróbico productor de energía. Por tanto, la mejora de su capacidad aeróbica afectará muy poco en el aumento de su capacidad de carrera de corta duración. Por tanto, le sugiere realizar un entrenamiento con intervalos de carreras cortas, con objeto de maximizar el desarrollo de su metabolismo anaeróbico y, así, mejorar su capacidad de realizar carreras cortas. Asimismo, le ayuda a desarrollar dicho programa.

RESUMEN DEL CAPÍTULO

Las vías bioenergéticas están compuestas por una serie de enzimas que, en última instancia, utilizan los enlaces químicos de los sustratos de los alimentos que ingerimos para producir ATP. Este ATP puede utilizarse directamente para proporcionar energía para las muchas funciones del cuerpo, incluida la contracción muscular. A medida que la cantidad de esfuerzo realizado aumenta, también lo hace la necesidad de reemplazar el ATP utilizado durante la actividad muscular contráctil. Entonces, en un sentido muy real, la capacidad del cuerpo para realizar actividad depende de su capacidad para generar ATP que reemplace el que se utiliza durante el esfuerzo o el ejercicio. Aunque existe una cantidad limitada de ATP almacenada en el tejido, incluido el músculo esquelético, existen vías enzimáticas en el tejido que pueden generar ATP según sea necesario. La vía bioenergética de reclutamiento más inmediato es lo que se conoce como metabolismo no oxidativo. En esta reacción, la enzima creatina cinasa escinde el grupo fosfato de la PC almacenada en el tejido para refosforilar el ADP en ATP. Cuando las reservas de PC comienzan a disminuir en el tejido muscular activo, los carbohidratos pueden metabolizarse para producir ATP a través de la vía glucolítica. Esto es posible incluso cuando no se dispone de suficiente oxígeno; esto se conoce como metabolismo anaeróbico. Tanto la vía ATP-PC como la glucolítica producen ATP a una velocidad rápida, pero su capacidad total para generar ATP es limitada. Como es de esperar, durante el ejercicio de alta intensidad y corta duración se depende en gran medida de estas vías. Sin embargo, una de las características notables del cuerpo humano es su capacidad para sobresalir en una amplia gama de actividades, desde carreras de velocidad (esprints) y saltos que dependen del metabolismo anaeróbico y no oxidativo, hasta aquellas actividades que se caracterizan por demandas de intensidad baja a moderada, pero de larga duración, como el maratón. La vía metabólica que se utiliza principalmente en estas actividades de resistencia, el metabolismo aeróbico, se describe en el próximo capítulo.

PREGUNTAS DE REVISIÓN

COMPLETE LOS ESPACIOS EN BLANCO

1. El proceso de convertir los productos vegetales y animales consumidos como alimento en energía se denomina __________.
2. El ________________ es un producto del metabolismo anaeróbico, que se asocia con un aumento de la acidez sérica e intramuscular.
3. El metabolismo anaeróbico de los carbohidratos produce ________ ATP totales que el metabolismo aeróbico de carbohidratos, triglicéridos o proteínas.
4. Las adaptaciones del entrenamiento para ____________ incluyen un aumento de la actividad de algunas enzimas glucolíticas, de las reservas intramusculares de glucógeno y de la capacidad de amortiguación intramuscular.
5. La _____________ también se conoce como el azúcar de la fruta.

OPCIÓN MÚLTIPLE

1. ¿Cuántos átomos de carbono contienen las formas de un azúcar simple?
   a. 4
   b. 6
   c. 2
   d. 8
2. Normalmente, ¿cuántos átomos de carbono unidos en una sola cadena contiene un ácido graso?
   a. 10
   b. 13 a 23
   c. 4 a 24
   d. Al menos 50
3. ¿Qué adaptaciones bioenergéticas se producen en el entrenamiento para aumentar el rendimiento en actividades de corta duración (< 10 s) y alta intensidad como entrenamiento con pesas y carreras cortas?
   a. Cambios en la concentración de la enzima creatina cinasa
   b. Cambios en las concentraciones de enzimas del ciclo de Krebs
   c. Cambios en las concentraciones de enzimas de la cadena de transporte de electrones
   d. Aumento de la lipólisis
   e. Mayor capacidad para utilizar triglicéridos intramusculares
4. ¿Cómo se llama el proceso por el cual un triglicérido se descompone para liberar sus ácidos grasos?
   a. Lipólisis
   b. Glucólisis
   c. Lipogénesis
   d. Glucogenogénesis
5. Además de las células grasas (adipocitos), ¿dónde pueden almacenarse los triglicéridos?
   a. Células óseas
   b. Células nerviosas
   c. Células epiteliales
   d. Células musculares

VERDADERO / FALSO

1. La glucosa es la fuente de energía predominante para la actividad física de alta intensidad que dura varios segundos.
2. La ganancia neta de ATP procedente de la glucólisis es dos si el sustrato inicial es la glucosa, y tres si lo es el glucógeno.
3. La concentración de lactato sérico y muscular puede no ser la causa directa del aumento de la acidez. Sin embargo, su aumento es al menos coincidente con factores asociados con la incapacidad para mantener un esfuerzo o ritmo particular.
4. El único sustrato alimentario que puede participar en la glucólisis son los carbohidratos.
5. El proceso de glucólisis requiere cantidades adecuadas de oxígeno en la célula.

RESPUESTA CORTA

1. Describa la diferencia entre los ácidos grasos saturados y los insaturados.
2. Describa la diferencia entre ATP y ADP. ¿Cómo se forma cada uno?
3. Describa cómo las enzimas aumentan la velocidad de las reacciones.

RELACIÓN

1. Relacione los siguientes términos con sus definiciones correctas:

Aminoácido esencial	a. Ácido graso que contiene un doble enlace único
Ácidos grasos monoinsaturados	b. Aminoácido que el cuerpo no puede producir por sí mismo
Glucogenólisis	c. Reacción química que libera energía
Catabólico	d. Descomposición del glucógeno en glucosa
Azúcar de la leche	e. Galactosa

2. Relacione los siguientes con sus componentes:

Ácidos grasos y glicerol	a. Glucógeno
Glucosa	b. Proteínas
Aminoácidos	c. Triglicéridos

PENSAMIENTO CRÍTICO

1. Desde una perspectiva bioenergética, ¿por qué es posible ganar grasa corporal si ingiere cantidades excesivas de proteínas o carbohidratos?
2. ¿Qué adaptaciones de entrenamiento bioenergético generan la capacidad de mejorar una carrera corta de intensidad máxima?

TÉRMINOS CLAVE

Ácido graso Compuesto formado por una cadena de carbono y átomos de hidrógeno con un grupo ácido (COOH) en un extremo y un grupo metilo (CH_3) en el otro.

Ácido graso insaturado Ácido graso que tiene al menos un doble enlace entre sus moléculas de carbono y que, por tanto, contiene al menos dos átomos de hidrógeno menos de los que podría contener en su máxima capacidad.

Ácido graso monoinsaturado Ácido graso que tiene un doble enlace entre sus moléculas de carbono y que, por tanto, contiene dos átomos de hidrógeno menos de los que podría contener en su máxima capacidad.

Ácido graso poliinsaturado Ácido graso que tiene al menos dos dobles enlaces entre sus moléculas de carbono y que, por tanto, contiene al menos cuatro átomos de hidrógeno menos de los que podría contener en su máxima capacidad.

Ácido graso saturado Ácido graso sin dobles enlaces entre sus moléculas de carbono y que, por tanto, contiene el número máximo de moléculas de hidrógeno.

Aminoácido esencial Aminoácido que el cuerpo humano no puede sintetizar.

Aminoácido no esencial Aminoácido que el cuerpo humano puede sintetizar.

Bioenergética Procesos químicos que intervienen en la producción y descomposición del ATP celular.

Carnosina Molécula que presenta el característico anillo de imidazol; es una molécula de dipéptido, formada por los aminoácidos β-alanina e histidina. Su concentración es elevada en tejidos musculares y cerebrales.

Coenzimas Moléculas orgánicas complejas íntimamente relacionadas con una enzima; su cantidad adecuada es necesaria para el funcionamiento óptimo de cualquier enzima dependiente de una coenzima.

Creatina cinasa Enzima que facilita la descomposición de PC a Pi y creatina, lo que resulta en la donación de Pi a ADP para formar ATP.

Difosfato de adenosina (ADP) Molécula que se combina con fosfato inorgánico para formar ATP.

Dinucleótido de nicotinamida y adenina (NAD^+) Una de varias moléculas que sirven como portadores de electrones e hidrógeno en bioenergética.

Disacárido Carbohidrato compuesto por dos monosacáridos.

Efecto de acción de masas Reacción química general en que los reactivos A y B reaccionan para formar el producto AB, o AB forma los productos A y B.

Energía de activación Energía mínima que debe entregarse a un sistema químico para provocar una reacción química.

Enzima Molécula de proteína que reduce la energía de activación y, al hacerlo, facilita una reacción química.

Fosfocreatina (PC) Molécula almacenada dentro de la célula muscular que aporta energía para la síntesis de ATP.

Glucógeno Forma de polisacárido en la que los animales almacenan carbohidratos.

Glucogenogénesis Síntesis de glucógeno a partir de moléculas de glucosa.

Glucogenólisis Descomposición de glucógeno en glucosa.

Glucólisis Serie de reacciones químicas que descomponen la glucosa en ácido pirúvico.

Lipólisis Descomposición de triglicéridos en glicerol y ácidos grasos.

Metabolismo aeróbico Proceso metabólico que requiere oxígeno.

Metabolismo anaeróbico Reacciones metabólicas que no requieren la presencia o el uso de oxígeno.

Metabolismo Suma de los procesos físicos y químicos en un organismo mediante los cuales se produce (anabólico), mantiene (homeostasis) o destruye (catabólico) una sustancia material, y mediante el cual se dispone de energía.

Monosacáridos Azúcares simples como la glucosa, la fructosa (azúcar de la fruta) y la galactosa (azúcar de la leche), que contienen seis moléculas de carbono en una estructura de anillo.

Polisacárido Carbohidrato complejo compuesto de tres a muchos centenares de monosacáridos.

Reacción anabólica Proceso en el que las sustancias simples se sintetizan para formar sustancias más complejas.

Reacción catabólica Proceso en el que sustancias complejas se descomponen en sustancias más simples, lo que produce energía.

Recuperación pasiva No realizar ninguna actividad física inmediatamente después de una sesión de ejercicio.

Sistema ATP-PC Sistema que usa la energía obtenida de las reservas intramusculares de ATP y fosfocreatina para realizar actividades celulares, normalmente utilizadas durante la actividad física de alta intensidad y corta duración.

Trifosfato de adenosina (ATP) Molécula fosfato de alta energía sintetizada y utilizada por las células para obtener energía necesaria para las actividades celulares.

Triglicéridos La forma principal de molécula de grasa, compuesta por un glicerol y tres moléculas de ácidos grasos.

BIBLIOGRAFÍA

1. Abernethy PJ, Thayer R, Taylor AW. Acute and chronic responses of skeletal muscle to endurance and sprint exercise. A review. *Sports Med*. 1990;10:365–389.
2. Balsom PD, Seger JY, Sjodin B, Ekblom B. Physiological responses to maximal intensity intermittent exercise. *Eur J Appl Physiol Occup Physiol*. 1992;65:144–149.
3. Belfry GR, Noble EG, Taylor AW. Effects of two different weight training programs on swimming performance and muscle enzyme activities and fiber type. *J Strength Cond Res*. 2016;30:305–310.
4. Billingsley HE, Carbone S, Lavie CJ. Dietary fats and chronic noncommunicable diseases. *Nutrients*. 2018;10(10).
5. Bogdanis GC, Nevill ME, Boobis LH, et al. Contribution of phosphocreatine and aerobic metabolism to energy supply during repeated sprint exercise. *J Appl Physiol (1985)*. 1996;80:876–884.
6. Burgomaster KA, Heigenhauser GJ, Gibala MJ. Effect of short-term sprint interval training on human skeletal muscle carbohydrate metabolism during exercise and time-trial performance. *J Appl Physiol (1985)*. 2006;100:2041–2047.
7. Costill DL, Coyle EF, Fink WF, et al. Adaptations in skeletal muscle following strength training. *J Appl Physiol Respir Environ Exerc Physiol*. 1979;46:96–99.
8. Dawson B, Fitzsimons M, Green S, et al. Changes in performance, muscle metabolites, enzymes and fibre types after short sprint training. *Eur J Appl Physiol Occup Physiol*. 1998;78:163–169.

9. Fitts R. Cellular, molecular, and metabolic basis of muscle fatigue. In: Rowell LB, Shephard JT, eds. *Handbook of Physiology, Exercise: Regulation and Integration of Multiple Systems*. Bethesda, MD: American Physiological Society, 1996:1151–1184.
10. Gaitanos GC, Williams C, Boobis LH, et al. Human muscle metabolism during intermittent maximal exercise. *J Appl Physiol (1985)*. 1993;75:712–719.
11. Greiwe JS, Hickner RC, Hansen PA, et al. Effects of endurance exercise training on muscle glycogen accumulation in humans. *J Appl Physiol (1985)*. 1999;87:222–226.
12. Hawley JA, Stepto NK. Adaptations to training in endurance cyclists: implications for performance. *Sports Med*. 2001;31:511–520.
13. Komi P, Suominen H, Heikkinen E, et al. Effects of heavy resistance and explosive-type strength training methods on mechanical, functional, and metabolic aspects of performance. In: Komi PV, ed. *Exercise and Sport Biology*. Champaign, IL: Human Kinetics, 1982:90–102.
14. Kubukeli ZN, Noakes TD, Dennis SC. Training techniques to improve endurance exercise performances. *Sports Med*. 2002;32:489–509.
15. MacDougall JD, Hicks AL, MacDonald JR, et al. Muscle performance and enzymatic adaptations to sprint interval training. *J Appl Physiol (1985)*. 1998;84:2138–2142.
16. MacDougall JD, Ward GR, Sale DG, et al. Biochemical adaptation of human skeletal muscle to heavy resistance training and immobilization. *J Appl Physiol Respir Environ Exerc Physiol*. 1977;43:700–703.
17. Melbo J, Gramvik P, Jebens E. Aerobic and anaerobic energy released during 10 and 30s bicycle sprints. *Acta Kinesiol Univ Tartuensis*. 1999;4:122.
18. Meyer R, Wiseman R. The metabolic systems: control of ATP synthesis in skeletal muscle. In: Tipton CM, ed. *ACSMs Advanced Exercise Physiology*. Philadelphia, PA: Lippincott Williams & Wilkins, 2006:370–384.
19. Parra J, Cadefau JA, Rodas G, et al. The distribution of rest periods affects performance and adaptations of energy metabolism induced by high-intensity training in human muscle. *Acta Physiol Scand*. 2000;169:157–165.
20. Rodas G, Ventura JL, Cadefau JA, et al. A short training programme for the rapid improvement of both aerobic and anaerobic metabolism. *Eur J Appl Physiol*. 2000;82:480–486.
21. Ross A, Leveritt M. Long-term metabolic and skeletal muscle adaptations to short-sprint training: implications for sprint training and tapering. *Sports Med*. 2001;31:1063–1082.
22. Spencer M, Bishop D, Dawson B, et al. Physiological and metabolic responses of repeated-sprint activities: specific to field-based team sports. *Sports Med*. 2005;35:1025–1044.
23. Stark AH, Madar Z. Olive oil as a functional food: epidemiology and nutritional approaches. *Nutr Rev*. 2002;60:170–176.
24. Tesch P, Alkner B. Acute and chronic muscle metabolic adaptations to strength training. In: Komi PV, ed. *Strength and Power in Sport*. Oxford, England: Blackwell Scientific, 2002:265–280.
25. Tesch PA, Komi PV, Hakkinen K. Enzymatic adaptations consequent to long-term strength training. *Int J Sports Med*. 1987;8(suppl 1):66–69.

LECTURAS RECOMENDADAS

Ardigo' LP, Goosey-Tolfrey VL, et al. Biomechanics and energetics of basketball wheelchairs evolution. *Int J Sports Med*. 2005;26(5):388–396.

Beneke R, Pollmann C, Bleif I, et al. How anaerobic is the Wingate anaerobic test for humans? *Eur J Appl Physiol*. 2002;87(4/5):388–392.

Capelli C, Pendergast DR, Termin B. Energetics of swimming at maximal speeds in humans. *Eur J Appl Physiol Occup Physiol*. 1998;78(5):385–393.

Cerretelli P, Veicsteinas A, Fumagalli M, et al. Energetics of isometric exercise in man. *J Appl Physiol*. 1976;41(2):136–141.

Chance B, Im J, Nioka S, et al. Skeletal muscle energetics with PNMR: personal views and historic perspectives. *NMR Biomed*. 2006;19(7):904–926.

Costill D. An overview of the 1976 New York academy of science meeting. *Sports Med*. 2007;37(4/5):281–283.

Di Prampero PE, Francescato MP, Cettolo V. Energetics of muscular exercise at work onset: the steady-state approach. *Pflugers Arch*. 2003;445(6):741–746.

Formenti F, Minetti AE. Human locomotion on ice: the evolution of ice-skating energetics through history. *J Exp Biol*. 2007;210(pt 10):1825–1833.

Hagerman FC. Applied physiology of rowing. *Sports Med*. 1984;1(4):303–326.

Hargreaves M. Skeletal muscle metabolism during exercise in humans. *Clin Exp Pharmacol Physiol*. 2000;27(3):225–228.

Jones JH, Lindstedt SL. Limits to maximal performance. *Annu Rev Physiol*. 1993;55:547–569.

Kaneko M. Mechanics and energetics in running with special reference to efficiency. *J Biomech*. 1990;23(suppl 1):57–63.

Kaneko M, Miyatsuji K, Tanabe S. Energy expenditure while performing gymnastic-like motion in spacelab during spaceflight: case study. *Appl Physiol Nutr Metab*. 2006;31(5):631–634.

Lees A, Vanrenterghem J, De Clercq D. The energetics and benefit of an arm swing in submaximal and maximal vertical jump performance. *J Sports Sci*. 2006;24(1): 51–57.

Lemmink KA, Visscher SH. Role of energy systems in two intermittent field tests in women field hockey players. *J Strength Cond Res*. 2006;20(3):682–688.

Maroto-Izquierdo S, García-López D, Fernandez-Gonzalo R, et al. Skeletal muscle functional and structural adaptations after eccentric overload flywheel resistance training: a systematic review and meta-analysis. *J Sci Med Sport*. 2017;20(10):943–951.

McCann DJ, Mole PA, Caton JR. Phosphocreatine kinetics in humans during exercise and recovery. *Med Sci Sports Exerc*. 1995;27(3):378–389.

McNeill AR. Energetics and optimization of human walking and running: the 2000 Raymond Pearl memorial lecture. *Am J Hum Biol*. 2002;14(5):641–648.

Robergs RA, Ghiasvand F, Parker D. Biochemistry of exercise-induced metabolic acidosis. *Am J Physiol Regul Integr Comp Physiol*. 2004;287(3):R502–R516.

Zamparo P, Capelli C, Guerrini G. Energetics of kayaking at submaximal and maximal speeds. *Eur J Appl Physiol Occup Physiol*. 1999;80(6):542–548.

BIBLIOGRAFÍA CLÁSICA

Dill DB, Folling A. Studies in muscular activity, II: a nomographic description of expired air. *J Physiol*. 1928;66(2):133–135.

Hill AV. Calorimetrical experiments on warm-blooded animals. *J Physiol*. 1913;46(2):81–103.

Hill AV. The absolute mechanical efficiency of the contraction of an isolated muscle. *J Physiol*. 1913;46(6):435–469.

Hill AV. The energy degraded in the recovery processes of stimulated muscles. *J Physiol*. 1913;46(1):28–80.

Metabolismo aeróbico (oxidativo)

CAPÍTULO

3

DESPUÉS DE LEER ESTE CAPÍTULO, DEBERÍA SER CAPAZ DE:

1. Comprender por qué debe haber cantidades adecuadas de oxígeno para que se produzca el metabolismo aeróbico
2. Comprender los ciclos de energía bioquímicos básicos relacionados con el metabolismo aeróbico
3. Entender la mayor capacidad de producción de trifosfato de adenosina (ATP) del metabolismo aeróbico
4. Comprender los diferentes factores relacionados con el uso de diferentes sustratos energéticos durante el ejercicio aeróbico
5. Explicar el papel de las mitocondrias en el metabolismo oxidativo
6. Describir el papel del oxígeno en el metabolismo aeróbico
7. Describir la respuesta del metabolismo aeróbico a diferentes factores estresantes del ejercicio agudo
8. Describir el tipo de entrenamiento que mejora la capacidad del metabolismo aeróbico
9. Diferenciar entre técnicas directas e indirectas de calorimetría
10. Describir las adaptaciones fisiológicas que permiten una mayor producción de ATP a través del metabolismo aeróbico
11. Explicar cómo el metabolismo media la recuperación

En el capítulo anterior se describieron los principios básicos de la bioenergética y la estructura química de los tres principales sustratos de los alimentos (carbohidratos, grasas, proteínas) y después se especificaron las dos vías metabólicas de disponibilidad más inmediata y más rápidas (fosfágeno, glucólisis) utilizadas para convertir la energía de los alimentos en energía aprovechable en forma de trifosfato de adenosina (ATP). En este capítulo, la atención se centrará en la tercera vía metabólica, es decir, el metabolismo aeróbico. Se caracteriza por la necesidad de una cantidad adecuada de oxígeno y por una producción de ATP relativamente lenta, pero también por la capacidad de generar grandes cantidades de este último. Debido a estas características, dependemos del metabolismo oxidativo no solo durante las condiciones de reposo, sino también durante el ejercicio de larga duración de intensidad leve a moderada. De hecho, esta vía metabólica aeróbica determina en gran medida el rendimiento en actividades de resistencia tales como el maratón.

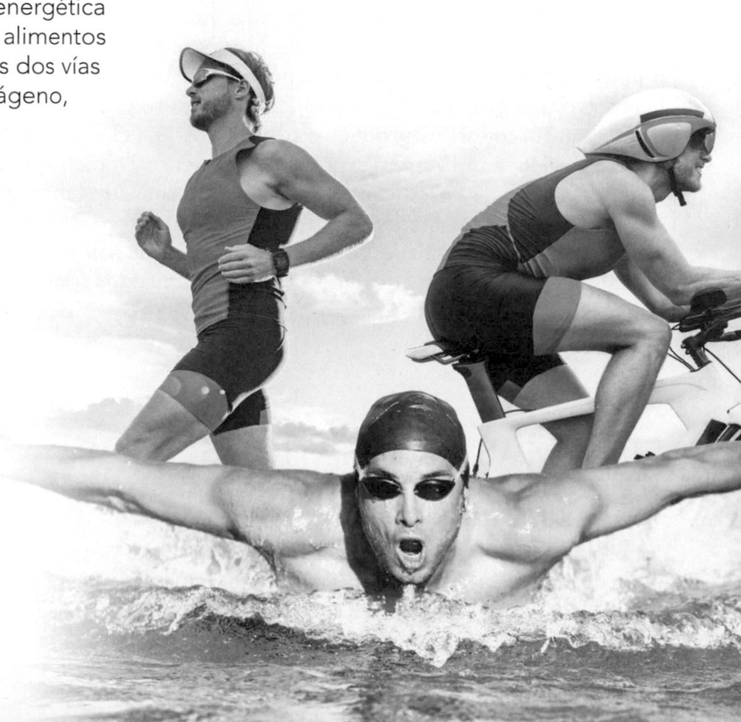

METABOLISMO AERÓBICO

En el capítulo 2 se explicó que la vía del fosfágeno es el método más inmediato para producir ATP y la vía más poderosa porque genera rápidamente nuevo ATP para reemplazar el que se utiliza durante el ejercicio. Sin embargo, en el tejido muscular solo se almacenan cantidades limitadas de ATP y fosfocreatina (PC). Cuando una actividad se alarga más de unos 30 s, la producción de ATP depende de la glucólisis o del metabolismo no oxidativo.

El producto final de la vía glucolítica es el piruvato, cuyo destino depende de la cantidad de oxígeno presente en la célula. En caso de que no haya suficiente oxígeno, el piruvato se convierte en lactato; se utiliza el término *anaeróbico* para describir la descomposición de los carbohidratos. En caso de que haya cantidades suficientes de oxígeno, el piruvato producido por la glucólisis entra en la mitocondria para participar en el metabolismo aeróbico (ciclo de Krebs, cadena de transporte de electrones [ETC, *electron transport chain*]), con lo que se evita la producción de lactato, asociada con el desarrollo de condiciones ácidas.

El metabolismo aeróbico de los carbohidratos tiene dos ventajas. La primera es la prevención del entorno ácido dentro de la célula activa (por ejemplo, la fibra muscular). La segunda ventaja es el rendimiento mucho mayor (varias veces mayor) del ATP procedente de la misma molécula de glucosa, en comparación con el rendimiento que se logra con el metabolismo anaeróbico. Además, el único sustrato disponible en el metabolismo anaeróbico son los carbohidratos, mientras que en el aeróbico pueden participar las tres fuentes de energía, incluidas las grasas y las proteínas.

La dependencia del metabolismo aeróbico de un sustrato determinado está influenciada por la dieta, la intensidad del ejercicio, el nivel de entrenamiento y las demandas del ejercicio[33]. Por ejemplo, en los deportistas adaptados a una dieta cetógena, la transición al uso de glucógeno se retrasa y la grasa es la fuente de energía utilizada durante más tiempo. Este retraso del gasto de glucógeno, que es una fuente de combustible limitada, mejora la capacidad de resistencia. Las adaptaciones en los mecanismos metabólicos celulares y subcelulares (p. ej., mecanismos enzimáticos) hacen que las vías que apoyan la producción de energía a partir de fuentes de grasa sean más eficientes[27,29,33,34].

Además, la generación de ATP durante el metabolismo aeróbico se produce en paralelo a la producción de CO_2 y agua. La energía puede utilizarse para dar soporte a las funciones corporales; el CO_2 puede transportarse a través de la sangre y exhalarse en los pulmones, y las moléculas de agua pueden ser beneficiosas para el cuerpo como cualquier otra molécula de agua.

Por tanto, todos los productos producidos por el metabolismo aeróbico pueden utilizarse o expulsarse fácilmente. Debido a su elevada capacidad para producir energía y a la ausencia de subproductos que limiten el rendimiento, el metabolismo aeróbico se utiliza en reposo y durante actividades físicas prolongadas y de baja intensidad (cuando hay una gran cantidad de oxígeno suministrada a los tejidos del cuerpo), para suministrar casi toda la energía requerida en esas condiciones.

SISTEMAS ENZIMÁTICOS AERÓBICOS

La producción aeróbica de ATP es muy importante para el desempeño de actividades de resistencia debido a su capacidad para producir grandes cantidades de ATP sin generar productos asociados con la fatiga. La producción aeróbica de ATP tiene lugar en las mitocondrias e involucra dos sistemas enzimáticos principales. El primero de estos sistemas enzimáticos es el **ciclo de Krebs** (también denominado *ciclo del ácido cítrico*).

La función del ciclo de Krebs es oxidar (eliminar hidrógenos y electrones) de los sustratos y producir pequeñas cantidades de ATP. Los derivados del metabolismo de los carbohidratos, las grasas y las proteínas pueden entrar en el ciclo de Krebs. Los hidrógenos eliminados de todos los sustratos en el ciclo de Krebs son transportados por moléculas portadoras de hidrógeno al otro sistema enzimático principal, la **cadena de transporte de electrones (ETC)**. En el capítulo 2 ya se habló del dinucleótido de adenina y nicotinamida (NAD^+) en su forma oxidada, una de las moléculas transportadoras de hidrógeno. Otra molécula de este tipo es el **dinucleótido de flavina y adenina (FAD)**.

Ambas moléculas transportan hidrógenos y electrones a la ETC. Este transporte es importante porque la ETC representa casi toda la producción de ATP durante el metabolismo aeróbico. El oxígeno que originalmente entra en el cuerpo a través de los pulmones es el aceptor final de hidrógeno y electrones al final de la ETC. La combinación de un átomo de oxígeno con dos hidrógenos ($\frac{1}{2}O_2 + 2H^+ = H_2O$) da como resultado la formación de agua. La producción de ATP por la ETC se denomina **fosforilación oxidativa**. El oxígeno no participa en las reacciones del ciclo de Krebs, aunque dicho ciclo suele considerarse parte del metabolismo aeróbico.

Con independencia de si los carbohidratos, las grasas o las proteínas se metabolizan aeróbicamente, el proceso tiene tres componentes principales: reacciones que dan como resultado moléculas que pueden entrar en el ciclo de Krebs, oxidación de las moléculas que entran en el ciclo de Krebs con la producción de pequeñas cantidades de ATP, y producción de ATP en la ETC por fosforilación oxidativa. El alcohol también puede metabolizarse (cuadro 3-1), pero normalmente no se considera un nutriente debido a sus efectos negativos sobre la salud, como el aumento del riesgo de algunos tipos de cáncer y enfermedades cardiovasculares.

CICLO DE KREBS

A continuación, se analizará el funcionamiento del ciclo de Krebs y la ETC en el metabolismo aeróbico. Recuérdese que la glucólisis da como resultado la formación de piruvato, una molécula de tres carbonos. El piruvato se descompone y forma una molécula de dos carbonos, la acetil coenzima A (acetil-CoA), que puede entrar en el ciclo de Krebs. En este proceso, se liberan un átomo de carbono y dos átomos de oxígeno del piruvato como CO_2, que acabará exhalándose en los pulmones.

La acetil-CoA se combina con una molécula de cuatro carbonos, el oxaloacetato, lo que da como resultado citrato, una molécula de seis carbonos (Fig. 3-1). Considérese que el oxalacetato es la molécula con la que la acetil-CoA se combina para entrar en el ciclo de Krebs y que es producida por la última reacción del ciclo de Krebs. Es por este motivo que el ciclo de Krebs se considera un «ciclo»: el oxaloacetato se usa en la primera reacción de esta serie de reacciones y se produce en la última reacción. Después, el citrato pasa a través de la serie de reacciones que componen el ciclo de Krebs, lo que resulta en la formación de dos moléculas de CO_2 y un ATP. En varios puntos, los hidrógenos y sus electrones asociados se combinan con las moléculas portadoras de hidrógeno NAD^+ y FAD para formar NADH y $FADH_2$.

La formación de ATP durante el ciclo de Krebs tiene lugar en una sola reacción (formación de trifosfato de guanosina [GTP], que se utiliza inmediatamente para producir ATP). Así, solo una pequeña

CUADRO 3-1 ¿SABÍA USTED?

Calorías en el alcohol

Las personas no solo ingieren calorías procedentes de las proteínas, las grasas y los carbohidratos. Para algunos, el alcohol contribuye significativamente a la ingesta calórica. El alcohol contiene 7 cal·g^{-1}. Una sola bebida puede contener ~ 15 g de etanol, lo que equivale a 105 calorías procedentes solo del alcohol, sin incluir los posibles mezcladores de alto contenido calórico. Por tanto, aquellas personas que quieran controlar su peso deben ser conscientes de las calorías consumidas procedentes del alcohol.

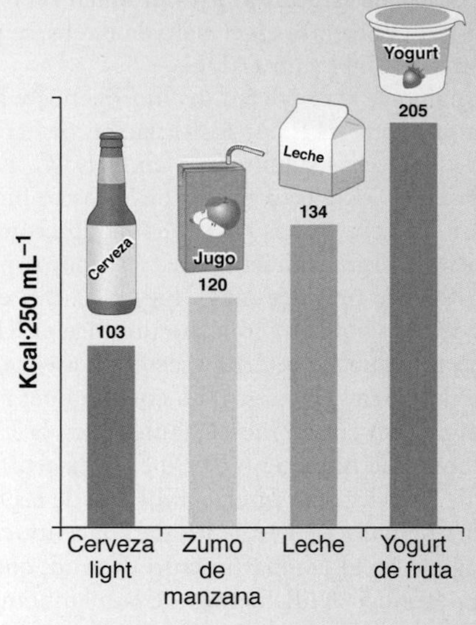

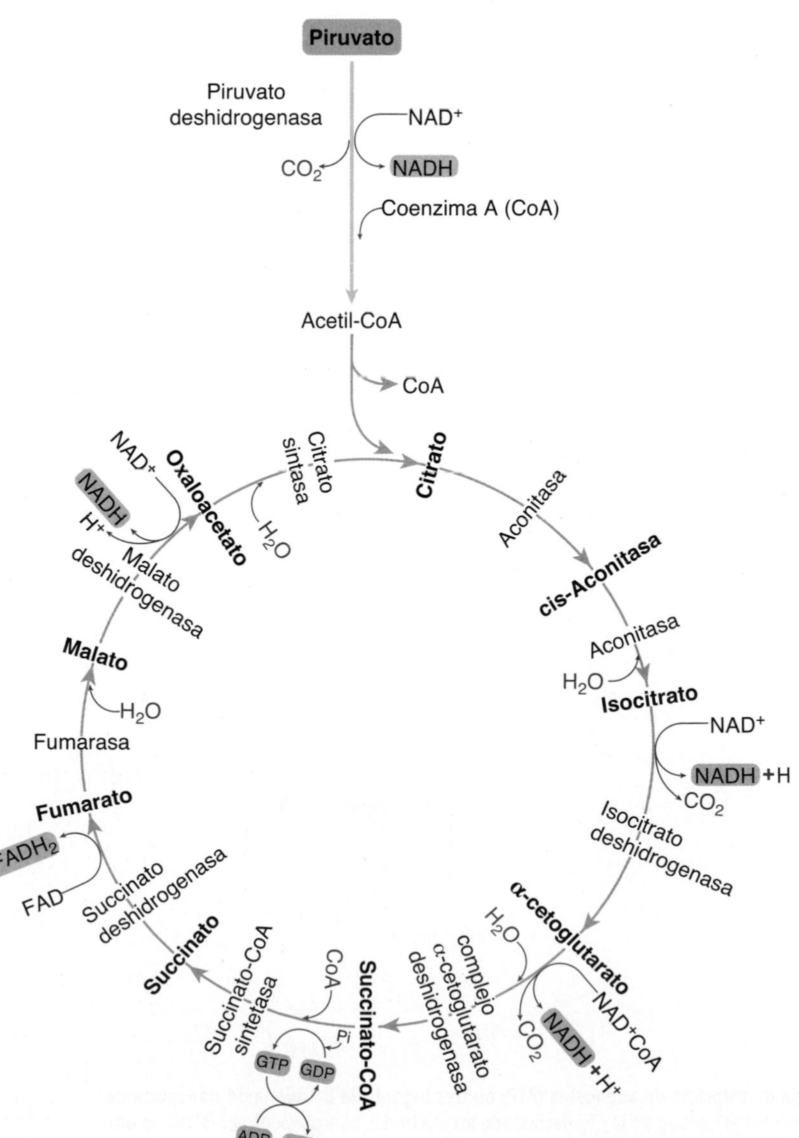

FIGURA 3-1. La acetil-CoA obtenida del catabolismo del piruvato entra en el ciclo de Krebs. En el ciclo de Krebs, cada acetil-CoA da como resultado la producción de un trifosfato de adenosina (ATP), dióxido de carbono y iones de hidrógeno, que son transportados al sistema de transporte de electrones por moléculas portadoras de electrones, donde se produce casi todo por el metabolismo aeróbico.

cantidad de ATP se forma directamente a partir del ciclo de Krebs. Casi todo el ATP se forma por el transporte de hidrógenos y electrones a la ETC, donde se utilizan para producir ATP. En resumen, por cada acetil-CoA que entra en el ciclo de Krebs, se producen dos CO_2, un ATP, tres NADH y un $FADH_2$.

Entonces, ¿cómo se transportan los hidrógenos y los electrones a la ETC para producir ATP por fosforilación oxidativa? Para ello se requieren dos procesos simultáneos en la ETC. En uno de los procesos intervienen los electrones, y en el otro, hidrógenos. En la ETC, los pares de electrones pasan de un citocromo a otro y, al hacerlo, se libera energía suficiente en tres puntos para fosforilar el ADP, con lo que se produce ATP (Fig. 3-2). Sin embargo, este paso no describe por completo cómo se produce el ATP. Las mitocondrias tienen membranas interna y externa, así como compartimentos interno y externo (Fig. 3-3). La energía liberada cuando los electrones pasan de un citocromo al siguiente en la ETC se utiliza para bombear iones de hidrógeno desde el compartimento interno al externo (es decir, al espacio intermembrana) de las mitocondrias. Esto da como resultado un gradiente de concentración, con más iones de hidrógeno en el compartimento externo, que es la fuente energética para producir ATP. Dentro de la membrana interna hay tres bombas (Fig. 3-3). Por cada dos electrones que se mueven a lo largo de la ETC, cada una de las tres bombas mueve electrones del compartimento interno al externo (las bombas primera y segunda mueven cuatro iones de hidrógeno, y la tercera bomba mueve solo dos iones de hidrógeno). Los iones de hidrógeno de NADH entran en la ETC antes de la primera bomba, mientras que los electrones transportados por $FADH_2$ entran en la ETC después de la primera bomba. Esto resulta en el bombeo de más electrones desde el compartimento interno al externo cuando el NADH transporta hidrógenos a la ETC (10 contra 6 electrones). Esta diferencia da como resultado la capacidad de producir más ATP cuando los hidrógenos son transportados a la ETC por NADH (2.5 ATP), en comparación con $FADH_2$ (1.5 ATP).

La membrana mitocondrial interna es impermeable a los iones de hidrógeno. Entonces, ¿cómo se explica que un gradiente de concentración de iones de hidrógeno resulte en la formación de ATP? Dicho gradiente crea un tipo de energía potencial que puede utilizarse para fosforilar ADP en ATP solo si los iones de hidrógeno pueden moverse de acuerdo con su gradiente de concentración desde el compartimento externo al interno. Aunque la membrana interna es impermeable a los iones de hidrógeno, los canales de iones de hidrógeno especializados, denominados **complejos respiratorios**, permiten que estos iones pasen a través de la membrana interna.

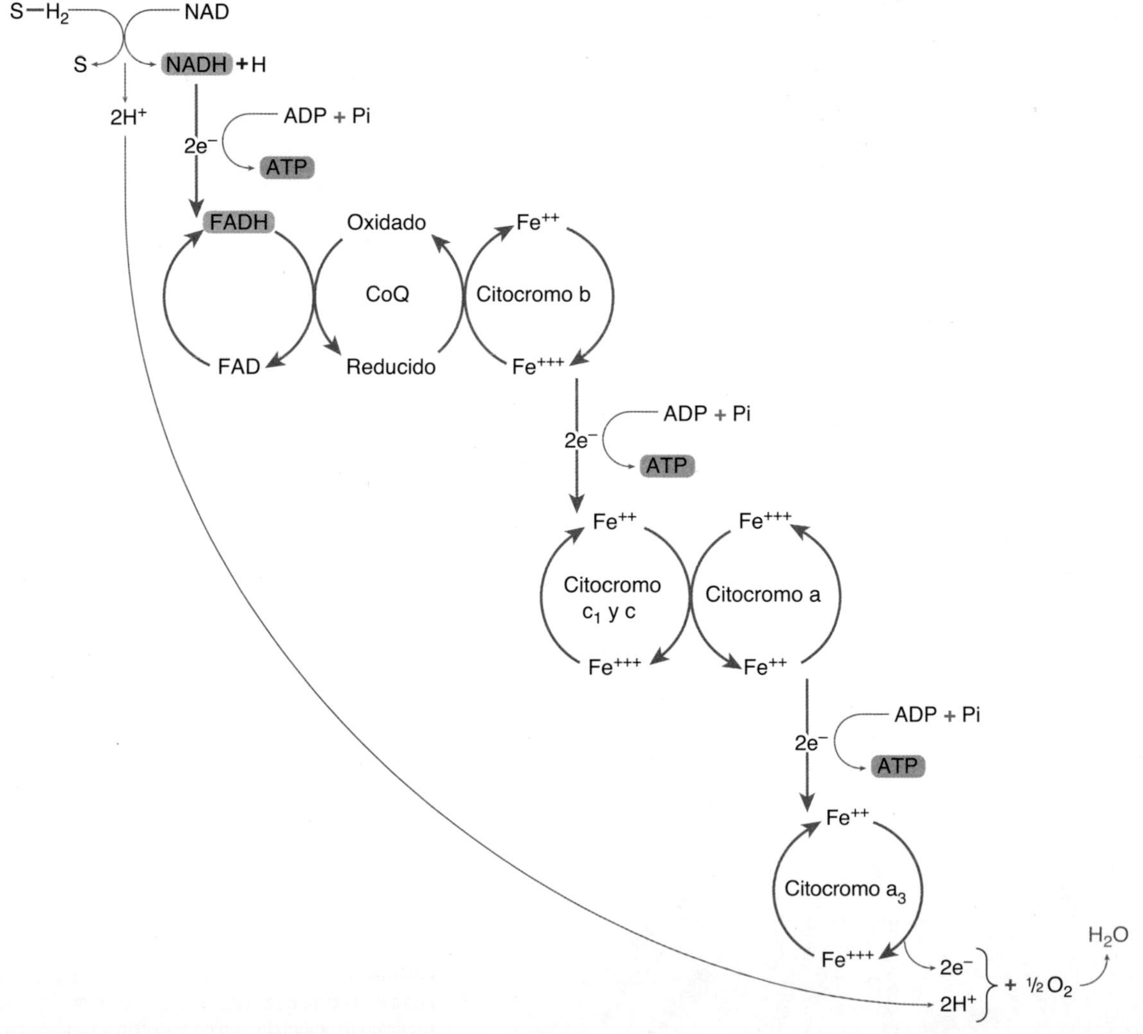

FIGURA 3-2. Visión general simplificada de la formación de trifosfato de adenosina (ATP) en tres lugares de la cadena de transporte de electrones (ETC). Nótese que los electrones transportados por FADH2 entran en la ETC después de los electrones transportados por NADH, lo que produce menos moléculas de ATP producidas por los electrones transportados por FADH2.

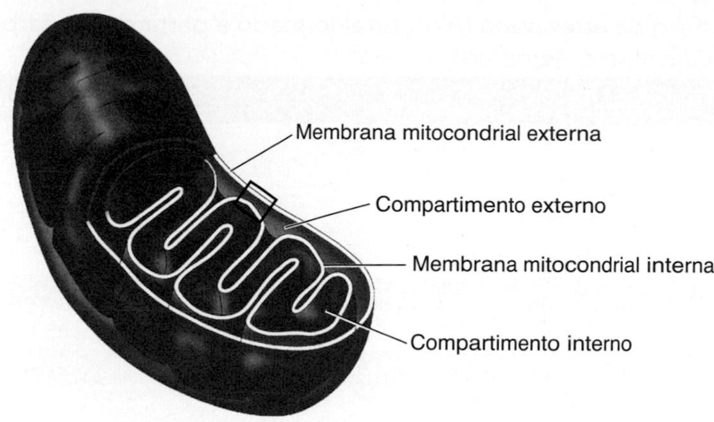

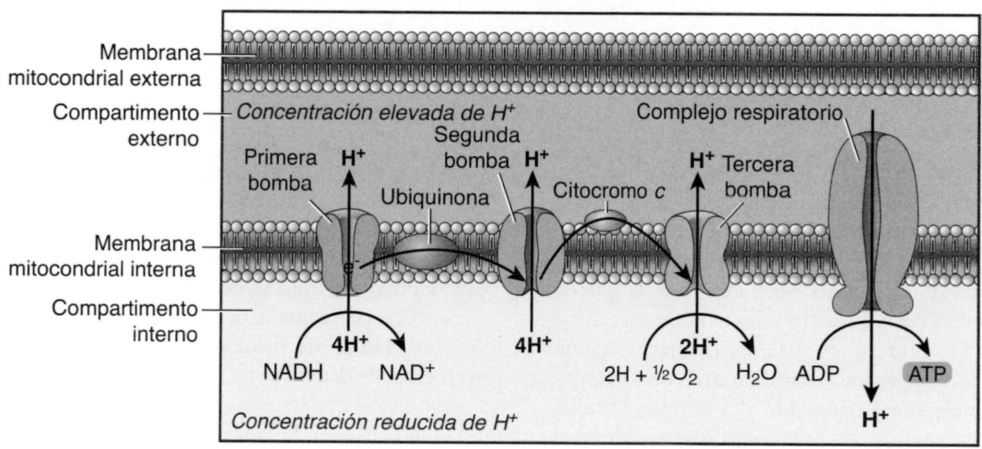

FIGURA 3-3. Las bombas de iones de hidrógeno (H^+) trasladan el H^+ del compartimento mitocondrial interno al externo. El bombeo produce un gradiente de concentración de H^+, con mayor concentración de H^+ en el compartimento externo. Este gradiente de concentración es utilizado por los complejos respiratorios para producir trifosfato de adenosina (ATP).

A medida que atraviesan la membrana, activan la enzima ATP sintasa y hay suficiente energía disponible para fosforilar el ADP en ATP. Aunque puede producirse más ATP cuando NADH transporta electrones a la ETC en comparación con $FADH_2$, la cantidad total de ATP producido por la ETC es una estimación, porque la química de la bomba de iones de hidrógeno, la síntesis de ATP y las moléculas portadoras de iones de hidrógeno pueden variar ligeramente[4].

El oxígeno actúa como aceptor final de los pares de electrones que pasan a través de la ETC, y, cuando se combinan con dos hidrógenos, producen la formación de agua. Para mantener el funcionamiento de la ETC, se requiere oxígeno que actúe como aceptor final de electrones. En las siguientes secciones se analizarán con más detalle el metabolismo aeróbico completo y la producción de ATP de los carbohidratos, las grasas y las proteínas.

PRODUCCIÓN AERÓBICA DE ATP DE LOS CARBOHIDRATOS

La producción total de ATP a partir de la oxidación de los carbohidratos depende de la cantidad de ATP producida en la glucólisis, el ciclo de Krebs y la ETC (tabla 3-1). Recuérdese que la única diferencia entre el metabolismo glucolítico de la glucosa sérica y una molécula de glucosa obtenida del glucógeno radica en la primera reacción de la vía, que produce glucosa-6-fosfato. Si se comienza con la glucosa sérica, se requiere un ATP para producir glucosa-6-fosfato, mientras que, si se comienza con una molécula de glucosa obtenida del glucógeno, este paso, que consume energía, no es necesario. Esta diferencia resulta en la producción neta de una molécula de ATP menos cuando el sustrato original es la glucosa sérica. Entonces, la glucólisis da como resultado la ganancia neta de dos ATP de la glucosa y tres ATP del glucógeno. A partir del ciclo de Krebs se generan dos ATP por molécula de glucosa. En total, la glucólisis, el ciclo de Krebs y la conversión de piruvato en acetil-CoA producen hidrógenos que son transportados a la ETC por NADH o $FADH_2$, y debe contabilizarse la producción de ATP por fosforilación oxidativa. El resultado neto de la oxidación de glucosa y glucógeno es de 32 y 33 moléculas de ATP, respectivamente. Sin embargo, estos totales son estimaciones, porque puede haber ligeras variaciones en la producción de ATP debido a variaciones en la bomba de hidrógeno en la ETC, en la síntesis de ATP, y en cómo se transportan los electrones de hidrógeno a la ETC.

FUENTES DE CARBOHIDRATOS PARA EL METABOLISMO

La glucosa para el metabolismo aeróbico puede obtenerse a partir de la glucosa sérica o del glucógeno intramuscular. Si la concentración de glucosa sérica es baja, como ocurre entre comidas o por el uso

Tabla 3-1. Trifosfato de adenosina (ATP) total formado a partir de los carbohidratos durante el metabolismo aeróbico[a]

Glucólisis	ATP de la glucosa	ATP del glucógeno
Fosforilación de la glucosa	−1	0
Fosforilación de la fructosa-6-fosfato	−1	−1
Producción en dos pasos en la glucólisis	+4	+4
Dos moléculas de NADH a la cadena de transporte de electrones (ETC)	+5	+5
Piruvato a acetil-CoA		
Dos moléculas de NADH a la ETC	+5	+5
Ciclo de Krebs		
Producción trifosfato de guanosina	+2	+2
Seis moléculas de NADH a la ETC	+15	+15
Dos moléculas de FADH2 a la ETC	+3	+3
Total	+32	+33

[a] Los cálculos asumen 2.5 ATP por NADH y 1.5 ATP por $FADH_2$.

de glucosa en el metabolismo, el hígado libera glucosa al torrente sanguíneo mediante la descomposición de sus reservas de glucógeno. Si la concentración es alta, como justo después de una comida rica en carbohidratos, el hígado y otros tejidos, incluidos el músculo esquelético y el cerebro (*v.* el cuadro 3-2), eliminan la glucosa sérica para usarla inmediatamente en el metabolismo o para almacenarla como glucógeno. El mantenimiento de las concentraciones de glucosa sérica (*v.* cap. 8, Sistema endocrino) dentro de los rangos normales se produce gracias a la interacción del hígado, el tejido muscular, el páncreas (secreción de las hormonas glucagón e insulina) y las glándulas suprarrenales (secreción de la hormona adrenalina). Por ahora, es suficiente saber que, durante la actividad de baja intensidad, el tejido muscular utilizará principalmente la glucosa sérica en el metabolismo aeróbico, pero, durante el ejercicio de intensidad moderada, las fibras musculares utilizarán tanto la glucosa circulante como el glucógeno intramuscular para suministrar el metabolismo aeróbico. Normalmente, el metabolismo de la glucosa está bien controlado incluso durante el ejercicio. Sin embargo, en la enfermedad de McArdle, una anomalía genética lo altera radicalmente (cuadro 3-3).

Además del glucógeno intramuscular, el glucógeno hepático y la glucosa sérica, existen fuentes indirectas de carbohidratos disponibles para el metabolismo. Algunos aminoácidos pueden utilizarse para sintetizar glucosa (consúltese la sección sobre el metabolismo de las proteínas), y la porción de glicerol de los triglicéridos (consúltese la sección sobre metabolismo aeróbico de los triglicéridos) también puede utilizarse para sintetizar glucosa. Sin embargo, estas fuentes **gluconeogénicas** de glucosa suelen utilizarse muy poco. Una fuente del metabolismo de los carbohidratos que se utiliza durante el ejercicio, e incluso en reposo, es el lactato. El uso de ácido láctico o lactato (recuérdese del capítulo 2 que el ácido láctico se convierte casi inmediatamente en lactato al donar su protón cuando se expone al pH fisiológico) en el metabolismo aeróbico puede producirse de dos maneras. El ciclo de Cori (Fig. 3-4) comienza con la producción de lactato por el músculo esquelético u otros tejidos, que luego entra en la sangre y se transporta al hígado, donde se utiliza para sintetizar glucosa. La glucosa recién formada puede utilizarse para mantener las concentraciones de glucosa sérica o para sintetizar glucógeno hepático. La **«hipótesis de la lanzadera de lactato»** es otra forma en que la glucosa puede ser utilizada en el metabolismo[6,12]. Según esta teoría, una vez que el lactato sale del músculo y entra en la sangre, puede utilizarse no solo en el ciclo de Cori hepático, sino también en otros tejidos, incluido el músculo esquelético, para sintetizar glucógeno o transformarse en piruvato y entrar en el metabolismo aeróbico (Fig. 3-4). El lactato producido por el músculo esquelético u otros tejidos puede circular en la sangre y posteriormente ser utilizado por el músculo esquelético inactivo, el músculo cardíaco y los riñones, para sintetizar glucógeno o transformarse en piruvato[5,6]. Por ejemplo, si las concentraciones de lactato sérico superan los valores basales, como ocurre durante la actividad anaeróbica, el músculo esquelético inactivo puede utilizar lactato para sintetizar glucógeno o piruvato, con lo que se reduce

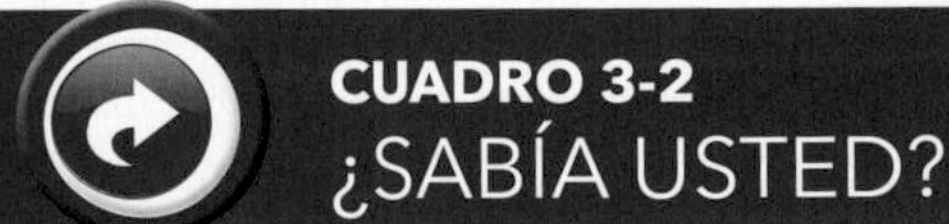

CUADRO 3-2
¿SABÍA USTED?

El poder del cerebro

El cerebro humano representa solo ~2% del peso corporal. Sin embargo, es responsable de ~25% del uso total de la glucosa corporal. El cerebro utiliza glucosa, que no puede almacenarse en las células cerebrales y debe proporcionarse a través de la circulación, casi exclusivamente como su fuente de energía preferida. En condiciones como la inanición o la diabetes, cuando la cantidad de glucosa disponible es limitada, el cerebro tiene la capacidad especializada de utilizar también cetonas productos del metabolismo de las grasas cuando la insulina y la ingesta calórica son bajas para producir energía. Las personas adaptadas a una dieta baja en carbohidratos también utilizan eficazmente las cetonas como fuente de energía cerebral.

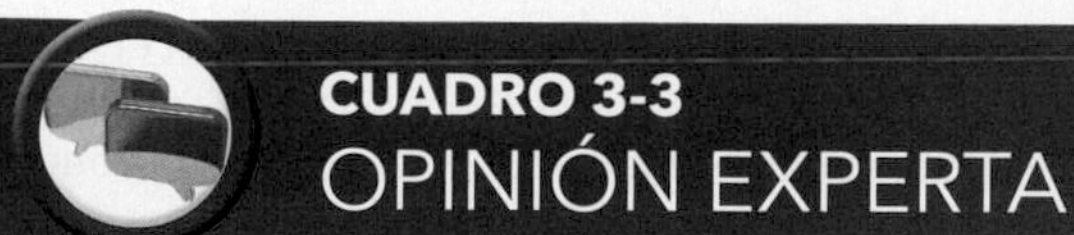

CUADRO 3-3
OPINIÓN EXPERTA

Enfermedad de McArdle: Un problema genético del metabolismo del glucógeno

Alejandro Lucia, MD, PhD
Universidad Europea de Madrid
Madrid, España

La enfermedad de McArdle es un trastorno genético caracterizado por la falta de actividad de la enzima responsable de la degradación del glucógeno en las fibras del músculo esquelético, es decir, la miofosforilasa. Es una enfermedad relativamente infrecuente (es decir, con una frecuencia de ~1:167 000 habitantes en España). Los pacientes portan una de más de 150 mutaciones genéticas que pueden producir diferentes alteraciones (proteína truncada, ausencia de ARNm, etc.), lo que resulta en inactividad enzimática y, por tanto, incapacidad para descomponer el glucógeno almacenado en las fibras del músculo esquelético. La enfermedad fue descrita por primera vez en un hombre de 30 años por un médico escocés, Brian McArdle, en 1951. Este joven paciente refirió intolerancia al ejercicio grave en prácticamente todos los tipos de actividades físicas, así como mialgia (dolor muscular) en cualquier músculo involucrado en un ejercicio dado.

Existe un gran grado de variabilidad individual tanto en el momento de aparición de los síntomas típicos de la enfermedad (niñez frente a edad adulta) como en el grado de intolerancia al ejercicio. La enfermedad puede ser muy incapacitante en muchas personas, mientras que en otras es más una idiosincrasia que una enfermedad. Excepto en algunos casos, como el síndrome de muerte súbita del lactante o la insuficiencia respiratoria por debilidad mortal, la enfermedad de McArdle es una afección benigna. No obstante, la calidad de vida de los pacientes suele verse afectada, ya que prácticamente todos tienen al menos algún grado de intolerancia al ejercicio y muchos tienen una reducción de la capacidad funcional en las tareas físicas habituales de la vida diaria.

La mayoría de las veces los pacientes informan debilidad muscular prematura, fatiga y, a veces, calambres después de 10 s a 20 s de ejercicio breve, basado en la glucólisis predominantemente anaeróbica, y durante los primeros 5 min a 10 min de ejercicio de resistencia con grandes grupos musculares (como caminar o ir en bicicleta). En el último caso, los pacientes experimentan mialgias muy desagradables, debilidad, disnea y taquicardia (p. ej., hasta 160 latidos·min^{-1}) durante la transición del reposo al ejercicio, debido a la fosforilación oxidativa limitada por el sustrato y la baja disponibilidad de los combustibles séricos (glucosa y ácidos grasos libres). Estos síntomas siempre se atenúan en ~10 min debido a un aumento de la fosforilación oxidativa mediado por la glucosa sérica, un fenómeno conocido como «el segundo aliento».Los pacientes con enfermedad de McArdle son, de hecho, los únicos seres humanos que experimentan este fenómeno, que, por tanto, puede utilizarse para ayudar en el diagnóstico de la enfermedad. La ingestión de carbohidratos (75 g de sacarosa) 30 a 40 min antes del inicio del ejercicio elimina por completo el fenómeno del segundo aliento y alivia la intolerancia al ejercicio de los pacientes al aumentar la disponibilidad de glucosa sérica para los músculos activos desde el inicio del ejercicio.

La capacidad funcional de estos pacientes suele ser muy baja, es decir, su pico de consumo de oxígeno máximo ($\dot{V}O_{2máx}$) suele ser de un 50 % a un 30 % menor ($\leq$20 mL·kg^{-1}·min^{-1}) que en los individuos sanos. También muestran una respuesta cardiovascular hipercinética al ejercicio dinámico (aumento de la relación entre el gasto cardíaco: [$\dot{V}O_2$]), que refleja la baja capacidad de sus músculos para consumir oxígeno debido al bloqueo de la glucólisis (aeróbica). Excepto cuando consumen glucosa antes del ejercicio, sus concentraciones de lactato sérico disminuyen gradualmente desde el inicio hasta el final del ejercicio dinámico, con un aumento gradual de la intensidad secundario a la falta de glucosa para la glucólisis anaeróbica. A pesar de la falta de acidosis láctica, estos pacientes rápidamente presentan debilidad muscular y fatiga. Esto indica que la acidosis láctica no es la principal (o al menos no la única) causa de fatiga muscular en humanos.

Se han propuesto varias intervenciones para minimizar la intolerancia al ejercicio de los pacientes con enfermedad de McArdle, como la ingesta de carbohidratos antes del ejercicio, la carga de creatina, la dieta cetógena y el entrenamiento con ejercicios de resistencia anteriormente mencionados. Se ha constatado que el entrenamiento aeróbico durante aproximadamente 3 meses aumenta la capacidad máxima de trabajo de los pacientes hasta en un 36 %. Aunque se necesita más investigación, los datos preliminares sugieren que el estímulo de crecimiento muscular provocado por el entrenamiento físico puede contrarrestar en cierto grado la mayor susceptibilidad a la lesión muscular que se observa comúnmente en la enfermedad de McArdle, como se refleja en una marcada disminución de las concentraciones séricas basales de creatina cinasa después del entrenamiento físico, un indicador aceptado de rabdomiólisis.

Lecturas recomendadas

DiMauro S, Servidei S, Tsujino S. Disorders of carbohydrate metabolism: glycogen storage diseases. In: Rosenberg RN, Prusiner SB, DiMauro S, et al., eds. *The Molecular and Genetic Basis of Neurological Disease*. 2nd ed. Boston, MA: Butterworth-Heinemann, 1996:1067–1097.

Santalla A, Nogales-Gadea G, Ortenblad N, et al. McArdle disease: a unique study model in sports medicine. *Sports Med*. 2014;44:1531–1544.

la concentración de lactato sérico. Además, después de una actividad anaeróbica, el mismo músculo esquelético que produjo lactato durante la actividad podría convertir el lactato obtenido de la sangre en glucógeno o piruvato, con lo que se reduciría la concentración de lactato sérico y, al mismo tiempo, se repondrían las reservas de glucógeno intramuscular. Por tanto, la hipótesis de la lanzadera de lactato considera que el lactato no es un producto de desecho del metabolismo anaeróbico, sino una forma de transportar carbohidratos en forma de lactato por todo el cuerpo para su uso en diferentes tejidos.

METABOLISMO AERÓBICO DE LOS TRIGLICÉRIDOS

La cantidad total de ATP producido por el metabolismo aeróbico de los triglicéridos depende en gran parte de la longitud de los tres ácidos grasos que componen un triglicérido y de si el ácido graso es saturado o insaturado. Sin embargo, tanto los ácidos grasos como las porciones de glicerol de un triglicérido pueden metabolizarse porque el hígado puede transformar dos gliceroles (moléculas de tres carbonos) en glucosa, una molécula de seis carbonos. Luego, la glucosa puede metabolizarse aeróbica o anaeróbicamente. El glicerol también puede transformarse en piruvato, otra molécula de tres carbonos. Luego, el piruvato puede metabolizarse aeróbicamente al entrar en las mitocondrias, generando la misma cantidad de ATP que se describió anteriormente, durante el metabolismo oxidativo de una molécula de glucosa sérica, o piruvato (Fig. 3-5). Los ácidos grasos se componen de un número par de moléculas de carbono de hasta 24. Los ácidos grasos pueden descomponerse en dos subunidades de carbono, que pueden transformarse en acetil-CoA y luego metabolizarse aeróbicamente. Cuanto mayor es la longitud del ácido graso, mayor será el número de acetil-CoA que

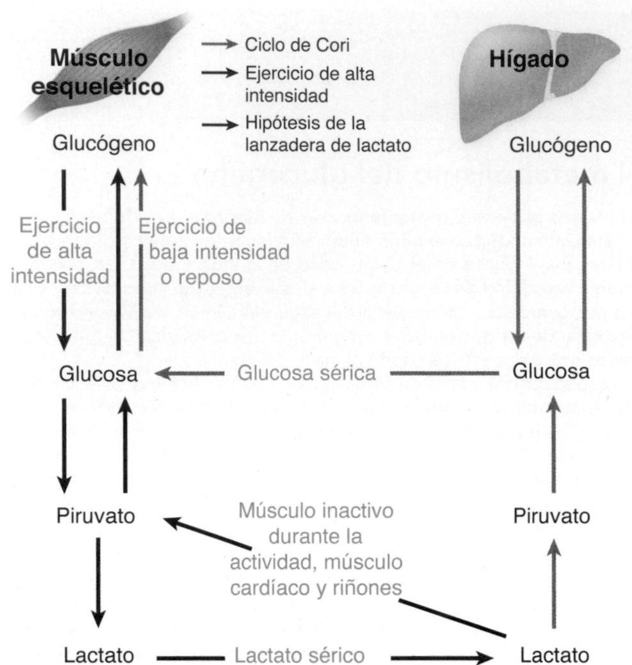

FIGURA 3-4. Versión simplificada de los pasos del ciclo de Cori y la hipótesis de la lanzadera de lactato. Las *flechas rojas* indican la producción de ácido láctico debido al ejercicio de alta intensidad. Las *flechas rosa claro* indican ácido láctico después del ciclo de Cori. Las *flechas negras* indican ácido láctico después de la hipótesis de la lanzadera de lactato (distinta del ciclo de Cori).

puede producirse. Por tanto, cuanto mayor sea el ácido graso, mayor será la producción de ATP.

La **β-oxidación** es un proceso durante el cual los ácidos grasos se descomponen en moléculas de dos carbonos (ácido acético), que pueden transformarse en acetil-CoA y entrar en el ciclo de Krebs. De modo similar a la glucólisis, para el inicio del proceso se necesita ATP. En concreto, para suministrar la energía de activación se requieren dos ATP por ácido graso. El número de acetil-CoA que resulta de un ácido graso depende de la longitud de la cadena de carbono de los ácidos grasos. Por ejemplo, a partir de un ácido graso de 16 carbonos, pueden formarse ocho acetil-CoA. Por cada ronda de β-oxidación se produce una unidad de acetil-CoA (siete rondas para una cadena de 16 carbonos), un NADH y un $FADH_2$. El NADH y $FADH_2$ acaban conduciendo a la producción de ATP en la ETC. En el ciclo de Krebs, se produce un ATP por acetil-CoA, junto con tres moléculas de NADH y una molécula de $FADH_2$. La producción neta es de un total de 14 ATP producidos por acetil-CoA. Sin embargo, la última cadena de dos carbonos no tiene que separarse de la cadena de carbonos del ácido graso, lo que evita la producción de NADH o $FADH_2$ durante la β-oxidación. La producción de ATPs a partir de una molécula típica de ácido graso de 16 carbonos es de 106 ATP (tabla 3-2). Del mismo modo, para una molécula de ácido graso de 18 carbonos, se producirían 14 ATPs adicionales, porque puede producirse un acetil-CoA adicional, lo que da como resultado una ganancia neta de 120 ATPs durante el metabolismo aeróbico completo. En comparación con los carbohidratos, los triglicéridos o ácidos grasos generan una producción sustancialmente mayor de ATP debido al mayor número de moléculas de carbono e hidrógeno disponibles para usarlas en el ciclo de Krebs y la ETC para la producción de ATP. La impresionante cantidad de energía en los triglicéridos es, en parte, lo que hace que el almacenamiento de grasa sea una buena forma de almacenar grandes cantidades de energía (cuadros 3-4 y 3-5).

Los ácidos grasos utilizados en el metabolismo aeróbico pueden obtenerse de los depósitos de triglicéridos en las células adiposas. La enzima **lipasa sensible a hormonas** dentro de las células adiposas descompone los triglicéridos en glicerol y ácidos grasos, que se liberan en la sangre. Cuando las células necesitan estas sustancias como sustrato, pueden tomarlas de la sangre y metabolizarlas aeróbicamente.

Los ácidos grasos y el glicerol también pueden sintetizarse a partir de glucosa y aminoácidos. La glucosa puede transformarse en glicerol, y la molécula de dos carbonos acetil-CoA obtenida a partir de glucosa o glucógeno puede utilizarse para sintetizar ácidos grasos. Las células adiposas pueden utilizar los ácidos grasos y el glicerol para sintetizar triglicéridos (Fig. 3-5). Los aminoácidos desaminados que pueden usarse para sintetizar piruvato pueden convertirse en glucosa y luego en glicerol o acetil-CoA, y después ser utilizados para sintetizar ácidos grasos. Además, los aminoácidos que pueden convertirse directamente en acetil-CoA también pueden utilizarse para sintetizar ácidos grasos. Debido a la capacidad de utilizar tanto los carbohidratos como las proteínas para sintetizar ácidos grasos y glicerol y, finalmente, triglicéridos, es posible ganar peso graso al ingerir cantidades excesivas de proteínas y carbohidratos.

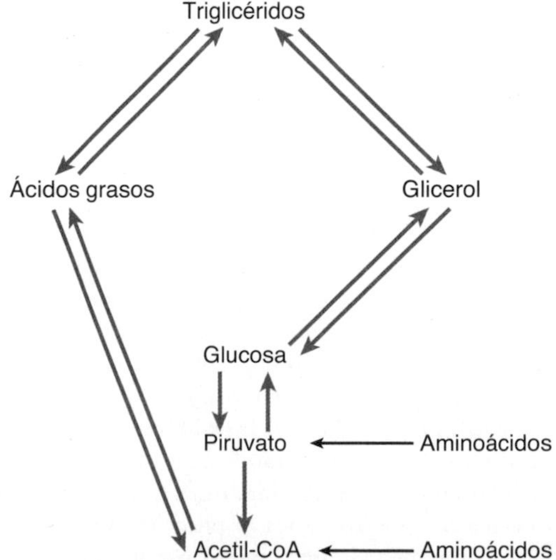

FIGURA 3-5. Versión simplificada de los pasos involucrados en las posibles interacciones de carbohidratos, aminoácidos, ácidos grasos y glicerol en la síntesis de triglicéridos. Nótese que es posible transformar la glucosa como los aminoácidos en glicerol y ácidos grasos y luego combinarlos para sintetizar un triglicérido.

METABOLISMO DE LAS PROTEÍNAS

Las proteínas pueden proporcionar energía a través de varias vías. Muchos aminoácidos pueden transformarse en glucosa (aminoácidos gluconeogénicos). Luego, la glucosa puede utilizarse para producir energía. Algunos aminoácidos, como la alanina, la leucina y la isoleucina, pueden convertirse en intermediarios metabólicos o moléculas que pueden entrar en el proceso bioenergético en algún momento. Antes de que cualquier aminoácido entre en los procesos bioenergéticos, primero debe eliminarse su grupo amino. Esta pérdida puede producirse por **transaminación**, mediante la cual el grupo amino que contiene nitrógeno se transfiere del aminoácido a un cetoácido, o mediante **desaminación**, en la que el grupo amino eliminado da lugar a amoníaco (NH_3). Sin embargo, el amoníaco es una base y puede alterar el equilibrio acidobásico del cuerpo. Para

Tabla 3-2. Trifosfato de adenosina (ATP) total formado de una molécula de ácido graso de 16 carbonos

Proceso metabólico	ATP
β-oxidación	
Activación de energía por ácido graso	−2
Una molécula de NADH/acetil-CoA a la ETC	+2.5
Una molécula de $FADH_2$/acetil-CoA a la ETC (no se produce NADH o $FADH_2$ del último acetil-CoA formado)	+1.5
ATP/acetil-CoA total (ignorando la activación de energía y el último acetil-CoA formado)	+4
Ciclo de Krebs	
Un ATP/acetil-CoA	+1
Tres NADH/acetil-CoA a la ETC	+7.5
Un $FADH_2$/acetil-CoA a la ETC	+1.5
ATP/acetil-CoA total	+10
ATP/acetil-CoA total	
4 ATP/acetil-CoA de β-oxidación + 10 ATP/acetil-CoA ciclo de Krebs (ignorando la energía de activación y el último acetil-CoA formada)	+14
ATP total de una molécula de ácido graso de 16 carbonos	
β-oxidación y ciclo de Krebs para 7 acetil-CoAs (7 × 14 ATP)	+98
β-oxidación y ciclo de Krebs para el último acetil-CoA	+10
Energía de activación por ácido graso	−2
ATP total	+106

Nota: Debajo de cada título se incluye el recuento de ATP intacto para ese conjunto de reacciones. El total de 106 ATP es la suma de las últimas tres filas compuestas en la columna de la derecha.

evitar esto, el hígado combina dos moléculas de amoniaco y CO_2 para producir urea (N_2H_4CO) y una molécula de agua. La urea se libera en el torrente sanguíneo y finalmente se excreta en la orina.

Otra vía bioenergética en la que pueden participar los aminoácidos comienza con su conversión en piruvato, que luego puede metabolizarse aeróbicamente (Fig. 3-6). Otros aminoácidos pueden convertirse en acetil-CoA y metabolizarse, y otros pueden entrar directamente en el ciclo de Krebs y metabolizarse. Cualquier sustrato metabólico que pueda convertirse en piruvato puede metabolizarse o usarse para sintetizar glucosa. Por tanto, los aminoácidos que pueden convertirse en piruvato pueden usarse para producir glucosa; en este caso se denominan aminoácidos *glucogénicos*[15]. Sin embargo, los aminoácidos que se convierten en acetil-CoA no pueden convertirse en glucosa y, por tanto, deben metabolizarse, al igual que los aminoácidos que entran directamente en el ciclo de Krebs, que también son glucogénicos pero, si entran en el ciclo de Krebs, no pueden usarse para sintetizar glucosa.

Por lo general, para proporcionar energía solo se metaboliza una pequeña cantidad de proteínas o aminoácidos. Sin embargo, en algunas situaciones, es mucho más probable que se metabolicen los aminoácidos. Por ejemplo, durante una dieta extrema (ingestión de muchas menos kilocalorías de las necesarias para mantener la función corporal), los aminoácidos se obtienen de los tejidos, incluido el músculo esquelético, para metabolizarlos y producir energía. Esto da como resultado la pérdida de tejido muscular durante este tipo de dietas. Además, las dietas con una ingesta inusualmente elevada de proteínas también pueden conducir a un mayor uso de proteínas para la producción de energía.

Suponiendo una dieta típica mixta con carbohidratos, grasas y proteínas, solo una pequeña cantidad de las proteínas se usa para la

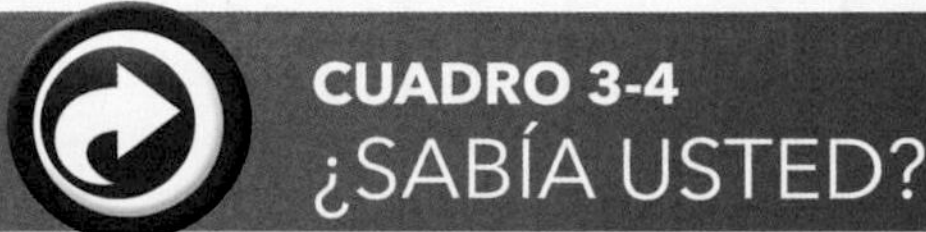

¿Cuánta energía se obtiene de la grasa?

Una persona de 68 kg con un 15% de grasa corporal tiene ~10.2 kg de grasa. Cada medio kilo de grasa contiene ~3500 kcal. Suponiendo que se requieren ~100 kcal para correr 1.6 km, ¡este individuo contiene teóricamente la energía solo en grasa corporal para correr casi 1287 km!

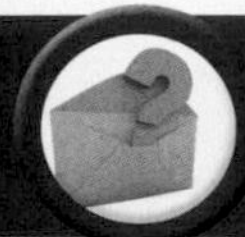

CUADRO 3-5
PREGUNTAS PRÁCTICAS DE LOS ESTUDIANTES

Si el cuerpo prefiere usar glucosa como energía durante el ejercicio, ¿por qué la mayor parte de la energía corporal se almacena en forma de grasa?

El almacenamiento de grasa no requiere mucha agua adicional, mientras que el glucógeno se almacena junto con agua debido a sus propiedades moleculares. Cada gramo de glucógeno se almacena con ~2.6 g de agua. Los triglicéridos, por otro lado, no necesitan almacenarse con tanta agua. Para ponerlo en perspectiva, la cantidad de energía contenida en 0.45 kg de grasa requeriría ~2.7 kg de glucógeno.

Revisión rápida

- El metabolismo aeróbico incluye la glucólisis para la glucosa, la β-oxidación para las grasas, y el ciclo de Krebs y el transporte de electrones para ambos. La mayor parte del ATP se produce durante el transporte de electrones.
- La glucosa extraída de la sangre o del glucógeno intramuscular puede entrar en la glucólisis. El piruvato producido por la glucólisis puede transformarse en acetil-CoA, que puede entrar en el ciclo de Krebs. Los hidrógenos y electrones de la glucólisis y el ciclo de Krebs son transportados por $FADH_2$ y NADH a la cadena de transporte de electrones para completar el metabolismo aeróbico.
- Los ácidos grasos entran en la β-oxidación. La molécula de dos carbonos (ácido acético) producida por la β-oxidación se transforma en acetil-CoA, que puede entrar en el ciclo de Krebs. Los hidrógenos y electrones del ciclo de Krebs son transportados por $FADH_2$ y NADH al sistema de transporte de electrones para completar el metabolismo aeróbico.
- El glicerol puede transformarse en piruvato, que puede transformarse en acetil-CoA, que puede entrar en el ciclo de Krebs.
- El lactato puede convertirse en piruvato y ser metabolizado o usado para sintetizar glucosa.
- Todos los aminoácidos deben desaminarse o transaminarse para entrar en el metabolismo aeróbico.
- Algunos aminoácidos pueden transformarse en piruvato, que puede transformarse en acetil-CoA, que puede entrar en el ciclo de Krebs.
- Algunos aminoácidos pueden transformarse en acetil-CoA, que puede entrar en el ciclo de Krebs.
- Algunos aminoácidos pueden entrar en el ciclo de Krebs directamente y ser metabolizados.

producción de ATP durante el ejercicio, y esto depende de la disponibilidad de los aminoácidos de cadena ramificada y del aminoácido alanina[13].

Sin embargo, durante la actividad de resistencia a largo plazo, se activan las **proteasas** o enzimas capaces de degradar las proteínas que se encuentran dentro del músculo. Esto da como resultado un pequeño aumento en el metabolismo de los aminoácidos.

El uso de aminoácidos en el metabolismo aumenta cuando se hace dieta, lo que resulta en una pérdida de masa muscular. Para minimizar esta pérdida, podría realizarse ejercicio para crear un estímulo que disminuya el metabolismo de las proteínas. Por ejemplo, se ha evidenciado claramente la necesidad de realizar ejercicio mientras se pierde peso corporal en un grupo de hombres que perdieron un promedio de 9 kg a 9.6 kg durante 12 semanas de dieta o dieta con ejercicio[23].

El peso graso representó el 69 % de la pérdida de peso en los hombres que solo hacían dieta, pero hasta el 78 % de la pérdida de peso en los hombres que hicieron dieta y entrenamiento aeróbico y el 97 % de la pérdida de peso en los hombres que hicieron dieta más entrenamiento aeróbico y con pesas.

Estos hallazgos muestran claramente que el ejercicio aumentó la pérdida de peso debido a la pérdida de grasa y, al hacerlo, disminuyó el metabolismo de las proteínas, lo que resultó en una menor pérdida de masa muscular.

SUSTRATOS METABÓLICOS EN EL REPOSO Y EL EJERCICIO

El sustrato que se metaboliza en un momento determinado depende de muchos factores. Generalmente, cuando hay grandes cantidades disponibles de un sustrato, este se metaboliza antes que otros. Durante la actividad física, si no hay un sustrato disponible, como ocurre cuando se agotan los carbohidratos al final de una carrera de larga distancia, es necesario metabolizar más triglicéridos para con-

Aminoácidos
Cadena lateral
H—N—C—C—O—H
H H
O
Glucosa
NH_2
Algunos pueden utilizarse para sintetizar glucosa, por lo que son glucogénicos
Piruvato
H^+ a ETC
CO_2
NH_2
Algunos pueden transformarse en acetil-CoA
Acetil-CoA
NH_2
Algunos pueden entrar directamente en el ciclo de Krebs y son glucogénicos
Ciclo de Krebs

FIGURA 3-6. Después de la desaminación o la transaminación, los aminoácidos pueden entrar en el metabolismo aeróbico de tres formas. Nótese que, ya que algunos aminoácidos pueden convertirse en piruvato, pueden usarse para sintetizar glucosa.

tinuar con la carrera. La cantidad de energía producida al metabolizar cada uno de los sustratos también está relacionada con el hecho de que se metabolicen los carbohidratos, los triglicéridos o las proteínas, así como la intensidad y la duración de la actividad física. Los factores relacionados con qué sustrato se metabolizará en reposo o durante el ejercicio se exploran en las siguientes secciones.

INTERACCIONES DE LOS SUSTRATOS

La preferencia en la metabolización de un sustrato u otro en reposo o durante el ejercicio está determinada por varios factores. Durante un período después de una comida rica en grasas o carbohidratos, se metabolizará el sustrato más disponible. Ante la ingesta crónica de una dieta rica en grasas o alta en carbohidratos, también el sustrato más disponible tendrá preferencia por encima de los otros.

Normalmente, en el metabolismo aeróbico en reposo o durante el ejercicio la proteína se usa poco. Aunque hay algunas adaptaciones enzimáticas[1] por el entrenamiento de resistencia que permiten un mayor uso de aminoácidos en el metabolismo aeróbico, la proteína suele aportar menos del 2 % del sustrato utilizado durante el ejercicio de menos de 60 min. Durante una actividad más larga, de 3 h a 5 h, el metabolismo de las proteínas puede contribuir entre un 5 % y un 15 % de la energía durante los minutos finales de la actividad. Sin embargo, para la mayoría de las actividades, casi todo el ATP necesario para obtener energía lo proporciona una mezcla de metabolismo de triglicéridos y carbohidratos.

Primero, recuérdese que las fuentes de energía anaeróbica las constituyen las reservas intramusculares de ATP y PC, la glucosa sérica o la glucosa obtenida del glucógeno en la glucólisis. Las proteínas o los triglicéridos no pueden utilizarse para producir energía de forma anaeróbica. Por tanto, durante la actividad anaeróbica, para proporcionar el ATP necesario no se produce una metabolización significativa de las proteínas o los triglicéridos. Pero, durante las actividades aeróbicas, la gran mayoría del ATP necesario se obtiene del metabolismo de carbohidratos o triglicéridos, dependiendo de la intensidad y la duración del ejercicio. En las siguientes secciones se analiza con más detalle el efecto de la intensidad y la duración del ejercicio sobre el uso de sustratos.

Intensidad del ejercicio: metabolismo de triglicéridos o carbohidratos

En reposo, aproximadamente el 33 % del ATP necesario deriva del metabolismo de los carbohidratos y el 66 %, del metabolismo de las grasas o los triglicéridos. La cifra de 66 % de la producción de energía a partir de la descomposición de los triglicéridos representa la contribución relativa más alta que proporcionará el metabolismo de los triglicéridos. A medida que la intensidad del ejercicio aumenta, se produce un cambio gradual de depender predominantemente de los triglicéridos para la producción de energía al uso de carbohidratos.

En teoría, este cambio continúa al menos hasta la máxima intensidad del ejercicio, cuando el metabolismo de los carbohidratos proporciona el 100 % de la energía que necesitan los músculos activos (Fig. 3-7). El uso exclusivo de carbohidratos para suministrar energía con el ejercicio de intensidad máxima se debe en parte a que las fuentes anaeróbicas (recuérdese que los triglicéridos y las proteínas no pueden utilizarse en la glucólisis) suministran una parte del ATP necesario.

La cantidad de energía producida al metabolizar grasas o carbohidratos explica, en parte, por qué el cambio al metabolismo de carbohidratos a medida que aumenta la intensidad del ejercicio es ventajoso. La cantidad de energía por gramo de sustrato más alta se da en las grasas (9.4 kcal·g^{-1}), seguida de los carbohidratos (4.1 kcal·g^{-1}) y las proteínas (4.1 kcal·g^{-1})[9]. Sin embargo, por cada litro de oxígeno utilizado en el metabolismo aeróbico, se produce más energía al metabolizar los carbohidratos (5.0 kcal·LO_2^{-1}) que las grasas (4.7 kcal·LO_2^{-1}) y las proteínas (4.5 kcal·LO_2^{-1}). Por tanto, durante la actividad casi máxima o máxima, puede obtenerse más energía si se metabolizan aeróbicamente más carbohidratos y menos grasas. Sin embargo, muchos otros factores provocan el cambio gradual de una dependencia predominante del metabolismo de los triglicéridos en reposo a una mayor dependencia de los carbohidratos a medida que aumentan las demandas de energía durante el ejercicio de mayor intensidad. Quizá el más importante es que, a medida que aumenta la intensidad del ejercicio, se reclutan más fibras musculares de contracción rápida o de tipo II (*v.* los caps. 4 y 5 para el análisis sobre el reclutamiento y las características de las fibras musculares).

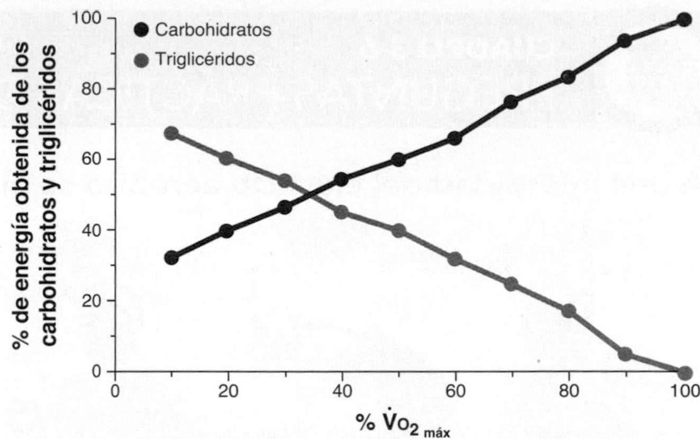

FIGURA 3-7. Porcentaje de energía de carbohidratos y triglicéridos a diferentes intensidades de ejercicio. A medida que la intensidad del ejercicio aumenta (expresada como porcentaje del consumo máximo de oxígeno), el porcentaje de energía obtenida de los triglicéridos disminuye, y el de los carbohidratos aumenta.

Las fibras musculares de tipo II poseen altas concentraciones de enzimas glucolíticas y concentraciones más bajas de enzimas aeróbicas. Por tanto, las fibras de tipo II son adecuadas para realizar glucólisis anaeróbica para producir ATP. Un mayor reclutamiento de fibras musculares de tipo II aumenta el metabolismo de los carbohidratos para producir el ATP necesario porque los triglicéridos no pueden utilizarse, a partir de la glucólisis, para producir energía.

Los cambios hormonales (*v.* cap. 8 para un análisis sobre el impacto hormonal en el metabolismo), en particular, una mayor liberación de adrenalina, también amplifican el metabolismo de los carbohidratos a medida que aumenta la intensidad del ejercicio. Esto se debe al efecto estimulante que tiene la adrenalina sobre las enzimas glucolíticas. Además, el aumento de las concentraciones de lactato producido por el aumento de la tasa de glucólisis inhibe el metabolismo de los triglicéridos al reducir su disponibilidad para su uso en el metabolismo aeróbico[32].

El cambio gradual en el uso del sustrato con mayor dependencia de las grasas en reposo y durante el ejercicio de baja intensidad al uso del sustrato con mayor dependencia de los carbohidratos a medida que aumenta la intensidad plantea una pregunta interesante: ¿a qué intensidad del ejercicio se maximiza la tasa de metabolismo de las grasas? En general, la cantidad de triglicéridos metabolizados se maximiza aproximadamente entre el 65 % y el 75 % de la frecuencia cardíaca máxima. Sin embargo, como se explica en el cuadro 3-6, esto es solo una parte de la respuesta.

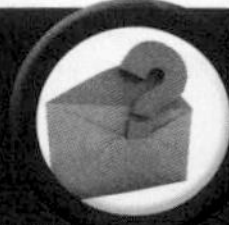

CUADRO 3-6
PREGUNTAS PRÁCTICAS DE LOS ESTUDIANTES

¿A qué intensidad del ejercicio aeróbico se metaboliza más la grasa?

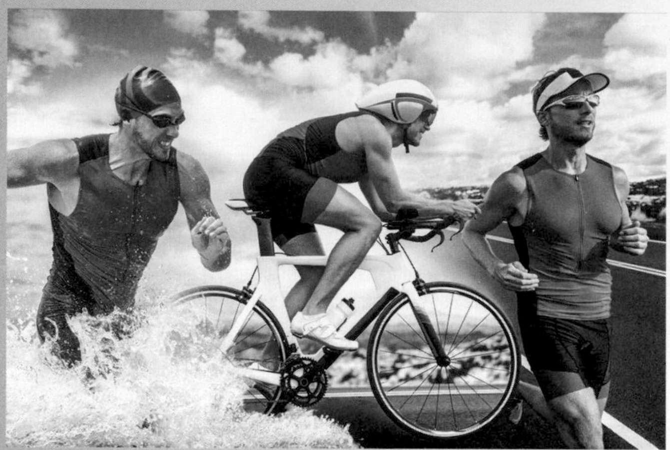

Muchas personas realizan ejercicio aeróbico para ayudar a mantener un peso corporal saludable y un porcentaje de grasa corporal. Para ayudar a lograr ambos objetivos, sería útil hacer ejercicio a una intensidad que maximice el metabolismo de los lípidos. A medida que la intensidad del ejercicio aumenta desde el reposo hasta niveles máximos, se produce un cambio gradual en el sustrato energético principalmente utilizado para la producción de ATP, que va de los lípidos a los carbohidratos. El metabolismo de las grasas se maximiza a una intensidad media de ejercicio de ~64% del consumo máximo de oxígeno y el 74% de la frecuencia cardíaca máxima en ciclistas bien acondicionados que realizan ejercicio en bicicleta. Sin embargo, existe una zona de máximo metabolismo de las grasas a ambos lados de estas intensidades medias de ejercicio. Por tanto, el metabolismo de los lípidos en realidad está cerca del máximo entre ~68 % al 79% de la frecuencia cardíaca máxima, o el 55% al 72% del consumo máximo de oxígeno en ciclistas bien acondicionados. Por encima de esta zona, el metabolismo de los lípidos disminuye sustancialmente, y es insignificante por encima del 92% de la frecuencia cardíaca máxima. Sin embargo, la pregunta de a qué intensidad del ejercicio el metabolismo de los lípidos es máximo solo se responde parcialmente si se sabe a qué intensidad del ejercicio se maximiza el metabolismo de las grasas. Mantener esta intensidad durante un tiempo suficiente para que se produzca una cantidad sustancial de metabolismo de los lípidos también es un factor importante. Por ejemplo, si el metabolismo de los lípidos en una persona, en porcentaje de la energía necesaria, se maximizara al 83% de la frecuencia cardíaca máxima, pero dicha persona pudiera mantener esta intensidad de ejercicio durante solo 3 min, la cantidad total de grasa metabolizada sería mínima. Utilizando una cifra máxima de ~0.6 g de lípidos metabolizados por minuto, esto daría lugar a que solo se metabolizaran 1.8 g (0.6 g·min^{-1} × 3 min). Por tanto, lo que debe tenerse en cuenta al seleccionar la intensidad de ejercicio adecuada no es solo la velocidad a la que se obtiene la energía del metabolismo de los lípidos, sino también la duración en que se puede mantener esta intensidad. Para la mayoría de las personas, a menos que estén bien acondicionadas aeróbicamente, esto se corresponderá con en el extremo inferior de la frecuencia cardíaca máxima y las zonas de consumo máximo de oxígeno indicadas anteriormente.

Datos obtenidos de: Achten J, Gleeson M, Jeukendrup AE. Determination of the exercise intensity that elicits maximal fat oxidation. *Med Sci Sports Exerc.* 2002;34:92–97.

Duración del ejercicio: metabolismo de triglicéridos o carbohidratos

Durante una actividad de baja intensidad y larga duración, como trotar durante 30 min o más, hay un cambio gradual del metabolismo de los carbohidratos al de los triglicéridos, incluso si se mantiene la misma intensidad durante toda la sesión. Esto está relacionado con varios factores que afectan la disponibilidad de los triglicéridos en forma de ácidos grasos libres para su uso en el metabolismo aeróbico. Una de estas variables es la respuesta hormonal al ejercicio, en particular la de la adrenalina, la noradrenalina y el glucagón (*v.* cap. 8 para un análisis sobre el impacto hormonal en el metabolismo). Todas estas hormonas aumentan durante el ejercicio e incrementan la actividad de las lipasas, lo que estimula la descomposición de los triglicéridos en ácidos grasos libres y glicerol, que después pueden usarse en el metabolismo aeróbico.

Por el contrario, la hormona insulina inhibe la actividad de la lipasa sensible a hormonas, lo que produce una disminución en la disponibilidad de ácidos grasos libres para su uso en el metabolismo aeróbico. En respuesta a la ingesta de una comida o bebida rica en carbohidratos, las concentraciones de insulina sérica aumentan, lo que da como resultado la inhibición de la actividad de la lipasa y un mayor transporte de glucosa al músculo esquelético. El resultado neto es un aumento del metabolismo de los carbohidratos y una disminución del metabolismo de los triglicéridos. La respuesta de la insulina a la ingesta de carbohidratos es uno de los factores que aumentan el uso de los carbohidratos disponibles en una bebida deportiva. Sin embargo, durante una actividad de baja intensidad y larga duración, en la que no se ingieren carbohidratos, las concentraciones de insulina sérica disminuyen gradualmente, lo que resulta en un mayor uso del metabolismo de los triglicéridos como suministro del ATP necesario para realizar la actividad.

Con el tiempo, durante una actividad prolongada y de baja intensidad, como correr un maratón, se agotarán el glucógeno intramuscular y el hepático. El agotamiento de las reservas de glucógeno hasta el punto en que el metabolismo de los carbohidratos se vea limitado requiere un mínimo de aproximadamente 60 min de actividad continua[10]. En este punto, el metabolismo de los triglicéridos aumentará para suministrar la energía necesaria para mantener la actividad. Los factores mencionados anteriormente indican que, en actividades que duran menos de aproximadamente 60 min de actividad continua, la ingesta de carbohidratos durante la actividad no necesariamente mejorará el rendimiento de la resistencia. Por tanto, el hecho de que la ingesta de una bebida deportiva con carbohidratos durante la actividad pueda mejorar el rendimiento debido a un aumento en el metabolismo dependerá, en parte, de la duración de la actividad. El agotamiento de las reservas de glucógeno en una actividad de resistencia suele denominarse *pájara* (*Hit the wall* en inglés: llegar a un punto durante el ejercicio en el que se está tan cansado físicamente que se siente que no se puede continuar), y es un aspecto de la fatiga durante este tipo de actividades. Así, la ingesta de una bebida deportiva con carbohidratos o de un gel energético durante una actividad de resistencia a largo plazo, como un maratón, puede postergar el agotamiento del glucógeno en las fibras musculares por medio del mantenimiento de concentraciones elevadas de glucosa sérica disponible para obtener energía rápida, lo que ofrece, en definitiva, un mejor rendimiento. Sin embargo, esto se basa en una dieta con carbohidratos, algo que no se da en los corredores de ultradistancia adaptados a una dieta cetógena baja en carbohidratos (*v.* cap. 10)[27,34].

UMBRAL DE LACTATO

Los términos **umbral de lactato** y **el inicio de la acumulación de lactato en sangre** (OBLA, *onset of blood lactate accumulation*) se usan a menudo indistintamente, aunque tienen diferentes significados. El *umbral de lactato* se define como la intensidad del ejercicio a la que el lactato en sangre comienza a acumularse por encima de la concentración en reposo (Fig. 3-8). *OBLA* es la intensidad del ejercicio a la que se produce una concentración específica de lactato en sangre (4.0 mM). En individuos sin entrenamiento, el umbral de lactato se produce aproximadamente entre el 50 % y el 60 % del consumo máximo de oxígeno. El umbral de lactato de las personas con entrenamiento de resistencia se produce aproximadamente entre el 65 % y el 80 % del consumo máximo de oxígeno, lo que permite el rendimiento a una mayor intensidad de ejercicio sin un aumento de la concentración de lactato sérico.

Esto es importante para el rendimiento en ejercicios de resistencia, porque el umbral de lactato representa la intensidad del ejercicio o el ritmo de carrera que puede mantenerse durante un período prolongado. Cabe señalar que el aumento de la concentración de lactato en sangre y músculo puede no ser la causa directa del aumento de la acidez (disminución del pH). En cambio, dicho aumento estaría más relacionado con la incapacidad de mantener la síntesis de ATP a partir de ADP y Pi. Recuérdese que la descomposición del ATP produce un ión de hidrógeno, mientras que su síntesis consume un ión de hidrógeno. A medida que la intensidad del ejercicio aumenta, también lo hace la acidez, porque aumenta la cantidad de ATP hidrolizado. Los músculos activos experimentan dificultades para resintetizar este ATP, lo que produce la acumulación de iones de hidrógeno[9,24].

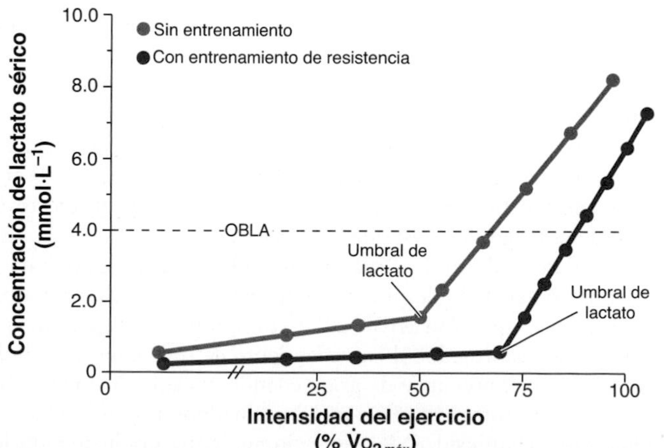

FIGURA 3-8. El umbral de lactato es la intensidad del ejercicio a la que la concentración de lactato en sangre aumenta sustancialmente por encima del reposo. OBLA se produce cuando el nivel de ácido láctico en sangre es de 4.0 mM. El umbral de lactato de un deportista de resistencia se produce a una intensidad de ejercicio más alta que la de un individuo sin entrenamiento.

Con independencia de la causa, el aumento de la acidez afecta la capacidad del músculo para generar fuerza y potencia porque, entre otras cosas, el aumento de la acidez afecta la capacidad del retículo sarcoplásmico para liberar y secuestrar calcio, afecta la unión del calcio a la troponina, y disminuye la actividad de la miosina ATPasa (*v.* cap. 5)[9]. Todos estos factores contribuyen a la incapacidad del músculo para mantener el ejercicio a una intensidad o ritmo particular. El umbral de lactato es de interés para los deportistas de resistencia porque se ha constatado que existe una correlación significativa entre el umbral de lactato y el rendimiento en la resistencia: a medida que el umbral aumenta, o se produce a una intensidad más alta, también lo hace el rendimiento[19]. Por ejemplo, el consumo de oxígeno en el umbral de lactato ha mostrado correlaciones significativas ($r = 0.64$-0.77) con los tiempos de carrera de 800 m, 1500 m y 3 000 m en atletas masculinos y femeninos[35]. Debido a esta elevada correlación, el umbral de lactato se ha utilizado para asignar zonas de intensidad de entrenamiento para corredores, ciclistas y nadadores. Normalmente, las zonas de entrenamiento se establecen por encima, por debajo y en el umbral de lactato.

ADAPTACIONES AERÓBICAS AL EJERCICIO

Las adaptaciones aeróbicas al ejercicio pueden tener lugar tanto en la actividad enzimática como en la disponibilidad de sustrato. El aumento de la actividad enzimática tanto en el ciclo de Krebs como en la ETC podría aumentar la producción de ATP aeróbico. Las enzimas aeróbicas se localizan en las mitocondrias, por lo que un mayor contenido mitocondrial resulta en un aumento de las enzimas aeróbicas. Una mayor disponibilidad de carbohidratos podría aumentar la duración del ejercicio antes de que limite la producción aeróbica de ATP. Una mayor disponibilidad de triglicéridos podría aumentar el metabolismo aeróbico de los triglicéridos, lo que desencadenaría un menor uso de carbohidratos en el metabolismo aeróbico, y también aumentaría la duración del ejercicio antes de que la menor disponibilidad de carbohidratos limite la producción aeróbica de ATP.

Adaptaciones enzimáticas al ejercicio aeróbico

Durante muchos años se ha observado el aumento del contenido mitocondrial en los músculos de los deportistas con entrenamiento de resistencia. Por tanto, no es sorprendente que el aumento de la actividad de las enzimas mitocondriales con el entrenamiento de resistencia oscile entre el 40 % y el 90 %[1], y que se haya informado que la actividad de las enzimas aeróbicas es mayor en los ciclistas de resistencia competitivos «de élite» que en los «buenos» ciclistas[16,25]. Por ejemplo, se ha constatado que la actividad de la succinato deshidrogenasa (SDH), una de las enzimas del ciclo de Krebs, aumenta un 95 % con 5 meses de entrenamiento de resistencia, y un 42 % con 3 meses de entrenamiento de este tipo[1]. En cambio, la actividad enzimática mitocondrial con el entrenamiento de carreras (esprint) es muy inconsistente, con algunos estudios que muestran aumentos y otros sin cambios significativos[1,7]. El hecho de que se produzca un aumento en las enzimas mitocondriales en el entrenamiento de carreras depende de la duración de la carrera.

Se ha observado una disminución en la actividad de SDH en el entrenamiento de carreras cortas (< 10 s), mientras que el entrenamiento de carreras largas (> 10 s) ha mostrado un aumento significativo en dicha actividad enzimática[31]. Podría suponerse que el entrenamiento de resistencia origina aumentos constantes en la actividad de las enzimas mitocondriales, mientras que solo el entrenamiento de carreras de velocidad prolongadas (> 10 s) parece causar la misma adaptación.

Sin embargo, son muchos los factores que contribuyen al rendimiento físico, y no todos lo limitan o mejoran potencialmente. En el ciclismo de resistencia o en cualquier actividad de resistencia, una variable importante es el suministro de sangre, o el número y la densidad de capilares, que en parte determina el suministro de oxígeno, glucosa y triglicéridos al músculo activo, así como la eliminación de CO_2 y lactato del músculo en funcionamiento. La perfusión sanguínea máxima del músculo podría limitar el rendimiento en la resistencia. Así, aunque el entrenamiento de resistencia aumenta la actividad de las enzimas mitocondriales, para maximizar las mejoras en el rendimiento en la resistencia también deben producirse otras adaptaciones.

Adaptaciones del sustrato al ejercicio aeróbico

La disponibilidad de carbohidratos y triglicéridos para ser usados como sustrato en el metabolismo aeróbico podría mejorar de varias maneras el rendimiento del ejercicio de resistencia. Si hay más sustrato disponible y se usa a la misma velocidad, la duración del ejercicio podría aumentarse antes de que el agotamiento del sustrato afecte el rendimiento. Por tanto, puede ser posible correr, nadar o ir en bicicleta al mismo ritmo después del entrenamiento de resistencia, pero durante un período más prolongado. La mayoría las actividades de resistencia, sin embargo, tienen una duración determinada. Por ejemplo, un maratón tiene exactamente 42.195 km (26.2 millas), y una etapa en la carrera ciclista del Tour de Francia puede ser de 160 km (100 millas). El objetivo de ambas carreras es terminar esa distancia en el menor tiempo posible. Por tanto, para mejorar el rendimiento en la mayor parte de este tipo de actividades, no solo debe haber más sustrato disponible para su uso en el metabolismo aeróbico, sino que también debe metabolizarse a un ritmo más rápido, de modo que se obtenga más ATP por unidad de tiempo y pueda mantenerse un ritmo de carrera más rápido durante un período más largo, por la mayor disponibilidad de sustrato antes de su agotamiento. Las adaptaciones que permiten esta tasa de metabolismo más rápida incluyen, entre otras, aumentos en las enzimas mitocondriales, mayor número y densidad de capilares, mejor transporte sanguíneo de oxígeno, mayor gasto cardíaco y eliminación más rápida de lactato.

Disponibilidad del sustrato

Como se ha descrito anteriormente, el glucógeno intramuscular aumenta en respuesta al entrenamiento de resistencia y de carreras de velocidad de larga duración (> 10 s). Esto es importante porque el glucógeno puede utilizarse para producir ATP tanto aeróbica como anaeróbicamente, y se ha observado un agotamiento significativo del glucógeno intramuscular (que puede comprometer el rendimiento) con actividades de resistencia y carreras que duran tan solo 6 s[1]. A medida que se agotan las reservas de glucógeno intramuscular, se produce un aumento de la captación de glucosa sérica en el tejido muscular activo. Este aumento parece estar controlado por factores locales por los que el agotamiento de glucógeno estimula una mayor captación de glucosa y lactato de la sangre[1]. El aumento de la captación de glucosa sérica está relacionado en parte con una mayor actividad en el transportador de glucosa unido a la membrana (GLUT-4)[14]. Como se ha analizado anteriormente, el lactato sérico (es decir, la hipótesis de la lanzadera de lactato) es un medio por el cual el sustrato puede moverse alrededor del cuerpo para ser metabolizado por diferentes tejidos, como el tejido cardíaco y el músculo inactivo.

Mantener la disponibilidad de glucosa o glucógeno para usarlos como sustratos para el metabolismo aeróbico es importante, ya que la falta de carbohidratos se asocia con fatiga[1] y *pájara* en actividades de resistencia tales como el maratón. Por tanto, el consumo de bebidas energéticas con carbohidratos durante estas actividades no solo previene la deshidratación, sino que también mantiene las concentraciones de glucosa sérica, lo que posterga el agotamiento del glucógeno intramuscular y de la fatiga. La necesidad de utilizar hidratos de carbono en el metabolismo se pone de manifiesto en las pautas de ingesta de alimentos para deportistas con diferentes tipos de dietas (*v.* cap. 10).

Se ha constatado que las reservas intramusculares de triglicéridos aumentan con el entrenamiento de resistencia[1]. Por ejemplo, con el entrenamiento de resistencia, el contenido de lípidos de las fibras musculares de contracción rápida, o de tipo II, aumenta del 90 % al 114 %, y en las fibras de contracción lenta, o de tipo I, en un 22 %[18]. Sin embargo, en pocos estudios se ha examinado la respuesta de los triglicéridos intramusculares al entrenamiento de velocidad y fuerza, y los resultados de estos estudios no son concluyentes[1].

Los ácidos grasos para el metabolismo aeróbico en el tejido activo también pueden obtenerse de la sangre. La concentración sérica de ácidos grasos parece no cambiar, o incluso reducirse, después del entrenamiento aeróbico[1]. Aunque los transportadores de ácidos grasos unidos a la membrana aumentan después del entrenamiento de resistencia[19], la captación de ácidos grasos séricos por los músculos activos no aumenta, lo que sugiere que el mayor uso de ácidos grasos después del entrenamiento de resistencia es el resultado de una mayor dependencia de los triglicéridos intramusculares[16]. En parte, la disponibilidad del sustrato causa diferencias en la interacción del uso de sustratos aeróbicos durante el ejercicio entre un individuo con entrenamiento de resistencia y uno sin entrenamiento. Este tema se analiza en la siguiente sección.

Uso de sustratos durante el ejercicio

Recuérdese que, a medida que la intensidad del ejercicio aumenta, se produce un cambio gradual que conduce a la metabolización de cantidades cada vez mayores de carbohidratos, hasta que, en las cargas de trabajo máximas, el 100 % del metabolismo aeróbico se produciría con carbohidratos. La evidencia también muestra que, durante las actividades de resistencia, el agotamiento del glucógeno intramuscular está asociado con la fatiga. Por tanto, el aumento de las reservas de glucógeno intramuscular provocado por el entrenamiento posterga la aparición de fatiga muscular. Otra forma de retrasar el agotamiento del glucógeno y la fatiga es metabolizar menos glucógeno y más triglicéridos o ácidos grasos a la misma carga de trabajo o ritmo de carrera relativo (porcentaje de consumo máximo de oxígeno) y absoluto después del entrenamiento. En términos de uso de sustrato, esta es una adaptación importante que se produce con el entrenamiento de resistencia. Las personas habituadas al entrenamiento de resistencia metabolizan más triglicéridos o ácidos grasos y menos glucógeno o glucosa la misma carga de trabajo absoluta o intensidad relativa, lo que resulta en un efecto de ahorro de glucógeno y pospone la fatiga[1,16].

La capacidad de utilizar más triglicéridos y ácidos grasos en el metabolismo aeróbico después del entrenamiento se asocia con un aumento de la capacidad aeróbica[16]. Esto significa, por ejemplo, que los individuos habituados al entrenamiento de resistencia metabolizarán un mayor porcentaje de grasa cuando corran 1.6 km (1 milla) en 10 min, en comparación con los individuos no entrenados. A medida que la intensidad del ejercicio aumente, gradualmente los individuos entrenados comenzarán a metabolizar más carbohidratos hasta que, a la máxima intensidad, estos se metabolicen al 100 %. Sin embargo, cuando alcancen la intensidad máxima, las personas entrenadas tendrán una carga de trabajo absoluta o un ritmo de carrera más elevados que las personas sin entrenamiento.

Adaptaciones del umbral de lactato al ejercicio

La principal adaptación al entrenamiento en el umbral de lactato es un aumento de la intensidad relativa de ejercicio (porcentaje del consumo máximo de oxígeno) en la que se produce un aumento de la concentración del lactato sérico[19]. El aumento del umbral significa que el individuo entrenado es capaz de realizar ejercicio con mayor intensidad, predominantemente mediante la producción aeróbica de ATP, por lo que puede mantener el ejercicio o el ritmo de una carrera a mayor intensidad durante un período más prolongado (Fig. 3-8). El aumento del umbral de lactato con el entrenamiento tiene su origen en numerosas adaptaciones fisiológicas, entre las que se incluyen una mayor capacidad para metabolizar lípidos, un aumento de las enzimas del ciclo de Krebs y la ETC, y un aumento de la densidad y número de capilares (*v.* cap. 5). Todos estos factores aumentan la carga de trabajo en la que el ATP necesario es producido principalmente por el metabolismo aeróbico, lo que aumenta la intensidad o el ritmo de carrera que puede mantenerse antes de que deba dependerse del metabolismo anaeróbico.

METABOLISMO AERÓBICO ÓPTIMO

El incremento de las concentraciones de las enzimas del ciclo de Krebs y la ETC aumenta la capacidad de realizar el metabolismo aeróbico. Sin embargo, el aumento del metabolismo aeróbico y del umbral de lactato también depende de otros cambios fisiológicos. La densidad mitocondrial se incrementa en respuesta al entrenamiento aeróbico[22,25], y el aumento del contenido mitocondrial dentro de la célula produce una subida simultánea de la concentración de enzimas aeróbicas[22,25]. Para incrementar el oxígeno y el suministro de glucosa sérica para el metabolismo aeróbico y la eliminación de CO_2, es necesario aumentar el suministro de sangre. Esto se logra por adaptaciones del sistema cardiovascular, como el aumento del gasto cardíaco o la cantidad de sangre por minuto bombeada por el corazón (*v.* cap. 6). El suministro de sangre también mejora debido al aumento en el número de capilares que rodea cada fibra muscular[2]. Por ejemplo, con períodos prolongados de entrenamiento aeróbico, el número de capilares por fibra muscular aumenta en torno al 15 %[30]. Esto aumenta el área de superficie a través de la cual el oxígeno y la glucosa pueden moverse, y el CO_2 puede salir de la fibra muscular.

El oxígeno, una vez en la fibra muscular, necesita alcanzar las mitocondrias. La **mioglobina**, una molécula similar a la hemoglobina, se encuentra dentro de la fibra muscular. Esta no solo almacena pequeñas cantidades de oxígeno dentro de la fibra, sino que también ayuda al movimiento de oxígeno de la sangre a las mitocondrias, donde se produce el metabolismo aeróbico. El entrenamiento de resistencia aumenta la cantidad de mioglobina dentro de las fibras musculares y, por tanto, el transporte de oxígeno dentro de las fibras musculares[17]. Así, parece obvio que las mejoras inducidas por el entrenamiento en la producción aeróbica de ATP dependen de algo más que del aumento de las enzimas aeróbicas.

RECUPERACIÓN METABÓLICA DESPUÉS DEL EJERCICIO

Si alguna vez ha corrido lo más rápido posible durante 200 m o ha levantado un peso considerable durante 10 repeticiones con una prensa de piernas (*leg press*), sabe que su frecuencia cardíaca y respiratoria permanecen elevadas durante un tiempo determinado después de finalizar estas actividades. De hecho, las frecuencias cardíaca, respiratoria y metabólica permanecen elevadas durante un período después de finalizar la mayoría de los tipos de actividad física. La recuperación metabólica se refiere a todo lo que ocurre después de la actividad física que permite recuperarse del ejercicio recién realizado. Después de una sesión de ejercicio, especialmente de ejercicio que involucre procesos metabólicos anaeróbicos, la PC intramuscular debe resintetizarse, y la acidez sérica e intramuscular disminuirá si va a realizarse otra serie de ejercicio anaeróbico poco después. Recuérdese que la energía para sintetizar PC puede obtenerse a partir de la descomposición del ATP. El ATP necesario para este proceso puede obtenerse del metabolismo aeróbico. La concentración de lactato puede disminuir si el lactato se metaboliza aeróbicamente o se utiliza para sintetizar glucógeno. Después de una sesión de ejercicio, las frecuencias cardíaca y respiratoria y el índice metabólico permanecen elevados porque el metabolismo aeróbico se utiliza para recuperarse de la sesión de ejercicio anterior. Sin embargo, hay otras razones por las que el índice metabólico permanece elevado durante algún tiempo después de una sesión de ejercicio.

Revisión rápida

- Algunos aminoácidos pueden entrar en las vías bioenergéticas y ser metabolizados.
- A medida que la duración de la actividad aumenta, también lo hace el metabolismo de los triglicéridos.
- A medida que aumenta la intensidad de la actividad, también lo hace la dependencia del metabolismo de los carbohidratos.
- Las adaptaciones al entrenamiento aeróbico incluyen lo siguiente:
  - Mayor actividad de algunas enzimas del ciclo de Krebs y de la cadena de transporte de electrones.
  - Aumento de las reservas intramusculares de glucógeno y lípidos.
  - Mayor dependencia del metabolismo de los ácidos grasos, con la misma intensidad de actividad aeróbica, después del entrenamiento que antes del entrenamiento.
  - Aumento del umbral de lactato, que permite realizar una actividad aeróbica de mayor intensidad antes de que se produzca un aumento de la acidez sérica e intramuscular.
  - Mayor contenido de mitocondrias, concentración de mioglobina y número de capilares.

CONSUMO DE OXÍGENO DESPUÉS DEL EJERCICIO

Después de una sesión de ejercicio, el índice metabólico, o consumo de oxígeno, permanece elevado (Fig. 3-9). Históricamente, el término **deuda de oxígeno** se ha utilizado para describir el oxígeno absorbido por encima de los valores de reposo después del ejercicio. El consumo de oxígeno en **estado estable** se refiere a la condición en la que toda la energía necesaria proviene del metabolismo aeróbico. El **déficit de oxígeno** describe la diferencia entre la cantidad de oxígeno realmente consumida durante el ejercicio y lo que se consumiría si las demandas de energía pudieran satisfacerse únicamente a través del metabolismo aeróbico. Si la energía para realizar ejercicio a una intensidad determinada no se obtuvo de forma aeróbica, debe haberse obtenido de forma anaeróbica. Así, indirectamente, el déficit de oxígeno se refiere a la energía anaeróbica utilizada para realizar una determinada carga de trabajo.

Históricamente, la deuda de oxígeno se ha dividido en dos fases principales: la fase rápida y la fase lenta. La primera dura unos 2 min

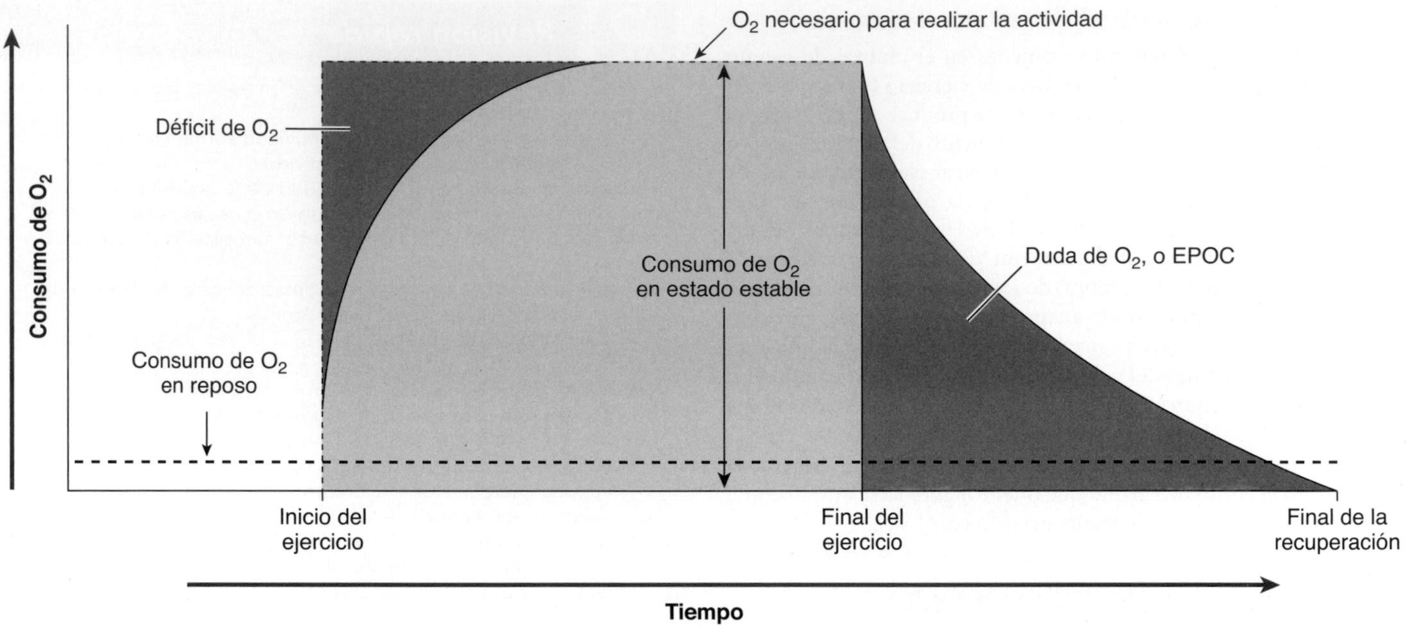

FIGURA 3-9. Representación del déficit de oxígeno y el consumo excesivo de oxígeno después del ejercicio (EPOC). Aunque el oxígeno consumido durante la deuda de oxígeno o EPOC se usa para recuperarse del ejercicio, es mayor que el déficit de oxígeno (consúltese el texto para la explicación).

a 3 min, durante los cuales se pensaba que la mayor parte del CP intramuscular se sintetizaba nuevamente. La fase lenta dura mucho más (es decir, pueden pasar varias horas para que las frecuencias cardíaca y respiratoria vuelvan a los valores reales en reposo), y se pensaba que involucraba al metabolismo aeróbico del lactato intramuscular y sérico, y al uso de lactato en la gluconeogenia o síntesis de glucosa. Aproximadamente el 70 % del lactato producido durante el ejercicio se metaboliza aeróbicamente, el 20 % se usa para sintetizar glucosa y el 10 % se usa para sintetizar aminoácidos gluconeogénicos. Sin embargo, se absorbe sustancialmente más oxígeno durante la deuda de oxígeno que el requerido para realizar estos procesos.

Entonces, ¿qué más causa la deuda de oxígeno? Se necesita oxígeno para restaurar las reservas de oxígeno musculares (recuérdese la función de la mioglobina) y séricas. La elevación de varias hormonas, el aumento de la temperatura corporal y el aumento de las frecuencias cardíaca y respiratoria aumentan ligeramente el índice metabólico. Como resultado, la deuda de oxígeno no representa la misma cantidad de oxígeno que el déficit de oxígeno, o la cantidad de oxígeno que representa la energía anaeróbica «prestada» utilizada para el desempeño al inicio de la sesión de ejercicio. Por tanto, se ha propuesto el término **exceso de consumo de oxígeno después del ejercicio**, o **EPOC** (*excess postoxygen consumption*), para describir con mayor precisión el oxígeno absorbido por encima de los valores de reposo después de una sesión de ejercicio (Fig. 3-10).

El EPOC está más influenciado por la intensidad del ejercicio que por la duración de este[8,20,28]. Esto se debe a que, cuando mayor es la intensidad del ejercicio, mayor es la dependencia de los procesos metabólicos anaeróbicos, lo que resulta en un mayor agotamiento de PC y en mayores concentraciones de lactato. Además, el ejercicio de mayor intensidad provoca un aumento de la temperatura corporal y de la respuesta hormonal después del ejercicio. Teniendo en cuenta todos estos factores que aumentan el EPOC, podría plantearse la hipótesis de que la realización de actividad durante la recuperación podría afectar los procesos de recuperación, lo cual se analiza en la siguiente sección.

MAXIMIZACIÓN DE LA RECUPERACIÓN

Es importante maximizar los procesos de recuperación tras una sesión de ejercicio anaeróbico, especialmente cuando las sesiones de ejercicio se repiten durante el entrenamiento de intervalos o repeticiones de carreras en cualquier deporte con pelota. La **recuperación activa**, que consiste en ejercicio aeróbico ligero a moderado, disminuye las concentraciones de lactato sérico mucho más rápido que no realizar ninguna actividad física durante la recuperación o usar solo la **recuperación pasiva** (Fig. 3-11). Se piensa que la disminución más rápida de la concentración de lactato con la recuperación activa se debe al metabolismo aeróbico del lactato para proporcionar ATP que satisfaga la necesidad energética de realizar actividad ligera a moderada. El ejercicio aeróbico óptimo de recu-

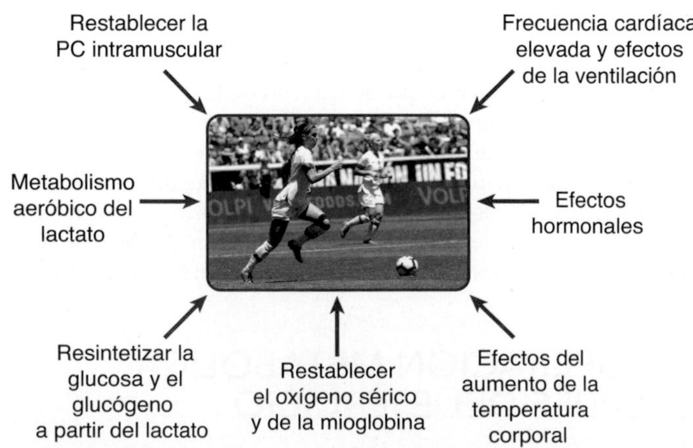

FIGURA 3-10. El exceso de consumo de oxígeno después del ejercicio se debe a diversos factores. Algunos de estos factores tienen lugar directamente por la recuperación del ejercicio, mientras que otros son el resultado del elevado índice metabólico durante la sesión de ejercicio, que continúa teniendo influencia durante la recuperación.

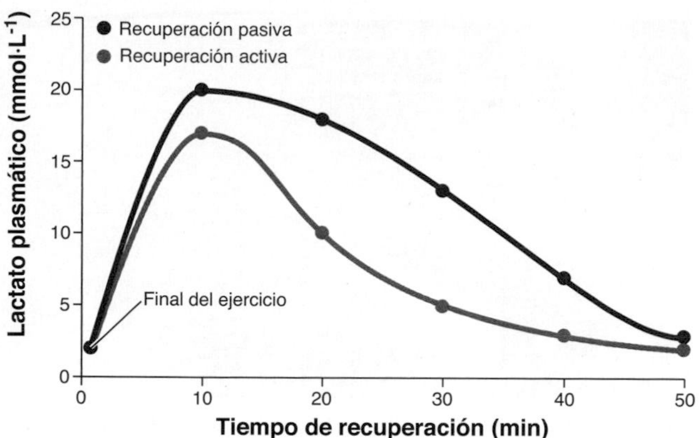

FIGURA 3-11. La eliminación de lactato en el plasma sanguíneo se produce a un ritmo más rápido con la recuperación activa. Se muestran las concentraciones de lactato sérico en individuos con entrenamiento de resistencia con recuperaciones pasiva y activa después de una sesión de ciclismo anaeróbico. (Datos obtenidos de: Fairchild TJ, Armstrong AA, Rao A, et al. Glycogen synthesis and muscle fibers during active recovery from intense exercise. *Med Sci Sports Exerc.* 2003;35:595-602.)

peración ligero a moderado para el ciclismo y las carreras es aproximadamente del 30 % al 45 % y del 55 % al 60 % del consumo de oxígeno máximo, respectivamente[26]. La menor intensidad del ejercicio para el ciclismo refleja la participación muscular más localizada durante este tipo de ejercicio, lo que reduce la intensidad a la que se produce el umbral de lactato. Con independencia del tipo de ejercicio que se realice durante la recuperación, es importante que la intensidad del ejercicio esté por debajo del umbral de lactato. De lo contrario, la concentración de lactato sérico podría aumentar. La actividad durante la recuperación también mantiene la circulación hacia el corazón, el hígado y los músculos inactivos, que son capaces de metabolizar el lactato para sintetizar glucógeno, lo que aumenta la probabilidad de que ambos procesos tengan lugar durante el período de recuperación.

La investigación ha constatado que el hígado y el tejido muscular también pueden utilizar el lactato para sintetizar glucógeno, especialmente durante la recuperación pasiva. A los 45 min y 75 min después del ejercicio intenso de ciclismo anaeróbico, se encontró que una recuperación pasiva sin ingesta de carbohidratos durante la recuperación producía un glucógeno muscular significativamente más elevado que durante la recuperación activa[11]. Este hallazgo pone de manifiesto que la recuperación pasiva resulta en una mayor síntesis de glucógeno que la recuperación activa; el motivo es que, cuando los músculos están inactivos después del ejercicio, el lactato no se metaboliza para producir ATP, y, por tanto, está disponible para la síntesis de glucógeno. Estos hallazgos también sugieren que la preferencia por una recuperación activa o una pasiva debería estar determinada por la naturaleza de la actividad deportiva. Por ejemplo, para un receptor abierto en el fútbol americano (que debe ejecutar carreras repetidas), no es probable que el contenido de glucógeno sea un factor limitante, pero sí la acumulación de lactato, por lo que para este jugador determinado podría ser mejor una recuperación activa entre carreras que una recuperación pasiva. No obstante, después de una actividad de resistencia de larga distancia, en la que el glucógeno se agota, es más adecuada una recuperación pasiva.

Si una forma de reducir las concentraciones de lactato sérico es metabolizarlo aeróbicamente, podría pensarse que las personas con mejor condición aeróbica o con un mayor consumo máximo de oxígeno deberían poder disminuir las concentraciones de lactato sérico más rápidamente que las personas con un menor consumo máximo. Sin embargo, después del ejercicio en bicicleta, los individuos entrenados y no entrenados no muestran diferencias en las disminuciones de la concentración de lactato sérico[3]. Sin embargo, sí que existe una correlación positiva entre la disminución de la concentración de lactato sérico después de un ejercicio de entrenamiento con pesas y el consumo máximo de oxígeno[20], lo que indica que los individuos con un mayor consumo máximo de oxígeno muestran una disminución mayor en la concentración de lactato sérico. Esta correlación significativa se mostró solo después del entrenamiento con pesas cuando se completaron 15 repeticiones usando el 60 % y 10 repeticiones usando el 70 % de una repetición máxima, pero no después de realizar 4 repeticiones usando el 90 % de una repetición máxima. La concentración de lactato sérico fue significativamente menor después del 90 % de una repetición máxima, en comparación con los otros protocolos de entrenamiento con pesas. Por tanto, la ausencia de una correlación significativa con el 90 % de un protocolo de repetición máxima entre el consumo máximo de oxígeno y la concentración de lactato sérico puede deberse a que durante la recuperación hay menos lactato disponible para el metabolismo aeróbico. La información mencionada anteriormente pone de manifiesto que la condición aeróbica o el consumo máximo de oxígeno pueden ayudar a una eliminación más rápida del lactato sérico durante la recuperación con algunos tipos de actividad, pero no con todos.

Revisión rápida

- El oxígeno consumido por encima de los valores en reposo durante la deuda de oxígeno o el exceso de consumo de oxígeno después del ejercicio se utiliza en los procesos de recuperación, incluida la restauración de la PC intramuscular y el metabolismo aeróbico del lactato.
- En la recuperación activa, durante la cual se realiza una actividad física de leve a moderada por debajo del umbral de lactato, se produce una disminución más rápida del lactato sérico que durante la recuperación pasiva.
- El aumento de la capacidad aeróbica se asocia con una disminución más rápida del lactato sérico después de algunos tipos de actividad, pero no de todos.

MEDICIÓN DE LA PRODUCCIÓN DE ENERGÍA

La forma más precisa de cuantificar cualquier variable, incluido el uso de energía o el índice metabólico durante una actividad, es hacerlo directamente. En el caso del índice metabólico, esto se logra con un método denominado *calorimetría directa*. Sin embargo, esta técnica es engorrosa y requiere equipos costosos. Por ello, es más común el uso de un método menos costoso y más rápido, denominado *calorimetría indirecta*. Para una comprensión completa de la calorimetría indirecta se requiere, no obstante, entender la calorimetría directa.

CALORIMETRÍA DIRECTA

Todos los procesos metabólicos, ya sean aeróbicos o anaeróbicos, dan como resultado la producción de calor, así como requieren energía para realizar actividades celulares. En los animales, incluidos los seres humanos, el índice metabólico es directamente proporcional al calor producido. Por tanto, si la producción de calor se mide con precisión, el índice metabólico también se determina directamente. El procedimiento de medir la producción de calor para determinar el índice metabólico se denomina **calorimetría directa**.

La unidad más común utilizada para medir el índice metabólico es la **kilocaloría (kcal)**, que a veces también se presenta como una **Caloría** (debe tenerse en cuenta la C mayúscula). Una kilocaloría, como su nombre lo indica (kilo = 1 000), se corresponde con 1 000 calorías (1 kcal = 4.186 julios). Una **caloría** se define como el calor necesario para aumentar la temperatura de 1 g de agua en 1 °C. Dado que la caloría es una cantidad muy pequeña de calor, para medir el índice metabólico se utilizan normalmente las kilocalorías.

Una vez determinadas las definiciones de *caloría* y *kilocaloría*, es fácil calcular la cantidad de calorías o kilocalorías producidas si se conoce el aumento de temperatura de una determinada cantidad de agua. Por ejemplo, si 1.5 L (1 500 g) de agua aumentaran la temperatura en 2 °C, se necesitarían 3 000 calorías (1 500 g × 2 °C) o 3 kcal de calor para hacerlo. Este es el cálculo básico utilizado para determinar la producción de calor o el índice metabólico por calorimetría directa.

Un calorímetro es una cámara hermética rodeada por una camisa de agua (Fig. 3-12). El calor producido por el índice metabólico de la persona en el calorímetro aumenta la temperatura de la camisa de agua. Si se conoce el volumen de agua en la camisa de agua y el aumento de temperatura del agua, es fácil calcular el número de kilocalorías producidas durante un período determinado.

La calorimetría directa, aunque es muy precisa para determinar el índice metabólico, requiere un calorímetro, que es un equipo costoso. Entonces, la mayoría de los laboratorios estiman las kilocalorías gastadas en reposo o durante la actividad, o el índice metabólico, mediante un procedimiento denominado *calorimetría indirecta*.

CALORIMETRÍA INDIRECTA

El metabolismo aeróbico de los carbohidratos y los ácidos grasos requiere oxígeno y produce CO_2 y agua. La cantidad de oxígeno utilizado y el CO_2 producido durante el metabolismo aeróbico suele ser equivalente a las cantidades intercambiadas en los pulmones. Por tanto, con la medida de las cantidades de oxígeno y CO_2 intercambiadas en los pulmones pueden determinarse las cantidades utilizadas y producidas, respectivamente, en el metabolismo aeróbico (Fig. 3-13). Con base en la relación entre el oxígeno utilizado y el CO_2 producido, que es diferente para los carbohidratos y los lípidos, puede determinarse el porcentaje de carbohidratos y ácidos grasos que se metabolizan, así como la cantidad de energía producida. El cálculo de la producción de energía o el índice metabólico mediante la cantidad de oxígeno utilizado, el CO_2 producido y su cociente se denomina **calorimetría indirecta**.

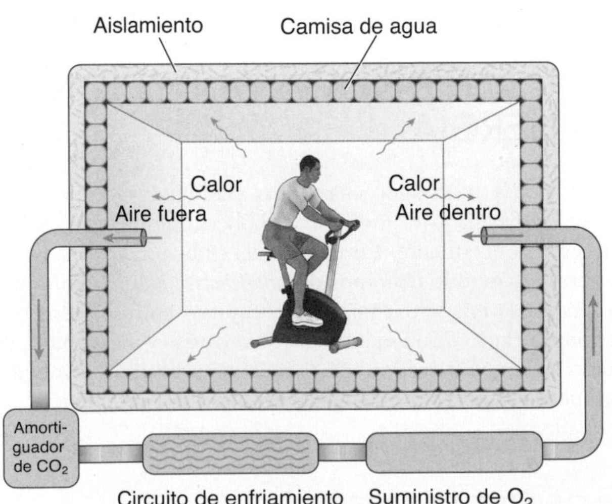

FIGURA 3-12. Una cámara calorimétrica mide el calor producido. El calor producido por la persona en la cámara puede calcularse midiendo el aumento de temperatura de la camisa de agua. Conocer la cantidad de calor producido permite el cálculo directo del índice metabólico. Se permite el flujo de aire a través de la cámara para que pueda llevarse a cabo el intercambio de oxígeno y dióxido de carbono y se puedan corregir los cálculos de acuerdo con el enfriamiento evaporativo del sudor.

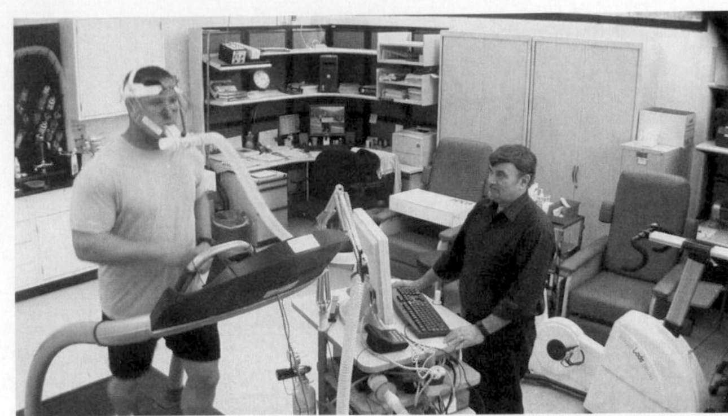

FIGURA 3-13. Un carro metabólico determina todas las variables necesarias para el cálculo indirecto del índice metabólico. Las variables necesarias para calcular el índice metabólico incluyen el oxígeno consumido, el dióxido de carbono producido y el volumen de aire ventilado. (Cortesía de Bradley C. Nindl, PhD, Military Performance Division, U.S. Army Research Institute of Environmental Medicine, Natick, Massachusetts.)

Consumo de oxígeno

El consumo de oxígeno ($\dot{V}O_2$) puede expresarse como litros por minuto de oxígeno utilizado ($L \cdot min^{-1}$) o mililitros por kilogramo de masa corporal por minuto ($mL \cdot kg^{-1} \cdot min^{-1}$). La unidad $L \cdot min^{-1}$ puede ser la más apropiada para evaluar el estado físico aeróbico o el rendimiento deportivo en situaciones en las que no tiene que cargarse el peso corporal, como remar o ir en bicicleta sobre una superficie plana. En cambio, $mL \cdot kg^{-1} \cdot min^{-1}$ es más apropiado en actividades con carga del peso corporal, como correr o ir en bicicleta cuesta arriba. Sin embargo, como se explicará a continuación, ($\dot{V}O_2$) es solo una parte del cálculo utilizado para determinar el gasto energético cuando se emplea calorimetría indirecta.

Cociente de intercambio respiratorio

El **cociente de intercambio respiratorio (CIR)** se refiere a la relación entre el oxígeno utilizado y el CO_2 producido durante el metabolismo. El gasto energético y los porcentajes aproximados de lípidos y carbohidratos utilizados en el metabolismo aeróbico pueden calcularse utilizando el CIR. Esto es posible porque la cantidad de oxígeno necesaria para metabolizar los carbohidratos y los lípidos, y la cantidad de CO_2 producido son diferentes, y tienen una relación específica con base en el sustrato que se esté metabolizando. La siguiente ecuación muestra la cantidad de oxígeno necesaria y CO_2 producido al metabolizar una molécula de glucosa ($C_6H_{12}O_6$):

$$6O_2 + C_6H_{12}O_6 \rightarrow 6CO_2 + 6H_2O + 32\ ATP$$

Debe tenerse en cuenta que, cuando se metaboliza completamente una molécula de glucosa de forma aeróbica, se necesitan seis O_2 y se producen seis CO_2. Por tanto, el cociente ($6CO_2/6O_2$) de CO_2 producido y O_2 necesario cuando se metaboliza aeróbicamente una molécula de glucosa es 1.0. Esta relación será la misma si se calcula de la manera mencionada anteriormente o usando el volumen de CO_2 exhalado ($\dot{V}co_2$) y ($\dot{V}o_2$) absorbido en los pulmones o $\dot{V}co_2/\dot{V}o_2$.

El cálculo del CIR para un triglicérido típico ($C_{16}H_{32}O_2$) se muestra en la siguiente ecuación:

$$23O_2 + C_{16}H_{32}O_2 \rightarrow 16CO_2 + 16H_2O + 129\ ATP$$

Por tanto, el cociente de $\dot{V}co_2/\dot{V}o_2$ será aproximadamente de 0.70 (16 CO_2/23 O_2) cuando un ácido graso se metaboliza aeróbicamente. Cuando el CIR es 1.0, en torno al 100 % de los carbohidratos se metaboliza aeróbicamente, y cuando la proporción es 0.7, en torno al 100 % de los triglicéridos se metaboliza aeróbicamente. Cuando el CIR está entre 1.0 y 0.70, se metaboliza una mezcla de carbohidratos y triglicéridos (cuadro 3-3). Debido a que la cantidad de ATP que se produce es relativamente constante cuando se metabolizan carbohidratos o triglicéridos, también es posible aproximar el número de kilocalorías producidas por litro de oxígeno en un CIR determinado. Con un CIR de 0.85, se metabolizan aproximadamente la mitad de carbohidratos y la otra mitad de triglicéridos, y se producirán aproximadamente 4.86 $kcal{\cdot}LO_2^{-1}$. En reposo, el CIR es de más o menos 0.80, por lo que se metabolizan aproximadamente 2/3 de triglicéridos y 1/3 de carbohidratos y se producirán aproximadamente 4.80 $kcal{\cdot}LO_2^{-1}$. Para obtener una estimación del gasto de energía en kilocalorías utilizadas por minuto, simplemente debe multiplicarse ($\dot{V}o_2$) en $LO_2{\cdot}min^{-1}$ por las $kcal{\cdot}LO_2^{-1}$ producidas en un CIR determinado.

El uso del CIR para calcular las kilocalorías aproximadas utilizadas por minuto o el porcentaje de carbohidratos y triglicéridos que se metabolizan es bastante preciso durante el trabajo en estado estable o en una carga de trabajo en la que la gran mayoría de la energía necesaria puede obtenerse aeróbicamente. Sin embargo, el CIR no tiene en cuenta la producción de energía anaeróbica, por lo que, si se obtiene una cantidad sustancial de energía de fuentes anaeróbicas, la estimación de la energía utilizada es inexacta.

El análisis de la información mencionada más arriba podría hacer pensar que el valor máximo de CIR es 1.0. Sin embargo, en cargas de trabajo de alta intensidad, cuando parte de la energía requerida se obtiene anaeróbicamente, el CIR puede alcanzar valores de hasta 1.5 durante períodos cortos. Esto se debe al sistema de amortiguación de bicarbonato en la sangre, lo que resulta en la producción de CO_2 ($H^+ + HCO_3 \rightarrow H_2CO_3^- \rightarrow CO_2 + H_2O$). Este CO_2 producido por el sistema de amortiguación de bicarbonato puede exhalarse en los pulmones. Este CO_2 adicional no procede del metabolismo aeróbico, pero da como resultado un valor de CIR mayor que 1.0. Sin embargo, si el CIR es mayor que 1.0, se asume que se está metabolizando el 100 % de los carbohidratos (recuérdese que solo los carbohidratos pueden metabolizarse anaeróbicamente). Además, el uso de CIR para calcular las kilocalorías consumidas cuando el CIR es mayor que 1.0 dará como resultado una subestimación de la energía total utilizada porque la energía anaeróbica no se incluye en el cálculo.

El CIR tampoco tiene en cuenta el metabolismo de las proteínas, por lo que recibe el nombre más preciso de CIR *no proteico*. En la mayoría de las situaciones, el metabolismo de las proteínas es mínimo, por lo que ignorar el metabolismo de las proteínas da como resultado un error relativamente pequeño. A pesar de estas limitaciones, con el ejercicio a una intensidad estable, el CIR da como resultado estimaciones precisas del porcentaje de carbohidratos y triglicéridos metabolizados y de la energía total utilizada.

USO DE ENERGÍA EN EL REPOSO

El **índice metabólico basal (IMB)** tiene una definición estricta. Se define como el índice metabólico determinado en decúbito supino, de 12 h a 18 h después de una comida, inmediatamente después de despertar y en un ambiente termoneutral. El **índice metabólico en reposo (IMR)**, por otro lado, tiene una definición menos estricta: índice metabólico aproximadamente 4 h después de una comida ligera y después de aproximadamente 30 min a 60 min de reposo tranquilo. La mayor parte de las personas pasa la mayor parte del día en o cerca del IMB, por lo que representa aproximadamente del 60 % al 75 % del número total de calorías metabolizadas durante un día. Tanto el IMR como el IMB se ven afectadas por varios factores, incluidos los siguientes:

- *Edad*: con el envejecimiento, el IMB disminuye gradualmente debido a la disminución progresiva de la masa libre de grasa.
- *Sexo*: los hombres generalmente tienen un IMB ligeramente más alto que las mujeres de la misma masa corporal debido a una mayor masa libre de grasa.
- *Temperatura corporal*: el aumento de la temperatura corporal da como resultado un aumento del IMB.
- *Estrés*: el estrés aumenta el IMB debido al aumento de la actividad del sistema nervioso simpático.
- *Área de superficie corporal*: cuanto mayor sea el área de superficie corporal disponible para la pérdida de calor, mayor es el IMB.

$\dot{V}o_2$ indica un tiempo en minutos. Así, el gasto de energía en reposo y durante el ejercicio puede estimarse a partir del CIR y el oxígeno utilizado en el metabolismo aeróbico durante un período. Por ejemplo, en reposo, se usan aproximadamente 3.5 $mL{\cdot}kg^{-1}{\cdot}in^{-1}$.

Tabla 3-3. Estimaciones del cociente de intercambio respiratorio (CIR) del porcentaje de carbohidratos y triglicéridos metabolizados y las kilocalorías producidas

CIR	% Carbohidratos	% Triglicéridos	$kcal{\cdot}LO_2^{-1}$
0.70	0.0	100.0	4.69
0.75	15.6	84.4	4.74
0.80	33.4	66.6	4.80
0.85	50.7	49.3	4.86
0.90	67.5	32.5	4.92
0.95	84.0	16.0	4.99
1.00	100.0	0.0	5.05

Suponiendo una masa corporal de 100 kg, se usarían en el metabolismo 350 $mLO_2 \cdot min^{-1}$ (3.5 $mLO_2 \cdot kg^{-1} \cdot min^{-1} \times 100$ kg) o 0.35 $LO_2 \cdot min^{-1}$. Esto daría como resultado 21 000 $mLO_2 \cdot h^{-1}$ o 21 $LO_2 \cdot h^{-1}$ y 504 $LO_2 \cdot d^{-1}$. Si se asume un CIR promedio en reposo de 0.8, esto resultará en aproximadamente 4.80 $kcal \cdot LO_2^{-1}$. Asumiendo que no hay actividad física intensa, puede estimarse el gasto energético en kilocalorías durante 1 día multiplicando los litros de O_2 utilizados en el metabolismo y las kilocalorías obtenidas por litro de O_2. Entonces, durante un día, este individuo tendría un gasto de energía en reposo de 504 $LO_2 \cdot d^{-1} \times 4.80$ $kcal \cdot LO_2^{-1}$, o 2 419.2 kcal. Estos mismos cálculos pueden utilizarse para estimar el gasto de energía en cualquier período, así como durante la actividad.

Sin embargo, como se ha analizado, deben considerarse y cumplirse las suposiciones y limitaciones del CIR para que la estimación del uso de energía sea lo más precisa posible. Los litros por minuto y los mililitros por kilogramo por minuto de oxígeno utilizado son las unidades más comúnmente utilizadas para expresar el consumo de oxígeno. Sin embargo, el consumo de oxígeno también se expresa en equivalentes metabólicos, o la cantidad de oxígeno que se utiliza en relación con el consumo de oxígeno en reposo (cuadro 3-7).

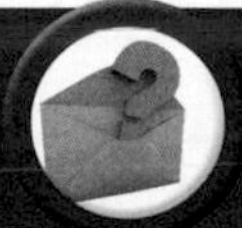

Revisión rápida

- La calorimetría directa es la medición del índice metabólico mediante la determinación de la producción de calor por medio del uso de un calorímetro.
- La calorimetría indirecta es la estimación del índice metabólico a partir del consumo de oxígeno y el cociente de intercambio respiratorio (CIR).
- El CIR es el cociente entre el dióxido de carbono producido y el oxígeno consumido, e indica el porcentaje de carbohidratos que se metabolizan (CIR = 1.00 indica un 100% de metabolismo de los carbohidratos), el porcentaje de lípidos que se metabolizan (CIR = 0.70 indica un metabolismo lipídico del 100%) y el número aproximado de kilocalorías obtenidas por litro de oxígeno consumido.
- El índice metabólico basal (IMB) depende de la edad, el sexo, la temperatura corporal, el área de superficie corporal, el estrés y varias hormonas.

INTERACCIONES METABÓLICAS DURANTE UNA ACTIVIDAD DE RESISTENCIA

Las actividades prolongadas de baja intensidad, como el maratón o el ciclismo de carretera (de ruta), obtienen la mayor parte del ATP necesario del metabolismo aeróbico. Sin embargo, parte de la energía necesaria es producida por fuentes anaeróbicas, por lo que debe haber interacción entre los metabolismos aeróbico y anaeróbico. Si un ciclista de carretera sube una colina a un ritmo más rápido que el que puede mantenerse utilizando solo el metabolismo aeróbico, parte del ATP necesario derivará del metabolismo anaeróbico. Si la subida a la colina va seguida de una bajada, puede iniciarse la recuperación, como el metabolismo aeróbico del lactato y la disminución de la acidez intramuscular, porque en la bajada no es necesario usar la cantidad máxima de ATP producido aeróbicamente. Este tipo de interacción entre el metabolismo aeróbico, el metabolismo anaeróbico y los procesos de recuperación puede darse en cualquier actividad prolongada de baja intensidad.

Algunas actividades que pueden parecer de naturaleza predominantemente anaeróbica obtienen, en realidad, una parte sustancial de la energía necesaria del metabolismo aeróbico. La contribución relativa del ATP sintetizado aeróbicamente durante las carreras de 200, 400, 800 y 1 500 m realizadas por deportistas entrenados es de un 29%, un 43%, un 66% y un 84%, respectivamente[28]. Esto pone de manifiesto que en la carrera de 800 m la mayor parte de la energía necesaria provino del metabolismo aeróbico y que en la carrera de 200 m también una parte significativa del ATP necesario

CUADRO 3-7
PREGUNTAS PRÁCTICAS DE LOS ESTUDIANTES

Cuando uso la máquina elíptica en el gimnasio, la pantalla de la computadora me dice que estoy en 9 MET. ¿Qué es un MET y qué significa?

Un MET es un equivalente metabólico del índice metabólico en reposo (IMR) de un individuo, que se utiliza para expresar el costo energético de una actividad. Un MET es equivalente al IMR, y el número de MET es un múltiple del IMR. Dado que el IMR varía entre individuos en función de factores tales como la edad, el peso y la composición corporal, el MET también es diferente. Un MET suele equivaler a 200-250 mL de oxígeno, según el individuo, o ~3.5 $mL \cdot kg^{-1} \cdot min^{-1}$ de oxígeno por segundo. Por tanto, si se hace ejercicio a una intensidad de 9 MET, se está trabajando a una intensidad equivalente a 9 veces el IMR. Los MET también se utilizan para clasificar el ejercicio. Un ejercicio que quema de 3 a 6 MET se considera de intensidad moderada, y un ejercicio que quema más de 6 MET se considera de intensidad vigorosa. Por tanto, a los 9 MET, se estaría haciendo ejercicio a una intensidad vigorosa.

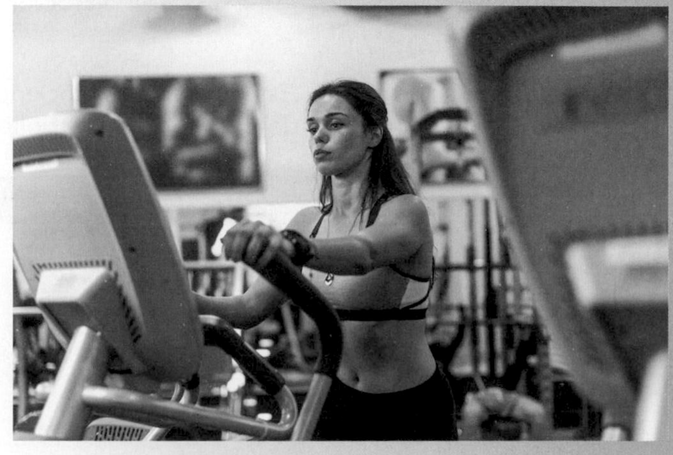

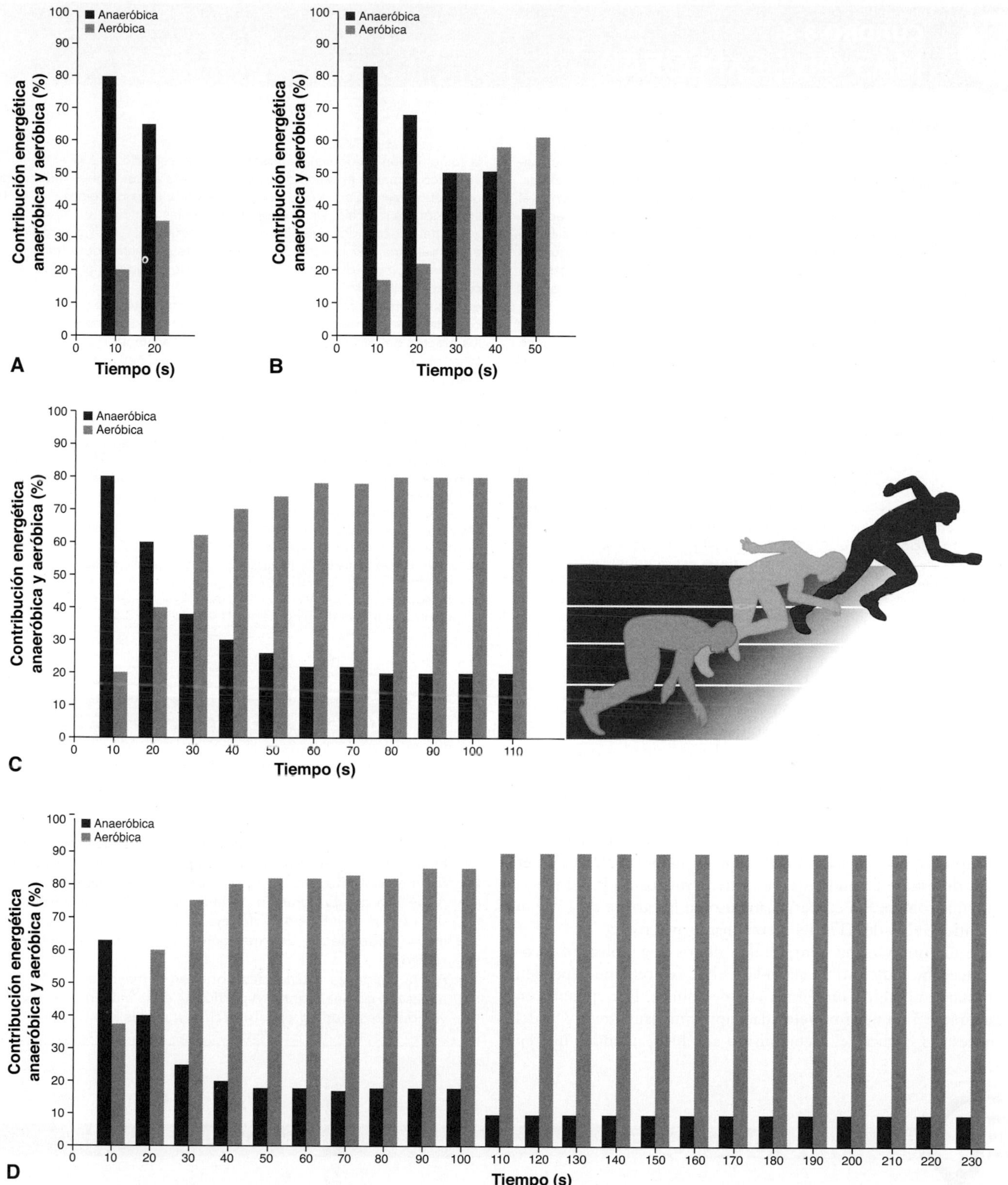

FIGURA 3-14. Los porcentajes de las contribuciones de la energía anaeróbica y aeróbica a las carreras de 200 a 1 500 m varían durante la prueba. Durante todos estos eventos, inicialmente hay una mayor dependencia de las fuentes anaeróbicas de trifosfato de adenosina (ATP). A medida que el evento continúa, existe una mayor dependencia del metabolismo aeróbico para generar el ATP necesario. **(A)** Carrera de 200 m. **(B)** Carrera de 400 m. **(C)** Carrera de 800 m. **(D)** Carrera de 1 500 m. (Datos obtenidos de Spencer MR, Gastin B. Energy system contribution during 200- to 1500-m running in highly trained athletes. *Med Sci Sports Exerc.* 2001;33:157–162.)

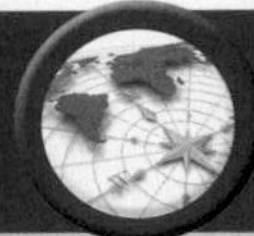

CUADRO 3-8
MÁS QUE EXPLORAR

Envejecimiento y mitocondrias

Las mitocondrias son los orgánulos que residen dentro de las células (incluidas las fibras musculares), en las que se produce la respiración aeróbica. Estas pequeñas estructuras ovaladas son el lugar donde residen tanto el ciclo de Krebs como la cadena de transporte de electrones. En consecuencia, son verdaderas fuentes de poder en lo que respecta a la producción de ATP. Sin embargo, un gran y creciente cuerpo de literatura indica que las mitocondrias también desempeñan un papel crítico en el inicio y progresión del envejecimiento, así como en la sarcopenia o pérdida de masa muscular relacionada con la edad.

Debido al proceso de generación de ATP de la fosforilación oxidativa, durante la función mitocondrial se producen especies reactivas de oxígeno (ROS, *reactive oxygen species*). Estas ROS, o radicales libres, dañan las proteínas y membranas mitocondriales y, lo que es más importante, el ADN mitocondrial (ADNmt), lo que produce mutaciones que desencadenan la degradación celular asociada con el envejecimiento.

Curiosamente, a través de la investigación se ha constatado que el entrenamiento con ejercicios aeróbicos previene eficazmente la acumulación de ROS en las mitocondrias y su propagación a la célula mediante la ruptura de las membranas mitocondriales, que en última instancia pueden conducir a muerte celular o apoptosis. Esto ocurre una vez que los radicales libres se filtran en el citoplasma de la célula, dañan las proteínas en toda la célula y provocan mutaciones en el ADN mitocondrial y nuclear. A primera vista, parece imposible afirmar que el aumento de la actividad muscular podría compensar el daño inducido por ROS porque el ejercicio aumenta la tasa de fosforilación oxidativa, misma que elevaría las concentraciones de ROS. Si bien es cierto que el ejercicio aumenta la actividad mitocondrial (es decir, la fosforilación oxidativa), también se ha observado que el entrenamiento aeróbico aumenta la capacidad de las enzimas antioxidantes mitocondriales que neutralizan ROS, lo que previene el daño a las proteínas y el ADN y la liberación de radicales en el citoplasma celular.

De hecho, cuando se realiza de forma regular, el ejercicio aeróbico es tan eficaz para mejorar la actividad antioxidante que se ha determinado que la degeneración y la disfunción mitocondrial observada en el músculo envejecido está mucho más relacionada con la disminución de la actividad física que normalmente se produce con el envejecimiento que con el propio proceso de envejecimiento. Sin embargo, debe tenerse en cuenta que, aunque los efectos del entrenamiento físico sobre la acumulación de ROS son bastante notables, no pueden prevenir el proceso de envejecimiento por completo, solo atenuarlo de manera importante.

Lecturas recomendadas

Lanza IR, Nair KS. Muscle mitochondrial changes with aging and exercise. *Am J Clin Nutr.* 2009;89(suppl):467S–471S.

Ljubicic V, Joseph AM, Saleem A, et al. Transcriptional and post-transcriptional regulation of mitochondrial biogenesis in skeletal muscle: effects of exercise and aging. *Biochim Biophys Acta.* 2010;1800:223–234.

Marzetti E, Leeuwenburgh C. Skeletal muscle apoptosis, sarcopenia and frailty at old age. *Exp Gerontol.* 2006;41:1234–1238.

Peterson CM, Johannsen DL, Ravussin E. Skeletal muscle mitochondria and aging: a review. *J Aging Res.* 2012;2012:194821. doi:10.1155/2012/194821.

Stuart JA, Maddalena LA, Merilovich M, et al. A midlife crisis for the mitochondrial free radical theory of aging. *Logev Healthsp.* 2014;3:4.

provino de este tipo de metabolismo. Además, el paso a la obtención de > 50 % del ATP por el metabolismo aeróbico se da entre los 15 s y 30 s de estas carreras (Fig. 3-14). En las actividades más largas, de 800 y 1 500 m, después del paso a la dependencia predominante del metabolismo aeróbico se produce un aumento gradual de esta dependencia hasta que casi toda la energía necesaria para mantener la actividad durante la carrera la proporciona el metabolismo aeróbico. Como era de esperar, a medida que la duración de cualquier actividad determinada aumenta, se obtiene menos ATP del metabolismo anaeróbico. Sin embargo, incluso en la carrera de 1 500 m aún se obtiene algo de ATP del metabolismo anaeróbico.

Existe una interacción considerable de los metabolismos aeróbico y anaeróbico incluso en actividades que se cree que dependen predominantemente de una única vía metabólica. Por ejemplo, en una carrera de 3 s a máxima velocidad, aproximadamente el 3 % del ATP necesario deriva del metabolismo aeróbico, mientras que en

Revisión rápida

- El metabolismo anaeróbico (trifosfato de adenosina [ATP] y fosfocreatina intramuscular y glucólisis) proporciona la mayor parte del ATP durante la actividad física de corta duración y alta intensidad.
- A medida que la duración de una sesión de ejercicio anaeróbico aumenta, existe una mayor dependencia de la glucólisis y del metabolismo aeróbico para obtener el ATP necesario.
- A medida que la duración de la actividad física se alarga más de ~3 min, la intensidad del ejercicio disminuye y existe una mayor dependencia del metabolismo aeróbico que del anaeróbico.
- Aunque algunas actividades obtienen la mayor parte del ATP necesario de una fuente en particular, en la mayoría de las actividades existe una gran interacción entre las fuentes de ATP.

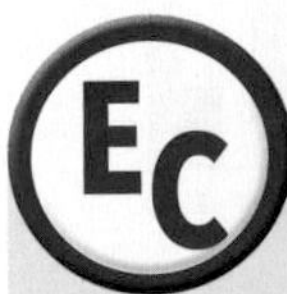

ESTUDIO DE CASO

ESCENARIO

Usted es el director del equipo de investigación de Fisiología del deporte en un Centro de entrenamiento para los Juegos Olímpicos. Un atleta de resistencia llega al centro de pruebas para evaluar su capacidad aeróbica máxima. Uno de sus estudiantes en Fisiología del deporte realiza una prueba de esfuerzo máximo escalonada en cinta sin fin. A medida que la prueba avanza, monitoriza la frecuencia cardíaca, la ventilación, las puntuaciones del esfuerzo percibido, el lactato sérico, el consumo de oxígeno, la producción de CO_2 y el CIR. El estudiante nota que, a medida que avanza la prueba, la frecuencia cardíaca aumenta, la ventilación aumenta y todo parece normal. Sin embargo, el CIR comenzó en 0.80, fue de 0.85 a los ~4 min de la prueba, de 1.0 a los ~7 min de la prueba, y luego superó 1.0 para alcanzar un máximo de 1.3 antes de la fatiga volitiva. El estudiante, algo desconcertado por cómo el CIR podía alcanzar un número > 1.0, estaba seguro de que el analizador de oxígeno estaba roto. Usted recuerda haber aprendido de la clase de Fisiología del deporte que un CIR de 0.85 indica que se metabolizan aeróbicamente más o menos un 50% de los carbohidratos y un 50% de los triglicéridos, y que un CIR de 1.0 indica una metabolización del 100% de los carbohidratos y del 0% de los lípidos. ¿Qué haría?

Opciones

Le explica al estudiantes que está parcialmente en lo cierto. El CIR es el cociente entre CO_2 y O_2. Cuando el CIR es 1.0, en teoría, el 100% de los carbohidratos se metaboliza aeróbicamente, y cuando la proporción es 0.7, el 100% de la demanda energética se satisface en teoría mediante el metabolismo aeróbico de los lípidos. Cuando el CIR está entre 1.0 y 0.70, se metaboliza una mezcla de carbohidratos y triglicéridos. Con un CIR de 0.85, se metabolizan más o menos un 50% de carbohidratos y un 50% de triglicéridos.

Por tanto, podría ser razonable pensar que el valor máximo de CIR es 1.0. Sin embargo, a intensidades máximas de ejercicio, cuando la energía se obtiene de forma anaeróbica, el CIR puede alcanzar valores que alcancen hasta 1.5 durante períodos cortos. Esto se debe al sistema de amortiguación del bicarbonato sérico, que resulta en la producción de CO_2 ($H^+ + HCO_3^- \rightarrow H_2CO_3^- \rightarrow CO_2 + H_2O$) y que no requiere el uso de oxígeno. Este CO_2 producido por el sistema de amortiguación del bicarbonato puede exhalarse en los pulmones. Este CO_2 adicional no proviene del metabolismo aeróbico, pero da como resultado un valor de CIR > 1.0. Sin embargo, si CIR es > 1.0, se asume que se está metabolizando el 100% de los carbohidratos (recuérdese que solo los carbohidratos pueden metabolizarse anaeróbicamente).

ESCENARIO

Es el entrenador de un equipo de atletismo. Uno de sus atletas insiste en recostarse en el suelo inmediatamente después de las carreras de 150 m a 200 m durante las sesiones de entrenamiento de intervalos, y permanece tumbado en el suelo hasta el siguiente intervalo. Lo hace porque cree que esto reducirá el lactato sérico y muscular entre intervalos y que, por tanto, le permitirá una recuperación más rápida entre estos. ¿Usted qué haría?

Opciones

Primero, felicite al atleta por saber que las concentraciones de lactato sérico están relacionadas con la fatiga durante las actividades de alta intensidad tales como el entrenamiento de intervalos. Luego, explíquele que la actividad leve a moderada, como trotar lento, reducirá la acidez más rápidamente que simplemente tumbarse en el suelo entre los intervalos, y que esto se debe a varias razones. Primero, el lactato puede ser metabolizado por el músculo para obtener energía (ATP) para realizar una actividad ligera. En segundo lugar, la actividad ligera mantiene la sangre fluyendo hacia el músculo, suministrándolo con lactato que también puede usar para sintetizar glucosa, el combustible para el siguiente intervalo. Ambos factores ayudan a reducir el lactato sérico a un ritmo más rápido que simplemente tumbarse en el suelo entre los intervalos. Solicítele al atleta que intente trotar lentamente entre los intervalos durante la próxima sesión de entrenamiento. Dígale que está seguro de que notará una recuperación más rápida entre los intervalos y que tendrá una sesión de entrenamiento de mayor calidad que cuando se sienta en el suelo.

una carrera de 1500 m, aproximadamente el 16% del ATP necesario se produce mediante el metabolismo anaeróbico. Por tanto, incluso en las actividades que se cree que dependen predominantemente del metabolismo aeróbico, algo de energía procede del metabolismo anaeróbico, y viceversa (cuadro 3-8).

RESUMEN DEL CAPÍTULO

La vía metabólica aeróbica (oxidativa) es el principal generador de ATP durante las condiciones de reposo y durante el ejercicio de intensidad leve a moderada. Cuando se usan carbohidratos como sustrato energético, la vía aeróbica comienza con el piruvato producido por la glucólisis que entra en las mitocondrias y se convierte en acetil-CoA. Si las grasas sirven como sustrato energético inicial, los ácidos grasos libres entran en las mitocondrias, donde luego se descomponen en acetil-CoA a través de un proceso denominado β-oxidación. Después de este punto, tanto si la acetil-CoA se obtiene de los carbohidratos o de los ácidos grasos, el proceso de producción de ATP es el mismo. Es decir, la acetil-CoA participa en el ciclo de Krebs antes de la siguiente fase del metabolismo aeróbico, que es el proceso de fosforilación oxidativa que se produce en la ETC a lo largo de la membrana interna de las mitocondrias. Como resultado de la respiración aeróbica, se sintetiza mucho más ATP por molécula de glucosa de lo que sería posible con el metabolismo anaeróbico del carbohidrato. A diferencia del metabolismo anaeróbico, el aeróbico puede metabolizar grasas y, en pequeña medida, proteínas, de modo que pueda producirse ATP adicional. El entrenamiento con ejercicios de intensidad submáxima de larga duración mejora la capacidad de producir ATP de forma aeróbica. En términos fisiológicos, esto se manifiesta por un mayor contenido mitocondrial, acompañado de una mayor expresión de enzimas aeróbicas en el músculo entrenado, junto con una mayor capilarización y contenido de mioglobina.

La recuperación efectiva después de una sesión de ejercicio también depende, en parte, del metabolismo aeróbico. Más específicamente, el oxígeno consumido durante la recuperación que está por encima de las condiciones de reposo (EPOC) es utilizado en parte por las vías aeróbicas para metabolizar el lactato y reponer la PC intramuscular. Por tanto, la apreciación integral del funcionamiento del metabolismo aeróbico ayudará a comprender cómo mejorar el rendimiento de resistencia, así como la efectividad de la recuperación después del ejercicio.

PREGUNTAS DE REVISIÓN

COMPLETE LOS ESPACIOS EN BLANCO

1. La __________ es el proceso por el cual el movimiento de electrones a lo largo de la cadena de transporte de electrones da como resultado la producción de ATP.
2. Cuando NADH dona electrones a la cadena de transporte de electrones, se producen _________ moléculas de ATP.
3. El orgánulo intracelular en el que se produce la respiración aeróbica se denomina ____________.
4. La ____________ es el proceso en el que los ácidos grasos se descomponen para formar moléculas de ácido acético de dos carbonos.
5. A un cociente de intercambio respiratorio (CIR) de 1.00, aproximadamente el 100% de los __________ se metaboliza aeróbicamente.

OPCIÓN MÚLTIPLE

1. ¿Qué enzima descompone los triglicéridos para formar glicerol y ácidos grasos?
   a. Citrato sintasa
   b. Fosfofructocinasa (PFK)
   c. Fosforilasa
   d. Lipasa sensible a hormonas

2. ¿Cuál de los siguientes sustratos energéticos se utiliza principalmente durante las condiciones de reposo?
   a. Carbohidrato
   b. Triglicéridos
   c. Proteína
   d. Aminoácidos específicos

3. A medida que aumenta la intensidad del ejercicio, ¿cómo se comporta la dependencia de los músculos activos a los carbohidratos?
   a. Permanece inalterable
   b. Disminuye
   c. Aumenta
   d. Se vuelve insignificante

4. El umbral de lactato se produce aproximadamente al ________ del consumo máximo de oxígeno en individuos *no entrenados* y aproximadamente al _________ del consumo máximo de oxígeno en individuos habituados al *entrenamiento de resistencia*, lo que permite que los individuos entrenados realicen una mayor carga de trabajo sin aumentar su concentración de lactato sérico.
   a. 100 %; 100%
   b. 50 % a 60%; 65 % a 80 %
   c. 80 %; 50 %
   d. 80 % a 90 %; 90 % a 100 %
   e. 30 %; 50 %

5. Un individuo con entrenamiento de resistencia metabolizará un mayor porcentaje de ácidos grasos cuando corre a la misma carga de trabajo absoluta o ritmo de carrera que un individuo sin entrenamiento. ¿Qué adaptaciones al entrenamiento explican estos hallazgos?
   a. Aumento de la concentración de la enzima creatina cinasa
   b. Incrementos en la concentración de las enzimas de glucólisis
   c. Incrementos en las concentraciones de las enzimas del ciclo de Krebs y el transporte de electrones
   d. Incrementos en las concentraciones de las enzimas de la β-oxidación
   e. c y d

VERDADERO / FALSO

1. Durante la respiración aeróbica, pueden utilizarse los tres sustratos alimentarios (carbohidratos, grasa, proteína) para sintetizar ATP.

2. El entrenamiento de resistencia (aeróbico) causará un aumento en la intensidad del ejercicio a la que comiencen a elevarse las concentraciones de lactato sérico.

3. Después del ejercicio, se ha constatado que la recuperación pasiva reduce el lactato sérico más rápidamente.

4. El término *déficit de oxígeno* describe el oxígeno consumido que está por encima de los valores en reposo incluso después de que haya concluido el ejercicio.

5. El entrenamiento de resistencia (aeróbico) aumentará la tasa de recuperación metabólica tras finalizar el ejercicio.

RESPUESTA CORTA

1. ¿Qué determina principalmente el sustrato alimentario que se utilizará para producir ATP durante el ejercicio aeróbico?

2. Describa por qué es una ventaja tener un umbral de lactato más elevado durante el ejercicio aeróbico.

3. Describa algunas de las adaptaciones fisiológicas al entrenamiento de resistencia (aeróbico) que causan el aumento en la cantidad máxima de oxígeno que puede consumirse durante el ejercicio.

RELACIÓN

1. Relacione los siguientes términos con sus definiciones correctas:

β-oxidación	a. Un proceso en el que un aminoácido se metaboliza y pierde su grupo nitrógeno.
Cadena de transporte de electrones	b. Un proceso durante el cual los ácidos grasos se descomponen en dos moléculas de carbono que luego se transforman en acetil-CoA.
Desaminación	c. Una serie de reacciones químicas que tienen lugar dentro de las mitocondrias involucradas en el metabolismo de acetil-CoA, lo que resulta en la producción de trifosfato de adenosina (ATP), dióxido de carbono y iones de hidrógeno.
Ciclo de Cori	d. Una serie de reacciones químicas que tienen lugar dentro de las mitocondrias, que involucran a citocromos y dan como resultado la producción de ATP y agua.
Ciclo de Krebs	e. Un proceso que sintetiza glucógeno hepático a partir del lactato producido en el músculo esquelético u otros tejidos.

PENSAMIENTO CRÍTICO

1. Al entrenar para un maratón, ¿por qué es importante tener cuidado al elegir sus alimentos?

2. ¿Por qué debería esperar encontrar cambios en el contenido de las mitocondrias de los músculos esqueléticos después del entrenamiento aeróbico, pero no del entrenamiento anaeróbico?

TÉRMINOS CLAVE

β-Oxidación Serie de reacciones que descomponen los ácidos grasos produciendo acetil-CoA.

Cadena de transporte de electrones (ETC) Una serie de reacciones químicas que tiene lugar dentro de la mitocondria, incluyendo los citocromos, que resultan en la producción de ATP y agua.

caloría Calor necesario para aumentar la temperatura de 1 g de agua en un 1 °C.

Caloría Término comúnmente utilizado en lugar del término kilocaloría que se refiere a la cantidad de energía necesaria para aumentar 1°C en 1 000 g de agua.

Calorimetría directa Determinación del índice metabólico de un organismo por medición directa de la cantidad de calor producido.

Calorimetría indirecta Estimación del índice metabólico de un organismo a partir de la cantidad de oxígeno consumido y el dióxido de carbono producido.

Ciclo de Krebs Serie de reacciones químicas que tienen lugar dentro de las mitocondrias involucradas en el metabolismo de acetil-CoA, lo que resulta en la producción de ATP, dióxido de carbono y iones hidrógeno.

Cociente de intercambio respiratorio (CIR) Cociente entre la producción de dióxido de carbono y el oxígeno consumido. Esta relación indica el porcentaje de carbohidratos y triglicéridos que se metabolizan aeróbicamente.

Complejos respiratorios Canales de iones de hidrógeno especializados ubicados en la membrana mitocondrial interna, importantes en la producción de ATP

Déficit de oxígeno Diferencia entre el oxígeno necesario para realizar una carga de trabajo particular únicamente a través del metabolismo aeróbico y el oxígeno realmente consumido al inicio de una sesión de trabajo.

Desaminación Eliminación del grupo amino (NH_2) de una molécula, como un aminoácido.

Deuda de oxígeno Oxígeno adicional consumido por encima del valor de reposo después de una sesión de ejercicio, que se utiliza para ayudar en muchos procesos de recuperación; existe un término similar: *exceso de consumo de oxígeno después del ejercicio (EPOC)*.

Dinucleótido de flavina y adenina (FAD) Una de varias moléculas que sirven como portadores de electrones e hidrógeno en bioenergética.

Estado estable Carga de trabajo durante la cual el metabolismo aeróbico suministra toda la energía necesaria.

Exceso de consumo de oxígeno después del ejercicio (EPOC) Oxígeno adicional consumido por encima del valor de reposo después de una sesión de ejercicio que se utiliza para facilitar muchos procesos de recuperación; existe un término similar: *deuda de oxígeno*.

Fosforilación oxidativa Proceso en el que el fosfato inorgánico se une al ADP, con lo que se produce ATP durante la cadena de transporte de electrones (ETC).

Gluconeogénico Se refiere a la síntesis de glucosa a partir de un precursor no carbohidrato.

Hipótesis de la lanzadera de lactato No se considera el lactato como un producto de desecho, sino como un medio para hacer circular el lactato en la sangre y posteriormente ser utilizado por el músculo esquelético inactivo, el músculo cardíaco y los riñones, a fin de sintetizar glucógeno o transformarse en piruvato.

Índice metabólico basal (IMB) Índice metabólico determinado en un ambiente térmico neutro, de 12 h a 18 h después de una comida, inmediatamente después de levantarse de una posición supina en reposo.

Índice metabólico en reposo (IMR) Índice metabólico determinado 4 h después de una comida ligera y aproximadamente 30 min a 60 min de descanso tranquilo.

Inicio de la acumulación de lactato sérico (OBLA) Carga de trabajo en la que la concentración de lactato sérico aumenta a más de 4.0 mM.

Kilocaloría (kcal) Cantidad de energía necesaria para aumentar la temperatura 1 °C en 1 000 g de agua.

Lipasa sensible a hormonas Enzima que se encuentra en las células adiposas y fibras musculares, que descompone los triglicéridos en glicerol y ácidos grasos.

Mioglobina Molécula similar a la hemoglobina que se une al oxígeno y transporta oxígeno dentro de la fibra muscular.

Proteasa Enzima que hidroliza una proteína.

Recuperación activa Realizar actividad física ligera inmediatamente después de una sesión de ejercicio para ayudar a la recuperación.

Recuperación pasiva No realizar ninguna actividad física inmediatamente después de una sesión de ejercicio.

Transaminación Transferencia del nitrógeno que contiene el grupo amino de un aminoácido a un cetoácido.

Umbral de lactato Carga de trabajo a la que la concentración de lactato sérico aumenta significativamente por encima de la concentración en reposo.

BIBLIOGRAFÍA

1. Abernethy PJ, Thayer R, Taylor AW. Acute and chronic responses of skeletal muscle to endurance and sprint exercise. A review. *Sports Med*. 1990;10: 365–389.
2. Andersen P, Henriksson J. Capillary supply of the quadriceps femoris muscle of man. adaptive response to exercise. *J Physiol*. 1977;270:677–690.
3. Bassett DR Jr, Merrill PW, Nagle FJ, et al. Rate of decline in blood lactate after cycling exercise in endurance-trained and -untrained subjects. *J Appl Physiol (1985)*. 1991;70:1816–1820.
4. Berg JM, Tymoczko JL, Gatto GJ Jr, et al. *Biochemistry*. New York, NY: W.H. Freeman, 2019.
5. Brooks GA. Intra- and extra-cellular lactate shuttles. *Med Sci Sports Exerc*. 2000;32:790–799.
6. Brooks GA. The science and translation of lactate shuttle theory. *Cell Metab*. 2018;27:757–785.
7. Burgomaster KA, Heigenhauser GJ, Gibala MJ. Effect of short-term sprint interval training on human skeletal muscle carbohydrate metabolism during exercise and time-trial performance. *J Appl Physiol (1985)*. 2006;100: 2041–2047.
8. Burleson MA Jr, O'Bryant HS, Stone MH, et al. Effect of weight training exercise and treadmill exercise on post-exercise oxygen consumption. *Med Sci Sports Exerc*. 1998;30:518–522.
9. Cairns SP. Lactic acid and exercise performance: culprit or friend? *Sports Med*. 2006;36:279–291.
10. Convertino VA, Armstrong LE, Coyle EF, et al. American College of Sports Medicine position stand. Exercise and fluid replacement. *Med Sci Sports Exerc*. 1996;28:i–vii.
11. Fairchild TJ, Armstrong AA, Rao A, et al. Glycogen synthesis in muscle fibers during active recovery from intense exercise. *Med Sci Sports Exerc*. 2003;35:595–602.
12. Gladden LB. The role of skeletal muscle in lactate exchange during exercise: introduction. *Med Sci Sports Exerc*. 2000;32:753–755.
13. Graham T. Skeletal muscle amino acid metabolism and ammonia production during exercise. In: Hargraves M, ed. *Exercise Metabolism*. Champaign, IL: Human Kinetics, 1996:131.
14. Greiwe JS, Hickner RC, Hansen PA, et al. Effects of endurance exercise training on muscle glycogen accumulation in humans. *J Appl Physiol (1985)*. 1999;87: 222–226.

15. Groff J. *Advanced Nutrition and Human Metabolism*. Belmont, CA: Wadsworth/Thompson Learning, 2000.
16. Hawley JA, Stepto NK. Adaptations to training in endurance cyclists: implications for performance. *Sports Med*. 2001;31:511–520.
17. Holloszy JO. Adaptation of skeletal muscle to endurance exercise. *Med Sci Sports*. 1975;7:155–164.
18. Howald H, Hoppeler H, Claassen H, et al. Influences of endurance training on the ultrastructural composition of the different muscle fiber types in humans. *Pflugers Arch*. 1985;403:369–376.
19. Jones AM, Carter H. The effect of endurance training on parameters of aerobic fitness. *Sports Med*. 2000;29:373–386.
20. Kang J, Hoffman JR, Im J, et al. Evaluation of physiological responses during recovery following three resistance exercise programs. *J Strength Cond Res*. 2005;19:305–309.
21. Kiens B, Essen-Gustavsson B, Christensen NJ, et al. Skeletal muscle substrate utilization during submaximal exercise in man: effect of endurance training. *J Physiol*. 1993;469:459–478.
22. Koves TR, Noland RC, Bates AL, et al. Subsarcolemmal and intermyofibrillar mitochondria play distinct roles in regulating skeletal muscle fatty acid metabolism. *Am J Physiol Cell Physiol*. 2005;288: C1074–C1082.
23. Kraemer WJ, Volek JS, Clark KL, et al. Influence of exercise training on physiological and performance changes with weight loss in men. *Med Sci Sports Exerc*. 1999;31:1320–1329.
24. Lamb GD, Stephenson DG. Point: lactic acid accumulation is an advantage during muscle activity. *J Appl Physiol (1985)*. 2006;100: 1410–1412; discussion 1414.
25. Lundby C, Jacobs RA. Adaptations of skeletal muscle mitochondria to exercise training. *Exp Physiol*. 2016;101:17–22.
26. McLellan TM, Skinner JS. Blood lactate removal during active recovery related to the aerobic threshold. *Int J Sports Med*. 1983;3:224–229.
27. McSwiney FT, Wardrop B, Hyde PN, et al. Keto-adaptation enhances exercise performance and body composition responses to training in endurance athletes. *Metabolism*. 2018;83:e1–e2.
28. Melby CL, Tincknell T, Schmidt WD. Energy expenditure following a bout of non-steady state resistance exercise. *J Sports Med Phys Fitness*. 1992;32: 128–135.
29. Miller VJ, Villamena FA, Volek JS. Nutritional ketosis and mitohormesis: potential implications for mitochondrial function and human health. *J Nutr Metab*. 2018;2018:5157645.
30. Rico-Sanz J, Rankinen T, Joanisse DR, et al. Familial resemblance for muscle phenotypes in the HERITAGE Family Study. *Med Sci Sports Exerc*. 2003;35:1360–1366.
31. Ross A, Leveritt M. Long-term metabolic and skeletal muscle adaptations to short-sprint training: implications for sprint training and tapering. *Sports Med*. 2001;31:1063–1082.
32. Turcotte L, Richter E, Kiens B. Lipid metabolism during exercise. In: Hargraves M, ed. *Exercise Metabolism*. Champaign, IL: Human Kinetics, 1995:99.
33. Volek JS, Freidenreich DJ, Saenz C, et al. Metabolic characteristics of keto-adapted ultra-endurance runners. *Metabolism*. 2016;65: 100–110.
34. Volek JS, Noakes T, Phinney SD. Rethinking fat as a fuel for endurance exercise. *Eur J Sport Sci*. 2015;15:13–20.
35. Yoshida T, Udo M, Iwai K, et al. Significance of the contribution of aerobic and anaerobic components to several distance running performances in female athletes. *Eur J Appl Physiol Occup Physiol*. 1990;60:249–253.

LECTURAS RECOMENDADAS

Aird TP, Davies RW, Carson BP. Effects of fasted vs fed-state exercise on performance and post-exercise metabolism: a systematic review and meta-analysis. *Scand J Med Sci Sports*. 2018;28:1476–1493.

Berryman N, Mujika I, Bosquet L. Concurrent training for sports performance: the 2 sides of the medal. *Int J Sports Physiol Perform*. 2019;14(3):279–285.

Billat VL, Lepretre PM, Heugas AM, et al. Energetics of middle-distance running performances in male and female junior using track measurements. *Jpn J Physiol*. 2004;54(2):125–135.

Chasan-Taber L, Freedson PS, Roberts DE, et al. Energy expenditure of selected household activities during pregnancy. *Res Q Exerc Sport*. 2007;78(2):133–137.

Da Silva ME, Fernandez JM, Castillo E, et al. Influence of vibration training on energy expenditure in active men. *J Strength Cond Res*. 2007;21(2):470–475.

Di Giulio C, Daniele F, Tipton CM. Angelo Mosso and muscular fatigue: 116 years after the first Congress of Physiologists: IUPS commemoration. *Adv Physiol Educ*. 2006;30(2):51–57.

Di Prampero PE, Francescato MP, Cettolo V. Energetics of muscular exercise at work onset: the steady-state approach. *Pflugers Arch*. 2003;445(6):741–746.

Hunter GR, Byrne NM. Physical activity and muscle function but not resting energy expenditure impact on weight gain. *J Strength Cond Res*. 2005;19(1):225–230.

Iscoe KE, Campbell JE, Jamnik V, et al. Efficacy of continuous real-time blood glucose monitoring during and after prolonged high-intensity cycling exercise: spinning with a continuous glucose monitoring system. *Diabetes Technol Ther*. 2006;8(6):627–635.

Mujika I. Quantification of training and competition loads in endurance sports: methods and applications. *Int J Sports Physiol Perform*. 2017;12(Suppl 2):S29–S217.

Rønnestad BR, Mujika I. Optimizing strength training for running and cycling endurance performance: a review. *Scand J Med Sci Sports*. 2014;24(4):603–612.

Scott CB. Contribution of blood lactate to the energy expenditure of weight training. *J Strength Cond Res*. 2006;20(2):404–411.

Stefāno E, Marsigliante S, Vetrugno C, et al. Is mitochondrial DNA profiling predictive for athletic performance? *Mitochondrion*. 2019;47:125–138.

Tang JE, Hartman JW, Phillips SM. Increased muscle oxidative potential following resistance training induced fibre hypertrophy in young men. *Appl Physiol Nutr Metab*. 2006;31(5):495–501.

Yasuda N, Ruby BC, Gaskill SE. Substrate oxidation during incremental arm and leg exercise in men and women matched for ventilatory threshold. *J Sports Sci*. 2006;24(12):1281–1289.

BIBLIOGRAFÍA CLÁSICA

Dill DB, Yousef MK, Vitez TS, et al. Metabolic observations on Caucasian men and women aged 17 to 88 years. *J Gerontol*. 1982;37(5):565–571.

Hill AV. Calorimetrical experiments on warm-blooded animals. *J Physiol*. 1913;46(2):81–103.

Hill AV. The energy degraded in the recovery processes of stimulated muscles. *J Physiol*. 1913;46(1):28–80.

PARTE

2

Fisiología del ejercicio y sistemas corporales

Sistema nervioso

Capítulo

4

DESPUÉS DE LEER ESTE CAPÍTULO, DEBERÍA SER CAPAZ DE:

1. Explicar la homeostasis y los sistemas de retroalimentación en lo que respecta al sistema nervioso
2. Describir la organización del sistema nervioso
3. Diagramar la estructura de una neurona
4. Diferenciar las funciones de los sistemas nerviosos central, periférico, autónomo, simpático, parasimpático y somático sensorial
5. Definir una unidad motora
6. Explicar la conducción de los impulsos nerviosos
7. Describir el principio del tamaño en el reclutamiento de fibras musculares
8. Describir el sistema nervioso en acción
9. Considerar las aplicaciones prácticas del sistema nervioso
10. Explicar las adaptaciones neuronales al ejercicio
11. Obtener información sobre el papel del ejercicio en el cerebro

El sistema nervioso es la base de casi todas las comunicaciones del cuerpo. Funciona íntimamente con otros sistemas fisiológicos, algo que se refleja en términos de uso común como «neuromuscular», «neuroendocrino» o «neurovascular». Las funciones básicas del sistema nervioso son recibir, procesar, integrar y responder a la información. En concreto, el sistema nervioso recibe información de entornos internos y externos que debe procesar e integrar con un alto grado de especificidad. Así, se logran resultados efectivos a través de respuestas neuronales agudas y adaptativas. Además de los procesos fisiológicos normales, el sistema nervioso desempeña un papel esencial en la rápida comunicación y coordinación de funciones fisiológicas antes, durante y después del ejercicio. Sorprendentemente, investigaciones recientes incluso han vinculado el sistema nervioso con el control metabólico de los nutrientes[23]. Además, cada vez hay más pruebas que sugieren que el sistema nervioso es altamente adaptativo, y que estas adaptaciones son específicas y están fundamentalmente vinculadas con las propias al ejercicio. Por tanto, este capítulo

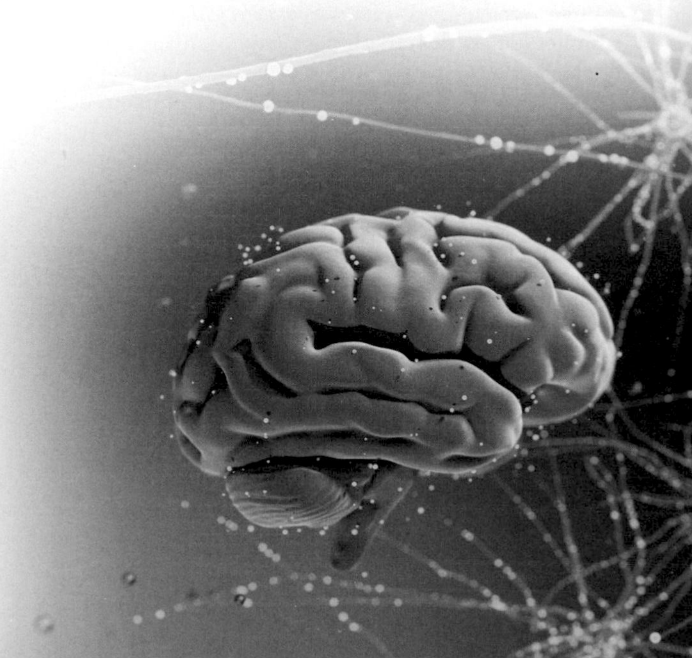

proporciona una introducción a las funciones y estructuras principales y organización del sistema nervioso, la unidad motora y el principio del tamaño, así como las aplicaciones prácticas de estos conceptos al ejercicio.

FUNCIONES DEL SISTEMA NERVIOSO

El sistema nervioso, incluido el encéfalo, habilita la mayoría de las características que distinguen a los vertebrados superiores de los animales más primitivos. El sistema nervioso es responsable de la conciencia, memoria, sensación, pensamiento, percepción, reflejos subconscientes y los movimientos corporales. En resumen, el sistema nervioso sirve como la principal red de comunicación del cuerpo, por medio de la detección de alteraciones en el ambiente interno y externo, y la provocación de cambios agudos y de largo plazo para regular las respuestas efectivas. Por tanto, el sistema nervioso es el principal responsable de mantener la homeostasis del cuerpo y, en consecuencia, la propia vida.

MANTENIMIENTO DE LA HOMEOSTASIS

En un término acuñado por el famoso fisiólogo Walter B. Cannon de la Universidad de Harvard en 1932, el sistema nervioso está íntimamente involucrado en la **homeostasis** fisiológica. La homeostasis es la capacidad de un organismo o célula para mantener el equilibrio interno ajustando sus procesos fisiológicos para mantener las funciones dentro de los límites fisiológicos en reposo o durante el ejercicio[30].

El ejercicio presenta un desafío formidable para los mecanismos homeostáticos del cuerpo, ya que el esfuerzo físico da como resultado una serie de perturbaciones fisiológicas, entre las cuales se incluyen aumento de la temperatura corporal, cambios en el equilibrio acidobásico, hipohidratación, cambios en la presión arterial y alteración de la glucosa sérica. El funcionamiento adecuado del sistema nervioso es esencial para que el cuerpo detecte y responda a estas alteraciones relacionadas con el ejercicio.

Se utilizan varios tipos de sistemas de retroalimentación para la comunicación directa e indirecta entre el sistema nervioso y cualquier otro sistema orgánico del cuerpo. Los más comunes se denominan *asas (bucles) de retroalimentación positiva y negativa*. En términos simples, un asa de retroalimentación positiva actúa para promover o incluso intensificar un proceso.

Durante el ejercicio, por ejemplo, el aumento de la acidez producida por el músculo activo provocará un incremento del flujo sanguíneo al tejido afectado. A medida que aumenta el nivel de actividad del músculo, lo que incrementa aún más la acidez, se producirá un mayor aumento en el flujo sanguíneo. Por el contrario, las asas de retroalimentación negativa, que son incluso más comunes que las positivas, disminuyen o reducen la intensidad de un proceso en curso, en un intento de volver al estado inicial. Un buen ejemplo de un asa de retroalimentación negativa es la transpiración inducida por el ejercicio (sudoración).

La actividad muscular prolongada aumenta el calor producido por el músculo esquelético así como la temperatura corporal. Para evitar que el cuerpo se sobrecaliente, se produce la transpiración, lo que provoca una pérdida de calor por evaporación y, por tanto, el enfriamiento. Existe una variedad de sistemas de retroalimentación para regular la función fisiológica en reposo, durante el ejercicio y durante la recuperación.

CÉLULAS Y COMPONENTES SUBCELULARES DEL SISTEMA NERVIOSO

El sistema nervioso comprende varios tipos de células con estructuras y funciones especializadas. Estas células permiten que el sistema nervioso controle el cuerpo y sus sistemas fisiológicos.

NEURONAS

El tipo de célula más conocido del sistema nervioso es la **neurona**. La neurona es una célula eléctricamente excitable que inicia, recibe y transmite información por todo el cuerpo. Una neurona típica consta de tres componentes básicos: (1) **dendritas**, (2) un **cuerpo celular** (soma) y (3) **axones** (Fig. 4-1A). El cuerpo celular de una neurona contiene el núcleo, las mitocondrias, las ribosomas y otros componentes celulares.

Las dendritas reciben información (impulsos) que resulta en un potencial graduado, que luego se mueve al cuerpo celular (también llamado soma), que es el centro de procesamiento de la información de señal recibida. Después, las señales se envían desde el cuerpo celular a través del axón a otra neurona o receptor de tejido diana (p. ej., el músculo). Para que un impulso sea enviado desde el cuerpo celular a través de su axón, debe alcanzarse el umbral de estímulo (potencial graduado) de las dendritas. Al final del axón que se une con el cuerpo celular se encuentra el **cono axónico**, donde se ubican un grupo de canales iónicos con compuerta eléctrica; es el sitio donde tiene lugar la suma de las señales eléctricas entrantes. En cualquier momento dado, puede acumularse una cantidad umbral de estímulos, lo que hace que la neurona inicie y envíe una carga eléctrica, o «potencial de acción», desde el cono axónico y por su axón para continuar el flujo de información a la siguiente neurona o tejido diana. La influencia colectiva de todas las neuronas que conducen impulsos a través de las dendritas a una neurona dada determinará si se iniciará un potencial de acción en el cono axónico y se enviará desde la neurona a la siguiente neurona o tejido diana[57].

En términos de estructura, las neuronas tienen muchas formas y tamaños diferentes (Fig. 4-1B). Aunque pueda resultar sorprendente, el número de tipos de neuronas se desconoce: ¡todavía se están descubriendo nuevas neuronas! Los tres tipos básicos son multipolar, bipolar y seudounipolar (o unipolar). Las multipolares son las predominantes en el encéfalo, con múltiples procesos que se extienden desde el cuerpo celular, muchas dendritas y un solo axón (Fig. 4-1B; 2, 5 y 6). Las neuronas bipolares tienen un axón y una dendrita que se proyectan desde el cuerpo celular; son principalmente de naturaleza sensorial y pueden encontrarse en la retina del ojo, pero son relativamente infrecuentes (Fig. 4-1B; 3). Las neuronas seudounipolares son principalmente neuronas sensitivas; sus cuerpos celulares casi siempre se encuentran en los ganglios espinales y craneales. Al principio de su desarrollo, el axón y la dendrita se fusionan para formar un proceso único a partir del cuerpo celular. Estas neuronas suelen caracterizarse por una dendrita corta y un axón largo que conduce impulsos al sistema nervioso central (SNC; Fig. 4-1B; 4).

Los axones varían en longitud debido a la distancia entre la médula espinal y las células diana. Por tanto, la longitud de un axón puede variar desde milímetros hasta más de un metro; piense en un axón que sale de la médula espinal de un jugador de baloncesto de 2 m de altura y se extiende hasta los músculos de su pie. Si bien existen demasiadas y diferentes tipos de neuronas en el cuerpo, todas tienen la capacidad de generar y/o transmitir información en forma de impulsos eléctricos. Las neuronas sensitivas (también llamadas

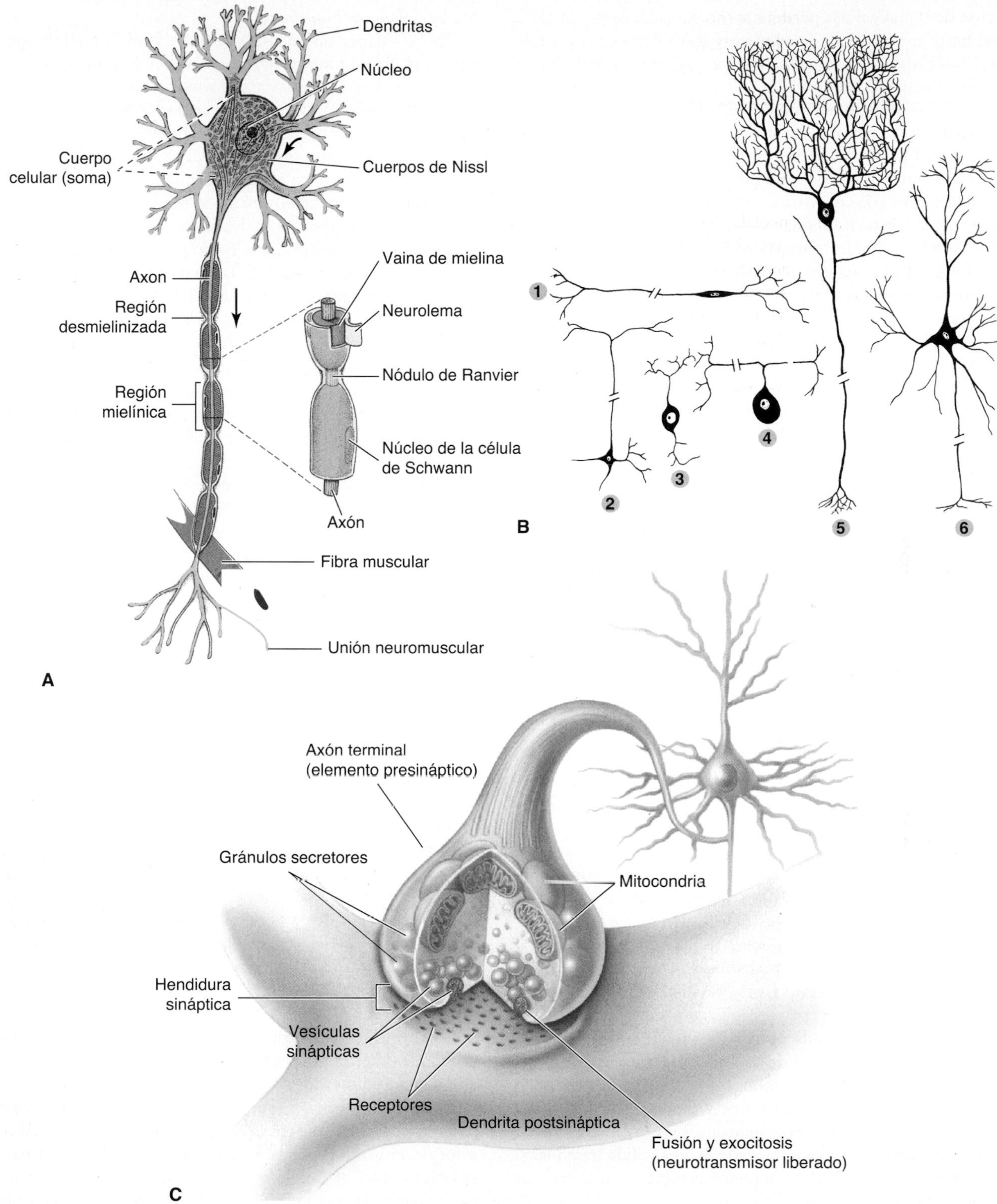

FIGURA 4-1. Diferentes tipos de neuronas en el cuerpo humano. Hay de todas las formas y tamaños, pero fundamentalmente todas tienen un axón y una dendrita. **(A)** muestra la neurona típica. (Reimpreso con permiso de Bear M, Connors B, Paradiso M. *Neuroscience: Exploring the Brain*. 2nd ed. Baltimore, MD: Lippincott Williams & Wilkins, 2000.) **(B)** muestra un ejemplo de las muchas poblaciones neuronales que componen el sistema nervioso: *1.* célula horizontal (de Cajal) de la corteza cerebral; *2.* célula de Martinotti (multipolar); *3.* célula bipolar; *4.* célula seudounipolar (ganglio de la raíz posterior); *5.* neuronas de Purkinje (multipolar); *6.* célula piramidal (multipolar). (Reimpreso con permiso de Stedman TL. *Stedman's Medical Dictionary*. 28th ed. Philadelphia, PA : Lippincott Williams & Wilkins, 2006); y **(C)** muestra una sinapsis típica formada por áreas presinápticas y postsinápticas. (Reimpreso con permiso de Bear M, Connors B, Paradiso M. *Neuroscience: Exploring the Brain*. 2nd ed. Baltimore, MD: Lippincott Williams & Wilkins, 2000.)

neuronas aferentes) suelen tener una dendrita larga, que transporta información desde las células periféricas (p. ej., nariz, ojos, yemas de los dedos) hasta su soma, que se encuentra justo fuera de la médula espinal en los ganglios de la raíz posterior (dorsal), donde luego transmite la información al SNC.

Por tanto, las **neuronas sensitivas (aferentes)** transportan mensajes desde los receptores sensitivos en la periferia del cuerpo al SNC. Las **motoneuronas (eferentes)** tienen su cuerpo celular en la médula espinal, por lo que tienen un axón largo que inerva las fibras musculares y las dendritas cortas para recibir impulsos de otras neuronas. Las **interneuronas** son neuronas especiales presentes solo en el SNC, donde representan más del 99 % de todas las neuronas. Estas células actúan principalmente para conectar neuronas sensitivas y motoras e interactuar entre sí para afinar el control motor durante la actividad muscular. Estas interneuronas son obviamente importantes en los deportes, pues unen la información sensorial, como el juicio de la velocidad y ubicación de una pelota en un lanzamiento de béisbol, con una respuesta deseada del sistema motor, como cuándo balancear el bate para golpear la pelota lanzada.

NEUROGLÍA

Dentro del SNC, solo alrededor del 10 % de las células son neuronas (es decir, aferentes, eferentes, interneuronas) y el resto se llama neuroglía o células neurogliales. Estas células no son capaces de iniciar o conducir señales eléctricas, pero desempeñan funciones vitales al brindar apoyo y nutrición a las neuronas, y también forman vainas de mielina alrededor de los axones de algunas neuronas. Estas vainas de mielina son importantes para los deportes y el atletismo, ya que aumentan la velocidad con la que un impulso pasa a través del sistema nervioso. Un portero de hockey sobre hielo debe procesar la información rápidamente si quiere detener con éxito los discos disparados a velocidades de más de 44 704 $m \cdot s^{-1}$ (100 $millas \cdot h^{-1}$).

SINAPSIS

El término **sinapsis** se refiere al punto de conexión y comunicación entre dos células excitables (las neuronas y las fibras musculares se consideran células excitables). La primera neurona en esta línea de comunicación, o «neurona presináptica», libera una sustancia química conocida como **neurotransmisor**, que difunde a través de un pequeño espacio y luego se une y activa sitios especializados específicos, llamados **receptores**, ubicados en la célula diana, que a veces se denomina «célula postsináptica»[37]. Así, las membranas presinápticas y postsinápticas no están en contacto; como resultado, el impulso eléctrico transportado por la neurona presináptica se transduce de una célula excitable a otra mediante la liberación del neurotransmisor específico a esa neurona. La célula diana puede ser otra neurona, una región especializada de una célula muscular o una célula secretora (una célula que puede producir y secretar una sustancia química).

El tipo de sinapsis descrita anteriormente, en la que se utiliza un neurotransmisor para transmitir información de una célula excitable a otra, se llama **sinapsis química**. Hay un segundo tipo de sinapsis, aunque poco frecuente en el sistema nervioso de los mamíferos, que se une a las células excitables en el músculo cardíaco (miocardio) y a las células del músculo liso que se encuentran en las glándulas y tubo digestivo. Este tipo de sinapsis se denominan **sinapsis eléctricas**, y comunican información de una célula a otra al permitir que los iones o las partículas con carga eléctrica pasen directamente entre ellos a través de áreas especializadas en las membranas celulares llamadas *uniones en hendidura*.

En las sinapsis químicas, el neurotransmisor es el responsable de provocar un estímulo eléctrico en la célula postsináptica, a través del cual se pasa, o transduce, información de una neurona a otra, o a una fibra muscular. Después de cruzar la hendidura sináptica, o la hendidura entre las neuronas presinápticas y postsinápticas, el neurotransmisor se une a los receptores de la neurona postsináptica. A su vez, este suceso abre los canales que permiten el movimiento de iones a través de la membrana de la célula postsináptica. Si la membrana es cruzada por cantidades adecuadas de iones, la carga creada será lo suficientemente fuerte como para provocar una respuesta de la membrana postsináptica. Si la sinapsis está entre dos neuronas, la membrana postsináptica es el de una dendrita, y el impulso es transmitido por el axón presináptico. Si la sinapsis se produce entre una neurona y una célula diana, como una fibra muscular, se inicia una respuesta en la célula diana, lo que da como resultado un impulso eléctrico, seguido de la contracción de la fibra muscular. El neurotransmisor es rápidamente destruido por una enzima en la hendidura sináptica; por tanto, en una sinapsis el neurotransmisor está presente y activo solo durante un breve período. Para que se produzca una comunicación continua, la neurona presináptica debe liberar cantidades adicionales de neurotransmisor en la hendidura para que pueda unirse a los receptores de la célula postsináptica, lo que permite que entren más iones. Se han descubierto más de 50 sustancias químicas neurotransmisoras, entre las cuales destacan la **acetilcolina**, histamina, noradrenalina, dopamina, serotonina, glutamato, ácido γ-aminobutírico (GABA), glicina, la sustancia P, encefalinas y las endorfinas.

RECEPTORES

Hay diversos tipos de receptores en el cuerpo, todos ellos involucrados en la comunicación. Los receptores son proteínas diseñadas para unirse a sustancias específicas, como neurotransmisores, hormonas y otras sustancias químicas denominadas **ligandos**. En este texto se analizarán con detalle los receptores de neurotransmisores, que muestran especificidad por los neurotransmisores, a diferencia de otras sustancias. Aunque se encuentra fuera del alcance de esta introducción al sistema nervioso, es importante observar que algunas células excitables se unen a más de una sustancia y a menudo pueden hacerlo simultáneamente. Esto permite un nivel aún mayor de especificidad en términos de respuesta de la célula diana a las señales químicas. Además, cada neurotransmisor tiene un número único y finito de receptores a los que puede unirse, que está esencialmente determinado por la concentración del neurotransmisor, la afinidad por el receptor y la cinética de unión al receptor. Esto permite una comunicación específica entre varias neuronas para mantener la precisión y exactitud, de modo que las células diana reciban información solo de las células presinápticas. Como se ha descrito anteriormente, al unirse a un neurotransmisor, el receptor abre canales que permiten el flujo o movimiento de iones a través de la membrana de la neurona, lo que produce una carga eléctrica. Como otro ejemplo de especificidad del receptor, cada uno suele permitir un solo tipo de ion, ya sea de Na^+, de K^+ o de Ca^{2+}, para pasar a través de sus canales. Hay excepciones a la especificidad del receptor, como la acetilcolina en la unión neuromuscular. Los canales integrados en este tipo de receptor permiten que tanto Na^+ como K^+ crucen al mismo tiempo la membrana de la fibra muscular, aunque en diferentes direcciones (entrada de Na^+ y salida de K^+). En resumen, el receptor es esencial para la comunicación de una neurona a otra,

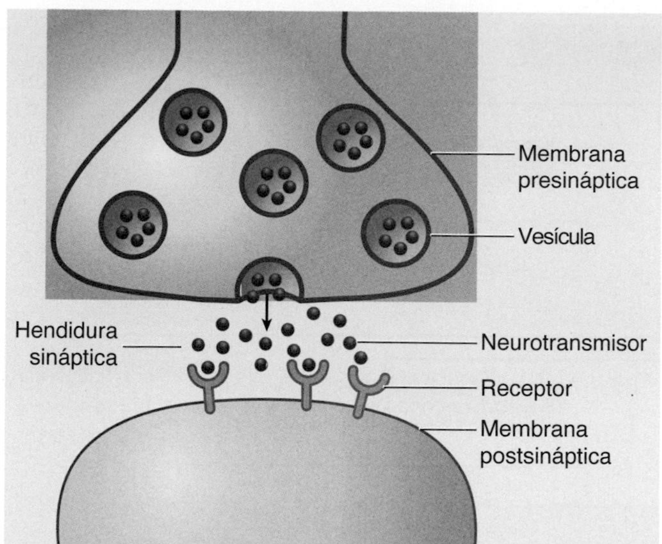

FIGURA 4-2. Estructura básica de una sinapsis con sus diferentes componentes, incluida una proteína receptora para recibir la señal química del neurotransmisor. Un potencial de acción llega a la terminal presináptica y la despolarización de la terminal presináptica abre los canales iónicos, lo que permite que el Ca^{2+} entre en la célula. El Ca^{2+} desencadena la liberación de un neurotransmisor de las vesículas, que se unen a los receptores de la membrana postsináptica. Esto da como resultado la apertura y el cierre de los canales iónicos para provocar un cambio en el potencial de la membrana postsináptica y, cuando alcanza un nivel umbral, se produce un potencial de acción que se propaga a la siguiente célula. (Modificado con permiso de Bear M, Connors B, Paradiso M. *Neuroscience: Exploring the Brain*. 2nd ed. Baltimore, MD: Lippincott Williams & Wilklns, 2000.)

pues une el neurotransmisor liberado de la neurona presináptica a la postsináptica y convierte ese mensaje químico en una carga eléctrica al permitir que los iones con carga eléctrica se muevan a través de la membrana de la célula postsináptica. En la figura 4-2 se muestra una sinapsis típica. A continuación, se examinará cómo se organizan las neuronas en las diferentes divisiones del sistema nervioso.

Revisión rápida

- El sistema nervioso ayuda a mantener la «homeostasis» de los sistemas fisiológicos.
- Los sistemas de retroalimentación positiva y negativa regulan la función fisiológica en reposo, durante el ejercicio y en la recuperación.
- Una neurona típica consta de tres componentes básicos: (1) dendritas, (2) un cuerpo celular y (3) axones.
- Las neuronas sensitivas transportan mensajes de los receptores sensitivos al sistema nervioso central.
- Las motoneuronas tienen un axón largo, para enviar impulsos desde el sistema nervioso central al músculo, y dendritas cortas.
- Las interneuronas son neuronas especializadas que se encuentran solo en el sistema nervioso central y conectan una neurona con otra.
- Una sinapsis es el punto de conexión entre dos células excitables.
- Las neuronas liberan neurotransmisores, que se difunden a través de una pequeña hendidura y activan los receptores en la célula diana.
- Los receptores reciben señales químicas de una neurona anterior.

ORGANIZACIÓN DEL SISTEMA NERVIOSO

El sistema nervioso se divide en dos subdivisiones principales: sistema nervioso central y sistema nervioso periférico. El primero está formado por el encéfalo y la médula espinal, mientras que el segundo se subdivide en varias divisiones diferentes. Cada subdivisión tiene sus propias capacidades estructurales y funcionales únicas, pero todas contribuyen a un sistema nervioso único altamente integrado. La organización básica del sistema nervioso se presenta en la Fig. 4-3.

SISTEMA NERVIOSO CENTRAL

El **sistema nervioso central (SNC)** consta del cerebro y médula espinal y tiene más de 120 000 millones de neuronas que procesan información y manejan muchas funciones fisiológicas diferentes (p. ej., percepción del dolor, funciones cerebrales, sudoración, etc.), incluida la activación o estimulación de los músculos esqueléticos para contraerse y provocar el movimiento.

El encéfalo está protegido por el cráneo y la médula espinal, por las vértebras, es decir, la columna vertebral. Tanto la médula espinal como el encéfalo están bañados en líquido cefalorraquídeo (LCR) o cerebroespinal, que protege los tejidos neurales sensibles y les proporciona un entorno interno constante (Fig. 4-4).

Encéfalo

El encéfalo contiene más de 100 000 millones de neuronas (con aproximadamente 100 billones de conexiones), que están organizadas regionalmente para realizar funciones específicas (Fig. 4-4). El **cerebro**, conocido como el «asiento de la conciencia», es la parte más grande del encéfalo humano y está dividido en hemisferios izquierdo y derecho, que están conectados entre sí por el *cuerpo calloso*. Los dos hemisferios están cubiertos por una fina capa de materia gris denominada corteza cerebral, la cual se divide en cuatro regiones o lóbulos: occipital, temporal, parietal y frontal.

Las funciones reguladas por estas diferentes regiones del cerebro se muestran en la tabla 4-1. Cabe señalar que los movimientos conscientes y controlados que caracterizan al ejercicio y las actividades deportivas inician en la **corteza motora**, que se localiza en el lóbulo frontal del cerebro. Como se analizará más adelante, esta estructura es necesaria, y quizá responsable, de las primeras adaptaciones al ejercicio.

Se cree que el **cerebelo** y el **bulbo raquídeo** (médula oblongada) son parte del encéfalo inconsciente, que también incluye el mesencéfalo y la protuberancia (puente). La regulación del corazón, respiración, presión arterial y los reflejos como la deglución, el hipo, estornudos y los vómitos involucran al bulbo raquídeo y el puente. El cerebelo es la segunda parte más grande del encéfalo. Es importante en el ejercicio y los deportes porque está involucrado en la regulación de la coordinación muscular durante la ejecución de movimientos motores y también ayuda a coordinar el equilibrio y la postura normal.

El **hipotálamo** es una de las estructuras reguladoras más importantes del encéfalo; interviene en una serie de funciones fisiológicas diferentes involucradas en el ejercicio, entre las cuales se incluyen la sed, temperatura corporal, presión sanguínea, equilibrio hídrico y la función endocrina. Como tal, se le ha denominado el «centro homeostático».

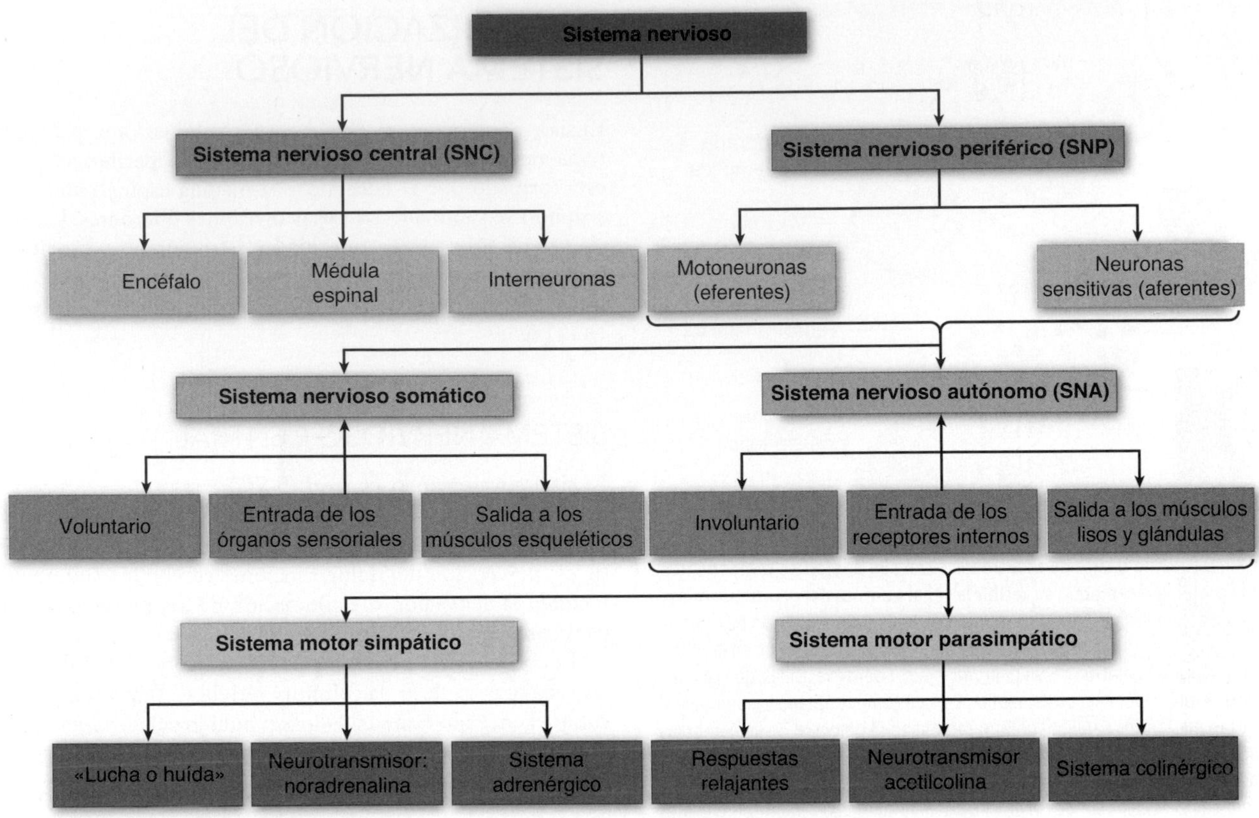

FIGURA 4-3. Descripción básica de las divisiones anatómicas del sistema nervioso. Reimpreso con permiso de Bear M, Connors B, Paradiso M. *Neuroscience: Exploring the Brain*. 2nd ed. Baltimore, MD: Lippincott Williams & Wilkins, 2000.

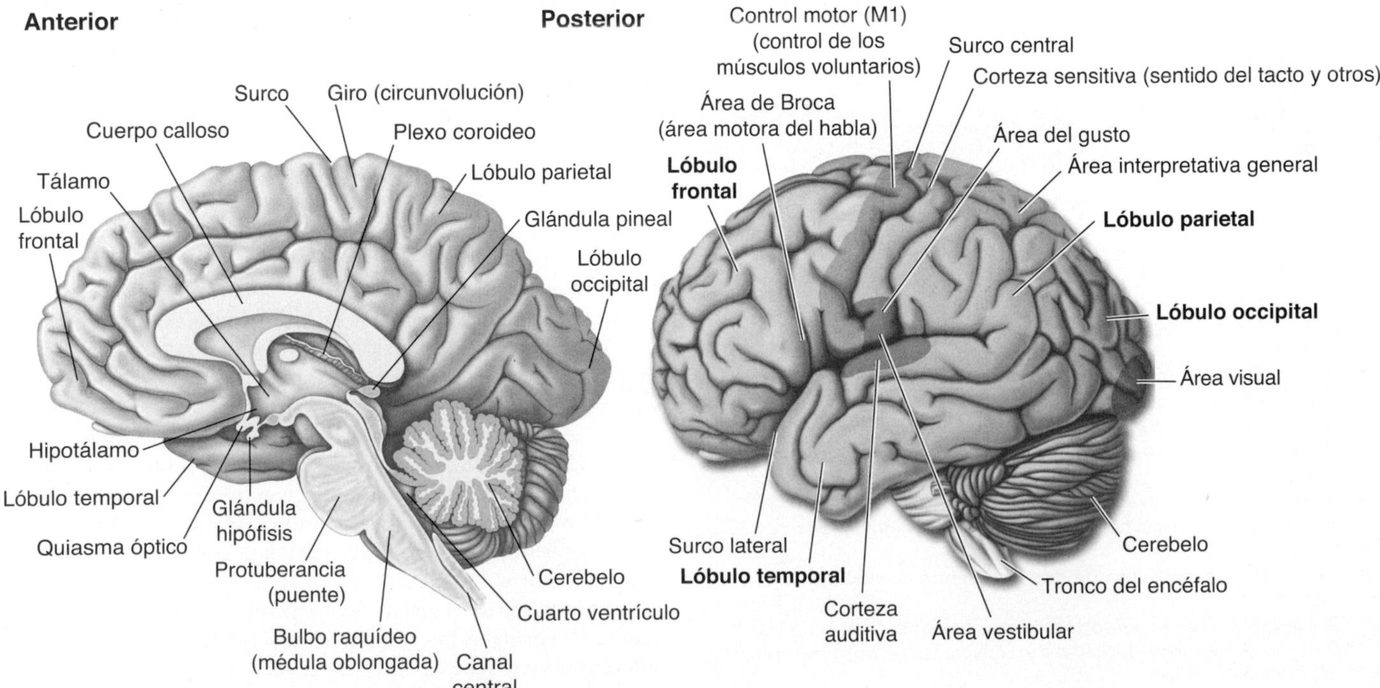

FIGURA 4-4. Diferentes regiones del encéfalo, cada una con funciones diferentes. Reimpreso con permiso de Bear M, Connors B, Paradiso M. *Neuroscience: Exploring the Brain*. 2nd ed. Baltimore, MD: Lippincott Williams & Wilkins, 2000.

Tabla 4-1. Funciones asociadas con los lóbulos de la corteza cerebral

Lóbulo	Función
Occipital	Entrada y procesamiento de la información visual
Temporal	Entrada y procesamiento de las señales auditivas, lenguaje
Parietal	Entrada y procesamiento de la información en relación con el tacto, gusto, calor, frío, dolor y presión
Frontal	Entrada y procesamiento de la actividad muscular, control motor, habla y pensamiento

El hipotálamo es vital como centro de relevo de la señalización neural entrante. Dado que el encéfalo controla la función corporal, las lesiones cerebrales, como las conmociones cerebrales en el deporte, tienen consecuencias muy graves (cuadro 4-1). La conmoción cerebral también tiene implicaciones para otros tipos de lesiones, por lo que su prevención ha cobrado aún más importancia (cuadro 4-2).

Esto ha llevado a la preocupación por la encefalopatía traumática crónica (ETC) en deportes donde se dan golpes en la cabeza repetidos, con el fútbol americano, boxeo, rugby, hockey sobre hielo y el fútbol entre los deportes con mayor riesgo. Además, las lesiones

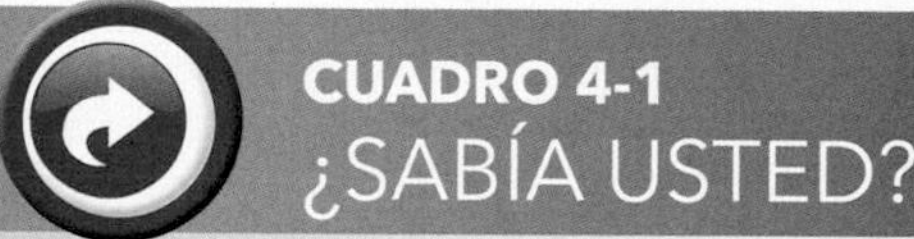

CUADRO 4-1

¿SABÍA USTED?

Conmoción cerebral y deporte

Un golpe en la cabeza puede causar lesiones y, en muchos casos, conmoción cerebral. En los deportes, el traumatismo craneoencefálico por contacto es una posibilidad clara. Los efectos de las conmociones cerebrales sobre la función cerebral varían. Pueden verse afectados la memoria, los reflejos, el habla, la coordinación y el equilibrio. Curiosamente, aunque un golpe en la cabeza suele iniciar la conmoción cerebral, no todas las conmociones cerebrales se asocian con pérdida del conocimiento (un desmayo), y muchas personas han tenido conmociones cerebrales sin saberlo. Además, las conmociones cerebrales repetidas en un deporte se han asociado con muchos posibles problemas de salud a largo plazo, algunos de ellos mortales.

Los signos y síntomas pueden retrasarse y durar horas, días, meses o más. La cefalea, los mareos, los zumbidos en los oídos, los vómitos, las náuseas, los problemas del habla, los trastornos del sueño y los problemas del estado de ánimo y la cognición pueden ser síntomas de una conmoción cerebral.

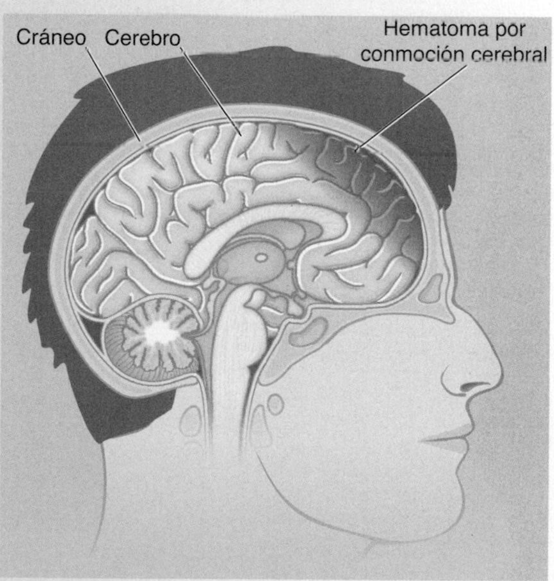

La conmoción cerebral sigue siendo una fuente importante de preocupación para los deportes con contacto y colisiones, sobre todo en el fútbol americano. Los avances en el equipamiento en este deporte, incluido el casco, han aumentado la gravedad del contacto durante los últimos 50 años.

Como se ha analizado en este capítulo, el líquido cefalorraquídeo (LCR) proporciona la amortiguación que protege al cerebro de la exposición diaria a golpes e impactos, pero los golpes violentos en la cabeza pueden hacer que el cerebro golpee la pared interna del cráneo (v. la figura). La mayoría de las conmociones cerebrales se producen en deportes por contacto extenso y directo entre los deportistas, como el boxeo, las artes marciales, el judo, el fútbol americano y la lucha libre, a pesar de los cambios en las reglas diseñados para proteger a los deportistas. Los que tienen una conmoción cerebral son más propensos a sufrir otra conmoción cerebral. Pueden desarrollarse complicaciones si se reanuda el deporte demasiado rápido y se experimenta más traumatismo. Se han llevado a cabo muchos exámenes de detección sistemática para sentar una base para que cada deportista sepa de dónde partir en caso de una conmoción cerebral. Las complicaciones de la conmoción cerebral se denominan síndrome posconmoción cerebral y no están bien documentadas ni comprendidas. Las conmociones cerebrales aumentan el riesgo de desarrollar problemas médicos años después de la lesión, incluida la epilepsia (según la evidencia anecdótica en jugadores de la NFL), depresión, enfermedad de Alzheimer y enfermedad de Parkinson. La prevención de las conmociones cerebrales es algo que los órganos administradores deportivos y los comités médicos no pueden tomar a la ligera.

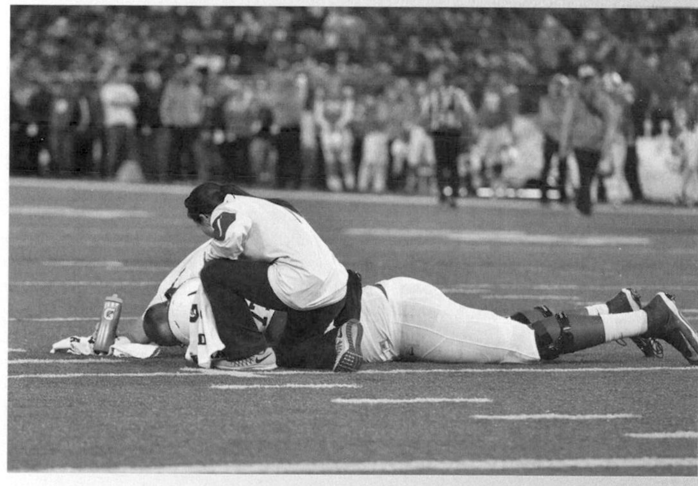

Lecturas recomendadas

Boden BP, Tacchetti RL, Cantu RC, et al. Catastrophic head injuries in high school and college football players. *Am J Sports Med.* 2007;9:1075–1081.

McClure DJ, Zuckerman SL, Kutscher SJ, et al. Baseline neurocognitive testing in sports-related concussions: the importance of a prior night's sleep. *Am J Sports Med.* 2014;42(2):472–478.

Omalu BI, DeKosky ST, Hamilton RL, et al. Chronic traumatic encephalopathy in a National Football League player: Part II. *Neurosurgery.* 2006;59(5):1086–1092.

Omalu BI, DeKosky ST, Minster RL, et al. Chronic traumatic encephalopathy in a National Football League player. *Neurosurgery.* 2005;57(1):128–134.

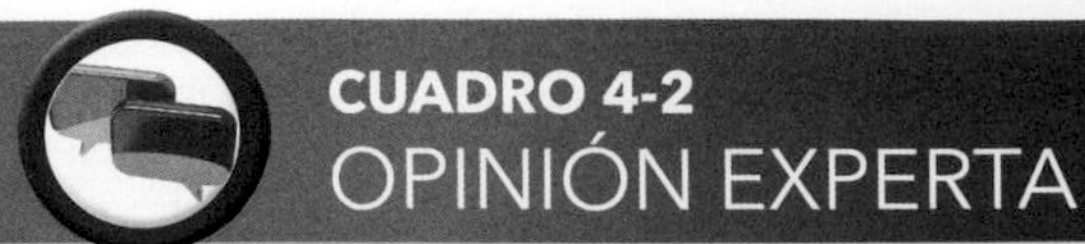

CUADRO 4-2
OPINIÓN EXPERTA

Conmoción cerebral y aparato locomotor

James Onate, PhD, AT, ATC, FNATA
Associate Professor
Health & Rehabilitation Sciences
The Ohio State University
Columbus, Ohio

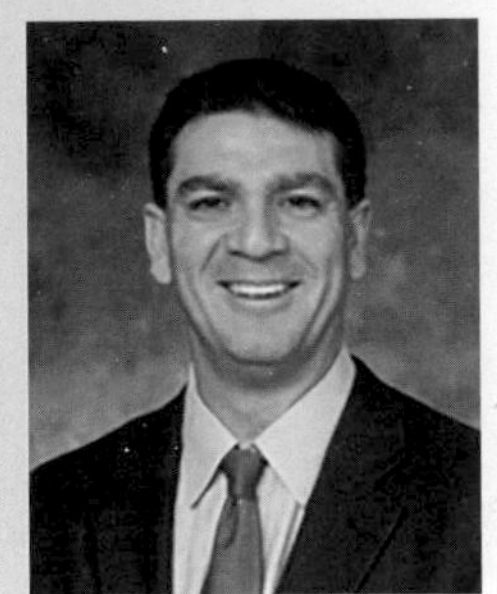

En Estados Unidos, se estima que cada año se producen de 1 a 1.8 millones de conmociones cerebrales relacionadas con el deporte (CCRD) entre los 0 a 18 años, normalmente en el deporte organizado y la actividad física recreativa[2]. Los riesgos a largo plazo después de una conmoción cerebral se han divulgado ampliamente, sobre todo con respecto al posible aumento del riesgo de problemas de salud mental (p. ej., depresión) y encefalopatía traumática crónica (ETC)[4]. La información reciente también indica una asociación relativa con un mayor riesgo de lesión musculoesquelética (LMEQ) después de una CCRD, lo que indica disfunción persistente del control motor del sistema nervioso.

En un metaanálisis de 2019, McPherson y cols. examinaron ocho estudios relacionados con el CCRD y el riesgo de LMEQ y encontraron que los deportistas que habían sufrido una conmoción cerebral tenían dos veces más probabilidades de sufrir una LMEQ que aquellos sin conmoción cerebral (cociente de posibilidades [OR], 2.11; intervalo de confianza del 95%, 1.46-3.06)[5]. Una posible hipótesis para este aumento del riesgo de LMEQ después de una CCRD es un cambio en la dependencia del sistema visual. Swanik y cols. proporcionaron evidencia prospectiva de la disminución de la velocidad de procesamiento visual como factor de riesgo de lesión primaria del ligamento cruzado anterior (LCA)[7]. Swanik y cols. informaron prospectivamente que la disminución de aspectos de la función neurocognitiva aumentó el riesgo de sufrir una lesión sin contacto del LCA.

Específicamente, el tiempo de reacción, procesamiento visual y la memoria, medidos a través de una evaluación inicial de la conmoción cerebral computarizada (IMPACT), fueron significativamente más bajos que los de controles apareados. Estas alteraciones visuales cognitivas pueden desempeñar un papel fundamental en la función visual motora y el tiempo de reacción para facilitar la preparación del sistema neuromuscular. La anticipación de situaciones de alto riesgo, maniobras o jugadores entrantes constituye el mecanismo teórico para que la disfunción neurocognitiva influya en el riesgo de lesión musculo esquelética.

Comprender que puede producirse una alteración de la función visual motora después de una CCRD o LMEQ puede influir en el riesgo potencial en ambos tipos de lesión. Un tiempo de reacción o una velocidad de procesamiento más rápidos pueden aumentar el potencial para prepararse para las siguientes perturbaciones o el manejo cognitivo del complejo entorno deportivo, mientras se mantiene el control neuromuscular. Se ha constatado que el entrenamiento visual mejora el tiempo de reacción y capacidad de procesamiento visual relacionadas con el rendimiento deportivo, y puede valer la pena considerarlo como un aspecto de la reeducación neuromuscular después de la CCRD[1]. Otra posible hipótesis para un mayor riesgo de lesión LMEQ después de una CCRD está relacionada con disfunciones dentro de la corteza motora primaria.

Tremblay y cols. informaron en 2011 que la inhibición intracortical dentro de la corteza motora primaria puede estar presente durante un año después de que los síntomas de conmoción cerebral hayan desaparecido[8]. Reed y cols. notificaron en 2016 una disminución de la fuerza máxima en los jóvenes jugadores de hockey sobre hielo después de una conmoción cerebral, lo que podría indicar una interrupción de la regulación del sistema nervioso después de la CCRD[6].

Los informes de cambios en la rigidez de las extremidades inferiores y la disfunción persistente en la respuesta neuromecánica después de la CCRD parecen indicar la disfunción generalizada que la CCRD causa en el cuerpo[3,9-11]. Es importante poner atención en todos los aspectos del rendimiento deportivo después de la CCRD, y no debería limitarse a la evaluación cognitiva, del equilibrio y resolución de síntomas. Las evaluaciones funcionales dinámicas del rendimiento deportivo con demandas sensoriales visuales y motoras caóticas pueden ser muy valiosas en la evaluación y entrenamiento de las personas después de una CCRD, para lograr una recuperación óptima en el rendimiento deportivo.

Lecturas recomendadas

1. Appelbaum LG, Cain MS, Schroeder JE, et al. Stroboscopic visual training improves information encoding in short-term memory. *Atten Percept Psychophys.* 2012;74:1–11.
2. Bryan MA, Rowhani-Rabbar A, Comstock RD, et al. Seattle sports concussion research collaborative: sports and recreation related concussions in US youth. *Pediatrics.* 2016;138(1):e20154635.
3. DuBose DF, Herman DC, Jones DL, et al. Lower extremity stiffness changes after concussion in collegiate football players. *Med Sci Sports Exerc.* 2017;49(1):167–172.
4. Harmon KG, Clugston JR, Dec K, et al. American medical society for sports medicine position state for concussion in sport. *Clin J Sport Med.* 2019;29:87–100.
5. McPherson AL, Nagai T, Webster KE, et al. Musculoskeletal injury risk after sport-related concussion: a systematic review and meta-analysis. *Am J Sports Med.* 2019;47(7):1754–1762.
6. Reed N, Taha T, Monette G, et al. A preliminary exploration of concussion and strength performance in youth ice hockey players. *Int J Sports Med.* 2016;37(9):708–713.
7. Swanik CB, Covassin T, Stearne DJ, et al. The relationship between neurocognitive function and noncontact anterior cruciate ligament injuries. *Am J Sports Med.* 2007;35(6):943–948.
8. Tremblay S, de Beaumont L, Lassonde M, et al. Evidence for the specificity of intracortical inhibitory dysfunction in asymptomatic concussed athletes. *J Neurotrauma.* 2011;28(4):493–502.
9. Teel EF, Register-Mihalik JK, Troy Blackburn J, et al. Balance and cognitive performance during a dual-task: preliminary implications for use in concussion assessment. *J Sci Med Sport.* 2013;16:190–194.
10. Wilkerson GB, Grooms DR, Acocello SN. Neuromechanical considerations for postconcussion musculoskeletal injury risk management. *Curr Sports Med Rep.* 2017;16(6):419–427.
11. Wilkerson GB, Nabhan DC, Prusmack CJ, et al. Detection of persisting concussion effects on neuromechanical responsiveness. *Med Sci Sports Exerc.* 2018;50(9):1750–1756.

por explosión en las fuerzas armadas a causa de operaciones de combate han suscitado preocupaciones graves similares (cuadro 4-3). Sin embargo, las discapacidades del desarrollo, como el síndrome de Down, también pueden afectar las capacidades mentales y de movimiento (cuadro 4-4).

Médula espinal

La médula espinal es un haz tubular de nervios que forma parte del sistema nervioso central y que surge del encéfalo. Está encerrada y protegida por las vértebras que forman la columna vertebral, y cada nivel tiene nervios que salen de ella para inervar diferentes órganos diana. Los nervios relacionados con las funciones musculares se muestran en la figura 4-5.

La información se transmite desde los centros cerebrales superiores a los tejidos diana periféricos, como los músculos. Además, los circuitos locales desde un nivel particular de la médula espinal hacia la periferia y la espalda (dorso) también pueden ser operativos para actividades sensoriales (p. ej., reflejo al calor) y motoras con movimientos locales repetitivos, como correr a una velocidad establecida.

La médula espinal también es el sitio de acciones reflejas, que son respuestas involuntarias a un estímulo. Por lo general, un reflejo requiere la estimulación de una neurona sensitiva, que lleva información a la médula espinal. Allí, se conecta con una neurona eferente, que, a su vez, provoca una respuesta en la periferia. Los reflejos pueden ser tanto simples como complejos.

El reflejo más simple es el reflejo monosináptico, cuyo ejemplo es el reflejo rotuliano o patelar (también conocido como reflejo de sacudida del tendón o reflejo de golpe del tendón). Los reflejos monosinápticos se diferencian de otros reflejos en que no interviene

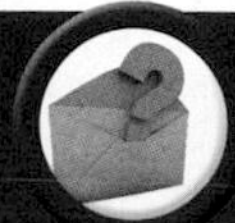

CUADRO 4-3

PREGUNTAS PRÁCTICAS DE LOS ESTUDIANTES

¿Qué es la encefalopatía traumática crónica (ETC)?

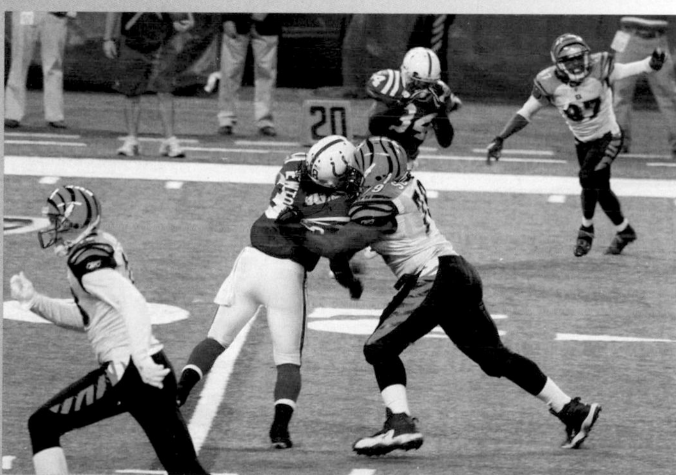

La encefalopatía traumática crónica (ETC) ganó mucha publicidad con la película *Concussion*. Will Smith interpretaba al Dr. Bennet Omalu, anatomopatólogo que trabajaba en la oficina del forense del condado de Allegheny en Pittsburgh y quien estudió el cerebro del famoso «Iron» Mike Webster de los Steelers de Pittsburgh. Encontró cantidades enormes de proteínas p-tau anómalas acumuladas en las neuronas, astrocitos y procesos celulares del encéfalo.

Publicó sus hallazgos en un artículo titulado «Chronic Traumatic Encephalopathy in a National Football League Player» en la respetada revista revisada por pares *Neurosurgery*. Esto generó una controversia sin precedentes en cuanto a la seguridad en el fútbol americano y, con gran rechazo y en nombre del prestigio de su emblema, la NFL luchó contra estos hallazgos iniciales de la investigación. ¡Fue tan abrumador que se ha dicho que el Dr. Omalu había declarado que deseaba no haber conocido nunca a Mike Webster! La preocupación al respecto no cesó a medida que más y más jugadores de la NFL fueron diagnosticados con ETC después de su muerte, ya que es el único momento en que se puede hacer el diagnóstico. En 2017, se informó que 110 de 111 jugadores habían sido diagnosticados con ETC después de su muerte. Actualmente se han planteado preocupaciones de seguridad para el desarrollo cerebral y mayor potencial de lesiones incluso en los niños más pequeños de la liga de fútbol americano Pop Warner. El ETC está causado por lesiones repetidas en la cabeza y se manifiesta por síntomas de trastornos del estado de ánimo, problemas de conducta e incapacidad para pensar con claridad. A menudo, puede aumentar el riesgo de suicidio. Su progresión a lo largo del tiempo también ha suscitado inquietudes en cuanto al desarrollo temprano de la enfermedad de Alzheimer y otras formas de demencia. Evidentemente, dado que los golpes en la cabeza son un mediador importante de la afección, deportes como el boxeo, el fútbol americano, la lucha libre profesional, el hockey sobre hielo, el rugby y el fútbol están asociados con un mayor riesgo de ETC. Incluso ahora se expresan serias preocupaciones por el personal militar expuesto a explosiones durante el combate. Los deportes han intentado mitigar el problema cambiando las reglas y tratando de eliminar el traumatismo craneoencefálico. Sin embargo, es posible que no se consideren los golpes que causan «desmayos» o las conmociones cerebrales dentro del ETC, sino más bien los golpes repetidos en la cabeza.

La investigación sigue en marcha, con el objetivo de encontrar mejor evidencia que permita el diagnóstico mientras la persona esté viva, para conocer el alcance de la lesión cerebral y si existe ETC. Se han realizado audiencias en el Congreso y se han asignado fondos federales en el intento de estudiar esta afección y determinar por qué algunas personas son más susceptibles que otras.

En conjunto con el Center for the Study of Traumatic Encephalopathy (CSTE), la Dra. Ann McKee, MD, directora del ETC Center y académica de la Facultad de Medicina de la Universidad de Boston, ha liderado el camino en el estudio de la lesión cerebral en deportistas, por medio del estudio de cerebros donados por deportistas, especialmente jugadores de fútbol americano.

Lecturas recomendadas

Blennow K, Brody DL, Kochanek PM, et al. Traumatic brain injuries. *Nat Rev Dis Primers.* 2016;2:16084.

McKee AC, Alosco ML, Huber BR. Repetitive head impacts and chronic traumatic encephalopathy. *Neurosurg Clin N Am.* 2016;27(4):529–535.

McKee AC, Daneshvar DH, Alvarez VE, et al. The neuropathology of sport. *Acta Neuropathol.* 2014;127(1):29–51.

Mez J, Daneshvar DH, Kiernan PT, et al. Clinicopathological evaluation of chronic traumatic encephalopathy in players of American football. *JAMA.* 2017;318(4):360–370.

Omalu BI, DeKosky ST, Hamilton RL, et al. Chronic traumatic encephalopathy in a national football league player: part II. *Neurosurgery.* 2006;59(5):1086–1092; discussion 1092–1093.

Omalu BI, DeKosky ST, Minster RL, et al. Chronic traumatic encephalopathy in a National Football League player. *Neurosurgery.* 2005;57(1):128–134; discussion 128–134.

Otras fuentes

Book: League of Denial: The NFL, Concussions, and the Battle for Truth by Mark Fainaru-Wada and Steve Fainaru. Random House, New York, NY, 2013.

Video: League of Denial: The NFL's Concussion Crisis, Frontline episode (season 31, episode 2) 2013.

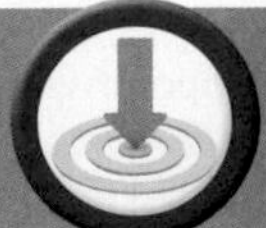

CUADRO 4-4
APLICACIÓN DE LA INVESTIGACIÓN

Función neurológica y motora: conductas motoras en el síndrome de Down

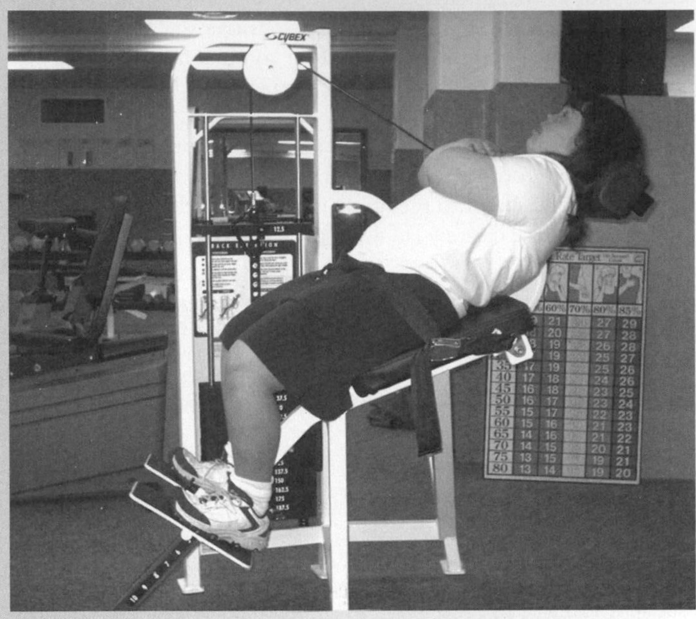

El síndrome de Down, o trisomía 21, es una alteración genética causada por la presencia de un cromosoma extra en el cromosoma 21 humano. Lleva el nombre del médico británico que lo describió en 1866. La afección se caracteriza por una combinación de diferencias en el tamaño y estructura del cuerpo según la penetración del tercer cromosoma en la característica fenotípica examinada. Por tanto, puede haber muchas diferencias incluso entre personas con síndrome de Down. Curiosamente, durante años se pensó que el movimiento cuidadoso y la rigidez de la locomoción eran el resultado de esta penetración fenotípica o interferencia con la función normal de la motoneurona. En 1994, el grupo de investigación de Latash concluyó:

«Este estudio apoya la idea de que las personas con síndrome de Down pueden usar patrones de activación muscular que son cualitativamente indistinguibles de los que usan los individuos neurológicamente sanos. Con el entrenamiento apropiado, las personas con síndrome de Down lograron niveles similares de rendimiento motor a los descritos en la literatura para personas neurológicamente sanas».

Gran parte de la inhibición del movimiento se atribuyó a conductas protectoras (p. ej., limitar el balanceo del brazo porque tal movimiento había provocado dolor al golpear algo en los movimientos cotidianos) para evitar lesiones. La importancia de practicar nuevos ejercicios y habilidades deportivas para reforzar la idea de que puede moverse con seguridad en una nueva amplitud de movimiento sin temor al dolor o lesiones no puede subestimarse cuando se trabaja con personas con síndrome de Down, como se ha observado con muchos deportistas de los Juegos Paralímpicos. Esto también puede ser muy importante en las tareas de movimiento diarias en el hogar y el trabajo. Por tanto, lo que parecía ser un trastorno neurológico fue de hecho una conducta protectora aprendida para prevenir lesiones y asegurar la supervivencia.

Lecturas adicionales

Almeida GL, Corcos DM, Latash ML. Practice and transfer effects during fast single-joint elbow movements in individuals with Down syndrome. *Phys Ther.* 1994;74(11):1000–1012.

Latash ML, Anson JG. Synergies in health and disease: relations to adaptive changes in motor coordination. *Phys Ther.* 2006;86(8):1151–1160.

ninguna conexión interneuronal. La mayoría de los reflejos tienen una conexión interneuronal entre las neuronas aferentes y eferentes con una posible modificación del reflejo en la médula espinal. En la figura 4-6 se muestra el reflejo del tendón rotuliano, que se logra con un golpe mecánico directo sobre el tendón. Existe una dependencia de los reflejos no solo durante las actividades diarias, sino también durante las actividades deportivas e incluso al dormir, para responder a nuestro entorno sin un procesamiento sensorial consciente. El reflejo rotuliano suele utilizarse en las evaluaciones clínicas y, de hecho, existe un sistema de clasificación de la respuesta a este (cuadro 4-5).

A menudo, en los deportes, el entrenamiento reduce los tiempos de respuesta y la coordinación del patrón motor. Esto puede disminuir el grado de participación del encéfalo superior o simplemente permitir una mayor coordinación y velocidad a nivel central. La práctica continua de movimientos neuromusculares también puede entrenar a los reflejos para mostrar respuestas involuntarias más rápidas a los estímulos sensoriales. Por ejemplo, habilidades deportivas como atrapar y golpear una pelota de béisbol requieren una respuesta rápida, integración sensitivomotora (p. ej., coordinación entre la mano y el ojo) y reflejos. Debido en parte a los reflejos, los jugadores expertos mantienen patrones de movimiento con errores de posición muy pequeños y errores temporales de menos de 2 ms o 3 ms[55].

La figura 4-7 muestra el tipo de reflejo que puede aumentarse con el entrenamiento físico. En este tipo de reflejo, llamado inervación recíproca, una fibra nerviosa aferente hace sinapsis no solo con la interneurona facilitadora para activar el músculo principal que debe contraerse para que se produzca el movimiento, sino también con una interneurona inhibidora que evita la contracción del músculo opuesto o antagonista, para evitar la producción de fuerzas musculares contrarias.

Esta es una de las muchas adaptaciones neuronales diferentes que se desarrollan con el entrenamiento físico[22]. En la práctica deportiva, los deportistas deben tener especial cuidado para evitar lesiones no solo en el encéfalo (conmoción cerebral), sino también en la médula espinal pues, pueden tener graves implicaciones en el control de muchas funciones corporales (cuadro 4-6).

SISTEMA NERVIOSO PERIFÉRICO

El **sistema nervioso periférico (SNP)** está formado por neuronas y ganglios (es decir, un grupo de cuerpos de células nerviosas). Estas neuronas se extienden desde el SNC hacia la periferia para interactuar con otros tejidos, como músculos, órganos y glándulas. El SNP se subdivide en el sistema nervioso autónomo y el sistema nervioso somático sensorial.

Sistema nervioso autónomo

El sistema nervioso autónomo (SNA) controla las funciones fisiológicas de naturaleza inconsciente. Es responsable de la regulación de

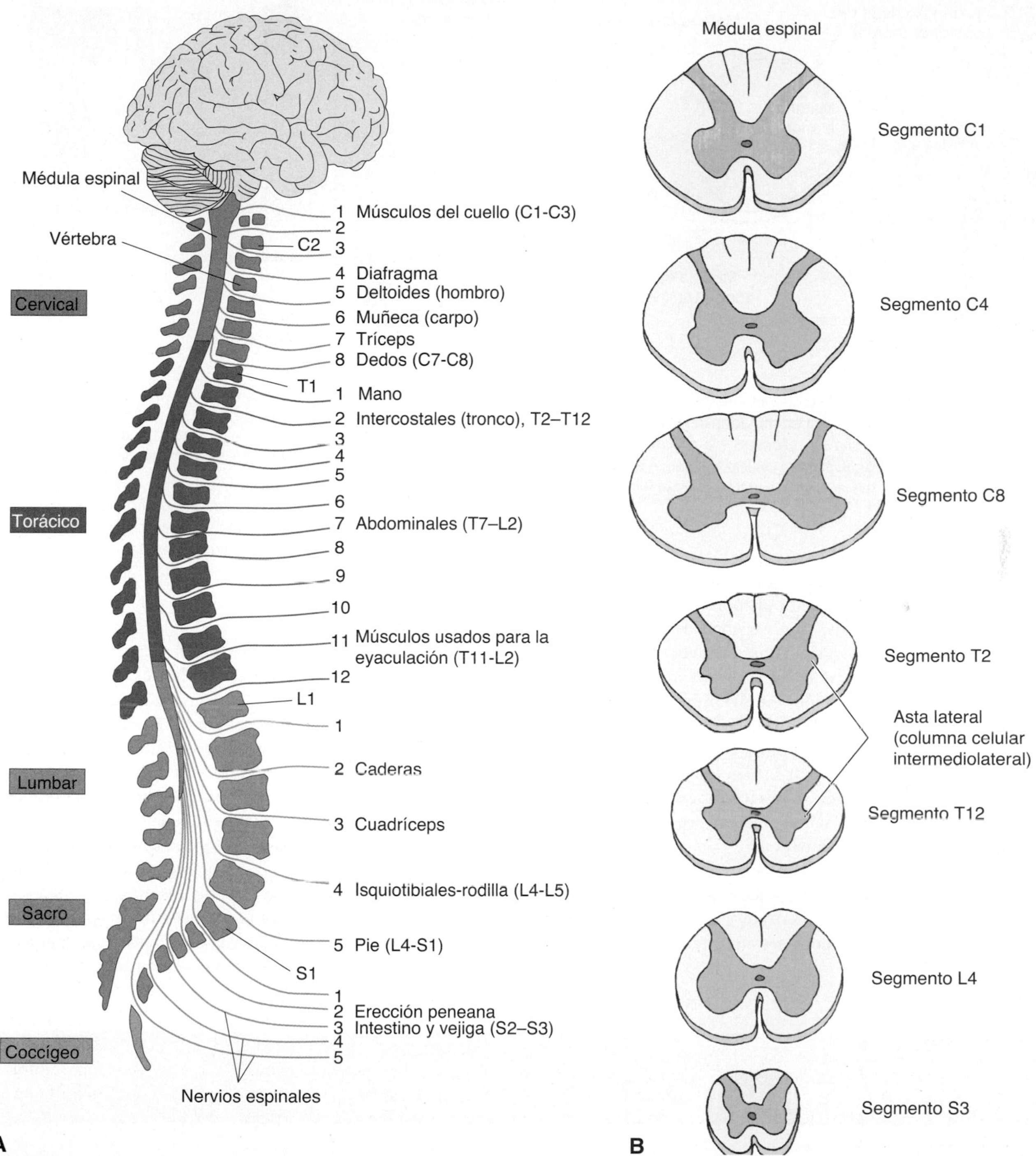

FIGURA 4-5. Ejemplo de nervios que salen de la médula espinal. (A) muestra los nervios que inervan los músculos en diferentes áreas del cuerpo. La vista de cada nivel en **(B)** muestra la variedad anatómica existente a lo largo de la longitud de la médula espinal. Es importante comprender que hay siete vértebras cervicales (C1-C7); sin embargo, en realidad hay ocho nervios cervicales (C1-C8); los nervios se muestran en esta figura. Considérese que todos los nervios, excepto el C8, salen por encima de sus vértebras correspondientes; el nervio C8 sale por debajo de la vértebra C7. Curiosamente, en las otras áreas de la columna, el nervio sale por debajo de la vértebra con el mismo nombre.

una variedad de funciones fisiológicas corporales, incluida la regulación de la frecuencia cardíaca, presión arterial, digestión y la respiración. Aunque normalmente se piensa que el SNA representa el control inconsciente de las funciones corporales, es posible que exista algo de control consciente (cuadro 4-7). El SNA se subdivide en dos componentes básicos: el sistema nervioso simpático y el sistema nervioso parasimpático (Fig. 4-8).

Sistema nervioso simpático

El sistema nervioso simpático a menudo se denomina sistema nervioso de «lucha o huida», ya que estimula muchos de los sistemas fisiológicos relacionados con la supervivencia y el estrés. En respuesta a la estimulación del sistema nervioso simpático, se produce un aumento en la frecuencia cardíaca y la presión arterial, un aumento del flujo sanguíneo a los músculos esqueléticos, libera-

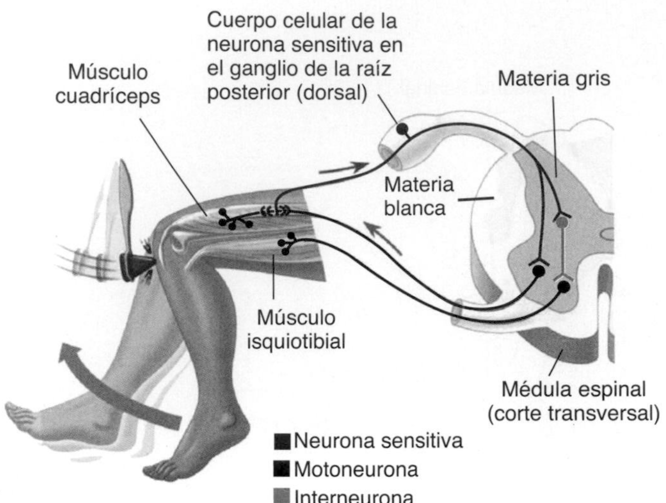

FIGURA 4-6. El reflejo típico de percusión de la rodilla es una interacción entre las neuronas sensitivas y motoras en respuesta a la estimulación del tendón rotuliano (patelar). El reflejo provoca la contracción del cuádriceps y la relajación de la musculatura de los isquiotibiales. Reimpreso con permiso de Bear M, Connors B, Paradiso M. *Neuroscience: Exploring the Brain*. 2nd ed. Baltimore, MD: Lippincott Williams & Wilkins, 2000.

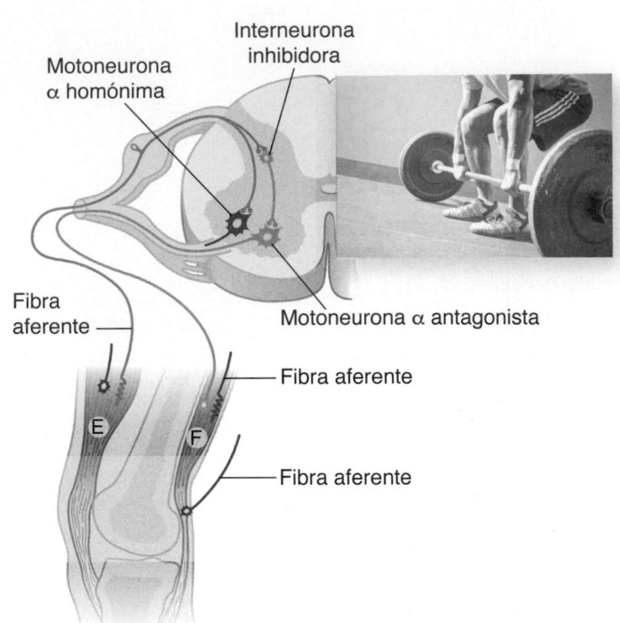

FIGURA 4-7. Inervación recíproca. *Este es el tipo de reflejo que puede verse afectado por el entrenamiento.* Una fibra aferente hace sinapsis con una interneurona inhibidora que hace sinapsis con una motoneurona del músculo antagonista. *F* y *E* indican músculos flexores y extensores, respectivamente.

ción de glucosa hepática al flujo sanguíneo y descomposición del glucógeno en los músculos esqueléticos para proporcionar fuentes de energía ricas a los músculos activos. Una variedad de situaciones excitadoras pueden estimular este sistema para provocar la respuesta de lucha o huida, como caminar hacia la pista central para jugar las finales del Open de Estados Unidos o de Wimbledon en el tenis (Fig. 4-9), correr en la subida final del *heartbreak hill* durante la Maratón de Boston, hacer un levantamiento final en levantamiento de pesas en los Juegos Olímpicos, o luchar en las finales del torneo de la NCAA. El peligro, la emoción, la excitación, el ejercicio y una serie de diferentes factores estresantes pueden provocar una respuesta radical del sistema nervioso simpático.

Es en estas condiciones cuando se experimenta un «subidón» de adrenalina asociado con la excitación y la emoción antes de algunas actividades deportivas, que a su vez permite a los deportistas desempeñarse y tolerar mejor el estrés del ejercicio intenso (cuadro 4-8)[21,30,42].

Los escenarios antes mencionados en el deporte destacan el nivel de integración en el SNC. Si bien el SNA es indudablemente distinto del sistema nervioso somático sensorial, que se analizará a continuación, las actividades de cualquiera de los sistemas afectan el otro. Por ejemplo, el aumento de adrenalina que resulta del estrés competitivo fisiológico autónomo y la anticipación no solo aumenta la disponibilidad de glucosa, sino que, durante la competición, facilita la capacidad de continuar produciendo fuerza contráctil voluntaria (somático y sensorial). En consecuencia, a medida que los altos niveles de esfuerzo físico continúan desafiando la disponibilidad energética (glucosa) en el encéfalo y los músculos, una serie de «sensores de energía» simpáticos modificarán otros componentes del sistema nervioso para mantener la homeostasis de la glucosa sérica. La elevación continuada de la actividad simpática acabará por

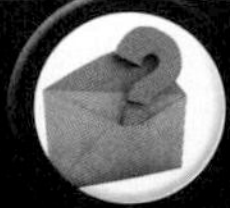

CUADRO 4-5
PREGUNTAS PRÁCTICAS DE LOS ESTUDIANTES

¿Cómo puede interpretarse la respuesta de la prueba de percusión de la rodilla?

La respuesta del reflejo rotuliano (patelar) se utiliza en el examen clínico básico del cuerpo. El reflejo tendinoso rotuliano es un reflejo profundo. Se ha calificado clínicamente para que pueda asignarse una puntuación a la respuesta de la siguiente manera:

- cero = ausente
- 1+ = hipoactivo (poco activo)
- 2+ = «normal»
- 3+ = hiperactivo (excesivamente activo) sin clono (espasmos adicionales)
- 4+ = hiperactivo con clono no sostenido (solo uno o dos espasmos adicionales)
- 5+ = hiperactivo con clono sostenido (espasmos continuos)

Las respuestas consistentes en el rango 2 son vitales en un estado neurológico normal. Sin embargo, el reflejo rotuliano normal puede variar desde hipoactivo (1+) a enérgico o hiperactivo (3+).

Si la respuesta es diferente en cada extremidad, se denomina reflejo asimétrico. La ausencia del reflejo rotuliano puede deberse a una anomalía en el arco reflejo necesario para que se produzca el reflejo. En pacientes con accidente cerebrovascular y parálisis, el reflejo rotuliano al principio puede estar ausente o ser hipoactivo, y después se recupera y se vuelve hiperactivo en uno o dos días. En el entorno clínico, el reflejo rotuliano también se denomina reflejo de sacudida de rodilla. También se le ha llamado reflejo de la rodilla, reflejo del tendón rotuliano y reflejo del cuádriceps.

CUADRO 4-6

MÁS QUE EXPLORAR

Lesión de la médula espinal

Por lo general, muchos no saben que más de 10 000 personas en Estados Unidos sufren lesiones de la médula espinal cada año debido a accidentes automovilísticos (37 %), violencia (28 %) o caídas (20 %). Los deportes también pueden causar lesiones en la médula espinal (6 %). Este tipo de lesión puede tener efectos devastadores en las funciones corporales, incluido el control del músculo esquelético.

En la figura adjunta, puede verse fácilmente que una lesión accidental o deportiva en la columna puede causar varios niveles de parálisis, según el sitio de la lesión o herida. Estos se indican como los números para cada una de las vértebras (p. ej., C1-C7 o T1-T12).

La lesión de la médula espinal se produce cuando un accidente fractura o disloca las vértebras. También puede producirse cuando la médula espinal se comprime o cuando las vértebras se deslizan o desalinean (lo que se denomina subluxación). Si se interrumpe el suministro de sangre a la médula espinal, también se produce una lesión.

La gravedad de la lesión y la cantidad de médula dañada determina la extensión de la pérdida de función. La mayoría de las lesiones no cortan la médula espinal, pero las vértebras fracturadas cortan y dañan el tejido nervioso, lo que disminuye o elimina los impulsos nerviosos que ascienden y descienden por la médula. La parálisis suele producirse por debajo del nivel de la lesión. Algunas lesiones de la médula espinal permiten movimiento y sensación parciales, según la gravedad de la lesión en la médula espinal. Cuanto mayor sea la lesión de la médula espinal, más graves y extensos serán los síntomas.

Una lesión completa en el área torácica de la columna da como resultado la parálisis de las piernas, y se denomina paraplejía. Una lesión completa en C4 y C7 (C = cervical) produce parálisis en los brazos y pérdida de la función de las piernas y se conoce como cuadriplejía. La lesión entre C1 y C3 no permite ningún movimiento en brazos o piernas y requiere un dispositivo ventilatorio para respirar.

Otro tipo de lesión de la médula espinal es el corte de un nervio periférico, como los nervios motores que salen de la columna para inervar el músculo. Si se corta un nervio periférico, a menudo puede volverse a unir y volverá a crecer o se regenerará para que tanto la función del movimiento como las sensaciones se recuperen.

La recuperación de este tipo de lesión implica fisioterapia y terapia ocupacional para limitar lesiones adicionales. Aunque fortalecer los músculos activos y enseñar a los pacientes a cuidarse a sí mismos son aspectos importantes de la rehabilitación, los grupos de asesoramiento y apoyo también son vitales para ayudar a los pacientes a sobrellevar los efectos de su lesión.

No existe cura para las lesiones de la médula espinal, y la prevención es la clave para acabar con ellas. En los deportes, eso significa utilizar técnicas adecuadas y prácticas seguras, así como hacer que los lugares de práctica y de competición estén libres de obstáculos y barreras.

Lecturas recomendadas

Gorgey AS, Dudley GA. Skeletal muscle atrophy and increased intramuscular fat after incomplete spinal cord injury. *Spinal Cord.* 2007;45(4):304–309.

Gray KM, Derosa A. Subcutaneous pellet testosterone replacement therapy: the "first steps" in treating men with spinal cord injuries. *J Am Osteopath Assoc.* 2013;113(12):921–925.

Olive JL, Dudley GA, McCully KK. Vascular remodeling after spinal cord injury. *Med Sci Sports Exerc.* 2003;35(6):901–907.

Shah PK, Stevens JE, Gregory CM, et al. Lower-extremity muscle cross-sectional area after incomplete spinal cord injury. *Arch Phys Med Rehabil.* 2006;87(6):772–778.

Slade JM, Bickel CS, Modlesky CM, et al. Trabecular bone is more deteriorated in spinal cord injured versus estrogen-free postmenopausal women. *Osteoporos Int.* 2005;16(3):263–272.

Stoner L, Sabatier MJ, Mahoney ET, et al. Electrical stimulation-evoked resistance exercise therapy improves arterial health after chronic spinal cord injury. *Spinal Cord.* 2007;45(1):49–56.

Zelenin PV, Lyalka VF, Hsu LJ, et al. Effects of reversible spinalization on individual spinal neurons. *J Neurosci.* 2013;33(48):18987–18998.

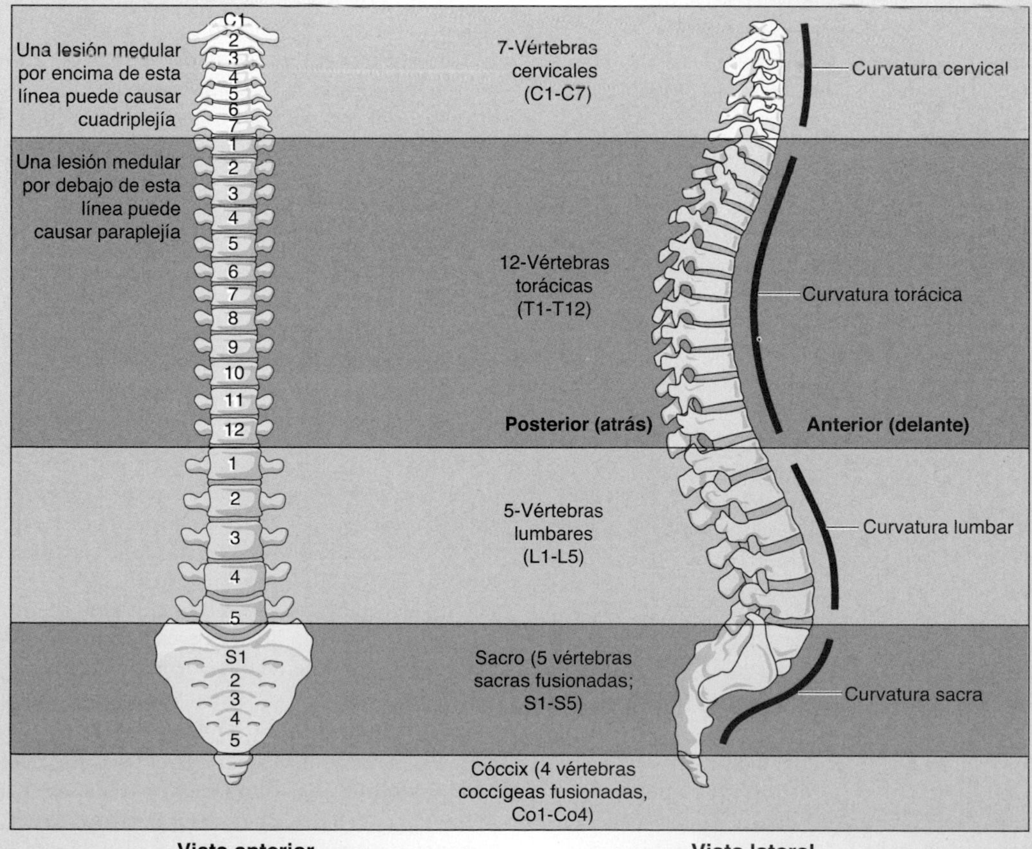

CUADRO 4-7
¿SABÍA USTED?

Meditación y yoga

A pesar de la asociación común del sistema nervioso autónomo con la función involuntaria, parece ser posible lograr cierto control consciente de este sistema, como lo demuestra la práctica del yoga y el budismo zen. La evidencia ha constatado que las personas son capaces de alterar la frecuencia cardíaca, la oxigenación de la sangre, la presión arterial y la frecuencia respiratoria por debajo de los niveles de funcionamiento basal. Además, se ha observado que el yoga reduce el estrés y la ansiedad. La base fundamental del yoga es aumentar la atención y conciencia del cuerpo. Se están realizando investigaciones sobre el uso de estas técnicas para obtener beneficios para la salud en una variedad de enfoques en medicina alternativa, desde el tratamiento de la hipertensión hasta la reducción de los trastornos de ansiedad. En los deportes, muchos deportistas practican yoga para favorecer la recuperación y la ansiedad del estrés competitivo.

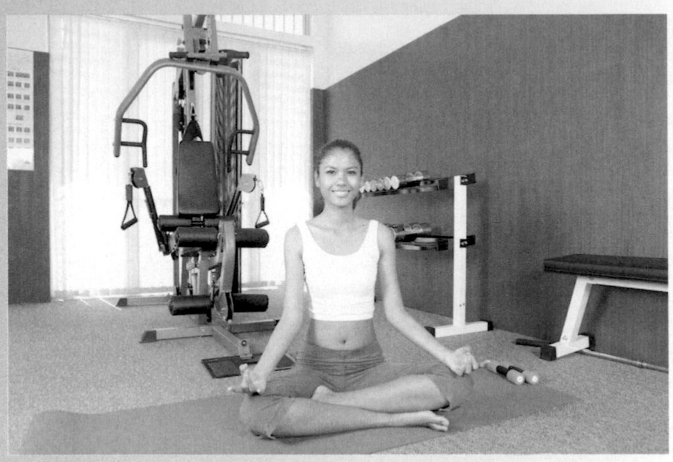

Lecturas recomendadas

Bernardi L, Passino C, Spadacini G, et al. Reduced hypoxic ventilatory response with preserved blood oxygenation in yoga trainees and Himalayan Buddhist monks at altitude: evidence of a different adaptive strategy? *Eur J Appl Physiol.* 2007;99(5):511–518.

Donohue B, Miller A, Beisecker M, et al. Effects of brief yoga exercises and motivational preparatory interventions in distance runners: results of a controlled trial. *Br J Sports Med.* 2006;40(1):60–63.

Ernst E. Complementary or alternative therapies for osteoarthritis. *Nat Clin Pract Rheumatol.* 2006;2(2):74–80.

Telles S, Joshi M, Dash M, et al. An evaluation of the ability to voluntarily reduce the heart rate after a month of yoga practice. *Integr Physiol Behav Sci.* 2004;39(2):119–125.

producir varios neurotransmisores y hormonas en el encéfalo, incluyendo el cortisol y metabolitos relacionados, y varias monoaminas tales como la noradrenalina y dopamina. Estos químicos, a su vez, afectan una amplia gama de tejidos y sistemas. La tabla 4-2 enumera algunas de las funciones típicas del sistema nervioso simpático.

Sistema nervioso parasimpático

A diferencia de la división simpática del SNA, la división parasimpática es responsable del estado homeostático constante o en reposo del cuerpo. Como otro ejemplo de integración nerviosa, la mayoría de los tejidos diana del SNA reciben información tanto del sistema nervioso simpático como del parasimpático. Por ejemplo, los nervios simpáticos estimulan directamente el aumento de la frecuencia cardíaca, mientras que los nervios parasimpáticos actúan para ralentizarla. La naturaleza de la situación en la que uno se encuentra (es decir, estresante o no) determina qué rama del SNA dominará en ese momento. Por supuesto, la percepción de estas situaciones está definida en gran medida por el SNC y están afectadas por actividades sensoriales somáticas y autónomas (presentadas en el cuadro 4-7 sobre Meditación y Yoga). Si bien es controvertido, el control de la variabilidad de la frecuencia cardíaca puede ser más complicado. Por ejemplo, anteriormente se creía que la actividad simpática controlaba directamente la variabilidad de la frecuencia cardíaca de baja frecuencia, pero una evidencia más reciente sugiere que el sistema nervioso simpático no es directamente responsable de ello. En cambio, los reflejos barorreceptores pueden proporcionar información de entrada al SNA, que a su vez altera la actividad simpática[24]. Como metáfora, esta distinción se describió en términos de un sistema de calefacción del hogar: hay una diferencia entre la salida de una caldera (actividad simpática) y el grado en que puede cambiarse ajustando (barorreflejos) el termostato (actividad autónoma).

El sistema nervioso parasimpático contiene en torno al 75 % de sus fibras nerviosas en los nervios vagos que van a las regiones torácica y abdominal del cuerpo. La estimulación parasimpática ayuda al cuerpo a mantener o reanudar la función normal de reposo después de producirse la estimulación simpática (tabla 4-2). La función principal del sistema nervioso parasimpático es ayudar al cuerpo a «descansar y digerir», ya que promueve las funciones normales del tubo digestivo y las secreciones, incluidas la micción y la defecación. En concreto, provoca las siguientes funciones fisiológicas:

- Disminución de la presión arterial.
- Disminución de la frecuencia cardíaca.
- Constricción de las pupilas.
- Aumento del flujo sanguíneo a la piel y las vísceras.
- Peristalsis del tubo digestivo.
- Estimulación del flujo de saliva.
- Permitir el funcionamiento normal de la vejiga.

El sistema nervioso parasimpático es esencial durante el período de recuperación después del estrés por ejercicio. Además, su capacidad para responder en la modificación de las respuestas simpáticas durante el ejercicio y en el período de recuperación es una característica que puede entrenarse (p.ej., hacer que la presión arterial y la frecuencia cardíaca vuelvan con rapidez a los niveles normales de reposo). Esta habilidad es esencial para una salud y estado físico óptimos, especialmente con el envejecimiento.

Sistema nervioso somático sensorial

Como se ha resumido anteriormente, además del SNA, el SNP está compuesto por el **sistema nervioso somático sensorial (SNSS)**. La interacción entre los diferentes componentes del SNSS permite acciones y respuestas coordinadas al ambiente externo, ya sean los ajustes de último segundo en el lanzamiento de una pelota de fútbol

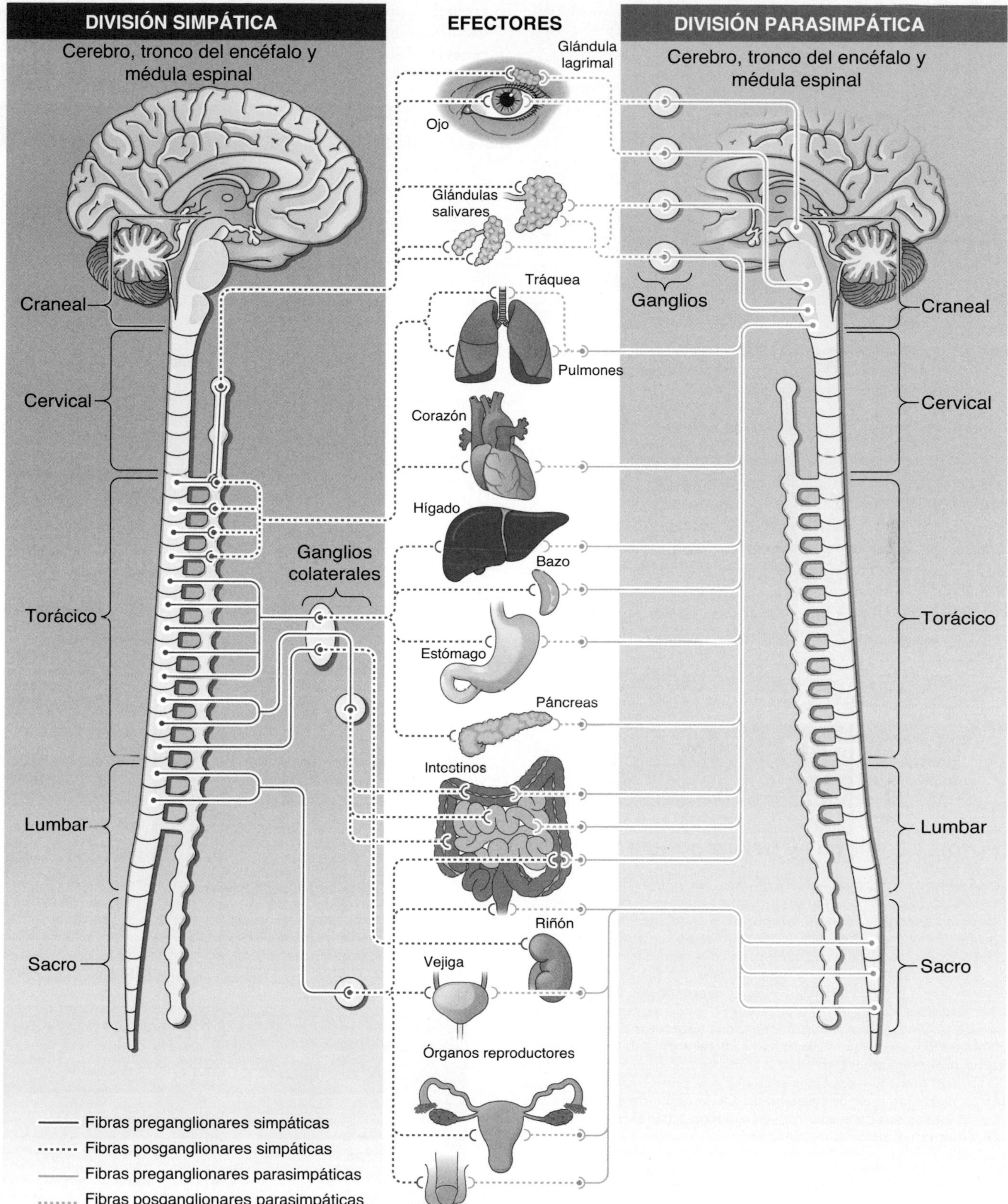

FIGURA 4-8. Los sistemas nerviosos simpático y parasimpático interactúan con muchos tejidos diana diferentes y afectan diferentes funciones fisiológicas. Un ganglio es una masa de tejido nervioso que forma un centro nervioso subsidiario, que recibe y envía fibras nerviosas. Reimpreso con permiso de: Cohen BJ. *Memmler's The Human Body in Health and Disease*. 12th ed. Philadelphia, PA: Wolters Kluwer Health/Lippincott Williams & Wilkins, 2013. Figura 9-15.

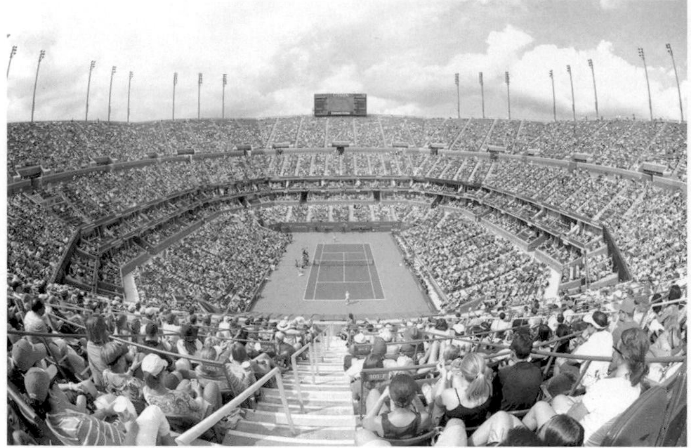

FIGURA 4-9. La emoción de jugar en la «cancha central» en un importante torneo mundial de tenis creará una serie de estímulos simpáticos que muchas veces deben controlarse para lograr un rendimiento óptimo.

por una ráfaga de viento o una respuesta al calor ambiental intenso, como beber agua o secarse el sudor con una toalla (cuadro 4-8).

La división sensorial, a menudo denominada división aferente, contiene neuronas que reciben señales de los tendones, articulaciones, la piel, los músculos esqueléticos, los ojos, la nariz, los oídos, la lengua y muchos otros tejidos y órganos. La división motora, también llamada división eferente, contiene vías que van desde el tronco del encéfalo y la médula espinal hasta las motoneuronas inferiores de los nervios craneales y espinales. Cuando estos nervios se estimulan, provocan la contracción de los músculos esqueléticos y los movimientos de las extremidades. La interacción entre las neuronas sensitivas y motoras se muestra en la Fig. 4-10.

Revisión rápida

- El sistema nervioso se divide en dos sistemas principales: sistema nervioso central (SNC) y el sistema nervioso periférico (SNP).
- El SNC está formado por el encéfalo y la médula espinal.
- El SNP está formado por ganglios y neuronas, que se extienden desde el SNC hacia la periferia para interactuar con otros tejidos, como músculos, órganos y glándulas.
- El SNP se subdivide en sistema nervioso autónomo (SNA) y sistema nervioso somático sensorial (SNSS).
- El SNA controla las funciones fisiológicas de naturaleza inconsciente (frecuencia cardíaca, presión arterial, digestión y respiración).
- El SNA se subdivide en dos componentes básicos: el sistema nervioso simpático y el sistema nervioso parasimpático.
- El sistema nervioso simpático está activo durante el estrés fisiológico o psicológico.
- El sistema nervioso parasimpático ayuda al cuerpo a mantener o reanudar la función normal de reposo después de que se haya producido la estimulación simpática.
- El SNSS es la parte del SNP que proporciona información sobre el ambiente externo (presión de la piel, temperatura) y permite que el cuerpo responda a los cambios en el ambiente.
- Toda la conciencia del ambiente externo y toda la actividad motora para afrontarlo operan a través de la división somática sensorial del SNP.

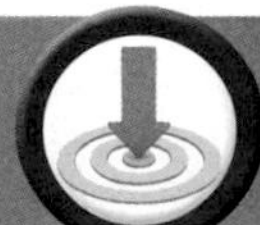

CUADRO 4-8
APLICACIÓN DE LA INVESTIGACIÓN

Receptores cutáneos y desempeño en la lucha libre

El cuerpo humano contiene receptores de dolor, receptores de temperatura, receptores químicos y, lo que es importante para muchos deportes, mecanorreceptores. Este amplio grupo de receptores es sensible al tacto, la presión y la posición. Un estímulo distorsiona la estructura de la membrana y genera una señal para el sistema nervioso central. Los tres mecanorreceptores básicos son táctiles, barorreceptores y propioceptores. Los seis receptores táctiles diferentes de la piel son sensibles al tacto, la presión y la vibración.

En los deportes, a menudo los receptores cutáneos pueden tener un papel en los reflejos de movimiento aprendidos necesarios para el éxito en el desempeño. Sin embargo, el tacto fino y los receptores táctiles sensibles pueden no desempeñar un papel tan importante como los corpúsculos de Pacini, que son grandes receptores sensibles a la presión profunda y a las vibraciones pulsantes o de alta frecuencia. De importancia similar, los corpúsculos de Ruffini, que se encuentran en la dermis cutánea, son sensibles a la presión ligera y las distorsiones cutáneas.

En la lucha libre, los movimientos y las respuestas a la presión son vitales para el éxito. Si un oponente le agarra un tobillo en un intento de levantarlo y tirarlo a la colchoneta, usted debe responder rápidamente, en cuestión de microsegundos, a la acción, extendiendo instintivamente la mano hacia atrás para quitar la mano de su tobillo, o su oponente tendrá la ventaja. Se ha dicho que los luchadores de élite a nivel olímpico no están separados por la fuerza o el poder, sino más bien por la velocidad del movimiento y las reacciones o reflejos entrenados apropiados al tacto y la presión de un oponente. Algunos entrenadores de lucha libre han usado vendas en los ojos durante la práctica para eliminar temporalmente el sentido de la vista y forzar al luchador a depender más del tacto y la presión corporal y así inducirlos a responder apropiadamente con un contraataque defensivo al movimiento ofensivo de un oponente. Algunos entrenadores han descrito esta técnica como «entrenamiento de toque y respuesta». Las sensaciones nerviosas al tacto y la presión desempeñan un papel vital en esta práctica básica de las técnicas de lucha.

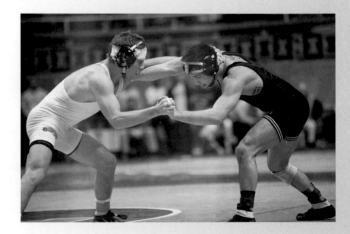

Tabla 4-2. Funciones habituales de los sistemas nerviosos simpático y parasimpático

Órgano diana	Estimulación simpática	Estimulación parasimpática
Iris (músculos oculares)	Dilatación pupilar	Constricción pupilar
Glándulas salivares	Disminución de la producción de saliva	Aumento de la producción de saliva
Mucosa bucal/nasal	Disminución de la producción de moco	Aumento de la producción de moco
Corazón	Aumento de la fuerza y frecuencia cardíacas	Disminución de la fuerza y frecuencia cardíacas
Pulmón	Relajación del músculo bronquial	Contracción del músculo bronquial
Estómago	Disminución de la peristalsis	Secreción de jugo gástrico; aumento de la motilidad
Intestino delgado	Disminución de la motilidad	Aumento de la digestión
Intestino grueso	Disminución de la motilidad	Aumento de las secreciones y la motilidad
Hígado	Aumento de la conversión de glucógeno a glucosa	Influye en la relajación de los esfínteres de músculo liso de los vasos sanguíneos
Riñón	Disminución de la secreción urinaria	Aumento de la secreción urinaria
Médula suprarrenal	Aumento de la secreción de adrenalina y noradrenalina	Sin efectos
Vejiga	Relajación de la pared; cierre del esfínter	Contracción de la pared; relajación del esfínter

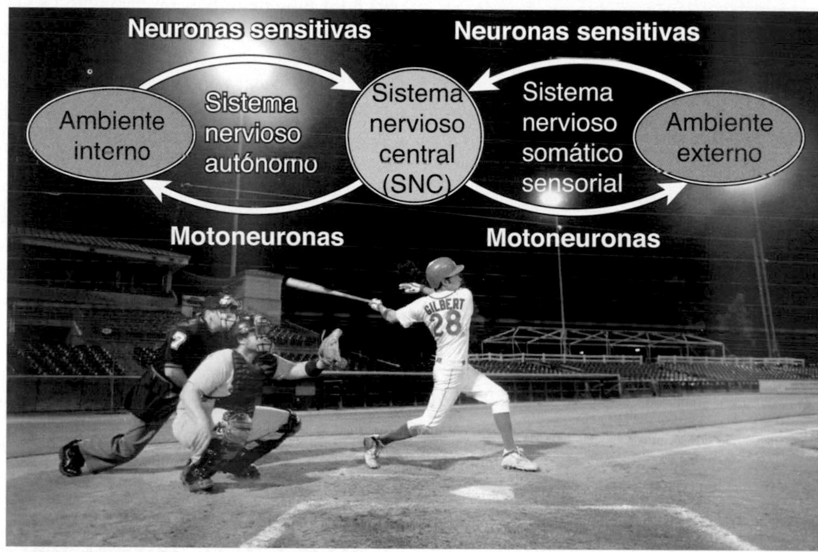

FIGURA 4-10. La relación entre los componentes sensoriales y motores del sistema nervioso desempeña un papel importante tanto en el ejercicio como en el rendimiento deportivo.

UNIDAD MOTORA

La clave de cualquier movimiento es la activación de las unidades motoras. La **unidad motora** es el componente funcional de la actividad muscular que está bajo control neuronal directo. Un desafío del ejercicio es activar un conjunto muy específico de unidades motoras que pueden generar la cantidad específica de fuerza necesaria para producir los movimientos deseados (p. ej., levantar un lápiz, subir escaleras o levantar un peso considerable)[25]. La fuerza y la velocidad del movimiento están determinadas en última instancia por la corteza motora, que utiliza la retroalimentación sensorial para completar el movimiento deseado.

Es importante señalar que la corteza motora no controla músculos individuales, sino los movimientos, que a menudo incorporan muchos músculos distantes. Finalmente, el control del movimiento es posible gracias a la retroalimentación propioceptiva, que proporciona información a la corteza motora sobre la posición del cuerpo en el espacio, para que pueda guiar el movimiento[26].

Una unidad motora contiene una **motoneurona** α y todas las fibras musculares estimuladas por esa neurona (Fig. 4-11). La motoneurona α tiene dendritas relativamente cortas, que reciben información y la transmiten al cuerpo celular, y axones largos, que llevan impulsos a la unión neuromuscular (UNM), la sinapsis que conecta la motoneurona con la fibra muscular.

Todas las unidades motoras se incluyen en una de tres categorías[6]. Las unidades motoras lentas (S) incluyen una motoneurona cuyo axón conduce impulsos eléctricos lentamente a sus fibras musculares, que, a su vez, se contraen o alcanzan la fuerza máxima a un ritmo lento. Las fibras musculares de tipo I, asociadas con unidades motoras lentas, desarrollan poca fuerza (son de tamaño pequeño), pero son difíciles de alcanzar la fatiga debido a su impresionante capacidad aeróbica. Las unidades motoras rápidas resistentes a la fatiga (RRF) tienen axones más largos y propagan los estímulos eléctricos a las fibras musculares con más rapidez. Las fibras musculares inervadas por estos axones se consideran de tipo IIA y, como tales, son capaces de desarrollar cantidades considerables de fuerza (son más

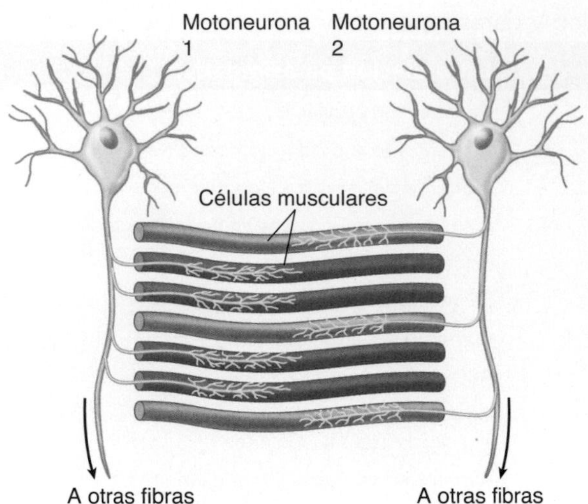

FIGURA 4-11. La unidad motora básica está formada por la motoneurona α y sus fibras musculares asociadas. Obsérvese que las fibras musculares activadas por una unidad motora pueden ubicarse al lado de las fibras musculares activadas por otra unidad motora. Esto permite la activación muscular uniforme, así como gradaciones en la producción de fuerza.

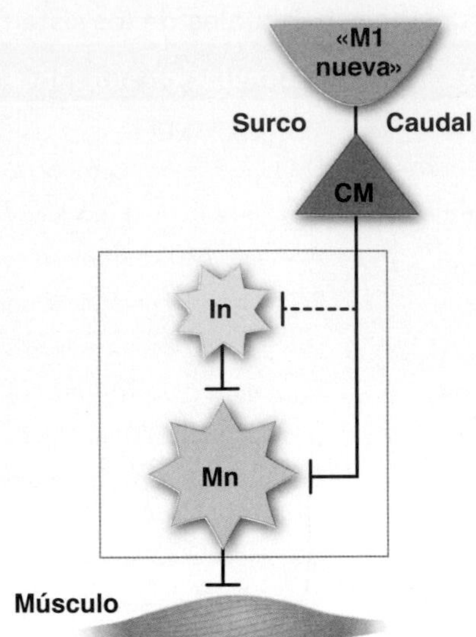

FIGURA 4-12. El control superior proviene de las conexiones corticales directas a las motoneuronas. Las divisiones de la corteza motora se basan en conexiones sinápticas directas o indirectas con las motoneuronas α (*Mn*), que estimulan el músculo esquelético; se denomina corteza motora «nueva» o primaria en el cerebro (*M1*). Las conexiones directas permiten el desarrollo de movimientos altamente refinados y son capaces de permitir una mayor precisión, velocidad y coordinación de los movimientos del músculo esquelético. Las neuronas corticales están conectadas a las motoneuronas (*MC*) directamente con una sinapsis entre ellas. Además, las neuronas corticales también terminan con interneuronas espinales (*In*), que luego también interactúan con la motoneurona α y ayudan a controlar la activación muscular. (Modificado con permiso de Rathelot JA, Strick PL. Subdivisions of primary motor cortex based on cortico-motoneuronal cells. *Proc Natl Acad Sci U S A.* 2009;106(3):918–923.)

largas que las fibras de tipo I), y solo se fatigan moderadamente. La tercera categoría de unidades motoras se refiere a las de fatiga rápida (FR). Tienen axones motores largos que envían impulsos eléctricos muy rápidamente a sus fibras musculares asociadas, que a su vez se contraen con mucha velocidad, con lo que se generan altos niveles de fuerza. Sin embargo, debido a que las fibras musculares que componen estas unidades motoras son de tipo IIX (o tipo IIA si, con el entrenamiento, el tipo IIX se cambia a tipo IIA), pueden mantener este alto nivel de fuerza, el más alto entre los tres tipos de unidades motoras, solo durante muy poco tiempo.

Además de una diferencia en el tipo de fibras musculares que componen las unidades motoras lentas y rápidas, también hay una diferencia en el número de fibras musculares por unidad motora. Los músculos donde se necesita un control fino de la fuerza tienen menos fibras musculares por unidad motora. Por el contrario, los músculos donde se necesita menos control de la fuerza tienen más fibras musculares por unidad motora. Por ejemplo, en los músculos que estiran el cristalino ocular, las unidades motoras pueden contener solo de 5 a 10 fibras musculares, mientras que en el gastrocnemio pueden encontrarse 1 000 fibras musculares en una sola unidad motora. La media de todos los músculos del cuerpo es de alrededor 100 fibras musculares en una unidad motora.

La función muscular está controlada por la capacidad del sistema nervioso para estimular unidades motoras particulares. Comprender el reclutamiento de unidades motoras es fundamental para comprender el movimiento físico, la especificidad del estrés por ejercicio agudo y los efectos del entrenamiento con el ejercicio crónico. La corteza motora activa diferentes unidades motoras para crear diferentes cantidades de fuerza a través de diversos músculos que rodean cada articulación durante cualquier movimiento. Curiosamente, en primates y humanos, la corteza motora se subdivide en dos regiones (Fig. 4-12). La región rostral (anterior) contiene neuronas *corticoespinales* que transmiten señales eferentes motoras a las interneuronas espinales, que luego integran y transmiten señales a las motoneuronas. Este es un ejemplo de conexión *disináptica*. La región más caudal (posterior) contiene células corticomotoneuronales, que están conectadas directamente (monosinápticamente) a sus respectivas motoneuronas. El alcance o la existencia de esta conexión «directa» puede diferir según la región del cuerpo, pero este descubrimiento revolucionario puede explicar la capacidad de los seres humanos y primates superiores para desarrollar y perfeccionar movimientos altamente refinados[54].

GRUPO DE MOTONEURONAS

A diferencia de la unidad motora, que involucra una sola motoneurona y todas las fibras musculares inervadas por esa neurona, el **grupo de motoneuronas** es a gran escala, pues se refiere a todas las motoneuronas que inervan un solo músculo completo (Fig. 4-13). Por lo general, en un solo grupo de motoneuronas pueden encontrarse motoneuronas de contracción tanto rápida como lenta, ya que la gran mayoría de los músculos son heterogéneos con respecto al tipo de fibra muscular, por lo que requieren diferentes tipos de motoneuronas. Dado que los músculos individuales varían en términos de tamaño y cantidad de fibras musculares que los componen, el tamaño de los grupos de motoneuronas también puede variar de un músculo a otro.

CONDUCCIÓN DE IMPULSOS

Como se ha indicado anteriormente, para que una unidad motora esté activa, el impulso debe originarse en una neurona y viajar por el axón para estimular la contracción de las fibras musculares. Un **impulso nervioso** (es decir, **potencial de acción**) en forma de energía eléctrica es el estímulo que hace que las fibras musculares se contraigan. Cuando no se conduce ningún impulso, es decir,

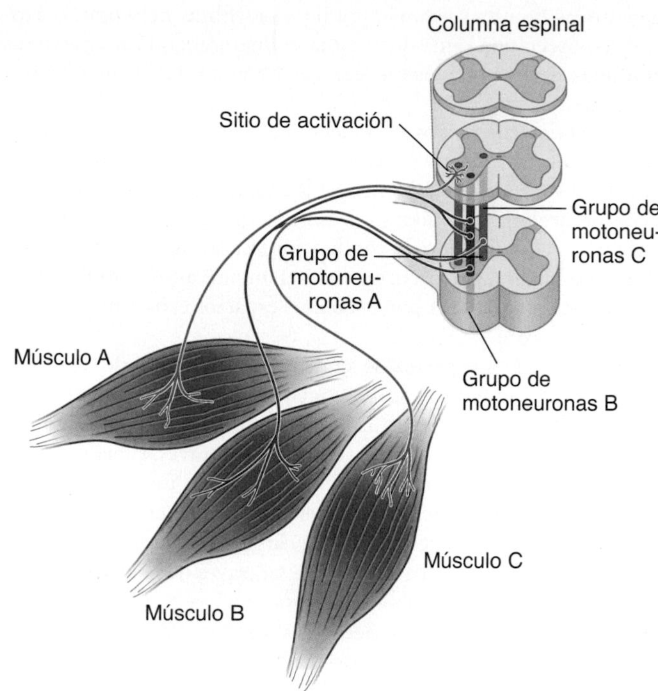

FIGURA 4-13. Ilustración de tres grupos de unidades motoras diferentes que emergen de la médula espinal e inervan tres músculos diferentes.

en condiciones de reposo, el interior de la neurona tiene una carga neta negativa, mientras que el exterior tiene una carga positiva. Esta disposición de cargas positivas y negativas (iones) explica lo que se denomina potencial de membrana en reposo, que resulta no solo de la separación de iones cargados a través de la membrana de la neurona, sino también de la impermeabilidad de esa membrana a estos iones en condiciones de reposo, lo que impide su movimiento.

Los iones de sodio (Na^+) y potasio (K^+) son las principales moléculas responsables del potencial de membrana. Los iones de Na^+ se encuentran principalmente fuera de la membrana celular de la neurona, mientras que los iones de K^+ se encuentran principalmente dentro de la neurona. Sin embargo, hay más iones de Na^+ en el exterior de la neurona que K^+ en su interior. Además, en el interior de la neurona hay una preponderancia de otras partículas cargadas negativamente, como los grupos fosfato. Es esta diferencia en la distribución de carga dentro y fuera de la célula, junto con el hecho de que en condiciones de reposo la membrana de la neurona tiene una mayor, aunque mínima, permeabilidad para K^+ que para Na^+, la que explica por qué la neurona típica tiene una carga intracelular en reposo neta negativa, alrededor de −65 mV a −70 mV, en comparación con el exterior de la neurona.

Cuando se conduce un impulso a través de una dendrita o un axón, la membrana celular de la neurona se vuelve permeable a los iones de Na^+ y K^+ (Fig. 4-14). Cada ion tiene su propio gradiente electroquímico, que sirve como fuerza impulsora a través de la membrana cuando los canales de la membrana están abiertos. Si el potencial de membrana en reposo alcanza el umbral debido a la suma de los impulsos que llegan a la neurona a través de sus dendritas, se producirá un impulso nervioso (Fig. 4-15). Recuérdese que el cono axónico suma los impulsos, y si se alcanza el umbral potencial, es decir, −55 mV, se generará un impulso y el axón lo transportará.

Cuando se produce un impulso nervioso, los canales de la membrana para el Na^+ se abren y entra en la célula, lo que provoca la **despolarización** de membrana a −70 mV o el cambio del potencial

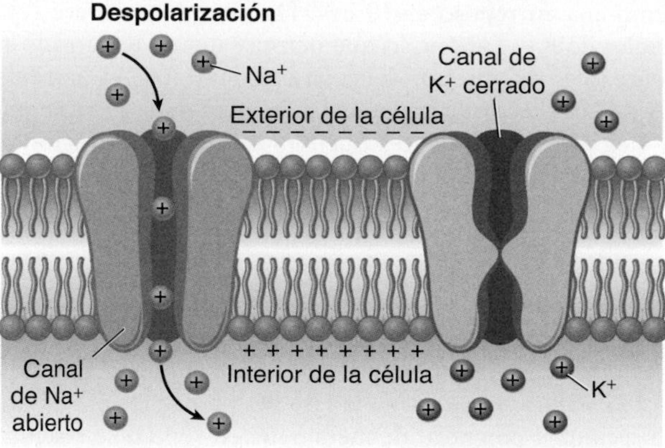

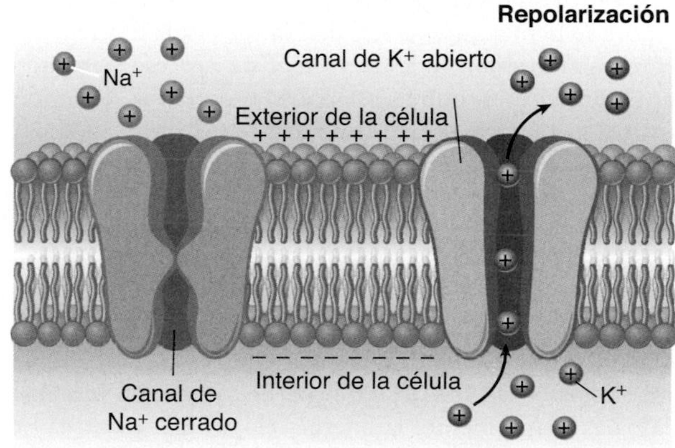

FIGURA 4-14. Un potencial de acción consiste en despolarización y repolarización. Ambos requieren el movimiento de iones a través de canales iónicos en la membrana.

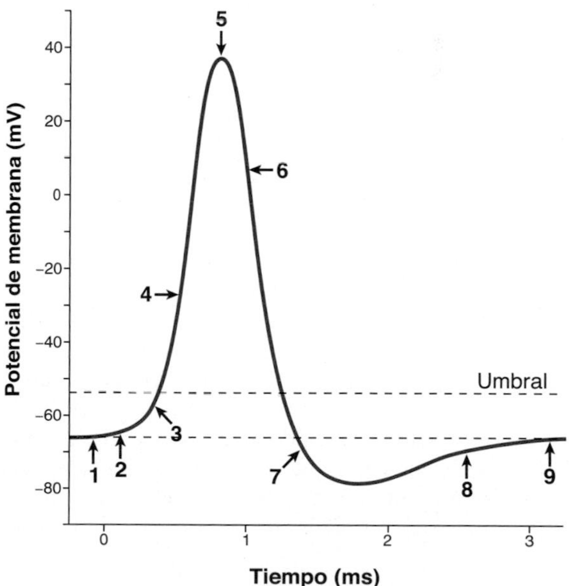

FIGURA 4-15. La despolarización y la repolarización requieren el movimiento de iones a través de la membrana. (1) Potencial de membrana en reposo; (2) estímulo para despolarizarse; (3) si se alcanza el umbral, los canales de Na^+ se abren y el Na^+ entra en la célula; (4) el Na^+ que entra en la célula causa despolarización; (5) los canales de Na^+ se cierran y los canales de K^+ se abren; (6) K^+ se mueve del interior al exterior de la célula; (7) los canales de K^+ permanecen abiertos, lo que provoca hiperpolarización; (8) los canales de K^+ se cierran, por lo que sale menos K^+ de la célula; y (9) la célula vuelve al potencial de membrana en reposo..

de membrana en reposo a + 30 mV. Después de un breve retraso, los canales de K^+ se abren, lo que permite que el K^+ cargado positivamente salga del interior del axón que, junto con el cierre de los canales de Na^+, hace que el potencial de membrana se torne nuevamente negativo en un proceso denominado **repolarización**. Este proceso de movimientos breves (los canales permanecen abiertos solo durante unos pocos milisegundos), pero rápidos, de Na^+ y K^+ a través de la membrana, y que dan como resultado la despolarización y la repolarización, se denomina *potencial de acción*, a veces denominado impulso nervioso.

Durante la repolarización, la carga de la membrana será ligeramente más negativa que el potencial de membrana en reposo, o se hiperpolarizará. Después de la fase de repolarización del potencial de acción, el potencial de membrana en reposo se restaura, en parte debido a las acciones de la **bomba de Na^+–K^+** dependiente de energía (necesita ATP para funcionar). Esta bomba es electrogénica porque bombea tres iones de Na^+ por cada dos iones de K^+ que regresan al interior de la neurona. Este proceso se repite cada vez que se produce un impulso nervioso o potencial de acción. La importancia fisiológica de este constructo es obvia cuando se considera que casi la mitad de todo el consumo energético estándar del cuerpo se utiliza para sintetizar y mantener estas y otras bombas iónicas relacionadas.

El potencial de acción que viaja por un axón debe iniciar un impulso en una dendrita de otra neurona o en el UNM, la sinapsis que conecta la motoneurona con la fibra muscular, para hacer que las fibras musculares se contraigan. Para que esto ocurra, se lleva a cabo una **transformación de energía** en la porción terminal del axón. Más específicamente, la energía eléctrica presentada por el potencial de acción se transforma en energía química cuando, tras la llegada del potencial de acción, se liberan neurotransmisores desde la terminal nerviosa hacia la sinapsis.

Al cruzar la sinapsis y unirse a los receptores de la célula diana (ya sea otra neurona o una fibra muscular), los neurotransmisores hacen que los canales se abran, lo que permite que los iones crucen la membrana de la célula diana y se inicie otro impulso eléctrico, es decir, un potencial graduado. Si este potencial graduado tiene suficiente intensidad, resultará en la generación de otro potencial de acción en la neurona postsináptica o en la contracción de una fibra muscular.

Hay dos categorías amplias de neurotransmisores: (1) excitadores, que hacen que el potencial de membrana sea menos negativo o lo despolarizan al aumentar la permeabilidad de la membrana al Na^+, lo que provoca la excitación de la membrana postsináptica; e (2) inhibidores, que tienen el efecto opuesto y hacen que la membrana sea más permeable al K^+ o Cl^-, haciéndola aún más negativa e inhibiendo así la formación de un impulso. En algunos casos, la inhibición puede ayudar al desempeño. Por ejemplo, en una habilidad compleja como un servicio en el tenis o un swing en el golf participan muchos músculos y, cuando algunos se activan, otros deben permanecer en silencio hasta que sea su turno para responder en la secuencia de contracciones. Sería posible mantener esta inactivación por medio de la inhibición de las motoneuronas que las controlan.

PAPEL DE LA MIELINIZACIÓN

La velocidad de conducción del sistema nervioso por un axón se ve muy afectada si el nervio es mielínico o amielínico. Los axones pueden estar cubiertos con una sustancia blanca con alto contenido de lípidos (grasas) denominada **vaina de mielina**, que es secretada por las **células de Schwann**. La vaina de mielina es a veces incluso más gruesa que el propio axón y está compuesta por múltiples capas concéntricas de esta sustancia lipídica. Las fibras nerviosas, o axones, que poseen una vaina de mielina se denominan fibras nerviosas **mielínicas**; se dice que los que carecen de una vaina de mielina son amielínicos.

Los nervios mielínicos conducen sus impulsos mediante **conducción saltatoria** y los nervios amielínicos utilizan **conducción local** (Fig. 4-16). El movimiento de los iones que producen un potencial de acción sigue siendo el mismo que el descrito anteriormente para cualquier tipo de conducción. En los nervios mielínicos, la vaina de mielina no discurre continuamente a lo largo del axón, sino que está segmentada por pequeños espacios cada 1 mm a 3 mm a lo largo del axón.

Estos pequeños espacios se denominan **nódulos de Ranvier**. Estos nodos permiten que el potencial de acción salte de un nodo a otro a lo largo del axón (de ahí el término *saltatorio*, que significa saltar) porque, aunque los iones no pueden atravesar fácilmente la vaina de mielina, pueden atravesar fácilmente la membrana en los nodos debido a la presencia de canales de Na^+ y K^+ en la membrana. En esencia, el potencial de acción se recarga en cada nódulo de Ranvier mediante movimientos de Na^+ y K^+ a través de la membrana en cada nodo.

La conducción saltatoria tiene dos ventajas. En primer lugar, permite que el potencial de acción realice saltos por el axón, lo que aumenta la velocidad de conducción neural entre 5 y 50 veces, o hasta 100 $m \cdot s^{-1}$. En segundo lugar, conserva energía, ya que solo se despolarizan los nodos, lo que reduce la energía necesaria para restablecer el potencial de membrana en reposo entre los impulsos.

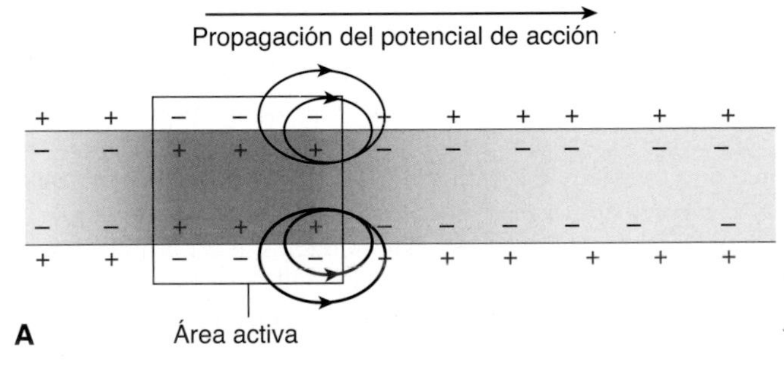

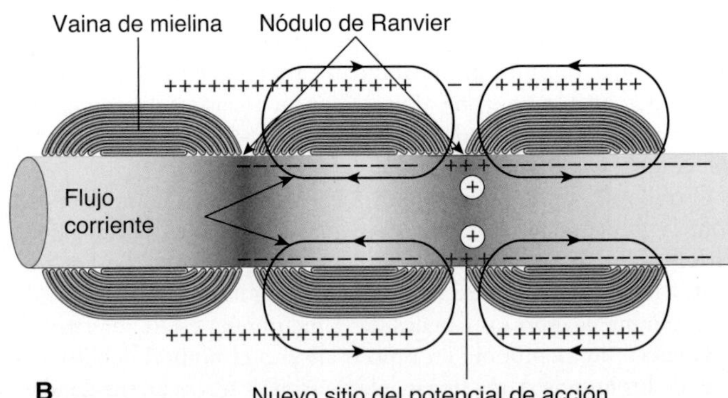

FIGURA 4-16. **(A)** La conducción local mueve el impulso eléctrico a través de cambios locales en la carga de la membrana. **(B)** Algunas neuronas son mielínicas y los impulsos eléctricos utilizan la conducción saltatoria, es decir, con saltos de un nódulo de Ranvier al siguiente nódulo. (Reimpreso con permiso de Bear M, Connors B, Paradiso M. *Neuroscience: Exploring the Brain*. 2nd ed. Baltimore, MD: Lippincott Williams & Wilkins, 2000.)

Por el contrario, las fibras nerviosas amielínicas utilizan un circuito local de flujo de corriente iónica para conducir gradualmente el potencial de acción a lo largo de toda la fibra nerviosa. Por tanto, una pequeña parte de la membrana de la fibra nerviosa se despolariza, y la continuación del flujo de corriente iónica en el circuito local hace que la despolarización de la membrana nerviosa continúe y el potencial de acción recorra toda la longitud de la fibra nerviosa. La velocidad de este tipo de conducción del impulso nervioso es mucho más lenta que la de las fibras nerviosas mielínicas, y oscila entre 0.5 $m \cdot s^{-1}$ y 10 $m \cdot s^{-1}$.

Para ilustrar este punto, es probable que el lector pueda apreciar lo que sucede en el desafortunado caso de tocar un objeto muy caliente. Cuando este se toca, hay dolor y la víctima retira rápidamente su mano del objeto; el dolor parece ser instantáneo. Sin embargo, un examen más detenido muestra que no lo es. De hecho, al principio no se siente nada.

El retraso entre el contacto con el objeto caliente y la percepción del dolor se explica por la anatomía de las neuronas sensitivas aferentes que transmiten la sensación de dolor. Cuando los nociceptores térmicos de la piel (comúnmente denominados receptores del dolor) detectan un calor nocivo, la respuesta se transmite al cerebro mediante fibras C amielínicas.

Estas neuronas transmiten señales a una velocidad de aproximadamente 2 $m \cdot s^{-1}$, a una magnitud más lenta que las neuronas mielínicas. Una vez que el cerebro recibe, procesa e identifica la presencia de dolor, la víctima retira rápidamente su dedo del objeto.

Además de la presencia de mielinización, el diámetro del axón neuronal afecta la velocidad de conducción de los impulsos. En general, tanto si la fibra nerviosa es mielínica o no mielínica, cuanto mayor sea su diámetro, más rápida será la velocidad de conducción de los impulsos[34].

Además de determinar la velocidad a la que se conducen los potenciales de acción a lo largo del axón, el tamaño de las motoneuronas también determina el umbral de reclutamiento necesario para desencadenar el potencial de acción inicial del axón en el cono axónico, como se ha descrito anteriormente en el capítulo.

Dado que las fibras musculares de tipo II, o de contracción rápida, están inervadas por motoneuronas más grandes, con cuerpos celulares más grandes a través de los cuales debe difundir pasivamente el potencial graduado inicial en su trayecto hacia el cono axónico, son más difíciles de reclutar (es decir, tienen un umbral alto). Por el contrario, las unidades motoras lentas presentan no solo fibras musculares de tipo I más pequeñas, sino también motoneuronas más pequeñas, que son más fáciles de reclutar (es decir, tienen un umbral bajo).

Por tanto, las unidades motoras compuestas por fibras de tipo I suelen ser las primeras en reclutarse debido a los umbrales de reclutamiento más bajos de sus neuronas.

Las unidades motoras compuestas por fibras de tipo II se reclutan después de las fibras de tipo I (tipo IIA seguidas de las fibras de tipo IIX) debido al tamaño celular más grande (axones y somas) de las motoneuronas rápidas, lo que produce umbrales de reclutamiento más elevados. Esto se denomina *principio de reclutamiento por tamaño*.

Revisión rápida

- Las motoneuronas α controlan la actividad del músculo esquelético.
- La vaina de mielina de algunos axones proporciona aislamiento y mantiene la fuerza de la señal eléctrica.
- La unidad motora consta de la motoneurona α y sus fibras de músculo esquelético asociadas.
- La corteza motora activa diferentes unidades motoras para crear diferentes cantidades de fuerza.
- Un impulso nervioso se conduce en forma de energía eléctrica.
- El potencial de membrana en reposo se crea principalmente por la distribución de moléculas cargadas positivamente en ambos lados de la membrana celular.
- La conductancia del impulso nervioso o un potencial de acción se logra mediante un proceso de despolarización y repolarización, en la que los iones cargados eléctricamente se mueven dentro y fuera de la neurona.
- La energía se transforma de eléctrica a química (neurotransmisores) para cruzar una sinapsis o unión neuromuscular (UNM).
- El tipo de conducción del sistema nervioso varía si el nervio está mielínico o amielínico.
- Los nervios mielínicos conducen sus impulsos por medio de la conducción saltatoria, y los nervios amielínicos utilizan conducción local, que es sustancialmente más lenta.
- Los axones de mayor diámetro conducen impulsos a velocidades más rápidas que el axón de menor diámetro.

EL PRINCIPIO DEL TAMAÑO Y RECLUTAMIENTO DE LA UNIDAD MOTORA

Uno de los conceptos más importantes relacionados con la función neuromuscular y las demandas de ejercicio se denomina **principio del tamaño**[29,31-35]. Presentado por el laboratorio del profesor Henneman y sus colegas en el Departamento de Fisiología de la Facultad de Medicina de la Universidad de Harvard en la década de 1960, este principio ayuda a explicar cómo se recluta el músculo esquelético y cómo pueden producirse las gradaciones de la fuerza muscular durante la actividad y el ejercicio.

La investigación del profesor Henneman mostró que, en el reclutamiento de unidades motoras individuales, el cuerpo utiliza diferentes criterios de tamaño a partir del grupo de unidades motoras disponibles que posee cada músculo. Este reclutamiento selectivo puede lograrse variando la fuerza del estímulo eléctrico que se necesita para estimular las unidades motoras individuales (recuérdese que las unidades motoras de diferentes tamaños tienen niveles umbrales específicos para el reclutamiento). El estímulo eléctrico también puede variar, según el número de unidades motoras reclutadas o el tamaño de las fibras musculares que componen las unidades motoras reclutadas. Cada uno de estos es un tipo de efecto de tamaño que ayuda a producir de manera efectiva la cantidad exacta de fuerza requerida para la tarea.

El principio del tamaño establece que las unidades motoras se reclutan desde la más pequeña hasta la más grande en términos del tamaño de la neurona que se encuentra en esa unidad motora y, en consecuencia, el número de fibras musculares contenidas en esa unidad motora (las neuronas grandes tienen un mayor número de fibras axónicas para inervar más fibras musculares). En consecuencia, hacer coincidir la fuerza producida con las demandas de fuerza impuestas sobre el músculo se logra por medio de la regulación del número y el tamaño de las unidades motoras reclutadas por el sistema nervioso[25]. Todas las fibras musculares contenidas dentro de una sola unidad motora son del mismo tipo, pues es la motoneurona la que determina las características de contracción de las fibras musculares que inerva. Las unidades motoras lentas se componen de menos fibras musculares y suelen tener un axón más pequeño que las inerva, en comparación con las unidades motoras rápidas. Por tanto, normalmente primero se reclutan las unidades motoras lentas y sus fibras musculares de tipo I en una acción muscular, seguidas por las FFR y las fibras musculares de tipo IIA a medida que aumentan las demandas de fuerza, con las unidades motoras FF y sus fibras musculares tipo IIX asociadas (o todas ellas tipo IIA si todas las isoformas de tipo IIX se han convertido con el entrenamiento) reclutadas solo en los esfuerzos máximos o casi máximos.

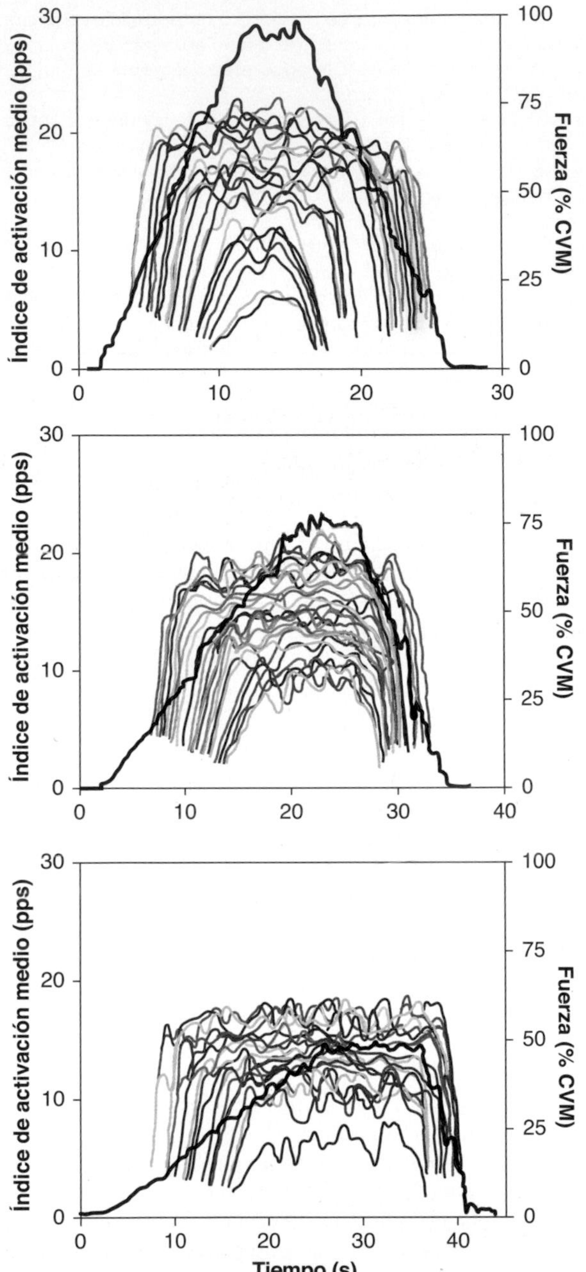

FIGURA 4-17. Principio del tamaño en acción. Durante una contracción isométrica de 30 s del vasto lateral, se producen diferentes niveles de fuerza (*línea negra*: 100 % [*superior*], 75 % [*medio*], 50 % [*inferior*]) a través del reclutamiento selectivo de unidades motoras (UM: *líneas de diferentes tonalidades de rojo y discontinuas*). Obsérvese cómo las UM se reclutan y desreclutan a medida que la fuerza aumenta y disminuye, pero en el nivel de fuerza máxima, las UM reclutadas en el 100 % de la contracción voluntaria máxima (CVM) no se reclutan en el 30 % de la CVM. Considérense también las diferencias en la media de los índices de activación: las UM de umbral más bajo tienen tasas de activación más altas y las UM de umbral más alto tienen tasas de activación más bajas. (Reproducido con permiso de De Luca CJ, Contessa P. Hierarchical control of motor units in voluntary contractions. *J Neurophysiol*. 2012;107(1): 178-195. Copyright © 2012 the American Physiological Society. All rights reserved.)

En la figura 4-17 se proporciona una ilustración real del principio del tamaño, en la que se muestran los datos de vanguardia de la tecnología electrofisiológica, que identifica y examina de manera no invasiva las unidades motoras individuales[12] y sus características de activación. Cuando se requiere una mayor producción de fuerza, se reclutan mayores porcentajes de unidades motoras de tipo II porque estas unidades de contracción rápida comprenden no solo más fibras musculares, sino que también son más largas y, por tanto, más fuertes. La fuerza máxima absoluta depende del número y tipo de unidades motoras que contribuyen al movimiento. En términos prácticos, si uno levanta un peso ligero, no se recluta todo el músculo, ya que las demandas de fuerza no son lo suficientemente altas para reclutar las unidades motoras más grandes que contienen las fibras musculares de tipo II, que tienen el mayor potencial de hipertrofia. Esta es la razón por la que levantar solo peso ligero no mejora la fuerza o el tamaño muscular tanto como levantar pesos pesados[1]. También explica por qué el trote, que recluta predominantemente fibras musculares de tipo I, no produce hipertrofia muscular.

El número total de unidades motoras en un músculo en particular, así como la composición relativa de los diferentes tipos de unidades motoras, está determinada en gran medida por la genética. En consecuencia, la genética tiene un gran impacto en el tipo de desempeño neuromuscular en el que puede sobresalirse. Por ejemplo, un corredor de maratón puede haber nacido con un 80 % de fibras de tipo I en los músculos del muslo. Un porcentaje tan alto de unidades motoras lentas y fibras de tipo I le ayudarán a ser un deportista de resistencia de élite (Fig. 4-18). Esto puede explicarse, en parte, por el hecho de que, en el reclutamiento de unidades motoras, primero se reclutan las unidades motoras lentas, que contienen fibras musculares de tipo I y son más adecuadas para la actividad aeróbica que las fibras musculares de tipo II, contenidas en las unidades motoras rápidas. La activación repetida de las fibras musculares de tipo II, más adecuadas para la actividad anaeróbica, produce mayor acidez, que provoca fatiga y reduce la capacidad de mantener el ritmo de carrera deseado. Por tanto, la genética de un individuo dictará la disponibilidad del reclutamiento de unidades motoras para

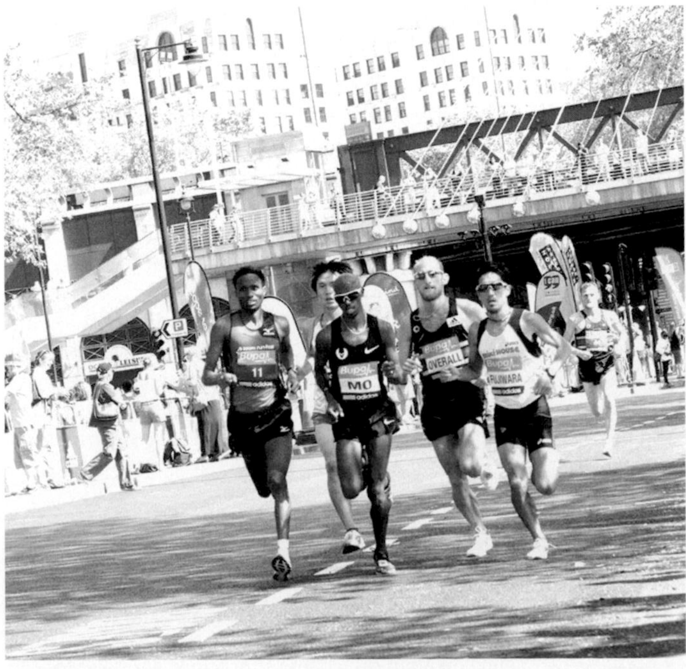

FIGURA 4-18. Las unidades motoras de tipo I predominan en los músculos de los muslos y las piernas de un corredor de fondo de élite.

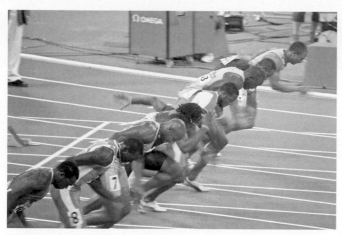

FIGURA 4-19. Las unidades motoras de tipo II predominan en los músculos del muslo y la pierna de un velocista de élite.

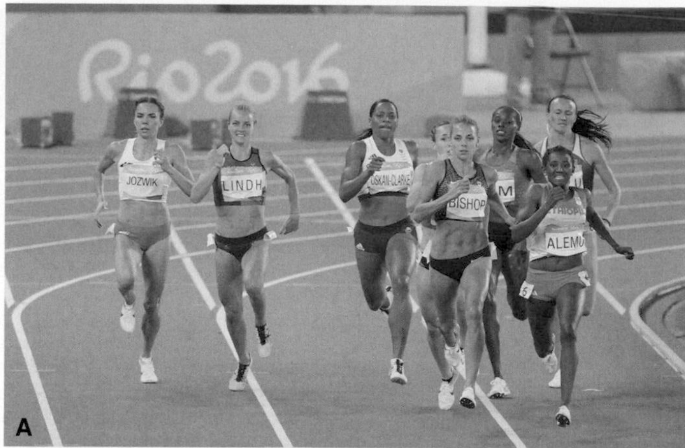

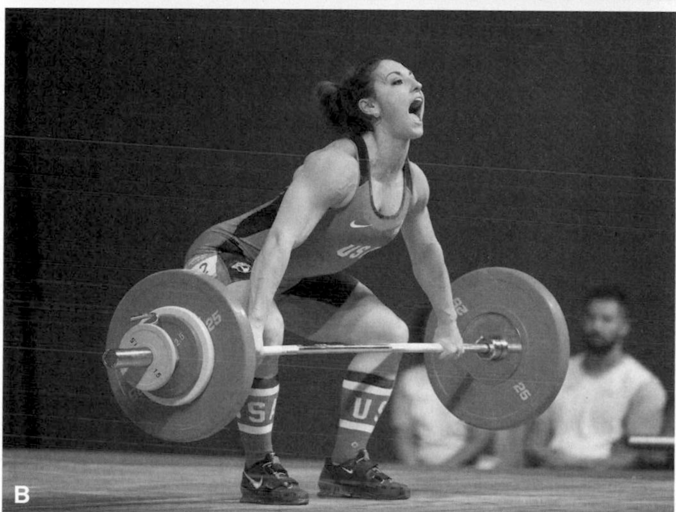

FIGURA 4-20. (A) Un aspecto del principio del tamaño en el orden de reclutamiento es que asegura que las unidades motoras de bajo umbral sean reclutadas con prioridad para realizar actividades de menor intensidad y larga duración (resistencia). **(B)** Las unidades motoras de umbral más alto se reclutan solo cuando se requieren altos niveles de fuerza o potencia.

satisfacer diferentes tipos de demandas de ejercicio y, por tanto, el nivel de rendimiento posible. Entonces, ¿cualquiera puede ser un medallista de oro en una carrera de maratón? No. Tener el complemento adecuado de unidades motoras es un requisito previo.

Por el contrario, para un velocista, poseer un alto porcentaje de unidades motoras rápidas en los músculos del muslo, con sus fibras musculares de tipo II asociadas, le ayudarán a promover las acciones musculares explosivas y de alta potencia necesarias para producir velocidad durante un corto período (Fig. 4-19). El reclutamiento de las fibras musculares de tipo II, que dependen predominantemente de la producción de energía anaeróbica, producirá una elevada producción de fuerza y potencia necesarias para una carrera de velocidad, pero las unidades motoras de tipo II también se fatigarán rápidamente (*v.* cap. 2). Es importante recordar que, debido al principio de reclutamiento del tamaño, el velocista aún reclutará sus unidades motoras lentas antes que sus unidades motoras rápidas. Por tanto, incluso las unidades motoras lentas y sus fibras musculares de tipo I son reclutadas durante las contracciones musculares de alta velocidad que se producen durante una carrera de velocidad. El maratón y las carreras cortas de velocidad representan dos ejemplos en los extremos del espectro de reclutamiento de unidades motoras.

La verdadera ventaja fisiológica del principio del tamaño en el orden de reclutamiento es que asegura que las unidades motoras de bajo umbral, o fácilmente reclutadas, compuestas de fibras musculares de tipo I diseñadas para el metabolismo aeróbico y resistentes a la fatiga, se recluten de forma predominante para realizar actividades de menor intensidad y larga duración (resistencia), así como actividades diarias normales. Las unidades motoras rápidas de umbral más alto, que se reclutan solo si se necesitan mayores niveles de fuerza, se fatigan rápidamente porque dependen en gran medida del metabolismo anaeróbico. Como resultado, el principio del tamaño en el orden de reclutamiento ayuda a retrasar la fatiga durante las acciones musculares submáximas dado que no se reclutan unidades motoras rápidas, que son de umbral alto y altamente fatigables (Fig. 4-20). Sin embargo, una característica positiva de las unidades motoras de umbral más alto es que se recuperan más rápidamente que las de umbral más bajo, lo cual es valioso para realizar actividades breves, pero repetitivas, que requieren mucha fuerza, como el entrenamiento por intervalos o las carreras (esprints) repetidas en un juego, como en el fútbol.

Durante las actividades de resistencia, las unidades motoras con buena capacidad para el metabolismo aeróbico pueden reclutarse de forma alternativa para satisfacer las demandas de fuerza de los músculos activos (**reclutamiento asincrónico**). Esto significa que dentro del grupo de unidades motoras lentas o de tipo I ubicadas en el músculo activo se produce un proceso cíclico de reclutamiento de modo que las unidades motoras individuales se turnan para descansar mientras otras están activas. Esta capacidad de reposo en las unidades motoras ante una fuerza submáxima también ayuda a retrasar la fatiga. Esta estrategia de rotación del reclutamiento de unidades motoras de bajo umbral predomina durante las actividades de resistencia, tanto si se trata de una actividad como la carrera de fondo o el levantamiento de pesos muy ligeros con gran número de repeticiones. Cuanto mayor sea la fuerza requerida para realizar una actividad, menos puede utilizarse esta estrategia de reclutamiento asincrónico, porque se requiere un porcentaje mayor del número total de unidades motoras para producir la fuerza necesaria. El principio del tamaño y el orden de reclutamiento ayudan a retrasar la fatiga durante las tareas que requieren la producción de fuerza submáxima, pues evitan el reclutamiento de las unidades motoras de umbral alto. Sin embargo, podría plantearse la pregunta: ¿puede producirse fatiga dentro del sistema nervioso (cuadro 4-9)?

Por último, es importante señalar que los umbrales de reclutamiento no son uniformes, sino que varían según el músculo. Específicamente, el nivel relativo de fuerza al que se activan todas las unidades motoras depende del propio músculo. Esto puede expli-

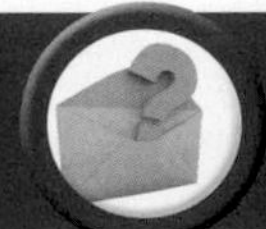

CUADRO 4-9
PREGUNTAS PRÁCTICAS DE LOS ESTUDIANTES

¿Puede fatigarse el sistema nervioso?

La fatiga puede producirse en varios lugares y tener varias causas (v. Fig.). Además, las causas de la fatiga pueden diferir según la naturaleza de la actividad, de alta intensidad y corta duración o de baja intensidad y larga duración. La **fatiga central** se refiere a una disminución en la producción de fuerza debido a la incapacidad del sistema nervioso central (SNC) para estimular las motoneuronas que activan el tejido muscular. Esto disminuye la capacidad de activar las fibras musculares y, por tanto, resulta en la pérdida de producción de fuerza. La **fatiga periférica** se refiere a la fatiga debida a un factor localizado dentro del propio músculo, como la falta de suficiente ATP y el aumento de la acidez, y se caracteriza por la incapacidad para transmitir el impulso de activación muscular desde la motoneurona a la fibra muscular (UNM).

La fatiga central puede producirse durante una actividad de alta intensidad y corta duración, que depende principalmente de la energía anaeróbica, o durante una actividad de baja intensidad y larga duración, que depende principalmente de la energía aeróbica. Los experimentos han mostrado resultados contradictorios con respecto a la fatiga central. En un estudio se constató que, después de la fatiga, la estimulación eléctrica directa del músculo afectado no podía restaurar el desarrollo de la fuerza máxima[1]. Esto indicó que la fatiga se ubicaba en la periferia o en el propio músculo, en lugar de la incapacidad del SNC para estimular el músculo. En otro estudio se indicó todo lo contrario: la estimulación eléctrica del músculo fatigado aumentó el desarrollo de la fuerza, lo que indica que la fatiga central limita la producción de fuerza muscular.

Estos estudios previos utilizaron variaciones de lo que se denomina técnica de interpolación fibrilar, que consiste en comparar la fuerza muscular voluntaria máxima con la fuerza máxima desarrollada por la estimulación eléctrica del músculo. Si el músculo fatigado desarrolla una fuerza máxima mayor con la estimulación eléctrica en comparación con la fuerza voluntaria máxima, indica fatiga central. Si ocurre lo contrario, no hay fatiga central. Que se produzca o no fatiga central dependerá del tipo de actividad muscular que se realiza. Por medio de la técnica de interpolación fibrilar, las acciones musculares de acortamiento (concéntricas) parecen producir primero fatiga periférica, seguido de fatiga central[3], mientras que las acciones musculares estáticas (isométricas) parecen producir el patrón de fatiga opuesto. Cuando el músculo se acorta durante una acción muscular estática, se produce una mayor fatiga central que periférica, y cuando el músculo se alarga durante una acción muscular estática, la fatiga periférica parece ser el proceso de fatiga predominante[4]. Por tanto, la fatiga central puede producirse o no dependiendo del tipo de acción muscular realizada.

Tampoco está claro si se produce o no fatiga central durante el entrenamiento de resistencia. Durante una actividad de baja intensidad y larga duración, las concentraciones de serotonina, un neurotransmisor, pueden aumentar y retrasar la fatiga. Sin embargo, aún no está clara la relación entre la serotonina y la fatiga, si la hay[5,6].

Si se producen o predominan fatiga central o periférica durante una actividad puede depender del tipo de acción muscular predominantemente utilizada, así como de otros factores, como la intensidad, duración y frecuencia de la actividad. Parece que la fatiga central se produce durante algunos tipos de actividad, aunque el mecanismo exacto que la explica no está claro[7].

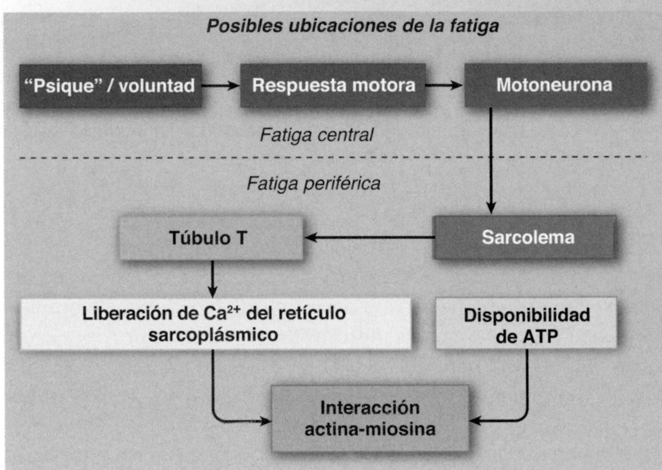

Bibliografía

1. Babault N, Desbrosses K, Fabre MS, et al. Neuromuscular fatigue development during maximal concentric and isometric knee extensions. *J Appl Physiol.* 2006;100:780–785.
2. Davis JM, Bailey SP. Possible mechanisms of central nervous system fatigue during exercise. *Med Sci Sports Exerc.* 1997;29:45–57.
3. Desbrosses K, Babault N, Scaglioni G, et al. Neural activation after maximal isometric contractions at different muscle lengths. *Med Sci Sports Exerc.* 2006;38:937–944.
4. Ikai M, Steinhaus AH. Some factors modifying the expression of human strength. *J Appl Physiol.* 1961;16:157–163.
5. Merton PA. Voluntary strength and fatigue. *J Physiol.* 1954;123:553–564.
6. Struder HK, Weicker H. Physiology and pathophysiology of the serotonergic system and its implications on mental and physical performance. Part I. *Int J Sports Med.* 2001;22:467–481.
7. Struder HK, Weicker H. Physiology and pathophysiology of the serotonergic system and its implications on mental and physical performance. Part II. *Int J Sports Med.* 2001;22:482–497.

carse por las diferencias en el número y la composición de las unidades motoras, que está dictada por la anatomía y la función de los movimientos. Por ejemplo, todas las unidades motoras del primer interóseo dorsal (un músculo del pulgar) se reclutan aproximadamente al 65 % de la producción de fuerza voluntaria máxima[13]. ¿Por qué se reclutan todas las unidades motoras de este músculo con estos niveles de fuerza bajos? La respuesta puede estar relacionada con la naturaleza de los movimientos de la mano. Por su diseño, los músculos que contribuyen a movimientos altamente refinados con muchos grados de libertad están diseñados para proporcionar niveles de control exquisitos. Esto requiere la participación de muchos músculos, que deben trabajar con un alto grado de coordinación.

Las unidades motoras de umbral bajo son más adecuadas para abordar este problema porque sus tasas de activación de frecuencia más baja permiten grados más altos de control temporal, especialmente con respecto a la coordinación. Además, debido a que estos movimientos se realizan de forma continua a lo largo del día, la resistencia a la fatiga conferida por las unidades motoras de umbral bajo (contracción lenta) es ventajosa. Por el contrario, el vasto lateral es un componente principal del complejo de músculos que extienden la rodilla.

La rodilla realiza una cantidad muy pequeña de movimientos y requiere un grado de coordinación comparativamente menor. Sin embargo, muchos movimientos de extensión de la rodilla requieren la producción de grandes cantidades de fuerza absoluta, como saltar o agacharse. Además, el grado de variación en la producción de fuerza es mucho mayor que el de la mano. Estas diferencias anatómicas y funcionales se reflejan en el vasto lateral, en el que el umbral de reclutamiento máximo se alcanza aproximadamente con el 95 % de la fuerza máxima[13].

Excepciones al principio del tamaño e interacciones dinámicas

Hay excepciones al principio del tamaño. Tales excepciones pueden darse cuando la demora causada por el reclutamiento inicial de las unidades motoras más pequeñas, que solo pueden contribuir con pequeñas cantidades de fuerza, puede perjudicar el desempeño de una actividad en la que se requiere mucha fuerza. Las excepciones al principio del tamaño se descubrieron por primera vez en peces y mamíferos con el estudio de movimientos rápidos de escape (como el movimiento de la cola en un pez para cambiar de dirección cuando es perseguido por un depredador) o movimientos de captura (movimiento de la pata delantera de un gato para capturar una presa), en los que incluso un retraso minúsculo en el orden de reclutamiento de unidades motoras pequeñas a grandes podría representar la diferencia entre la vida y la muerte.

En estas circunstancias excepcionales, en lugar de comenzar con el reclutamiento de unidades motoras lentas de umbral bajo, se reclutan primero las unidades motoras rápidas de umbral alto para permitir una velocidad de movimiento más rápida. Este proceso parece facilitarse por medio de la inhibición de la activación de las unidades motoras lentas, lo que facilita el acceso directo a las unidades motoras rápidas.

Sin embargo, en los seres humanos, parece que es inviable comenzar el reclutamiento con las unidades motoras de umbral alto. Más bien, disminuye la activación de las unidades motoras de umbral bajo, lo que permite una progresión más rápida a las unidades motoras de umbral alto. Podría especularse que esto es posible en movimientos altamente entrenados, como movimientos de muy alta velocidad (balísticos) y/o de alta potencia en deportistas bien entrenados (p. ej., levantadores de pesas olímpicos, lanzadores de béisbol, velocistas o nadadores de velocidad)[19].

Ley de todo o nada y gradaciones de la fuerza

Otro concepto importante en la regulación de la producción de fuerza muscular es la **ley de todo o nada**. Esta ley establece que cuando la motoneurona de una unidad motora específica alcanza un nivel umbral para la activación, todas las fibras musculares de esa unidad motora se activan. Si no se alcanza el umbral, no se producirá activación alguna.

Sin embargo, debe tenerse en cuenta que esta ley es válida solo para unidades motoras individuales dentro de un músculo, y no para músculos completos, como el bíceps. Dentro de un solo músculo, cuantas más unidades motoras se estimulan, mayor es la cantidad de fuerza que se desarrolla. En otras palabras, si se activa una unidad motora, solo se desarrolla una cantidad muy pequeña de fuerza. Si se activan varias unidades motoras, se desarrolla más fuerza. Si se activan todas las unidades motoras de un músculo, el músculo produce una fuerza aún mayor. Este método de variación de la fuerza producida por un músculo se denomina **unidad motora múltiple** o **suma espacial**.

Las gradaciones en la fuerza desarrollada por un músculo también pueden lograrse mediante el control de la fuerza producida por sus unidades motoras individuales. Esto se denomina **suma de ondas o temporal**, y se define como el producto de la rapidez con la que los potenciales de acción son generados por una motoneurona α para estimular las fibras musculares de una unidad motora. Una unidad motora responde a un solo impulso nervioso (potencial de acción) por medio de la producción de una sola **contracción** muscular (breve período de actividad muscular que produce fuerza, que es seguida por la relajación de la unidad motora). Cuando dos impulsos conducidos por un axón alcanzan las fibras musculares con solo un breve intervalo de separación, la segunda contracción se produce antes de la relajación completa que sigue a la primera. Esto se debe al hecho de que la duración de la actividad contráctil, es decir, la contracción muscular, es más larga que la actividad excitadora, o impulso neural, que provoca la contracción. Como resultado, la segunda contracción se suma a la fuerza de la primera, lo que produce más fuerza total.

La capacidad de las neuronas para variar **la velocidad** de generación de potenciales de acción se denomina **índice de codificación**. Con índices progresivamente más altos de activación (disparo) del potencial de acción, el índice de suma de ondas (contracción) aumenta hasta que los impulsos se dan a una frecuencia lo suficientemente alta como para que las contracciones musculares resultantes se sumen por completo o se fusionen, y no haya evidencia de relajación entre las contracciones (Fig. 4-21).

La suma completa de contracciones se llama **contracción tónica** y es la fuerza máxima que puede desarrollar una unidad motora. La capacidad de variar la fuerza que produce un músculo mediante la suma de múltiples unidades motoras y la codificación de frecuencia da como resultado una variación casi infinita de la fuerza producida por un músculo. La capacidad de variar la producción de fuerza es vital para el desempeño adecuado de las habilidades deportivas que van desde actividades de potencia, como el salto de altura, hasta aquellas que requieren fuerza mínima, como una dejada en el tenis, destinada apenas a atravesar la red.

Revisión rápida

- Las unidades motoras se reclutan desde las más pequeñas hasta las más grandes según las demandas de fuerza impuestas al músculo.
- La genética de un individuo determina el número disponible de los diferentes tipos de unidades motoras (es decir, lentas, rápidas resistentes a la fatiga [RRF], de fatiga rápida [FR]) que pueden reclutarse para realizar diferentes tipos de ejercicio.
- Las unidades motoras rápidas son más grandes que las lentas en el diámetro del axón motor, así como en el tamaño y número de fibras musculares inervadas.
- Reclutar primero las unidades motoras con umbral bajo ayuda a retrasar la fatiga cuando no se necesita mucha fuerza o potencia.
- El reclutamiento asincrónico de unidades motoras puede producirse cuando las necesidades de producción de fuerza son bajas, lo que retrasa el inicio de la fatiga.
- Puede darse una excepción al principio del tamaño, según el cual primero se reclutan las unidades motoras rápidas, en algunos animales, para permitir una mayor velocidad de movimiento. Pero en los seres humanos, el umbral para el reclutamiento de unidades motoras de umbral bajo disminuye, lo que permite una progresión más rápida al reclutamiento de unidades motoras de umbral alto, lo que aumenta así la velocidad y la potencia.
- La ley de todo o nada dicta que todas las fibras musculares de una unidad motora se contraerán o tendrán una sacudida, si se recluta esa unidad motora.
- La fuerza producida por un músculo varía por medio de la activación de diferentes cantidades de unidades motoras.
- La activación selectiva de las unidades motoras y la diferencia en el tamaño de las unidades motoras y la codificación de frecuencia de cada unidad motora permite la producción de fuerza graduada.
- Las unidades motoras responden a un solo impulso nervioso que produce una contracción.
- La suma completa de los impulsos nerviosos contráctiles individuales produce contracción tónica.

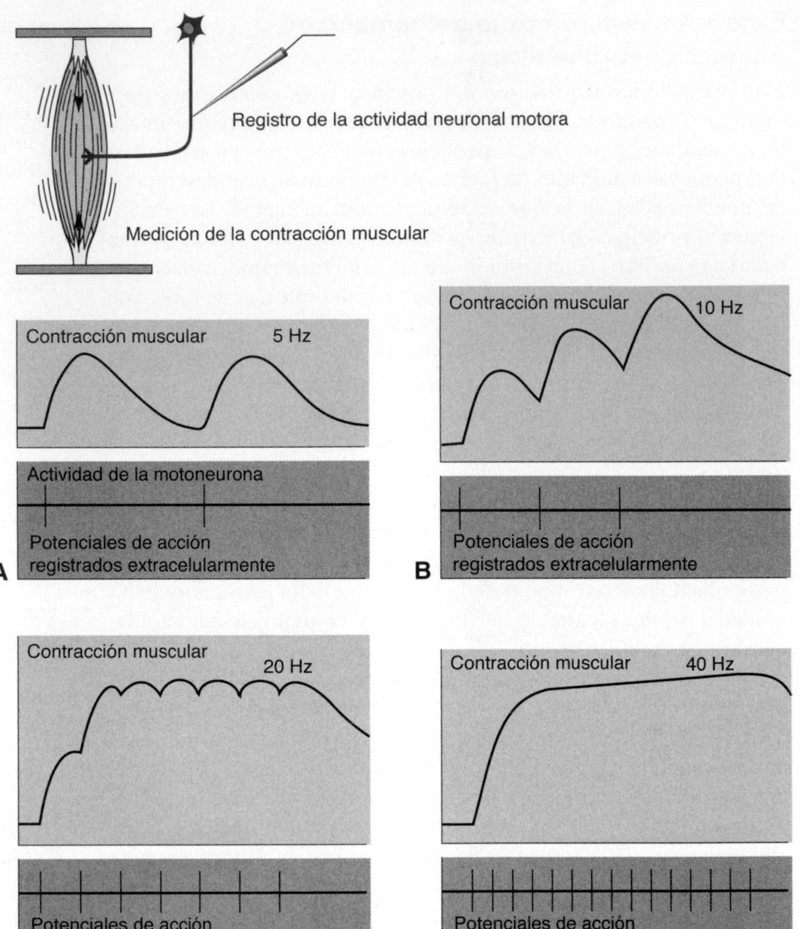

FIGURA 4-21. La suma de ondas (también conocida como suma de frecuencias) se produce cuando un conjunto dado de unidades motoras se estimula repetidamente hasta que se desarrolla la máxima cantidad de fuerza en una contracción muscular tetánica. (**A**) Relajación completa entre potenciales de acción. (**B**) Suma de ondas. (**C**) Contracción tetánica no fusionada. (**D**) Contracción tetánica. (Reimpreso con permiso de Bear M, Connors B, Paradiso M. *Neuroscience: Exploring the Brain*. 2nd ed. Baltimore, MD: Lippincott Williams & Wilkins, 2000.)

ADAPTACIONES NERVIOSAS AL EJERCICIO

Las adaptaciones nerviosas al ejercicio facilitan un mejor rendimiento físico, y cada vez hay más evidencia que sugiere que el ejercicio también puede mejorar la salud y el funcionamiento del cerebro. El impulso nervioso, una medida del reclutamiento combinado de unidades motoras y el índice de codificación de las unidades motoras activas dentro de un músculo, es un aspecto de las adaptaciones al entrenamiento. Dicho impulso, que inicia dentro del SNC y luego se transmite al SNP, puede cuantificarse mediante técnicas de electromiografía (EMG) integrada con electrodos de superficie (cuadro 4-10). Las técnicas de EMG miden la actividad eléctrica dentro del músculo, incluida la actividad tanto de los nervios como de las fibras musculares, e indican la cantidad de impulso nervioso transmitido al músculo.

En un conjunto de estudios clásicos, 8 semanas de entrenamiento con pesas dieron como resultado un cambio a un nivel más bajo en la relación de actividad EMG y fuerza muscular[46-48]. En efecto, el músculo entrenado produjo una cantidad determinada de fuerza submáxima con una menor cantidad de actividad EMG, lo que sugiere un aumento de la respuesta contráctil ante cualquier cantidad de impulso nervioso submáximo. Esta mayor respuesta a una determinada cantidad de estímulo eléctrico sugiere que hay una mejor activación del músculo durante el esfuerzo submáximo o un patrón de reclutamiento más eficiente de las unidades motoras. Sin embargo, en algunos estudios se ha constatado que después del entrenamiento no se produce una mejor activación del músculo[45], lo que indica que el orden de reclutamiento más eficiente es probablemente responsable de gran parte del aumento de la fuerza.

Además de esta adaptación observada en los esfuerzos submáximos, se encontró que el entrenamiento de fuerza da como resultado registros EMG más altos durante los esfuerzos máximos, lo que sugiere el aumento del impulso neuronal máximo hacia el músculo. De hecho, aunque los cálculos predijeron un aumento de la fuerza del 9 % secundaria a la hipertrofia inducida por el entrenamiento, la fuerza en realidad aumentó en un 30 %. Esta y otras investigaciones apoyan la idea de que un aumento en el impulso nervioso máximo aumenta la fuerza muscular[19]. Además, parece que tales adaptaciones nerviosas se producen con bastante rapidez. Se ha constatado que los aumentos considerables en la fuerza que se evidencian en las primeras semanas de un programa de entrenamiento de fuerza se producen con poca o sin hipertrofia muscular, y que pueden atribuirse principalmente a una mayor activación nerviosa de los músculos entrenados[27]. Este impacto inicial del sistema nervioso sobre las ganancias de fuerza se muestra en la figura 4-22. Curiosamente, también se ha establecido que las disminuciones iniciales y más pronunciadas de la fuerza que acompañan al desuso muscular pueden atribuirse principalmente a una disminución del impulso nervioso al músculo en contracción máxima[14].

Otra adaptación nerviosa que podría mejorar la función muscular es una mayor sincronización de la activación de las unidades motoras[38]. Cuanto mayor sea la sincronización, mayor es el número

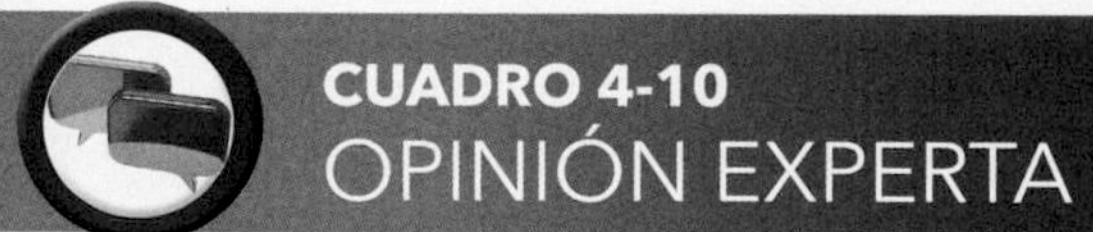

CUADRO 4-10
OPINIÓN EXPERTA

Electromiografía

Joseph P. Weir, PhD, FACSM, FNSCA
Professor and Chair
Department of Health, Sport, and Exercise Sciences
School of Education
The University of Kansas

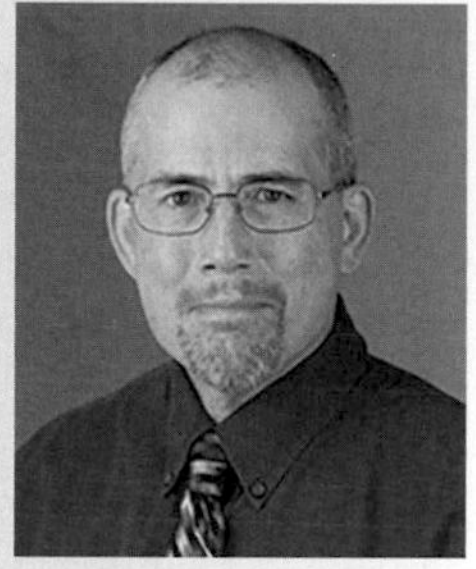

La electromiografía (EMG) es una herramienta para medir las señales eléctricas creadas por los músculos cuando son estimulados para contraerse. Específicamente, la EMG registra los potenciales de acción que se generan en la membrana de las células musculares (sarcolema). Dado que el sistema nervioso activa el músculo esquelético al nivel de las unidades motoras, y las fibras musculares de una unidad motora se contraerán juntas, los fisiólogos especialistas en EMG a menudo analizan los resultados en términos de potenciales de acción de unidades motoras (PAUM).

Hay dos formas generales de obtener los registros EMG. Primero, pueden colocarse electrodos de superficie sobre el vientre muscular. La tecnología es similar a la utilizada para realizar registros de la actividad eléctrica del corazón (electrocardiograma [ECG]), aunque muchos sistemas incorporan pequeños bioamplificadores que pueden colocarse directamente sobre la piel. Los electrodos de superficie requieren cierta preparación de la piel en el lugar del registro. Por lo general, esto implica limpiar a fondo la piel con alcohol y, en algunos casos, afeitar y raspar la piel para minimizar la impedancia eléctrica. Los registros tradicionales de EMG de superficie no permiten la visualización de PAUM individuales. En cambio, se producen en gran cantidad en el sitio de registro en cualquier momento, y la señal resultante se denomina patrón de interferencia. Este patrón se parece a una señal acústica o una señal sismográfica en geología. El segundo método es la EMG con aguja, en la que se insertan electrodos de aguja en el vientre muscular. En las ciencias del deporte, los electrodos de aguja se utilizan principalmente para realizar registros de músculos profundos que no son accesibles con electrodos de superficie. La EMG con aguja también se utiliza en el electrodiagnóstico clínico, ya que permite el examen de PAUM individuales. A menudo pueden identificarse varios trastornos musculares y neurológicos de acuerdo con las formas de los PAUM y otras características identificadas en el examen EMG con aguja. Recientemente, una nueva tecnología EMG de superficie que utiliza una serie de pequeños electrodos EMG de superficie colocados en un espacio relativamente pequeño ha ampliado la posibilidad de registrar PAUM individuales sin usar una aguja. Este es uno de los límites de la investigación en EMG.

Hay tres enfoques generales de cuantificación para el EMG de superficie en las ciencias del deporte. Primero, la EMG se usa para examinar el momento de activación muscular. Aquí, se cuantifican el inicio y el final de las ráfagas de EMG. Si se examinan varios músculos a la vez, puede estudiarse el momento de activación de los agonistas, antagonistas y sinérgicos para dar una imagen del patrón de activación muscular en tareas como caminar, correr y levantar objetos. Este tipo de información también puede utilizarse en la clínica. Por ejemplo, los laboratorios clínicos que evalúan la marcha utilizan EMG de superficie, junto con análisis cinemáticos y cinéticos, para ayudar a caracterizar la disfunción de la marcha en personas con afecciones como la parálisis cerebral. Esta información puede utilizarse para ayudar a guiar las intervenciones quirúrgicas ortopédicas. En segundo lugar, puede cuantificarse la amplitud de la señal EMG. En general, cuanto mayores son los cambios de voltaje por unidad de tiempo en igualdad de condiciones, mayor es el grado de activación de la unidad motora. La cuantificación de la amplitud de una señal EMG permite al investigador o al médico medir la fuerza de una contracción. La amplitud de la señal EMG también varía durante la fatiga muscular, de manera que los cambios en la amplitud EMG se utilizan a menudo para estudiar la fatiga muscular. Finalmente, el análisis del dominio de frecuencia permite al investigador caracterizar un EMG en función de la cantidad de energía de la señal en varias bandas de frecuencia. Por lo general, las señales EMG de superficie contienen casi toda su energía de señal en frecuencias por debajo de 500 ciclos por segundo (Hertz) y por encima de 10 a 20 Hz, según las características del sistema de registro. El análisis del dominio de frecuencia se utiliza a menudo para estudiar la fatiga muscular. A medida que el músculo se fatiga, y entre una variedad de cambios, la velocidad de conducción del potencial de acción a lo largo del sarcolema tiende a disminuir. Esto altera las características de la frecuencia en la señal EMG de superficie, y estas pueden cuantificarse mediante el uso de un análisis del dominio de frecuencia.

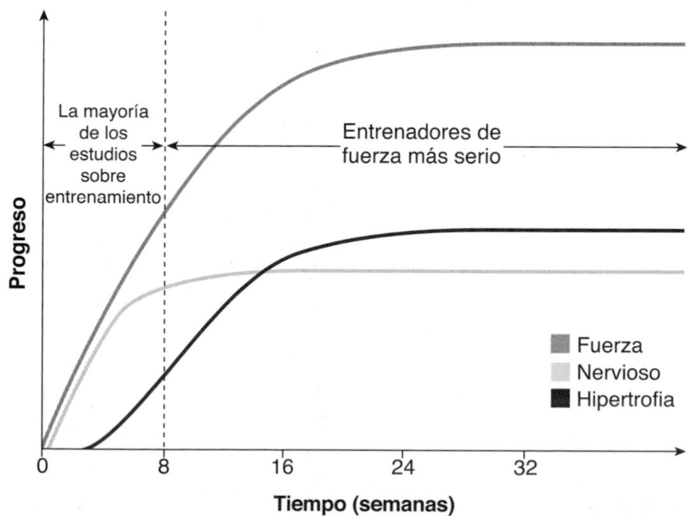

FIGURA 4-22. Durante las primeras semanas de entrenamiento, el aumento de la fuerza se debe inicialmente a adaptaciones nerviosas. A medida que el entrenamiento continúa, los aumentos de fuerza también están causados por aumentos en la hipertrofia del músculo esquelético.

de unidades motoras activadas a la vez. Se ha observado una mayor sincronización de la activación después del entrenamiento de fortalecimiento, donde parece tener su mayor impacto para mejorar la potencia al disminuir el tiempo que tarda el músculo en alcanzar la producción de fuerza máxima. Esto sería valioso durante los deportes de potencia tales como el lanzamiento de peso o jabalina.

Existe evidencia adicional que respalda la creencia de que la impresionante potencia muscular que muestran los deportistas debidamente entrenados está relacionada con alteraciones en los patrones de reclutamiento nervioso. Por ejemplo, se ha constatado que el entrenamiento para una carrera no solamente aumenta la **excitabilidad** de las motoneuronas, lo que hace que las unidades motoras de alto umbral sean más fáciles de reclutar, sino que también mejora la velocidad de conducción nerviosa de los axones motores, lo que mejora el índice de producción de fuerza muscular de esas unidades motoras[56].

La mayor excitabilidad y velocidad de conducción nerviosa observada en las unidades motoras de alto umbral de los deportistas con entrenamiento de potencia aumenta la fuerza producida y el índice al que se genera esa fuerza máxima, pero, por su diseño metabólico, esas unidades motoras se fatigarán rápidamente. Al comparar el rendimiento muscular entre los deportistas bien entrenados en prácticas de potencia con los de resistencia, los primeros mostraron una mayor fuerza inicial y potencia de los músculos cuádriceps. No obstante, después de una serie de extensiones de piernas con el máximo esfuerzo que provocan fatiga, fueron los deportistas de potencia los que experimentaron una mayor disminución de fuerza y potencia. Esto se acompañó de una mayor disminución en la actividad EMG entre los deportistas con entrenamiento de potencia, lo que sugiere una menor participación de las unidades motoras de umbral alto. Estos hallazgos ilustran que, si bien el entrenamiento de potencia de alta intensidad puede mejorar la capacidad de reclutar unidades motoras rápidas de umbral alto, siguen siendo más fatigables que las unidades motoras lentas de umbral bajo.

En actividades deportivas más complejas, como el remo, deporte en el que la coordinación fina de numerosos grupos de músculos es esencial para el desempeño óptimo, el entrenamiento parece provocar un tipo de adaptación en el reclutamiento nervioso que es de naturaleza intermuscular. Por ejemplo, se determinó que los remeros altamente entrenados y experimentados eran más hábiles para reclutar, en el complejo golpe de potencia del remo, entre los diversos músculos utilizados que los deportistas menos entrenados que no habían destacado en su deporte (Fig. 4-23)[61]. Durante una sesión de remo de 6 min, los deportistas de élite alternaron fácilmente el reclutamiento entre los grupos de músculos activos en el golpe de potencia del remo. Dependieron más de los cuádriceps durante los primeros 2 min, más de la espalda durante los minutos 2 a 4, y más de los cuádriceps durante el minuto 5. Por el contrario, los remeros menos hábiles no pudieron alternar el uso de diferentes grupos musculares durante los 6 min que duró la actividad.

Aunque el entrenamiento de fuerza y potencia parece provocar más modificaciones del sistema nervioso, existe una modificación importante después del entrenamiento de resistencia: la mejora del reclutamiento asincrónico de las unidades motoras de umbral bajo. Esta mejora de la rotación en el reclutamiento de unidades motoras de umbral bajo dentro del mismo músculo durante el ejercicio submáximo prolongado, sirve para proporcionar intervalos de descanso a las unidades motoras individuales, lo que reduce el estrés y la fatiga entre ellas y elimina la necesidad de reclutar unidades motoras, más fatigables, de umbral más alto.

Un componente importante de la unidad motora es la UNM, que es la sinapsis que permite la comunicación de la motoneurona a las fibras musculares que inerva. Como parte tanto del sistema nervioso como del sistema muscular, también muestra adaptaciones al entrenamiento físico (cuadro 4-11). Las características principales de la UNM son vesículas que contienen acetilcolina, ubicadas en los extremos terminales del axón motor, y receptores para el neurotransmisor acetilcolina, en la región de la placa terminal del sarcolema de la fibra muscular (Fig. 4-24). La UNM se conoce desde hace mucho tiempo como el sitio de fatiga neuromuscular[62]. Sin embargo, ahora se sabe que la UNM es capaz de experimentar adaptaciones positivas al entrenamiento físico que sirven para retrasar la aparición de la fatiga. Por ejemplo, se ha constatado que el entrenamiento de resistencia aumenta el número de vesículas presinápticas de acetilcolina y de receptores postsinápticos en aproximadamente un 30 %, lo que resulta en el retraso de la fatiga y en una mejor resistencia[16,18]. La investigación también ha constatado que, al igual que el entrenamiento de resistencia, el entrenamiento de fuerza puede aumentar el tamaño de la UNM, pero solo en aproximadamente un 15 %[15]. Por tanto, varios tipos de adaptaciones inducidas por el entrenamiento dan como resultado un mejor rendimiento deportivo. El SNC desempeña un papel cada vez más reconocido en las adaptaciones al ejercicio, y los avances tecnológicos aportarán nuevos conocimientos sobre las funciones del encéfalo. Justo ahora se está aprendiendo a comprender cómo funciona y se adapta el encéfalo, pero una serie de hallazgos recientes y clásicos brindan información importante. Si bien existe cierta controversia sobre el papel del encéfalo en la producción aguda de fuerza, en diversas investigaciones se ha observado que la actividad cortical motora aumenta con la intensidad del ejer-

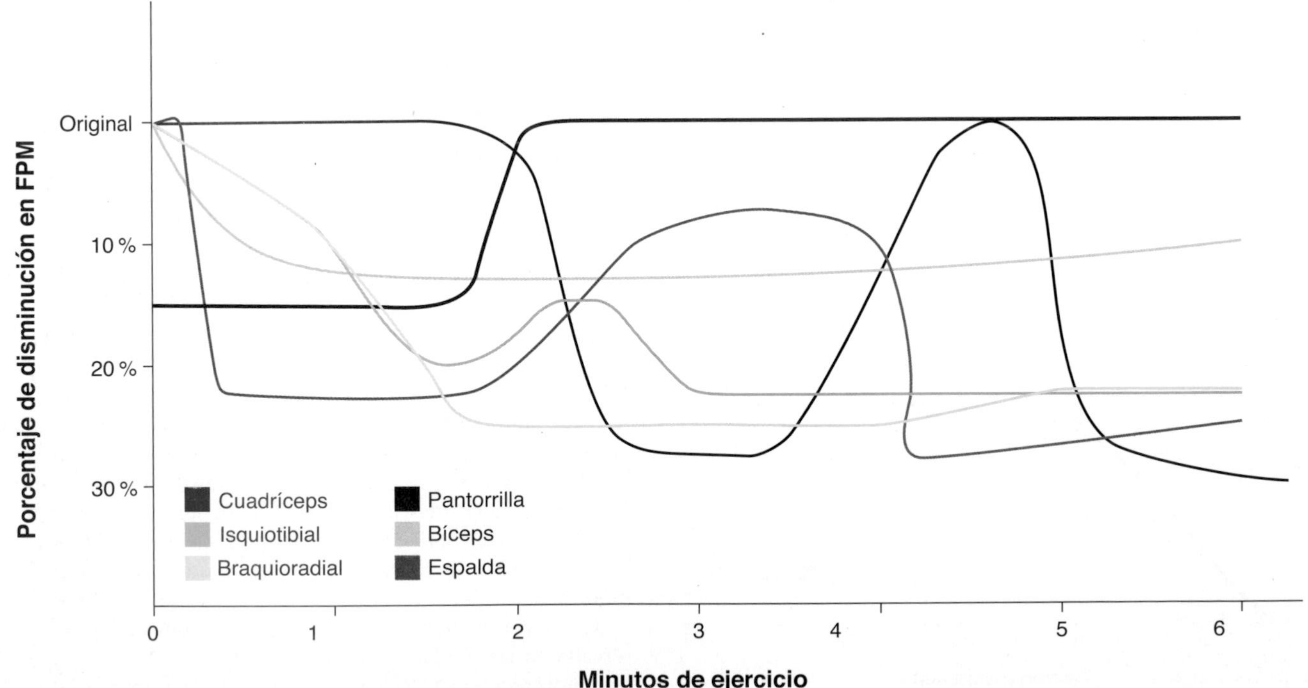

FIGURA 4-23. Frecuencia de potencia media (FPM) relativa de diferentes grupos musculares en remeros de élite durante 6 min de remo. Una disminución en la FPM indica que el grupo de músculos se usa menos y se fatiga menos. (De RC, Tse MA, Wong SC. Application of surface electromyography in assessing muscle recruitment patterns in a six-minute continuous rowing effort. *J Strength Cond Res.* 2007;21(3):724–730. Copyright © 2007 National Strength and Conditioning Association. Adapted with permission from National Strength and Conditioning Association, Colorado Springs, CO, USA.)

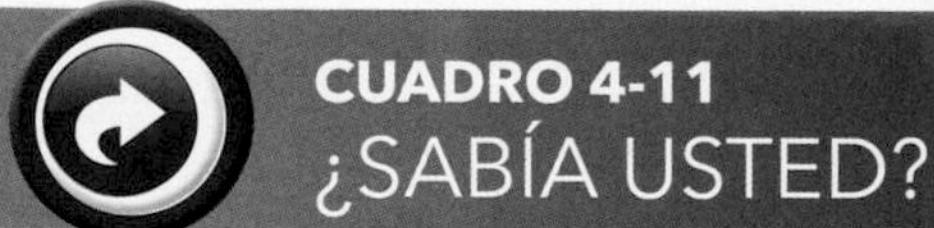

CUADRO 4-11
¿SABÍA USTED?

Unión neuromuscular y ejercicio

La unión neuromuscular (UNM) es el espacio entre un axón y una fibra muscular donde una señal excitadora generada por la motoneurona se transfiere a la superficie de la fibra muscular, lo que finalmente conduce a la contracción de esa fibra. Curiosamente, los estudios de investigación han constatado que la UNM es, al menos, un sitio potencial de fatiga neuromuscular que conduce a la disminución de la fuerza contráctil del músculo esquelético.

Al igual que con las fibras musculares, la estructura de la UNM y las concentraciones de neurotransmisores demuestran una adaptabilidad impresionante al entrenamiento físico regular. Por ejemplo, un programa de carrera en banda durante varias semanas produce un aumento significativo de las dimensiones de los componentes presinápticos (terminaciones nerviosas) y postsinápticos (placa terminal de fibras musculares) de la UNM. Estas adaptaciones están asociadas con un mayor número de vesículas presinápticas que contienen neurotransmisores y receptores postsinápticos que se unen al neurotransmisor tras su liberación. Estas modificaciones estructurales dan como resultado una comunicación más eficaz entre los nervios y los músculos, y, por tanto, menos fatiga durante la activación prolongada del sistema neuromuscular. De hecho, se ha documentado que la disminución en la cantidad de neurotransmisor liberado de las terminales nerviosas y unido a la placa terminal de la fibra muscular que ocurre durante una serie continua de estimulación nerviosa se atenúa significativamente en animales con entrenamiento de resistencia. Esto da como resultado una menor incidencia de fallo en la transmisión neuromuscular y la respuesta de las fibras musculares que participan en la estimulación nerviosa.

No es solo el entrenamiento de resistencia lo que afecta la UNM, sino que también se ha encontrado que un programa de entrenamiento de fuerza durante varias semanas produce una remodelación similar de la UNM, aunque menos pronunciada. Mientras que el entrenamiento de resistencia produjo un aumento de ~30% en el tamaño de las regiones presinápticas y postsinápticas de la UNM, el entrenamiento de fuerza expandió las dimensiones presinápticas y postsinápticas aproximadamente en un 15%. Es probable que esta diferencia se deba al hecho de que la cantidad total de actividad neuromuscular es mayor durante el entrenamiento de resistencia, caracterizada por una actividad continuada, que durante el entrenamiento de resistencia, en el que la actividad es de naturaleza más intermitente. En ambos modos de entrenamiento físico se ha observado que las adaptaciones presinápticas y postsinápticas están íntimamente acopladas para mantener la cinética de liberación y unión adecuada de los neurotransmisores y la probabilidad de contracción de las fibras musculares durante la actividad neuromuscular prolongada.

Al considerar el aumento de la capacidad del sistema neuromuscular inducido por el entrenamiento físico, no debe pasarse por alto el papel vital desempeñado por la UNM en esas mejoras. La remodelación de la UNM está indisolublemente ligada a un mejor desempeño neuromuscular.

Lecturas recomendadas

Deschenes M, Judelson DA, Kraemer WJ, et al. Effects of resistance training on neuromuscular junction morphology. *Muscle Nerve*. 2000;23:1576.

cicio y el índice de desarrollo de la fuerza[5,37,58,60]. Existen preguntas sobre la causa de tales aumentos de la actividad cortical, y hay desacuerdo sobre si el aumento de la actividad cortical motora refleja la fuerza, la percepción de la fuerza, el procesamiento de la retroalimentación sensorial asociada, o todo lo anterior. Recientemente se observó que en los halterófilos bien entrenados, la actividad cortical motora aumenta con la fatiga, incluso cuando se reducen las cargas para completar un número prescrito de repeticiones en múltiples series[20] (Fig. 4-25). En otros estudios se ha constatado que la producción de fuerza percibida determina la actividad cortical antes del movimiento, mientras que la producción de fuerza real determina la actividad cortical durante el mismo[59]. En el astuto experimento que sigue, los participantes realizaron acciones isométricas con los dedos con una cantidad de fuerza prescrita, que se indicaba en una pantalla. Se engañó a los participantes haciéndoles creer que estaban produciendo un determinado nivel de fuerza, pero en realidad la pantalla indicaba otro nivel. Por ejemplo, se les dijo que produjeran el 70 % de su fuerza de contracción voluntaria máxima, pero cuando contrajeron sus músculos para alcanzar el trazo indicado en la pantalla, solo se estaba produciendo el 50 % de su fuerza máxima. Los hallazgos indicaron que la corteza motora controla o percibe la velocidad y la magnitud de la producción de fuerza, y que la actividad cortical motora suele aumentar con la fatiga, posiblemente como resultado de un mayor procesamiento sensorial. Además, si bien la actividad cortical que precede al movimiento está relacionada con las percepciones de ese movimiento, debe distinguirse de la que se produce durante el movimiento. Se desconoce la importancia fisiológica del aumento de la actividad antes del movimiento.

Vesículas Vesículas y ramos Receptores

FIGURA 4-24. Microfotografía de la unión neuromuscular (UNM) teñida con fluorescencia. La primera tinción se corresponde con vesículas presinápticas que contienen acetilcolina, mientras que la segunda se corresponde con ramos nerviosos terminales presinápticos. Finalmente, la tercera tinción se corresponde con receptores postsinápticos de acetilcolina. El cuadro inferior derecho muestra la superposición de los tres componentes UNM. (Cortesía de Dr. Michael Deschenes, The College of William and Mary, Williamsburg, VA.)

La naturaleza de las adaptaciones centrales al entrenamiento físico es menos conocida, aunque tres series de hallazgos proporcionan consideraciones interesantes. En primer lugar, en varios estudios que utilizan tecnologías avanzadas de imágenes cerebrales se ha constatado que, a medida que se aprende una tarea nueva o se desarrollan sus características (p. ej., velocidad, fuerza o precisión de movimiento), el área y la intensidad de la activación cortical motora aumenta[39] (Fig. 4-26). Además, con la práctica, la actividad cortical durante un movimiento imaginario se vuelve cada vez más similar a la actividad que acompaña al movimiento real[43]. Finalmente, mientras que 12 semanas de entrenamiento físico produjeron un 53 % de aumento en la fuerza, las «contracciones mentales» por sí solas podrían inducir una mejora del 35 % en la fuerza[53]. En conjunto, estas investigaciones indican que el entrenamiento físico o su visualización pueden inducir una mayor participación y activi-

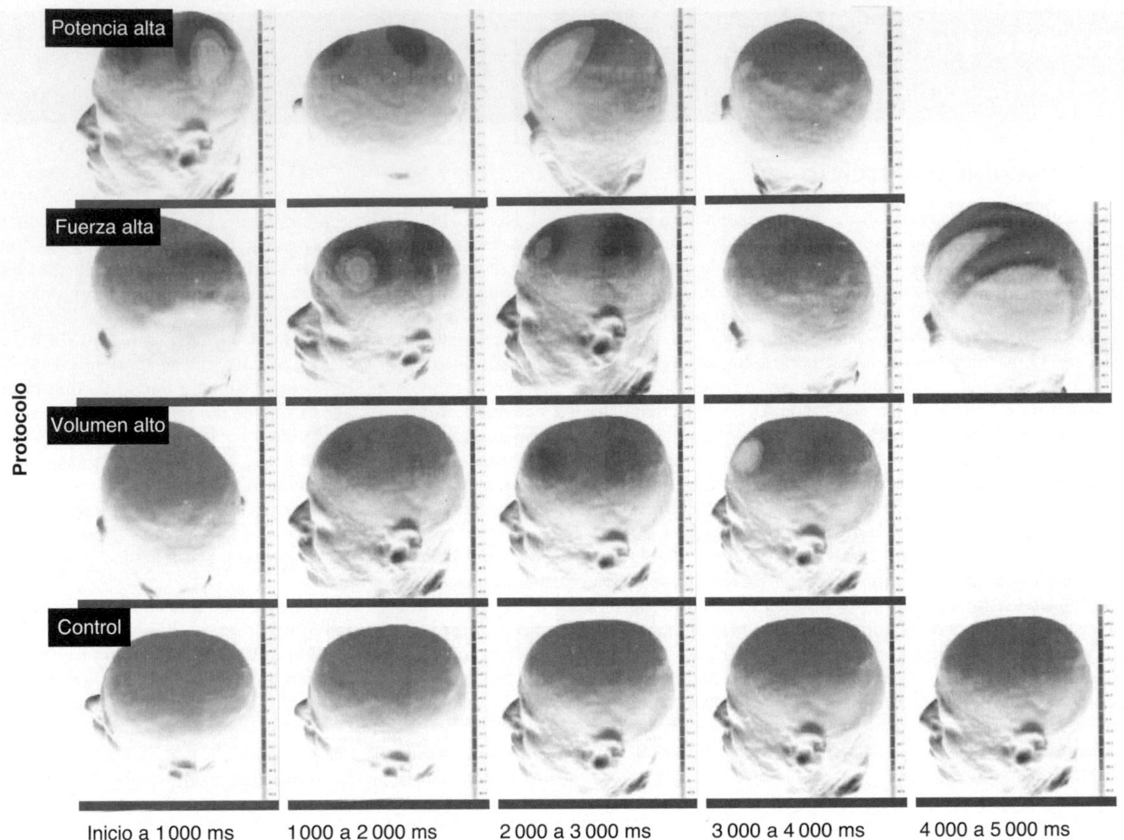

FIGURA 4-25. Electroencefalograma del encéfalo realizando diferentes cargas de resistencia en un ejercicio de sentadillas. La *serie superior* muestra la corteza cerebral después de realizar sentadillas con saltos al 30 % de una repetición máxima (1RM); la *siguiente serie* muestra las respuestas corticales cerebrales para 6 series de 3 repeticiones al 95 % de 1RM, y la *siguiente serie* muestra la respuesta de 6 series de 10 al 80 % de 1RM, con la *serie inferior* como control. (Cortesía del laboratorio del Dr. Kraemer).

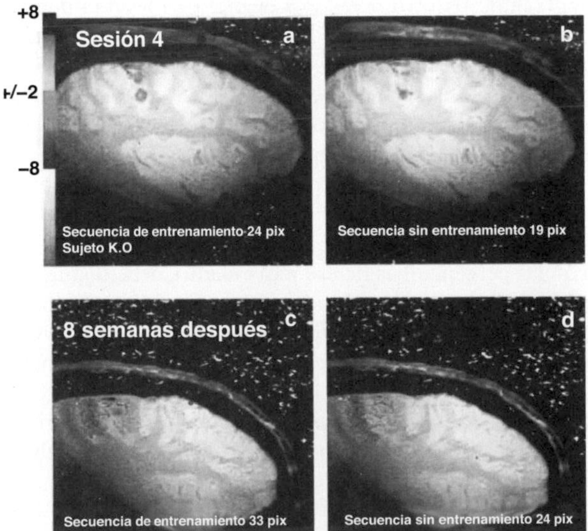

FIGURA 4-26. Adaptación de la corteza motora a las 8 semanas de entrenamiento. A lo largo de 8 semanas de entrenamiento con una secuencia definida de movimientos de los dedos, el «mapa motor» crece (pix) y la intensidad de activación aumenta. Estas adaptaciones están presentes después de solo cuatro sesiones. El aumento de la actividad cortical se corresponde con mejoras en la precisión de la tarea y el índice de finalización de la tarea. (Con permiso de Karni A, Meyer G, Rey-Hipolito C, et al. The acquisition of skilled motor performance: fast and slow experience-driven changes in primary motor cortex. *Proc Natl Acad Sci U S A*. 1998;95(3):861–868. Copyright (1998) National Academy of Sciences, USA.)

dad neuronal, y que los aumentos en la actividad son suficientes para producir mejoras en la fuerza. La segunda serie de investigaciones se centró en el concepto de *educación* cruzada. En estos estudios se examinaron los efectos del entrenamiento unilateral en la extremidad no entrenada (contralateral). Estos estudios indican en conjunto que el entrenamiento unilateral promueve ganancias de fuerza en la extremidad no entrenada[44]. En un metaanálisis reciente (análisis en el que se compilan y sintetizan los resultados de numerosas investigaciones para proporcionar conclusiones más definitivas sobre un tema dado) se encontró que la fuerza en la extremidad no entrenada aumenta típicamente un 8 %. Sin embargo, cabe señalar que se informaron aumentos hasta del 20 % en algunas de las investigaciones[49]. La educación cruzada puede explicarse por lo que se describió en la primera serie de investigaciones, y lo más importante, estos hallazgos deberían ser de particular interés para los médicos en el ámbito de la rehabilitación clínica, donde comúnmente se encuentran deficiencias y restricciones en una sola extremidad. En tercer lugar, en un estudio pionero, los investigadores pudieron reducir las ganancias de 4 semanas de entrenamiento de fuerza en casi un 50 % alterando la actividad cerebral normal con estimulación magnética transcraneal de baja frecuencia, que envía pulsos electromagnéticos al cerebro de forma no invasiva[36]. Este hallazgo sugiere que el encéfalo desempeña un papel necesario en las adaptaciones al entrenamiento, así como plantea otra pregunta importante: ¿Pueden las conductas normales también alterar la retención y el desarrollo de adaptaciones al entrenamiento? De ser así, ¿cómo lo hacen?

Revisión rápida

- Las técnicas de EMG miden la actividad eléctrica dentro del músculo y los nervios, lo que indica la cantidad de impulso nervioso al músculo.
- Un aumento en el impulso nervioso máximo al músculo incrementa la fuerza.
- Después del entrenamiento, se requiere menos impulso nervioso para producir una fuerza submáxima dada debido a una mayor activación de las unidades motoras o un patrón de reclutamiento más eficiente de las unidades motoras.
- Cuanto mayor sea la sincronización, mayor será el número de unidades motoras que se activen a la vez.
- El entrenamiento deportivo puede mejorar la sincronización de los patrones de activación de las unidades motoras dentro del músculo.
- Una mayor sincronización de la activación de la unidad motora puede reducir el tiempo necesario para alcanzar la producción de fuerza máxima y mejorar la potencia.
- El entrenamiento puede mejorar la capacidad de rotación del reclutamiento de los músculos involucrados en una tarea, lo que ayuda a prevenir la fatiga y mejorar el desempeño.
- La unión neuromuscular (UNM) se adapta al entrenamiento por medio del aumento tanto de las vesículas presinápticas de acetilcolina como de los receptores postsinápticos.
- Los ejercicios y las variaciones drásticas en el programa se reflejan en la actividad cerebral.
- El encéfalo se adapta al ejercicio físico o su visualización y parece desempeñar un papel vital en las mejoras del desempeño inducidas por el ejercicio.

Control en reposo

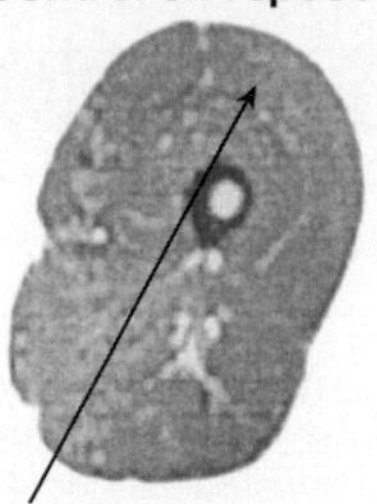

Después del ejercicio

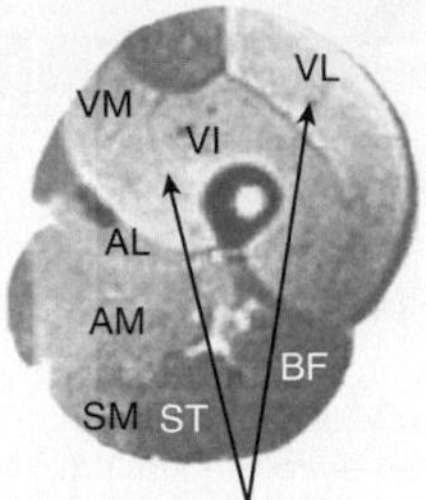

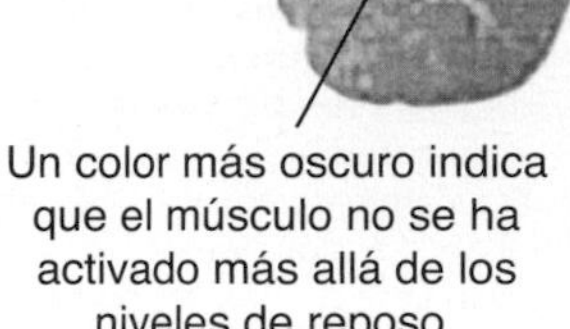

Un color más oscuro indica que el músculo no se ha activado más allá de los niveles de reposo.
Los colores más claros reflejan el tejido muscular activado. No todos los músculos se activan en el mismo grado que el observado por el rango de cambios de color del control en reposo.

FIGURA 4-27. Imagen de resonancia magnética (RM) de los músculos del muslo antes y después de un protocolo de ejercicio de sentadillas con pesas de cinco series de 10 repeticiones hasta el fallo concéntrico. La imagen en reposo se presenta a la *izquierda* y la imagen después del ejercicio, a la *derecha*. Cuanto más clara es la zona, más se activa el tejido muscular. Pueden observarse diferencias muy importantes en la activación entre los diferentes músculos del muslo. VM, vasto medial o interno; VL, vasto lateral; VI, vasto intermedio; BF, bíceps femoral; ST, semitendinoso; SM, semimembranoso; AM, aductor mayor; AL, aductor largo.

En conclusión, si bien aún queda mucho por aprender, los movimientos y sus propiedades asociadas se manifiestan en actividades cerebrales específicas. El entrenamiento físico o su visualización induce una mayor representación y actividad neuronal y, lo más importante, aumenta el rendimiento físico. Esto también puede explicar la existencia de educación cruzada, en la que el entrenamiento unilateral de las extremidades produce una mayor fuerza en la extremidad no entrenada. Finalmente, la actividad cerebral que se da durante el ejercicio es un componente importante de las adaptaciones finales al entrenamiento. La alteración de estas actividades da como resultado una disminución de las ganancias del rendimiento.

APLICACIONES PRÁCTICAS Y EL SISTEMA NERVIOSO

Entonces, ¿cuál es la aplicación práctica de la información disponible sobre el sistema nervioso en el ejercicio? Una aplicación a tener en cuenta es que el tipo de actividad en una sesión de entrenamiento dictará el tipo y la cantidad de fibras musculares activadas. Solo las fibras musculares activadas por el sistema nervioso pueden beneficiarse del programa de entrenamiento, debido al principio de especificidad.

Otra aplicación que considerar es que las unidades motoras reclutadas en el músculo dependerán de las demandas del ejercicio y de las posiciones biomecánicas utilizadas en un ejercicio o actividad (Fig. 4-27). Por ejemplo, si se usan diferentes posiciones con el pie derecho e izquierdo en un ejercicio de sentadillas, la activación de la musculatura del muslo no será la misma debido a las diferencias en los movimientos biomecánicos de las extremidades derecha e izquierda en el movimiento del ejercicio. Además, la magnitud del reclutamiento de diferentes porciones del cuádriceps es diferente para realizar ejercicios que son biomecánicamente diferentes a pesar de ejercitar la misma área del cuerpo (p. ej., prensa de piernas [*leg press*] frente a sentadilla). La variación en el orden de reclutamiento y la magnitud del reclutamiento de diferentes músculos es uno de los factores responsables de que las ganancias de fuerza y potencia sean específicas para un ejercicio de entrenamiento con pesas en particular y las habilidades en las que participan los mismos músculos. Por ejemplo, un deportista puede ser un buen velocista y tener un buen salto vertical, mientras que otro deportista puede tener un salto vertical más alto, pero no tener tan buen desempeño en una carrera. Quizá la lección más importante a recordar es que el diseño del sistema neuromuscular humano solo permite que los músculos se contraigan y se adapten al ejercicio si son activados por el sistema nervioso motor. Y, aunque es posible el control consciente del sistema nervioso motor para regular la cantidad y el tipo de fuerzas musculares desarrolladas por el músculo esquelético que mueve las extremidades, el SNA, que regula la velocidad y la fuerza a la que se contrae el músculo cardíaco, está más allá de la capacidad humana del control consciente.

EFECTOS DEL EJERCICIO EN EL CEREBRO

Por lo general, cuando se piensa en la relación entre el cerebro y el ejercicio, se considera el impulso nervioso generado por la corteza motora del encéfalo y cómo esos impulsos eléctricos son transmitidos por las motoneuronas a los músculos esqueléticos activos durante los movimientos específicos de la actividad, por ejemplo, correr, saltar, lanzar. En los últimos años, se ha prestado mayor atención a la pregunta de cómo el ejercicio y las actividades deportivas pueden afectar el cerebro y su capacidad funcional. En gran parte, este nuevo enfoque puede atribuirse a nuevos procedimientos clínicos e investigativos que aprovechan la tecnología avanzada, que permite a los investigadores conocer cómo funciona el cerebro mediante procedimientos no invasivos e indoloros (cuadro 4-12).

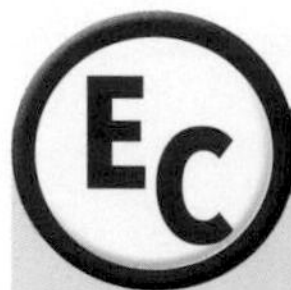

ESTUDIO DE CASO

ESCENARIO

Usted es un nuevo entrenador de atletismo. El entrenador anterior hizo que los atletas entrenaran con pesas y realizaran entrenamiento a intervalos antes del entrenamiento de habilidad para sus actividades específicas. Ha decidido estructurar sus sesiones de entrenamiento comenzando con un calentamiento seguido de un entrenamiento técnico, con entrenamiento a intervalos o con pesas al final de la sesión. Varios deportistas le han preguntado por qué está cambiando la secuencia de las sesiones de entrenamiento del entrenador anterior. ¿Cuál es la base fisiológica de los cambios en la práctica y el programa de entrenamiento? ¿Qué otras prácticas y organizaciones de entrenamiento podría utilizar y cuál es la justificación para estas?

Opciones

Les explica a los deportistas que la secuencia de sus sesiones de entrenamiento dará como resultado una técnica de entrenamiento de mayor calidad que la secuencia anterior, con entrenamiento con pesas o por intervalos antes del entrenamiento técnico. Les explica que, como atletas, no tienen por qué desarrollar la fuerza y potencia máximas en sus actividades de salto y lanzamiento cuando están fatigados. La técnica para todas las actividades atléticas implica la coordinación de las fibras musculares dentro de un músculo específico, así como la coordinación de muchos músculos dentro de sus cuerpos para generar la potencia máxima. Si realizan entrenamiento con pesas e intervalos antes del entrenamiento técnico, estarán fatigados al realizar el entrenamiento técnico. Esto cambiará el reclutamiento de las fibras musculares dentro de los músculos utilizados y la coordinación de los diversos músculos involucrados en sus actividades específicas. Esto significa que si realizan entrenamiento técnico para sus actividades después de otros tipos de entrenamiento que les causan fatiga, aprenderán a realizar las tareas específicas cuando están fatigados, lo que significa que reclutarán fibras musculares dentro de un músculo y varios músculos involucrados en su actividad de una manera ligeramente diferente, en comparación de realizar la actividad sin estar fatigado. Esto significa que están enseñándose a sí mismos una técnica ligeramente diferente, o inadecuada, para sus actividades. Les pide que le den a su secuencia de entrenamiento varias semanas para demostrar su valía, pues está seguro de que verán una mejora en la técnica específica para la actividad.

ESCENARIO

Está a cargo de una clase de entrenamiento con pesas para principiantes. Es consciente de que para el estado físico general suelen realizarse de una a tres series de cada ejercicio (v. cap. 14). Sin embargo, en su clase tiene una cantidad de tiempo muy limitada para el entrenamiento con pesas. Inicialmente, ¿cuántas series realizará en su clase? ¿Cuál es la base fisiológica del enfoque que elige?

Opciones

Las adaptaciones nerviosas son una de las principales razones de las ganancias de fuerza durante las primeras semanas de un programa de entrenamiento con pesas. Estas adaptaciones incluyen el reclutamiento de músculos específicos en el momento correcto y en el orden adecuado durante los movimientos del ejercicio, así como el reclutamiento mínimo de los músculos antagónicos para el movimiento deseado. Estas adaptaciones nerviosas se producen en gran medida si se realizan una, dos o tres series de un ejercicio. Para tener más tiempo para corregir la técnica de ejercicio de los estudiantes durante las sesiones iniciales de entrenamiento, haga que su clase realice solo una serie de cada ejercicio elegido. Debido a las adaptaciones nerviosas, los estudiantes seguirán viendo ganancias de fuerza importantes durante las primeras semanas de entrenamiento. Se ha constatado que la fase excéntrica de la repetición regula las ganancias rápidas de fuerza obtenidas al principio de un programa de entrenamiento de fuerza. Una vez que los alumnos hayan dominado la técnica de ejercicio adecuada, podrá aumentar el número de series realizadas a dos y, luego, a tres por ejercicio, a medida que las adaptaciones de entrenamiento permitan que los estudiantes toleren un mayor número de series por ejercicio. Además, hay que examinar cuidadosamente la tolerancia a la cantidad de trabajo realizado en un ejercicio entrenamiento con pesas.

EFECTOS DE LA ACTIVIDAD FÍSICA SOBRE LA FUNCIÓN CEREBRAL

Dadas las nuevas capacidades tecnológicas de desarrollo reciente, una pregunta nueva y emocionante es si la actividad física mejora las capacidades cognitivas del cerebro. Estas capacidades cognitivas son, en realidad, una serie de diversas funciones neuronales que habilitan la percepción, la memoria, el intelecto y la acción, entre otros. Un proceso de vital importancia relacionado con la cognición es la función ejecutiva, que implica la selección mental, la coordinación y las funciones dirigidas a objetivos que se requieren para la percepción, la memoria y la acción. Más en concreto, a menudo se piensa en la función ejecutiva como el proceso de toma de decisiones. Lo que se considera separado de las funciones importantes del cerebro son las capacidades entrelazadas de aprendizaje, o la capacidad de adquirir nuevos conocimientos y conductas, y el rendimiento académico, o el logro de metas educativas.

Gran parte de la investigación reciente sobre la cognición se ha centrado en la infancia, a medida que progresan las etapas de desarrollo en su función mental y se reúnen en entornos educativos formales, que brindan oportunidades para la investigación científica. En general, los estudios que examinan los efectos de la actividad física en la cognición han arrojado resultados inconsistentes[17]. En gran parte, esto puede atribuirse a la amplia variedad de herramientas de evaluación utilizadas para cuantificar la función cognitiva, así como a las inconsistencias relacionadas con la medición de la actividad física utilizada por los investigadores, es decir, autoinforme, acelerometría, etc. Sin embargo, una opinión reciente del American College of Sports Medicine concluyó que, aunque había mucha inconsistencia en la literatura, podía extraerse una conclusión sólida: en ninguno de los muchos estudios revisados al formular ese documento se sugirió que la actividad física pudiera ser contraproducente para lograr beneficios en la función cognitiva[17]. También fueron interesantes los numerosos aspectos del desempeño cognitivo evaluados (memoria, atención, precisión de la respuesta, etc.). El aspecto que mejoró la mayor parte de las veces con el aumento de la actividad física fue la función ejecutiva, aunque el grado de mejora fue de menor a moderado (tamaño del efecto de ~0.35). Además, se determinó que la aptitud cardiorrespiratoria ($Vo_{2máx}$ estimada) tenía una relación más fuerte con la función ejecutiva que con la actividad física, aunque todavía se consideraba moderada. Y, aunque hasta la fecha la mayoría de esos estudios utilizaron un diseño transversal, los pocos que utilizaron enfoques longitudinales arrojaron resultados similares. Cabe destacar el hecho de que, tanto si se utilizan

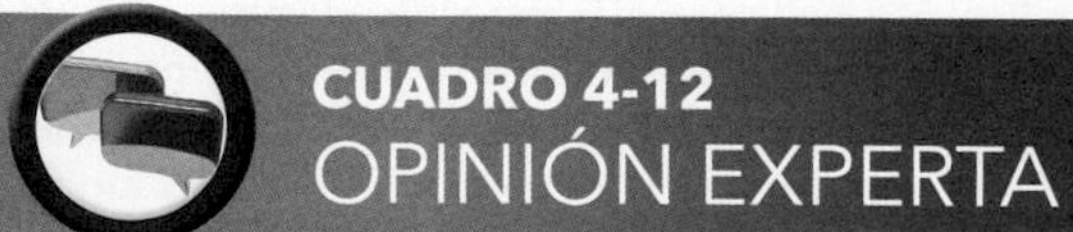

CUADRO 4-12
OPINIÓN EXPERTA

Ejercicio y cerebro: mantenerse en forma en cuerpo y mente

Jennifer A. Stevens, PhD
Associate Professor
Department of Psychological Sciences
The College of William & Mary

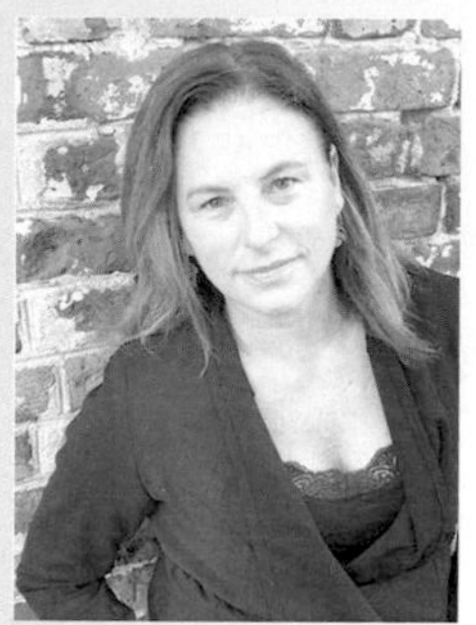

El modelo de trabajo para la relación entre la mente y cuerpo se remonta a René Descartes, un filósofo del siglo XVII que introdujo la idea del dualismo en la concepción contemporánea. La base del dualismo cartesiano es la existencia de pensamientos fuera del cuerpo y el desempeño del cuerpo con independencia de la mente. Esta perspectiva ha dominado el enfoque occidental de la medicina y la ciencia durante siglos, ya que los modelos de tratamiento para las enfermedades físicas suelen descartar cualquier papel que pueda desempeñar el procesamiento mental en la recuperación. Pero algunos consideran que el enfoque dualista está entrando en crisis. Actualmente las investigaciones indican que la relación entre la mente y el cuerpo es relativamente fuerte. De hecho, ambos están tan íntimamente relacionados que existe una influencia bidireccional. El ejercicio físico tiene un efecto positivo en las funciones de la mente y el cerebro, y los contenidos de la mente pueden influir en el rendimiento físico en el cuerpo.

Primero, considérense los efectos positivos del ejercicio en la salud cerebral. Es importante señalar que puede haber cambios tanto en la función mental como en la estructura del cerebro. Un metaanálisis de estudios que investigó el efecto general del acondicionamiento físico sobre el volumen cerebral reveló que los adultos con fuertes niveles de condición aeróbica tienen un mayor volumen de materia gris en las áreas prefrontal e hipocampal[2]. Este efecto también puede observarse en personas con deterioro cognitivo: las mujeres con deterioro cognitivo leve que participaron en un régimen de ejercicio de dos sesiones aeróbicas semanales mostraron mejoras en el volumen del hipocampo[4]. Si bien la cantidad de actividad física para inducir cambios estructurales es relativamente moderada (p. ej., caminar a paso ligero una milla por día), factores como el estrés, el peso y la edad pueden influir en la fuerza del efecto.

En términos del efecto del ejercicio en la función mental, los resultados son sólidos y van desde aumentos en la creatividad y el procesamiento de la atención hasta el bienestar cognitivo. Nuevamente, se ha encontrado que los entrenamientos aeróbicos relativamente breves de solo 30 min son efectivos. Los beneficios cognitivos parecen ser el resultado de una mejor activación neuronal. En un estudio que examinó el efecto del ejercicio en la función ejecutiva, los individuos mostraron tiempos de reacción más rápidos y un aumento de las respuestas de amplitud cerebral después de solo media hora de ejercicio[6]. Se han observado efectos beneficiosos similares con una sola sesión de ejercicio en una serie de tareas de memoria que incluyen memoria semántica, consolidación de la memoria, procesamiento a corto plazo y almacenamiento a largo plazo.

Los beneficios del ejercicio en la salud cerebral pueden estar relacionados con la estabilidad del estilo de vida y la reducción del estrés. En un estudio que comparó monjas y monjes, deportistas e individuos sedentarios, las monjas y monjes superaron a los otros dos grupos en tareas de memoria de trabajo y de desempeño inhibitorio, mientras que los deportistas experimentados exhibieron los mejores tiempos de reacción[3]. La vida en una orden religiosa comprende una serie de opciones de estilo de vida saludable que incluyen una disminución del consumo de toxinas tales como el alcohol y el tabaco, y un aumento de los hábitos de reducción del estrés, como la oración y la meditación[1]. Con base en un resultado como este, debe considerarse que es posible que el factor crítico no sea solo el ejercicio, sino las elecciones de estilo de vida adoptadas por un individuo.

Más recientemente, se han comenzado a caracterizar los cambios en el rendimiento físico que se producen después de patrones de pensamiento alterados. En un sorprendente estudio realizado por investigadores de Stanford, a 5 sujetos se les dio información falsa sobre su predisposición genética. No es el engaño, sino los resultados, los que asombran. Los sentimientos de cansancio después del ejercicio cambiaron para las personas a las que se les dijo que tenían una predisposición genética para una menor capacidad de ejercicio. Y no era solo una sensación: la captación de oxígeno y la capacidad pulmonar fueron significativamente menores en comparación con la producción medida antes de recibir la información.

La misma tendencia se produjo en un segundo grupo cuando los investigadores examinaron la conducta alimentaria. Aquí, a los participantes que se les dijo que tenían la variante protectora de un gen del apetito se sintieron más llenos después de beber un batido alto en calorías que antes de poseer la información, y sus cuerpos produjeron mayor cantidad de la hormona que aumenta la saciedad. En ambos casos, las creencias psicológicas de las personas sobre sus riesgos genéticos (recuérdese, la información genética no era cierta) alteraron las respuestas fisiológicas. El hallazgo proporciona un caso convincente de que la mentalidad, o las creencias sobre la forma en que su cuerpo debería comportarse, pueden tener un efecto significativo en la forma en que el cuerpo realmente funcionará. Este estudio subraya cómo el estrecho vínculo entre la mente y el cerebro puede afectar la vida diaria.

Para muchos, la relación de interdependencia entre los fundamentos físicos y mentales del ser humano ha sido sorprendente. Pero quizá la sinergia no debería ser tan curiosa. El cerebro, una parte del cuerpo físico, es el órgano reconocido de la mente. El ejercicio proporciona oxígeno y nutrientes a todo el cuerpo y aumenta la fuerza y la resistencia de los músculos. Para el corazón, esto significa una mejor circulación y para el cerebro, un mejor procesamiento mental. Quizá, los modelos de tratamiento comenzarán a alejarse de un enfoque dualista hacia uno que realmente considere que la salud y el estado físico son una función del trabajo conjunto del cuerpo y la mente.

Bibliografía

1. Bowen CE, Luy M. Community social characteristics and health at older ages: evidence from 156 religious communities. *J Gerontol B.* 2018;73: 1429–1438.
2. Erickson KI, Leckie RL, Weinstein AM. Physical activity, fitness, and gray matter volume. *Neurobiol Aging.* 2014;35(Suppl 2):S20–S28.
3. Schott N, Krull K. Stability of lifestyle behavior—the answer to successful cognitive aging? A comparison of nuns, monks, master athletes and non-active older adults. *Front Psychol.* 2019;10:1347.
4. ten Brinke L, Bolandzadeh N, Nagamatsu LS, et al. Aerobic exercise increases hippocampal volume in older women with probably mild cognitive impairment: a 6-month randomised controlled trial. *Br J Sport Med.* 2015;49(4):248–254.
5. Turnwald BP, Parker Gouer J, Boles DZ, et al. Learning one's genetic risk changes physiology independent of actual genetic risk. *Nat Hum Behav.* 2019;3:48–56.
6. Wu CH, Karageorghis CI, Wang CC, et al. Effects of acute aerobic exercise and resistant exercise on executive function: an ERP study. *J Sci Med Sport.* 2019;22(12):1367–1372.

diseños transversales como longitudinales, existe evidencia de una relación dosis-respuesta entre la actividad física y la cognición, por lo que quienes experimentan niveles más altos de actividad física también muestran un mayor éxito al realizar tareas cognitivas[52]. Sin embargo, aún no se ha definido una curva ajustada y altamente predecible que vincule la actividad con la cognición.

Si bien la mayoría de las investigaciones disponibles en la actualidad examinaron los perfiles de actividad física crónica a largo plazo y su relación con la función cognitiva, varios estudios más actuales[9,50] han explorado los efectos de sesiones agudas y únicas de ejercicio sobre la función cognitiva. Al igual que con los niveles crónicos de actividad física, los datos derivados de investigaciones que emplean sesiones de ejercicio agudo encuentran que los efectos del esfuerzo físico sobre la cognición son específicos de la tarea, y la función ejecutiva muestra una relación consistente y poderosa con el ejercicio, aunque todavía se considera de modesta a moderada.

Los investigadores prefieren los ensayos controlados aleatorios (ECA) porque solo esos experimentos pueden establecer la causa y el efecto entre dos variables de interés diferentes (*v.* cap. 1). En los pocos ECA que se han realizado para evaluar el efecto de la actividad física en el desempeño cognitivo, se estableció que, de los diversos componentes de la cognición, el entrenamiento físico regular era el que más consistente y poderosamente impactaba en la función ejecutiva, aunque, una vez más, con fuerza leve a moderada[7,10].

Esto sugiere que el aumento de la actividad física puede ser directamente responsable de la mejora observada en la función ejecutiva. Es importante destacar que los resultados de esas investigaciones también apoyan la noción de una curva de dosis-respuesta entre la actividad física y la cognición, ya que aquellos individuos que acumularon más tiempo dedicados a la actividad física también se desempeñaron mejor en las tareas cognitivas.

EFECTOS DE LA ACTIVIDAD FÍSICA SOBRE LA ESTRUCTURA CEREBRAL

Actualmente se encuentran disponibles varios procedimientos sofisticados no invasivos e indoloros para ayudar a los científicos a evaluar la relación entre el ejercicio y el tamaño del cerebro, como la resonancia magnética (RM), la resonancia magnética funcional (RMf) y la electroencefalografía (EEG), entre otros. Los resultados de la mayoría de los estudios que emplean estos procedimientos constatan un aumento en el flujo sanguíneo inducido por el entrenamiento y, por tanto, el reclutamiento de partes específicas del cerebro, las regiones frontal y parietal, particularmente cuando se realizan tareas de función ejecutiva[8,63]. Curiosamente, se ha observado que, a medida que la dificultad de la tarea cognitiva aumenta, también lo hacen el flujo sanguíneo y la actividad de las partes del cerebro responsables de la función ejecutiva.

Además, se ha confirmado que la condición cardiorrespiratoria de los participantes influye en el flujo sanguíneo cerebral, ya que aquellas personas con los mejores niveles de condición física experimentan la mayor cantidad de activación cerebral mientras realizan tareas cognitivas, lo que nuevamente sugiere una relación dosis-respuesta entre ambas variables[11,41].

EJERCICIO Y RENDIMIENTO ACADÉMICO

El tipo más común de investigación que examina el efecto de la actividad física, o el acondicionamiento físico, en el logro académico tiene un diseño transversal, y suele examinar el desempeño académico en algún tipo de pruebas estandarizadas. Ha habido una gran cantidad de estudios, que suelen revelar que tanto el entrenamiento físico como la condición cardiorrespiratoria se relacionan positivamente con el rendimiento académico, en particular en matemáticas, ciencias e inglés[4], aunque el efecto nuevamente se considera moderado. Al determinar la relación entre la condición cardiorrespiratoria y el rendimiento académico, se descubrió que la relación entre el acondicionamiento físico y el éxito académico era más sólida que la que existe entre la actividad física y el rendimiento académico[28]. Los datos también indicaron que es más probable que se afecte el rendimiento en matemáticas que el de otras materias tales como historia, ciencias sociales, etcétera.

Es notable que casi cada una de las investigaciones longitudinales que buscan cuantificar la relación entre el acondicionamiento físico y el rendimiento académico identifica una impacto sustancial de la condición aeróbica en el rendimiento académico. Al igual que con la actividad física, de los varios temas académicos examinados, incluidos las ciencias sociales, el arte, la historia, el inglés y las matemáticas, se encontró que las matemáticas tenían la relación positiva más intensa con la condición aeróbica[17].

En general, es justo decir que, a pesar de las importantes inconsistencias relacionadas con la metodología, tanto la actividad física como el acondicionamiento físico tienen un efecto positivo de leve a moderado tanto en la función cognitiva como en el rendimiento académico.

EJERCICIO Y DEMENCIA

A medida que las personas se acercan a las etapas más avanzadas de la vida, también conocidas como los «años dorados», es natural experimentar una cierta disminución en la función cognitiva, particularmente en la memoria a corto plazo. En algunos, sin embargo, este deterioro cognitivo es más grave y generalizado y afecta la función cerebral en más áreas que solo la memoria a corto plazo, y puede incluir la función ejecutiva y el procesamiento de la información. Cuando esto ocurre, la afección cerebral deteriorada se considera demencia, de la cual la **enfermedad de Alzheimer** (EA), caracterizada por la acumulación de placa amiloidea que restringe el flujo sanguíneo y origina atrofia cerebral (Fig. 4-28), es la forma más común. Al considerar el impacto de la actividad física en la EA, la Alzheimer's Society de Estados Unidos afirma: «de todos los cambios de estilo de vida que se han estudiado, hacer ejercicio con regularidad parece ser una de las mejores cosas que pueden hacerse para reducir el riesgo de contraer demencia». De hecho, datos epidemiológicos revelan claramente que quienes realizan actividad física habitual tienen una menor incidencia de demencia, y el efecto es mayor entre quienes son más activos. De hecho, las personas con mayor actividad física se benefician de una reducción del riesgo de EA del 45 % y de una reducción del 28 % en la incidencia de todos los tipos de demencia[40]. Estos beneficios no son necesariamente acumulativos a lo largo de la vida, ya que comenzar un régimen de ejercicio en la vejez puede reducir significativamente las probabilidades de sufrir demencia.

Quizás aún más alentador es que, de las numerosas categorías de función cognitiva examinadas, incluidas las pruebas verbales, las habilidades perceptivas, etc., cada una de ellas, con la excepción de la memoria, mostró mejoras notables al participar en una actividad física. Y, de manera similar a lo que se encontró entre los niños, parece que la función ejecutiva experimenta la mayor cantidad de mejoras relacionadas con la actividad[51]. Cuando se usó la tecnología sofisticada mencionada anteriormente, especialmente la RMf, se encontró que el entrenamiento con ejercicio regular puede compensar la atrofia cerebral natural relacionada con el envejecimiento,

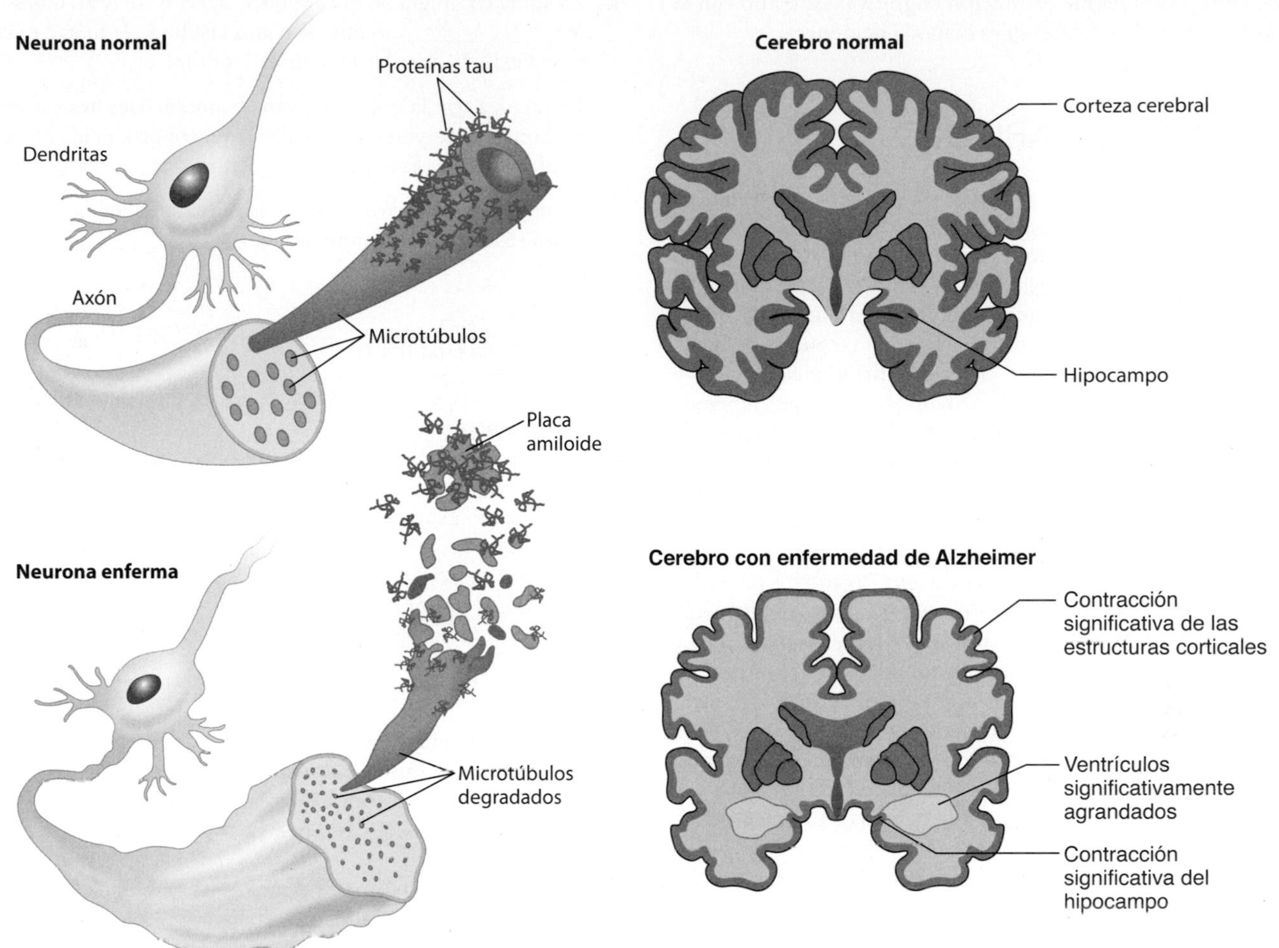

FIGURA 4-28. Imagen de acumulación de placa amiloide asociada con enfermedad de Alzheimer y atrofia cerebral por la enfermedad, en comparación con un cerebro joven y sano.

pero más específicamente en aquellas regiones del cerebro asociadas con la función ejecutiva o la toma de decisiones.

MECANISMOS

Dado que se ha constatado claramente que el ejercicio afecta positivamente la estructura y función del cerebro en personas con demencia, debe realizarse un seguimiento y determinar cómo el ejercicio logra esos beneficios. Si bien aún no se han identificado respuestas sólidas e indiscutibles a esa pregunta, se han propuesto algunos posibles mecanismos fisiológicos razonables. La clave para comprender los fundamentos fisiológicos del efecto del ejercicio sobre la demencia es darse cuenta de que los factores de riesgo cardiovascular específicos, como la hipertensión, la obesidad, los perfiles de lípidos séricos anómalos y la diabetes, están relacionados no solo con las cardiopatías, sino también con la demencia. Por tanto, dado que el entrenamiento físico influye positivamente sobre esos factores de riesgo cardiovascular, también tendrá un efecto profiláctico sobre la demencia.

Otro mecanismo probable que permite que el entrenamiento con ejercicio impacte positivamente en el riesgo de sufrir demencia es que, con el aumento del gasto cardíaco que se produce con el ejercicio, se produce un mayor flujo sanguíneo cerebral, que proporciona mayores cantidades de oxígeno y nutrientes para ayudar a mantener el cerebro sano[2]. Además, en un intento de adaptarse a este flujo sanguíneo adicional, el cerebro se somete al proceso de angiogenia o formación de nuevos vasos sanguíneos, lo que permite el aumento aún mayor del flujo sanguíneo a ese órgano. Finalmente, debido al estímulo del ejercicio, el cerebro aumenta su producción de neurotrofinas o sustancias que promueven la formación de nuevas neuronas en el cerebro[2]. Junto con esta neurogenia hay un mayor índice de sinaptogenia, es decir, la formación de nuevas sinapsis, lo que mejora la comunicación entre diferentes células y segmentos del cerebro. Es probable que todos estos factores mencionados contribuyan a los efectos positivos del ejercicio en la prevención y el manejo de la demencia.

En resumen, aunque se requirió mucho tiempo para ponerse al día en el estudio del efecto del cerebro en el rendimiento del ejercicio, la cuestión más novedosa relacionada con el modo en que el ejercicio puede beneficiar al cerebro, tanto funcional como morfológicamente, está actualmente arrojando muchos datos nuevos y emocionantes. Estos nuevos hallazgos, muchos de ellos obtenidos con equipos y procedimientos nuevos y tecnológicamente avanzados, reafirman los beneficios para la salud derivados del ejercicio regular, ya sea de naturaleza aeróbica o de fuerza. Curiosamente, estos resultados también constatan que no solo la actividad física, sino también el acondicionamiento físico, están vinculados, aunque moderadamente, con una mejor función cognitiva, así como con la resistencia a enfermedades cerebrales como la demencia.

RESUMEN DEL CAPÍTULO

El sistema nervioso interactúa con todos los sistemas fisiológicos del cuerpo. Las señales nerviosas en forma de actividad eléctrica transmiten información sobre los entornos externos e internos del cuerpo. Estas señales no solo permiten la función homeostática en reposo normal del cuerpo, sino que también permiten que el cuerpo alcance un estado de excitación fisiológica o una respuesta de lucha o huida durante el ejercicio intenso o el estrés fisiológico.

El cerebro y la médula espinal forman el SNC, que funciona como el controlador principal de todas las acciones del cuerpo. El SNP incluye nervios que no están en el encéfalo ni en la médula espinal y conecta todas las partes del cuerpo con el SNC. El SNP (sensorial) recibe estímulos, el SNC los interpreta y el SNP (motor) inicia las respuestas. El sistema nervioso somático controla funciones que están bajo control voluntario consciente, como los músculos esqueléticos. El SNA, principalmente los nervios motores, controla las funciones de los músculos lisos involuntarios y los músculos y glándulas cardíacas. El SNA inerva casi todos los órganos con un doble conjunto de nervios: los sistemas nerviosos simpático y parasimpático. Estos sistemas, aunque no siempre, suelen funcionar en oposición entre sí (p. ej., el sistema simpático aumenta la frecuencia cardíaca y el sistema parasimpático la disminuye). El sistema simpático activa y prepara el cuerpo para la actividad muscular vigorosa, el estrés y las urgencias, mientras que el sistema parasimpático reduce la excitación y predomina durante las situaciones normales o de reposo. El sistema nervioso controla el movimiento por medio de la regulación de la actividad muscular. Para controlar la fuerza producida por un músculo, puede variarse el número de unidades motoras reclutadas y la codificación de la frecuencia de cada unidad motora. El desempeño de casi todas las actividades y habilidades deportivas requiere el reclutamiento adecuado, en el orden correcto y en el momento adecuado, de unidades motoras para desarrollar la fuerza necesaria. Las adaptaciones del sistema nervioso inducidas por el entrenamiento son la base para entrenamiento de habilidades en cualquier actividad física y sirven para mejorar el rendimiento físico. La actividad física tiene efectos positivos en el cerebro, como una menor probabilidad de demencia, un mayor rendimiento académico y un aumento de la función cognitiva.

PREGUNTAS DE REVISIÓN

COMPLETE LOS ESPACIOS EN BLANCO

1. Los nervios ___________ estimulan la frecuencia cardíaca para acelerar, mientras los nervios ______________ la estimulan para desacelerar.

2. Las unidades motoras compuestas por fibras __________ suelen reclutarse primero debido al umbral de reclutamiento __________ de sus neuronas.

3. Cuando se alcanza un nivel de umbral para la activación, __________ las fibras musculares de una unidad motora se activan; si no se alcanza el umbral de activación, __________ de las fibras musculares se activan.

4. La suma completa de los impulsos nerviosos contráctiles se llama ___________, lo que da como resultado la fuerza máxima que puede desarrollar una unidad motora.

5. La rapidez con la que se activan los potenciales de acción hacia el axón motor ayuda a controlar la fuerza producida por una unidad motora. Este proceso se denomina ______________.

6. La enfermedad de Alzheimer y la pérdida de memoria a corto plazo se asocian con aumento de _________________ en el cerebro.

OPCIÓN MULTIPLE

1. ¿Cuál de las siguientes afirmaciones es verdadera en relación con una neurona?
   a. Las dendritas transportan impulsos hacia el cuerpo celular
   b. Los axones alejan los impulsos del cuerpo celular
   c. El cono axónico se encuentra entre el axón y el cuerpo celular
   d. Una neurona controla todas las fibras musculares en una unidad motora
   e. Todas las anteriores

2. ¿Cuál de las siguientes afirmaciones con respecto a la unidad motora es verdadera?
   a. Las unidades motoras más pequeñas y largas pueden producir la misma cantidad de fuerza máxima
   b. De media, para todos los músculos del cuerpo, aproximadamente 100 neuronas controlan una fibra muscular
   c. El número de fibras musculares en una unidad motora depende de la cantidad de control fino requerido para su función
   d. Las unidades motoras que estiran el cristalino del ojo contienen 1 000 fibras musculares
   e. Una unidad motora consta de una motoneurona α y sus fibras de músculo esquelético asociadas

3. ¿Cuál de las siguientes opciones sobre la conducción saltatoria es falsa?
   a. Permite que el potencial de acción «salte» de un nódulo de Ranvier al siguiente
   b. Aumenta la velocidad de transmisión nerviosa
   c. Conserva energía
   d. Se produce solo en nervios amielínicos
   e. Utiliza el movimiento de diferentes iones a la conducción local

4. ¿Cuál de las siguientes es, o son, excepciones al principio de reclutamiento por tamaño?
   a. Se reclutan primero las unidades motoras de tipo II de umbral alto
   b. No se reclutan primero las unidades motoras de umbral bajo
   c. Se reclutan primero las unidades motoras lentas antes que las rápidas
   d. Ninguna de las anteriores
   e. a y b

5. ¿Cuál de las siguientes opciones sobre las unidades motoras rápidas fatigables es falsa?
   a. Tienen axones motores largos

b. Tienen fibras musculares de tipo I
c. Tienen fibras musculares de tipo IIX
d. De los tres tipos de unidades motoras, estas desarrollan la mayor fuerza

VERDADERO / FALSO

La respuesta de lucha o huida es provocada por la estimulación de la rama simpática del sistema nervioso autónomo.

Todas las fibras musculares de una sola unidad motora son del mismo tipo (es decir, I, IIA o IIX).

Durante un potencial de acción, la repolarización se produce antes de la despolarización.

Un aumento en el impulso neuronal máximo de un músculo aumenta la fuerza.

Las unidades motoras lentas están formadas por fibras musculares de tipo I.

El aumento de la actividad física aumenta la función cognitiva, pero no el rendimiento académico.

RESPUESTA CORTA

1. Proporcione y explique un ejemplo de un asa de retroalimentación positiva durante el ejercicio.
2. Explique las diferentes etapas del potencial de acción, es decir, despolarización y repolarización, y el movimiento de iones que se produce en cada una.
3. ¿Cuál es la ventaja del principio del tamaño en el reclutamiento de las unidades motoras durante una actividad como trotar lentamente?
4. ¿Se reclutan todas las fibras musculares cuando se levanta un peso ligero? Explica por qué sí o por qué no.
5. ¿Qué contribuye a los cambios inducidos por el entrenamiento en la fuerza muscular sin hipertrofia muscular significativa?

PENSAMIENTO CRÍTICO

1. Describa qué causa el potencial de membrana en reposo en un axón o neurona, y luego analice cómo el movimiento de iones causa un potencial de acción.
2. Analice las adaptaciones nerviosas que podrían aumentar el rendimiento físico.

TÉRMINOS CLAVE

Acetilcolina Neurotransmisor liberado en las sinapsis motoras y las uniones neuromusculares; activa en la transmisión de impulsos nerviosos.

Axón Parte de una neurona que transporta un impulso desde el cuerpo celular a otra neurona o receptor de tejido diana, por ejemplo, el músculo); a veces se le conoce como fibra nerviosa.

Axones nerviosos mielínicos Aquellos que poseen una vaina de mielina.

Bomba Na^+–K^+ Sistema de bombeo dependiente de energía que restaura el potencial de la membrana en reposo por medio de la eliminación activa de los iones de Na^+ del interior de la neurona y los iones de K^+ del exterior de la neurona al interior de esta.

Bulbo raquídeo Parte del encéfalo inconsciente; regula el corazón, la respiración, la presión arterial y reflejos como tragar, tener hipo, estornudar y vomitar.

Células de Schwann Células que crean y mantienen la vaina de mielina.

Cerebelo Parte del encéfalo inconsciente; regula la coordinación muscular y coordina el equilibrio y la postura normal.

Cerebro Región del encéfalo que consta de los hemisferios izquierdo y derecho, y que es importante para el control de los movimientos conscientes.

Conducción local Conducción de impulsos nerviosos en nervios amielínicos en los que la corriente iónica fluye a lo largo de toda la longitud del axón.

Conducción saltatoria Conducción de impulsos nerviosos en nervios mielínicos en los que el potencial de acción «salta» entre los nódulos de Ranvier.

Cono axónico Parte de una neurona donde se procesa la suma de la información entrante; si se alcanza el umbral, se transmite un impulso por el axón.

Corteza motora Área en el lóbulo frontal del encéfalo responsable del control motor primario.

Cuerpo celular (soma) La parte de una neurona que contiene el núcleo, mitocondrias, ribosomas y otras células constituyentes.

Dendrita Parte de una neurona que recibe información (impulsos) y la envía al cuerpo celular.

Despolarización Reducción de la polaridad del potencial de membrana en reposo (–70 mV) a un valor más positivo (+30 mV) en la membrana de una neurona.

Enfermedad de Alzheimer Trastorno cerebral progresivo e irreversible que destruye lentamente la memoria y las habilidades de pensamiento, y, finalmente, la capacidad de realizar las tareas más simples.

Excitabilidad Capacidad de una neurona o fibra muscular para responder a un impulso eléctrico.

Fatiga central Disminución en la producción de fuerza debido a la incapacidad del sistema nervioso central para estimular las motoneuronas que activan el tejido muscular.

Fatiga periférica Fatiga debida a un factor ubicado dentro del propio músculo.

Grupo de unidades motoras Agrupa todas las motoneuronas que activan las fibras musculares de un único músculo completo.

Hipotálamo Centro homeostático del encéfalo; regula el índice metabólico, la temperatura corporal, la sed, la presión arterial, el equilibrio hídrico y la función endocrina.

Homeostasis Capacidad de un organismo o célula para mantener el equilibrio interno ajustando sus procesos fisiológicos para mantener la función dentro de los límites fisiológicos en reposo o durante el ejercicio.

Índice de codificación Capacidad de las neuronas para variar la velocidad a la que se generan los potenciales de acción.

Impulso nervioso (potencial de acción) Estímulo en forma de energía eléctrica que viaja por un axón debido al movimiento de iones cargados eléctricamente dentro y fuera del axón.

Interneuronas Neuronas especiales ubicadas solo en el sistema nervioso central que conectan una neurona con otra neurona.

Ley de todo o nada Cuando se alcanza un nivel de umbral para la activación, todas las fibras musculares de una unidad motora se activan; si no se alcanza el umbral de activación, ninguna de las fibras musculares se activan.

Ligando Neurotransmisor, hormona u otra sustancia química que interactúa con una proteína receptora.

Motoneurona α Neurona que controla la actividad del músculo esquelético; está compuesta por dendritas relativamente cortas que reciben la información, un cuerpo celular y axones largos que transportan impulsos del cuerpo celular a la unión neuromuscular, que interactúa con la fibra muscular.

Motoneuronas (eferentes) Neurona que transporta impulsos del sistema nervioso central al músculo.

Neurona Célula especializada en la transmisión de señales eléctricas.

Neuronas sensitivas (aferentes) Neuronas que entran en la médula espinal desde la periferia y transmiten mensajes de los receptores sensitivos al sistema nervioso central.

Neurotransmisor Sustancia química liberada por una neurona que se difunde a través de un pequeño espacio y activa receptores en la célula diana.

Nódulos de Ranvier Pequeños espacios en la vaina de mielina que se presentan a intervalos regulares a lo largo del axón y que permiten que el potencial de acción salte de un nódulo a otro, lo que permite la conducción más rápida de impulsos y una mejor conservación de la energía.

Potencial de acción (impulso nervioso) Impulso en forma de energía eléctrica que viaja por una neurona cuando su membrana cambia de –70 mV a +30 mV y de nuevo a –70 mV debido al movimiento de iones cargados eléctricamente que se mueven dentro y fuera de la célula.

Principio de tamaño Principio que explica cómo el sistema nervioso recluta unidades motoras individuales de forma ordenada y predecible, es decir, de unidades motoras más pequeñas a más grandes.

Receptor Sitio especializado en la célula diana activada por neurotransmisores; una proteína que se encuentra en una membrana celular, dentro del citoplasma o en núcleo celular que se unirá con un ligando.

Reclutamiento asincrónico Reclutamiento alternante de las unidades motoras cuando las necesidades de producción de fuerza son bajas.

Repolarización Restauración de una membrana a su potencial de membrana en reposo original (–70 mV) después de la despolarización (+30 mV).

Sacudida Breve período de actividad muscular producida por el músculo en respuesta a un solo impulso nervioso.

Sinapsis Punto de conexión y comunicación entre dos células excitables.

Sinapsis eléctrica Sinapsis en la que se utilizan iones o partículas cargadas eléctricamente para transmitir información de una célula excitable a otra.

Sinapsis química Sinapsis donde se usa un neurotransmisor para transmitir información de una célula excitable a otra.

Sistema nervioso central Encéfalo y columna vertebral.

Sistema nervioso periférico Nervios que transmiten información hacia y desde el sistema nervioso central.

Sistema nervioso somático sensorial Parte del sistema nervioso periférico que controla nuestra conciencia del entorno externo y las respuestas motoras.

Soma (cuerpo celular) Parte de una neurona que contiene el núcleo, mitocondrias, ribosomas y otros componentes celulares.

Suma de ondas También denominada suma temporal, es la fuerza producida por una unidad motora cuando se estimula rápida y repetidamente, lo que da como resultado la suma de la fuerza de las contracciones sucesivas de la unidad motora.

Suma de unidades motoras múltiples También denominada suma espacial, un método para variar la fuerza producida por un músculo activando diferentes números de unidades motoras dentro del mismo músculo.

Tétanos Suma de los impulsos nerviosos contráctiles que resulta en la máxima fuerza que una unidad motora puede desarrollar.

Transformación energética Conversión de una forma de energía a otra; en la transmisión de un potencial de acción, la energía eléctrica se transforma en energía química para cruzar una sinapsis o unión neuromuscular.

Unidad motora Motoneurona α y sus fibras musculares asociadas.

Vaina de mielina Cubierta blanca con alto contenido de lípidos (grasas) que rodea los axones, proporciona aislamiento y mantiene la intensidad de la señal del potencial de acción a medida que viaja por el axón.

BIBLIOGRAFÍA

1. Anderson T, Kearney JT. Effects of three resistance training programs on muscular strength and absolute and relative endurance. *Res Q Exerc Sport.* 1982;53:1–7.
2. Batouli SAH, Saba V. At least eighty percent of brain grey matter is modifiable by physical activity: a review study. *Behav Brain Res.* 2017;332:204–217.
3. Blessing WW. *The Lower Brainstem and Bodily Homeostasis.* New York, NY: Oxford University Press, 1997.
4. Booth JN, Leary SD, Joinson C, et al. Associations between objectively measured physical activity and academic attainment in adolescents from a UK cohort. *Br J Sports Med.* 2014;48:265–270.
5. Brummer V, Schneider S, Struder HK, et al. Primary motor cortex activity is elevated with incremental exercise intensity. *Neuroscience.* 2011;181:150–162.
6. Burke RE, Levine DN, Zajac FE III. Mammalian motor units: physiological-histochemical correlation in three types in cat gastrocnemius. *Science.* 1971;174:709–712.
7. Chaddock-Heyman L, Erickson KI, Voss MW, et al. The effects of physical activity on functional MRI activation associated with cognitive control in children: a randomized controlled intervention. *Front Hum Neurosci.* 2013;7:72.
8. Chaddock L, Erickson KI, Prakash RS, et al. A functional MRI investigation of the association between childhood aerobic fitness and neurocognitive control. *Biol Psychol.* 2012;89:260–268.
9. Crova C, Struzzolino I, Marchetti R, et al. Cognitively challenging physical activity benefits executive function in overweight children. *J Sports Sci.* 2014;32:201–211.
10. Davis CL, Tomporowski PD, Boyle CA, et al. Effects of aerobic exercise on overweight children's cognitive functioning: a randomized controlled trial. *Res Q Exerc Sport.* 2007;78:510–519.
11. Davis CL, Tomporowski PD, McDowell JE, et al. Exercise improves executive function and achievement and alters brain activation in overweight children: a randomized, controlled trial. *Health Psychol.* 2011;30:91–98.
12. De Luca CJ, Contessa P. Hierarchical control of motor units in voluntary contractions. *J Neurophysiol.* 2012;107:178–195.
13. De Luca CJ, Hostage EC. Relationship between firing rate and recruitment threshold of motoneurons in voluntary isometric contractions. *J Neurophysiol.* 2010;104:1034–1046.
14. Deschenes MR, Giles JA, McCoy RW, et al. Neural factors account for strength decrements observed after short-term muscle unloading. *Am J Physiol Regul Integr Comp Physiol.* 2002;282:R578–R583.
15. Deschenes MR, Judelson DA, Kraemer WJ, et al. Effects of resistance training on neuromuscular junction morphology. *Muscle Nerve.* 2000;23:1576–1581.
16. Deschenes MR, Maresh CM, Crivello JF, et al. The effects of exercise training of different intensities on neuromuscular junction morphology. *J Neurocytol.* 1993;22:603–615.
17. Donnelly JE, Hillman CH, Castelli D, et al. This summary was written for the American College of Sports Medicine, b. Physical activity, fitness, cognitive function, and academic achievement in children: a systematic review. *Med Sci Sports Exerc.* 2016;48:1223–1224.
18. Dorlochter M, Irintchev A, Brinkers M, et al. Effects of enhanced activity on synaptic transmission in mouse extensor digitorum longus muscle. *J Physiol.* 1991;436:283–292.

19. Duchateau J, Semmler JG, Enoka RM. Training adaptations in the behavior of human motor units. *J Appl Physiol (1985)*. 2006;101: 1766–1775.
20. Flanagan SD, Dunn-Lewis C, Comstock BA, et al. Cortical activity during a highly-trained resistance exercise movement emphasizing force, power or volume. *Brain Sci.* 2012;2:649–666.
21. French DN, Kraemer WJ, Volek JS, et al. Anticipatory responses of catecholamines on muscle force production. *J Appl Physiol (1985)*. 2007;102: 94–102.
22. Gabriel DA, Kamen G, Frost G. Neural adaptations to resistive exercise: mechanisms and recommendations for training practices. *Sports Med.* 2006;36:133–149.
23. Geerling JJ, Boon MR, Kooijman S, et al. Sympathetic nervous system control of triglyceride metabolism: novel concepts derived from recent studies. *J Lipid Res.* 2014;55:180–189.
24. Goldstein DS, Bentho O, Park MY, et al. Low-frequency power of heart rate variability is not a measure of cardiac sympathetic tone but may be a measure of modulation of cardiac autonomic outflows by baroreflexes. *Exp Physiol.* 2011;96:1255–1261.
25. Gordon T, Thomas CK, Munson JB, et al. The resilience of the size principle in the organization of motor unit properties in normal and reinnervated adult skeletal muscles. *Can J Physiol Pharmacol.* 2004;82:645–661.
26. Graziano MS, Patel KT, Taylor CS. Mapping from motor cortex to biceps and triceps altered by elbow angle. *J Neurophysiol.* 2004;92:395–407.
27. Hakkinen K, Kallinen M, Izquierdo M, et al. Changes in agonist-antagonist EMG, muscle CSA, and force during strength training in middle-aged and older people. *J Appl Physiol (1985)*. 1998;84:1341–1349.
28. Hansen DM, Herrmann SD, Lambourne K, et al. Linear/nonlinear relations of activity and fitness with children's academic achievement. *Med Sci Sports Exerc.* 2014;46:2279–2285.
29. Harris DA, Henneman E. Identification of two species of alpha motoneurons in cat's plantaris pool. *J Neurophysiol.* 1977;40:16–25.
30. Harte JL, Eifert GH. The effects of running, environment, and attentional focus on athletes' catecholamine and cortisol levels and mood. Psychophysiology. 1995;32:49–54.
31. Henneman E, Clamann HP, Gillies JD, et al. Rank order of motoneurons within a pool: law of combination. J Neurophysiol. 1974;37:1338–1349.
32. Henneman E, Harris D. Identification of fast and slow firing types of motoneurons in the same pool. Prog Brain Res. 1976;44:377–382.
33. Henneman E, Olson CB. Relations between structure and function in the design of skeletal muscles. J Neurophysiol. 1965;28:581–598.
34. Henneman E, Somjen G, Carpenter DO. Excitability and inhibitability of motoneurons of different sizes. J Neurophysiol. 1965;28:599–620.
35. Henneman E, Somjen G, Carpenter DO. Functional significance of cell size in spinal motoneurons. J Neurophysiol. 1965;28:560–580.
36. Hortobagyi T, Richardson SP, Lomarev M, et al. Chronic low-frequency rTMS of primary motor cortex diminishes exercise training-induced gains in maximal voluntary force in humans. J Appl Physiol (1985). 2009;106:403–411.
37. Hucho F, ed. *Neurotransmitter Receptors*. Amsterdam, the Netherlands: Elsevier Science, 1993:366.
38. Kamen G, Roy A. Motor unit synchronization in young and elderly adults. *Eur J Appl Physiol.* 2000;81:403–410.
39. Karni A, Meyer G, Rey-Hipolito C, et al. The acquisition of skilled motor performance: fast and slow experience-driven changes in primary motor cortex. *Proc Natl Acad Sci U S A.* 1998;95:861–868.
40. Kirk-Sanchez NJ, McGough EL. Physical exercise and cognitive performance in the elderly: current perspectives. *Clin Interv Aging.* 2014;9:51–62.
41. Krafft CE, Pierce JE, Schwarz NF, et al. An eight month randomized controlled exercise intervention alters resting state synchrony in overweight children. *Neuroscience.* 2014;256:445–455.
42. Krahenbuhl GS. Adrenaline, arousal and sport. *J Sports Med.* 1975;3:117–121.
43. Lacourse MG, Orr EL, Cramer SC, et al. Brain activation during execution and motor imagery of novel and skilled sequential hand movements. *Neuroimage.* 2005;27:505–519.
44. Lee M, Carroll TJ. Cross education: possible mechanisms for the contralateral effects of unilateral resistance training. *Sports Med.* 2007;37:1–14.
45. McDonagh MJ, Hayward CM, Davies CT. Isometric training in human elbow flexor muscles. The effects on voluntary and electrically evoked forces. *J Bone Joint Surg Br.* 1983;65:355–358.
46. Moritani T, deVries HA. Neural factors versus hypertrophy in the time course of muscle strength gain. *Am J Phys Med.* 1979;58:115–130.
47. Moritani T, deVries HA. Potential for gross muscle hypertrophy in older men. *J Gerontol.* 1980;35:672–682.
48. Moritani T, deVries HA. Reexamination of the relationship between the surface integrated electromyogram (IEMG) and force of isometric contraction. *Am J Phys Med.* 1978;57:263–277.
49. Munn J, Herbert RD, Gandevia SC. Contralateral effects of unilateral resistance training: a meta-analysis. *J Appl Physiol (1985)*. 2004;96:1861–1866.
50. Pirrie AM, Lodewyk KR. Investigating links between moderate-to-vigorous physical activity and cognitive performance in elementary school students. *Mental Health Phys Act.* 2012;5:93–98.
51. Prakash RS, Voss MW, Erickson KI, et al. Physical activity and cognitive vitality. *Annu Rev Psychol.* 2015;66:769–797.
52. Raine LB, Lee HK, Saliba BJ, et al. The influence of childhood aerobic fitness on learning and memory. *PLoS One.* 2013;8:e72666.
53. Ranganathan VK, Siemionow V, Liu JZ, et al. From mental power to muscle power—gaining strength by using the mind. *Neuropsychologia.* 2004;42: 944–956.
54. Rathelot JA, Strick PL. Subdivisions of primary motor cortex based on cortico-motoneuronal cells. *Proc Natl Acad Sci U S A.* 2009;106:918–923.
55. Regan D. Visual factors in hitting and catching. *J Sports Sci.* 1997;15:533–558.
56. Ross A, Leveritt M, Riek S. Neural influences on sprint running: training adaptations and acute responses. *Sports Med.* 2001;31:409–425.
57. Scalettar BA. How neurosecretory vesicles release their cargo. *Neuroscientist.* 2006;12:164–176.
58. Siemionow V, Yue GH, Ranganathan VK, et al. Relationship between motor activity-related cortical potential and voluntary muscle activation. *Exp Brain Res.* 2000;133:303–311.
59. Slobounov S, Hallett M, Newell KM. Perceived effort in force production as reflected in motor-related cortical potentials. *Clin Neurophysiol.* 2004;115: 2391–2402.
60. Slobounov SM, Ray WJ, Simon RF. Movement-related potentials accompanying unilateral finger movements with special reference to rate of force development. *Psychophysiology.* 1998;35:537–548.
61. So RC, Tse MA, Wong SC. Application of surface electromyography in assessing muscle recruitment patterns in a six-minute continuous rowing effort. *J Strength Cond Res.* 2007;21:724–730.
62. Stephens JA, Taylor A. Fatigue of maintained voluntary muscle contraction in man. *J Physiol.* 1972;220:1–18.
63. Voss MW, Chaddock L, Kim JS, et al. Aerobic fitness is associated with greater efficiency of the network underlying cognitive control in preadolescent children. *Neuroscience.* 2011;199:166–176.

LECTURAS RECOMENDADAS

Aagaard P, Simonsen EB, Andersen JL, et al. Neural inhibition during maximal eccentric and concentric quadriceps contraction: effects of resistance training. *J Appl Physiol.* 2000;89:2249–2257.

Aagaard P, Simonsen EB, Andersen JL, et al. Neural adaptation to resistance training: changes in evoked V-wave and H-reflex responses. *J Appl Physiol.* 2002;92:2309–2318.

Barry BK, Riek S, Carson RG. Muscle coordination during rapid force production by young and older adults. *J Gerontol.* 2005;60A:232–240.

Beaumont E, Gardiner PF. Endurance training alters the biophysical properties of hindlimb motoneurons in rats. *Muscle Nerve.* 2003;27:228–236.

Bellemare F, Woods JJ, Johansson R, et al. Motor-unit discharge rates in maximal voluntary contractions of three human muscles. *J Neurophysiol.* 1983;50: 1380–1392.

Bertolero M, Danielle S, Bassett DS. How the mind emerges from the brain's complex networks. *Sci American.* 2019;321(1):26–33.

Binder MD, Heckman CJ, Powers RK. The physiological control of motoneuron activity. In: *Handbook of Physiology. Exercise: Regulation and Integration of Multiple Systems.* Sect. 12, chapt. 1. Bethesda, MD: American Physiological Society, 1996:1–53.

Carolan B, Cafarelli E. Adaptations in coactivation after isometric resistance training. *J Appl Physiol.* 1992;73:911–917.

Carroll TJ, Riek S, Carson RG. The sites of neural adaptation induced by resistance training in humans. *J Physiol.* 2002;544:641–652.

Datta AK, Stephens JA. Synchronization of motor unit activity during voluntary contraction in man. *J Physiol.* 1990;422:397–419.

Davies CTM, Dooley P, McDonagh MJN, et al. Adaptation of mechanical properties of muscle to high force training in man. *J Physiol.* 1985;365:277–284.

De Luca CJ, Erim Z. Common drive of motor units in regulation of muscle force. *Trends Neurosci.* 1994;17:299–305.

De Luca CJ, LeFever RS, McCue MP, et al. Behavior of human motor units in different muscles during linearly varying contractions. *J Physiol.* 1982;329: 113–128.

De Luca CJ, Mambrito B. Voluntary control of motor units in human antagonist muscles: coactivation and reciprocal activation. *J Neurophysiol.* 1987;58:525–542.

Enoka RM, Christou EA, Hunter SK, et al. Mechanisms that contribute to differences in motor performance between young and old adults. *J Electromyogr Kinesiol.* 2003;13:1–12.

Enoka RM, Robinson GA, Kossev AR. Task and fatigue effects on low-threshold motor units in human hand muscle. *J Neurophysiol.* 1989;62:1344–1359.

Fuglevand AJ, Winter DA, Patla AE. Models of recruitment and rate coding organization in motor-unit pools. *J Neurophysiol.* 1993;70: 2470–2488.

Gardiner PF. Changes in alpha-motoneuron properties with altered physical activity levels. *Exerc Sport Sci Rev.* 2006;34:54–58.

Hainaut K, Duchateau J, Desmedt JE. Differential effects of slow and fast motor units of different programs of brief daily muscle training in man. In: *New Developments in Electromyography and Clinical Neurophysiology*. vol. 9. Basel, Switzerland: Karger, 1981:241–249.

Jensen JL, Marstrand PC, Nielsen JB. Motor skill training and strength training are associated with different plastic changes in the central nervous system. *J Appl Physiol.* 2005;99:1558–1568.

Kent-Braun JA, Le Blanc R. Quantitation of central activation failure during maximal voluntary contractions in humans. *Muscle Nerve.* 1996;19:861–869.

Knight CA, Kamen G. Enhanced motor unit rate coding with improvements in a force-matching task. *J Electromyogr Kinesiol.* 2004;14:619–629.

Lévénez M, Kotzamanidis C, Carpentier A, et al. Spinal reflexes and coactivation of ankle muscles during a submaximal fatiguing contraction. *J Appl Physiol.* 2005;99:1182–1188.

Luscher HR, Ruenzel P, Henneman E. How the size of motoneurones determines their susceptibility to discharge. *Nature.* 1979;282(5741):859–861.

Mottram CJ, Jakobi JM, Semmler JG, et al. Motor unit activity differs with load type during fatiguing contraction. *J Neurophysiol.* 2005;93: 1381–1393.

Munn J, Herbert RD, Hancock MJ, et al. Training with unilateral resistance exercise increases contralateral strength. *J Appl Physiol.* 2005;99: 1880–1884.

Ploutz LL, Tesch PA, Biro RL, et al. Effect of resistance training on muscle use during exercise. *J Appl Physiol.* 1994;7:1675–1681.

Semmler JG. Motor unit synchronization and neuromuscular performance. *Exerc Sport Sci Rev.* 2002;30:8–14.

Stotz PJ, Bawa P. Motor unit recruitment during lengthening contractions of human wrist flexors. *Muscle Nerve.* 2001;24:1535–1541.

Van Cutsem M, Duchateau J. Preceding muscle activity influences motor unit discharge and rate of torque development during ballistic contractions in humans. *J Physiol.* 2005;562:635–644.

Wilson GJ, Murphy AJ, Walshe A. The specificity of strength training: the effect of posture. *Eur J Appl Physiol.* 1996;73:346–352.

Yue G, Fuglevand AJ, Nordstrom MA, et al. Limitations of the surface electromyography technique for estimating motor unit synchronization. *Biol Cybern.* 1995;73:223–233.

Zoghi M, Pearce SL, Nordstrom MA. Differential modulation of intracortical inhibition in human motor cortex during selective activation of an intrinsic hand muscle. *J Physiol.* 2003;550:933–946.

BIBLIOGRAFÍA CLÁSICA

Adrian E, Bronk D. The discharge of impulses in motor nerve fibres. II. The frequency of discharges in reflex and voluntary contractions. *J Physiol.* 1929;204:231–257.

Andersson Y, Edstrom JE. Motor hyperactivity resulting in diameter decrease of peripheral nerves. *Acta Physiol Scand.* 1957;39:240–245.

Burke RE, Levine DN, Zajac FE, et al. Mammalian motor units: physiological–histochemical correlations of three types in cat gastrocnemius. *Science.* 1971;174:709.

Cannon Walter B. *The Wisdom of the Body*. New York, NY: W. W. Norton, 1932.

Henneman E. Relation between size of neurons and their susceptibility to discharge. *Science.* 1957;126:1345–1347.

Sherrington C. Remarks on some aspects of reflex inhibition. *Proc R Soc Lond B Biol Sci.* 1925;B97:19–45.

Stalberg E. Macro EMG, a new recording technique. *J Neurol Neurosurg Psychiatry.* 1980;43:475–482.

Sistema musculoesquelético

Capítulo

5

DESPUÉS DE LEER ESTE CAPÍTULO, DEBERÍA SER CAPAZ DE:

1. Explicar cómo el músculo esquelético produce fuerza y crea movimiento en el cuerpo
2. Describir la anatomía del músculo esquelético, incluidos los diferentes componentes de la sarcómera y las fases de acción muscular
3. Enumerar las técnicas histoquímicas que se utilizan para identificar los tipos de fibras musculares
4. Enumerar los diferentes tipos de fibras musculares por medio del esquema de análisis histoquímico de miosina ATPasa
5. Analizar el papel de los tipos de fibras musculares en relación con los diferentes tipos de rendimiento deportivo
6. Comentar las capacidades de producción de fuerza muscular, incluidos los tipos de acciones musculares
7. Explicar la propiocepción muscular y cinestésica, incluidas las funciones de los husos musculares y los órganos tendinosos de Golgi
8. Enumerar los cambios relacionados con el entrenamiento en el músculo esquelético, incluidos los efectos específicos del entrenamiento relacionados con el ejercicio de resistencia y fuerza sobre la hipertrofia muscular y la transición a los subtipos de fibras musculares
9. Explicar los efectos del entrenamiento de resistencia y fuerza simultáneo de alta intensidad en las adaptaciones específicas para cada tipo de entrenamiento

La capacidad del músculo esquelético para mediar en el rendimiento humano es impresionante. Desde la capacidad de levantar más de 455 kg (unas 1 000 lb) en una sentadilla con peso hasta la capacidad de correr un maratón en menos de 2 h y 4 min, la especie humana posee una gran variedad de capacidades para el rendimiento físico (Fig. 5-1). Uno podría preguntarse: «¿Cómo puede ser posible tal variabilidad funcional en una sola especie?». A medida que los lectores continúen descubriendo este libro de texto, observarán que hay muchas funciones fisiológicas que contribuyen al rendimiento en el ejercicio. Un contribuyente importante es el sistema musculoesquelético, que se aborda en este capítulo. La estructura y función del **músculo esquelético**, un músculo que está unido a un hueso en ambos extremos, afecta profundamente la capacidad para realizar ejercicio.

Además, debido a la íntima relación funcional entre los músculos esqueléticos y

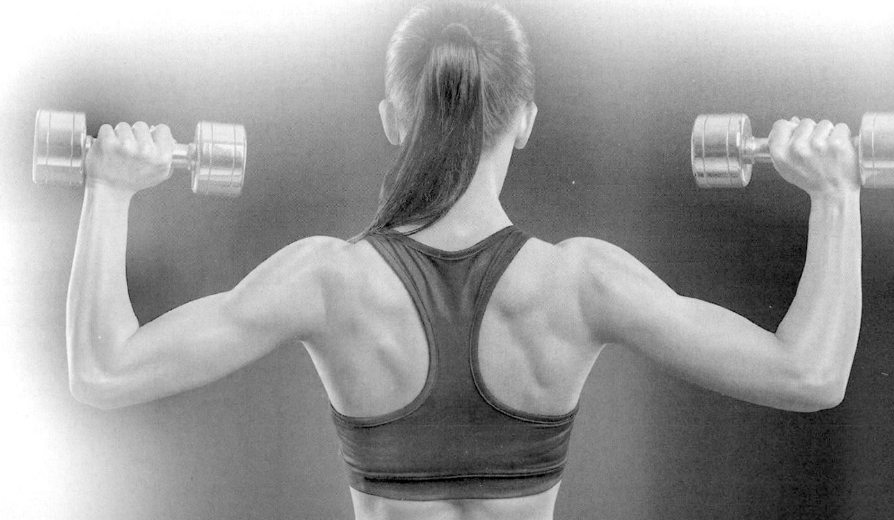

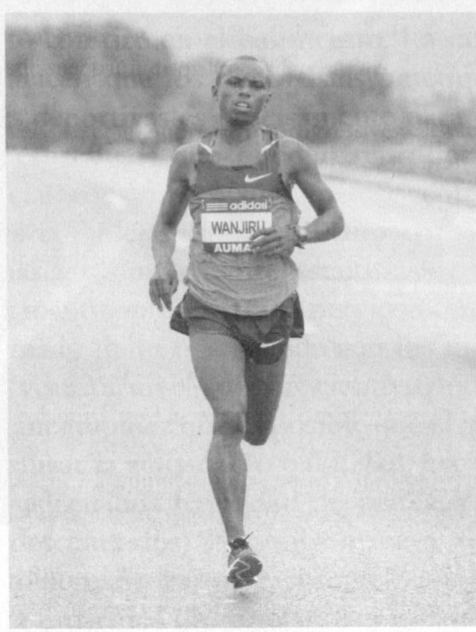

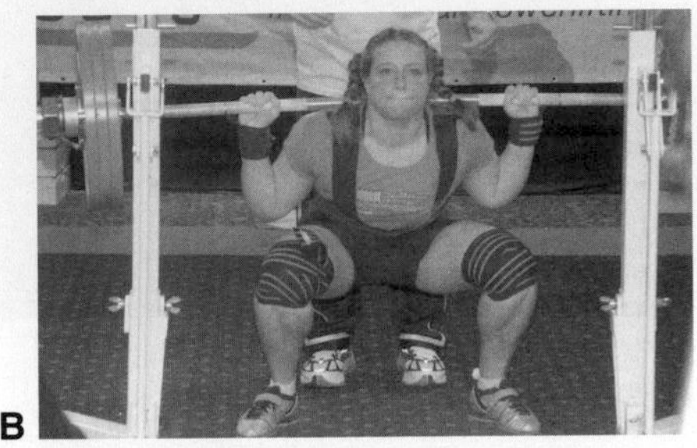

FIGURA 5-1. Ejemplos del excepcional rendimiento humano. (A) Corredor de resistencia de élite. **(B)** Deportista de fuerza de élite. Cada uno de estos deportistas aporta un conjunto específico de capacidades genéticas a su deporte, entre las cuales se incluyen el tipo y la cantidad de fibras musculares que tienen en sus músculos. Las capacidades competitivas de élite requieren un sistema neuromuscular subyacente que pueda satisfacer las demandas fisiológicas del deporte, como lo constatan estos dos deportistas de élite al correr un maratón en poco más de 2 h o levantar varias veces la propia masa corporal.

los nervios (tratados en el capítulo anterior), se conocen en conjunto como **sistema neuromuscular**, que tiene una gran influencia sobre la capacidad deportiva. Por tanto, pueden diseñarse diferentes programas de entrenamiento que favorezcan las adaptaciones neuromusculares para mejorar la fuerza o la resistencia. Puede ser interesante ver cómo los cálculos matemáticos han tratado de predecir los límites del rendimiento humano, pero sin duda esta capacidad siempre estará influenciada por una combinación de la genética, el equipamiento deportivo, la motivación y los programas de entrenamiento físico de un individuo[43].

Para ayudar a comprender estos conceptos, este capítulo presenta la estructura del músculo esquelético, la teoría del filamento deslizante y los diferentes tipos de acción muscular. También cubre los tipos de fibras musculares, las capacidades de producción de fuerza y la propiocepción aplicadas al sentido cinestésico. Por último, presenta las adaptaciones de entrenamiento bien establecidas en el músculo al entrenamiento de ejercicios de resistencia y fuerza.

ESTRUCTURA BÁSICA DEL MÚSCULO ESQUELÉTICO

Sorprendentemente, a pesar de la enorme diversidad en las capacidades de ejercitar en los seres humanos, el sistema neuromuscular de cada persona es similar en cuanto a su estructura y función básicas. Todo programa de entrenamiento influirá en cierta medida en cada uno de los componentes de la función muscular (cuadro 5-1). A continuación, se examinarán las estructuras fundamentales del músculo esquelético y se ofrecerá una idea de cómo los músculos producen fuerza y movimiento.

Para comprender la estructura del músculo esquelético, se comienza con el músculo intacto y posteriormente se divide en componentes organizativos cada vez más pequeños. Estos componentes organizativos básicos de la estructura del músculo esquelético se muestran en la figura 5-2. El músculo intacto está conectado al hueso en cada extremo por los **tendones**, que son bandas de tejido conectivo fibroso y resistente. Las acciones de los músculos que ejercen fuerza a través de los tendones para mover los huesos provocan el movimiento humano. El músculo intacto está formado por muchos **fascículos**. Cada uno de ellos está constituido por un pequeño haz de **fibras musculares**, que son células largas multinucleadas que generan fuerza al ser estimuladas. Cada fibra muscular está formada por **miofibrillas** o la porción de músculo compuesta por miofilamentos delgados y gruesos denominados **actina** y **miosina**, respectivamente, que también se conocen como las «proteínas contráctiles» en el músculo.

TEJIDO CONECTIVO

El tejido conectivo en el músculo desempeña un papel muy importante en la estabilización y el apoyo de los diversos componentes

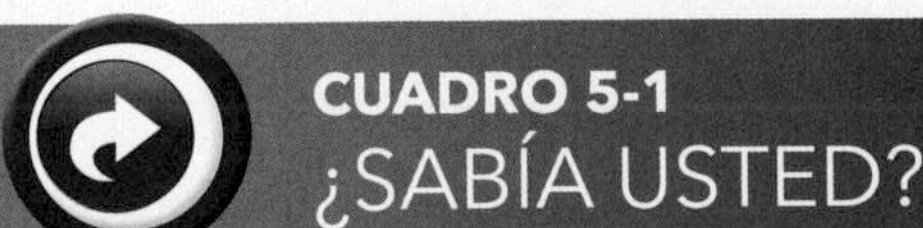

CUADRO 5-1
¿SABÍA USTED?

¿De dónde viene el término «músculo» y cuál es el más fuerte?

La palabra «músculo» deriva de la palabra latina *musculus*, que se traduce como «ratoncito». Algunos creen que esto sucedió porque los músculos, que se contraen debajo de la piel, se asemejan a un ratón corriendo debajo de una alfombra.

Aunque los músculos de los glúteos, que son los músculos más grandes del cuerpo, generan la mayor cantidad de fuerza absoluta, el masetero, o músculo mandibular, es el más poderoso del cuerpo cuando la fuerza se expresa en relación con su peso.

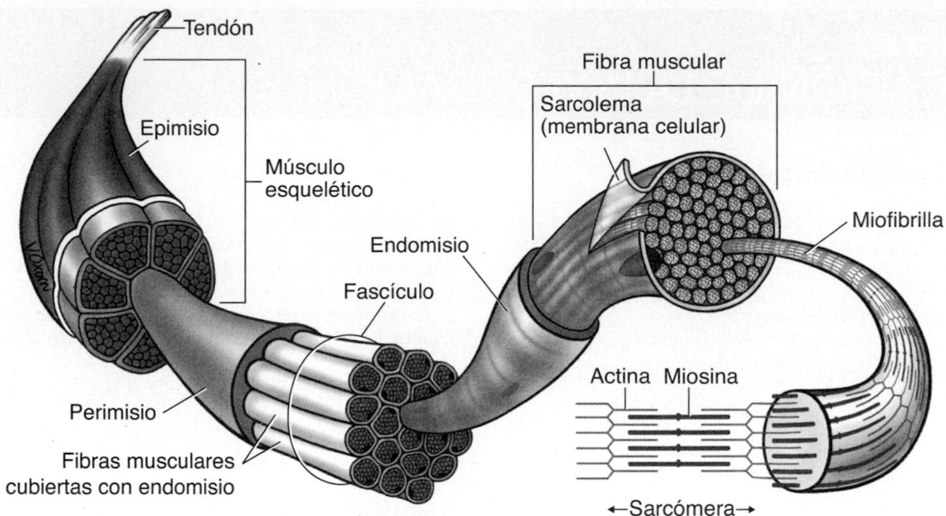

FIGURA 5-2. Organización básica del músculo esquelético. Las fibras musculares se agrupan en un fascículo y muchos fascículos forman el músculo intacto. Cada fibra muscular contiene un haz de miofibrillas. Las proteínas miofibrillas de actina (filamentos delgados) y miosina (filamentos gruesos) forman la unidad contráctil, o sarcómera, que va de la línea Z a la línea Z. Existen diferentes bandas según si la actina y/o la miosina se superponen en diferentes etapas de acortamiento o alargamiento. Reproducido con permiso de Moore KL, Agur AMR, Dalley AF. *Essential Clinical Anatomy*. 4th ed. Philadelphia, PA: Wolters Kluwer Health/Lippincott Williams & Wilkins, 2011:22. Figura I.12.

organizadores del músculo esquelético. Cuando se pierde tejido conectivo debido a una lesión o daño inducido por el ejercicio (p. ej., microtraumatismo muscular secundario a lesiones por uso excesivo), la fuerza y la potencia muscular disminuyen. El tejido conectivo rodea al músculo en cada uno de sus niveles de organización, el **epimisio** cubre todo el músculo, el **perimisio** cubre los haces de fibras musculares (fascículos) y el **endomisio** cubre las fibras musculares individuales (Fig. 5-3).

El tejido conectivo dentro del músculo es vital para el rendimiento físico por varias razones. Primero, las vainas de tejido conectivo del músculo se fusionan para formar los tendones en cada extremo del músculo, lo que ayuda a asegurar que cualquier fuerza generada por el músculo se transfiera a través del tendón y finalmente al hueso[24]. En segundo lugar, el endomisio ayuda a evitar que la señal de activación muscular se propague de una fibra muscular a una fibra adyacente. Esto es necesario para permitir un control preciso de la activación de grupos específicos de fibras, lo que permite que el cuerpo controle específicamente la generación de fuerza con base en la tarea dada (*v.* cap. 4). En tercer lugar, las vainas de tejido conectivo del músculo constituyen el **componente elástico**

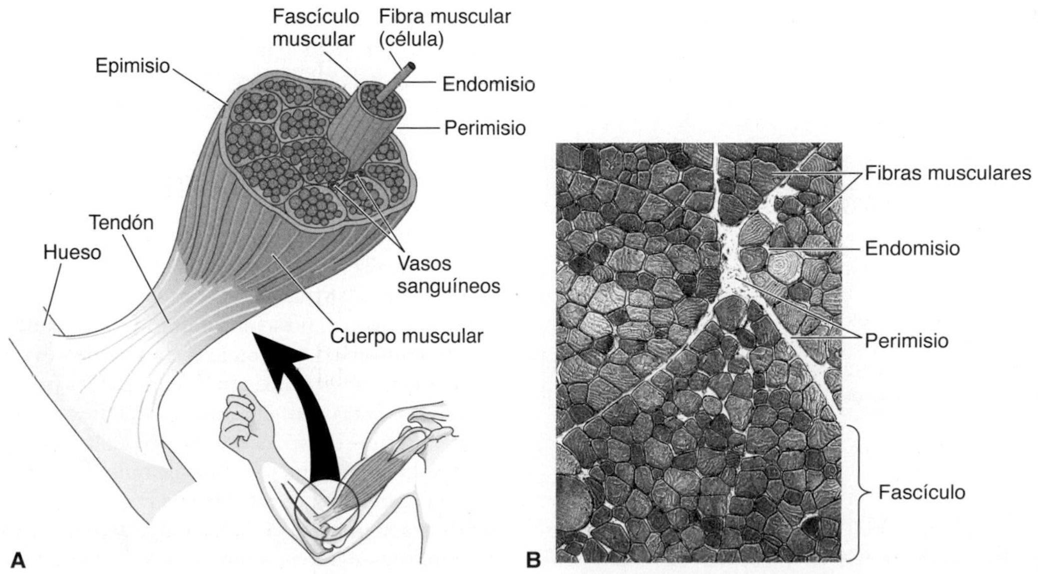

FIGURA 5-3. Tejido conectivo en el músculo esquelético. (A) El tejido conectivo desempeña un papel importante en el músculo esquelético, desde las inserciones tendinosas al hueso hasta las capas de tejido conectivo que organizan íntimamente el músculo esquelético en sus diferentes componentes, desde todo el músculo hasta la sarcómera. Las fibras musculares se agrupan en un fascículo y muchos fascículos forman el músculo intacto. El tejido conectivo rodea cada nivel de organización, incluido el epimisio, que cubre todo el músculo; el perimisio, que cubre cada fascículo; y el endomisio, que cubre cada fibra muscular. **(B)** El perimisio, el endomisio y las fibras musculares individuales pueden observarse en un corte transversal del músculo. Reproducido con permiso de Cohen BJ. *Memmler's The Human Body in Health and Disease*. 12th ed. Philadelphia, PA: Wolters Kluwer Health/ Lippincott Williams & Wilkins, 2013:163. Figura 8-1.

CUADRO 5-2
APLICACIÓN DE LA INVESTIGACIÓN

Especificidad del entrenamiento

Es importante tener en cuenta que, con el entrenamiento con ejercicios, cada uno de los componentes organizativos del músculo, desde las miofibrillas hasta el músculo intacto, sufrirá cambios o adaptaciones para satisfacer las demandas específicas. Además, las fuerzas generadas por el músculo se traducirán en adaptaciones en tendones y huesos.

Por tanto, el desarrollo de programas de entrenamiento físico óptimos no es trivial, ya que la especificidad de las demandas impuestas a los músculos resulta en adaptaciones o resultados de entrenamiento muy específicos. Por tanto, analizar una habilidad o tarea deportiva y luego usar ejercicios de entrenamiento que reflejen los movimientos que entrenan los mecanismos subyacentes (p. ej., saltar y rebotar: entrenamiento pliométrico que usa el ciclo de estiramiento-acortamiento y es importante para mejorar el rendimiento físico). Esto se conoce como principio de especificidad del entrenamiento.

del músculo, que contribuye a la producción de fuerza y potencia. Se ha constatado que el estiramiento estático justo antes de una actividad de fuerza o potencia puede, de hecho, reducir la capacidad de potencia de los componentes elásticos y, por tanto, inhibir el rendimiento muscular «explosivo». El entrenamiento de potencia explosiva requiere que se utilice el componente elástico en ejercicios de tipo estiramiento-acortamiento (p. ej., pliométricos) (cuadro 5-2).

El componente elástico del tejido conectivo es un factor vital que contribuye al **ciclo de estiramiento-acortamiento**, que consiste en un alargamiento muscular controlado (**acción excéntrica**) seguida de un acortamiento muscular rápido (**acción concéntrica**). La fuerza producida por el componente elástico es análoga a la fuerza involucrada con el retroceso de una banda de goma después de ser estirada y soltada. Sin embargo, los movimientos en los que la acción excéntrica previa o el alargamiento del músculo no van seguidos inmediatamente por el acortamiento rápido o la acción concéntrica del músculo (p. ej., iniciar un salto vertical desde la posición de sentadilla) no aprovechan esta producción de fuerza adicional, lo que disminuye el rendimiento. Sacar partido de esta característica del tejido conectivo del músculo en un programa de entrenamiento (p. ej., ejercicio pliométrico) puede contribuir a mejorar la producción de fuerza y potencia[32].

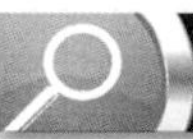

Revisión rápida

- La estructura organizacional del músculo es la siguiente: músculo completo → fascículos → fibras musculares → miofibrillas → miofilamentos (actina, miosina).
- El tejido conectivo del músculo es importante porque ayuda a estabilizar y dar soporte a todas las porciones del músculo, desde el músculo completo hasta las fibras musculares.

LA SARCÓMERA

La **sarcómera** es la unidad contráctil pequeña o básica del músculo esquelético capaz de producir fuerza y acortarse. El músculo esquelético también se denomina **músculo estriado** porque la disposición de los filamentos de proteínas en la sarcómera del músculo le otorga una apariencia rayada o estriada al microscopio (Fig. 5-4).

En cada extremo de una sarcómera hay **líneas Z**. En reposo, en cada sarcómera pueden diferenciarse dos áreas claras: la **zona H** en la mitad de la sarcómera, que contiene miosina, pero no actina, y las **bandas I**, ubicadas en ambos extremos de la sarcómera, que contienen solo filamentos de actina. Estas dos áreas tienen una apariencia clara, en comparación con la **banda A**, que contiene filamentos superpuestos de actina y miosina. La banda A representa la longitud de los filamentos de miosina. La **línea M**, que se encuentra en la mitad de la zona H, es importante dado que sus firmes y resistentes proteínas mantienen los filamentos de miosina en su lugar durante el estrés de la contracción.

A medida que la sarcómera se acorta, los filamentos de actina se deslizan sobre los filamentos de miosina. Esto hace que el tamaño de la zona H disminuya a medida que los filamentos de actina se deslizan hacia ella, y le otorgan una apariencia más oscura. Las bandas I se acortan a medida que la actina y la miosina se deslizan una sobre la otra; la miosina se dirige a la banda I a medida que las líneas Z se acercan a los extremos de los filamentos de miosina. Cuando la sarcómera se relaja y vuelve a su longitud original, la zona H y las bandas I vuelven a su tamaño y apariencia originales, ya que hay menos superposición de miosina y actina. Durante el acortamiento o el alargamiento de la sarcómera, la banda A no cambia de longitud, lo que indica que la longitud de los filamentos de miosina no cambia durante el proceso de acortamiento y regresa a la longitud de reposo cuando la fibra se relaja. Esto también aplica a los filamentos de actina. Diversas enfermedades, como la distrofia muscular (cuadro 5-3), pueden afectar las proteínas musculares (cuadro 5-3).

PROTEÍNAS NO CONTRÁCTILES

Como ya se ha comentado, el papel de las proteínas no contráctiles es vital para la función muscular. Incluso a nivel de la sarcómera, las proteínas no contráctiles son necesarias para proporcionar la red o estructura para el posicionamiento de los filamentos de proteínas de actina y miosina. Las proteínas contráctiles de actina y miosina están dispuestas muy próximas entre ellas por las proteínas no contráctiles (Fig. 5-5). Estas proteínas no contráctiles en la sarcómera también contribuyen al componente elástico de la fibra muscular, como se ha analizado anteriormente. Por ejemplo, la **titina**, también conocida como **conectina**, conecta la línea Z con la línea M en la sarcómera y estabiliza la miosina en el eje longitudinal. La titina también limita la amplitud de movimiento de la sarcómera y, por tanto, contribuye a la rigidez pasiva del músculo, lo que a su vez puede afectar la fuerza producida por ese músculo. Actualmente la titina se considera una de las proteínas no contráctiles más importantes en el músculo, pues desempeña múltiples funciones[14,15,28]. Esto aplica sobre todo a las acciones musculares excéntricas[38]. Otra proteína no contráctil, la **nebulina**, que se extiende desde la línea Z y se localiza en la banda I, estabiliza la actina al unirse con los monómeros de actina (pequeñas

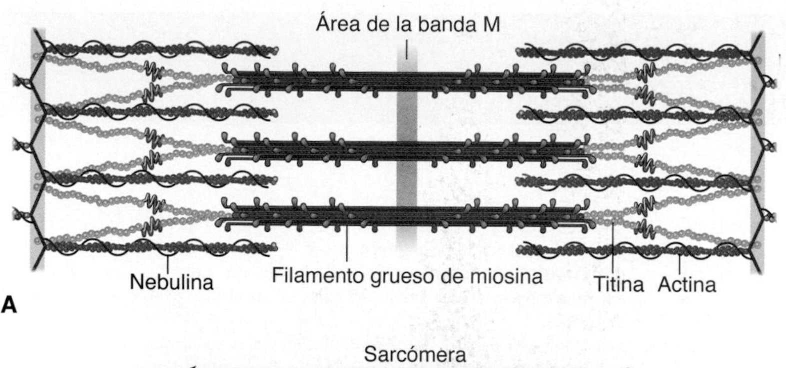

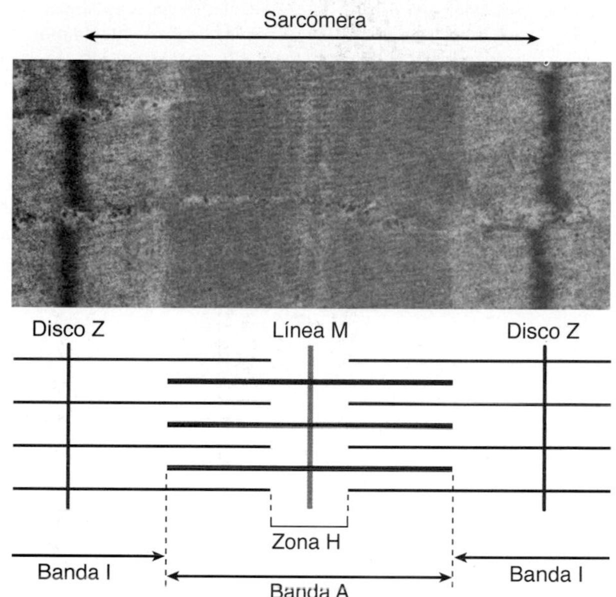

FIGURA 5-4. La sarcómera es la unidad funcional contráctil del músculo. (A) Representación gráfica de una sarcómera. **(B)** Microfotografía electrónica con los filamentos de miosina (filamentos gruesos) y los filamentos de actina (filamentos delgados) que forman la sarcómera. Una sarcómera completa se extiende desde una línea Z hasta la siguiente línea Z. Cuando se produce el acortamiento, los filamentos de miosina y actina se deslizan entre sí, lo que hace que las dos líneas Z de una sarcómera se acerquen entre sí.

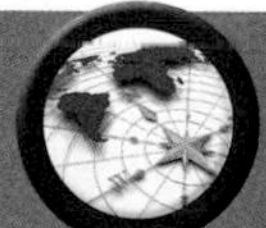

CUADRO 5-3

MÁS QUE EXPLORAR

¿Qué es la distrofia muscular?

La distrofia muscular (DM) es en realidad una agrupación de enfermedades causadas por mutaciones genéticas específicas en diferentes proteínas que son esenciales para la función contráctil adecuada de los músculos esqueléticos. La DM se caracteriza por una pérdida grave de masa y fuerza muscular. Algunas formas de DM no alteran significativamente ni la vida diaria ni la longevidad, pero otras son muy graves y, en última instancia, mortales. La forma más común de DM se conoce como enfermedad de Duchenne; lleva el nombre del neurólogo francés que la describió por primera vez a fines de la década de 1860. Esta enfermedad se debe a una supresión de la proteína «distrofina», que se encarga de mantener la integridad estructural de las fibras musculares. Esta afección surge casi exclusivamente en la infancia, y los síntomas se manifiestan por primera vez a los 3-5 años. Entre los síntomas se incluyen caídas accidentales frecuentes, marcha tambaleante al caminar, dificultad para correr y saltar, músculos grandes en la pantorrilla e incluso problemas de aprendizaje. Por lo general, los niños con Duchenne necesitan una silla de ruedas antes de llegar a la pubertad y mueren por la enfermedad antes de cumplir los 40 años. Aunque no existe una cura conocida, puede controlarse con analgésicos y esteroides, que ralentizan la pérdida de masa y fuerza musculares.

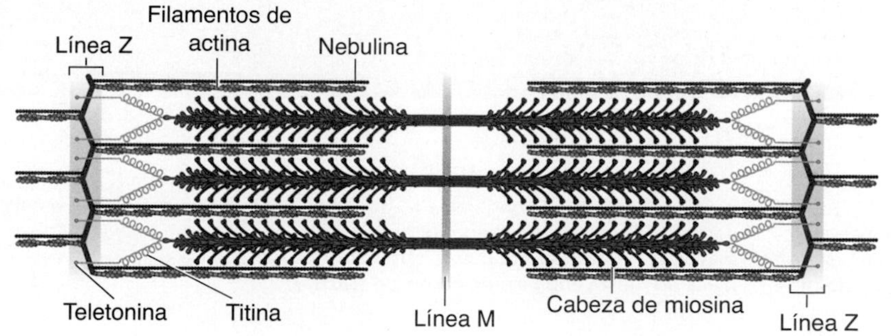

FIGURA 5-5. Proteínas no contráctiles. Las proteínas no contráctiles se denominan así porque no participan en el proceso de contracción. No obstante, mantienen a las proteínas contráctiles unidas entre sí para favorecer la unión óptima de miosina-actina.

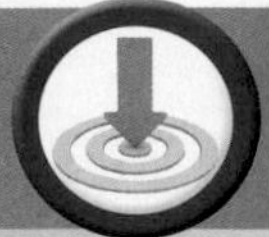

CUADRO 5-4
APLICACIÓN DE LA INVESTIGACIÓN

Pensar antes de estirar

Numerosos estudios han constatado que el estiramiento estático puede ser perjudicial para la producción de fuerza. Parece que esta pérdida de función se debe al hecho de que el estiramiento estático puede alargar el componente elástico del músculo, lo que reduce las fuerzas de retroceso muscular. Esto aplica sobre todo a aquellos estiramientos que se realizan justo antes de una actividad (p. ej., salto de altura). Por tanto, si la realización de un estiramiento estático inmediatamente antes del esfuerzo puede reducir la potencia máxima, la velocidad e incluso la fuerza, es importante considerar el momento idóneo para estirar.

Desde una perspectiva práctica, justo antes de iniciar una actividad deportiva se recomienda un calentamiento dinámico como trotar o montar en una bicicleta a baja velocidad. Asimismo, debe evitarse el estiramiento estático previo a una actividad que requiera fuerza máxima o desarrollo de potencia.

El entrenamiento de la flexibilidad debe realizarse mucho antes de los esfuerzos que requieran el desarrollo de la fuerza máxima, en períodos de enfriamiento o en otro momento, para que los resultados de velocidad, fuerza y potencia no se vean afectados negativamente (v. cap. 14).

moléculas que pueden unirse a otros monómeros y convertirse en un cadena de moléculas o un polímero, como el filamento de actina). El estiramiento impacta el componente elástico del músculo, por lo que el momento en que se realizan determinados estiramientos (p. ej., estiramiento estático) antes de un entrenamiento o competición es muy importante (cuadros 5-4 a 5-6)[6,33,55].

Antes de explicar cómo se contrae el músculo, es importante comprender las estructuras básicas de los filamentos de actina y miosina presentes dentro de las fibras musculares.

FILAMENTO DE ACTINA

La actina, o filamento delgado, se compone de dos hélices de moléculas de actina entrelazadas. Los filamentos de actina están unidos a las líneas Z y sobresalen de cada línea Z hacia el centro de la sarcómera. Cada molécula de actina tiene un **sitio activo** (Fig. 5-6), lugar donde las cabezas de los puentes cruzados de miosina pueden unirse al filamento de actina que se necesita para provocar el acortamiento del músculo. Envueltas alrededor del filamento de actina se encuentran la **tropomiosina** y la **troponina**, dos moléculas proteicas reguladoras. La tropomiosina es una molécula en forma de tubo que envuelve el filamento de actina; encaja en un surco creado por el entrelazamiento de las hélices de las moléculas de actina. Los complejos proteicos de troponina se encuentran a intervalos regulares a lo largo de la molécula de tropomiosina. La troponina está formada por tres subunidades proteicas reguladoras. La troponina I (que se une a la actina) tiene afinidad por la actina y une el complejo troponina-tropomiosina a las moléculas de actina. La troponina T (que se adhiere a la tropomiosina) tiene afinidad por la tropomiosina y une la troponina a la molécula de tropomiosina. La troponina C tiene afinidad por los iones de calcio, y la unión de los iones de calcio a la troponina C es el estímulo dentro de la fibra muscular que causa la activación muscular, debido a su papel en la exposición del sitio activo de la molécula de actina.

FILAMENTO DE MIOSINA

Para que los filamentos de miosina y actina se deslicen entre sí, su estructura molecular debe permitirles interactuar de alguna manera y desarrollar una fuerza que los atraiga entre sí. Cada molécula de miosina tiene una cabeza globular, un punto de pivote articulado y una cola fibrosa (Fig. 5-7). Los **puentes cruzados** están formados por dos moléculas de miosina. Por tanto, cuando las cabezas de miosina sobresalen del filamento de miosina, puede observarse que cada puente cruzado tiene dos cabezas de miosina globulares. Las cabezas dobles del puente cruzado de miosina están formadas por la enzima **miosina ATPasa**.

Las colas fibrosas de las moléculas de miosina que forman los puentes cruzados se entrelazan para formar el filamento de miosina. El puente cruzado es la parte del filamento de miosina que interactuará con la actina y desarrollará fuerza para tirar de los filamentos de actina sobre los otros filamentos de miosina. Existen diferentes isoformas o tipos de miosina ATPasa en el puente cruzado. La isoforma específica expresada por una fibra determina de muchas formas el tipo y, por tanto, las características contráctiles de esa fibra.

TIPOS DE FIBRA MUSCULAR

El músculo esquelético es una mezcla heterogénea de varios tipos de fibras musculares, y cada tipo de fibra posee diferentes capacidades

CUADRO 5-5
APLICACIÓN DE LA INVESTIGACIÓN

Pruébelo usted mismo

Es fácil ver cómo funciona el ciclo de estiramiento-acortamiento haciendo un simple experimento estudiando qué movimiento le permite saltar más alto. Primero, colóquese en posición de sentadilla, mantenga la posición y salte lo más alto que pueda. A continuación, empiece desde una posición de pie y déjese caer en un contramovimiento hacia abajo antes de saltar tan alto como pueda. Sentirá enseguida que el salto con un contramovimiento es mayor. En el laboratorio, puede observarse una diferencia de potencia en la placa de fuerza entre los dos tipos de saltos.

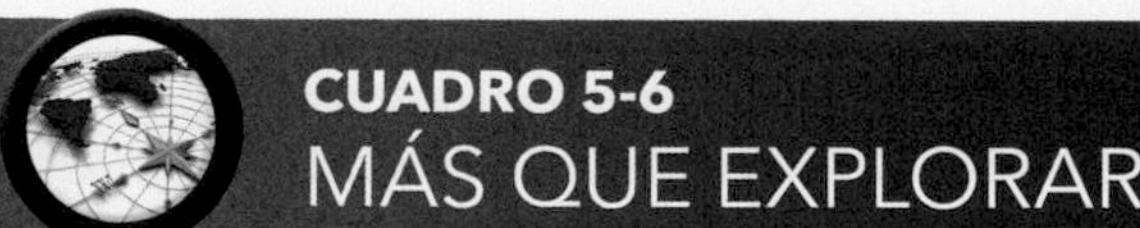

Ejercicio pliométrico

Curiosamente, el entrenamiento pliométrico se basa en realidad en el principio fundamental del «ciclo de estiramiento-acortamiento», que es una acción excéntrica (pliométrica) seguida de una acción muscular concéntrica (miométrica). Cuando se realiza a alta intensidad, constituye una potente modalidad de entrenamiento de potencia. Además, estos movimientos se utilizan para ayudar a prevenir lesiones.

Se ha constatado que el ciclo de estiramiento-acortamiento puede aportar hasta un 20 % a un 30 % de la potencia en una actividad de tipo estiramiento-acortamiento, como un salto vertical máximo necesario para realizar saltos de altura[24]. Al realizar un entrenamiento pliométrico, pueden lograrse mejoras en la velocidad y la producción de energía. Los ejercicios pliométricos oscilan desde ejercicios de baja intensidad (saltos de pie) hasta ejercicios de alta intensidad (saltos con caída o en profundidad desde diferentes alturas).

A continuación, se listan algunos ejemplos de **ejercicios pliométricos**:

- Saltos verticales de pie
- Saltos largos
- Saltar con un pie y *skipping*
- Saltos en posición de pie
- Saltos en profundidad o con caída desde diferentes alturas
- Flexiones de brazos con palmadas
- Ejercicios de lanzamiento de balones medicinales

En las lecturas que se incluyen a continuación, puede explorar más sobre el volumen y la intensidad necesarios para lograr los resultados de entrenamiento deseados, como una mayor potencia.

Lecturas recomendadas

Aguilar AJ, DiStefano LJ, Brown CN, et al. A dynamic warm-up model increases quadriceps strength and hamstring flexibility. *J Strength Cond Res.* 2012;26(4):1130–1141.

Kallerud H, Gleeson N. Effects of stretching on performances involving stretch-shortening cycles. *Sports Med.* 2013;43(8):733–750.

McKay D, Henschke N. Plyometric training programmes improve motor performance in prepubertal children. *Br J Sports Med.* 2012;46(10):727–728.

Perez-Gomez J, Calbet JA. Training methods to improve vertical jump performance. *J Sports Med Phys Fitness.* 2013;53(4):339–345.

Stojanovic MD, Ostojic SM. Preventing ACL injuries in team-sport athletes: a systematic review of training interventions. *Res Sports Med.* 2012; 20(3–4):223–238.

Tran TT, Brown LE, Coburn JW, et al. Effects of assisted jumping on vertical jump parameters. *Curr Sports Med Rep.* 2012;11(3):155–159.

metabólicas, de fuerza y de potencia. A lo largo de los años se han desarrollado varios sistemas de clasificación de los tipos de fibras (tabla 5-1) con base en las diferentes características histoquímicas, bioquímicas y contráctiles de la fibra muscular[39,40].

Las poblaciones principales de fibras de **contracción lenta** (tipo I) y de **contracción rápida** (tipo II) se establecen poco después del nacimiento. Sin embargo, a lo largo de toda la vida se producen ligeros cambios dentro de los dos tipos de fibras, los cuales están principalmente relacionados con los tipos de actividades realizadas, los ambientes hormonales y el envejecimiento[48]. De hecho, como se analizará más adelante, el entrenamiento físico actúa como un potente estímulo para las conversiones entre los tipos de fibras.

¿Cómo se determina un tipo de fibra individual en el músculo esquelético humano? El primer paso es obtener una biopsia del músculo de interés (cuadro 5-7). Después, la muestra debe cortarse en finas rodajas transversales, que luego pueden teñirse para identificar diferentes tipos de fibras. El procedimiento más conocido utilizado por los fisiólogos del ejercicio para clasificar los tipos de fibras musculares es el método de **tinción de miosina ATPasa**. Recuérdese que la miosina ATPasa es una enzima que se encuentra en las cabezas globulares de los puentes cruzados de miosina. A partir de este método de estudio, las fibras musculares de tipo I y tipo II y sus subtipos se clasifican según la reacción histoquímica de miosina ATPasa con el trifosfato de adenosina (ATP) que se suministra en el procedimiento de tinción. Cada isoforma de miosina cataliza esta reacción a una velocidad única, lo que da como resultado diferentes intensidades de tinción entre los diferentes tipos de fibras. Con el uso de *software* de imágenes, puede cuantificarse la intensidad de la tinción, y el rango de intensidad puede dividirse en diferentes categorías para asignar cada fibra a un tipo específico en función de su reacción con el ATP[49].

Dado que la isoforma de miosina ATPasa presente está directamente relacionada con la velocidad con la que las cabezas de miosina

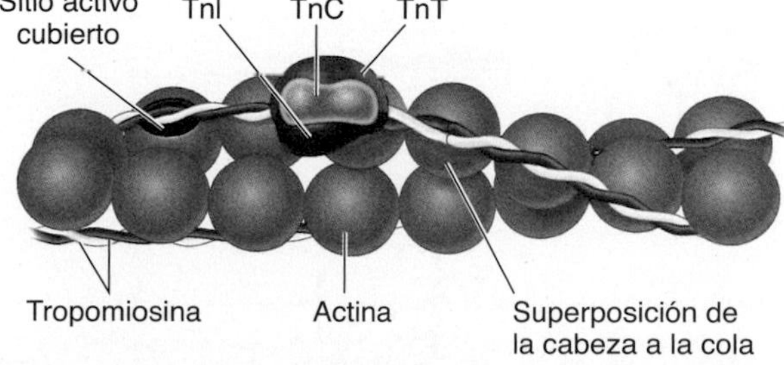

FIGURA 5-6. Organización de los filamentos de actina. La actina, o filamento delgado, se compone de dos hélices de moléculas de actina. Cada molécula de actina tiene un sitio de unión a miosina, o sitio activo para interactuar con las cabezas de miosina. Envueltas alrededor del filamento de actina hay otras dos proteínas, la troponina y la tropomiosina, que en reposo cubren los sitios activos de las moléculas de actina y evitan, así, que las cabezas de miosina se unan a los sitios activos. TnC, troponina C, se une al calcio; TnI, troponina I, se une a la actina; TnT, troponina T, se une a la cadena de tropomiosina.

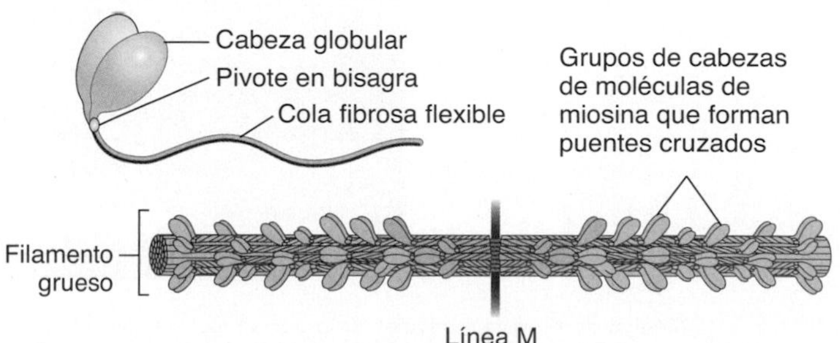

FIGURA 5-7. Organización del filamento de miosina. El filamento de miosina (filamento grueso) está compuesto por moléculas de miosina. Las colas fibrosas de las moléculas de miosina se entrelazan para formar el filamento de miosina. A intervalos regulares, sobresalen dos cabezas de moléculas de miosina del filamento de miosina que puede interactuar con las moléculas de actina.

Tabla 5-1. Sistemas de clasificación de los tipos principales de fibras musculares

Sistema de clasificación	Base teórica
Fibras rojas y blancas	Con base en el color de la fibra; cuanta más mioglobina (transportador de oxígeno en una fibra), más tono oscuro o rojo; utilizado en las primeras investigaciones con animales; el sistema de clasificación más antiguo.
Contracción rápida y contracción lenta	Con base en la velocidad y la forma de la contracción muscular con estimulación; las fibras de contracción rápida tienen mayores índices de desarrollo de fuerza y un mayor índice de fatiga.
Oxidativa lenta, glucolítica oxidativa rápida, glucolítica rápida	Con base en la tinción metabólica y las características de las enzimas oxidativas y glucolíticas.
Tipo I y tipo II	Estabilidad de la enzima miosina ATPasa en diferentes condiciones de pH; la enzima miosina ATPasa tiene diferentes formas; algunas de ellas dan como resultado reacciones enzimáticas más rápidas para la hidrólisis de ATP y, por tanto, mayores velocidades de ciclo para las interacciones actina-miosina de esa fibra; actualmente es el sistema más comúnmente utilizado para tipificar fibras musculares.

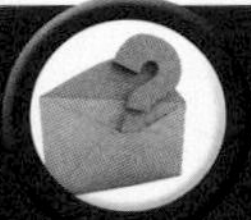

CUADRO 5-7
PREGUNTAS PRÁCTICAS DE LOS ESTUDIANTES

¿Qué se requiere para realizar una biopsia muscular?

Para tipificar la fibra de una persona, debe obtenerse una biopsia del músculo. A esto se le ha denominado **técnica de biopsia muscular percutánea**. En este procedimiento, primero se lava con desinfectante la zona de la piel de donde se obtendrá la biopsia. Después, con una jeringa con aguja de pequeño calibre se hacen varias anestesias locales alrededor del sitio de la biopsia. A continuación, con un bisturí se hace una pequeña incisión a través de la piel y el epimisio del músculo del cual se obtendrá la biopsia. Luego, se inserta una aguja hueca de acero inoxidable a través de la incisión, dentro del músculo, y se usa para obtener alrededor de 100 mg a 400 mg de tejido muscular (generalmente del músculo del muslo, la pantorrilla o el brazo). Una aguja de biopsia consta de una aguja hueca y un émbolo que encaja dentro de la aguja (consúltese la figura a continuación). La aguja tiene un hueco que se cierra cuando se empuja el émbolo hasta el final de la aguja, pero se abre cuando no lo está. La aguja se inserta con la ventana cerrada. A continuación, se retira ligeramente el émbolo, se abre la ventana y se aplica succión con una jeringa unida a la parte posterior de la aguja mediante un tubo de plástico. La succión crea un vacío en la aguja que permite la obtención de la muestra de músculo hacia la aguja. Después, se empuja el émbolo hasta el final de la aguja, lo que corta la muestra de músculo. Se retira la aguja de biopsia y se extrae la muestra de la aguja, se orienta, se procesa y luego se congela.

Después de retirar la aguja de biopsia, se cubre la incisión. A continuación, la muestra de músculo se corta (con un criostato, que es un dispositivo de corte denominado micrótomo, colocado en un casete de congelador que mantiene la temperatura alrededor de −24° C) de manera consecutiva (en serie) y se coloca en una laminilla para la tinción del ensayo histoquímico de modo que puedan determinarse los distintos tipos de fibras musculares. También pueden analizarse otras variables (p. ej., contenido de glucógeno de las fibras, número de receptores, mitocondrias, capilares, otras enzimas metabólicas) en los cortes seriados de la muestra de biopsia.

A

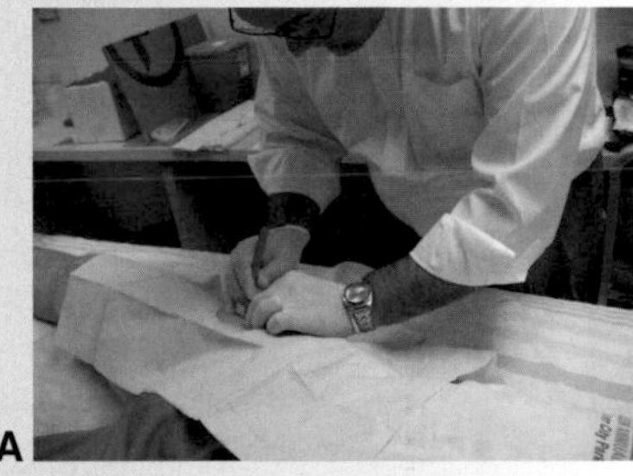

B

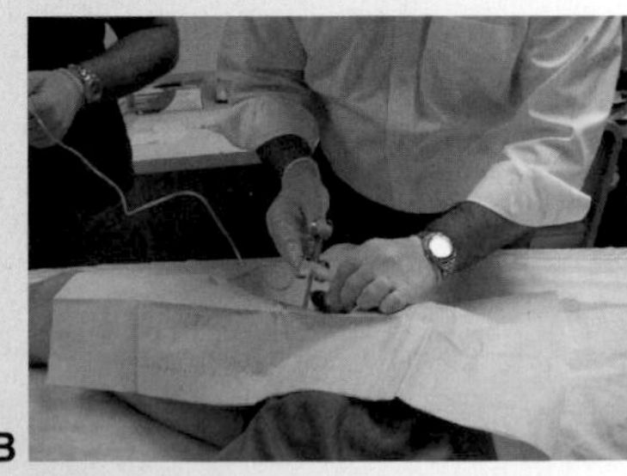

C

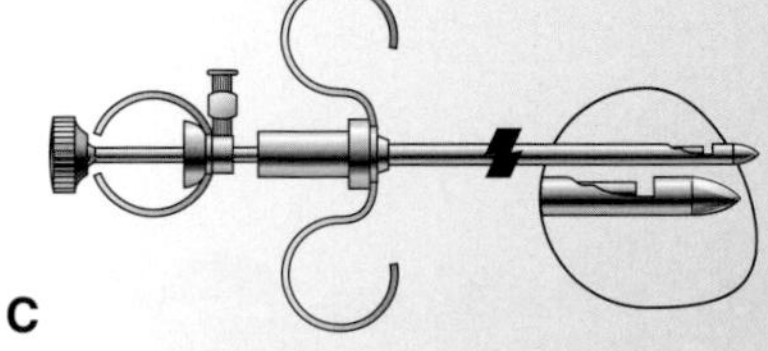

Técnica de biopsia muscular. La biopsia muscular percutánea es el método más común para obtener una pequeña muestra de tejido muscular para realizar diversos estudios en el músculo, incluido el análisis histoquímico para la determinación de los tipos de fibras musculares. **(A)** Se hace una pequeña incisión en el área anestesiada donde se va a insertar la aguja de biopsia en el músculo. Luego, se introduce la aguja de biopsia en el músculo a una profundidad medida que permite obtener una muestra del vientre muscular. **(B)** Mediante succión, se corta una muestra de músculo en la aguja de biopsia. **(C)** Ejemplo de una aguja de biopsia utilizada para obtener la muestra.

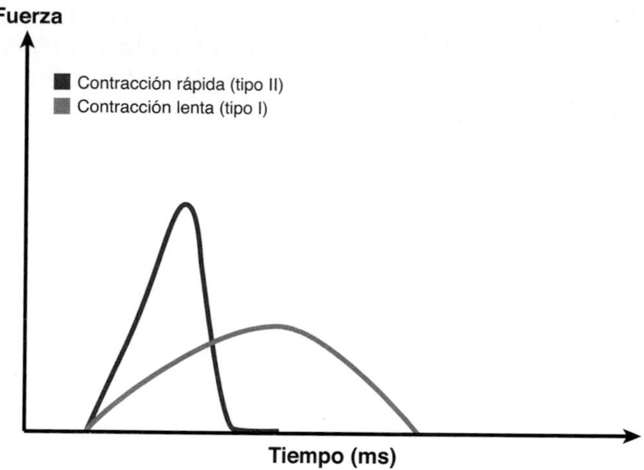

FIGURA 5-8. Características de las contracciones musculares. Las fibras de contracción rápida (tipo II) tienen una producción de fuerza más rápida, producen mayores cantidades de fuerza y se relajan más rápidamente que las fibras de contracción lenta (tipo I).

se unen al sitio activo del filamento de actina y giran para generar fuerza, esta proporciona una clasificación funcional representativa de la velocidad de acortamiento de una fibra muscular. Las **fibras de tipo I** también se denominan **fibras de contracción lenta**, lo que significa que no solo alcanzan la producción de fuerza máxima a un ritmo lento, sino que también, una vez alcanzada, su fuerza máxima es baja.

Sin embargo, las fibras musculares de tipo I poseen una alta capacidad para el metabolismo oxidativo, ya que reciben abundante irrigación sanguínea y están dotadas de un excelente contenido mitocondrial. Como resultado, las fibras de tipo I son resistentes a la fatiga y pueden continuar contrayéndose durante largos períodos con una pequeña disminución en la producción de fuerza. Como consecuencia, estas fibras son muy adecuadas para el rendimiento de resistencia.

Las fibras musculares de **tipo II** también se denominan **fibras de contracción rápida**, ya que desarrollan fuerza muy rápidamente y poseen una gran capacidad para producir fuerza (Fig. 5-8). Podría suponerse que la salida en la carrera 100 m o hacer un pase rápido en el fútbol sería más fácil si se tuvieran más fibras musculares de tipo II (cuadro 5-8). Pero, a diferencia de las de tipo I, las fibras de contracción rápida (o de tipo II) no muestran abundantes mitocondrias o irrigación sanguínea, lo que provoca una dependencia del metabolismo anaeróbico y, por tanto, una tendencia a fatigarse fácilmente. Las características de las fibras musculares de tipo I y tipo II se resumen en la tabla 5-2. Además de esas características principales, se ha constatado que las fibras musculares de tipo I, y especialmente las de tipo II, tienen subtipos, por lo que existe un continuo de subtipos de fibras musculares dentro de cada tipo de fibra. Este continuo, y cómo se distinguen los tipos de fibras musculares, se describen a continuación.

Tabla 5-2. Características de las fibras musculares de tipo I y tipo II

Característica	Tipo I	Tipo II
Fuerza por área de sección transversal	Baja	Alta
Actividad de ATPasa miofibrilar (pH 9.4)	Baja	Alta
Reservas de ATP intramuscular	Baja	Alta
Reservas de fosfocreatina intramuscular	Baja	Alta
Velocidad de contracción	Lenta	Rápida
Tiempo de relajación	Lento	Rápido
Actividad de la enzima glucolítica	Baja	Alta
Resistencia	Alta	Baja
Reservas de glucógeno intramuscular	Sin diferencia	Sin diferencia
Reservas de triglicéridos intramusculares	Alta	Baja
Contenido de mioglobina	Alto	Bajo
Actividad enzimática aeróbica	Alta	Baja
Densidad capilar	Alta	Baja
Densidad mitocondrial	Alta	Baja

Análisis histoquímico de la miosina ATPasa

El análisis utilizado para diferenciar entre los diferentes subtipos de fibras musculares requiere un procedimiento de tinción histoquímica que hace que cada subtipo se tiña con una intensidad ligeramente diferente, lo que da como resultado un tono de gris único. Para comenzar el proceso, se obtiene un corte transversal delgado (8 µm a 10 µm) de músculo de la muestra de biopsia y se coloca en diferentes condiciones de pH, con un baño alcalino (pH 10) y dos baños ácidos (pH 4.6 y 4.3). Cuando se extraen de los baños, las fibras del corte pueden clasificarse de acuerdo con la intensidad de

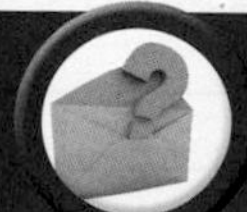

CUADRO 5-8

PREGUNTAS PRÁCTICAS DE LOS ESTUDIANTES

¿Cómo se comparan los tipos de fibra muscular de diferentes deportistas de élite?

La mayoría de los músculos del cuerpo contienen una combinación de tipos de fibras, algo influenciado por la genética, el perfil hormonal, el entrenamiento y la función del músculo. En general, la mayoría de los individuos no entrenados tienen aproximadamente un 50 % de fibras de tipo I y un 50 % de fibras de tipo II. Estas proporciones pueden ser radicalmente diferentes en los deportistas de élite. Por ejemplo, en los deportistas de resistencia suelen predominar las fibras musculares de tipo I (70 % al 85 %), mientras que en los velocistas de élite predominan las de tipo II (65 % al 70 %). Para un rendimiento de élite, debe contarse con conjunto único de predisposiciones genéticas, incluido un tipo de fibra muscular óptimo. Aunque no es el único factor necesario para un rendimiento de élite, el tipo de fibra es importante. Es habitual escuchar a los entrenadores llamar a algunos jugadores «rápidos» refiriéndose a la contracción rápida, o fibras de tipo II, que probablemente poseen debido a su potencia, velocidad y rapidez.

la tinción de cada fibra en las diversas condiciones de pH, como se muestra en la figura 5-9. Los tipos de fibra estándar en seres humanos abarcan desde el tipo de fibra más oxidativa hasta el tipo de fibra menos oxidativa, o desde los tipos I, IC, IIC, IIAC, IIA, IIAX y IIX. Aunque los procedimientos de tinción histoquímica identifican estos siete tipos diferentes de fibras, se sabe que, genéticamente, en el músculo esquelético de los mamíferos solo hay cuatro isoformas diferentes de cadena pesada de miosina (CPM), es decir, los tipos I, IIa, IIx y IIb[46,47].

Esto indica que lo que se conoce como fibras de tipo «C» de acuerdo con las características de tinción histoquímica son, de hecho, fibras híbridas que expresan más de una isoforma de CPM[45]. Por ejemplo, es probable que lo que la tinción de ATPasa identifica como una fibra de tipo IC sea un híbrido que expresa proteínas CPM de los genes de tipos I y IIa.

Es importante señalar que, aunque en los músculos de los mamíferos cuadrúpedos aparecen cuatro genes CPM, el gen de tipo IIb no aparece en el músculo humano. Por tanto, lo que una vez se clasificó como fibras de tipo IIB ahora se sabe que son fibras IIX, aunque algunos todavía se refieren a ellas como IIB en función de sus propiedades de tinción de ATPasa.

Desde el punto de vista funcional, cabe señalar que la capacidad oxidativa de una fibra es inversamente proporcional a su velocidad contráctil. Es decir, las fibras de tipo I, que son altamente oxidativas, son las más lentas en desarrollar la fuerza máxima, mientras que en el extremo opuesto, las fibras de tipo IIX, que muestran el potencial oxidativo más bajo, tienen la velocidad contráctil más rápida. En los animales (rata, ratón, gato, etc.) existe una mayor variedad de tipos de fibras musculares, de nuevo de los más oxidativos a los menos oxidativos, de los tipos I, IC, IIC, IIAC, IIA, IIAX, IIX, IIXB y IIB. Se cree que la mayor variedad de tipos de fibras musculares en los mamíferos primitivos se debe a un sistema nervioso menos sofisticado, que requiere una mayor variedad de tipos de fibras musculares. El tipo de fibra influye en el rendimiento muscular porque las fibras de tipo I y sus subtipos favorecen el rendimiento de resistencia, mientras que poseer un alto porcentaje de fibras de tipo II y los subtipos relacionados favorecerían el rendimiento de velocidad y potencia (cuadro 5-9).

Análisis de inmunofluorescencia

Existe otro procedimiento para identificar diferentes tipos de fibras musculares. De desarrollo más reciente, se basa en la alta especificidad de los anticuerpos por sus proteínas o antígenos diana. Dado que cada isoforma de la CPM presenta sus propios antígenos únicos, los anticuerpos que reaccionan a esos antígenos permiten distinguir entre los mismos tipos de fibras principales identificados mediante los procedimientos histoquímicos descritos anteriormente. El laboratorio del Dr. Stefano Schiaffino fue fundamental en el aislamiento de anticuerpos contra las isoformas de CPM de tipos I, IIa, IIx y IIb en el músculo esquelético[45,46]. Sin embargo, a pesar de la especificidad y sensibilidad de estos anticuerpos «primarios», reconocen sus antígenos diana sin provocar ningún tipo de reacción química que pueda causar decoloración o tinción de las fibras huésped. Por tanto, no pueden visualizarse a menos que estén acoplados con anticuerpos «secundarios» que reaccionen con los antígenos presentados por los anticuerpos primarios. Los anticuerpos secundarios, a su vez, pueden conjugarse con una enzima (la peroxidasa de rábano y la fosfatasa alcalina son las más utilizadas) que reacciona con un sustrato para provocar el oscurecimiento de las fibras unidas por el anticuerpo primario (Fig. 5-10). Tal técnica de tinción es de naturaleza inmunohistoquímica. Sin embargo, quizá un método más eficiente, y ciertamente más colorido, que permite la identificación de diferentes tipos de fibras musculares en un solo corte de tejido muscular emplea un anticuerpo secundario que se conjuga con un fluorocromo, en lugar de una enzima. Y al usar diferentes fluorocromos para la visualización de varios anticuerpos primarios, los diferentes tipos de fibras musculares pueden visualizarse fácilmente en el mismo corte de fibras musculares.

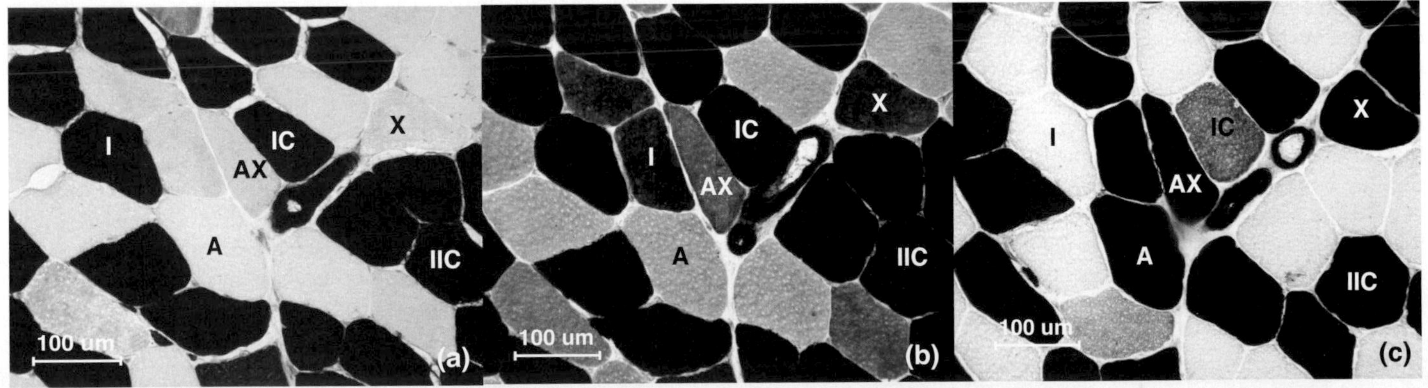

	I	IC	IIC	IIA	IIAX	IIX
pH 4.3	+++	+++	+/++	–	–	–
pH 4.6	+++	+++	++/+++	–	+/++	+++
pH 10.0	–	+/++	+++	+++	+++	+++

FIGURA 5-9. Representación de los tipos de fibras musculares de acuerdo con la miosina ATPasa. El ensayo histoquímico utilizado para delimitar los tipos de fibras del músculo esquelético se basa en las diferencias en la estabilidad de la molécula de ATPasa con el pH, es decir, la presencia o ausencia de actividad ATPasa después de la exposición del tejido a soluciones de pH variable: (a) pH 4.3, (b) pH 4.6 y (c) pH 10. En el músculo humano, el conjunto de tipos de fibras que pueden delimitarse incluye los tipos I, IC, IIC, IIAC, IIA, IIAX y IIX. (Cortesía de la Dra. Jenny Herman, Rocky Vista College of Osteopathic Medicine, Parker, CO).

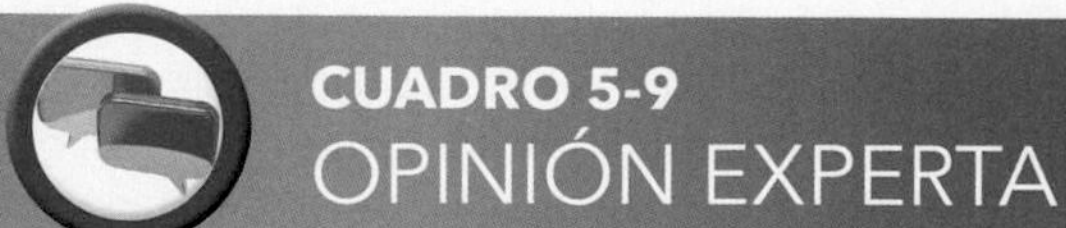

CUADRO 5-9
OPINIÓN EXPERTA

Tipos de fibras musculares: implicaciones para el rendimiento deportivo

Dr. Robert S. Staron
Associate Professor Emeritus
Biomedical Sciences and
Department of Biological Sciences
College of Osteopathic Medicine
Ohio University
Athens, Ohio

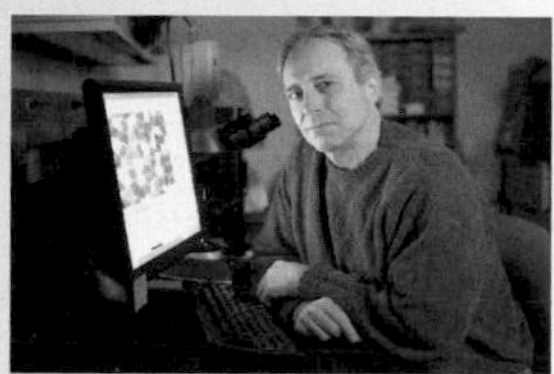

Los músculos esqueléticos de los seres humanos, como los de otros mamíferos, contienen dos tipos principales de fibras (contracción rápida y lenta) que difieren en sus propiedades contráctiles y metabólicas. Como regla general, las fibras rápidas son importantes para las sesiones de trabajo de corta duración y alta intensidad, mientras que las fibras lentas son más adecuadas para actividades prolongadas submáximas. Como tal, las fibras lentas poseen la mayor capacidad aeróbica y se reclutan primero y, por tanto, con mayor frecuencia. A medida que aumenta la intensidad y/o la duración, se reclutan fibras rápidas según sea necesario. Si se requiere un esfuerzo máximo (p. ej., intentar un levantamiento con peso máximo en una repetición), el sistema nervioso intentará reclutar todas las fibras musculares (tanto rápidas como lentas) en los músculos activos.

El porcentaje de cada uno de estos tipos principales en un músculo dado parece estar determinado genéticamente. Aunque en unos pocos músculos en todas las personas predominan las fibras rápidas (p. ej., tríceps braquial) o las lentas (p. ej., sóleo), la mayoría de los grandes músculos en una persona promedio contienen aproximadamente una mezcla 50/50. En la investigación se ha constatado que el porcentaje de estos dos tipos de fibras principales y del área ocupada por cada una de ellas son dos factores que impactan significativamente en el rendimiento. Los músculos de los deportistas de fuerza/potencia de élite suelen tener un alto porcentaje de fibras rápidas, mientras que los deportistas de resistencia de élite suelen tener un predominio de fibras lentas. Estos dos extremos constatan la importancia de la composición de la fibra para determinar la excelencia deportiva en los dos extremos del continuo de fuerza y resistencia. Evidentemente, no todo el mundo podrá alcanzar un nivel de élite. Además, otros factores tales como la motivación, la tolerancia al dolor, la biomecánica, la dieta, el descanso y la habilidad desempeñan un papel en la delimitación entre los deportistas excelentes y aquellos «buenos».

Aunque los porcentajes de los principales tipos de fibras parecen establecerse en los primeros años de vida, pueden producirse adaptaciones significativas para mejorar el rendimiento. Con independencia de la composición del tipo de fibra, el entrenamiento puede proporcionar mejoras radicales en el rendimiento.

Los regímenes de entrenamiento específicos pueden aumentar la producción de fuerza (aumento en el área transversal) o la capacidad aeróbica (cambios cuantitativos y cualitativos en los niveles de actividad de las enzimas metabólicas) en músculos específicos. Por ejemplo, un deportista de fuerza/potencia con predominio de fibras lentas está en desventaja cuando compite contra individuos con predominio de fibras rápidas. Sin embargo, a través del entrenamiento, el aumento significativo en las áreas transversales de las fibras rápidas pueden ayudar a superar esta desventaja.

Como tal, un músculo que contiene, por ejemplo, un 50 % de fibras rápidas, puede sufrir cambios hipertróficos de modo que, después del entrenamiento, la población de fibras rápidas constituya más del 60 % al 70 % del área total de fibras. Aunque en condiciones extremas (p. ej., parálisis, estimulación eléctrica a largo plazo) las fibras musculares tienen la capacidad de transformarse de lento a rápido o de rápido a lento, el ejercicio no parece ser un estímulo suficiente. En la mayoría de investigaciones se ha constatado que el entrenamiento puede provocar transformaciones dentro de la población de fibras rápidas (transiciones entre los subtipos rápidos), pero no entre rápidas y lentas (es decir, una transición completa de rápido a lento o viceversa).

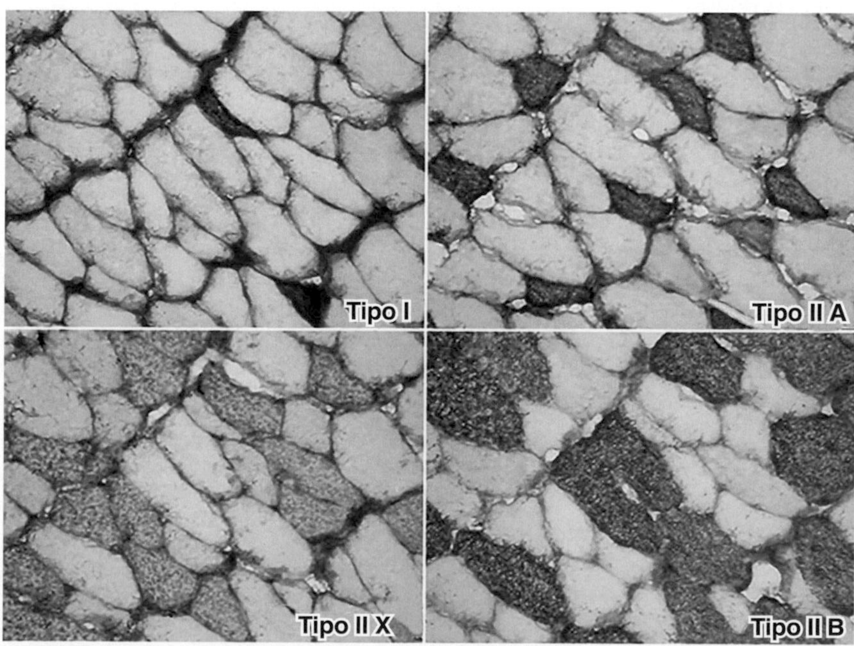

FIGURA 5-10 Fibras musculares teñidas en una rata que tienen fibras musculares tipo IIB por medio de procedimientos inmunohistoquímicos con anticuerpos específicos del tipo de fibra ligados a peroxidasa de rábano (HRP) para la tinción (obtenido del laboratorio del Dr. Michael Deschenes, College of William & Mary). En cada recuadro se indican las tinciones para cada uno de los cuatro tipos principales de fibras (I, IIA, IIX, IIB), y tales fibras aparecen más oscuras que las demás. Solo se tiñen las fibras que reaccionan con los anticuerpos específicos, por lo que todas las demás tipos permanecen sin teñir (o blancas). Así, en cada imagen, la etiqueta (abajo a la derecha) dicta qué tipo de fibra está teñida en esa imagen en particular.

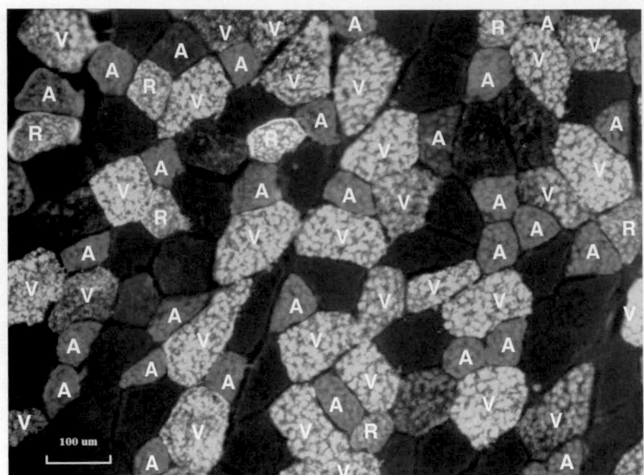

FIGURA 5-11. Fibras de músculo de rata teñidas con el procedimiento de inmunofluorescencia con anticuerpos primarios específicos del tipo de fibra ligados a anticuerpos secundarios específicos conjugados con fluorocromo rojo, azul o verde. Las fibras rojas (R) son de tipo I, las fibras azules (A) son de tipo IIA, las fibras verdes (V) son de tipo IIB y las fibras sin teñir son de tipo X.

Consúltese la figura 5-11 para un ejemplo de tinción inmunofluorescente de diferentes tipos de fibras musculares.

Cadenas pesadas de miosina

La cabeza del filamento de miosina está formada por dos **cadenas pesadas** y dos pares de **cadenas ligeras**. Cada cadena pesada tiene un peso molecular de aproximadamente 230 kDa y está asociada con dos cadenas ligeras (la cadena ligera esencial y la cadena ligera reguladora) (Fig. 5-12). Algunos investigadores prefieren usar la composición de la cadena pesada de miosina del músculo, que puede determinarse con electroforesis para separar las proteínas o usar anticuerpos específicos de la proteína para determinar la composición de tipo de fibra de una muestra de músculo. En los músculos humanos, existen tres tipos principales de CPM: I, IIa y IIx. En animales, se han identificado cuatro cadenas pesadas: I, IIa, IIx y IIb. Si se descomponen las múltiples variaciones de subtipos de fibras humanas en los tres tipos básicos de fibras musculares I, IIA y IIX, y se comparan con los subtipos CPM I, Ia y IIx, se observa una alta correlación[11], lo que sugiere que los dos procedimientos proporcionan resultados similares con respecto al perfil de tipo de fibra muscular.

La electroforesis en gel también es importante en la detección de fibras «híbridas», o aquellas que expresan más de una isoforma de cadena pesada de miosina. En condiciones normales, estas fibras híbridas son raras, pero con cambios en los patrones de actividad muscular, se vuelven más comunes. Por ejemplo, cuando el músculo humano se estimula mediante el ejercicio, habrá una coexpresión de las isoformas del CPM de tipo IIx y IIa, ya que la actividad acaba conduciendo a una conversión de las fibras musculares de tipo IIX en IIA. Durante este proceso de conversión, estas serían consideradas fibras híbridas[26,51].

En contraste, en el caso de reducción, y especialmente ante el cese de la actividad contráctil (p. ej., ante una parálisis), hay una mayor expresión de CPM de tipo IIx con una disminución concurrente en la expresión del CPM de tipo IIa. Gradualmente, esto da como resultado una conversión de fibras de tipo IIA en miocitos de tipo IIX. Sin embargo, una simple alteración en la actividad contráctil, como el ejercicio o el desentrenamiento, no provoca un cambio en la categorización amplia entre las fibras de tipos I y II. Sin embargo, un cambio drástico como el que ocurre con la parálisis inducirá a las fibras de tipo I, o de contracción lenta, a convertirse en fibras de tipo II, de contracción rápida[10,52]. En cambio, la estimu-

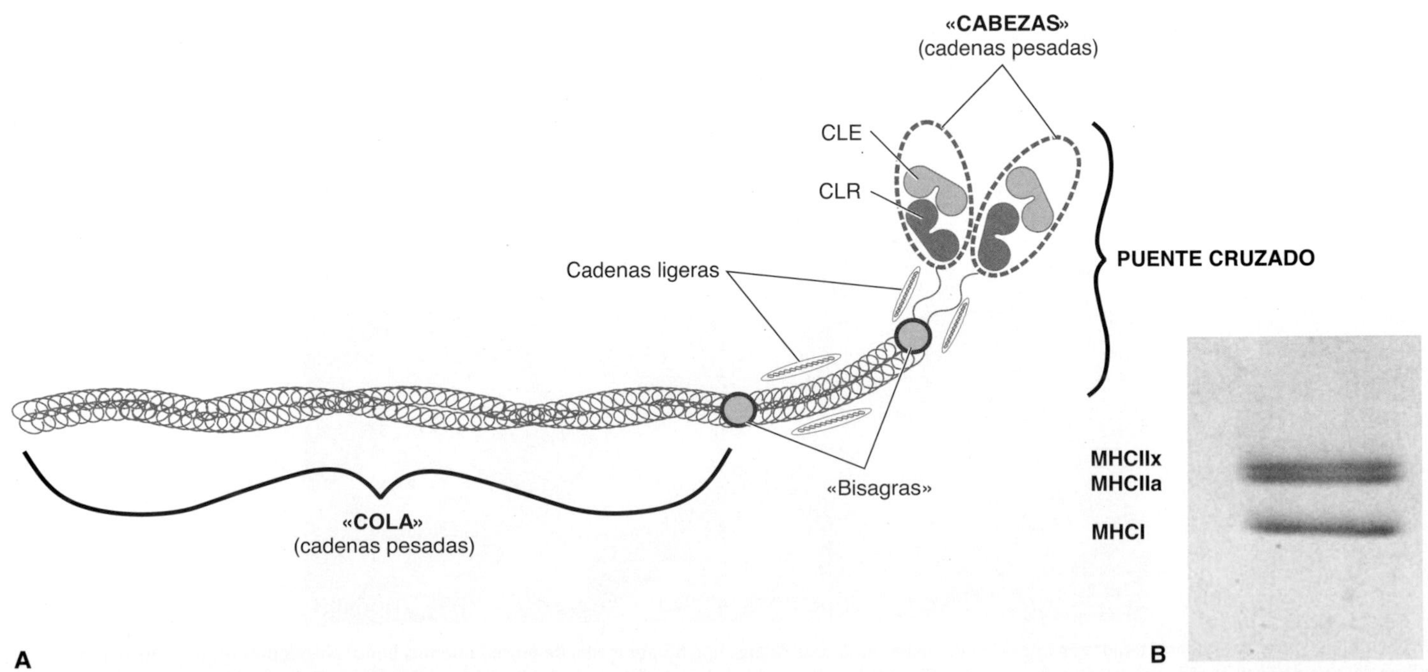

FIGURA 5-12. Molécula de miosina. (A) La molécula de miosina consta de dos cadenas pesadas idénticas y dos pares de cadenas ligeras. CLR, cadenas ligeras reguladoras; CLE, cadenas ligeras esenciales. Reproducido con permiso de Katz AM. *Physiology of the heart.* 4th ed. Philadelphia, PA: Lippincott Williams & Wilkins, 2006:104. Figura 4-1. **(B)** Gel de electroforesis de las cadenas pesadas de miosina que representa las diferentes cadenas pesadas en humanos.

lación eléctrica crónica y directa de baja frecuencia en el músculo de contracción rápida puede hacer que sus fibras se conviertan gradualmente en fibras de contracción lenta[41].

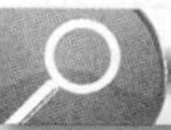

Revisión rápida

- La sarcómera es la unidad contráctil más pequeña o básica del músculo esquelético.
- Las proteínas no contráctiles proporcionan un soporte reticular para la organización de los filamentos de actina y miosina.
- Las fibras musculares contienen filamentos de actina y miosina que interactúan entre sí para producir acortamiento y generación de fuerza.
- El rendimiento está influenciado por el tipo de fibras musculares de un músculo.
- Las técnicas de tinción histoquímica de ATPasa pueden determinar si una fibra muscular es de tipo I o de tipo II, y aún más específicamente en seres humanos, puede determinar qué subtipo se expresa (p. ej., tipo IIA o IIX).
- Las cadenas pesadas de miosina reflejan el tipo de fibra del músculo.

TEORÍA DEL FILAMENTO DESLIZANTE

Ya sea caminando, levantando un peso pesado o corriendo un maratón, el movimiento es producido por la contracción de las fibras musculares. El mecanismo exacto de la contracción muscular para producir fuerza fue un misterio hasta que dos grupos de científicos propusieron una teoría interesante a mediados del siglo XX. Esta teoría, conocida como la **teoría del filamento deslizante**, fue propuesta en dos artículos publicados en 1954 en *Nature*, uno por Andrew Huxley y Rolf Niedergerke[18] y otro por Hugh Huxley (sin relación con Andrew Huxley) y Jean Hanson[19]. Estos artículos aportaron evidencia que revela cómo el músculo se acorta y desarrolla fuerza. La teoría del filamento deslizante de la contracción muscular sigue siendo la explicación más reveladora de cómo las proteínas musculares interactúan para generar fuerza.

La esencia de la teoría del filamento deslizante señala que los cambios en la longitud del músculo se deben al deslizamiento de los filamentos de actina y los filamentos de miosina para producir fuerza sin que estos filamentos cambien de longitud (piense en abrir y cerrar las puertas deslizantes que conducen a la terraza trasera de su casa)[17]. En reposo, la disposición de los filamentos de actina y miosina produce un patrón repetido de áreas claras (filamentos de actina o miosina solamente) y oscuras (filamentos superpuestos de actina y miosina).

El cambio en el patrón estriado del músculo indica la interacción entre los dos miofilamentos. En el estado contraído (totalmente acortado), sigue habiendo estrías, pero tienen un patrón diferente. Este cambio en el patrón de estriación se produce debido al deslizamiento de la actina sobre la miosina.

Pero antes de que pueda darse este proceso contráctil, el Ca^{++} debe liberarse en el **citosol** de la fibra muscular para que pueda interactuar con la proteína reguladora troponina. El número de interacciones entre los filamentos de actina y miosina, o los complejos de actomiosina formados, dictan cuánta fuerza se produce. En las siguientes secciones, se analizará con más detalle cómo se logra este acortamiento muscular a nivel molecular (cuadro 5-10).

PASOS QUE REGULAN EL PROCESO DE CONTRACCIÓN

En reposo, los puentes cruzados de los filamentos de miosina están muy próximos a los filamentos de actina, pero no pueden interactuar para causar acortamiento porque los sitios activos en los filamentos de actina están cubiertos por hebras de la proteína tropomiosina. Para crear una interacción con el filamento de actina, las cabezas de los puentes cruzados de miosina deben poder unirse a los sitios activos de la proteína actina. Esto significa que las cadenas de la proteína tropomiosina, que cubren los sitios activos de la actina en condiciones de reposo, deben moverse para exponer los sitios activos. Este desplazamiento esencial de tropomiosina se desencadena por el aumento en la concentración de Ca^{++} citosólico en la fibra muscular. Para entender como ocurre, debe advertirse que la excitación inicial de la fibra muscular comienza con un impulso eléctrico que inicia en la unión neuromuscular, la sinapsis que une la motoneurona con la fibra muscular, cuando el neurotransmisor se une a sus receptores en la superficie de la fibra muscular (este proceso se analiza con detalle en el cap. 4).

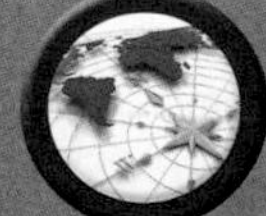

CUADRO 5-10
MÁS QUE EXPLORAR

¿Qué es la potenciación postactivación?

La potenciación postactivación (PAP) es un aumento en la generación de fuerza después de la exposición a estímulos condicionantes breves y no fatigantes, como una contracción isométrica máxima o contracciones dinámicas submáximas. Este aumento de fuerza se ha atribuido a la fosforilación de las cadenas ligeras de miosina reguladoras, lo que a su vez aumenta la sensibilidad de los miofilamentos al Ca^{++} y, posteriormente, aumenta el índice de formación de puentes cruzados. Se ha constatado que la PAP aumenta el índice de desarrollo de fuerza durante las contracciones submáximas, así como el rendimiento en el salto vertical y la carrera. Es importante mencionar que la PAP no afecta las contracciones tetánicas porque ya hay suficiente Ca^{++} para producir fuerza. Consúltense las siguientes lecturas para una exploración adicional de cuándo deben realizarse las contracciones isométricas o dinámicas máximas para maximizar el efecto de PAP, cuánto efecto sobre la producción de potencia puede tener el efecto PAP y otros factores relacionados con la PAP.

Lecturas recomendadas

Gouvêa AL, Fernandes IA, César EP, et al. The effects of rest intervals on jumping performance: a meta-analysis on post-activation potentiation studies. *J Sports Sci.* 2013;31(5):459–467.

Seitz L, Sáez de Villarreal E, Haff GG. The temporal profile of postactivation potentiation is related to strength level. *J Strength Cond Res.* 2014; 28(3):706–715.

Tillin NA, Bishop D. Factors modulating post-activation potentiation and its effect on performance of subsequent explosive activities. *Sports Med.* 2009;39(2):147–166.

Propagación del impulso eléctrico

Este impulso eléctrico, detectado por primera vez en la unión neuromuscular, se propaga a través de la membrana de la fibra muscular, o sarcolema, hacia los túbulos transversales (**túbulos T**), que penetran en el núcleo de la fibra y alcanzan el **retículo sarcoplásmico**. El retículo sarcoplásmico es una estructura intracelular con membrana que rodea cada miofibrilla dentro de la fibra muscular y actúa como un depósito que almacena Ca^{++} (Fig. 5-13). Cuando el impulso eléctrico viaja por los túbulos T, produce la excitación de las proteínas denominadas **receptores DHP (dihidropiridina)**, que actúan como sensores de voltaje. Tras esta excitación, los sensores de voltaje interactúan con los **receptores de rianodina**, ubicados en la membrana del retículo sarcoplásmico. Estos receptores son en realidad canales que, cuando son estimulados por los sensores de voltaje de los túbulos T, se abren para permitir una liberación repentina de Ca^{++} del retículo sarcoplásmico al citosol de la fibra muscular.

Exposición de los sitios activos

Entonces, el Ca^{++} liberado se une a la subunidad C de la troponina del complejo proteico de troponina, y esta interacción es lo que finalmente provoca un cambio conformacional en la tropomiosina, lo que evita que cubra los sitios activos en el filamento de actina y los deja expuestos.

El proceso mediante el cual, en condiciones de reposo, la tropomiosina bloquea los sitios activos en el filamento de actina se denomina **modelo de bloqueo estérico** en el músculo[42]. Con los sitios activos de actina ahora expuestos, las cabezas de los puentes cruzados de miosina pueden iniciar un proceso de unión con la actina que finalmente producirá el acortamiento de las fibras musculares y la producción de fuerza.

Este proceso de unión tiene dos fases distintas. Primero, hay un estado débil, que en ausencia de fatiga se sigue de una fase de unión fuerte que permite una producción de fuerza mayor y más rápida.

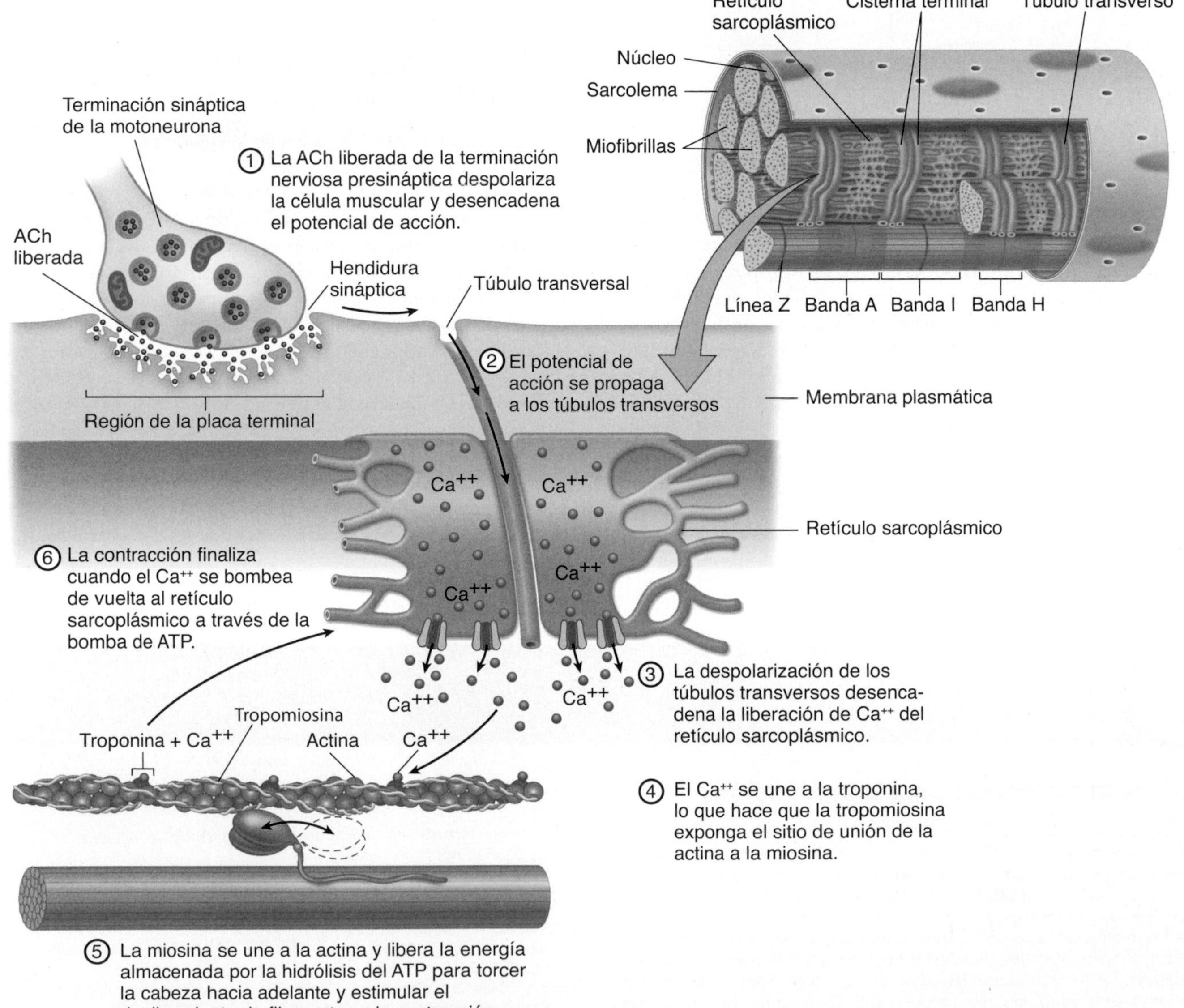

FIGURA 5-13. Retículo sarcoplásmico. La contracción muscular está mediada por la interferencia de la carga eléctrica de la bomba de calcio en el retículo sarcoplásmico, que apaga la bomba, lo que permite que se libere más Ca^{++} del que se bombea de vuelta al retículo sarcoplásmico. La liberación de Ca^{++} del retículo sarcoplásmico al citosol resulta en la unión de Ca^{++} con el componente troponina C de la molécula de troponina, que a su vez inicia un cambio conformacional del complejo troponina-tropomiosina y separa la tropomiosina del sitio activo. Esto permite la unión de las cabezas del puente cruzado de miosina, y el movimiento interno de trinquete de la cabeza atrae las líneas Z entre sí. ACh, acetilcolina.

Sin embargo, en condiciones de fatiga, no se produce la transición del estado de unión débil al fuerte, lo que da como resultado una producción de fuerza menor y más lenta.

Interacción de los filamentos de actina y miosina

Cuando los filamentos de actina y miosina se combinan, se forma un complejo de actomiosina. Una vez que se produce esta reacción, las cabezas de los puentes cruzados de miosina tiran de la actina hacia el centro de la sarcómera y se produce fuerza. Este movimiento de los puentes cruzados de miosina se denomina **golpe de potencia**, que se ha descrito como un tipo de **movimiento de trinquete**[27]. En otras palabras, la cabeza de la miosina gira sobre su punto de pivote articulado y tira del filamento de actina sobre el filamento de miosina, lo que produce el acortamiento de la sarcómera de modo que las líneas Z se acerquen entre sí (Fig. 5-14). El ATP, generado por las diferentes vías de energía comentadas en los capítulos 2 y 3, es vital para el proceso de contracción. La cabeza de miosina pasa por el mismo ciclo de acontecimientos cada vez que se une a un sitio activo. Comiéncese con la cabeza de miosina unida a un sitio activo después de que se haya producido un golpe de potencia. Para que la cabeza de miosina se desprenda del sitio activo, una molécula de ATP se une a la cabeza de miosina, lo que rompe el complejo de actomiosina. Después de esto, la ATPasa de miosina que se encuentra en la cabeza del puente cruzado de miosina hidroliza el ATP y la energía liberada se utiliza para inclinar la cabeza de miosina hacia atrás para que quede sobre un nuevo sitio activo, más cercano a la línea Z.

El difosfato de adenosina (ADP) y el fosfato inorgánico (Pi) que se forman a partir de la descomposición del ATP permanecen unidos a la cabeza de miosina. En este estado energizado, la cabeza del puente cruzado está lista para su siguiente interacción con otro sitio activo expuesto más cerca de la línea Z. Después de unirse débilmente al nuevo sitio activo de la actina para iniciar el siguiente golpe de potencia, el Pi se libera de la cabeza de miosina. Al final del golpe de potencia, el ADP se libera de la miosina y la cabeza de miosina se une de nuevo, firmemente, al sitio activo, donde permanece hasta que una nueva molécula de ATP (no puede ser simplemente una refosforilación de la molécula de ADP que ya estaba presente) se une a la cabeza de miosina, lo que separa la cabeza de miosina del sitio de unión activo. Este ciclo se repite, lo que produce el movimiento de trinquete por la repetición de los golpes de potencia. Esta secuencia de ciclos de los puentes cruzados continuará repitiéndose hasta que la fibra muscular ya no sea excitada por el sistema nervioso.

En ese momento, no se produce más liberación de Ca^{++} del retículo sarcoplásmico, lo que permite que la bomba de Ca^{++} ubicada en la membrana de ese orgánulo retorne las concentraciones de Ca^{++} citosólico a las observadas en reposo, moviendo el Ca^{++} de nuevo al retículo sarcoplásmico. Debido a la disminución de la concentración de Ca^{++} en el citosol, la subunidad de troponina C ya no está unida a Ca^{++}, lo que hace que la troponina deje de tirar de la cadena de tropomiosina y permite cubrir una vez más los sitios activos del filamento de actina. Como resultado, las cabezas de los puentes cruzados de miosina no pueden unirse a los sitios activos para formar los complejos de actomiosina necesarios para llevar a cabo el golpe de potencia.

Retorno a la longitud muscular en reposo

Cuando se unen a un sitio activo, los puentes cruzados de la molécula de miosina pueden girar solo en la dirección que desplaza la actina sobre la miosina, de modo que las líneas Z se acerquen, lo

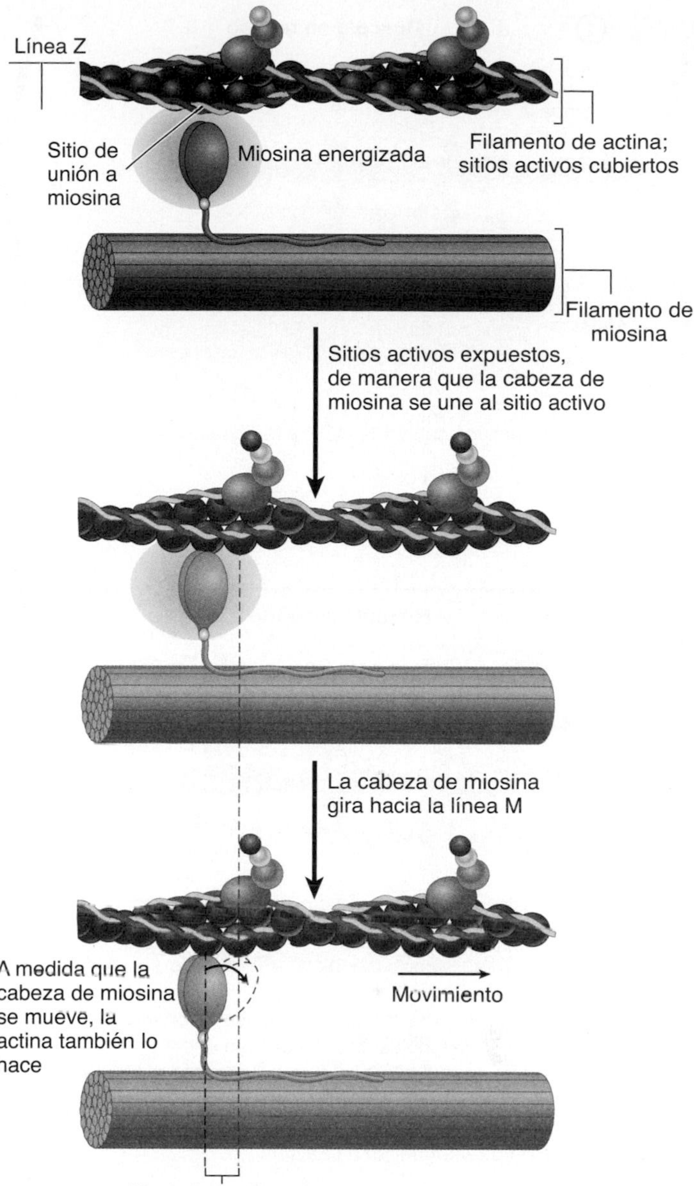

FIGURA 5-14. El movimiento de trinquete de la cabeza produce el golpe de potencia de la cabeza de miosina. La unión y el desprendimiento sucesivos de las cabezas de miosina en sitios activos causan el movimiento del filamento de actina sobre el filamento de miosina, lo que produce la contracción muscular y la producción de fuerza.

que produce acortamiento muscular. Más concretamente, los puentes cruzados de miosina están diseñados para provocar acortamiento muscular. Por tanto, la fibra muscular no puede volver por sí sola a su longitud de reposo alargada. Para ello, debe producirse una fuerza externa, como la gravedad o la actividad de un **músculo antagonista** (es decir, el que realiza el movimiento opuesto al del agonista). Por ejemplo, durante una flexión de los brazos o el bíceps, el bíceps provoca la flexión del codo cuando se contrae, y el músculo bíceps se considera el agonista, ya que provoca el movimiento deseado. El tríceps provoca la extensión, o enderezamiento, del codo cuando se contrae, y se consideraría el músculo antagonista al hacer una flexión de brazos. Considérese que la acción del tríceps, o el antagonista, sería acortarse durante el retorno del bíceps, o el agonista, a la longitud de reposo. En la figura 5-15 y el cuadro 5-11 se resumen los pasos que causan el acortamiento muscular.

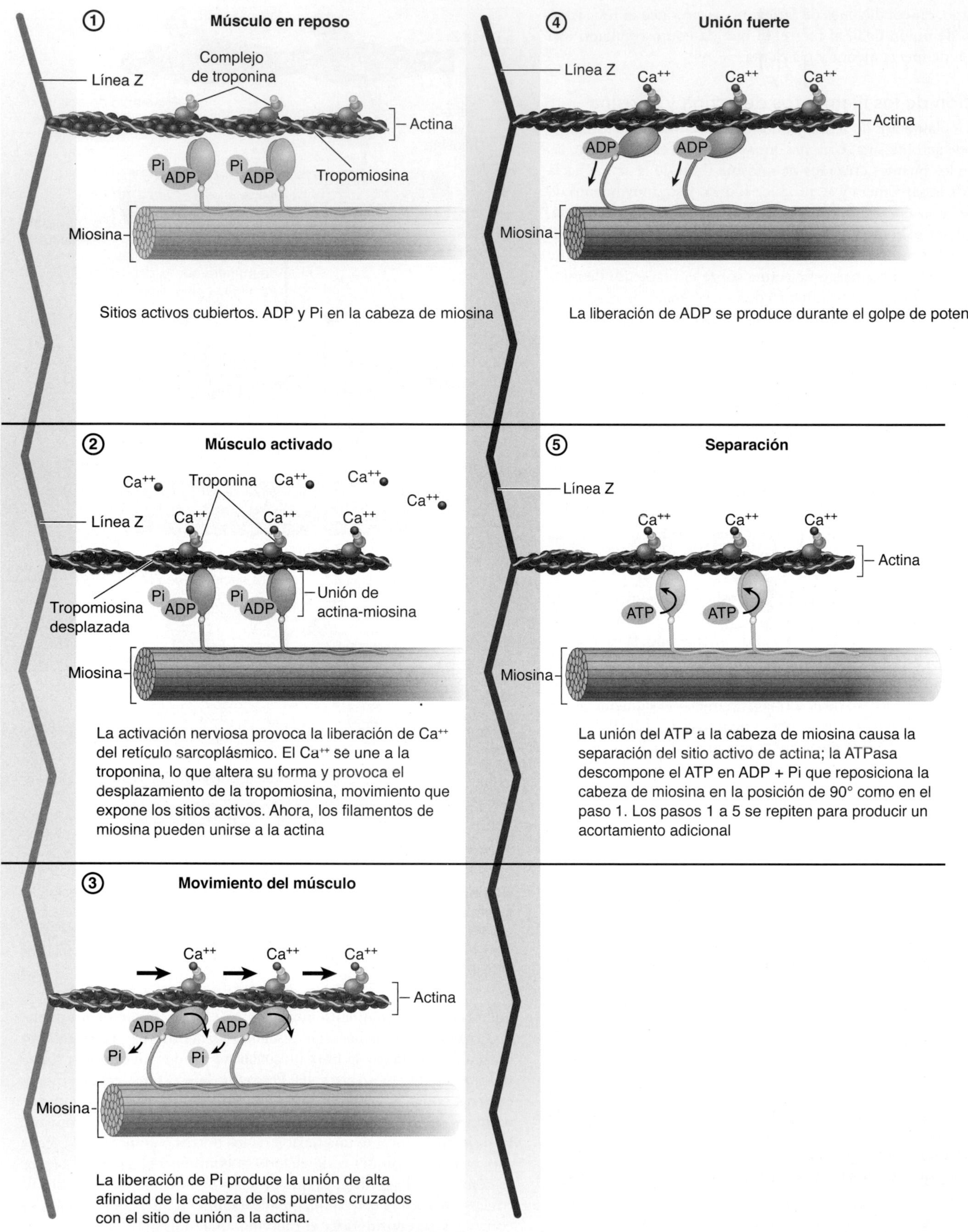

FIGURA 5-15. Pasos de la contracción muscular. El proceso contráctil está formado por una serie de pasos que producen el acortamiento de la sarcómera. A veces se denomina ciclo de puentes cruzados.

CUADRO 5-11
APLICACIÓN DE LA INVESTIGACIÓN

Contracción muscular

Los pasos básicos en el proceso contráctil del músculo esquelético son los siguientes:

Excitación

1. Se produce un potencial de acción en el axón de una motoneurona α.
2. El neurotransmisor acetilcolina (ACh) se libera del axón terminal.
3. La ACh se une a los receptores de membrana de la fibra muscular.
4. Los canales se abren en la membrana de la fibra muscular, lo que genera una corriente iónica.
5. La corriente iónica atraviesa los túbulos T y estimula los receptores DHP, que actúan como sensores de voltaje en los túbulos T.
6. Los sensores de voltaje estimulados activan los receptores de rianodina, que son canales de Ca^{++}, ubicados en la membrana del retículo sarcoplásmico.
7. Al abrir los receptores de rianodina, el retículo sarcoplásmico libera Ca^{++} en el citosol.

Contracción o acortamiento

1. El Ca^{++} se une a la troponina C.
2. Un cambio conformacional en la troponina provoca el movimiento de la troponina, movimiento que expone los sitios activos de actina.
3. Los puentes cruzados de miosina se unen a los sitios activos expuestos.
4. Las cabezas de miosina giran y tiran de los filamentos de actina sobre los filamentos de miosina.
5. Las cabezas de miosina adquieren un nuevo ATP y se liberan del sitio activo.
6. La ATPasa en la cabeza de miosina hidroliza el ATP, lo que energiza el puente cruzado y lo «amartilla» de nuevo a su posición inicial para que esté listo para unirse a otro sitio activo.
7. Mientras haya suficientes iones de calcio citosólico, el ciclo continúa.

Relajación

1. El potencial de acción del axón de la motoneurona α se detiene.
2. El Ca^{++} se bombea activamente de vuelta al retículo sarcoplásmico.
3. El Ca^{++} no se une a la troponina C.
4. Los sitios activos se cubren por tropomiosina y troponina.
5. Se requiere fuerza externa para que el músculo recupere la longitud de reposo.

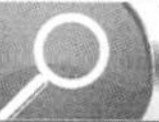

Revisión rápida

- La teoría para explicar la contracción muscular es la teoría del filamento deslizante.
- Esta teoría sostiene que los cambios en la longitud muscular se deben al deslizamiento de los filamentos de actina y miosina el uno sobre el otro sin que ninguno de estos cambie de longitud.

Los pasos de la teoría del filamento deslizante incluyen:

- En reposo, los puentes cruzados de actina y miosina están muy próximos entre sí, pero no se produce la unión.
- Un impulso eléctrico atraviesa la unión neuromuscular y desciende por los túbulos T, donde el impulso es detectado por los receptores DHP (sensores de voltaje).
- Tras ser excitados por el impulso eléctrico, los receptores DHP activan los receptores de rianodina ubicados en la membrana del retículo sarcoplásmico.
- Los receptores de rianodina son en realidad canales de Ca^{++} incluídos en la membrana del retículo sarcoplásmico y, al activarse, se abren para liberar el Ca^{++} almacenado en el retículo sarcoplásmico hacia el citosol de la fibra muscular.
- El Ca^{++} liberado puede unirse a la troponina, lo que provoca un cambio en la posición de la tropomiosina, movimiento que expone los sitios activos en la actina.
- Esto permite que las cabezas de los puentes cruzados de miosina se unan a los sitios activos de actina expuestos, con lo que se forman complejos de actomiosina.
- Se produce un movimiento giratorio de la cabeza de miosina de los puentes cruzados, lo que da como resultado un golpe de potencia, que crea un acortamiento de la sarcómera y, en última instancia, del músculo.
- Cuando los impulsos eléctricos ya no se envían a la superficie de la fibra muscular, se detiene la liberación de Ca^{++} del retículo sarcoplásmico, lo que permite que la bomba de Ca^{++} del retículo sarcoplásmico devuelva el Ca^{++} citosólico a las concentraciones de reposo.
- Sin Ca^{++} para unirse a la troponina, la tropomiosina bloquea nuevamente los sitios activos de la actina, lo que detiene la contracción muscular.
- El músculo intacto vuelve a su longitud de reposo mediante una fuerza externa, como la gravedad o la contracción activa de un músculo antagonista.

PROPIOCEPCIÓN Y SENTIDO CINESTÉSICO

Para una realización óptima de las actividades diarias (p. ej., bajar escaleras) o de las habilidades deportivas (p. ej., salto triple), debe producirse la retroalimentación o el flujo constante de información sobre la posición de nuestro cuerpo en el sistema neuromuscular. Es fácil apreciar la importancia de esta retroalimentación cuando uno es consciente de las complejas habilidades de gimnastas, buceadores, patinadores artísticos, jugadores de baloncesto o casi cualquier otro deportista que realiza su deporte. La importancia de este flujo constante de retroalimentación nerviosa se evidencia ante una lesión de los receptores periféricos y los órganos propioceptivos que se encuentran en los músculos y otros tejidos. Después de este tipo de lesión, se alteran el sentido de la posición corporal y la orientación de los diferentes segmentos corporales, lo que dificulta realizar movimientos coordinados. La forma en que el cuerpo detecta su posición en el espacio se logra a través de las capacidades propioceptivas del sistema neuromuscular.

El sentido de la posición corporal es monitorizado por retroalimentación de la longitud muscular y la fuerza producida. Este seguimiento es realizado por los **propioceptores**, que son receptores ubicados dentro de los músculos y tendones. La información que estos recopilan se transmite constantemente a las regiones conscientes y subconscientes del cerebro. Dicha información también es importante para aprender las tareas motoras, especialmente cuando se repiten una y otra vez, para crear un **efecto de aprendizaje**, que es la capacidad de repetir un patrón de reclutamiento de unidades motoras específicas y que produce el rendimiento exitoso de una habilidad, como hacer un salto con tiro en el baloncesto. La razón por la que los entrenadores hacen que los deportistas practiquen repetidamente sus habilidades deportivas es precisamente para que aprendan patrones motores específicos que pueden reproducirse durante la competencia. Gracias a los mecanismos propioceptivos, pueden realizarse habilidades complejas, como el salto con pértiga o una maniobra de gimnasia, y simplemente «sentirlas» como correctas. Los propioceptores mantienen al sistema nervioso central (SNC) constantemente informado de lo que sucede con los movimientos del cuerpo, muchas veces a nivel subconsciente. Muchos movimientos se realizan con tanta rapidez que es posible que el individuo ni siquiera piense en realizar la actividad o habilidad, excepto antes de comenzar (p. ej., visualizar una habilidad deportiva o una serie de pasos largos antes de descenderlos). Esta información continua es vital para el movimiento humano normal, así como para cualquier actividad deportiva. Esta capacidad de conocer la posición del cuerpo en el espacio se ha denominado **sentido cinestésico**.

HUSOS MUSCULARES

Los propioceptores del músculo esquelético se denominan **husos musculares**. Las dos funciones de los husos musculares son controlar el estiramiento o la longitud del músculo en el que están contenidos e iniciar una contracción cuando se estira el músculo. El reflejo de estiramiento, en el que un músculo que se estira rápidamente inicia una contracción casi inmediata en respuesta al estiramiento, se atribuye a la respuesta del huso muscular[36].

Los husos están ubicados en fibras musculares modificadas con disposición paralela a las otras fibras dentro de todo el músculo (Fig. 5-16). Las fibras musculares modificadas que contienen husos se denominan **fibras intrafusales**. Estas fibras están compuestas por un área central sensible al estiramiento (o área sensorial), contenida en una fibra muscular capaz de contraerse. Si un músculo se estira, como al levantar una maleta que no se esperaba que pesara tanto, los husos también se estiran. El nervio sensitivo del huso transporta un impulso a la médula espinal, donde la neurona sensitiva hace sinapsis con las motoneuronas α, que transmiten un impulso nervioso reflejo al músculo, impulso que provoca una contracción o acortamiento del músculo estirado, con lo que se alivia la presión sobre sus husos. Al mismo tiempo, otras neuronas inhiben la activación de los músculos antagonistas del músculo estirado para que no interfieran con el acortamiento reflejo deseado del músculo agonista. Como se ha mencionado anteriormente, desde una perspectiva práctica, realizar ejercicios con un estiramiento previo (p. ej., estirar los músculos pectorales del pecho por medio de fuerza en banco [*bench press*] asiendo ambas agarraderas lo más ampliamente posible para estirar las clavículas) permite aprovechar este reflejo de estiramiento. Esto explica una mayor producción de fuerza con el estiramiento antes de la actividad. Por ejemplo, si primero se lanza una pelota lo más lejos posible por medio de una posición de impulso (*windup*), que actúa como estiramiento previo, y luego se lanza una pelota deteniéndose al final del impulso durante varios segundos antes de lanzarla: definitivamente la pelota llegará más lejos con el impulso, que es un estiramiento previo, del primer lanzamiento, en parte debido a la acción refleja de estirar los husos musculares.

Las motoneuronas α inervan las fibras musculares que no contienen husos (denominadas fibras extrafusales) y las motoneuronas γ inervan las fibras intrafusales. Debido a que los husos musculares se encuentran en las fibras musculares activas, el sistema nervioso puede regular la longitud y, por tanto, la sensibilidad de los husos a los cambios en la longitud de las fibras musculares. Estos ajustes permiten un control más preciso de la longitud de los músculos en los que están contenidos los husos. Tales ajustes parecen tener lugar en deportistas entrenados, lo que los hace más capaces de realizar movimientos altamente complejos y bien practicados.

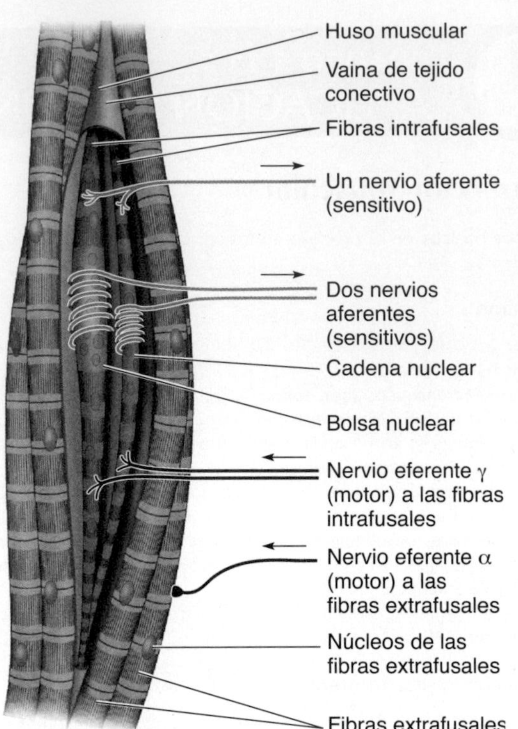

FIGURA 5-16. Husos musculares. Los husos musculares envían información sobre la longitud y la tensión de las fibras musculares a los centros cerebrales superiores. Esto es muy importante para las habilidades con patrones, en los que la posición de los músculos y el desarrollo preciso de la fuerza determinan la efectividad de la habilidad que se está realizando (p. ej., el toque en un tiro con salto en el baloncesto). Reimpreso con permiso de Premkumar K. *The Massage Connection: Anatomy and Physiology*. 2nd ed. Baltimore, MD: Lippincott Williams and Wilkins, 2004:162. Figura 4.12A.

ÓRGANOS TENDINOSOS DE GOLGI

El propioceptor en el tendón que conecta el músculo con el hueso se llama **órgano tendinoso de Golgi**, cuya función principal es responder a la tensión (fuerza) dentro del tendón (Fig. 5-17). Si las fuerzas ejercidas sobre el tendón son demasiado altas, pueden producirse lesiones y el órgano tendinoso de Golgi se activa. Debido a su localización en el tendón, estos propioceptores están bien posicionados para monitorizar la tensión desarrollada por todo el músculo y no solo por las fibras individuales[37]. La neurona sensitiva de cada órgano tendinoso de Golgi viaja a la médula espinal, donde hace sinapsis con las motoneuronas α de los músculos tanto agonistas como antagonistas. A medida que un músculo activado desarrolla fuerza, la tensión dentro del tendón del músculo aumenta y es monitorizada por los órganos tendinosos de Golgi. Si la tensión aumenta lo suficiente como para dañar el músculo o el tendón, el órgano tendinoso de Golgi inhibe el músculo activado. La tensión dentro del músculo se alivia para evitar daños en el músculo y/o el tendón.

El sentido propioceptivo de la posición del cuerpo se ve afectado por la fatiga, lo que constata la importancia del entrenamiento físico y el acondicionamiento para evitar, o al menos reducir, la fatiga durante una competencia deportiva[2]. Curiosamente, se están añadiendo nuevos métodos de entrenamiento a muchos programas de ejercicio con el objetivo de mejorar el flujo de información de los

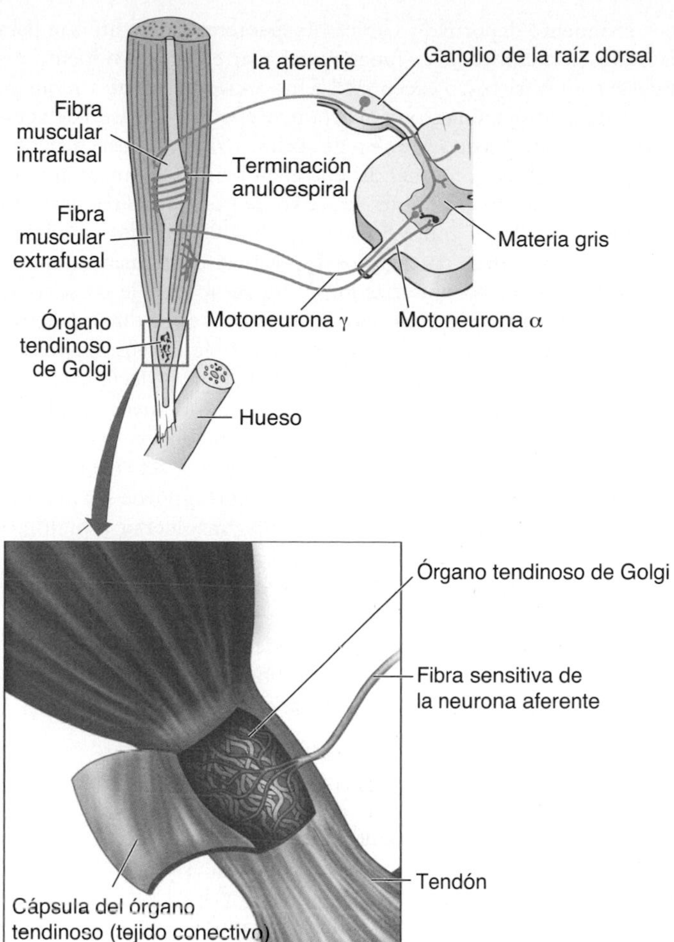

FIGURA 5-17. Órganos tendinosos de Golgi. Los órganos tendinosos de Golgi protegen al músculo y el tendón mediante respuestas a la cantidad de tensión en los tendones. Si la tensión es demasiado grande, el desarrollo de fuerza por parte del músculo disminuye. **Cuadro superior:** Reimpreso con permiso de Porth CM. *Pathophysiology: Concepts of Altered Health States*. 7th ed. Philadelphia, PA: Lippincott Williams & Wilkins, 2005. Figura 49-20. **Cuadro inferior:** Modificado con permiso de Bear M, Connors B, Paradiso M. *Neuroscience: Exploring the Brain*. 2nd ed. Baltimore, MD: Lippincott Williams & Wilkins, 2000. Figura 13.20.

músculos hacia el sistema nervioso central y de vuelta a los músculos. Puede esperarse que el entrenamiento eficaz de estas vías neuromusculares de flujo de información las haga más resistentes a la fatiga, lo que hará que la ejecución de movimientos deportivos complejos se mantenga en un nivel óptimo durante más tiempo en una competición o sesión de entrenamiento. En algunos casos, el objetivo es aumentar el flujo de excitación de los husos musculares a los grupos de motoneuronas y disminuir la inhibición de los órganos tendinosos de Golgi, lo que da como resultado una mayor producción de fuerza de los músculos[20].

Revisión rápida

- Los propioceptores detectan la posición del cuerpo por medio de la monitorización de la longitud del músculo y la fuerza que se produce.
- Los propioceptores transmiten información importante sobre la posición y la orientación del cuerpo al sistema nervioso central.
- Los husos musculares controlan el estiramiento y la longitud del músculo e inician una contracción para reducir el estiramiento en el músculo.
- Los órganos tendinosos de Golgi responden a la tensión (fuerza) dentro del tendón.

CAPACIDADES DE PRODUCCIÓN DE FUERZA

Debido a su capacidad para generar la fuerza necesaria para provocar el movimiento de las extremidades y de todo el cuerpo, el músculo esquelético desempeña, quizás, el papel más importante para determinar el rendimiento de un individuo durante el ejercicio y el deporte. La capacidad del músculo para generar fuerza es fundamental no solo para el rendimiento deportivo, sino también para la capacidad de realizar las tareas de la vida diaria. Con esto en mente, es importante comprender los diferentes tipos de acciones musculares y modos de ejercicio, y cómo la fuerza, la potencia y la velocidad contráctil se relacionan entre sí.

TIPOS DE ACCIONES MUSCULARES

Cuando el músculo se activa y genera fuerza, puede acortarse, mantener la misma longitud o resistir el alargamiento. Estos tres tipos de acciones musculares se denominan típicamente concéntricas, **isométricas** y excéntricas, respectivamente (Fig. 5-18). Póngase como ejemplo lo que ocurre cuando se levantan pesas para visualizar fácilmente las diferencias entre estas acciones musculares. Normalmente, cuando se levanta un peso, los músculos involucrados se acortan (acción muscular concéntrica), de ahí el término «contracción». Durante tales acciones concéntricas, la fuerza producida por el músculo excede la impuesta por la resistencia o carga. Entonces, si uno completa con éxito una fuerza en banco de casi 91 kg (200 libras) es porque los músculos pudieron generar más de 91 kg de

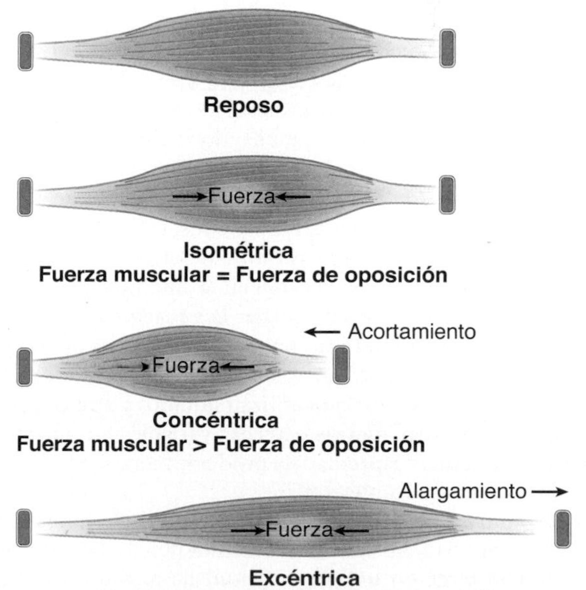

FIGURA 5-18. Existen tres acciones musculares básicas: concéntrica, excéntrica e isométrica. Concéntrica: el músculo se acorta; isométrica: no hay cambio en la longitud del músculo (velocidad 0); y excéntrica: se produce un alargamiento del músculo mientras se produce fuerza. (Adaptado con permiso de Knuttgen HG, Kraemer WJ. Terminology and measurement in exercise performance. *J Appl Sport Sci Res*. 1987;1(1):1–10.)

fuerza. En una acción muscular isométrica, las cabezas de miosina siguen adhiriéndose y separándose en el mismo sitio activo o cerca del mismo en el filamento de actina. Por tanto, no se produce ningún movimiento visible, pero la fuerza se desarrolla con el intento de acortamiento. En este caso, la fuerza producida por el músculo activo es igual a la resistencia que se opone a su movimiento. Un ejemplo sería cuando, en la mitad de una repetición de fuerza en banco, el peso se mantiene fijo. Un ejemplo de una acción excéntrica sería cuando se baja un peso de manera controlada desde una posición con los brazos extendidos hasta hacer contacto con el pecho durante la fuerza en banco.

A medida que el peso se baja, los músculos involucrados se alargan mientras producen fuerza. Durante una acción muscular excéntrica, la carga o resistencia es mayor que la fuerza producida por el músculo. Esto puede ocurrir cuando el músculo está ejerciendo su fuerza máxima, pero la fuerza es inadecuada para vencer la resistencia, o cuando un individuo reduce deliberadamente la producción de fuerza muscular para permitir el alargamiento gradual del músculo. En cualquier caso, las cabezas de miosina interactúan con el sitio activo del filamento de actina para retardar el alargamiento del músculo al unirse, pero no completan el movimiento de acortamiento normal de trinquete que se analizó anteriormente.

TÉRMINOS UTILIZADOS PARA DESCRIBIR LOS EJERCICIOS DE FUERZA

El término **isotónico** es utilizado comúnmente para describir los tipos de ejercicio de fuerza y, a menudo, cualquier movimiento en un ejercicio. Infiere que el músculo genera la misma cantidad de fuerza en toda la amplitud de movimiento (*iso* significa «lo mismo» y *tónico* se refiere a la tensión, o fuerza, producida por el músculo)[25]. Dado que la cantidad de fuerza producida sobre la amplitud de movimiento del músculo varía (esto se analiza con más detalle más adelante en el capítulo), normalmente no ocurriría una acción muscular isotónica a menos que se utilice un sistema de fuerza electrónico avanzado que regule la fuerza y la velocidad del movimiento. Por tanto, en lugar isotónico, se ha utilizado el término **fuerza externa dinámica constante** para describir este tipo habitual de actividad muscular cuando se ejercita con fuerzas externas como pesas libres o pilas de pesas en una máquina, cuando la carga permanece igual en toda la amplitud de movimiento[7]. **Isoinercial** es otro término usado, en lugar de isotónico, para describir un movimiento de ejercicio con velocidad variable y fuerza constante en toda la amplitud de movimiento. La **fuerza variable** describe máquinas de pesas que producen un cambio en la carga en la amplitud de movimiento, normalmente en un intento de igualar la variación en la fuerza producida por el músculo durante un ejercicio. Las máquinas hidráulicas (solo fuerza concéntrica) y las máquinas neumáticas (fuerzas concéntricas y excéntricas) que utilizan líquidos y aire comprimidos también pueden crear fuerzas externas variables en un intento de igualar la carga con la capacidad de producir fuerza en toda la amplitud de movimiento de un ejercicio.

El término **isocinético** se usa para describir acciones musculares en las que la velocidad del movimiento de la extremidad se mantiene constante en toda la amplitud de movimiento mediante un dinamómetro isocinético especializado (*iso* significa «lo mismo» y *cinético* significa «movimiento»). Este tipo de dispositivo sofisticado (p. ej., dinamómetros Biodex, Cybex, KinCom, Lido) permite que la velocidad de movimiento a lo largo de una repetición se establezca en un valor constante y específico, y luego mide el torque (es decir, la fuerza de rotación) producido a esa velocidad específica. Estos tipos de máquinas suelen encontrarse en salas de entrenamiento deportivo y clínicas de fisioterapia, y se utilizan para la evaluación clínica de la función articular en un movimiento articular concéntrico y/o excéntrico. Una acción isocinética requiere el uso de un dinamómetro para producir el efecto deseado de velocidad constante porque este tipo de acción articular no se encuentra en la actividad física normal. El entrenamiento con dinamómetros isocinéticos fue inicialmente atractivo porque permitía entrenar con movimientos de gran velocidad (p. ej., $300° \cdot s^{-1}$) que simulaban los movimientos de potencia, y los dispositivos mantenían automáticamente registros computarizados de los resultados de las sesiones de entrenamiento. Sin embargo, la mayoría de los dinamómetros isocinéticos permiten solo el entrenamiento de grupos musculares individuales en movimientos simples o aislados (es decir, extensión de la rodilla, extensión de pantorrillas), que no suelen realizarse en las actividades deportivas. Por tanto, la traducción del entrenamiento con acciones musculares isocinéticas a la actividad muscular normal en la vida cotidiana o en los deportes puede ser mínima, puesto que la mayoría de esas actividades involucran a múltiples grupos musculares que se contraen en secuencias altamente coordinadas. Aunque su uso como dispositivos de entrenamiento efectivos para deportistas de competición puede ser limitado, los dinamómetros isocinéticos pueden ser eficaces en la evaluación precisa, o para probar, diversos parámetros de la función muscular, incluidas la fuerza, la velocidad a la fuerza máxima y la resistencia.

CURVA DE FUERZA-VELOCIDAD

La **curva de fuerza-velocidad** constata la influencia de cambiar la velocidad del movimiento en las capacidades de producción de fuerza máxima del músculo. Esta relación clásica fue descrita por primera vez en los experimentos con músculos aislados del profesor Archibald Vivian (A.V.) Hill, ganador del Premio Nobel, en el University College de Londres. La relación entre la fuerza máxima que puede producir un músculo y la velocidad de movimiento depende del tipo de acción muscular utilizada (es decir, fases excéntricas, isométricas y concéntricas) y se muestra en la figura 5-19.

Como se muestra en la figura, existen claras diferencias en las relaciones fuerza-velocidad entre las acciones musculares concéntricas y excéntricas. Como punto de partida, usaremos la producción de fuerza isométrica máxima que, por definición, es a velocidad cero. Si nos movemos con una velocidad creciente con una acción muscular concéntrica, al principio la producción de fuerza disminuye muy radicalmente a medida que la velocidad del movimiento aumenta. El aumento continuado de la velocidad va moderando la disminución

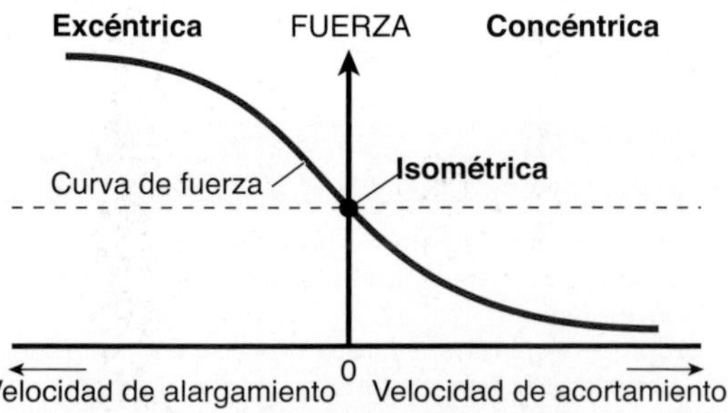

FIGURA 5-19. Curva fuerza-velocidad para las fases concéntricas y excéntricas del movimiento. La curva fuerza-velocidad determina la relación de la capacidad muscular para producir fuerza con el aumento de la velocidad de movimiento de forma concéntrica y excéntrica. La fuerza producida por la acción muscular concéntrica disminuye a medida que aumenta la velocidad; sin embargo, la fuerza producida por la acción muscular excéntrica aumenta a medida que aumenta la velocidad.

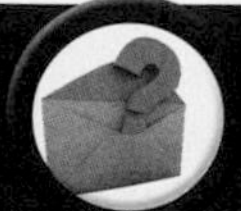

CUADRO 5-12
PREGUNTAS PRÁCTICAS DE LOS ESTUDIANTES

¿Qué causa el dolor muscular de aparición tardía?

Los expertos creen que el dolor muscular de aparición tardía (DOMS) se debe a una lesión tisular causada por el estrés mecánico en el músculo y el tendón. Los microdesgarros se producen en las fibras musculares, lo que causa el desajuste de la sarcómera normalmente alineada. Es probable que este daño estructural desencadene una respuesta inmunitaria que incluye la liberación de histaminas y prostaglandinas (sustancias específicas involucradas en el proceso inmunorregulador) y edema (acumulación de líquido en el tejido), lo que produce la sensación de dolor. El DOMS suele relacionarse con el componente excéntrico de la contracción muscular, aparece entre 24 h y 48 h después de un ejercicio intenso y es más común en personas no entrenadas. Un gran mito del entrenamiento es que el lactato causa DOMS, pero no es así, ya que no hay evidencia suficiente que apoye esta hipótesis.

de la fuerza. Pero, a cualquier velocidad, la fuerza máxima producida por una acción muscular concéntrica es *menor que* la de una acción isométrica máxima. Sin embargo, si nos movemos con una velocidad creciente en una acción excéntrica, en realidad la fuerza máxima aumenta a medida que aumenta la velocidad, de nuevo, inicialmente de forma muy marcada. No obstante, y de nuevo, a medida que la velocidad aumenta, los aumentos en la producción de fuerza excéntrica se moderan hasta finalmente alcanzar una meseta. A cualquier velocidad de acción excéntrica, la fuerza máxima producida es siempre *mayor que* durante las acciones isométricas máximas. Se ha pensado que el aumento de la producción de fuerza con el aumento de la velocidad durante las acciones excéntricas se debe al componente elástico del músculo. Sin embargo, sigue siendo difícil comprender por completo las razones de tal respuesta.

Es importante señalar que las fuerzas elevadas observadas con las acciones musculares excéntricas máximas o casi máximas, que son mucho más altas que las generadas durante las acciones concéntricas o isométricas máximas, se han identificado como uno de los principales contribuyentes al daño muscular con el ejercicio. Las acciones excéntricas se han denominado estresores mecánicos de los músculos. El **dolor muscular de aparición tardía** (**DOMS**, *delayed-onset muscle soreness*) es uno de los principales síntomas de daño muscular debido a cargas excéntricas elevadas (cuadro 5-12). Las personas no entrenadas son especialmente sensibles a tensiones mecánicas tan elevadas y, por tanto, los programas de ejercicio con acciones excéntricas (p. ej., entrenamiento negativo con pesas o carrera descendente) deben comenzar con intensidades o volúmenes más bajos y progresar gradualmente a intensidades o volúmenes más altos para permitir que se produzcan adaptaciones que minimizarán el daño y el dolor muscular. Este enfoque de aumentar gradualmente la resistencia o la carga utilizada durante las sesiones de ejercicio, especialmente con el entrenamiento de fuerza, se conoce como **sobrecarga progresiva**.

En el nivel extremo, si se carga demasiado peso muy pronto puede producirse una urgencia médica, especialmente en individuos vulnerables (desentrenados o sin entrenamiento). También puede producirse si se carga en el momento equivocado incluso en deportistas (p. ej., volviendo de unas vacaciones o con una lesión), lo que desencadena una lesión denominada rabdomiólisis por esfuerzo (cuadro 5-13).

La mayoría de los programas de entrenamiento se enfocan en la fase concéntrica de la curva fuerza-velocidad para aumentar la potencia muscular. La **potencia** se define como la fuerza multiplicada por la distancia vertical a la que se mueve una masa dividida por el tiempo, o, de forma alternativa, como la fuerza multiplicada por la velocidad. El entrenamiento adecuado de la fuerza y la potencia puede desplazar toda la curva fuerza-velocidad hacia arriba y hacia la derecha (Fig. 5-20). Este movimiento de la curva concéntrica fuerza-velocidad tiene beneficios positivos tanto para las actividades cotidianas como para el rendimiento deportivo, ya que aumenta la potencia. Mejorar la potencia en toda la curva requiere un programa de entrenamiento que incluya tanto el entrenamiento de fuerza pesado (cargas > 80 % de la carga de una repetición máxima) como protocolos de entrenamiento balístico de alta velocidad (p. ej., pliometría). Si solo se aborda un componente del entrenamiento, es decir, la fuerza o la velocidad de contracción, entonces los cambios se producirán principalmente en solo una parte de la curva. En otras palabras, el entrenamiento pesado y lento mejorará principalmente la producción de fuerza a velocidades más lentas, mientras que el entrenamiento ligero y rápido producirá mejoras principalmente por medio del aumento de las velocidades de movimiento. Desde una perspectiva práctica, muchos entrenadores utilizan el término **velocidad-fuerza** para definir el entrenamiento que se centra en la producción de fuerza a velocidades más altas y resistencias más ligeras para mejorar la potencia. Debido a su interdependencia en el rendimiento físico, el entrenamiento óptimo normalmente debería abordar toda la curva fuerza-velocidad.

CURVAS DE FUERZA

Hay tres tipos básicos de **curvas de fuerza**, como se muestra en la figura 5-21. Una curva de fuerza es la cantidad de fuerza que puede producirse en un rango de movimiento. Las curvas de fuerza adoptan diferentes patrones según la biomecánica del movimiento del ejercicio y la estructura corporal del individuo. Por ejemplo, en un ejercicio de resistencia con una curva de fuerza ascendente, como una sentadilla con barra de peso, es posible producir más fuerza hacia el final de la amplitud de movimiento concéntrica. Si un ejercicio tiene una curva de fuerza descendente, como cuando se rema en posición recta, es posible producir más fuerza cerca del comienzo de la fase concéntrica de una repetición que cerca de terminarla. Un ejercicio, como las flexiones de brazos, en el que es posible producir más fuerza en la parte media, en lugar de en las partes inicial o final del rango de movimiento, tiene una curva de fuerza en forma de campana.

RELACIÓN LONGITUD-TENSIÓN

La relación longitud-tensión muestra que la longitud de un músculo influye directamente en la fuerza o tensión total que es capaz de generar (Fig. 5-22). La tensión total que genera un músculo es la suma de sus tensiones pasiva y activa. La **tensión pasiva** refleja las contribuciones de los elementos elásticos de un músculo en ausen-

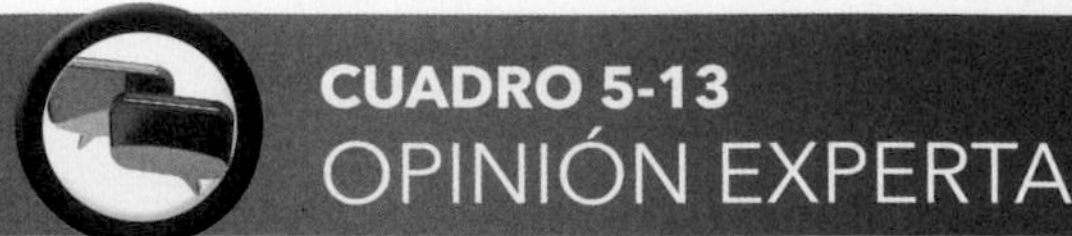

CUADRO 5-13
OPINIÓN EXPERTA

¿Demasiado entrenamiento de fuerza?

Anthony Caterisano, PhD FACSM
Professor of Health Sciences
Furman University
Greenville, South Carolina

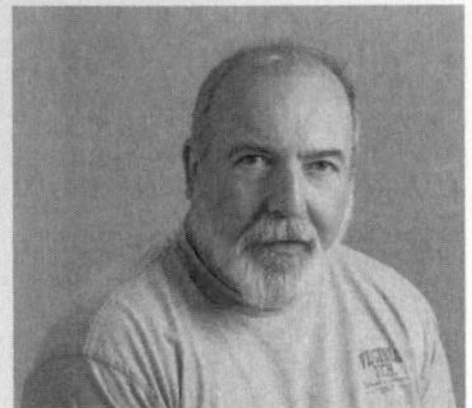

El proceso de remodelación muscular que se produce con el entrenamiento de fuerza es análogo a remodelar una casa. En una casa, el primer paso de los constructores es derribar partes de la estructura antigua en un proceso que a menudo se conoce como «fase de deconstrucción». Una vez eliminados los escombros, los carpinteros comienzan a reconstruir la estructura para convertirla en un espacio habitable más grande y funcional. Esta analogía puede aplicarse al proceso de hipertrofia muscular. La hormona catabólica cortisol desencadena la fase de deconstrucción de la remodelación muscular, lo que promueve la descomposición del contenido celular como las proteínas contráctiles actina y miosina[6]. Luego, los «escombros» proteicos, que también incluyen otros componentes celulares tales como la creatinina, la creatina cinasa y la mioglobina, se transfieren a los líquidos extracelulares y al plasma. Finalmente, las proteínas degradadas circulan hacia el sistema renal, donde se eliminan como desechos. Esto prepara el escenario para las adaptaciones posteriores del entrenamiento mediadas por las hormonas anabólicas que reemplazan y mejoran los componentes celulares perdidos. En condiciones normales, un programa de entrenamiento de fuerza bien planificado permite que este proceso de remodelación muscular se desarrolle sin ningún riesgo para la salud. Por desgracia, existen situaciones en las que un programa de entrenamiento mal planificado, en un entorno de alto riesgo, pueden conducir a una afección que puede llegar a ser mortal denominada rabdomiólisis por esfuerzo (RE).

La RE es una afección documentada por primera vez entre los reclutas militares durante el entrenamiento básico en ambientes cálidos y húmedos. Más recientemente, se ha documentado RE entre los deportistas universitarios, especialmente durante lo que a menudo se conoce como «períodos de transición» después de la inactividad o una fase de reposo activo. El escenario típico en el departamento de urgencias se produce cuando los deportistas universitarios vuelven a entrenar después de las vacaciones de un semestre o cuando nuevos deportistas entran a formar parte de un programa con entrenamiento insuficiente por inactividad. El problema se agrava cuando, en lugar de aumentar gradualmente el volumen de entrenamiento, los entrenadores utilizan esas primeras semanas de entrenamiento obligatorio para «enviar un mensaje»: quieren ver quién entrenó fuera del campus, quién está comprometido con el equipo o quién es mentalmente fuerte[2]. Someten a los deportistas a entrenamientos agotadores durante estos períodos de transición y, a veces, en condiciones ambientales adversas, lo que se considera un caldo de cultivo para la RE.

La RE se desarrolla cuando el entrenamiento de fuerza en gran volumen causa tanto daño muscular que los componentes de los desechos musculares descritos anteriormente pasan a la circulación y agotan el sistema renal[5]. Los síntomas incluyen inflamación muscular, debilidad muscular, orina de color oscuro, sangre en la orina, síntomas similares a la gripe y, en casos extremos, insuficiencia renal, que puede ser mortal. Incluso en casos más leves, la RE puede aislarse en un solo grupo de músculos, lo que produce inflamación muscular aislada y una afección conocida como síndrome compartimental, en la que la inflamación se produce dentro de la fascia externa que rodea el músculo, y causa dolor intenso. En los peores casos de síndrome compartimental, puede producirse necrosis tisular en las células musculares que de otro modo serían viables[3].

Otras situaciones que aumentan el riesgo de RE incluyen el ejercicio de alto volumen en condiciones de calor y humedad, deportistas con características genéticas como el rasgo de células falciformes y aquellos que se encuentran en un estado de hipohidratación[4]. Es por eso que los deportistas deben mantenerse bien hidratados, especialmente durante los entrenamientos en condiciones climáticas extremadamente calurosas. Además, los estudios muestran que el entrenamiento de fuerza que acentúa las contracciones musculares excéntricas tiende a aumentar el riesgo de RE en un deportista.

Como se ha mencionado anteriormente, los incidentes de RE han aumentado últimamente entre los deportistas universitarios, especialmente los jugadores de fútbol que vuelven a los entrenamientos obligatorios de verano. Muchos experimentan un desentrenamiento significativo mientras dura el descanso, y vuelven en una condición física baja. En diversos estudios se ha constatado que en las primeras 2 semanas de entrenamiento, a medida que se progresa a entrenamientos de volumen completo, hay un mayor riesgo de sufrir RE y otras lesiones relacionadas con el calor[3,5]. Para prevenir la afección entre los deportistas universitarios, las dos principales asociaciones profesionales que certifican a los entrenadores de fuerza y acondicionamiento, la Collegiate Strength and Conditioning Coaches Association (CSCCa) y la National Strength and Conditioning Association (NSCA), colaboraron para desarrollar guías colaborativas que protejan a los deportistas[1]. Las guías publicadas en 2019 recomiendan que los entrenadores de fuerza y acondicionamiento registren el programa de acondicionamiento de mayor volumen para cada deporte en su departamento. Estas guías establecen los límites superiores de los volúmenes de entrenamiento cuando los deportistas vuelven después de un período de inactividad. Se comienza con una reducción del 50% en el plan de entrenamiento registrado en la primera semana, seguido de una reducción del 30% en ese límite superior en la segunda semana.

Las guías también establecen límites superiores para las intensidades y volúmenes del entrenamiento de fuerza mediante una fórmula para calcular las unidades de IRV (series x repeticiones x% de una repetición máxima en decimal = unidades IRV). La recomendación es mantener las unidades IRV entre 11 y 30 al día[1]. Otros factores tales como las condiciones ambientales, las condiciones preexistentes del deportista, el nivel de hidratación y los suplementos de entrenamiento que el deportista pudiera estar tomando, también deben considerarse para prevenir la RE. La CSCCa y NSCA creen que el seguimiento de estas guías reducirá significativamente los riesgos de RE y otras lesiones relacionadas con el entrenamiento. Aún depende del entrenador de fuerza y acondicionamiento utilizar el mejor criterio profesional para monitorizar a los deportistas durante los períodos de transición después de períodos de inactividad, de modo que estas lesiones pasen a ser una cosa del pasado.

Bibliografía

1. Caterisano A, Decker D, Snyder B, et al. CSCCa & NSCA Joint Consensus Guidelines for transition periods: safe return to training from a period of inactivity. *J Strength ConDd.* 2019;4(3):1–23.
2. Eichner ER. Football team rhabdomyolysis: the pain beats the gain and the coach is to blame. *Curr Sport Med Rep.* 2018;17:142.
3. Giannoglou GD, Chatzizisis YS, Misirli G. The syndrome of rhabdomyolysis: pathophysiology and diagnosis. *Euro J Intern Med.* 2007;18:90–100.
4. Harrelson GL, Fincher AL, Robinson JB. Acute exertional rhabdomyolysis and its relationship to sickle cell trait. *J Athl Training.* 1995;30:309–312.
5. Khan FY. Rhabdomyolysis: a review of the literature. *Neth J Med.* 2009;67: 272–283.
6. Zatsiorsky VM, Kraemer WJ. *Science and Practice of Strength Training.* Champaign, IL: Human Kinetics Publ.; 2006:49–52.

cia de estimulación nerviosa. Dado que se produce tensión pasiva para mantener la integridad estructural del músculo, el aumento del grado de estiramiento produce un aumento correspondiente de su tensión pasiva hasta un máximo fisiológico. La **tensión activa** de un músculo se genera por el número de complejos de actomiosina formados en respuesta a la estimulación nerviosa. Por tanto, la tensión activa es mayor cuando la longitud del músculo permite una superposición máxima entre los filamentos de miosina y actina. En cual-

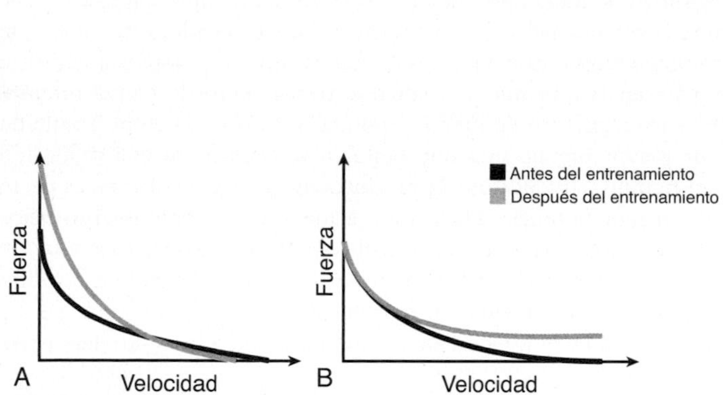

FIGURA 5-20. Los efectos del entrenamiento sobre la curva concéntrica fuerza-velocidad. **(A)** Cambio producido por el entrenamiento de fuerza intenso. **(B)** Cambio producido por el entrenamiento con poca carga y alta velocidad. Si se quiere afectar toda la curva, se necesitan tanto entrenamiento con peso elevado como entrenamiento de potencia de alta velocidad.

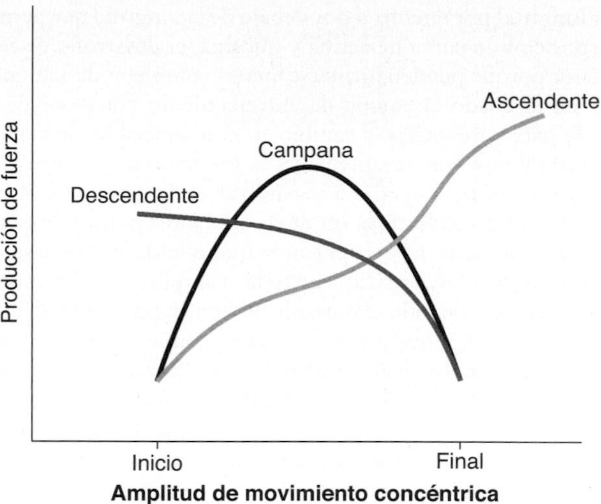

FIGURA 5-21. Curvas de fuerza. Hay tres curvas de fuerza principales: curvas ascendentes (*rosa claro*), campana (*rojo*) y descendente (*rosa fuerte*). Muchos ejercicios estándares siguen estas curvas de fuerza básicas. Por ejemplo, la fuerza en banco [press banca] tiene una curva ascendente, una flexión de bíceps tiene una curva en forma de U, y una flexión de isquiotibiales tiene una curva descendente.

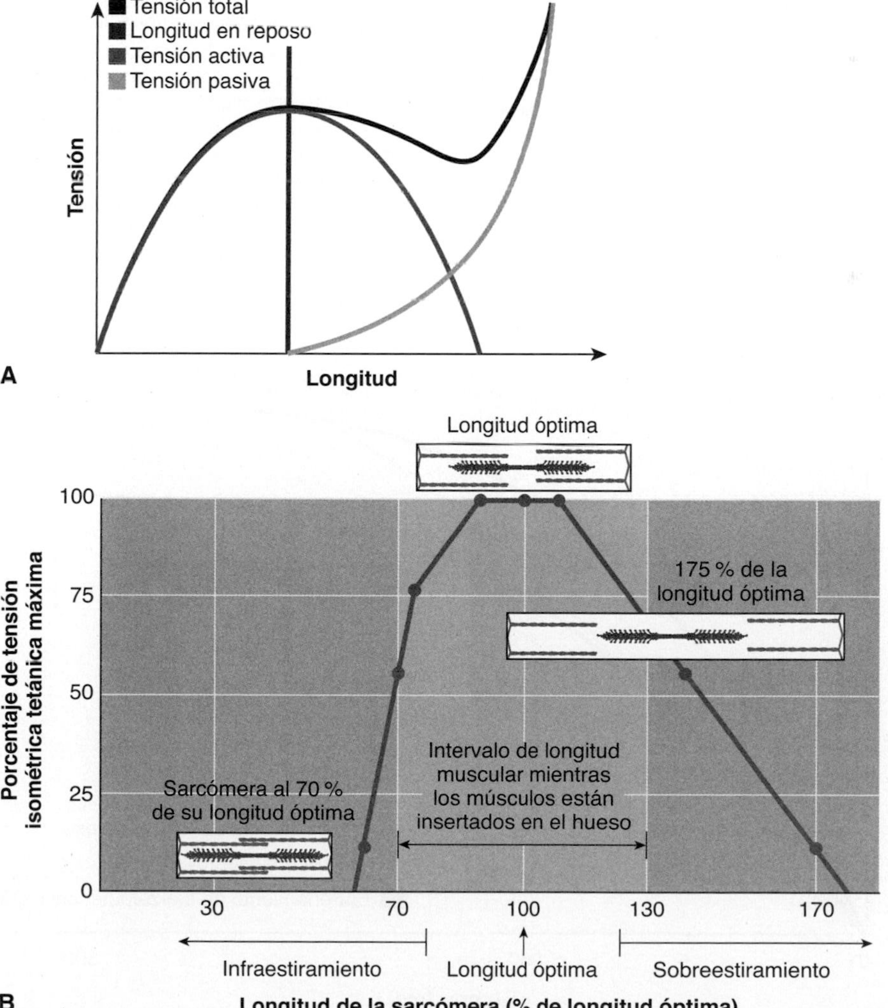

FIGURA 5-22. Relación longitud-tensión. **(A)** La fuerza o tensión total que puede producir todo un músculo, que es la suma de sus tensiones pasiva y activa, está directamente relacionada con el grado de estiramiento muscular. **(B)** La tensión que puede generar una sarcómera está relacionada con el grado de superposición entre la miosina y la actina y, en consecuencia, con el número de complejos de actomiosina.

quier longitud por encima o por debajo de la longitud que permite la superposición máxima de actina y miosina, el desarrollo de tensión es menor porque pueden formarse menos complejos de actomiosina.

Se ha diseñado el equipo de entrenamiento con pesas de carga variable para aprovechar el cambio en el potencial de fuerza en una amplitud de movimiento, mediante la variación de la carga durante una repetición, para ayudar a maximizar el desarrollo de la fuerza. En teoría, la variación de la carga en diferentes puntos de la amplitud de movimiento debería permitir que el músculo se desempeñe más cerca de su fuerza máxima en toda la amplitud, en lugar de limitarse a lo posible cuando el músculo está en su punto más débil en la curva de fuerza. Aunque este tipo de entrenamiento parecería deseable, es esencial individualizar el patrón de variación de la carga, y los aparatos no han tenido mucho éxito en el intento de igualar la curva de fuerza de un movimiento con el uso de levas, rodillos o cambios de ángulo en la palanca de una máquina de ejercicios. Esto se debe a las diferencias individuales en la longitud de las extremidades, el punto de inserción del tendón a los huesos y el tamaño del cuerpo. Es difícil concebir una disposición mecánica que coincida con la curva de fuerza de todos los individuos para un ejercicio en particular. Muchas veces se usan bandas elásticas y cadenas para añadir resistencia a las curvas de fuerza ascendente a medida que el levantamiento que continúa.

CURVAS DE FUERZA-TIEMPO

Así como la curva fuerza-velocidad ayuda a visualizar la producción de fuerza con diferentes velocidades de movimiento, la **curva de fuerza-tiempo** ayuda a visualizar la producción de fuerza en diferentes segmentos de tiempo después de la estimulación contráctil. La capacidad de producir fuerza rápidamente, es decir, potencia, es una cualidad importante de la función neuromuscular, desde una persona mayor que intenta evitar una caída después de perder momentáneamente el equilibrio hasta un jugador de voleibol que lanza una pelota sobre la red. La curva de fuerza-tiempo también permite evaluar los programas de entrenamiento dirigidos al desarrollo de la potencia. En la figura 5-23 se muestran ejemplos de la cantidad de fuerza producida a lo largo del tiempo con tres curvas, una curva normal para un individuo desentrenado, otra en la que se incluyeron entrenamiento de fuerza intenso y potencia balística, y otra en la que solo se realizó entrenamiento de fuerza intenso. El entrenamiento de fuerza y potencia no solo da como resultado una mayor fuerza, sino que también se traduce en una reducción del tiempo para alcanzar la producción de fuerza máxima, es decir, una mayor potencia. Dado que la mayoría del rendimiento físico requiere potencia, es fácil discernir que la mejora de la capacidad de producir fuerza muy rápidamente podría considerarse un atributo importante de cualquier programa de acondicionamiento, ya sea para la salud y el estado físico como para el rendimiento deportivo.

Revisión rápida

- La curva de fuerza-velocidad describe la influencia de cambiar la velocidad del movimiento en las capacidades de producción de fuerza del músculo.
- La curva de fuerza describe la cantidad de fuerza que puede producirse en la amplitud de movimiento.
- La curva de fuerza-tiempo ayuda a visualizar la producción de fuerza en diferentes segmentos de tiempo durante un movimiento completo y permite evaluar los programas de entrenamiento dirigidos al desarrollo de la potencia.
- La capacidad de producir fuerza rápidamente es una cualidad importante de la función neuromuscular.
- El entrenamiento adecuado de fuerza y potencia puede mejorar la potencia en toda la curva de fuerza-velocidad.

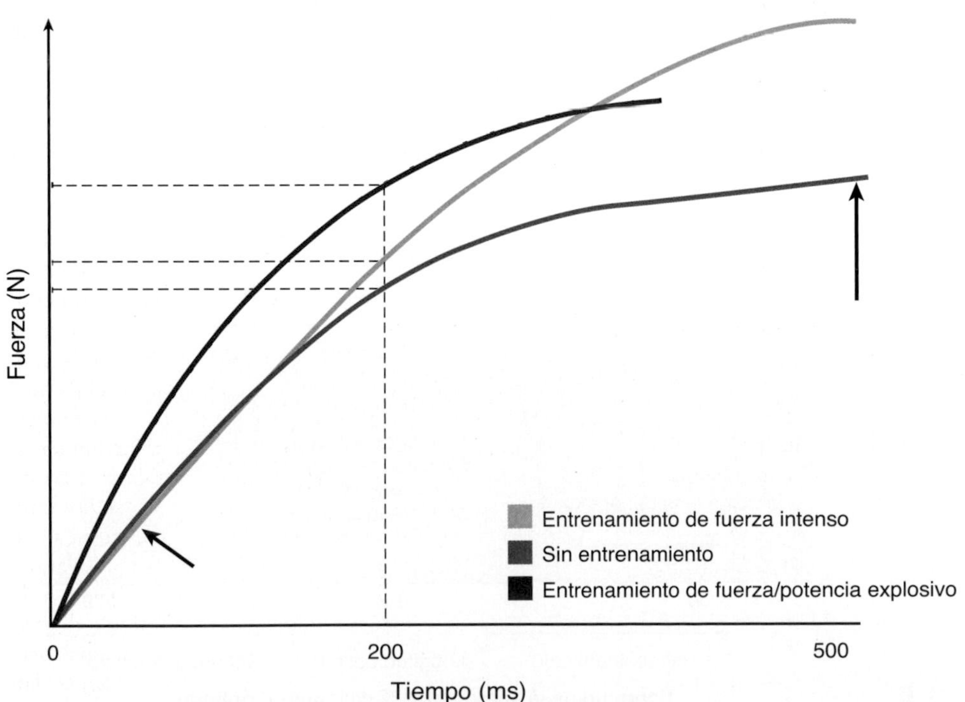

FIGURA 5-23. La afectación de la curva de fuerza-tiempo es diferente según distintos tipos de entrenamiento de fuerza. El entrenamiento de fuerza tradicional intenso aumenta la capacidad de fuerza máxima. El entrenamiento de fuerza/potencia explosiva aumenta la fuerza máxima y el índice de desarrollo de fuerza.

ADAPTACIONES DEL ENTRENAMIENTO DEL MÚSCULO ESQUELÉTICO QUE MEJORAN EL RENDIMIENTO

Los entrenamientos de resistencia y de fuerza son las formas más destacadas de ejercicio para mejorar la salud y el rendimiento deportivo. Comprender algunas de las adaptaciones básicas del músculo esquelético a estas dos formas bien conocidas de ejercicio es esencial si se desea conocer cómo el ejercicio puede mejorar la salud y el rendimiento físico. Cada una de estas modalidades de ejercicio se tratará con más detalle en el capítulo 14, pero aquí se analizarán específicamente las adaptaciones del músculo esquelético. Además, debido a que pocas personas realizan una u otra modalidad de entrenamiento exclusivamente, también se analizará más de cerca la compatibilidad del ejercicio, o lo que sucede cuando ambas formas de ejercicio se realizan simultáneamente con la misma musculatura.

EFECTOS DEL ENTRENAMIENTO DE RESISTENCIA

Al observar los efectos del entrenamiento de resistencia en el músculo esquelético, debe recordarse que solo aquellas fibras que se reclutan durante el ejercicio se adaptarán a los estímulos del ejercicio. Las principales adaptaciones al entrenamiento de resistencia están relacionadas con la necesidad de utilizar mejor el oxígeno y mejorar la resistencia muscular. Las unidades motoras con fibras musculares de tipo I se reclutan primero y luego, a medida que aumenta la intensidad de la actividad de resistencia, las unidades motoras de tipo II, particularmente las glucolíticas oxidativas rápidas, se reclutan según sea necesario. Cuantas más unidades motoras de tipo II se recluten, menos eficiente y eficaz será el rendimiento en una actividad de resistencia, especialmente a medida que aumenta la duración de la actividad. Quizás esto se ejemplifica mejor en el siguiente escenario deportivo: puede estimarse que correr un maratón a un ritmo de aproximadamente 2:10:00 requeriría que el atleta corra a un ritmo de aproximadamente 4.84 $m \cdot s^{-1}$.

Esto requeriría que el corredor reclute alrededor del 80 % del grupo de motoneuronas. Si las unidades motoras que contienen fibras musculares de tipo I son más capaces de satisfacer las demandas aeróbicas de esta tarea, puede observarse el beneficio de poseer un perfil de fibras con alrededor del 80 % de las fibras musculares de tipo I en el grupo de motoneuronas en los músculos que actúan para correr. De hecho, muchos corredores de resistencia de élite tienen dicha composición de fibras en los músculos del muslo. Aunque el ejemplo anterior puede ser un poco simple, pues son muchos los factores que intervienen en el rendimiento de resistencia de élite, recuérdese que las unidades motoras que contienen fibras musculares de tipo I se adaptan mejor al rendimiento de resistencia debido a su alto contenido mitocondrial e irrigación sanguínea. No obstante, se producirán adaptaciones de resistencia en todas las fibras musculares reclutadas para realizar el ejercicio de resistencia. Muchos de nosotros, que tenemos una distribución más uniforme de los tipos de fibras (p. ej., 45 % de tipo I y 55 % de tipo II), utilizaríamos varias unidades motoras que contienen fibras musculares de tipo II para correr una carrera de 10 km o incluso para salir a correr al mediodía con amigos, y también sufrirían adaptaciones para mejorar su capacidad aeróbica. Pero si el objetivo es un rendimiento de élite (p. ej., correr un maratón en menos de 2 h y 10 min), el corredor debe tener genéticamente un predominio de unidades motoras de tipo I para optimizar su rendimiento, porque aunque las fibras de tipo II mostrarán mejoras inducidas por el entrenamiento aeróbico, nunca igualarán la capacidad aeróbica inherente en las fibras de tipo I.

Entonces, ¿qué sucede con las fibras musculares, tanto de tipo I como de tipo II, cuando se reclutan como parte de una unidad motora para realizar una sesión de ejercicio de resistencia? Primero, para mejorar el suministro de oxígeno a los músculos, se producirá un aumento en el número de capilares en los músculos entrenados, así como en las fibras musculares que comprenden esos músculos completos. Esta mejora de la capilarización puede evaluarse de varias maneras[9]. Además de la densidad capilar, que expresa el número de capilares dentro de una unidad de área de corte transversal de la fibra muscular, a menudo se cuantifica el número de capilares en contacto con fibras específicas, o incluso la relación capilar-fibra dentro de un área determinada de un corte muscular. De hecho, estas dos últimas medidas de capilarización pueden ser más informativas, ya que la densidad capilar puede aumentar simplemente por atrofia de las fibras musculares, y dejar más fibras y sus capilares dentro de un área determinada. Por tanto, la angiogenia, o formación de nuevos vasos sanguíneos, que puede producirse con el entrenamiento físico, se refleja mejor en los contactos capilares por fibra, o la relación capilar-fibra, que por la densidad capilar.

Estas adaptaciones inducidas por el entrenamiento parecen ser específicas del tipo de fibra, ya que las fibras de tipo I gozan de mejoras más pronunciadas que las de tipo II. Además de estos cambios en la capilarización, el entrenamiento de resistencia provoca un aumento en el tamaño y el número de mitocondrias dentro de las fibras musculares (*v.* cap. 3). Las mitocondrias son los orgánulos que producen ATP a través de la vía aeróbica, y el aumento del contenido mitocondrial de una fibra se acompaña de una mayor capacidad para el metabolismo aeróbico. Con el aumento del contenido mitocondrial dentro de la fibra entrenada, aumenta la expresión de enzimas del ciclo de Krebs y de los citocromos de la cadena de transporte de electrones. Recuérdese que estas enzimas y citocromos trabajan en conjunto en la síntesis de ATP. Al igual que con los cambios en la capilarización, las ganancias en el contenido mitocondrial estimuladas por el entrenamiento de resistencia se producen en mayor medida en las fibras musculares de tipo I, lo que constata la ventaja de tener más fibras musculares de tipo I para el rendimiento de resistencia óptimo. Obsérvese que los capilares son los vasos que intercambian sangre, oxígeno, CO_2, nutrientes y productos de desecho en los músculos, y las mitocondrias son los orgánulos dentro de los miocitos donde se produce el ATP aeróbicamente, lo que vincula el aumento en el suministro de oxígeno con una mayor capacidad para utilizar ese oxígeno en la síntesis de ATP (*v.* caps. 2, 3 y 6). Además, la concentración de mioglobina, que facilita la difusión de oxígeno desde la membrana de la célula muscular a las mitocondrias dentro de la fibra muscular, aumenta con el entrenamiento de resistencia. Esto significa que también aumenta la velocidad a la que el oxígeno se traslada de los capilares a las mitocondrias. Aunque los efectos del entrenamiento físico en las mitocondrias no cambian, se ha generalizado la idea de que, en lugar de orgánulos individuales separados dentro de una fibra muscular, existe un único complejo reticular mitocondrial que deambula a lo largo de la fibra. Debido a la forma de este complejo retículo dentro de la fibra[23], el aspecto de diferentes orgánulos dentro de una sola fibra es una función del proceso de corte utilizado para producir láminas delgadas de tejido para la tinción histoquímica, y no un fenómeno biológico.

Por tanto, con más capilares rodeando cada fibra muscular, junto con un mayor suministro de mioglobina y mitocondrias en cada fibra muscular, la distancia de difusión a las mitocondrias desde la membrana celular o viceversa es más corta, y disminuye la cantidad de tiempo para el intercambio de varias sustancias, lo que mejora la eficiencia y la velocidad de los procesos aeróbicos. Esto facilita el intercambio de oxígeno, CO_2, nutrientes, desechos y calor entre el músculo y la sangre. Con más oxígeno y nutrientes suministrados al músculo en el ejercicio, y el aumento de la eliminación de desechos y calor, el músculo es más capaz de producir ATP aeróbicamente para cubrir las demandas energéticas en un ejercicio de resistencia, así como para eliminar los subproductos metabólicos potencialmente fatigantes. El resultado general es la mejora en el rendimiento de resistencia.

Curiosamente, los cambios en el tamaño de las fibras también pueden contribuir a mejorar la función aeróbica. Más específicamente, las fibras musculares de tipo I (de contracción lenta) suelen disminuir de tamaño con el entrenamiento de resistencia, lo que produce una reducción en las distancias de los capilares a las mitocondrias y acelera la velocidad a la que los gases difunden a través de la fibra[12,26,54]. Los porcentajes de fibras de tipos I y II no cambian significativamente con el entrenamiento con ejercicios de resistencia, pero pueden producirse algunos cambios en los porcentajes de los subtipos de fibras para volverse de naturaleza más aeróbica (es decir, tipo IC a tipo I, tipo IIA a tipo IIC y, si se reclutan, del tipo IIX al tipo IIA)[26].

EFECTOS DEL ENTRENAMIENTO DE FUERZA

Los músculos tienen diferentes tamaños y distribuciones en el tipo de fibras, los cuales están relacionados con la función muscular. Sin embargo, todos los músculos, con independencia del tipo de fibra, composición o función, son capaces de ensancharse en respuesta a un programa de entrenamiento de fuerza. Este aumento de tamaño de todo el músculo se debe principalmente al aumento de tamaño de las fibras musculares individuales[26,30]. Por el contrario, aún no se ha establecido si los músculos se adaptan al entrenamiento de resistencia mediante el aumento del número de fibras, o lo que se conoce como **hiperplasia**. Un aumento en el número de fibras musculares también producirá el aumento en el tamaño de todo el músculo. Debido a dificultades metodológicas (no puede extraerse todo el músculo de un ser humano para examinarlo), la posibilidad de hiperplasia en seres humanos sigue sin resolverse. Sin embargo, sí se ha observado en respuesta a varios protocolos de sobrecarga muscular en aves y algunos mamíferos no humanos[3,4,11,31].

Hipertrofia

La hipertrofia es el aumento del tamaño del músculo, o de sus fibras constituyentes, y puede producirse por la participación en un programa de ejercicios. Se añade proteína miofibrilar (es decir, actina y miosina), lo que resulta en la adición de miofibrillas recién formadas a las fibras existentes, lo que aumenta el tamaño de la fibra. Sin embargo, no parece que el tamaño de las miofibrillas preexistentes se altere como resultado del entrenamiento de fuerza. A pesar del aumento en el número de miofibrillas, la distancia de empaquetamiento miofibrilar (la distancia entre los filamentos de miosina) y la longitud de la sarcómera parecen permanecer constantes después de 6 semanas a 6 meses de entrenamiento de fuerza[7]. De manera similar, la densidad miofibrilar o el número de miofibrillas dentro de un volumen determinado de tejido muscular no se ve alterado por el entrenamiento de fuerza, aunque el tamaño de la fibra muscular aumenta. Y, aunque se producen aumentos en el número de miofilamentos, parece que no se producen cambios en la orientación espacial de las proteínas contráctiles en la sarcómera después del entrenamiento de fuerza. Para aumentar el área de corte transversal del músculo durante el entrenamiento de fuerza, se añaden sarcómeras en paralelo, lo que produce hipertrofia de las fibras musculares. La remodelación del tejido muscular con ejercicios de fuerza intensos es una función del programa y los cambios secuenciales en la síntesis y degradación de proteínas contráctiles. Todas las fibras parecen sufrir hipertrofia, pero no en la misma medida. El entrenamiento con pesas convencional en humanos y animales provoca un mayor grado de hipertrofia en las fibras de tipo II que en las fibras de tipo I. Además, las fibras de tipos I y II parecen hipertrofiarse por medio de mecanismos diferentes. En las fibras musculares de tipo II, el proceso implica un aumento en el índice de síntesis de proteínas y, en las fibras musculares de tipo I, una disminución en el índice de degradación de proteínas.

Investigaciones recientes han contribuido mucho a la comprensión sobre los mecanismos involucrados en la hipertrofia de las fibras musculares[5]. Ahora se sabe que se requiere la adquisición de **mionúcleos** o núcleos adicionales ubicados dentro de la fibra muscular para apuntalar el aumento del tamaño de la fibra muscular. La fuente de los mionúcleos adicionales son las **células satélite**, que se encuentran entre la membrana de la fibra muscular y la delgada capa externa de tejido conectivo que recubre la fibra, denominada lámina basal. El estrés del ejercicio, u otras formas de daño al tejido conectivo que aísla estas células satélite, las expone a los agentes denominados mitógenos. Como resultado, las células satélite se replican, y las células satélite recién producidas se fusionan en la fibra muscular. En este proceso, las células satélite contribuyen con el aumento necesario en el número de mionúcleos (es decir, la maquinaria del ADN). La maquinaria genética agregada es necesaria para administrar el aumento de volumen de proteínas y otros constituyentes celulares. Un solo mionúcleo único puede manejar un volumen específico de proteínas musculares y, por tanto, sin el aumento apropiado en el número de mionúcleos, no sería posible contar con cantidades adicionales de proteína miofibrilar que producen el agrandamiento de las fibras. El área dentro de la fibra de la que cada mionúcleo es responsable se denomina **dominio nuclear**.

Con esto en mente, Kadi y Thornell[22] constataron que 10 semanas de entrenamiento de fuerza pueden inducir cambios en la cantidad de mionúcleos y células satélite en el músculo trapecio de las mujeres. El programa de entrenamiento de fuerza de estos investigadores produjo un aumento del 36 % en el área transversal de las fibras musculares. Esta hipertrofia se acompañó de un aumento aproximado del 70 % en el número de mionúcleos y el 46 % en el número de células satélite. El número de mionúcleos tuvo una correlación positiva con el número de células satélite, lo que indica que un músculo con una mayor concentración de mionúcleos contendrá también un número mayor de células satélite. Esto constata un mecanismo importante en la estimulación del crecimiento muscular con el entrenamiento de fuerza. Los músculos tienen los tamaños necesarios y proporcionan los movimientos importantes requeridos en todo el cuerpo (cuadro 5-14).

Hiperplasia

La hiperplasia, o un aumento en el número de fibras musculares, se ha examinado a lo largo de los años como un posible mecanismo para aumentar el tamaño del músculo esquelético. El interés en la viabilidad de este concepto se reavivó cuando en varios estudios en los que se examinaron los músculos de los culturistas y levantadores de pesas se concluyó que el área transversal de las fibras musculares individuales de los culturistas no era significativamente mayores de lo normal; sin embargo, el tamaño de todo el músculo de estos deportistas sí lo era[29,53]. Aproximadamente una década después, en

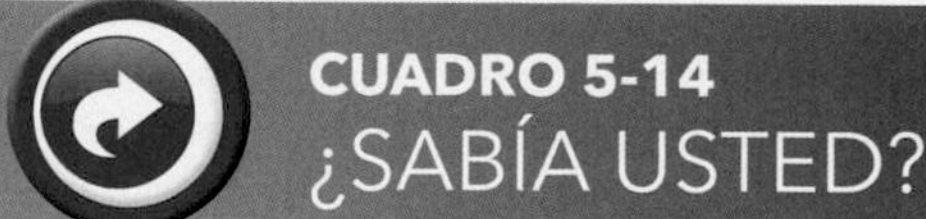

CUADRO 5-14
¿SABÍA USTED?

¿Cuál es el músculo más grande del cuerpo humano?

De los más de 600 músculos del cuerpo humano, que representan aproximadamente el 40% del peso corporal, el glúteo mayor (músculo glúteo) es el más grande (el más voluminoso). Sin embargo, durante el embarazo, el útero (matriz) puede aumentar de peso desde aproximadamente 30 g a más 1 kg.

Para más información, los siguientes son algunos datos musculares interesantes adicionales: el músculo más pequeño del cuerpo humano es el estapedio, que controla los diminutos huesos del estribo que vibran en el oído medio. El músculo mide < 0.127 cm (0.05 pulgadas) de largo. Los músculos más activos del cuerpo humano son los que controlan los ojos, que se mueven más de 100 000 veces al día.

Muchos de estos movimientos oculares rápidos se producen al dormir mientras se sueña. El músculo más largo del cuerpo humano es el sartorio, que es un músculo estrecho en forma de correa que se extiende desde la pelvis, pasa por delante del muslo y se alarga hasta la parte superior de la tibia. Sus funciones son abducir, rotar y flexionar la pierna hasta la posición de piernas cruzadas.

un estudio se reexaminó la posibilidad de hiperplasia cuando McCall y cols.[34], mediante resonancia magnética (RM) y biopsia, observaron un aumento en el número de fibras musculares en el bíceps después de un programa típico de entrenamiento de fuerza pesado. Esto permitió presentar, de nuevo, algo de evidencia de hiperplasia. Sin embargo, la hipertrofia de las fibras musculares representó la mayor cantidad de todo el músculo. Es posible que solo el entrenamiento de fuerza de alta intensidad pueda causar hiperplasia y que solo las fibras musculares de tipo II puedan ser el objeto de este tipo de adaptación.

Se ha constatado que los levantadores de pesas tienen un mayor número de mionúcleos, células satélite y fibras de diámetro pequeño que expresan marcadores para la miogenia temprana, lo que indica hiperplasia o la formación de nuevas fibras musculares[21]. Los efectos parecen mejorar con el uso de esteroides anabólicos y, por tanto, una consecuencia del consumo de sustancias anabólicas puede ser el aumento de la cantidad de hiperplasia.

Aunque pocos datos apoyan la hiperplasia en humanos, existen indicios de que puede desarrollarse como consecuencia del entrenamiento de fuerza. Debido a estos resultados contradictorios, este tema sigue siendo controvertido. Investigaciones adicionales con halterófilos de élite y nuevas técnicas de imagen podrían ayudar a resolver la controversia. Aunque la hiperplasia en humanos puede no ser la respuesta adaptativa primaria al entrenamiento de fuerza, podría ser posible cuando ciertas fibras musculares alcanzan el «límite superior» teórico en el tamaño de las células. Es posible que un entrenamiento muy intenso a largo plazo pueda hacer que algunas fibras musculares de tipo II sean las principales candidatas para tal respuesta adaptativa. Pero incluso si se produce hiperplasia, probablemente solo represente una pequeña porción (5 % a 10 %) del aumento del tamaño del músculo[34].

Transición de la fibra muscular

La calidad de la proteína se refiere al tipo de proteínas que se encuentran en la maquinaria contráctil y la capacidad del músculo para cambiar su fenotipo (es decir, la expresión real de proteínas) en respuesta al entrenamiento de fuerza que, a su vez, se basa en el perfil genético del individuo (es decir, el ADN heredado)[40]. Gran parte de la investigación del entrenamiento de fuerza se centra en la molécula de miosina y en el examen de los tipos de fibras con la tinción histoquímica de la actividad de miosina adenosina trifosfatasa (mATPasa) a diferentes pH. Los cambios en la mATPasa de los tipos de fibras musculares también indican los cambios asociados que se producen en el contenido de MHC[8]. Ahora se sabe que existe un continuo de subtipos de fibras musculares en los seres humanos, que van desde el tipo I al tipo IIA al tipo IIX con subtipos de fibras intercaladas. Además, se sabe que la transformación (p. ej., de tipo IIX a tipo IIA) dentro de un tipo de fibra muscular en particular es una adaptación común, tanto con el entrenamiento de fuerza como en el aeróbico[1,26,51]. Parece que tan pronto como se produce el reclutamiento de las fibras musculares de tipo IIX, comienza un proceso de transformación hacia el perfil de tipo IIA mediante el cambio de la calidad de las proteínas y la expresión de cantidades variables de diferentes tipos, o isoformas, de mATPasa. Por ejemplo, comenzando con el tipo IIX, una transición inicial podría ser al tipo IIXA, de modo que ambos tipos de mATPasa se expresen en la fibra muscular. Como se ha mencionado anteriormente, estas fibras a veces se denominan fibras «híbridas». Es probable que con el entrenamiento físico se produzcan cambios mínimos del tipo II al tipo I, a menos que estén mediados por daño y brote neuronal de otra motoneurona α[26]. Por ejemplo, el brote de una motoneurona de tipo I puede resultar en la inervación de una fibra de tipo II que ha sido dañada con una sesión de ejercicio y ha perdido su conexión neuronal con la motoneurona rápida que lo había inervado. Por tanto, se dice que la fibra ha sido reinervada por una neurona lenta o de tipo I. Sin embargo, la aparición de tal fenómeno no parece ser lo suficientemente frecuente como para alterar la tipificación absoluta de las fibras de tipos I y II.

Por tanto, el perfil básico del tipo de fibra de un músculo está determinado por la genética, y, aunque es posible realizar transiciones dentro de los subtipos de fibra de tipos I y II al realizar entrenamiento de fuerza o resistencia, la distribución del tipo de fibra, en relación con las categorías generales de fibras de tipos I o II, se establece esencialmente desde el nacimiento[26,50].

COMPATIBILIDAD DE PROGRAMAS DE ENTRENAMIENTO DE EJERCICIOS

El tema de la compatibilidad del ejercicio llamó por primera vez la atención de la comunidad científica del deporte y el ejercicio cuando Hickson[16] mostró que el desarrollo de la fuerza dinámica puede verse comprometido cuando tanto el entrenamiento de fuerza como el entrenamiento de resistencia de alta intensidad se incluyen en un solo programa de entrenamiento. Por el contrario, las mejoras en la condición cardiovascular ($\dot{V}o_{2máx}$) y el rendimiento en actividades de resistencia (tiempo hasta el agotamiento a una intensidad submáxima determinada) no sufrieron como resultado de un programa combinado de entrenamiento de fuerza y aeróbico. En resumen, un programa que incluye entrenamiento de fuerza y aeróbico puede limitar las ganancias de fuerza, pero las mejoras en la condición cardiovascular y el rendimiento son tan impresionantes como las que se observan cuando solo se realiza el entrenamiento de resistencia. En general, estudios posteriores parecen confirmar los resultados originales de Hickson en cuanto al reto de utilizar en conjunto el entrenamiento de fuerza y resistencia de alta intensidad[26,35,44].

La comprensión de la compatibilidad del entrenamiento con ejercicios se ha centrado en lo que se denomina entrenamiento concurrente o simultáneo tanto aeróbico como para el desarrollo de fuerza. Los efectos del entrenamiento simultáneo sobre el músculo esquelético son de interés tanto para los deportistas como para los científicos del deporte, ya que el cuerpo intenta adaptarse a ambos estímulos del ejercicio. El desafío parece estar dirigido principalmente a las unidades motoras que se utilizan en ambos estilos de entrenamiento.

Los estudios que examinan el entrenamiento simultáneo de resistencia y fuerza con altos niveles de frecuencia y/o intensidad presentan las siguientes conclusiones (cuadro 5-15):

- La fuerza puede verse comprometida, especialmente con acciones musculares de altas velocidades, al realizar entrenamiento de resistencia.
- La potencia muscular puede verse comprometida más que la fuerza al realizar entrenamiento de fuerza y resistencia.
- El rendimiento anaeróbico puede verse afectado negativamente por el entrenamiento de resistencia.
- El desarrollo del consumo máximo de oxígeno no se ve comprometido cuando se realiza entrenamiento de fuerza intenso y un programa de entrenamiento aeróbico.
- Las capacidades de resistencia (es decir, el tiempo hasta el agotamiento a una intensidad submáxima determinada) no se ven afectadas negativamente por el entrenamiento de fuerza.

Hay pocos datos disponibles que proporcionen información sobre los cambios de la fibra muscular a nivel celular con el entrenamiento simultáneo. Las fibras musculares que son reclutadas para ambas actividades se enfrentan al dilema de intentar adaptarse al estímulo oxidativo para mejorar su función aeróbica y, al mismo tiempo, al estímulo del entrenamiento de fuerza mediante la adición de proteínas contráctiles para incrementar su fuerza contráctil. Recuérdese que el entrenamiento de resistencia por sí solo suele disminuir el contenido de proteína contráctil y el tamaño de la fibra para permitir una mejor difusión de los gases a través de la fibra muscular. Entonces, ¿qué sucede con la población de fibras musculares cuando se exponen a un programa de entrenamiento simultáneo? Kraemer y cols.[26] examinaron los cambios en la morfología de las fibras musculares durante un programa de entrenamiento de 3 meses en hombres con buena forma física. Todos los grupos de entrenamiento (resistencia sola, fuerza sola, resistencia y fuerza combinadas) presentaron un cambio en los tipos de fibras musculares desde el tipo IIX al tipo IIA. En este estudio, el número de fibras musculares de tipo IIX fue menor después del entrenamiento de fuerza intenso que después del entrenamiento de resistencia, que incluía entrenamiento de intervalos y de larga distancia. El grupo que completó un programa de **entrenamiento de fuerza y resistencia simultáneo** mostró una fuerte disminución en el porcentaje de fibras de tipo IIX, al igual que el grupo que realizó el entrenamiento de fuerza solo. Esto puede deberse al mayor reclutamiento de unidades motoras de umbral alto, aquellas que contienen fibras de tipo IIX, con el entrenamiento de fuerza intenso realizado por los grupos de entrenamiento de fuerza solo y entrenamiento combinado.

Las áreas transversales de las fibras musculares constatan que los cambios se producen de forma diferencial en un continuo de las modalidades de entrenamiento físico, y están dictados por el tipo o la combinación de estímulos de entrenamiento a los que el músculo está expuesto. Es decir, cuando se entrena solo para desarrollar fuerza, todos los tipos de fibras musculares se agrandan. Pero cuando se realiza solo entrenamiento de resistencia cardiovascular, las fibras musculares de tipo I se atrofian, mientras que no se observan cambios de tamaño en las fibras musculares de tipo II. Y cuando se entrena para desarrollar simultáneamente fuerza y resistencia cardiovascular, no se observan cambios en el tamaño de las fibras musculares de tipo I, pero sí se observan aumentos en las fibras musculares de tipo II. Por tanto, intentar entrenar al máximo tanto para ganar fuerza muscular como resistencia cardiovascular puede producir diferentes adaptaciones de tamaño en las fibras musculares de los tipo I y II, en comparación con un solo modo de entrenamiento.

Una multitud de factores (p. ej., prescripciones de ejercicio, niveles de condición física previos al entrenamiento, modalidades de ejercicio) pueden afectar el estímulo del ejercicio y, por tanto, las respuestas adaptativas posteriores. Tales factores afectarán las vías de señalización de las células musculares para la atrofia o la hipertrofia[6]. La mayoría de los estudios en la literatura han utilizado sujetos relativamente desentrenados para examinar los efectos fisiológicos del entrenamiento simultáneo de fuerza y resistencia. Hay pocos datos disponibles sobre los efectos de este tipo de entrenamiento con individuos previamente activos o con buena condición física, que son capaces de tolerar programas de entrenamiento de ejercicios mucho más intensos[13]. Parece que el entrenamiento simultáneo máximo puede ser particularmente perjudicial para las adaptaciones óptimas en el tamaño, la fuerza y la potencia musculares, quizá debido al sobreentrenamiento con tales niveles elevados de trabajo, volumen de ejercicio e intensidad. Curiosamente, la capacidad aeróbica

CUADRO 5-15
APLICACIÓN DE LA INVESTIGACIÓN

Aplicaciones prácticas

La prescripción del ejercicio debe tener en cuenta las demandas totales del programa y asegurarse de que el volumen de ejercicio no resulte contraproducente para las adaptaciones fisiológicas y el rendimiento óptimos. Esto requiere los siguientes pasos:

1. Priorizar el programa de entrenamiento y los objetivos de este. No intentar realizar al mismo tiempo el entrenamiento de fuerza y resistencia de alta intensidad y alto volumen. Permitir una recuperación adecuada de las sesiones de entrenamiento mediante programas de entrenamiento periodizados y fases de descanso planificadas.
2. Si es un atleta de fuerza/potencia, limitar el entrenamiento aeróbico de alta intensidad. Puede realizarse un entrenamiento aeróbico de menor intensidad, pero el alto estrés oxidativo por el entrenamiento de resistencia de gran volumen o alta intensidad parece afectar negativamente el desarrollo de la potencia.

parece ser la menos afectada por este entrenamiento simultáneo. Si el entrenamiento simultáneo tiene un diseño adecuado, puede que solo se requiera más tiempo para que se produzca la suma de las adaptaciones fisiológicas. La mayoría de los estudios hasta la fecha han examinado programas de entrenamiento que no duran más de 2 a 3 meses. Según los datos disponibles, parece que no puede tenerse una adaptación óptima a ambos modos de entrenamiento. Además de la mayor duración del programa de entrenamiento, existen otros posibles factores que pueden ser importantes para el desarrollo exitoso y simultáneo de la fuerza junto con la mejora en la condición aeróbica. Por ejemplo, tanto la **periodización** del programa (variar el volumen y la intensidad del entrenamiento) como la **priorización** (priorizar los objetivos en los que se enfoca un programa de entrenamiento) del entrenamiento ayudarán a la adaptación exitosa de los participantes en un programa de entrenamiento simultáneo.

Revisión rápida

- Solo las fibras musculares que se reclutan con el ejercicio se adaptarán a los estímulos del ejercicio.
- Las adaptaciones al entrenamiento de resistencia están relacionadas con la necesidad de suministrar y utilizar mejor el oxígeno para mejorar la resistencia muscular.
- El crecimiento en el tamaño absoluto de todo un músculo producido por el entrenamiento de resistencia se debe principalmente al aumento del tamaño de las fibras musculares individuales, más que al aumento del número de fibras.
- Cuando se realizan programas de entrenamiento de resistencia y de fuerza simultáneos, el cuerpo intenta adaptarse a ambos estímulos del ejercicio, pero las investigaciones sugieren que experimentarán mejoras superiores en la resistencia que en la fuerza.

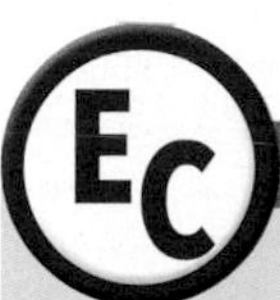

ESTUDIO DE CASO

ESCENARIO

Usted es un especialista en fuerza y acondicionamiento que trabaja en la sala de pesas de un centro de entrenamiento olímpico. Está intentando mejorar su programa de fuerza y acondicionamiento para las mujeres de patinaje artístico aspirantes a asistir a los Juegos Olímpicos.

El entrenador le ha preguntado qué se puede hacer para ayudar a las mujeres a que puedan aterrizar mejor tras los saltos en sus rutinas. Dado que el sistema de puntuación requiere que las patinadoras realicen saltos triples y cuádruples para obtener una puntuación alta, se necesita más entrenamiento de potencia.

Actualmente, cada patinadora realiza un programa de entrenamiento de fuerza individualizado. El programa está periodizado para complementar el entrenamiento sobre hielo de cada patinadora.

Preguntas

- ¿Qué tipo de acción muscular produce la fuerza que necesitan las patinadoras para realizar saltos?
- ¿Qué ocurre en el músculo cuando una patinadora dobla las rodillas en preparación para un salto?
- ¿Cómo se obtiene la potencia para el movimiento ascendente en un salto?
- ¿Qué tipo de fuerza muscular proporciona a las patinadoras el sistema de frenado para absorber la carga que cae sobre la pierna durante un aterrizaje?
- ¿Qué tipos de entrenamiento deben incluirse en el programa de entrenamiento con pesas?

Opciones

Los saltos son principalmente un conjunto coordinado de movimientos musculares que utilizan el ciclo de estiramiento-acortamiento para la producción de potencia. La acción concéntrica en el salto vertical que se beneficia del ciclo de estiramiento-acortamiento impulsa a las patinadoras hacia arriba. La potencia parece ser la característica principal del rendimiento muscular para impulsarlas en el aire, y la fuerza excéntrica máxima determina la capacidad de estas para frenar al aterrizar en el hielo. Por tanto, el programa de entrenamiento debe incluir un ciclo de estiramiento-acortamiento o entrenamiento pliométrico para ayudar con la altura de los saltos y entrenamiento excéntrico para facilitar el aterrizaje tras estos.

ESCENARIO

Es el entrenador personal de un triatleta que se prepara para la competición Ironman. En el pasado, ha tenido problemas con las fracturas por sobrecarga, y usted ha añadido un programa de entrenamiento de fuerza intenso a su programa de acondicionamiento total para fortalecer su tejido conectivo y prevenir lesiones. El otro día, escuchó de un amigo que levantar pesas afectará su resistencia.

Preguntas

- ¿Es cierto que levantar pesas perjudicará el rendimiento de resistencia?
- ¿Cuáles podrían ser las adaptaciones esperadas en los músculos al levantar pesas y realizar grandes volúmenes de ejercicio de resistencia?
- ¿Cuáles son los beneficios de combinar ambos tipos de protocolos de entrenamiento para este triatleta?

Opciones

Aunque se ha constatado que el entrenamiento de resistencia de alta intensidad puede interferir con el desarrollo de la potencia y la fuerza, hay pocos datos disponibles que sugieran que esto perjudicará la resistencia. Esta deportista está realmente en riesgo de sufrir una lesión en el tejido conectivo, y el ejercicio de fuerza fortalecerá el tejido conectivo, fortalecimiento que le hará más capaz de afrontar el alto volumen de entrenamiento de resistencia necesario para competir y entrenar para una competición de Ironman. Es probable que los cambios en el músculo den como resultado más proteínas tanto en el tejido contráctil como en el conectivo, y que las fibras de tipo I permanezcan sin cambios de tamaño, pero más resistentes a la pérdida de proteínas. En general, el rendimiento en el entrenamiento de fuerza no disminuirá el rendimiento en la resistencia y ayudará a disminuir la posibilidad de lesiones.

RESUMEN DEL CAPÍTULO

El reclutamiento neuronal del músculo esquelético desencadena la producción de fuerza y el movimiento en el cuerpo humano. Muchos otros sistemas del cuerpo (p. ej., esquelético, nervioso, inmunitario) interactúan con el músculo esquelético para mantener su salud y ayudarlo en la generación de fuerza y movimiento. El músculo esquelético está altamente organizado, desde el tejido conectivo que rodea todo el músculo intacto hasta el tejido conectivo que mantiene las proteínas contráctiles de la sarcómera en su lugar para favorecer las interacciones óptimas de las miofibrillas. Este tejido conectivo también contribuye a la producción de fuerza y potencia del músculo por su componente elástico, que, al estirarse y retroceder, añade fuerza a la contracción muscular.

El componente elástico del músculo esquelético es la base para el entrenamiento pliométrico o para el entrenamiento con el ciclo de estiramiento y acortamiento. El músculo esquelético es un objetivo de todos los programas de entrenamiento, ya sea para el rendimiento deportivo o para la salud y el acondicionamiento físico, y es altamente plástico o adaptable a los estímulos del ejercicio.

El músculo esquelético se compone de diferentes tipos de fibras musculares, y cada tipo está diseñado para realizar diferentes tipos de tareas, que van desde actividades prolongadas de baja intensidad (p. ej., fibras de tipo I) hasta actividades cortas y explosivas que requieren una enorme producción de fuerza (p. ej., fibras de tipo II). El ejercicio de fuerza suele causar hipertrofia muscular, mientras que el entrenamiento de resistencia no produce cambios, o incluso causa una disminución en el tamaño de las fibras musculares. La combinación del entrenamiento de fuerza con el entrenamiento de resistencia causará hipertrofia limitada, si es que la hay, de las fibras musculares de tipo I, con aumentos modestos de tamaño observados incluso en las fibras musculares de tipo II.

Comprender la estructura y función del músculo esquelético permitirá comprender mejor los muchos métodos de entrenamiento y tratamiento que se utilizan para mejorar la función, rendimiento y la salud.

PREGUNTAS DE REVISIÓN

COMPLETE LOS ESPACIOS EN BLANCO

1. Las proteínas ______________ son aquellas que no están involucradas en el proceso de contracción, pero mantienen a las proteínas contráctiles próximas entre ellas para lograr interacciones óptimas en la unión de miosina-actina.
2. Los receptores de tensión, denominados ______________, que se localizan en el tendón del músculo esquelético, perciben la cantidad de fuerza en el tendón creada por el músculo esquelético.
3. Una forma de ejercicio que utiliza el ciclo de estiramiento-acortamiento, denominado ______________, ayuda en el desarrollo de la potencia muscular.
4. La adquisición de ______________, formado a partir de células satélite que se encuentran entre la membrana de la fibra muscular madura y su lámina basal, es necesaria para soportar la hipertrofia de la fibra muscular.
5. Con el entrenamiento solo con ejercicios de resistencia, el tamaño de las fibras musculares de tipo I (contracción lenta). ______________ para reducir la distancia entre los capilares y las mitocondrias.

OPCIÓN MÚLTIPLE

1. ¿Qué proteína de la sarcómera tiene las cabezas que se unen a los sitios activos?
   a. Actina
   b. Miosina
   c. Troponina
   d. Tropomiosina
   e. Titina
2. Un corredor de maratón en los Juegos Olímpicos tendría un alto porcentaje ¿de qué tipo de fibra?
   a. Tipo II
   b. Tipo IIC
   c. Tipo I
   d. Tipo IC
   e. Fibras de tipos I y II
3. ¿Qué técnica se utiliza para obtener una pequeña muestra de músculo con una aguja a través de la piel?
   a. Biopsia muscular percutánea
   b. Musculectomía subdérmica
   c. Biopsia de miofibrillas
   d. Extirpación percutánea de la sarcómera
   e. Musculectomía por incisión
4. ¿Qué adaptaciones fisiológicas se producen cuando las fibras musculares se reclutan para realizar una sesión de ejercicio de resistencia?
   a. El número de capilares aumenta
   b. La densidad capilar en las fibras de tipo I aumenta
   c. El número de mitocondrias aumenta
   d. La concentración de mioglobina aumenta
   e. Todas las anteriores
5. ¿Cuál de los siguientes es un ejemplo de una acción muscular isocinética?
   a. Levantar una barra en una flexión de bíceps
   b. Bajar una barra en una flexión de bíceps
   c. Ejercer fuerza contra un objeto que no se mueve
   d. Un movimiento durante el cual la velocidad se mantiene constante
   e. La acción del tríceps durante una flexión de bíceps

VERDADERO / FALSO

1. En reposo, las proteínas troponina y tropomiosina cubren los sitios activos en las moléculas de actina, lo que evita que las cabezas de miosina se unan a los sitios activos.
2. En un entrenamiento de fuerza y resistencia simultáneo, las fibras musculares que se reclutan mejoran su función aeróbica al igual que en el entrenamiento solo de resistencia.
3. Las fibras musculares de contracción rápida se caracterizan por la capacidad de resistir la fatiga y producir cantidades de fuerza relativamente pequeñas.
4. El crecimiento del tamaño absoluto de un músculo debido al entrenamiento fuerza se debe principalmente al aumento del número de fibras musculares individuales.
5. Con el entrenamiento de resistencia, los tipos de fibras no cambian de tipo I a tipo II.

RESPUESTA CORTA

1. Explique qué adaptaciones se ven más afectadas por el entrenamiento simultáneo de fuerza y resistencia.
2. Explique la función de la titina (conectina) y la nebulina en la sarcómera.
3. Resuma los pasos durante la fase de contracción de la teoría del filamento deslizante.

RELACIÓN

1. Relacione los siguientes términos con sus definiciones correctas:

Excéntrico/a	Movimiento caracterizado por la fuerza máxima ejercida a una velocidad constante de movimiento a lo largo de una amplitud de movimiento específica
Concéntrico/a	Elongación muscular mientras el músculo se activa y produce fuerza
Isocinético/a	Acción muscular caracterizada por tensión en el músculo sin cambios en la longitud de la fibra muscular
Isométrico/a	Contracción muscular caracterizada por el acortamiento muscular contra una carga o tensión constante en toda la amplitud de movimiento
Isotónico/a	El músculo desarrolla fuerza y se acorta

PENSAMIENTO CRÍTICO

1. Durante una sentadilla normal con pesas, ¿qué tipos de acciones musculares se producen durante una repetición? ¿qué tipo de acción muscular limitará la cantidad máxima de peso que puede levantarse en una repetición completa?
2. Describa las adaptaciones del músculo esquelético con el entrenamiento de resistencia.

TÉRMINOS CLAVE

Actina Miofilamento delgado con sitios activos capaces de interactuar con la proteína miosina para producir fuerza muscular.

Banda A Área en una sarcómera donde la actina y la miosina se superponen; representa la longitud de los filamentos de miosina.

Banda I Bandas claras de la sarcómera que solo contienen actina.

Cadenas ligeras Componentes proteicos del filamento de miosina que forman la porción de bisagra de una molécula de miosina.

Cadenas pesadas Componentes proteicos que forman la cabeza de miosina y una porción de la cola de una molécula de miosina.

Células satélite Células que se encuentran debajo de la lámina basal de las fibras musculares maduras que son la fuente de nuevos mionúcleos.

Ciclo de estiramiento-acortamiento Alargamiento muscular seguido de acortamiento muscular rápido.

Citosol Porción líquida del contenido dentro de las células vivas, incluídas las fibras musculares.

Componente elástico Fuerza de retroceso en el músculo después de estar estirado, debido a las porciones no contráctiles del músculo.

Concéntrica (contracción) Activación muscular caracterizada por acortamiento muscular.

Conectina (titina) Proteína no contráctil de la sarcómera que conecta la línea Z con la línea M, estabiliza la miosina en el eje longitudinal, contribuye al componente elástico de la fibra muscular, y limita la amplitud de movimiento de la sarcómera.

Curva de fuerza Gráfico de la cantidad de fuerza producida en una amplitud de movimiento.

Curva de fuerza-tiempo Gráfico que ilustra la producción de fuerza muscular en diferentes períodos de tiempo.

Curva de fuerza-velocidad Gráfico que ilustra la influencia del cambio de la velocidad del movimiento en las capacidades de producir fuerza muscular.

Dolor muscular de aparición tardía (DOMS) Dolor varias horas a varios días después de una sesión de ejercicio, que representa un síntoma de daño muscular.

Dominio nuclear Área dentro de una fibra muscular controlada por cada mionúcleo.

Efecto de aprendizaje Dominio del patrón de reclutamiento de la unidad motora para una habilidad o movimiento específico al realizar repetidamente la habilidad o movimiento.

Ejercicio pliométrico Forma de ejercicio que utiliza el ciclo de estiramiento y acortamiento para ayudar en el desarrollo de potencia muscular.

Endomisio Tejido conectivo que rodea cada fibra muscular individual.

Entrenamiento concurrente o simultáneo de fuerza y resistencia Entrenamiento simultáneo para fuerza y resistencia.

Entrenamiento de velocidad-fuerza Entrenamiento centrado en la producción de fuerza a velocidades más altas y resistencias más ligeras para mejorar la potencia.

Epimisio Capa externa de tejido conectivo que rodea todo el músculo.

Excéntrico Alargamiento muscular mientras el músculo está activado y produce fuerza.

Fascículo Pequeño haz de fibras musculares.

Fibras de contracción lenta Fibras musculares que contienen grandes cantidades de enzimas oxidativas; son altamente resistentes a la fatiga y no desarrollan fuerza tan rápidamente como las fibras de tipo II.

Fibras de contracción rápida Fibras musculares que desarrollan fuerza muy rápidamente; tienen una gran capacidad de producirla, son menos resistentes a la fatiga que las fibras lentas, tienen un número de mitocondrias relativamente pequeño, y tienen una capacidad limitada para el metabolismo aeróbico.

Fibras intrafusales Fibras musculares modificadas con disposición paralela a las fibras musculares normales que contienen husos musculares.

Fibras musculares de tipo I (fibras de contracción lenta) Fibras musculares que contienen grandes cantidades de enzimas oxidativas; son altamente resistentes a la fatiga y no desarrollan fuerza tan rápidamente como las fibras de tipo II.

Fibras musculares de tipo II (fibras de contracción rápida) Fibras musculares que desarrollan fuerza muy rápidamente; tienen una gran capacidad de producir fuerza, son menos resistentes a la fatiga que las fibras lentas, tienen un número de mitocondrias relativamente pequeño, y tienen una capacidad limitada para el metabolismo aeróbico.

Fibras musculares Células largas multinucleadas con miofibrillas que se contraen cuando se estimulan.

Golpe de potencia Movimiento de los puentes cruzados de miosina que tira de los filamentos de actina durante el acortamiento muscular.

Hiperplasia Aumento del número de células de un tejido.

Huso muscular Receptor de estiramiento dispuesto en paralelo con las fibras musculares que controlan el estiramiento y la longitud del músculo.

Isocinético Movimiento caracterizado por la fuerza muscular ejercida a una velocidad constante.

Isoinercial (isotónico) Movimiento de ejercicio con resistencia fija y velocidad variable.

Isométrico Contracción muscular caracterizada por tensión muscular sin cambios en la longitud de la fibra muscular.

Isotónico Contracción muscular caracterizada por acortamiento muscular contra una carga externa constante, como al levantar una barra.

Línea M Proteínas en el medio de la zona H que mantienen los filamentos de miosina en su lugar.

Línea Z Banda que delimita los extremos de la sarcómera.

Miofibrilla Porción del músculo que contiene los filamentos contráctiles delgados y gruesos.

Mionúcleo Núcleos ubicados debajo del sarcolema de la fibra muscular.

Miosina ATPasa Enzima que se encuentra en las cabezas globulares de los puentes cruzados de miosina, que descompone el ATP para liberar la energía necesaria para la contracción muscular.

Miosina Proteína contráctil en la miofibrilla que posee puentes cruzados que pueden unirse a la actina para provocar tensión.

Modelo de bloqueo estérico Proceso de cubrir los sitios activos en el filamento de actina por la tropomiosina, lo que evita la interacción con el filamento de miosina mediante el mantenimiento de la fibra muscular en un modo no activado.

Movimiento de trinquete Movimiento en el que la cabeza de miosina gira en su punto de pivote articulado a un nuevo ángulo, movimiento que tira la actina sobre el filamento de miosina y hace que la sarcómera se acorte.

Músculo antagonista Músculo que se contrae y actúa en oposición con la acción de un músculo agonista.

Músculo esquelético Músculo unido a un hueso en ambos extremos.

Músculo estriado Músculo esquelético de apariencia rayada por la disposición de las miofibrillas en las sarcómeras.

Nebulina Proteína no contráctil que estabiliza la actina; se localiza en la banda I y se extiende desde la línea Z.

Órganos tendinosos de Golgi Receptores de fuerza ubicados en el tendón del músculo esquelético.

Perimisio Tejido conectivo fibroso que rodea cada fascículo de fibras musculares esqueléticas.

Periodización Variación planificada del volumen y la intensidad del entrenamiento.

Potencia Producto de la fuerza ejercida por el músculo y la distancia vertical a la que se desplaza la carga dividida por el tiempo, o la fuerza multiplicada por la velocidad.

Priorización Principio de priorizar los objetivos en los que se enfocará un programa de entrenamiento.

Propioceptores Receptores sensoriales ubicados dentro de los músculos, tendones y articulaciones, que brindan información sobre la posición del cuerpo al monitorizar la longitud del músculo, la fuerza producida por este y la posición de la articulación.

Puentes cruzados Pequeñas proyecciones en el filamento de miosina que interactúan con la actina para causar contracción muscular y producción de fuerza.

Receptores de DHP (dihidropiridina) Proteínas que se encuentran en los túbulos T y que actúan como sensores de voltaje cuando el impulso viaja a lo largo del túbulo T.

Receptores de rianodina Canales de calcio ubicados en la membrana del retículo sarcoplásmico, que se abren cuando se activan mediante sensores de voltaje de los túbulos T.

Resistencia externa constante dinámica Contracción muscular isotónica; describe el tipo de actividad muscular al ejercitarse con resistencias externas en actividades como levantar peso.

Resistencia variable Equipo de entrenamiento de fuerza con resistencia variable a lo largo de la amplitud de movimiento para adaptarse mejor a la curva de fuerza.

Retículo sarcoplásmico Orgánulo membranoso ubicado dentro de la fibra muscular que almacena el calcio necesario para el desarrollo de la fuerza muscular.

Sarcómera La unidad contráctil más pequeña o básica del músculo esquelético capaz de acortarse.

Sentido cinestésico Conciencia de la posición del cuerpo en el espacio.

Sistema neuromuscular La íntima relación funcional entre los nervios y el músculo esquelético.

Sitio activo Ubicación en el filamento de actina donde las cabezas de miosina pueden unirse.

Sobrecarga progresiva Aumento gradual de la intensidad o el volumen del ejercicio.

Técnica de biopsia muscular percutánea Técnica en la que se inserta una aguja hueca a través de la piel para obtener una muestra de músculo.

Tendones Banda de tejido fibroso duro, no elástico, que conecta un músculo con el hueso.

Tensión activa Cantidad de fuerza generada por los complejos de actomiosina formados dentro de un músculo en respuesta a la estimulación nerviosa.

Tensión pasiva Fuerza debida a los elementos elásticos de un músculo en ausencia de estimulación nerviosa.

Teoría del filamento deslizante Teoría de la contracción muscular que describe el deslizamiento de los filamentos delgados (actina) sobre los filamentos gruesos (miosina) mediante la unión y separación de las cabezas de las moléculas de miosina a los filamentos de actina, lo que atrae entre sí cada extremo de una sarcómera.

Tinción de miosina ATPasa Método con una tinción para la enzima que hidroliza el ATP utilizado para distinguir las fibras musculares humanas de tipo I y de tipo II y sus subtipos.

Titina (conectina) Proteína no contráctil de la sarcómera que conecta la línea Z con la línea M, estabiliza la miosina en el eje longitudinal, contribuye al componente elástico de la fibra muscular y limita la amplitud de movimiento de la sarcómera.

Tropomiosina Proteína que cubre los sitios de unión de actina cuando el músculo está en reposo, lo que evita que el puente cruzado de miosina toque los sitios activos en la actina; cuando el músculo es estimulado para contraerse, se mueve, lo que expone los sitios activos para que la miosina y la actina puedan interactuar para el acortamiento.

Troponina Proteína, asociada con la actina y la tropomiosina, que se une al Ca^{++} e inicia el movimiento de la tropomiosina sobre la actina para permitir que el puente cruzado de miosina toque los sitios activos en la actina e inicie la contracción.

Túbulos T Túnel rodeado por una membrana que permite la propagación del impulso eléctrico a través de la fibra muscular.

Zona H Región en la mitad de la sarcómera que contiene solo miosina.

BIBLIOGRAFÍA

1. Adams GR, Hather BM, Baldwin KM, et al. Skeletal muscle myosin heavy chain composition and resistance training. *J Appl Physiol (1985)*. 1993;74:911–915.
2. Allen TJ, Proske U. Effect of muscle fatigue on the sense of limb position and movement. *Exp Brain Res*. 2006;170:30–38.
3. Alway SE, Winchester PK, Davis ME, et al. Regionalized adaptations and muscle fiber proliferation in stretch-induced enlargement. *J Appl Physiol (1985)*. 1989;66:771–781.
4. Antonio J, Gonyea WJ. Muscle fiber splitting in stretch-enlarged avian muscle. *Med Sci Sports Exerc*. 1994;26:973–977.
5. Blaauw B, Schiaffino S, Reggiani C. Mechanisms modulating skeletal muscle phenotype. *Compr Physiol*. 2013;3:1645–1687.
6. Cramer JT, Housh TJ, Weir JP, et al. The acute effects of static stretching on peak torque, mean power output, electromyography, and mechanomyography. *Eur J Appl Physiol*. 2005;93:530–539.
7. Fleck SJ, Kraemer WJ. *Designing Resistance Training Programs*. Champaign, IL: Human Kinetics Publishers Inc., 2014.
8. Fry AC, Allemeier CA, Staron RS. Correlation between percentage fiber type area and myosin heavy chain content in human skeletal muscle. *Eur J Appl Physiol Occup Physiol*. 1994;68:246–251.
9. Gavin TP, Stallings HW III, Zwetsloot KA, et al. Lower capillary density but no difference in VEGF expression in obese vs. lean young skeletal muscle in humans. *J Appl Physiol (1985)*. 2005;98:315–321.
10. Germinario E, Esposito A, Megighian A, et al. Early changes of type 2B fibers after denervation of rat EDL skeletal muscle. *J Appl Physiol (1985)*. 2002;92:2045–2052.
11. Gonyea WJ, Sale DG, Gonyea FB, et al. Exercise induced increases in muscle fiber number. *Eur J Appl Physiol Occup Physiol*. 1986;55:137–141.
12. Hawley JA. Adaptations of skeletal muscle to prolonged, intense endurance training. *Clin Exp Pharmacol Physiol*. 2002;29:218–222.
13. Hennessy LC, Watson AWS. The interference effects of training for strength and endurance simultaneously. *J Strength Cond Res*. 1994;8:12–19.
14. Herzog W. The multiple roles of titin in muscle contraction and force production. *Biophys Rev*. 2018;10:1187–1199.
15. Hessel AL, Lindstedt SL, Nishikawa KC. Physiological mechanisms of eccentric contraction and its applications: a role for the giant titin protein. *Front Physiol*. 2017;8:70.
16. Hickson RC. Interference of strength development by simultaneously training for strength and endurance. *Eur J Appl Physiol Occup Physiol*. 1980;45:255–263.
17. Huxley AF. Cross-bridge action: present views, prospects, and unknowns. *J Biomech*. 2000;33:1189–1195.
18. Huxley AF, Niedergerke R. Structural changes in muscle during contraction; interference microscopy of living muscle fibres. *Nature*. 1954;173:971–973.
19. Huxley H, Hanson J. Changes in the cross-striations of muscle during contraction and stretch and their structural interpretation. *Nature*. 1954;173:973–976.
20. Issurin VB. Vibrations and their applications in sport. A review. *J Sports Med Phys Fitness*. 2005;45:324–336.
21. Kadi F, Eriksson A, Holmner S, et al. Effects of anabolic steroids on the muscle cells of strength-trained athletes. *Med Sci Sports Exerc*. 1999;31:1528–1534.
22. Kadi F, Thornell LE. Concomitant increases in myonuclear and satellite cell content in female trapezius muscle following strength training. *Histochem Cell Biol*. 2000;113:99–103.
23. Kirkwood SP, Munn EA, Brooks GA. Mitochondrial reticulum in limb skeletal muscle. *Am J Physiol*. 1986;251:C395–C402.
24. Kjaer M, Magnusson P, Krogsgaard M, et al. Extracellular matrix adaptation of tendon and skeletal muscle to exercise. *J Anat*. 2006;208:445–450.
25. Knuttgen HG, Kraemer WJ. Terminology and measurement in exercise performance. *J Appl Sport Sci Res*. 1987;1:1–10.
26. Kraemer WJ, Patton JF, Gordon SE, et al. Compatibility of high-intensity strength and endurance training on hormonal and skeletal muscle adaptations. *J Appl Physiol (1985)*. 1995;78:976–989.
27. Kraft T, Mahlmann E, Mattei T, et al. Initiation of the power stroke in muscle: insights from the phosphate analog AlF4. *Proc Natl Acad Sci U S A*. 2005;102:13861–13866.
28. Lindstedt S, Nishikawa K. Huxleys' Missing filament: form and function of titin in vertebrate striated muscle. *Annu Rev Physiol*. 2017;79:145–166.
29. MacDougall JD, Sale DG, Elder GC, et al. Muscle ultrastructural characteristics of elite powerlifters and bodybuilders. *Eur J Appl Physiol Occup Physiol*. 1982;48:117–126.
30. MacDougall JD, Sale DG, Moroz JR, et al. Mitochondrial volume density in human skeletal muscle following heavy resistance training. *Med Sci Sports*. 1979;11:164–166.
31. MacDougall JD, Tarnopolsky MA, Chesley A, et al. Changes in muscle protein synthesis following heavy resistance exercise in humans: a pilot study. *Acta Physiol Scand*. 1992;146:403–404.
32. Malisoux L, Francaux M, Nielens H, et al. Stretch-shortening cycle exercises: an effective training paradigm to enhance power output of human single muscle fibers. *J Appl Physiol (1985)*. 2006;100:771–779.
33. Marek SM, Cramer JT, Fincher AL, et al. Acute effects of static and proprioceptive neuromuscular facilitation stretching on muscle strength and power output. *J Athl Train*. 2005;40:94–103.
34. McCall GE, Byrnes WC, Dickinson A, et al. Muscle fiber hypertrophy, hyperplasia, and capillary density in college men after resistance training. *J Appl Physiol (1985)*. 1996;81:2004–2012.
35. McCarthy JP, Agre JC, Graf BK, et al. Compatibility of adaptive responses with combining strength and endurance training. *Med Sci Sports Exerc*. 1995;27: 429–436.
36. Mileusnic MP, Brown IE, Lan N, et al. Mathematical models of proprioceptors. I. Control and transduction in the muscle spindle. *J Neurophysiol*. 2006;96:1772–1788.
37. Mileusnic MP, Loeb GE. Mathematical models of proprioceptors. II. Structure and function of the Golgi tendon organ. *J Neurophysiol*. 2006;96:1789–1802.
38. Nishikawa KC, Lindstedt SL, LaStayo PC. Basic science and clinical use of eccentric contractions: history and uncertainties. *J Sport Health Sci*. 2018;7:265–274.
39. Pette D, Staron RS. Myosin isoforms, muscle fiber types, and transitions. *Microsc Res Tech*. 2000;50:500–509.
40. Pette D, Staron RS. Transitions of muscle fiber phenotypic profiles. *Histochem Cell Biol*. 2001;115:359–372.
41. Pette D, Vrbova G. The contribution of neuromuscular stimulation in elucidating muscle plasticity revisited. *Eur J Transl Myol*. 2017;27:6368.
42. Pirani A, Vinogradova MV, Curmi PM, et al. An atomic model of the thin filament in the relaxed and Ca^{2+}-activated states. *J Mol Biol*. 2006;357:707–717.
43. Radicchi F. Universality, limits and predictability of gold-medal performances at the olympic games. *PLoS One*. 2012;7:e40335.
44. Rhea MR, Oliverson JR, Marshall G, et al. Noncompatibility of power and endurance training among college baseball players. *J Strength Cond Res*. 2008;22:230–234.
45. Schiaffino S. Muscle fiber type diversity revealed by anti-myosin heavy chain antibodies. *FEBS J*. 2018;285:3688–3694.
46. Schiaffino S, Reggiani C. Fiber types in mammalian skeletal muscles. *Physiol Rev*. 2011;91:1447–1531.
47. Schiaffino S, Reggiani C. Myosin isoforms in mammalian skeletal muscle. *J Appl Physiol (1985)*. 1994;77:493–501.
48. Staron RS. Human skeletal muscle fiber types: delineation, development, and distribution. *Can J Appl Physiol*. 1997;22:307–327.
49. Staron RS, Herman JR, Schuenke MD. Misclassification of hybrid fast fibers in resistance-trained human skeletal muscle using histochemical and immunohistochemical methods. *J Strength Cond Res*. 2012;26:2616–2622.
50. Staron RS, Johnson P. Myosin polymorphism and differential expression in adult human skeletal muscle. *Comp Biochem Physiol B*. 1993;106:463–475.
51. Staron RS, Leonardi MJ, Karapondo DL, et al. Strength and skeletal muscle adaptations in heavy-resistance-trained women after detraining and retraining. *J Appl Physiol (1985)*. 1991;70:631–640.
52. Talmadge RJ, Roy RR, Caiozzo VJ, et al. Mechanical properties of rat soleus after long-term spinal cord transection. *J Appl Physiol (1985)*. 2002;93:1487–1497.
53. Tesch PA, Larsson L. Muscle hypertrophy in bodybuilders. *Eur J Appl Physiol Occup Physiol* 1982;49:301–306.
54. Trappe S, Harber M, Creer A, et al. Single muscle fiber adaptations with marathon training. *J Appl Physiol (1985)*. 2006;101:721–727.
55. Young WB, Behm DG. Effects of running, static stretching and practice jumps on explosive force production and jumping performance. *J Sports Med Phys Fitness*. 2003;43:21–27.

LECTURAS RECOMENDADAS

Bamman MM, Roberts BM, Adams GR. Molecular regulation of exercise-induced muscle fiber hypertrophy. *Cold Spring Harb Perspect Med*. 2018;8(6).

French DN, Gomez AL, Volek JS, et al. Longitudinal tracking of muscular power changes of NCAA Division I collegiate women gymnasts. *J Strength Cond Res*. 2004;18(1):101–107.

Gundersen K. Muscle memory and a new cellular model for muscle atrophy and hypertrophy. *J Exp Biol*. 2016;219(Pt 2):235–242.

Herzog W. The multiple roles of titin in muscle contraction and force production. *Biophys Rev*. 2018;10(4):1187–1199.

Lavin KM, Roberts BM, Fry CS, Moro T, Rasmussen BB, Bamman MM. The importance of resistance exercise training to combat neuromuscular aging. *Physiology (Bethesda)*. 2019;34(2):112–122.

Olsen LA, Nicoll JX, Fry AC. The skeletal muscle fiber: a mechanically sensitive cell. *Eur J Appl Physiol*. 2019;119(2):333–349.

Staron RS, Herman JR, Schuenke MD. Misclassification of hybrid fast fibers in resistance-trained human skeletal muscle using histochemical and immunohistochemical methods. *J Strength Cond Res*. 2012;26(10):2616–26[22].

BIBLIOGRAFÍA CLÁSICA

Adams GR, Duvoisin MR, Dudley GA. Magnetic resonance imaging and electromyography as indexes of muscle function. *J Appl Physiol (1985)*. 1992;73(4):1578–1583.

Adams GR, Harris RT, Woodard D, Dudley GA. Mapping of electrical muscle stimulation using MRI. *J Appl Physiol (1985)*. 1993;74(2):532–537.

Costill DL. Physiology of marathon running. *JAMA*. 1972;221(9):1024–1049.

Costill DL. The relationship between selected physiological variables and distance running performance. *J Sports Med Phys Fitness*. 1967;7(2):61–66.

Costill DL, Winrow E. Maximal oxygen intake among marathon runners. *Arch Phys Med Rehabil*. 1970;51(6):317–320.

Dudley GA, Abraham WM, Terjung RL. Influence of exercise intensity and duration on biochemical adaptations in skeletal muscle. *J Appl Physiol Respir Environ Exerc Physiol*. 1982;53(4):844–850.

Fick A. Uber die messung des blutquantums in den hertzvent rikeln. (On the measurement of blood mass in the heart ventricles.) *Sitz ber Physik-Med Ges Wurzburg*. 1870;2:16–28.

Gollnick PD, Armstrong RB, Saubert CW IV, et al. Enzyme activity and fiber composition in skeletal muscle of untrained and trained men. *J Appl Physiol*. 1972;33(3):312–319.

Hermansen L, Wachtlova M. Capillary density of skeletal muscle in well-trained and untrained men. *J Appl Physiol*. 1971;30(6):860–863.

Hikida RS, Staron RS, Hagerman FC, et al. Muscle fiber necrosis associated with human marathon runners. *J Neurol Sci*. 1983;59(2):185–203.

Holloszy JO. Biochemical adaptations in muscle. Effects of exercise on mitochondrial oxygen uptake and respiratory enzyme activity in skeletal muscle. *J Biol Chem*. 1967;242:2278–2282.

Huxley AF, Niedergerke R. Structural changes in muscle during contraction. *Nature*. 1954;173:971–972.

Huxley HE, Hanson J. Changes in cross-striations of muscle during contraction and stretch and their structural interpretation. *Nature*. 1954;173:973–976.

Ingjer F, Brodal P. Capillary supply of skeletal muscle fibers in untrained and endurance-trained women. *Eur J Appl Physiol Occup Physiol*. 1978;38(4): 291–299.

Pette D, Peuker H, Staron RS. The impact of biochemical methods for single muscle fibre analysis. *Acta Physiol Scand*. 1999;166(4):261–277.

Pette D, Staron RS. Transitions of muscle fiber phenotypic profiles. *Histochem Cell Biol*. 2001;115(5):359–372.

Saltin B. Physiological effects of physical conditioning. *Med Sci Sports Exerc*. 1969; 1:50–56.

Saltin B. Oxygen uptake and cardiac output during maximal treadmill and bicycle exercise. *Mal Cardiovasc*. 1969;10(1):393–399.

Saltin B, Nazar K, Costill DL, et al. The nature of the training response; peripheral and central adaptations of one-legged exercise. *Acta Physiol Scand*. 1976;96(3): 289–305.

Staron RS, Hikida RS, Hagerman FC, et al. Human skeletal muscle fiber type adaptability to various workloads. *J Histochem Cytochem*. 1984;32(2): 146–152.

Staron RS, Pette D. The continuum of pure and hybrid myosin heavy chain-based fibre types in rat skeletal muscle. *Histochemistry*. 1993;100(2):149 153.

Szent-Gyorgi A. Muscle research. *Scientific American*. 1949;180:22–25.

Sistema cardiovascular

Capítulo

6

DESPUÉS DE LEER ESTE CAPÍTULO, DEBERÍA SER CAPAZ DE:

1. Resumir la estructura y función básicas de todo el sistema cardiovascular
2. Describir el ciclo cardíaco y cómo se controla
3. Explicar e interpretar un electrocardiograma
4. Identificar los factores que afectan el gasto cardíaco
5. Explicar la regulación de la presión arterial
6. Describir la composición de la sangre
7. Distinguir y explicar las diferencias en las adaptaciones cardiovasculares al entrenamiento de resistencia y fuerza
8. Describir el suministro de oxígeno a los tejidos
9. Describir la redistribución del flujo sanguíneo durante el ejercicio
10. Analizar los mecanismos del aumento del retorno venoso y el suministro de oxígeno durante el ejercicio
11. Explicar cómo el suministro de oxígeno a los músculos aumenta durante la actividad física

Tanto en reposo como durante el ejercicio máximo, el sistema cardiovascular es responsable de suministrar las sustancias necesarias, como oxígeno, hormonas y nutrientes, a cada célula del cuerpo, y de eliminar los productos metabólicos de las células, como el dióxido de carbono (CO_2). Además, ayuda a regular la temperatura (*v.* cap. 12) y a amortiguar la acidez (*v.* cap. 2). También desempeña un papel importante en la respuesta inmunitaria gracias a su función de transporte de plaquetas y leucocitos. El sistema respiratorio (*v.* cap. 7), que es responsable del intercambio de oxígeno y CO_2 con la atmósfera, y el sistema cardiovascular, que se encarga del transporte de estas sustancias por todo el organismo, forman en conjunto el *sistema cardiorrespiratorio*.

El sistema cardiovascular está compuesto por una bomba, el corazón, y dos sistemas principales de vasos que transportan la sangre a todas las células del cuerpo y los pulmones. La estructura y organización de este sistema, así como su capacidad para adaptarse al estrés agudo y crónico del ejercicio, permiten incrementos enormes en su rendimiento. Por ejemplo, durante el ejercicio máximo, la demanda de oxígeno por el tejido muscular activo aumenta aproximadamente 25 veces más que en reposo. Comprender la estructura, organización, función y las adaptaciones del sistema cardiovascular al ejercicio permite comprender cómo es posible el aumento del suministro de oxígeno al tejido activo para que un corredor de maratón de élite pueda completar algo más

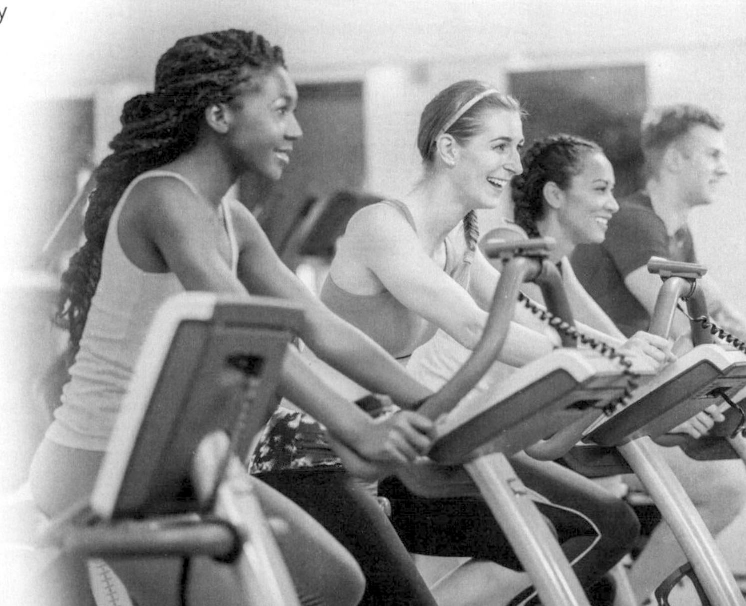

de 41.6 km (26 millas) en poco más de 2 h. Sin embargo, el sistema cardiovascular también se adapta a otros tipos de entrenamiento, lo cual es importante para el rendimiento de actividades anaeróbicas, como las carreras. Por tanto, el propósito de este capítulo es explorar no solo la función fisiológica básica del sistema cardiovascular, sino también sus adaptaciones al ejercicio.

ESTRUCTURA, FUNCIÓN Y ORGANIZACIÓN DEL SISTEMA CARDIOVASCULAR

El sistema cardiovascular está compuesto por el corazón, sangre y sistema circulatorio, que se divide en las ramificaciones periférica y pulmonar (Fig. 6-1).

CIRCULACIONES PULMONAR Y PERIFÉRICA

La **circulación pulmonar** transporta la sangre desde el corazón a los pulmones y de regreso al corazón. La **circulación periférica** lo hace desde el corazón a todas las partes del cuerpo, menos los pulmones, y de regreso al corazón. La acción de bombeo del corazón, o contracción, crea presión, lo que obliga a la sangre a entrar en la circulación pulmonar o periférica. Los grandes vasos, denominados **arterias**, transportan sangre desde el corazón hacia los pulmones o a la periferia. Las arterias se ramifican ampliamente y, con ello, forman pequeñas arterias, o **arteriolas**. Las arteriolas más pequeñas también se ramifican y forman varios **capilares**, los más pequeños y numerosos de todos los vasos sanguíneos. La ramificación en un mayor número de vasos en el paso de arterias a arteriolas, y luego de arteriolas a capilares, permite la formación de un área de sección transversal total mucho mayor para un volumen de sangre determinado.

Esta mayor área vascular total, sirve para disminuir la velocidad del flujo sanguíneo a medida que se mueve a través de arterias, arteriolas y, finalmente, capilares, lo que mejora el consumo de oxígeno de los capilares al tejido requerido. También reduce la presión ejercida sobre la pared interna de los vasos sanguíneos, por lo que en los capilares hay una presión muy baja, lo cual es importante porque son vasos de paredes muy delgadas. Estas paredes delgadas hacen que los capilares sean el sitio de todo el intercambio de oxígeno y CO_2 dentro de las circulaciones pulmonar y periférica, y de todo el intercambio de nutrientes entre el tejido y la sangre dentro de la circulación periférica. Para que pueda llevarse a cabo el intercambio de oxígeno, CO_2 y nutrientes, cada célula dentro de todos los tejidos debe estar a una distancia de 0.1 mm del capilar más cercano. Después de pasar por los capilares, la sangre entra en las **vénulas**, que son las **venas** más pequeñas (los vasos sanguíneos que transportan la sangre hacia el corazón). La sangre dentro de las vénulas pasa a las venas pequeñas, luego a las venas grandes y finalmente regresa al corazón.

La **sangre venosa** es la sangre que regresa al corazón, mientras que la **sangre arterial** es la que sale del corazón y viaja hacia otros tejidos corporales. En la circulación periférica, se suministra oxígeno a los tejidos corporales y el CO_2 (un producto del metabolismo aeróbico) sale de esos tejidos y entra en la sangre. Entonces, la sangre venosa de la circulación periférica está desoxigenada y tiene un alto contenido de CO_2.

La sangre arterial que va a los pulmones justo acaba de regresar al corazón desde la circulación periférica, por lo que la sangre arterial en las arterias pulmonares está desoxigenada, con una alta concentración de CO_2. En los pulmones, el oxígeno entra en la sangre, mientras que el CO_2 abandona la sangre y entra en los pulmones para ser exhalado. Así, la sangre venosa en las venas pulmonares que regresa al corazón desde los pulmones se oxigena y tiene un bajo contenido de CO_2, es decir, opuesto a la sangre venosa en todos los demás tejidos del cuerpo. La sangre que acaba de regresar al corazón desde los pulmones, ahora completamente oxigenada, se bombea a la circulación periférica, y se repite el ciclo de intercambio de oxígeno y CO_2 entre los tejidos, la sangre y los pulmones. Obsérvese que tanto la sangre arterial periférica como la sangre venosa pulmonar tienen un alto contenido de oxígeno y un bajo contenido de CO_2, mientras que tanto la sangre venosa periférica como la sangre arterial pulmonar tienen un bajo contenido de oxígeno y un alto contenido de CO_2.

Para mantener la separación de la sangre oxigenada y desoxigenada, el corazón se divide en dos bombas distintas. Este es el tema de la próxima sección.

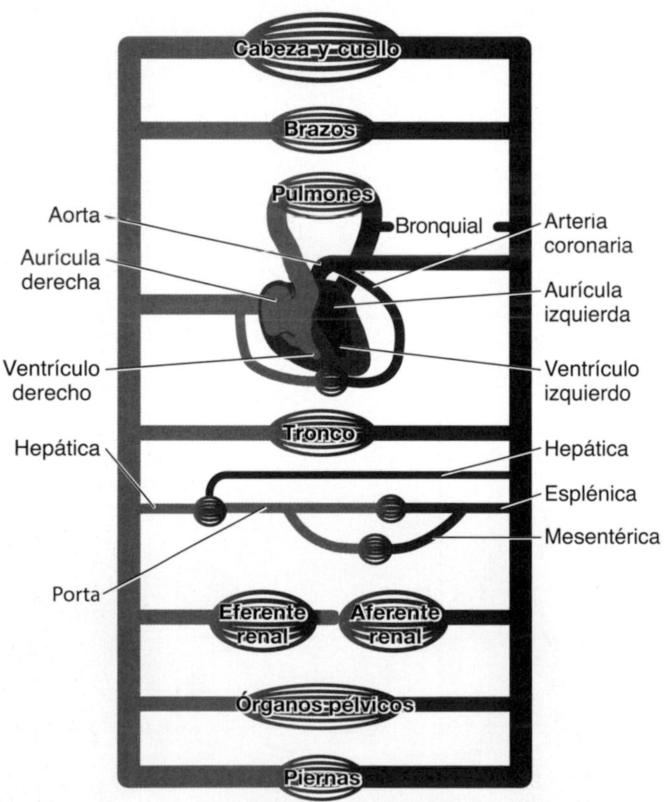

FIGURA 6-1. Diagrama esquemático del sistema cardiovascular en el que se observa la disposición paralela de los vasos. Cada circulación a una parte u órgano del cuerpo tiene un lecho capilar donde tiene lugar el intercambio de oxígeno, CO_2 y nutrientes. Hay varias circulaciones que, por sus funciones especializadas, no tienen una disposición paralela. El *rojo oscuro* indica sangre oxigenada y el *rojo claro* indica sangre desoxigenada.

EL CORAZÓN

El corazón, que sirve como bomba de sangre, es el segundo componente principal del sistema cardiovascular. En las siguientes secciones se cubrirá la estructura e irrigación del corazón, ciclo cardíaco, el músculo y el gasto cardíaco.

Revisión rápida

- La circulación pulmonar hace circular sangre desde el corazón a los pulmones y de regreso al corazón.
- La circulación periférica hace circular sangre desde el corazón a todas las partes del cuerpo y de regreso al corazón.
- Las arterias transportan sangre desde el corazón a las circulaciones periférica y pulmonar.
- Las venas transportan sangre desde las circulaciones pulmonar y periférica hacia el corazón.
- El intercambio de oxígeno, CO_2 y nutrientes tiene lugar entre la sangre dentro de los capilares y todas las células del cuerpo.

Estructura del corazón

Para mantener la separación entre la sangre oxigenada que regresa al corazón desde la circulación pulmonar y la sangre desoxigenada que regresa al corazón desde la circulación periférica, el corazón se divide en dos lados diferenciados. El lado derecho recibe sangre de la circulación periférica y bombea sangre a la circulación pulmonar (Fig. 6-1), mientras que el lado izquierdo recibe sangre de la circulación pulmonar y bombea sangre a la circulación periférica.

Cada lado derecho e izquierdo del corazón tiene una **aurícula (atrio)** y un **ventrículo**. La sangre que regresa al corazón desde la circulación periférica entra en la aurícula derecha, y la sangre de la circulación pulmonar entra en la aurícula izquierda (Fig. 6-2). Cuando las aurículas se contraen, la sangre pasa a través de válvulas unidireccionales hacia los ventrículos, que son las cámaras más fuertes del corazón. Cuando los ventrículos se contraen, la sangre pasa a través de una válvula unidireccional hacia la aorta, que es la gran arteria que sale del ventrículo izquierdo, y la arteria pulmonar, que es la gran arteria que sale del ventrículo derecho. Las válvulas unidireccionales son importantes porque permiten que la sangre fluya solo en la dirección deseada y, por tanto, evitan el reflujo de sangre en la dirección incorrecta.

Esto es importante porque, si hubiera reflujo de sangre, se tendría que bombear más de esta para tener una cierta cantidad de la misma en la dirección deseada, lo que aumentaría la cantidad de trabajo que debe realizar el corazón. Otra estructura importante del corazón es el **pericardio**, un resistente saco membranoso que recubre el corazón. El espacio entre el pericardio y la superficie externa del corazón está lleno de líquido pericárdico, necesario para reducir la fricción entre la membrana pericárdica y el corazón a medida que late, se contrae y se relaja.

El corazón, como todos los tejidos, necesita recibir oxígeno y nutrientes y debe eliminar el CO_2 producido por el metabolismo aeróbico. Aunque el corazón bombea toda la sangre que circula por las circulaciones pulmonar y periférica, no extrae oxígeno ni nutrientes, ni libera CO_2 en la sangre que bombea. En cambio, el corazón tiene su propia irrigación sanguínea.

Irrigación sanguínea del corazón

La arteria coronaria, que suministra sangre al corazón, se ramifica de la aorta inmediatamente después de la válvula aórtica (Fig. 6-3). Esto significa que el corazón recibe la sangre que justo ha regresado

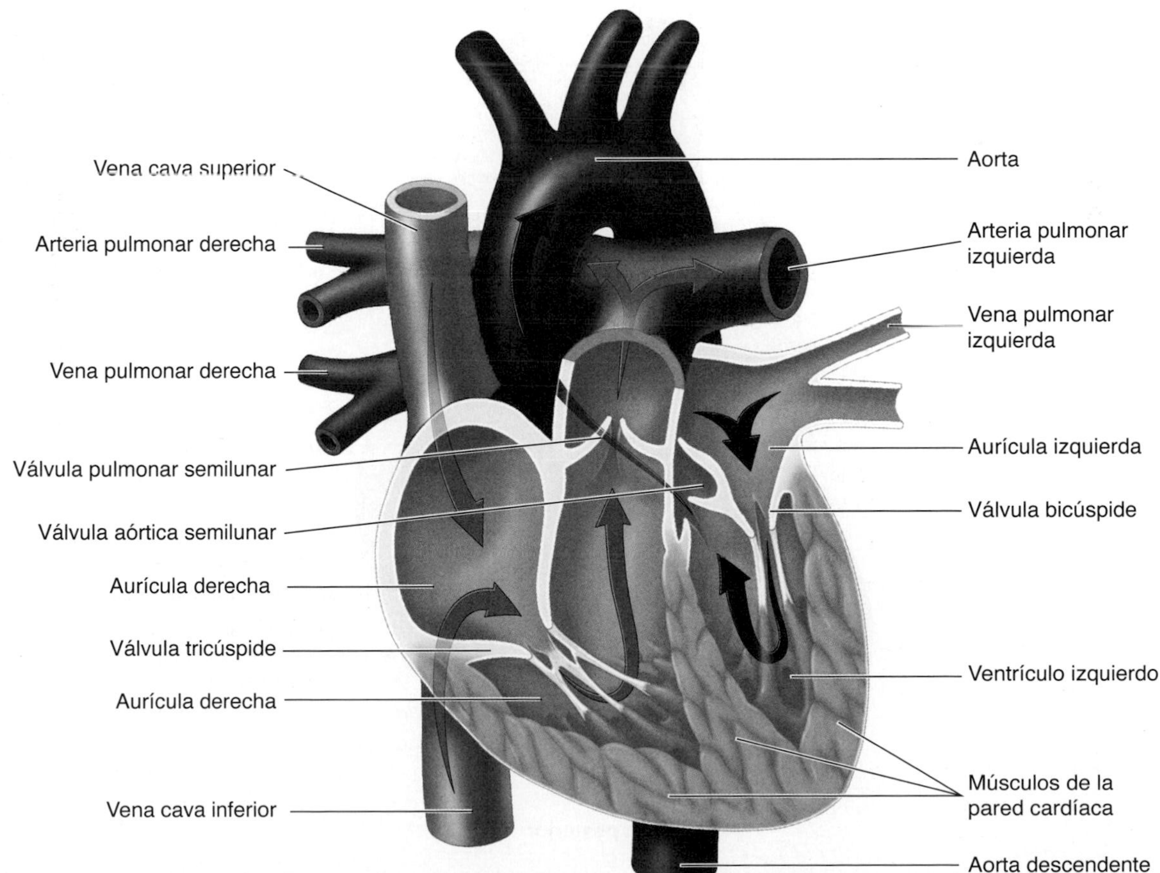

FIGURA 6-2. Circulación sanguínea, a través del corazón, hacia y desde las circulaciones pulmonar y periférica. La estructura del corazón y del sistema circulatorio mantiene separada la sangre oxigenada y desoxigenada en el corazón, así como las circulaciones pulmonar y periférica. El *rojo oscuro* indica sangre oxigenada y el *rojo claro* indica sangre desoxigenada.

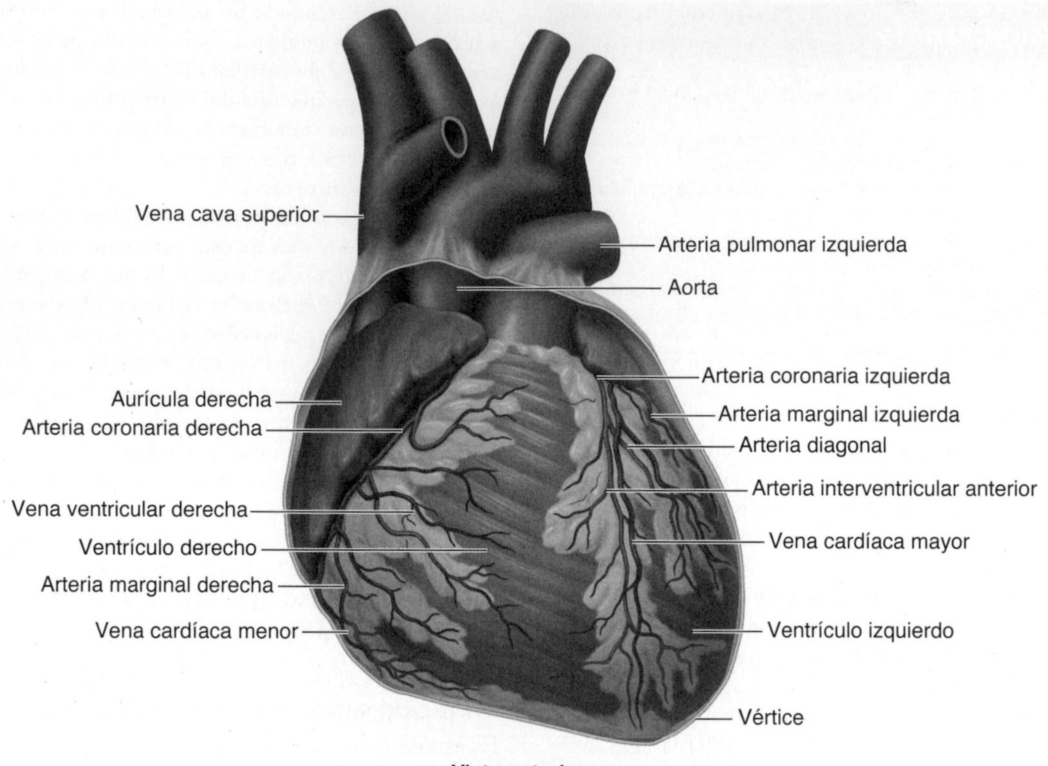

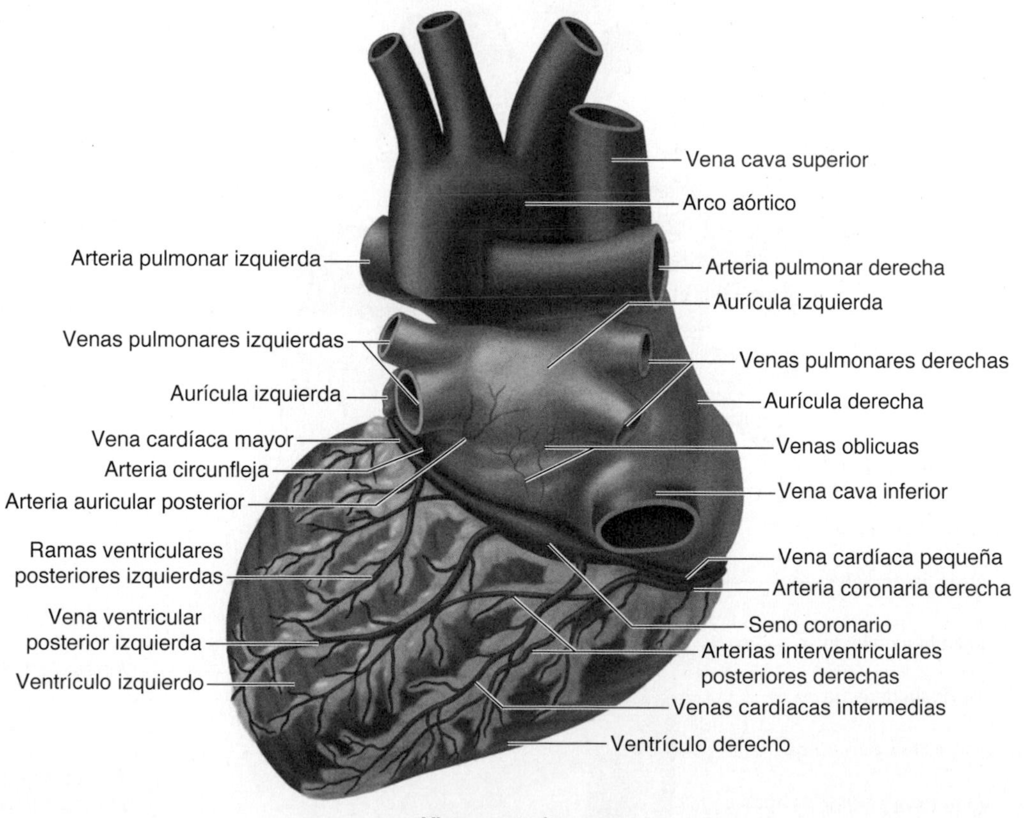

FIGURA 6-3. Las arterias y venas coronarias se encuentran en la superficie externa del corazón. Su localización en la superficie externa del corazón, evita que se compriman durante la contracción del tejido cardíaco.

de la circulación pulmonar y que, por tanto, está completamente oxigenada. La presión arterial periférica (*v.* «Presión arterial») más alta se da en la aorta. Por tanto, la presión arterial que causa la perfusión de las arterias que irrigan el tejido cardíaco también es bastante alta.

Las arterias principales que irrigan los lados derecho e izquierdo del corazón son las arterias coronarias derecha e izquierda, respectivamente. Hay varios factores que ayudan a garantizar el suministro de sangre al corazón. Una **anastomosis** es una intercomunicación entre dos arterias que asegura el flujo sanguíneo hacia un área, incluso si una arteria que irriga un área está total o parcialmente bloqueada. Por ejemplo, existe una anastomosis entre la arteria intraventricular anterior y la intraventricular posterior que asegura un cierto flujo sanguíneo, procedente de la arteria intraventricular posterior, a través de la arteria intraventricular anterior, incluso si la arteria intraventricular anterior está bloqueada. Las principales arterias y venas del corazón se localizan en la superficie externa del corazón, de hecho, envuelven al corazón. Esto asegura que no se comprimirán durante la contracción cardíaca y, por tanto, garantiza el flujo sanguíneo durante la mayor parte del ciclo cardíaco posible.

Ciclo cardíaco

Cada una de las cuatro cámaras del corazón tiene una función particular durante el ciclo cardíaco, que es la serie secuencial de contracciones y relajaciones de las cámaras cardíacas que permiten que el corazón funcione como una bomba eficaz. La **sístole** se refiere a la fase de contracción del ciclo cardíaco, mientras que la **diástole** se refiere a la fase de relajación. Cuando una cámara se contrae, se bombea sangre, y cuando una cámara se relaja, se llena de sangre para la siguiente fase sistólica del ciclo cardíaco. Durante la diástole, las aurículas derecha e izquierda se llenan de sangre venosa de las circulaciones periférica y pulmonar, respectivamente. Después del llenado, las aurículas se contraen aproximadamente 1/10 de segundo antes de la contracción de los ventrículos. La contracción de las aurículas fuerza la sangre a través de las válvulas que separan las aurículas y los ventrículos, y ayuda a llenar los ventrículos mientras aún están en diástole. El llenado de las aurículas con sangre también permite que la sangre venosa regrese al corazón durante la contracción de los ventrículos, lo que permite un retorno venoso continuo a los lados derecho e izquierdo del corazón. Por tanto, las aurículas cumplen varias funciones.

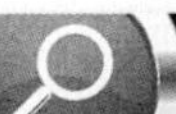

Revisión rápida

- El ventrículo derecho bombea sangre a la circulación pulmonar y el ventrículo izquierdo bombea sangre a la circulación periférica.
- Las válvulas unidireccionales entre las aurículas y los ventrículos, y en las arterias principales que salen de los ventrículos, ayudan a mantener el flujo sanguíneo en la dirección correcta.
- La arteria coronaria es la primera arteria que sale de la aorta y suministra sangre al corazón.
- Las arterias y venas coronarias se encuentran en la superficie externa del corazón, de modo que no se comprimen durante la contracción cardíaca.

Una vez que se llenan los ventrículos derecho e izquierdo, se contraen y bombean sangre a la circulación pulmonar y periférica, respectivamente. Luego, el ciclo cardíaco se repite durante cada latido cardíaco. En un corazón que funciona normalmente, todas las cámaras cardíacas pasan por una fase sistólica durante todos y cada uno de los latidos cardíacos. Esto requiere un suministro constante de oxígeno a los músculos cardíacos para realizar el metabolismo aeróbico y, por tanto, un suministro constante de sangre oxigenada. Como se ha mencionado anteriormente, los vasos coronarios principales están ubicados en la superficie externa del corazón para ayudar a garantizar el flujo sanguíneo durante la mayor parte posible del ciclo cardíaco. Sin embargo, cuando una cámara cardíaca pasa por la sístole, ¿se contraerán los vasos sanguíneos dentro del tejido y provocarán con ello una oclusión parcial del flujo sanguíneo? Entonces, el tejido cardíaco recibe la gran mayoría de su suministro sanguíneo durante la diástole. Una adaptación al entrenamiento aeróbico o cardiovascular es la disminución de la frecuencia cardíaca en reposo y durante el ejercicio submáximo. Con una frecuencia cardíaca más lenta, la fase diastólica del ciclo cardíaco es más larga, lo que aumenta el tiempo de llenado para reponer la sangre. Por tanto, una frecuencia cardíaca más lenta durante el ejercicio submáximo ayuda a garantizar un suministro de sangre suficiente al tejido cardíaco. Esta es una de las razones por las que la disminución de la frecuencia cardíaca es una adaptación positiva al entrenamiento aeróbico o cardiovascular. A continuación, se examina el control del ciclo cardíaco.

Control intrínseco del ciclo cardíaco

El control intrínseco se refiere a las estructuras dentro del corazón que garantizan que las cámaras cardíacas se contraigan en un orden específico para que la sangre se mueva en la dirección correcta a través del corazón hacia las circulaciones pulmonar y periférica. Específicamente, se necesitan mecanismos anatómicos y fisiológicos para asegurar que la sístole auricular se produzca antes de la sístole ventricular. El tejido del músculo cardíaco, junto con el tejido nervioso especializado que inerva las fibras del músculo cardíaco, es capaz de iniciar su propio impulso contráctil. La capacidad de iniciar su propio impulso contráctil a intervalos de tiempo relativamente regulares se denomina **autorritmicidad**. El **nodo sinoauricular (SA)** es un área de tejido nervioso especializado en la porción superior de la aurícula derecha que tiene el índice más rápido de autorritmicidad (Fig. 6-4). Entonces, en un corazón que funciona normalmente, el nodo SA es el marcapasos de la actividad contráctil de todo el corazón. El estímulo para contraerse se extiende por ambas aurículas, lo que provoca su contracción. El impulso también se propaga a otra área de tejido nervioso especializado ubicada en la parte inferior de la aurícula derecha, el **nodo auriculoventricular (AV)**. Este nodo retrasa el impulso contráctil aproximadamente 1/10 de segundo antes de propagar el impulso a los ventrículos, lo que permite que las aurículas se contraigan antes que los ventrículos, y que los ventrículos relajados se llenen de sangre expulsada por las aurículas.

Desde el nodo AV, el impulso se propaga rápidamente por los ventrículos pasando primero a través del haz AV, luego las ramas derecha e izquierda del haz y, finalmente, las **fibras de Purkinje**. Estas fibras de tejido nervioso especializadas propagan rápidamente el impulso contráctil por los ventrículos, de modo que todo el tejido cardíaco se contrae con todos y cada uno de los latidos del corazón, en un período corto y de una manera muy sincronizada. Esto ayuda a garantizar que la sangre se bombee desde los ventrículos de una manera muy eficiente (es decir, utilizando la menor cantidad de energía posible).

Control extrínseco del ciclo cardíaco

Además del control intrínseco del ciclo cardíaco, se produce el control extrínseco, o el control desde el exterior del corazón, y es

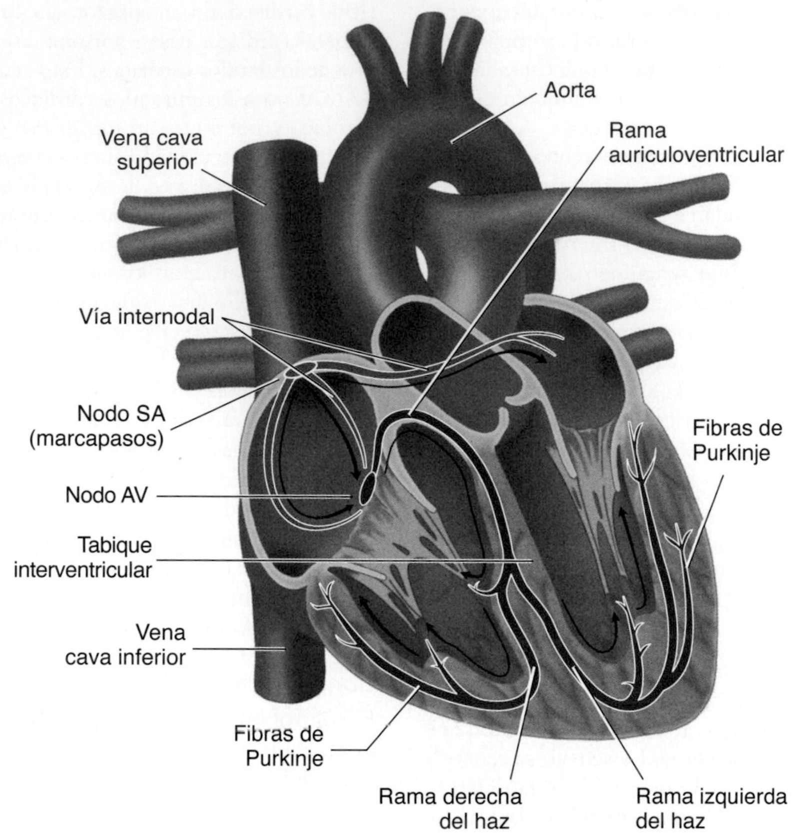

FIGURA 6-4. Los tejidos nerviosos especializados dentro del corazón controlan la secuencia de contracción de las aurículas y los ventrículos. El nodo sinoauricular (SA) es el marcapasos del corazón. El nodo auriculoventricular (AV) retrasa el impulso contráctil desde el nodo SA en ~ 1/10 de segundo, por lo que los ventrículos se contraen después de las aurículas.

responsable de los ajustes en la frecuencia cardíaca, como la **bradicardia** en reposo inducida por el entrenamiento o la desaceleración de la frecuencia cardíaca en reposo a menos de 60 latidos·min^{-1}, y un aumento de la frecuencia cardíaca al realizar actividad física. Los dos factores principales que influyen en la frecuencia cardíaca son las ramificaciones simpática y parasimpática del sistema nervioso autónomo (Fig. 6-5). Las fibras nerviosas parasimpáticas que inervan los nodos SA y AV surgen del centro de control cardiorrespiratorio en el bulbo raquídeo (médula oblongada) y llegan al corazón como parte del nervio vago. En los nodos SA y AV, las fibras nerviosas **parasimpáticas** liberan acetilcolina, que disminuye la actividad de ambos nodos, lo que produce la disminución de la frecuencia cardíaca. Así, un aumento de la estimulación parasimpática disminuye la frecuencia cardíaca, y la eliminación de dicha estimulación resulta en un aumento de la frecuencia.

Las fibras nerviosas simpáticas llegan al nodo SA, al nodo AV y al miocardio como parte de los nervios aceleradores cardíacos. En los nodos SA y AV, las fibras **simpáticas** liberan noradrenalina, que aumenta la actividad de ambos nodos, lo que provoca un aumento de la frecuencia cardíaca. La noradrenalina también aumenta la fuerza de contracción del miocardio, lo que incrementa la cantidad de sangre bombeada por el corazón con cada contracción o volumen sistólico. Además de las influencias nerviosas directas, los cambios endocrinos pueden alterar la frecuencia cardíaca. Específicamente, la adrenalina liberada por la glándula suprarrenal en el torrente sanguíneo también actúa para aumentar la frecuencia cardíaca. Esta liberación de adrenalina ocurre solo cuando la glándula suprarrenal es estimulada por el sistema simpático, como durante la respuesta de lucha o huida. Entonces, un aumento en la actividad simpática aumenta la frecuencia cardíaca, y la eliminación de la estimulación simpática la disminuye. La frecuencia cardíaca, por tanto, depende del equilibrio entre las estimulaciones simpática y parasimpática.

El bulbo raquídeo recibe información de varias partes del sistema circulatorio (quimiorreceptores, barorreceptores) sobre el funcionamiento del sistema circulatorio, como la presión arterial y la concentración de oxígeno en la sangre (los quimiorreceptores, el control de la frecuencia cardíaca y respiratoria se analizarán en el cap. 7). Por ejemplo, si la presión arterial en reposo dentro de la aorta aumenta por encima de lo normal, la estimulación parasimpática aumentaría y la estimulación simpática disminuiría, lo que provocaría una disminución de la frecuencia cardíaca y de la fuerza contráctil del miocardio. Esto resultaría en menos sangre bombeada por latido cardíaco y en una disminución de la presión arterial hacia los valores normales en reposo.

Esta información sobre las estimulaciones simpática y parasimpática puede llevar a la hipótesis de que la disminución de la frecuencia cardíaca en reposo por la actividad aeróbica se debe al aumento de la estimulación parasimpática y a una disminución de la simpática. Sin embargo, los datos sobre ambas estimulaciones en los deportistas con entrenamiento de resistencia son inconsistentes, con aumentos y disminuciones en ambas[46].

Al inicio del ejercicio, se ha constatado una disminución constante de la estimulación parasimpática, lo que aumenta la frecuencia cardíaca[46]. Aunque los datos sobre la estimulación simpática al inicio del ejercicio son menos consistentes[46], está claro que un aumento en la estimulación simpática del corazón aumentará la frecuencia cardíaca y la fuerza contráctil del miocardio. Por tanto, ya sea en reposo o durante el ejercicio, la frecuencia cardíaca se controla,

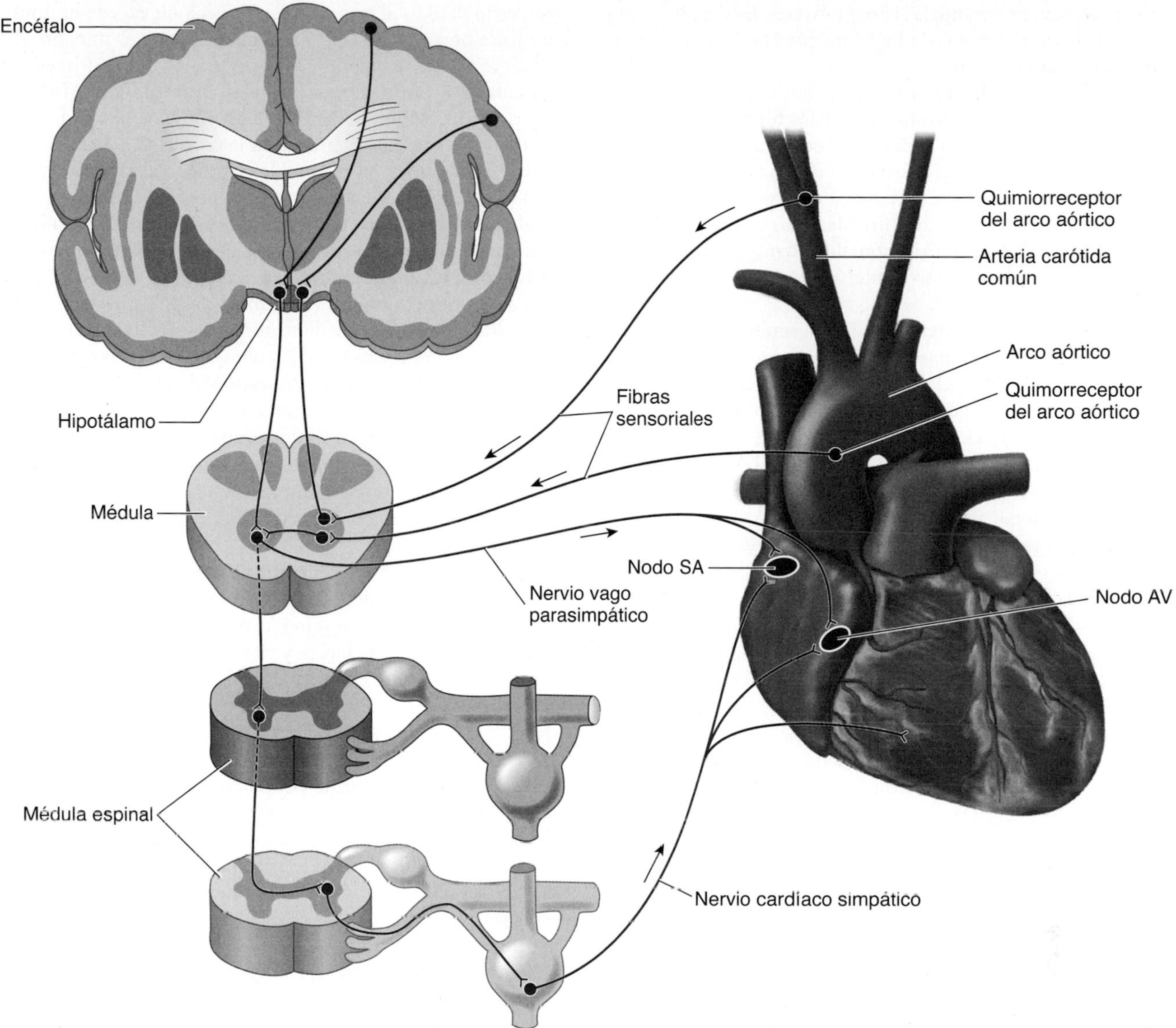

FIGURA 6-5. La estimulación nerviosa parasimpática y simpática controla la frecuencia cardíaca y la fuerza de contracción del corazón. La estimulación parasimpática ralentiza y la estimulación simpática aumenta la frecuencia cardíaca.

en gran parte, mediante un equilibrio entre las estimulaciones nerviosas simpática y parasimpática.

Músculo cardíaco

Al igual que el músculo esquelético, el músculo cardíaco, o **miocardio**, es capaz de contraerse y generar fuerza. Aunque ambos músculos esquelético y cardíaco son capaces de contraerse, existen varias diferencias entre ellos. La autorritmicidad, como se ha descrito anteriormente, es una de ellas.

Otra diferencia importante entre ambos músculos es la presencia de discos intercalados en el miocardio. En el músculo esquelético, el impulso de contraerse no puede extenderse de una fibra muscular a otra, lo que permite controlar mejor la contracción de las fibras musculares individuales y, por tanto, de todo el músculo. Sin embargo, en el miocardio, el impulso de contracción puede extenderse de una fibra muscular a otra a través de **discos intercalados**, que son porciones con fugas en las membranas que separan las fibras musculares cardíacas individuales. Por tanto, incluso si una fibra del músculo cardíaco no es estimulada por un impulso eléctrico para

Revisión rápida

- La sístole y la diástole cardíacas deben controlarse para que el corazón funcione de manera eficiente.
- El tejido cardíaco tiene autorritmicidad, o la capacidad de provocar su propio impulso eléctrico, que provoca la contracción del miocardio a intervalos de tiempo regulares.
- Todo el tejido cardíaco tiene autorritmicidad; el nodo sinoauricular (SA), el marcapasos del corazón, es el que la tiene más rápida y el que, por tanto, gobierna la frecuencia contráctil de todo el corazón.
- El nodo auriculoventricular (AV) retrasa el impulso de los ventrículos para contraerse 1/10 de segundo, de manera que los ventrículos se contraen después de las aurículas.
- El nodo SA, el nodo AV, el haz AV, las ramas del haz y las fibras de Purkinje son capaces de autoexcitarse, pero a velocidades progresivamente más lentas en cada una de estas ubicaciones.
- El control extrínseco del ciclo cardíaco consiste en estimulación parasimpática, que disminuye la frecuencia cardíaca, y estimulación simpática, que la aumenta.

contraerse, se contraerá durante la sístole cardíaca. Es debido a estos discos intercalados y a las fibras de Purkinje que el miocardio muestra una **contracción sincicial**.

Esto significa que las fibras se contraen simultáneamente, lo que produce la suma de la fuerza producida por las fibras y mejora, por tanto, la capacidad del corazón para actuar como una bomba eficaz por el hecho de que las fibras miocárdicas individuales generan poca fuerza. Sin embargo, recuérdese que hay un retraso en la propagación de la activación eléctrica de las aurículas a los ventrículos y, para evitar la propagación de la contracción auricular a los ventrículos, existe una capa de tejido conectivo que separa las aurículas de los ventrículos.

El miocardio humano, a diferencia del músculo esquelético, no puede dividirse en diferentes tipos de fibras musculares, como las de contracción rápida (tipo II) o las de contracción lenta (tipo I). En este caso, el miocardio está compuesto por un tipo de fibra muscular primaria con una alta densidad mitocondrial, tiene una red capilar extensa y es capaz de utilizar eficientemente el ATP producido aeróbicamente para la contracción. Las caracteristicas del miocardio le permiten funcionar de manera eficiente y bombear sangre las 24 horas del día durante toda la vida de un individuo.

Espesor de la pared cardíaca

Cuanto más gruesa es la pared de una cámara cardíaca, mayor es la fuerza que puede generar para expulsar sangre. Dado que el ventrículo izquierdo debe bombear sangre a todo el cuerpo contra una presión sanguínea más alta (y, por tanto, resistencia al flujo) que la del ventrículo derecho, que bombea sangre a la circulación pulmonar, la pared del ventrículo izquierdo tiene mayor espesor.

Durante cualquier actividad física, la presión arterial periférica aumenta mientras se realiza la actividad. Con el tiempo, quizá semanas, el entrenamiento físico regular produce engrosamiento de la pared del ventrículo izquierdo, lo que le permite superar más fácilmente la mayor presión arterial observada durante la actividad (cuadro 6-1). Aunque no todos los estudios confirman que la actividad física aumente el grosor de la pared del ventrículo izquierdo, es un posible resultado del entrenamiento de resistencia, de carrera y del entrenamiento con pesas[12,31-33,49,51]. El grosor de la pared del ventrículo izquierdo también aumenta con la hipertensión crónica. Sin embargo, el aumento en el espesor de la pared del ventrículo izquierdo debido al entrenamiento físico no excede el límite superior de la normalidad (~ 13 mm), mientras que el aumento del espesor de la pared debido a la hipertensión crónica sí puede exceder el límite. Por tanto, aunque tanto el entrenamiento físico como la hipertensión crónica aumentan el grosor de la pared del ventrículo izquierdo, existe una diferencia en la magnitud de esta respuesta.

Un aumento en el grosor de la pared del ventrículo izquierdo debido al entrenamiento físico o la hipertensión crónica da como resultado un aumento de la **masa del ventrículo izquierdo**, o la cantidad total de miocardio que rodea al ventrículo izquierdo. Sin embargo, al igual que ocurre con el grosor de la pared del ventrículo izquierdo, el aumento de la masa de este no es igual, según si se produce por hipertensión crónica o por entrenamiento físico. Por ejemplo, en los halterófilos olímpicos altamente entrenados, la masa del ventrículo izquierdo, expresada en relación con la masa corporal o la masa libre de grasa, una medida de la masa muscular total, permanece dentro de los límites normales[11,14,15]. Esto indica que el aumento de la masa del ventrículo izquierdo causado por el levantamiento de pesas olímpico es una adaptación fisiológica al entrenamiento, en contraposición a una adaptación patológica por hipertensión crónica.

Otro indicio de que el aumento de la masa del ventrículo izquierdo es una adaptación fisiológica es que esta ha mostrado correlaciones significativas con el consumo máximo de oxígeno en deportistas con entrenamiento de fuerza y resistencia[15,44]. Es probable que estas correlaciones estén relacionadas con la necesidad de bombear sangre contra una presión arterial periférica más alta durante la actividad, incluida una prueba para determinar el consumo máximo de oxígeno. Algunos estudios indican que las aurículas y el ventrículo derecho no responden al entrenamiento físico con un aumento significativo del grosor de la pared, incluso en personas sometidas al entrenamiento con pesas, en quienes la presión arterial periférica durante la actividad es extremadamente alta[11,14,25]. En parte, se pensaba que esto era cierto porque estas cámaras no tienen que expulsar sangre contra las presiones sanguíneas periféricas extremadamente altas que debe superar el ventrículo izquierdo durante la actividad. Recuérdese que el ventrículo derecho bombea sangre a la circulación pulmonar, que está muy cerca del corazón y que tiene una presión sanguínea mucho menor que la circulación sistémica (*v.* «Presiones arteriales sistólica y diastólica»). Sin embargo, en

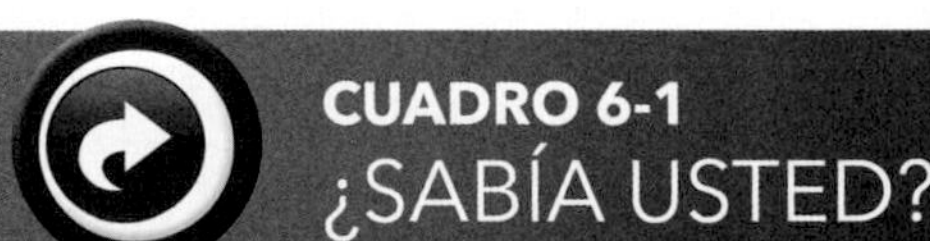

CUADRO 6-1
¿SABÍA USTED?

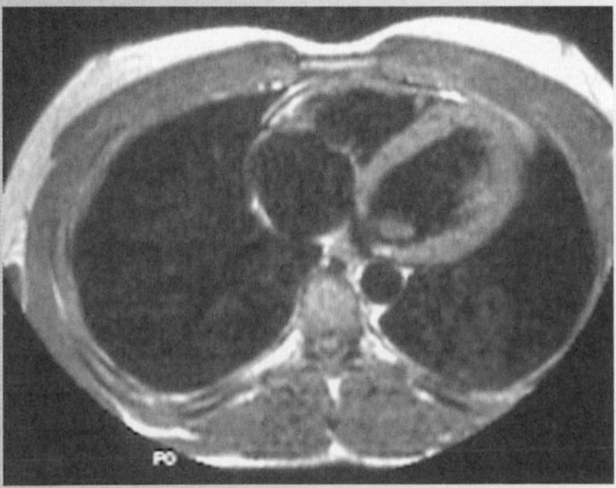

Medición del espesor de la pared cardíaca

Un método para determinar las variables cardíacas es la resonancia magnética (RM). Con esta tecnología, es posible producir una sección transversal de una estructura anatómica, incluido el corazón. La figura de la derecha muestra una sección transversal del corazón de un deportista con entrenamiento de fuerza a nivel del ventrículo izquierdo, y el ventrículo y la aurícula derechos. Obsérvese que las paredes del ventrículo izquierdo son sustancialmente más gruesas que las del ventrículo derecho o la aurícula derecha. El único lugar donde la pared del ventrículo derecho tiene un grosor similar al de la pared del ventrículo izquierdo es en el tabique interventricular, si bien es una pared que ambos comparten. Por tanto, el aumento del grosor de la pared del tabique interventricular está relacionado con la necesidad del ventrículo izquierdo de expulsar sangre contra una presión arterial periférica alta, no con la necesidad del ventrículo derecho de expulsar sangre a la circulación pulmonar contra una presión arterial alta.

deportistas de resistencia altamente entrenados, se ha informado que la masa del ventrículo derecho[32,51] y el grosor de la pared son mayores que en individuos no entrenados[31], y que después de 6 meses de entrenamiento de fuerza o de resistencia, la masa del ventrículo derecho mostró incrementos pequeños, pero significativos[49]. Parece que tanto la masa como el grosor de la pared de los ventrículos izquierdo y derecho pueden aumentar como una adaptación a la actividad física.

Si la masa ventricular aumenta sin que aumente la vasculatura coronaria, el suministro de oxígeno al miocardio acabará siendo insuficiente. Con el entrenamiento físico que causa hipertrofia fisiológica del corazón, la vasculatura coronaria también se adapta mediante el aumento del tamaño de las arterias principales y la capilarización del miocardio[39]. Sin embargo, cuando la masa ventricular aumenta por adaptación patológica a hipertensión crónica, no se producen los cambios en la vasculatura, lo que constata de nuevo que existe una diferencia entre las adaptaciones patológica y fisiológica del miocardio. A continuación, se examinará la actividad eléctrica del corazón durante un ciclo cardíaco.

Electrocardiograma

La contracción de las aurículas y los ventrículos se produce en un orden específico debido al nodo SA, el nodo AV y otros tejidos nerviosos especializados dentro del corazón que estimulan y controlan la contracción miocárdica. En un corazón que funciona normalmente, la actividad eléctrica que precede a la contracción secuencial de las cámaras cardíacas se representa gráficamente en el **electrocardiograma (ECG)** (que mide el movimiento iónico que se produce durante la contracción y relajación musculares). Dentro del ECG, la altura de una onda representa la cantidad de actividad eléctrica e indirectamente representa la cantidad de músculo cardíaco que se contrae o se relaja.

La longitud horizontal de la onda representa el tiempo y, por tanto, cuanto más corta es, más corto es el período para que se produzca una onda. La primera deflexión, u onda, es la onda P, y representa la contracción auricular (Fig. 6-6). Luego hay un período (~ 1/10 de segundo) durante el cual no se detecta actividad eléctrica, seguido del complejo QRS, que representa la contracción ventricular. El período entre la onda P y el complejo QRS es causado por el nodo AV, que retiene el impulso de la contracción ventricular antes de propagarse el impulso al haz AV, las ramas del haz y las fibras de Purkinje, lo que estimula la contracción ventricular. Después del complejo QRS está la onda T, que representa la relajación y repolarización ventriculares. En un corazón que funciona normalmente, la relajación de las aurículas se produce al mismo tiempo que el complejo QRS y, por tanto, una onda que represente la relajación auricular no es visible.

Además de la onda P, el complejo QRS y la onda T, otras partes de un ECG se nombran utilizando las letras que representan estas formas de onda. Así, el segmento ST representa el período después de la contracción ventricular hasta el inicio de la relajación ventricular. Asimismo, el intervalo PR representa el período que comienza con la contracción auricular y termina con el inicio de la contracción ventricular.

El ECG puede utilizarse para determinar la frecuencia cardíaca. Sin embargo, también se utiliza para evaluar si el corazón está fun-

> **Revisión rápida**
>
> - Los discos intercalados permiten que el impulso de contracción se extienda desde una fibra de músculo cardíaco a las fibras adyacentes.
> - El ventrículo izquierdo tiene el mayor grosor de pared de las cámaras cardíacas porque debe bombear sangre a la circulación periférica contra la mayor presión sanguínea.
> - El entrenamiento de resistencia, así como el entrenamiento de fuerza, pueden hacer que el grosor de las paredes ventriculares izquierda y derecha aumente, lo que resulta en un aumento de la masa ventricular.
> - Un electrocardiograma es un registro del movimiento de iones (es decir, corriente eléctrica) durante un ciclo cardíaco, y puede usarse para determinar la frecuencia cardíaca, así como si el corazón está funcionando normalmente o si hay una anomalía dentro del ciclo cardíaco.

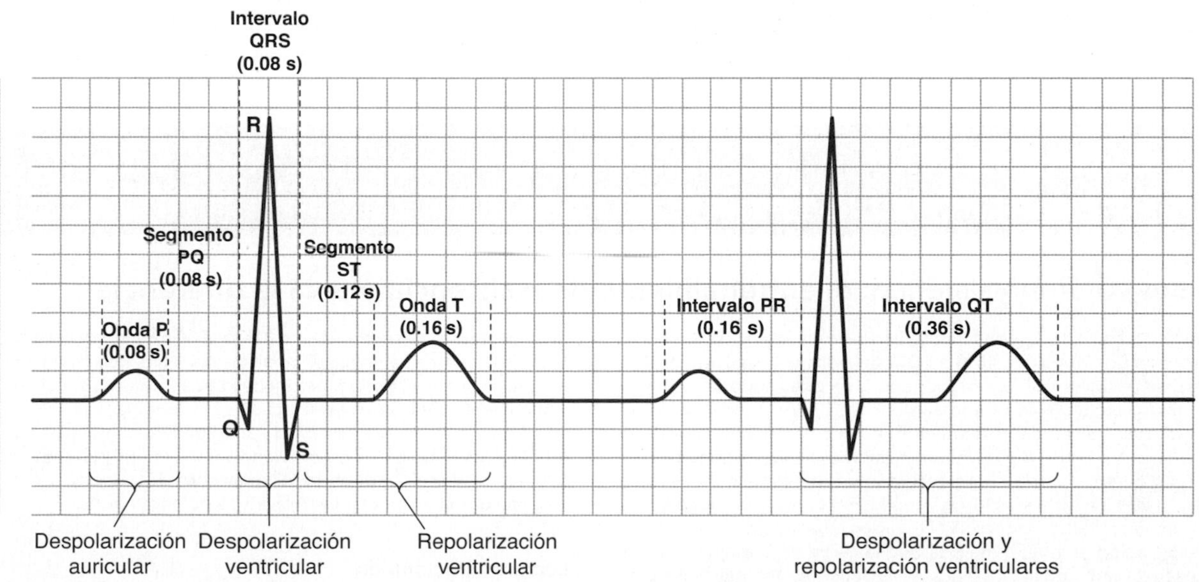

FIGURA 6-6. En un electrocardiograma, la altura de una onda representa indirectamente la cantidad de contracción del músculo cardíaco, mientras que la distancia horizontal representa el tiempo. Las diversas partes del electrocardiograma están etiquetadas con letras que representan la contracción auricular (onda P), la contracción ventricular (complejo QRS) y la relajación ventricular (onda T). La onda de repolarización auricular se pierde dentro de la onda QRS, que representa la despolarización ventricular.

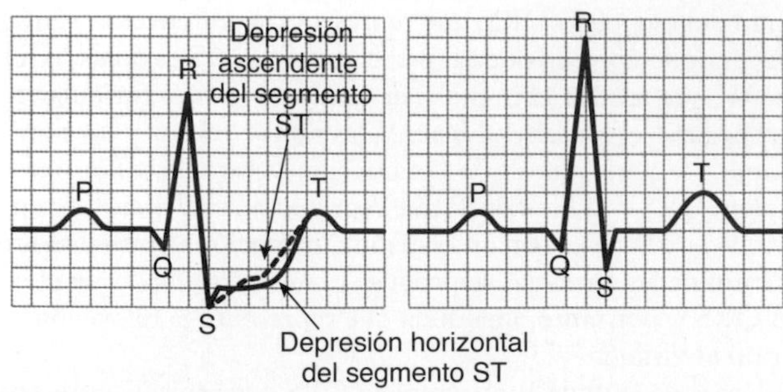

FIGURA 6-7. La depresión del segmento ST indica una respuesta isquémica del corazón. Puede ser horizontal (*izquierda*) o descendente, lo que es más indicativo de isquemia. La depresión del segmento ST también puede ser ascendente (*izquierda*), lo que es menos indicativo de isquemia. En un electrocardiograma normal, el segmento ST está alineado con la línea de base del electrocardiograma (*derecha*).

cionando normalmente o si existe alguna anomalía. Por ejemplo, durante una prueba de esfuerzo, la depresión del segmento ST indica isquemia miocárdica (disminución del flujo sanguíneo, lo que produce un suministro insuficiente de oxígeno al miocardio) (Fig. 6-7). La depresión del segmento ST puede adoptar varias formas, que pueden ser más o menos indicativas de isquemia miocárdica. La inclinación horizontal o descendente es más indicativa de isquemia que una inclinación ascendente del segmento ST. La causa más común de isquemia miocárdica es la acumulación de una placa grasa (denominada ateroesclerosis) en el interior de los vasos sanguíneos coronarios, lo que reduce el flujo sanguíneo a través de estos y, por tanto, el suministro de oxígeno al miocardio. Si la depresión del segmento ST es evidente durante o inmediatamente después de una prueba de esfuerzo, es posible que se justifiquen más pruebas diagnósticas. También pueden diagnosticarse otras anomalías cardíacas mediante un ECG. Por ejemplo, un aumento o una disminución en el segmento PR indica un funcionamiento anómalo del nodo AV. Por tanto, hay muchos otros factores, además de la frecuencia cardíaca, que pueden evaluarse por medio de un ECG.

Gasto cardíaco

La función del corazón es bombear sangre en ambas ramificaciones de las circulaciones pulmonar y periférica del sistema cardiovascular. La cantidad de sangre bombeada por minuto por el corazón se denomina **gasto cardíaco** y normalmente se expresa en L·min^{-1} o mL·min^{-1}. El gasto cardíaco está determinado tanto por la frecuencia cardíaca como por el **volumen sistólico**, que es la cantidad de sangre bombeada por la contracción ventricular, normalmente expresada en mL. Por tanto, el gasto cardíaco puede determinarse mediante la siguiente ecuación:

$$\dot{Q} = \text{FC (latidos·min}^{-1}) \times \text{VS (mL)}$$

Donde $\dot{Q}$ es el gasto cardíaco cuantificado en mL·min^{-1} (1 000 mL = 1 L, entonces para obtener $\dot{Q}$ en L·min^{-1}, debe multiplicarse por 1 000), la FC se expresa en latidos por minuto (latidos·min^{-1}), y el VS es el volumen sistólico en mL.

Los valores típicos de la frecuencia cardíaca y el volumen sistólico en reposo para un hombre sin entrenamiento de tamaño promedio (70 kg) y una mujer (50 kg) son aproximadamente 72 latidos·min^{-1} y 70 mL y 75 latidos·min^{-1} y 60 mL, respectivamente. Entonces, en reposo, un hombre y una mujer sin entrenamiento tienen un gasto cardíaco de aproximadamente 5 y 4.5 L·min^{-1}, respectivamente. Los hombres y mujeres entrenados tienen aproximadamente el mismo gasto cardíaco en reposo que sus homólogos no entrenados. Sin embargo, la frecuencia cardíaca en reposo es menor en individuos entrenados (especialmente con entrenamiento de resistencia), por lo que, para mantener el mismo gasto cardíaco, los individuos entrenados tienen un volumen sistólico en reposo más alto. La ecuación citada anteriormente establece que un aumento en el volumen sistólico es la única manera en la que el gasto cardíaco puede mantenerse en el mismo valor con una disminución de la frecuencia cardíaca. La ecuación anterior también hace evidente que, tanto en reposo como durante la actividad física, los cambios tanto en la frecuencia cardíaca como en el volumen sistólico pueden afectar el gasto cardíaco. Durante la actividad física, los aumentos en el volumen sistólico y la frecuencia cardíaca pueden hacer que los individuos con buen entrenamiento de resistencia tengan un gasto cardíaco máximo de aproximadamente 35 L·min^{-1}. Sin embargo, puede haber algunas diferencias entre la forma en que un deportista de resistencia aumenta el gasto cardíaco en comparación con una persona no entrenada (cuadro 6-2) y entre los cambios en el volumen sistólico al nadar en comparación con correr (cuadro 6-3). El volumen sistólico, como la frecuencia cardíaca, está controlado por varios mecanismos. Al controlar tanto la frecuencia cardíaca como el volumen sistólico,

CUADRO 6-2
APLICACIÓN DE LA INVESTIGACIÓN

Meseta del volumen sistólico: el entrenamiento de resistencia marca la diferencia

El volumen sistólico aumenta gradualmente junto con la intensidad del ejercicio, hasta aproximadamente un 40 % a 50 % del consumo máximo de oxígeno en todas las personas. Sin embargo, a intensidades superiores a este punto, el volumen sistólico solo puede aumentar en deportistas con entrenamiento de resistencia. Muchos estudios que informaron una meseta en el volumen sistólico midieron dicho volumen durante la cicloergometría. En comparación con correr, durante la cicloergometría se acumula más sangre en las piernas, lo que limitaría el retorno venoso al corazón y provocaría una meseta en el volumen telediastólico (VTD) y, por tanto, en el volumen sistólico. Otra explicación es que, a medida que la carga de trabajo aumenta, también lo hace la frecuencia cardíaca y, finalmente, no hay suficiente tiempo durante la diástole para mantener el VTD. Sin embargo, estas explicaciones no aclaran por qué los ciclistas altamente entrenados no muestran, durante la cicloergometría, una meseta en el volumen sistólico a medida que aumenta la carga de trabajo (Gledhill, Cox y Jamnik, 1994). Por tanto, la falta de esta meseta en los deportistas de resistencia puede deberse a otras adaptaciones al entrenamiento, como el aumento del volumen plasmático y el aumento de la contractilidad del miocardio. La capacidad de continuar aumentando el volumen sistólico a medida que aumenta la carga de trabajo brinda a los deportistas de resistencia una ventaja sustancial para aumentar el gasto cardíaco y, por tanto, el suministro de oxígeno a los músculos activos, en comparación con los individuos no entrenados.

Lecturas adicionales

Gledhill N, Cox D, Jamnik R. Endurance athletes' stroke volume does not plateau: major advantage is diastolic function. *Med Sci Sports Exerc.* 1994;26:1116–1121.

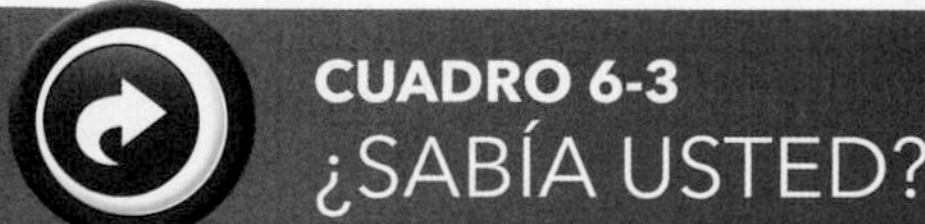

CUADRO 6-3
¿SABÍA USTED?

Posición corporal y volumen sistólico

La posición corporal tiene un efecto sustancial sobre el volumen sistólico. Esto se debe en gran parte a la gravedad y a la acumulación de sangre en las piernas cuando están en posición vertical. En consecuencia, mantener una posición erguida disminuye el retorno venoso al corazón, lo que disminuye el volumen telediastólico y el volumen sistólico (VS = VTD-VTS). En una posición erguida, como la de correr o andar en bicicleta, el volumen sistólico de los deportistas con entrenamiento de resistencia en reposo es ~ 80-110 mL y puede aumentar a ~160-220 mL durante el ejercicio máximo. Para las personas sin entrenamiento, el volumen sistólico también puede alcanzar el doble o más con respecto a los valores en reposo de 50-60 mL a valores máximos en ejercicio de 160-200 mL en posición vertical. Sin embargo, en posición decúbito supino, como en la natación, el volumen sistólico solo aumenta ~20% a 40% desde el reposo hasta los valores máximos en el ejercicio. Esto se debe en gran parte a que, en reposo, cuando se está en decúbito supino, el VTD se incrementa porque aumenta el retorno venoso. Debido al aumento del VTD, el volumen sistólico en reposo también está aumentado. El VTD tiene un valor máximo que es independiente de la posición corporal. Debido a que en reposo el VTD y el volumen sistólico ya son bastante altos en posición supina, y cuando aumentan a sus valores máximos, los aumentos son menores en comparación con una posición erguida, en la que el VTD en reposo y el volumen sistólico son menores. Por tanto, las diferencias en el VTD en reposo y el volumen sistólico explican las diferencias en el aumento desde el reposo hasta el volumen máximo sistólico entre correr y montar en bicicleta en comparación con la natación.

el gasto cardíaco puede ajustarse para aumentar o disminuir el flujo sanguíneo según sea necesario para irrigar los tejidos dependientes de oxígeno. Este es el tema de la siguiente sección.

Regulación del gasto cardíaco

Si el volumen sistólico permanece sin cambios, los aumentos y disminuciones de la frecuencia cardíaca aumentarían y disminuirían el gasto cardíaco, respectivamente. Por tanto, el control de la frecuencia cardíaca es un mecanismo mediante el cual puede variarse el gasto cardíaco tanto en reposo como durante la actividad física. Del mismo modo, los aumentos y disminuciones en el volumen sistólico, si la frecuencia cardíaca permanece igual, dan como resultado aumentos y disminuciones del gasto cardíaco, respectivamente.

El volumen sistólico se ve afectado por varios mecanismos importantes. Uno de ellos está relacionado con la cantidad de sangre que hay en los ventrículos antes de la contracción y la cantidad de sangre que queda en los ventrículos después de esta (Fig. 6-8). El **volumen telediastólico (VTD)** se define como la cantidad de sangre en los ventrículos al final de la fase diastólica o de relajación del ciclo cardíaco. El **volumen telesistólico (VTS)** es la cantidad de sangre que queda en los ventrículos al final de la fase sistólica o después de la contracción de los ventrículos. La siguiente ecuación señala la relación entre el volumen sistólico (VS), el VTS y el VTD:

$$\text{VS (mL)} = \text{VTD (mL)} - \text{VTS (mL)}$$

El uso de valores típicos para un individuo sin entrenamiento en reposo da como resultado la siguiente ecuación:

$$\text{VS (70 mL)} = \text{VTD (110 mL)} - \text{VTS (40 mL)}$$

La ecuación anterior muestra que un aumento del VTD, junto con un VTS constante o reducido, provocará un aumento del VS. Al comienzo del ejercicio, aumenta el retorno de sangre venosa al corazón (*v.* «Bomba muscular» y «Bomba respiratoria»). El incremento del retorno venoso aumentará el VTD y estirará ligeramente el ventrículo o aumentará la precarga en este. El leve estiramiento del ventrículo da como resultado un aumento de la fuerza contráctil, lo que permite que el ventrículo alcance un VTS más bajo. Este aumento de la fuerza contráctil en respuesta a un aumento del VTD se denomina mecanismo de Frank-Starling, que puede explicarse, en parte, por la relación longitud-tensión[2] del músculo ventricular.

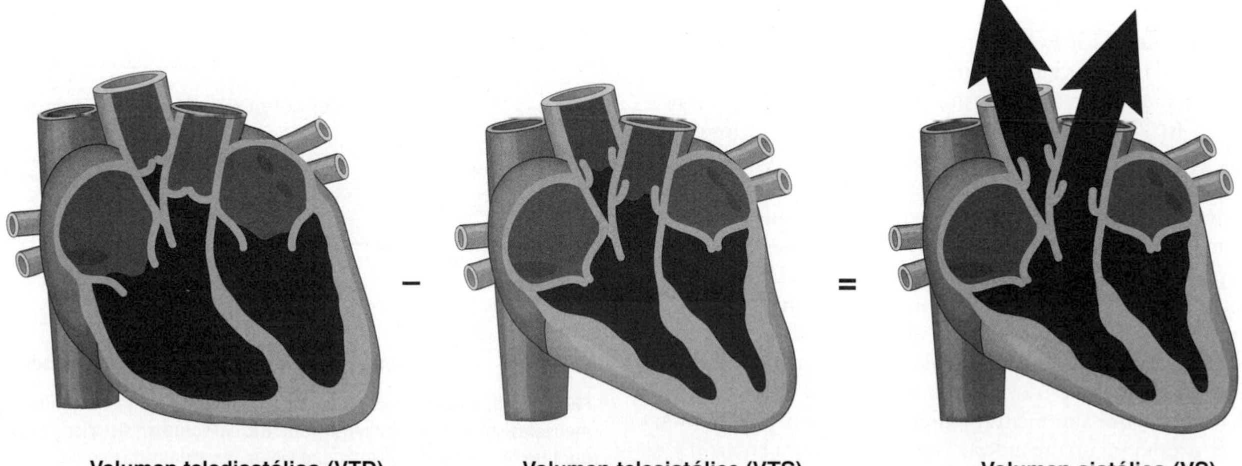

FIGURA 6-8. El volumen sistólico es igual al volumen telediastólico menos el volumen telesistólico. El volumen sistólico puede incrementar aumentando el volumen telediastólico o disminuyendo el volumen telesistólico.

Esta relación pone de manifiesto que a una longitud mayor que la de reposo, las fibras musculares se contraen con mayor fuerza, lo que resulta en un VTS más bajo. Tanto el aumento del VTD como la disminución del VTS desencadenan un aumento del VS. Además, a mayor longitud de las fibras musculares, el miocardio se vuelve más sensible a los cambios en la concentración de Ca^{++} intracelular[29] y también se libera más Ca^{++} del retículo sarcoplásmico[3]. Ambos factores dan como resultado una mayor fuerza contráctil. Otro factor que aumenta la fuerza contráctil ventricular es el aumento de la estimulación simpática del miocardio[39], que no solo aumenta la frecuencia cardíaca, sino también la fuerza producida por el miocardio en contracción (obsérvese, en la Fig. 6-5, que los nervios cardíacos simpáticos inervan directamente el miocardio). Todos estos factores aumentan la fuerza contráctil ventricular, lo que produce un aumento del VS.

La presión arterial en la arteria donde el ventrículo expulsa sangre también afecta la cantidad de sangre bombeada, como refleja la resistencia al flujo sanguíneo. Para el ventrículo izquierdo, si la presión arterial media en la aorta aumenta y la fuerza de contracción del ventrículo no cambia, el VS disminuirá. Esto se debe a que la fuerza de contracción del ventrículo debe superar la presión arterial media en la arteria hacia la que se expulsa la sangre. Por tanto, si la presión arterial media, o lo que se denomina *poscarga*, aumenta, el VS disminuirá a menos que la fuerza contráctil ventricular aumente. Es importante señalar que, durante el ejercicio, el efecto de la poscarga en el ventrículo izquierdo se minimiza en parte debido a la dilatación arterial, que disminuye la presión arterial, y al aumento del retorno venoso, que aumenta el VTD. Como se ha descrito anteriormente, un mayor VTD aumenta la fuerza contráctil ventricular debido a la ley de Frank-Starling. Durante la actividad física, deben producirse los mecanismos que aumentan el volumen sistólico para que la contracción del ventrículo izquierdo sea lo suficientemente potente como para superar la presión arterial más alta que se produce durante dicha actividad.

La **fracción de eyección** se define como la relación entre la cantidad de sangre disponible para ser bombeada por un ventrículo (VTD) y la cantidad de sangre que realmente se bombea (VS). La siguiente ecuación representa la fracción de eyección y el cálculo de una fracción de eyección normal en reposo:

$$\text{Fracción de eyección (FE)} = \text{VS/VTD}$$

donde FE en reposo = 100 mL/60 mL, entonces la FE en reposo = 0.60 o 60 %.

Un aumento de la FE (>60 %) representaría un aumento de la función ventricular, mientras que una disminución (<60 %) representaría una disminución de la misma función. Uno de los mecanismos por el cual la FE puede disminuir mientras todos los demás factores de la función cardíaca permanecen iguales (es decir, sin aumento de la contractilidad cardíaca) es el aumento de la presión arterial dentro de la arteria en la que el ventrículo expulsa sangre (es decir, una mayor poscarga). Esta es una de las razones por las que un aumento de la presión arterial en reposo suele ser perjudicial para la función ventricular. Con un aumento de la presión arterial, la FE disminuirá a menos que el ventrículo desarrolle más fuerza, lo que requerirá más trabajo y oxígeno. Si la presión arterial aumenta demasiado, ya sea en reposo o durante la actividad física, la irrigación cardíaca no podrá suministrar suficiente oxígeno para el metabolismo y se producirá una respuesta isquémica. En un corazón y un sistema circulatorio sanos (es decir, en el que no hay una acumulación significativa de placa que estreche y endurezca los vasos coronarios o periféricos), no se produce tal desajuste entre el suministro y la demanda de oxígeno. Además, la disminución de la presión arterial en reposo, que es uno de los resultados del entrenamiento físico, es importante porque disminuye el trabajo que los ventrículos deben realizar para superar la poscarga. Finalmente, el entrenamiento también puede aumentar el volumen de los ventrículos.

Volumen ventricular y entrenamiento

Con el entrenamiento de resistencia, se ha constatado que el VTD ventricular aumenta tanto en reposo como durante la actividad física[18,31–33,51]. El aumento del VTD y, por tanto, del volumen sistólico, permite la frecuencia cardíaca en reposo más baja habitual en los deportistas con entrenamiento de resistencia. El aumento del VTD detectado entre los sujetos entrenados también es en parte responsable del aumento en el VS durante el trabajo submáximo y máximo y que es consecuencia del entrenamiento de resistencia (Fig. 6-9). El VTD y el VTS del ventrículo izquierdo en reposo han mostrado correlaciones significativas con el rendimiento de actividades de resistencia (ultramaratón de 100 km) y el consumo máximo de oxígeno[41,52], lo que indica que los volúmenes del ventrículo

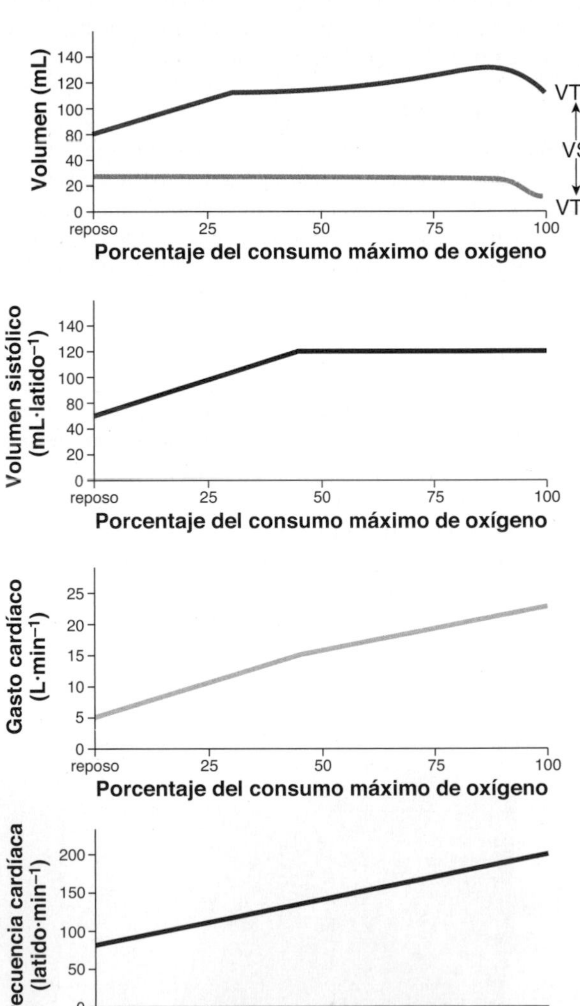

FIGURA 6-9. El aumento del volumen telediastólico y la disminución del volumen telesistólico contribuyen al aumento del volumen sistólico y el gasto cardíaco durante la actividad física. En individuos sin entrenamiento o con entrenamiento moderado, después de alcanzar ~40 % a 50 % del consumo máximo de oxígeno, el volumen sistólico se estabiliza (meseta). Por tanto, después de este nivel de actividad, la única forma de aumentar el gasto cardíaco es aumentar la frecuencia cardíaca.

izquierdo afectan el rendimiento de actividades de resistencia. El aumento del VTD se debe en parte a un aumento del volumen plasmático[20], que produce un llenado ligeramente mayor del ventrículo antes de la contracción y aumenta la fuerza de contracción por medio del mecanismo de Frank-Starling. Después del entrenamiento de resistencia, el VS en reposo y durante la actividad también aumenta debido al aumento de la contractilidad ventricular, lo que produce un VTS más bajo[39]. Por tanto, existen diversas adaptaciones causadas por el entrenamiento de resistencia que dan como resultado un aumento del VS en reposo y durante la actividad física.

En individuos moderadamente entrenados o desentrenados, el VS aumenta junto con la intensidad del ejercicio hasta aproximadamente un 40 % a un 50% del consumo máximo de oxígeno. Una vez alcanzado este nivel de intensidad del ejercicio, el VS no aumenta más. Sin embargo, la frecuencia cardíaca tiene una buena relación lineal con el gasto cardíaco y el consumo máximo de oxígeno hasta las cargas de trabajo máximas. Esta buena relación entre la frecuencia cardíaca y tanto $\dot{Q}$ como el consumo máximo de oxígeno, y la relativa facilidad con la que puede medirse de forma precisa, es la razón por la que la frecuencia cardíaca es una buena medida de intensidad durante el entrenamiento de resistencia o cardiovascular. Aunque no es frecuente medir el VS del ventrículo derecho, se entiende que, si el VS del ventrículo izquierdo aumenta, el del derecho también deberá aumentar para mantener un gasto cardíaco equilibrado entre los dos ventrículos. La idea de que los aumentos del VS del ventrículo izquierdo se reflejan en los aumentos del VS del derecho está respaldada por un aumento significativo del VTD del ventrículo derecho con el entrenamiento de resistencia (13.8 mL) y un aumento menor, pero significativo, con el entrenamiento de fuerza (3.9 mL)[48]. Después de un programa de entrenamiento con pesas, los cambios en el VTD del ventrículo izquierdo y derecho en reposo varían poco, si es que lo hacen[12,49,51]. Debido a la relación entre la frecuencia cardíaca, el VS y $\dot{Q}$, la ausencia de un cambio en el VTD explica en parte por qué la frecuencia cardíaca en reposo suele cambiar muy poco con el entrenamiento de fuerza tradicional (pocas repeticiones con mucho peso por serie). Tanto el entrenamiento de resistencia como el entrenamiento con pesas pueden aumentar el grosor de la pared del ventrículo izquierdo. Sin embargo, con el entrenamiento de resistencia, un aumento tanto del VTD como del grosor de la pared contribuye a un aumento de la masa del ventrículo izquierdo. Pero con el entrenamiento de fuerza, el aumento de la masa del ventrículo izquierdo se debe principalmente a un aumento del grosor de la pared del ventrículo izquierdo (Fig. 6-10). El aumento de la masa del ventrículo izquierdo en los deportistas con entrenamiento de resistencia y fuerza contribuye a mejorar la capacidad para mantener el VS y el $\dot{Q}$ durante la actividad, especialmente en el entrenamiento con pesas[10]. Esto se debe al hecho de que el aumento de la masa del ventrículo izquierdo permite el desarrollo de mayores fuerzas en este mismo, para expulsar sangre contra las presiones sanguíneas periféricas más altas durante la actividad, incluidas las muy altas presiones sanguíneas durante el entrenamiento con pesas. Por tanto, tanto el entrenamiento de resistencia como el de fuerza pueden provocar adaptaciones de los ventrículos izquierdo y derecho.

Funciones sistólica y diastólica

La FE es solo una medida de la función sistólica. Las tasas promedio y máxima de flujo sanguíneo que salen de una cámara cardíaca y la velocidad de acortamiento de las fibras musculares son otras medidas de la función sistólica, las cuales indican el flujo de sangre fuera del ventrículo que se contrae. Las medidas de la función diastólica son básicamente estas mismas medidas, excepto que se relacionan con la velocidad a la que una cámara se llena de sangre durante la fase diastólica del ciclo cardíaco. La participación en un programa de entrenamiento con pesas da como resultado poco o ningún cambio en las funciones sistólica o diastólica del ventrículo izquierdo en reposo[12,51], mientras que el entrenamiento de resistencia, aunque no se ha constatado de manera consistente, parece aumentarlas[31,51]. A continuación, se analizará un componente muy importante del sistema cardiovascular: la sangre.

SANGRE

En esencia, el sistema cardiovascular existe para transportar sangre y extraerla de los tejidos metabólicamente activos de todo el cuerpo.

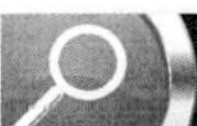

Revisión rápida

- El gasto cardíaco es el producto de la frecuencia cardíaca por el volumen sistólico.
- El gasto cardíaco puede aumentar o disminuir ajustando la frecuencia cardíaca, el volumen sistólico o ambos.
- El volumen sistólico es la diferencia entre el volumen telediastólico y el volumen telesistólico.
- El entrenamiento aeróbico provoca un aumento del volumen telediastólico, lo que provoca el aumento del volumen sistólico, mientras que el entrenamiento de fuerza produce solo un pequeño aumento o ningún cambio significativo en el volumen telediastólico.
- El entrenamiento aeróbico aumenta la función diastólica ventricular, pero los cambios en la función sistólica ventricular debido al entrenamiento son inconsistentes.
- El entrenamiento con pesas causa poco o ningún cambio en la función sistólica o diastólica de los ventrículos.

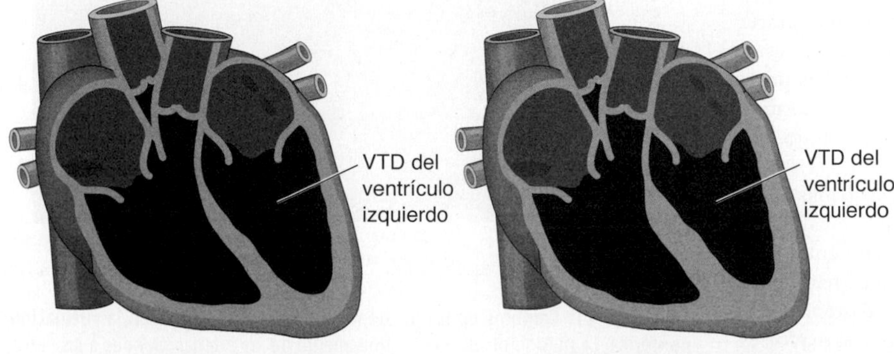

FIGURA 6-10. La masa del ventrículo izquierdo aumenta tanto con el entrenamiento de resistencia como con el entrenamiento con pesas. Con el entrenamiento de resistencia, este aumento se debe en parte al incremento tanto del volumen telediastólico como del grosor de la pared del ventrículo izquierdo. Con el entrenamiento con pesas, este aumento se debe principalmente a un aumento del grosor de la pared del ventrículo izquierdo.

Esto permite el suministro de sustancias esenciales como oxígeno y nutrientes a los tejidos y la eliminación de subproductos metabólicos como el CO_2 y el lactato de los tejidos. En esta sección se abordan la presión arterial y la composición de la sangre, las cuales son importantes para transportar la sangre a través del sistema cardiovascular, lo que a su vez afecta la función general del sistema.

Presión sanguínea

La presión arterial dentro de un vaso sanguíneo específico es vital para el funcionamiento del sistema cardiovascular porque la sangre fluye desde un área de alta presión a una de menor presión. Este principio es lo que determina la naturaleza circulatoria del flujo sanguíneo a medida que la sangre viaja desde la aorta (que está más cerca del ventrículo izquierdo y donde la presión es mayor) a través de las arterias, luego a través de los capilares y finalmente a través de las venas, porque la presión arterial disminuye en cada paso progresivo de este trayecto. El impacto de la presión arterial también es evidente, ya que es la presión dentro de los vasos sanguíneos en los que los ventrículos izquierdo y derecho expulsan la sangre lo que, en parte, determina el volumen sistólico y la fracción de eyección, ya que ambos disminuirán en respuesta a una mayor presión arterial. La comprensión fundamental del efecto de la presión arterial sobre el funcionamiento del sistema cardiovascular depende del conocimiento de las leyes que gobiernan el movimiento de cualquier líquido, incluida la sangre.

Leyes que rigen el flujo sanguíneo

Como el flujo de todos los líquidos, el flujo sanguíneo en el sistema circulatorio se rige por conceptos físicos. Primero, si es posible, la sangre fluirá desde un área de alta presión a una de menor presión. La sangre no solo fluirá hacia un área de menor presión, sino que la velocidad del flujo es proporcional a la diferencia de presión entre los dos extremos de un vaso sanguíneo o entre cualquiera de las dos cámaras dentro del sistema cardiovascular. Por tanto, una forma de aumentar el flujo dentro del sistema circulatorio es aumentar la diferencia de presión entre dos áreas, por ejemplo, mediante el aumento de la fuerza con la que se contraen los ventrículos.

Otra forma de aumentar el flujo es disminuir la resistencia al flujo. Sin embargo, las diferencias de presión son directamente proporcionales al aumento de flujo, mientras que la resistencia es inversamente proporcional a la velocidad de flujo. Por tanto, puede utilizarse la siguiente ecuación para describir el efecto de la presión y la resistencia en el flujo sanguíneo:

$$\text{Flujo sanguíneo} = \text{Cambio de presión/Resistencia al flujo}$$

Esta ecuación constata que el flujo se puede aumentar por medio de magnificar la diferencia de presión entre dos áreas o de disminuir la resistencia al flujo. Como un ejemplo de este concepto en el organismo, un aumento del doble en la diferencia de presión aumentaría dos veces el flujo, mientras que un aumento del doble en la resistencia disminuiría el flujo sanguíneo a la mitad. Por tanto, es posible controlar los cambios en el flujo sanguíneo mediante el control simultáneo de los cambios en la presión y la resistencia al flujo. De hecho, esto es lo que ocurre durante el ejercicio.

¿Cómo puede cambiarse la resistencia al flujo? Cuanto más largo sea el vaso sanguíneo, mayor será la resistencia. Sin embargo, la longitud del vaso no cambia excepto durante el crecimiento normal. Por tanto, el cambio en la longitud del vaso no es realmente un mecanismo mediante el cual pueda cambiarse la resistencia. En segundo lugar, cuanto mayor es la viscosidad de la sangre, mayor es la resistencia al flujo. En condiciones normales, la viscosidad puede cambiar ligeramente en reposo o durante la actividad física. Por ejemplo, la deshidratación aumentaría la viscosidad de la sangre. Sin embargo, controlar la viscosidad de la sangre no es un mecanismo mediante el cual el cuerpo humano intente controlar el flujo sanguíneo. Otro mecanismo mediante el cual puede alterarse el flujo consiste en cambiar el radio de un vaso sanguíneo para afectar la resistencia a este.

Es posible afectar considerablemente el flujo sanguíneo con cambios relativamente pequeños en el radio de los vasos sanguíneos, porque la reducción del radio del vaso a la mitad aumenta 16 veces la resistencia al flujo. De hecho, controlar el radio es la principal forma de controlar el flujo sanguíneo a las diferentes áreas del cuerpo tanto durante el ejercicio como en reposo. Además, los pequeños cambios en el radio de un vaso debido a la acumulación de placa en el interior de las paredes también aumentan la resistencia al flujo sanguíneo y, por tanto, la presión arterial debe aumentar para mantener el flujo. A continuación, se analizan los cambios en la presión arterial durante un ciclo cardíaco y las diferencias en la presión en varias partes del sistema circulatorio.

Presiones arteriales sistólica y diastólica

Las presiones sanguíneas sistólica y diastólica se refieren a la presión más alta que se produce durante la sístole y la presión más baja durante la diástole, respectivamente. Normalmente, la presión arterial se mide dentro de la arteria braquial con un esfigmomanómetro (manguito de presión arterial) y un estetoscopio. Por tanto, los valores típicos de la presión arterial en reposo de 120 mm Hg y 80 mm Hg se refieren a la presión arterial dentro de la arteria braquial. Sin embargo, la presión arterial dentro de áreas específicas del sistema cardiovascular periférico es bastante diferente de la que está dentro de la arteria braquial (Fig. 6-11). Las presiones más altas se producen dentro del ventrículo izquierdo, y luego, debido al aumento continuo en la distancia desde el bombeo ventricular, junto con el mayor número de vasos a medida que las arterias se ramifican en un número mayor de arteriolas y cada arteriola produce varios capilares (lo que aumenta el área total de los vasos que transportan una determinada cantidad de sangre), la presión intravascular disminuye progresivamente antes de que la sangre llegue a los capilares. Esto es una suerte, porque las paredes de los capilares son

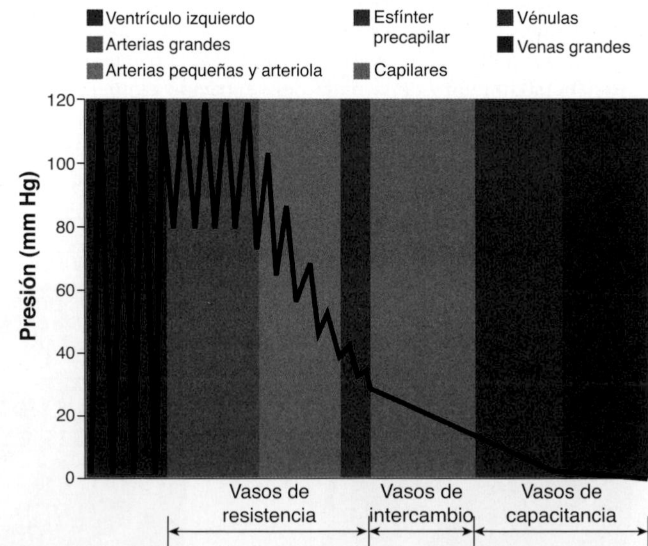

FIGURA 6-11. Cambios de las presiones sistólica y diastólica en la circulación periférica. La presión disminuye continuamente de las arterias grandes a las venas grandes, lo que produce el flujo sanguíneo a través de la circulación periférica.

muy delgadas y con una presión más alta se romperían durante el paso de la sangre a través de la red capilar. Obsérvese que las presiones dentro del sistema venoso son bastante bajas en comparación con las del sistema arterial, en gran parte debido a la pérdida de presión a medida que la sangre pasa a través de los capilares y al hecho de que, en comparación con las arterias, el sistema venoso está más alejado de la acción de bombeo del ventrículo izquierdo.

La presión también puede verse afectada por factores distintos al radio del vaso. Si el gasto cardíaco aumenta, la presión en el sistema arterial aumentará porque se expulsará más sangre hacia las arterias (un aumento en la cantidad de líquido en un recipiente de tamaño fijo aumenta la presión). Por tanto, la presión arterial aumenta durante la actividad física porque $\dot{Q}$ está elevado. El aumento de presión como resultado de un mayor $\dot{Q}$ se compensa parcialmente con la elasticidad o capacidad, también denominada distensibilidad (cambio en el volumen por el cambio de presión), de las arterias periféricas sanas, lo que les permite expandirse cuando el ventrículo izquierdo expulsa más sangre hacia ellas. Esta capacidad de expansión de las arterias da como resultado un menor aumento de presión ante elevaciones de $\dot{Q}$.

La capacidad de las arterias parece aumentar con el entrenamiento aeróbico[17], mientras que el efecto del entrenamiento de fuerza sobre esta no está claro, pues se han observado disminuciones, aumentos y ningún cambio después de un período de este tipo de entrenamiento[4,17,23,36]. Un aumento en la capacidad con el entrenamiento ayudaría a contrarrestar algunas enfermedades cardiovasculares (arterioesclerosis o endurecimiento de las arterias). Por tanto, cualquier disminución en la capacidad que pueda producirse como resultado del entrenamiento de fuerza, algo que ha sido constatado en algunos estudios, podría tener consecuencias negativas a largo plazo sobre la salud cardiovascular.

La investigación indica, sin embargo, que realizar un programa de entrenamiento que incluya tanto ejercicio de fuerza como de resistencia desencadena un aumento en la capacidad[17], lo que indica que el entrenamiento aeróbico puede contrarrestar cualquier efecto negativo sobre la capacidad que pueda surgir con el entrenamiento de fuerza únicamente. Por tanto, los entrenadores de fuerza interesados en el estado físico y la salud global también deben realizar entrenamiento aeróbico.

Otra medida cardiovascular importante que se determina con frecuencia es la presión arterial media, que se considera la presión media que transmite la sangre a los tejidos a lo largo del ciclo cardíaco. Esta se define como la presión diastólica más 1/3 de la diferencia entre las presiones sistólica y diastólica. En la siguiente ecuación se muestra el cálculo de una presión arterial media típica en reposo:

Presión arterial media (PAM) = Presión diastólica + 0.33 × [presión sistólica − presión diastólica]
PAM = 80 mm Hg (0.33 × (120-80 mm Hg)
PAM = 93.2 mm Hg

Al observar esto, uno podría preguntarse por qué la presión arterial media no es simplemente el promedio de las presiones arteriales sistólica y diastólica, lo que daría como resultado una presión de 100 mm Hg. Durante el ciclo cardíaco, se pasa más tiempo a presiones más cercanas a la presión diastólica que a la presión sistólica, lo que da como resultado una presión arterial media menor que el promedio simple de las presiones sistólica y diastólica.

En algunos metaanálisis se ha podido constatar que el entrenamiento aeróbico[5,6,9,22,28] y el entrenamiento con pesas[6,26,27] pueden reducir significativamente las presiones sistólica y diastólica en reposo en personas con presión arterial normal, es decir, **normotensos**, y en individuos con **hipertensión,** o presión arterial elevada en reposo (*v.* cap. 14). Aunque estos cambios en la presión arterial en reposo son estadísticamente significativos, son relativamente pequeños tanto para el entrenamiento aeróbico (3-7 mm Hg) como para el entrenamiento con pesas (3-4 mm Hg). Ambos tipos de entrenamiento se recomiendan por su eficacia para reducir la presión arterial en reposo tanto en individuos normotensos como hipertensos.

Tanto los ejercicios de entrenamiento aeróbico como de fuerza[34] (cuadro 6-4), tanto si se realizan con las piernas o con los brazos, producen aumentos sustanciales de la presión arterial periférica (cuadro 6-5). Sin embargo, con el entrenamiento aeróbico a largo plazo, disminuye la presión arterial con cargas de trabajo submáximas[1], pero, debido a que aumenta la carga de trabajo máxima alcanzable a consecuencia del entrenamiento, también puede aumentar la presión arterial sistólica máxima. Con el entrenamiento de fuerza a largo plazo, como caminar en cinta sin fin o realizar cicloergometría, y durante el ejercicio de entrenamiento con pesas[12,13], la presión arterial submáxima también disminuye. En general, parece que tanto el entrenamiento aeróbico como el entrenamiento de fuerza pueden reducir la presión arterial periférica durante el reposo y la actividad física submáxima. Debido a los efectos positivos de la actividad física sobre la presión arterial, se han establecido guías para la prescripción de ejercicio en personas con hipertensión. A continuación, se examinará la sangre con más detalle.

Composición de la sangre

La sangre puede dividirse en dos componentes principales (Fig. 6-12): plasma y elementos formes. El **plasma** es el componente «acuoso» o líquido de la sangre y normalmente constituye alrededor del 55 % al 60 % del volumen sanguíneo total. La cantidad total de plasma puede disminuir aproximadamente un 10 % durante la actividad física intensa, especialmente la que se realiza en ambientes cálidos y/o húmedos, ya que el plasma se pierde en forma de sudor. Sin embargo, el volumen del plasma en reposo puede aumentar aproximadamente un 10 % como una adaptación al entrenamiento aeróbico y/o debido a la aclimatación a ambientes cálidos y húmedos. El plasma está compuesto por aproximadamente un 90 % de agua; un 7 % de proteínas plasmáticas; y un 3 % de nutrientes, electrólitos, hormonas, enzimas, anticuerpos y otras sustancias.

Los elementos formes normalmente constituyen alrededor del 40 % a 45 % de la sangre. Los eritrocitos (glóbulos rojos) constitu-

Revisión rápida

- Las diferencias en la presión arterial provocan el movimiento de la sangre dentro del sistema circulatorio.
- Las diferencias en la presión arterial son directamente proporcionales a un aumento del flujo, mientras que la resistencia es inversamente proporcional a los cambios en el flujo sanguíneo.
- La presión arterial es más alta durante la sístole y más baja durante la diástole de los ventrículos.
- La capacidad o elasticidad de las arterias principales ayuda a mantener baja la presión sistólica.
- Durante los ejercicios aeróbicos y el entrenamiento con pesas, la presión arterial aumenta sustancialmente.
- El entrenamiento aeróbico crónico disminuye la presión arterial en reposo y cuando se realizan cargas de trabajo submáximas.
- El entrenamiento con pesas crónico reduce la presión arterial en reposo y disminuye la presión arterial durante el ejercicio submáximo, como caminar, montar en bicicleta y realizar actividades de entrenamiento con pesas.

CUADRO 6-4
PREGUNTAS PRÁCTICAS DE LOS ESTUDIANTES

¿Hasta qué punto puede ascender la presión arterial durante la actividad? ¿Esta representa algún peligro?

Durante el ejercicio aeróbico, a medida que la carga de trabajo aumenta, la presión arterial sistólica en individuos normotensos puede alcanzar valores de hasta 250 mm Hg[1], mientras que la presión diastólica aumenta solo levemente (Fig. A). Durante el entrenamiento con pesas, las presiones arteriales sistólica y diastólica en series hasta el agotamiento máximo pueden aumentar hasta 320/250 mm Hg durante el ejercicio de prensa de piernas[2] (*leg press*; Fig. B) y se han mostrado presiones de 198/160 mm Hg durante el ejercicio de extensión de rodilla[3]. Durante el entrenamiento con pesas, la presión arterial durante series repetidas hasta el agotamiento máximo aumenta progresivamente en cada serie realizada. Este aumento de la presión arterial es en parte el responsable del aumento del grosor de la pared del ventrículo izquierdo provocado por el entrenamiento a largo plazo, que podría traducirse como una adaptación positiva al entrenamiento. La presión arterial alta durante la actividad podría precipitar un ataque cardíaco, pero la reducción de la presión arterial en reposo y durante la actividad submáxima, así como otras adaptaciones positivas, como la disminución de las lipoproteínas de baja densidad en la sangre, dan como resultado una reducción general del riesgo de sufrir un ataque cardíaco (*v.* cap. 14).

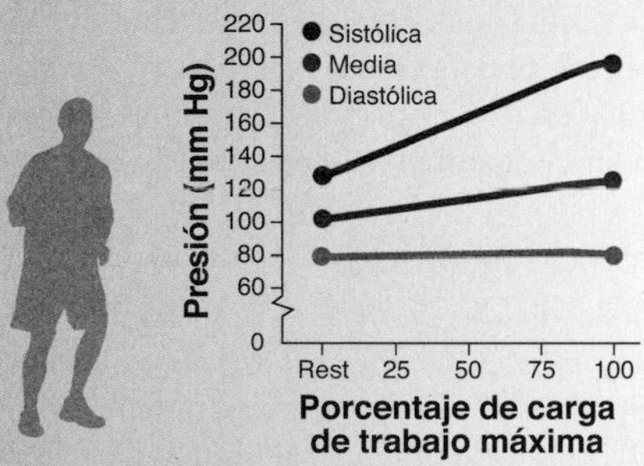

FIGURA A. Durante la actividad aeróbica, las presiones arteriales sistólica y media aumentan. La presión arterial diastólica durante la actividad aeróbica suele aumentar muy poco.

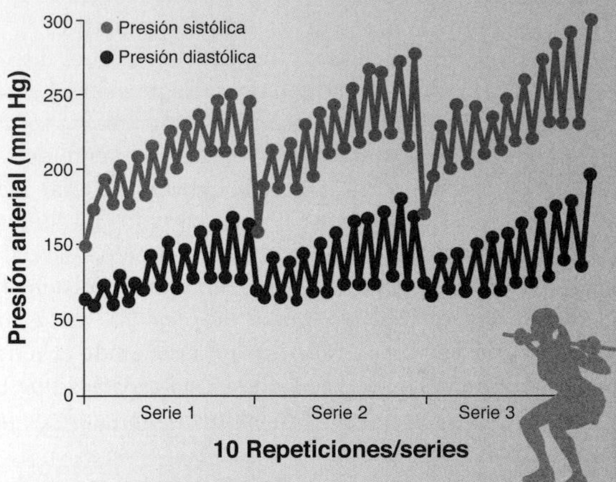

FIGURA B. Durante el entrenamiento con pesas, la presión arterial aumenta con el ejercicio a medida que se realiza una serie hasta el agotamiento máximo y en series sucesivas. Se muestra la respuesta de la presión arterial durante series sucesivas hasta el agotamiento máximo en una prensa de piernas. (Adaptado de Gotshall RW, Gootman J, Byrnes WC, et al. Noninvasive characterization of the blood pressure response to the double-leg press exercise. *J Exerc Physiol*. 1999;2(4):1-6. online 2, www.css.edu/users/tboone2.)

Bibliografía

1. ACSM. *ACSM's Guidelines for Exercise Testing and Prescription*. Philadelphia, PA: Lippincott Williams & Wilkins, 2018.
2. MacDougall JD, Tuxen D, Sale DG, et al. Arterial blood pressure response to heavy resistance exercise. *J Appl Physiol*. 1985;58:785–790.
3. Fleck SJ, Dean LS. Resistance-training experience and the pressor response during resistance exercise. *J Appl Physiol*. 1987;63:116–120.

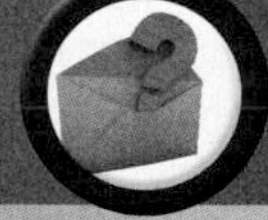

CUADRO 6-5
PREGUNTAS PRÁCTICAS DE LOS ESTUDIANTES

Mi abuelo tuvo un ataque al corazón y, al principio, los médicos querían que limitara la cantidad de trabajo que realizaba con los brazos. ¿Por qué?

Esto se relaciona con la respuesta de la presión arterial al ejercicio de la parte superior del cuerpo frente a la parte inferior. Podría plantearse la hipótesis de que la presión arterial durante el ejercicio dinámico de las piernas sería más alta que durante el ejercicio dinámico de brazos porque hay más masa muscular activa en las piernas que en los brazos. Sin embargo, ocurre todo lo contrario. Con el mismo porcentaje de consumo máximo de oxígeno, la presión arterial es más alta durante el ejercicio dinámico de los brazos que con el de las piernas (consúltese la tabla de la derecha). La diferencia está relacionada con la cantidad de masa muscular activa durante cada una de estas actividades. Debido a que la masa muscular activa es menor y, por tanto, el lecho vascular que se somete a la vasodilatación durante el ejercicio de los brazos es menor, hay una mayor resistencia al flujo sanguíneo, lo que se traduce en una mayor presión arterial. Esto se debe en parte a que el aumento del gasto cardíaco durante el ejercicio se dirige a un lecho vascular más pequeño, lo que provoca un aumento de la presión arterial. Una aplicación práctica de esto se refiere a los programas de rehabilitación cardíaca. Si se utiliza el ejercicio de la parte superior del cuerpo para entrenar a pacientes con cardiopatías coronarias, la prescripción de ejercicio debe basarse en la respuesta de su presión arterial a este tipo de ejercicio, y no en su respuesta al ejercicio de la parte inferior del cuerpo, como correr o montar en bicicleta. Basar la prescripción de ejercicio en la parte superior del cuerpo en su respuesta al ejercicio de la parte inferior del cuerpo podría dar lugar a una respuesta de la presión arterial que pusiera a los paciente en riesgo de sufrir un episodio cardiovascular, como un ataque al corazón.

Presiones arteriales sistólica y diastólica en el ejercicio dinámico de brazos y piernas

% consumo máximo de oxígeno	Presión sistólica (mm Hg)		Presión diastólica (mm Hg)	
	Brazos	Piernas	Brazos	Piernas
25	150	132	90	70
40	165	138	93	71
50	175	144	96	73
75	205	160	103	75

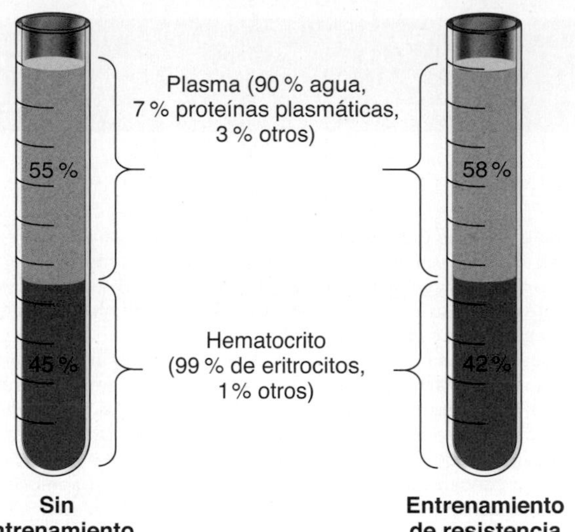

FIGURA 6-12. El hematocrito es la relación entre los sólidos y líquidos en la sangre. Con el entrenamiento aeróbico, aunque tanto el plasma como el número de eritrocitos aumentan, el hematocrito disminuye ligeramente debido a un mayor aumento en el volumen plasmático que en el de eritrocitos.

yen aproximadamente el 99 % y los leucocitos (glóbulos blancos) y las plaquetas constituyen el 1 %. Las plaquetas son importantes para la coagulación sanguínea, lo que evita la pérdida excesiva de sangre después de una herida. También son un factor en la formación de coágulos sanguíneos que pueden provocar un ataque cardíaco o un accidente cerebrovascular y la formación de placa en el interior de los vasos sanguíneos (*v.* cap. 14). El porcentaje del volumen sanguíneo total compuesto por elementos formes se denomina **hematocrito**.

Como adaptación al entrenamiento aeróbico, aumenta la cantidad de eritrocitos, lo que aumentaría el hematocrito. Sin embargo, simultáneamente hay un mayor aumento del volumen plasmático, lo que produce una ligera disminución del hematocrito (Fig. 6-12). Debido a los aumentos en los eritrocitos como en el plasma inducidos por el entrenamiento, el volumen sanguíneo de los deportistas de resistencia es más alto que los 5 L a 6 L normales en los hombres y los 4 L a 5 L en las mujeres. El aumento del volumen sanguíneo es importante porque es uno de los factores que resultan en un aumento de la cantidad total de oxígeno que puede suministrarse al tejido metabólicamente activo después del entrenamiento aeróbico.

Eritrocitos

El papel más conocido de los eritrocitos es el transporte de oxígeno. Los eritrocitos son capaces de transportar oxígeno porque contienen **hemoglobina**, una sustancia compuesta de proteínas (globina) y un pigmento que contiene hierro (hemo) que es necesaria para la unión del oxígeno. Cada gramo de hemoglobina puede combinarse con 1.33 mL de oxígeno, por lo que, cuanto mayor es el contenido de hemoglobina en la sangre, mayor es la capacidad de transporte de oxígeno.

En la edad adulta, los eritrocitos se producen en la médula ósea de los huesos largos del cuerpo. Como uno de los últimos pasos en la producción de eritrocitos antes de ser liberados a la sangre, se elimina el núcleo. Por tanto, los eritrocitos no pueden reproducirse, como otros tejidos del cuerpo, o repararse a sí mismos, lo que da lugar a una vida útil normal relativamente corta de aproximadamente 4 meses. La destrucción y producción de eritrocitos suele estar equilibrada, lo que no produce cambios en el hematocrito ni en la capacidad de transporte de oxígeno de la sangre.

Volumen plasmático

Con el inicio de una sesión de entrenamiento aeróbico o de pesas, el efecto agudo sobre el volumen plasmático es una reducción sustancial. Esto puede atribuirse principalmente al aumento de la presión arterial que expulsa al plasma, pero no a los componentes celulares de la sangre, fuera del compartimento intravascular. La reducción del volumen plasmático produce **hemoconcentración**, o una reducción de la cantidad de plasma con respecto a la parte del elemento formado en la sangre. Esto produce un aumento relativo del hematocrito sin un cambio en la cantidad real de eritrocitos. El efecto neto es un aumento en el número de eritrocitos y el contenido de hemoglobina por unidad de volumen de sangre (Fig. 6-13). Este cambio aumenta la capacidad de transporte de oxígeno de la sangre, lo que puede resultar ventajoso durante el ejercicio, especialmente el ejercicio aeróbico y durante el ejercicio submáximo a cierta altitud. Aunque la hemoconcentración aumenta la viscosidad de la sangre, es poco probable que este aumento durante las sesiones de ejercicio normales cambie la resistencia al flujo sanguíneo hasta el punto de que dicho flujo se vea gravemente afectado.

Durante el ejercicio aeróbico prolongado, el volumen plasmático puede disminuir entre un 10 % a un 20 % o más[47]. El efecto agudo del entrenamiento con pesas sobre el volumen plasmático es una reducción del 0 % al 22 %[7]. Es probable que el intervalo relativamente amplio de cambios agudos en el volumen plasmático esté relacionado con las diferencias en la intensidad y el volumen del ejercicio, tanto para las sesiones de ejercicios aeróbicos como para el entrenamiento con pesas. Además, si la sesión de ejercicio tiene una duración suficiente, la pérdida de sudor también puede explicar parte del cambio en el volumen plasmático.

El efecto crónico del entrenamiento aeróbico a largo plazo sobre el volumen plasmático es un aumento del 12 % al 20 %. Estos aumentos se notan incluso un día después de una sesión de ejercicio aeróbico, con un aumento del volumen plasmático hasta varias semanas después del inicio de un programa de entrenamiento de este tipo[38,47,53]. Los cambios iniciales debido al entrenamiento pueden causar un tipo de anemia, pero esto no es perjudicial para la

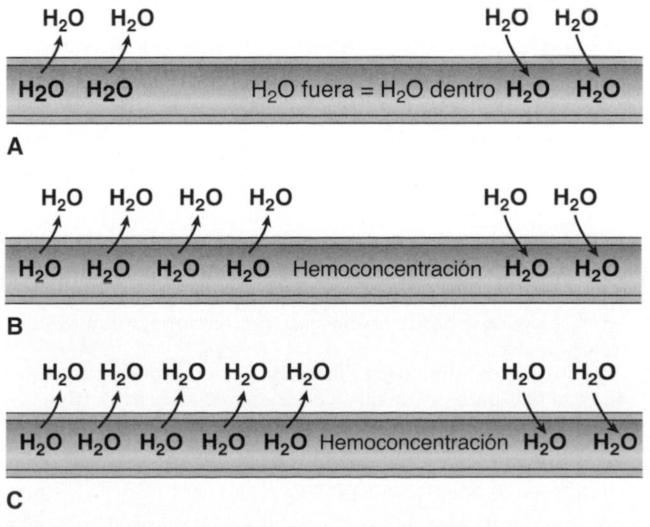

H_2O H_2O H_2O H_2O
H_2O H_2O H_2O fuera = H_2O dentro H_2O H_2O
A

H_2O H_2O H_2O H_2O H_2O H_2O
H_2O H_2O H_2O H_2O Hemoconcentración H_2O H_2O
B

H_2O H_2O H_2O H_2O H_2O H_2O H_2O
H_2O H_2O H_2O H_2O H_2O Hemoconcentración H_2O H_2O
C

FIGURA 6-13. La hemoconcentración durante el ejercicio se debe a varios factores. (A) En reposo, el agua que sale del compartimento vascular es igual al agua que entra en el mismo compartimento desde el compartimento intersticial, por lo que no hay hemoconcentración. **(B)** Al comienzo del ejercicio, debido a un aumento de la presión arterial y la acumulación de desechos metabólicos en el compartimento intersticial, se produce la hemoconcentración. **(C)** Durante el ejercicio a largo plazo, la sudoración también aumenta la hemoconcentración.

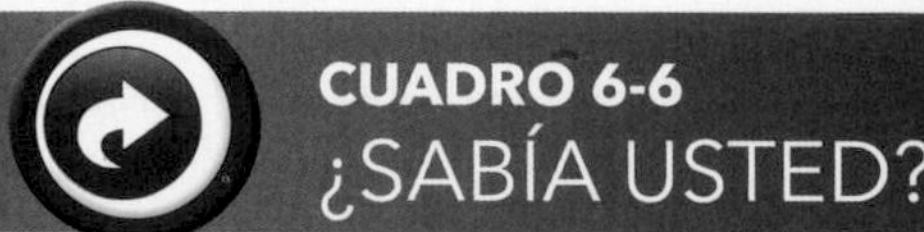

CUADRO 6-6
¿SABÍA USTED?

Causas de la anemia

La concentración baja de hemoglobina que disminuye la capacidad de la sangre para transportar oxígeno por debajo de lo normal se denomina *anemia*. Las concentraciones de hemoglobina por debajo de 13 g·dL^{-1} en hombres y 12 g·dL^{-1} en mujeres indican anemia. La anemia puede deberse a una pérdida aguda de sangre, como donar sangre, y por la falta de suficientes vitaminas y minerales en la dieta. En particular, la falta de hierro o ácido fólico en la dieta puede causar anemia. El hierro es necesario debido a su papel como parte del pigmento que contiene hierro (hemo) en las moléculas de hemoglobina. El folato, también conocido como ácido fólico, es necesario para la división celular y la síntesis de proteínas. Una de las primeras funciones afectadas por una insuficiencia de folato es la falta de reemplazo de eritrocitos (glóbulos rojos), lo que causa anemia. La insuficiencia de folato ralentiza la síntesis de ADN y la capacidad de las células para dividirse. Esto resulta en eritrocitos grandes, inmaduros y de forma ovalada que contienen un núcleo. Estos eritrocitos anómalos no transportan oxígeno ni pasan a través de los capilares con tanta eficiencia como los normales. Entre las fuentes importantes de ácido fólico en la dieta se incluyen legumbres, verduras, granos y cereales fortificados.

Otra posible causa de anemia a corto plazo se denomina anemia deportiva. Durante las etapas iniciales de un programa de entrenamiento aeróbico, el volumen plasmático se expande, lo que produce disminución de la concentración de hemoglobina. Además, el aumento de la actividad aeróbica acorta la vida útil de los eritrocitos, lo que también resulta en una disminución de la concentración de hemoglobina. Sin embargo, ambos factores son de corta duración y la concentración de hemoglobina vuelve a ser normal en pocas semanas.

salud (cuadro 6-6). Los aumentos del volumen plasmático son importantes porque ayudan a las ganancias inducidas por el entrenamiento en VTD, VS y $\dot{Q}$ ventriculares, lo cual sirve para mejorar el transporte de oxígeno[19,21] y el rendimiento de la actividad aeróbica. El aumento del volumen plasmático también ayuda a regular la temperatura durante el ejercicio. Aunque se ha constatado que las hormonas reguladoras de líquidos (renina, angiotensina II) se incrementan después de una sola sesión de entrenamiento de fuerza[30], no se ha investigado el efecto a largo plazo del entrenamiento con pesas sobre el volumen plasmático total, si bien es poco probable que produzca un cambio significativo[42]. Por tanto, aunque tanto las actividades aeróbicas como las de entrenamiento con pesas producen una disminución aguda del volumen plasmático, se ha constatado que solo el entrenamiento aeróbico provoca un aumento crónico.

Revisión rápida

- Los eritrocitos pueden unirse al oxígeno de manera reversible debido a la presencia de hemoglobina.
- El entrenamiento aeróbico crónico produce el incremento del número de eritrocitos, pero se produce un aumento mayor en el volumen plasmático, lo que produce una ligera disminución del hematocrito.
- Al realizar actividades tanto aeróbicas como de entrenamiento con pesas, se produce hemoconcentración.
- El aumento del volumen plasmático causado por el entrenamiento aeróbico ayuda a aumentar el volumen telediastólico, por lo que se produce un aumento del volumen sistólico, el gasto cardíaco y el transporte de oxígeno.

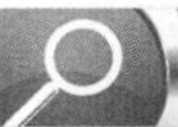

Revisión rápida

- Muchos de los cambios cardiovasculares en reposo están interrelacionados.
- Algunos de los cambios cardiovasculares en reposo preparan el escenario para una mejor función cardiovascular durante la actividad.

ADAPTACIONES DEL ENTRENAMIENTO DE RESISTENCIA FRENTE AL DE FUERZA EN REPOSO: INTEGRACIÓN

Las adaptaciones al sistema cardiovascular detectadas en reposo son diferentes entre los deportistas con entrenamiento de resistencia con respecto al de fuerza (tabla 6-1). Las adaptaciones debidas al entrenamiento de resistencia se traducen en un aumento de $\dot{Q}$ durante la actividad de resistencia, lo que da como resultado un mayor suministro de oxígeno al músculo esquelético y, en consecuencia, un mejor rendimiento en las actividades de resistencia.

Tabla 6-1. Adaptaciones en reposo al entrenamiento de resistencia y fuerza

Adaptación	Entrenamiento de resistencia	Entrenamiento de fuerza
Masa ventricular izquierda	Aumenta	Aumenta
Grosor de la pared del ventrículo izquierdo	Aumenta	Aumenta
Volumen telediastólico del ventrículo izquierdo	Aumenta	Cambia poco
Volumen sistólico	Aumenta	Cambia poco
Gasto cardíaco	Cambia poco	Cambia poco
Presión sistólica	Disminuye	Disminuye
Presión diastólica	Disminuye	Disminuye
Volumen plasmático	Aumenta	Cambia poco
Masa eritrocitaria	Aumenta	Cambia poco
Hematocrito	Cambia ligeramente	Cambia poco
Volumen sanguíneo	Aumenta	Cambia poco
Capacidad de las grandes arterias	Aumenta	Incierto

Por otro lado, las adaptaciones debidas al entrenamiento de fuerza aumentan la capacidad para mantener el gasto cardíaco frente al aumento sustancial de la presión arterial que se encuentra durante el entrenamiento de la fuerza.

Con independencia de si se producen al realizar regímenes de ejercicios aeróbicos o de fuerza, muchas de las adaptaciones cardiovasculares inducidas por el entrenamiento que se observan en condiciones de reposo están interrelacionadas. Por ejemplo, $\dot{Q}$ en reposo es de aproximadamente 5 $L \cdot min^{-1}$ para el hombre promedio, pero debido a la disminución de la presión arterial en reposo, el VS aumenta y la frecuencia cardíaca disminuye. De manera similar, el incremento del volumen plasmático causado por el entrenamiento de resistencia aumenta el VTD, lo que da como resultado un aumento en el VS debido al mecanismo de Frank-Starling, que también permite una disminución de la frecuencia cardíaca (recuérdese que el entrenamiento no afecta a $\dot{Q}$ en reposo). Algunos cambios en reposo también preparan el escenario para cambios durante la actividad. Por ejemplo, una disminución de la presión arterial en reposo puede producir una disminución de la misma durante la actividad física submáxima porque la presión arterial inicial es más baja (es decir, cualquier aumento de esta se suma a una presión arterial inicial más baja).

Además, la presión arterial más baja durante la actividad reduce la resistencia al flujo sanguíneo y, al hacerlo, aumenta el $\dot{Q}$ y el suministro de oxígeno a los músculos activos. Por tanto, los cambios en reposo preparan el escenario para algunos de los cambios cardiovasculares que se producen durante la actividad, y que se comentan a continuación.

CAMBIOS EN EL SISTEMA CARDIOVASCULAR DURANTE EL EJERCICIO

Durante la actividad física, se producen varios cambios para aumentar el flujo sanguíneo al músculo activo. Un mayor flujo sanguíneo a los músculos aumenta el suministro de las sustancias necesarias para el metabolismo (oxígeno, glucosa, triglicéridos) y acelera la eliminación de los productos generados durante este (CO_2). Los factores que aumentan el flujo sanguíneo al músculo activo durante la actividad se exploran en las siguientes secciones.

SUMINISTRO DE OXÍGENO AL TEJIDO

El suministro de oxígeno a los tejidos depende de dos factores principales: la cantidad de oxígeno que el tejido extrae de una cantidad determinada de sangre y la cantidad de sangre que fluye a través del tejido (cuadro 6-7). En reposo, ambos factores permanecen relativamente constantes para un tipo de tejido determinado, como el músculo. Sin embargo, durante el ejercicio, tanto la cantidad de oxígeno extraída de la sangre por el músculo activo como la cantidad de sangre que fluye a través del mismo aumentan sustancialmente. Como resultado, se amplía la cantidad de oxígeno suministrado al tejido. La cantidad de oxígeno suministrado a los tejidos se analiza en las siguientes secciones.

Diferencia arteriovenosa de oxígeno

La **diferencia arteriovenosa de oxígeno (a-v dif O_2)** es la diferencia entre la cantidad de oxígeno en 100 mL de sangre arterial que entra en un tejido y la cantidad de oxígeno en 100 mL de sangre venosa que sale de un tejido (Fig. 6-14). Durante el ejercicio, el músculo metabólicamente activo extrae más oxígeno de la sangre, lo que aumenta la a-v dif O_2 [48].

En muchos casos, a-v dif O_2 se expresa como la diferencia entre la sangre arterial que sale del ventrículo izquierdo y la sangre venosa que entra en la aurícula derecha, y se denomina *diferencia arteriovenosa mixta de oxígeno*. La a-v dif O_2 representa la diferencia venosa arterial para todos los tejidos del cuerpo, incluidos los tejidos activos e inactivos. En reposo, la a-v dif O_2 es de aproximadamente 5 mL de O_2 por 100 mL de sangre (Fig. 6-14). Durante el ejercicio, la a-v dif O_2 aumenta a aproximadamente 15 mL de O_2 por 100 mL de sangre o más.

Entonces, en este caso, los cambios en la a-v dif O_2 indican que se consume aproximadamente tres veces más oxígeno durante el ejercicio que en reposo. Obsérvese que la a-v dif O_2 no indica que todo el oxígeno se extrajo de la sangre, como podría ser el caso si se midiera solo para el tejido metabólicamente muy activo, en cuyo caso la a-v dif O_2 sería aproximadamente 19 mL O_2 por 100 mL de sangre. La definición de a-v dif O_2 es la sangre arterial que sale del ventrículo izquierdo y la sangre venosa que entra en la aurícula derecha. La a-v dif O_2 de 15 mL por 100 mL de sangre se debe a la mezcla de toda la sangre venosa del cuerpo, que provoca la mezcla de sangre venosa de tejido muscular activo con sangre venosa de tejido inactivo. La a-v dif O_2 representa solo un aspecto

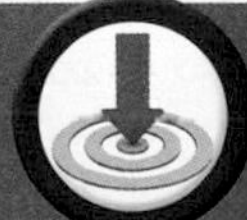

CUADRO 6-7
APLICACIÓN DE LA INVESTIGACIÓN

Principio de Fick

El principio de Fick y la ecuación de Fick llevan el nombre de A. Fick, un fisiólogo cardiovascular que desarrolló el principio en la década de 1870. El principio de Fick establece que la cantidad de una sustancia eliminada de la sangre que pasa a través de un órgano por unidad de tiempo puede calcularse multiplicando el flujo sanguíneo a través del órgano por la concentración arterial menos la concentración venosa de esa sustancia. El principio de Fick puede utilizarse para calcular el consumo de oxígeno (v. «Suministro de oxígeno = flujo sanguíneo × a-v dif de O_2») para todo el cuerpo o para un tejido u órgano específico. En el caso del consumo de oxígeno para todo el cuerpo, el principio de Fick da como resultado la siguiente ecuación:

$$\dot{V}O_2 = \dot{Q} \times \text{a-v dif } O_2$$

donde $\dot{Q}$ es igual al gasto cardíaco y a-v dif O_2 es igual a la diferencia arteriovenosa mixta de oxígeno. Esta ecuación puede utilizarse para calcular el consumo de oxígeno en reposo, con cargas de trabajo submáximas y máximas. El principio de Fick también puede utilizarse para calcular la absorción de cualquier sustancia, como la glucosa utilizada en el metabolismo, por un tejido u órgano. Cuando la concentración de una sustancia es mayor en la sangre arterial que en la venosa, indica que el tejido está eliminando esa sustancia de la sangre (p. ej., oxígeno). Cuando la concentración de una sustancia es mayor en la sangre venosa que en la sangre arterial, indica que el tejido está sacando esa sustancia del mismo (p. ej., CO_2).

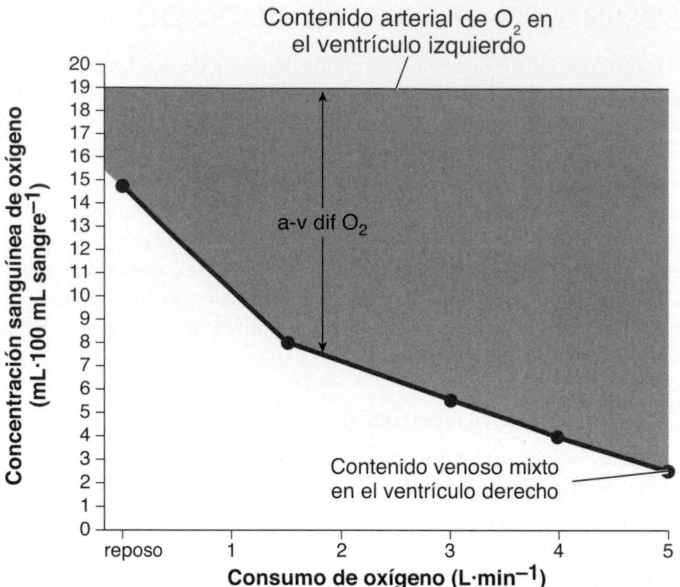

FIGURA 6-14. La diferencia arteriovenosa mixta de oxígeno (a-v dif O_2) aumenta a medida que se incrementa el consumo de oxígeno. La diferencia arteriovenosa mixta de oxígeno es la diferencia en el contenido de oxígeno en sangre entre la sangre arterial que sale del ventrículo izquierdo y la sangre venosa que entra en la aurícula derecha.

del suministro de oxígeno a los tejidos porque también se ve afectado por el flujo sanguíneo.

Suministro de oxígeno = Flujo sanguíneo × a-v dif O_2

El suministro de oxígeno o el consumo de oxígeno ($\dot{V}O_2$) es un producto del flujo sanguíneo multiplicado por a-v dif O_2. Este cálculo se denomina *ecuación de Fick*. Para determinar el consumo de oxígeno de todo el cuerpo mediante la ecuación de Fick, el gasto cardíaco ($\dot{Q}$) representa el flujo sanguíneo. Entonces, la ecuación de Fick para todo el cuerpo se convierte en el gasto cardíaco multiplicado por la diferencia de arteriovenosa mixta de O_2:

$$\dot{V}O_2 = \dot{Q} \times \text{a-v dif } O_2$$

La ecuación de Fick muestra claramente que el aumento de $\dot{Q}$ o a-v dif O_2, o una combinación de los dos, puede aumentar el $\dot{V}O_2$ para todo el cuerpo. Durante el ejercicio se produce un incremento tanto del flujo sanguíneo como de la a-v dif O_2 para aumentar el consumo de oxígeno desde el reposo hasta los valores máximos. El flujo sanguíneo al tejido activo puede aumentarse mediante el incremento y la redistribución de $\dot{Q}$, de modo que la mayor parte de $\dot{Q}$ se dirija hacia el tejido muscular activo. Este tema se aborda en las siguientes secciones.

Revisión rápida

- El suministro de oxígeno a un tejido depende del flujo sanguíneo total a través del tejido y de la diferencia arteriovenosa de oxígeno.
- Durante la actividad, puede producirse un aumento tanto en la diferencia arteriovenosa de oxígeno como en el flujo sanguíneo al tejido muscular activo, lo que causa un aumento en el suministro de oxígeno a los tejidos.

REDISTRIBUCIÓN DEL FLUJO SANGUÍNEO DURANTE EL EJERCICIO

En reposo, del 15 % al 20 % de $\dot{Q}$ va al músculo esquelético, pero durante el ejercicio máximo, el músculo esquelético recibe hasta el 80 % al 85 % de $\dot{Q}$[16]. A medida que la intensidad del ejercicio aumenta, el flujo sanguíneo se desvía de los tejidos que temporalmente pueden tolerar una disminución del flujo, como los riñones, los órganos viscerales y los tejidos esplácnicos[40], y en cambio se dirige hacia el músculo esquelético activo (Fig. 6-15)[37]. Esta combinación de aumento de $\dot{Q}$ y su redistribución durante el ejercicio da como resultado un aumento sustancial del flujo sanguíneo total al músculo esquelético y, por tanto, se produce un aumento sustancial de la disponibilidad de oxígeno.

En el examen del flujo sanguíneo de los tejidos durante el ejercicio debe tenerse en cuenta de que se producen varias situaciones únicas. Durante el ejercicio ligero y moderado, el flujo sanguíneo a la piel aumenta para ayudar a moderar el aumento de la temperatura corporal[24,54]. Sin embargo, durante el ejercicio máximo, el flujo sanguíneo a la piel disminuye, lo que produce un mayor porcentaje de flujo sanguíneo al músculo activo[43]. Durante el ejercicio, el corazón, al igual que el músculo esquelético, realiza más trabajo que en reposo y, por tanto, requiere más oxígeno. Por tanto, durante el ejercicio máximo el flujo sanguíneo al miocardio aumenta aproximadamente de cuatro a cinco veces por encima del flujo en reposo. Sin embargo, el aumento del flujo se debe al incremento de $\dot{Q}$, más que a una redistribución del flujo sanguíneo, porque tanto en reposo como durante el ejercicio, el miocardio recibe aproximadamente el 4 % de $\dot{Q}$. Por supuesto, a medida que aumenta $\dot{Q}$, este 4 % representa un mayor flujo sanguíneo total al corazón, de modo que puede mantener su nivel elevado de actividad. El encéfalo, o el área cerebral, no pueden tolerar una disminución del flujo sanguíneo durante más de varios segundos sin causar un desmayo. Sin embargo, un mayor flujo de sangre al encéfalo aumenta la presión intracraneal. En consecuencia, si bien que el flujo sanguíneo al encéfalo aumenta durante el ejercicio, solo lo hace en unos 200 mL o aproximadamente un 25 %[50].

La redistribución del flujo sanguíneo durante el ejercicio es posible debido a varios factores, pero sería imposible si el sistema circulatorio no fuera un sistema de circuitos paralelos (Fig. 6-1). Estos circuitos paralelos permiten que el flujo sanguíneo desde la aorta se distribuya a todos los órganos y tejidos del cuerpo sin la necesidad de pasar a través de otro tejido u órgano. Por tanto, estos circuitos permitirán la redistribución del flujo sanguíneo solo si es posible disminuir y aumentar el flujo sanguíneo a diferentes tejidos u órganos. La capacidad de cambiar el flujo a un órgano o tejido en particular se logra mediante el aumento o la disminución del radio de los vasos en tejidos específicos. La **vasodilatación**, o un aumento del radio, resulta en una menor resistencia al flujo y, por tanto, en un aumento del flujo sanguíneo al tejido. La **vasoconstricción**, o una disminución del radio, resulta en un aumento de la resistencia al flujo y, por tanto, en una disminución del flujo sanguíneo al tejido, lo que fuerza al flujo hacia otros tejidos donde la resistencia al flujo ha disminuido. El flujo hacia el lecho capilar de un tejido depende de la vasoconstricción y vasodilatación de la arteriola que irriga el lecho capilar y del estado de contracción de los esfínteres precapilares cuando están presentes (Fig. 6-16). Los **esfínteres precapilares** son anillos musculares en la entrada de un lecho capilar que son capaces de aumentar y disminuir, su diámetro interno, con lo que se controla el flujo hacia el lecho capilar. Los esfínteres precapilares reaccionan tanto a cambios locales (intrínsecos), como un aumento de la presión arterial, concentración de oxígeno y concentración de

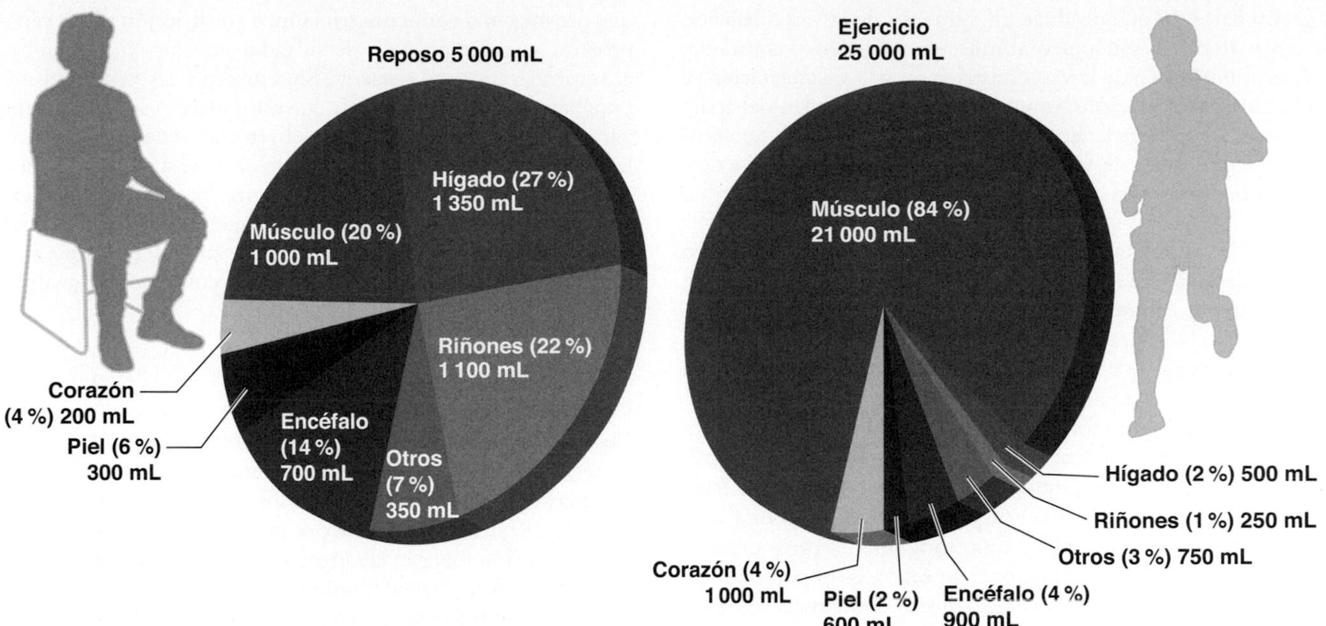

FIGURA 6-15. Distribución absoluta (mL) y relativa (%) del gasto cardíaco en reposo y durante el ejercicio máximo. Durante el ejercicio máximo, la gran mayoría del gasto cardíaco se redistribuye al músculo esquelético. Durante el ejercicio máximo, otros órganos, como el riñón y el hígado, reciben una fracción absoluta y relativa más pequeña del gasto cardíaco.

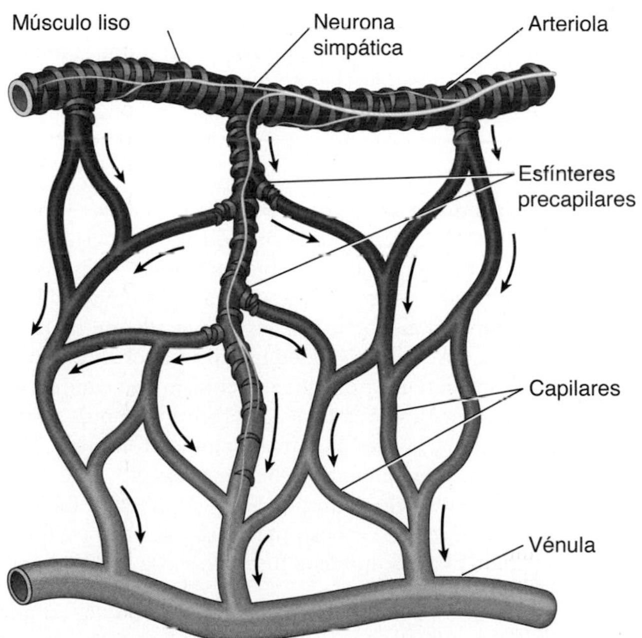

FIGURA 6-16. El flujo hacia un lecho capilar depende de la vasoconstricción y la vasodilatación de la arteriola que irriga el lecho capilar y los esfínteres precapilares. Las arteriolas reciben estimulación nerviosa simpática.

CO_2 en la sangre, como al control neuronal (extrínseco). Los controles extrínseco e intrínseco de la vasoconstricción y la vasodilatación se analizan en las siguientes secciones.

Control extrínseco de la vasoconstricción y la vasodilatación

La estimulación neural simpática adrenérgica es la base del control extrínseco de la vasoconstricción y la vasodilatación. Los nervios simpáticos liberan noradrenalina y adrenalina. La noradrenalina es el neurotransmisor principal liberado por los nervios simpáticos que inervan los vasos sanguíneos periféricos, y afecta principalmente a los receptores (receptores α), lo que causa vasoconstricción. Por otro lado, la adrenalina afecta a los receptores, lo que provoca tanto vasoconstricción como vasodilatación (receptores β2). Por tanto, la cantidad de vasoconstricción y vasodilatación depende del equilibrio de estos dos estímulos. En reposo, existe un alto grado de vasoconstricción dentro del músculo esquelético. Al inicio del ejercicio, se produce un aumento de la vasoconstricción en el tejido inactivo, como el tubo digestivo, el hígado y los riñones, que se debe a la estimulación simpática[45]. También al inicio del ejercicio, se produce un cambio, quizá una disminución en la estimulación por noradrenalina, debido a una reducción de la estimulación simpática en los vasos del tejido muscular activo, lo que causa vasodilatación[46]. El resultado neto de estos cambios es una redistribución del flujo sanguíneo hacia el músculo activo y lejos de los tejidos inactivos. La estimulación nerviosa simpática de los tejidos activos e inactivos comienza a aumentar a intensidades de ejercicio que van desde aproximadamente el 25 % al 50 % de la capacidad máxima y aumenta progresivamente; alcanza el máximo a medida que aumenta la intensidad del ejercicio.

También es posible que la liberación de adrenalina y noradrenalina al torrente sanguíneo por la médula suprarrenal en forma de hormonas afecte la vasoconstricción y la vasodilatación. Sin embargo, estos efectos endocrinos pueden ser importantes solo durante el ejercicio submáximo y máximo de intensidad relativamente alta o durante la respuesta clásica de lucha o huida. El control extrínseco de la vasoconstricción y la vasodilatación debe equilibrarse con el control intrínseco o local para lograr el aumento deseado del flujo sanguíneo al tejido activo.

Control intrínseco de la vasoconstricción y vasodilatación

Los cambios en el músculo esquelético durante el ejercicio estimulan a los quimiorreceptores del músculo liso ubicados en los esfínteres precapilares, lo que produce un aumento de la vasodilatación y, por tanto, del flujo sanguíneo al músculo esquelético contraído. Este control intrínseco de la vasoconstricción y la vasodilatación se denomina **autorregulación**. Aunque no se comprenden del todo, los cambios que desencadenan estas acciones reflejas son aumentos en las concentraciones de CO_2, iones de hidrógeno, ácido láctico, potasio y otras sustancias que se producen en el tejido muscular en ejercicio[35,46].

El grado de vasodilatación dentro del músculo esquelético activo durante el ejercicio está determinado en última instancia por un equilibrio entre la estimulación nerviosa simpática adrenérgica y la autorregulación. Después del inicio del ejercicio, se cree que la vasoconstricción causada por la estimulación simpática constituye un ajuste esencial al ejercicio porque contrarresta la vasodilatación provocada por la autorregulación[8]. Si dicha vasodilatación no estuviera limitada por la estimulación simpática adrenérgica, la presión arterial podría disminuir como resultado de un flujo sanguíneo excesivo que entra en el músculo activo. Potencialmente, esto podría causar una peligrosa disminución del flujo sanguíneo a otros órganos vitales, como el encéfalo y el corazón. Por tanto, es importante que exista un equilibrio entre el control extrínseco e intrínseco del flujo sanguíneo, no solo para la redistribución de dicho flujo, sino también para mantener la presión arterial y el flujo sanguíneo a todos los órganos vitales.

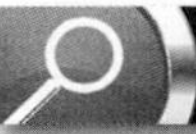

Revisión rápida

- Durante el ejercicio, la sangre se redistribuye para que el músculo esquelético activo reciba la gran mayoría del gasto cardíaco, lo que aumenta el suministro de oxígeno a los tejidos.
- Durante la actividad, la vasoconstricción, la vasodilatación y los esfínteres precapilares se utilizan para aumentar el flujo sanguíneo al músculo esquelético activo y disminuir el flujo sanguíneo al tejido inactivo.
- La vasoconstricción y la vasodilatación están controladas por factores tanto extrínsecos como intrínsecos.

AUMENTO DEL RETORNO VENOSO

En reposo y durante el ejercicio, la sangre que no regresa al corazón no puede ser bombeada ni a la circulación pulmonar ni a la periférica. Después de que la sangre haya pasado por el lecho capilar de un tejido, la presión arterial media es muy baja (10-20 mm Hg) y, por tanto, aunque el gradiente de presión es suficiente para mover la sangre de vuelta hacia el corazón, es bastante pequeño y por sí mismo sólo impulsaría lentamente el flujo hacia el corazón. Hay varios factores que pueden favorecer el retorno venoso tanto en reposo como durante el ejercicio, para ayudar a mantener un VS y un $\dot{Q}$ adecuados y, por tanto, el flujo sanguíneo a los tejidos. Estos factores son la venoconstricción, la bomba muscular y la bomba respiratoria.

Venoconstricción

En reposo, los vasos venosos contienen aproximadamente el 65 % del volumen de sangre total del cuerpo. Por tanto, los vasos venosos pueden considerarse depósitos de almacenamiento o **vasos sanguíneos de capacitancia** que contienen un gran volumen de sangre a una presión relativamente baja. Una forma de movilizar la sangre de los vasos venosos es a través de la estimulación simpática que provoca una **venoconstricción**, o constricción de las venas, que provoca una disminución de su radio interior, lo que aumentaría el retorno venoso al corazón. Sin embargo, las venas del músculo esquelético pueden no recibir una estimulación simpática suficiente para aumentar sustancialmente el retorno venoso. Por tanto, solo las venas ubicadas en tejidos distintos del músculo esquelético pueden contribuir a un aumento del retorno venoso mediante la venoconstricción. Dentro del músculo esquelético, la mayor parte del aumento del retorno venoso se produce probablemente a través de la acción de la denominada bomba muscular, que se analiza en la siguiente sección.

Bomba muscular

La bomba muscular es un mecanismo mediante el cual las contracciones musculares rítmicas ayudan al retorno venoso de la sangre al corazón. Las grandes venas contienen válvulas unidireccionales que permiten que la sangre fluya solo hacia el corazón (Fig. 6-17). Cuando el músculo está activo, comprime las venas en su interior. La compresión fuerza a la sangre a volver hacia el corazón debido a la presencia de las válvulas unidireccionales.

Cuando el músculo se relaja, las válvulas unidireccionales impiden que la sangre se aleje del corazón. Este proceso de compresión de las venas y de relajación del músculo se repite durante las acciones musculares rítmicas, como al correr, lo que aumenta el retorno venoso al corazón como si se «ordeñara». La bomba muscular se activa en cuanto se inicia la actividad física y se mantiene durante toda la actividad. Por tanto, el retorno venoso del músculo aumenta en cuanto comienza la actividad y permanece así durante toda ella, lo que contribuye a aumentar el gasto cardíaco necesario para mantener el ejercicio.

Bomba respiratoria

La **bomba respiratoria** se refiere a facilitar el retorno venoso al corazón mediante el aumento de la presión intratorácica durante la espiración y la disminución de la misma durante la inspiración. Durante la inspiración, la presión intratorácica disminuye y la presión intraabdominal aumenta, lo que crea un gradiente de presión para que la sangre pase del área abdominal al área torácica. Durante la espiración, la presión intratorácica aumenta, lo que comprime las grandes venas contenidas en la cavidad torácica y empuja a la sangre hacia el corazón, y la presión intraabdominal disminuye, lo que permite que las venas abdominales se llenen de sangre. Este proceso se repite durante cada ciclo de inspiración y espiración. La bomba respiratoria ayuda al retorno venoso en reposo y se potencia durante el ejercicio debido al aumento de la frecuencia y la profundidad de la respiración.

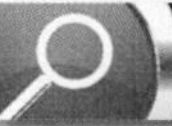

Revisión rápida

- La venoconstricción de las grandes venas causada por la estimulación simpática puede aumentar el retorno venoso al corazón, pero este mecanismo de aumento puede no aplicarse al músculo esquelético.
- La bomba muscular aumenta el retorno venoso debido a la compresión de las venas por la expansión de los músculos durante la contracción y la presencia de válvulas unidireccionales en las grandes venas.
- La bomba respiratoria aumenta el retorno venoso debido a los aumentos y disminuciones de la presión intratorácica durante la espiración y la inspiración, respectivamente.

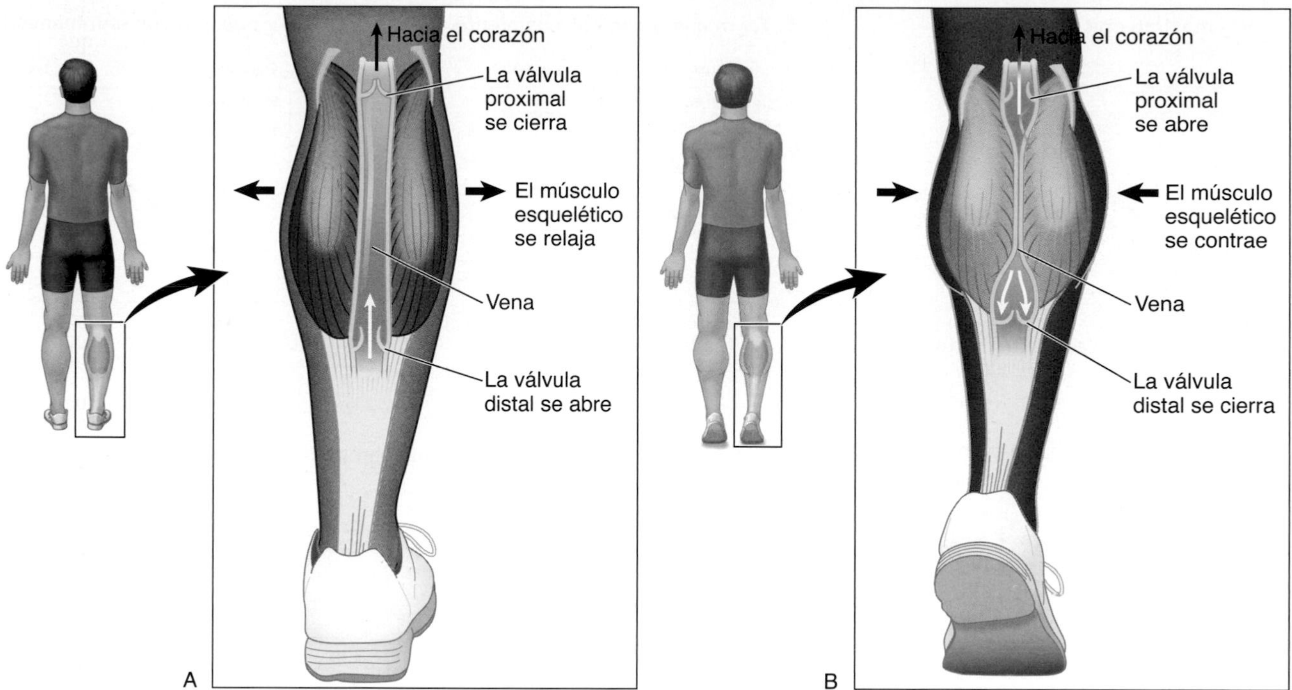

FIGURA 6-17. El retorno venoso se ve favorecido por la bomba muscular debido a las válvulas unidireccionales de las venas. (A) Cuando un músculo se relaja, las válvulas unidireccionales no permiten que la sangre vuelva al músculo desde la dirección del corazón. **(B)** Cuando un músculo se contrae, las venas grandes se comprimen, lo que hace que la sangre fluya hacia el corazón debido a las válvulas unidireccionales.

INTEGRACIÓN PARA AUMENTAR EL SUMINISTRO DE OXÍGENO DURANTE EL EJERCICIO

El aumento del suministro de oxígeno al tejido muscular activo durante el ejercicio implica todos los factores descritos anteriormente, incluido el aumento de $\dot{Q}$, la redistribución del flujo sanguíneo y el aumento de a – v dif O_2. Una adaptación al entrenamiento de resistencia a largo plazo es un aumento de la capacidad de cada uno de estos factores. Durante el ejercicio, tanto si una persona está entrenada como si no, es necesario equilibrar los efectos de varios factores sobre la presión arterial para mantener una presión suficiente, de modo que el flujo sanguíneo llegue a todos los tejidos y se produzca un aumento del flujo sanguíneo al tejido muscular activo. Estos factores representan un aumento de $\dot{Q}$, que incrementa la presión arterial en todo el sistema arterial; la vasodilatación dentro del tejido activo, que aumenta el flujo sanguíneo hacia el tejido activo, pero disminuye la presión arterial; y la vasoconstricción dentro del tejido inactivo, que disminuye el flujo sanguíneo hacia tejido inactivo, pero aumenta la presión arterial. El resultado neto es un aumento del flujo sanguíneo y, en consecuencia, del suministro de oxígeno al músculo activo. Además, la a-v dif O_2 aumenta a medida que se amplía la intensidad del ejercicio. La combinación de un mayor flujo sanguíneo hacia el tejido activo y un aumento de a-v dif O_2 da como resultado grandes incrementos en la disponibilidad y el consumo de oxígeno durante la actividad en comparación con el reposo. Aquí se han analizado con detalle los cambios cardiovasculares. Sin embargo, debe recordarse que también deben producirse otras adaptaciones, como el aumento de las concentraciones de enzimas aeróbicas y la densidad capilar, para que los músculos entrenados aprovechen la mayor disponibilidad de oxígeno que permiten los cambios cardiovasculares del ejercicio y las adaptaciones al entrenamiento a largo plazo.

A medida que la intensidad del ejercicio aumenta, también lo hacen la frecuencia cardíaca y el volumen sistólico, lo que produce un aumento de $\dot{Q}$ (Fig. 6-18). El aumento de $\dot{Q}$ con el incremento de la intensidad del ejercicio, junto con una redistribución del flujo sanguíneo hacia el músculo esquelético activo, aumenta sustancialmente el flujo sanguíneo y el suministro de oxígeno. Tanto en personas entrenadas como en las no entrenadas, $\dot{Q}$ aumenta simultáneamente con la intensidad del ejercicio. Sin embargo, una adaptación al entrenamiento de resistencia a largo plazo es el aumento del volumen sistólico con poco efecto sobre la frecuencia cardíaca máxima. Por tanto, en personas con entrenamiento de resistencia, el aumento de $\dot{Q}$ máximo depende principalmente del aumento del volumen sistólico.

El aumento de $\dot{Q}$ máximo en individuos con entrenamiento de resistencia les permite lograr un mayor flujo sanguíneo hacia el tejido muscular activo, lo que resulta en un mayor consumo máximo de oxígeno. La adaptación al entrenamiento de una disminución de la frecuencia cardíaca en reposo y un aumento del volumen sistólico también es evidente durante el ejercicio submáximo, en el que el deportista con entrenamiento de resistencia también demuestra una frecuencia cardíaca más baja, pero un volumen sistólico más alto que la persona no entrenada con el mismo porcentaje submáximo de consumo máximo de oxígeno. La relación entre la frecuencia cardíaca, el volumen sistólico y el gasto cardíaco ($\dot{Q}$ = FC × VS) permite al individuo con entrenamiento de resistencia mantener el $\dot{Q}$ necesario para suministrar cantidades adecuadas de sangre a los músculos, pero con una frecuencia cardíaca más baja. Por ello, un marcador típico de una mayor aptitud aeróbica no es solo la disminución de la frecuencia cardíaca en reposo, sino también una disminución de la frecuencia cardíaca con cualquier carga de trabajo submáxima dada (p. ej., correr a un ritmo de 10 minutos por milla).

El entrenamiento de resistencia también puede disminuir la presión arterial periférica tanto en reposo como durante el ejercicio de intensidad submáxima en individuos normotensos, pero la disminución es relativamente pequeña[1]. Esta disminución de la presión arterial periférica es un factor importante para explicar por qué el

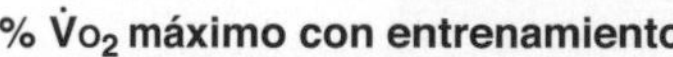

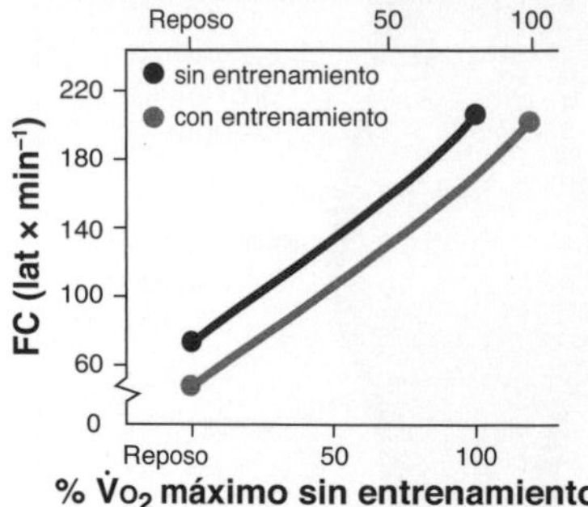

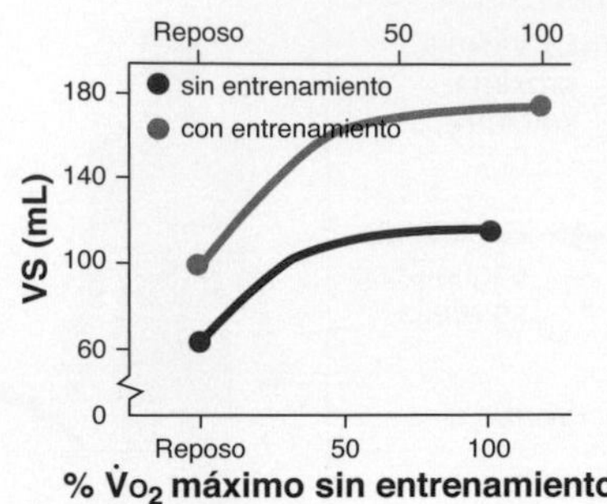

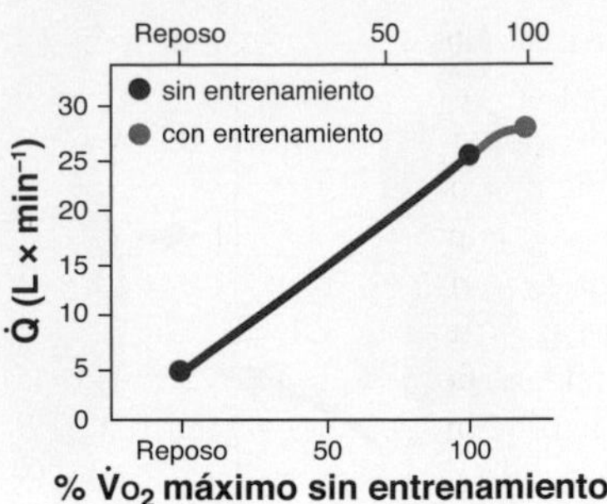

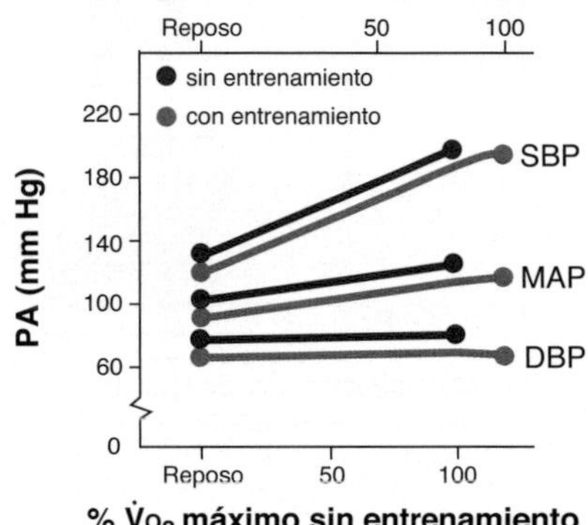

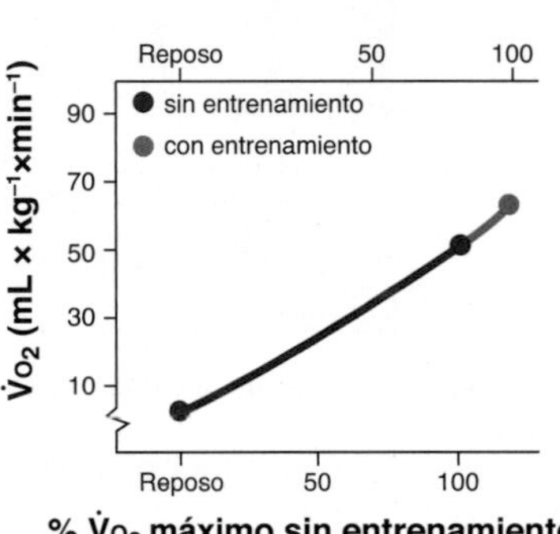

FIGURA 6-18. Comparación de las principales respuestas cardiovasculares de un individuo no entrenado y un individuo con entrenamiento de resistencia. Las líneas separadas indican que la variable (frecuencia cardíaca, volumen sistólico y presión arterial) cambia en reposo y durante la actividad debido al entrenamiento. Una línea para una variable con una extensión de la línea para el individuo entrenado (gasto cardíaco y consumo máximo de oxígeno) indica que la variable no cambia sustancialmente en reposo o con cargas de trabajo submáximas debido al entrenamiento, pero que los valores máximos aumentan.

EC ESTUDIO DE CASO

ESCENARIO

Usted es entrenador personal y una de sus clientas, quien padece hipertensión, le pregunta por qué el ejercicio aeróbico facilita el trabajo de su corazón. ¿Cómo le explicaría esto a su cliente?

Opciones

El entrenamiento aeróbico a largo plazo disminuye la presión arterial en reposo. Esta disminución hace que para el ventrículo izquierdo sea más fácil bombear sangre, porque debe desarrollar menos fuerza para expulsarla a la circulación periférica. La presión arterial durante el ejercicio submáximo al mismo ritmo, como correr una milla durante 10 min, también es más baja después de un entrenamiento prolongado. Por tanto, el trabajo de su corazón también disminuye durante el ejercicio submáximo.

Durante el esfuerzo de máxima intensidad, la presión arterial permanece igual o aumenta ligeramente por el entrenamiento, lo que aumentaría el trabajo del ventrículo izquierdo. Sin embargo, la mayoría de las personas, excepto los atletas, realiza el entrenamiento aeróbico a intensidades máximas durante poco tiempo, por lo que, si el trabajo del ventrículo izquierdo aumenta a intensidades máximas, tiene poca importancia para la mayoría de las personas.

ESCENARIO

Usted es entrenador de pista, y uno de sus corredores de fondo de primer año se somete a un examen físico antes de iniciar el entrenamiento. Se detecta que tiene un hematocrito del 38 %. ¿Le preocuparía el hematocrito bajo de este atleta?

Opciones

Un hematocrito bajo podría indicar anemia. Sin embargo, al hablar con el atleta, se entera de que había comenzado a entrenar varias semanas antes del examen. Por tanto, debido al rápido aumento del volumen plasmático causado por el entrenamiento rápido y un aumento más lento en el volumen eritrocitario, en esta situación podría esperarse un hematocrito ligeramente más bajo de lo normal. Como resultado, no se preocupa demasiado, pero controla al atleta para detectar signos de fatiga que pudieran indicar anemia. También es posible que desee revisar nuevamente el hematocrito después de varias semanas más de entrenamiento.

volumen sistólico es mayor entre individuos entrenados que en los no entrenados en condiciones de reposo y durante el ejercicio de intensidad submáxima. Recuérdese que la presión arterial representa la resistencia al flujo sanguíneo de los ventrículos. Sin embargo, debido a que el individuo entrenado puede realizar más trabajo aeróbico, la presión arterial con cargas de trabajo máximas, especialmente la presión arterial sistólica, puede ser ligeramente mayor en una persona entrenada que en una sin entrenamiento. Además de la presión arterial más baja, otras adaptaciones al entrenamiento de resistencia que explican el aumento del volumen sistólico durante el ejercicio de intensidad submáxima incluyen un aumento del VTD, un aumento del volumen sanguíneo total, un aumento de la masa muscular del ventrículo izquierdo y, aunque no se ha constatado de forma consistente, un aumento de la función sistólica. De hecho, debido a que la presión arterial máxima no se ve afectada o incluso aumenta ligeramente como resultado del entrenamiento aeróbico, el aumento en el volumen sistólico observado entre las personas entrenadas con cargas de trabajo máximas se debe principalmente a estas otras adaptaciones al entrenamiento de resistencia, especialmente al aumento del VTD. Por tanto, aunque el volumen sistólico y, por extensión, $\dot{Q}$, aumentan con cargas de trabajo submáximas y máximas entre los deportistas con entrenamiento de resistencia, los factores que explican esta mejora en el volumen sistólico y, por tanto, en $\dot{Q}$, pueden variar.

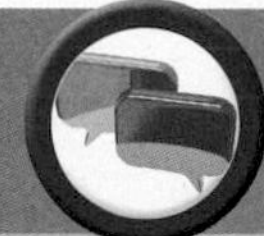

Revisión rápida

- Durante la actividad, es necesario equilibrar el aumento del gasto cardíaco, que aumenta la presión arterial; la vasodilatación dentro del tejido activo, que disminuye la presión arterial; y la vasoconstricción dentro del tejido inactivo para mantener la presión sanguínea y optimizar el flujo sanguíneo.
- Con ejercicio a mayor intensidad, se producen aumentos tanto de la frecuencia cardíaca como del volumen sistólico, lo que aumenta el gasto cardíaco.
- El aumento del volumen telediastólico ayuda a aumentar el volumen sistólico en reposo y durante cargas de trabajo submáximas y máximas.
- Con el entrenamiento aeróbico, debido a que la frecuencia cardíaca máxima cambia poco con el entrenamiento, el aumento del gasto cardíaco máximo inducido por el entrenamiento se produce principalmente por el aumento del volumen telediastólico del ventrículo izquierdo, lo que provoca un aumento del volumen sistólico.
- El entrenamiento de resistencia provoca una disminución de la presión arterial en reposo y durante el trabajo submáximo, que es un factor que ayuda a aumentar el volumen sistólico.

RESUMEN DEL CAPÍTULO

El sistema cardiovascular puede dividirse en dos componentes circulatorios principales: las circulaciones periférica y pulmonar. La primera lleva sangre a todos los tejidos del cuerpo antes de devolverla al corazón, mientras que la circulación pulmonar envía sangre a los pulmones para oxigenarla y eliminar el CO_2 antes de volver a entrar en el corazón. Asimismo, puede pensarse en el corazón como dos bombas separadas: las aurículas y los ventrículos derecho e izquierdo, que bombean sangre a través de las circulaciones pulmonar y periférica, respectivamente.

Un ciclo cardíaco consiste en la fase sistólica, o la contracción del miocardio, durante la cual la presión arterial es máxima, y la fase diastólica o relajación del miocardio, durante el cual la presión arterial es mínima. El flujo sanguíneo está causado por diferencias de presión arterial tanto en la circulación pulmonar como en la periférica.

Para que el flujo sanguíneo sea eficiente, el ciclo cardíaco debe tener lugar en un orden específico y está controlado por un tejido nervioso especializado situado en segmentos discretos del corazón, incluidos el nodo SA, el nodo AV, el haz AV, las ramas derecha e izquierda del haz, y las fibras de Purkinje. El ciclo cardíaco también está controlado por los factores extrínsecos de las estimulaciones nerviosas simpática y parasimpática. Durante las diversas fases del ciclo cardíaco, la actividad eléctrica o el movimiento de iones puede detectarse y producir diversas formas de onda electrocardiográficas

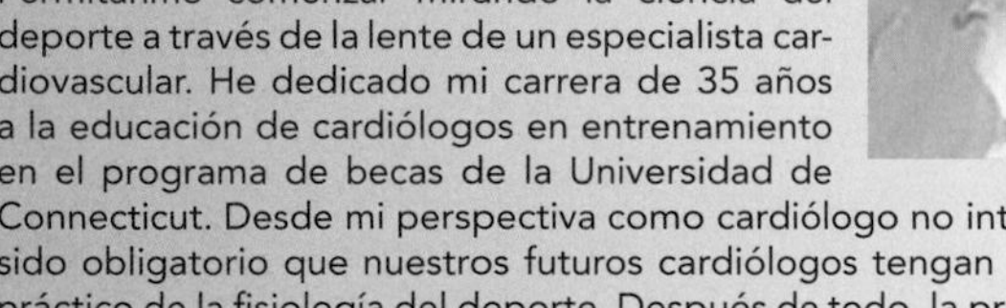

CUADRO 6-8
OPINIÓN EXPERTA

El sistema cardiovascular: ¿qué necesito saber como estudiante de fisiología del deporte?

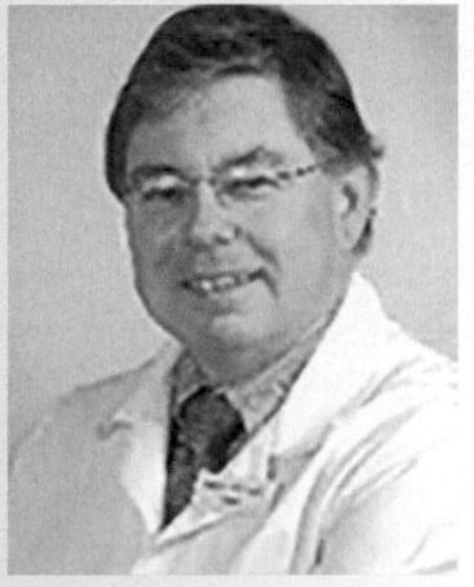

Bernard A. Clark, III, MD
Director, Cardiac Rehabilitation and Exercise Laboratory,
St. Francis Hospital, Hartford, Connecticut
Professor of Clinical Medicine,
University of Connecticut School of Medicine

Permítanme comenzar mirando la ciencia del deporte a través de la lente de un especialista cardiovascular. He dedicado mi carrera de 35 años a la educación de cardiólogos en entrenamiento en el programa de becas de la Universidad de Connecticut. Desde mi perspectiva como cardiólogo no intervencionista, ha sido obligatorio que nuestros futuros cardiólogos tengan un conocimiento práctico de la fisiología del deporte. Después de todo, la prueba de esfuerzo graduado es un procedimiento estándar que los cardiólogos realizan con mucha frecuencia en la práctica. Cada prueba de ejercicio proporciona una evaluación del «rendimiento humano» y una cantidad significativa de información sobre el tema si una persona es conocedora y observadora. La prueba de esfuerzo cardiopulmonar se ha vuelto casi esencial para nuestra especialidad como índice de pronóstico y guía para el manejo de enfermedades en el número creciente de pacientes con insuficiencia cardíaca. No se puede empezar a apreciar el valor de esta modalidad de prueba sin comprender la fisiología subyacente. Me refiero a la ilustración bastante simple, pero elegante, publicada por primera vez en 1967 en el *Journal of Applied Physiology* por el Dr. Karlman Wasserman, que demuestra la relación íntima entre los pulmones, el sistema cardiovascular (y hematológico) y los músculos activos. Es importante que nuestros compañeros comprendan la importancia de «nuestro» equipo como factor limitante en la mayoría de las personas que hacen ejercicio.

Por tanto, es fundamental que un estudiante de fisiología del deporte comprenda la estructura y la función del sistema cardiovascular. La capacidad del músculo activo para funcionar correctamente depende del suministro de oxígeno y otros sustratos metabólicos y de la eliminación de los productos de desecho. El corazón, que funciona como dos bombas en serie (y en paralelo dentro del órgano), es responsable de impulsar la sangre a través de las circulaciones pulmonar y sistémica. Los trastornos del miocardio incluyen contractilidad debilitada (disfunción sistólica) y relajación anómala (disfunción diastólica), que pueden reducir la cantidad de sangre expulsada (volumen sistólico) con cada latido cardíaco. Los trastornos de las válvulas cardíacas, que pueden ser fijos o dinámicos, pueden evitar la eyección de un volumen sistólico normal (p. ej., estenosis aórtica) o reducir la eficiencia de la bomba a través de fugas o «insuficiencia» (p. ej., insuficiencia mitral). El miocardio depende de un suministro adecuado de sangre a través de su propia circulación coronaria para satisfacer las demandas metabólicas. Si bien es un extractor muy eficiente de oxígeno de la circulación, una reducción significativa en el calibre de la luz coronaria por ateroesclerosis limitará el flujo sanguíneo, lo que provocará isquemia miocárdica a medida que aumenta la demanda de oxígeno. Esto puede reducir la contractilidad ventricular regional y general, y causar síntomas (angina de pecho) que limitarán la capacidad de realizar ejercicio. La función de la bomba está dirigida, además, por el sistema eléctrico del corazón. El retraso normal entre la contracción auricular y ventricular («retraso A-V») es responsable de la contracción secuencial y la precarga diastólica tardía del miocardio ventricular y el aumento de la fuerza de contracción a través del mecanismo de Frank-Starling. Los trastornos de la conducción AV o los ritmos anómalos como la fibrilación auricular pueden reducir el volumen sistólico ventricular al eliminar la contracción secuencial. Además, los ritmos auriculares anómalos (fibrilación o aleteo auricular) también interrumpirán el acoplamiento normal de la demanda circulatoria y la frecuencia cardíaca, con lo que se reducirá la eficiencia circulatoria. Los trastornos del sistema vascular pueden afectar el suministro de flujo sanguíneo a la periferia. La ateroesclerosis aortoilíaca puede provocar estenosis arterial limitante del flujo e isquemia del músculo esquelético durante el ejercicio, lo que provoca malestar («claudicación») y reducción de la capacidad de hacer ejercicio. Las vasculopatías pulmonares como la hipertensión pulmonar o la enfermedad tromboembólica crónica pueden afectar la función cardíaca derecha y causar disnea con la actividad. Existen varias anomalías congénitas (anomalías de las arterias coronarias, defectos del tabique o trastornos más complejos) que pueden limitar la capacidad de hacer circular la sangre y el oxígeno de manera adecuada.

En resumen, tanto los fisiólogos del deporte como los especialistas cardiovasculares tienen mucho que aprender sobre cada área de interés. Así como los cardiólogos necesitan familiarizarse con la fisiología básica del deporte, el científico del deporte necesitará conocer y comprender la función y disfunción cardiovascular.

(ECG) que representan la contracción y relajación de las aurículas y los ventrículos.

La sangre consta de dos componentes principales: el plasma y los elementos formes, que en su mayoría son eritrocitos responsables del transporte de oxígeno.

El aumento del flujo sanguíneo al tejido activo aumenta el suministro de oxígeno a ese tejido. El flujo sanguíneo a un tejido puede cambiar debido a varios factores importantes, incluidas las alteraciones en el gasto cardíaco y la redistribución del flujo sanguíneo por la vasodilatación de los vasos sanguíneos en el tejido activo y la vasoconstricción de los vasos en los tejidos inactivos.

El retorno venoso al corazón en reposo, pero especialmente durante la actividad física, es asistido por la bomba respiratoria y la bomba muscular. Después del entrenamiento, el flujo sanguíneo a los músculos en el ejercicio aumenta no solo como resultado de un mayor gasto cardíaco y una redistribución más eficiente del flujo sanguíneo, sino también debido a las adaptaciones del sistema cardiovascular. Combinadas, estas adaptaciones actúan para aumentar el flujo sanguíneo (y el suministro de oxígeno) a los músculos activos, lo que permite que los individuos entrenados se desempeñen mejor en los esfuerzos submáximos y máximos.

La comprensión profunda de la estructura del sistema cardiovascular es esencial para aquellas personas que estudian para ser científicos del deporte (cuadro 6-8).

PREGUNTAS DE REVISIÓN

COMPLETE LOS ESPACIOS EN BLANCO

1. Si el gasto cardíaco en reposo es de 5 L·min^{-1} y la frecuencia cardíaca en reposo disminuye, ________________ debe aumentar para que el gasto cardíaco permanezca igual.
2. Las fibras nerviosas parasimpáticas en los nodos SA y AV liberan el neurotransmisor ___________, lo que disminuye la frecuencia cardíaca, mientras que las fibras nerviosas simpáticas liberan ___________, lo que aumenta la frecuencia cardíaca.
3. Una distinción importante entre el músculo esquelético y el miocardio es la presencia de _________________ en el miocardio para transmitir el impulso contráctil entre las fibras del músculo cardíaco.
4. Si el volumen telediastólico aumenta y el volumen telesistólico permanece constante, el volumen sistólico ____________________.
5. El aumento de la presión arterial sistémica debido a un aumento del gasto cardíaco se compensa parcialmente con la elasticidad o ___________ (cambio de volumen por cambio de presión) de las arterias periféricas sanas, lo que les permite expandirse cuando el ventrículo izquierdo expulsa más sangre hacia ellos.

OPCIÓN MULTIPLE

1. ¿Qué arteria es la primera que sale de la aorta y suministra al corazón con nutrientes y sangre?
   a. Arteria pulmonar
   b. Arteria coronaria
   c. Arteria braquial
   d. Arteria radial
   e. Arteria femoral
2. ¿Qué tejido del corazón tiene la autorritmicidad más rápida?
   a. Nodo sinoauricular
   b. Nodo auriculoventricular
   c. Fibras de Purkinje
   d. Rama izquierda del haz
   e. Haz de His

3. ¿Cuál de las siguientes afirmaciones es verdadera para las fibras miocárdicas?
   a. Contienen una gran cantidad de mitocondrias
   b. Tienen una extensa red capilar
   c. Son capaces de utilizar la energía aeróbica de manera eficiente para la contracción
   d. Normalmente no utilizan el metabolismo anaeróbico
   e. Todas las anteriores

4. ¿Cuál de los siguientes factores afecta más radicalmente la resistencia al flujo sanguíneo en los vasos del cuerpo humano?
   a. La longitud del vaso sanguíneo
   b. La viscosidad de la sangre
   c. Cambios en el hematocrito
   d. El radio del vaso sanguíneo
   e. A y B

5. ¿Cuál de los siguientes constituye la mayor parte del hematocrito?
   a. Proteínas
   b. Plaquetas
   c. Hormonas
   d. Eritrocitos
   e. Electrólitos

VERDADERO / FALSO

1. Una distinción importante entre el músculo esquelético y cardíaco es la autorritmicidad del músculo cardíaco.
2. El complejo QRS en un electrocardiograma representa la relajación de los ventrículos.
3. Un volumen sistólico típico para un hombre sin entrenamiento de tamaño normal en reposo es de aproximadamente 5 L·min^{-1}.
4. Según el mecanismo de Frank-Starling, si aumenta el volumen telediastólico de un ventrículo, el volumen sistólico disminuirá.
5. Una adaptación al entrenamiento de resistencia a largo plazo es una disminución del hematocrito.

RESPUESTA CORTA

1. Si una célula sanguínea fuera expulsada del ventrículo izquierdo, ¿qué vasos sanguíneos y cámaras cardíacas debe atravesar para llegar a la aurícula izquierda?
2. ¿Por qué las principales arterias y venas coronarias se encuentran en la superficie externa del corazón?
3. ¿Qué pasaría si las aurículas y los ventrículos se contrajeran exactamente al mismo tiempo? ¿Por qué?
4. ¿Cuál es el propósito del tejido nervioso especializado (es decir, las ramas del haz y las fibras de Purkinje) que hace que los ventrículos se contraigan?
5. ¿Cómo diferenciar la hipertrofia ventricular izquierda por una adaptación fisiológica de una causada por una adaptación patológica?

PENSAMIENTO CRÍTICO

1. Durante el ejercicio, ¿cómo puede aumentarse el flujo sanguíneo al tejido muscular activo?
2. Usted es entrenador de pista y uno de sus corredores de fondo de primer año tiene un examen físico antes de iniciar el entrenamiento y muestra un hematocrito bajo. ¿Le preocuparía el hematocrito bajo en este atleta?

TÉRMINOS CLAVE

Anastomosis Intercomunicación entre dos arterias que garantiza el flujo sanguíneo a un área, incluso si la arteria que irriga un área está total o parcialmente bloqueada.

Arterias Grandes vasos que llevan sangre lejos del corazón.

Arteriolas La más pequeña de las arterias.

Aurícula Cámara cardíaca que recibe sangre de las circulaciones periférica o pulmonar y que, al contraerse, hace que la sangre se mueva hacia un ventrículo.

Autorregulación Control intrínseco de la vasoconstricción y la vasodilatación.

Autorritmicidad Capacidad del tejido cardíaco para iniciar su propio impulso eléctrico para estimular la contracción a intervalos de tiempo regulares.

Bomba muscular Soporte del retorno venoso al corazón por el sistema de válvulas en las venas y la contracción muscular.

Bomba respiratoria Soporte al retorno venoso al corazón mediante cambios en la presión intratorácica durante la inspiración y la espiración.

Bradicardia Frecuencia cardíaca más lenta que en reposo normal (menos de 60 lat·min^{-1}).

Capilares El más pequeño de los vasos sanguíneos, en el que se produce el intercambio de oxígeno, otros nutrientes y productos del metabolismo entre la sangre y otros tejidos.

Circulación periférica Sistema circulatorio que hace circular la sangre desde el corazón a todas las partes del cuerpo, excepto a los pulmones, y de vuelta al corazón.

Circulación pulmonar Sistema que hace circular la sangre desde el corazón a los pulmones y de vuelta al corazón.

Contracción sincicial Capacidad de las fibras del músculo cardíaco para contraerse simultáneamente, con lo que mejora la capacidad del corazón para actuar como una bomba eficaz.

Diástole Fase de relajación del ciclo cardíaco.

Diferencia arteriovenosa de oxígeno (a-v O_2 dif) Diferencia entre la cantidad de oxígeno en 100 mL de sangre arterial que entra en un tejido y la cantidad de oxígeno en 100 mL de sangre venosa que sale de un tejido.

Discos intercalados Estructuras de la membrana de la fibra del músculo cardíaco que permiten que el impulso contráctil se extienda desde una fibra del músculo cardíaco a las fibras adyacentes.

Electrocardiograma (ECG) Registro de la actividad eléctrica del corazón durante el ciclo cardíaco.

Esfínteres precapilares Anillos musculares a la entrada del lecho capilar que son capaces de aumentar y disminuir su diámetro interno.

Fibras de Purkinje Red de fibras nerviosas que propaga el impulso eléctrico por los ventrículos para provocar su contracción.

Fracción de eyección Medida de la función ventricular calculada como el volumen telediastólico dividido por el volumen telesistólico.

Gasto cardíaco Cantidad de sangre bombeada por minuto por el corazón; normalmente se expresa en $L \cdot min^{-1}$ o $mL \cdot min^{-1}$.

Hematocrito Porcentaje del volumen sanguíneo total constituido por las células o elementos formes, la mayoría de los cuales son glóbulos rojos (eritrocitos).

Hemoconcentración Reducción de la parte líquida de la sangre en relación con las células o la parte de los elementos formes de la sangre.

Hemoglobina Sustancia compuesta de proteína y un pigmento que contiene hierro capaz de unir oxígeno de manera reversible.

Hipertensión Presión arterial más alta de lo normal.

Masa ventricular izquierda Cantidad de miocardio que constituye el ventrículo izquierdo.

Miocardio Tejido muscular que constituye el corazón.

Nodo auriculoventricular (AV) Nodo de fibras del músculo cardíaco ubicado en la parte inferior de la aurícula derecha que retrasa el impulso contráctil 1/10 de segundo antes de permitir que se extienda a los ventrículos, lo que asegura que las aurículas se contraigan antes que los ventrículos.

Nodo sinoauricular (SA) Nodo de fibras del músculo cardíaco ubicado en la parte superior de la aurícula derecha, que tiene la autorritmicidad más rápida; también se llama marcapasos del corazón.

Normotensión Presión arterial normal.

Parasimpáticas Fibras nerviosas que utilizan acetilcolina como neurotransmisor, que disminuye la frecuencia cardíaca.

Pericardio Saco membranoso resistente que rodea el corazón.

Plasma Componente líquido de la sangre

Sangre arterial Sangre que fluye desde el corazón hacia las circulaciones periférica o pulmonar.

Sangre venosa Sangre que vuelve al corazón desde las circulaciones periférica y pulmonar.

Simpáticas Fibras nerviosas que utilizan el neurotransmisor noradrenalina, que aumenta la frecuencia cardíaca y el volumen sistólico.

Sístole Fase de contracción del ciclo cardíaco.

Vasoconstricción Disminución del radio interno de los vasos sanguíneos.

Vasodilatación Aumento del radio interno de los vasos sanguíneos.

Vasos sanguíneos de capacitancia Vasos sanguíneos capaces de contener un gran volumen de sangre con presiones relativamente bajas; normalmente se refiere a las venas.

Venas Grandes vasos que llevan sangre hacia el corazón.

Venoconstricción Constricción de una vena que produce disminución en el radio interno.

Ventrículo Cámara del corazón que, al contraerse, bombea sangre a las circulaciones pulmonar o periférica.

Vénulas La más pequeña de las venas.

Volumen sistólico (VS) Cantidad de sangre bombeada por latido cardíaco, normalmente expresada en mL.

Volumen telediastólico (VTD) Cantidad de sangre en un ventrículo inmediatamente antes de la contracción.

Volumen telesistólico (VTS) Cantidad de sangre que queda en un ventrículo después de la contracción.

BIBLIOGRAFÍA

1. ACSM. *ACSM's Guidelines for Exercise Testing and Prescription*. Philadelphia, PA: Lippincott Williams & Wilkins, 2014.
2. Allen DG, Jewell BR, Murray JW. The contribution of activation processes to the length-tension relation of cardiac muscle. *Nature*. 1974;248:606–607.
3. Allen DG, Kurihara S. The effects of muscle length on intracellular calcium transients in mammalian cardiac muscle. *J Physiol*. 1982;327:79–94.
4. Arce Esquivel AA, Welsch MA. High and low volume resistance training and vascular function. *Int J Sports Med*. 2007;28:217–221.
5. Cornelissen VA, Fagard RH. Effect of resistance training on resting blood pressure: a meta-analysis of randomized controlled trials. *J Hypertens*. 2005;23:251–259.
6. Cornelissen VA, Smart NA. Exercise training for blood pressure: a systematic review and meta-analysis. *J Am Heart Assoc*. 2013;2:e004473.
7. Craig SK, Byrnes WC, Fleck SJ. Plasma volume during weight lifting. *Int J Sports Med*. 2008;29:89–95.
8. Esler M, Jennings G, Lambert G, et al. Overflow of catecholamine neurotransmitters to the circulation: source, fate, and functions. *Physiol Rev*. 1990;70:963–985.
9. Fagard RH. Physical fitness and blood pressure. *J Hypertens Suppl*. 1993;11:S47–S52.
10. Falkel JE, Fleck SJ, Murray TF. Comparison of central hemodynamics between power lifters and body builders during resistance exercise. *J Appl Sport Sci Res*. 1992;6:24–35.
11. Fleck SJ. Cardiovascular adaptations to resistance training. *Med Sci Sports Exerc*. 1988;20:S146–S151.
12. Fleck SJ. Cardiovascular adaptations to resistance training. In: Komi PV, ed. *Strength and Power in Sport*. Oxford, UK: Blackwell Science Ltd, 2003:387–408.
13. Fleck SJ, Dean LS. Resistance-training experience and the pressor response during resistance exercise. *J Appl Physiol (1985)*. 1987;63:116–120.
14. Fleck SJ, Henke C, Wilson W. Cardiac MRI of elite junior Olympic weight lifters. *Int J Sports Med*. 1989;10:329–333.
15. Fleck SJ, Pattany PM, Stone MH, et al. Magnetic resonance imaging determination of left ventricular mass: junior Olympic weightlifters. *Med Sci Sports Exerc*. 1993;25:522–527.
16. Fox S. *Human Physiology*. New York, NY: McGraw-Hill Companies, 2002.
17. Gates PE, Seals DR. Decline in large elastic artery compliance with age: a therapeutic target for habitual exercise. *Br J Sports Med*. 2006;40:897–899.
18. Goodman JM. The athletes heart. In: Shephard RJ, Astrand PO, eds. *Endurance in Sport*. Malden, MA: Blackwell Publishing, 2000:68–83.
19. Goodman JM, Liu PP, Green HJ. Left ventricular adaptations following short-term endurance training. *J Appl Physiol (1985)*. 2005;98:454–460.
20. Green HJ, Jones LL, Painter DC. Effects of short-term training on cardiac function during prolonged exercise. *Med Sci Sports Exerc*. 1990;22:488–493.
21. Hagberg JM, Goldberg AP, Lakatta L, et al. Expanded blood volumes contribute to the increased cardiovascular performance of endurance-trained older men. *J Appl Physiol (1985)*. 1998;85:484–489.
22. Halbert JA, Silagy CA, Finucane P, et al. The effectiveness of exercise training in lowering blood pressure: a meta-analysis of randomised controlled trials of 4 weeks or longer. *J Hum Hypertens*. 1997;11:641–649.
23. Heffernan KS, Rossow L, Jae SY, et al. Effect of single-leg resistance exercise on regional arterial stiffness. *Eur J Appl Physiol*. 2006;98:185–190.
24. Johnson JM. Physical training and the control of skin blood flow. *Med Sci Sports Exerc*. 1998;30:382–386.
25. Kasikcioglu E, Oflaz H, Akhan H, et al. Left atrial geometric and functional remodeling in athletes. *Int J Sports Med*. 2006;27:267–271.
26. Kelly G. Dynamic resistance exercise and resting blood pressure in adults: a meta-analysis. *J Appl Physiol (1985)*. 1997;82:1559–1565.
27. Kelly GA, Kelly KS. Progressive resistance exercise and resting blood pressure: a meta-analysis of randomized controlled trials. *Hypertension*. 2000;35:838–843.
28. Kelly M. Clinical snapshot: transient ischemic attack. *Am J Nurs*. 1995;95:42–43.
29. Kentish JC, ter Keurs HE, Ricciardi L, et al. Comparison between the sarcomere length-force relations of intact and skinned trabeculae from rat right ventricle. Influence of calcium concentrations on these relations. *Circ Res*. 1986; 58: 755–768.
30. Kraemer WJ, Fleck SJ, Maresh CM, et al. Acute hormonal responses to a single bout of heavy resistance exercise in trained power lifters and untrained men. *Can J Appl Physiol*. 1999;24:524–537.
31. Krieg A, Scharhag J, Kindermann W, et al. Cardiac tissue Doppler imaging in sports medicine. *Sports Med*. 2007;37:15–30.
32. La Gerche A, Heidbuchel H, Burns AT, et al. Disproportionate exercise load and remodeling of the athlete's right ventricle. *Med Sci Sports Exerc*. 2011;43:974–981.
33. Legaz-Arrese A, Gonzalez-Carretero M, Lacambra-Blasco I. Adaptation of left ventricular morphology to long-term training in sprint- and endurance-trained elite runners. *Eur J Appl Physiol*. 2006;96:740–746.
34. MacDougall JD, Tuxen D, Sale DG, et al. Arterial blood pressure response to heavy resistance exercise. *J Appl Physiol (1985)*. 1985;58:785–790.
35. MacLean D, Vickery LM, Sinoway LI. Elevated interstitial adenosine concentrations do not activate the muscle reflex. *Am J Physiol Heart Circ Physiol*. 2001;280:H546–H553.
36. Maeda S, Otsuki T, Iemitsu M, et al. Effects of leg resistance training on arterial function in older men. *Br J Sports Med*. 2006;40:867–869.

37. McAllister RM. Adaptations in control of blood flow with training: splanchnic and renal blood flows. *Med Sci Sports Exerc*. 1998;30:375–381.
38. Mischler I, Boirie Y, Gachon P, et al. Human albumin synthesis is increased by an ultra-endurance trial. *Med Sci Sports Exerc*. 2003;35:75–81.
39. Moore L, Brown DA. The cardiovascular system: cardiac function. In: Farrell PA, Joyner MJ, Caiozzo VJ, eds. *ACSM's Advanced Exercise Physiology*. Philadelphia, PA: Lippincott Williams & Wilkins, 2012:313–331.
40. Mueller PJ, O'Hagan KP, Skogg KA, et al. Renal hemodynamic responses to dynamic exercise in rabbits. *J Appl Physiol (1985)*. 1998;85:1605–1614.
41. Nagashima J, Musha H, Takada H, et al. Left ventricular chamber size predicts the race time of Japanese participants in a 100 km ultramarathon. *Br J Sports Med*. 2006;40:331–333; discussion 333.
42. Ploutz-Snyder LL, Convertino VA, Dudley GA. Resistance exercise-induced fluid shifts: change in active muscle size and plasma volume. *Am J Physiol*. 1995;269:R536–R543.
43. Robergs RA, Icenogle MV, Hudson TL, et al. Temporal inhomogeneity in brachial artery blood flow during forearm exercise. *Med Sci Sports Exerc*. 1997; 29:1021–1027.
44. Saito K, Matushita M. The contribution of left ventricular mass to maximal oxygen uptake in female college rowers. *Int J Sports Med*. 2004; 25:27–31.
45. Sawka MN, Convertino VA, Eichner ER, et al. Blood volume: importance and adaptations to exercise training, environmental stresses, and trauma/sickness. *Med Sci Sports Exerc*. 2000;32:332–348.
46. Seals D. The autonomic nervous system. In: Farrell PA, Joyner MJ, Caiozzo VJ, eds. *ACSM's Advanced Exercise Physiology*. Philadelphia, PA: Lippincott Williams & Wilkins, 2012:194–241.
47. Senay LC Jr, Pivarnik JM. Fluid shifts during exercise. *Exerc Sport Sci Rev*. 1985;13:335–387.
48. Serveringhaus JW. Exercise O2 transport model assuming zero cytochrome PO2 at VO2 max. *J Appl Physiol (1985)*. 1994;77:671–678.
49. Spence AL, Carter HH, Murray CP, et al. Magnetic resonance imaging-derived right ventricular adaptations to endurance versus resistance training. *Med Sci Sports Exerc*. 2013;45:534–541.
50. Thomas SN, Schroeder T, Secher NH, et al. Cerebral blood flow during submaximal and maximal dynamic exercise in humans. *J Appl Physiol (1985)*. 1989;67:744–748.
51. Utomi V, Oxborough D, Whyte GP, et al. Systematic review and meta-analysis of training mode, imaging modality and body size influences on the morphology and function of the male athlete's heart. *Heart*. 2013;99:1727–1733.
52. Wernstedt P, Sjostedt C, Ekman I, et al. Adaptation of cardiac morphology and function to endurance and strength training. A comparative study using MR imaging and echocardiography in males and females. *Scand J Med Sci Sports*. 2002;12:17–25.
53. Yang RC, Mack GW, Wolfe RR, et al. Albumin synthesis after intense intermittent exercise in human subjects. *J Appl Physiol (1985)*. 1998;84:584–592.
54. Yoshida T, Nagashima K, Nose H, et al. Relationship between aerobic power, blood volume, and thermoregulatory responses to exercise-heat stress. *Med Sci Sports Exerc*. 1997;29:867–873.

LECTURAS RECOMENDADAS

American College of Sports Medicine, American Heart Association. Exercise and acute cardiovascular events: placing the risks into perspective. *Med Sci Sports Exerc*. 2007;39(5):886–897.

Bejder J, Andersen AB, Goetze JP, et al. Plasma volume reduction and hematological fluctuations in high-level athletes after an increased training load. *Scand J Med Sci Sports*. 2017;27:1605–1615.

Corrado D, Basso C, Schiavon M, et al. Does sports activity enhance the risk of sudden cardiac death? *J Cardiovasc Med (Hagerstown)*. 2006;7(4):228–233.

Dodd KJ, Shields N. A systematic review of the outcomes of cardiovascular exercise programs for people with Down syndrome. *Arch Phys Med Rehabil*. 2005;86(10):2051–2058.

Gill JM. Physical activity, cardiorespiratory fitness and insulin resistance: a short update. *Curr Opin Lipidol*. 2007;18(1):47–52.

Hamer M. Exercise and psychobiological processes: implications for the primary prevention of coronary heart disease. *Sports Med*. 2006;36(10):829–838.

Kapetanopoulos A, Kluger J, Maron BJ, et al. The congenital long QT syndrome and implications for young athletes. *Med Sci Sports Exerc*. 2006;38(5):816–825.

Klabunde R. *Cardiovascular Physiology Concepts*. Baltimore, MD: Lippincott Williams & Wilkins, 2004.

Lotan M. Quality physical intervention activity for persons with Down syndrome. *ScientificWorldJournal*. 2007;7:7–19.

Lucas SR, Platts-Mills TA. Physical activity and exercise in asthma: relevance to etiology and treatment. *J Allergy Clin Immunol*. 2005;115(5):928–934.

MacKay-Lyons MJ, Howlett J. Exercise capacity and cardiovascular adaptations to aerobic training early after stroke. *Top Stroke Rehabil*. 2005;12(1):31–44.

Maughan RJ. The limits of human athletic performance. *Ann Transplant*. 2005;10(4):52–54.

Mitzner W, Tyberg JV, Stickland MK, et al. Comments on point: counterpoint series "Active venoconstriction is/is not important in maintaining or raising end-diastolic volume and stoke volume during exercise and orthostasis." *J Appl Physiol (1985)*. 2006;101(4):1267–1268.

Plaisance EP, Taylor JK, Alhassan S, et al. Cardiovascular fitness and vascular inflammatory markers after acute aerobic exercise. *Int J Sport Nutr Exerc Metab*. 2007;17(2):152–162.

Prior BM, Yang HT, Terjung RL. What makes vessels grow with exercise training? *J Appl Physiol*. 2004;97(3):1119–1128.

Rhibi F, Prioux J, Attia MB, et al. Increased interval training intensity improves plasma volume variations and aerobic performances in response to intermittent exercise. *Physiol Behav*. 2019;199:137–145.

Rizvi AA, Thompson PD. Hypertrophic cardiomyopathy: who plays and who sits. *Curr Sports Med Rep*. 2002;1(2):93–99.

Rowell LB. Blood pressure regulation during exercise. *Ann Med*. 1991;23(3): 329–333.

Rowell LB. Neural control of muscle blood flow: importance during dynamic exercise. *Clin Exp Pharmacol Physiol*. 1997;24(2):117–125.

Sui X, LaMonte MJ, Blair SN. Cardiorespiratory fitness and risk of nonfatal cardiovascular disease in women and men with hypertension. *Am J Hypertens*. 2007;20(6):608–615.

Thompson PD, Franklin BA, Balady GJ, et al. Exercise and acute cardiovascular events placing the risks into perspective: a scientific statement from the American Heart Association Council on Nutrition, Physical Activity, and Metabolism and the Council on Clinical Cardiology. *Circulation*. 2007;115(17):2358–2368.

BIBLIOGRAFÍA CLÁSICA

Astrand PO. J.B. Wolffe Memorial Lecture. "Why exercise?" *Med Sci Sports Exerc*. 1992;24(2):153–162.

Astrand PO, Saltin B. Maximal oxygen uptake and heart rate in various types of muscular activity. *J Appl Physiol*. 1961;16:977–981.

Austin WT, Harris EA. Measurement of heart rate in exercise. *Q J Exp Physiol Cogn Med Sci*. 1957;42(1):126–129.

Blomqvist CG, Saltin B. Cardiovascular adaptations to physical training. *Annu Rev Physiol*. 1983;45:169–189.

Boas EP. The heart rate of boys during and after exhausting exercise. *J Clin Invest*. 1931;10(1):145–152.

Drinkwater BL. Women and exercise: physiological aspects. *Exerc Sport Sci Rev*. 1984;12:21–51.

Hartley LH, Saltin B. Reduction of stroke volume and increase in heart rate after a previous heavier submaximal work load. *Scand J Clin Lab Invest*. 1968;22(3): 217–223.

Robinson S, Pearcy M, Brueckman FR, et al. Effects of atropine on heart rate and oxygen intake in working man. *J Appl Physiol*. 1953;5(9):508–512.

Rose JC. The Fick principle and the cardiac output. *GP*. 1956;14(3):115–116.

Saltin B, Grimby G. Physiological analysis of middle-aged and old former athletes. Comparison with still active athletes of the same ages. *Circulation*. 1968;38(6):1104–1115.

Shephard RJ. For exercise testing, please. A review of procedures available to the clinician. *Bull Physiopathol Respir*. 1970;6(2):425–474.

Sistema respiratorio

Capítulo 7

DESPUÉS DE LEER ESTE CAPÍTULO, DEBERÍA SER CAPAZ DE:

1. Explicar la estructura y función de los componentes del sistema respiratorio
2. Explicar la mecánica de la ventilación
3. Describir la difusión de gas en los pulmones y los tejidos
4. Describir los mecanismos de transporte de gas por todo el cuerpo
5. Explicar la curva de disociación de la oxihemoglobina y los factores que la provocan
6. Describir el control de la ventilación durante el reposo y el ejercicio
7. Identificar y describir los receptores que controlan la ventilación
8. Analizar las demandas metabólicas de la ventilación
9. Identificar los síntomas del broncoespasmo inducido por el ejercicio y sus diferencias con el asma
10. Comprender las diferencias de los músculos respiratorios en varios tipos de entrenamiento
11. Describir las adaptaciones ventilatorias al entrenamiento con ejercicios

Los sistemas respiratorio y circulatorio son necesarios para el transporte de oxígeno a los tejidos corporales para usarlo en el metabolismo aeróbico y para eliminar el dióxido de carbono (un producto del metabolismo aeróbico) de los tejidos y, finalmente, del cuerpo. La razón de la respiración se explica por la necesidad de obtener oxígeno de la atmósfera y eliminar el dióxido de carbono del cuerpo. Los sistemas respiratorio y circulatorio se combinan para realizar estas dos funciones, que incluyen varios procesos separados:

- **Ventilación pulmonar** o movimiento de aire dentro y fuera de los pulmones, comúnmente conocido como respiración
- Movimiento de oxígeno del aire en los pulmones a la sangre y del dióxido de carbono de la sangre al aire en los pulmones, o **difusión pulmonar**
- Transporte de oxígeno y dióxido de carbono en la sangre
- Intercambio de oxígeno y dióxido de carbono entre la sangre y los tejidos del cuerpo o **intercambio de gases capilares**

La respiración puede dividirse en dos tipos principales. La ventilación y la difusión pulmonares se conocen como **respiración pulmonar** porque estos dos procesos se producen en los pulmones. La **respiración celular** se refiere al uso de oxígeno en el metabolismo aeróbico y a la producción de dióxido de carbono por todas las células del cuerpo. En este capítulo, la respiración hace referencia siempre a la respiración pulmonar. La respiración celular o el metabolismo ya se analizaron en el capítulo 3. Es necesario conocer el detalle de la respiración pulmonar,

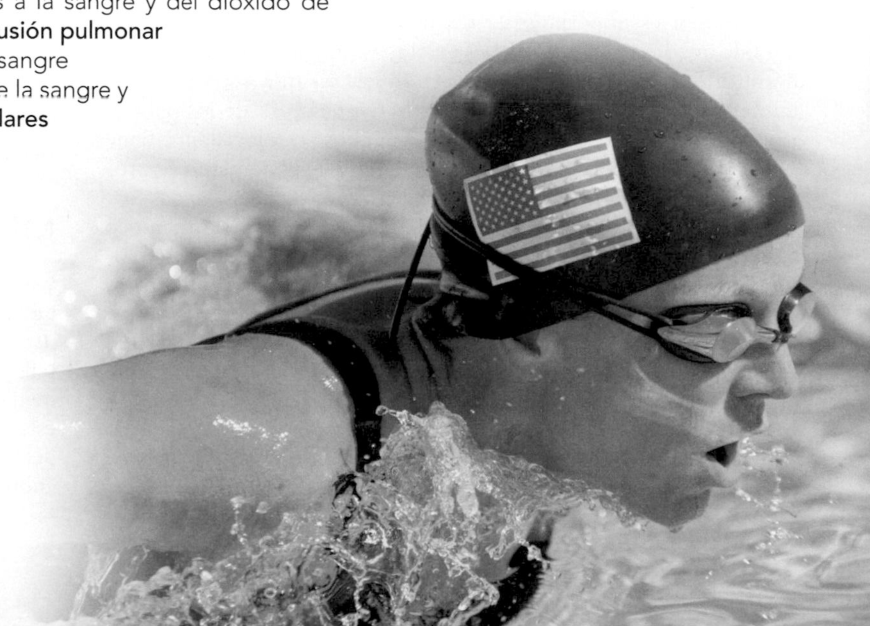

el transporte de oxígeno y dióxido de carbono en la sangre y el intercambio de gases capilares para comprender no solo el funcionamiento del cuerpo en reposo, sino también la función corporal durante el ejercicio. En este capítulo, se analiza la estructura y función del sistema respiratorio en reposo y durante el ejercicio.

ESTRUCTURA Y FUNCIÓN DEL SISTEMA RESPIRATORIO

La función de los pulmones es intercambiar gases entre el aire y la sangre. Por tanto, es necesario que existan estructuras anatómicas a través de las cuales el aire pueda entrar y salir de los pulmones, y debe haber un lugar donde pueda producirse el intercambio capilar de gases. Comenzando por la nariz, el aire pasa primero por las fosas nasales y entra en la cavidad nasal (Fig. 7-1). Luego, viaja a través de la faringe, la laringe y la tráquea, que se divide en dos bronquios (uno que conduce a cada pulmón), y cada uno se ramifica varias veces, con lo que se dividen en bronquíolos y, finalmente, en bronquíolos terminales. Hasta este momento, no se ha producido ningún intercambio de gases. Los bronquíolos terminales conducen aire hacia los bronquíolos respiratorios, que a su vez conducen aire hacia los **alvéolos** (estructuras en forma de saco rodeadas por capilares donde tiene lugar el intercambio de gases). También se produce un cierto intercambio de gases a nivel de los bronquíolos respiratorios. Entonces, algunas estructuras dentro del sistema respiratorio funcionan principalmente como conductos a través de los cuales viaja el aire, mientras que en otras tiene lugar el intercambio de gases.

HUMIDIFICACIÓN, CALENTAMIENTO Y FILTRADO DEL AIRE

Además de ser conductos a través de los cuales viaja el aire, las estructuras que preceden a los bronquíolos respiratorios también humedecen, calientan y filtran el aire. Los tres procesos son necesarios para proteger las delicadas membranas de los bronquíolos y alvéolos respiratorios, donde se produce el intercambio capilar de gases. La humidificación del aire evita que las membranas se dañen debido al secado o la desecación. Aumentar el contenido de vapor de agua del aire es especialmente importante en climas secos o poco húmedos.

También es importante la humidificación adecuada del aire a medida que llega a los pulmones en climas muy fríos, especialmente durante el invierno, porque el aire frío suele ser muy seco. El calentamiento del aire ayuda a mantener la temperatura de los pulmones, así como la de las estructuras, es decir, los alvéolos, donde tiene lugar el intercambio de gases capilar. Dicho calentamiento es probablemente más importante en ambientes fríos[41].

El filtrado del aire se produce debido a la presencia de moco secretado por las células de los conductos nasales a los bronquíolos. Parte del moco se expulsa a través de las fosas nasales, parte se ingiere y parte se expectora. El movimiento del moco para que pueda ser expulsado se ve favorecido por pequeñas proyecciones en forma de dedos, denominadas cilios, que se mueven colectivamente en forma de onda. El movimiento ciliar dentro de los bronquios y bronquíolos mueve el moco hacia la cavidad bucal para que pueda ser expulsado. Las pequeñas partículas en el aire están presentes en casi todo el aire, pero el filtrado del aire es especialmente importante en ambientes contaminados[7]. Las pequeñas partículas del aire que escapan de quedar atrapadas en el moco y llegan a los alvéolos son engullidas por macrófagos (un tipo de célula del sistema inmunitario). Los procesos de humidificación, calentamiento y filtrado del aire son necesarios para evitar daños en los alvéolos.

Revisión rápida

- La función principal del sistema respiratorio pulmonar es el intercambio de dióxido de carbono y oxígeno entre el aire dentro de los pulmones y la sangre.
- Los alvéolos son estructuras en forma de saco rodeadas por capilares donde tiene lugar el intercambio de gases.
- Las fosas nasales y otras estructuras previas a los bronquíolos respiratorios, además de ser conductos por donde pasa el aire, también humedecen, calientan y filtran el aire para proteger los alvéolos del daño.
- La difusión pulmonar se ve favorecida por la gran superficie creada por la enorme cantidad de alvéolos y una cubierta capilar en los alvéolos.

ALVÉOLOS

El intercambio de oxígeno y dióxido de carbono tiene lugar dentro de los alvéolos. La mayoría de los alvéolos se localizan después de los bronquíolos respiratorios. Sin embargo, estos últimos poseen una pequeña cantidad de grupos alveolares donde tiene lugar un cierto intercambio de gases antes de terminar en los alvéolos. Hay aproximadamente 480 millones de alvéolos en los pulmones humanos, con un intervalo de 274 a 790 millones[33]. El número de alvéolos está íntimamente relacionado con el volumen pulmonar total, y los pulmones más grandes tienen más alvéolos. La gran cantidad de alvéolos requiere una enorme superficie, aproximadamente del tamaño de una cancha de tenis (70 m^2), donde puede tener lugar la difusión pulmonar.

Esta enorme superficie es la principal razón por la que una persona puede llevar una vida relativamente normal incluso después de la extirpación de un pulmón. Además, dos membranas celulares que componen la **membrana respiratoria** ayudan a la difusión pulmonar: la membrana de las células alveolares y las células que forman la pared del capilar. A través de la membrana respiratoria es por donde debe pasar el gas para moverse entre la sangre y el aire dentro de los alvéolos (Fig. 7-2). Cada alvéolo está envuelto en capilares, lo que ayuda a aumentar el área de superficie disponible para la difusión pulmonar. Por tanto, la enorme cantidad de alvéolos y su diseño dan como resultado una vasta superficie disponible para la difusión pulmonar y la función fisiológica normal en reposo y durante el ejercicio.

MECÁNICA DE VENTILACIÓN

Una forma en que se podría cambiar el volumen pulmonar para mover aire dentro y fuera de los pulmones sería tener tejido pulmonar capaz de contraerse de manera similar al tejido muscular. Pero el tejido pulmonar no puede contraerse, de modo que debe existir otro medio por el cual se produce el cambio de volumen. Cada pulmón está revestido por un saco pleural de doble capa. Las dos membranas del saco se conocen como **pleura**. La pleura visceral, o pulmonar, recubre la superficie exterior de los pulmones, y la pleura parietal recubre la superficie interna de la cavidad torácica y el diafragma.

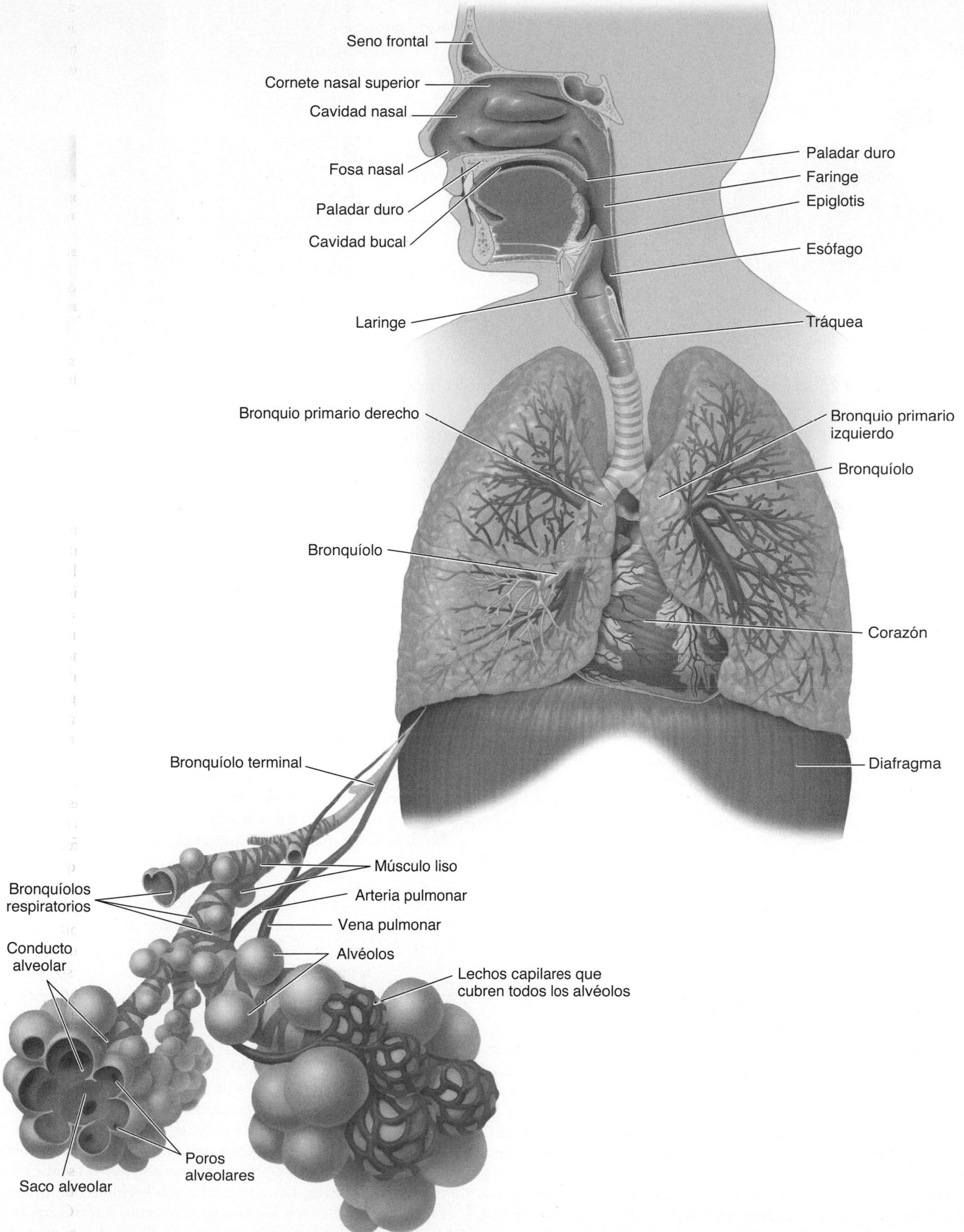

FIGURA 7-1. Las principales estructuras anatómicas del sistema respiratorio comienzan en las fosas nasales y terminan en los alvéolos. Desde las fosas nasales hasta el bronquíolo terminal no hay intercambio de gases. Sí se produce un cierto intercambio a nivel del bronquíolo respiratorio, pero la mayor parte de este tiene lugar en los alvéolos. (Recurso proporcionado por Anatomical Chart Co.)

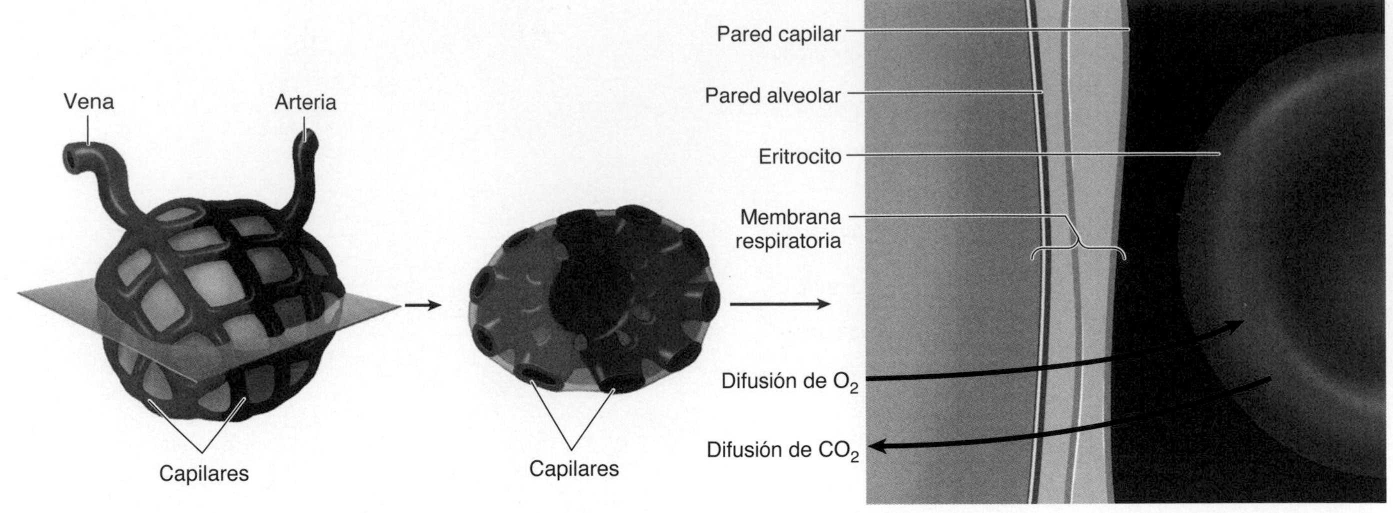

FIGURA 7-2. La membrana respiratoria está compuesta por las paredes capilar y alveolar. La superficie disponible para el intercambio de gases aumenta al cubrir cada alvéolo con capilares.

Entre estas dos membranas hay una delgada película de líquido que actúa como lubricante entre los pulmones y la pared torácica interna y el diafragma, a medida que los pulmones aumentan y disminuyen de volumen durante la respiración. Este líquido también hace que la **presión intrapleural** o la presión en el espacio o cavidad pleural entre las membranas visceral y parietal sea menor que la presión atmosférica. El hecho de que la presión dentro del saco pleural (presión intrapleural) sea menor que la del aire en los alvéolos hace que los pulmones se adhieran a la superficie interna de la cavidad torácica y al diafragma.

Además, si las costillas o el diafragma se mueven de manera que el volumen de la cavidad torácica cambia, los pulmones permanecerán en contacto con la superficie interna de la cavidad torácica y el diafragma, lo que provocará cambios en el volumen pulmonar. Por tanto, los músculos externos al tejido pulmonar deben crear un cambio en el volumen de la cavidad torácica para que el aire entre y salga de los pulmones. Estos músculos y otros factores relacionados con el movimiento del aire que entra y sale de los pulmones se analizan en las siguientes secciones.

CAMBIOS DE PRESIÓN DURANTE LA VENTILACIÓN

El aire entra y sale de los pulmones debido a los cambios de presión dentro de estos. Si esta presión del aire dentro de los pulmones, o **presión intrapulmonar**, es mayor que la presión atmosférica, el aire saldrá de los pulmones (espiración). Si la presión intrapulmonar es menor que la presión atmosférica, el aire entrará en los pulmones (inspiración). Entre las respiraciones, la presión intrapulmonar y la presión atmosférica son equivalentes, por lo que no se produce ningún movimiento de aire (Fig. 7-3). Durante la inspiración, el volumen de la cavidad intratorácica aumenta, lo que disminuye la presión del aire dentro de la cavidad. Con un aumento en el volumen pulmonar, la presión intrapulmonar disminuye y el aire entra rápidamente en los pulmones.

Durante la espiración, el volumen de la cavidad intratorácica disminuye, lo que produce una disminución del volumen pulmonar. La disminución del volumen pulmonar da como resultado un aumento de la presión intrapulmonar y el aire sale rápidamente de los pulmones. Entonces, durante la inspiración y la espiración, se crean gradientes de presión entre la presión atmosférica y la presión intrapulmonar al cambiar el volumen de la cavidad intratorácica, lo que produce el movimiento de aire dentro y fuera de los pulmones. En la siguiente sección se analizan los músculos responsables de los cambios en el volumen intratorácico.

INSPIRACIÓN

Un músculo capaz de aumentar el volumen de la cavidad intratorácica es un músculo inspiratorio. El **diafragma** es el músculo inspiratorio más importante. A medida que se contrae, se aplana (Fig. 7-3), lo que produce un aumento del volumen intratorácico y activa los cambios de presión intrapulmonar provocados por la inspiración. Además, la contracción del diafragma provoca el movimiento del contenido abdominal hacia adelante y hacia abajo. En reposo, el diafragma realiza la mayor parte del trabajo para la inspiración. Durante el ejercicio, cuando se necesitan mayores cambios en el volumen intratorácico para ventilar un mayor volumen de aire, los músculos inspiratorios accesorios también se contraen (Fig. 7-4). Estos músculos incluyen los músculos intercostales externos ubicados entre las costillas, que, al contraerse, elevan estas, lo que aumenta el volumen intratorácico. Otros músculos inspiratorios accesorios que elevan las costillas y aumentan el volumen intratorácico son los músculos escalenos, esternocleidomastoideo y pectoral menor.

ESPIRACIÓN

En reposo, no se necesita ningún esfuerzo muscular para provocar la espiración. El diafragma y la caja torácica tienen propiedades elásticas, y, al relajar el diafragma y cualquier músculo inspiratorio accesorio, el volumen intratorácico disminuye debido al retroceso pasivo de esos músculos y la caja torácica. La disminución del volumen intratorácico activa los cambios en la presión intrapulmonar que provocan la espiración. Sin embargo, durante el ejercicio o la espiración forzada voluntaria, los músculos accesorios de la espiración también se contraen. Estos músculos son los intercostales internos, el recto del abdomen y los músculos oblicuos internos de la pared del abdomen, que, al contraerse, hacen descender la caja torácica (Fig. 7-4). La contracción de los músculos de la pared del abdomen también fuerza el contenido abdominal hacia arriba, contra el diafragma. La contracción de los músculos espiratorios acceso-

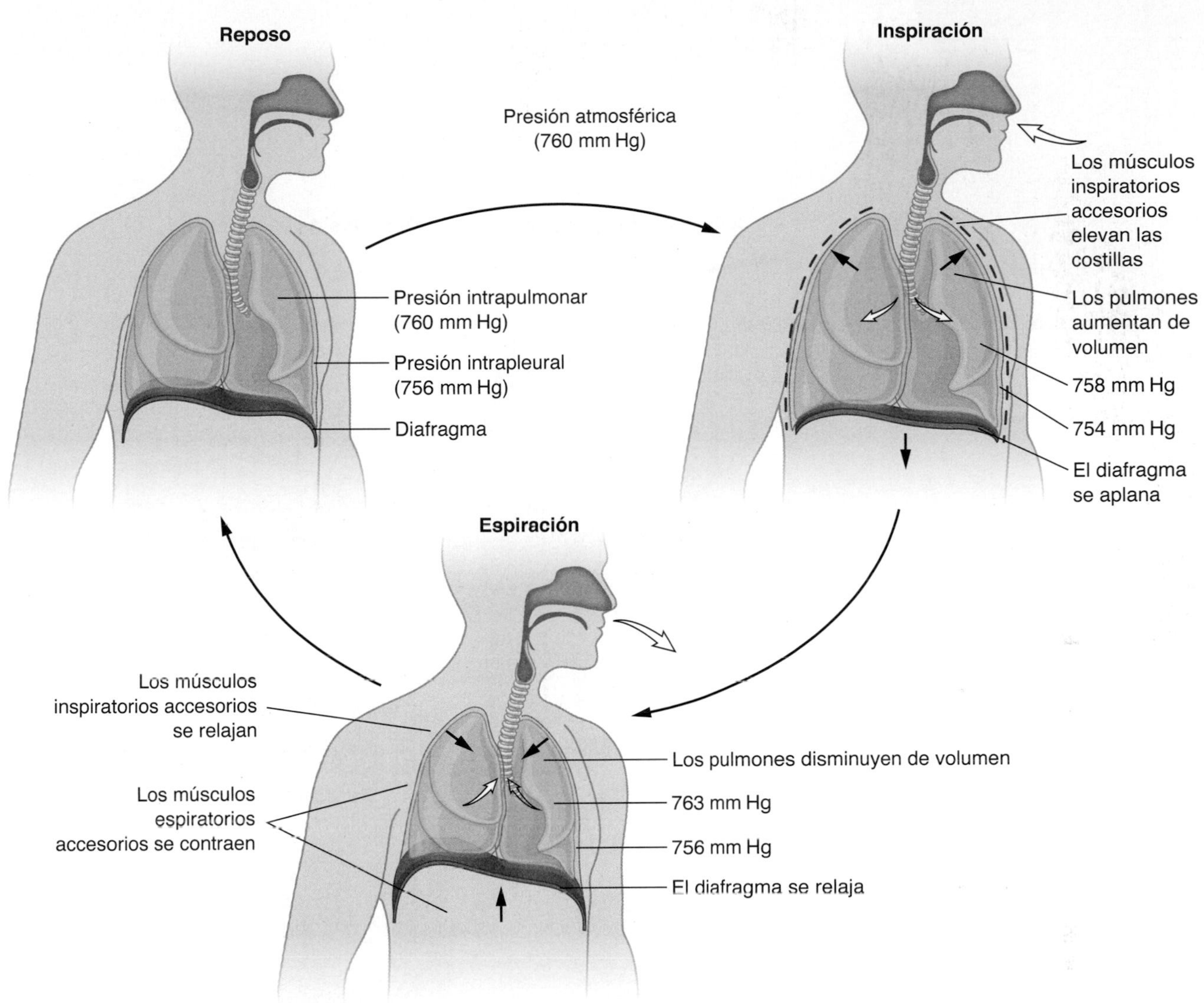

FIGURA 7-3. La inspiración y la espiración se producen por cambios en la presión intrapulmonar. Durante la inspiración, la presión intrapulmonar es menor que la presión atmosférica, y durante la espiración, la presión intrapulmonar es mayor que la presión atmosférica.

rios disminuye el volumen intratorácico, lo que aumenta la presión intrapulmonar y la espiración. Entonces, el volumen de aire en movimiento durante la inspiración y la espiración puede aumentar debido a la contracción de los músculos accesorios.

RESISTENCIA AL FLUJO AÉREO

Al igual que con el flujo sanguíneo, la resistencia al flujo y la diferencia de presión entre dos áreas dentro del sistema respiratorio afectan el flujo aéreo. Estas relaciones se expresan mediante la siguiente ecuación:

$$\text{Flujo aéreo} = P_1 - P_2 / \text{Resistencia}$$

donde $P_1 - P_2$ es la diferencia de presión entre dos áreas dentro del sistema pulmonar y la resistencia es la resistencia al flujo aéreo entre esas dos áreas. Por tanto, el flujo aéreo puede incrementarse mediante la amplificación de la diferencia de presión entre dos áreas y/o la disminución de la resistencia al flujo aéreo. En condiciones de reposo, el diámetro o el área transversal de una vía respiratoria es el factor más importante que afecta el flujo aéreo. Al igual que con el flujo sanguíneo, si el diámetro de las vías respiratorias se reduce a la mitad, la resistencia aumenta 16 veces. Esta relación entre la resistencia y el flujo aéreo explica por qué estados patológicos como el asma y la enfermedad pulmonar obstructiva (enfermedad pulmonar obstructiva crónica [EPOC], asma, enfisema y bronquitis crónica) aumentan enormemente la fuerza que deben crear los músculos respiratorios y, por tanto, las necesidades energéticas de los músculos respiratorios en alguien que padece una de estas enfermedades. Esta relación también explica por qué durante el ejercicio, cuando la ventilación pulmonar aumenta hasta 20 veces, se comienza a respirar por la boca (que tiene un conducto de mayor diámetro en comparación con los conductos nasales) y por la nariz. Además, la estimulación del sistema nervioso simpático que se produce con el ejercicio

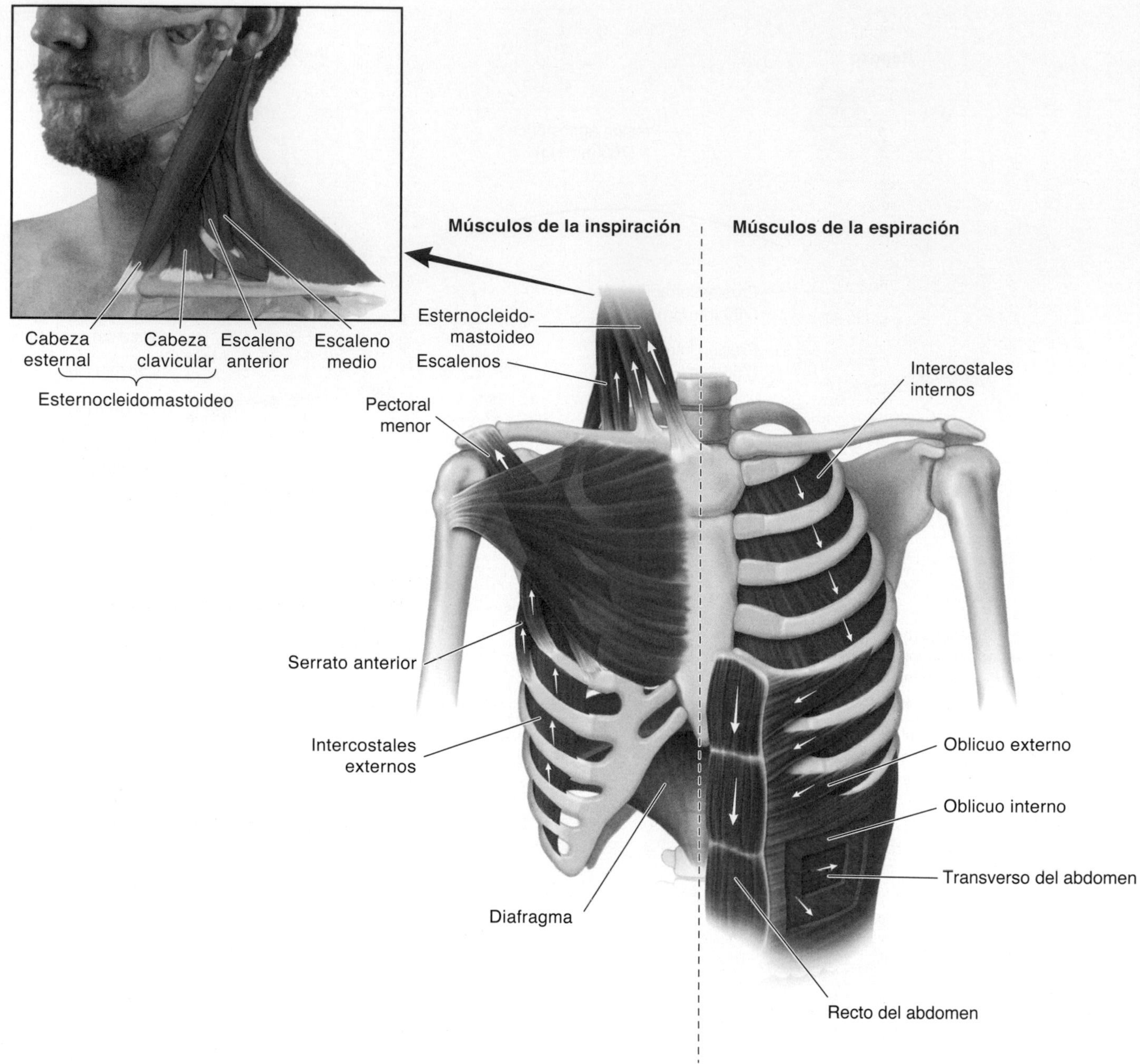

FIGURA 7-4. Diferentes músculos se contraen para causar la inspiración y espiración. El diafragma es el principal músculo de la inspiración. Sin embargo, los músculos accesorios pueden contraerse para aumentar el volumen de gas que se mueve durante la inspiración y la espiración. (Reproducido con permiso de Premkumar K. *The Massage Connection: Anatomy and Physiology*. 2nd ed. Baltimore, MD: Lippincott Williams and Wilkins, 2004. Recuadro adaptado de un recurso proporcionado por Anatomical Chart Co.)

produce broncodilatación, lo que disminuye la resistencia al flujo aéreo dentro de los bronquios.

El efecto sobre la resistencia al flujo aéreo debido a estados patológicos y las tiras nasales, un medio artificial que posiblemente disminuye la resistencia al flujo aéreo, se analizan con más detalle en los cuadros 7-1 y 7-2.

VENTILACIÓN PULMONAR

La ventilación pulmonar se refiere a la cantidad de aire que entra y sale de los pulmones durante un período en particular, como un minuto. La ventilación pulmonar por minuto, similar al gasto cardíaco (*v.* cap. 6), puede calcularse multiplicando la frecuencia respiratoria por minuto por la cantidad de aire que se mueve en la respiración o el **volumen corriente**:

$$\dot{V}_E = V_C \times f$$

donde:

$\dot{V}_E$ = volumen de aire espirado por minuto o ventilación pulmonar (obsérvese que V con un punto encima indica el volumen por unidad de tiempo, típicamente 1 min)

V_C = volumen corriente o la cantidad de aire movido por respiración

f = frecuencia respiratoria por minuto

CUADRO 7-1

APLICACIÓN DE LA INVESTIGACIÓN

Enfermedades que aumentan la resistencia de las vías respiratorias

Incluso pequeñas disminuciones en el área transversal de las vías respiratorias pulmonares aumentan la resistencia al flujo aéreo de manera espectacular. Esto aumenta el esfuerzo respiratorio y puede provocar disnea o dificultad para respirar. Diversas enfermedades provocan un aumento de la resistencia pulmonar al flujo aéreo. La enfermedad pulmonar obstructiva crónica (EPOC) comprende varias enfermedades diferentes de las vías respiratorias que obstruyen el flujo aéreo (enfisema y bronquitis crónica). El asma es un estrechamiento reversible de las vías respiratorias, denominado broncoespasmo. Si el ejercicio provoca broncoespasmos, se denomina asma inducida por el ejercicio. Durante un ataque de asma, debido al aumento en la resistencia al flujo aéreo, la persona afectada presenta dificultad para respirar. El asma suele tratarse con fármacos broncodilatadores que relajan el músculo liso de las vías respiratorias, lo que aumenta el área transversal de las vías respiratorias pulmonares, o previenen los broncoespasmos. En la EPOC, las vías respiratorias siempre se estrechan. La bronquitis crónica se debe a la sobreproducción constante de moco dentro de las vías respiratorias, lo que las bloquea. El enfisema provoca la destrucción de las paredes alveolares, lo que disminuye el retroceso elástico de los alvéolos y puede provocar su colapso, lo que aumenta la resistencia de las vías respiratorias. Con la EPOC, debido a la mayor resistencia de dichas vías, la respiración se dificulta porque el aumento de la resistencia aumenta la carga de trabajo de los músculos respiratorios.

El estrechamiento de las vías respiratorias también atrapa aire dentro de los bronquíolos y alvéolos, lo que aumenta el volumen residual. Ambos factores incrementan el esfuerzo respiratorio y disminuyen la capacidad para hacer ejercicio, en parte porque los músculos respiratorios deben usar más oxígeno y, por tanto, dicho gas no está disponible para que otros músculos lo usen durante el ejercicio.

En reposo, los valores típicos para personas adultas jóvenes no entrenadas con una masa corporal de aproximadamente 70 kg son $\dot{V}_E = 8.0\ L{\cdot}min^{-1}$, $V_C = 0.65$ L y $f = 12{\cdot}min^{-1}$ (tabla 7-1). Con el ejercicio, $\dot{V}_E$ aumenta a aproximadamente 113 $L{\cdot}min^{-1}$, con los correspondientes aumentos en V_C y f. En deportistas con buen entrenamiento de resistencia, estos valores son sustancialmente más altos durante la actividad máxima o casi máxima, donde $\dot{V}_E = 183\ L{\cdot}min^{-1}$, $V_C = 3.1$ L y $f = 59{\cdot}min^{-1}$. Los valores más altos en los deportistas de resistencia probablemente se deben tanto a factores genéticos como al entrenamiento.

Siempre hay aire en la cavidad nasal, la laringe, la tráquea y los bronquios, por lo que no todo el aire inspirado llega a los alvéolos, donde se produce la difusión del gas. El aire que nunca llega a los alvéolos se denomina **espacio muerto anatómico**, mientras que el aire que llega a los alvéolos se denomina **ventilación alveolar**.

Entonces, $\dot{V}_E$ puede dividirse en estos dos componentes:

$$\dot{V}_E = V_A + V_D$$

donde:

V_D = espacio muerto anatómico

V_A = ventilación alveolar

Debido a la enorme superficie disponible para el intercambio de gases, para este proceso en reposo no es necesario utilizar todas las partes de los pulmones. Las porciones inferiores o basales de los

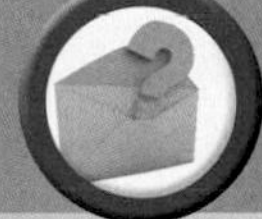

CUADRO 7-2

PREGUNTAS PRÁCTICAS DE LOS ESTUDIANTES

¿Ayudan las tiras nasales al rendimiento?

Los entrenadores y deportistas siempre buscan cualquier ventaja en la competición o entrenamiento. Muchos han recurrido a las tiras nasales como una posible ventaja. Las tiras nasales o tiras dilatadoras nasales se aplican en el exterior de la nariz. Tienen cualidades elásticas, que se supone que aumentan el área transversal de las fosas nasales y, por tanto, reducen la resistencia al flujo aéreo dentro y fuera del sistema pulmonar. Si disminuye la resistencia al flujo aéreo, posiblemente podría disminuir el trabajo de los músculos inspiratorios y espiratorios durante la actividad física, lo que podría aumentar el rendimiento físico, especialmente durante las actividades de resistencia o aeróbicas. Sin embargo, parece que en las personas no entrenadas o con entrenamiento moderado, las tiras nasales tienen poco o ningún efecto sobre los siguientes parámetros: consumo de oxígeno con una carga de trabajo específica, consumo máximo de oxígeno, ventilación pulmonar máxima y submáxima, frecuencia respiratoria máxima y submáxima, volumen corriente máximo y submáximo, carga de trabajo máxima alcanzada o esfuerzo percibido (medida psicológica de la dificultad para realizar una carga de trabajo específica)[1-3].

También se ha constatado que las tiras nasales son ineficaces durante la recuperación de una sesión de ejercicio anaeróbico, sin cambios significativos en la frecuencia cardíaca de recuperación, el consumo de oxígeno o la ventilación pulmonar[4]. También se ha observado que las tiras nasales son ineficaces durante la recuperación de una sesión de ejercicio aeróbico, sin cambios significativos en la ventilación pulmonar, la frecuencia respiratoria, el consumo de oxígeno y el esfuerzo percibido[1].

Los resultados anteriores indican que las tiras nasales no tienen ninguna ventaja fisiológica durante o después de la actividad física. Sin embargo, es posible que constituyan un placebo o una ventaja psicológica para algunos deportistas durante la competición o el entrenamiento. Por tanto, es probable que algunos deportistas las continúen usando porque creen que les ofrecen una ventaja competitiva.

Bibliografía

1. Baker KM, Behm DG. The effectiveness of nasal dilator strips under aerobic exercise and recovery conditions. *J Strength Cond Res.* 1999;13:206–209.
2. O'Kroy JA. Oxygen uptake and ventilatory effects of an external nasal dilator during ergometry. *Med Sci Sports Exerc.* 2000;32:1491–1495.
3. O'Kroy JA, James T, Miller JM, et al. Effects of an external nasal dilator on the work of breathing during exercise. *Med Sci Sports Exerc.* 2001;33:454–458.
4. Thomas DQ, Larson BM, Rahija MR, et al. Nasal strips do not affect cardiorespiratory measures during recovery from anaerobic exercise. *J Strength Cond Res.* 2001;15:341–343.

Tabla 7-1. Valores medios típicos de ventilación pulmonar y variables relacionadas

	Reposo	Ejercicio leve	Ejercicio moderado	Ejercicio intenso	Ejercicio máximo	Deportista de resistencia con ejercicio máximo
$\dot{V}_E$ (L·min^{-1})	8.0	22	51	90	113	183
V_A (L·min^{-1})	5	18	41	74	93	150
V_C (L·min^{-1})	0.6	1.2	2.2	2.7	2.7	3.1
f por min	12	18	23	33	42	59

$\dot{V}_E$ = ventilación minuto; V_A = ventilación alveolar; V_C = volumen corriente; f = frecuencia respiratoria.
Adaptado de Dempsey JA, Miller JD, Romer LM. The respiratory system. In: *ACSMs Advanced Exercise Physiology*. Philadelphia, PA: Lippincott Williams & Wilkins, 2006.

pulmones reciben más ventilación en reposo que las porciones apicales o superiores. Durante el ejercicio, una mayor proporción del pulmón recibe ventilación, lo que aplica sobre todo a las porciones apicales de los pulmones[8]. En la siguiente sección, se exploran los volúmenes de aire dentro de los pulmones.

Capacidades y volúmenes pulmonares

Las capacidades y los volúmenes pulmonares pueden determinarse con un equipo de espirometría (Fig. 7-5). Ya se ha comentado el volumen corriente, que es uno de varios volúmenes pulmonares (Fig. 7-6). Todas las capacidades y volúmenes pulmonares tienen importancia clínica en diversos estados y situaciones patológicas. Aquí, sin embargo, solo se describen los principales volúmenes y capacidades pulmonares importantes para el estudio del deporte.

En reposo, existe una reserva sustancial de volumen corriente (V_C). Esta reserva permite que este aumente durante el ejercicio y se expanda hacia los volúmenes de reserva inspiratorio y espiratorio. De forma voluntaria, es posible alcanzar el V_C máximo o la capacidad vital. Si no fuera por la reserva de V_C, sería imposible aumentar $\dot{V}_E$ en la medida de lo posible durante el ejercicio máximo, porque entonces la única forma para aumentar el $\dot{V}_E$ sería aumentar la frecuencia respiratoria. El **volumen residual** es la cantidad de aire que queda en los pulmones después de una espiración máxima. Es importante porque significa que los pulmones no se vacían por completo o colapsan después de una espiración máxima, y debido a que el aire permanece dentro de los pulmones, permite un intercambio continuo de gases en los alvéolos entre las respiraciones.

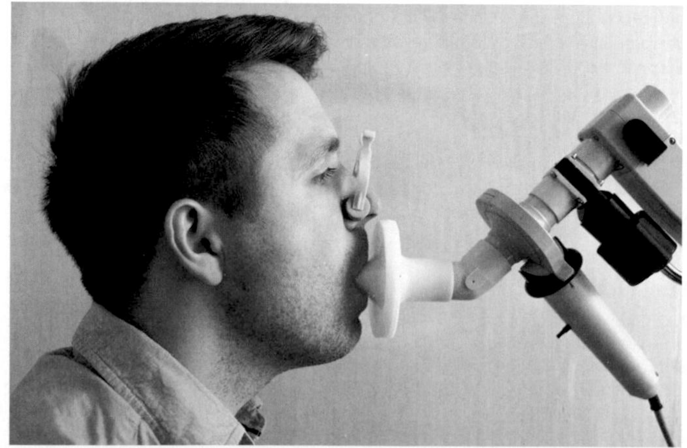

FIGURA 7-5. La espirometría se refiere a la determinación de las capacidades y los volúmenes pulmonares. El uso de un espirómetro computarizado es la forma más común de determinar las capacidades y los volúmenes pulmonares.

Frecuencia y profundidad de la respiración

Durante el ejercicio, aunque tanto el V_C como la frecuencia respiratoria aumentan, en términos energéticos puede ser más eficiente aumentar primero el V_C. Es decir, durante la transición del reposo al ejercicio, la primera respuesta ventilatoria que se produce es un aumento la profundidad de la respiración. Si este ajuste no satisface adecuadamente el aumento del requerimiento ventilatorio, se producirá un aumento de la frecuencia respiratoria. De hecho, durante el ejercicio ligero a moderado, el $\dot{V}_E$ aumenta debido a un aumento tanto del V_C como de la frecuencia respiratoria[10]. Sin embargo, a intensidades de ejercicio mayores, el V_C tiende a estabilizarse y la única forma de aumentar la ventilación pulmonar es con un incremento de la frecuencia respiratoria. El aumento del V_C durante el ejercicio se produce por los mayores niveles de activación tanto del diafragma como de los músculos inspiratorios y espiratorios accesorios. Además, un aumento del V_C, a diferencia de solo un aumento de la frecuencia respiratoria, significa que se minimiza el incremento de la ventilación del espacio muerto anatómico, mientras que la ventilación alveolar aumenta. El aumento de la ventilación alveolar se requiere para el aumento del intercambio de gases (cuadro 7-3).

Revisión rápida

- Los músculos inspiratorios y espiratorios son necesarios para disminuir y aumentar el volumen pulmonar para que se produzcan la espiración y la inspiración.
- El aire entra y sale de los pulmones debido a las diferencias de presión entre el aire dentro de los pulmones y el atmosférico.
- El diafragma es el músculo de inspiración y espiración más importante.
- El flujo aéreo entre dos áreas de la vía ventilatoria depende de la diferencia de presión y la resistencia al flujo entre dos áreas.
- La ventilación pulmonar puede alterarse debido a un cambio en el volumen corriente o en la frecuencia respiratoria.

AFECCIONES CLÍNICAS DEL SISTEMA RESPIRATORIO RELACIONADAS CON EL EJERCICIO

BRONCOSPASMO INDUCIDO POR EL EJERCICIO

El esfuerzo físico experimentado durante el ejercicio aumenta la frecuencia y la profundidad de la respiración. Esta ventilación minuto

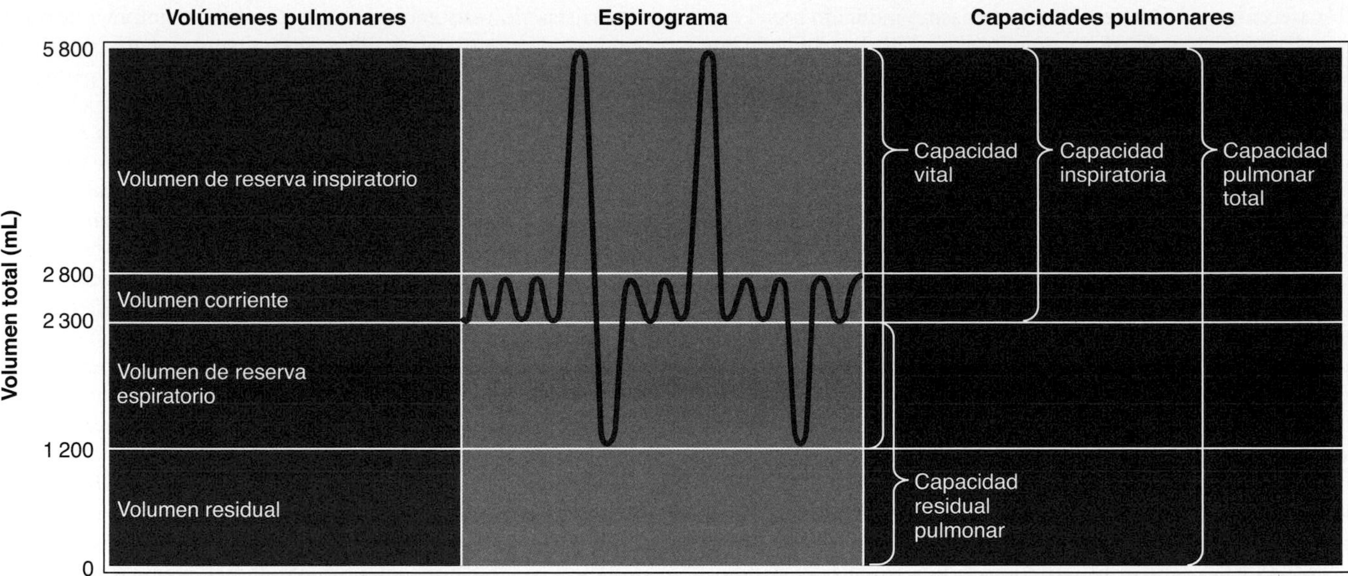

FIGURA 7-6. Los volúmenes y las capacidades pulmonares son medidas importantes del funcionamiento del sistema respiratorio. Los distintos volúmenes y capacidades pulmonares están interrelacionados. Por ejemplo, si aumenta el volumen corriente, la capacidad residual funcional disminuye. El *volumen de reserva inspiratorio* es el mayor volumen de aire que puede inspirarse al final de una inspiración normal en reposo. La *capacidad inspiratoria* es el mayor volumen de aire que puede inspirarse a partir de una espiración normal en reposo (IC = VRI + V_C). El *volumen corriente* es el volumen de aire que se inspira o espira durante la respiración normal en reposo. El *volumen de reserva espiratorio* es el mayor volumen de aire que puede espirarse después de una espiración normal en reposo. El *volumen residual* es el volumen de aire que queda en los pulmones después de una espiración máxima. La *capacidad vital* es el mayor volumen de aire que puede espirarse después de una inhalación máxima (VC = VRI + $\dot{V}_C$ + VRE). La *capacidad residual funcional* es el volumen de aire que queda en los pulmones después de una espiración normal en reposo (CRF = VRE + VR). La *capacidad pulmonar* es el mayor volumen de aire que puede contenerse en los pulmones (TLC = VC + VR o IC + FRV o VRI + V_C + VRE + VR). (Reimpreso con permiso de Cohen BJ, Taylor JJ. *Memmler's The Human Body in Health and Disease*. 10th ed. Baltimore, MD: Lippincott Williams & Wilkins, 2005.)

(V_E) elevada también se conoce como *hiperpnea*. A su vez, se sabe que la hiperpnea exacerba los síntomas de algunas enfermedades respiratorias. Quizá la principal de las afecciones clínicas que responden a la hiperpnea es el asma, y la mayor dificultad e incluso el dolor al respirar asociado con el asma desencadenado por la hiperpnea se ha denominado «asma inducida por el ejercicio» (AIE). Esta afección se conoce desde el siglo I d.C., cuando fue descrita por el antiguo médico griego Areteo el Capadocio, y en tiempos más actuales desde 1962, cuando fue notificada por R.S. Jones y cols.[23]. Debido al aumento de las pruebas de detección sistemática durante los años siguientes desde su notificación hace más de 50 años, ahora se sabe que las dificultades respiratorias observadas en lo que se había considerado asma a menudo se detectaban en las personas en quienes las pruebas no habían relevado afección por asma. En cambio, los síntomas atribuidos al asma solo se manifestaron a causa del ejercicio, más que debido a la exposición a alérgenos. Por ello, a partir del año

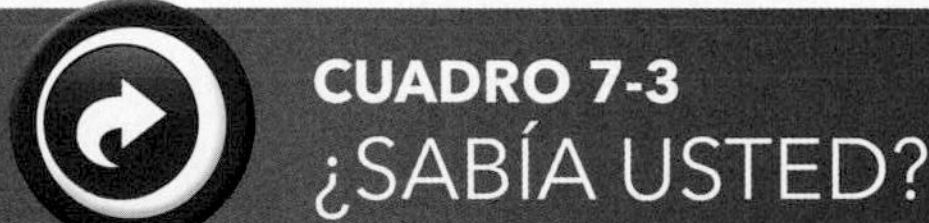

CUADRO 7-3
¿SABÍA USTED?

Diferencias en la respiración relacionadas con el sexo

Aunque tanto los hombres como las mujeres dependen del mismo sistema respiratorio para suministrar oxígeno a los músculos activos y para eliminar el dióxido de carbono de esos músculos, existen diferencias importantes entre los sistemas respiratorios masculino y femenino. Estructuralmente, se ha constatado que los hombres tienen pulmones más grandes que las mujeres incluso cuando se evalúan en relación con el volumen torácico. Además, la forma de los pulmones es diferente. Los pulmones de los hombres tienen una forma piramidal (anchos en la base, estrechos en la parte superior), mientras que los pulmones de las mujeres tienen una forma más simétrica. E incluso ajustando el tamaño de los pulmones, las mujeres tienen vías respiratorias más delgadas (área transversal más pequeña) que los hombres, lo que dificulta el transporte de aire dentro y fuera de los pulmones por parte de las mujeres.

De hecho, el esfuerzo respiratorio (W_b) es mayor para las mujeres que para los hombres, pero esta diferencia solo es significativa a intensidades de ejercicio más altas en las que la ventilación por minuto (V_E) supera los 55 L·min^{-1}. Este mayor esfuerzo respiratorio también es evidente cuando se cuantifica como oxígeno consumido en el ejercicio con esfuerzo máximo. Es decir, en el ejercicio de intensidad máxima, los músculos respiratorios en los hombres representan ~9% del consumo total de oxígeno corporal, en comparación con ~14% en las mujeres. Sin embargo, existe al menos una ventaja para las mujeres con respecto a la respiración durante el ejercicio. Se ha constatado que en el ejercicio de alta intensidad (≥90% de la potencia máxima), la fatiga del músculo diafragma es menor en mujeres que en hombres. Esto probablemente se deba a las diferencias relacionadas con el sexo en el reclutamiento de los músculos respiratorios, de modo que las mujeres dependen más que los hombres de los músculos respiratorios auxiliares, como los músculos escaleno y esternocleidomastoideo, lo que proporciona un cierto alivio al diafragma. La mayor resistencia a la fatiga del diafragma también puede reflejar diferencias en la composición de las miofibrillas porque el diafragma femenino está compuesto por una mayor proporción de miofibrillas de tipo I resistentes a la fatiga, en comparación con los hombres, como es el caso de los músculos locomotores como el cuádriceps y el gastrocnemio.

1970 la afección se denominó «broncoespasmo inducido por el ejercicio» para una mayor precisión. Dicho esto, se ha determinado que, de hecho, existe un vínculo entre ambas afecciones, ya que diversos estudios epidemiológicos han detectado que más del 90 % de los diagnósticos de asma también experimentan los síntomas del broncoespasmo inducido por el ejercicio o broncoconstricción inducida por el ejercicio (BIE), que incluyen sibilancias, respiración dolorosa (disnea), opresión en el pecho, tos y producción excesiva de mucosidad poco después de terminar el ejercicio. A través de la investigación también se ha constatado que del 5 % al 20 % de las personas con asma también se ven afectadas por BIE[3,13], mientras que una gran proporción (30 % al 70 %) de los deportistas de élite experimentan esa afección[34]. Una investigación considerable ha establecido que, aunque los síntomas de BIE son bastante constantes, esos mismos síntomas también se observan en otras afecciones respiratorias tales como rinitis, disfunción de las cuerdas vocales y EPOC. Como resultado, se recomienda encarecidamente que el BIE se diagnostique por cambios en la función pulmonar, en lugar de por la sintomatología. En particular, el volumen espiratorio forzado en 1 segundo (VEF_1) debe utilizarse como la herramienta de diagnóstico preferida, ya que es más confiable que el volumen espiratorio máximo (VEF). Una disminución antes y después del ejercicio al menos de un 10 % en el VEF_1 (Fig. 7-7) es el criterio utilizado para el diagnóstico de BIE, como se muestra en la figura 7-7[2].

Los resultados de la evaluación diagnóstica han revelado que no todos los deportistas tienen el mismo riesgo de desarrollar BIE. Se ha observado que los que tienen un mayor riesgo son los de resistencia, los que realizan deportes acuáticos y los que realizan deportes fríos, por ejemplo, hockey sobre hielo, esquí y patinaje. Para los deportistas de resistencia, lo que provoca la sintomatología es el volumen de aire (y los posibles contaminantes) que se mueve a través de las vías respiratorias. Para los nadadores y otros participantes acuáticos, el cloro y otros químicos usados para tratar el agua, que son capturados en el aire circundante, desencadenan la contracción del músculo liso de las vías respiratorias y causan constricción. En los deportistas en climas fríos, el aire frío, pero especialmente seco, provoca la contracción del músculo liso de las vías respiratorias y la broncoconstricción. Es importante destacar que esta pérdida de humedad en el aire, junto con una caída de su temperatura, es lo que causa daño en el revestimiento epitelial de las vías respiratorias y la respuesta inflamatoria subsiguiente que provoca la contracción del músculo liso y el broncoespasmo. Más específicamente, es la liberación de histaminas, prostaglandinas y leucotrienos de las células inflamatorias recién llegadas lo que provoca el broncoespasmo.

Cabe señalar que, aunque esta secuencia de sucesos se inicia a los pocos minutos de comenzar el ejercicio, los síntomas alcanzan su punto máximo durante el intervalo posterior al mismo[3], lo que explica el hecho de que los síntomas de BIE son más pronunciados después de la práctica que durante la misma. Más recientemente, se ha notificado que el sistema nervioso autónomo participa en la regulación del broncoespasmo relacionado con el ejercicio. Es decir, la activación simpática que se produce durante el ejercicio provoca una broncodilatación que permite un mayor movimiento de aire para facilitar el ejercicio físico. Durante el restablecimiento fisiológico del estado de reposo posterior al ejercicio, prevalece la influencia parasimpática que causa broncoconstricción para que la respiración vuelva a la normalidad. En la BIE hay una respuesta parasimpática

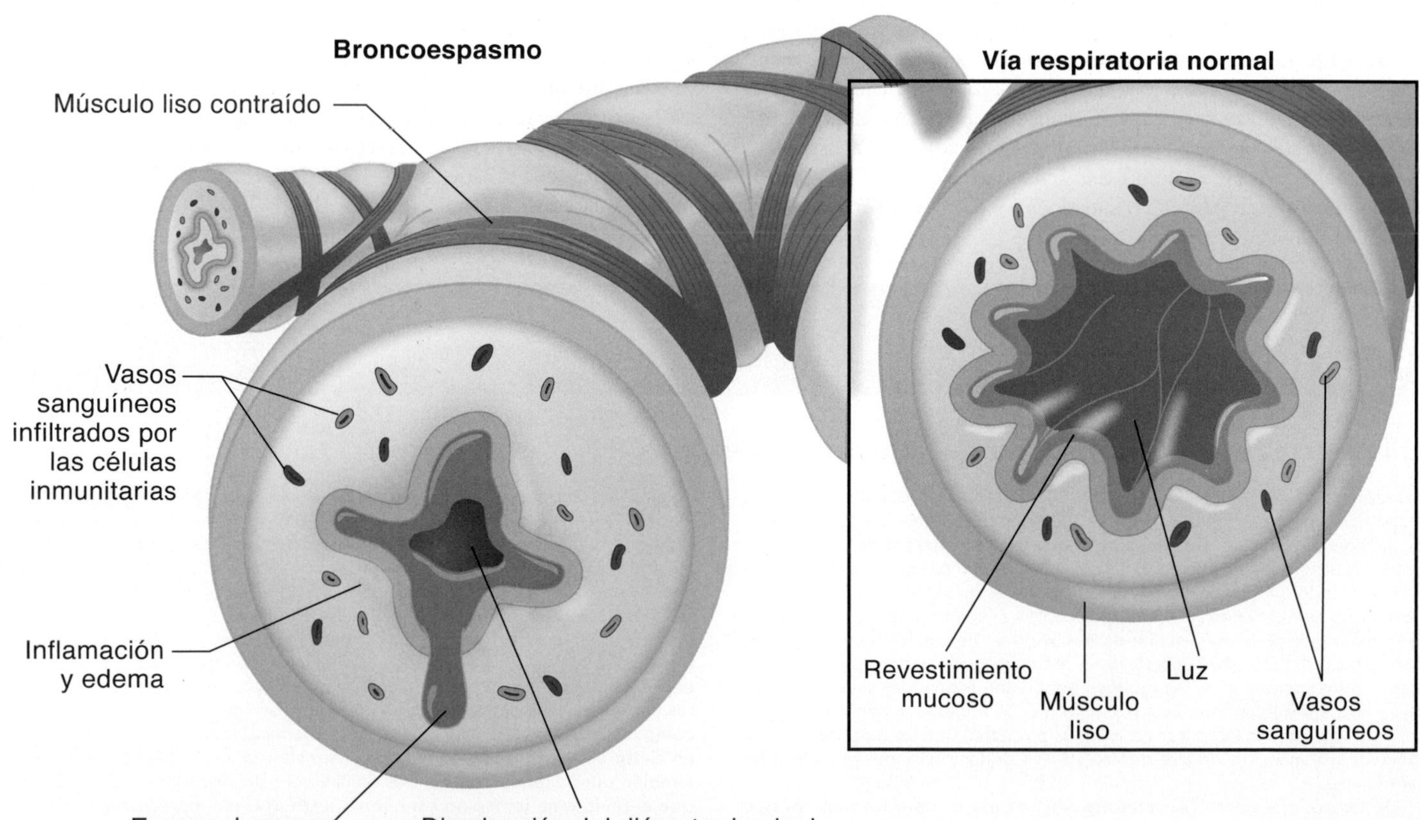

FIGURA 7-7. Broncoconstricción con el broncoespasmo inducida por el ejercicio. Obsérvese la reducción en el área transversal de las vías respiratorias con la contracción del músculo liso circundante y la llegada de células inmunitarias.

exagerada que causa espasmo del músculo liso de las vías respiratorias. Dado que los síntomas de BIE suelen aparecer después del ejercicio, por lo normal tienen poco o ningún impacto en el rendimiento, especialmente si es de corta duración.

Para aquellos deportistas cuyo deporte les hace vulnerables al BIE, hay varias medidas que pueden tomarse para minimizar su aparición. Estas incluyen un calentamiento adecuado, de intensidad moderada, durante unos 15 min antes de la competición o el entrenamiento deportivo. Esto causa el denominado «período refractario», en el que las respuestas típicas del sistema inmunitario se atenúan o se evitan, probablemente debido a las catecolaminas liberadas por las actividades de calentamiento, lo que impide el broncoespasmo[47].

De manera similar, una vez finalizado el ejercicio, se realiza un régimen de enfriamiento de duración e intensidad similares a las del calentamiento. En la medida de lo posible, las personas afectadas por BIE deben continuar respirando por la nariz durante el mayor tiempo posible, ya que esto mantendrá tanto la humedad como el calor en el aire que entra en las vías respiratorias, lo que provocará el menor estrés y daño posible al revestimiento epitelial de esa vía. Por supuesto, a medida que la intensidad del ejercicio aumenta, será necesario respirar por la boca para adaptarse al enorme aumento de la ventilación por minuto.

Si se realiza ejercicio en condiciones ambientales frías, la persona deportista debe usar un pañuelo sobre la boca y la nariz, ya que puede proporcionar calor y humedad al aire inhalado, lo que evita la respuesta inflamatoria del epitelio dañado de las vías respiratorias y los espasmos del tejido muscular liso subyacente. Tratamientos farmacológicos eficaces incluyen el uso de un agonista β_2 de acción corta (SABA) aproximadamente 15 min antes del ejercicio y el uso de corticosteroides inhalados, particularmente entre aquellas personas sin asma con afectación regular por BIE. Es importante que el BIE se maneje de manera eficaz tanto en personas con asma como sin ella, ya que, si no se controla, el BIE puede tener consecuencias físicas y emocionales perjudiciales que impidan los beneficios para la salud del ejercicio regular[30].

EJERCICIO Y ASMA

Recuérdese el análisis anterior que muchas personas que experimentan BIE y dificultades respiratorias asociadas no padecen asma, cuyos síntomas pueden experimentarse a lo largo del día y no solo durante y después del ejercicio. A pesar de que el asma y la BIE son dos afecciones distintas, se ha constatado que el 90 % de los diagnosticados con asma también padecen BIE. Actualmente, existe una gran preocupación entre los expertos en salud por el creciente índice de asma que se ha documentado durante los últimos 50 años: hoy en día casi el 8 % de la población general la padece[9]. Es cierto que los síntomas del asma se asemejan a los descritos para el BIE, y que los síntomas asmáticos pueden exacerbarse durante el ejercicio y provocar el cese de la actividad e incluso riesgos para la salud. Si no se controla, el asma puede afectar la calidad de vida e incluso puede causar la muerte en un índice de aproximadamente 4000 por año solo en Estados Unidos.

Debido a que el ejercicio empeora los síntomas del asma, muchos de los afectados optan por evitarlo. Esto es problemático no solo porque previene muchos de los beneficios fisiológicos y psicológicos derivados del ejercicio, sino también los efectos positivos que este puede tener en la calidad de vida. De hecho, la investigación ha permitido constatar que entre las personas con asma el entrenamiento con ejercicios mitiga la capacidad de respuesta de las vías respiratorias a los alérgenos, reduce la incidencia y la gravedad de los síntomas del asma (tos, sibilancias, etc.) a la vez que mejora la función y calidad de vida[30].

En pocas palabras, una investigación reciente determinó que las mejoras en los síntomas del asma en aquellas personas que participaron en un programa de ejercicio fueron proporcionales al volumen (horas por semana) de ejercicio realizado[20]. Evidencia posterior muestra que si se realiza un control eficaz de los síntomas asmáticos, las mejoras en la aptitud cardiovascular inducidas por el entrenamiento son similares, incluso iguales, a los de personas no asmáticas que realizan programas de acondicionamiento similares[14]. En resumen, los datos acumulados hasta la fecha apoyan inequívocamente los efectos positivos para la salud del ejercicio regular entre las personas con asma, pues incluso las actividades físicas de baja demanda, como caminar y las actividades de la vida diaria habituales, son beneficiosas para la salud.

Dada la preponderancia de datos que se remontan a 1882[39], importantes organizaciones de la salud como el American College of Sports Medicine y la American Thoracic Society recomiendan que las personas con asma controlada realicen actividad física y deportes de forma regular.

Las guías de ejercicio presentadas por la American Thoracic Society sugieren realizar de dos a cinco sesiones de ejercicio por semana a una intensidad del 60 % al 75 % de la tasa de esfuerzo máxima durante 20 min a 30 min. Una alternativa a esta recomendación es realizar una serie de actividades «explosivas» en intervalos de 2 min a 3 min a alta intensidad para lograr beneficios para la salud entre personas con asma. Incluso se ha postulado que, en aquellas personas con sintomatología controlada, cualquier tipo de actividad puede mejorar la salud y la capacidad para manejar los síntomas del asma. La conclusión es que debe alentarse a las personas con asma controlada a realizar ejercicios regulares tanto de resistencia como de fuerza (levantamiento de pesas) para mejorar su salud y la calidad de vida.

DIFUSIÓN PULMONAR

La difusión de gas en los pulmones o durante el intercambio de gas capilar se ve favorecida por la enorme superficie de los alvéolos y la membrana respiratoria, cuyo espesor tiene solo dos membranas celulares. Incluso con esta ayuda para el intercambio capilar de gases, debe haber una fuerza que impulse el oxígeno del aire dentro de los alvéolos hacia la sangre y el dióxido de carbono de la sangre hacia el aire dentro de los alvéolos. La fuerza impulsora es proporcionada por una diferencia en las presiones de oxígeno y dióxido de carbono entre el aire en los alvéolos y la sangre. La membrana respiratoria es permeable tanto al oxígeno como al dióxido de carbono, por lo que estos gases se difundirán a través de la membrana desde un área de alta presión a otra de baja presión. Con el fin de determinar la presión impulsora de oxígeno y dióxido de carbono entre el aire dentro de los alvéolos y la sangre, debe calcularse la **presión parcial**, o la porción de presión debida a un gas en particular en una mezcla de gases tanto en la sangre como en los alvéolos. La **Ley de Dalton** establece que la presión total de una mezcla de gases es equivalente a la suma de todas las presiones de todos los gases que componen la mezcla.

Entonces, la presión parcial de un gas dentro de una mezcla de gases puede calcularse multiplicando la presión total de la misma por el porcentaje de un gas en particular dentro de la mezcla. Por ejemplo, a nivel del mar, la presión barométrica estándar, o la presión total de la mezcla de gases, es de 760 mm Hg, y el nitrógeno, oxígeno y dióxido de carbono componen ciertos porcentajes de la atmósfera. Por tanto, la presión parcial dentro de la atmósfera de cada uno de estos gases puede calcularse de la siguiente manera:

$$\text{Nitrógeno: } 760 \text{ mmHg} \times 0.7904 = 600.7 \text{ mmHg}$$

$$\text{Oxígeno: } 760 \text{ mmHg} \times 0.2093 = 159.1 \text{ mmHg}$$

$$\text{Dióxido de carbono: } 760 \text{ mmHg} \times 0.0003 = 0.2 \text{ mmHg}$$

La Ley de Dalton también establece que cada gas en una mezcla puede moverse de acuerdo con su propio gradiente de presión individual en lugar de que todos los gases en la mezcla se muevan al unísono mediante lo que se conoce como *flujo de masa*. Como consecuencia, es posible que el oxígeno y el dióxido de carbono se muevan en diferentes direcciones a través de la misma membrana. La membrana respiratoria es permeable tanto al oxígeno como al dióxido de carbono, por lo que la difusión a través de la membrana tendrá lugar de acuerdo con la **Ley de Fick**. Esta ley establece que el volumen de gas que se difundirá es proporcional al área de superficie disponible para la difusión, el coeficiente de difusión del gas (que es la facilidad con la que un gas se difundirá), y la diferencia en la presión parcial del gas en lados opuestos de la membrana e inversamente proporcional al espesor de la membrana:

$$V_{\text{gas difundido}} = \frac{A \times D \times (P_1 - P_2)}{T}$$

donde
A = área de superficie
T = espesor de la membrana
D = coeficiente de difusión del gas
$P_1 - P_2$ = diferencia de presión parcial en lados opuestos de la membrana

La delgada membrana respiratoria y la enorme área de superficie, debido a la gran cantidad de alvéolos, hacen del pulmón un lugar ideal para el intercambio de gases. El espesor de la membrana respiratoria y los coeficientes de difusión de dióxido de carbono y oxígeno no suelen cambiar. Por tanto, la única forma de aumentar el intercambio de gases capilares en aproximadamente 30 veces por encima de los valores de reposo durante el ejercicio intenso es aumentar el área de superficie disponible para el intercambio o las diferencias de presión parcial. Aunque el área de la superficie de los alvéolos puede aumentar durante el ejercicio porque mayor parte del pulmón recibe ventilación (*v.* la sección «Ventilación pulmonar») en la membrana respiratoria, la cantidad de oxígeno y dióxido de carbono que difunde a través de la membrana es casi totalmente dependiente de las diferencias de presión parcial entre los lados opuestos de la membrana.

La cantidad de oxígeno y dióxido de carbono disueltos en la sangre está descrita por la **Ley de Henry**, que establece que la cantidad de gas disuelto en cualquier líquido depende de la temperatura, la presión parcial del gas y la solubilidad del gas. La temperatura de la sangre es relativamente constante (aunque aumenta ligeramente durante el ejercicio), al igual que la solubilidad del oxígeno y el dióxido de carbono en la sangre. Así, similar a la cantidad de estos gases que se difundirán a través de la membrana respiratoria, la cantidad de estos gases disueltos en la sangre depende directamente de sus presiones parciales. Cuanto mayor sea la presión parcial del gas, mayor será la cantidad de gas que se disolverá en la sangre. En las siguientes secciones se analizará con más detalle la difusión de oxígeno y dióxido de carbono a través de las membranas respiratoria y celular.

DIFUSIÓN DE OXÍGENO

La difusión de oxígeno hacia la sangre depende de que la presión parcial de oxígeno (Po_2) sea mayor en los alvéolos que en la sangre. La Po_2 al nivel del mar es de 159.1 mmHg. Sin embargo, dentro de los alvéolos, esto disminuye a 105 mmHg (Fig. 7-8). Esta disminución se debe a la mezcla de aire atmosférico con una Po_2 alta, con aire restante dentro de los pulmones después de la espiración, que tiene un porcentaje menor de oxígeno, aproximadamente el 14.5 % en comparación con el 20.9 % en el aire atmosférico, ya que el oxígeno se difunde del aire dentro de los alvéolos hacia la sangre.

Además, como se ha señalado anteriormente, una función del sistema pulmonar es humidificar el aire que entra en los pulmones. A medida que la humedad del aire aumenta, también lo hace el porcentaje de vapor de agua, que es un gas, al igual que su presión parcial. Según la Ley de Dalton, la presión total de una mezcla de gases es equivalente a la suma de todas las presiones de todos los gases que componen la mezcla. Por tanto, a medida que aumenta la presión parcial del vapor de agua, la presión parcial de todos los demás gases debe disminuir. Estos factores hacen que la Po_2 dentro de los alvéolos descienda a aproximadamente 105 mmHg.

La Po_2 dentro de la sangre arterial que entra en los pulmones es de 40 mmHg, lo que produce una fuerza impulsora para la difusión de 65 mmHg entre el aire dentro de los alvéolos y la sangre arterial que entra en los pulmones. A medida que la sangre fluye a través de los capilares pulmonares, se equilibra rápidamente con la Po_2 dentro de los alvéolos y se oxigena. Esto debería producir una Po_2, en la sangre venosa que sale de los pulmones, de 105 mmHg. Sin embargo, parte de la sangre que circula por los pulmones pasa a través de los alvéolos que están mal ventilados (en reposo, las porciones basales de los pulmones reciben más ventilación que las apicales), y la sangre venosa que suministra oxígeno y nutrientes necesarios a los pulmones y las circulaciones cardíacas se agrega a la sangre venosa que sale de los pulmones dentro de la vena pulmonar. Por tanto, esta sangre agregada tiene una Po_2 baja en comparación con la sangre dentro de la vena pulmonar que acaba de ser oxigenada. Estos factores hacen que la sangre que sale de los pulmones tenga una Po_2 de 100 mmHg, que es ligeramente más baja que la que se encuentra dentro de los alvéolos.

La sangre dentro de las venas pulmonares regresa al corazón y es bombeada por el ventrículo izquierdo a la circulación sistémica. La Po_2 dentro de los tejidos de todo el cuerpo es de 40 mmHg, lo que genera una fuerza impulsora para que el oxígeno difunda desde la sangre hacia ese tejido. La sangre se equilibra rápidamente a una Po_2 de 40 mmHg dentro del tejido o se desoxigena. La sangre desoxigenada retorna al lado derecho del corazón y se bombea a través de la arteria pulmonar de regreso a los pulmones, y el ciclo de oxigenación y desoxigenación de la sangre se repite.

DIFUSIÓN DEL DIÓXIDO DE CARBONO

Como la difusión de oxígeno, la difusión de dióxido de carbono en los pulmones y los tejidos depende de las diferencias en la presión parcial de dióxido de carbono (Pco_2). La Pco_2 dentro del aire atmosférico es de 0.2 mmHg, y en el aire dentro de los alvéolos es de 40 mmHg (Fig. 7-8). La diferencia de Pco_2 entre el aire atmosférico y el de dentro de los alvéolos se debe a los mismos factores que producen un cambio en la Po_2 del aire atmosférico al aire dentro de los alvéolos. Sin embargo, en este caso, el aire dentro de los alvéolos tiene una alta concentración de CO_2, lo que produce el aumento de la Pco_2. A medida que la sangre regresa de los tejidos del cuerpo y entra en los pulmones, tiene una Pco_2 de 46 mmHg y luego se

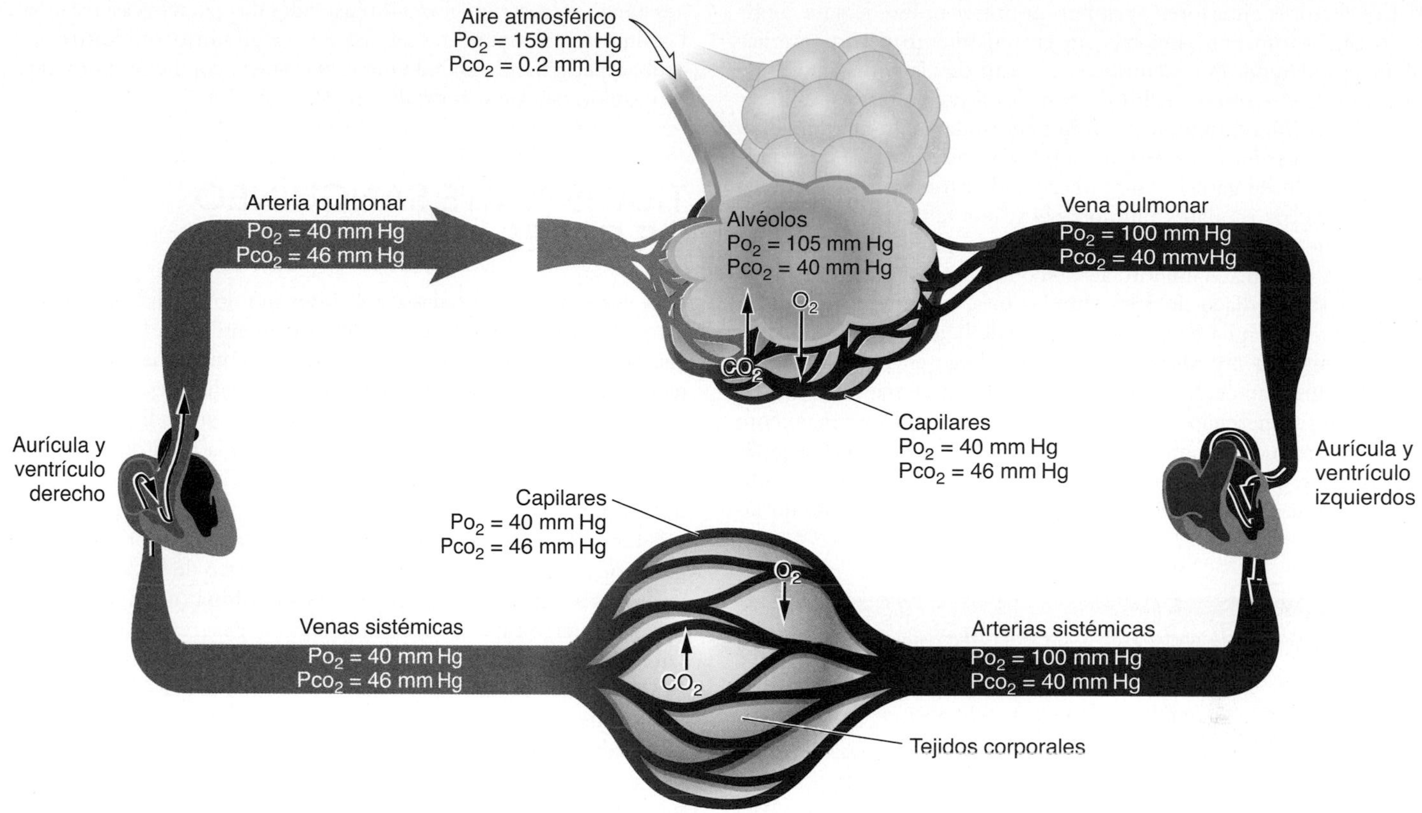

FIGURA 7-8. El intercambio de gases capilares en los pulmones y los tejidos se produce debido a diferencias en las presiones parciales de oxígeno y dióxido de carbono. El dióxido de carbono es más permeable a las membranas a través de las cuales tiene lugar el intercambio de gases, por lo que la diferencia en las presiones parciales de dióxido de carbono entre los lados opuestos de una membrana puede ser menor que la diferencia de presión parcial del oxígeno.

equilibra rápidamente con la Pco_2 dentro de los alvéolos (Pco_2 de 40 mm Hg), antes de regresar al lado izquierdo del corazón y ser bombeada a la circulación sistémica.

El tejido tiene una Pco_2 de 46 mm Hg, y la sangre se equilibra rápidamente con esta Pco_2, regresa al lado derecho del corazón y se bombea a los pulmones. Luego, el proceso de transportar dióxido de carbono a los pulmones para ser espirado se repite. La diferencia de Pco_2 a ambos lados de las membranas respiratoria y celular para provocar la difusión de dióxido de carbono a través de la membrana puede ser sustancialmente menor que la del oxígeno porque las membranas son mucho más permeables al dióxido de carbono que al oxígeno. Por ejemplo, en la membrana respiratoria, solo hay una fuerza impulsora de 6 mm Hg para la difusión del dióxido de carbono, pero una fuerza impulsora de 65 mm Hg para la difusión de oxígeno a través de la membrana.

FLUJO SANGUÍNEO PULMONAR

El flujo sanguíneo pulmonar determina la velocidad a la que la sangre pasa a través de los capilares pulmonares; a medida que el flujo sanguíneo aumenta y fluye más sangre a través de los pulmones, como durante el ejercicio, la difusión total del gas puede aumentar. En una persona adulta, el gasto cardíaco en reposo de los ventrículos derecho e izquierdo es de aproximadamente 5 L·min^{-1}. Aunque el flujo sanguíneo a través de las circulaciones pulmonar y sistémica debe ser equivalente (*v.* cap. 6), una diferencia entre estas dos redes circulatorias es que la presión sanguínea dentro de la circulación pulmonar (25/10 mm Hg de presión sistólica/diastólica) es muy baja en comparación con la circulación sistémica. Las bajas presiones de la circulación pulmonar se deben a la baja resistencia vascular dentro de la circulación pulmonar, y esto ayuda a proteger la delgada membrana respiratoria del daño debido a la presión arterial alta.

Se requieren unos 0.25 s para que se produzca el equilibrio de oxígeno entre el aire dentro de los alvéolos y la sangre capilar pulmonar. A medida que el gasto cardíaco durante el ejercicio aumenta, el tiempo que tarda la sangre en pasar a través de los capilares que rodean los alvéolos podría acercarse a este nivel, lo que causa una disminución de la difusión de oxígeno a la sangre. Sin embargo, son varios los factores que ayudan a mantener condiciones casi óptimas para la difusión del oxígeno a la sangre[10].

Dado que en la difusión pulmonar se utiliza una mayor parte de los alvéolos pulmonares (*v.* «Ventilación pulmonar», anteriormente) durante el ejercicio que en el reposo, se dispone de una mayor superficie para el intercambio de gases. La delgada membrana respiratoria, que resulta en una distancia de difusión corta, se mantiene durante el ejercicio. La Po_2 dentro de los alvéolos aumenta debido al incremento de la ventilación pulmonar, lo que produce una mayor diferencia entre la Po_2 en el aire dentro de los alvéolos y de la sangre. El volumen sanguíneo de los capilares pulmonares aumenta a medida que los capilares se expanden y se reclutan más capilares, especialmente en las regiones apicales del pulmón, debido al incremento del gasto cardíaco a medida que la intensidad del ejercicio aumenta. El incremento del volumen de sangre capilar ralentiza el tiempo de tránsito de la sangre a través de los capilares que rodean los alvéolos, lo que aumenta el tiempo para el equilibrio de los gases y para mantener una presión arterial baja dentro de la circulación pulmonar.

Los factores anteriores permiten un intercambio de gases óptimo o casi óptimo en personas sin entrenamiento o con entrenamiento moderado. Por ejemplo, si el gasto cardíaco máximo es de 20 $L \cdot min^{-1}$, el tiempo medio de tránsito a través de los capilares pulmonares (flujo sanguíneo = volumen capilar pulmonar dividido por el gasto cardíaco) es de 0.5 s a 0.6 s, lo que permite un equilibrio adecuado de gases[10]. Sin embargo, el entrenamiento aeróbico no aumenta los capilares pulmonares y, por tanto, no aumenta el volumen de sangre capilar pulmonar. Esto significa que, entre los individuos con entrenamiento aeróbico intenso, en quienes es posible un gasto cardíaco de 30 $L \cdot min^{-1}$ o más, el tiempo de tránsito a través de los capilares pulmonares puede llegar a ser menor que el necesario para un intercambio óptimo de gases. Esto, junto con otros posibles factores, como la ausencia de la respuesta de hiperventilación al ejercicio intenso en deportistas con entrenamiento aeróbico, produce una disminución en el intercambio total de gases por volumen de sangre a través de los pulmones. Por tanto, en individuos altamente entrenados, el intercambio de gases en los pulmones puede volverse ineficaz a intensidades de ejercicio casi máximas. Las limitaciones para que el sistema respiratorio suministre oxígeno, especialmente en individuos con buena condición física, pueden explorarse con más detalle en el cuadro 7-4.

Revisión rápida

- El intercambio de gases capilares en los pulmones depende principalmente de la diferencia de presión parcial entre el aire dentro de los alvéolos y la sangre.
- La cantidad de oxígeno y dióxido de carbono disueltos en la sangre depende directamente de la presión parcial del gas.
- Las membranas respiratorias y celulares son más permeables al dióxido de carbono que al oxígeno, por lo que las diferencias en la presión parcial en ambos lados de estas membranas pueden ser menores para el dióxido de carbono.
- Incluso con el ejercicio a intensidad máxima, se mantiene un intercambio óptimo de gases pulmonares en individuos sin entrenamiento o con entrenamiento moderado. Sin embargo, para los deportistas con buen entrenamiento aeróbico, el intercambio de gases pulmonares puede volverse ineficaz con el ejercicio a intensidad máxima

TRANSPORTE SANGUÍNEO DE GASES

Una vez que se ha producido el intercambio capilar de gases en los pulmones, la sangre transporta el oxígeno hacia los tejidos del cuerpo. Del mismo modo, el dióxido de carbono debe ser transportado desde los tejidos del cuerpo hasta los pulmones. Solo pueden disolverse aproximadamente 3 mL de oxígeno en un litro de plasma sanguíneo. Suponiendo un volumen de plasma total de 3 L a 5 L, solo se transportan aproximadamente de 9 mL a 15 mL de oxígeno disuelto en el plasma, lo que es insuficiente para satisfacer las necesidades de los tejidos corporales incluso en reposo. Por tanto, debe haber otra forma de transportar oxígeno dentro de la sangre.

Los eritrocitos, que contienen **hemoglobina** (un pigmento que contiene hierro capaz de unir oxígeno de forma reversible), aumentan en gran medida la capacidad de la sangre para transportar oxígeno. De manera similar, solo aproximadamente del 7 % al 10 % del dióxido de carbono que se encuentra en la sangre se transporta en estado disuelto. El resto se transporta como iones bicarbonato o se une a la hemoglobina. En las siguientes secciones, se explora con más detalle el transporte de gases.

TRANSPORTE DE OXÍGENO

Más del 98 % del oxígeno transportado en la sangre se une químicamente a la hemoglobina, la cual está compuesta por una proteína (globina) y un componente de molécula de hierro (hemo). El hierro es necesario para la unión reversible de cuatro moléculas de oxígeno por molécula de hemoglobina. Cuando el oxígeno se une a

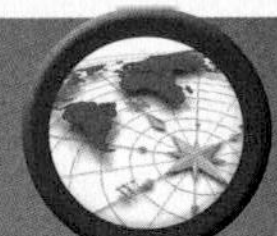

CUADRO 7-4
MÁS QUE EXPLORAR

Limitaciones del suministro de oxígeno al tejido activo

Como describieron Dempsy y cols., se han propuesto tres limitaciones del sistema respiratorio para el transporte de O_2.

Afirman lo siguiente:

1. *Durante el ejercicio puede producirse una limitación del flujo en las vías respiratorias intratorácicas por estenosis e hiperactividad de las vías respiratorias o secundaria al exceso de demandas ventilatorias superpuestas al flujo-volumen máximo normal. La estenosis de las vías respiratorias superiores extratorácicas también se desarrolla en algunos deportistas a velocidades de flujo muy altas durante el ejercicio intenso.*
2. *La hipoxemia arterial inducida por el ejercicio se produce como consecuencia de una diferencia de presión arterial de oxígeno alveolar excesivamente amplia. Este intercambio de gases ineficaz puede atribuirse en parte a pequeñas derivaciones intracardíacas o intrapulmonares de sangre venosa mixta desoxigenada durante el ejercicio. La existencia de estas derivaciones en reposo y durante el ejercicio puede determinarse mediante ecocardiografía con contraste de solución salina.*
3. La fatiga de los músculos respiratorios resultante del ejercicio sostenido de alta intensidad y los efectos vasoconstrictores resultantes sobre la vasculatura de los músculos de las extremidades también comprometerán el transporte y el rendimiento de O_2. El ejercicio en ambientes hipóxicos en altitudes incluso moderadamente elevadas exacerbará en gran medida las influencias negativas de estas limitaciones del sistema respiratorio al realizar ejercicio, especialmente en personas con muy buena condición física.

Consúltense las lecturas recomendadas a continuación para obtener más información sobre las limitaciones del sistema respiratorio en el transporte de oxígeno.

Lecturas recomendadas

Kippelen P, Fitch KD, Anderson SD, et al. Respiratory health of elite athletes— preventing airway injury: a critical review. *Br J Sports Med.* 2012;46(7): 471–476.

McKenzie DC. Respiratory physiology: adaptations to high-level exercise. *Br J Sports Med.* 2012;46(6):381–384.

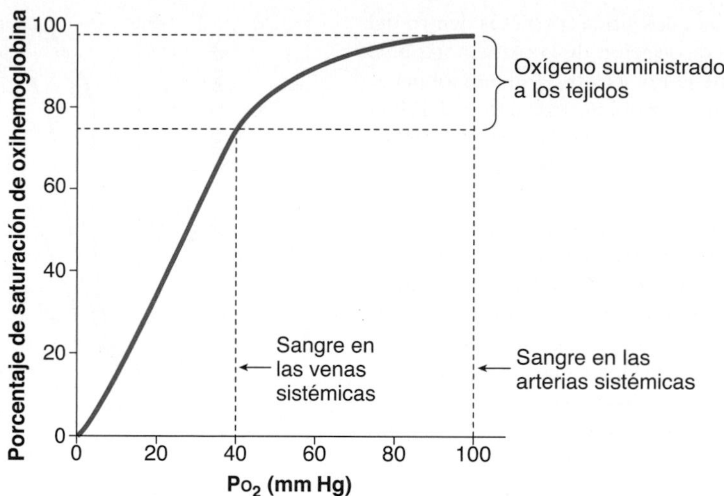

FIGURA 7-9. La curva de disociación de oxihemoglobina describe la relación entre la saturación de hemoglobina con oxígeno y la presión parcial de oxígeno. La diferencia en la saturación de oxígeno entre los pulmones y el tejido es la cantidad de oxígeno suministrada al tejido.

la hemoglobina, se forma **oxihemoglobina**, mientras que la hemoglobina que no se une al oxígeno se denomina **desoxihemoglobina**. Debido a que la gran mayoría del oxígeno se transporta unido a la hemoglobina, su concentración determina la cantidad de oxígeno que puede transportar la sangre. En hombres y mujeres, la concentración de hemoglobina varía de 14 g a 18 g por 100 mL de sangre y de 12 g a 16 g por 100 mL de sangre, respectivamente. Cada gramo de hemoglobina puede unirse de forma reversible a 1.34 mL de oxígeno[27], lo que da como resultado un rango de capacidad de transporte de oxígeno en hombres y mujeres de 16 mL a 24 mL de oxígeno por 100 mL si la hemoglobina tiene una saturación de oxígeno al 100 %. Al observar únicamente la concentración de hemoglobina, parecería que la capacidad máxima de transporte de oxígeno en sangre es mayor en los hombres. Sin embargo, debido a que el rango de concentraciones de hemoglobina entre los sexos se superpone, dicha capacidad entre sexos también se superpone. Debido a la importancia de la hemoglobina para el transporte de oxígeno, una disminución de esta es muy perjudicial para dicho proceso (cuadro 7-5).

CURVA DE DISOCIACIÓN DE OXIHEMOGLOBINA

Si la hemoglobina va a transportar oxígeno desde los pulmones a los tejidos del cuerpo, tiene que haber un estímulo para que la hemoglobina se una de manera reversible al oxígeno en los pulmones y libere oxígeno a los tejidos del cuerpo. La capacidad de la hemoglo-

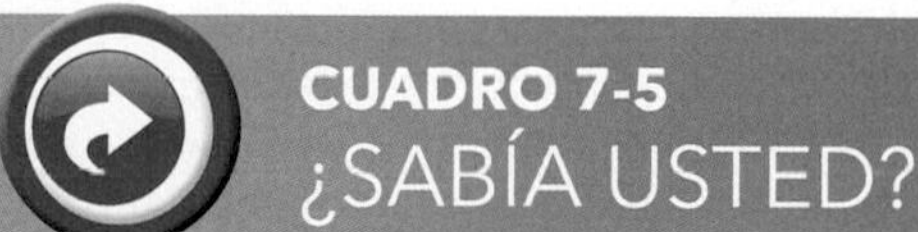

CUADRO 7-5
¿SABÍA USTED?

Tipos comunes de anemia

La anemia se define como una insuficiencia en la cantidad de eritrocitos, de su contenido de hemoglobina, o una combinación de estos dos factores. La anemia desencadena una disminución de la capacidad de transportar oxígeno y, por tanto, puede afectar la resistencia o la capacidad aeróbica. Los síntomas de la anemia incluyen palidez, fatiga fácil, dificultad para respirar con el esfuerzo, palpitaciones y pérdida del apetito. La insuficiencia de hierro puede provocar anemia (es el tipo más común). La mayoría de las veces se desarrolla debido a una ingesta insuficiente de hierro en la dieta o una absorción deficiente del mismo. Sin embargo, la anemia por insuficiencia de hierro también puede producirse por hemorragia o por el aumento de las necesidades de hierro, como durante el embarazo.

La anemia deportiva se refiere a la disminución de las concentraciones de hemoglobina que se acercan a la anemia clínica (12 g·dL^{-1} y 14 g·dL^{-1} de sangre en mujeres y hombres, respectivamente) causada por el entrenamiento físico, aunque aún no se comprende del todo[2]. Aunque el entrenamiento físico produce una pequeña pérdida de hierro en el sudor, pérdida de hemoglobina causada por una mayor destrucción de eritrocitos y, posiblemente, hemorragia gastrointestinal con las carreras de distancia, la anemia no suele deberse a estos factores. El entrenamiento físico, que incluye tanto el entrenamiento aeróbico como con pesas, produce un aumento del volumen plasmático de hasta un 20 % durante los primeros días de entrenamiento. Este aumento del volumen plasmático es paralelo a la disminución de la concentración de hemoglobina[1–3]. La cantidad total de hemoglobina en la sangre no cambia significativamente, pero, debido al aumento del volumen plasmático, la concentración de hemoglobina disminuye. Tras varias semanas de entrenamiento, las concentraciones de hemoglobina y el hematocrito vuelven a la normalidad. Por tanto, la anemia deportiva es normalmente transitoria y menos prevalente de lo que se creía[4].

Bibliografía

1. Deruisseau KC, Roberts LM, Kushnick MR, et al. Iron status of young males and females performing weight training exercise. *Med Sci Spots Exerc.* 2004;36:241–248.
2. Mairbäurl H. Red blood cells in sports: effects of exercise and training on oxygen supply by red blood cells. *Front Physiol.* 2013;4:332.
3. Schumacher YO, Schmid A, Grathwohl D, et al. Hematological indices of iron status of athletes in various sports and performances. *Med Sci Sports Exerc.* 2002;34:869–875.
4. Wright LM, Klein M, Noakes TD, et al. Sports anemia: a real or apparent phenomenon in endurance trained athletes. *Int J Sports Med.* 1992;13: 344–347.

bina para unirse y liberar oxígeno en los sitios correctos dentro del cuerpo se explica por la curva de disociación de la oxihemoglobina (Fig. 7-9). En los pulmones, donde la Po_2 es alta, la hemoglobina se une al oxígeno, lo que forma oxihemoglobina, y se satura al 100 % con oxígeno. En los tejidos donde se usa oxígeno para el metabolismo aeróbico, hay una Po_2 baja, y la hemoglobina libera oxígeno o se satura menos del 100 %, y se convierte en desoxihemoglobina.

La curva de disociación de la oxihemoglobina es sigmoidea o tiene forma de «S». Esta forma ofrece ventajas para que la hemoglobina se convierta tanto en oxihemoglobina en los pulmones como en desoxihemoglobina a nivel de los tejidos. Primero, con una Po_2 de 90 mm Hg a 100 mm Hg, la saturación de oxígeno está por encima del 97 % y la curva es bastante plana, lo que significa que solo hay un pequeño cambio en la saturación de oxígeno cuando se produce un cambio en la Po_2. La Po_2 en los pulmones es de aproximadamente 105 mm Hg, lo que garantiza que se produzca una saturación de oxígeno del 100 %, pero, incluso si la Po_2 disminuye a tan solo 90 mm Hg, se producirían pocos cambios en la saturación de oxígeno. Esto es fisiológicamente importante porque asegura una saturación cercana al 100 % en los pulmones, incluso si la Po_2 pulmonar disminuye debido a factores como asentarse en una altitud moderada.

La curva de disociación de la oxihemoglobina tiene una pendiente muy pronunciada con una Po_2 de 0 mm Hg a 40 mm Hg. En el tejido activo, donde la Po_2 es baja, esta parte de la curva asegura que, para un pequeño cambio en la Po_2, se producirá un cambio muy grande en la saturación de oxígeno, lo que significa que el oxígeno se liberará más fácilmente y estará disponible en el tejido. Esta porción de la curva es crítica para suministrar oxígeno a los tejidos durante el ejercicio, cuando la Po_2 disminuye en los tejidos. En reposo, el tejido necesita poco oxígeno, y aproximadamente el 75 % de este permanece unido a la hemoglobina, lo que significa que el 25 % se libera en los tejidos. Durante el ejercicio, solo aproximadamente el 10 % del oxígeno permanece unido a la hemoglobina, por lo que el 90 % transportado por la hemoglobina se libera en los tejidos. Otros factores, además de la forma sigmoidea de la curva de disociación de la oxihemoglobina, ayudan a garantizar un suministro adecuado de oxígeno en los tejidos durante el ejercicio.

Efecto de la temperatura

Un aumento o disminución de la temperatura sanguínea desplaza la curva de disociación de la oxihemoglobina hacia la derecha y hacia la izquierda, respectivamente (Fig. 7-10). Esto significa que un aumento en la temperatura, con otros factores que permanecen constantes, disminuye la afinidad de la hemoglobina por el oxígeno, lo que produce un porcentaje más bajo de saturación de oxígeno en cualquier Po_2 dada. Por el contrario, una disminución de la temperatura aumenta la afinidad de la hemoglobina por el oxígeno, lo que desplaza la curva hacia la izquierda. Durante el ejercicio, el efecto de la temperatura en la curva de disociación de la oxihemoglobina ayuda al suministro de oxígeno en el tejido muscular. Esto se debe a que durante el ejercicio la temperatura del tejido muscular aumenta, lo que produce el desplazamiento hacia la derecha de la curva de disociación de la oxihemoglobina, que a su vez aumenta el suministro de oxígeno al tejido activo.

Efecto del pH

El efecto del pH o la acidez en la curva de disociación de la oxihemoglobina se denomina **efecto Bohr**. Un aumento de la acidez (disminución del pH) desplaza la curva hacia la derecha, mientras que una disminución (aumento del pH) la desplaza hacia la izquierda

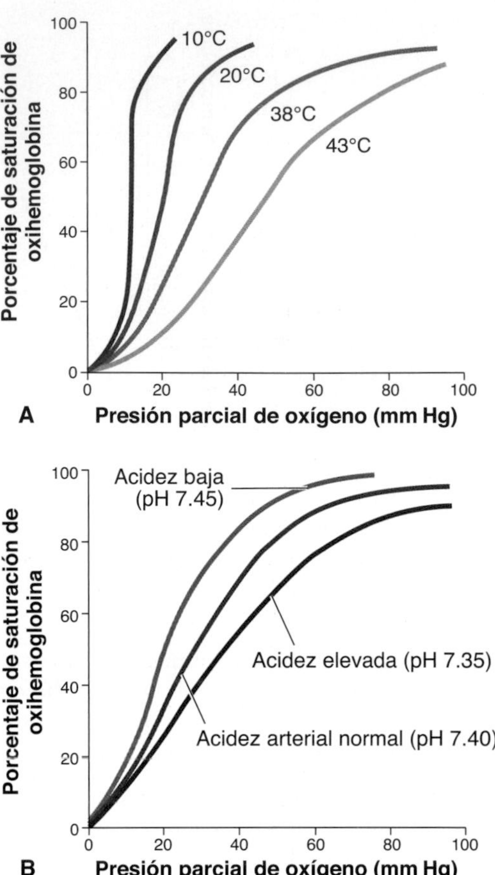

FIGURA 7-10. Si la curva de disociación de la oxihemoglobina se mueve hacia la derecha y hacia la izquierda con cualquier presión parcial de oxígeno en particular, la saturación disminuye y aumenta, respectivamente. El aumento de la temperatura y la acidez desplazan la curva de disociación de la oxihemoglobina hacia la derecha. La disminución de la temperatura y acidez desplazan la curva de disociación de la oxihemoglobina hacia la izquierda.

(Fig. 7-10). Durante el ejercicio intenso, especialmente el ejercicio de naturaleza anaeróbica, aumenta la acidez o concentración de iones de hidrógeno (H^+) en el músculo activo y en la sangre que circula por el músculo (capítulo 2). El H^+ se une de forma reversible a la hemoglobina, lo que reduce la afinidad de la hemoglobina por el oxígeno y produce un desplazamiento hacia la derecha de la curva de disociación de la oxihemoglobina. Esto tiene el mismo efecto que un aumento de temperatura en el tejido muscular activo, lo que produce un incremento del suministro de oxígeno al tejido activo. Por tanto, en el tejido muscular activo, tanto un aumento de temperatura como un incremento de H^+ desplazan la curva de disociación de la oxihemoglobina hacia la derecha, lo que aumenta el suministro de oxígeno al tejido muscular activo.

Efecto del 2,3-difosfoglicerato

Los eritrocitos no contienen mitocondrias y, por tanto, obtienen energía solo de las reacciones anaeróbicas de la glucólisis. Un subproducto de estas reacciones es el 2,3-difosfoglicerato (2,3-DPG). El 2,3-DPG puede unirse holgadamente a la hemoglobina, lo que reduce su afinidad por el oxígeno, desplaza la curva de disociación de la oxihemoglobina hacia la derecha y aumenta el suministro de oxígeno a los tejidos[16]. Sin embargo, los efectos del entrenamiento físico y las sesiones agudas de ejercicio sobre el 2,3-DPG son equívocos. Por ejemplo, aunque se ha constatado que las concentraciones de 2,3-DPG en reposo son más altas en los deportistas que en personas sin entrenamiento, también se ha notificado que el ejercicio de intensidad moderada a corto plazo no afecta el 2,3-DPG, pero tanto el ejercicio de alta intensidad como la actividad prolongada de intensidad moderada aumentan sus concentraciones séricas[28,31,38,44]. No obstante, el efecto del ejercicio y el entrenamiento sobre las concentraciones de 2,3-DPG y, cualquier efecto sobre la curva de disociación de oxihemoglobina, no está clara. Se han observado concentraciones más elevadas en personas que viven en altitud elevada, lo que podría representar un factor genético o una adaptación a la exposición prolongada a la altitud. Entonces, aunque el 2,3-DPG puede afectar la curva de disociación de la oxihemoglobina, su efecto fisiológico debido al entrenamiento no está claro.

TRANSPORTE DEL DIÓXIDO DE CARBONO

Hay tres métodos por los cuales el dióxido de carbono se transporta en la sangre: (1) del 7 % al 10 % se disuelve en plasma, (2) aproximadamente el 20 % se une a la hemoglobina, y (3) aproximadamente el 70 % se transporta como bicarbonato. Los tres métodos de transporte comienzan con el dióxido de carbono producido durante el metabolismo, lo que produce una Pco_2 alta dentro del tejido y el dióxido de carbono se difunde en el plasma sanguíneo. Parte del dióxido de carbono permanece en estado disuelto y se transporta a los pulmones. Los eritrocitos transportan no solo oxígeno, sino también dióxido de carbono. El transporte de dióxido de carbono unido a la hemoglobina y como bicarbonato merece alguna explicación adicional porque estas formas de transporte de dióxido de carbono están relacionadas con el transporte de oxígeno. Los tres métodos de transporte de dióxido de carbono y su relación con el de oxígeno se muestran en la figura 7-11.

Transporte de dióxido de carbono por carbaminohemoglobina

En el tejido donde la Pco_2 es alta, el dióxido de carbono puede unirse a la hemoglobina y formar **carbaminohemoglobina**. El dióxido de carbono se une a los aminoácidos que forman parte de la porción de globina de la hemoglobina. Debido a que el dióxido de carbono se une a la globina y el oxígeno a la porción hemo de la hemoglobina, estos dos métodos de transporte no compiten. Sin embargo, la oxigenación de la hemoglobina en los pulmones reduce la capacidad de la hemoglobina para unirse al dióxido de carbono al provocar un cambio conformacional en la estructura de la molécula de hemoglobina. Por tanto, la oxigenación como una Pco_2 baja en los pulmones facilitan la liberación de dióxido de carbono de la hemoglobina. Una vez liberado de la hemoglobina, el dióxido de carbono se disuelve en el plasma, se difunde en el aire en los alvéolos y se espira.

Transporte de dióxido de carbono en bicarbonato

En los tejidos donde existe una Pco_2 alta, el dióxido de carbono se convierte, dentro de los eritrocitos, en bicarbonato:

$$CO_2 + H_2O \leftrightarrow H_2CO_3 \leftrightarrow H^+ + HCO^{-3}$$

La formación de ácido carbónico (H_2CO_3) se produce por la enzima anhidrasa carbónica que se encuentra en los eritrocitos. Una vez formado, se disocia y produce un ion de hidrógeno (H^+) y un ion de bicarbonato (HCO^{-3}). Este segundo se difunde del eritrocito al plasma. Obsérvese que el ion de bicarbonato tiene una carga negativa, y que la eliminación de la carga negativa de cualquier célula, incluido un eritrocito, produce un desequilibrio eléctrico a través de la membrana celular. Para prevenir dicho desequilibrio, un ion de cloruro (Cl^-) se difunde hacia el eritrocito. Este intercambio del ion de bicarbonato por un ion de cloruro se denomina **desplazamiento de cloruro**.

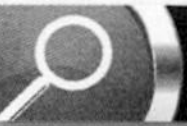

Revisión rápida

- La unión reversible del oxígeno a la hemoglobina representa el 98 % del oxígeno transportado por la sangre.
- La forma sigmoidea de la curva de disociación de la oxihemoglobina asegura la formación prácticamente máxima de oxihemoglobina en los pulmones incluso cuando la presión parcial de oxígeno atmosférica disminuye. También asegura que pequeños cambios en la presión parcial produzcan la liberación de oxígeno en el tejido activo.
- Los cambios de temperatura y acidez desplazan la curva de disociación de oxihemoglobina, lo que aumenta el suministro de oxígeno al tejido muscular durante el ejercicio.
- Tres métodos son responsables del transporte de dióxido de carbono, pero el 70 % del dióxido de carbono se transporta en forma de bicarbonato.
- El transporte de oxígeno y el de dióxido de carbono están relacionados por la formación de carbaminohemoglobina y la amortiguación de iones de hidrógeno por la hemoglobina, que disminuyen la afinidad de la hemoglobina por el oxígeno.

El ion de hidrógeno producido se une a la parte globina de la hemoglobina. Entonces, la hemoglobina actúa como un amortiguador y ayuda a mantener la acidez normal (pH) dentro de los eritrocitos. La amortiguación de iones de hidrógeno en la hemoglobina reduce su afinidad por el oxígeno, por lo que desencadena el efecto Bohr, o desplaza la curva de disociación de oxihemoglobina hacia la derecha. A nivel de los tejidos, esto provoca la liberación de oxígeno de la hemoglobina para que esté disponible para el metabolismo.

La reacción de bicarbonato puede proceder en cualquier dirección. En los pulmones, donde la Pco_2 es baja dentro de los alvéolos, el dióxido de carbono se difunde fuera de la solución, lo que altera el equilibrio de la reacción de bicarbonato y provoca que esta reacción desencadene la producción de dióxido de carbono y agua. Adicionalmente, la oxigenación de la hemoglobina hace que pierda su afinidad por los iones de hidrógeno.

Por tanto, están disponibles para la producción de ácido carbónico que, debido a la baja Pco_2, se disocia en dióxido de carbono y agua. Entonces, la liberación de oxígeno por la hemoglobina en los tejidos está relacionada con el transporte de dióxido de carbono por la hemoglobina, y la liberación de dióxido de carbono por la hemoglobina en los pulmones está relacionada con la oxigenación de la hemoglobina.

INTERCAMBIO DE GASES EN EL MÚSCULO

El intercambio de gases en el músculo o en cualquier tejido se produce debido a las diferencias en la Po_2 y la Pco_2 entre el tejido y la sangre capilar (Fig. 7-11). Todos los factores descritos anteriormente sobre las diferencias de presión parcial y el transporte sanguíneo de oxígeno y de dióxido de carbono se aplican al intercambio de gas capilar a nivel tisular. La cantidad de oxígeno suministrado al tejido puede calcularse utilizando el principio de Fick y la diferencia arteriovenosa de oxígeno (sección «Suministro de oxígeno al tejido» en el cap. 6). Una vez que el oxígeno se ha difundido en el tejido, una

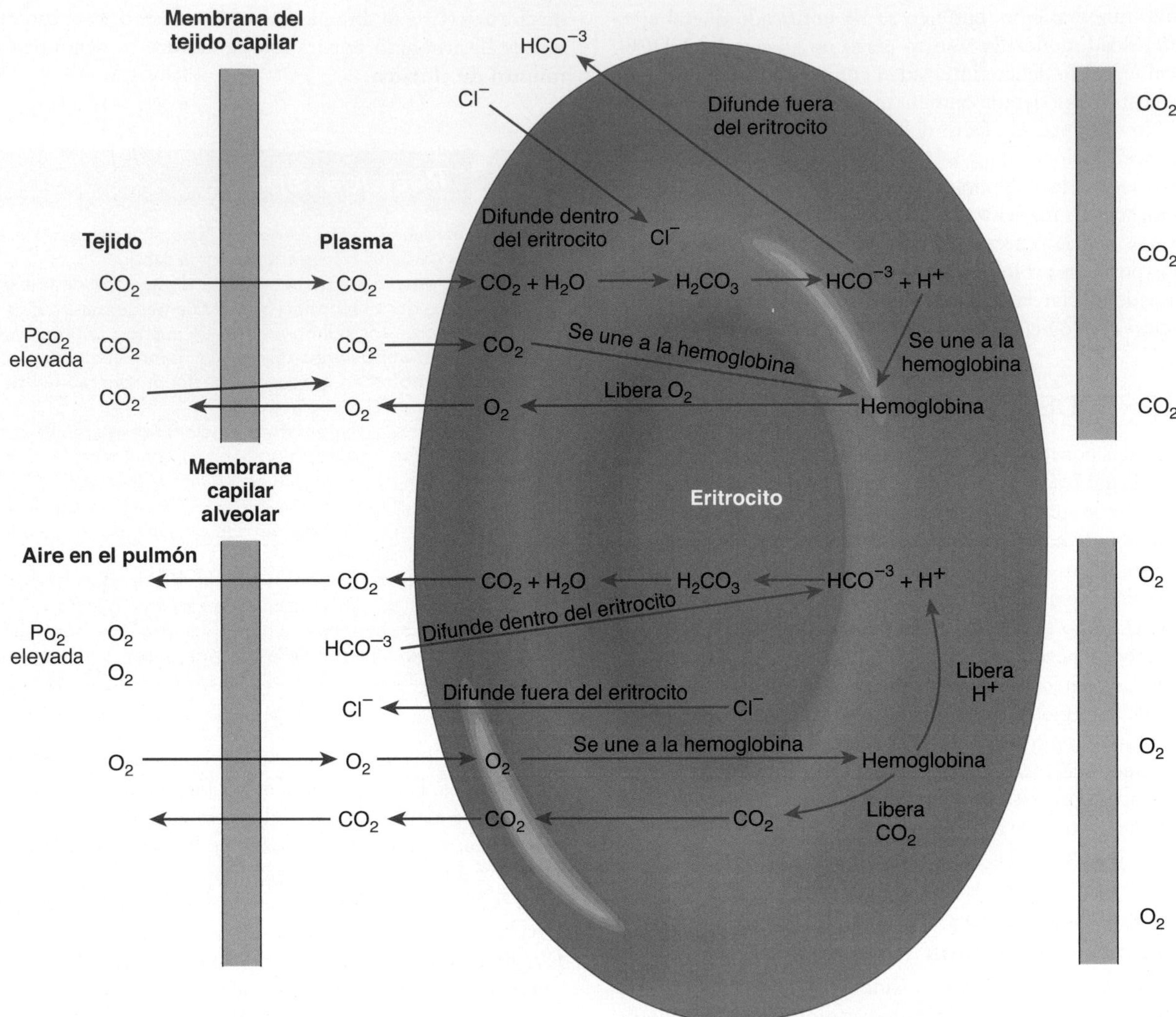

FIGURA 7-11. La capacidad de la hemoglobina para unirse al oxígeno y al dióxido de carbono está influenciada por varios factores, además de la presión parcial de oxígeno. Cambios en la acidez, el desplazamiento de cloruro y la unión no competitiva de dióxido de carbono y oxígeno por la hemoglobina afectan la capacidad de la hemoglobina para unirse al oxígeno.

molécula transportadora de oxígeno (mioglobina) dentro del músculo ayuda en su transporte hacia las mitocondrias.

La **mioglobina** es una molécula de transporte de oxígeno similar a la hemoglobina, excepto que se encuentra dentro de los músculos esquelético y cardíaco. La mioglobina se une de manera reversible al oxígeno, y su función es ayudar en la difusión pasiva del oxígeno desde la membrana celular a las mitocondrias. Debido a que la velocidad de difusión disminuye exponencialmente a medida que la distancia aumenta, la mioglobina localizada entre la membrana y las mitocondrias en realidad representa dos distancias de difusión más pequeñas, en lugar de una sola distancia larga. Como resultado, el tiempo de tránsito del oxígeno a través de la fibra muscular hasta las mitocondrias se reduce significativamente. A diferencia de la hemoglobina, la mioglobina contiene solo una molécula de hierro (la hemoglobina contiene cuatro). El músculo rojizo contiene grandes cantidades de mioglobina, mientras que los músculos más pálidos contienen pequeñas cantidades. La concentración de mioglobina dentro de una fibra muscular varía con el tipo de fibra muscular (*v.* cap. 5). Es alta en las fibras musculares de tipo I con una alta capacidad aeróbica (contracción lenta), mientras que es intermedia y limitada en las fibras musculares de tipo IIA (contracción rápida) y de tipo IIX (también de contracción rápida), respectivamente.

Además de acelerar la difusión de oxígeno a través de la fibra muscular, la mioglobina funciona como una «reserva» de oxígeno al inicio del ejercicio. Incluso con el aumento anticipado («Efectos del ejercicio sobre la ventilación pulmonar», más adelante) de la frecuencia respiratoria antes comenzar el ejercicio, hay un retraso en el suministro de oxígeno a los músculos.

Durante este período, el oxígeno unido a la mioglobina ayuda a mantener los requerimientos de oxígeno en el músculo activo. Al finalizar el ejercicio, debe reponerse el oxígeno de la mioglobina, lo que representa un pequeño componente del déficit de oxígeno (*v.* cap. 3).

Aunque la mioglobina y la hemoglobina tienen una estructura química similar, una diferencia entre estas dos moléculas es que la primera tiene una curva de disociación de oxígeno mucho más pronunciada y se acerca a una saturación de oxígeno del 100 % con una Po_2 mucho más baja (30 mm Hg). Debido a estos factores, la mioglobina libera su oxígeno a niveles muy bajos de Po_2, lo cual es importante porque, dentro de las mitocondrias del músculo activo, la Po_2 puede alcanzar niveles de hasta 2 mm Hg. Por tanto, la curva de disociación de oxígeno de la mioglobina le permite transportar oxígeno a los niveles más bajos de Po_2 (40 mm Hg) que se encuentran dentro del músculo esquelético.

Revisión rápida

- El intercambio de gases en el tejido se produce debido a las diferencias de presión parcial de oxígeno y dióxido de carbono entre el tejido y la sangre.
- La mioglobina, una molécula similar a la hemoglobina, transporta oxígeno desde la membrana celular a las mitocondrias para el metabolismo aeróbico.

CONTROL DE LA VENTILACIÓN

El control de la ventilación y el intercambio de gases pulmonares es necesario para mantener la homeostasis en reposo y satisfacer las necesidades tisulares de oxígeno y la eliminación de dióxido de carbono durante el ejercicio. Gran parte de este control necesario se produce mediante la regulación involuntaria de la ventilación pulmonar. Aunque los fisiólogos han estudiado el control de la ventilación pulmonar durante muchos años, todavía queda mucho por aprender. Lo que sí se sabe es que hay varias áreas dentro del cuerpo y el sistema nervioso central que contribuyen al control ventilatorio por medio de controlar las concentraciones de Po_2, Pco_2 y H^+ en la sangre y el líquido cefalorraquídeo. Como era de esperar, una disminución de la Po_2, un aumento de la Pco_2 y un aumento de la concentración de H^+, como ocurriría durante el ejercicio, aumentan la ventilación pulmonar. Por el contrario, el aumento de la Po_2, disminución de la Pco_2 y la disminución de las concentraciones de H^+ dan como resultado una disminución de la ventilación pulmonar. En las siguientes secciones se analiza el control de la ventilación pulmonar.

CENTRO DE CONTROL RESPIRATORIO

Aunque no se ha aclarado por completo, una parte del bulbo raquídeo o médula oblongada (médula lateral ventral) y la protuberancia forman el centro de control respiratorio, que actúa como un «marcapasos» capaz de generar un patrón de respiración rítmica[10]. La frecuencia y profundidad de la respiración puede modificarse por la información procedente de los centros cerebrales superiores, quimiorreceptores en la propia médula y otra información periféricas para cambiar la ventilación pulmonar, con objeto de satisfacer las necesidades de intercambio de gases en reposo y durante el ejercicio (Fig. 7-12).

Después, el patrón respiratorio generado por el centro de control respiratorio pasa por la médula espinal a los músculos respiratorios. El control de la ventilación pulmonar es involuntario. Si bien el cambio voluntario de esta es posible, como por ejemplo cuando se contiene la respiración, el control involuntario acabará anulando el esfuerzo voluntario para acabar tomando el control. Los diversos impulsos para controlar la inspiración y la espiración se analizan en las siguientes secciones.

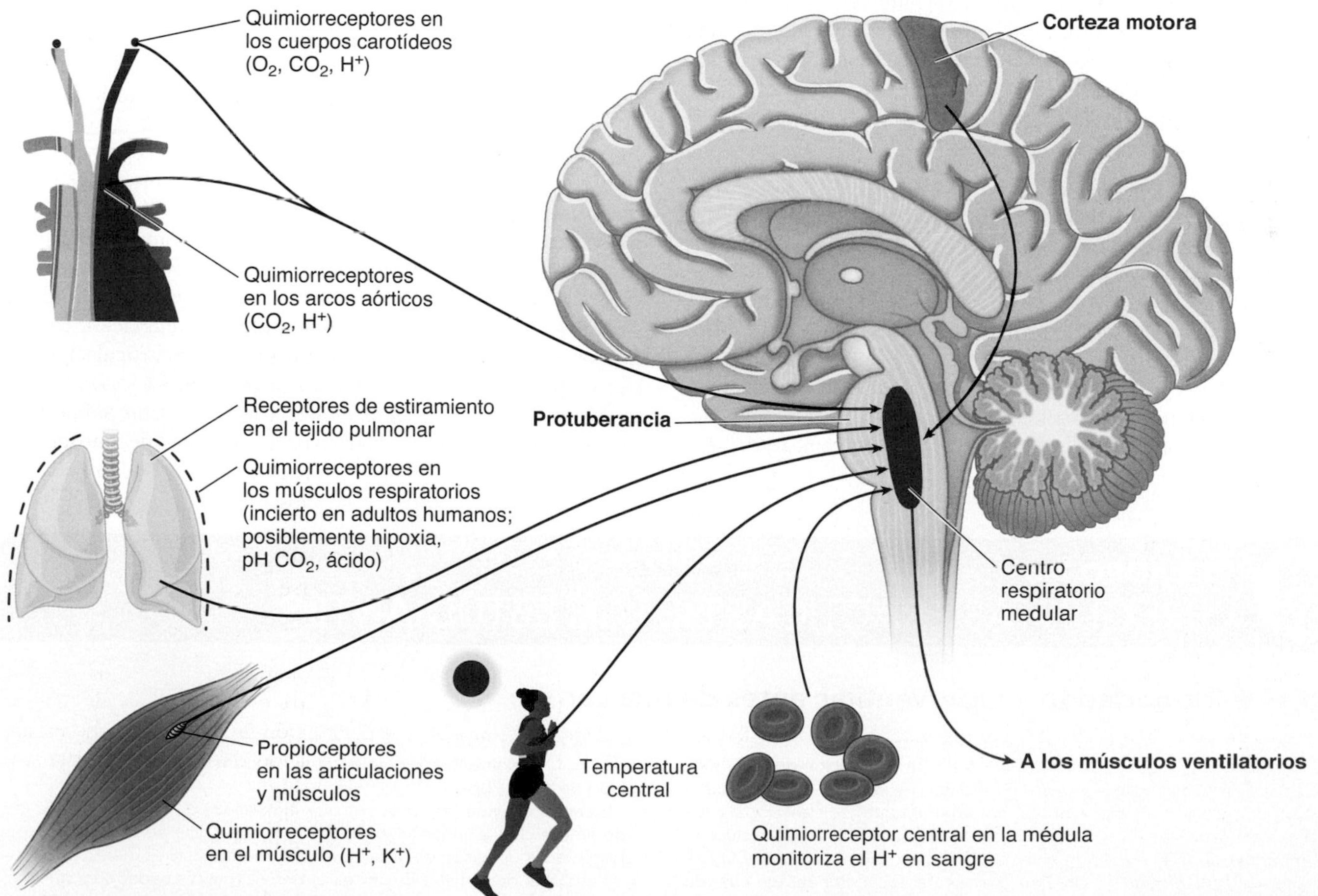

FIGURA 7-12. El centro de control respiratorio se localiza dentro del bulbo raquídeo o médula oblongada. El centro de control respiratorio ajusta la ventilación pulmonar para satisfacer las necesidades del cuerpo mediante retroalimentación de los quimiorreceptores y propioceptores.

QUIMIORRECEPTORES CENTRALES

Los **quimiorreceptores** son receptores que responden a cambios químicos. Los **quimiorreceptores centrales** están ubicados dentro del bulbo raquídeo, pero están anatómicamente separados del centro de control respiratorio. Estos quimiorreceptores responden a cambios dentro del líquido cefalorraquídeo y son especialmente sensibles a cambios en la concentración de H^+ o el pH[8]. Las membranas capilares de los vasos sanguíneos cerebrales son muy permeables al dióxido de carbono, por lo que dicho gas se difunde fácil y rápidamente en el líquido cefalorraquídeo cuando aumenta la Pco_2 en sangre, como durante el ejercicio. El aumento de la concentración de dióxido de carbono dentro del líquido cefalorraquídeo aumenta rápidamente la concentración de iones de hidrógeno debido a la reacción de bicarbonato, como se ha descrito anteriormente. El aumento de la concentración de H^+ del líquido cefalorraquídeo estimula un aumento de la ventilación pulmonar para aumentar la eliminación de dióxido de carbono del cuerpo. Entonces, los cambios en la concentración de H^+, no en la Pco_2, son el estímulo para que los quimiorreceptores centrales cambien la ventilación pulmonar.

Durante el ejercicio, la concentración de iones de hidrógeno en la sangre podría aumentar indirectamente por el aumento de la concentración de dióxido de carbono, como se ha mencionado anteriormente, o debido a una mayor dependencia del metabolismo anaeróbico y la producción de lactato (*v.* cap. 2). Sin embargo, los iones de hidrógeno no son muy permeables a las membranas capilares de los vasos sanguíneos cerebrales, por lo que se difunden muy lentamente en el líquido cefalorraquídeo desde la sangre. Entonces, aunque la difusión de dióxido de carbono o de H^+ en el líquido cefalorraquídeo desde la sangre aumentaría la concentración de H^+ y, por tanto, la ventilación pulmonar, la respuesta a una mayor concentración de dióxido de carbono y la reacción de bicarbonato son más rápidas.

QUIMIORRECEPTORES PERIFÉRICOS

Los **quimiorreceptores periféricos** se ubican dentro de las arterias carótidas y el arco aórtico. Los receptores ubicados dentro del arco aórtico se denominan cuerpos aórticos, y los que se encuentran dentro de las arterias carótidas se denominan cuerpos carotídeos. Tanto los cuerpos aórticos como carotídeos responden a cambios en la concentración sanguínea de Pco_2 y H^+, y los carotídeos también responden a cambios en la Po_2 sanguínea[8,10]. Sin embargo, estos receptores solo son estimulados por disminuciones muy importantes (mayores del 40 %) de la Po_2, y típicamente afectan la respiración solo en aquellos individuos con enfermedad pulmonar (enfisema, EPOC, etc.). Recuérdese que la concentración sérica de H^+ puede aumentar debido al incremento de la acidez causada por el metabolismo anaeróbico durante el ejercicio, o al aumento de la Pco_2, lo que produce la reacción del bicarbonato. Aunque los quimiorreceptores periféricos son sensibles tanto a la Po_2 como a la Pco_2, los cambios en la segunda representan un estímulo más fuerte para cambiar la ventilación pulmonar (*v.* cuadro 7-6 para comprender cómo la hiperventilación antes de una carrera podría ayudar a un nadador).

La ubicación de los quimiorreceptores periféricos les permite monitorizar los cambios químicos en dos lugares clave dentro del sistema circulatorio. Los cuerpos carotídeos controlan el suministro de sangre a la cabeza y el encéfalo, mientras que los cuerpos aórticos controlan la sangre que acaba de regresar de la circulación pulmonar y se bombea a la circulación sistémica. Aunque tanto los cuerpos aórticos como carotídeos influyen en la ventilación pulmonar, los segundos parecen ser los quimiorreceptores periféricos más importantes. Durante el ejercicio, se desafía la capacidad de igualar el transporte de O_2 al tejido para usarlo en el metabolismo aeróbico y así satisfacer las necesidades de trifosfato de adenosina (ATP). Para más detalles sobre la forma en que ciertos factores, como el óxido nítrico, afectan el flujo sanguíneo y, por tanto, el suministro de oxígeno a los tejidos, consúltese el cuadro 7-7.

OTRAS AFERENCIAS NERVIOSAS

Existen otras aferencias nerviosas que también afectan la ventilación pulmonar. Los pulmones contienen receptores de estiramiento, principalmente en los bronquíolos, que al estimularse pueden finalizar la inspiración y limitar el volumen inspiratorio final de los pulmones[10]. Los músculos respiratorios, incluidos el diafragma y los músculos del abdomen, también contienen receptores de estiramiento y otros receptores que detectan cambios metabólicos dentro de estos músculos. De manera similar, el músculo esquelético (husos musculares y órganos tendinosos de Golgi; *v.* cap. 4) contiene propioceptores y quimiorreceptores sensibles, respectivamente, a los cambios en la posición corporal y al potasio (las concentraciones de potasio en el músculo aumentan durante el ejercicio), así como a las concentraciones de iones de hidrógeno. Las articulaciones contienen propioceptores sensibles a la presión. La estimulación de cualquiera de estos receptores afecta la ventilación pulmonar. Por ejemplo, el aumento de la concentración de iones de hidrógeno den-

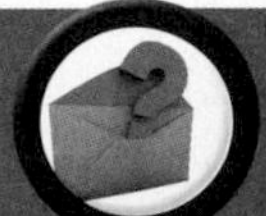

CUADRO 7-6

PREGUNTAS PRÁCTICAS DE LOS ESTUDIANTES

¿Por qué los nadadores hiperventilan antes de una carrera?

Los nadadores hiperventilan voluntariamente antes de una carrera para eliminar el CO_2 de su sangre y poder contener la respiración durante más tiempo durante el inicio de la carrera. El dióxido de carbono es el principal estímulo para respirar. Al hiperventilar voluntariamente, se transporta a los pulmones aire atmosférico con baja concentración de CO_2, lo que reduce la presión parcial de CO_2 en el aire alveolar. Esto hace que salga más CO_2 de la sangre, lo que reduce la presión parcial de CO_2. Por tanto, cuando comienza la carrera y el nadador contiene la respiración, la presión parcial de CO_2 en la sangre tarda más en aumentar hasta el punto en que el estímulo para respirar causado por los quimiorreceptores le obligará a tomar un respiro. La hiperventilación voluntaria suelen realizarla nadadores de velocidad de estilo libre.

En estas actividades, cada vez que el nadador gira la cabeza y su cuerpo ligeramente hacia un lado para respirar, la superficie de su cuerpo expuesta al agua en la dirección del movimiento aumenta. Esto aumenta la resistencia y ralentiza al deportista. Es por este motivo que los nadadores quieren respirar el menor número de veces posible durante la carrera, y la hiperventilación voluntaria les permite hacerlo.

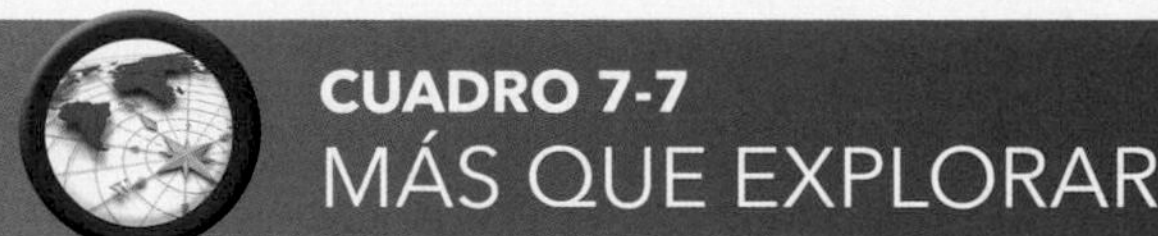

CUADRO 7-7
MÁS QUE EXPLORAR

Ajustes fisiológicos a los cambios en la disponibilidad de oxígeno

El cuerpo se enfrenta al desafío de absorber el oxígeno necesario para mantenerse al día con la generación de trifosfato de adenosina (ATP). Los sistemas de detección intracelular y de difusión de gases deben activarse para realizar los ajustes necesarios para satisfacer las demandas metabólicas del estrés por ejercicio.

Los sistemas fisiológicos del cuerpo abordan estos desafíos en parte debido a la influencia del O_2 en el estado redox de la célula, así como a las concentraciones de óxido nítrico, sulfuro de hidrógeno y monóxido de carbono. El papel clásico de la hipoxia en este proceso también es vital en tales alteraciones, lo que permite tolerar mejor la hipoxia. Se necesitan una serie de cambios reguladores en la modificación de los procesos involucrados con el transporte de electrones mitocondriales, la supresión metabólica, los cambios en las vías metabólicas y la participación de las vías de supervivencia celular que ayudan a prevenir la alteración del potencial de membrana y la apoptosis nuclear.

El ejercicio también implica una serie de cambios necesarios en la sensibilidad del O_2 al índice metabólico, la cinética del O_2 en el ejercicio y la disponibilidad de O_2 para la regulación de la glucólisis y la producción de lactato. Explorar estos factores con detalle permitirá obtener una mayor apreciación de la complejidad de las adaptaciones fisiológicas al estrés provocado por el ejercicio.

Lecturas recomendadas

Clanton TL, Hogan MC, Gladden LB. Regulation of cellular gas exchange, oxygen sensing, and metabolic control. *Compr Physiol.* 2013;3(3):1135–1190.

Forster HV, Haouzi P, Dempsey JA. Control of breathing during exercise. *Compr Physiol.* 2012;2(1):743–777.

Hochachka PW, Buck LT, Doll CJ, et al. Unifying theory of hypoxia tolerance: molecular/metabolic defense and rescue mechanisms for surviving oxygen lack. *Proc Natl Acad Sci U S A.* 1996;93(18):9493–9498.

Poole DC, Jones AM. Oxygen uptake kinetics. *Compr Physiol.* 2012;2(2): 933–996.

Welker AF, Moreira DC, Campos ÉG, et al. Role of redox metabolism for adaptation of aquatic animals to drastic changes in oxygen availability. *Comp Biochem Physiol A Mol Integr Physiol.* 2013;165(4):384–404.

Xu F, Rhodes EC. Oxygen uptake kinetics during exercise. *Sports Med.* 1999; 27(5):313–327.

tro del músculo y el aumento del movimiento muscular aumentarían la ventilación pulmonar. Además, la actividad neuronal en la corteza motora puede estimular un aumento de la ventilación pulmonar. Este mismo aumento antes de iniciar el ejercicio se atribuye normalmente al aumento de la actividad de la corteza motora. Por tanto, muchos tipos de estímulos afectan la ventilación pulmonar y el intercambio de gases, de modo que las necesidades del cuerpo se satisfacen en reposo y durante el ejercicio. El control de la ventilación pulmonar durante el ejercicio se explora en las siguientes secciones.

Revisión rápida

- Los centros respiratorios controlan involuntariamente la respiración y están ubicados dentro del bulbo raquídeo (médula oblongada) y la protuberancia, dos áreas del tronco encefálico.
- Los centros respiratorios generan un patrón rítmico de inspiración y espiración que se modifica por la información procedente de los centros cerebrales superiores y la periferia.
- Los quimiorreceptores centrales se encuentran dentro de la médula y son especialmente sensibles a los cambios de acidez.
- Los quimiorreceptores periféricos de los cuerpos aórtico y carotídeo son sensibles a los cambios en la acidez de la sangre y la Pco2. Sin embargo, solo los cuerpos carotídeos son sensibles a los cambios en la Po2.
- Los receptores de estiramiento dentro del diafragma y los músculos del abdomen, así como los quimiorreceptores dentro de los músculos esqueléticos, también afectan la ventilación pulmonar.

EFECTOS DEL EJERCICIO SOBRE LA VENTILACIÓN PULMONAR

Durante el ejercicio, el intercambio de gases capilar en los alvéolos y el tejido muscular aumenta con objeto de satisfacer una mayor necesidad de oxígeno y para la eliminación del dióxido de carbono. Para aumentar el intercambio de gases capilar, la ventilación pulmonar incrementa bajo el control de todos los factores analizados anteriormente. Para el mismo intercambio en los alvéolos y en el tejido activo, también debe aumentar el flujo sanguíneo a través de los lechos capilares de los alvéolos y el tejido. Para que aumente el flujo sanguíneo, se activan factores relacionados con el sistema circulatorio, como el aumento del gasto cardíaco y la redistribución del flujo sanguíneo desde el tejido inactivo hacia el tejido activo (*v.* cap. 6). Entonces, aunque en las siguientes secciones se analizará el efecto del ejercicio sobre la ventilación pulmonar, debe entenderse que el aumento del intercambio de gases está determinado por un incremento paralelo del flujo sanguíneo por los efectos agudos del ejercicio en el sistema circulatorio.

EJERCICIO SUBMÁXIMO Y VENTILACIÓN PULMONAR

Aunque intervienen otros factores, durante el reposo la ventilación pulmonar está regulada principalmente por la Pco_2 plasmática. Durante el ejercicio, no obstante, no está claro cuál de los factores que controlan la ventilación pulmonar ejerce la mayor influencia. Dicho esto, se ha constatado que, durante el ejercicio submáximo, la Pco_2 plasmática está sometida a un estricto control, lo que sugiere que es un factor importante en el control de la ventilación pulmonar, junto con otros factores que actúan para ajustar la ventilación pulmonar a fin de satisfacer las necesidades del ejercicio. Sin embargo, este estricto control probablemente está relacionado con el aumento de la acidez (reacción del bicarbonato) causado por el aumento de la Pco_2 plasmática, en contraposición al propio control de la Pco_2.

Parece haber tres fases de control de la ventilación pulmonar que conducen al aumento de la ventilación alveolar durante el ejercicio submáximo[15]. Al iniciar el ejercicio, o incluso un poco antes de iniciarlo, la ventilación pulmonar aumenta por el efecto de la actividad de la corteza motora sobre los centros respiratorios. Esto, combi-

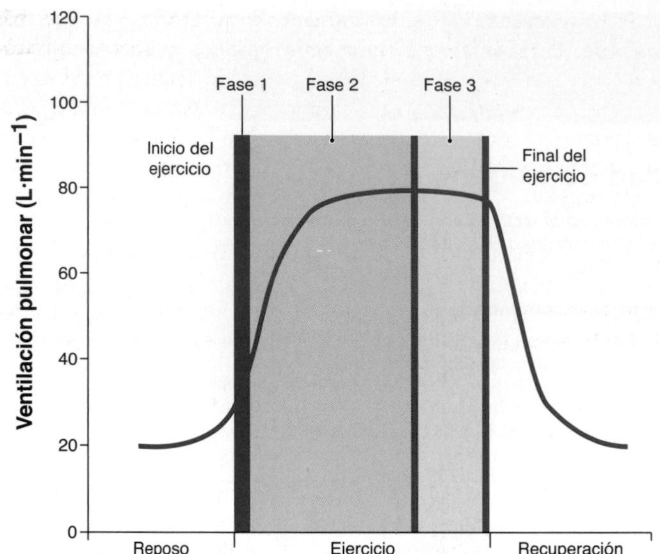

FIGURA 7-13. Al inicio del ejercicio, la ventilación pulmonar aumenta para satisfacer las necesidades del cuerpo. Desde el comienzo de una sesión de ejercicio hasta terminarla, hay tres fases de cambios en la ventilación pulmonar.

nado con la retroalimentación de los propioceptores en los músculos activos al comenzar el ejercicio, provoca un aumento repentino de la ventilación. Este aumento brusco al comenzar el ejercicio es la fase 1 del control ventilatorio (Fig. 7-13). Después de una pequeña meseta que dura aproximadamente 20 s, la ventilación pulmonar aumenta casi exponencialmente para alcanzar un nivel estable (intensidad del ejercicio en el que la mayoría de las necesidades metabólicas se satisfacen mediante el metabolismo aeróbico). Este rápido aumento de la ventilación pulmonar, causado por el efecto continuo de la actividad de la corteza motora, la retroalimentación del músculo activo y la de los quimiorreceptores periféricos, constituye la fase 2[48]. Durante la fase 3, la fase final del control de la ventilación pulmonar, el ajuste sutil de la ventilación pulmonar durante el ejercicio estable, se produce mediante la retroalimentación de los quimiorreceptores periféricos y centrales, de modo que la ventilación pulmonar se adapta para satisfacer las demandas del ejercicio submáximo. El aumento de la temperatura corporal también puede tener un efecto mínimo sobre la ventilación pulmonar, excepto durante la hipertermia extrema.

Al finalizar el ejercicio, se produce una disminución rápida de la ventilación pulmonar al eliminar la retroalimentación de la actividad de la corteza motora y de los propioceptores en el músculo activo. A esta disminución rápida le sigue un retorno más lento a la ventilación pulmonar en reposo a medida que se produce la recuperación del estrés metabólico del ejercicio (*v.* «Consumo de oxígeno después del ejercicio» en el cap. 3).

EJERCICIO CASI MÁXIMO Y VENTILACIÓN PULMONAR

A medida que la intensidad del ejercicio progresa desde el reposo hasta intensidades casi máximas o máximas, la ventilación pulmonar pasa por las tres fases descritas anteriormente. Sin embargo, durante el ejercicio intenso (más allá de ~50 % al 60 % del consumo máximo de oxígeno), se produce un aumento desproporcionado de la ventilación pulmonar (se ventila más aire para obtener 1 L de oxígeno), relacionado con el aumento de la intensidad del ejercicio. El factor principal que suele utilizarse para explicar este incremento desproporcionado es un aumento de las concentraciones plasmáticas de lactato y H^+ (aumento de la acidez o disminución del pH) porque la intensidad del ejercicio está por encima del umbral de lactato (*v.* cap. 3).

El aumento de la concentración de H^+ estimula los quimiorreceptores periféricos para aumentar la ventilación pulmonar. Las membranas capilares de los vasos sanguíneos cerebrales son permeables al H^+, pero no en gran medida (*v.* «Quimiorreceptores centrales», anteriormente), por lo que los quimiorreceptores centrales responden más lentamente que los periféricos a los cambios en la concentración de H^+. El aumento de la acidez también contribuye a este aumento desproporcionado de la ventilación pulmonar con cargas de trabajo elevadas[10].

Sin embargo, existen otros factores implicados en el aumento desproporcionado de la ventilación pulmonar ante cargas de trabajo casi máximas. Es probable, por ejemplo, que desempeñen algún papel el aumento de las concentraciones de noradrenalina (hormona asociada con la respuesta de lucha o huida y la movilización de combustibles metabólicos) y de potasio en el plasma. Asimismo, la temperatura corporal elevada también puede aumentar la ventilación pulmonar. Por tanto, aunque este aumento desproporcionado en cargas de trabajo casi máximas se asocia con un aumento de la acidez, también otros factores afectan la ventilación pulmonar. La asociación con el aumento de la acidez y el umbral de lactato ha llevado a usar este aumento desproporcionado de la ventilación pulmonar como un método no invasivo para estimar el umbral de lactato, que se explora con más detalle en las siguientes secciones.

ENTRENAMIENTO DE LOS MÚSCULOS RESPIRATORIOS

Ha existido cierta confusión en el mundo de la ciencia del deporte con respecto al «entrenamiento inspiratorio», en el que se utiliza un dispositivo para la resistencia de la inspiración de aire en los pulmones. Además, hay «máscaras de altitud» que pueden o no poner a prueba la inspiración de aire, pero que disminuyen la cantidad de oxígeno (Po_2) en el aire para simular la altitud (Fig. 7-14). Por tanto, muchos usan el término entrenamiento de los músculos respiratorios (EMR) como sinónimo de entrenamiento inspiratorio, y debe tenerse cuidado al examinar los estudios y determinar el tipo de instrumento utilizado y su efecto funcional, evaluar la respiración o crear un ambiente hipóxico del aire inspirado. Existen muchos dispositivos, y muchos de ellos se han utilizado en estudios[32].

En el mundo de la salud y la clínica, el «entrenamiento inspiratorio» se utiliza desde hace mucho tiempo para tratar afecciones respiratorias crónicas (p. ej., EPOC). El concepto es que el entrenamiento y el fortalecimiento de los músculos del sistema respiratorio ayudarán en el rendimiento de un deportista a pesar de no mejorar la función cardiopulmonar[24,25]. La conexión entre el metabolismo y la función ventilatoria ha conducido, durante la última década, a la adopción de un paradigma de entrenamiento físico relativamente nuevo con el fin de mejorar tanto el rendimiento deportivo como la salud.

A principios del siglo XXI, una investigación pionera del laboratorio del Dr. Jerome Dempsey reveló un mecanismo de adaptación fisiológica para lidiar con el aumento de la intensidad del ejercicio que se denominó «metaborreflejo respiratorio»[40,42,43]. En este reflejo particular participan los músculos respiratorios, el sistema nervioso simpático y los músculos periféricos de las extremidades. En efecto, dado que tanto los músculos activos de las extremida-

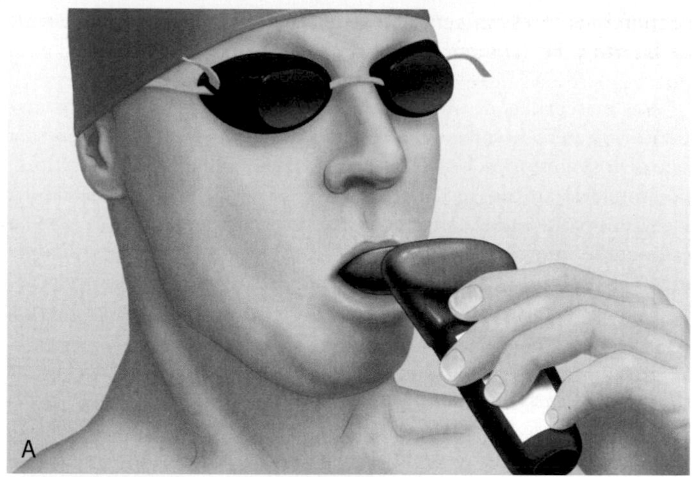

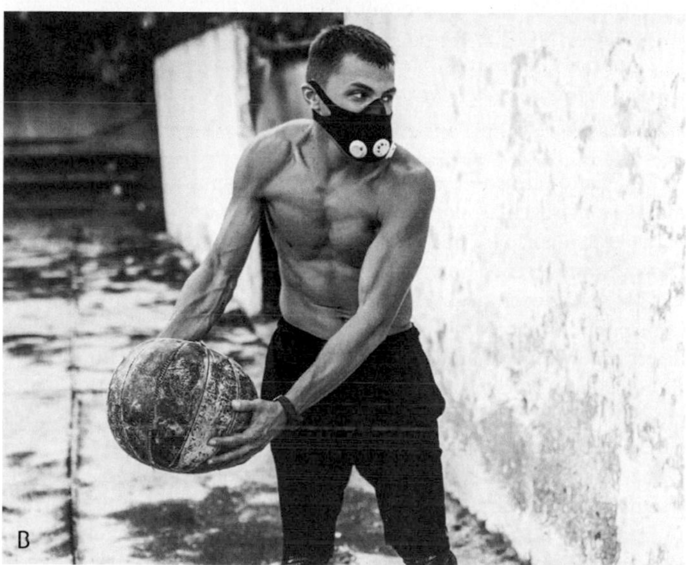

FIGURA 7-14. Para el entrenamiento de los músculos respiratorios se utilizan diferentes dispositivos con los que se entrena a los músculos respiratorios mediante el aumento de la resistencia del aire que entra en los pulmones mientras se respira (A), y una mascarilla que aumenta la resistencia del aire mientras se inspira y/o espira **(B).** Continuamente se desarrollan una gran variedad de dispositivos que utilizan el aumento de la resistencia del aire a la inspiración, la espiración o ambos.

des como los músculos respiratorios (diafragma, escaleno, esternocleidomastoideo, intercostales) compiten por la sangre expulsada del corazón o gasto cardíaco, puede haber un intercambio de prioridades de los tejidos que reciben esa sangre. Aunque el costo energético y el porcentaje del gasto cardíaco necesarios para respirar durante el ejercicio aumentan gradualmente para igualar el aumento del metabolismo de todo el cuerpo y los músculos periféricos, tanto los músculos de las extremidades como los respiratorios parecen estar adecuadamente irrigados en el ejercicio de intensidad elevada (85 % al 90 % del $\dot{V}o_{2máx}$)[19]. En ese punto, la estimulación nerviosa simpática de los músculos respiratorios alcanza su punto máximo, lo que da como resultado un exceso de noradrenalina de los músculos respiratorios activos que afecta la musculatura activa de la extremidad al causar vasoconstricción. En ese momento, la sangre se desvía de los músculos activos de las extremidades a los músculos respiratorios, muy activos. La disminución resultante en el suministro de oxígeno a los músculos locomotores activos constituye una causa principal de fatiga muscular de las extremidades asociada con el ejercicio de alta intensidad[11,36,46].

Se ha propuesto que si los músculos inspiratorios, que son más limitantes durante la ventilación activa que los músculos espiratorios, están mejor acondicionados, el punto de activación del metaborreflejo respiratorio puede retrasarse o aplazarse, lo que a su vez retrasa la redistribución de la sangre de los músculos locomotores activos a los músculos respiratorios durante el ejercicio de alta intensidad, así como retrasa también la fatiga de los músculos de las extremidades. Este paradigma de entrenamiento se conoce como «entrenamiento de los músculos respiratorios» (EMR), que implica el entrenamiento de los músculos inspiratorios, los espiratorios o una combinación de ambos. Hay dos categorías generales de EMR[1]: entrenamiento de fuerza[2] y entrenamiento de resistencia[4,21]. El entrenamiento de fuerza (del movimiento respiratorio) es el más utilizado, y en este se presenta una mayor resistencia a la inspiración por el uso de un dispositivo especialmente diseñado que cuenta con una válvula inspiratoria con presión para aumentar el esfuerzo de inhalación, lo que mejora la condición de los músculos inspiratorios (Fig. 7-14A). Para realizar el entrenamiento de resistencia (del movimiento respiratorio) se utiliza la técnica de hiperventilación isocápnica. Aquí, se realiza hiperventilación mientras se usa un circuito de reservorio para evitar el agotamiento de dióxido de carbono en sangre, para que la respiración rápida y superficial continúe durante más tiempo de lo que normalmente se daría.

Ambos procedimientos son efectivos para mejorar la ventilación durante el ejercicio de alta intensidad, durante el cual la fatiga respiratoria puede disminuir el rendimiento deportivo general. El EMR pospone la fatiga general, altera el patrón respiratorio por medio del aumento de la profundidad de la ventilación, y reduce el lactato sérico con una carga de trabajo determinada, mientras que a la vez disminuye la frecuencia cardíaca con esa carga de trabajo. Sin embargo, el EMR no mejora el $\dot{V}o_{2máx}$ ni altera la producción máxima de lactato al ejercitar los músculos. Además, el EMR tiene poco efecto en las medidas básicas de la función del ventilador, como la capacidad vital forzada (CVF) y el VEF_1. Esto aplica principalmente porque dichas medidas no están determinadas por la eficiencia pulmonar, sino por el tamaño pulmonar, que no se ve alterado por el EMR. Más bien, la mejora de la función ventilatoria y de la clasificación de la disnea percibida (CDP) se atribuyen a otras adaptaciones inducidas por el entrenamiento de los músculos respiratorios, como un mayor grosor del diafragma y la hipertrofia de las miofibrillas de ese músculo, así como una mejora de la actividad enzimática aeróbica que sugiere un mayor contenido mitocondrial de los músculos respiratorios[18]. En resumen, dado que los músculos respiratorios están, compuestos de tejido muscular esquelético, las adaptaciones inducidas por el entrenamiento sin similares a las que se observan en el músculo esquelético entrenado de las extremidades.

Como ocurre con los factores nerviosos que mejoran el rendimiento físico al mejorar los patrones de reclutamiento de los músculos de las extremidades, el entrenamiento de los músculos respiratorios impacta en los patrones de reclutamiento de dichos músculos. Es decir, se ha constatado que el EMR facilita el reclutamiento de los músculos auxiliares del sistema respiratorio, de modo que los músculos escaleno, est ernocleidomastoideo e intercostal son los más activos durante el ejercicio intenso, lo que proporciona alivio al diafragma y retrasa su fatiga[24]. Se ha sugerido que es esta estrategia de reclutamiento modificada, junto con el hecho de posponer el inicio del metaborreflejo respiratorio a una intensidad de ejercicio general relativamente más alta, explica los beneficios del EMR para el rendimiento deportivo, particularmente durante las actividades de resistencia prolongadas no acuáticas, como correr y montar en bicicleta. No se ha constatado que el EMR mejore el rendimiento en la natación, presuntamente porque los nadadores ya respiran contra la presión extratorácica ejercida por la fuerza del agua que rodea el pecho mientras nadan[35,45]. También debe destacarse que el EMR puede ser particularmente beneficioso en las actividades en las que los músculos respiratorios se utilizan no solo para respirar, sino también para ejecutar una técnica adecuada para el ejercicio o deporte, como mantener una postura adecuada o la estabilidad del tronco.

TÉCNICAS DE ENTRENAMIENTO PARA EMR

El EMR es típicamente sinónimo de EMR inspiratorio. Dado que los músculos respiratorios, al igual que los músculos de las extremidades, son ejemplos de músculo esquelético, muchos de los principios que guían el entrenamiento adecuado para los músculos de las extremidades y el tronco del cuerpo también son aplicables al EMR[29].

- Sobrecarga: como ocurre con todos los músculos esqueléticos, para que los músculos respiratorios mejoren su función, deben estar sometidos a una carga a la que no están acostumbrados. Esta es una función de múltiples factores que incluyen:
- Intensidad: debe ser del 50 % al 70 % de la fuerza máxima ejercida por los músculos inspiratorios en un solo intento.
- Duración: debe ser 1 o 2 series de 30 a 40 respiraciones consecutivas.
- Frecuencia: dos veces al día, 2 a 3 días a la semana.
- Progresión: a medida que los músculos respiratorios mejoran como resultado del entrenamiento, una mejora adicional requiere una mayor resistencia para mantener un estado de sobrecarga.
- Especificidad: el EMR debe realizarse utilizando el mismo flujo de presión y la misma posición del cuerpo que se utilizan durante el deporte.
- Desentrenamiento: con el cese del entrenamiento, la condición física y la función de los músculos respiratorios regresarán a su estado basal antes de participar en el programa de EMR. La mayor parte de la disminución se produce dentro de los primeros 2 a 3 meses después del desacondicionamiento. Reducir la frecuencia del entrenamiento en dos terceras partes puede mantener las ganancias en la función de los músculos respiratorios durante al menos 18 semanas.
- Técnica: el esfuerzo respiratorio debe centrarse en el diafragma, el principal músculo ventilatorio, con la parte superior del cuerpo en una posición rígida y erguida con una buena postura. Los movimientos respiratorios (inhalación y espiración) deben incluir el mayor intervalo posible, es decir, inhalación completa seguida de espiración completa.

Se ha constatado que con el seguimiento de las guías adecuadas para el EMR, pueden lograrse mejoras aproximadas del 15 %, es decir, una disminución del flujo sanguíneo a los músculos inspiratorios utilizados durante el ejercicio máximo.

Esto, a su vez, permite la asignación de más sangre a los músculos locomotores activos a fin de mejorar significativamente el rendimiento deportivo.

Existe una gran controversia en cuanto a qué dispositivo podría ser más eficaz entre todos los disponibles actualmente. En una revisión de Menzes y cols.[32] de 2018, los autores concluyeron:

> *Aunque algunos dispositivos parecen ser más ventajosos que otros, no es posible elegir el mejor con base solo en su información técnica y utilidad clínica. Para seleccionar el más apropiado, también es necesario considerar la condición de salud específica, la naturaleza de las discapacidades, el propósito del entrenamiento y si se usará en contextos de investigación o clínicos.*

Las mascarillas de altitud son similares a otros dispositivos inspiratorios, pero no afectan la resistencia del flujo aéreo que entra y sale de los pulmones. Usado a menudo para simular la Po_2 en altitud, no simula la altitud verdadera porque solo comprende uno de los factores involucrados con la exposición a la altitud (*v.* cap. 12). Se ha constatado que el EMR mejora los músculos respiratorios y minimiza los efectos adversos causados por la hiperventilación relacionada con la hipoxia, como se señaló en un estudio de Alvarez-Herms y cols.[4] que concluyó:

> *Se encontró que el EMR provoca efectos positivos generales principalmente en la eficiencia respiratoria y los patrones de respiración, disminuye la percepción de disnea y mejora el rendimiento físico en condiciones de hipoxia. Por tanto, se recomienda utilizar este método como una herramienta previa a la exposición para fortalecer los músculos respiratorios y minimizar los efectos adversos causados por la hiperventilación relacionada con la hipoxia. Estudios futuros evaluarán estos efectos en deportistas de élite.*

Por tanto, el uso de varios dispositivos inspiratorios o las denominadas mascarillas de altitud debe examinarse cuidadosamente para determinar para qué están hechos y cómo se usan. En ese contexto, es importante no crear un entorno contraproducente para la salud y establecer pruebas adecuadas para el sistema respiratorio (especialmente con las mascarillas de altitud). Para el uso de estos dispositivos se necesita un enfoque individualizado, y es importante su uso adecuado con base en las diferentes situaciones individuales (p. ej., patologías pulmonares, rasgo de células falciformes, enfermedades respiratorias, resfriados, etc.).

Se están diseñando muchos dispositivos diferentes en la industria deportiva y clínica para ayudar a mejorar el rendimiento del componente respiratorio de la salud y el ejercicio. También se están examinando los programas de entrenamiento, ya que este aspecto de la ciencia del deporte se encuentra solo en sus primeras fases de desarrollo en deportistas en diferentes niveles competitivos y en diferentes deportes[18,21,24,25,32].

Revisión rápida

- El aumento del gasto cardíaco y la redistribución del flujo sanguíneo ayudan a aumentar el suministro de oxígeno y la eliminación de dióxido de carbono del tejido activo durante el ejercicio.
- En reposo, la presión parcial de dióxido de carbono dentro de la sangre está sometida a un estricto control, el cual se debe probablemente a cambios en H^+ en contraposición a la presión parcial del dióxido de carbono.
- Durante el trabajo submáximo, la ventilación tiene tres fases: fase 1, o aumento de la ventilación debido a la información de los centros cerebrales superiores y el músculo activo; fase 2, o aumento de la ventilación debido al efecto continuo de la actividad de la corteza motora, la retroalimentación del músculo activo y la retroalimentación de los quimiorreceptores periféricos; y fase 3, o meseta de la ventilación debido principalmente a la información de los quimiorreceptores periféricos y centrales.
- Por encima de aproximadamente el 50 % al 60 % del consumo máximo de oxígeno se produce un aumento desproporcionado de la ventilación debido al aumento de la acidez y otros factores.

LA VENTILACIÓN ESTÁ ASOCIADA CON EL METABOLISMO

Recuérdese que el consumo de oxígeno tiene una relación lineal con la carga de trabajo o la intensidad del ejercicio (*v.* cap. 6). Debido al control de la ventilación pulmonar, como se ha analizado anteriormente, podría suponerse que la ventilación pulmonar también tiene una relación lineal con la carga de trabajo. Aunque la ventilación pulmonar está, en gran parte, controlada por la concentración de Pco_2, Po_2 y H^+, todos ellos relacionados con el metabolismo, la relación entre su regulación y la carga de trabajo o el consumo de oxígeno no es perfectamente lineal. En las siguientes secciones se explora la relación entre la ventilación pulmonar, el consumo de oxígeno y la espiración de dióxido de carbono.

EQUIVALENTES VENTILATORIOS

El **equivalente ventilatorio de oxígeno** es la relación entre la ventilación pulmonar ($\dot{V}_E$) y el consumo de oxígeno ($\dot{V}o_2$) o $\dot{V}_E/\dot{V}o_2$. De manera similar, el **equivalente ventilatorio del dióxido de carbono** es la relación entre la ventilación pulmonar ($\dot{V}_E$) y el dióxido de carbono ($\dot{V}co_2$) o $\dot{V}_E/\dot{V}co_2$. El equivalente ventilatorio indica la cantidad de aire ventilado ($\dot{V}_E$) necesaria para obtener 1 L de oxígeno o espirar 1 L de dióxido de carbono.

En reposo, $\dot{V}_E/\dot{V}o_2$ en adultos sanos es aproximadamente 26, lo que significa que se ventilan 26 L de aire para obtener 1 L de oxígeno[6]. En reposo, $\dot{V}_E/\dot{V}co_2$ en adultos sanos es de aproximadamente 33, lo que significa que se ventilan 33 L de aire para espirar 1 L de dióxido de carbono[6]. Pueden usarse equivalentes ventilatorios para estimar el umbral de lactato e indicar qué factores ayudan a controlar la ventilación pulmonar.

UMBRAL VENTILATORIO

El **umbral ventilatorio (UV)** se refiere a una técnica que utiliza ambas fórmulas $\dot{V}_E/\dot{V}o_2$ y $\dot{V}_E/\dot{V}co_2$ para estimar el umbral de lactato.

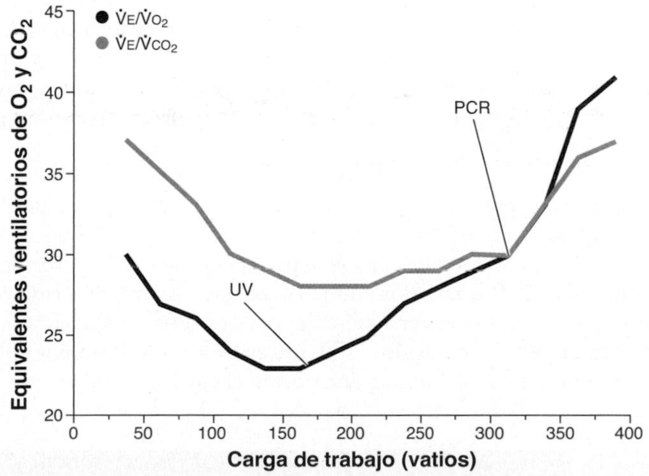

FIGURA 7-15. La detección del umbral ventilatorio (UV) y el punto de compensación respiratoria (PCR) se muestra utilizando los equivalentes ventilatorios de oxígeno y dióxido de carbono. Consúltese el texto para una explicación de los equivalentes ventilatorios de oxígeno ($\dot{V}_E/\dot{V}o_2$) y dióxido de carbono ($\dot{V}_E/\dot{V}co_2$). Los datos corresponden a un triatleta de 23 años con un $\dot{V}o_{2pico}$ en bicicleta de 70.7 ml·kg·min^{-1}, ventilación pulmonar máxima de 159.4 L·min^{-1} y frecuencia cardíaca máxima de 202 latidos por minuto. (Datos cortesía del laboratorio de A. Lucia, Universidad Europea de Madrid, Madrid, España).

Tanto si un individuo no está entrenado como si es un deportista de resistencia entrenado, la respuesta inicial a una carga de trabajo creciente es una disminución de ambos equivalentes (Fig. 7-15). Sin embargo, a medida que la carga de trabajo aumenta, la $\dot{V}_E/\dot{V}o_2$ también comienza a aumentar. Este aumento se produce con una carga de trabajo aproximadamente del 50 % al 55 % del consumo máximo de oxígeno ($\dot{V}o_{2máx}$) en individuos desentrenados y con intensidades de ejercicio más altas en deportistas con entrenamiento de resistencia. Recuérdese que, en individuos sin entrenamiento, el umbral de lactato se produce aproximadamente a una intensidad del 50 % al 60 % del $\dot{V}o_{2máx}$ (*v.* cap. 3), mientras que en los deportistas con entrenamiento de resistencia el umbral se produce en un porcentaje más alto del $\dot{V}o_{2máx}$. Después de la disminución inicial de $\dot{V}_E/\dot{V}co_2$, este permanece relativamente constante con el aumento de la carga de trabajo, pero también acaba aumentando. ¿Cómo puede este patrón diferente de cambios en los equivalentes ventilatorios indicar el umbral de lactato?

Primero, recuérdese que la variable más importante que controla la ventilación es la Pco_2 plasmática. Esto está indicado por el $\dot{V}_E/\dot{V}co_2$ relativamente estable después de su disminución inicial con el aumento de la carga de trabajo. Esto significa que se ventila la misma cantidad de aire para espirar 1 L de dióxido de carbono, incluso cuando el metabolismo produce más dióxido de carbono, a medida que aumenta la carga de trabajo. Por el contrario, después de la disminución inicial con el aumento de la carga de trabajo, el $\dot{V}_E/\dot{V}co_2$ permanece estable solo con un pequeño cambio en la carga de trabajo, y luego aumenta. La estabilidad de $\dot{V}_E/\dot{V}o_2$ con un aumento relativamente grande de la carga de trabajo y la inestabilidad relativa de $\dot{V}_E/\dot{V}co_2$ con el aumento de la intensidad indica que la Pco_2 plasmática es más importante que la Po_2 plasmática para controlar la ventilación pulmonar.

El UV se define como una carga de trabajo en la que se produce un aumento en $\dot{V}_E/\dot{V}o_2$ sin cambios en $\dot{V}_E/\dot{V}co_2$ (Fig. 7-13). La definición de UV también puede incluir un aumento de la presión parcial de oxígeno al final de la espiración[15]. El aumento de $\dot{V}_E/\dot{V}o_2$ sin ningún cambio en $\dot{V}_E/\dot{V}co_2$ está relacionado con los cambios metabólicos que se producen en, o más allá, de la carga de trabajo en la que se produce el umbral de lactato.

Una vez superada la intensidad a la que se produce el umbral de lactato, la acidez plasmática comienza a aumentar debido a una mayor dependencia de las fuentes de energía anaeróbicas, que pueden producir cantidades significativas de ATP solo durante cortos períodos. El resultado es un desequilibrio entre los requerimientos y la producción de ATP, lo que provoca un aumento de la concentración plasmática y muscular de H^+ (*v.* cap. 2). Además, el lactato producido debido a la dependencia de la glucólisis anaeróbica es amortiguado por el bicarbonato de sodio, lo que causa la producción de dióxido de carbono, que no se produce a partir del metabolismo aeróbico:

Ácido láctico + $NaHCO_3$ (bicarbonato de sodio) ↔

Lactato de Na + H_2CO_3 (ácido carbónico) ↔ H_2O + CO_2

El dióxido de carbono producido por la amortiguación del ácido láctico y el H^+ producido por el desequilibrio entre las necesidades y la producción de ATP estimula a los quimiorreceptores periféricos, lo que produce un aumento de $\dot{V}_E$. Sin embargo, debido a que la Pco_2 controla en gran medida la ventilación pulmonar, $\dot{V}_E$ se mantiene en una proporción constante con $\dot{V}co_2$; $\dot{V}_E/\dot{V}co_2$ es estable a medida que aumenta la carga de trabajo. Por el contrario, debido a que la Po_2 controla en menor medida la ventilación pulmonar, $\dot{V}_E$ o mantiene una proporción constante con los cambios de $\dot{V}co_2$ o

$\dot{V}_E/\dot{V}co_2$ con el aumento de la intensidad del ejercicio. Aunque un metaanálisis indicó que el UV puede utilizarse para estimar el umbral de lactato[23], los intentos de asociar íntimamente los cambios metabólicos en el umbral de lactato con el UV no han sido concluyentes. Sin embargo, los cambios en los equivalentes ventilatorios pueden utilizarse para al menos estimar el umbral de lactato[49].

PUNTO DE COMPENSACIÓN RESPIRATORIA

Si la intensidad de trabajo supera el punto en el que se produce el UV, hay un cambio en los equivalentes ventilatorios. El **punto de compensación respiratoria (PCR)** se define como la intensidad de trabajo a la que tanto $\dot{V}_E/\dot{V}o_2$ como $\dot{V}_E/\dot{V}co_2$ aumentan[15]. La definición de PCR también puede incluir una disminución en la presión parcial de oxígeno al final de la espiración. Estos cambios indican un desacoplamiento del control de la ventilación pulmonar por la Pco_2 plasmática, y pueden deberse al aumento de la acidez que se encuentra en estas cargas de trabajo más altas.

El UV y el PCR pueden usarse para crear tres zonas de intensidad de entrenamiento deportivo, basadas en la frecuencia cardíaca[15], de una manera similar a usar el umbral de lactato y la frecuencia cardíaca para estimar la intensidad del ejercicio. La zona de entrenamiento de intensidad ligera está por debajo del UV, que para los deportistas con entrenamiento de resistencia estaría por debajo de aproximadamente el 70 % del $\dot{V}o_{2máx}$. La zona de entrenamiento de intensidad moderada se encuentra entre el UV y el PCR o entre aproximadamente 70 % y 90 % del $\dot{V}o_{2máx}$ para deportistas con entrenamiento de resistencia. La zona de entrenamiento de alta intensidad está por encima del PCR (cuadro 7-8).

Revisión rápida

- La ventilación está controlada en parte por la presión parcial de dióxido de carbono, la presión parcial de oxígeno y la acidez, todas las cuales están relacionadas con el metabolismo. Como resultado, la ventilación no tiene una relación perfecta con el consumo de oxígeno.
- Debido a que el equivalente ventilatorio de dióxido de carbono es un número relativamente estable a pesar del aumento de la carga de trabajo, puede afirmarse que la presión parcial de dióxido de carbono es un factor importante en el control de la ventilación.
- Debido a que el equivalente ventilatorio de oxígeno es un número menos estable con base en el aumento de la carga de trabajo que el equivalente ventilatorio de dióxido de carbono, puede afirmarse que la presión parcial de oxígeno ejerce menos control en la ventilación que la presión parcial de dióxido de carbono.
- Los cambios en el equivalente ventilatorio de dióxido de carbono y el equivalente ventilatorio de oxígeno pueden usarse para determinar el umbral ventilatorio, una estimación indirecta del umbral de lactato.

LÍMITES DE LA VENTILACIÓN

A medida que la intensidad del ejercicio aumenta, también lo hace $\dot{V}_E$ por el incremento tanto del volumen corriente como de la frecuencia respiratoria. A intensidades de ejercicio elevadas, el volumen corriente tiende a estabilizarse, de modo que la única forma de mejorar aún más el $\dot{V}_E$ es aumentando la frecuencia respiratoria. En consecuencia, se intensifica el esfuerzo ventilatorio, lo que a su vez se traduce en una mayor necesidad de oxígeno por parte de los músculos respiratorios. Para los adultos sanos sin entrenamiento, el gasto de oxígeno de la ventilación es del 3 % al 5 % del consumo total de oxígeno ($\dot{V}o_2$) durante el ejercicio moderado y aumenta hasta el 8 % al 10 % del oxígeno que se consume cuando se alcanza el $\dot{V}o_{2máx}$[1]. Como con otros músculos, a medida que la intensidad del ejercicio aumenta, la sangre venosa que sale de los músculos respiratorios muestra una mayor desaturación de oxígeno, lo que indica un aumento en la diferencia a-v de O_2[26].

El diafragma es un músculo altamente oxidativo y, por tanto, resistente a la fatiga. Debido a esta resistencia a la fatiga durante el ejercicio de intensidad baja a moderada en adultos sanos al nivel del mar, la fatiga de los músculos respiratorios no parece limitar el ejercicio[5,13]. Sin embargo, sí se produce la fatiga de dichos músculos ante ciertas enfermedades, como la enfermedad pulmonar obstructiva, y también puede producirse con mayores intensidades de ejercicio en personas sanas. La producción de fuerza del diafragma en individuos con y sin entrenamiento no disminuye durante el ejercicio exhaustivo a intensidades menores al 80 % del $\dot{V}o_{2máx}$. Sin embargo, durante el ejercicio a intensidades superiores al 80 % al 85 % del $\dot{V}o_{2máx}$ continuando hasta el agotamiento, la producción de fuerza del diafragma disminuye significativamente[6,22]. La fatiga del diafragma no necesariamente significa que se comprometa la capacidad ventilatoria de los pulmones, porque un cierto nivel de fatiga no significa que el diafragma no pueda realizar la mayor parte de su función ventilatoria. Además, si el diafragma se fatiga, los músculos ventilatorios accesorios pueden asumir una mayor parte del trabajo muscular de la ventilación, y la frecuencia respiratoria también podría aumentar para compensar parcialmente una disminución del volumen corriente. Si se produce fatiga de los músculos respiratorios, surge la interrogante de si los músculos respiratorios se someten a adaptaciones del entrenamiento.

Con base en la evidencia científica, los músculos respiratorios pueden, de hecho, sufrir adaptaciones al entrenamiento físico. Por ejemplo, la capacidad oxidativa del músculo respiratorio aumenta con el entrenamiento de resistencia[37]. El trabajo adicional para respirar en pacientes con EPOC, que aumenta la resistencia de las vías respiratorias, también estimula el incremento de la capacidad oxidativa de los músculos respiratorios[10]. Sin embargo, la concentración de enzimas glucolíticas en los músculos respiratorios cambia poco con el entrenamiento físico. La mejor capacidad oxidativa en el diafragma de los deportistas con entrenamiento de resistencia permite que ese músculo evite los indicios de fatiga hasta alcanzar niveles de $\dot{V}_E$ más altos que los de individuos sedentarios sanos[2]. Aunque el diafragma es en gran parte un músculo respiratorio, también se recluta con maniobras no respiratorias[12], como el trabajo físico o las actividades de entrenamiento con pesas (cuadro 7-8). En respuesta al reclutamiento con maniobras no respiratorias, el diafragma se hipertrofia, como lo indica un aumento en el grosor del diafragma y la capacidad de fuerza[12]. Por tanto, parece que los músculos respiratorios, como cualquier otro músculo, pueden sufrir adaptaciones al entrenamiento físico (cuadro 7- 9). Los nadadores utilizan una aplicación única del EMR que se describe en el cuadro 7-10.

Revisión rápida

- En individuos sanos con cargas de trabajo submáximas, no se produce fatiga de los músculos respiratorios. Sin embargo, a intensidades de ejercicio superiores al 80% del $\dot{V}o_{2máx}$, el diafragma puede mostrar indicios de fatiga.
- Los músculos respiratorios, incluido el diafragma, se adaptan al entrenamiento.

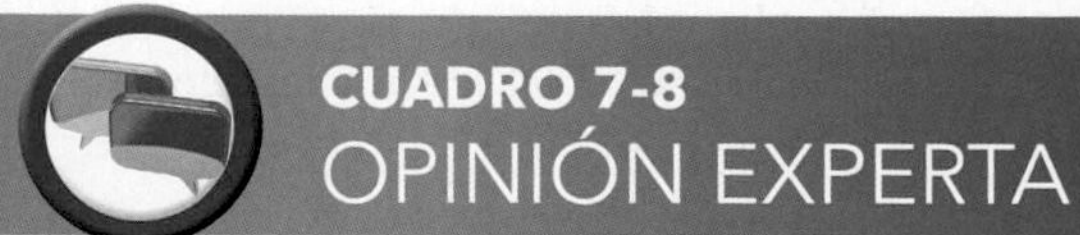

CUADRO 7-8
OPINIÓN EXPERTA

Uso de parámetros ventilatorios para mejorar el rendimiento

Conrad Earnest, PhD
Director Research, Nutrabolt International
Research Scientist, Texas A&M University
College Station, Texas

El consumo máximo de oxígeno ($\dot{V}O_{2máx}$) se determina durante la prueba de esfuerzo y es un predictor de éxito en la competición durante las actividades deportivas que dependen en gran medida de la capacidad cardiovascular. Sin embargo, podría sostenerse que el $\dot{V}O_{2máx}$ sirve solo para identificar el nivel de rendimiento máximo de un deportista. Por ejemplo, dado el margen relativamente mínimo para mejorar el $\dot{V}O_{2máx}$, es innegable afirmar que, en igualdad de condiciones, un deportista con una capacidad aeróbica máxima de 2.5 L·min^{-1} no es capaz de vencer a un individuo con un $\dot{V}O_{2máx}$ de 5.0 L·min^{-1}.

Con independencia del nivel de competencia, pueden utilizarse varios índices submáximos asociados con las pruebas de ejercicio para examinar la mejora de un deportista y la capacidad de rendimiento. Estos incluyen la evaluación de las concentraciones de ácido láctico en la sangre y el umbral ventilatorio (UV) y los puntos de compensación respiratoria (PCR). La ventaja de este último índice es que constituye un medio secundario para confirmar las transiciones en la producción y depuración de lactato, lo que brinda, en términos clínicos, información más concreta para prescribir el entrenamiento físico y evaluar los cambios del rendimiento asociados con el entrenamiento[3]. El umbral ventilatorio y el PCR se analizan a continuación.

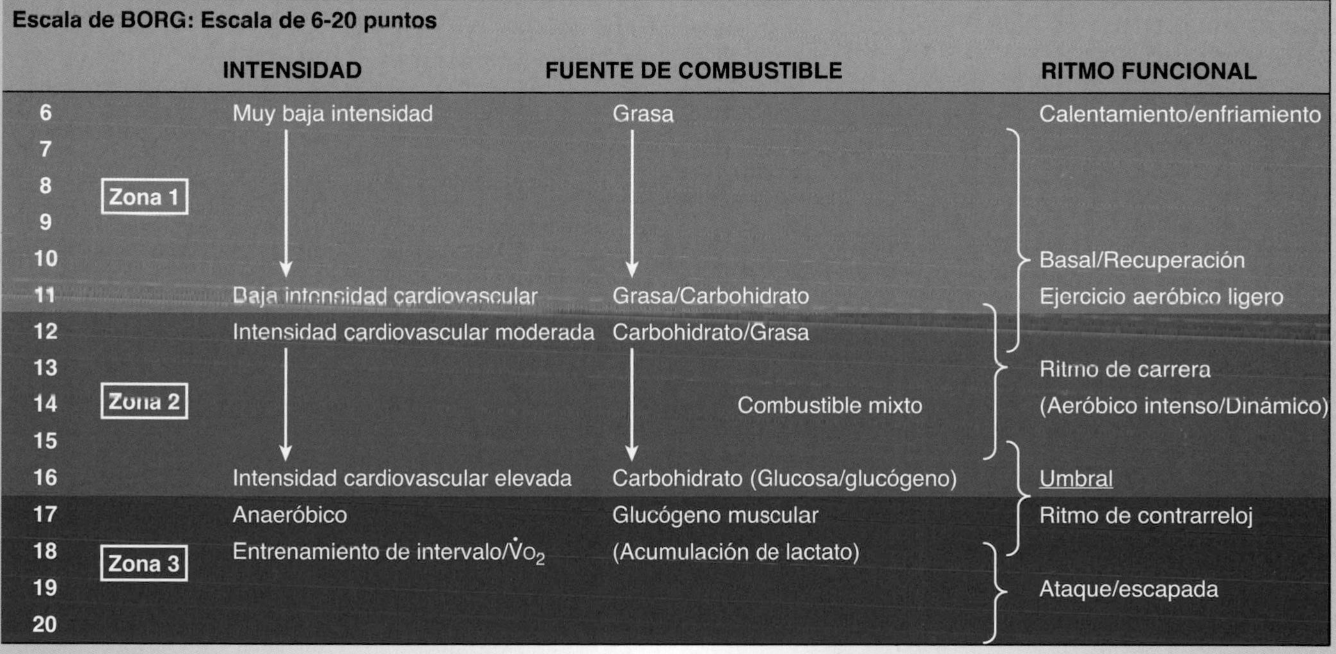

Escala de BORG: Escala de 6-20 puntos

		INTENSIDAD	FUENTE DE COMBUSTIBLE	RITMO FUNCIONAL
6		Muy baja intensidad	Grasa	Calentamiento/enfriamiento
7		↓	↓	
8	Zona 1			
9				
10				Basal/Recuperación
11		Baja intensidad cardiovascular	Grasa/Carbohidrato	Ejercicio aeróbico ligero
12		Intensidad cardiovascular moderada	Carbohidrato/Grasa	
13		↓	↓	Ritmo de carrera
14	Zona 2		Combustible mixto	(Aeróbico intenso/Dinámico)
15				
16		Intensidad cardiovascular elevada	Carbohidrato (Glucosa/glucógeno)	Umbral
17		Anaeróbico	Glucógeno muscular	Ritmo de contrarreloj
18	Zona 3	Entrenamiento de intervalo/$\dot{V}O_2$	(Acumulación de lactato)	
19				Ataque/escapada
20				

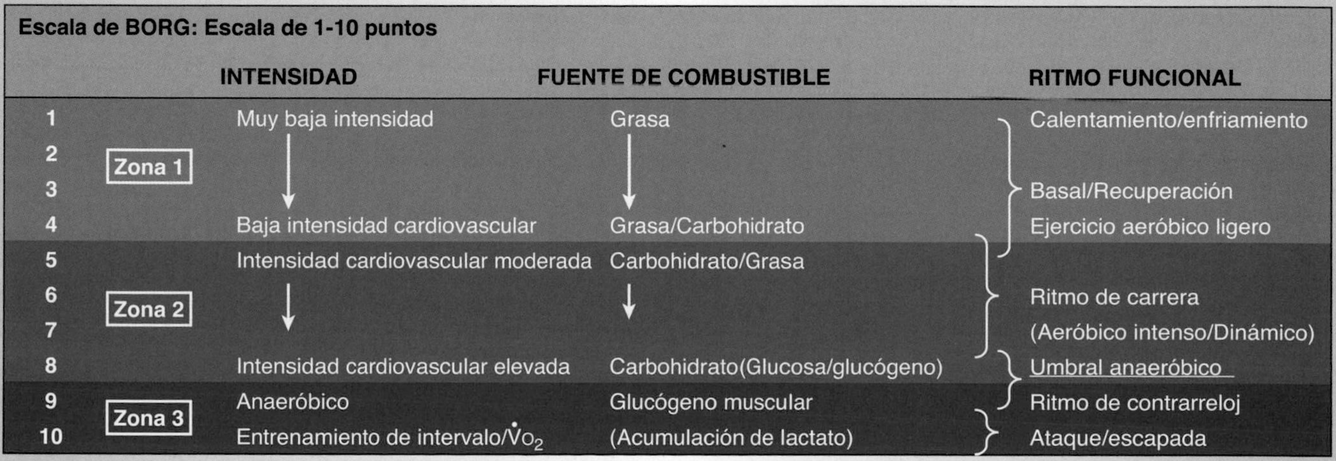

Escala de BORG: Escala de 1-10 puntos

		INTENSIDAD	FUENTE DE COMBUSTIBLE	RITMO FUNCIONAL
1		Muy baja intensidad	Grasa	Calentamiento/enfriamiento
2	Zona 1	↓	↓	
3				Basal/Recuperación
4		Baja intensidad cardiovascular	Grasa/Carbohidrato	Ejercicio aeróbico ligero
5		Intensidad cardiovascular moderada	Carbohidrato/Grasa	
6	Zona 2	↓	↓	Ritmo de carrera
7				(Aeróbico intenso/Dinámico)
8		Intensidad cardiovascular elevada	Carbohidrato(Glucosa/glucógeno)	Umbral anaeróbico
9	Zona 3	Anaeróbico	Glucógeno muscular	Ritmo de contrarreloj
10		Entrenamiento de intervalo/$\dot{V}O_2$	(Acumulación de lactato)	Ataque/escapada

Umbral ventilatorio

El umbral ventilatorio se corresponde bien con el concepto de umbral de lactato o un aumento de la concentración de lactato sérico > 1 mmol·L[1] por encima del reposo. Por lo general, en la mayoría de las personas hay alrededor de 2 mM de lactato sérico. Meyer y cols.[3] han denominado a este fenómeno como umbral aeróbico. El umbral ventilatorio se obtiene mediante el «método de pendiente V», en el que $\dot{V}O_2$ (L·min^{-1}) se traza en el eje X de un gráfico y $\dot{V}CO_2$ (L·min^{-1}) se traza en el eje Y. El fenómeno subyacente que rodea al UV es que, en algún momento durante el aumento de la carga de ejercicio, el incremento de las concentraciones de lactato sérico conduce a un incremento excesivo de CO_2 relacionado con el consumo de oxígeno debido a la amortiguación de bicarbonato de la acumulación de protones asociada con la disociación del lactato. Cuando esto ocurre, se produce una desviación en la línea obtenida del método gráfico anterior. Esto también puede obtenerse examinando el primer aumento en el equivalente ventilatorio de O_2 ($\dot{V}_E/\dot{V}O_2$) sin un aumento concurrente en el equivalente ventilatorio de Co_2 ($\dot{V}_E/\dot{V}CO_2$).

Punto de compensación respiratoria

El PCR se corresponde bien con el concepto de umbral anaeróbico o el inicio de la acumulación de lactato sérico (OBLA, *onset of blood lactate accumulation*). Este punto está muy asociado con un ritmo de carrera de 10 k y el ritmo de ciclismo contrarreloj de 40 k. También es útil para delinear los esfuerzos de entrenamiento por intervalos. El fenómeno subyacente es una acumulación de lactato ≥ 4 mmol·L^{-1}, que conduce a la incapacidad de amortiguar el lactato mediante el sistema bicarbonato. Desde un punto de vista respiratorio, el PCR representa el inicio de la hiperventilación inducida por el ejercicio debido a la amortiguación inadecuada de bicarbonato, lo que provoca un aumento excesivo de la ventilación ($\dot{V}_E$) relacionado con el $\dot{V}CO_2$. Un término sinónimo, aunque confuso, para describir este término es el umbral ventilatorio 2 ($\dot{V}C_2$).

Eficiencia. Earnest y cols.[1] sugirieron recientemente que el cálculo de la pendiente del UV, el PCR y la relación $\dot{V}O_{2máx}$ puede usarse para examinar la eficiencia del ejercicio en poblaciones clínicas. Aunque aún no se ha explorado en los deportistas, es probable que el retraso en los tiempos de inicio del UV y el PCR influyan más en la mejora del rendimiento deportivo que los aumentos del $\dot{V}O_{2máx}$.

Integración

Los beneficios de utilizar el UV y el PCR como complementos para el entrenamiento son muchos. Cuando se recopilan simultáneamente, ambos pueden utilizarse para establecer zonas de entrenamiento asociadas con frecuencia cardíaca, ritmo de carrera, potencia de salida en el ciclismo, etc. A continuación, se proporciona una sinopsis de estas zonas de entrenamiento.

Zona 1: Inicio del ejercicio a través de UV
Intensidad: Muy baja a baja
Esfuerzo percibido: 6–11 de 6–20 y 1–4 de 1–10 en la escala de Borg
Fuente de energía: grasas y grasas/carbohidrato
Ritmo funcional: calentamiento, enfriamiento, basal y recuperación, actividad aeróbica ligera

Zona 2: UV a través de PCR
Intensidad: cardiovascular de intensidad moderada a alta intensidad
Esfuerzo percibido: 12–16 de 6–20 y 5–8 de 1–10 en la escala de Borg
Fuente de energía: carbohidratos/grasas a través de la glucólisis.
Ritmo funcional: Ritmo de carrera

Zona 3: PCR y superior
Intensidad: cardiovascular de alta intensidad
Esfuerzo percibido: 17-20 de 6-20 y 9-10 de 1-10 en la escala de Borg
Fuente de energía: glucógeno muscular
Ritmo funcional: umbral anaeróbico, entrenamiento por intervalos, ataque y ritmo de escapada.

Bibliografía

1. Earnest CP, Johannsen NM, Swift DL, et al. Aerobic and strength training in concomitant metabolic syndrome and type 2 diabetes. *Med Sci Sports Exerc.* 2014;46(7):1293–1301.
2. Lucia A, Earnest C, Arribas C. The Tour de France: a physiological review. *Scand J Med Sci Sports.* 2003;13(5):275–283.
3. Meyer T, Lucia A, Earnest CP, et al. A conceptual framework for performance diagnosis and training prescription from submaximal gas exchange parameters–theory and application. *Int J Sports Med.* 2005;26(Suppl 1): S38–S48.

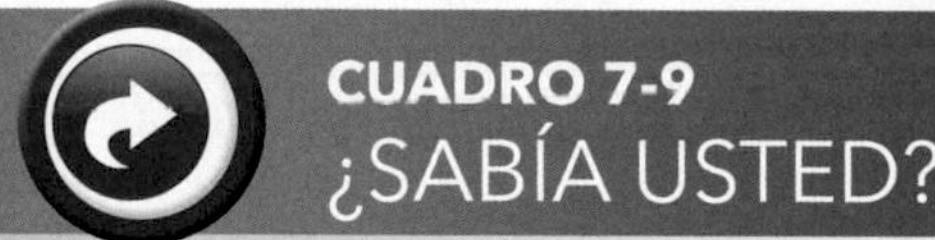

CUADRO 7-9 ¿SABÍA USTED?

Entrenamiento del diafragma con maniobras no respiratorias

El diafragma sufre adaptaciones inducidas por el entrenamiento debido a la necesidad de aumentar la ventilación pulmonar durante la actividad física, así como por el aumento del trabajo respiratorio en afecciones tales como la enfermedad pulmonar obstructiva crónica (EPOC). Sin embargo, el diafragma también sufre adaptaciones inducidas por el entrenamiento con maniobras no respiratorias, como el trabajo físico y los ejercicios de entrenamiento con pesas.

Durante los ejercicios con pesas, como las abdominales, las flexiones de bíceps, la fuerza en banco (*bench presses*) y los levantamientos de peso muerto, el diafragma y la musculatura abdominal se reclutan para ayudar a estabilizar el área de la columna lumbar. La contracción de la musculatura abdominal con los ejercicios con pesas produce el aumento de la presión intraabdominal, que disminuye las fuerzas de compresión en la columna y ayuda a estabilizarla.

El aumento de la presión intraabdominal también empuja el diafragma hacia la cavidad torácica, lo que provoca un aumento de la presión intratorácica. Si la glotis está abierta debido al aumento de la presión intratorácica, el aire saldrá de los pulmones. Sin embargo, si se cierra la glotis, se realiza una maniobra de Valsalva y la presión arterial aumenta, lo que aumenta sustancialmente la fuerza que el ventrículo izquierdo debe desarrollar para expulsar sangre hacia la circulación sistémica. Es por este motivo que a los entrenadores se les indica que no realicen la maniobra de Valsalva o que, al menos, minimicen su efecto. Para disminuir la presión intratorácica mientras se realiza una maniobra de Valsalva, puede reclutarse el diafragma.

Cuando está activo, este se aplana, lo que produce un aumento de la presión intraabdominal y una disminución de la intratorácica. Si se recluta el diafragma mientras se realiza una maniobra de Valsalva, la presión intratorácica disminuye, lo que minimiza su efecto sobre la presión arterial. Los ejercicios de entrenamiento con pesas durante 16 semanas aumentan significativamente tanto el grosor del diafragma, lo que indica hipertrofia, como la presión inspiratoria máxima en la boca, lo que indica un aumento en la fuerza diafragmática[1].

Por tanto, el diafragma se adapta no solo por su reclutamiento durante inspiración, sino también por el reclutamiento durante los ejercicios de entrenamiento con pesas.

Bibliografía

1. DePalo VA, Parker AL, Al-Bilbesi F, et al. Respiratory muscle strength training with nonrespiratory maneuvers. *J Appl Physiol.* 2004;96:731–734.

CUADRO 7-10
APLICACIÓN DE LA INVESTIGACIÓN

Entrenamiento de los músculos respiratorios en nadadores

Es controvertido si el entrenamiento de los músculos respiratorios puede aumentar la capacidad vital o el volumen pulmonar total. Sin embargo, si esto es posible, sería ventajoso para los nadadores, pues aumentaría la flotabilidad. La resistencia pasiva al nadar (resistencia al movimiento) es menor cuando el volumen pulmonar es mayor. Esto explica en parte por qué un gran volumen pulmonar total es beneficioso para los nadadores de competición. Por tanto, si el entrenamiento de los músculos respiratorios provocara un aumento de la capacidad pulmonar total, como se ha comentado, sería ventajoso para estos deportistas.

La respiración glosofaríngea es el uso de los músculos glosofaríngeos para facilitar la acomodación pulmonar mediante la deglución de pequeñas cantidades de aire (200 mL) hacia los pulmones. Este tipo de entrenamiento ventilatorio es utilizado por pacientes con trastornos neuromusculares que afectan los músculos respiratorios, y puede normalizar los volúmenes corrientes en estos pacientes.

Se ha constatado que este tipo de entrenamiento durante 6 semanas aumenta la capacidad vital de mujeres sedentarias sanas en un 3%[2]. El entrenamiento de la respiración glosofaríngea realizado durante 5 semanas aumentó significativamente la capacidad vital en nadadoras en un 2%, pero no tuvo un efecto significativo en la capacidad vital de los nadadores, si bien la capacidad vital aumentó levemente[1]. El aumento de la capacidad vital provocó un aumento de la flotabilidad de 0.17 kg y 0.37 kg en nadadores masculinos y femeninos, respectivamente. Los autores especularon que el entrenamiento de la respiración glosofaríngea que aumenta la capacidad vital de los nadadores podría tener un efecto positivo en la velocidad máxima de los nadadores con los pulmones llenos o parcialmente llenos.

Bibliografía

1. Nygren-Bonnier M, Gullstrand L, Klefbeck B, et al. Effects of glossopharyngeal pistoning for lung insufflation in elite swimmers. *Med Sci Sports Exerc.* 2007;39:836–841.
2. Nygren-Bonnier M, Lindholm P, Markstrom A, et al. Effects of glossopharyngeal pistoning for lung insufflation on the vital capacity in healthy women. *Am J Phys Med Rehabil.* 2007;86:290–294.

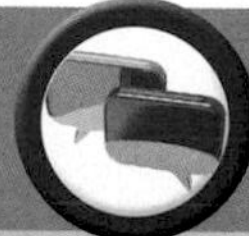

CUADRO 7-11
OPINIÓN EXPERTA

Control de la ventilación por el sistema nervioso central

Christopher Del Negro, PhD
Professor
Department of Applied Science
The College of William & Mary
Williamsburg, Virginia

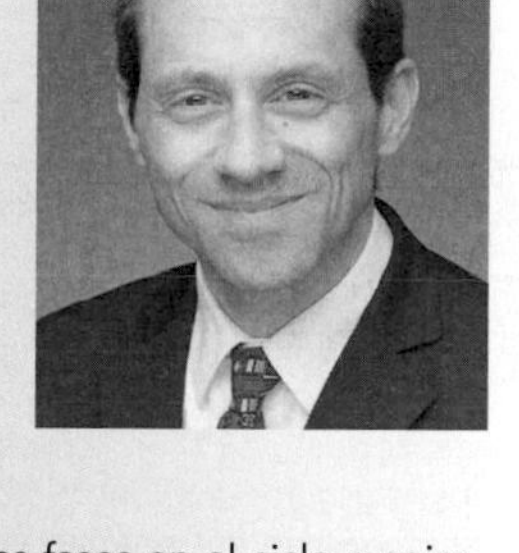

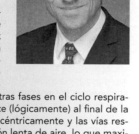

El comportamiento respiratorio en los seres humanos y en todos los mamíferos depende de los movimientos rítmicos del diafragma, el tórax y las vías respiratorias, que a su vez dependen principalmente de la inspiración activa, que consiste en la contracción concéntrica del diafragma junto con la dilatación de las vías respiratorias para ventilar los pulmones. También hay otras fases en el ciclo respiratorio. Por ejemplo, la postinspiración se produce (lógicamente) al final de la inspiración, cuando el diafragma se contrae excéntricamente y las vías respiratorias se contraen para asegurar la espiración lenta de aire, lo que maximiza el intercambio de gases en los sacos llenos de aire (alvéolos) donde tiene lugar el intercambio fisiológico de gases. La espiración activa se produce en algunas circunstancias, como durante el ejercicio, cuando el reclutamiento de los músculos del abdomen y otros músculos de la bomba acelera la espiración para preparar la rápida reanudación de la inspiración.

El encéfalo está atento al control neuronal de la respiración, lo que garantiza que los gases séricos y el pH permanezcan dentro de los límites fisiológicos compatibles con la homeostasis, con independencia de la necesidad fisiológica. La mayoría de los circuitos cerebrales relacionados con la respiración se concentran en la porción inferior del bulbo raquídeo. En el centro de estos sitios se ubica el *complejo pre-Bötzinger* (preBötC), que genera el ritmo inexorable de la inspiración. El preBötC se descubrió en 1991 en ratas, pero ahora se ha reconocido en todas las especies de mamíferos examinados hasta ahora (ratones, hámsteres, gatos, cabras, topos, murciélagos y seres humanos). El preBötC es un núcleo autónomo rítmicamente activo cuyas interneuronas constituyentes están bien descritas genética y molecularmente. Las células generadoras de ritmo preBötC se derivan de precursores que expresan el factor de transcripción DBX1 (homeobox 1 del cerebro en desarrollo) durante el desarrollo embrionario, e interactúan a través de la transmisión sináptica excitadora (glutamatérgica) durante el desarrollo y hasta la edad adulta.

Las neuronas derivadas de DBX1 adyacentes al preBötC también forman redes de neuronas premotoras, que se proyectan a varios núcleos motores para originar movimientos respiratorios. Por ejemplo, las neuronas premotoras derivadas de DBX1 se proyectan a las neuronas motoras frénicas que inervan el diafragma, así como a las neuronas motoras hipoglosas que aseguran la permeabilidad de las vías respiratorias. Hay núcleos mezclados rostrales al preBötC cuyas neuronas constituyentes pueblan las regiones que rodean el núcleo motor craneal facial (VII).

Por ello, estos núcleos se denominaron núcleos parafaciales (o en otra nomenclatura, retrotrapezoides). Aunque sus neuronas constituyentes son difíciles de desentrañar, parecen tener funciones distintas: el conjunto más ventral de las neuronas parafaciales son quimiosensores centrales, que detectan el dióxido de carbono y el pH, mientras que las neuronas parafaciales más laterales sirven para la espiración activa, cuando así lo requiere la exigencia fisiológica. Los núcleos preBötC y parafacial se interconectan de manera que el impulso quimiosensorial, por ejemplo, la hipercapnia (CO_2 elevado) o la acidosis (pH bajo), pueden acelerar los ritmos inspiratorios para proteger la homeostasis y garantizar que la inspiración y la espiración activa se produzcan de forma alterna.

Una región adyacente a los núcleos parafaciales, denominada *complejo postinspiratorio* (PiCo), también puede proporcionar ritmicidad postinspiratoria. Por tanto, parece que existen tres sitios oscilatorios en la médula respiratoria. El sitio inexorable y esencial es el preBötC inspiratorio. Los sitios parafacial y PiCo proporcionan controles complementarios de la espiración y la postinspiración.

Además de la quimiorrecepción central, existen quimiorreceptores periféricos ubicados en los cuerpos carotídeos en la bifurcación de las arterias carótidas. Estos cuerpos carotídeos están formados por células parecidas a los nervios que detectan principalmente los niveles de oxígeno y se comunican con la médula respiratoria a través de un ramo del nervio glosofaríngeo (IX). Al igual que los quimiosensores parafaciales, los cuerpos carotídeos tienen la capacidad de estimular la respiración a través de proyecciones polisinápticas hacia el preBötC. El diafragma, a diferencia de casi todos los demás músculos esqueléticos, no tiene fibras intrafusales (es decir, husos musculares) ni otros elementos propioceptivos.

No obstante, existe retroalimentación sensorial de la bomba respiratoria porque los receptores de estiramiento están presentes en los bronquíolos terminales del sistema respiratorio, altamente ramificado, que se extiende desde la tráquea y los bronquios hasta los alvéolos. Los receptores de estiramiento detectan la distensión pulmonar y envían señales a través del nervio vago (X) al preBötC para detener la inspiración. Por tanto, la retroalimentación sensorial integrada influye en las respiraciones individuales de un ciclo a otro. Una cuestión aún por analizar en detalle es cómo la respiración y su sistema de control nervioso interactúan con otras funciones cerebrales en la emoción y la cognición.

Evidencia anecdótica (p. ej., yoga) sugiere que el control de la respiración puede influir positivamente en estados emocionales como la calma y la concentración. Evidencia acumulada sugiere que la respiración, particularmente la respiración nasal, puede mejorar la formación y recuperación de la memoria. El comportamiento respiratorio es fácil de medir, de forma no invasiva, en animales de experimentación y seres humanos.

Los sitios nerviosos y las neuronas constituyentes que generan y controlan la respiración pueden mantenerse en preparaciones reducidas susceptibles de estudios biofísicos detallados en condiciones de laboratorio controladas, lo que brinda la oportunidad única de comprender un comportamiento fisiológico clave a nivel celular. Estos conocimientos básicos serán cruciales para desarrollar el tratamiento y la profilaxis de enfermedades respiratorias.

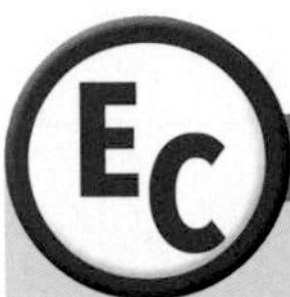

ESTUDIO DE CASO

ESCENARIO

Está entrenando a un equipo de *cross-country* (a campo traviesa) masculino de primera división en una universidad ubicada al nivel del mar. Tienen que competir en una universidad ubicada a 2 300 m de altitud.

Preguntas

¿Cómo espera que se vea afectado el rendimiento?

Opciones

Las actividades deportivas de resistencia que duran más de 2 min dependen en gran medida del suministro de oxígeno a los tejidos. En altitudes sobre el nivel del mar, la presión parcial atmosférica de O_2 es menor. Esto impacta directamente la saturación de O_2 de la hemoglobina y el transporte de oxígeno. A medida que la Po_2 disminuye, hay una disminución en la cantidad de O_2 unido a la hemoglobina. Por tanto, se reduce la capacidad de transportar oxígeno a los músculos activos y disminuye el consumo máximo de oxígeno. Incluso con la aclimatación, el rendimiento en ejercicios de resistencia se verá obstaculizado.

Al exponerse a una Po_2 baja por la altitud, la respuesta del cuerpo es producir eritrocitos adicionales para compensar la desaturación de la hemoglobina. Por tanto, que los deportistas tengan tiempo suficiente para aclimatarse a la altitud puede ayudar al rendimiento. Sin embargo, a mayor altitud, la intensidad del entrenamiento se verá obstaculizada. Por tanto, es posible que desee que sus deportistas sigan el modelo de «entrenar a nivel del mar y vivir en altura» (*living high training low*). Esto significa que deben vivir y dormir a mayor altitud para permitir una mayor producción de eritrocitos, pero que deben regresar al nivel del mar para entrenar para mantener la intensidad del entrenamiento. Además, se han utilizado máscaras hipóxicas para mejorar las funciones metabólica y respiratoria con el entrenamiento a nivel del mar. Sin embargo, estos tipos de entrenamiento no están a su disposición. Así que decide decirles a sus deportistas que esta será una competición difícil y que deben dar lo mejor de sí mismos.

ESCENARIO

Entrena a un equipo de ciclismo en carretera y ha visto anuncios de dispositivos que supuestamente entrenan los músculos de la inspiración. Varios de sus deportistas le han preguntado si estos dispositivos funcionan o podrían mejorar su rendimiento en el ciclismo.

Opciones

Realiza una búsqueda bibliográfica y encuentra varios artículos relacionados con el rendimiento en los ejercicios de resistencia y el entrenamiento de los músculos inspiratorios. Estos dispositivos dificultan la inspiración, lo que promueve el desarrollo de fuerza en los músculos de la inspiración para realizar su función. Durante un período, esto probablemente produzca un aumento de la fuerza y la resistencia de estos músculos y, por tanto, menos fatiga durante una actividad de resistencia. Esto podría aumentar la ventilación pulmonar y el suministro de oxígeno a los músculos activos.

Varios estudios muestran un mejor rendimiento después del entrenamiento de los músculos inspiratorios en deportistas entrenados. La potencia media durante los 6 min de remo incrementa en un 2.7 %[1], mientras que el rendimiento en la prueba contrarreloj de 20 km, 25 km y 40 km mejora en un 2.7 % hasta un 4.6 %[2,3].

Sin embargo, otros estudios no muestran una mejora significativa en el rendimiento. Parece que el entrenamiento de los músculos inspiratorios aumenta la fuerza y la resistencia de los músculos inspiratorios. Por ejemplo, el entrenamiento aumenta la presión de los músculos inspiratorios ~ 26 % en remeros[1]. También parece que el entrenamiento de los músculos inspiratorios aumenta el rendimiento con tan solo 4 a 6 semanas de entrenamiento. Con su investigación y la aparente falta de efectos secundarios negativos, decide aconsejar a los deportistas que prueben el entrenamiento de los músculos inspiratorios durante un período breve.

Bibliografía

1. Griffiths LA, McConnell AK. The influence of inspiratory and expiratory muscle training upon rowing performance. *Eur J Appl Physiol.* 2007;99:457–466.
2. Johnson MA, Sharpe GR, Brown PI. Inspiratory muscle training improves cycling time-trial performance and anaerobic work capacity but not critical power. *Eur J Appl Physiol.* 2007;101:761–770.
3. Rommer LM, McConnell AK, Jones DA. Effects of inspiratory muscle training on time-trial performance in trained cyclists. *J Sports Sci.* 2002;20:547–562.

RESUMEN DEL CAPÍTULO

Los sistemas respiratorio y circulatorio trabajan en conjunto para suministrar oxígeno a los tejidos y expulsar el dióxido de carbono del cuerpo. La ventilación y la difusión pulmonares se conocen como respiración pulmonar porque ambos procesos tienen lugar en los alvéolos pulmonares. La respiración celular se refiere al uso de oxígeno en el metabolismo aeróbico y la producción de dióxido de carbono por los tejidos.

Los gradientes de presión parcial entre el aire y la sangre (respiración pulmonar) y la sangre y los tejidos (respiración celular) determinan la dirección y la velocidad del intercambio de oxígeno y el dióxido de carbono durante la respiración. Además del intercambio de gases en los pulmones, el sistema pulmonar también humidifica, filtra y calienta el aire para proteger del daño a los alvéolos y la membrana respiratoria.

Durante la inspiración, la contracción de los músculos inspiratorios, de los cuales el diafragma es el más importante, provoca una disminución de la presión intrapulmonar, lo que hace que el aire entre a los pulmones. La relajación de los músculos inspiratorios provoca un aumento de la presión intrapulmonar, lo que provoca la espiración. Durante la actividad física, los músculos espiratorios se contraen, lo que facilita la espiración (cuadro 7-11).

Durante la actividad física leve a moderada, la ventilación pulmonar aumenta tanto por el aumento del volumen corriente como por la frecuencia respiratoria. Con la actividad física de mayor intensidad, el volumen corriente se estabiliza de modo que la única forma de aumentar la ventilación pulmonar es aumentar la frecuencia respiratoria.

La mayor parte del oxígeno en la sangre se transporta unido a la hemoglobina, mientras que la mayor parte del dióxido de carbono se transporta como bicarbonato. Sin embargo, el transporte de ambos gases se ve afectado por el aumento de la acidez, la temperatura y la presión parcial durante la actividad física, de modo que se suministra más oxígeno al tejido activo. Esto se debe en gran parte al desplazamiento de la curva de disociación de la oxihemoglobina, de modo que la hemoglobina disminuye su afinidad por el oxígeno en el tejido activo.

Para satisfacer las necesidades del organismo, la ventilación pulmonar en reposo y durante la actividad física está controlada por el centro respiratorio ubicado en el bulbo raquídeo (médula oblongada) y la protuberancia. El centro respiratorio recibe información de muchas fuentes, incluidos quimiorreceptores periféricos, quimiorreceptores centrales, centros cerebrales superiores, propioceptores musculares y quimiorreceptores musculares.

Esta información permite que la ventilación pulmonar cambie para satisfacer las necesidades de suministro de oxígeno a los tejidos y de eliminación del dióxido de carbono. Los principales determinantes de la ventilación pulmonar son la concentración de iones de hidrógeno, la presión parcial de oxígeno y la presión parcial de dióxido de carbono, que son monitorizados de cerca por quimiorreceptores para que la ventilación pulmonar cambie para satisfacer las necesidades metabólicas del organismo.

Sin embargo, a medida que la carga de trabajo aumenta, hay varios puntos en los que se producen alteraciones en la ventilación pulmonar relacionadas con la cantidad de oxígeno y dióxido de carbono intercambiados en los pulmones. Estos cambios en la ventilación pulmonar están relacionados con cargas de trabajo por encima del umbral de lactato.

Los músculos respiratorios pueden adaptarse al entrenamiento físico, lo que disminuye la fatiga de los músculos respiratorios durante la actividad física. Si no fuera por la notable capacidad del sistema respiratorio para hacer coincidir la ventilación pulmonar con las necesidades metabólicas del cuerpo en reposo y durante la actividad física, así como por su capacidad para adaptarse al entrenamiento, la capacidad para realizar ejercicios aeróbicos y anaeróbicos se vería comprometida.

PREGUNTAS DE REVISIÓN

COMPLETE LOS ESPACIOS EN BLANCO

1. Los ________________ son estructuras en forma de saco adheridas a los bronquíolos respiratorios y que están rodeadas por capilares, donde ocurre el intercambio de gases.
2. Si la presión intrapulmonar es __________________ a la atmosférica, el aire entrará en los pulmones o se producirá __________________; si la presión intrapulmonar es ______________ que la presión atmosférica, el aire saldrá de los pulmones o se producirá __________________.
3. La presión parcial de oxígeno en los alvéolos es _________________ que la presión parcial de oxígeno en la sangre, lo que permite que el oxígeno se difunda en la sangre. Sin embargo, la presión parcial de oxígeno en el músculo es ________________ que la presión parcial de oxígeno en la sangre, lo que permite que el oxígeno se difunda en el músculo.
4. Cuando el oxígeno se une a la hemoglobina, se forma ________________, mientras que la hemoglobina no unida al oxígeno se denomina __________________.
5. La __________________ es la carga de trabajo en la que $\dot{V}_E$ aumenta desproporcionadamente en relación con $\dot{V}CO_2$, con cambios de aumentos proporcionales en $\dot{V}_E$ en relación con la carga de trabajo hasta aumentos desproporcionados en $\dot{V}_E$ en relación con la carga de trabajo.
6. El efecto que tienen los cambios de temperatura, la acidez y el 2,3-difosfoglicerato en la curva de oxihemoglobina se llama efecto _________________________.
7. El músculo principal involucrado en la respiración (ventilación) es el ________________.

OPCIÓN MULTIPLE

1. ¿Cuáles de los siguientes músculos ayudan en la inspiración?
   a. Intercostales, recto interno, tibial anterior, pectoral menor
   b. Intercostales externos, sartorio, braquial, pectoral menor
   c. Trapecio, músculos escalenos, esternocleidomastoideo, sóleo
   d. Intercostales externos, músculos escalenos, gastrocnemio, dorsal ancho
   e. Intercostales externos, músculos escalenos, esternocleidomastoideo, pectoral menor
2. Si el diámetro de una vía aérea se reduce a la mitad, ¿qué le pasará a la resistencia al flujo aéreo?
   a. Aumentará 16 veces
   b. Aumentará 2 veces
   c. Disminuirá 16 veces
   d. Disminuirá 2 veces
   e. No cambiará

3. Durante la inspiración, ¿dónde entra directamente el aire que sale de la tráquea?
   a. Alvéolos
   b. Capilares pulmonares
   c. Esófago
   d. Bronquio primario
   e. Laringe
4. La mayor parte del oxígeno de la sangre se transporta ________________, mientras que la mayor parte del dióxido de carbono en la sangre se transporta en forma de __________.
   a. unido a la mioglobina; disuelto en el plasma
   b. disuelto en sangre; unido a la hemoglobina
   c. como bicarbonato; unido a la mioglobina
   d. unido a la hemoglobina; bicarbonato
   e. disuelto en sangre; bicarbonato
5. ¿Cuál de las siguientes características de la curva de disociación de oxihemoglobina ayuda a garantizar el suministro de oxígeno adecuado en el tejido durante el ejercicio?
   a. Forma sigmoidea
   b. El desplazamiento de la curva hacia la derecha debido al aumento de la temperatura
   c. El desplazamiento de la curva hacia la derecha debido al aumento de la acidez
   d. El desplazamiento de la curva hacia la derecha debido al cambio de la afinidad de la hemoglobina por el 2,3-difosfoglicerato
   e. Todas las anteriores
6. ¿Cómo se denominan las estructuras en forma de saco en los pulmones donde se produce el intercambio real de gases entre la sangre y el aire inhalado?
   a. Bronquíolos
   b. Tráquea
   c. Alvéolos
   d. Laringe
7. En condiciones normales de reposo, ¿qué porcentaje de la cantidad total de oxígeno consumido por el cuerpo se destina al esfuerzo respiratorio?
   a. 1 % a 2 %
   b. 3 % a 5 %
   c. 8 % a 10 %
   d. 20 % a 25 %

VERDADERO / FALSO

1. El tejido pulmonar es capaz de contraerse.
2. Las partes inferiores de los pulmones reciben más ventilación en reposo que las porciones superiores.
3. El entrenamiento aeróbico aumenta el número de alvéolos.
4. Todo el aire inspirado llega a los alvéolos, donde se produce el intercambio de gases.
5. Es posible que el diafragma se hipertrofie.
6. La cantidad de dióxido de carbono en la sangre arterial es el principal factor que regula la ventilación.
7. La mioglobina es una molécula que se encuentra en el tejido muscular y que se une al oxígeno.

RESPUESTA CORTA

1. Explique cómo la estructura de los alvéolos beneficia el intercambio de gases.
2. Explique la mecánica de la ventilación.
3. ¿Por qué podría producirse la ventilación a través de la boca y la nariz durante el ejercicio a medida que aumenta la ventilación pulmonar?
4. Analice en qué se diferencia la presión arterial en la circulación pulmonar de la presión arterial en la circulación sistémica.
5. Explique por qué el carbono adicional producido por los músculos activos ayuda a extraer el oxígeno que la hemoglobina suministra a esos músculos.

PENSAMIENTO CRÍTICO

1. Explique el papel de los quimiorreceptores en el control de la respiración.
2. Explique por qué la presión parcial de oxígeno disminuye y el dióxido de carbono aumenta de los valores atmosféricos al aire dentro de los alvéolos.

TÉRMINOS CLAVE

Alvéolo Estructuras en forma de saco rodeadas por capilares donde se produce el intercambio de gases en los pulmones.

Carbaminohemoglobina Hemoglobina a la que se une el dióxido de carbono.

Desoxihemoglobina Hemoglobina que no está unida al oxígeno.

Desplazamiento de cloruro Intercambio de iones de bicarbonato por iones de cloruro para prevenir el desequilibrio eléctrico dentro de los eritrocitos.

Diafragma Músculo respiratorio más importante, ubicado entre las cavidades torácica y abdominal.

Difusión pulmonar Movimiento de oxígeno del aire en los pulmones a la sangre y del dióxido de carbono de la sangre al aire en los pulmones.

Efecto Bohr Desplazamiento de la disociación de la curva de oxihemoglobina hacia la derecha por un aumento de la acidez y hacia la izquierda por una disminución de esta.

Equivalente ventilatorio de dióxido de carbono Relación de $\dot{V}_E$ con $\dot{V}CO_2$ ($\dot{V}_E/\dot{V}CO_2$).

Equivalente ventilatorio de oxígeno Relación de $\dot{V}_E$ con $\dot{V}O_2$ ($\dot{V}_E/\dot{V}O_2$).

Espacio muerto anatómico Aire que nunca llega a los alvéolos durante la ventilación pulmonar.

Hemoglobina Pigmento que contiene hierro que se encuentra en los eritrocitos y que es capaz de unirse al oxígeno de manera reversible.

Intercambio de gases capilar Intercambio de oxígeno y dióxido de carbono entre la sangre y los tejidos del cuerpo.

Ley de Dalton Ley que establece que la presión total de una mezcla de gases es equivalente a la suma de todas las presiones de todos los gases que componen la mezcla.

Ley de Fick Volumen de gas que se difundirá a través de una membrana y que es proporcional al área de superficie disponible para la difusión, el coeficiente de difusión del gas, y la diferencia en la presión parcial del gas en los lados opuestos de la membrana, e inversamente proporcional al espesor de la membrana.

Ley de Henry Ley que establece que la cantidad de gas disuelto en cualquier líquido depende de la temperatura, la presión parcial y la solubilidad del gas.

Membrana respiratoria Membrana de las células alveolares y las células que forman la pared capilar que rodea los alvéolos, a través de la cual debe pasar el gas entre la sangre y el aire dentro de los alvéolos.

Mioglobina Molécula de transporte de oxígeno similar a la hemoglobina, excepto que se encuentra dentro de los músculos esquelético y cardíaco.

Oxihemoglobina Hemoglobina a la que se une el oxígeno.

Pleura Las dos membranas (pulmonar y parietal) que recubren los pulmones.

Presión intrapleural Presión en el espacio o cavidad pleural entre las membranas visceral y parietal.

Presión intrapulmonar Presión del aire dentro de los pulmones.

Presión parcial Porción de presión debida a un gas particular en una mezcla de gases.

Punto de compensación respiratoria Intensidad del ejercicio en la que tanto $\dot{V}_E/\dot{V}O_2$ como $\dot{V}_E/\dot{V}CO_2$ aumentan; el punto de compensación respiratoria se produce a una intensidad de ejercicio superior al umbral ventilatorio.

Quimiorreceptores centrales Quimiorreceptores ubicados dentro de la médula que estimulan los cambios en la respiración.

Quimiorreceptores periféricos Quimiorreceptores ubicados dentro de los cuerpos carotídeos y el arco aórtico que estimulan los cambios en la respiración.

Quimiorreceptores Receptores que responden a cambios químicos.

Respiración celular Uso de oxígeno en el metabolismo aeróbico y la producción de dióxido de carbono.

Respiración pulmonar Procesos de ventilación y difusión pulmonares, los cuales tienen lugar en los pulmones.

Umbral ventilatorio Uso de equivalente ventilatorio de oxígeno ($\dot{V}_E/\dot{V}O_2$) y el equivalente ventilatorio de dióxido de carbono ($\dot{V}_E/\dot{V}CO_2$) para estimar la carga de trabajo a la que se produce el umbral de lactato.

Ventilación alveolar Aire que llega a los alvéolos durante la ventilación pulmonar.

Ventilación pulmonar Movimiento del aire dentro y fuera de los pulmones, comúnmente conocido como respiración; normalmente expresado como la cantidad de aire circulante por minuto.

Volumen corriente Cantidad de aire circulante por cada respiración.

Volumen residual Aire restante en los pulmones después de una espiración máxima.

BIBLIOGRAFÍA

1. Aaron EA, Johnson BD, Seow CK, et al. Oxygen cost of exercise hyperpnea: measurement. *J Appl Physiol (1985)*. 1992;72:1810–1817.
2. Aaron EA, Seow KC, Johnson BD, et al. Oxygen cost of exercise hyperpnea: implications for performance. *J Appl Physiol (1985)*. 1992;72:1818–1825.
3. Aggarwal B, Mulgirigama A, Berend N. Exercise-induced bronchoconstriction: prevalence, pathophysiology, patient impact, diagnosis and management. *NPJ Prim Care Respir Med*. 2018;28:31.
4. Alvarez-Herms J, Julia-Sanchez S, Corbi F, et al. Putative role of respiratory muscle training to improve endurance performance in hypoxia: a review. *Front Physiol*. 2018;9:1970.
5. Babcock MA, Pegelow DF, Johnson BD, et al. Aerobic fitness effects on exercise-induced low-frequency diaphragm fatigue. *J Appl Physiol (1985)*. 1996;81:2156–2164.
6. Babcock MA, Pegelow DF, McClaran SR, et al. Contribution of diaphragmatic power output to exercise-induced diaphragm fatigue. *J Appl Physiol (1985)*. 1995;78:1710–1719.
7. Badyda AJ, Dabrowiecki P, Lubinski W, et al. Influence of traffic-related air pollutants on lung function. *Adv Exp Med Biol*. 2013;788:229–235.
8. Cloutier MM, Thrall RS. The respiratory system. In: Levy MN, Koeppen BM, Stanton BA, eds. *Berne and Levy Principles of Physiology*. Saint Louis, MO: CV Mosby Company, 2005.
9. Cote A, Turmel J, Boulet LP. Exercise and asthma. *Semin Respir Crit Care Med*. 2018;39:19–28.
10. Dempsey JA, Miller JD, Romer LM. The respiratory system. In: Tipton CM, Sawka MN, Tate CA, Terjung RL, eds. *ACSM/s Advanced Exercise Physiology*. Philadelphia, PA: Lippincott Williams & Wilkins, 2006.
11. Dempsey JA, Romer L, Rodman J, et al. Consequences of exercise-induced respiratory muscle work. *Respir Physiol Neurobiol*. 2006;151:242–250.
12. DePalo VA, Parker AL, Al-Bilbeisi F, et al. Respiratory muscle strength training with nonrespiratory maneuvers. *J Appl Physiol (1985)*. 2004;96:731–734.
13. Dodd SL, Powers SK, Thompson D, et al. Exercise performance following intense, short-term ventilatory work. *Int J Sports Med*. 1989;10:48–52.
14. Eichenberger PA, Diener SN, Kofmehl R, et al. Effects of exercise training on airway hyperreactivity in asthma: a systematic review and meta-analysis. *Sports Med*. 2013;43:1157–1170.
15. Eldridge FL. Central integration of mechanisms in exercise hyperpnea. *Med Sci Sports Exerc*. 1994;26:319–327.
16. Fang TY, Zou M, Simplaceanu V, et al. Assessment of roles of surface histidyl residues in the molecular basis of the Bohr effect and of beta 143 histidine in the binding of 2,3-bisphosphoglycerate in human normal adult hemoglobin. *Biochemistry*. 1999;38:13423–13432.
17. Fisher HK, Holton P, Buxton RS, et al. Resistance to breathing during exercise-induced asthma attacks. *Am Rev Respir Dis*. 1970;101:885–896.
18. HajGhanbari B, Yamabayashi C, Buna TR, et al. Effects of respiratory muscle training on performance in athletes: a systematic review with meta-analyses. *J Strength Cond Res*. 2013;27:1643–1663.
19. Harms CA, Wetter TJ, St Croix CM, et al. Effects of respiratory muscle work on exercise performance. *J Appl Physiol (1985)*. 2000;89:131–138.
20. Heikkinen SAM, Makikyro EMS, Hugg TT, et al. Effects of regular exercise on asthma control in young adults. *J Asthma*. 2018;55:726–733.
21. Illi SK, Held U, Frank I, et al. Effect of respiratory muscle training on exercise performance in healthy individuals: a systematic review and meta-analysis. *Sports Med*. 2012;42:707–724.
22. Johnson BD, Babcock MA, Suman OE, et al. Exercise-induced diaphragmatic fatigue in healthy humans. *J Physiol*. 1993;460:385–405.
23. Jones RS, Buston MH, Wharton MJ. The effect of exercise on ventilatory function in the child with asthma. *Br J Dis Chest*. 1962;56:78–86.
24. Karsten M, Ribeiro GS, Esquivel MS, et al. The effects of inspiratory muscle training with linear workload devices on the sports performance and cardiopulmonary function of athletes: a systematic review and meta-analysis. *Phys Ther Sport*. 2018;34:92–104.
25. Karsten M, Ribeiro GS, Esquivel MS, et al. Maximizing the effectiveness of inspiratory muscle training in sports performance: a current challenge. *Phys Ther Sport*. 2019;36:68–69.
26. Legrand R, Prieur F, Marles A, et al. Respiratory muscle oxygenation kinetics: relationships with breathing pattern during exercise. *Int J Sports Med*. 2007;28:91–99.
27. Levitzky M. *Pulmonary Physiology*. New York, NY: McGraw-Hill Companies, 1999.
28. Lijnen P, Hespel P, Van Oppens S, et al. Erythrocyte 2,3-diphosphoglycerate and serum enzyme concentrations in trained and sedentary men. *Med Sci Sports Exerc*. 1986;18:174–179.
29. Lowe RE. Respiratory Muscle Training In Physiopedia. https://www.physio-pedia.com/Respiratory_Muscle_Training.
30. Lucas SR, Platts-Mills TA. Physical activity and exercise in asthma: relevance to etiology and treatment. *J Allergy Clin Immunol*. 2005;115:928–934.
31. Mairbaurl H, Schobersberger W, Hasibeder W, et al. Regulation of red cell 2,3-DPG and Hb-O2-affinity during acute exercise. *Eur J Appl Physiol Occup Physiol*. 1986;55:174–180.
32. Menzes KKP, Nascimento LR, Avelino PR, et al. A review on respiratory muscle training devices. *J Pulm Respir Med*. 2018;8:1–7.
33. Ochs M, Nyengaard JR, Jung A, et al. The number of alveoli in the human lung. *Am J Respir Crit Care Med*. 2004;169:120–124.
34. Parsons JP, Kaeding C, Phillips G, et al. Prevalence of exercise-induced bronchospasm in a cohort of varsity college athletes. *Med Sci Sports Exerc*. 2007;39:1487–1492.
35. Pendergast DR, Lundgren CE. The underwater environment: cardiopulmonary, thermal, and energetic demands. *J Appl Physiol (1985)*. 2009;106:276–283.
36. Pitcher JB, Miles TS. Influence of muscle blood flow on fatigue during intermittent human hand-grip exercise and recovery. *Clin Exp Pharmacol Physiol*. 1997;24:471–476.

37. Powers SK, Coombes J, Demirel H. Exercise training-induced changes in respiratory muscles. *Sports Med.* 1997;24:120–131.
38. Rand PW, Norton JM, Barker N, et al. Influence of athletic training on hemoglobin-oxygen affinity. *Am J Physiol.* 1973;224:1334–1337.
39. Salter HH. *On Asthma: Its Pathology and Treatment.* New York, NY: William Woods & Company, 1882.
40. Seals DR. Robin Hood for the lungs? A respiratory metaboreflex that "steals" blood flow from locomotor muscles. *J Physiol.* 2001;537:2.
41. Seifert J, McNair M, Declercq P, et al. A heat and moisture mask attenuates cardiovascular stress during cold air exposure. *Ther Adv Cardiovasc Dis.* 2013;7:123–129.
42. Sheel AW, Derchak PA, Morgan BJ, et al. Fatiguing inspiratory muscle work causes reflex reduction in resting leg blood flow in humans. *J Physiol.* 2001;537:277–289.
43. St Croix CM, Morgan BJ, Wetter TJ, et al. Fatiguing inspiratory muscle work causes reflex sympathetic activation in humans. *J Physiol.* 2000;529(Pt 2): 493–504.
44. Taunton JE, Taunton CA, Banister EW. Alterations in 2,3-dpg and P50 with maximal and submaximal exercise. *Med Sci Sports.* 1974;6:238–241.
45. Unnithan V, Holohan J, Fernhall B, et al. Aerobic cost in elite female adolescent swimmers. *Int J Sports Med.* 2009;30:194–199.
46. Wan JJ, Qin Z, Wang PY, et al. Muscle fatigue: general understanding and treatment. *Exp Mol Med.* 2017;49:e384.
47. Weiler JM, Bonini S, Coifman R, et al. Ad Hoc Committee of Sports Medicine Committee of American Academy of Allergy, Asthma and Immunology. American Academy of Allergy, Asthma & Immunology Work Group report: exercise-induced asthma. *J Allergy Clin Immunol.* 2007;119:1349–1358.
48. Whipp BJ. Peripheral chemoreceptor control of exercise hyperpnea in humans. *Med Sci Sports Exerc.* 1994;26:337–347.
49. Wyatt FB. Comparison of lactate and ventilatory threshold to maximal oxygen consumption: a meta-analysis. *J Strength Cond Res.* 1999;13:67–71.

LECTURAS RECOMENDADAS

Aliverti A, Kayser B, Macklem PT. A human model of the pathophysiology of chronic obstructive pulmonary disease. *Respirology.* 2007;12(4):478–485.

Bassett DR Jr, Howley ET. Limiting factors for maximum oxygen uptake and determinants of endurance performance. *Med Sci Sports Exerc.* 2000;32(1):70–84.

Baughman RP, Sparkman BK, Lower EE. Six-minute walk test and health status assessment in sarcoidosis. *Chest.* 2007;132(1):207–213.

Florida-James G, Donaldson K, Stone V. Athens 2004: the pollution climate and athletic performance. *J Sports Sci.* 2004;22(10):967–980.

Forster HV, Haouzi P, Dempsey JA. Control of breathing during exercise. *Compr Physiol.* 2012;2(1):743–77.

Harries M. ABC of sports medicine. Pulmonary limitations to performance in sport. *BMJ.* 1994;309(6947):113–115.

Haverkamp HC, Dempsey JA, Pegelow DF, et al. Treatment of airway inflammation improves exercise pulmonary gas exchange and performance in asthmatic subjects. *J Allergy Clin Immunol.* 2007;120(1):39–47.

Koppo K, Whipp BJ, Jones AM, et al. Overshoot in VO_2 following the onset of moderate-intensity cycle exercise in trained cyclists. *Eur J Appl Physiol.* 2004;93(3):366–373.

Levitzky MG. *Pulmonary Physiology (Lange Physiology).* 6th ed. New York: McGraw-Hill Medical, 2003.

Macchia A, Marchioli R, Marfisi R, et al. A meta-analysis of trials of pulmonary hypertension: a clinical condition looking for drugs and research methodology. *Am Heart J.* 2007;153(6):1037–1047.

Mairbäurl H. Red blood cells in sports: effects of exercise and training on oxygen supply by red blood cells. *Front Physiol.* 2013;12(4):332.

Miller JD, Smith CA, Hemauer SJ, et al. The effects of inspiratory intrathoracic pressure production on the cardiovascular response to submaximal exercise in health and chronic heart failure. *Am J Physiol Heart Circ Physiol.* 2007;292(1):H580–H592.

Romer LM, Haverkamp HC, Lovering AT, et al. Effect of exercise-induced arterial hypoxemia on quadriceps muscle fatigue in healthy humans. *Am J Physiol Regul Integr Comp Physiol.* 2006;290(2):R365–R375.

Romer LM, Miller JD, Haverkamp HC, et al. Inspiratory muscles do not limit maximal incremental exercise performance in healthy subjects. *Respir Physiol Neurobiol.* 2007;156(3):353–361.

Rossiter HB, Kowalchuk JM, Whipp BJ. A test to establish maximum O_2 uptake despite no plateau in the O_2 uptake response to ramp incremental exercise. *J Appl Physiol.* 2006;100(3):764–770.

Rundell KW, Jenkinson DM. Exercise-induced bronchospasm in the elite athlete. *Sports Med.* 2002;32(9):583–600.

Siobal MS. Pulmonary vasodilators. *Respir Care.* 2007;52(7):885–899.

Whipp BJ. Physiological mechanisms dissociating pulmonary CO_2 and O_2 exchange dynamics during exercise in humans. *Exp Physiol.* 2007;92(2): 347–355.

BIBLIOGRAFÍA CLÁSICA

Filley GF, Macintosh DJ, Wright GW. Carbon monoxide uptake and pulmonary diffusing capacity in normal subjects at rest and during exercise. *J Clin Invest.* 1954;33(4):530–539.

Grodins FS. Analysis of factors concerned in regulation of breathing in exercise. *Physiol Rev.* 1950;30(2):220–239.

Hickam JB, Pryor WW, Page EB, et al. Respiratory regulation during exercise in unconditioned subjects. *J Clin Invest.* 1951;30(5):503–516.

Whipp BJ, Wasserman K. Alveolar arterial gas tension differences during graded exercise. *J Appl Physiol.* 1969;27(3):361–365.

Whipp BJ, Wasserman K. Efficiency of muscular work. *J Appl Physiol.* 1969;26(5): 644–648.

Sistema endocrino

Capítulo

8

DESPUÉS DE LEER ESTE CAPÍTULO, DEBERÍA SER CAPAZ DE:

1. Definir y describir la función de una hormona
2. Explicar la organización del sistema endocrino
3. Describir la síntesis, la estructura, la liberación, el transporte y la degradación de hormonas
4. Explicar las diferencias entre las diversas asas de retroalimentación hormonal
5. Describir las acciones autocrinas, paracrinas y endocrinas, y su importancia en las respuestas hormonales al ejercicio
6. Explicar los ritmos circadianos y los cambios estacionales en las hormonas, y cómo se relacionan con el entrenamiento y el rendimiento
7. Describir y distinguir las interacciones de péptidos y esteroides con los receptores
8. Describir las interacciones del hipotálamo y la glándula hipófisis
9. Analizar las diferentes isoformas de la hormona del crecimiento y sus respuestas al ejercicio
10. Describir la función hipogonadal en los hombres
11. Describir las respuestas y adaptaciones endocrinas relacionadas con el ejercicio
12. Explicar el impacto de una competición en las respuestas endocrinas

La endocrinología es el estudio de las **glándulas** del cuerpo que secretan **hormonas**. El sistema **endocrino** es una de las redes de comunicación más esenciales del cuerpo y está en constante actividad para mantener la **homeostasis**. Reacciona a una serie de diferentes estímulos internos y externos del huésped mediante la secreción de hormonas. Una hormona es una señal, en forma de sustancia química que se libera en la sangre, para que las células diana u objetivo respondan de manera eficaz y crónica a las necesidades del cuerpo. Las hormonas se dirigen específicamente a los receptores de una célula que luego responden a los estímulos. Por tanto, el término *receptor blanco* u *objetivo* se refiere a los destinos celulares específicos de una hormona que tienen un receptor para esa hormona. Una sola célula puede tener receptores para más de una hormona y, de hecho, responder a más de una hormona al mismo tiempo. Es un sistema complejo, y en este capítulo se presentan algunos de los conceptos básicos de cómo el ejercicio influye en las respuestas agudas y adaptaciones crónicas. En la figura 8-1 se muestran las principales glándulas endocrinas.

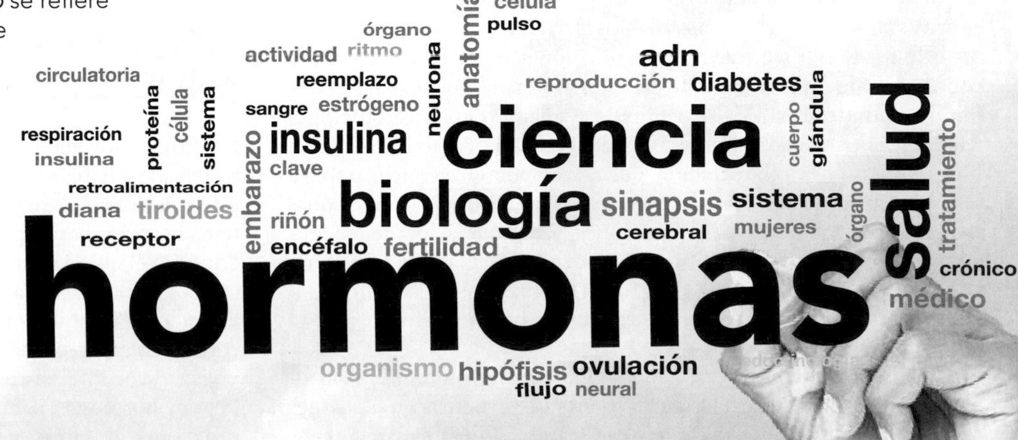

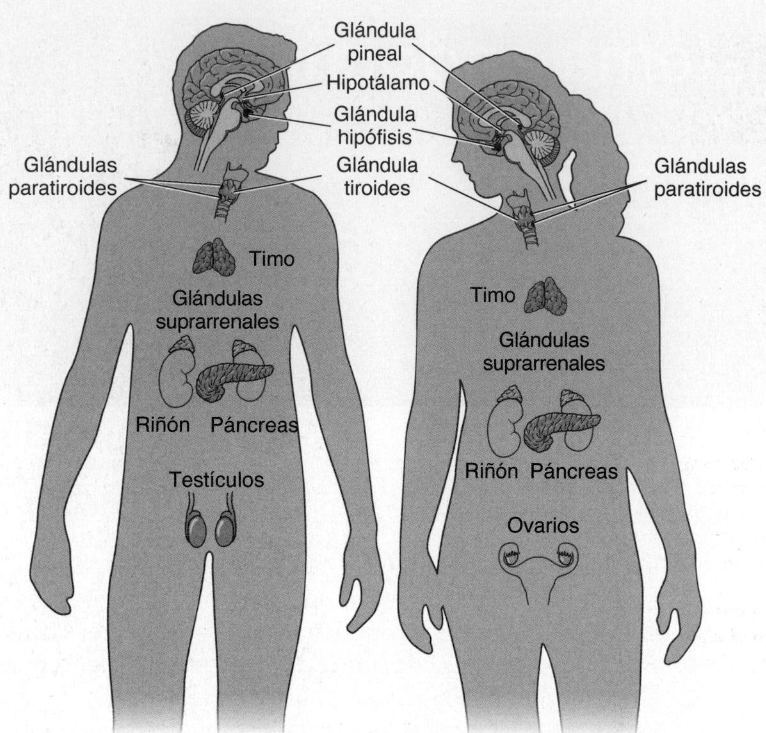

FIGURA 8-1. Las principales glándulas endocrinas del cuerpo. (Reimpreso con permiso de Cohen BJ, Taylor JJ. *Memmler's The Human Body in Health and Disease*. 10th ed. Baltimore, MD: Lippincott Williams & Wilkins, 2005.)

IMPORTANCIA DEL SISTEMA ENDOCRINO PARA LA FISIOLOGÍA DEL EJERCICIO

¿Por qué es tan importante que un profesional del deporte comprenda el sistema endocrino? La siguiente lista identifica algunos de los diferentes temas que involucran al sistema endocrino.

- Abuso de drogas anabólicas en el deporte
- Resistencia a la insulina
- Síndrome metabólico
- Menopausia
- Andropausia y «T baja (testosterona)»
- Diabetes
- Atrofia muscular
- Hipertrofia muscular

Para los profesionales del deporte, es esencial contar con un conocimiento básico del sistema endocrino. Este capítulo también cubrirá algunos de los mecanismos subyacentes más prominentes que median los efectos de las hormonas durante el ejercicio o con afecciones que amenazan la salud humana. El sistema endocrino responde al estrés físico a fin de ayudar a regular las funciones fisiológicas para hacer frente a las demandas de la actividad física. Normalmente, la recuperación del estrés por el ejercicio implica restablecer el metabolismo homeostático en reposo. Las hormonas también intervienen en la reparación y la remodelación de los tejidos, sobre todo los músculos esqueléticos. Las glándulas endocrinas también se modifican, lo que las hace más efectivas tanto en el almacenamiento como en la liberación de hormonas en respuesta al ejercicio.

Con la exposición repetida al ejercicio en un programa de entrenamiento, el cuerpo realiza cambios en las estructuras y funciones de sus glándulas endocrinas para hacer frente al estrés y mantener la homeostasis. Las glándulas sintetizan y almacenan más hormonas y las liberan de manera más eficiente, es decir, con menos alteración de la homeostasis, y los receptores diana pueden aumentar en número y/o sensibilidad, lo que aumenta la capacidad de la hormona para unirse a su receptor. Tales cambios hacen que el cuerpo responda y sea efectivo para lidiar con el estrés del ejercicio (cuadro 8-1).

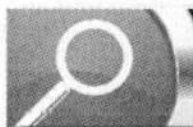

Revisión rápida

- El sistema endocrino envía mensajes en forma de hormonas a los receptores que influyen en las respuestas y adaptaciones fisiológicas del cuerpo.
- El entrenamiento con ejercicios mejora la respuesta endocrina. Las glándulas endocrinas responden al entrenamiento con ejercicios mediante la síntesis y el almacenamiento de más hormonas, lo que aumenta su sensibilidad a las alteraciones fisiológicas y altera con ello el número y la sensibilidad de los receptores.

ORGANIZACIÓN DEL SISTEMA ENDOCRINO

La íntima asociación del sistema endocrino con el sistema nervioso ha llevado a hablar de sistema «**neuroendocrino**» para describir las interrelaciones entre las neuronas y las glándulas endocrinas. El sistema nervioso participa en gran medida en el funcionamiento endocrino, en el que la estimulación de la médula suprarrenal para liberar catecolaminas hasta la regulación hipotalámica de muchos factores liberadores e inhibidores de señales (p. ej., hormona liberadora de corticotropina o corticoliberina [CRH]).

En esencia, el sistema endocrino es una red de glándulas que liberan hormonas para controlar las funciones fisiológicas (p. ej., reacciones químicas) y los genes de señalización en los núcleos de las células. Si una hormona no interactúa con un receptor, la señal

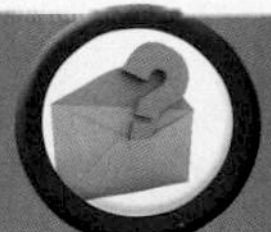

CUADRO 8-1
PREGUNTAS PRÁCTICAS DE LOS ESTUDIANTES

¿Influyen las hormonas en la cantidad de masa muscular que puede ganarse al comparar hombres y mujeres que realizan un programa de entrenamiento con pesas?

Las hormonas son moléculas de señalización importantes para los tejidos diana, incluido el músculo esquelético. Dichas señales pueden ayudar a estimular la síntesis de proteínas en los músculos esqueléticos y facilitar que el músculo aumente de tamaño, lo que se denomina hipertrofia. El músculo intacto se agranda cuando sus fibras musculares aumentan de tamaño. No obstante, esto solo sucede si la unidad motora con la que están asociados es estimulada por la carga de resistencia en el ejercicio o programa de entrenamiento. El sistema endocrino responde al estrés del ejercicio y al estrés repetido del entrenamiento mediante la liberación de varias hormonas que pueden influir en la síntesis de proteínas contráctiles y no contráctiles, lo que hace que las fibras y, en última instancia, el músculo, aumenten de tamaño. Con independencia del género, el tamaño absoluto de un músculo está determinado por la cantidad de fibras musculares presentes, y esto cambia con el envejecimiento a medida que disminuyen. En ambos sexos, un mayor número de fibras musculares implicará un mayor potencial de aumento de tamaño. En poblaciones comparables, los hombres suelen tener una mayor cantidad de fibras musculares en sus músculos que las mujeres, especialmente en la parte superior del cuerpo. Además, se ha observado que las áreas de corte transversal de las fibras musculares son más grandes en los hombres que en las mujeres. Dado que no existen diferencias reales en los programas de entrenamiento con pesas que pueden usarse para hombres y mujeres, las diferencias inherentes con las adaptaciones del entrenamiento se relacionan más con algunos de estos **dimorfismos sexuales** básicos observados. La señalización anabólica será parte de una serie de influencias del huésped para estimular el crecimiento muscular, incluidos factores como los efectos nerviosos del reclutamiento de unidades motoras, las influencias nutricionales y las hormonas anabólicas. La producción y las concentraciones de testosterona en sangre son uno de los dimorfismos sexuales más obvios que existen entre hombres y mujeres. La mayor dependencia de la señalización anabólica de otras hormonas como el factor de crecimiento similar a la insulina 1 (IGF-1) y las hormonas del crecimiento en las mujeres, debido a su disponibilidad de testosterona radicalmente más baja, desempeñan un papel importante en los mecanismos dimórficos sexuales. Las mujeres que tienen cuerpos de tipo mesomórfico con una mayor masa muscular, muchas veces tienen concentraciones más altas de andrógenos suprarrenales, que parecen permitir ganancias más importantes en el tamaño de los músculos, especialmente en la parte superior del cuerpo con un entrenamiento de fuerza intenso.

Por tanto, las hormonas anabólicas pueden influir en las diferencias observadas entre hombres y mujeres para ganar masa muscular. Sin embargo, en ambos sexos, la cantidad y el tipo de fibras musculares, junto con la efectividad del programa de entrenamiento con pesas, pueden ser más importantes en la cantidad de hipertrofia lograda con el entrenamiento de fuerza progresivo intenso.

del mensaje original se pierde. La importancia de las interacciones entre hormona y receptor en cada célula del cuerpo no puede subestimarse. Sin embargo, incluso después de sintetizarse la hormona en la glándula endocrina, pueden producirse más cambios químicos en esa hormona que alteran su función y la unión al receptor mediante lo que se denomina **modificaciones postraduccionales** (es decir, cambios quimicoestructurales en la hormona antes o después de su liberación).

HORMONAS

En el cuadro 8-1 se ofrece una lista de algunas de las principales hormonas secretadas por las diversas glándulas endocrinas, órganos, tejidos y células del cuerpo. Las glándulas endocrinas y otros órganos (p. ej., corazón), tejidos (p. ej., tejido adiposo) y células (p. ej., células inmunitarias, *v.* cap. 9) también pueden producir y secretar hormonas[16,36,60]. Por tanto, la definición de glándula endocrina se ha ampliado para incluir también estos hallazgos.

Concentraciones séricas

La sangre constituye el transporte principal que traslada las hormonas a sus receptores en las diversas células diana. La sangre está compuesta de **plasma** (es decir, sangre no coagulada frente a **suero**, en el que se ha formado un coágulo), leucocitos (glóbulos blancos), plaquetas (también llamada capa leucocitaria) y eritrocitos (glóbulos rojos), como se muestra en la figura 8-2. Muchas otras sustancias se transportan en la sangre, desde gases como el oxígeno hasta grasas como el colesterol y los aminoácidos.

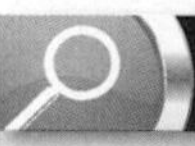

Revisión rápida

- La endocrinología es el estudio de las hormonas secretadas por glándulas especializadas.
- La íntima asociación de estas glándulas con el sistema nervioso ha hecho que muchos lo llamen sistema «neuroendocrino».
- Para que las hormonas tengan algún efecto celular, deben unirse a los receptores de las células.
- Las hormonas pueden cambiar de estructura y función mediante modificaciones postraduccionales.

Estructura y síntesis hormonal

Hay tres tipos principales de hormonas: esteroides, péptidos y aminoácidos modificados, también llamadas *aminas*. Cada uno tiene una estructura química específica que determina cómo se reconoce e interactúa con los receptores de las células diana. La forma en que cada tipo de hormona envía señales e interactúa con la maquinaria genética de la célula se basa en parte en su estructura química. Las tres clases básicas de estructuras hormonales se muestran en la figura 8-3: tipo esteroide, péptido y amina.

Hormonas esteroideas

Todas las hormonas esteroideas derivan del colesterol y contienen el mismo anillo y sistema de numeración atómica que el colesterol. El término esteroide representa una gran clase de hormonas con esta característica estructural inherente. Sin embargo, no todos los esteroides son iguales, e incluso pequeñas modificaciones estructurales pueden afectar sustancialmente su función (p. ej., anabólico frente a catabólico). Los esteroides interactúan directamente con los elementos receptores celulares del ADN. Términos como **anabólico** (construir) y **catabólico** (descomponer) se utilizan para describir las acciones finales de la hormona.

Gracias a esta característica básica, las empresas farmacéuticas desarrollan, para una amplia variedad de usos y tratamientos, muchos medicamentos. Por ejemplo, los esteroides corticoesteroide (similares al cortisol) se usan para tratar varios tipos de enfermedades inflamatorias (p. ej., alergias, problemas de la piel, asma o artri-

Tabla 8-1. Principales hormonas secretadas por varias glándulas, tejidos y células endocinas del cuerpo y sus acciones básicas

Órganos/tejidos	Hormona	Acciones principales
Testículos	Testosterona	Estimula el desarrollo y el mantenimiento de las características sexuales masculinas, el crecimiento y el anabolismo proteico
Ovarios	Estrógeno	Desarrolla características sexuales secundarias femeninas; madura las epífisis de los huesos largos
	Progesterona	Desarrolla características sexuales femeninas; mantiene el embarazo; desarrolla glándulas mamarias
Adenohipófisis (lóbulo anterior de la hipófisis)	Hormona del crecimiento (GH)	Estimula la síntesis de IGF-1 e IGF-2; estimula la síntesis de proteínas, el crecimiento y el metabolismo intermedio
	Hormona adrenocorticotropa (ACTH)	Estimula la liberación de glucocorticoides en la corteza suprarrenal
	Hormona estimulante de tiroides o tirotropina (TSH)	Estimula la síntesis y secreción de hormona tiroidea
	Hormona foliculoestimulante o folitropina (FSH)	Estimula el crecimiento de los folículos en los ovarios y los túbulos seminíferos en los testículos, y la producción de espermatozoides
	Hormona luteinizante o lutropina (LH)	Estimula la ovulación y la producción y secreción de hormonas sexuales en ovarios y testículos
	Prolactina (Prl)	Estimula la producción de leche en las glándulas mamarias
Neurohipófisis (lóbulo posterior de la hipófisis)	Hormona antidiurética o vasopresina (ADH)	Aumenta la reabsorción de agua por los riñones y estimula la contracción del músculo liso
	Oxitocina	Estimula las contracciones uterinas y la liberación de leche por las glándulas mamarias
Corteza suprarrenal	Glucocorticoides	Inhibe o retrasa la incorporación de aminoácidos en proteínas (cortisol); estimula la conversión de proteínas en carbohidratos (gluconeogenia); mantiene normales las concentraciones séricas de glucosa; conserva la glucosa; promueve el metabolismo de las grasas
	Mineralocorticoides (aldosterona, desoxicortisona, etc.)	Aumenta o disminuye el metabolismo de sodio-potasio; aumenta el agua corporal
Médula suprarrenal	Adrenalina	Aumenta el gasto cardíaco; aumenta la glucosa sérica, la degradación del glucógeno y la movilización de grasas
	Noradrenalina (pequeñas cantidades)	Similar a la adrenalina más vasoconstricción.
	Proencefalinas (p. ej., péptido F, péptido E)	Analgesia, promueve la función inmunitaria
Tiroides	Tiroxina	Estimula el metabolismo oxidativo en las mitocondrias y el crecimiento celular
	Calcitonina	Reduce las concentraciones de calcio en sangre; inhibe la función de los osteoclastos
Corazón (cardiocitos)	Hormona natriurética auricular	Facilita la excreción de sodio y agua, regula la presión arterial y la homeostasis del volumen y se opone a las acciones del sistema renina-angiotensina
Páncreas	Insulina	Estimula la absorción de la glucosa y la almacena como glucógeno
	Glucagón	Aumenta las concentraciones séricas de glucosa
Paratiroides	Hormona paratiroidea	Aumenta las concentraciones séricas de calcio y disminuye las de fosfato sérico
Piel	Vitamina D	Produce vitamina D a partir del 7-deshidrocolesterol y la luz solar
Tejido adiposo	Leptina	Regula el apetito y el gasto energético
Células inmunitarias	Casi todas las hormonas	Funciones asociadas

IGF, factor de crecimiento similar a la insulina.

tis). Otros esteroides, como la testosterona, se usan para tratar a personas que necesitan reemplazo hormonal debido a la pérdida de una glándula, como enfermedades de desgaste muscular, hipogonadismo o disfunción sexual en hombres y mujeres.

Hormonas peptídicas

Los péptidos son otra clase de hormonas. Están compuestos por varias secuencias de aminoácidos. Las hormonas como la insulina, la leptina, la hormona del crecimiento, la melatonina, los péptidos opioides y el glucagón se encuentran en este gran grupo de hormonas. Muchas glándulas endocrinas las producen, como se muestra en el cuadro 8-1. A diferencia de las hormonas esteroideas, las peptídicas interactúan con los receptores de la superficie celular y utilizan lo que se denomina mensajeros secundarios para estimular el ADN para la producción de proteínas o para desencadenar una reacción bioquímica dentro de la célula. A veces, después de que

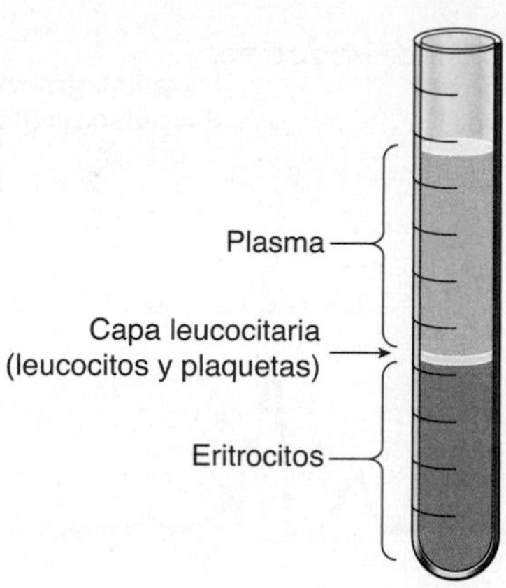

FIGURA 8-2. Componentes sanguíneos: plasma, leucocitos, plaquetas y eritrocitos. Ello constituye el principal medio de transporte del cuerpo humano.

una hormona peptídica se sintetiza en una glándula endocrina, todavía puede cambiar de forma antes de ser liberada a la circulación, lo que lleva el nombre de modificaciones postraduccionales (es decir, cambios químico-estructurales en la hormona). El ejercicio tiene efectos muy notables en casi todas las hormonas peptídicas, que muchas veces se manifiestan en forma de aumentos en las concentraciones circulantes.

Hormonas aminas

La tercera categoría de hormonas se clasifica como aminas. Estas hormonas contienen nitrógeno con varios tipos de grupos alquilo unidas al hidrógeno con diferentes configuraciones. Las aminas más comúnmente estudiadas en fisiología del ejercicio son las catecolaminas. Se sintetizan a partir del aminoácido tirosina y contienen grupos catecol y amina. La adrenalina es la más conocida de las catecolaminas, ya que participa en la respuesta de lucha o huida que ayuda al cuerpo a responder rápidamente al estrés.

Liberación y transporte de hormonas

Una hormona se sintetiza y se libera de una glándula o célula por mecanismos de señalización internos y externos. Cuando se libera directamente en la sangre para ser transportada a un receptor celular, el proceso se conoce como secreción «endocrina». De ahí el origen del término «endocrinología». Las hormonas que son liberadas por las células para enviar señales a otras células en un área local, sin ser transportadas por el torrente sanguíneo, tienen una secreción «**paracrina**». La secreción «autocrina» se produce cuando una hormona se libera de una célula y se envía una señal a sí misma.

Algunas hormonas se liberan en forma de «explosión», lo que se denomina secreción «pulsátil». Este patrón de liberación se denomina *pulsatilidad*, y se cree que estimula una señalización hormonal más eficaz (Fig. 8-4). La magnitud de la pulsatilidad puede variar según factores cronobiológicos (p. ej., sueño) u otras influencias hormonales, como la secreción de gonadotropinas en las diferentes fases del ciclo menstrual[15,47,48,112]. La intensidad del ejercicio puede afectar la magnitud y la frecuencia pulsátil de algunas hormonas.

SISTEMAS DE RETROALIMENTACIÓN

El control de las secreciones hormonales se ve afectado por diferentes sistemas de retroalimentación. En la tabla 8-2 se ofrece una descripción general de los circuitos de retroalimentación básicos que controlan la liberación y la inhibición hormonal.

RITMOS CIRCADIANOS

La mayoría de las hormonas muestran ritmos circadianos, o tienen una fluctuación regular, en sus patrones de liberación, durante las 24 horas del día. En consecuencia, las respuestas fisiológicas al ejercicio realizado en diferentes momentos del día también muestran una variabilidad similar en la hora del día. Algunas hormonas comienzan con concentraciones bajas por la mañana y luego alcanzan su punto

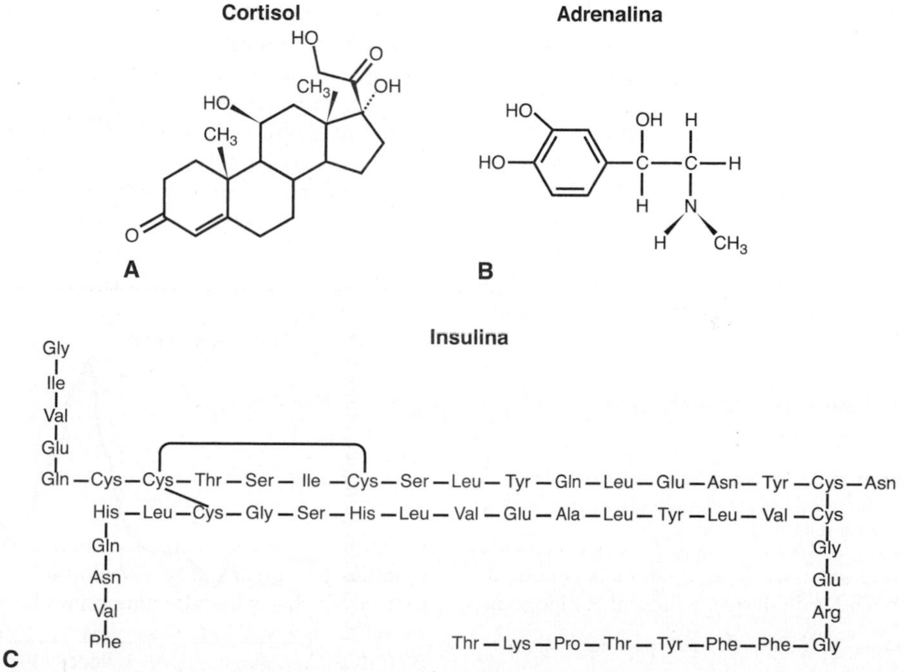

Cortisol

A

Adrenalina

B

Insulina

C

FIGURA 8-3. Estructuras de las tres principales clases de hormonas. (A) El cortisol representa una hormona esteroidea, con su base de colesterol característica con una estructura de cuatro anillos. **(B)** La adrenalina es representativa de una hormona de tipo amina. **(C)** La insulina es representativa de una hormona peptídica compuesta por una secuencia de aminoácidos.

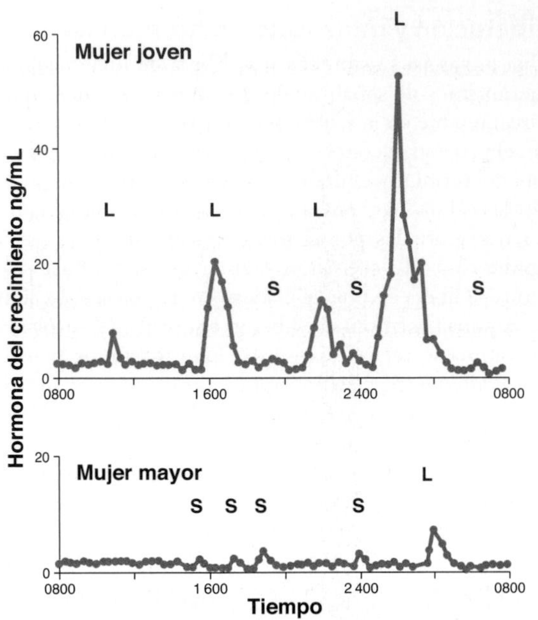

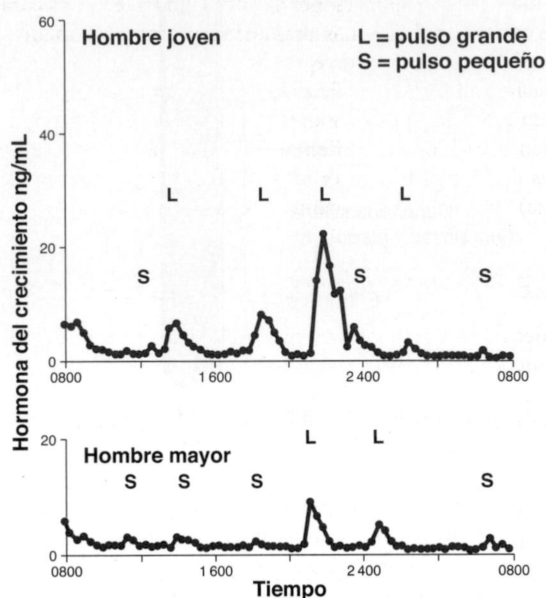

FIGURA 8-4. La hormona del crecimiento inmunorreactiva (22 kD) es una hormona que se secreta de manera pulsátil al igual que otras (p. ej., insulina, tirotropina) o en una cantidad «similar a una explosión» a lo largo del tiempo. Estas secreciones episódicas son importantes para cambiar la concentración sérica de la hormona y los receptores de señalización. Como se muestra en la figura, puede observarse una pulsatilidad en estallidos pequeños o grandes. Obtenido de Ho KY, Evans WS, Blizzard RM, et al. Effects of sex and age on the 24-hour profile of growth hormone secretion in man: Importance of endogenous estradiol concentrations. *J Clin Endocrinol Metab*. 1987;64(1):51-58. Reproducido con permiso de The Endocrine Society.

máximo durante el día y la noche (p. ej., la forma de 22 kD de la hormona del crecimiento), mientras que otras comienzan más altas por la mañana y disminuyen a lo largo del día (p. ej., testosterona, cortisol) (la Fig. 8-5 muestra el patrón circadiano en reposo del cortisol). Otras hormonas tienen poca variabilidad durante las 24 h del día y responden solo a factores estresantes agudos como el ejercicio (p. ej., factor de crecimiento similar a la insulina [IGF], catecolaminas). Los patrones de respuesta circadiana pueden ser sensibles a los ciclos de luz y oscuridad, los patrones de sueño y los cambios estacionales. Este es, por ejemplo, el caso de la hormona melatonina, secretada por la glándula pineal. Estos ritmos circadianos y respuestas a los ciclos de luz y oscuridad se vuelven esenciales cuando se trata de *jet lag* (desfase horario), el estrés de los viajes y los viajes a través de zonas horarias[67]. Por cada hora de diferencia, se requieren 1.5 días de aclimatación. Desde la costa este de Estados Unidos a la oeste hay tres zonas horarias, por lo que un viaje de este tipo significaría una translocación de 3 h, y la persona tardaría 4.5 días en aclimatarse a la nueva zona horaria. Por ejemplo, si un equipo que vuela de Nueva York a Los Ángeles, con una diferencia de tres zonas horarias, llega a Los Ángeles 1.5 días antes de un partido, los jugadores solo se aclimatarían una hora para la nueva zona horaria. Si el partido comenzara a las 12 del mediodía en la nueva zona horaria, para los jugadores la sensación sería de comenzar a las 10:00 p.m. Las escuelas, los clubes y los equipos profesionales de todo el mundo enfrentan el desafío tanto de los viajes como de la pérdida de sueño al viajar a competiciones para las que necesitan cruzar múltiples zonas horarias[23,81,109].

¿Existe un momento óptimo para entrenar? La observación de que la testosterona es más alta por la mañana que por la tarde ha llevado a algunos entrenadores a creer que la mañana puede ser un mejor momento para levantar pesas, cuando la concentración de una hormona anabólica es alta. En la actualidad, el papel de las concentraciones más elevadas de testosterona en la mañana no ha constatado ninguna ventaja documentada para el entrenamiento. Sin embargo, entrenar muy temprano aumenta la carga adrenérgica en

Tabla 8-2. Asas (bucles) de retroalimentación endocrina habituales

Retroalimentación negativa: la hormona que se forma estimula la glándula o estructura que secreta la sustancia para disminuir la cantidad de secreción o volver a la función fisiológica basal estimulada por la hormona.
Retroalimentación positiva: la hormona que se forma estimula la glándula o estructura que secreta la sustancia para aumentar la cantidad de secreción o amplificar la función fisiológica estimulada por la hormona.
Influencias de retroalimentación múltiple: las señales no se basan en una sola hormona, sino en varios sistemas hormonales.

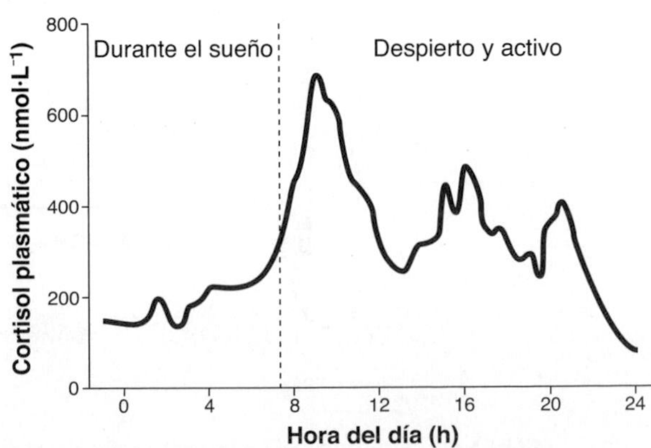

FIGURA 8-5. Ejemplo de patrón circadiano de la hormona cortisol. Existe una variación sustancial en el cortisol plasmático a lo largo del día.

el cuerpo con mayores concentraciones de adrenalina necesarias para compensar las concentraciones más altas de melatonina, que median la somnolencia[56]. Se ha constatado que el entrenamiento muy en la mañana se relaciona con sueño deficiente la noche anterior. El sueño se convierte en otra parte fundamental para abordar los tiempos de entrenamiento (*v.* cap. 17) y debe controlarse cuidadosamente la cantidad (es decir, 7-8 h) y la calidad (p. ej., latencia del sueño, ciclos de vigilia) en torno al entrenamiento y las competiciones[99,105].

CAMBIOS ESTACIONALES EN LAS HORMONAS

¿Podría la época del año afectar la respuesta hormonal al ejercicio? ¿Varían las concentraciones de hormonas por los cambios estacionales? Esta relación ha sido difícil de determinar, ya que solo es un factor. Las variaciones estacionales parecen estar relacionadas con las condiciones ambientales. Tales cambios pueden alterar los niveles de actividad física y también podrían explicar los cambios en los patrones de respuesta hormonal[97]. Por tanto, las variaciones estacionales en las hormonas podrían verse afectadas por cualquiera de los siguientes factores, o una combinación de ellos:

- Diferencias en las condiciones ambientales (temperatura y luz del día)
- Diferencias en los niveles de actividad física (entrenamiento y desentrenamiento)
- Respuestas conductuales resultantes (patrones de sueño e ingestas nutricionales)

RECEPTORES

Los **receptores** son clave para los efectos de cualquier hormona. Transmiten las señales al ADN celular y/o su maquinaria bioquímica. La unión del receptor es compleja y difiere entre las diversas clases de hormonas (consúltese el *libro de Roberts y Kruchten en las lecturas recomendadas para un estudio más detallado de este tema*). Para simplificar, aquí se describen los dos tipos principales de receptores hormonales: receptores de hormonas peptídicas, que dependen de sistemas de mensajeros secundarios intracelulares para mediar sus señales desde la membrana plasmática a varias enzimas intracelulares, y receptores de esteroides, que interactúan directamente con las secuencias de ADN y elementos reguladores.

Interacciones de péptidos y receptores

Como se ha señalado anteriormente, las hormonas peptídicas están formadas por aminoácidos, y sus interacciones con las vías bioquímicas internas de la célula son diversas y complejas en función de la hormona. En general, un receptor peptídico puede constar de un dominio extracelular; un dominio proteico integral, incluido en la membrana plasmática, y un dominio interno, que consta de varios mecanismos de señalización que afectan las vías de transducción celular e incluso el propio ADN (Fig. 8-6). Los sistemas mensajeros secundarios intracelulares (transducción) completan el proceso de señalización específico de la hormona.

La insulina, una hormona de vital importancia para el control del metabolismo de la glucosa e involucrada en el síndrome metabólico

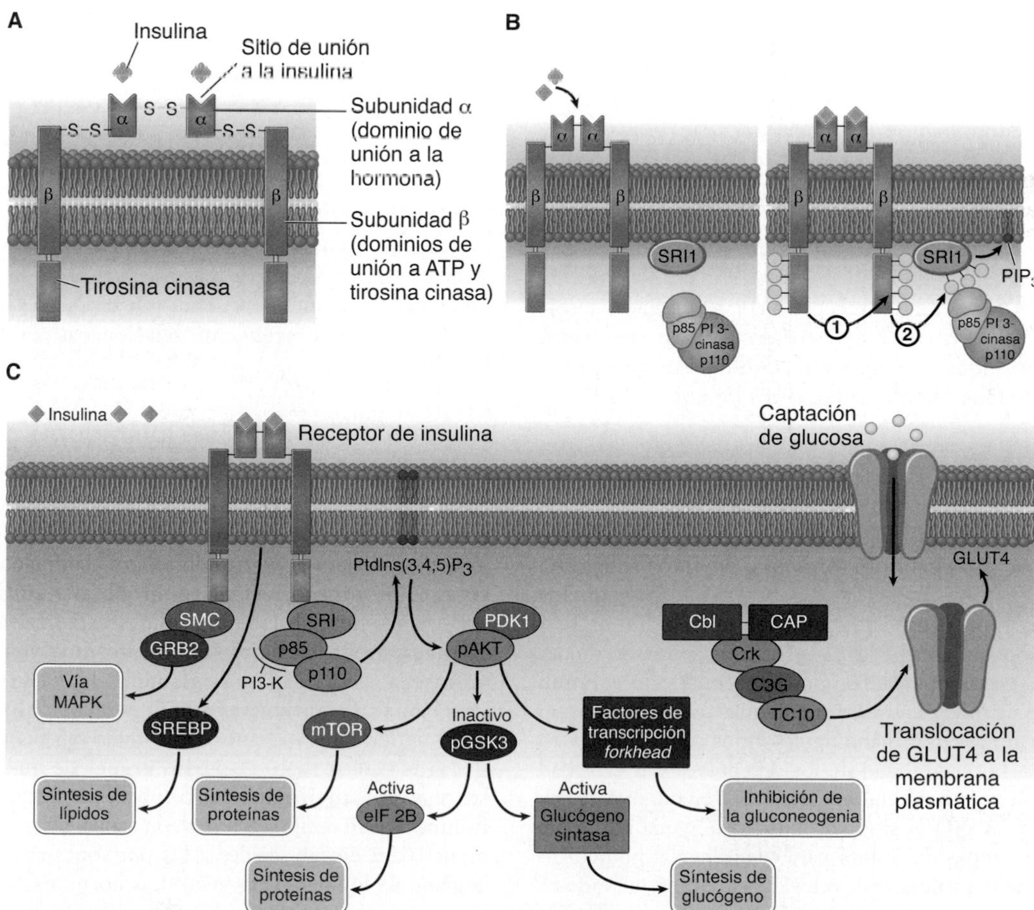

FIGURA 8-6. Receptor de insulina. (A) Un receptor de insulina típico con la posición de los diferentes elementos. **(B)** La interacción con los elementos proteicos del sustrato del receptor de insulina (*SRI*) y la fosforilación. **(C)** La cascada de sucesos relacionados con los sistemas de señalización del receptor de insulina y la regulación de la captación de glucosa.

y la diabetes, es una hormona peptídica. Los detalles de la interacción de la insulina con su receptor son un ejemplo de los sistemas de unión al receptor y mensajero secundario de una hormona peptídica en general.

Revisión rápida

- Las hormonas se transportan a las células diana a través del sistema circulatorio en la sangre.
- Hay tres tipos principales de hormonas: esteroideas, peptídicas y aminas.
- Los receptores son específicos del tipo de hormona y señalan las vías bioquímicas internas de la célula, con lo que regulan las actividades celulares e incluso pueden interactuar con el ADN nuclear.
- Los sistemas de retroalimentación positiva y negativa controlan las secreciones hormonales.
- La interacción hormonal en las células diana puede clasificarse como endocrina, paracrina o autocrina.
- Los factores circadianos y estacionales afectan las concentraciones hormonales.
- Los receptores de hormonas peptídicas dependen de sistemas mensajeros secundarios para transmitir sus señales a los mecanismos intracelulares que provocan el efecto hormonal final.
- Los receptores de esteroides interactúan directamente con las secuencias reguladoras del ADN.

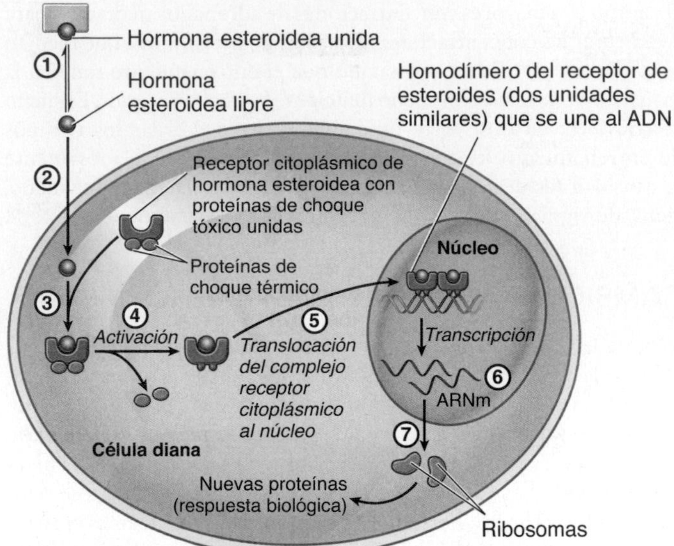

FIGURA 8-7. Modelo de acciones del receptor de esteroides relacionadas con su secuencia de unión al ADN. (*1*) Disociación del esteroide de la proteína de unión, que incluye *(2)* el transporte de esteroides a la célula, la formación de esteroides de unión y *(3)* la unión de esteroides (testosterona, progesterona, estrógeno) al receptor citoplasmático con proteína de choque térmico unida. *(4)* La pérdida de la proteína de choque térmico forma un receptor «activado». *(5)* El receptor citoplasmático activado entra en el núcleo y se une a los elementos de respuesta del ADN como homodímeros. *(6)* El ADN se transcribe en ARN mensajero, y el ARNm abandona el núcleo y se traduce en proteína en los ribosomas citoplasmáticos. *(7)* Finalmente, se produce una proteína recién fabricada (p. ej., proteínas del músculo esquelético) (para más información, consúltese, en Lecturas recomendadas, Kraemer et al. Frontiers, 2020).

Interacciones de hormonas esteroideas y receptores

Las hormonas esteroideas interactúan con los elementos o secuencias reguladores del propio ADN. Las hormonas esteroideas se difunden fácilmente a través de la membrana plasmática basada lipídica de la célula diana. Los receptores reflejan secuencias específicas en el ADN, que se denominan *elementos de respuesta hormonal (HRE, hormone response elements)*. Diferentes componentes celulares ayudan a que la hormona se transporte y se una a la secuencia de ADN diana.

Cada receptor es diferente, pero todos deben cumplir acciones estructurales y funcionales similares, es decir, alcanzar la secuencia de ADN para unirse (Fig. 8-7). Los receptores de hormonas esteroideas como el estradiol, el cortisol, la testosterona, la progesterona, la aldosterona, las hormonas tiroideas y 1,25-dihidroxivitamina D3 tienen diferentes variaciones, afinidades, sitios de unión al ADN y proteínas reguladoras.

GLÁNDULAS ENDOCRINAS Y EJERCICIO: FUNCIONES, REGULACIÓN, RESPUESTAS Y ADAPTACIONES

A menudo se pasa por alto que las glándulas endocrinas, como cualquier tejido, se adaptarán al entrenamiento físico. Por tanto, la síntesis de la hormona en la glándula, los tipos de hormonas en gránulos o vesículas, la sensibilidad de los receptores y la cantidad de hormona liberada se ven afectados por el entrenamiento físico. Es importante recordar que el sistema endocrino ayuda al cuerpo a adaptarse a las demandas del estrés para mantener la homeostasis. Si tiene éxito, pueden tolerarse niveles de estrés más elevados y se produce una recuperación posterior al ejercicio más rápida. Sin embargo, existen límites a la capacidad del cuerpo para hacer frente al estrés del ejercicio (es decir, sobreentrenamiento).

HIPOTÁLAMO Y GLÁNDULA HIPÓFISIS

La producción y liberación de algunas hormonas requiere la interacción secuencial de más de una glándula endocrina; esto se llama *eje*. Uno de los ejes hormonales más importantes del cuerpo es el eje hipotálamo-hipofisario. La glándula hipófisis se ha denominado la *glándula maestra* debido a su influencia sobre una gran cantidad de funciones fisiológicas diferentes en el cuerpo. Sin embargo, estas funciones están directamente relacionadas con la estimulación del hipotálamo.

Hormonas liberadoras e inhibidoras del hipotálamo

Las hormonas secretadas por el hipotálamo pueden promover o inhibir la liberación de hormonas (es decir, inhibidores de hormonas) de la glándula hipófisis. El hipotálamo actúa como centro de control de muchas funciones autónomas, incluida la respiración, la presión arterial y la regulación de la temperatura corporal[14]. El hipotálamo está formado por un grupo de núcleos que secretan hormonas que actúan sobre la glándula hipófisis. Como grupo, estas secreciones hipotalámicas regulan el metabolismo, el crecimiento y el desarrollo de los órganos del sistema reproductivo.

En términos anatómicos, los grupos de núcleos se localizan en las regiones anterior, media o tuberal y posterior del hipotálamo. El hipotálamo recibe información sensorial y, a su vez, secreta hormonas para enviar señales a las porciones anterior y posterior de la glándula hipófisis (Fig. 8-8). Las hormonas viajan en la sangre a través del **sistema porta hipofisario**, que consiste en una red de vasos sanguíneos en la base del cerebro que permite la comunicación directa entre el hipotálamo y la glándula hipófisis.

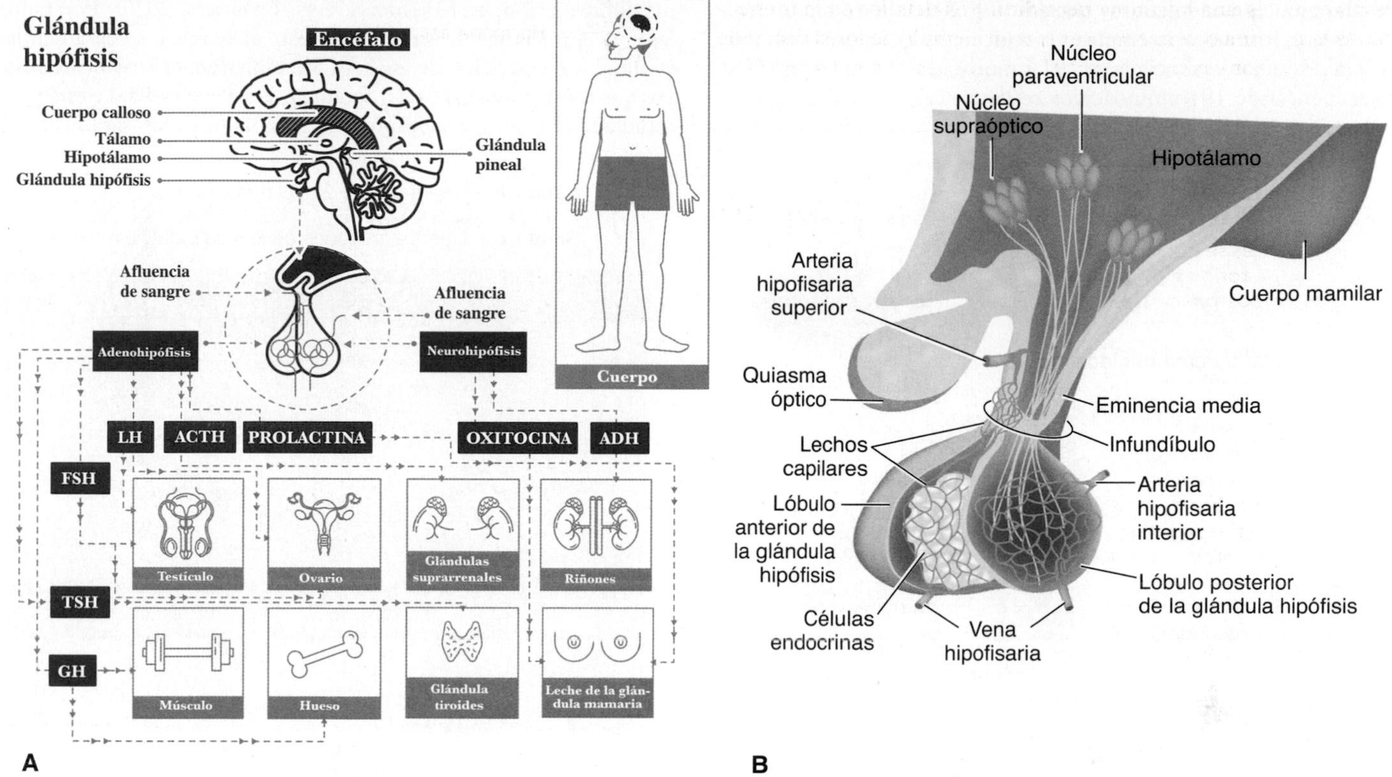

FIGURA 8-8. El hipotálamo y la hipófisis actúan en íntima colaboración para regular la liberación de hormonas de la glándula hipófisis. (A) La glándula hipófisis produce una gran cantidad de hormonas diferentes. Esta glándula recibe estimulación hormonal y neural del hipotálamo, que recibe múltiples señales sensoriales para otras partes del cuerpo. La neurohipófisis (glándula hipófisis posterior) recibe las hormonas arginina vasopresina (también llamada hormona antidiurética) y oxitocina del hipotálamo, mientras que la adenohipófisis (glándula hipófisis anterior) recibe señales de una serie de hormonas liberadoras e inhibidoras. **(B)** El hipotálamo está formado por un grupo de núcleos en regiones específicas y está inervado por estímulos neurales superiores para la síntesis y liberación de estas hormonas a la glándula hipófisis. ACTH, hormona adrenocorticotropa o corticotropina; ADH, vasopresina u hormona antidiurética; FSH, hormona foliculoestimulante; GH, hormona del crecimiento; LH, lutropina; TSH, tirotropina;

Los núcleos posterior y medio sintetizan y secretan arginina vasopresina (también llamada hormona antidiurética) y oxitocina, respectivamente. Estas señales hormonales estimulan la neurohipófisis (hipófisis posterior) para secretar estas hormonas específicas en la sangre. La región anterior del hipotálamo libera un grupo de hormonas inhibidoras y **hormonas liberadoras** que regulan la adenohipófisis (hipófisis anterior) para determinar qué hormonas se liberan. En resumen, a continuación se presentan las hormonas que se liberan desde diferentes regiones del hipotálamo.

Secreciones de la región hipotalámica posterior y media a la neurohipófisis

- La oxitocina estimula la contracción del músculo liso del útero durante el parto, e influye en el comportamiento sexual y social.
- La vasopresina (ADH; hormona antidiurética) aumenta la cantidad de agua libre de solutos que se reabsorbe en la circulación desde el filtrado en las nefronas. En segundo lugar, la ADH contrae las arteriolas, lo que aumenta la resistencia vascular periférica y aumenta la presión arterial.

Secreciones de la región hipotalámica anterior a la adenohipófisis

- Hormona liberadora de corticotropina o corticoliberina (CRH): actúa sobre la glándula hipófisis mediante la liberación de hormonas en respuesta al estrés, incluido el estrés por ejercicio.
- Hormona liberadora de gonadotropina o gonadoliberina (GN RH): estimula la hipófisis para que libere hormonas gonadotropas que influyen en el desarrollo de las estructuras y funciones del sistema reproductor.
- Hormona liberadora de la hormona del crecimiento o somatoliberina (GHRH): estimula la liberación de la hormona del crecimiento por la hipófisis.
- Somatostatina: inhibe la liberación de la hormona estimulante de la tiroides o tirotropina (TSH) y la hormona del crecimiento (GH).
- Hormona liberadora de tirotropina o tiroliberina (TRH): estimula la hipófisis para que libere la hormona estimulante de la tiroides. Regula el metabolismo, el crecimiento, la frecuencia cardíaca y la temperatura corporal.

Adenohipófisis

La adenohipófisis secreta una gran cantidad de hormonas, cada una de las cuales procede de diferentes vesículas contenidas en la glándula. Cada una de estas hormonas es importante para diversas funciones fisiológicas en todo el cuerpo y la respuesta al ejercicio. La figura 8-9 muestra la relación entre el hipotálamo y los efectos estimulantes e inhibidores sobre la glándula.

Hormona del crecimiento

En casi todos los estudios relacionados con el ejercicio, los científicos han utilizado solo un tipo de ensayo bioquímico para evaluar los efectos del ejercicio sobre la GH, el radioinmunoensayo. La GH está involucrada en una serie de diferentes funciones fisiológicas y efectos en múltiples tejidos. Su regulación tiene asas (bucles) de retroalimentación reguladoras clásicas (Fig. 8-10). Este inmunoensayo de base inmunitaria emplea un anticuerpo que busca y se une solo a la proteína secuenciada de 191 aminoácidos (22 kD). En 1978, esta secuencia de 191 aminoácidos se llamó GH, y dejó de lado a muchas otras moléculas secretoras de GH en la adenohipófisis (para más información, *v.* Kraemer y cols. Frontiers, 2020). Por tanto, las concentraciones séricas en respuesta al ejercicio se basan en los resultados de este tipo de análisis. Sin embargo, existen otros ensayos que revelan una historia diferente que aún no es clara y está poco estudiada en cuanto a su importancia fisiológica y sus significados.

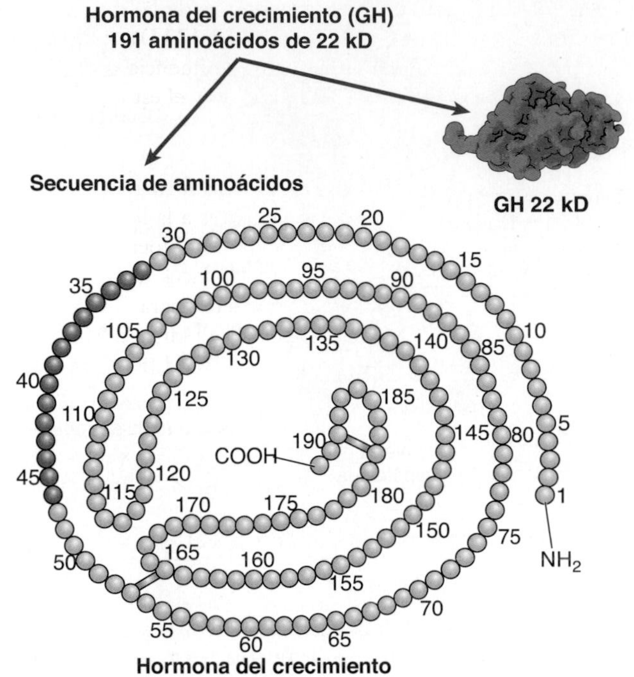

Banda 1 – Libera GH de 22 kD o menor

Banda 2 – Libera agregados de GH de 22 kD o mayores

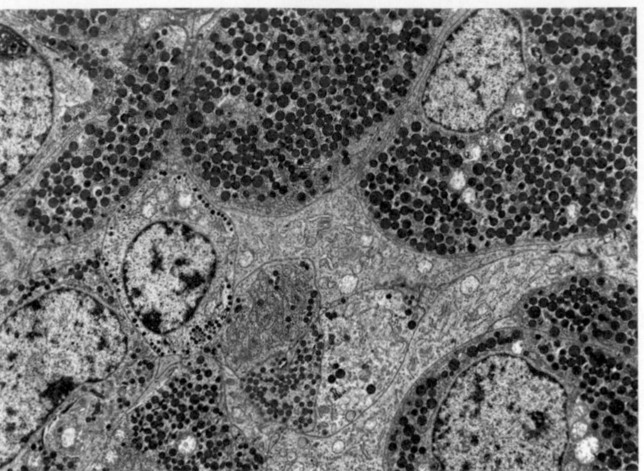

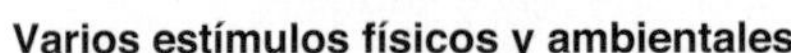

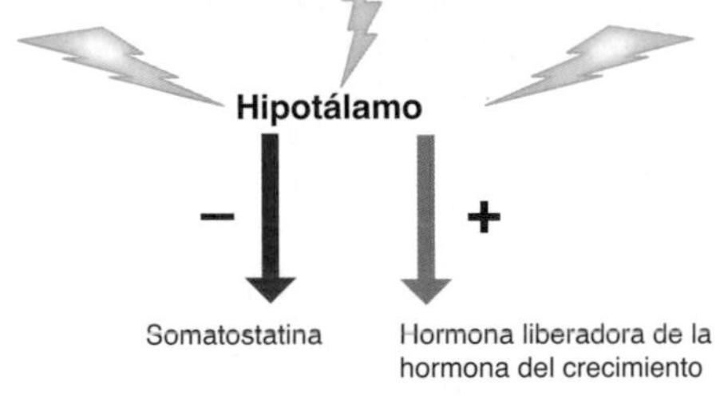

Adenohipófisis

Los agregados de monómero de 22 kD o 20 kD y otras variantes pequeñas de empalme se unen ▬ mediante enlaces disulfuro y enlaces de zinc, y en algunos casos también por enlaces de péptidos tibiales.

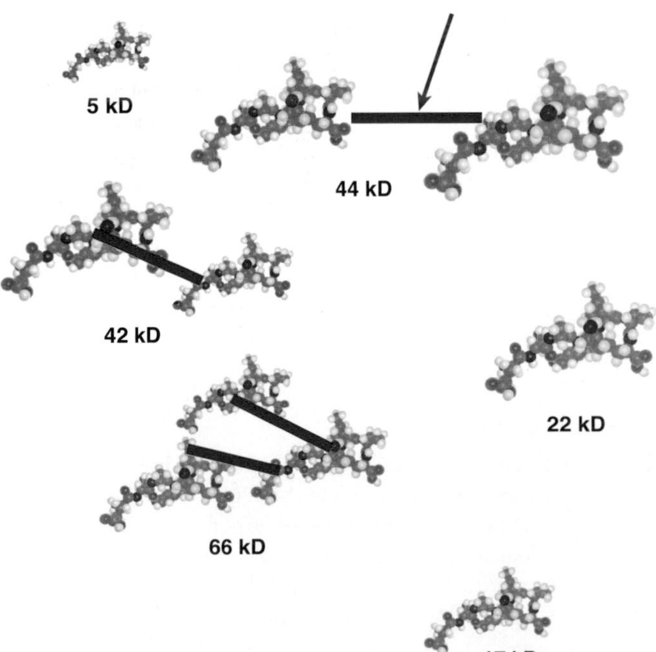

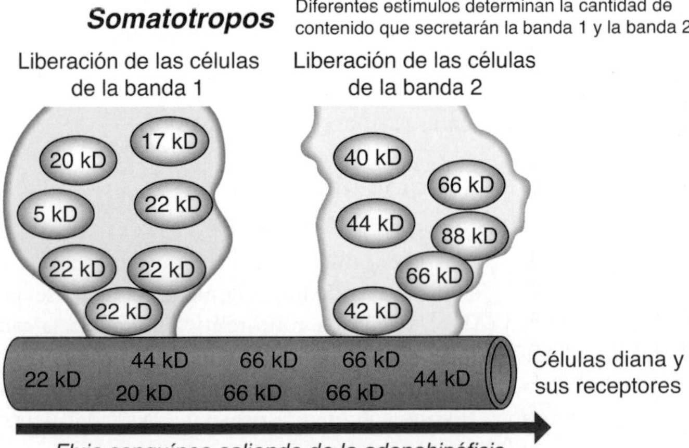

FIGURA 8-9. Hormona del crecimiento (GH). (A) El monómero de 22 kD es una proteína compuesta por 191 aminoácidos. Existen variantes de empalme específicas más pequeñas de la forma de 22 kD de la hormona (p. ej., 5, 17, 20 kD), y estas formas más pequeñas liberadas principalmente de los somatotropos de la banda 1. **(B)** Las combinaciones más grandes del monómero de 22 kD (p. ej., 40, 44, 66 kD, etc.) se sintetizan en los somatotropos de la banda 2 por medio de varios mecanismos de enlace que aún se están investigando, incluidos enlaces disulfuro, enlaces de zinc y/o enlaces de péptido tibial. **(C)** La liberación a la sangre desde formas de mayor peso molecular de los somatotropos de la banda 2 produce valores mucho más altos en la circulación en reposo y en respuesta al ejercicio, en comparación con las formas inmunorreactivas de GH liberadas por los somatotropos de la banda 1.

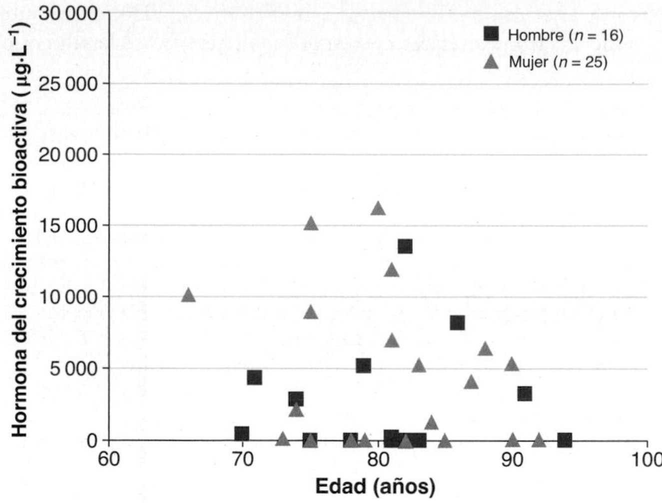

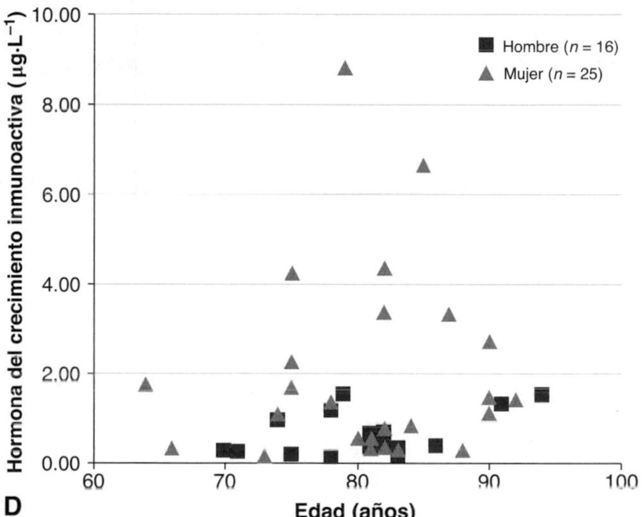

FIGURA 8-9. (*Continuación*) **(D)** Algunas personas mayores tienen poca o ninguna forma de GH bioactiva, pero la GH inmunorreactiva realmente no cambia. Esto plantea la pregunta de si el envejecimiento afecta la adenohipófisis de manera diferente para algunos individuos mayores, en quienes no se observan las formas inmunorreactivas de bajo peso molecular. Sin embargo, incluso personas mayores tienen muy poca o ninguna GH bioactiva, lo que no se ha observado en las formas bioactivas de GH en las personas más jóvenes. (Kraemer WJ, Kennett MJ, Mastro AM, et al. Bioactive growth hormone in older men and women: It's relationship to immune markers and healthspan. *Growth Horm IGF Res.* 2017;34:45–54.)

Con esta complejidad de resultados que surgen de diferentes ensayos, actualmente estos se agrupan como inmunoensayos para GH y bioensayos para GH. Cada uno utiliza varios métodos para determinar las concentraciones séricas elevadas de la hormona.

Por tanto, el término hormona del crecimiento inmunorreactiva (IGH, *immunoreactive growth hormone*) se basa en la unión de un anticuerpo con la forma de 191 aminoácidos, y el término hormona del crecimiento bioensayable (BGH, *bioassayable growth hormone*) se basa en mayores agregados valores moleculares de GH, e interactúan de manera diferente con receptores en tejidos distintos (p. ej., receptores de la línea tibial en el hueso frente a células inmunitarias). Estos dos tipos de estudios dan como resultado respuestas distintas a las concentraciones séricas en reposo y después del ejercicio.

Como se ha observado, la liberación está cuidadosamente regulada por la GHRH hipotalámica y la grelina (del intestino) o la GH inhibida por somatostatina. Existen somatotropos que contienen GH de diferentes pesos moleculares.

Somatotropos de banda 1

Los somatotropos de *banda* 1 secretan principalmente la isoforma IGH, con peso molecular de 22 kD medida por inmunoensayos. También liberan otras formas más pequeñas de la hormona, denominadas variantes de empalme (p. ej., 20 kD, 17 kD) y péptido tibial. La IGH se libera de manera pulsátil y está influenciada por una serie de factores, desde el ejercicio hasta el sueño y el estrés[106,117].

Somatotropos de banda 2

Los somatotropos de la *banda 2* secretan las formas de mayor peso molecular, denominadas hormonas similares a la hormona del crecimiento bioactiva (BGH) determinada por bioensayo. La BGH se compone de agregados debido a los enlaces de isoformas más pequeñas (p. ej., 22 kD ligados a otros 22 kD para formar un agregado de 44 kD, 22 kD ligados a una variante empalmada de 20 kD para crear una de 42 kD). A diferencia de IGH, BGH no muestra

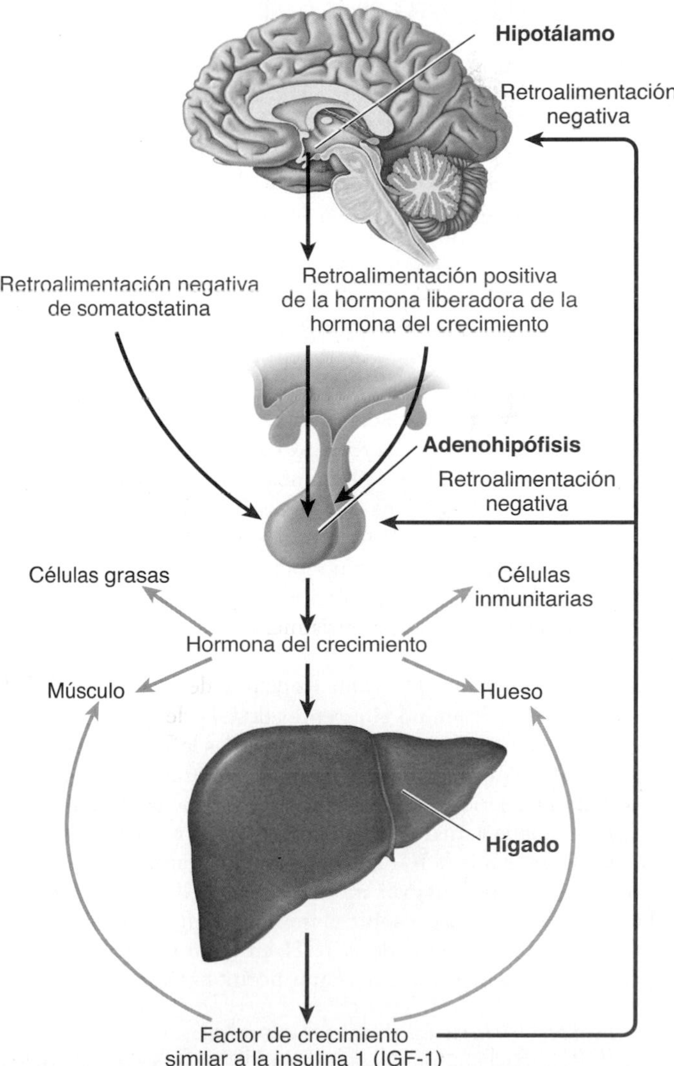

FIGURA 8-10. Asas (bucles) de retroalimentación reguladora de la secreción de la hormona del crecimiento y las dianas principales en diferentes tejidos. Nótese que existen asas de retroalimentación tanto positivas como negativas que controlan la secreción de la hormona del crecimiento (GH).

pulsatilidad en su liberación. Además, de la adenohipófisis no surgen proteínas de unión a GH.

Concentraciones séricas

Como se ha señalado anteriormente, debido a las diferencias de los ensayos, las concentraciones séricas son muy diferentes. Los valores en reposo hasta el ejercicio máximo para IGH pueden variar de 5 μg·L^{-1} a 25 μg·L^{-1} en comparación con BGH, que puede variar de 1 000 μg·L^{-1} a 20 000 μg·L^{-1}. El significado del alto número de agregados liberados de los somatotropos de banda 2 con respecto a las funciones fisiológicas de BGH sigue sin estar claro, pero representan una cantidad considerable de péptidos biológicamente activos y será un área importante de investigación futura.

Proteína de unión a la hormona del crecimiento

Existen dos **proteínas de unión (o de fijación) a la hormona de crecimiento (GHBP, *GH-binding protein*)**, uno con alta afinidad y otro con baja afinidad o fuerza de unión a GH. Aproximadamente el 45 % de la GH en plasma se une a GHBP de alta afinidad y el 5 %, al GHBP de baja afinidad. Las GHBP se liberan del hígado, sin embargo, sus funciones no se comprenden del todo. Pueden actuar como una proteína transportadora soluble de IGH liberada por los somatotropos de la banda 1.[2] También pueden actuar como un receptor externo de la GH y esencialmente crear una especie de agregado cuando se unen a la GH de 22 kD. La principal aplicación clínica de la medición de GHBP es el diagnóstico de una insensibilidad genética a la hormona del crecimiento que se debe a una mutación del receptor llamada síndrome de Laron, un tipo de enanismo[79].

Receptor de hormona del crecimiento

Se ha pensado que el receptor de la hormona del crecimiento actúa como parte de un dominio externo en el proceso de señalización influenciado por GH en la célula. La mayor parte de la investigación sobre el receptor de GH se ha realizado utilizando sus interacciones con la isoforma de 22 kD y 191 aminoácidos de la GH. Dado que muchas células y tejidos diana no son sensibles a esta forma, como indican los bioensayos, puede existir un grupo mucho más diversificado de receptores. Se necesitarán más investigaciones para ampliar nuestra comprensión de las poblaciones de receptores de GH, ya que muchos siguen siendo potencialmente desconocidos, especialmente para BGH.

La investigación del Dr. John Kopchick de la Universidad de Ohio, en la que se examinó el receptor de GH de 22 kD típico, ha sido una fuerza impulsora para comprender las influencias genéticas de la GH[53]. Su grupo ha utilizado modelos de animales pequeños y ha revelado una serie de hallazgos diferentes, incluido el hecho de que la IGH puede actuar directamente sobre el músculo. Anteriormente se pensaba que la IGH no afectaba directamente el músculo, sino que sus efectos estaban mediados por IGF-1. Sin embargo, IGH tiene efectos directos sobre el músculo y efectos mediados por IGF-1, aunque los efectos de la IGH en los músculos siguen sin estar claros, en comparación con otras hormonas anabólicas.

Respuestas y adaptaciones del ejercicio

El ejercicio estimula la liberación de GH de 22 kD (es decir, IGH) de la adenohipófisis después de la mayoría de los protocolos de ejercicio. El ejercicio de mayor intensidad, aeróbico o de fuerza, produce concentraciones más altas después del ejercicio. Estos valores más altos parecen estar relacionados con la influencia del pH y los iones H$^+$, como se refleja en las concentraciones de lactato sérico elevadas[31]. Los aumentos clásicos en la GH de 22 kD ocurren con el ciclismo y el ejercicio en cinta sin fin, y tales incrementos son significativamente mayores cuando las demandas de ejercicio están por encima del umbral de lactato[116,118,119]. Las concentraciones elevadas de GH de 22 kD se producen en protocolos de ejercicios de fuerza con «descansos breves» que producen concentraciones de lactato sérico muy elevadas[59,70] (figs. 8-11 y 8-12). El entrenamiento físico desencadena adaptaciones que se manifiestan con concentraciones más elevadas de IGH sérica en respuesta a un ejercicio intenso, especialmente cuando el ejercicio se realiza por encima del umbral de lactato[115].

Las GHBP no se han caracterizado de acuerdo con sus respuestas al ejercicio, si bien Rubin y cols.[101] encontraron que la GHBP de alta afinidad aumenta con el estrés del ejercicio de fuerza, pero no hubo diferencias entre hombres con o sin entrenamiento, lo que hace poco probable un efecto del entrenamiento.

El primer estudio que examinó la BGH con ejercicio fue realizado por un profesor de la UCLA, el Dr. Reggie Edgerton, becario de doctorado en aquel momento, Gary McCall, y el Dr. Richard Grindeland, del Centro de Investigación Ames de la NASA en California, todos ellos interesados en cómo la glándula hipófisis respondería con una descarga típica de la microgravedad[85,86]. El reposo en cama se utilizó para simular la descarga de microgravedad en el espacio[85,86]. Se realizó un protocolo de ejercicio de grupos musculares pequeños utilizando flexiones plantares isométricas unilaterales antes de iniciar el reposo en cama durante 17 días. El equipo de investigación no encontró cambios en la IGH, pero las concentraciones de BGH aumentaron en respuesta al ejercicio. Con el reposo en cama, la BGH no mostró una respuesta al ejercicio y mostró menores concentraciones séricas, sin cambios en los valores de IGH. Al finalizar el estudio y con la recuperación, la BGH volvió a aumentar en respuesta al protocolo de ejercicio, y la IGH se mantuvo sin cambios. Los investigadores concluyeron que la microgravedad o la descarga del sistema neuromuscular afecta negativamente la BGH, pero no a la IGH. La función de la glándula hipófisis con los viajes espaciales sigue sin estar clara, ya que otros estudios celulares en el espacio también muestran la incapacidad de producir BGH[44,46]. Con el papel de la GH en la función humana, esta sigue siendo un área de estudio esencial para la exploración espacial.

Históricamente, la falta de estudio de BGH durante los últimos 50 años ha obstaculizado la comprensión sobre la interpretación en cuanto a sus respuestas y adaptaciones, y sigue siendo un área de investigación bastante amplia. Un número limitado de estudios ha

> **Revisión rápida**
>
> - Las concentraciones séricas de la hormona del crecimiento pueden determinarse mediante diferentes ensayos (inmunoensayos o bioensayos), cada uno de los cuales da un valor de concentración sérico diferente.
> - Los bioensayos muestran concentraciones más altas que los inmunoensayos.
> - Existen dos tipos de somatotropos: banda 1, que secreta GH de menor peso molecular y de 22 kD, y banda 2, que secreta GH de mayor peso molecular o agregados.
> - Existen dos proteínas de unión en la sangre humana que son secretadas por el hígado y se unen a la GH en la sangre. Sin embargo, sus funciones no se comprenden del todo.
> - La GH puede actuar directamente sobre el músculo y también tener sus efectos mediados por IGF-1.
> - Un conjunto diverso de receptores de GH median los efectos fisiológicos señalizados por GH.

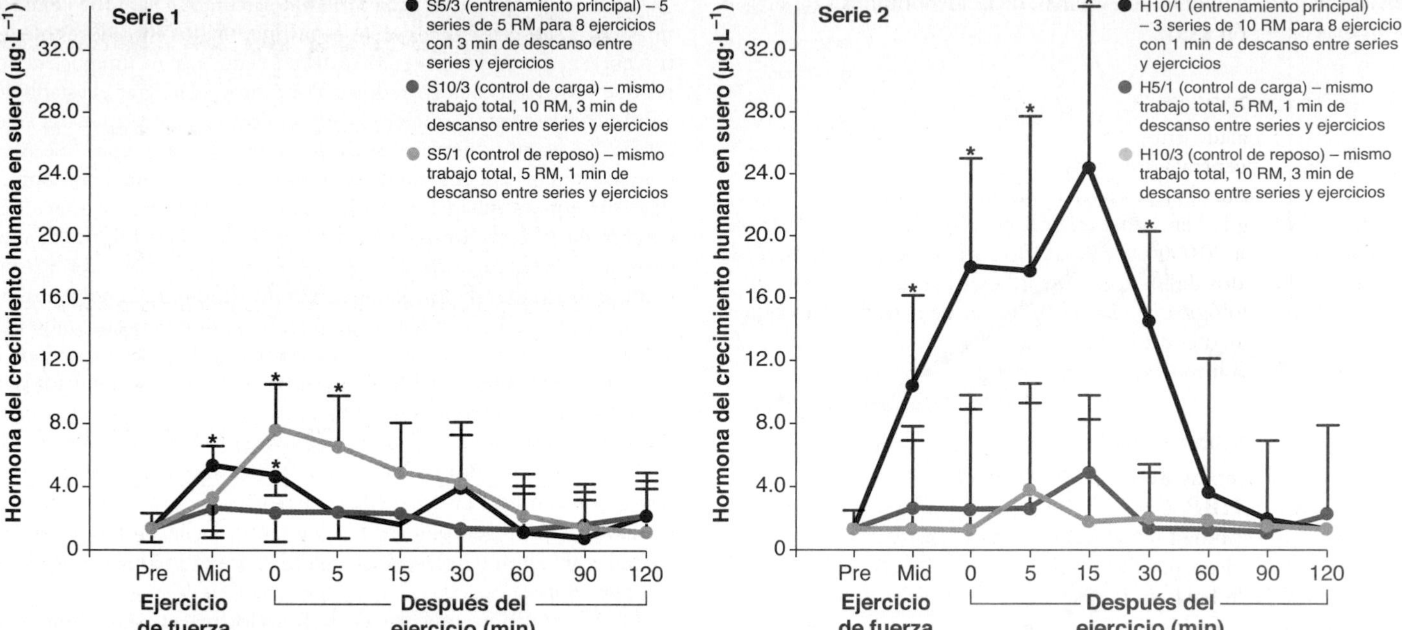

FIGURA 8-11. Respuestas de la GH inmunorreactiva de 22 kD a diferentes protocolos de ejercicio utilizando carga (5 o 10 repeticiones máximas [RM]), duración del período de descanso (1 min o 3 min) y volumen (serie 1, de menor volumen, y serie 2, de mayor volumen), para un protocolo de ejercicio de fuerza con 8 ejercicios de grupos musculares grandes y pequeños en hombres. *Diferencias significativas con respecto a los valores previos al ejercicio. (Datos de Kraemer WJ, Marchitelli L, Gordon SE, et al. Hormonal and growth factor responses to heavy resistance exercise protocols. *J Appl Physiol*. 1990;69:1442–1450.)

examinado la BGH o las respuestas agregadas al ejercicio, y la mayoría ha examinado esta isoforma de GH en mujeres[45,69,71,74,108]. Por lo general, el ejercicio de fuerza se ha utilizado para estudiar patrones de respuesta aguda.

En general, los hallazgos han constatado que la forma bioactiva o agregada no ha respondido al estrés agudo del ejercicio de resistencia. Sin embargo, con el entrenamiento de fuerza, se han observado aumentos en las concentraciones de BGH y en algunas de las isoformas agregadas en reposo[71]. Además, las concentraciones elevadas de GH bioactiva se asocian con mujeres más fuertes[74]. Además, los hombres y mujeres con mayor porcentaje de grasa corporal muestran valores más bajos de BGH, lo que sugiere que la grasa corporal desempeña un papel regulador (es decir, influencias de la grelina) en la síntesis y la liberación de isoformas de BGH de los somatotropos de la banda/tipo 2[108] (Fig. 8-9). Aún así, el significado de concentraciones altas o bajas de BGH en la sangre sigue sin estar claro y es un tema de estudio (*v.* Kraemer y cols. Frontiers, 2020 en lecturas recomendadas).

Envejecimiento

El impacto del envejecimiento sobre la GH genera un gran interés en el ámbito de la investigación, ya que la población de personas mayores de 65 años ha aumentado drásticamente en las últimas dos décadas. Este interés se fundamenta en el hecho de que el ejercicio, y especialmente el ejercicio de fuerza, es vital para combatir los efectos adversos del envejecimiento. Gordon y cols.[30] constataron que las mujeres mayores tenían concentraciones más bajas de IGH y BGH después del ejercicio, en comparación con las previas al ejercicio. Esto condujo a otro estudio de Kraemer y cols.[69] sobre la GH en reposo y el envejecimiento. En dicho estudio constataron que los valores de IGH en reposo no son diferentes para hombres y mujeres con edades entre los 60 y los 94 años. Pero, sorprendentemente, en esta misma población, muchas personas mayores mostraban valores de BGH muy bajos, que indicaron que los somatotropos de la banda 2 no fueron capaces de sintetizar isoformas de BGH agregadas. Actualmente se desconoce si esto es bueno o malo en lo que respecta a la formación de agregados. Aproximadamente la mitad de la población mayor del estudio tenía valores de BGH similares a los de hombres y mujeres más jóvenes. Por tanto, los somatotropos de la adenohipófisis pueden verse afectados de manera diferente por factores externos entre los que se incluyen el entrenamiento físico, la grasa corporal y el envejecimiento.

> **Revisión rápida**
>
> - La IGH aumenta con el estrés del ejercicio, y estas concentraciones mayores se relacionan con el estrés por ejercicio por encima del umbral de lactato o que produce aumentos drásticos en los iones H^+ y una disminución del pH.
> - El entrenamiento por encima del umbral anaeróbico aumenta la capacidad de la adenohipófisis para secretar IGH.
> - Se ha estudiado la respuesta de BGH al desafío de la microgravedad y los viajes espaciales. Se encontraron concentraciones séricas más bajas después del reposo en cama y la microgravedad. El entrenamiento parece aumentar las concentraciones de BGH en reposo e inducidas por el ejercicio.
> - El envejecimiento parece tener efectos muy variables sobre la secreción de IGH y BGH en reposo y después del ejercicio.
> - Se necesita más investigación para interpretar el significado de las concentraciones séricas de BGH, ya que en este momento no está claro.

Péptidos de proopiomelanocortina y β-endorfina

La proopiomelanocortina (POMC) contiene una gran cantidad de péptidos bioactivos secretados por vesículas llamadas **corticotrofos** en la adenohipófisis (Fig. 8-13). A partir de este precursor, se liberan varias hormonas polipeptídicas biológicamente activas, incluido uno de los péptidos opioides, la β-endorfina. La POMC también se

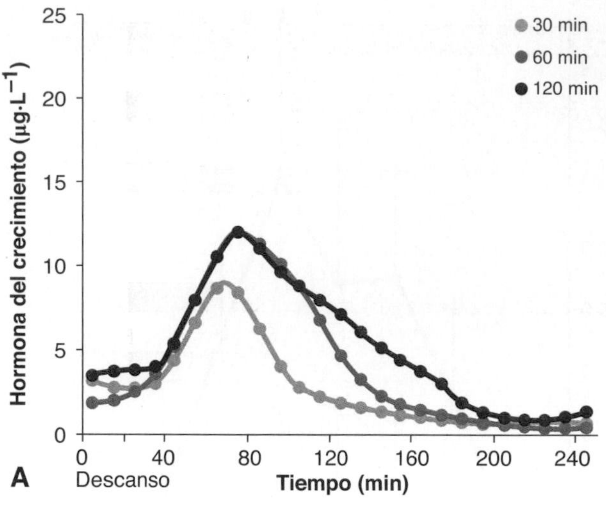

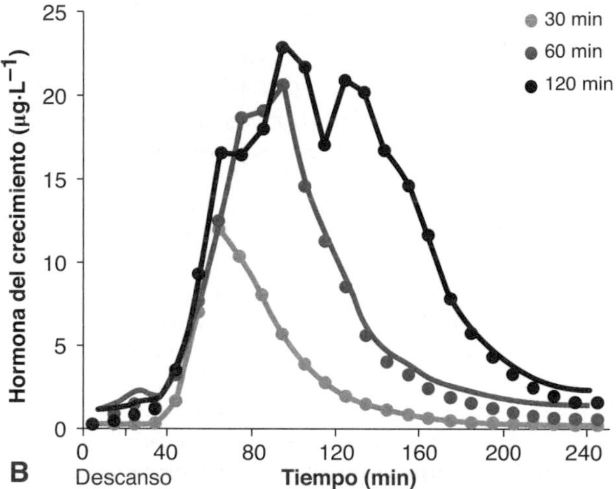

FIGURA 8-12. Respuestas máximas de la hormona del crecimiento inmunorreactiva de 22 kD en hombres y mujeres durante y después del ejercicio aeróbico de diferentes duraciones al 70% del consumo máximo de oxígeno. Datos para mujeres **(A)** y para hombres **(B).** (Datos de Wideman L, Consitt L, Patrie J, et al. The impact of sex and exercise duration on growth hormone secretion. *J Appl Physiol.* 2006;101:1641-1647.)

encuentra en las neuronas del cerebro, y la β-endorfina actúa como neurotransmisor.

Con la estimulación del hipotálamo para liberar el factor liberador de corticotropina, POMC se escinde enzimáticamente en varios péptidos activos diferentes, incluida la β-endorfina, que regula la analgesia y las respuestas al estrés. Otros péptidos importantes incluidos en POMC son la hormona adrenocorticotropa o corticotropina (ACTH), que estimula la producción de cortisol, y la hormona estimulante de los melanocitos (MSH), que afecta los melanocitos de la piel y el cabello, lo que da como resultado la producción de pigmentos de color en estas células.

El estrés por ejercicio estimula la liberación de POMC, y la escisión enzimática provoca la separación de las diferentes hormonas (p. ej., β-endorfina, ACTH) en la circulación. El ejercicio de resistencia induce el incremento de las concentraciones de estas hormonas[22,54,55], al igual que el ejercicio de fuerza[57,63]. El ejercicio de mayor intensidad produce valores más altos de β-endorfina y control metabólico de la glucosa por medio de la estimulación con ACTH del cortisol desde la corteza suprarrenal[102].

Un término que se escucha a menudo cuando se habla de «endorfinas» es la sensación que a veces experimentan los corredores mientras corren, denominada «euforia del corredor», algo aún poco claro porque varía para cada corredor[83]. Por tanto, relacionar el estado de ánimo con las concentraciones de β-endorfinas circulantes ha sido difícil. Un estudio histórico realizado por Boecker y cols.[5], de Alemania, estableció el vínculo de la euforia con la «teoría de los opioides». El equipo de investigación examinó diferentes regiones del cerebro en 10 corredores de resistencia en reposo y después de una carrera de resistencia de 2 h (21.5 ± 4.7 km). Mediante el uso de técnicas avanzadas de imágenes cerebrales (tomografía por emisión de positrones [PET]) y técnicas de marcaje químico que miden la actividad del ligando opioide, proporcionaron la primera evidencia directa que respalda la teoría de la euforia del corredor, mediada por opioides, con el ejercicio de resistencia. Curiosamente, otro proyecto de investigación encontró que los sentimientos subjetivos de la euforia del corredor en corredoras universitarias estaban relacionados con cambios en los ácidos micro-ribonucleicos en los genes relacionados con los opioides[38]. Por tanto, la llamada euforia del corredor puede ser un estado fisiológico experimentado por algunos corredores.

La relación del aumento de la β-endorfina en seres humanos con el alivio del dolor debido a las propiedades analgésicas de la β-endorfina no ha sido clara[19]. La reducción del dolor puede deberse a múltiples hormonas, incluidos otros opioides (p. ej., encefalinas) o quizá a mecanismos paracrinos más locales. (p. ej., secreción de β-endorfina de leucocitos en el sitio del receptor del dolor), en lugar de la secreción endocrina de β-endorfina desde la adenohipófisis.

Hormona estimulante de la tiroides y hormona estimulante de los melanocitos

La hormona estimulante de la tiroides o tirotropina (TSH) es otro polipéptido de señalización. Estimula la glándula tiroides para que secrete las hormonas tiroxina (T4) y triyodotironina (T3), que son vitales para la función fisiológica normal. Aunque normalmente hay más T4 circulante en el torrente sanguíneo, la variante T3 es la que tiene un mayor impacto en el tejido diana. De hecho, la mayor parte de T4 se convierte en T3 cuando se une a sus receptores en el tejido diana, para poder ejercer su efecto endocrino. Las bajas concentraciones de estas hormonas desencadenan *hipotiroidismo*, y una producción excesiva origina *hipertiroidismo*. La sensación de falta de energía, el aumento de peso o el letargo pueden ser muchas veces signos de una glándula tiroides hipoactiva (hipotiroidismo). El yoduro es esencial para la producción de hormonas tiroideas. Sin la ingesta dietética adecuada de yodo (p. ej., sal yodada), las hormonas tiroideas no pueden sintetizarse. Por el contrario, demasiada hormona tiroidea puede provocar síntomas como nerviosismo, insomnio, taquicardia, enfermedad ocular, ansiedad y enfermedad de Graves, una enfermedad clásica de la tiroides[120].

La producción de hormona tiroidea está muy regulada, y la TSH es estimulada por la hormona liberadora de tirotropina o tiroliberina (TRH). En otro ejemplo de eje endocrino, la TRH se libera del hipotálamo y estimula la adenohipófisis para producir TSH, que, a su vez, interactúa directamente con la glándula tiroides para aumentar la liberación de hormonas tiroideas. Por el contrario, otra hormona secretada por el hipotálamo, la somatostatina, inhibe la liberación de TSH, lo que reduce la cantidad de hormonas tiroideas secretadas por la glándula tiroides. Por tanto, las hormonas tiroideas están reguladas por asas de retroalimentación positiva y negativa a fin de ayudar al cuerpo a satisfacer las demandas en reposo o durante el ejercicio. Este control de las hormonas tiroideas es vital,

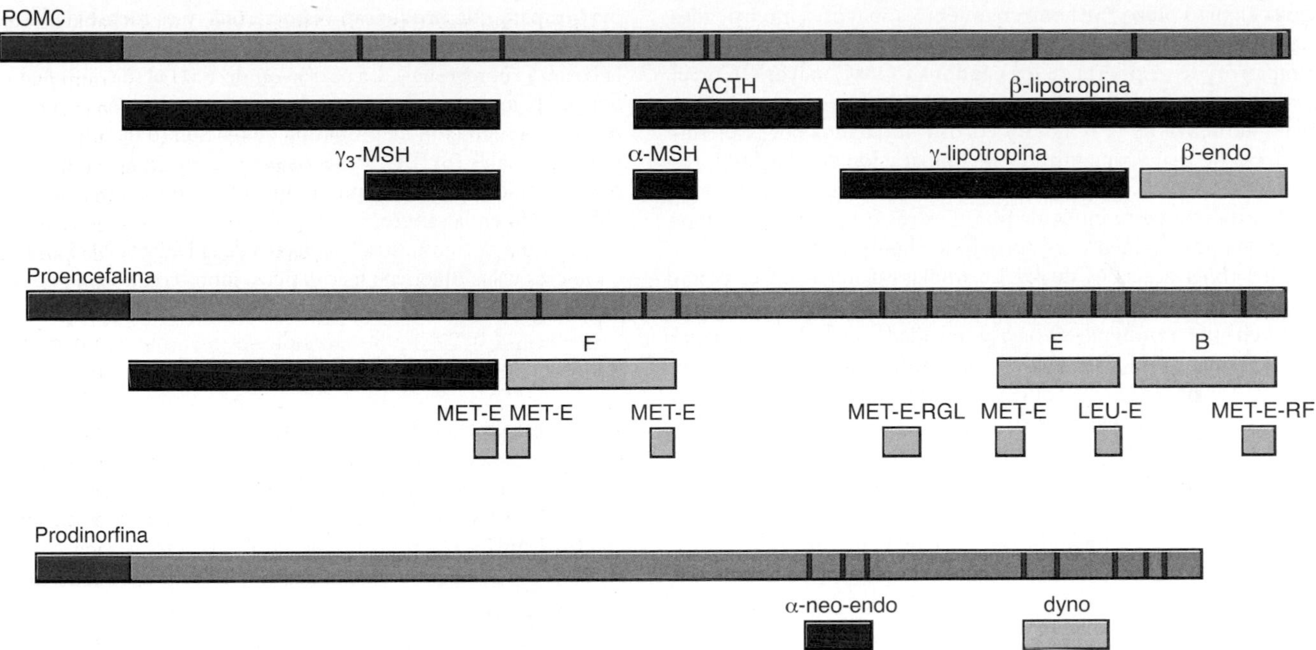

FIGURA 8-13. Los opioides se producen a partir de la escisión de tres polipéptidos precursores, muchas veces llamados familias de péptidos opioides. Cada uno tiene productos finales bioactivos que se escinden del precursor, por medio de enzimas, en sus secuencias finales. Uno de los precursores más conocidos es la proopiomelanocortina (POMC), que contiene los péptidos opioides, β-endorfina y la β-lipotropina, menos conocida. Sin embargo, también contiene otros péptidos bioactivos vitales que no están involucrados con las acciones de los opioides, incluida la hormona adrenocorticotropa o corticotropina (ACTH), que estimula la corteza suprarrenal para producir cortisol y hormonas estimulantes de los melanocitos (MSH), cuya función principal es estimular los efectos de pigmentación. La familia de las proencefalinas contiene fragmentos de opioides y es la precursora de las encefalinas met y leu. La familia de las prodinorfinas contiene los opioides dinorfinos.

ya que su presencia afecta muchos procesos fisiológicos, incluida la regulación del índice metabólico basal, el crecimiento, el desarrollo, y el metabolismo de las grasas, proteínas y los carbohidratos.

Las MSH, que también se escinden del péptido POMC, desempeñan un papel fisiológico más específico. Aunque la función biológica principal de las MSH es la hiperpigmentación de la piel, también estimulan la secreción de aldosterona de las glándulas suprarrenales, lo que afecta la retención de sodio en el cuerpo. Además, las MSH parecen afectar el consumo cerebral de glucosa, sacarosa y albúmina, y afectan funciones mentales tales como la memoria, la excitación y el miedo.

Papeles, respuestas y adaptaciones del ejercicio

De los péptidos derivados de POMC, la β-endorfina y la MSH son las que responden mejor al estrés del ejercicio. La β-endorfina en concreto muestra la mayor respuesta al ejercicio agudo. El ejercicio también se ha utilizado para tratar la depresión y las afecciones tiroideas (cuadro 8-2). Uno de los primeros estudios en esta área fue el realizado por Farrell y cols., de la Universidad de Wisconsin-Milwaukee[22], en el que examinaron la respuesta de la secuencia combinada de β-endorfina/β-lipotropina al estrés controlado por ejercicio. Se observó el mayor aumento después de una carrera de 30 min al 60 % del consumo máximo de oxígeno y una respuesta más pequeña tras un 80 % del consumo máximo de oxígeno y carreras de intensidad autoseleccionadas de 30 min, lo que sugiere que la respuesta no suele estar relacionada con la intensidad. Kraemer y cols.[57] observaron que la β-endorfina era sensible a la intensidad metabólica aguda del ejercicio de fuerza, similar a las respuestas de GH, con los valores más altos observados cuando se utiliza un entrenamiento de alta demanda metabólica, con una resistencia de 10 repeticiones máximas (RM) para 8 ejercicios y períodos de descanso de 1 min.

Las adaptaciones de β-endorfina y ACTH al entrenamiento parecen producirse con el entrenamiento con carreras de intervalos, pero no con el entrenamiento de resistencia en programas de entre-

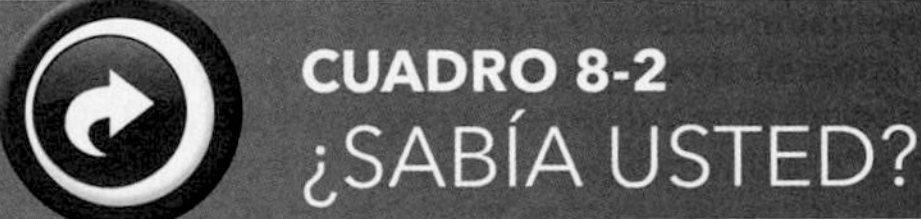

CUADRO 8-2
¿SABÍA USTED?

Ejercicio como tratamiento del hipotiroidismo

Junto con la dieta y los medicamentos, el ejercicio podría ser un elemento importante para tratar el hipotiroidismo, afección en la que la glándula tiroides no produce suficientes hormonas tiroideas. Se manifiesta a través de distintos síntomas que incluyen piel seca, caída del cabello, ronquera, menstruación excesiva, fatiga, letargo, depresión, intolerancia al frío, estreñimiento y/o aumento de peso. El ejercicio puede ayudar con el tratamiento de esta afección. El ejercicio ayudará a aumentar la sensibilidad de los receptores tisulares a la cantidad de hormona tiroidea producida, lo que permitirá un uso más eficaz de la hormona secretada. Con la dieta puede observarse una disminución en el índice metabólico, especialmente si no se realiza de forma correcta, y el ejercicio puede ayudar a prevenir esta disminución, que podría exacerbarse con una afección hipotiroidea. Incluso si la persona afectada está tomando medicamentos para la tiroides (p. ej., levotiroxina) para reemplazar sintéticamente la hormona faltante, el ejercicio es un elemento importante para un perfil hormonal saludable y para interacciones más efectivas del receptor con la cantidad de hormona disponible.

namiento a corto plazo[58]. El entrenamiento a mayores intensidades (carreras de intervalos frente a entrenamiento de resistencia) provoca un patrón de respuesta de los péptidos POMC mayor[58]. Con el entrenamiento de fuerza, los hombres más jóvenes (~ 30 años) mostraron un aumento de la ACTH y cortisol inducidos por el ejercicio de fuerza de mayor magnitud, en comparación con los hombres mayores (~ 60 años). No obstante, con 10 semanas de entrenamiento de fuerza, esta respuesta inducida por el estrés fue menor en ambos grupos, lo que indica menos estrés debido al entrenamiento[65].

Con los roles cruciales de las hormonas tiroideas en el metabolismo, la TSH, responde al estrés del ejercicio, incluso al estrés generado en una caminata de baja intensidad[9]. Debido a su papel en el metabolismo, el ejercicio de intensidad ligera a moderada aumenta de forma aguda las concentraciones de TSH en la sangre. No está claro qué adaptaciones se producen con el entrenamiento a largo plazo. La restricción calórica causa una disminución en las concentraciones de TSH en reposo[87]. Sin embargo, T3 y T4 (ambas liberadas en respuesta a la TSH) no responden ni al entrenamiento de fuerza ni al de resistencia, lo que respalda sus funciones como hormonas reguladoras dinámicas para mantener la homeostasis metabólica.

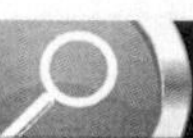

Revisión rápida

- La proopiomelanocortina (POMC) se sintetiza en la hipófisis, y cuando se escinde antes de su liberación a la sangre da origen a hormonas esenciales, incluida la ACTH, que regula la corteza suprarrenal; formas de MSH, que regulan el color de la piel y el apetito; y el péptido opioide β-endorfina, que influye en las sensaciones de dolor y euforia.
- El ejercicio de mayor intensidad aumenta las concentraciones séricas de cada una de las hormonas POMC.
- El entrenamiento de mayor intensidad mejora las respuestas de las hormonas POMC al ejercicio agudo.

Gonadotropinas

Estimuladas por la liberación pulsátil de la hormona liberadora de gonadotropinas o gonadoliberina (GnRH) del hipotálamo, las gonadotropinas, secretadas por vesículas denominadas lactotrofos, que se encuentran en la adenohipófisis, estimulan la liberación de la hormona luteinizante o lutropina (LH) y la hormona foliculoestimulante o folitropina (FSH). La LH induce la secreción de las hormonas sexuales testosterona y estrógeno en hombres y mujeres, respectivamente. A su vez, la FSH desencadena la maduración de las células germinales, es decir, los espermatozoides y los óvulos en hombres y mujeres, respectivamente. La secreción diferencial durante el mes en las mujeres permite que las concentraciones de estrógeno varíen para mantenerlo. La LH afecta el folículo ovárico, estimula la ovulación y mantiene el cuerpo lúteo, y la FSH ayuda en el desarrollo del folículo ovárico y estimula la secreción de estradiol (es decir, estrógeno) y progesterona. En las mujeres, la FSH estimula la producción de inhibina, que también tiene una retroalimentación negativa tanto en el hipotálamo como en la hipófisis. Los sistemas de retroalimentación positiva y negativa permiten el control de LH y FSH y la secreción de esteroides sexuales en las mujeres. La placenta secreta gonadotropina coriónica humana (hCG) durante el embarazo.

En los hombres, la GnRH liberada del hipotálamo provoca la liberación de LH y FSH de la adenohipófisis, que estimula las células de Leydig en los testículos para que produzcan testosterona. Curiosamente, la LH también estimula las células de la teca de los ovarios para que produzcan testosterona, y es fuente de las pequeñas cantidades de esta hormona producidas en las mujeres (la otra es la corteza suprarrenal). La secreción de FSH actúa en las células de Sertoli de los testículos para estimular la producción de espermatozoides y la secreción de globulina de fijación (o de unión) a las hormonas sexuales (SHBG, *sex hormone-binding globulin*), una proteína transportadora principal que se une a la testosterona y mantiene su **vida media** en la sangre.

La figura 8-14 muestra los efectos de la LH y la FSH en hombres y mujeres y sus objetivos fisiológicos, junto con las asas de retroalimentación asociadas.

ANDRÓGENOS

Los andrógenos, u hormonas esteroideas sexuales en hombres y mujeres, son los reguladores más potentes de las funciones relacionadas con el sexo y otras funciones fisiológicas. La testosterona en los hombres y los estrógenos en las mujeres tienen, principalmente, efectos reguladores importantes para cada sexo.

Testosterona

La testosterona muestra un patrón circadiano distintivo, con concentraciones más altas en la mañana que disminuyen a valores más bajos al final de la tarde. La producción de testosterona se sintetiza mediante una serie de reacciones esteroidogénicas. A partir del éster de colesterol primario, la síntesis de prohormonas conduce a la síntesis de testosterona (Fig. 8-15). Cuando se produce demasiada testosterona, produce mayores concentraciones de los compuestos de estrógeno y dihidrotestosterona, que interactúa principalmente con el tejido relacionado con el sexo, como la glándula prostática en los hombres.

La testosterona es la hormona anabólica más potente en los hombres y es responsable de muchas funciones diferentes en reposo y con el estrés por ejercicio (cuadro 8-3)[40,113].

Su papel en la producción de las características **androgénicas** de los hombres durante el desarrollo puberal, y más tarde en la formación de músculo, es vital. La testosterona media el desarrollo en la primera infancia con la masculinización del cerebro, influye en el desarrollo de las características sexuales secundarias de los niños pequeños y estimula el desarrollo de la masa muscular y ósea, la fuerza y la libido en los hombres. El bloqueo de esta hormona en hombres jóvenes puede reducir la capacidad para desarrollar fuerza o tamaño muscular[78]. Por el contrario, el bloqueo de la LH que estimula la producción de testosterona en hombres mayores con cáncer de próstata, tratamiento denominado *terapia de deprivación*, desencadena concentraciones de testosterona insignificantes que producen efectos positivos sobre el tejido canceroso[1,114]. Durante aproximadamente 6 meses, la familia de hormonas IGF y GH en estos hombres con cáncer de próstata parecen asumir la función anabólica primaria, como en las mujeres, lo que permite el desarrollo del tamaño y la fuerza muscular con el entrenamiento de fuerza[27]. Sin embargo, los hombres mayores con concentraciones más bajas de testosterona inducidas por fármacos o enfermedades tienen dificultades para mejorar la producción de fuerza y masa corporal magra con entrenamiento de fuerza, a menos que reciban suplementos prescritos de testosterona exógena[90,103].

En las clínicas de salud masculina se ha generalizado la tendencia de relacionar una medición baja de testosterona como representativa única del hipogonadismo masculino. En realidad, este diagnóstico clínico no puede hacerse solo con una medición o variable[35,41,42]. El verdadero hipogonadismo está representado por una gran cantidad de variables sin un orden determinado (cuadro 8-4).

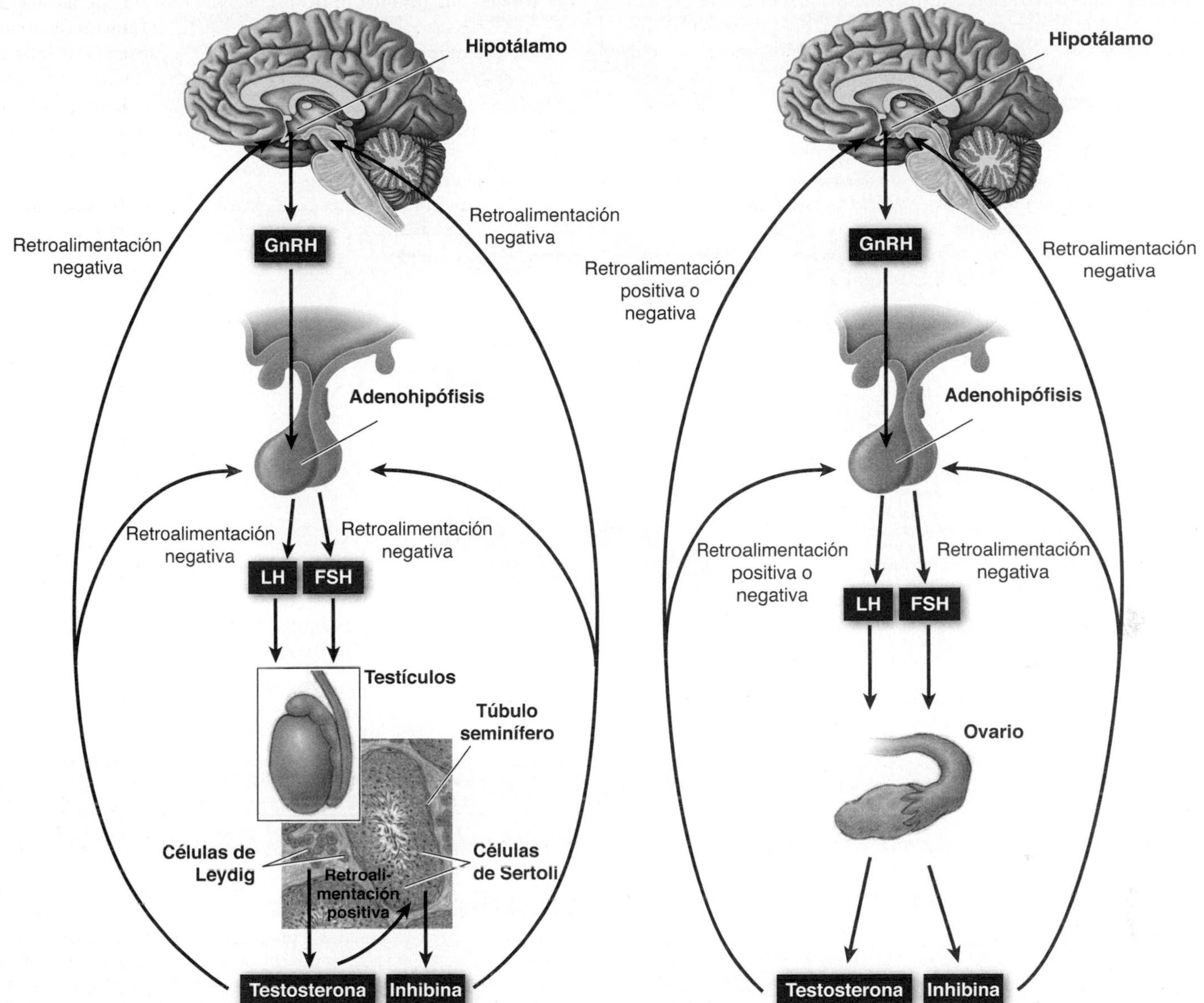

FIGURA 8-14. La liberación de gonadoliberina (GnRH) en hombres y mujeres produce la liberación de lutropina (LH) y folitropina (FSH), que impactan en diferentes tejidos en hombres y mujeres. Estas hormonas desempeñan funciones reguladoras en la liberación de los diferentes andrógenos ligados al sexo de las gónadas de hombres y mujeres. Modificado con permiso de Bear M, Connors B, Paradiso M. *Neuroscience: Exploring the Brain*. 2nd ed. Baltimore, MD: Lippincott Williams & Wilkins, 2000.

En las mujeres, los estrógenos regulan el ciclo menstrual e impactan en una serie de funciones diferentes relacionadas con dicho ciclo. Las concentraciones de testosterona son de 10 a 30 veces menores en las mujeres que en los hombres y, en lugar de las células de Leydig, la testosterona se produce en los ovarios y la corteza suprarrenal de las mujeres. Otra diferencia relacionada con el sexo es que las mujeres dependen más que los hombres de los sistemas hormonales GH e IGF.

Roles, respuestas y adaptaciones del ejercicio

Está bien establecido que tanto el ejercicio aeróbico agudo como el ejercicio de fuerza de intensidad suficiente aumentarán las concentraciones séricas de testosterona tanto en hombres como en mujeres, aunque con aumentos mucho menores en las segundas[11,24,49-52,59]. Aunque en diversas ocasiones se ha cuestionado la medición de las concentraciones sanguíneas de hormonas, tales mediciones son parte de las vías de transporte de una hormona al receptor diana. El factor clave, no obstante, es la interacción de la hormona con su receptor en los tejidos diana que se produce para completar el proceso de señalización. Por tanto, cuando las unidades motoras se activan, se produce una regulación positiva de los receptores de andrógenos en esas fibras musculares. Tanto el ejercicio de fuerza como el de resistencia pueden aumentar las concentraciones séricas de testosterona. Sin embargo, el número de unidades motoras que se activan es lo que finalmente determina el número de receptores que se regulan positivamente para la unión con testosterona y la señalización anabólica en el músculo (es decir, Principio del tamaño, cap. 4).

Los efectos del entrenamiento sobre la secreción de testosterona son variables, en función del nivel de condición física de un individuo o deportista, del volumen y de la intensidad del entrenamiento, y de si hay entrenamiento excesivo. Normalmente, con el entrenamiento de fuerza en hombres, pueden observarse aumentos en los

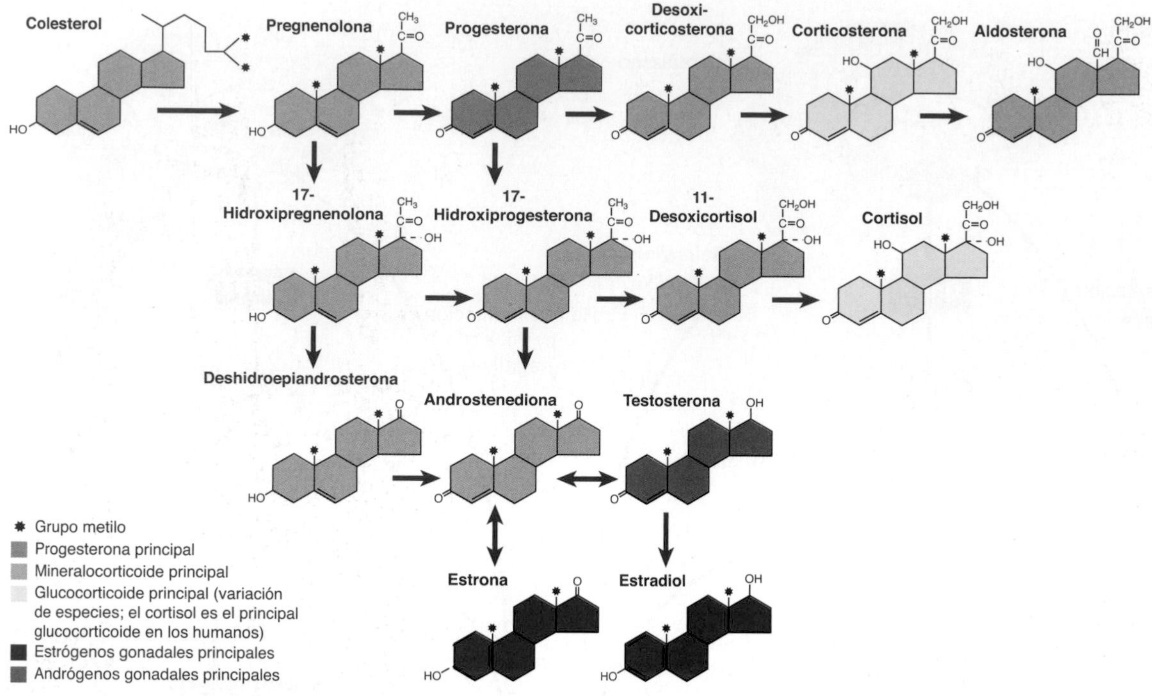

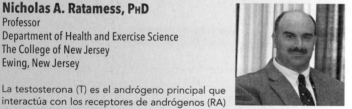

FIGURA 8-15. La vía biosintética de las hormonas esteroideas comienza con el éster de colesterol. La progresión de esta vía que comienza con el colesterol produce una serie de diferentes productos hormonales finales que se liberan de la corteza suprarrenal (p. ej., cortisol y aldosterona) y de las gónadas (p. ej., testosterona y estradiol).

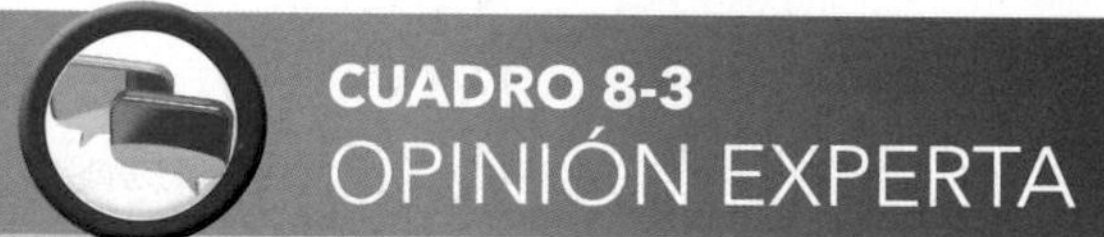

CUADRO 8-3
OPINIÓN EXPERTA

Papel de la señalización de la testosterona en la hipertrofia muscular

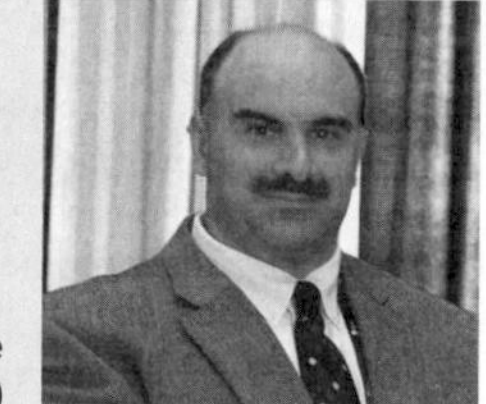

Nicholas A. Ratamess, PhD
Professor
Department of Health and Exercise Science
The College of New Jersey
Ewing, New Jersey

La testosterona (T) es el andrógeno principal que interactúa con los receptores de andrógenos (RA) dentro del músculo esquelético. Es una potente hormona anabólica conocida por producir una gran cantidad de efectos ergogénicos en el músculo esquelético. Es, por tanto, una de las principales razones por las que comúnmente se consume en diversas formas de fármacos en aquellas personas o deportistas que buscan ganar masa muscular. La T se sintetiza en las células de Leydig de los testículos (en los hombres) bajo el control de la hormona liberadora de gonadotropinas o gonadoliberina (GnRH), la hormona luteinizante o lutropina (LH) y la kisspeptina, pero también se sintetiza en la corteza suprarrenal, los ovarios y el músculo esquelético. La T se libera en la circulación y es transportada por la globulina de fijación (o de unión) a las hormonas sexuales (SHBG, *sex hormone-binding globulin*) o se une laxamente a la albúmina u otras proteínas. La testosterona libre (TL) es absorbida por el músculo para, posiblemente, unirse a los RA. La T ejerce la mayoría de las acciones a través de la señalización genómica clásica mediante la unión del complejo T/RA unido a elementos de respuesta a andrógenos específicos del ADN, la señalización genómica de Wnt/β-catenina, a través de la inhibición de la glucógeno sintasa cinasa 3 inducida por Wnt, y acciones no genómicas rápidas que involucran la unión al RA de la superficie celular o receptor SHBG (ligado a una proteína G), que conduce a la activación de una proteína cinasa y al aumento del calcio intracelular. La expresión del RA depende del tipo de fibra muscular, de la actividad contráctil y de las concentraciones de T. Los cambios en el contenido del RA y la señalización de T/RA determinan los efectos, ya que los cambios en el contenido del RA se correlacionan con la hipertrofia muscular. El ejercicio de fuerza (EF) aumenta el ARNm del RA y la expresión de proteínas, y la magnitud está mediada por el estímulo de estrés mecánico y metabólico del entrenamiento (es decir, la interacción del volumen, la intensidad, la participación de la masa muscular y la duración del intervalo de descanso). Las cantidades de T circulante en la sangre y el consumo de macronutrientes antes y después del entrenamiento afectan la respuesta del RA. Parece que esta regulación positiva constante del RA en respuesta al EF regula cierta hipertrofia inducida por el entrenamiento. La magnitud es difícil de determinar porque la señalización de T/RA es parte de un proceso hipertrófico complejo y multifactorial que también requiere la participación de otras hormonas e interacciones hormona/receptor (p. ej., insulina, IGF-1, hormona del crecimiento, cortisol), así como una gran cantidad de síntesis de proteínas intramusculares y vías de señalización miogénicas. Datos en animales sugieren que la desactivación del gen RA atenúa aproximadamente el 70% de la hipertrofia inducida por el entrenamiento. Sin embargo, los estudios *in vivo* en humanos son un desafío, y en la mayoría de estos se han examinado sujetos sin entrenamiento que se someten a protocolos agudos de EF que no suelen realizar los deportistas. Varios entrenamientos EF incrementan transitoriamente las concentraciones de T, lo que aumenta la probabilidad de señalización de T/RA.

La hipertrofia muscular es el resultado de un aumento de la síntesis de proteínas, una disminución de la degradación de estas, o una combinación de ambos. La señalización de T induce varios mecanismos anabólicos y anticatabólicos involucrados en la hipertrofia muscular, muchos de los cuales tienen el potencial de regulación cruzada. Las principales vías de señalización anabólica intramuscular implican la miogenia y la proliferación y diferenciación de las células satélite (y la posterior formación de fibras musculares o donación de mionúcleos a las fibras existentes), la inhibición de miostatina y microARN, la mecanotransducción inducida por el entrenamiento (a través de la estimulación de la proteína costamérica y la señalización posterior de integrinas/cinasa de adherencia focal [FAK]), y la señalización posterior del factor de crecimiento/miocinas, la transcripción de genes inducida por calcio-calmodulina, la señalización de Notch, y la estimulación de la diana de rapamicina en células de mamífero (mTOR), la proteína cinasa activada por mitógenos (MAPK, *mitogen-activated protein kinase*) y la vía Wnt/β-catenina.

La señalización del receptor de testosterona/andrógenos (RT/RA) aumenta la síntesis de proteínas, la activación de las células satélite y la incorporación en el músculo esquelético, la regulación positiva de marcadores miogénicos, la diferenciación de células pluripotentes mesenquimatosas y el aumento de su compromiso con la miogenia, la expresión de folistatina (un inhibidor de la miostatina), la formación de miotúbulos, la acumulación y el posicionamiento mionuclear, la biogenia ribosómica, la hormona del crecimiento (GH), el ARNm de la isoforma de IGF-1 muscular, por ejemplo, factor de crecimiento mecánico (MGF, *mechano-growth factor*) e IGF-1Ea, y la activación de la vía mTORC1. La T también regula negativamente la expresión del gen de la miostatina y su receptor Acvr2b, inhibe el catabolismo de factores de transcripción de la familia *forkhead box O* (FoxO) y regula negativamente la expresión del receptor de glucocorticoides. La unión competitiva de T con los receptores de glucocorticoides y la interferencia de la actividad transcripcional del receptor de glucocorticoides se ha propuesto como otro mecanismo anticatabólico. La unión no genómica de T/RA es rápida y produce un aumento del calcio intracelular, un aumento de la fosforilación de la proteína MAPK, acciones insulinoides, y conduce a la hipertrofia del músculo esquelético inducida por la vía mTORC1. Estas acciones no genómicas de la T pueden estar involucradas en la regulación de la fuerza y la reducción de la fatiga durante el ejercicio. Por tanto, se ha constatado que la señalización T/RA regula positivamente una serie de intermediarios de la vía anabólica y regula negativamente algunos intermediarios de la vía catabólica, lo que aumenta el depósito neto de proteínas y su síntesis posterior en respuesta a la sobrecarga.

Lecturas adicionales

Hoffman JR, Kraemer WJ, Bhasin S, et al. Position stand on androgen and human growth hormone use. *J Strength Cond Res.* 2009;23:S1–S59.

Kraemer WJ, Ratamess NA. Hormonal responses and adaptations to resistance exercise and training. *Sports Med.* 2005;35:339–361.

Kraemer WJ, Ratamess NA, Nindl BC. Highlighted topics: recovery from exercise—recovery responses of testosterone, growth hormone, and IGF-1 after resistance exercise. *J Appl Physiol.* 2017;122:549–558.

Kraemer WJ, Ratamess NA, Vingren JL. Genetic contributions to neuroendocrine response to resistance training. In: Lightfoot JT, Hubal M, Roth S, eds. *Routledge Handbook on Sport and Exercise Systems Genetics.* Routledge, London, England, 2019:290–309.

Kraemer WJ, Spiering BA, Volek JS, et al. Androgenic responses to resistance exercise: effects of feeding and L-carnitine. *Med Sci Sports Exerc.* 2006;38:1288–1296.

Kvorning T, Andersen M, Brixen K, et al. Suppression of endogenous testosterone production attenuates the response to strength training: a randomized, placebo-controlled, and blinded intervention study. *Am J Physiol Endocrinol Metab.* 2006;291(6):E1325–E1332.

Ratamess NA, Kraemer WJ, Volek JS, et al. Androgen receptor content following heavy resistance exercise in men. *J Steroid Biochem Mol Biol.* 2005;93:35–42.

Spiering BA, Kraemer WJ, Vingren JL, et al. Elevated endogenous testosterone concentrations potentiate muscle androgen receptor responses to resistance exercise. *J Steroid Biochem Mol Biol.* 2009;114(3–5):195–199.

Vingren JL, Kraemer WJ, Hatfield DL, et al. Effect of resistance exercise on muscle steroid receptor protein content in strength-trained men and women. *Steroids.* 2009;74(13–14):1033–1039.

Vingren JL, Kraemer WJ, Ratamess NA, et al. Testosterone physiology in resistance exercise and training: the up-stream regulatory elements. *Sports Med.* 2010;40(12):1037–1053.

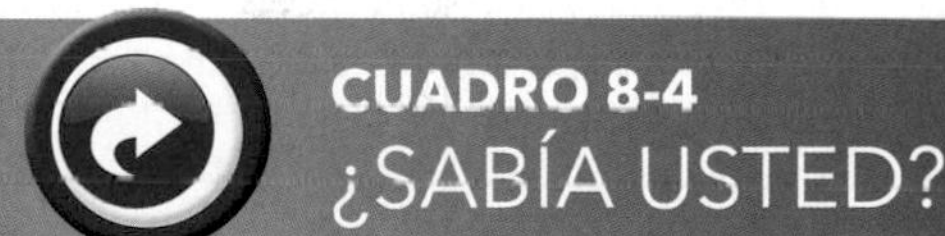

CUADRO 8-4 ¿SABÍA USTED?

«T baja» en hombres

En la última década se ha generalizado, entre muchos hombres, el miedo a tener «concentraciones bajas de testosterona» o, dicho de otro modo, «T baja». La importancia de esta hormona para los hombres puede estar relacionada con sus efectos sobre las características de masculinidad y virilidad y ¡simplemente ser un hombre! No obstante, ¿es la testosterona baja realmente un signo de una manifestación clínica de «hipogonadismo», una disfunción en la que el eje hipofisario-gonadal no puede producir cantidades adecuadas de testosterona? La disfunción hipogonadal puede presentarse de muchas formas debido a enfermedades, envejecimiento y terapias con medicamentos. Cuando las secreciones, los receptores y las capacidades de síntesis del eje se destruyen, es necesario un tratamiento clínico externo con terapia androgénica. Curiosamente, se ha observado que puede existir un tipo de hipogonadismo inducido por el ejercicio debido a las demandas extremas de algunas actividades. Los entrenamientos o actividades para los que se requieren altas cantidades de testosterona para la señalización provocan que la testosterona se retire de la circulación a fin de unirse a los receptores celulares, con lo que se reducen las concentraciones séricas de la hormona. Los hábitos nutricionales inadecuados o la privación calórica también pueden agravar la retirada de testosterona de la sangre con objeto de que esta ayude en las necesidades de reparación y remodelación de los tejidos del cuerpo.

No obstante, ¿son las mediciones que muestran valores matutinos bajos de testosterona representativas de hipogonadismo? Probablemente no. No obstante, generar este «miedo» en las clínicas de salud masculina es cada vez más común, junto con el previsible aumento de la prescripción de parches y terapias de testosterona. Así, ¿por qué hay tantos diagnósticos erróneos de hipogonadismo en los hombres? La respuesta tiene mucho que ver con el uso de una sola medida de testosterona, en lugar de examinar una serie de distintas variables cuya cuantificación es también necesaria para un diagnóstico válido de hipogonadismo[1,2].

En el caso de los deportistas muy activos, los combatientes de guerra o el personal de servicios de urgencias, existe una mayor necesidad por parte de los receptores de andrógenos de extraer testosterona de la sangre para usarla en la estimulación de la síntesis de proteínas para la remodelación y reparación de los tejidos. Además, si no se satisfacen las demandas energéticas, esto también puede desempeñar un papel importante en tales casos[3].

Por tanto, tener una concentración de testosterona clínicamente baja es motivo para que se realicen pruebas de seguimiento para detectar la presencia de síntomas hipogonadales y, en particular, por una posible densidad ósea baja. El otro lado del concepto es que muchos hombres que necesitan reemplazo de testosterona tienen miedo y no reciben la atención necesaria. Sin embargo, es importante tener en cuenta que el resultado de una prueba con un valor bajo de testosterona no diagnostica hipogonadismo. Por el contrario, este resultado requiere la evaluación de un profesional médico calificado a fin de que examine los factores asociados y los síntomas relacionados con la deficiencia de andrógenos.

Lecturas adicionales

1. Arver S, Lehtihet M. Current guidelines for the diagnosis of testosterone deficiency. *Front Horm Res.* 2009;37:5–20.
2. Bhasin S, Basaria S. Diagnosis and treatment of hypogonadism in men. *Best Pract Res Clin Endocrinol Metab.* 2011;25(2):251–270.
3. Hooper DR, Tenforde AS, Hackney AC. Treating exercise-associated low testosterone and its related symptoms. *Phys Sportsmed.* 2018;46(4): 427–434.

valores de reposo a partir de los valores previos al entrenamiento, pero se trata tan solo de pequeños aumentos que se mantienen dentro de los valores normales en reposo. Con el entrenamiento, puede observarse una concentración de testosterona superior inducida por el ejercicio. Esto se debe a la capacidad de efectuar más esfuerzo. Además, las concentraciones de testosterona pueden variar según el tipo de actividades de acondicionamiento, como constataron Moore y Fry[89]. En este estudio, se observó una disminución de la testosterona cuando jugadores de fútbol americano dejaron de entrenar con pesas y solo efectuaron carreras de intervalos, ejercicios de agilidad, carreras y práctica de habilidades de bloqueo. Sin embargo, las concentraciones volvieron a los valores iniciales cuando se reanudó el entrenamiento regular con pesas y el acondicionamiento. Estos datos indican la necesidad de precaución en la regulación de los programas de acondicionamiento, ya que la función fisiológica podría verse comprometida.

El entrenamiento de resistencia puede no modificar o causar una disminución de los valores de testosterona en reposo tanto en hombres como en mujeres. De hecho, con el entrenamiento extremo de resistencia, como en maratones y actividades de ultra resistencia, pueden observarse reducciones significativas hasta alcanzar concentraciones hipogonadales[41,62,77]. Las concentraciones de testosterona sérica más bajas, pero normales, pueden deberse a una mayor necesidad de reparación y remodelación de las fibras musculares; con las posibles deficiencias calóricas del entrenamiento, más testosterona circulante se une a los receptores en el tejido muscular.

Debido a la concentración mucho más baja y las diferentes fuentes de producción de testosterona (p. ej., andrógenos suprarrenales), las respuestas de la testosterona al entrenamiento en las mujeres son menos claras. Con el entrenamiento de fuerza, se han observado aumentos pequeños, pero significativos, en las concentraciones en reposo[92]. Además, se han observado pequeños aumentos de la testosterona libre (que no está ligada a ninguna proteína de unión y, por tanto, se considera bioactiva) en mujeres con entrenamiento de resistencia[75]. Sin embargo, en las mujeres, la testosterona disponible interactúa con los receptores de andrógenos en el músculo en una cascada más rápida que los hombres.

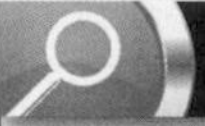

Revisión rápida

- Las gonadotropinas lutropina (LH) y folitropina (FSH) son esenciales para señalizar la liberación de hormonas esteroideas de los testículos y los ovarios.
- Los valores de testosterona son de 10 a 30 veces más bajos en mujeres que en hombres.
- El ejercicio de mayor intensidad puede aumentar las concentraciones de testosterona en los hombres.
- La testosterona es una potente hormona anabólica en los hombres, pero también en las mujeres. Desempeña un papel vital en la recuperación y la reparación de los tejidos.
- La función hipogonadal en hombres no se diagnostica con una sola prueba de testosterona.

Estrógenos y ciclo menstrual

Los estrógenos desempeñan un papel importante en la regulación del ciclo menstrual en las mujeres. El ciclo menstrual se caracteriza por la **menstruación** o sangrado mensual, lo que permite a la mujer desprenderse del revestimiento uterino. La sangre menstrual fluye a través de la pequeña abertura del cuello uterino y sale del cuerpo a través de la vagina. La mayoría de los períodos menstruales duran de 3 a 5 días. La menstruación prepara mensualmente al cuerpo de la mujer para el embarazo, y está mediada principalmente por estradiol y progesterona. El ciclo menstrual promedio es de 28 días, pero puede variar entre 21 y 35 días y hasta 45 días en adolescentes.

En la figura 8-16 se muestran las diferentes fases del ciclo menstrual. La LH estimula la liberación de estradiol y su liberación permite que el revestimiento del útero crezca y se engrose. Un óvulo en uno de los ovarios inicia el proceso de maduración. Aproximadamente en el día 14 de 28, el óvulo sale del ovario (proceso denominado ovulación) y se transporta a través de las tubas uterinas

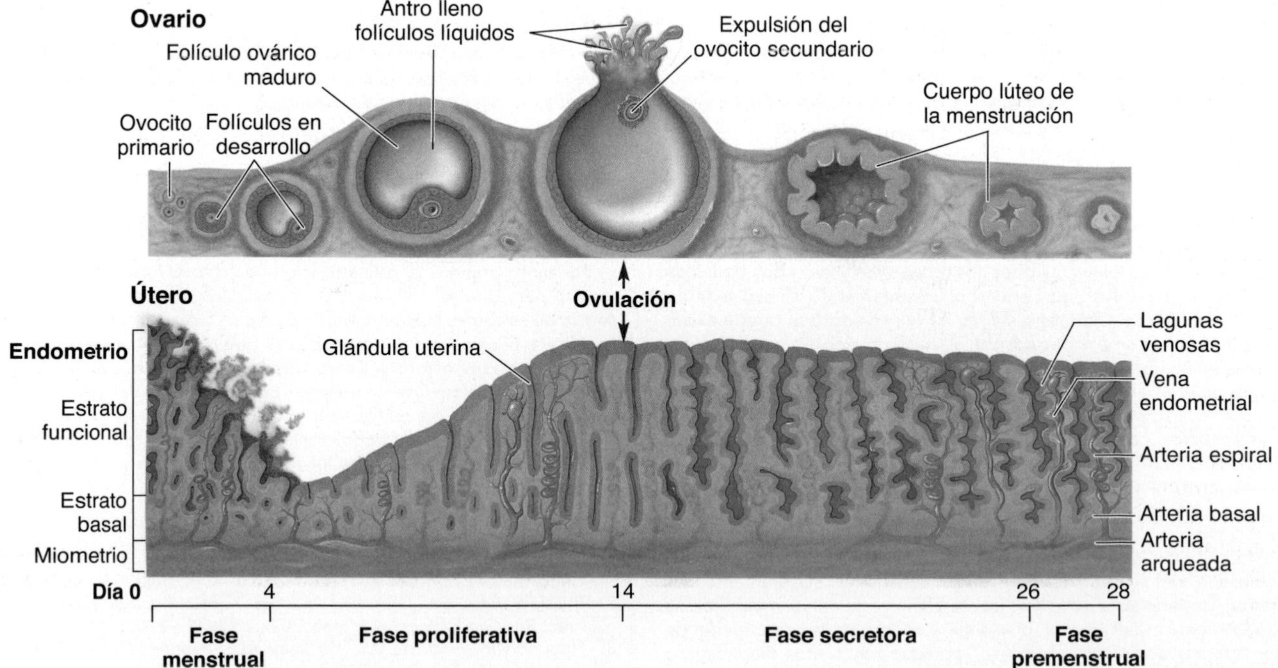

FIGURA 8-16. Las diferentes fases del ciclo menstrual. (Gráfico superior de Premkumar K. *Massage Connection: Anatomy and Physiology.* 2ª ed. Baltimore, MD: Lippincott Williams and Wilkins, 2004. *Imagen inferior* proporcionada por Anatomical Chart Co.)

(trompas de Falopio) hasta el útero. Es más probable que una mujer quede embarazada durante los 3 días anteriores o el mismo día de la ovulación. Si el óvulo es fertilizado por el espermatozoide y se adhiere a la pared uterina, se produce un embarazo. Una mujer suele presentar ciclos más cortos y regulares después de la adolescencia.

Influencia del ejercicio en el ciclo menstrual

La influencia del ejercicio en el ciclo menstrual ha sido un tema de gran interés por su relación con las alteraciones menstruales. Los tipos básicos de trastornos menstruales son los siguientes:

- **Dismenorrea**: este trastorno se caracteriza por períodos dolorosos con cólicos intensos. Se cree que se debe a la liberación de concentraciones más altas de prostaglandinas. En las mujeres más jóvenes, no se cree que esté relacionado con una enfermedad grave, a pesar de su asociación con cólicos severos. En las mujeres mayores, otras afecciones, como los fibromas uterinos o la endometriosis, pueden causar dolor.
- **Amenorrea**: este trastorno se caracteriza por la ausencia de período menstrual. Hay dos tipos de amenorrea: primaria y secundaria. En la primera, la mujer nunca ha tenido un período, y la amenorrea secundaria consiste en la ausencia de un período menstrual durante al menos 6 meses, a menudo debido al embarazo. Otras causas se han relacionado con el embarazo, la lactancia y la pérdida extrema de peso causada por enfermedades, trastornos alimentarios o estrés. El papel del ejercicio excesivo, aunque muchas veces se ha atribuido a esta enfermedad, podría no ser una causa principal. La amenorrea puede estar relacionada con otros factores tales como insuficiencia nutricional y trastornos alimentarios.
- **Menorragia**: esta afección se caracteriza por un sangrado menstrual prolongado que dura más de 7 días y presenta flujo con grandes coágulos. Por lo general, se debe a desequilibrios hormonales o fibromas uterinos. Los fibromas son crecimientos en la pared muscular del útero y son más frecuentes entre las mujeres mayores de 35 años y aquellas que han tenido embarazos múltiples.
- **Síndrome premenstrual (SPM)**: es un término que define aquellos síntomas que pueden producirse de 7 a 14 días antes del período, los cuales son muy variables para cada mujer.

El desarrollo de trastornos del ciclo menstrual ha sido el centro de muchos estudios, principalmente en lo que se refiere a la amenorrea secundaria. Históricamente, se pensaba que el ejercicio extremo era una de las causas principales de los trastornos menstruales. Sin embargo, este no parece ser el caso.

Rogol y cols.[100] concluyeron que «un programa de ejercicio progresivo de distancia e intensidad moderadas no afecta negativamente el robusto sistema reproductivo de las mujeres eumenorreicas ginecológicamente maduras». En general, actualmente se cree que tales alteraciones pueden deberse a una falta de ingesta calórica, en lugar de solo el ejercicio extremo.

Estos tipos de trastornos parecen estar relacionados con deportes con alto gasto calórico, como el entrenamiento de resistencia (carrera a campo traviesa o *cross country*), demandas de imagen corporal (baile, gimnasia), deportes con categoría por peso o deportes en los que el tamaño corporal es vital para el rendimiento (buceo, gimnasia, patinaje artístico).

El vínculo entre la amenorrea secundaria y la ingesta calórica inadecuada para actividades que exigen un gran gasto energético subraya la importancia de que la ingesta dietética coincida con las demandas calóricas. La recuperación está relacionada con un cambio en la conducta alimentaria, con un aumento de la ingesta calórica para satisfacer las demandas energéticas, lo que puede prevenir o reducir los trastornos menstruales sin ningún cambio en el programa de entrenamiento físico.

El efecto del ejercicio sobre el SPM es más complejo, ya que los síntomas y la afección no son universales entre las mujeres. Algunos datos han sugerido que el ejercicio podría incluso reducir los síntomas de SPM debido a cambios en el equilibrio hormonal. Estos cambios incluyen la concentración de estrógeno, la disminución de endorfinas y la disminución de las concentraciones de progesterona durante la fase lútea del ciclo menstrual. La relación del SPM con el rendimiento deportivo y el entrenamiento no se ha documentado definitivamente debido a la variedad de respuestas individuales e interacciones psicológicas. Algunas mujeres creen que pueden desempeñarse mejor durante el SPM, mientras que otras se sienten completamente apagadas debido a los cólicos y el dolor que requieren medicación. Por tanto, el tratamiento del SPM en las deportistas es muy personalizado.

Revisión rápida

- El ciclo menstrual promedio en las mujeres es de aproximadamente 28 días.
- El ejercicio puede influir en el ciclo menstrual.
- Los trastornos del ciclo menstrual incluyen dismenorrea, amenorrea, menorragia y síndrome premenstrual.
- El ejercicio, junto con la ingesta nutricional, afectan el estado del ciclo menstrual.

FACTORES DE CRECIMIENTO SIMILARES A LA INSULINA

Los factores de crecimiento similares a la insulina (IGF) son una «superfamilia» de péptidos. IGF-1 (somatomedina C) e IGF-2 son las formas principales de esta hormona. Además, una gran cantidad de proteínas de unión añade más complejidad a las funciones del IGF en diferentes biocompartimentos del cuerpo. La regulación de los IGF y sus proteínas de unión, junto con las variantes producidas, hace que los sistemas de señalización sean complejos y aún no se comprenden por completo.

Los IGF se secretan a partir de muchas células diferentes, y sus efectos sobre las células diana pueden llevarse a cabo mediante secreciones endocrinas (hígado), paracrinas (adipocitos) y autocrinas (músculo esquelético). Para no confundirse al leer la literatura sobre investigaciones anteriores, en su momento los IGF se denominaron *somatomedinas*.

Los IGF, junto con sus seis proteínas de unión conocidas, tienen importantes acciones anabólicas en los músculos y los huesos. El IGF-1 también es un potente regulador de algunos de los efectos de la GH, posiblemente la isoforma de 22 kD. Las seis proteínas de unión a IGF y una subunidad lábil a los ácidos (ALS, *acid-labile subunit*) se unen a IGF-1 e IGF-2 en el torrente sanguíneo. Las funciones principales de estas proteínas de unión son extender la vida media de los IGF circulantes, transportarlos a las células diana y ayudar a regular sus acciones biológicas[91,95,96].

El IGF-1 puede descomponerse en tres variantes de empalme: IGFIEa, IGF-1Eb e IGF-1Ec. IGF-1Ec, también llamado **factor de crecimiento mecánico**, se libera del músculo como resultado del estrés mecánico de la actividad física o el ejercicio, con activación de las unidades motora para la contracción muscular (Fig. 8-17)[84]. Después, actúa de manera autocrina para estimular la reparación y el crecimiento de las fibras musculares.

IGF-2 es un péptido neutro con 67 aminoácidos y un peso molecular de 7.4 kD. Es producto de un solo gen y contiene nueve exones con cuatro regiones promotoras diferentes. Un exón se refiere tanto a la secuencia de ADN dentro de un gen como a la secuencia correspondiente en las transcripciones de ARN. IGF-2 está codificado por los exones 7, 8 y 9. Curiosamente, a diferencia de IGF-1, se cree que IGF-2 es independiente del control de GH. Es producido y secretado por el hígado y se sabe que tiene potentes efectos mitogénicos (reproducción celular) y, como tal, desempeña un papel importante en el crecimiento fetal. Aún debe realizarse mucha investigación sobre el sistema IGF, ya que su complejidad dificulta su completa comprensión[121,122]. Los IGF son especialmente importantes en la fisiología del deporte debido a su participación en las adaptaciones del entrenamiento, en la reparación y remodelación del hueso y el músculo esquelético. Además, las influencias nutricionales influyen en sus concentraciones séricas.

Señales para la síntesis de proteínas

La señalización molecular con una serie de moléculas recién descubiertas, junto con múltiples sistemas de señalización secundaria, ha sido vital para traducir los diversos mensajes hormonales. Por ejemplo, IGF-1 estimula la síntesis de proteínas al interactuar con un receptor en la vía de señalización mTOR/AKT. Además, IGF-1 interactúa con células satélite que son cruciales para la reparación, la remodelación y el crecimiento del tejido muscular[28]. Investigaciones futuras continuarán desentrañando las numerosas vías de señalización que definen las acciones moleculares a nivel genético y con diferentes células en diferentes tejidos. Los IGF parecen desempeñar un papel importante como biomarcadores para la salud y el estado físico en hombres y mujeres (cuadro 8-5).

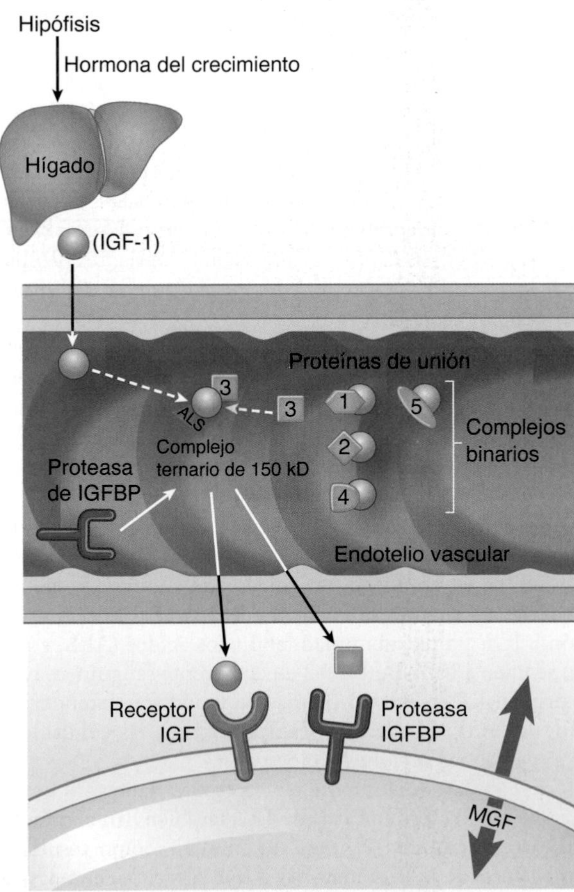

FIGURA 8-17. La hormona del crecimiento (GH) puede estimular la liberación hepática del factor de crecimiento similar a la insulina 1 (IGF-1). IGF-1 circula en la sangre ligada a proteínas de unión a IGF, lo que crea un complejo ternario formado por IGF, IGFBP y ALS. IGF-1 penetra en el capilar y se mueve hacia el espacio intersticial para unirse a los receptores de IGF, lo que inicia el proceso de señalización.

Respuestas y adaptaciones del ejercicio

A medida que la condición física mejora, las concentraciones de IGF-1 en reposo pueden aumentar[65,66,93]. Los aumentos agudos con el estrés por ejercicio son, junto con otras hormonas, una función de la intensidad y el volumen del ejercicio, el nivel de condición física y el consumo de carbohidratos y proteínas. Nótese que una mejor condición física y una mayor ingesta de carbohidratos y proteínas se asocian con concentraciones más altas de IGF-1 en reposo. En los estudios se han constatado que el entrenamiento tanto en hombre y mujeres aumenta las concentraciones séricas de IGF-1[18,32,95], si bien el impacto del ejercicio en dichas concentraciones puede ser variable. Se observó, si las concentraciones de inicio se corresponden con las más elevadas de las concentraciones normales en reposo, el ejercicio produce pocos o ningún cambio (las razones de ello no están claras, excepto por un aumento relacionado con el entrenamiento por un efecto inducido por el estrés). Aun así, es posible que las concentraciones séricas de IGF-1 no influyan inmediatamente en las que pueden encontrarse en el líquido intersticial después del estrés por ejercicio, debido al tiempo de tránsito hacia los tejidos y los gradientes de concentración en la sangre.

Revisión rápida

- Los factores de crecimiento similares a la insulina (IGF) son una superfamilia de hormonas polipeptídicas y proteínas de unión.
- Los IGF tienen potentes efectos anabólicos en varias células y tejidos del cuerpo.
- Los efectos del ejercicio sobre las concentraciones séricas de IGF-1 varían en función de las concentraciones de la hormona en reposo.
- El entrenamiento físico puede aumentar las concentraciones de IGF-1 en reposo en hombres y mujeres, y en las personas con valores más bajos pueden notarse cambios más significativos con el ejercicio y el entrenamiento.

HORMONAS SUPRARRENALES

Walter B. Cannon (19 de octubre de 1871–1 de octubre de 1945) acuñó el término respuesta de «lucha o huida». El profesor Cannon amplió el concepto original de homeostasis de Claude Bernard y explicó sus otras teorías en el libro *La sabiduría del cuerpo*, que se publicó en 1932. La glándula suprarrenal está diseñada para ayudar en la respuesta al estrés. Con dos partes de diferente tamaño que se encuentran en las glándulas suprarrenales, ubicadas en la parte superior de cada uno de los riñones (una por riñón), las secreciones hormonales suprarrenales influyen tanto en el rendimiento de alto nivel como en la recuperación del estrés por ejercicio. La glándula suprarrenal tiene dos partes funcionales, la corteza y la médula, cada una con un conjunto diferente de hormonas que se liberan a la sangre tras la estimulación (Fig. 8-18). El sistema nervioso estimula la médula suprarrenal para una respuesta rápida, mientras que las hormonas «tróficas» estimulan la liberación de hormonas de la corteza suprarrenal.

Médula suprarrenal

La médula suprarrenal, que está envuelta por una red de tejidos conectivos y vasos sanguíneos y rodeada por la corteza suprarrenal, constituye aproximadamente el 10 % de la masa suprarrenal y

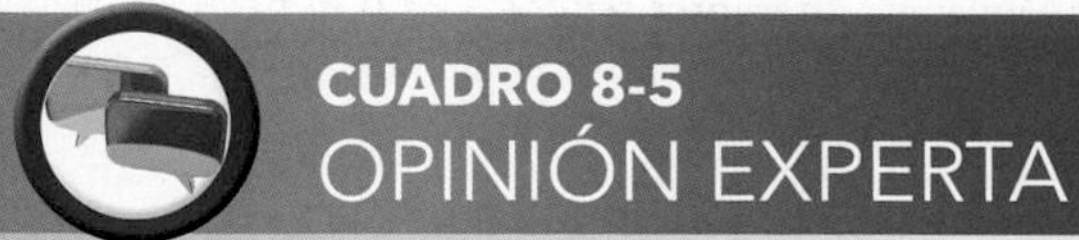

Fisiología endocrina: factor de crecimiento similar a la insulina 1 (IGF-1) como biomarcador candidato que regula los aspectos beneficiosos de la actividad física

Bradley C. Nindl, PhD, FACSM
Professor and Director
Neuromuscular Research Laboratory/Warrior Human Performance Research Center
Professor
Department of Sports Medicine and Nutrition
School of Health and Rehabilitation Sciences
University of Pittsburgh
Senior Military and Scientific Advisor
University of Pittsburgh
Center for Military Medicine Research
McGowan Institute for Regenerative Medicine

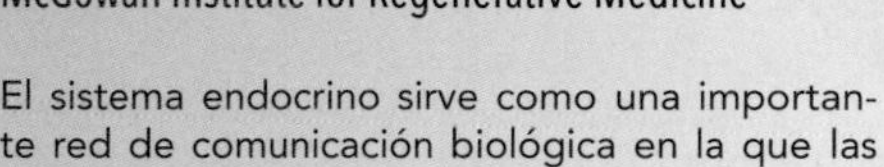

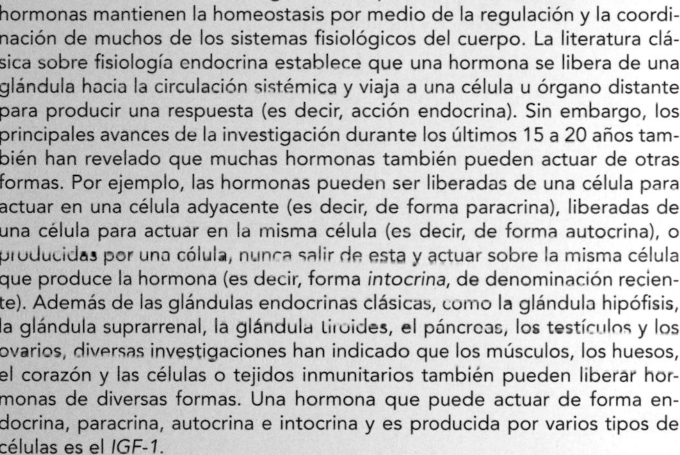

El sistema endocrino sirve como una importante red de comunicación biológica en la que las hormonas mantienen la homeostasis por medio de la regulación y la coordinación de muchos de los sistemas fisiológicos del cuerpo. La literatura clásica sobre fisiología endocrina establece que una hormona se libera de una glándula hacia la circulación sistémica y viaja a una célula u órgano distante para producir una respuesta (es decir, acción endocrina). Sin embargo, los principales avances de la investigación durante los últimos 15 a 20 años también han revelado que muchas hormonas también pueden actuar de otras formas. Por ejemplo, las hormonas pueden ser liberadas de una célula para actuar en una célula adyacente (es decir, de forma paracrina), liberadas de una célula para actuar en la misma célula (es decir, de forma autocrina), o producidas por una célula, nunca salir de esta y actuar sobre la misma célula que produce la hormona (es decir, forma *intocrina*, de denominación reciente). Además de las glándulas endocrinas clásicas, como la glándula hipófisis, la glándula suprarrenal, la glándula tiroides, el páncreas, los testículos y los ovarios, diversas investigaciones han indicado que los músculos, los huesos, el corazón y las células o tejidos inmunitarios también pueden liberar hormonas de diversas formas. Una hormona que puede actuar de forma endocrina, paracrina, autocrina e intocrina y es producida por varios tipos de células es el *IGF-1*.

El IGF-1 es una pequeña hormona peptídica (7.5 kDa) producida principalmente por el hígado y que está regulada directamente por la hormona del crecimiento (GH). Tiene muchas propiedades anabólicas, metabólicas y mitogénicas diferentes. Entre sus propiedades anabólicas se incluye su capacidad para facilitar el crecimiento muscular y óseo. Las propiedades metabólicas del IGF-1 se corresponden con su capacidad para regular el metabolismo de los carbohidratos y las proteínas. Las propiedades mitogénicas del IGF-1 incluyen su capacidad para actuar como factor iniciador y factor de progresión durante el crecimiento del ciclo celular.

El IGF-1 es una de las hormonas más importantes y complejas de estudiar y se cree que es fundamental para regular muchos de los aspectos beneficiosos de la actividad física. La complejidad reguladora de IGF-1 es enorme, ya que una familia de proteínas de unión (BP, *binding proteins*) sirve para estimular o inhibir su acción. Menos del 2% del IGF-1 circula de forma libre (es decir, no está ligado). La mayoría (≥ 75%) del IGF-1 circula de una forma ternaria que comprende IGF-1, IGFBP-3 y una subunidad lábil a los ácidos (ALS, *acid-labile subunit*). Esta forma es bastante grande (150 kDa), tiene una vida media prolongada (~ 12-15 h) y se limita en gran medida a la circulación sistémica. Aproximadamente entre 20% al 30% del IGF-1 circula de forma binaria, formado por IGF-1 y una de sus seis proteínas de unión. Se cree que solo las formas libres y binarias de IGF-1 son biodisponibles y capaces de escapar de la circulación y el tráfico hacia los receptores celulares. Tanto las proteasas sistémicas como las locales también sirven para disociar el IGF-1 de su familia de proteínas de unión y facilitar la biodisponibilidad de IGF-1. Dado que es una hormona proteica, su receptor celular se encuentra en la membrana celular y tiene dominios extracelulares, transmembrana e intracelulares. Después de que el IGF-1 inicie la transducción de señales con sus receptores, se producen respuestas celulares provocadas por una cascada de acontecimientos celulares, incluidos múltiples episodios de fosforilación impulsados por cinasas.

Es importante destacar que el IGF-1 se ha relacionado con una salud y un estado físico óptimos. En general, se cree que se regula positivamente con el ejercicio, aunque existen varias paradojas. Se cree que la adaptación del músculo esquelético inducida por la actividad está impulsada en parte por los efectos mitogénicos y miogénicos del IGF-1, como lo constatan las correlaciones positivas entre los niveles basales de las concentraciones circulantes de IGF-1 y los índices de condición física y masa corporal magra. El ejercicio produce cambios en el IGF-1, pero aún no se ha definido claramente la función reguladora de la respuesta del IGF-1 al ejercicio. Una razón es que los cambios cuantitativos del IGF-1 circulante observados en respuesta al ejercicio agudo varían entre los diferentes estudios, es decir, se han notificado aumentos, disminuciones o ningún cambio. El estudio del IGF-1 circulante sigue siendo importante debido a su utilidad como biomarcador, que refleja la salud y el estado físico, así como al hecho de que la relación entre el IGF-1 sistémico y local sigue siendo incierta. Además, excepto en el cáncer, un nivel bajo de IGF-1 suele predecir un resultado negativo para la salud. Los futuros esfuerzos de investigación deberán resolver los mecanismos subyacentes a los cambios observados en el IGF-1 circulante y su relación con los cambios locales a nivel celular y tisular.

secreta catecolaminas. La adrenalina constituye aproximadamente el 85 % de las catecolaminas totales dentro de la médula suprarrenal, y la noradrenalina y la dopamina juntas constituyen el resto. Las catecolaminas se sintetizan en los gránulos de cromafina suprarrenales, que son muy porosos, lo que permite el movimiento de moléculas dentro y fuera del gránulo para las reacciones biosintéticas (Fig. 8-19 A y B). Cada gránulo puede tener diferentes concentraciones molares de las diversas catecolaminas y encefalinas. Cada uno tiene una vida media específica en la médula suprarrenal. La noradrenalina y la dopamina también desempeñan funciones como neurotransmisores en neuronas específicas del sistema nervioso, incluido el encéfalo. La liberación hormonal de la médula suprarrenal se debe a la estimulación del sistema nervioso simpático (p. ej., nervio esplácnico). Además de las catecolaminas, los péptidos opioides proencefalina también se sintetizan y liberan de la médula suprarrenal. Estos péptidos opioides parecen desempeñar un papel esencial en la analgesia y la mejora inmunitaria. Cada gránulo de cromafina contiene diferentes cantidades de proencefalinas y catecolaminas.

La estimulación del sistema nervioso simpático provoca la liberación de catecolaminas (es decir, adrenalina, noradrenalina y dopamina) y encefalinas de la médula suprarrenal. La liberación de catecolaminas, principalmente adrenalina, constituye una respuesta adrenérgica del cuerpo reservada típicamente para la respuesta inmediata al estrés, incluido el ejercicio. Esta respuesta adrenérgica afecta todos los tejidos del cuerpo que tienen receptores adrenérgicos. Mejora la descomposición hepática de glucógeno en glucosa, mejora la liberación de ácidos grasos del tejido adiposo, provoca vasodilatación de las arterias pequeñas dentro del músculo, mejora la producción de fuerza en el músculo, y aumenta el gasto cardíaco y la presión arterial. Las hormonas del estrés son una parte vital de la respuesta del organismo al estrés y supervivencia (cuadro 8-6).

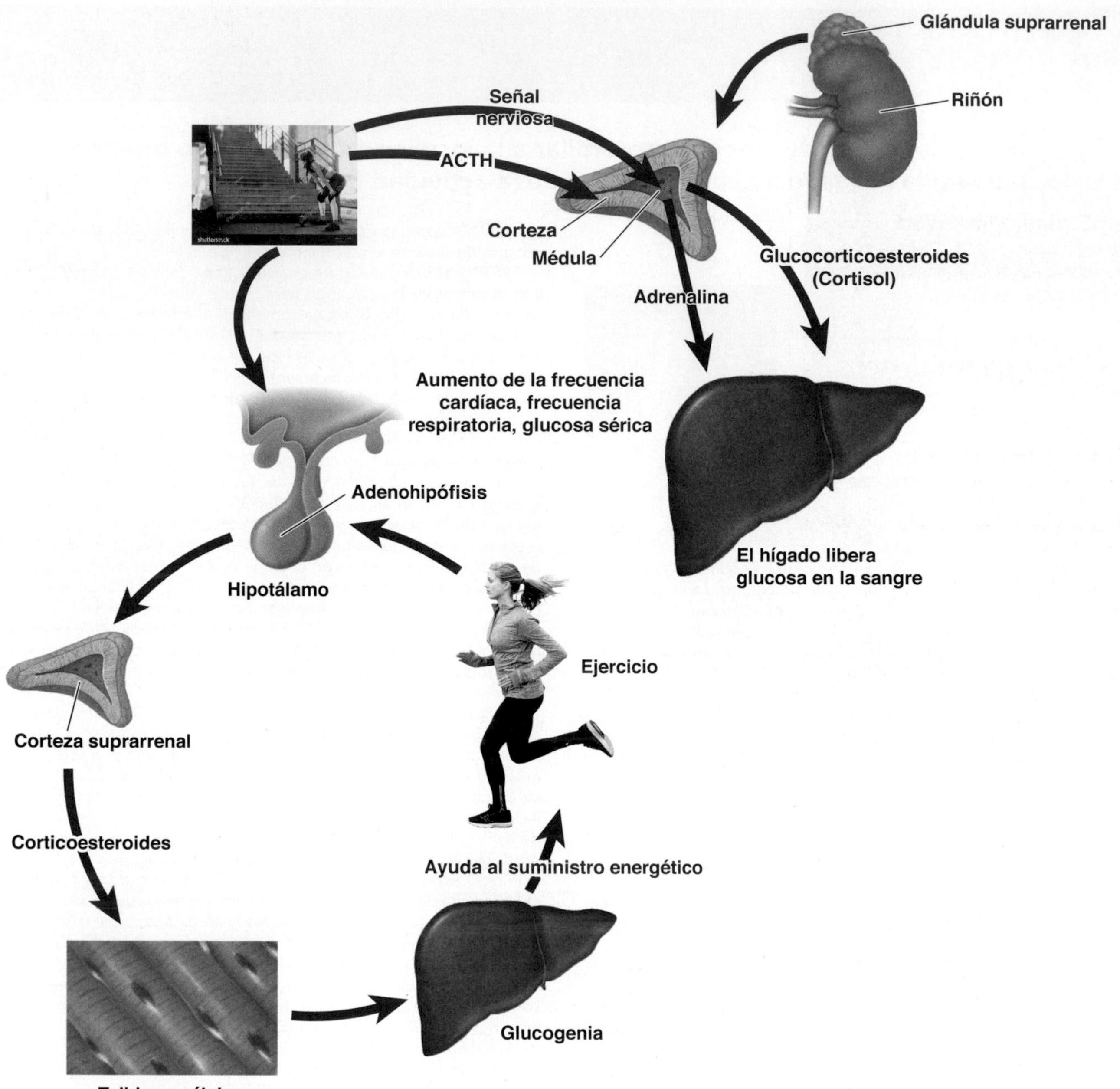

FIGURA 8-18. La glándula suprarrenal es vital en el control de los sistemas fisiológicos ante el estrés del ejercicio. Tanto el sistema nervioso como las hormonas tróficas estimulan la glándula suprarrenal. ACTH, hormona adrenocorticotropa.

Papel en la preparación para el ejercicio y la producción de fuerza

Curiosamente, pueden observarse aumentos de las concentraciones de adrenalina hasta 24 h, pero típicamente 30 min, antes del ejercicio, lo que permite la preparación fisiológica para la actividad[25,110]. La adrenalina está involucrada en el aumento de la producción de fuerza. La unión de la adrenalina con los receptores β_2-adrenérgicos, ubicados en las membranas de las células musculares, provoca la estimulación del retículo sarcoplásmico para una liberación más rápida de Ca^{++}. Esto, a su vez, sensibiliza a la troponina C del complejo troponina Ca^{++}, lo que provoca una disponibilidad más rápida de los sitios activos por medio de una unión actina-miosina también más rápida, lo que produce fuerza a más velocidad (teoría del filamento deslizante, cap. 5). Este mecanismo puede estar relacionado con el concepto de que un deportista «está en la zona». La unión de la adrenalina con los receptores β_2 en el músculo también puede afectar negativamente el control motor si la excitación es demasiado alta. Esta interacción más rápida conduce a una disponibilidad también más rápida de los sitios activos de la troponina, lo que a su vez conduce a una contracción más rápida de la sarcómera. No obstante, la contracción muscular se intensifica mediante la liberación de adrenalina.

Interacciones con péptidos opioides

Con la crisis de los opioides en todo el mundo, es vital saber que en nuestros cuerpos existen opioides endógenos naturales (es decir, sustancias similares a la morfina), los cuales actúan como analgésicos naturales, neurotransmisores e inmunomoduladores. Es inte-

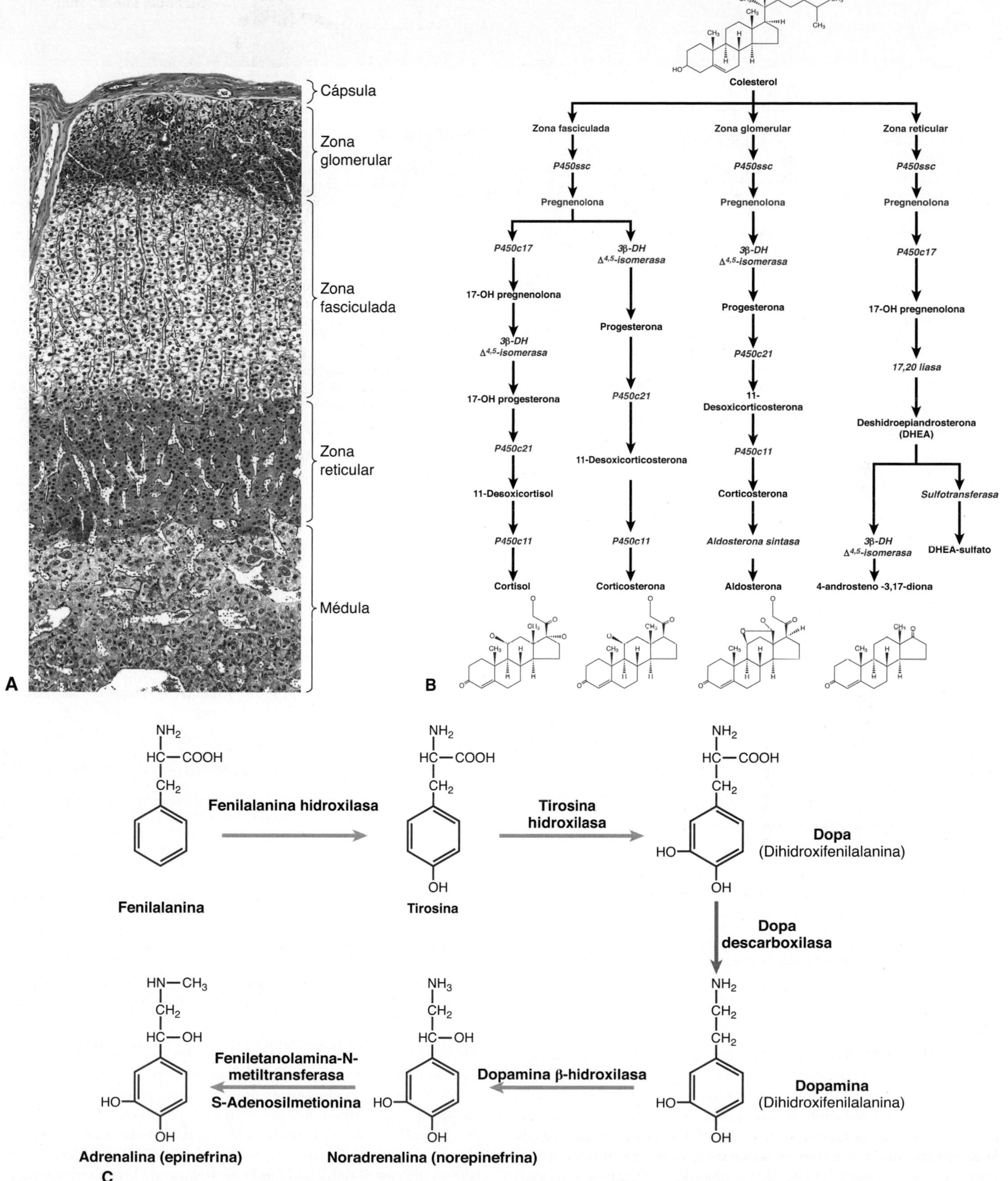

FIGURA 8-19. En **A** se muestra una tinción histológica de la glándula suprarrenal con las tres zonas de la corteza por encima de la médula. En **B** se muestran las diferentes vías de biosíntesis hormonal y dónde se almacenan estas hormonas en las diferentes zonas de la corteza suprarrenal. En **C** se muestran las vías de biosíntesis de catecolaminas que se encuentran en la médula suprarrenal. (C: Reimpreso con permiso de Eroschenko VP. *diFiore's Atlas of Histology with Functional Correlations*. 11th ed. Baltimore, MD: Lippincott Williams & Wilkins, 2007.)

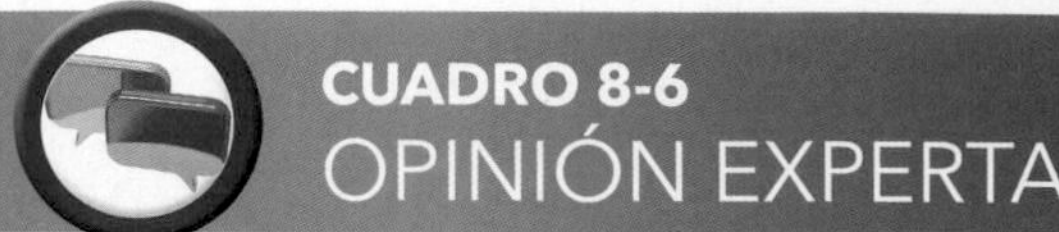

CUADRO 8-6
OPINIÓN EXPERTA

Estrés, «lucha o huída» y rendimiento

Tunde K. Szivak, PhD
Assistant Professor of Health Sciences
Merrimack College
North Andover, Massachusetts

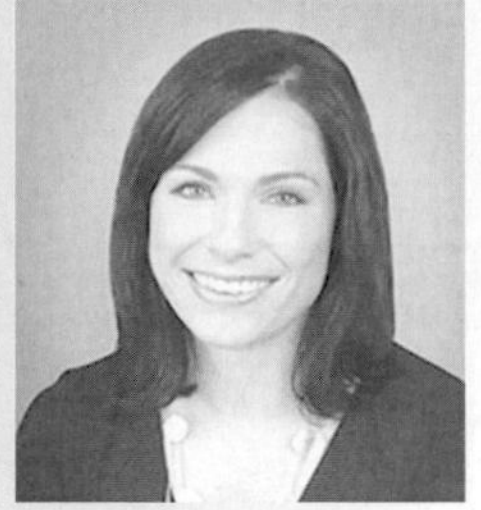

El cuerpo humano tiene una capacidad asombrosa para adaptarse al estrés o, en otras palabras, a las demandas específicas que se le imponen[1]. Esta adaptabilidad es fundamental para que el cuerpo responda no solo al peligro inmediato como parte de los mecanismos evolutivos de supervivencia, sino que también es una característica única que nos permite enfrentar desafíos psicológicos o físicos, ya que cualquier demanda impuesta al cuerpo es un factor de estrés. La capacidad del cuerpo humano para adaptarse a los factores estresantes implica una respuesta integrada y finamente ajustada de órganos, tejidos y hormonas, en particular, el hipotálamo, el centro de control regulador del cerebro, las glándulas suprarrenales y las hormonas que secretan. Un sello distintivo de la respuesta al estrés es la estimulación de la médula suprarrenal a través de las vías de excitación simpática (es decir, la activación del sistema nervioso), que con frecuencia se denomina respuesta de «lucha o huida».

La estimulación de la médula suprarrenal por el sistema nervioso produce la secreción de catecolaminas, que son hormonas que regulan positivamente una serie de procesos fisiológicos y son responsables del aumento de la frecuencia cardíaca, el metabolismo energético y la contracción del músculo esquelético. En última instancia, estos cambios ayudan al cuerpo a enfrentar los desafíos del ejercicio o a responder al peligro inmediato. Las catecolaminas, de las cuales la adrenalina y la noradrenalina representan las secreciones más abundantes, se sintetizan a partir de residuos de tirosina a través de vías biosintéticas y se almacenan en las células cromafines, vesículas de almacenamiento dentro de la médula suprarrenal. La médula suprarrenal está ricamente inervada y tiene su propia irrigación sanguínea, características únicas que permiten una liberación casi inmediata de adrenalina a la circulación tras la excitación simpática. La adrenalina se une a sitios específicos, o receptores β-adrenérgicos, ubicados en los tejidos diana en todo el cuerpo, lo que produce una regulación positiva de los procesos fisiológicos clave responsables de un rendimiento óptimo del ejercicio.

Curiosamente, la capacidad de la glándula suprarrenal para la secreción máxima de catecolaminas parece ser una respuesta que puede entrenarse. En los deportistas entrenados, la capacidad de almacenamiento de catecolaminas aumenta con la hipertrofia de la glándula suprarrenal, lo que mejora la secreción de catecolaminas en respuesta al estrés máximo del ejercicio. Al mismo tiempo, las cargas de trabajo submáximas representan menos estrés para aquellos deportistas bien entrenados, lo que permite conservar las catecolaminas. Estas adaptaciones únicas les permiten satisfacer las demandas de ejercicio y, en última instancia, mostrar un rendimiento de élite. En un estudio clásico de Kraemer y cols.[2] se evaluaron las respuestas al estrés a un protocolo de ejercicio de fuerza de carga pesada y descanso breve en culturistas y levantadores de pesas bien entrenados. Los incrementos de las catecolaminas observados en ambos grupos fueron más altos que los valores típicos observados en el ejercicio aeróbico máximo (100% $\dot{V}o_{2máx}$). A pesar de las respuestas de catecolaminas similares en ambos grupos, los culturistas exhibieron menos síntomas de náuseas y mareos, probablemente porque estaban acostumbrados a entrenar con períodos de descanso breves. En una investigación más reciente, se observaron diferencias significativas en las respuestas de las catecolaminas en aprendices militares durante un curso de entrenamiento de supervivencia militar de alto estrés (Supervivencia, Evasión, Resistencia y Escape, o SERE, de la Marina de los Estados Unidos), caracterizado por intensos factores estresantes físicos, psicológicos y ambientales. Los aprendices que estaban en mejor forma física presentaron mejores respuestas a las catecolaminas durante la fase de recuperación después de la exposición al entrenamiento de alto estrés[3].

Aunque la excitación adrenérgica es necesaria para un rendimiento óptimo en el ejercicio, existe un delicado equilibrio entre los niveles óptimos de excitación y la estimulación excesiva. Las respuestas de lucha o huida pueden desencadenarse en respuesta al estrés anticipatorio o psicológico o al miedo relacionado con una competición. Por ejemplo, diversas personas que saltaron por primera vez en paracaídas en tándem mostraron aumentos significativos de las catecolaminas al saltar del avión, con aumentos de la frecuencia cardíaca y la noradrenalina 30 min antes de salir del aparato[4]. La mayor secreción de catecolaminas y el aumento de la excitación[5] antes de la competición real requiere una regulación positiva de los procesos fisiológicos que posiblemente puede disminuir el rendimiento, pues la sobreexcitación puede tener efectos negativos en la función cognitiva y el control motor fino. En algunas profesiones tácticas (es decir, militares, policías y bomberos) existe una conocida estrategia denominada «inoculación del estrés»[6] que se utiliza para optimizar la respuesta a este. En un entorno de entrenamiento controlado, se introducen factores estresantes gradualmente a fin de que las personas expuestas puedan desarrollar la tolerancia al estrés y reducir el impacto negativo de esos mismos factores estresantes cuando hay que enfrentarlos en el mundo real. Algunos enfoques de entrenamiento y práctica similares pueden tener un gran valor para los deportistas a la hora de optimizar las respuestas de excitación y reducir el impacto de los factores estresantes percibidos y reales.

Lecturas recomendadas

1. Selye H. Stress and the general adaptation syndrome. *Br Med J.* 1950; 1(4667):1383–1392.
2. Kraemer WJ, et al. Physiologic responses to heavy-resistance exercise with very short rest periods. *Int J Sports Med.* 1987;8:247–252.
3. Szivak TK, et al. Adrenal stress and physical performance during military survival training. *Aerosp Med Hum Perform.* 2018;89(2):99–107.
4. Schürmeyer TH, et al. Time kinetics of the endocrine response to acute psychological stress. *J Clin Endocrinol Metab.* 1996;81(5):1956–1960.
5. French DN, et al. Anticipatory responses of catecholamines on muscle force production. *J Appl Physiol (1985).* 2007;102(1):94–102.
6. Flanagan SC, et al. Preparing soldiers for the stress of combat. *J Spec Oper Med.* 2012 Summer;12(2):33–41.

resante mencionar que se ha constatado que, cuando se administra un fármaco opioide, también aumentan los opioides endógenos que surgen de la glándula suprarrenal. En el año 2010, en un estudio[68] se observó la estimulación de los opioides de proencefalina suprarrenales (es decir, péptido F) cuando se administraba un opioide exógeno. Se requieren más estudios que examinen este intrigante hallazgo. Esto subraya el papel de los opioides endógenos en la analgesia y, en el caso de estos fragmentos de proencefalina, en la mejora inmunitaria. La liberación de adrenalina coincide con la de péptidos opioides proencefalina (p. ej., el péptido F es un fragmento de encefalina), que con el ejercicio está involucrada en la analgesia y después del ejercicio, con la mejora de las funciones celulares del sistema inmunitario (figura 8-13). Con el ejercicio de mayor intensidad, los hombres no entrenados muestran aumentos significativos de las concentraciones de péptido F de proencefalina y de las de adrenalina[72]. Por el contrario, los corredores de media distancia altamente entrenados muestran concentraciones más elevadas en reposo (de casi el doble), lo que indica el uso de los beneficios analgésicos durante el ejercicio submáximo y luego en la recuperación. Ambos grupos mostraron mayores concentraciones de péptido F en la recuperación, que se producen para facilitar las respuestas de la función de las células inmunitarias.

Los incrementos del péptido F durante la recuperación sugeridas por las investigaciones realizadas se deben en parte a interacciones con las células inmunitarias. En un estudio de Triplett-McBride y cols.[110], se constató que la relación entre el péptido F y la actividad de las células B apoyaba este concepto. En un estudio adicional se observó que el péptido F se encontraba en la capa leucocitaria de la sangre, que contiene células inmunitarias[12,61]. Por tanto, la glándula suprarrenal no solo está activa en respuesta al estrés, sino también en los niveles basales y durante la recuperación del estrés, lo que parece esencial para la activación y la función de las células inmunitarias en la reparación y la curación.

Papeles, respuestas y adaptaciones del ejercicio

La adrenalina y la noradrenalina suelen aumentar aproximadamente al 50 % del consumo máximo de oxígeno. Aumentan exponencialmente a medida que la intensidad del ejercicio progresa a niveles máximos. Con una vida media de solo alrededor de 1 min a 2 min, la adrenalina recupera las concentraciones de reposo dentro de los primeros minutos de la recuperación. Curiosamente, si el estrés del ejercicio es lo suficientemente grande, como en los protocolos de entrenamiento de fuerza con descansos breves, la adrenalina puede permanecer elevada hasta 5 min después del ejercicio. La dopamina también puede aumentar, lo que indica una conversión incompleta a adrenalina o un respaldo en las vías biosintéticas, posiblemente debido a la inactivación ácida de las enzimas. Las adaptaciones de las catecolaminas al entrenamiento muestran una disminución en respuesta al ejercicio submáximo, similar a la respuesta de la frecuencia cardíaca, con mayor respuesta durante el ejercicio máximo, además de una reducción de los opioides proencefalina con el ejercicio de intensidades máximas a fin de permitir una mayor secreción de adrenalina y cubrir las demandas máximas[20,64].

Corteza suprarrenal

La **corteza suprarrenal** produce tanto mineralocorticoides (aldosterona) como glucocorticoides (cortisol) (Fig. 8-20C). Los andrógenos suprarrenales se producen en la corteza suprarrenal en la *zona reticular* y, para las mujeres, la corteza suprarrenal es un sitio de síntesis principal de testosterona y precursores de testosterona con funciones anabólicas. El cortisol también se ha considerado una hormona «catabólica» debido a su papel en la conservación de la glucosa/glucógeno y su participación en los procesos de degradación de las proteínas.

Glucocorticoides

El cortisol es el glucocorticoide principal en seres humanos, secretado por la *zona fasciculada* de la corteza suprarrenal. Como se ha señalado anteriormente, la liberación de cortisol es estimulada por la ACTH, que se escinde del precursor POMC y se libera de la glándula hipófisis. Aproximadamente el 10 % del cortisol es libre y, por tanto, bioactivo, y el resto se une a las proteínas plasmáticas, principalmente a la globulina fijadora del cortisol (también denominada *transcortina*), para prolongar su vida media en la sangre. El cortisol interactúa con receptores de glucocorticoides, que se encuentran en casi todas las células del cuerpo. El cortisol es un glucocorticoide, lo que significa que participa en el metabolismo de la glucosa. Estimula varios procesos que ayudan a aumentar y mantener las concentraciones normales de glucosa sérica. Tales acciones incluyen la gluconeogenia, que es la síntesis de glucosa a partir de un precursor no carbohidrato, es decir, aminoácidos y lípidos. El cortisol mejora las enzimas involucradas en este proceso metabólico. También estimula la liberación de aminoácidos para usarlos en la gluconeogenia. Además, el cortisol limita el consumo de glucosa en el tejido muscular o adiposo. Todo esto se hace para conservar la glucosa, que es la principal fuente de energía para el encéfalo y el sistema nervioso si no se sigue una dieta cetógena, en la que las cetonas también desempeñan un papel más importante en la producción de energía. Conserva el glucógeno y la glucosa al proporcionar sustratos alternativos para sintetizar la glucosa (p. ej., aminoácidos, glicerol). El cortisol también tiene reacciones cruzadas con otros receptores, predominantemente con los receptores de andrógenos, para bloquear la señalización de la síntesis de proteínas al unirse a algunas de las mismas secuencias en los elementos reguladores del ADN.

El cortisol también desempeña una función antiinflamatoria por medio de la supresión de la actividad de las células inmunitarias cuando los procesos inflamatorios son demasiado intensos (p. ej., daño muscular). Los medicamentos de corticosterona se utilizan con este fin para ayudar a tratar enfermedades inflamatorias como el asma, la artritis o enfermedades autoinmunitarias. Sin embargo, debido a su impacto negativo en la síntesis de proteínas, debe tenerse cuidado al usar dichos medicamentos. Esto tiene implicaciones en la medicina deportiva y es la razón por la que las inyecciones de cortisona (un pariente cercano del cortisol) no son tan populares como lo eran hace años. Las concentraciones elevadas de glucocorticoides de las inyecciones de cortisona pueden reducir el desarrollo óseo y la cicatrización de heridas, y afectar negativamente muchas otras funciones fisiológicas. La producción natural excesiva de cortisol se denomina enfermedad de Cushing.

Papeles, respuestas y adaptaciones del ejercicio

El ejercicio aumentará las concentraciones de cortisol a intensidades aproximadamente del 70 % del $\dot{V}O_{2máx}$ o mayores[82]. La mayoría de los protocolos de ejercicio de fuerza también aumentarán las concentraciones séricas de cortisol si tienen el volumen o el esfuerzo y la intensidad totales adecuados. A menudo, el aumento puede observarse bien entrado el período de recuperación después del ejercicio, de 5 min a 30 min después del entrenamiento. Si las concentraciones en reposo son altas (p. ej., >450 nmol·L^{-1}), entonces las respuestas agudas al ejercicio requieren un estímulo más significativo. Curiosamente, aunque se ha propuesto que es posible que el cortisol tenga un papel en la detección del entrenamiento excesivo en los deportistas, no ha sido un marcador muy predictivo o útil, ya que aumenta después de alcanzar el estado de entrenamiento excesivo. Casi cualquier ejercicio intenso puede provocar un aumento de las concentraciones de cortisol en reposo, lo que ayuda al cuerpo a conservar sus reservas limitadas de glucógeno. También participa en la reducción de la magnitud de la respuesta inflamatoria debida al daño del tejido muscular.

En respuesta a los protocolos de entrenamiento intenso con pesas, caracterizados por períodos de descanso breves y de alta intensidad, los valores de cortisol sérico aumentan durante la recuperación mucho más allá de 1000 nmol·L^{-1}. Por lo general, esto se asocia con un entrenamiento que aumenta las concentraciones de lactato sérico por encima de 14 mmol·L^{-1}. Por tanto, dicho ejercicio es excepcionalmente estresante y debe ir seguido de uno o más días de descanso[73,107].

Si la concentración de cortisol en reposo no vuelve a los rangos normales dentro de 24 h, la recuperación aún no se ha completado. Por tanto, esto respalda la importancia y la necesidad de descansar días completos cuando se realizan tales entrenamientos.

Mineralocorticoides

Aunque a menudo se olvida en aquellos análisis sobre anabolizantes y catabolizantes, la aldosterona es otra hormona esteroidea crucial

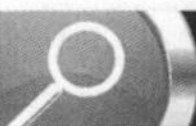

Revisión rápida

- La glándula suprarrenal está compuesta por una corteza que rodea la médula.
- La médula suprarrenal secreta catecolaminas, es decir, adrenalina, noradrenalina y dopamina.
- El ejercicio puede aumentar los valores de catecolaminas en función de la intensidad de este.
- La producción de fuerza muscular está influenciada por la adrenalina a través de los receptores β_2 y su influencia en la dinámica del calcio, lo que provoca una interacción más rápida de los filamentos de actina y miosina, lo que a su vez aumenta la fuerza.
- La médula suprarrenal también secreta péptidos opioides (encefalinas), que proporcionan analgesia para el estrés y mejoran las funciones inmunitarias.
- El ejercicio puede aumentar los valores de catecolaminas a medida que aumenta la intensidad o la duración del ejercicio. Las concentraciones más altas se observan con el ejercicio intenso o máximo.
- La corteza suprarrenal libera cortisol después de ser estimulada por la ACTH.
- El ejercicio de alta intensidad puede producir aumentos del cortisol, y el entrenamiento reduce sus concentraciones en reposo.
- El cortisol puede actuar como una influencia catabólica sobre las células y tejidos si se mantiene en concentraciones mayores por falta de recuperación.

producida en la *zona glomerulosa* de la corteza suprarrenal. La aldosterona es un mineralocorticoide, que es un grupo de hormonas que ayudan a regular el equilibrio hídrico y los electrólitos (p. ej., sodio y potasio) en la sangre[6]. La aldosterona se une a los receptores que regulan los túbulos y el conducto colector en el riñón. La angiotensina II (o directamente angiotensina en la nomenclatura actual) y la ACTH, junto con las concentraciones locales de potasio, estimulan la secreción de aldosterona. La aldosterona indica al riñón que retenga sodio y secrete potasio, en una de sus funciones hormonales más críticas. Juntos, estos cambios en las concentraciones de electrólitos aumentan la retención de agua y, por tanto, aumentan el volumen y presión sanguíneos. La aldosterona también influye en el equilibrio acidobásico al estimular la secreción de H^+ por las células intercaladas en el conducto colector del riñón. Esto ayuda a regular las concentraciones de bicarbonato y, por tanto, el equilibrio acidobásico.

También actúa sobre la neurohipófisis y ayuda a estimular la liberación de arginina vasopresina (también conocida como hormona antidiurética), que hace que el riñón retenga agua. El equilibrio dinámico de estos diferentes mecanismos regula los volúmenes de líquidos y la presión arterial. Curiosamente, la aldosterona representa solo alrededor del 2 % de la reabsorción del sodio sérico, pero desempeña un papel importante cuando se ajustan las concentraciones de sodio en el cuerpo.

Papeles, respuestas y adaptaciones del ejercicio

La aldosterona desempeña un papel importante en la regulación de líquidos y electrólitos con el estrés del ejercicio. Con el ejercicio, sus efectos en la regulación de la presión arterial en el sistema renina-angiotensina se han descrito bien[13,29,111]. Las respuestas al ejercicio se relacionan con su intensidad, y se observan concentraciones más bajas con el ejercicio de intensidad leve. Con el entrenamiento, la capacidad de realizar ejercicio de mayor intensidad mejora. En consecuencia, las concentraciones de aldosterona con el ejercicio de intensidad máxima después del entrenamiento son más altas a la misma intensidad que antes del entrenamiento. Con el aumento de las demandas fisiológicas y el ejercicio de mayor intensidad, aumentan las demandas para regular el agua y los electrólitos[37]. En consecuencia, la intensidad y el volumen del ejercicio son señales clave para la liberación de aldosterona. Con entrenamientos de ejercicios de fuerza intensos (p. ej., series de fuerza de 3-5 RM) con períodos de descanso prolongados (3-5 min) entre series y ejercicios, la respuesta de la aldosterona es mínima. En consecuencia, dicho protocolo presenta un desafío pequeño para los equilibrios de líquidos y electrólitos del cuerpo. Pero si el entrenamiento de fuerza está diseñado como un entrenamiento de musculación con intensidades moderadas (p. ej., fuerza de 8-12 RM) y períodos de descanso breve (1-2 min) entre series y ejercicios, entonces los mecanismos de la aldosterona se activan nuevamente debido a demandas mucho mayores sobre la regulación de los líquidos corporales. Por tanto, es el tipo de protocolo de ejercicio de fuerza realizado y cómo desafía la regulación de líquidos y electrólitos (p. ej., estado de sudoración e hidratación) lo que establece la necesidad de una mayor secreción de aldosterona.

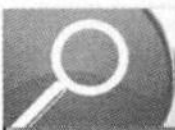

Revisión rápida

- La aldosterona es el principal mineralocorticoide involucrado en el control del sodio y el potasio.
- La aldosterona también influye en el estado acidobásico y el volumen sanguíneo, y ayuda a regular la presión arterial mediante el control de la retención de sodio y potasio.
- La neurohipófisis estimula la liberación de arginina vasopresina (también denominada hormona antidiurética), que hace que el riñón retenga agua, lo que también influye en la regulación de la presión arterial.
- El entrenamiento de mayor intensidad aumenta los valores de aldosterona con el ejercicio de intensidades máximas, con niveles valores altos después del entrenamiento.
- A mayores demandas fisiológicas y ejercicio de mayor intensidad, se hace evidente el aumento de las demandas reguladoras de agua y electrólitos.

HORMONAS PANCREÁTICAS

El páncreas se encuentra en la parte superior del abdomen, junto al intestino delgado. Desempeña un papel esencial en muchas funciones fisiológicas, desde las propiedades anabólicas de la hormona insulina hasta la regulación de las concentraciones séricas de glucosa, pasando por procesos patológicos como la diabetes. Secreta jugo pancreático, que contiene enzimas digestivas que ayudan a neutralizar los ácidos gástricos que pasan del estómago al intestino delgado y que ayudan en el proceso de descomposición de proteínas, carbohidratos y grasas en el tubo digestivo.

Relevante para cualquier análisis en el campo de la fisiología del deporte, el páncreas secreta las hormonas insulina, glucagón y somatostatina. Los islotes de Langerhans son células especializadas en el páncreas que secretan glucagón e insulina. El primero ayuda a aumentar la glucosa sérica cuando comienza a bajar, mientras que la insulina hace que las células absorban glucosa sérica cuando las concentraciones son altas. Los diferentes tipos de células en el páncreas tienen diferentes roles en la producción de contenido secretor, como se describe a continuación:

- Las células β secretan insulina para reducir las concentraciones de glucosa sérica cuando es alta, y estas células constituyen alre-

dedor del 60 % al 80 % de las células de los islotes en el páncreas adulto.
- Las células α secretan glucagón, que provoca un aumento de las concentraciones de glucosa sérica cuando la glucosa es baja; estas células constituyen aproximadamente del 15 % al 20 % del páncreas.
- Las células δ secretan somatostatina, que inhibe la liberación endocrina de insulina y glucagón; estas células constituyen aproximadamente del 5 % al 10 % de las células del páncreas.
- Las células PP secretan polipéptidos pancreáticos que inhiben la liberación de jugos pancreáticos; estas células constituyen aproximadamente el 1 % de las células del páncreas.

El mecanismo de retroalimentación endocrino clásico es la interacción entre la insulina y el glucagón, que en conjunto controlan las concentraciones séricas de glucosa (Fig. 8-20).

Diabetes y síndrome metabólico

Cuando una persona tiene diabetes, su cuerpo no produce insulina o tiene dificultades para usarla. La diabetes se caracteriza por hiperglucemia (concentraciones elevadas de glucosa sérica) debida a concentraciones bajas de insulina o resistencia a la insulina, lo que impide que dicha hormona efectúe sus acciones normales en una célula. Las células β del páncreas tienen problemas para producir suficiente insulina a fin de reducir las concentraciones de glucosa sérica, que es la causa subyacente de la enfermedad. Hay tres tipos de diabetes: tipo 1, tipo 2 y diabetes gestacional, la última de las cuales suele aparecer durante el embarazo. Si no se trata cada tipo de diabetes puede tener serias complicaciones para la salud. El tipo 1 suele encontrarse en niños y adultos jóvenes y, por tanto, se conoce como diabetes juvenil. En este tipo, las células β del páncreas no producen la cantidad necesaria de insulina. La diabetes de tipo 2 se caracteriza por resistencia a la insulina; esta resistencia impide que la insulina impacte en las células diana, como el músculo, lo que frena el consumo y el almacenamiento de glucosa sérica. En resumen: las células no responden a la hormona y su efecto. Las células β tampoco funcionan de manera óptima en la diabetes de tipo 2. La diabetes de tipos 1 y 2 son incurables, pero pueden tratarse con un programa integral de medicamentos, dieta y ejercicio. Para controlar la de tipo 1, se necesitan inyecciones de insulina, junto con intervenciones dietéticas y del estilo de vida. La diabetes de tipo 2 puede controlarse con una combinación de cambios en el estilo de vida, ejercicio y tratamiento dietético (p. ej., una dieta baja en carbohidratos debidamente formulada) y, a menudo, tratamientos con insulina.

La resistencia a la insulina desencadena concentraciones elevadas de glucosa e insulina, de modo que el individuo puede desarrollar síndrome metabólico y diabetes de tipo 2. El síndrome metabólico es una agrupación de diferentes afecciones médicas que pueden influir en el riesgo de enfermedad cardiovascular y diabetes (por ejemplo, hipertensión; concentraciones elevadas de lípidos, como triglicéridos y lactato deshidrogenasa [LDH] densa; concentraciones elevadas de insulina; grasa abdominal; sobrepeso; grasa corporal elevada). El ejercicio y la dieta son dos de los principales factores utilizados para tratar el síndrome metabólico (cuadro 8-7).

Papeles, respuestas y adaptaciones del ejercicio

Por lo general, con el ejercicio se observa una disminución de las concentraciones de insulina sérica. Esta disminución también estimula al hígado para que libere glucosa en la circulación sanguínea debido a la descomposición del glucógeno hepático (la forma almacenada de la glucosa).

Así es como se logra que las concentraciones de glucosa sérica se mantengan, en una de las variables más rigurosamente controladas en el cuerpo humano. Con la respuesta aguda al ejercicio, si una persona ingiere carbohidratos o, carbohidratos y proteínas, antes y después del ejercicio, la insulina aumenta. Por tanto, las calorías y los carbohidratos provocan un aumento de las concentraciones séricas de insulina. La insulina también desempeña un papel importante en la síntesis de proteínas, que es estimulada por proteínas con una pequeña ingestión de carbohidratos.

Con el entrenamiento, los tejidos diana se vuelven más sensibles al efecto de la insulina y disminuye la resistencia[7]. Se han propuesto una serie de mecanismos moleculares para explicar estos efectos. El entrenamiento a largo plazo con ejercicios de alta intensidad ofrece beneficios más duraderos de los efectos de la insulina, en comparación con el ejercicio de intensidad moderada o baja, incluso en adultos mayores[80,88]. Por el contrario, el entrenamiento con ejercicios de menor intensidad muestra efectos menos estables. El aumento del consumo de glucosa por el músculo puede estar relacionada con adaptaciones hemodinámicas, mayor contenido de proteínas celulares de señalización y las moléculas necesarias para el transporte y el metabolismo de la glucosa[26].

La insulina también tiene una gran influencia en el anabolismo de las proteínas a través de señales reguladas por carbohidratos. Se ha constatado que el entrenamiento de fuerza mejora la función muscular y la sensibilidad a la insulina en todo el cuerpo, incluso en personas mayores con diabetes de tipo 2[10,17].

En una revisión sobre los efectos de la insulina, Ho y cols.[39] concluyeron lo siguiente:

1. El ejercicio y la insulina estimulan los aumentos en el transporte de glucosa, el metabolismo del glucógeno y la síntesis de proteínas, y ayudan a promover ganancias a largo plazo en el tamaño de los músculos.
2. Estos efectos están mediados por las vías de señalización habituales y otras nuevas.
3. Los efectos aditivos del ejercicio y la insulina en la regulación del metabolismo intermedio y las respuestas adaptativas tienen un impacto generalizado tanto en la salud como en la enfermedad.
4. Mientras que el entrenamiento físico puede mejorar el rendimiento, el entrenamiento crónico también puede prevenir o revertir los defectos metabólicos observados en afecciones como la diabetes de tipo 2.

GLÁNDULA TIROIDES

La glándula tiroides secreta hormonas tiroideas (T3 y T4), cofactores vitales para muchas reacciones bioquímicas en el cuerpo que regulan la función fisiológica. El yodo es necesario para la síntesis de estas hormonas. Además de la dieta, este micromineral está disponible en múltiples vitaminas y, más comúnmente, se agrega a la sal de mesa yodada. Las hormonas tiroideas desempeñan un papel en el aumento del índice metabólico basal.

Son esenciales en las reacciones para la síntesis de proteínas y aumentan los efectos de la adrenalina a nivel de los receptores β-adrenérgicos. Desempeñan funciones vitales en el crecimiento y el desarrollo de las células humanas. La T3 desempeña un papel importante en la generación de ciertos cambios en la función cardiovascular, como el aumento del gasto cardíaco y la frecuencia de ventilación. Sus funciones en el metabolismo quedan ejemplificadas en las personas con diagnóstico de hipotiroidismo, en quienes la glándula tiroides no produce suficientes hormonas tiroideas. En

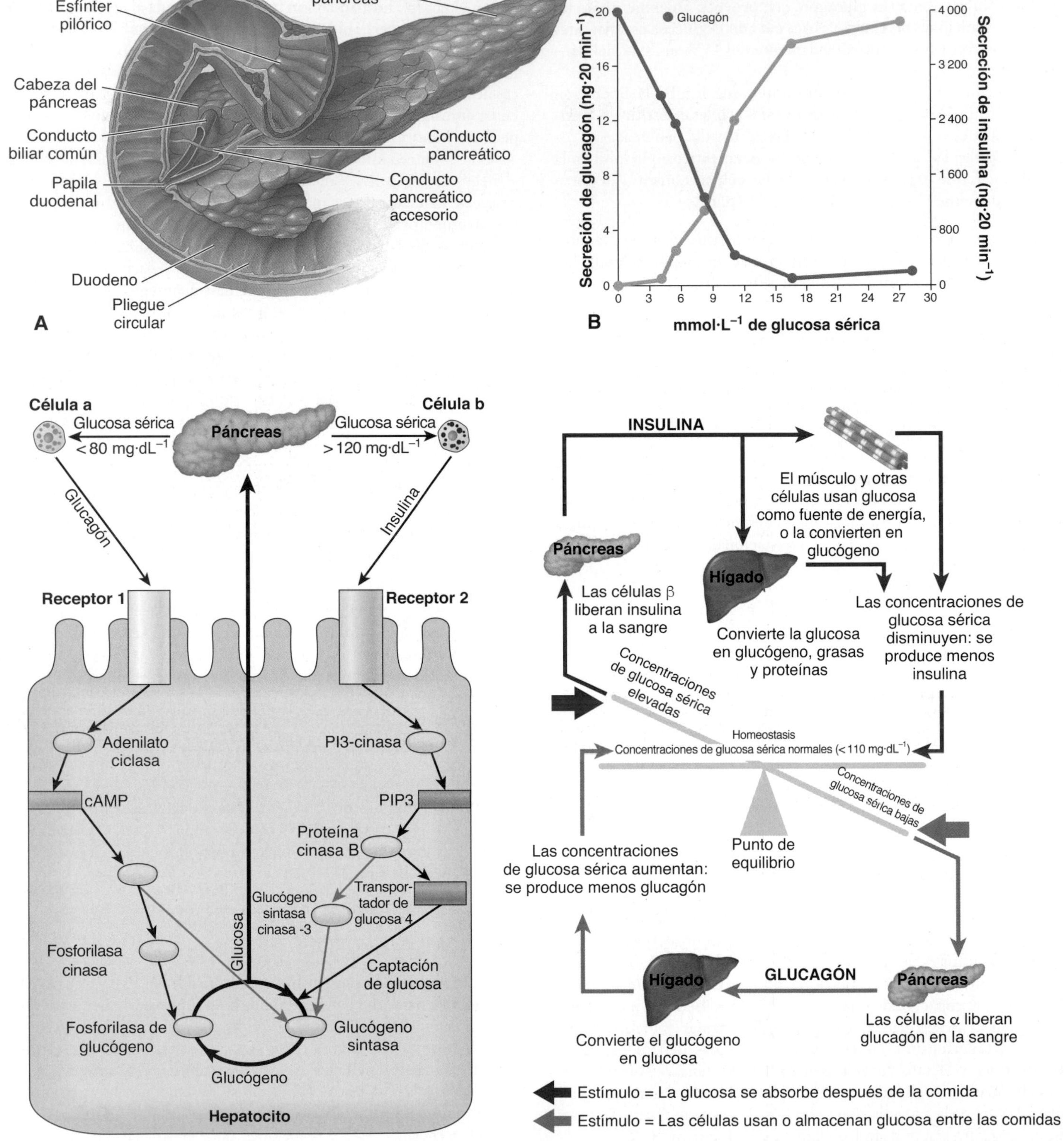

FIGURA 8-20. La regulación y el control del metabolismo de la glucosa son una de las funciones homeostáticas más importantes del cuerpo, y el control de la síntesis y la liberación de glucagón e insulina en respuesta al ejercicio ayuda a satisfacer las demandas del ejercicio. (A) Páncreas (esquema proporcionado por Anatomical Chart Co.). **(B)** Secreción de glucagón e insulina. **(C)** Respuestas del glucagón y la insulina a la glucosa sérica. **(D)** Acciones del glucagón y la insulina para mantener las concentraciones de glucosa sérica.

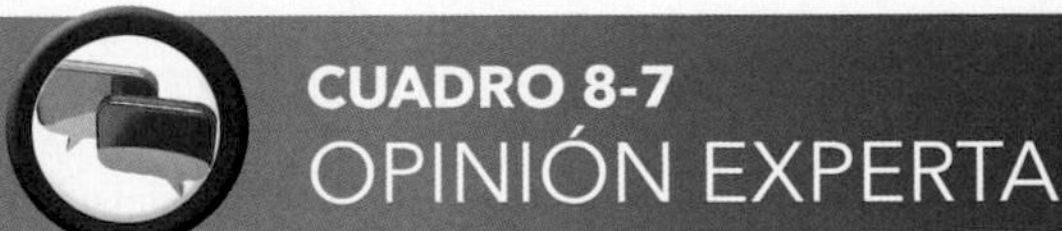

CUADRO 8-7

OPINIÓN EXPERTA

Síndrome metabólico

Jeff S. Volek, PhD, RD
Professor
Department of Human Sciences
The Ohio State University
Columbus, Ohio

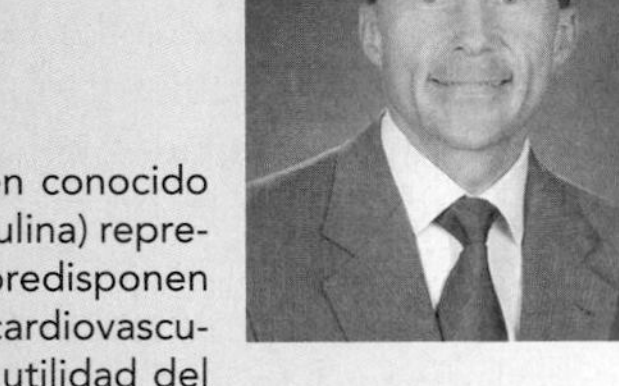

El síndrome metabólico (SM; también conocido como síndrome de resistencia a la insulina) representa un grupo de marcadores que predisponen a obesidad, diabetes y enfermedad cardiovascular. Se ha debatido la definición y la utilidad del SM, pero la mayoría de los investigadores están de acuerdo en que la hiperinsulinemia o resistencia a la insulina es una característica común en todos los casos.

Además, la alteración de los diversos efectos posteriores a la señalización de la insulina constituye un mecanismo plausible para las características del SM. La importancia clínica del SM es que la resistencia a la insulina y un estado prediabético indican un riesgo cardiovascular oculto y mortalidad temprana. El concepto sigue siendo una característica importante, aunque algo controvertida, de la práctica diagnóstica, aunque no existe un acuerdo en la estrategia del tratamiento.

Recientemente sugerimos que los marcadores biológicos que se utilizan tradicionalmente para definir el SM son precisamente aquellos que mejoran con la restricción de carbohidratos en la dieta. Estos marcadores incluyen obesidad (peso corporal, índice de masa corporal [IMC] y/o circunferencia de la cintura elevados), valores altos de glucosa e insulina, disminución del colesterol de lipoproteínas de alta densidad (HDL-C) y aumento de los triglicéridos (TG). Este hallazgo, a su vez, sugiere que el establecimiento de algún tipo de dieta que restrinja los carbohidratos puede ser un primer enfoque razonable para tratar el síndrome.

La evidencia de estudios recientes apunta a un cambio de paradigma en nuestra comprensión de las dietas bajas en carbohidratos. La glucosa es el principal estímulo para la secreción pancreática de insulina. Los diversos efectos de la insulina apuntan a sus efectos generalmente anabólicos. Estos efectos incluyen la estimulación de la captación de glucosa periférica mediante el reclutamiento de receptores GLUT4; la inhibición de la glucogenólisis, la gluconeogenia y la lipólisis; y la estimulación del almacenamiento de glucógeno y la síntesis de proteínas.

La lógica de las estrategias basadas en la restricción de carbohidratos es que la reducción de glucosa en la dieta mejora el control de la insulina y la regulación de este estado anabólico. Más específicamente, el principio de esta restricción es que el mantenimiento de valores bajos de insulina hace que el metabolismo se dirija más hacia la oxidación de lípidos, en lugar de hacia el almacenamiento.

La conclusión sería que la hiperinsulinemia prolongada puede predisponer a un estado en el que la grasa de la dieta se almacena, en lugar de oxidarse, y en el que los efectos aterogénicos de la grasa, en particular de las grasas saturadas, son más fácilmente visibles.

La lipogenia (síntesis de ácidos grasos) se inhibe significativamente con una dieta baja en carbohidratos, y esto debería permitir un mejor manejo posterior a la absorción de las grasas de la dieta, con lo que se reducirían sus efectos adversos sobre el metabolismo de las lipoproteínas y otros procesos aterogénicos.

En el tratamiento del SM y la diabetes, la restricción de carbohidratos es el enfoque obvio e intuitivo. En general, se reconoce que la reducción experimental de los carbohidratos proporciona un mejor control glucémico, una mayor reducción de hemoglobina A_{1c}, y una disminución más confiable de la medicación que las dietas bajas en grasas. Además, no es necesaria la pérdida de peso para obtener el beneficio[1]. La barrera para implementar estrategias con restricción de carbohidratos en el tratamiento del SM y los pacientes con diabetes ha sido tradicionalmente la preocupación por el riesgo de enfermedad cardiovascular (ECV). La principal inquietud es que los carbohidratos eliminados de la dieta serán reemplazados por grasas dietéticas, posiblemente grasas saturadas, con un presunto aumento del riesgo de ECV. En oposición a esta idea, en estudios recientes se ha constatado que la reducción de los carbohidratos en la dieta conduce a una mejora radical en los marcadores de ECV, incluso sin pérdida de peso.

Históricamente, la restricción de carbohidratos se ha visto como un método para bajar de peso y ha sido objeto de sospecha debido a las preocupaciones sobre el colesterol unido a lipoproteínas de baja densidad (LDL-C) y el riesgo de cardiopatía.

Desde hace muchos años se sabe que la reducción de los carbohidratos en la dieta mejora la dislipidemia aterogénica, es decir, aumenta el HDL-C y reduce los TG plasmáticos. Por otro lado, el colesterol total y el LDL-C suelen disminuir con dietas bajas en grasas. Esta relación entre los factores de riesgo de LDL-C contra la dislipidemia se complica actualmente por el reconocimiento de que la aterogenicidad de LDL-C depende en gran medida del tamaño de la partícula, lo que también está intensamente correlacionado con los carbohidratos de la dieta. Además, otros marcadores, como las apolipoproteínas, pueden ser predictores más precisos que los valores de los tipos de colesterol.

La relación apoB/apoA-1 en particular se ha propuesto como la más precisa. También está el problema de los tipos de ácidos grasos, principalmente de las grasas saturadas, ya que su ingesta en la dieta suele aumentar cuando se restringen los carbohidratos, y esto ha generado preocupaciones sobre los posibles efectos nocivos sobre el metabolismo de las lipoproteínas y el riesgo cardiovascular. Varios estudios han evaluado los efectos de las dietas muy bajas en carbohidratos sobre los biomarcadores ampliamente establecidos y también emergentes de riesgo cardíaco.

El panorama que surge de este trabajo reciente es que la restricción de carbohidratos tiene varias ventajas sobre las dietas bajas en grasas en la disminución de la adiposidad, la mejora del control glucémico y la sensibilidad a la insulina, y la inducción de respuestas favorables de TG, HDL-C y colesterol total/HDL-C. Además de estos marcadores para SM, las dietas bajas en carbohidratos tienen respuestas más favorables a indicadores alternativos de dislipidemia aterogénica y riesgo cardiovascular: lipemia posprandial, apo B, apo A-1, la relación apo B/apo A-1, distribución de partículas LDL, adipocinas, marcadores inflamatorios y función vascular postabsorbente y posprandial. En un trabajo reciente pudimos constatar que, a pesar de una ingesta tres veces mayor de grasas saturadas, una dieta muy baja en carbohidratos redujo de forma constante los ácidos grasos saturados circulantes, en comparación con una dieta baja en grasas. La disminución de los ácidos grasos saturados circulantes en la dieta baja en carbohidratos probablemente se deba a una mayor oxidación de las grasas saturadas tanto de la dieta como de la lipólisis endógena, y a una reducción de la lipogenia *de novo*.

En resumen, la restricción de carbohidratos suele ser eficaz para mejorar los marcadores fisiológicos asociados con el síndrome metabólico: glucosa e insulina elevadas en ayunas y, en particular, la dislipidemia aterogénica caracterizada por TG altos y HDL bajo. Se presume que los efectos se atribuyen a una mejor regulación de las concentraciones plasmáticas de glucosa e insulina y a la mejora de la hiperinsulinemia y la resistencia a la insulina, que son características fundamentales del SM.

La persistencia de la epidemia de obesidad, diabetes y SM sugiere que deben buscarse alternativas a las recomendaciones dietéticas bajas en grasas con las que coincide la epidemia. La revisión que se presenta aquí sugiere que, considerada bajo un nuevo enfoque, la restricción de carbohidratos como una receta general para la salud, con independencia de la pérdida de peso, es posiblemente una alternativa.

Bibliografía

1. Arora SK, McFarlane SI. The case for low carbohydrate diets in diabetes management. *NutrMetab (Lond)*. 2005;2:16.

tales casos, el metabolismo se ralentiza y se observa un aumento de peso indebido, entre muchos otros síntomas.

Papeles, respuestas y adaptaciones del ejercicio

Las respuestas agudas de T3 y T4 y otras hormonas tiroideas inducidas por el ejercicio muchas veces no son consistentes, ya que en los experimentos se han observado aumentos, disminuciones o ningún cambio significativo inducido por el ejercicio desde el reposo. Las hormonas tiroideas suelen aumentar con el ejercicio aeróbico mayor al 70 % del consumo máximo de oxígeno[34]. Las razones de tales diferencias pueden deberse a las diferencias entre varios diseños experimentales. Las muchas discrepancias entre los estudios fueron señaladas proféticamente desde hace mucho tiempo por Krotkiewski y cols.[76] cuando afirmaron: "La falta de acuerdo en informes anteriores probablemente se deba a diferencias metodológicas, como métodos más o menos susceptibles a la interferencia de los ácidos grasos, y a que los cambios en las hormonas tiroideas son variables durante el esfuerzo agudo, así como antes y después del entrenamiento físico. La duración del estudio también puede ser importante, e incluso 3 meses sean posiblemente demasiado breves para alcanzar el equilibrio en la homeostasis tiroidea".

Sin embargo, las concentraciones plasmáticas pueden no ser representativas de la secreción debido a la captación y uso de las hormonas tiroideas dentro de diversas células y tejidos. Una serie de reacciones metabólicas y bioquímicas diferentes están directamente relacionadas.

HORMONA PARATIROIDEA

La hormona paratiroidea o parathormona (PTH) es secretada por las glándulas paratiroideas, ubicadas en la superficie de la glándula tiroides. Esta hormona estimula el aumento de las concentraciones de calcio sérico. Por el contrario, la calcitonina (una hormona producida por las células parafoliculares de la glándula tiroides) actúa para disminuir las concentraciones de calcio sérico y aumentar el depósito de calcio en los huesos. Para aumentar el calcio circulante, la PTH influye básicamente en tres regiones diana: (1) hueso, donde estimula la liberación de calcio; (2) riñón, donde mejora la reabsorción activa de calcio; y (3) intestinos, donde aumenta la absorción de calcio por medio del aumento de la producción de vitamina D y el control de las enzimas críticas para este proceso. La PTH está regulada por un sistema de retroalimentación negativa en el que el aumento de las concentraciones de calcio causa la disminución de la producción de la hormona.

El recambio óseo es esencial en el proceso de remodelación ósea, término que se refiere ya sea a la formación de hueso por los osteoblastos o la reabsorción por los osteoclastos en la superficie del hueso. Este proceso implica la reabsorción, que es la degradación normal del hueso por los osteoclastos y la liberación de calcio a la sangre. La PTH estimula indirectamente los osteoclastos, ya que no tienen receptores, por medio de su influencia sobre los precursores de los osteoclastos. La PTH se une a los osteoblastos, que son las células responsables de formar hueso. Este proceso es vital para reparar huesos dañados por el estrés y las lesiones cotidianas. La remodelación ósea es un proceso esencial que requiere ejercicio para mantener o aumentar la densidad mineral ósea. El término remodelación ósea se refiere al crecimiento y el cambio de forma ósea por la formación de hueso y la reabsorción que se produce en una superficie ósea determinada.

Papel, respuestas y adaptaciones del ejercicio

Con el ejercicio de mayor intensidad, se producirán aumentos en las concentraciones séricas de PTH[8,21]. Se ha pensado que el aumento se debe a la disminución del calcio sérico y al impacto en el recambio óseo. Sin embargo, el ejercicio moderado a largo plazo parece aumentar la PTH, pero con un cambio relativamente pequeño en las concentraciones de calcio, lo que hace que sus efectos a largo plazo sobre los huesos no estén claros. Se ha pensado que el ejercicio de fuerza es eficaz para fortalecer los huesos porque también afecta la PTH y el crecimiento óseo[104]. El ejercicio de alto impacto, como la gimnasia, también presenta un estímulo eficaz para aumentar la densidad ósea. Estas intervenciones son importantes para combatir la pérdida ósea debida al envejecimiento y la osteoporosis, así como para compensar la gran pérdida ósea con los vuelos espaciales y la exposición a la microgravedad (cuadro 8-8).

IMPACTO DE UNA COMPETICIÓN EN LAS RESPUESTAS ENDOCRINAS

Piense en la excitación fisiológica que se produce en los deportistas antes de iniciar un partido o competición importante. Las glándulas

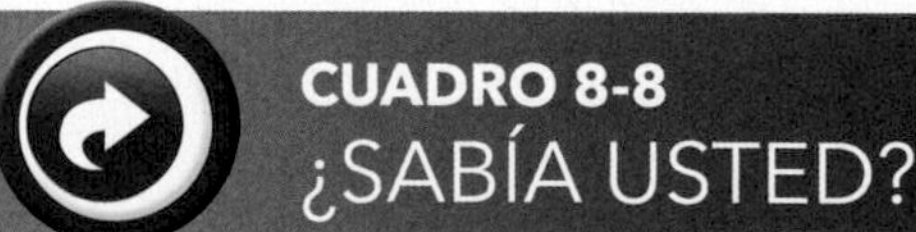

Osteoporosis

La osteoporosis es una afección en la que se reduce la densidad mineral del hueso, lo que aumenta el riesgo de fractura. La osteoporosis a menudo se conoce como la «enfermedad silenciosa» porque los síntomas no son evidentes hasta que una persona sufre una fractura. La gravedad de la enfermedad se hace evidente cuando una fractura provoca discapacidad, dolor y pérdida de la independencia. Aproximadamente el 99 % del calcio corporal se almacena en los huesos. Por tanto, las funciones que desempeña la hormona paratiroidea y la calcitonina para mantener las concentraciones de calcio circulante influyen en la remodelación y la densidad óseas y, en última instancia, en el riesgo desarrollar osteoporosis. La hormona paratiroidea (PTH) aumenta el calcio en la circulación sanguínea por medio de activar la liberación de calcio de los huesos, aumentar la reabsorción de calcio en los riñones y absorber calcio del intestino. Por otro lado, la calcitonina disminuye las concentraciones séricas de calcio al estimular el almacenamiento en el hueso y aumentar la excreción de calcio en los riñones. La homeostasis de estas hormonas, con funciones opuestas para mantener el calcio en el hueso y la densidad ósea, desempeña un papel en el posible desarrollo de osteoporosis.

Los expertos recomiendan que, para minimizar el riesgo de desarrollar osteoporosis, las personas deben seguir una dieta adecuada en calcio, proteínas, fósforo, vitamina D y vitamina K; mantener un peso corporal saludable; y realizar ejercicios con carga.

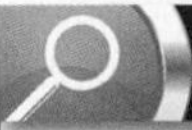

Revisión rápida

- La glándula tiroides secreta hormonas tiroideas (tiroxina, o T4, y triyodotironina, o T3), que son cofactores vitales en muchas reacciones del cuerpo.
- El yodo es necesario para la síntesis de estas hormonas.
- Las hormonas tiroideas tienen un papel en el aumento del índice metabólico basal y son importantes en las reacciones para la síntesis de proteínas.
- Las concentraciones bajas representan una situación de «hipotiroidismo», y el metabolismo se ralentiza.
- Las respuestas de las hormonas tiroideas al ejercicio son variables, con un aumento más consistente con el ejercicio de mayor intensidad.
- La hormona paratiroidea o parathormona (PTH) es secretada por las glándulas paratiroideas.
- La PTH influye (1) en el hueso, donde estimula la liberación de calcio aumentando las concentraciones de calcio sérico; (2) el riñón, donde mejora la reabsorción activa de calcio; y (3) los intestinos, donde aumenta la absorción de calcio mediante el aumento de la producción de vitamina D y la regulación positiva de las enzimas clave para este proceso.
- Con el ejercicio de mayor intensidad, se producirán aumentos en las concentraciones sanguíneas de PTH.

endocrinas están muy involucradas en este fenómeno de excitación, sobre todo en la adrenalina. El fenómeno de lucha o huida puede tener un gran componente psicológico, especialmente cuando el deportista sabe que se acerca una competición importante.

En un partido de Copa Davis se encontró que los competidores tenían concentraciones de adrenalina muchísimo más altas, en comparación con los entrenamientos. Por tanto, los deportistas tienen que lidiar con la respuesta de lucha o huida en un entorno competitivo que es bastante diferente al del entrenamiento.

Por tanto, entrenadores y deportistas han intentado simular la denominada sensación del juego exponiendo a los deportistas en entrenamiento a condiciones similares a las de la competición.

En estas situaciones, la experiencia es muy importante, porque una vez que se produce una caída drástica de la adrenalina, recuperar esa «ventaja» es difícil (cuadro 8-9). La competición puede causar ansiedad y excitación debido a la incertidumbre involucrada con el resultado.

Los aumentos de las catecolaminas, incluida la adrenalina, provocan un efecto adrenérgico en todo el cuerpo que también incrementa otras hormonas, como la testosterona, que se ha constatado que está relacionada con la agresividad en los hombres, así como del cortisol.

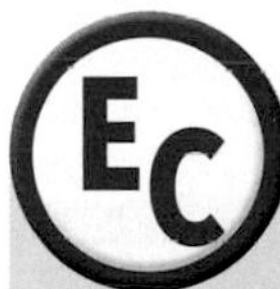

ESTUDIO DE CASO

ESCENARIO

Usted lleva entrenando desde hace 4 años a un equipo de béisbol de una importante universidad. Dos de sus mejores jugadores, con potencial para las ligas mayores, lo han impresionado. Un día, mientras descansa en la silla de su oficina, reflexiona sobre las carreras de cada jugador. Debido a que los cazatalentos de las Grandes Ligas vendrán la próxima semana, reúne las estadísticas de los jugadores, incluyendo información sobre la fuerza y el acondicionamiento. John había logrado un progreso constante durante su carrera universitaria tanto en fuerza como en potencia, pero era notablemente más pequeño que Barton, quien en los últimos 2 años había ganado 9 kg de peso y el correspondiente aumento de su promedio de bateo y *home runs.* Nunca había dado positivo a ninguna sustancia durante su carrera y era un deportista muy dedicado en la sala de pesas. Con toda la controversia con el uso de sustancias anabólicas en las grandes ligas, los cazatalentos se preguntaban si esto podría ser un problema o si se trataba simplemente de un aumento de peso normal. Pensando en sus estudios como estudiante de ciencias del deporte, desea echar otro vistazo a algunas preguntas.

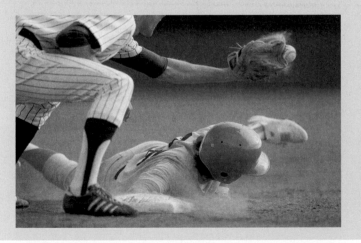

Preguntas

1. ¿Es posible este tipo de aumento de peso para un jugador de béisbol universitario?
2. ¿Qué podría estar tomando que no sea detectable en las pruebas de dopaje?
3. ¿Puede tratarse tan solo de una buena nutrición y entrenamiento?
4. Los cazatalentos quieren saber si está consumiendo alguna droga, ya que entonces sería mejor reclutar a su compañero de equipo. ¿Qué opina?

Opciones

Pensándolo bien, ¿un aumento de peso tan grande no requeriría también un aumento de estatura? Recuérdese que las concentraciones elevadas de testosterona y estradiol regulan positiva y transitoriamente el hipotálamo y la hipófisis para producir más GH/IGF-1, lo que estimula el aumento de estatura característico de la mitad de la adolescencia. Pero, después de varios años, estas hormonas sexuales hacen que las epífisis de los huesos largos se fusionen y que el crecimiento lineal cese. Barton creció varios centímetros durante los últimos 2 años y se dejó crecer la barba. Además, varios de los deportistas han estado tomando un suplemento de creatina. Estos factores lo llevan a concluir que tuvo un período de crecimiento tardío, lo que ayudó a aumentar su tamaño corporal. Tal crecimiento, junto con la dedicación de Barton en la sala de pesas, le lleva a concluir que probablemente no esté consumiendo ningún suplemento ergogénico ilegal.

ESCENARIO

Usted entrena a un equipo de tenis de instituto. El especialista en fuerza y acondicionamiento de la escuela le ha pedido que elija la hora en que desea entrenar a sus deportistas para su programa fuera de la temporada.

Preguntas

1. ¿Existe un momento del día óptimo para entrenar diferentes elementos, desde la práctica del tenis hasta las actividades de fuerza y acondicionamiento? Si es así, ¿por qué?
2. ¿Qué hora del día elige para entrenar?

(*Continúa*)

Opciones

Desde su conocimiento básico de las hormonas, recuerda que muchas de estas tienen ritmos circadianos. El impacto y la magnitud de las respuestas hormonales al ejercicio pueden variar en diferentes momentos del día. Algunas hormonas comienzan bajas por la mañana y alcanzan su punto máximo durante el día y la noche. Sin embargo, recuerda que ningún estudio ha constatado un momento óptimo del día para entrenar a menos que el ciclo de sueño vigilia afecte la calidad del entrenamiento. Sin embargo, hay algunos indicios de que el rendimiento suele alcanzar su punto máximo a últimas horas de la tarde o al anochecer. El entrenamiento está programado para el final de la tarde, que es cuando el rendimiento puede alcanzar su punto máximo. Por tanto, decide que el horario de entrenamiento programado es en un buen momento del día.

ESCENARIO

Como entrenador/a personal, acaba de completar un ciclo de entrenamiento de fuerza con su cliente. Ahora, por diversión, quiere participar en el próximo concurso de culturismo aficionado, sin apoyo de sustancias, que se celebra dentro de 3 meses en el club de salud local de la ciudad. Ha estado trabajando con su cliente durante 2 años, su fuerza es excelente y su tamaño muscular al levantar pesos más pesados es casi tan bueno como lo que se esperaría. Sin embargo, para satisfacer las demandas de definición muscular, sabe que debe cambiar el programa de entrenamiento para optimizar la definición muscular a la vez que se conserva su tamaño. Este es un concurso libre de sustancias, por lo que se pregunta si puede crear un protocolo de entrenamiento de fuerza que fomente la pérdida de grasa subcutánea y mejore la definición muscular.

Preguntas

1. ¿Qué tipo de protocolo de ejercicio podría implementar y cómo interactuaría la dieta con este tipo de programa?
2. ¿Qué otras consideraciones debe tener al intentar lograr la definición muscular para un concurso de culturismo de este tipo?

Opciones

Recuerde que en el entrenamiento intenso con pesas se observan concentraciones más altas de muchas hormonas anabólicas, como la hormona del crecimiento. Son estas hormonas, junto con un índice metabólico más alto, las que podrían estimular un mayor uso de la grasa para obtener energía, en comparación con las resistencias más pesadas y sus necesarios períodos de descanso más largos entre las series. Decide que su cliente realice un programa de entrenamiento con pesas de alto volumen e intensidad moderada (múltiples series de ~ 10 repeticiones). Este programa de ejercicios, junto con una dieta calórica moderadamente restrictiva, ayudará a su cliente a lograr el aspecto musculoso que busca.

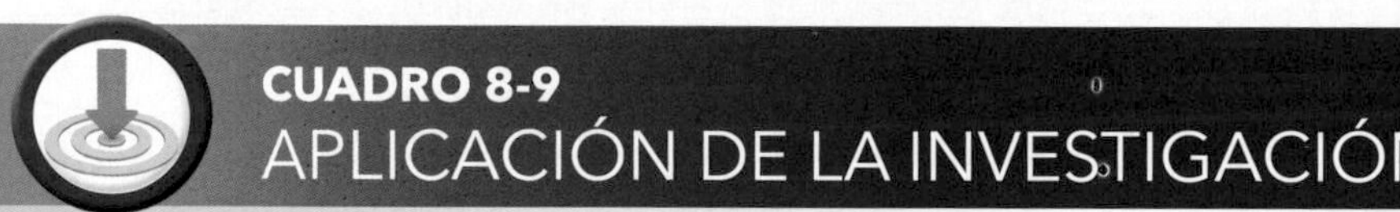

CUADRO 8-9

APLICACIÓN DE LA INVESTIGACIÓN

Excitación, lucha o huida y rendimiento

En situaciones de estrés fisiológico o psicológico inminente, el cuerpo responde con un aumento de sus sistemas fisiológicos a fin de estar listo para luchar o huir con la esperanza de sobrevivir. Durante un largo período evolutivo, los seres humanos han desarrollado tales respuestas de supervivencia. En ocasiones, estas respuestas pueden funcionar bien o pueden sobrepasar las necesidades precisas de una tarea o actividad en particular. La excitación adrenérgica está mediada por el sistema nervioso simpático y produce la estimulación del sistema nervioso y la liberación de hormonas, en particular, de catecolaminas. En el centro de esta respuesta se encuentra la estimulación nerviosa de la médula suprarrenal y su secreción de adrenalina como parte de la respuesta adrenérgica. El aumento resultante de la frecuencia cardíaca, la presión arterial y los efectos sobre la corteza motora pueden ser negativos si no se controla la respuesta. El entrenamiento parece ser un factor clave para condicionar esta respuesta adrenérgica.

El entrenamiento físico parece regular el momento y la magnitud de este efecto. El aumento significativo de las concentraciones de adrenalina en reposo antes del ejercicio en mujeres sin entrenamiento se producen durante el reposo, 24 h antes de un protocolo de ejercicio estándar en bicicleta de 30 min al 80 % del máximo[4]. Sin embargo, en mujeres con entrenamiento de resistencia, esta respuesta aguda se produce solo en los primeros minutos antes del ejercicio de mayor intensidad, lo que permite que el cuerpo esté listo para las demandas físicas. La anticipación o el miedo a los estresantes físicos desafiantes puede causar un estrés psicológico por el que la respuesta adrenérgica se inicia mucho antes de que sea necesaria, para preparar el cuerpo para el ejercicio. Por tanto, la progresión gradual de la intensidad del ejercicio a lo largo del tiempo permite que se produzcan las adaptaciones iniciales, con la reducción del miedo y los aumentos prematuros de adrenalina.

Las elevaciones adrenérgicas agudas de adrenalina parecen vitales para optimizar la producción de fuerza y potencia cuando se realiza un protocolo de ejercicio con demanda de fuerza[1,3]. La experiencia del entrenamiento parece ayudar a optimizar los ajustes fisiológicos antes y durante la sesión con el mantenimiento de mayores concentraciones de adrenalina, lo que permite que la producción de fuerza continúe elevada a lo largo de la sesión, sin una reducción drástica sobre el protocolo de ejercicio[1]. Esto parece deberse a la optimización de los receptores β_2-adrenérgicos en el músculo, lo que aumenta la liberación y la unión de Ca^{++} para mejorar la contracción muscular[2].

La excitación y los aumentos fisiológicos son una parte importante de los ajustes normales necesarios antes de un desafío inminente. Sin embargo, una respuesta adrenérgica exagerada y/o prolongada puede ser contraproducente, tanto de forma aguda como crónica, para el rendimiento físico óptimo, especialmente cuando las habilidades deportivas requieren capacidades motoras finas o esfuerzo máximo. La práctica y la exposición previa a las condiciones del sitio de competición y las demandas de un deporte son vitales como parte de un programa de entrenamiento a fin de optimizar la respuesta adrenérgica.

Bibliografía

1. French DN, Kraemer WJ, Volek JS, et al. Anticipatory responses of catecholamines on muscle force production. *J Appl Physiol.* 2007;102(1):94–102.
2. Fry AC, Schilling BK, Weiss LW, et al. beta2-Adrenergic receptor downregulation and performance decrements during high-intensity resistance exercise overtraining. *J Appl Physiol.* 2006;101(6):1664–1672.
3. Kraemer WJ, Patton JF, Knuttgen HG, et al. Effects of high-intensity cycle exercise on sympathoadrenal-medullary response patterns. *J Appl Physiol.* 1991;70(1):8–14.
4. Triplett-McBride NT, Mastro AM, McBride JM, et al. Plasma proenkephalin peptide F and human B cell responses to exercise stress in fit and unfit women. *Peptides.* 1998;19(4):731–738.

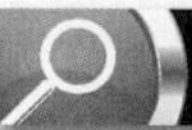

Revisión rápida

- El sistema endocrino está involucrado en la excitación de la competición.
- Los incrementos de las catecolaminas producen un efecto adrenérgico en todo el cuerpo.
- Los aumentos de las hormonas son importantes para el proceso preparatorio antes del ejercicio o la competición.
- Cuanto más intensas sean las demandas físicas, mayores serán los ajustes preparatorios.

Los incrementos de las concentraciones de muchas de las hormonas son importantes para movilizar sustratos energéticos a fin de cumplir con las demandas físicas posteriores. Además, los aumentos del flujo sanguíneo, el gasto cardíaco, la presión arterial y la preparación para las contracciones del músculo esquelético (es decir, aumento de la unión de adrenalina a los receptores β_2-adrenérgicos en el retículo sarcoplásmico para aumentar la producción de Ca^{++}) son parte del proceso preparatorio previo para el ejercicio o una competición.

Cuanto más intensas sean las demandas físicas o el dolor asociado con el ejercicio o la competición (p. ej., combate de lucha libre, intervalos de 400 m), mayores serán los ajustes preparatorios que pueden producirse entre 24 h y 15 min antes de la actividad. Los individuos no entrenados que no están acostumbrados al ejercicio muestran un aumento de las concentraciones de adrenalina horas antes del ejercicio, incluso si es de intensidad baja a moderada[79]. Además, Tharion y cols.[78] han constatado que las sesiones de entrenamiento con pesas con cargas de 10 RM con períodos de reposo más breves aumentan la ansiedad y la ira antes de la sesión. Todo esto es parte del proceso de excitación, que los entrenadores, entrenadores personales y científicos deben reconocer y tratar.

RESUMEN DEL CAPÍTULO

El sistema endocrino es uno de los sistemas más importantes del cuerpo, pues regula casi todas las funciones fisiológicas. Con el estrés del ejercicio agudo y el entrenamiento con el ejercicio crónico, el sistema endocrino envía información de señalización importante a las células diana. También apoya muchas funciones metabólicas para mantener la homeostasis y satisfacer las demandas del estrés por ejercicio y la recuperación.

Por tanto, comprender algunos de los aspectos básicos del sistema endocrino es vital para entender la especificidad del estrés por ejercicio agudo y las adaptaciones crónicas a varios tipos de entrenamiento físico.

PREGUNTAS DE REVISIÓN

COMPLETE LOS ESPACIOS EN BLANCO

1. La isoforma de 22 kD de la hormona del crecimiento se produce y se libera de ______________ en la región anterior del hipotálamo.
2. __________________ es el precursor de la β-endorfina y muchos otros péptidos bioactivos secretados por la adenohipófisis.
3. Las hormonas esteroideas se derivan de _____________ y contienen el mismo anillo y sistema de numeración atómica que ________________.
4. ____________________ estimula las contracciones uterinas y la liberación de leche de las glándulas mamarias.
5. Durante el ejercicio, los estímulos mecánicos de la activación muscular y producción de fuerza provocan la liberación autocrina de ______________ y una isoforma de IGF, denominada ____________________, de las fibras musculares.

OPCIÓN MULTIPLE

1. ¿Cuál de las siguientes afirmaciones es verdadera para explicar la magnitud de la respuesta de la hormona del crecimiento al ejercicio?
   a. Se produce una mayor respuesta cuando se recluta más masa muscular
   b. Se producen respuestas mayores al levantar un peso con 1 RM, en comparación con 10 RM
   c. Se producen aumentos agudos mayores en individuos con niveles de fuerza más bajos
   d. Se producen aumentos agudos mayores al levantar un peso con 1 RM, en comparación con 10 RM con menor fuerza individual
   e. Se produce una mayor respuesta con una menor cantidad de esfuerzo total realizado
2. El sistema endocrino…
   a. libera mensajeros químicos en la circulación sanguínea para su distribución por todo el cuerpo
   b. libera hormonas que alteran las actividades metabólicas de muchos tejidos y órganos diferentes
   c. produce efectos que pueden durar horas, días o incluso más
   d. puede alterar la actividad genética de las células
   e. Todas las opciones anteriores son verdaderas
3. ¿Cuál de las siguientes hormonas se clasifica como amina?
   a. Adrenalina
   b. Cortisol
   c. Testosterona
   d. Hormona del crecimiento
   e. Glucagón
4. ¿Qué hormona se secretaría en concentraciones más altas si se consumiera cuatro tabletas de chocolate extragrandes y un refresco de cola grande?
   a. Insulina
   b. Adrenalina
   c. Glucagón
   d. Cortisol
   e. Oxitocina
5. ¿Cuál de los siguientes factores influye en la duración y la intensidad de los mensajes de las hormonas al ADN?
   a. Vida media de la hormona
   b. Disponibilidad del receptor
   c. Elementos de degradación en el medio fisiológico
   d. Enzimas
   e. Todo lo anterior

VERDADERO / FALSO

1. En un asa (bucle) de retroalimentación positiva, la formación del producto hace que el tejido que produce el producto disminuya su secreción.

2. Los receptores de hormonas peptídicas se basan en sistemas de mensajeros secundarios para regular sus señales al ADN.
3. La glándula tiroides produce una hormona que aumenta las concentraciones de calcio sérico.
4. Los glucocorticoides aumentan las concentraciones de glucosa circulante.
5. Un hombre con concentraciones bajas de testosterona padece hipogonadismo.

RESPUESTA CORTA

1. Describa qué controla la liberación de hormonas de la adenohipófisis.

RELACIÓN

1. Relacione el tipo de hormona con su descripción correcta.

Amina	Derivada del colesterol, actúa mediante interacciones directas con el elemento regulador del ADN
Esteroide	Compuesto por aminoácidos, ejerce señales indirectas sobre el ADN a través de interacciones con los receptores de membrana celular y mecanismos secundarios de señalización molecular
Péptido	Se sintetiza a partir de los aminoácidos triptófano o tirosina

2. Relacione el tipo de liberación de hormonas con su definición correcta.

Paracrina	Producción y secreción de hormonas por las glándulas en la circulación sanguínea que actúa sobre los tejidos diana
Autocrina	Secreción de hormonas por una célula que actúa sobre las *células adyacentes*
Endocrina	Secreción de hormonas por una célula que actúa sobre los receptores de superficie de la *misma célula*

PENSAMIENTO CRÍTICO

1. Describa la pulsatilidad hormonal. ¿Cuál es su ventaja?
2. Describas la secreción autocrina del factor de crecimiento similar a la insulina en el músculo.

TÉRMINOS CLAVE

Amenorrea Ausencia de un período menstrual en mujeres.

Anabólico Que construye o sintetiza.

Androgénico Perteneciente a las características sexuales masculinas secundarias.

Autocrino Relacionado con una sustancia secretada que actúa sobre los receptores de superficie de la misma célula.

Catabólico Relacionado con la descomposición.

Corteza suprarrenal Capa externa de tejido de la glándula suprarrenal; secreta hormonas esteroideas como cortisol, aldosterona y pequeñas cantidades de andrógenos.

Corticotrofos Vesículas de la adenohipófisis que liberan hormonas que estimulan la corteza suprarrenal y producen las hormonas del estrés del eje hipotálamo-hipófisis-suprarrenal.

Dimorfismo(s) sexual(es) Diferencia morfológica o funcional entre miembros masculinos y femeninos de la misma especie.

Dismenorrea Períodos menstruales dolorosos.

Endocrino Producción y secreción de mensajeros químicos por glándulas que se distribuyen en el cuerpo a través de la circulación sanguínea para actuar sobre los tejidos diana.

Factor de crecimiento mecánico (MGF) Variantes de empalme del factor de crecimiento similar a la insulina 1 (IGF-1) liberado del músculo debido al estrés mecánico.

Glándula(s) Grupo de células o masa organizada de células que funciona como un órgano para secretar sustancias químicas.

Hormona(s) Sustancia química liberada de una glándula a la sangre que interactúa con una célula para provocar una respuesta específica.

Hormonas inhibidoras Hormonas que bloquean la liberación de otras hormonas.

Hormonas liberadoras Hormonas que promueven la liberación de otras hormonas.

Menorragia Sangrado menstrual prolongado

Menstruación Descarga periódica de sangre, secreciones y restos de tejido del útero que se repite en mujeres no embarazadas aproximadamente a intervalos mensuales.

Modificaciones postraduccionales Modificación covalente y generalmente enzimática de proteínas después de la biosíntesis de proteínas.

Neuroendocrino Relacionado con la interacción entre secreciones hormonales y actividad nerviosa.

Paracrino Perteneciente a una sustancia secretada por una célula que actúa sobre las células adyacentes.

Plasma Porción líquida de sangre que consiste en agua y sus componentes disueltos (proteínas, electrólitos, azúcares, lípidos, productos de desecho metabólicos, aminoácidos, hormonas y vitaminas).

Proteínas de unión a la hormona del crecimiento Proteína transportadora soluble y receptor de membrana externo para la hormona del crecimiento. Las funciones son relativamente desconocidas.

Receptor Proteína celular que recibe estímulos en la superficie celular o en el interior de la célula que tiene afinidad por un agente químico específico (como por ejemplo una hormona) para desencadenar una respuesta fisiológica.

Retroalimentación negativa Sistema en el que la formación de productos disminuye la formación adicional del producto.

Retroalimentación positiva Sistema en el que la formación de productos aumenta la formación de productos.

Síndrome premenstrual (SPM) Síntomas que aparecen de 7 a 14 días antes de un período menstrual.

Sistema porta hipofisario Sistema de vasos sanguíneos en la microcirculación en la base del encéfalo, que conecta el hipotálamo con la glándula hipófisis.

Somatotropos Células ubicadas en la adenohipófisis que secretan formas de la hormona del crecimiento de diferente peso molecular.

Suero Porción líquida de sangre que queda después de que se hayan eliminado los factores de coagulación (fibrinógeno, protrombina) mediante la formación de coágulos.

Vida media Cantidad de tiempo que tarda la concentración de una hormona sérica en disminuir a la mitad de su valor máximo.

BIBLIOGRAFÍA

1. Barnes KA, Ball LE, Galvao DA, et al. Nutrition care guidelines for men with prostate cancer undergoing androgen deprivation therapy: do we have enough evidence? *Prostate Cancer Prostatic Dis*. 2019;22(2): 221–234.
2. Baumann G. Growth hormone binding protein. The soluble growth hormone receptor. *Minerva Endocrinol*. 2002;27:265–276.
3. Baumann G, Shaw M, Amburn K, et al. Heterogeneity of circulating growth hormone. *Nucl Med Biol*. 1994;21:369–379.
4. Baumann GP. Growth hormone isoforms. *Growth Horm IGF Res*. 2009;19: 333–340.
5. Boecker H, Sprenger T, Spilker ME, et al. The runner's high: opioidergic mechanisms in the human brain. *Cereb Cortex*. 2008;18:2523–2531.
6. Bollag WB. Regulation of aldosterone synthesis and secretion. *Compr Physiol*. 2014;4:1017–1055.
7. Borghouts LB, Keizer HA. Exercise and insulin sensitivity: a review. *Int J Sports Med*. 2000;21:1–12.
8. Bouassida A, Zalleg D, Zaouali Ajina M, et al. Parathyroid hormone concentrations during and after two periods of high intensity exercise with and without an intervening recovery period. *Eur J Appl Physiol*. 2003;88:339–344.
9. Brabant G, Schwieger S, Knoeller R, et al. Hypothalamic-pituitary-thyroid axis in moderate and intense exercise. *Horm Metab Res*. 2005;37:559–562.
10. Brooks N, Layne JE, Gordon PL, et al. Strength training improves muscle quality and insulin sensitivity in Hispanic older adults with type 2 diabetes. *Int J Med Sci*. 2006;4:19–27.
11. Bunt JC, Bahr JM, Bemben DA. Comparison of estradiol and testosterone levels during and immediately following prolonged exercise in moderately active and trained males and females. *Endocr Res*. 1987;13:157–172.
12. Bush JA, Mastro AM, Kraemer WJ. Proenkephalin peptide F immunoreactivity in different circulatory biocompartments after exercise. *Peptides*. 2006;27: 1498–1506.
13. Casonatto J, Goessler KF, Cornelissen VA, et al. The blood pressure-lowering effect of a single bout of resistance exercise: A systematic review and meta-analysis of randomised controlled trials. *Eur J Prev Cardiol*. 2016;23:1700–1714.
14. Clarke IJ. Hypothalamus as an endocrine organ. *Compr Physiol*. 2015;5:217–253.
15. Clasey JL, Weltman A, Patrie J, et al. Abdominal visceral fat and fasting insulin are important predictors of 24-hour GH release independent of age, gender, and other physiological factors. *J Clin Endocrinol Metab*. 2001;86:3845–3852.
16. Csaba G. Hormones in the immune system and their possible role. A critical review. *Acta Microbiol Immunol Hung*. 2014;61:241–260.
17. Di Meo S, Iossa S, Venditti P. Improvement of obesity-linked skeletal muscle insulin resistance by strength and endurance training. *J Endocrinol*. 2017;234: R159–R181.
18. Drain JR, Groeller H, Burley SD, et al. Hormonal response patterns are differentially influenced by physical conditioning programs during basic military training. *J Sci Med Sport*. 2017;20 Suppl 4: S98–S103.
19. Droste C. [Physical exercise, endogenous opiates and pain regulation]. *Schmerz*. 1991;5:138–147.
20. DuPont WH, Kraemer WJ, Nindl BC, et al. The effects of different exercise training modalities on plasma proenkephalin Peptide F in women. *Peptides*. 2017;91:26–32.
21. Falk B, Haddad F, Klentrou P, et al. Differential sclerostin and parathyroid hormone response to exercise in boys and men. *Osteoporos Int*. 2016;27: 1245–1249.
22. Farrell PA, Gates WK, Maksud MG, et al. Increases in plasma beta-endorphin/ beta-lipotropin immunoreactivity after treadmill running in humans. *J Appl Physiol Respir Environ Exerc Physiol*. 1982;52:1245–1249.
23. Fowler PM, Knez W, Crowcroft S, et al. Greater effect of east versus west travel on jet lag, sleep, and team sport performance. *Med Sci Sports Exerc*. 2017;49:2548–2561.
24. Franca SC, Barros Neto TL, Agresta MC, et al. [Divergent responses of serum testosterone and cortisol in athlete men after a marathon race]. *Arq Bras Endocrinol Metabol*. 2006;50:1082–1087.
25. French DN, Kraemer WJ, Volek JS, et al. Anticipatory responses of catecholamines on muscle force production. *J Appl Physiol (1985)*. 2007;102: 94–102.
26. Frosig C, Rose AJ, Treebak JT, et al. Effects of endurance exercise training on insulin signaling in human skeletal muscle: interactions at the level of phosphatidylinositol 3-kinase, Akt, and AS160. *Diabetes*. 2007;56:2093–2102.
27. Galvao DA, Nosaka K, Taaffe DR, et al. Endocrine and immune responses to resistance training in prostate cancer patients. *Prostate Cancer Prostatic Dis*. 2008;11:160–165.
28. Gatti R, De Palo EF, Antonelli G, et al. IGF-I/IGFBP system: metabolism outline and physical exercise. *J Endocrinol Invest*. 2012;35:699–707.
29. Goessler K, Polito M, Cornelissen VA. Effect of exercise training on the renin-angiotensin-aldosterone system in healthy individuals: a systematic review and meta-analysis. *Hypertens Res*. 2016;39:119–126.
30. Gordon SE, Kraemer WJ, Looney DP, et al. The influence of age and exercise modality on growth hormone bioactivity in women. *Growth Horm IGF Res*. 2014;24:95–103.
31. Gordon SE, Kraemer WJ, Vos NH, et al. Effect of acid-base balance on the growth hormone response to acute high-intensity cycle exercise. *J Appl Physiol (1985)*. 1994;76:821–829.
32. Gregory SM, Spiering BA, Alemany JA, et al. Exercise-induced insulin-like growth factor I system concentrations after training in women. *Med Sci Sports Exerc*. 2013;45:420–428.
33. Grindeland RE, Kraemer WJ, Hymer WC. Two types of rat pituitary somatotrophs secrete growth hormone with different biological and immunological profiles. *Growth Horm IGF Res*. 2017;36:52–56.
34. Hackney AC, Davis HC, Lane AR. Growth hormone-insulin-like growth factor axis, thyroid axis, prolactin, and exercise. *Front Horm Res*. 2016;47:1–11.
35. Hackney AC, Hooper DR. Reductions in testosterone are not indicative of exercise performance decrement in male endurance athletes. *Aging Male*. 2020;23(1):33–34.
36. Harris RB. Direct and indirect effects of leptin on adipocyte metabolism. *Biochim Biophys Acta*. 2014;1842:414–423.
37. Harvey BJ, Thomas W. Aldosterone-induced protein kinase signalling and the control of electrolyte balance. *Steroids*. 2018;133:67–74.
38. Hicks SD, Jacob P, Perez O, et al. The transcriptional signature of a Runner's High. *Med Sci Sports Exerc*. 2019;51(5):970–978.
39. Ho RC, Lacazar O, Goodyear LJ, ed. *Exercise Regulation of Insulin Action in Skeletal Muscle*. Oxford: Blackwell Publishing, 2005:388–425.
40. Hooper DR, Kraemer WJ, Focht BC, et al. Endocrinological roles for testosterone in resistance exercise responses and adaptations. *Sports Med*. 2017;47:1709–1720.
41. Hooper DR, Kraemer WJ, Saenz C, et al. The presence of symptoms of testosterone deficiency in the exercise-hypogonadal male condition and the role of nutrition. *Eur J Appl Physiol*. 2017;117:1349–1357.
42. Hooper DR, Tenforde AS, Hackney AC. Treating exercise-associated low testosterone and its related symptoms. *Phys Sportsmed*. 2018;46:427–434.
43. Hymer W, Kirshnan K, Kraemer W, et al. Mammalian pituitary growth hormone: applications of free flow electrophoresis. *Electrophoresis*. 2000;21: 311–317.
44. Hymer WC, Grindeland RE, Salada T, et al. Experimental modification of rat pituitary growth hormone cell function during and after spaceflight. *J Appl Physiol (1985)*. 1996;80:955–970.
45. Hymer WC, Kraemer WJ, Nindl BC, et al. Characteristics of circulating growth hormone in women after acute heavy resistance exercise. *Am J Physiol Endocrinol Metab*. 2001;281: E878–E887.
46. Hymer WC, Shellenberger K, Grindeland R. Pituitary cells in space. *Adv Space Res*. 1994;14:61–70.
47. Kanaley JA, Weltman JY, Pieper KS, et al. Cortisol and growth hormone responses to exercise at different times of day. *J Clin Endocrinol Metab*. 2001;86:2881–2889.
48. Kanaley JA, Weltman JY, Veldhuis JD, et al. Human growth hormone response to repeated bouts of aerobic exercise. *J Appl Physiol (1985)*. 1997;83:1756–1761.
49. Keizer HA. Hormonal responses in women as a function of physical exercise and training. *Int J Sports Med*. 1987;8 Suppl 3:137–138.
50. Keizer HA, Beckers E, de Haan J, et al. Exercise-induced changes in the percentage of free testosterone and estradiol in trained and untrained women. *Int J Sports Med*. 1987;8 Suppl 3:151–153.
51. Keizer HA, Kuipers H, de Haan J, et al. Multiple hormonal responses to physical exercise in eumenorrheic trained and untrained women. *Int J Sports Med*. 1987;8(Suppl 3):139–150.
52. Keizer HA, Kuipers H, de Haan J, et al. Effect of a 3-month endurance training program on metabolic and multiple hormonal responses to exercise. *Int J Sports Med*. 1987;8 Suppl 3:154–160.
53. Kopchick JJ. Lessons learned from studies with the growth hormone receptor. *Growth Horm IGF Res*. 2016;28:21–25.
54. Kraemer RR, Blair S, Kraemer GR, et al. Effects of treadmill running on plasma beta-endorphin, corticotropin, and cortisol levels in male and female 10K runners. *Eur J Appl Physiol Occup Physiol*. 1989;58:845–851.
55. Kraemer RR, Dzewaltowski DA, Blair MS, et al. Mood alteration from treadmill running and its relationship to beta-endorphin, corticotropin, and growth hormone. *J Sports Med Phys Fitness*. 1990;30:241–246.
56. Kraemer WJ, Boyd BM, Hooper DR, et al. Epinephrine preworkout elevation may offset early morning melatonin concentrations to maintain maximal muscular force and power in track athletes. *J Strength Cond Res*. 2014;28:2604–2610.

57. Kraemer WJ, Dziados JE, Marchitelli LJ, et al. Effects of different heavy-resistance exercise protocols on plasma beta-endorphin concentrations. *J Appl Physiol (1985)*. 1993;74:450–459.
58. Kraemer WJ, Fleck SJ, Callister R, et al. Training responses of plasma beta-endorphin, adrenocorticotropin, and cortisol. *Med Sci Sports Exerc*. 1989;21: 146–153.
59. Kraemer WJ, Fleck SJ, Dziados JE, et al. Changes in hormonal concentrations after different heavy-resistance exercise protocols in women. *J Appl Physiol (1985)*. 1993;75:594–604.
60. Kraemer WJ, Fleck SJ, Maresh CM, et al. Acute hormonal responses to a single bout of heavy resistance exercise in trained power lifters and untrained men. *Can J Appl Physiol*. 1999;24:524–537.
61. Kraemer WJ, Fragala MS, van Henegouwen WR, et al. Responses of proenkephalin Peptide F to aerobic exercise stress in the plasma and white blood cell biocompartments. *Peptides*. 2013;42:118–124.
62. Kraemer WJ, Fragala MS, Watson G, et al. Hormonal responses to a 160-km race across frozen Alaska. *Br J Sports Med*. 2008;42:116–120; discussion 120.
63. Kraemer WJ, Fry AC, Warren BJ, et al. Acute hormonal responses in elite junior weightlifters. *Int J Sports Med*. 1992;13:103–109.
64. Kraemer WJ, Gordon SE, Fragala MS, et al. The effects of exercise training programs on plasma concentrations of proenkephalin Peptide F and catecholamines. *Peptides*. 2015;64:74–81.
65. Kraemer WJ, Hakkinen K, Newton RU, et al. Effects of heavy-resistance training on hormonal response patterns in younger vs. older men. *J Appl Physiol (1985)*. 1999;87:982–992.
66. Kraemer WJ, Harman FS, Vos NH, et al. Effects of exercise and alkalosis on serum insulin-like growth factor I and IGF-binding protein-3. *Can J Appl Physiol*. 2000;25:127–138.
67. Kraemer WJ, Hooper DR, Kupchak BR, et al. The effects of a roundtrip trans-American jet travel on physiological stress, neuromuscular performance, and recovery. *J Appl Physiol (1985)*. 2016;121:438–448.
68. Kraemer WJ, Joseph MF, Volek JS, et al. Endogenous opioid peptide responses to opioid and anti-inflammatory medications following eccentric exercise-induced muscle damage. *Peptides*. 2010;31:88–93.
69. Kraemer WJ, Kennett MJ, Mastro AM, et al. Bioactive growth hormone in older men and women: It's relationship to immune markers and healthspan. *Growth Horm IGF Res*. 2017;34:45–54.
70. Kraemer WJ, Marchitelli L, Gordon SE, et al. Hormonal and growth factor responses to heavy resistance exercise protocols. *J Appl Physiol (1985)*. 1990;69:1442–1450.
71. Kraemer WJ, Nindl BC, Marx JO, et al. Chronic resistance training in women potentiates growth hormone in vivo bioactivity: characterization of molecular mass variants. *Am J Physiol Endocrinol Metab*. 2006;291: E1177–E1187.
72. Kraemer WJ, Noble B, Culver B, et al. Changes in plasma proenkephalin peptide F and catecholamine levels during graded exercise in men. *Proc Natl Acad Sci U S A*. 1985;82:6349–6351.
73. Kraemer WJ, Noble BJ, Clark MJ, et al. Physiologic responses to heavy-resistance exercise with very short rest periods. *Int J Sports Med*. 1987;8:247–252.
74. Kraemer WJ, Rubin MR, Hakkinen K, et al. Influence of muscle strength and total work on exercise-induced plasma growth hormone isoforms in women. *J Sci Med Sport*. 2003;6:295–306.
75. Kraemer WJ, Staron RS, Hagerman FC, et al. The effects of short-term resistance training on endocrine function in men and women. *Eur J Appl Physiol Occup Physiol*. 1998;78:69–76.
76. Krotkiewski M, Sjostrom L, Sullivan L, et al. The effect of acute and chronic exercise on thyroid hormones in obesity. *Acta Med Scand*. 1984;216:269–275.
77. Kupchak BR, Kraemer WJ, Hoffman MD, et al. The impact of an ultramarathon on hormonal and biochemical parameters in men. *Wilderness Environ Med*. 2014;25:278–288.
78. Kvorning T, Andersen M, Brixen K, et al. Suppression of endogenous testosterone production attenuates the response to strength training: a randomized, placebo-controlled, and blinded intervention study. *Am J Physiol Endocrinol Metab*. 2006;291: E1325–E1332.
79. Laron Z. Lessons from 50 years of study of Laron syndrome. *Endocr Pract*. 2015;21:1395–1402.
80. Lippi G, Montagnana M, Salvagno GL, et al. Glycaemic control in athletes. *Int J Sports Med*. 2008;29:7–10.
81. Malhotra RK. Sleep, recovery, and performance in sports. *Neurol Clin*. 2017;35:547–557.
82. Maresh CM, Sokmen B, Kraemer WJ, et al. Pituitary-adrenal responses to arm versus leg exercise in untrained man. *Eur J Appl Physiol*. 2006;97:471–477.
83. Masters KS. Hypnotic susceptibility, cognitive dissociation, and runner's high in a sample of marathon runners. *Am J Clin Hypn*. 1992;34:193–201.
84. Matheny RW Jr, Nindl BC, Adamo ML. Minireview: mechano-growth factor: a putative product of IGF-I gene expression involved in tissue repair and regeneration. *Endocrinology*. 2010;151:865–875.
85. McCall GE, Goulet C, Grindeland RE, et al. Bed rest suppresses bioassayable growth hormone release in response to muscle activity. *J Appl Physiol (1985)*. 1997;83:2086–2090.
86. McCall GE, Goulet C, Roy RR, et al. Spaceflight suppresses exercise-induced release of bioassayable growth hormone. *J Appl Physiol (1985)*. 1999;87: 1207–1212.
87. Meyer TE, Kovacs SJ, Ehsani AA, et al. Long-term caloric restriction ameliorates the decline in diastolic function in humans. *J Am Coll Cardiol*. 2006;47:398–402.
88. Moghetti P, Bacchi E, Brangani C, et al. Metabolic effects of exercise. *Front Horm Res*. 2016;47:44–57.
89. Moore CA, Fry AC. Nonfunctional overreaching during off-season training for skill position players in collegiate American football. *J Strength Cond Res*. 2007;21:793–800.
90. Newton RU, Kenfield SA, Hart NH, et al. Intense Exercise for Survival among Men with Metastatic Castrate-Resistant Prostate Cancer (INTERVAL-GAP4): a multicentre, randomised, controlled phase III study protocol. *BMJ Open*. 2018;8:e022899.
91. Nindl BC. Insulin-like growth factor-I, physical activity, and control of cellular anabolism. *Med Sci Sports Exerc*. 2010;42:35–38.
92. Nindl BC, Kraemer WJ, Gotshalk LA, et al. Testosterone responses after resistance exercise in women: influence of regional fat distribution. *Int J Sport Nutr Exerc Metab*. 2001;11:451–465.
93. Nindl BC, Kraemer WJ, Marx JO, et al. Overnight responses of the circulating IGF-I system after acute, heavy-resistance exercise. *J Appl Physiol (1985)*. 2001;90:1319–1326.
94. Nindl BC, Kraemer WJ, Marx JO, et al. Growth hormone molecular heterogeneity and exercise. *Exerc Sport Sci Rev*. 2003;31:161–166.
95. Nindl BC, Pierce JR. Insulin-like growth factor I as a biomarker of health, fitness, and training status. *Med Sci Sports Exerc*. 2010;42:39–49.
96. Owino V, Yang SY, Goldspink G. Age-related loss of skeletal muscle function and the inability to express the autocrine form of insulin-like growth factor-1 (MGF) in response to mechanical overload. *FEBS Lett*. 2001;505:259–263.
97. Plasqui G, Kester AD, Westerterp KR. Seasonal variation in sleeping metabolic rate, thyroid activity, and leptin. *Am J Physiol Endocrinol Metab*. 2003;285: E338–E343.
98. Popii V, Baumann G. Laboratory measurement of growth hormone. *Clin Chim Acta*. 2004;350:1–16.
99. Roberts SSH, Teo WP, Warmington SA. Effects of training and competition on the sleep of elite athletes: a systematic review and meta-analysis. *Br J Sports Med*. 2019;53(8):513–522.
100. Rogol AD, Weltman A, Weltman JY, et al. Durability of the reproductive axis in eumenorrheic women during 1 yr of endurance training. *J Appl Physiol (1985)*. 1992;72:1571–1580.
101. Rubin MR, Kraemer WJ, Maresh CM, et al. High-affinity growth hormone binding protein and acute heavy resistance exercise. *Med Sci Sports Exerc*. 2005;37:395–403.
102. Schwarz L, Kindermann W. Changes in beta-endorphin levels in response to aerobic and anaerobic exercise. *Sports Med*. 1992;13:25–36.
103. Serra C, Sandor NL, Jang H, et al. The effects of testosterone deprivation and supplementation on proteasomal and autophagy activity in the skeletal muscle of the male mouse: differential effects on high-androgen responder and low-androgen responder muscle groups. *Endocrinology*. 2013;154:4594–4606.
104. Shackelford LC, LeBlanc AD, Driscoll TB, et al. Resistance exercise as a countermeasure to disuse-induced bone loss. *J Appl Physiol (1985)*. 2004;97: 119–129.
105. Shearer DA, Jones RM, Kilduff LP, et al. Effects of competition on the sleep patterns of elite rugby union players. *Eur J Sport Sci*. 2015;15:681–686.
106. Steyn FJ, Tolle V, Chen C, et al. Neuroendocrine regulation of growth hormone secretion. *Compr Physiol*. 2016;6:687–735.
107. Szivak TK, Hooper DR, Dunn-Lewis C, et al. Adrenal cortical responses to high-intensity, short rest, resistance exercise in men and women. *J Strength Cond Resi* 2013;27:748–760.
108. Thomas GA, Kraemer WJ, Kennett MJ, et al. Immunoreactive and bioactive growth hormone responses to resistance exercise in men who are lean or obese. *J Appl Physiol (1985)i* 2011;111:465–472.
109. Thornton HR, Miller J, Taylor L, et al. Impact of short-compared to long-haul international travel on the sleep and wellbeing of national wheelchair basketball athletes. *J Sports Sci*. 2018;36:1476–1484.
110. Triplett-McBride NT, Mastro AM, McBride JM, et al. Plasma proenkephalin peptide F and human B cell responses to exercise stress in fit and unfit women. *Peptides*. 1998;19:731–738.
111. Vaidya A, Brown JM, Williams JS. The renin-angiotensin-aldosterone system and calcium-regulatory hormones. *J Hum Hypertens*. 2015;29:515–521.
112. Veldhuis JD, Farhy L, Weltman AL, et al. Gender modulates sequential suppression and recovery of pulsatile growth hormone secretion by

physiological feedback signals in young adults. *J Clin Endocrinol Metab.* 2005;90:2874–2881.

113. Vingren JL, Kraemer WJ, Ratamess NA, et al. Testosterone physiology in resistance exercise and training: the up-stream regulatory elements. *Sports Med.* 2010;40:1037–1053.
114. Wall BA, Galvao DA, Fatehee N, et al. Maximal exercise testing of men with prostate cancer being treated with androgen deprivation therapy. *Med Sci Sports Exerc.* 2014;46:2210–2215.
115. Weltman A, Seip RL, Snead D, et al. Exercise training at and above the lactate threshold in previously untrained women. *Int J Sports Med.* 1992;13:257–263.
116. Weltman A, Weltman JY, Roy CP, et al. Growth hormone response to graded exercise intensities is attenuated and the gender difference abolished in older adults. *J Appl Physiol (1985).* 2006;100:1623–1629.
117. Weltman A, Wideman L, Weltman JY, et al. Neuroendocrine control of GH release during acute aerobic exercise. *J Endocrinol Invest.* 2003;26:843–850.
118. Weltman JY, Seip RL, Weltman A, et al. Release of luteinizing hormone and growth hormone after recovery from maximal exercise. *J Appl Physiol (1985).* 1990;69:196–200.
119. Wideman L, Consitt L, Patrie J, et al. The impact of sex and exercise duration on growth hormone secretion. *J Appl Physiol (1985).* 2006;101:1641–1647.
120. Wiersinga WM. Graves' disease: can it be cured? *Endocrinol Metab (Seoul).* 2019;34:29–38.
121. Ziegler AN, Feng Q, Chidambaram S, et al. Insulin-like growth factor II: an essential adult stem cell niche constituent in brain and intestine. *Stem Cell Reports.* 2019;12(4):816–830.
122. Ziegler AN, Levison SW, Wood TL. Insulin and IGF receptor signalling in neural-stem-cell homeostasis. *Nat Rev Endocrinol.* 2015;11:161–170.

LECTURAS RECOMENDADAS

Ball CM, Featherstone PJ. The early history of adrenaline. *Anaesth Intensive Care.* 2017;45(3):279–281.

Basu R, Qian Y, Kopchick JJ. Mechanisms in endocrinology: lessons from growth hormone receptor gene-disrupted mice: are there benefits of endocrine defects? *Eur J Endocrinol.* 2018;178(5):R155–R181.

Bray GA, Heisel WE, Afshin A, et al. The science of obesity management: an endocrine society scientific statement. *Endocr Rev.* 2018;39(2):79–132.

Codella R, Ialacqua M, Terruzzi I, et al. May the force be with you: why resistance training is essential for subjects with type 2 diabetes mellitus without complications. *Endocrine.* 2018;62(1):14–25.

Delezie J, Handschin C. Endocrine crosstalk between skeletal muscle and the brain. *Front Neurol.* 2018;9:698.

Elliott-Sale KJ, Tenforde AS, Parziale AL, et al. Endocrine effects of relative energy deficiency in sport. *Int J Sport Nutr Exerc Metab.* 2018;28(4):335–349.

Kopchick JJ. Lessons learned from studies with the growth hormone receptor. *Growth Horm IGF Res.* 2016;28:21–25.

Kraemer WJ, Dunn-Lewis C, Comstock BA, et al. Growth hormone, exercise, and athletic performance: a continued evolution of complexity. *Curr Sports Med Rep.* 2010;9:242–252.

Kraemer WJ, Ratamess NA, Hymer WC, Nindl BC, Fragala MS. Growth hormone(s), testosterone, insulin-like growth factors, and cortisol: roles and integration for cellular development and growth with exercise. *Front Endocrinol (Lausanne).* 2020;11:33. doi: 10.3389/fendo.2020.00033.

Kraemer WJ, Ratamess, NA, Vingren JL. Ch 21 Genetic contributions to neuroendocrine responses to resistance training. In: Lightfoot T, Roth B, Hubal M, eds. *Handbook of Sport and Exercise Systems Genetics.* London, UK: Routledge, 2019:290–309.

Kraemer WJ, Rogol AD, eds. The Endocrine System in Sports and Exercise. *The Encyclopaedia of Sports Medicine.* Malden, MA: Blackwell Publishing Inc., 2005.

Roberts MF, Kruchten AE. *Receptor Biology.* Weinheim, Germany: Wiley-VCH, 2016

Stanford KI, Goodyear LJ. Muscle-adipose tissue cross talk. *Cold Spring Harb Perspect Med.* 2018;8(8).

Uusitalo AL, Huttunen P, Hanin Y, et al. Hormonal responses to endurance training and overtraining in female athletes. *Clin J Sport Med.* 1998;8(3):178–186.

BIBLIOGRAFÍA CLÁSICA

Bayliss WM, Starling EH. The mechanism of pancreatic secretion. *J Physiol.* 1902;28:325–353.

Cannon WB, Higginson G. The Book of William Beaumont after One Hundred Years. *Bull N Y Acad Med.* 1933;9(10):568–584.

Cannon WB, Querido A. The rôle of adrenal secretion in the chemical control of body temperature. *Proc Natl Acad Sci U S A.* 1924;10(6):245–246.

Hymer WC, McShan WH. Isolation of rat pituitary granules and the study of their biochemical properties and hormonal activities. *J Cell Biol.* 1963;17: 67–86.

Rogol AD, Ben-David M, Sheats R, et al. Charge properties of human pituitary and amniotic fluid prolactins. *Endocr Res Commun.* 1975;2(6–7):379–402.

Selye H. Forty years of stress research: principal remaining problems and misconceptions. *Can Med Assoc J.* 1976;115(1):53–56.

Selye H, Fortier C. Adaptive reactions to stress. *Res Publ Assoc Res Nerv Ment Dis.* 1949;29:3–18.

Sutton J, Young JD, Lazarus L, et al. Hormonal changes during exercise. *Lancet.* 1968;2(7581):1304–1305.

Ejercicio y sistema inmunitario

CAPÍTULO

9

DESPUÉS DE LEER ESTE CAPÍTULO, DEBERÍA SER CAPAZ DE:

1. Explicar los tres tipos de inmunidad
2. Describir las tres barreras físicas frente a las agresiones de patógenos
3. Explicar las posibles relaciones entre inflamación y sistema inmunitario
4. Describir los diferentes tipos de leucocitos y sus funciones
5. Describir la microbiota y sus funciones en el sistema inmunitario
6. Identificar los principales tipos de citocinas
7. Describir los procesos de señalización de las citocinas
8. Describir las interacciones inmunoendocrinas
9. Explicar las respuestas agudas del sistema inmunitario al estrés por ejercicio
10. Describir las diferencias en las respuestas inmunitarias al estrés por ejercicio agudo
11. Describir las respuestas agudas y en reposo del sistema inmunitario al ejercicio físico crónico

Como profesionales del ejercicio, la comprensión de los fundamentos del **sistema inmunitario** puede proporcionar una idea de las bases de la salud y las enfermedades humanas, la gestión de programas de entrenamiento y ejercicio de los deportistas y las interconexiones del sistema inmunitario con otros sistemas fisiológicos. El sistema inmunitario está formado por una compleja red de células y tejidos que ayudan a defenderse y destruir diferentes tipos de **patógenos** tales como **bacterias**, **virus** y/o parásitos que invaden el cuerpo. Las **citocinas** y las hormonas desempeñan un papel esencial en la regulación y la comunicación dentro de las células y tejidos del sistema inmunitario. Esencialmente, es un sistema vital para la supervivencia.

El ejercicio puede influir en el sistema inmunitario y, en parte, modular su eficacia para responder a un patógeno y ayudar a controlar la respuesta inflamatoria del cuerpo, que se ha relacionado con lesiones agudas y muchas enfermedades crónicas, como la cardiopatía. Comprender cómo el ejercicio afecta el sistema inmunitario también puede ayudar en la organización de programas de entrenamiento con ejercicios para mejorar la salud y la condición física o con la progresión del entrenamiento de los deportistas de élite.

Para comprender el sistema inmunitario es primordial saber que tiene conexiones íntimas con todos los demás sistemas fisiológicos y partes del cuerpo, incluido el encéfalo. Por ejemplo, debido a la relación entre el sistema inmunitario y endocrino, la mejora del estado físico ayuda a ralentizar la liberación de cortisol, que, al menos temporalmente, puede inactivar las células inmunitarias y reducir su capacidad para combatir los patógenos y ayudar en la reparación y remodelación de los tejidos. Por tanto, la complejidad de este sistema y sus interacciones impacta en todos

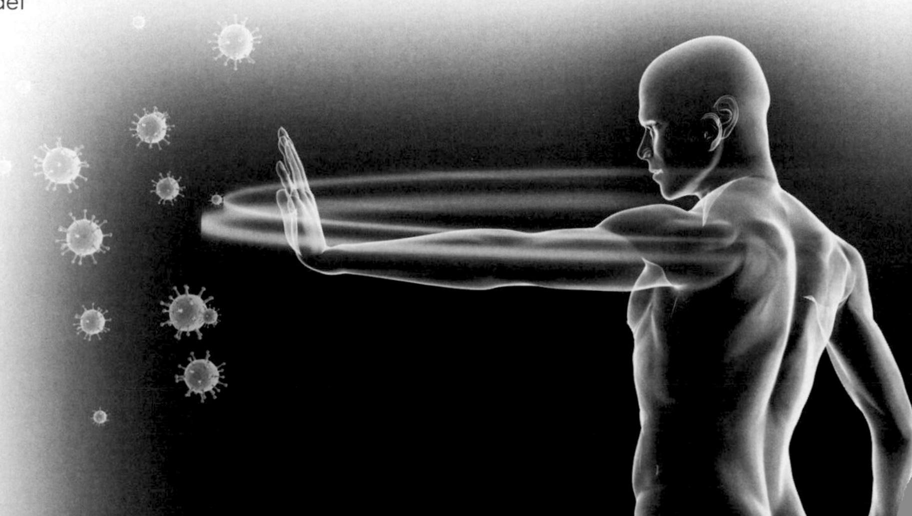

los aspectos de la salud y el bienestar normales, desde la niñez hasta la vejez, y desde los deportistas aficionados hasta los de élite, en la búsqueda de un rendimiento óptimo.

El aprendizaje de algunos de los conceptos fundamentales relacionados con el sistema inmunitario y sus interacciones permite entender que, para prescribir y manejar programas de entrenamiento físico, es necesario un enfoque integrado con la práctica basada en la evidencia (*v.* cap. 1).

En este capítulo se analizan algunos de los conceptos básicos en el campo de la **inmunología** y, después, se explora el papel que el ejercicio y el entrenamiento tienen en su función.

Todavía queda mucho por aprender, ya que hay aún muchos temas en debate y estudio en relación con la elaboración de recomendaciones basadas en la investigación tanto en la clínica como en la ciencia del deporte. Finalmente, debido a las respuestas y adaptaciones altamente variables observadas en el sistema inmunitario, el concepto de «personalización» de los programas de entrenamiento es también importante.

PARTES BÁSICAS DEL SISTEMA INMUNITARIO

TIPOS DE INMUNIDAD

Hay algunos términos relacionados con los tipos de inmunidad que es importante conocer:

- *Inmunidad innata*: este tipo de inmunidad depende de las funciones clásicas de las barreras físicas y luego de la respuesta más general de los diversos sistemas de células inmunitarias en el proceso inflamatorio y la señalización. Si no pueden eliminar al patógeno, los **sistemas de inmunidad innata** envían señales a los sistemas de **inmunidad adaptativa** celular a través de los **linfocitos T** para señalar y atacar específicamente a los patógenos invasores y destruirlos en las células infectadas.
- *Inmunidad* ***adaptativa (adquirida)***: es un proceso continuo a lo largo de la vida, ya que estamos expuestos a enfermedades y patógenos específicos en nuestro entorno o nos vacunamos. Así, se van formando la denominada biblioteca de anticuerpos frente a diferentes patógenos y, por tanto, se genera protección contra su ataque. Esto es específico del patógeno y, a veces, también se denomina memoria inmunológica, ya que el organismo recuerda a los invasores previos.
- *Inmunidad pasiva*: es la inmunidad recibida antes del nacimiento y alrededor de los primeros 4 a 6 meses de vida. Un lactante recibe anticuerpos de la madre a través de la placenta y en la leche materna, y esto ayuda a proteger al lactante de infecciones en los primeros años de vida y también afecta la composición de su **microbioma**.

BARRERAS FÍSICAS DE DEFENSA FRENTE A LOS PATÓGENOS

El sistema inmunitario del cuerpo es parte de un sistema de defensa que protege de los patógenos. Las barreras físicas naturales del cuerpo son importantes para este proceso, pues impiden que los patógenos entren en el organismo. Incluyen lo siguiente:

- Piel intacta
- Membranas mucosas
- Microbiota intestinal

La piel intacta desempeña un papel muy importante para proteger el cuerpo y bloquear diversos tipos de amenazas microbianas. Los cortes, abrasiones o mordeduras de la piel pueden hacernos vulnerables a enfermedades e infecciones, y una curación rápida es vital para reparar esta importante barrera. Curiosamente, no solo la piel presenta una barrera física, sino que también varias bacterias que se encuentran en la piel ayudan a eliminar los ataques microbianos. Incluso las moléculas antimicrobianas que se encuentran en el sudor ayudan a destruir varios patógenos con los que se contacta.

Las membranas mucosas que revisten las vías respiratorias atrapan varios patógenos y luego los destruyen con una gran cantidad de distintas proteínas antimicrobianas. Hay un recambio constante de estas membranas, y los cilios que recubren estos conductos transportan el denominado moco «sucio» a la faringe y, posteriormente, se traga y se destruye en el intestino. A menudo, toser y estornudar será la defensa del cuerpo para deshacerse de irritantes de mayor tamaño, aunque es un mecanismo importante para la transmisión de enfermedades. La protección gástrica e intestinal contra los organismos ingeridos reside en un complejo de **microbiota** comensal o simbiótica (es decir, que viven efectivamente juntos). Pero si estos son ineficaces, el organismo, a través de vómitos y diarrea, intenta eliminar rápidamente la amenaza de invasión. El microbioma del cuerpo desempeña un papel en constante evolución en la defensa de patógenos mediante la eliminación de cualquier colonización, ya sea matando nuevos patógenos directamente o compitiendo por recursos nutricionales limitados. Además, la microbiota desempeña un papel muy importante en el desarrollo y la prevención de estados patológicos inflamatorios[53].

DESCRIPCIÓN GENERAL DEL SISTEMA INMUNITARIO

El campo de la inmunología no fue apreciado hasta finales del siglo XVIII, cuando muchos le atribuyeron al médico y científico inglés Edward Jenner (1749-1823), pionero de la vacuna contra la viruela, el título de padre de la inmunología. Sin embargo, Louis Pasteur (1822-1895), biólogo, microbiólogo y químico francés, es considerado el padre de la «inmunología moderna» debido a sus estudios a finales del siglo XIX que popularizaron la teoría patogénica de los gérmenes. Afirmó que todas las enfermedades infecciosas podrían prevenirse mediante vacunación profiláctica o también tratarse mediante vacunación terapéutica si se realizaba lo suficientemente pronto después de la infección. Sin embargo, el estudio del ejercicio y la inmunología no ganó fuerza hasta finales de la década de 1960, cuando el ejercicio se convirtió en un campo de estudio importante (cuadro 9-1).

El cuerpo tiene una compleja red de células, órganos y tejidos que interactúan y que forman un sistema de defensa para protegerse de patógenos invasores y sustancias extrañas (Fig. 9-1). Curiosamente, este sistema reconoce las células propias del organismo de los invasores. Con el ejercicio y el desgaste normal, las células también se dañan y mueren, y el sistema inmunitario ayuda a eliminarlas. Entonces, ¿cuáles son los componentes principales del sistema inmunitario y cómo funcionan? Todo esto se analiza a continuación.

Células del sistema inmunitario

Los **leucocitos**, o glóbulos blancos, son células que circulan por todo el cuerpo en la sangre y el sistema linfático. Estas células inco-

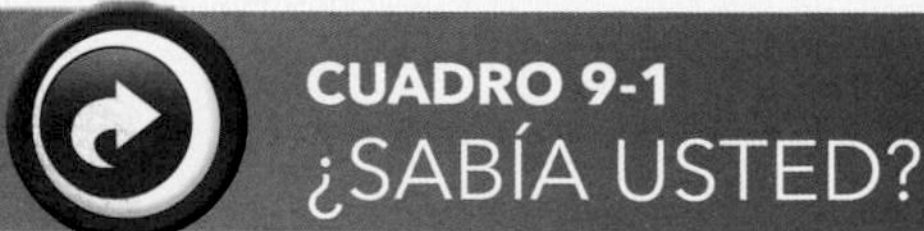

CUADRO 9-1
¿SABÍA USTED?

Vacunas e inoculaciones

Probablemente, el procedimiento médico más eficaz que jamás haya beneficiado a la humanidad ha sido el desarrollo y el uso de vacunas para fortalecer el propio sistema inmunitario del cuerpo, de modo que pueda prevenirse eficazmente la muerte y la enfermedad de las afecciones más peligrosas de la historia. La práctica de la vacunación, o inoculación, se deriva del hecho de que, una vez expuesto a un patógeno, el sistema inmunitario del cuerpo siempre lo «recordará» y, cuando se exponga a él nuevamente, incluso años después, generará un ataque masivo contra el patógeno y lo destruirá. La historia muestra que el primer uso de vacunas para prevenir la propagación de enfermedades se produjo en China en el siglo XVI. Finalmente, la práctica de vacunar a las personas para protegerlas de enfermedades contagiosas se arraigó en el Imperio Otomano, donde llamó la atención de la esposa del embajador británico en esa nación. A su regreso a Inglaterra, la esposa del embajador hizo que un médico inoculara con éxito a su propia hija frente a la viruela durante un brote a principios del siglo XVIII. Se corrió la voz del éxito del procedimiento, que lo convirtió en el más utilizado en toda Europa. En las colonias americanas, aproximadamente al mismo tiempo, un médico de Boston, el Dr. Zabdiel Boylston, probó el controvertido procedimiento e inoculó a su propio hijo durante una epidemia de viruela en 1721. Después de demostrar su eficacia, el Dr. Boylston inoculó a más de 300 personas en el área de Boston durante el brote de viruela. Este grupo de personas pudo evitar la viruela de manera mucho más efectiva que los residentes no inoculados. En estos primeros procedimientos, se aplicaba una pequeña cantidad de pus infectado de una víctima de viruela a un rasguño o un corte abierto en la piel de la persona a inocular. Por lo general, la pequeña cantidad aplicada fue inadecuada para provocar una infección y el desarrollo completo de los síntomas, pero, a veces, la enfermedad se manifestó por completo y la persona que había sido inoculada acabó muriendo. Más tarde, en 1798, un cirujano inglés, el Dr. Edward Jenner, publicó los resultados de sus experimentos que constataban que la introducción del patógeno de la viruela bovina, mucho menos virulento, protegería de manera efectiva y mucho más segura frente a la viruela.

El nombre científico del virus de la viruela es *Variolae vaccinae*, lo que llevó al Dr. Jenner a acuñar el término «vacunas» en lugar de «inoculaciones» cuando realizaba sus experimentos, un término que todavía se usa hoy. Por este motivo Edward Jenner es conocido como el «padre de la inmunología». Sin embargo, cuando hoy se inocula a las personas, es con una variante muerta del patógeno para que el sistema inmunitario pueda reconocer y recordar los marcadores de superficie celular del patógeno. Como resultado, el sistema inmunitario aún podrá lanzar un ataque poderoso si vuelve a exponerse al patógeno, pero sin el riesgo de infección del procedimiento de inoculación propiamente dicho.

loras pueden visualizarse con una variedad de tinciones histoquímicas para resaltar sus características o marcarse y contarse con varios contadores celulares o técnicas de **citometría de flujo** para el estudio clínico a fin de comprender mejor sus respuestas y adaptaciones (Fig. 9-2)[4,51]. En estos estudios se encontró que hay alrededor de 4000 a 12000 leucocitos por pulgada cúbica de sangre (16.4 mL). No solo se encuentran en la circulación, sino que también se almacenan en el timo, bazo y médula ósea, y pueden señalizarse para su liberación desde estos sitios de almacenamiento al sistema circulatorio cuando surge la necesidad de defensa inmunitaria. Por tanto, solo una pequeña parte de estas células se encuentran en la circulación y viven solo entre 13 y 20 días antes de ser destruidas en el sistema linfático.

Después de ser atraídas por los tejidos donde puede haber lesiones e infecciones, se trasladan hacia los tejidos afectados mediante un proceso llamado **«diapédesis»**, donde atraviesan las membranas capilares íntegras, mientras son guiadas a los sitios diana por moléculas quimiotácticas para ayudar a combatir infecciones y reparar el daño tisular.

Los fagocitos son células inmunitarias que suman más de 6000 millones de células en 1 L de sangre. Los fagocitos absorben patógenos y los destruyen a través de varios mecanismos. Fueron descubiertos en 1882 por Ilya Ilyich Mechnikov, un zoólogo ruso que recibió el Premio Nobel por este trabajo en 1908, quien estableció que los fagocitos eran uno de los principales mecanismos de defensa frente a patógenos en la inmunidad innata del organismo.

Los leucocitos se han clasificado en cinco tipos: **neutrófilos, eosinófilos, basófilos, linfocitos** y **monocitos**. A continuación, se clasifican en dos grupos principales, los **granulocitos** y las **células mononucleares**.

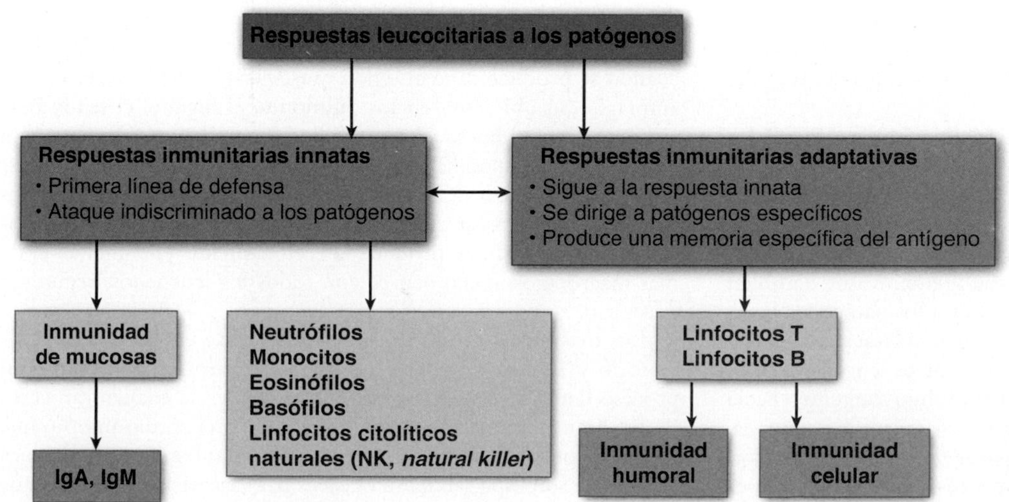

FIGURA 9-1. La estructura básica del sistema inmunitario implica respuestas inmunitarias tanto innatas como adaptativas con ataques asociados de las células inmunitarias a los patógenos que invaden el cuerpo. IgA, inmunoglobulina A; IgM, inmunoglobulina M.

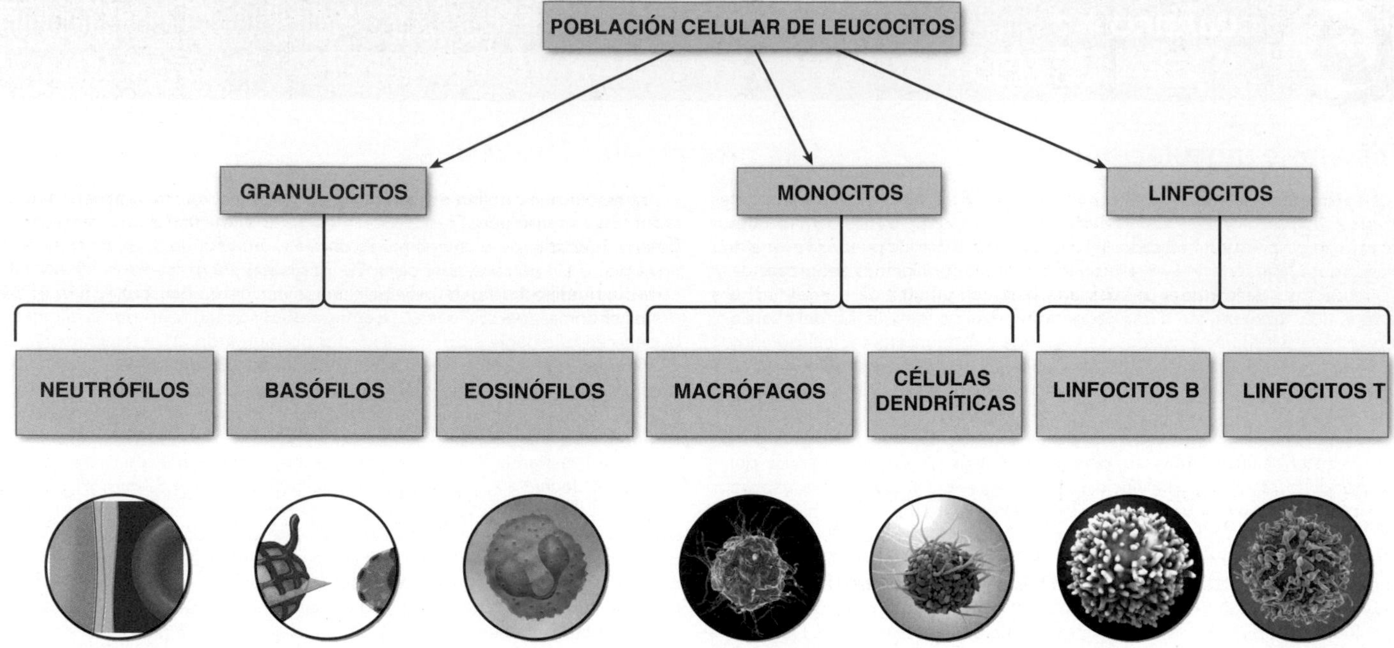

FIGURA 9-2. Los leucocitos (glóbulos blancos) se componen de una variedad de células inmunitarias.

Granulocitos

En términos básicos, existen tres tipos de granulocitos, incluidos los siguientes:

Los neutrófilos son una variedad de granulocitos y el tipo de fagocito más abundante; vive solo unos 5 días y suele atacar a las bacterias. Constituyen alrededor del 50 % al 70 % del número total de leucocitos en la sangre, pero pueden reclutarse en los sitios de almacenamiento cuando sea necesario. Tras la señalización, se mueven a la sangre y, a través de la diapédesis, al sitio de la infección, para atacar y matar agresivamente al patógeno. No regresan a la sangre y se convierten en pus o exudado en el sitio del tejido diana.

Los eosinófilos son granulocitos, pero se encuentran en concentraciones muy bajas en la sangre y representan aproximadamente del 3 % al 5 % del total de leucocitos. En presencia de alergias o cuando hay un parásito (p. ej., tenia), estas células inmunitarias aumentan. Sin embargo, no están muy involucradas con el proceso de fagocitosis. En todo caso, facilitan dicho proceso con la regulación de otras funciones de las células inmunitarias, y ayudan a la destrucción de las células tumorales y la reparación del tejido dañado, lo cual es vital en la reparación y remodelación de los músculos después del ejercicio.

Los basófilos son granulocitos con el menor número de células inmunitarias en la médula ósea, y en la sangre comprenden menos del 2 % de todos los leucocitos. La infección estimula su liberación de la médula ósea y viaja al sitio de infección. Cuando estas células se dañan, liberan **histaminas**, que contribuyen al proceso de inflamación que, a su vez, ayuda a destruir el patógeno invasor. También llegan más fagocitos al sitio y ayudan a matar a los patógenos invasores. Esto se produce debido al aumento de la dilatación capilar y la liberación de histamina, y luego, junto con otros leucocitos, liberan prostaglandinas que estimulan aún más el flujo sanguíneo hacia el sitio de la infección. Esto también causa la coagulación sanguínea, que ayuda a bloquear la migración de patógenos invasores a otras partes del cuerpo y, en conjunto, estos procesos inician la recuperación después de la destrucción del microbio invasor (cuadro 9-2).

Células mononucleares

Los monocitos y los linfocitos pertenecen al grupo de células mononucleares. Tienen un núcleo y una gran área celular interna que regula varios mecanismos para el procesamiento y la destrucción de microbios extraños y otros patógenos.

Con aproximadamente tres tipos diferentes, los monocitos son el tipo más grande de leucocitos con diferentes receptores. Pueden diferenciarse en **macrófagos** y células dendríticas (CD) de linaje mieloide como parte de la respuesta innata del sistema inmunitario. Producidos en la médula ósea, cuando se liberan circulan aproximadamente de 1 a 3 días antes de entrar en varios tejidos y diferenciarse en macrófagos o CD, cuya función principal es procesar el material antigénico e interactuar con los linfocitos T para su destrucción. Constituyen aproximadamente del 3 % al 8 % de los leucocitos circulantes en la sangre y aproximadamente la mitad se almacenan en el bazo.

Los macrófagos son fagocitos que están especialmente diseñados para ayudar a eliminar las células muertas o moribundas y los desechos. Esto es especialmente importante después del ejercicio, cuando se produce daño al tejido muscular y surge la necesidad de autofagia. Su ubicación en los pulmones, el higado, el tejido nervioso, el bazo, el hueso y otros tejidos conectivos es relevante para esta función de eliminación. Después de los neutrófilos, que responden primero a la inflamación, los macrófagos están involucrados con procesos inflamatorios crónicos a largo plazo después de aproximadamente 48 h. Se produce el reclutamiento y la liberación de más macrófagos, como ocurre con todos los leucocitos, según sea necesario.

Los mastocitos desempeñan un papel clave en el proceso inflamatorio y ayudan a destruir las sustancias invasoras mediante un proceso llamado desgranulación. Estas células se encuentran cerca de los límites del llamado mundo exterior y el medio interno que incluye la piel, la mucosa de los pulmones, el tubo digestivo, la boca y la nariz. Son especialmente eficaces para atacar los alérgenos que invaden el cuerpo.

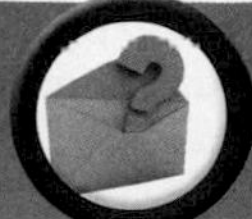

CUADRO 9-2
PREGUNTAS PRÁCTICAS DE LOS ESTUDIANTES

¿Es cierto que el ejercicio puede reducir la probabilidad de resfriarse?

Los resfriados se incluyen en la categoría más amplia de enfermedades denominadas «infecciones de las vías respiratorias superiores». En la investigación al respecto se ha constatado que el ejercicio de intensidad moderada durante 20 min a 30 min al día fortalece el sistema inmunitario y reduce la probabilidad de contraer un resfriado hasta en un 50%. Sin embargo, una carga de entrenamiento demasiado pesada ejerce una tensión excesiva en el cuerpo, lo que debilita el sistema inmunitario y aumenta la probabilidad de contraer un resfriado. Si ya tiene un resfriado, la evidencia dice que está bien hacer ejercicio siempre que los síntomas estén «por encima del cuello», por ejemplo, estornudos, tos, dolor de garganta, siempre que el ejercicio sea leve a moderado. También debe tenerse en cuenta que, si hay fiebre, debe suspenderse el ejercicio hasta que esta disminuya.

Los linfocitos son un tipo de leucocito que se encuentra en la linfa, de ahí la denominación de linfocitos. En la edad adulta, representan alrededor del 20 % al 40 % del total de los leucocitos, y en los niños muy pequeños, estos valores son más altos a medida que se adaptan a las muchas sustancias extrañas de las que intentan obtener inmunidad.

Estas células están involucradas en la respuesta del sistema inmunitario a la inflamación y el ataque. Dos tipos de estas células forman parte en gran medida de las capacidades de inmunidad adaptativa del cuerpo. Un tipo de células se forma en la médula ósea y se denominan **linfocitos B**, y otro tipo se encuentran en el timo y se denominan **linfocitos T**. También hay **linfocitos citolíticos naturales** (NK, *natural killer*), que forman parte del sistema inmunitario innato.

Estos tres tipos de células tienen diferentes roles: dos son parte del proceso de inmunidad adaptativa y el otro participa en la inmunidad innata:

- Linfocitos B: producen anticuerpos y ayudan a alertar a los linfocitos T.
- Linfocitos T: destruyen las células comprometidas del cuerpo y ayudan a alertar a otros leucocitos.
- Linfocitos NK: como se ha mencionado anteriormente, son parte del sistema inmunitario innato y son clave para defender al organismo de los tumores y las células infectadas por virus. Pueden distinguir entre células normales e infectadas. También pueden reconocer un tumor. Tal diferenciación es posible porque reconocen las moléculas de la superficie celular del propio cuerpo que identifican a la célula como normal. Estos se denominan complejos principales de histocompatibilidad, o CPH para abreviar, y, si no están allí, el invasor es señalizado para ser destruido. Estas células inmunitarias se activan en respuesta a una familia de citocinas llamadas **interferones** (IFN). Reciben el nombre de linfocitos NK porque liberan gránulos citotóxicos o destructores celulares que luego destruyen células extrañas o no reconocidas. Los linfocitos NK no requieren activación para matar células extrañas o tumores a los que les falta el marcador de superficie CPH, lo que indica que se trata de una célula normal (cuadro 9-3).

SISTEMA DE SEÑALIZACIÓN DE CITOCINA

El sistema de citocinas desempeña un papel importante en la red de comunicación de las células inmunitarias y es vital en la defensa del huésped frente a los microorganismos[20,28]. Forman parte de una red de señalización celular importante para el sistema inmunitario y tienen una larga historia de descubrimiento que se remonta a la década de 1970[20].

Las citocinas representan varios tipos de proteínas pequeñas (< 30 kD) que son péptidos y se encuentran en concentraciones muy bajas en la sangre.

No pueden atravesar la bicapa de lípidos celulares y entrar en las células, por lo que para regular sus efectos dependen de receptores de citocinas altamente específicos. Las citocinas participan en

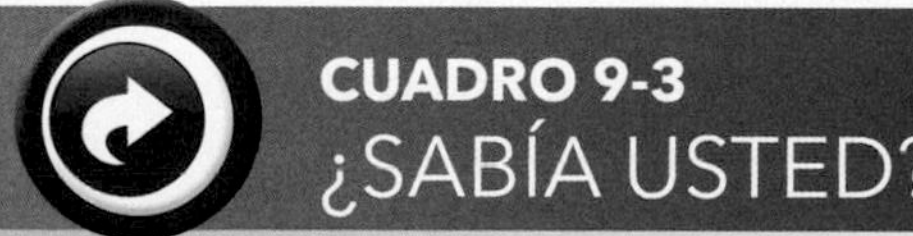

CUADRO 9-3
¿SABÍA USTED?

Razones por las que el sistema inmunitario es tan eficaz

Hay tres características principales del sistema inmunitario que lo hacen tan eficaz para proteger de enfermedades contagiosas. El autorreconocimiento: en los sistemas inmunitarios sanos, las respuestas no se evocan cuando se exponen a componentes «propios» o proteínas producidas de forma autóctona. Estas células expresan marcadores de superficie que son reconocidos por el sistema inmunitario y, por tanto, son designados como no amenazantes y, como tales, no son atacados por el sistema inmunitario. Especificidad: esta propiedad es, en efecto, opuesta al autorreconocimiento. Es decir, los antígenos invasores «no propios» expresan marcadores de la superficie celular que indican que fueron producidos por un organismo externo y extraño. Al designar esos marcadores de superficie como «no propios», el sistema inmunitario lanza un ataque contra el patógeno, libera anticuerpos para marcar todas las células ajenas y activa los linfocitos citolíticos naturales (NK, *natural killer*) para destruirlas mediante la inyección de enzimas ácidas en su interior. Memoria: una vez expuestas a los antígenos, o a las células «no propias», el sistema inmunitario recordará los marcadores de la superficie celular que pertenecen al patógeno. Cuando se exponga nuevamente a ese patógeno y sus marcadores de superficie celular, el sistema generará una respuesta mucho más fuerte que durante su exposición inicial. De hecho, el uso de vacunas se basa en esta característica.

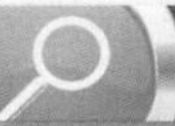

Revisión rápida

- El sistema inmunitario consta de procesos de inmunidad innatos (respuesta inmediata) y adaptativos (respuesta retardada y más duradera).
- El sistema inmunitario responde a la inflamación causada por patógenos invasores o daño tisular.
- Los granulocitos consisten en neutrófilos, eosinófilos y basófilos, se mueven a los sitios de infección, ayudan a responder a infecciones y alergias, y favorecen la reparación de tejidos dañados.
- Los monocitos y los linfocitos pertenecen al grupo de células mononucleares. Los monocitos se diferencian en macrófagos y procesan patógenos e interactúan con los linfocitos T.
- Los macrófagos son fagocitos y responden para ayudar con la inflamación crónica. Los mastocitos ayudan a destruir los patógenos invasores, especialmente los alérgenos.
- Los linfocitos tienen tres tipos principales de células inmunitarias. Los linfocitos T y B desempeñan funciones en la inmunidad adaptativa, mientras que los linfocitos NK participan en los procesos de inmunidad innata.

las señalizaciones autocrina, paracrina y endocrina como sustancias de señalización inmunomoduladoras. También se han desarrollado sintéticamente como un fármaco (p. ej., interferón α e interferón β) y han sido la diana para muchos tratamientos de diversas enfermedades (p. ej., artritis, cáncer, enfermedades cardiovasculares)[65]. Tienen diferencias significativas con una hormona porque pueden tener efectos sistémicos y no solo locales, lo que hace que su clasificación sea única. Como moléculas de señalización, forman parte de la compleja red de señales de comunicación celular del organismo (cuadro 9-4).

TIPOS DE CITOCINAS

Las citocinas son secretadas por varias células, incluidas las inmunitarias. Los macrófagos, los linfocitos B y T y los mastocitos, así como las células endoteliales, los fibroblastos y diversas células del estroma, secretan citocinas, y más de un tipo celular puede producir la misma citocina.

Sus acciones están mediadas por receptores de citocinas muy específicos. Los principales tipos de citocinas son:

- Interleucinas
- Factor de necrosis tumoral
- Interferones
- Factores estimulantes de colonias
- Quimiocinas

Interleucinas

Las **interleucinas** (IL) son citocinas compuestas por glucoproteínas secretadas por los leucocitos y muy implicadas en la regulación de respuestas de las células inmunitarias. Cada año se descubren nuevas IL, de las cuales 33 a 38 se mencionan en la literatura en este momento, y algunas tienen funciones menos definidas. Sus interacciones tienen funciones tanto autocrinas como paracrinas. Se nombran en el orden de su descubrimiento, es decir, IL-1, IL-2, IL-3, etc. Las IL son producidas y secretadas principalmente por linfocitos T CD3+ y CD4+ (CD significa grupo de diferenciación [*cluster of differentiation*], que es un protocolo utilizado para la identificación y la investigación de un tipo celular específico). Están involucradas en una variedad de interacciones del sistema inmunitario, desde la inflamación sistémica y la modulación del sistema inmunitario hasta sus diferentes papeles en la lucha contra el cáncer y otras enfermedades infecciosas. Ejemplos de algunas de sus funciones son los siguientes: (1) la IL-2 que se libera de un linfocito T se une con el receptor de citocina en ese mismo linfocito T y promueve el crecimiento y la activación del linfocito T (función autocrina); (2) el linfocito T secreta IL-4 que se une a un receptor de citocina en un linfocito B y luego hace que este se diferencie en célula plasmática (función paracrina). En la fisiología del deporte, la IL-6 se usa a menudo como un marcador distintivo de inflamación, pero sus funciones pueden ser diversas en función de la fuente de donde se liberan (Fig. 9-3).

Factor de necrosis tumoral

El **factor de necrosis tumoral** (TNF, *tumor necrosis factor*) es una citocina de señalización celular con un receptor que se expresa en todos los tejidos humanos. Es una proteína producida por mastocitos, macrófagos y linfocitos T (Fig. 9-4). Está involucrado en la inflamación sistémica y es una de las citocinas que forman la reacción de fase aguda frente a los organismos invasores. La superfamilia del TNF ha tenido una asombrosa historia de descubrimientos en las últimas décadas y está compuesta por 19 ligandos múltiples y 29 receptores en seres humanos. Cada uno desempeña funciones muy diversas en el cuerpo[2]. Estas citocinas se conocen como unidas a la membrana. Regulan las respuestas inmunitarias, la inflamación y la apoptosis (muerte celular programada) para muchos tipos de células diferentes. Por ejemplo, una reacción de fase aguda para el TNF es cuando los macrófagos liberan TNF-α que luego se une al receptor de citocina en un neutrófilo, lo que produce la activación de los neutrófilos, que son las primeras células que migran al sitio de la infección y comienzan a matar a los microorganismos invasores. Por el contrario, otras familias de TNF (también denominadas superfamilia) de citocinas pueden ejercer efectos negativos en el cuerpo por la participación en la sepsis, la caquexia tumoral (es decir, un síndrome de emaciación) y enfermedades autoinmunitarias[52].

Interferones

El descubrimiento de los IFN fue sorprendente por sus mecanismos de señalización de defensa biológica y su potencial farmacológico. El IFN fue nombrado así debido a su papel en la «interferencia» con la replicación viral. Hay dos tipos de IFN. Los primeros, los de tipo I, son los denominados IFN-α e IFN-β, que se sintetizan y secretan en respuesta a infecciones virales. El interferón de tipo II, IFN-γ, estimula el aumento de la fagocitosis por los macrófagos. Desempeña un papel importante en la defensa frente a los virus. Cuando un virus invade una célula, esta se infecta y produce IFN. Estos IFN se unen a receptores de citocinas específicos en células adyacentes que aún no están infectadas, y estimulan a la célula a producir «proteínas antivirales» que inhiben la síntesis de proteínas y la replicación viral de los virus invasores, lo que previene una mayor infección.

Se han desarrollado medicamentos que utilizan estos mismos mecanismos celulares y las mismas composiciones de proteínas para tratar diversas enfermedades (p. ej., cánceres, hepatitis B y C, sida).

Factores estimulantes de colonias

Los **factores estimulantes de colonias** (CSF, *colony-stimulating factor*) son importantes para el crecimiento y la diferenciación de las células inmunitarias como los leucocitos en la médula ósea y otras células sanguíneas, incluidos eritrocitos, monocitos, granulocitos y linfocitos. La función principal de los CSF es asegurarse de que en

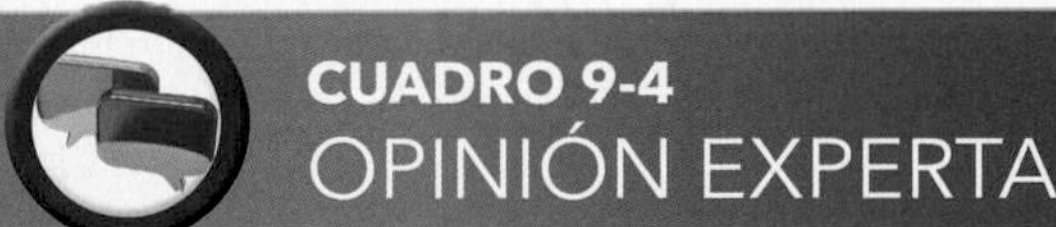

CUADRO 9-4
OPINIÓN EXPERTA

Comprensión de la biología y la función de las citocinas

Elaine Choung-Hee Lee, PhD
Associate Professor, Molecular Biology and Applied Genetics
Director, Human Performance Laboratory
Department of Kinesiology
University of Connecticut
Storrs, Connecticut

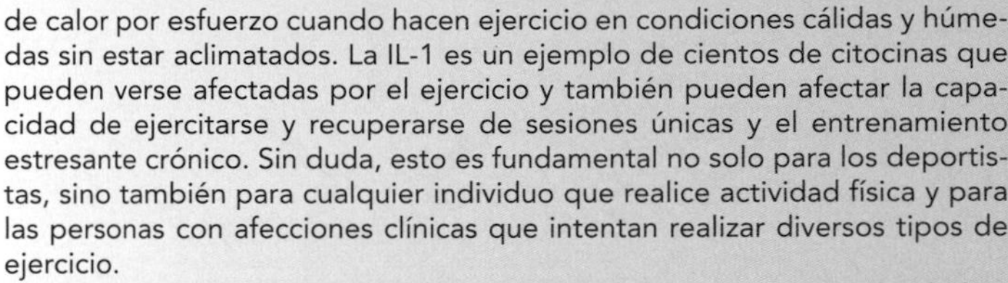

Las citocinas son proteínas con efectos de señalización autocrina, paracrina y endocrina, secretadas por células tanto inmunitarias como no inmunitarias. Una sola citocina puede tener diversas funciones e incluso actividades no relacionadas en función del tejido diana. Los primeros descubrimientos relacionados con las citocinas provienen de la investigación en conejos, que determinó que los factores solubles (liberados de un tipo de célula inmunitaria llamada neutrófilo) eran un vínculo entre la infección y una respuesta fisiológica como la fiebre[2].

Desde entonces, hemos logrado comprender que algunos de los factores solubles que relacionan la infección, enfermedad y el estrés son las citocinas que pertenecen a diferentes categorías funcionales. Las citocinas son fundamentales en la comunicación celular y regulan procesos importantes que incluyen el crecimiento y la proliferación celular, la función del sistema inmunitario, la inflamación, el daño y la reparación de tejidos, el crecimiento óseo y el envejecimiento.

El ejercicio agudo y el entrenamiento crónico afectan la liberación de citocinas y sus concentraciones circulantes y, a su vez, las concentraciones de citocinas podrían afectar la capacidad de un individuo para alcanzar el rendimiento máximo durante el ejercicio o la competición.

Las interleucinas son una clase de citocinas y se basan en una nomenclatura temprana. La interleucina 1 o IL-1 se usa para denotar las citocinas producidas por los monocitos, un tipo de célula inmunitaria. Esta primera IL constituye un ejemplo cuando se considera la notable importancia y complejidad de las citocinas en la biología y fisiología del deporte[9,11]. Ahora se sabe que muchos tipos de células distintas de los monocitos pueden producir y liberar IL-1, así como se conocen múltiples miembros de lo que se denomina la familia de proteínas IL-1, cuyas funciones son diversas. IL-1 β, por ejemplo, es un miembro de la familia IL-1 que puede estimular otras células para aumentar las respuestas inflamatorias a infecciones o enfermedades, pero también se ha relacionado con la inflamación y los procesos celulares asociados con la metástasis en el cáncer de mama, las respuestas al dolor y algunas enfermedades autoinmunitarias. La IL-1 β puede unirse a receptores en el encéfalo para alterar la termorregulación e inducir respuestas febriles, y también se sabe que afecta el estado de ánimo y la fatiga a través de los efectos sobre los receptores del tejido encefálico. Además, la IL-1 circulante en concentraciones por encima de ciertos límites puede tener efectos fisiológicos que le otorgan una propiedad similar a una hormona en la biología del organismo.

Se sabe que la IL-1 β puede aumentar con las sesiones estresantes de ejercicio agudo y puede incrementar aún más con factores estresantes concurrentes como el calor y la humedad ambientales, la deshidratación y el daño muscular inducido por el ejercicio excéntrico. La falta de sueño y otras tensiones también pueden afectar sus concentraciones circulantes. La manipulación de IL-1 a través de medicamentos o la eliminación de genes en la investigación de modelos animales muestra que esta IL puede afectar la capacidad para hacer ejercicio, responder al entrenamiento y recuperarse de las sesiones de ejercicio estresantes. La IL-1 β en el músculo esquelético también responde a sesiones de ejercicio y entrenamiento, por lo que las observaciones no se limitan simplemente a la circulación sistémica, sino también a tejidos específicos.

La IL-1 β también se está investigando como un mecanismo potencial mediante el cual ciertas personas pueden ser más susceptibles a un golpe de calor por esfuerzo cuando hacen ejercicio en condiciones cálidas y húmedas sin estar aclimatados. La IL-1 es un ejemplo de cientos de citocinas que pueden verse afectadas por el ejercicio y también pueden afectar la capacidad de ejercitarse y recuperarse de sesiones únicas y el entrenamiento estresante crónico. Sin duda, esto es fundamental no solo para los deportistas, sino también para cualquier individuo que realice actividad física y para las personas con afecciones clínicas que intentan realizar diversos tipos de ejercicio.

Investigaciones más recientes han descubierto una mayor complejidad en la producción, liberación, objetivos y la función de las citocinas. Ahora se dispone de una nomenclatura para las citocinas que se liberan del tejido adiposo (adipocinas) y las que se liberan del músculo esquelético (miocinas)[3,10]. Por ejemplo, la IL-6 es una citocina pleiotrópica que tiene múltiples funciones, a veces contradictorias, según el tejido o las células que reciben los mensajes a través de los receptores de IL-6. Por tanto, puede ser proinflamatoria o antiinflamatoria según las circunstancias. La IL-6 es liberada por varios tipos de células inmunitarias, si bien ahora se sabe que es una miocina, es decir, liberada directamente del músculo esquelético durante el ejercicio, pero que también puede ser una adipocina o adipocitocina, liberada directamente del tejido adiposo.

Las funciones de IL-6 varían en función del tejido del que se libera y los tipos de células que reciben el mensaje de IL-6. En lo que respecta a la inmunología del ejercicio y la investigación de las citocinas, hay mucho por investigar, ya que quedan muchas preguntas sin respuesta. Estos datos nos ayudarán a caracterizar mejor la respuesta de las citocinas al ejercicio, su influencia en la capacidad del organismo para lograr el máximo rendimiento en condiciones estresantes, y si las citocinas pueden utilizarse como biomarcadores de riesgo de lesión, enfermedad o recuperación del ejercicio[1,4–8]. La biología de las citocinas en el rendimiento del ejercicio y los beneficios para la salud asociados a la actividad física es un área en la que los estudiantes de fisiología del ejercicio pueden ciertamente tener un gran impacto en la investigación futura.

Bibliografía

1. Armstrong LE, Lee EC, Armstrong EM. Interactions of gut microbiota, endotoxemia, immune function, and diet in exertional heatstroke. *J Sports Med (Hindawi Publ Corp)*. 2018;2018:5724575.
2. Dinarello CA. Historical insights into cytokines. *Eur J Immunol*. 2007;37(suppl 1):S34–S45.
3. Di Raimondo D, et al. Are the myokines the mediators of physical activity-induced health benefits? *Curr Pharm Des*. 2016;22(24):3622–3647.
4. Kraemer WJ, et al. Influence of HMB supplementation and resistance training on cytokine responses to resistance exercise. *J Am Coll Nutr*. 2014;33(4): 247–255.
5. Lee EC, et al. Biomarkers in sports and exercise: tracking health, performance, and recovery in athletes. *J Strength Cond Res*. 2017;31(10): 2920–2937.
6. Lee EC, et al. Extracellular and cellular Hsp72 differ as biomarkers in acute exercise/environmental stress and recovery. *Scand J Med Sci Sports*. 2017; 27(1):66–74.
7. Lee EC, et al. Interleukin-6 responses to water immersion therapy after acute exercise heat stress: a pilot investigation. *J Athl Train*. 2012;47(6): 655–663.
8. Lee WC, et al. Heat shock protein 72 overexpression protects against hyperthermia, circulatory shock, and cerebral ischemia during heatstroke. *J Appl Physiol (1985)*. 2006;100(6):2073–2082.
9. Peake JM, et al. Recovery of the immune system after exercise. *J Appl Physiol (1985)*. 2017;122(5):1077–1087.
10. Raschke S, Eckel J. Adipo-myokines: two sides of the same coin—mediators of inflammation and mediators of exercise. *Mediators Inflamm*. 2013;2013:320724.
11. Suzuki K, et al. Systemic inflammatory response to exhaustive exercise. Cytokine kinetics. *Exerc Immunol Rev*. 2002;8:6–48.

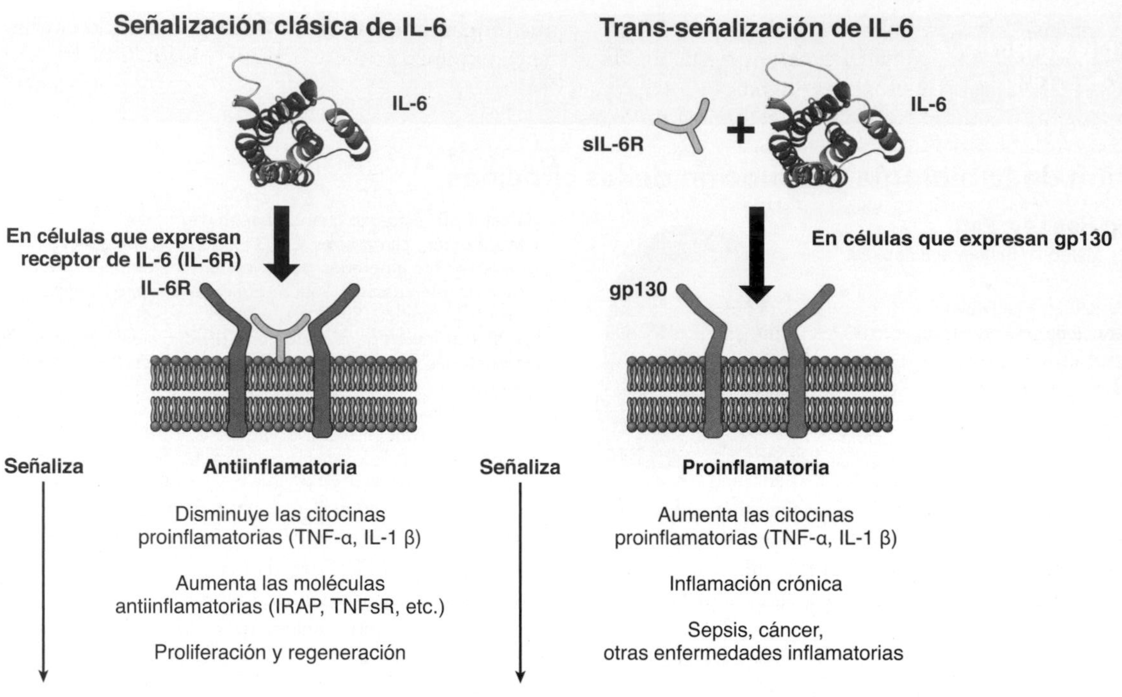

FIGURA 9-3. La interleucina 6 (IL-6) puede desempeñar diversas funciones; la inflamación es solo una de ellas.

el cuerpo haya una cantidad adecuada de leucocitos de todos los tipos para garantizar un sistema inmunitario activo y adecuado. Por ejemplo, los linfocitos T en la médula ósea producen CSF de monocitos. Cuando se libera, se une al (los) monocito(s) y estimula el crecimiento y la producción de estas células en el cuerpo, que representan la mayor proporción de leucocitos en el cuerpo, y ayudan a atacar y combatir de inmediato a bacterias, virus y hongos. En otro ejemplo, el CSF de granulocitos y macrófagos se produce en los linfocitos T y los propios macrófagos, y ayuda en la diferenciación de las CD, que son importantes mediadores del sistema inmunitario innato y el adaptativo. Como en este caso, procesan material antigénico y lo presentan a los linfocitos T, ya que solo reconocen los antígenos fragmentados que se presentan en la superficie de una célula, y cuando los linfocitos T ven esto, desencadenan la respuesta

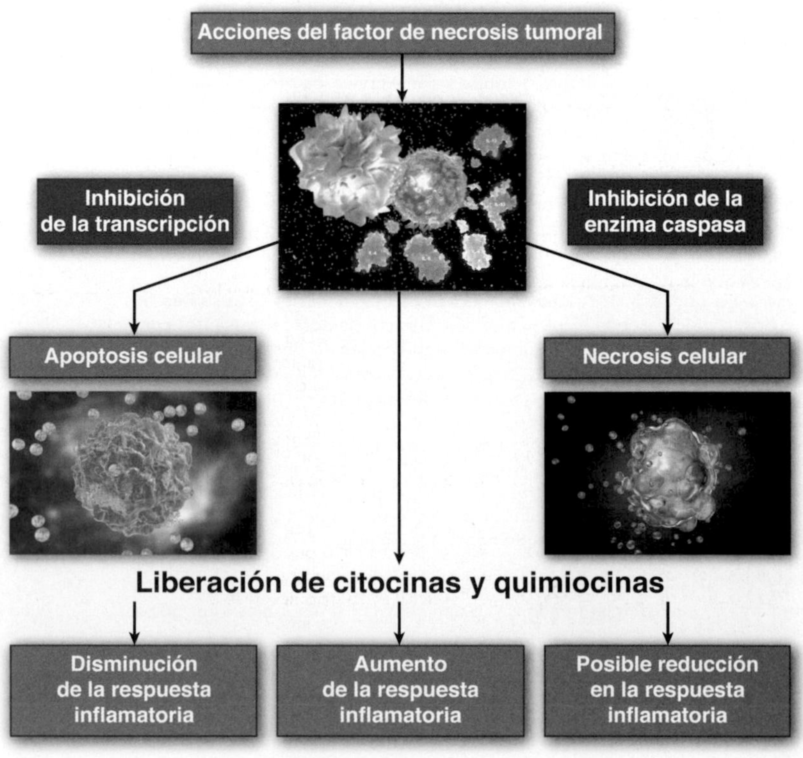

FIGURA 9-4. La señalización del factor de necrosis tumoral normalmente promueve la expresión de citocinas y quimiocinas inflamatorias, pero puede cambiarse a apoptosis o necroptosis.

inmunitaria a ese antígeno. Otro ejemplo para mantener el número y la adecuación de las células inmunitarias es la respuesta al CSF de granulocitos. Este CSF específico es producido por los monocitos y ayuda en la diferenciación y el crecimiento de los neutrófilos, importantes para atacar los microorganismos invasores. Cuando las poblaciones de células inmunitarias disminuyen, se producen problemas y supresión inmunitaria relacionada en parte con la incapacidad del CSF para actuar plenamente.

Quimiocinas

Se trata de un pequeño grupo de citocinas formado por moléculas proteicas producidas por el sistema inmunitario. Su función principal es actuar como quimioatrayente de las células inmunitarias y estimular el movimiento de leucocitos hacia un área específica. Por lo general, es un área de infección o daño tisular que secreta **quimiocinas.** Esto proporciona un tipo de señal direccional que ayuda a las células inmunitarias a encontrar su camino o migrar a este sitio de infección específico. Por ejemplo, cuando hay una infección bacteriana, las células inmunitarias en el área secretan quimiocinas para atraer neutrófilos al sitio a fin de ayudar a destruir las bacterias o microorganismos nocivos. Muchos factores contribuyen a un sistema inmunitario fuerte o débil (cuadro 9-5).

INTERACCIONES DE SEÑALIZACIÓN INMUNITARIA ENDOCRINA Y HORMONAL

Existe una relación íntima entre los sistemas endocrino e inmunitario. Se trata de una relación compleja e intrincada caracterizada por una serie de vías y mecanismos diferentes para promover la comunicación y responder a la necesidad de homeostasis[56]. Las preguntas sobre si las células inmunitarias pueden o no producir y secretar hormonas (p. ej., los linfocitos pueden sintetizar catecolaminas) han hecho que esta relación sea aún más multifacética[49,54]. La síntesis y secreción de hormonas por las células inmunitarias muestran una fuerte influencia para las funciones tanto autocrinas como paracrinas a nivel local. Es bien sabido que las células inmunitarias tienen muchos receptores hormonales (p. ej., receptores corticotropos)

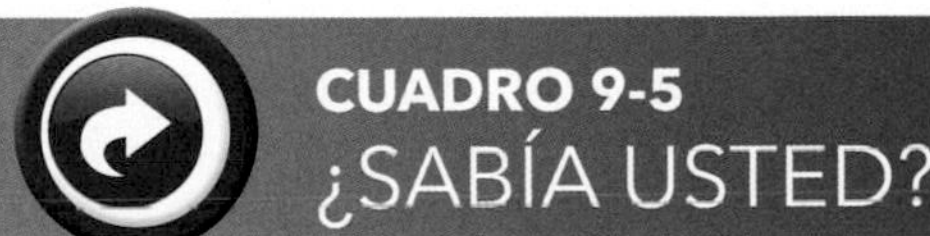

¿Qué factores del estilo de vida pueden debilitar el sistema inmunitario?

Dado la íntima relación del sistema inmunitario con todos los sistemas fisiológicos descritos en este libro de texto, muchos factores pueden hacerlo vulnerable. Según las diferencias individuales, los factores que pueden afectar a una persona pueden afectar también, o no, a otra. Con un sistema inmunitario debilitado, el cuerpo es más susceptible a los ataques de los patógenos invasores, o bien disminuye su capacidad para combatir infecciones, reparar tejidos y curar heridas. Cuando intervienen múltiples factores, los efectos pueden ser aún más demandantes para que el sistema inmunitario se mantenga intacto y luche contra los ataques de bacterias y otros patógenos invasores. Los principales factores que pueden debilitar el sistema inmunitario directamente o en combinación son los siguientes:

1. Estrés: aunque adopta múltiples formas, desde psicológico hasta físico, los factores estresantes pueden debilitar su sistema inmunitario. En condiciones de estrés físico o mental, el cortisol liberado de la corteza suprarrenal puede unirse a las células inmunitarias y comprometer su función, lo que a menudo se denomina inmunosupresión. Las respuestas lentas de las células inmunitarias, como los linfocitos T, B y citolíticos naturales, debilitan las defensas inmunes del cuerpo.
2. Privación del sueño: está bien establecido que en la edad adulta se requieren de 7 h a 8 h de sueño de calidad para mantenernos saludables (los niños pequeños, alrededor de 10 h). Durante el sueño, se lleva a cabo una gran cantidad de reparación de tejidos junto con la lucha frente a las infecciones. La falta de un sueño de calidad puede volver a comprometer las funciones inmunitarias y la reparación física de las actividades diarias, en especial el acondicionamiento del ejercicio, en el que los procesos de reparación son vitales para la recuperación. El estado inmunitario se ve afectado por la falta de sueño de calidad.
3. Estilo de vida sedentario: el cuerpo se encuentra en una renovación continua de todas las células y tejidos, y el ejercicio puede ayudar a mejorar el sistema inmunitario y a hacerlo más robusto para combatir los ataques de patógenos. Con el ejercicio, el cuerpo aprende a producir anticuerpos y a mejorar más efectivamente sus respuestas a los ataques. También aprende a reparar mejor los tejidos, que es un proceso importante mediado por el sistema inmunitario. El ejercicio también puede ayudar a que el sistema inmunitario actúe como un sistema de «vigilancia del cáncer».
4. Higiene adecuada: si bien la higiene adecuada es importante para limitar la exposición a patógenos, la limpieza obsesiva que no permite que nuestro cuerpo se exponga a las bacterias normales, especialmente en los primeros años de vida, puede aumentar la vulnerabilidad a enfermedades autoinmunitarias y alergias, como el asma, en el futuro. La higiene diaria adecuada en la vida adulta, como lavarse las manos antes de comer y mantener las manos alejadas de los ojos y la nariz, especialmente durante la temporada de resfriados y gripe, es vital para reducir la exposición a patógenos. Es especialmente importante en las pocas horas posteriores a una sesión de ejercicio, cuando es posible que el sistema ya esté suprimido.
5. Nutrición deficiente: la interfaz de la ingesta nutricional y la función y el desarrollo de las células inmunitarias es vital. Como cualquier otra célula del cuerpo, también necesitan ser alimentadas. El consumo de cantidades excesivas de azúcares refinados y alimentos altamente procesados con conservantes, pesticidas y otros aditivos químicos pueden ser contraproducentes para la salud del sistema inmunitario.
6. Consumo excesivo de alcohol: Curiosamente, se necesitan aproximadamente 48 h para eliminar una onza (28.35 g) de etanol. El alcohol es un factor estresante conocido cuando se ingiere en mayores cantidades. También puede afectar la calidad del sueño y, por tanto, actuar en combinación como un factor estresante combinado para el sistema inmunitario. El alcohol puede reducir la capacidad de las células inmunitarias para secretar citocinas, quimiocinas y otros inmunomoduladores necesarios para las respuestas inmunitarias.
7. Fumar: el tabaquismo, incluido el vapeo, puede dañar las células inmunitarias, especialmente en las vías respiratorias. Incluso el humo pasivo puede dañar y debilitar el sistema inmunitario. Con más de 4 000 sustancias químicas que son tóxicas para las funciones celulares del cuerpo, los cigarrillos son una adicción peligrosa.
8. La hidratación es importante: al igual que con cualquiera de las células de nuestro cuerpo, la hidratación adecuada es vital para un sistema inmunitario fuerte. La deshidratación puede influir en otros factores como el sueño, la nutrición y la fatiga, que luego pueden actuar en diferentes combinaciones para debilitar las células inmunitarias y las respuestas a los patógenos invasores.

Revisión rápida

- El sistema de citocinas es una importante red de comunicación para el sistema inmunitario.
- Las citocinas operan en las señalizaciones autocrina, paracrina y endocrina.
- Las citocinas son proteínas pequeñas (< 30 kD) que son péptidos y se encuentran en concentraciones muy bajas en la sangre.
- Los principales tipos de citocinas son las interleucinas, el factor de necrosis tumoral (TNF), los interferones, los factores estimulantes de colonias (CSF) y las quimiocinas.
- Las interleucinas (IL) son citocinas compuestas por glucoproteínas secretadas por los leucocitos y muy implicadas en la regulación de respuestas de las células inmunitarias.
- El TNF es una citocina de señalización celular, que es una proteína producida por mastocitos, macrófagos y linfocitos T.
- El interferón recibió esta denominación por su función de «interferir» con la replicación viral.
- El CSF es importante para el crecimiento y la diferenciación de las células inmunitarias.
- La función principal de las quimiocinas es actuar como quimioatrayentes de las células inmunitarias y estimular el movimiento de los leucocitos hacia un área específica.

que, de hecho, modulan sus funciones fisiológicas o inmunitarias (p. ej., supresión de secreciones)[24].

Existe una gran cantidad de interconexiones y **conversaciones cruzadas** entre los sistemas inmunitario y endocrino en todo el cuerpo, desde el encéfalo en el sistema nervioso hasta todos los demás sistemas del cuerpo[19]. Esto ocurre debido al lenguaje común y las interacciones de citocinas, hormonas, neurotransmisores y sus receptores y ligandos que permiten esta comunicación y «conversación cruzada». Como se acaba de señalar, el hecho de que las células inmunitarias tengan receptores hormonales es uno de los factores clave en esta relación inmunoendocrina. Las citocinas liberadas por las células inmunitarias luego interactúan con los sistemas nervioso y endocrino.

Así es como se integran los sistemas tanto para la comunicación como para percibir las necesidades y demandas del cuerpo. Por ejemplo, en la fisiología del ejercicio, el **estrés** del ejercicio es una demanda importante sobre el cuerpo. Como se vio en el capítulo 8, el eje hipotalámico-hipófiso-suprarrenal (HHS) es el mediador principal en las respuestas al estrés. Responde a factores estresantes tanto externos como internos. Si es atacado desde el interior por una infección, las citocinas son los mensajeros que lo estimulan. El eje HHS (papel del cortisol en la inmunosupresión) ayuda a regular el sistema inmunitario para limitar el exceso de respuesta inmunitaria (Fig. 9-5).

En otro ejemplo, está regulado por la hormona liberadora de corticotropina o corticoliberina (CRF), que a su vez está regulada por un gran grupo de aproximadamente 130 citocinas (p. ej., incluyendo IL-1, TNF) que actúan como moduladores neuroinmunoendocrinos. Esta modulación es muy importante para la compleja respuesta del eje HHS a los acontecimientos estresantes y a la inflamación del cuerpo (cuadro 9-6).

Los factores clave para las interacciones inmunoendocrinas son los siguientes:

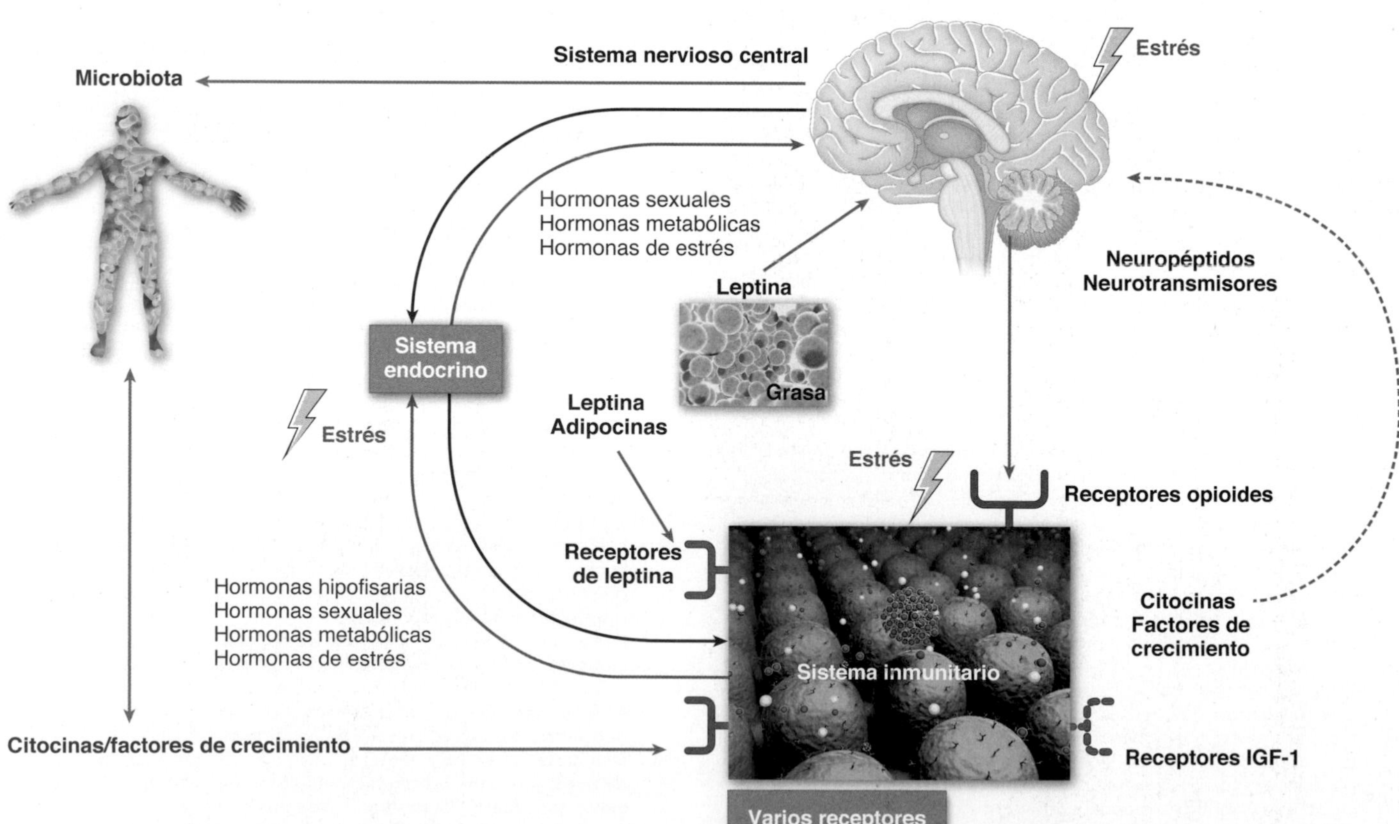

FIGURA 9-5. El sistema endocrino tiene muchas interacciones con el sistema inmunitario y el microbioma, junto con muchas otras dianas de señalización. IGF-1, factor de crecimiento similar a la insulina 1.

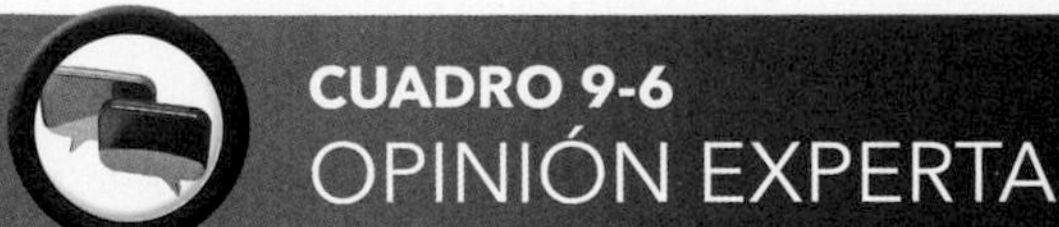

Comunicación inmunitaria neuroendocrina en respuesta al ejercicio

Maren S. Fragala, PhD, CSCS*D
Director Scientific Affairs
Quest Diagnostics
Secaucus, New Jersey

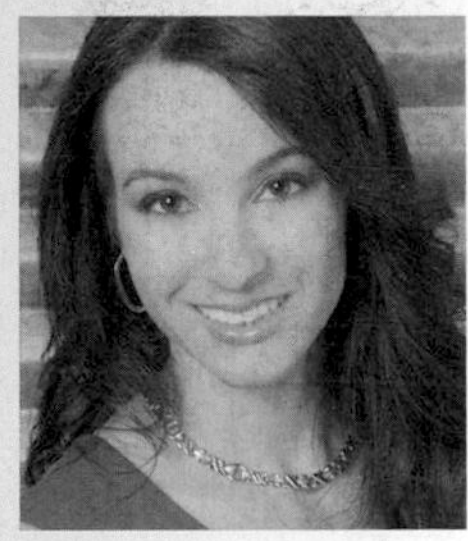

Los sistemas neuroendocrino e inmunitario responden a las alteraciones homeostáticas desencadenadas por el ejercicio. Varias hormonas del sistema neuroendocrino coordinan las comunicaciones sistémicas para adaptarse a los requisitos energéticos, tolerar desafíos fisiológicos y facilitar adaptaciones. Mientras tanto, una variedad de células inmunitarias trabajan en secuencia para movilizarse durante y después del ejercicio, con el fin de proteger y facilitar la recuperación del tejido estresado o dañado, como el músculo esquelético. Curiosamente, estas células inmunitarias se encuentran entre los muchos tipos de células que contienen receptores para hormonas del sistema neuroendocrino, lo que significa que se comunican entre sí. Es a través de las «hormonas del estrés», como las catecolaminas (adrenalina y noradrenalina) y el cortisol, y sus receptores específicos, que el ejercicio regula las respuestas del sistema inmunitario. Juntos, estos sistemas se comunican e integran durante las alteraciones homeostáticas provocadas por el ejercicio, la recuperación posterior y las adaptaciones al entrenamiento. Por tanto, en lugar de las respuestas individuales, es más adecuado considerar la respuesta del cuerpo al estrés del ejercicio como un esfuerzo de todo el sistema coordinado por la integración y comunicación entre los sistemas inmunitario y neuroendocrino.

Las células inmunitarias tienen receptores tanto para cortisol (receptores de glucocorticoides) como para catecolaminas (receptores β-adrenérgicos). Durante el ejercicio agudo, el aumento de las catecolaminas y los glucocorticoides circulantes, en combinación con el aumento del flujo sanguíneo, actúa para movilizar y redistribuir las células inmunitarias entre el compartimento sanguíneo y los tejidos periféricos. Además, los aumentos en las catecolaminas circulantes durante el ejercicio estimulan acciones inmunitarias inespecíficas inmediatas (conocidas como inmunidad innata) por parte de células inmunitarias específicas (principalmente neutrófilos, macrófagos y linfocitos citolíticos naturales). Estas acciones crean una primera línea de defensa que puede controlar el aumento del estrés oxidativo y eliminar las células dañadas en respuesta al ejercicio.

Los linfocitos (B y T) también incluyen subpoblaciones de células inmunitarias que son responsables de respuestas humorales (secretadas) y celulares, específicas y dirigidas. Los linfocitos B y T también están influenciados por las hormonas del estrés que responden y comunican la demanda energética. Durante el ejercicio, los linfocitos también se movilizan hacia la circulación debido al aumento del flujo sanguíneo, pero la producción de proteínas inmunitarias secretadas (como las inmunoglobulinas) disminuye. Si bien el ejercicio causa cierta supresión inmunitaria de los linfocitos, su papel durante el período de recuperación después del ejercicio se relaciona con el daño y la reparación de los músculos. El entrenamiento físico parece beneficiar las funciones de los linfocitos al aumentar su capacidad para resistir infecciones y neoplasias.

Dado el papel de los receptores de la «hormona del estrés» en las respuestas integradas, no es sorprendente que su expresión en las células inmunitarias cambie en respuesta tanto al ejercicio agudo como al entrenamiento con ejercicio crónico. El cambio de la expresión tiene implicaciones para alterar sus capacidades de comunicación e interacción. De hecho, con el entrenamiento físico, la expresión del ARN del receptor de glucocorticoides (GR-α) es ~ 10 veces menor en las células inmunitarias de los deportistas, en comparación con los individuos sedentarios. La magnitud de la regulación negativa es proporcional a la cantidad y frecuencia del entrenamiento. Las reducciones pueden ser consecuencia de la exposición frecuente y prolongada a aumentos agudos de cortisol inducidos por el entrenamiento, que reduce la sensibilidad al cortisol como mecanismo protector para preservar las células inmunitarias. Tales adaptaciones alivian la magnitud del estrés posterior o minimizan el desafío del ejercicio dentro de los límites homeostáticos.

Durante el ejercicio agudo, las respuestas ayudan a coordinar la movilización de diversas poblaciones de células inmunitarias para prepararse para la reparación tisular del daño muscular. Como cualquier factor de estrés, la respuesta del cuerpo al ejercicio desencadena una serie sistemática de acontecimientos neuroendocrinos e inmunitarios dirigidos a devolver el estado de homeostasis. El ejercicio físico presenta un estrés fisiológico único en el que los sistemas neuroendocrino e inmunitario contribuyen a tolerar el aumento de las demandas fisiológicas.

La respuesta depende de la duración e intensidad de la sesión de ejercicio: el ejercicio prolongado y exhaustivo puede afectar la función de las células inmunitarias y el equilibrio de las citocinas, mientras que el ejercicio moderado puede mejorar la función inmunitaria tanto a corto como a largo plazo. El fortalecimiento inmunitario a largo plazo puede deberse a la reducción de la inflamación, el mantenimiento del timo (el órgano que produce las células progenitoras de los linfocitos T), las alteraciones en la composición de las células inmunitarias «más antiguas» y las «más jóvenes», una mejor vigilancia por parte del sistema inmunitario y una mayor capacidad para tolerar el estrés psicológico.

Lecturas recomendadas

Bonifazi M, Mencarelli M, Fedele V, et al. Glucocorticoid receptor mRNA expression in peripheral blood mononuclear cells in high trained compared to low trained athletes and untrained subjects. *J Endocrinol Invest.* 2009;32(10): 816–820.

Fragala MS, Jajtner AR, Townsend JR, et al. Leukocyte IGF-1 receptor expression during muscle recovery. *Med Sci Sports Exerc.* 2015;47(1):92–99.

Fragala MS, Kraemer WJ, Denegar CR, et al. Neuroendocrine-immune interactions and responses to exercise. *Sports Med.* 2011;41(8):621–639.

Fragala MS, Kraemer WJ, Mastro AM, et al. Leukocyte □2-adrenergic receptor expression in response to resistance exercise. *Med Sci Sports Exerc.* 2011;43(8):1422–1432.

Fragala MS, Kraemer WJ, Mastro AM, et al. Glucocorticoid receptor expression on human B cells in response to acute heavy resistance exercise. *Neuroimmunomodulation.* 2011;18(3):156–164.

Gjevestad GO, Holven KB, Ulven SM. Effects of exercise on gene expression of inflammatory markers in human peripheral blood cells: a systematic review. *Curr Cardiovasc Risk Rep.* 2015;9(7):34.

Ortega E. Neuroendocrine mediators in the modulation of phagocytosis by exercise: physiological implications. *Exerc Immunol Rev.* 2003;9:70–93.

Pedersen BK, Toft AD. Effects of exercise on lymphocytes and cytokines. *Br J Sports Med.* 2000;34(4):246–251.

Pittman QJ. A neuro-endocrine-immune symphony. *J Neuroendocrinol.* 2011;23 (12):1296–1297.

Quindry JC, Stone WL, King J, et al. The effects of acute exercise on neutrophils and plasma oxidative stress. *Med Sci Sports Exerc.* 2003;35(7): 1139–1145.

Simpson RJ, Kunz H, Agha N, et al. Exercise and the regulation of immune functions. *Prog Mol Biol Transl Sci.* 2015;135:355–380.

- La comunicación cruzada entre los sistemas inmunitario y endocrino se debe a receptores y ligandos comunes.
- Las células inmunitarias pueden sintetizar y secretar hormonas.
- Las células inmunitarias tienen receptores de hormonas.
- Las células inmunitarias secretan citocinas que actúan sobre las glándulas endocrinas.
- Las células inmunitarias secretan citocinas que actúan sobre el sistema nervioso.
- Las glándulas endocrinas tienen receptores para citocinas.
- Las células del sistema nervioso tienen receptores de citocinas.

INFLAMACIÓN Y SISTEMA INMUNITARIO

Uno de los conceptos clave relacionados con el sistema inmunitario es su respuesta a la inflamación. Con sus signos clásicos de calor, enrojecimiento, dolor e hinchazón, también puede ser interno en las articulaciones y cardiopatías sin ningún signo externo.

La inflamación es un término general que representa una serie de procesos biológicos complejos a una invasión o proceso dañino en los tejidos o células del organismo (Fig. 9-6). Los irritantes, los patógenos, las lesiones y las células dañadas, o incluso ingestas nutricionales que son nocivas para el cuerpo, pueden causar un episodio inflamatorio agudo o un proceso crónico o enfermedad relacionada[9,68]. En última instancia, es señal de un ataque que el cuerpo está tratando de eliminar y reparar para poder volver a la función homeostática normal.

Gran parte de lo que se conoce sobre la inflamación como término general se descubre cada año con la investigación actual en los campos de la medicina, la nutrición y la fisiología del deporte. Se considera que el proceso inflamatorio es parte de la inmunidad innata del cuerpo humano y que tiene muchas funciones relacionadas con el estrés por ejercicio (cuadro 9-7).

MICROBIOTA Y SISTEMA INMUNITARIO

La evolución de los organismos en la tierra está íntimamente ligada a una multitud de microorganismos que habitaron primero la tierra. Las bacterias, los protozoos y los virus existen en todas partes de la tierra en las cantidades inimaginables de 10^{31} bacterias y protozoos y 10^{32} componentes virales (para tener una comparación, se estima que «solo» hay 10^{22} estrellas en el universo). Como tal, las células de mamíferos del cuerpo humano se han desarrollado en concierto con estos microorganismos, que se estima que superan con creces el número de células humanas en el cuerpo. Se encuentran en varios tejidos de las mucosas y el intestino, y desempeñan un papel importante en una serie de funciones diferentes que apenas se empiezan a conocer (Fig. 9-7). Esta comunidad de microorganismos que contienen bacterias, eucariotas y virus se presenta en todas las formas dentro de estas clasificaciones. Además, las poblaciones de estos microorganismos pueden ser diferentes en cada persona debido a las diferentes exposiciones (ambientales, nutricionales, etc.) desde el nacimiento y durante toda la vida. La microbiota intestinal y el sistema inmunitario están íntimamente conectados a una serie de diferentes funciones, enfermedades y condiciones fisiológicas, y han evolucionado a lo largo de la existencia humana[11,16,31]. Relevante para este capítulo, existe una gran interacción entre la microbiota y el sistema inmunitario, la cual ha revolucionado este campo. Afecta tanto la inmunidad innata como la adaptativa[6]. Se ha estimado que estas comunidades complejas de microorganismos (bacterias, hongos, virus y otras **especies eucariotas** y microbianas) superan en número a las células humanas del organismo al menos 10 en veces. Esto significa que, además de los genes del propio cuerpo, estas células microbianas tienen sus propios genes que interactúan con los del organismo y que influyen en las funciones fisiológicas de este, muchas de las cuales recién se están comenzando a estudiar.

Las interacciones de la microbiota no están libres de problemas, ya que pueden causar enfermedades que afectan la salud humana,

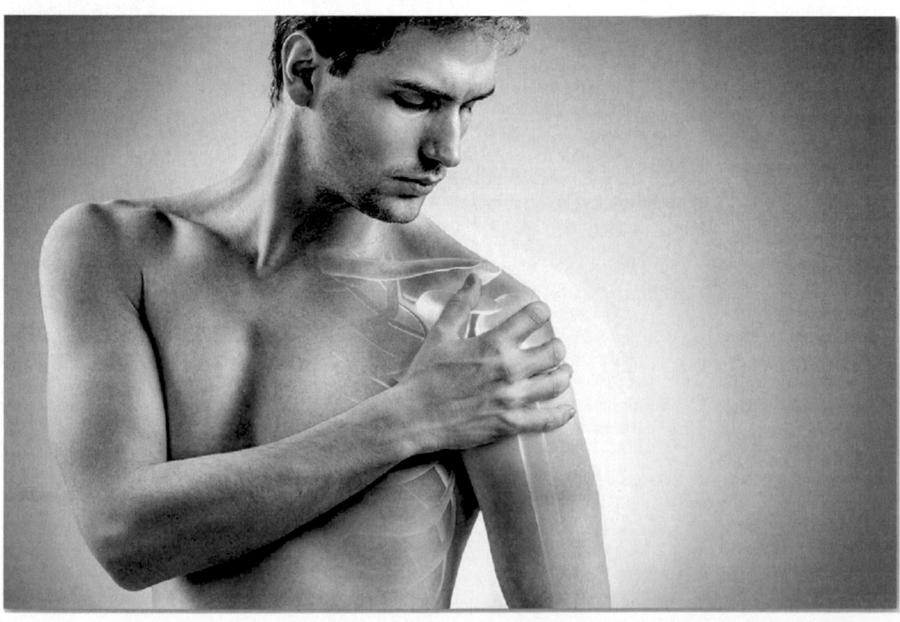

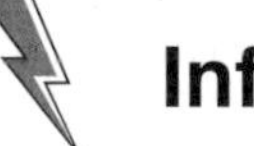

Inflamación
• Respuesta provocada por el daño a los tejidos vivos.
• Mecanismo de defensa que evolucionó para proteger el tejido de infecciones y lesiones.
• Localiza y elimina el agente nocivo.
• Elimina los componentes del tejido dañado para que el cuerpo pueda comenzar a sanar.
• La respuesta inflamatoria consiste en cambios en el flujo sanguíneo, un aumento de la permeabilidad de los vasos sanguíneos y la migración de líquido, proteínas y leucocitos (glóbulos blancos) desde la circulación hasta el lugar del daño tisular.
• La respuesta inflamatoria que dura solo unos pocos días se denomina inflamación aguda, mientras que la respuesta de mayor duración se denomina inflamación crónica.

FIGURA 9-6. La inflamación es uno de los fenómenos característicos de los procesos biológicos agudos y crónicos, que pone en juego el sistema inmunitario y todos sus elementos para lidiar con la invasión de patógenos o el daño celular, pero que también puede representar problemas de disfunción celular y enfermedad.

CUADRO 9-7

OPINIÓN EXPERTA

Ejercicio e inflamación: ¿Por qué es beneficioso que el ejercicio sea pro y antiinflamatorio?

Mary P. Miles, PhD
Professor
Department of Health and Human Development
Montana State University
Bozeman, Montana 59717

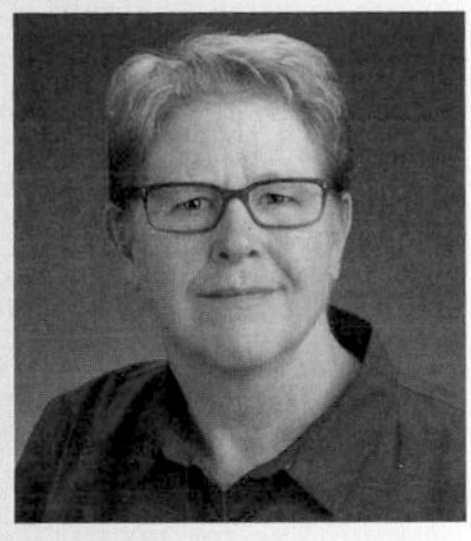

La inflamación es una respuesta generalizada a un traumatismo tisular o infección que puede ser beneficiosa o perjudicial, según la situación. Es una respuesta protectora orquestada por el sistema inmunitario para eliminar una lesión o infección, eliminar el daño resultante y promover la reparación, la regeneración y la remodelación. De esta manera, la inflamación aguda (IA) es una respuesta protectora beneficiosa, altamente regulada, a un estímulo distinto, como el daño muscular inducido por el ejercicio. Por el contrario, también es posible que la IA sea excesiva, más dañina que beneficiosa y potencialmente mortal, si el proceso no se regula adecuadamente.

La IA inducida por el ejercicio puede producirse en respuesta a una variedad de estímulos relacionados con el ejercicio que incluyen traumatismos mecánicos, estrés metabólico, daño a las fibras musculares por acciones musculares excéntricas de alta fuerza y otros traumatismos tisulares por estrés repetitivo. Por ejemplo, la tensión mecánica elevada en los sarcómeros individuales durante las acciones excéntricas de alta fuerza provoca una lesión microscópica del citoesqueleto de la sarcómera. Esta lesión estimula la infiltración intramuscular por las células inflamatorias, incluidos neutrófilos y macrófagos que actúan como fagocitos para eliminar los desechos celulares relacionados con el daño.

Esto implica la conversión de los macrófagos del fenotipo regulador M2 al fenotipo clásico activado M1. El trabajo realizado por estas células exacerba el daño tisular con el objetivo de limpiar el daño para dar paso a la reconstrucción (remodelación y regeneración). A medida que el daño se elimina, los mediadores antiinflamatorios, los factores de crecimiento y los macrófagos M2 comienzan a aumentar y activan las células satélite locales para iniciar la remodelación y regeneración necesarias para fortalecer el tejido. Dado el papel integral de la inflamación en los procesos regenerativos, surge la pregunta de si el tratamiento del dolor con antiinflamatorios puede interferir con estos procesos beneficiosos.

¿Disminuye el tratamiento antiinflamatorio el daño tisular colateral por inflamación excesiva? ¿o interfiere con la progresión natural de la inflamación para remodelar y regenerar y, finalmente, producir un tejido más fuerte y saludable? La respuesta es que ambas cosas pueden ser posibles. El uso ocasional de antiinflamatorios no esteroideos como, por ejemplo, el ibuprofeno, no parece ser dañino. Sin embargo, el uso crónico puede ser contraproducente, pues limita el crecimiento provocado por las células satélite y limita el potencial hipertrófico.

Por otro lado, al limitar el daño colateral causado por las especies reactivas de oxígeno (ROS, *reactive oxygen species*) producidas durante la inflamación, existen algunos alimentos antiinflamatorios o suplementos nutricionales que pueden ser beneficiosos para la recuperación, por ejemplo, zumo de cereza ácida y cúrcuma, a fin de reducir el dolor muscular de aparición tardía (DOMS, *delayed-onset muscle soreness*) y otros síntomas de daño muscular inducidos por el ejercicio excéntrico de alta fuerza. Por tanto, parece que los antiinflamatorios o una terapia dietética modestos no interferirán e incluso pueden apoyar, el entrenamiento físico.

A diferencia de la IA, la inflamación de bajo grado (IBG) crónica se produce en respuesta a la desregulación y los cambios microscópicos de bajo nivel en los tejidos durante un período prolongado. Por ejemplo, el tejido adiposo puede estresarse y dejar de funcionar a medida que aumenta de volumen, y el tejido adiposo disfuncional es una fuente bien conocida de IBG crónica. Hay muchas fuentes potenciales de IBG crónica, entre las cuales se incluyen tejido adiposo disfuncional, placas ateroescleróticas, tejidos con inflamación crónica tales como articulaciones artríticas, hígado graso, intestino y microbiota intestinal, respuestas de las células inmunitarias a tensiones metabólicas transitorias tales como aumentos posprandiales en glucosa o ácidos grasos, y otras fuentes. La IBG crónica se caracteriza por un aumento de dos a tres veces de los valores de citocinas inflamatorias, y puede ser asintomático. Contribuye directa o indirectamente a la progresión de muchas enfermedades que incluyen diabetes de tipo 2, ateroesclerosis, enfermedades neurodegenerativas, deterioro cognitivo asociado al envejecimiento, cáncer y enfermedades relacionadas con la edad. Un área importante de investigación en inmunología del deporte es aprender cómo puede utilizarse el ejercicio como tratamiento para reducir el IBG crónico.

Los efectos antiinflamatorios del ejercicio se corresponden con las muchas causas subyacentes de IBG crónica. La siguiente lista describe algunos de los mecanismos directos e indirectos para reducir la inflamación intestinal crónica (IIC):

- La disfunción local en el tejido adiposo (TA) activa el fenotipo proinflamatorio de los macrófagos M1. El ejercicio puede reducir el volumen y la disfunción del TA, especialmente el TA en el compartimento visceral (TAV), que es el depósito adiposo más inflamado. El ejercicio también puede promover la conversión del fenotipo de macrófagos M1 a M2 en el tejido adiposo que es independiente de los cambios en el volumen del tejido adiposo.
- El músculo esquelético libera muchos compuestos bioactivos, conocidos como miocinas, durante el ejercicio. Muchas son beneficiosas para otros tejidos al aliviar la disfunción tisular y la inflamación resultante; por ejemplo, la interleucina 15 (IL-15) promueve la lipólisis en el TAV para disminuir el volumen. Otra miocina, la IL-6, sirve como señal de retroalimentación negativa para regular negativamente la producción de citocinas proinflamatorias como la interleucina-1β y el factor de necrosis tumoral α en todo el cuerpo.
- Hay dos formas principales por las que el intestino puede ser una fuente de inflamación: (1) cuenta con una microbiota gastrointestinal (GI) (comunidad de microorganismos, en su mayoría bacterias) que promueve la inflamación y (2) permite que los subproductos microbianos que inducen la inflamación, como el lipopolisacárido (LPS), atraviesen la barrera epitelial desde la luz GI y entren en la circulación. Se ha constatado que el ejercicio aumenta la abundancia relativa de especies bacterianas beneficiosas y potencialmente antiinflamatorias. Además, se ha constatado que el ejercicio aumenta la función de la barrera GI para evitar que el LPS y otros estímulos inflamatorios lleguen a la circulación.
- El aumento posprandial (después de una comida) significativo de glucosa y ácidos grasos estimulan la actividad inflamatoria de las células del intestino, la circulación sanguínea o los tejidos específicos como el hígado. La IBG crónica y los valores más altos de TAV exacerban esta respuesta. El ejercicio intenso antes o después de una comida atenúa las respuestas glucémicas y lipidémicas posprandiales. Se ha constatado que esto reduce la respuesta inflamatoria a una carga glucémica, y se necesita más investigación para determinar si reduce la respuesta inflamatoria a una carga lipidémica.

En resumen, el ejercicio tiene el potencial de inducir IA y de reducir o prevenir la IBG crónica. Si bien la primera puede deberse al ejercicio que causa lesiones tisulares, desempeña un papel importante y beneficioso en la remodelación y regeneración del tejido lesionado. La IBG crónica no es causada por el ejercicio, pero existen muchos efectos directos e indirectos de este que pueden ayudar a reducir esta forma de inflamación a lo largo del tiempo. Este es un beneficio importante del ejercicio para la salud.

Lecturas recomendadas

Mailing LJ, Allen JM, Buford TW, et al. Exercise and the gut microbiome: a review of the evidence, potential mechanisms, and implications for human health. *Exerc Sport Sci Rev*. 2019;47(2):75–85. doi: 10.1249/jes.0000000000000183.

Miles MP, Wilson S, Yeoman CJ. Physical activity and inflammation phenotype conversion. *J Clin Exerc Physiol*. 2019;8(2):1–10.

Rawson ES, Miles MP, Larson-Meyer DE. Dietary supplements for health, adaptation, and recovery in athletes. *Int J Sport Nutr Exerc Metab*. 2018;28(2): 188–199. doi: 10.1123/ijsnem.2017-0340.

Schoenfeld BJ. The use of nonsteroidal anti-inflammatory drugs for exercise-induced muscle damage: implications for skeletal muscle development. *Sports Med*. 2012;42(12):1017–1028. doi: 10.2165/11635190-000000000-00000.

Tidball JG. Regulation of muscle growth and regeneration by the immune system. *Nat Rev Immunol*. 2017;17(3):165–178. doi: 10.1038/nri.2016.150.

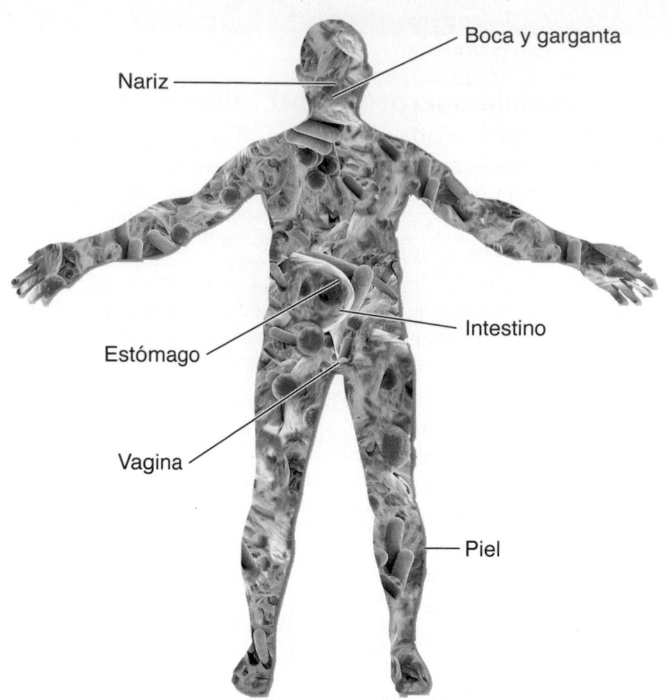

FIGURA 9-7. La microbiota está formada por una gran cantidad de microorganismos diferentes que habitan en todas las partes del cuerpo, en su mayoría en el intestino, la piel y las superficies mucosas. Existen variaciones en las diferentes poblaciones de cada individuo en función de la exposición a factores ambientales y nutricionales. Esta coexistencia simbiótica puede ser perjudicial si no se optimizan el control inmunitario y sus interacciones.

desde alergias hasta enfermedades inflamatorias y autoinmunitarias. Esto se debe a un fallo del sistema inmunitario para controlar las respuestas mal dirigidas frente a los antígenos ambientales o derivados de la microbiota[6]. Hay un largo camino por recorrer para comprender su impacto en la función y la salud del cuerpo (cuadro 9-8)[34].

CÉLULAS EPITELIALES

Las **células epiteliales** forman tejidos que recubren las superficies externas de los órganos y vasos sanguíneos de todo el cuerpo. La epidermis de la piel está formada por células epiteliales. Además, cubren las superficies internas de las cavidades corporales y órganos internos. Hay tres formas principales de células epiteliales: escamosas, cilíndricas y cúbicas. Las células epiteliales escamosas son planas y revisten las superficies que requieren un flujo de líquido suave, como los vasos sanguíneos, o que requieren la creación de una superficie muy delgada para que pasen las moléculas, como los alvéolos pulmonares. Las células epiteliales cilíndricas tienen forma de pilar o columna y revisten los órganos del tubo digestivo en el estómago, el intestino delgado y el intestino grueso. El útero también está revestido con células epiteliales cilíndricas simples. Finalmente, las células epiteliales cúbicas se encuentran en órganos con diversas necesidades de secretar diversos líquidos y moléculas desde las glándulas salivales y los folículos tiroideos hasta estructuras más especializadas como los túbulos renales. Por tanto, estos tejidos epiteliales desempeñan un papel importante en la interacción con la microbiota del cuerpo.

Comensalismo

Un concepto muy importante relacionado con la microbiota es el de **«comensalismo»**, bacterias o microorganismos comensales, término que define la relación más común en el mundo biológico. Cuando existe una relación en la que un organismo se beneficia enormemente de la simbiosis (es decir, la interacción entre dos organismos que obtienen beneficio mutuo) y el otro no se daña ni se lastima, se denomina «comensalismo», pero puede ser una relación simbiótica unilateral. A veces, las bacterias o microorganismos comensales son verdaderamente simbióticos en sus ubicaciones normales en el cuerpo y benefician tanto al ser humano huésped como a ellos mismos (es decir, un tipo de seudomutualismo).

Sin embargo, si se traslocan o se mueven a otro biocompartimento a través de la mucosa, como puede ocurrir en una inmunodeficiencia, entonces estos microorganismos comensales pueden causar diversas enfermedades.

Barrera mucosa

Las membranas mucosas o las mucosas recubren las superficies corporales y los órganos internos y constan de una o más capas de células epiteliales que cubren una capa laxa de tejido conectivo. Presenta la principal barrera para limitar el contacto entre la microbiota y el tejido del huésped por medio de evitar esta translocación. Cuando una bacteria comensal atraviesa o se traslada a otra área, los macró-

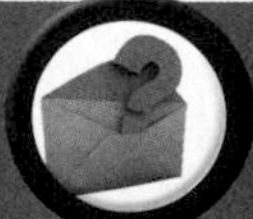

CUADRO 9-8

PREGUNTAS PRÁCTICAS DE LOS ESTUDIANTES

¿Cuál es el papel de la microbiota en la salud humana?

«La microbiota desempeña un papel fundamental en la inducción, el entrenamiento y la función del sistema inmunitario del huésped. A su vez, el sistema inmunitario ha evolucionado mucho para mantener la relación simbiótica del huésped con estos microorganismos tan diversos y en evolución. Cuando funciona de manera óptima, esta alianza entre el sistema inmunitario y la microbiota permite inducir las respuestas protectoras a patógenos y sostener las vías reguladoras involucradas en mantener la tolerancia a antígenos inocuos.

Sin embargo, en los países desarrollados, el uso excesivo de antibióticos, los cambios en la dieta y la eliminación de socios constitutivos, como los nemátodos, pueden haber seleccionado una microbiota que carece de la capacidad de recuperación y diversidad necesarias para establecer respuestas inmunitarias equilibradas. Este fenómeno se propone para explicar parte del aumento radical de los trastornos autoinmunitarios e inflamatorios en partes del mundo donde la relación simbiótica con la microbiota ha sido la más afectada».

Belkaid Y[1], Hand TW[2].

[1]Immunity at Barrier Sites Initiative, National Institute of Allergy and Infectious Diseases, National Institutes of Health, Bethesda, MD 20892, USA.

[2]Immunity at Barrier Sites Initiative, National Institute of Allergy and Infectious Diseases, National Institutes of Health, Bethesda, MD 20892, USA; Mucosal Immunology Section, Laboratory of Parasitic Diseases, National Institute of Allergy and Infectious Disease, National Institutes of Health, Bethesda, MD 20892, USA.

fagos que están presentes en esa área las matan rápidamente. Además, el reconocimiento inmunitario innato se potencia, ya que las firmas microbianas en la barrera de las células epiteliales son fundamentales para la inducción selectiva de la inmunoglobulina A (IgA) de la mucosa debido al cambio de clase. Aquí es donde los linfocitos B adquieren la expresión de IgA, que es un anticuerpo que tiene un papel crítico en la función inmunitaria de las membranas mucosas. La cantidad de IgA producida por las membranas mucosas es mayor que todos los demás tipos de anticuerpos combinados.

El cambio de clase de IgA es el proceso que se produce a través de las vías dependientes e independientes de los linfocitos T, y el anticuerpo se dirige tanto a los microorganismos patógenos como a los comensales. Ahora se sabe que las bacterias comensales regulan las respuestas de IgA intestinal mediante la promoción de la comunicación cruzada entre los linfocitos B y múltiples componentes del sistema inmunitario innato de la mucosa, incluidas las células epiteliales y las CD[10]. Por tanto, la barrera epitelial, mucosa, IgA, las CD y los linfocitos T constituyen lo que se ha denominado «**barrera mucosa**», que limita el paso y la exposición de los comensales al tejido linfático asociado al intestino y, sin embargo, evita la activación y enfermedades adversas[6].

INTERACCIONES DE LA MICROBIOTA

Las interacciones de la microbiota con el sistema inmunitario comienzan en el recién nacido (es decir, los primeros 28 días después del nacimiento), ya que las células innatas del recién nacido responden de manera diferente a como lo hacen las células adultas. Mediadas por la expresión epigenética de enzimas específicas de las células epiteliales, las células neonatales se vuelven menos sensibles a los mediadores inflamatorios y permiten que los microorganismos comensales (p. ej., bacterias) contribuyan a su desarrollo innato posnatal. Las células epiteliales secretan un péptido antimicrobiano importante que limita la exposición a la microbiota comensal. Los microorganismos comensales también contribuyen al desarrollo posnatal del sistema inmunitario que, a su vez, contribuye a su contención.

Esto es especialmente importante en el intestino, donde se inducen varias estructuras linfáticas (p. ej., folículo linfático o criptoparches) después del nacimiento como resultado de la exposición a microorganismos comensales. Por ejemplo, un ambiente limpio e impoluto (p. ej., sin mascotas o polvo de la casa, etc.) puede ser contraproducente para optimizar las interacciones positivas de la microbiota con la protección inmunitaria[25,72].

No obstante, en la piel y superficies mucosas de todas las partes del organismo se ubican muchas poblaciones diferentes de microorganismos (como bacterias y levaduras). Sus interacciones son parte de la interfaz fisiológica normal entre las células y la microbiota. Pueden presentarse problemas cuando los tipos y números aumentan más allá de la capacidad del organismo para manejar de manera óptima sus movimientos y efectos fisiológicos. Tal problema puede surgir de un sistema inmunitario comprometido, estrés físico prolongado sin recuperación o enfermedad.

PAPEL DEL EJERCICIO Y EL ESTILO DE VIDA EN LA MICROBIOTA

Justo ahora está empezando a comprenderse cómo el ejercicio y el entrenamiento físico afectan el microbioma intestinal. La complejidad del sistema y sus múltiples dimensiones, como se ha analizado anteriormente, muestran cuánto trabajo se necesita para comprender la influencia del entrenamiento físico en la microbiota. Se necesitarán más investigaciones, y esta es un área potencial de importantes descubrimientos futuros. Hasta ahora, los estudios han constatado que el ejercicio habitual puede ser antiinflamatorio y proteger al individuo de **enfermedades inflamatorias** crónicas[12]. El ejercicio también puede ser beneficioso para prevenir enfermedades al favorecer la función inmunitaria del intestino. Se requerirá más trabajo para enfocarse en los tipos de protocolos de ejercicio y programas de entrenamiento que ayudan a que el sistema inmunitario del intestino funcione de manera beneficiosa para la salud y el estado físico.

Muchas otras conductas del estilo de vida también pueden afectar el microbioma e interactuar con el ejercicio, la nutrición, los suplementos nutricionales (p. ej., ω-3, proteínas), tabaquismo, hábitos del sueño y factores estresantes laborales. Sin embargo, al igual que con el ejercicio, la investigación acaba de comenzar a desentrañar y poner en contexto el efecto de ambientes multivariantes en el microbioma[36]. Parece que la dieta y la nutrición, en combinación con el entrenamiento físico, bien pueden afectar la microbiota intestinal. El desafío de la investigación futura será encontrar la relación causal directa entre el ejercicio y la composición y función microbiana intestinal, que también parece depender de la ingesta nutricional[45]. La dosis-respuesta exacta del ejercicio para alterar la microbiota intestinal sigue siendo incierta y subraya la necesidad de personalizar los programas de ejercicio y nutrición para optimizar la salud y el rendimiento.

El complicado ecosistema de la microbiota intestinal puede verse afectado por una combinación de influencias externas del ejercicio, la nutrición y factores genéticos. La alteración de los sistemas bacterianos intestinales (es decir, disbacteriosis entérica) se ha identificado como un factor causal en el inicio de la **artrosis** asociada a la obesidad en modelos animales, pero la causalidad en seres humanos y la interacción con el sistema inmunitario innato requieren más investigación[35] (cuadro 9-9). Por tanto, las funciones de los prebióticos, los probióticos y los hábitos alimentarios junto con el ejercicio

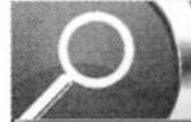

Revisión rápida

- El proceso inflamatorio se considera parte de la inmunidad innata del cuerpo humano y tiene muchas funciones relacionadas con el estrés por ejercicio.
- La microbiota (microbioma) está formada por un grupo complejo de diferentes comunidades de microorganismos (bacterias, hongos, virus y otras especies microbianas y eucariotas) que superan en número a las células humanas del organismo en al menos 10 veces.
- La microbiota puede estar relacionada con enfermedades humanas que afectan la salud, desde alergias hasta enfermedades inflamatorias y autoinmunitarias.
- Las células epiteliales desempeñan un papel vital en su línea de células en las superficies externas de los órganos y vasos sanguíneos, y también en la segmentación y las interacciones con la microbiota.
- El comensalismo es una relación entre los organismos en la que uno se beneficia del otro sin dañarlo; forma parte de las interacciones de las células humanas y la microbiota.
- La barrera mucosa son las membranas mucosas o las mucosas que recubren las superficies corporales y los órganos internos y mantiene interfaces normales con la microbiota.
- La microbiota comienza a desarrollarse desde el nacimiento en función de los tipos de comunidades que existen.
- Si bien no se comprende completamente, el ejercicio podría beneficiar a la microbiota al proporcionar mecanismos de respuesta antiinflamatoria para ayudar a prevenir diversas enfermedades.

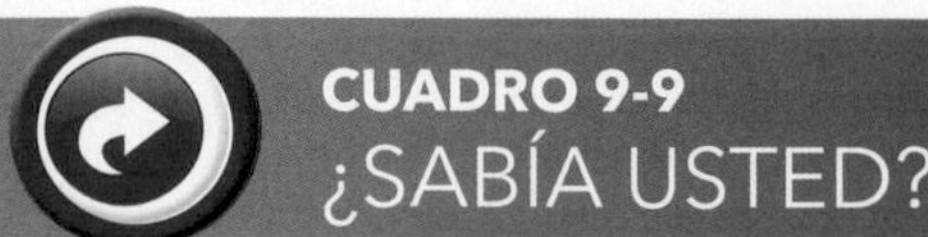

Disfunción del sistema inmunitario

Aunque el sistema inmunitario es muy eficaz en la protección frente a enfermedades e infecciones, a veces deja de funcionar y es responsable del desarrollo de enfermedades. Estas afecciones se denominan *enfermedades autoinmunitarias*, que son bastante comunes y afectan hasta el 5% de la población general. En las enfermedades autoinmunitarias, el sistema inmunitario se equivoca e identifica erróneamente a las propias proteínas del cuerpo como «ajenas», en lugar de «propias», y lanza un ataque contra esas proteínas autóctonas en un intento por destruirlas. El resultado es la destrucción de proteínas, a veces vitales, cuya eliminación podría incluso conducir al desarrollo de una enfermedad potencialmente mortal. Se han identificado mas de 80 enfermedades autoinmunitarias entre las que se incluyen la diabetes, la artritis y la esclerosis múltiple (EM), y su tratamiento cuesta más de 100 000 millones de dólares al año.

Por desgracia, las enfermedades autoinmunitarias son incurables, pero pueden manejarse, para limitar el daño causado, generalmente con medicamentos inmunosupresores. Por razones que no se comprenden del todo, los datos epidemiológicos muestran que las enfermedades autoinmunitarias tienen tres veces más probabilidades de desarrollarse en mujeres que en hombres y que son la principal causa de muerte y discapacidad en mujeres menores de 65 años.

para ayudar a restaurar una comunidad microbiana saludable son ahora posibles opciones de tratamiento para la artrosis asociada a la obesidad[35]. Estas serán áreas importantes para futuras investigaciones en fisiología y nutrición deportiva.

EFECTOS DEL EJERCICIO SOBRE EL SISTEMA INMUNITARIO

Como ocurre con la mayoría de los sistemas fisiológicos del cuerpo, el sistema inmunitario es sensible al estímulo del ejercicio. El ejercicio es un modulador importante de las respuestas y adaptaciones inmunitarias (cuadro 9-10). Tanto en términos de las respuestas agudas a una sesión de ejercicio individual como las adaptaciones a largo plazo de un programa de entrenamiento de larga duración, el sistema inmunitario ajusta sus funciones a las alteraciones en la actividad física. Y como en otros sistemas fisiológicos, por ejemplo, el cardiovascular y el neuromuscular, las respuestas agudas y adaptaciones crónicas en el sistema inmunitario están influenciadas por la intensidad, la carga y el tipo de ejercicio realizado[7,18,21,23,40,43]. Como resultado, puede ser difícil extraer conclusiones generales sobre los efectos del ejercicio en la función inmunitaria. Para rizar el rizo, está bien establecido de que el sistema inmunitario humano está

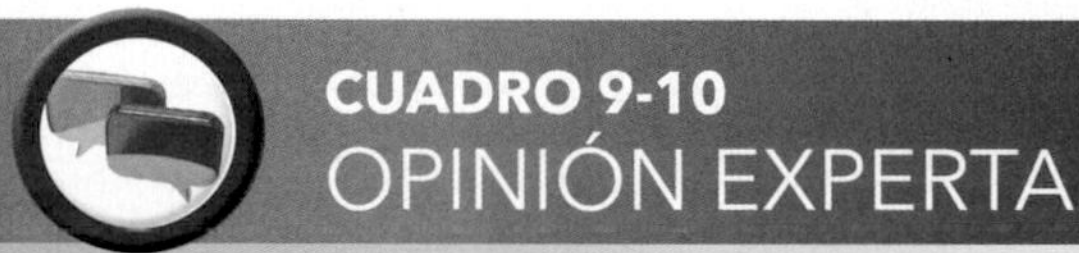

El vínculo convincente entre el ejercicio y su sistema inmunitario

David C. Nieman, DrPH, FACSM
Professor
Appalachian State University
Boone, North Carolina

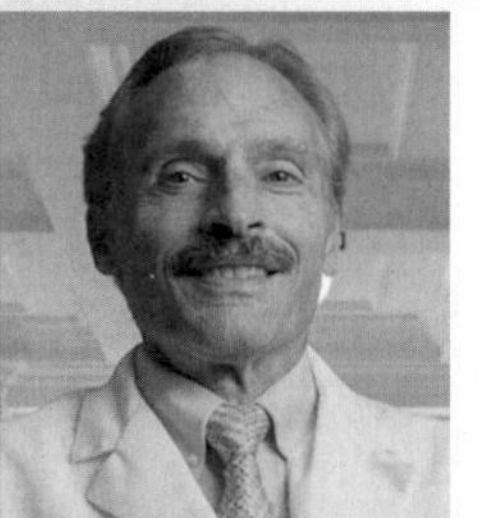

Sistema inmunitario

Desde el nacimiento, los seres humanos están expuestos a un ataque continuo de bacterias, virus y otros organismos que causan enfermedades. Sin un escudo eficaz, las personas pronto sucumbirían a las enfermedades infecciosas y al cáncer. En la batalla frente a los invasores microbianos, la protección se obtiene mediante una compleja serie de medidas defensivas identificadas en conjunto como sistema inmunitario.

El sistema inmunitario es notablemente adaptable y eficaz y puede generar una enorme variedad de células y moléculas capaces de reconocer y eliminar una variedad ilimitada de invasores extraños. Hay dos divisiones funcionales: (1) inmunidad innata, que se refiere a la resistencia básica a la enfermedad con la que nacen los seres humanos, y que actúa como primera línea de defensa, y (2) inmunidad adquirida, que, cuando se activa, produce una reacción específica y memoria inmunitaria a cada agente infeccioso.

El sistema inmunitario innato incluye las barreras anatómicas y fisiológicas (piel, membranas mucosas, temperatura corporal, pH bajo y mediadores químicos especiales como el complemento y el interferón), células especializadas (linfocitos citolíticos naturales [NK, *natural killer*] y fagocitos que incluyen neutrófilos, monocitos y macrófagos, que pueden engullir, matar y digerir microorganismos completos) y barreras inflamatorias. Cuando el sistema inmunitario innato no logra combatir eficazmente un patógeno invasor, el cuerpo genera una respuesta inmunitaria adquirida (específica).

El sistema inmunitario adquirido incluye células especiales llamadas linfocitos B y T, que son capaces de secretar una gran variedad de sustancias químicas especializadas (anticuerpos y citocinas) para regular la respuesta inmunitaria. Los linfocitos T también pueden participar en una guerra celular directa.

Cada vez hay más pruebas que indican que la actividad física tiene efectos profundos sobre el sistema inmunitario y la **inmunovigilancia** frente a los patógenos. Este punto de vista contrastará con los efectos inmunitarios beneficiosos de la actividad física moderada, en comparación con los cambios negativos transitorios que pueden experimentarse cuando los deportistas realizan un esfuerzo prolongado e intensivo.

Actividad física moderada, infección y función inmunitaria

Las infecciones de las vías respiratorias superiores (IVRS) son las enfermedades más frecuentes en todo el mundo. Más de 200 virus diferentes causan el resfriado común, y los rinovirus y coronavirus son los culpables entre el 25% y el 60% de las veces. La persona promedio tiene dos o tres infecciones respiratorias cada año, y los niños pequeños sufren de seis a siete.

Las cargas de trabajo de ejercicio bajas a altas tienen un efecto único sobre el riesgo de IVRS. La actividad física regular mejora la función inmunitaria y reduce el riesgo de IVRS, mientras que el esfuerzo prolongado e intenso tiene el efecto contrario.

Varios informes epidemiológicos han comparado la incidencia de IVRS en grandes grupos de individuos moderadamente activos y sedentarios. Estos estudios han constatado una reducción consistente del 25% al 65% en el riesgo de IVRS en adultos de todos los grupos de edad que realizan actividad física moderada a vigorosa regular frente a irregular. Ensayos experimentales aleatorizados también han constatado que los sujetos aleatorizados para realizar ejercicio regular experimentan aproximadamente la mitad de los días con síntomas de IVRS, en comparación con los controles sedentarios. Durante el ejercicio moderado, se producen varios cambios positivos en el sistema inmunitario. El ejercicio moderado aumenta la actividad «asesina» de los neutrófilos, macrófagos y NK, tres células que desempeñan un papel fundamental en las defensas inmunitarias innatas. Aunque el sistema inmunitario vuelve a los niveles previos al ejercicio unas pocas horas después de finalizar la sesión de ejercicio, cada sesión representa un impulso en la vigilancia inmunitaria que reduce el riesgo de infección a largo plazo.

Esfuerzo intenso, riesgo de infección e inmunidad

Cada sesión de ejercicio agudo prolongado e intensivo que dura 90 min o más produce cambios transitorios, pero significativos, en la inmunidad y la defensa del huésped. Se ha informado que la actividad de los NK, diversas medidas de la función de los linfocitos T y B, la función de los neutrófilos de las vías respiratorias superiores y la concentración salival de IgA se suprimen al menos varias horas durante la recuperación del ejercicio de resistencia intenso y prolongado. Durante esta «ventana abierta» de disminución de la protección del huésped, los virus y las bacterias pueden afianzarse, lo que aumenta el riesgo de infecciones subclínica y clínica. Varios informes epidemiológicos sugieren que los deportistas que participan en actividades similares al maratón y/o entrenamientos muy pesados tienen mayor riesgo de IVRS.

Este mismo riesgo aumenta cuando el deportista atraviesa ciclos repetidos de esfuerzo inusualmente intenso, ha estado expuesto a nuevos patógenos durante el viaje y ha experimentado otros factores estresantes para el sistema inmunitario, como falta de sueño, estrés mental grave, desnutrición o pérdida de peso. Para contrarrestar este mayor riesgo de IVRS, el deportista debe mantener el estrés vital al mínimo, seguir una dieta equilibrada para mantener las reservas óptimas de vitaminas y minerales, evitar el entrenamiento excesivo y la fatiga crónica, dormir suficiente y de manera regular, evitar la pérdida rápida de peso, seguir una higiene adecuada con lavado de las manos y manteniéndolas alejadas de los ojos y la nariz, y administrarse las vacunas necesarias, incluida la de la gripe.

Los deportistas y los apasionados del entrenamiento físico a menudo no están seguros si deben hacer ejercicio o descansar durante estados de enfermedad. La capacidad para competir disminuye durante estas situaciones, y las historias de casos indican que la disminución repentina e inexplicable del rendimiento deportivo a veces puede atribuirse a una enfermedad reciente combinada con un entrenamiento duro. Los deportistas con síntomas de resfriado común (p. ej., secreción nasal y dolor de garganta sin fiebre o dolores y molestias corporales generales) pueden reanudar de forma segura el entrenamiento físico normal unos días después de la resolución de los síntomas. El ejercicio leve a moderado en personas con resfriado común no parece ser dañino. Con síntomas de fiebre, cansancio extremo, dolores musculares e inflamación de los ganglios linfáticos, se recomienda esperar de 2 a 4 semanas después de la enfermedad antes de reanudar el entrenamiento intensivo.

Conclusiones

Con diferencia, el hallazgo más importante que ha surgido de los estudios de inmunología del deporte durante las últimas dos décadas es que se producen cambios inmunitarios positivos durante cada sesión de actividad física moderada. Con el tiempo, esto se traduce en menos días de enfermedad con el resfriado común y otras IVRS. Estos datos se ven reforzados por varias líneas de evidencia en estudios tanto en animales como en humanos. La reducción de los días de enfermedad con ejercicio moderado casi a diario supera los niveles informados para la mayoría de los medicamentos y suplementos, y refuerza las recomendaciones de salud pública que instan a las personas a realizar actividad física de forma regular. Los deportistas tienen mayor riesgo de enfermedad, pero pueden contrarrestarlo con hábitos de estilo de vida que benefician al sistema inmunitario y protocolos adecuados de entrenamiento.

Lecturas recomendadas

Bermon S, Castell LM, Calder PC, et al. Consensus statement immunonutrition and exercise. *Exerc Immunol Rev.* 2017;23:8–50.

Nieman DC. The common cold is less common among the fit. *ACSM Health Fitness J.* 2017;21(6):1–3.

Nieman DC, Henson DA, Austin MD, et al. Upper respiratory tract infection is reduced in physically fit and active adults. *Br J Sports Med.* 2011;45: 987–992.

Nieman DC, Wentz LM. The compelling link between physical activity and the body's defense system. *J Sport Health Sci.* 2019;8:201–217.

Walsh NP, Gleeson M, Pyne DB, et al. Position statement. Part two: maintaining immune health. *Exerc Immunol Rev.* 2011;17:64–103.

compuesto de dos ramas: el sistema *innato*, que incluye barreras físicas como la piel y los revestimientos mucosos de los orificios en el cuerpo[62,71], y la respuesta inflamatoria, que protege rápidamente al cuerpo cuando se expone a patógenos o microorganismos portadores de enfermedades. Las células del sistema innato incluyen linfocitos NK, neutrófilos y macrófagos, todos relacionados con la respuesta inflamatoria. En general, las respuestas inducidas por el ejercicio en el sistema inmunitario innato se regulan a través del sistema nervioso simpático y/o el eje HHS[46]. Es decir, la prevalencia de respuestas y adaptaciones de la respuesta inflamatoria a la actividad física está mediada por las concentraciones de catecolaminas (adrenalina y noradrenalina) y glucocorticoides (cortisol) liberados en la circulación sanguínea.

La otra rama del sistema inmunitario se conoce como brazo *adquirido* o *adaptativo*, que se compone principalmente de células especializadas, o linfocitos, que se liberan en el sistema circulatorio, incluidos los linfocitos T, los linfocitos B y los anticuerpos o inmunoglobulinas[40,60]. En conjunto, esta familia de células se denomina a menudo leucocitos o glóbulos blancos. Tanto la rama innata como la adquirida del sistema inmunitario son sensibles al ejercicio, pero pueden responder de manera diferente al mismo estímulo, y ambas tienen ventajas y desventajas únicas. Por ejemplo, la respuesta innata es amplia y rápida, pero carece de especificidad. Por el contrario, el sistema adquirido es altamente específico por el uso de anticuerpos, de modo que solo atacan las células que amenazan la salud, y posee memoria para reconocer el mismo antígeno rápidamente y articular ataques poderosos frente a exposiciones posteriores. Sin embargo, el sistema adquirido responde con lentitud durante sus encuentros iniciales con microorganismos extraños (cuadro 9-11). La coordinación de las ramas innatas y adquiridas del sistema inmunitario al estímulo del ejercicio se muestra en la figura 9-8.

RESPUESTAS AGUDAS AL EJERCICIO

La respuesta aguda del sistema inmunitario a cualquier estímulo depende en gran medida de la magnitud y la duración del cambio en la homeostasis[13,46]. Al realizar actividades de tipo aeróbico como correr y montar en bicicleta, a una intensidad moderada (≤ 60 % del consumo máximo de oxígeno) y con una duración menor a 1 h, tanto la rama innata como la adquirida responden mediante la movilización de linfocitos NK, T citotóxicos (asesinos) y B[47,64]. En conjunto, estas respuestas evocan un impacto antiinflamatorio y saludable en el cuerpo y, al mismo tiempo, lo protegen de los patógenos. Una sustancia importante en el efecto antiinflamatorio derivado del ejercicio aeróbico de intensidad y duración moderadas es la citosina IL-6, que se sabe que posee características antiinflamatorias[61,66].

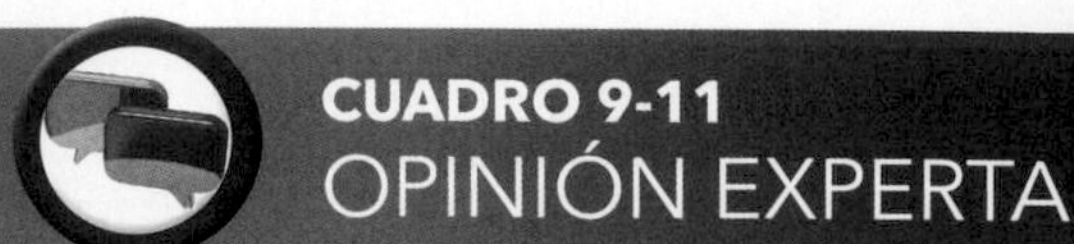

CUADRO 9-11
OPINIÓN EXPERTA

¿Cuáles son los factores de riesgo más importantes de infección en los deportistas?

Neil P. Walsh, PhD
Professor
Chair Physiology
Bangor University
United Kingdom

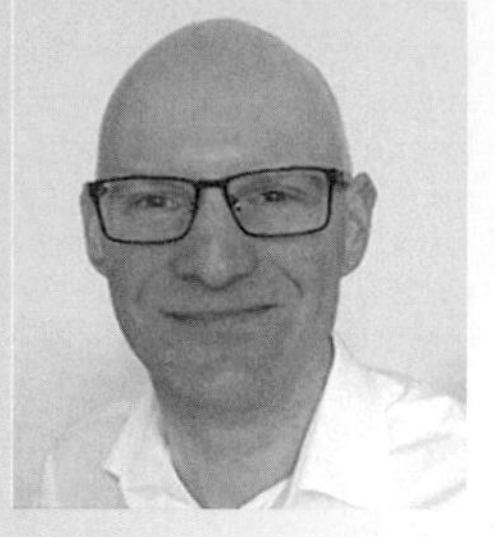

No hace falta decir que la ausencia al entrenamiento por una enfermedad es incompatible con el éxito en el deporte de élite, para el que se requiere un volumen de entrenamiento siempre elevado. En consecuencia, los ganadores de medallas en los principales eventos deportivos, incluidos los Juegos Olímpicos y los campeonatos mundiales, sufren menos infecciones respiratorias superiores (IVRS), y si lo hacen son de menor duración, que los deportistas nacionales menos exitosos. El interés en la investigación sobre este tema despertó a principios de la década de 1980, cuando se observó una menor inmunidad mucosa (inmunoglobulina A en saliva) en esquiadores de fondo después de una competencia intensa y un aumento de las IVRS en los corredores en las semanas posteriores a una carrera de maratón. Es algo sorprendente, entonces, que solo en los últimos años se hayan identificado, gracias a diversas investigaciones, los factores de riesgo clave para la infección en los deportistas de élite.

Durante muchos años, la mayoría de los que trabajamos en el campo de la inmunología del deporte suscribimos la idea de que el ejercicio intenso disminuye temporalmente la inmunidad y proporciona una «ventana abierta» para las IVRS y otro tipo de infecciones[7]. Estos hallazgos apoyaron la idea en ese momento de que el estrés del entrenamiento intenso comprometía la salud inmunitaria y aumentaba el riesgo de infección. El ejercicio intenso como un factor de riesgo prominente de IVRS se aceptó durante muchos años y, como consecuencia, los inmunólogos del deporte enfocaron sus esfuerzos de investigación en contrarrestar los efectos, por ejemplo, con suplementos nutricionales.

A menudo se observa que tanto la inmunidad innata como la adquirida disminuyen transitoriamente durante el período de recuperación después de un esfuerzo intenso prolongado, típicamente del 15% al 70%. Durante algún tiempo, se ha debatido intensamente si estos cambios transitorios en la inmunidad con el ejercicio intenso agudo y el entrenamiento intensificado son suficientes para aumentar la susceptibilidad a las IVRS de acuerdo con la teoría de la «ventana abierta»[6]. Los hallazgos de Ekblom sobre las IVRS en el Maratón de Estocolmo del año 2000 proporcionaron el primer desafío serio a esta teoría, pues no pudo constatarse un aumento de los síntomas de IVRS después del seguimiento[4], lo que contrastaba con los informes anteriores del aumento de IVRS después de maratones y ultramaratones.

En la actualidad estamos aprendiendo que los factores de riesgo de infección en los deportistas de élite son muy similares a los de la población en general, incluido la estación del año (invierno; temporada de gripe y resfriado común); altos niveles de estrés psicológico, ansiedad y depresión; sueño deficiente (<6 h por noche); y viajes de larga distancia[6]. En comparación con estos factores de riesgo, los aumentos en la carga de entrenamiento producen incrementos relativamente pequeños en la incidencia de infecciones gastrointestinales e IVRS. El estrés psicológico, los trastornos del sueño y el esfuerzo físico influyen en la inmunidad a través de la activación del eje hipotálamo-hipófiso-suprarrenal y el sistema nervioso simpático. Las vías comunes y las extremidades efectoras para la respuesta del cuerpo al estrés en sus diversas formas producen aumentos en las catecolaminas circulantes y las hormonas glucocorticoides, ampliamente reconocidas por modular la función inmunitaria.

El hecho de que la mala salud mental y la falta de sueño predigan las infecciones respiratorias agudas en los deportistas de élite y el personal militar está en consonancia con un trabajo fundamental, en la población en general, que muestra relaciones dosis-respuesta entre el estrés psicológico y el resfriado común[2] y la cantidad y calidad del sueño y el resfriado común[1] después de la inoculación intranasal con rinovirus. Asimismo, el aumento de la incidencia de IVRS e infecciones gastrointestinales después de vuelos de larga distancia en deportistas de élite es un fenómeno ampliamente notificado en personas con profesiones en las que debe viajarse regularmente[6]. Es bastante lógico pensar que los aspectos del bienestar psicológico (es decir, estrés y estado de ánimo percibidos) expliquen, al menos en parte, las alteraciones observadas en la inmunidad y la infección en estudios de privación de sueño y viajes de larga distancia, y en estudios que investigan la influencia de la sobrecarga y la mala adaptación en la salud inmunitaria de los deportistas, en los que el estado de ánimo deprimido es una característica común. De hecho, la evidencia ahora apunta a un efecto modulador de la ansiedad y el estrés percibido sobre la respuesta inmunitaria al ejercicio[3] y el riesgo de IVRS en los corredores[5].

Bibliografía

1. Cohen S, Doyle WJ, Alper CM, et al. Sleep habits and susceptibility to the common cold. *Arch Intern Med.* 2009;169(1):62–67.
2. Cohen S, Tyrrell DA, Smith AP. Psychological stress and susceptibility to the common cold. *N Engl J Med.* 1991;325(9):606–612.
3. Edwards JP, Walsh NP, Diment PC, et al. Anxiety and perceived psychological stress play an important role in the immune response after exercise. *Exerc Immunol Rev.* 2018;24:26–34.
4. Ekblom B, Ekblom O, Malm C. Infectious episodes before and after a marathon race. *Scand J Med Sci Sports.* 2006;16(4):287–293.
5. Fondell E, Lagerros YT, Sundberg CJ, et al. Physical activity, stress, and self-reported upper respiratory tract infection. *Med Sci Sports Exerc.* 2011;43(2): 272–279.
6. Walsh NP. Recommendations to maintain immune health in athletes. *Eur J Sport Sci.* 2018;18:1–12.
7. Walsh NP, Gleeson M, Shephard RJ, et al. Position statement. Part one: immune function and exercise. *Exerc Immunol Rev.* 2011;17:6–63.

Lecturas recomendadas

Walsh NP. Recommendations to maintain immune health in athletes. *Eur J Sport Sci.* 2018;18:1–12.

Sin embargo, en actividades más estresantes y prolongados como el maratón, se ha documentado que hay reducciones en la disponibilidad y efectividad de los linfocitos NK, los macrófagos y los linfocitos T[8,17] que suelen producir efectos proinflamatorios que, si se mantienen, pueden tener efectos nocivos para la salud. Una evidencia que confirma este hallazgo es que los deportistas que participan en actividades de maratón y ultramaratón experimentaron mayor número de infecciones de las vías respiratorias superiores (IVRS) como resfriados y neumonía, que sirven como marcadores de inmunosupresión[15,42] (cuadro 9-12).

La respuesta del sistema inmunitario al ejercicio intenso difiere de la del ejercicio de intensidad moderada. A menudo, la respuesta máxima del sistema inmunitario al ejercicio intenso puede estar directamente relacionada con el grado de daño muscular y la respuesta inflamatoria causada por demandas tan rigurosas[30,37,55]. Este desafío de ejercicio intenso y de mayor duración se asocia con respuestas inflamatorias peligrosamente elevadas, lo que deprime el sistema inmunitario y reduce la vigilancia inmunitaria. Quizá más problemático es el hecho de que esta condición continúa varias horas después de suspender el ejercicio de carga pesada, lo que presenta una «ventana abierta» que aumenta la vulnerabilidad de los deportistas a los patógenos a los que pueden estar expuestos y, en consecuencia, provocar una infección y enfermedad[50]. Durante este período posterior al ejercicio, puede haber una disminución del

El ejercicio moviliza las células inmunitarias citotóxicas

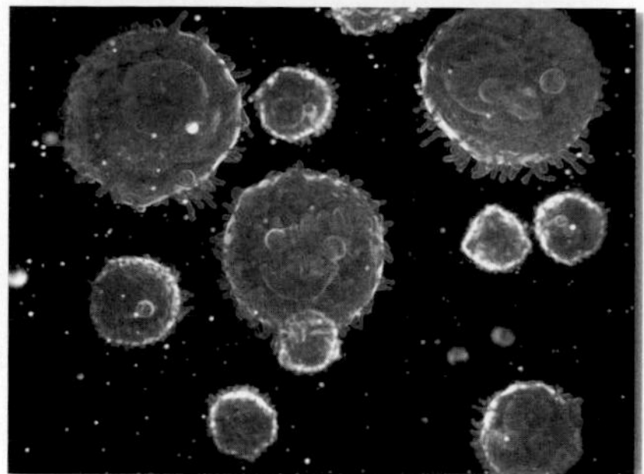

Ejercicio

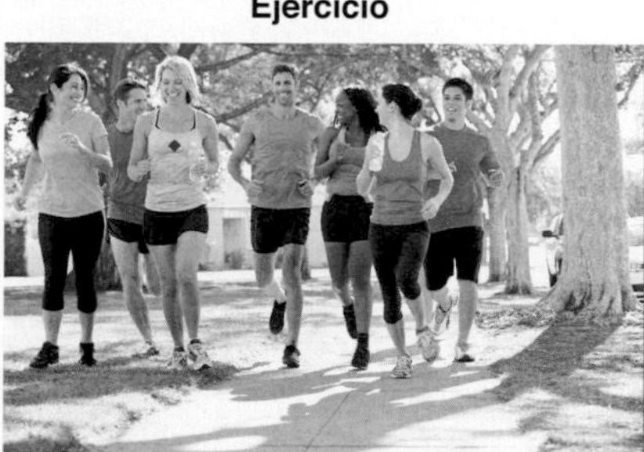

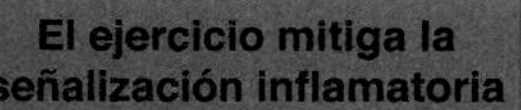
El ejercicio mitiga la señalización inflamatoria

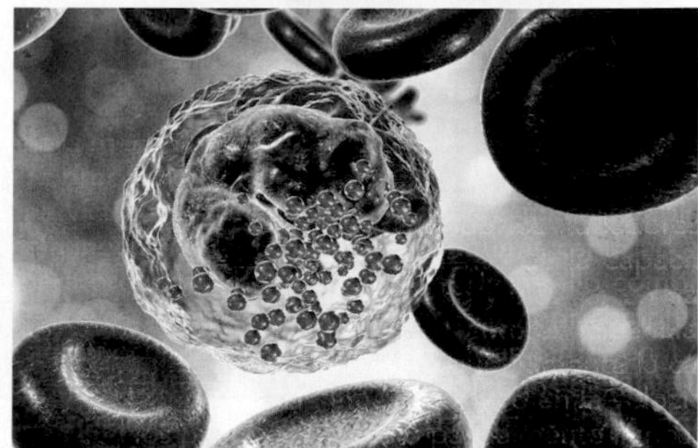

RESULTADO: El ejercicio regula la inflamación sistémica

FIGURA 9-8 Esquema que muestra los esfuerzos coordinados de las ramas del sistema inmunitario en respuesta al ejercicio.

30 % al 40 % de los linfocitos circulantes (Fig. 9-9). Esta disminución, de acuerdo con algunos investigadores, puede atribuirse a su translocación a sitios con alto contenido patógeno como los pulmones o el intestino delgado, lo que proporciona un efecto beneficioso. Además, puede haber una migración posterior al ejercicio de los monocitos circulantes hacia el músculo esquelético fatigado, donde se convierten en macrófagos para promover la reparación y el reemplazo de las fibras musculares dañadas. En cualquier caso, existen algunas medidas para ayudar a moderar esta respuesta postejercicio del sistema inmunitario, como consumir carbohidratos durante el mismo.

Los principales mecanismos involucrados en la depresión de la función inmunitaria después del ejercicio han sido controvertidos, ya que clásicamente se han relacionado con aumentos en las hormonas de estrés que circulan en la sangre, como el cortisol y la adrenalina. Sin embargo, otros factores pueden contribuir y exacerbar problemas con la inflamación y la recuperación, incluida la **sobrecarga** de ejercicio o el **sobreentrenamiento**, la pérdida de sueño y una mala nutrición[51]. Estas influencias hormonales pueden verse afectadas por estos factores y alterar las concentraciones normales de citocinas proinflamatorias, en vez de antiinflamatorias, en la sangre y, en consecuencia, aumentar las concentraciones de IL-6 e IL-10, y TNF, y disminuir las de inmunoglobulina A salival (SigA). Todo ello es caldo de cultivo para la creación de un mayor ambiente antiinflamatorio, lo que debilita en última instancia la rama innata del sistema inmunitario. De hecho, varios componentes del sistema innato disminuyen con el ejercicio prolongado o intenso, incluida la fagocitosis, la quimiotaxis y la actividad citotóxica de los linfocitos T[26,27]. El hecho de que las concentraciones de cortisol permanezcan elevadas durante algún tiempo después de finalizar el ejercicio también contribuye a esta afección antiinflamatoria posterior al ejercicio. Se sabe que los glucocorticoides, incluido el cortisol, actúan como antiinflamatorios[5,14]. De hecho, los derivados del cortisol se usan clínicamente para controlar la hinchazón y la inflamación del cuerpo, particularmente en articulaciones como la rodilla.

Como se ha señalado anteriormente, el sobreentrenamiento puede conducir a una disminución de la función inmunitaria y, a su vez, combinado con la falta de sueño, la mala nutrición y el estrés, aumenta la susceptibilidad a «infecciones oportunistas»[51]. El entrenamiento de fuerza, es decir, levantar pesas, es una forma de ejercicio que se ha vuelto cada vez más popular tanto en quienes buscan beneficios para la salud como entre quienes intentan mejorar el rendimiento deportivo. Al igual que el ejercicio aeróbico, puede afirmarse que, en general, esta forma de ejercicio provoca aumentos en el número de células inmunitarias que se encuentran en la circulación sanguínea. Esto incluye neutrófilos, monocitos y linfocitos, a la vez que modifica el equilibrio general entre las influencias antiinflamatorias y proinflamatorias, lo que produce un ambiente inmunosupresor que se mantiene durante algún tiempo después de completar una sesión de levantamiento de pesas[29,38,39]. Y al igual que con el ejercicio aeróbico, estos cambios pueden atribuirse en gran parte a las respuestas neuroendocrinas al estímulo de levantar pesas. En cuanto a la intensidad del ejercicio y los aumentos de la carga de trabajo, habrá mayores aumentos en el cortisol y la adrenalina circu-

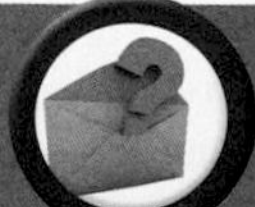

CUADRO 9-12

PREGUNTAS PRÁCTICAS DE LOS ESTUDIANTES

Mis sesiones de entrenamiento son de alta intensidad y carga. ¿Hay algo que pueda hacer para compensar los efectos negativos en mi perfil inmunitario después del ejercicio?

La realidad es que son varias las cosas que pueden moderar la disminución de los recuentos linfocitarios (glóbulos blancos) circulantes posteriores al ejercicio, particularmente las medidas dietéticas. Por ejemplo, consumir carbohidratos inmediatamente antes o durante el ejercicio puede mitigar eficazmente la «ventana abierta» posterior al ejercicio. También consumir una dieta rica en proteínas puede atenuar las reducciones del número de linfocitos. Aunque se han investigado los efectos de otras intervenciones, como el consumo de antioxidantes o la administración de la terapia de frío después del ejercicio, no se han manifestado efectos positivos concluyentes que lo confirmen definitivamente.

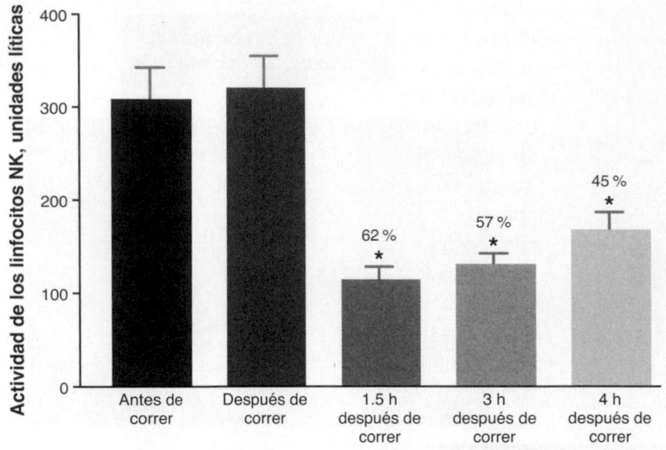

FIGURA 9-9. Gráfico que muestra la disminución de la actividad lítica de los linfocitos citolíticos naturales (NK) durante la «ventana abierta» de inmunosupresión después del ejercicio. * = significativamente diferente (P < 0.05) de los valores correspondientes antes y después de correr.

lantes, lo que tendrá un impacto proporcional en los linfocitos circulantes, mientras que las sesiones de menor carga producirán solo alteraciones menores en el recuento de células inmunitarias, con una respuesta retardada. Una vez más, como ocurre con el ejercicio aeróbico, existe evidencia de que otros factores estresantes, como la falta de sueño, mala nutrición y el estrés emocional, exacerban los cambios en la función inmunitaria provocados por el esfuerzo físico[32,63]. Finalmente, similar a lo que observa en los deportistas que practican actividades aeróbicas, aquellos que realizan entrenamientos regulares de fuerza y se han adaptado a ese estímulo muestran una respuesta atenuada al estímulo de una sola sesión de ejercicio, lo que produce una menor alteración del sentido de homeostasis corporal. La tabla 9-1 presenta las respuestas inmunitarias a sesiones de ejercicio agudo de duración significativa, es decir, más de 1.5 h. El ejercicio de intensidad moderada con una duración inferior a 90 min tiene poco impacto en el sistema inmunitario[41,57].

Revisión rápida

- El sistema inmunitario responde al estímulo del ejercicio, ya sea aeróbico o de fuerza (levantamiento de pesas).
- Tanto la inmunidad *innata* como la *adquirida* responden al estímulo del ejercicio, y la rama innata muestra una mayor sensibilidad a dicho estímulo.
- El sistema innato presenta barreras físicas como la piel y los revestimientos mucosos, junto con la respuesta inflamatoria, mientras que la rama adquirida incluye linfocitos como los T y B, así como anticuerpos.
- La respuesta del sistema inmunitario al ejercicio depende de la carga de ejercicio, que es producto tanto de la intensidad como de la duración de este. Si la carga es moderada, el ejercicio ofrecerá un efecto antiinflamatorio saludable. Por el contrario, una carga pesada provocará inflamación que causará efectos nocivos para la salud.
- En general, la respuesta del sistema inmunitario al ejercicio sigue la de las hormonas cortisol y adrenalina a ese estímulo. Cuando aumenta la liberación de esas hormonas con el ejercicio, también lo hace la respuesta del sistema inmunitario.
- Después de una sesión de ejercicio hay una «ventana abierta» durante la cual disminuyen los linfocitos circulantes, lo que aumenta la susceptibilidad del organismo a la entrada de patógenos.

Tabla 9-1. Respuestas del sistema inmunitario a sesiones de ejercicio intenso (≥90 min) o sesiones de ejercicio repetidas

↑ recuento de neutrófilos, que alcanza su punto máximo 2-3 h después del ejercicio
↑ recuento de monocitos, que alcanza su punto máximo 1-2 h después del ejercicio
↑ recuento de linfocitos (linfocitos T, linfocitos B, linfocitos NK), que alcanza su punto máximo inmediatamente después del ejercicio
↑ translocación de linfocitos de la sangre circulante al tejido diana
↓ recuento de linfocitos, 30 min después del ejercicio
↓ concentración de IgA salival
↓ respuesta al desafío de patógenos nuevos
↓ Proliferación de linfocitos T en respuesta a la exposición al patógeno
↔ concentración de inmunoglobulina sérica

Al resumir los efectos de las sesiones de ejercicio agudo se ha descubierto que las sesiones breves de ejercicio de intensidad moderada inducen pocas alteraciones después del ejercicio, pero que las sesiones repetidas de ejercicio de alta intensidad o las sesiones prolongadas (>90 min) de ejercicio, incluso de intensidad moderada, producen alteraciones importantes del sistema inmunitario que aumentan el riesgo de contraer enfermedades infecciosas. Además, el ejercicio de mayor intensidad, ya sea aeróbico o de resistencia, produce alteraciones más significativas en la función inmunitaria y el recuento celular.

ADAPTACIONES CRÓNICAS AL EJERCICIO

La investigación ha constatado que cuando se practica ejercicio regularmente con intensidad y duración moderadas (que representa una carga de ejercicio moderada), el entrenamiento fortalece el sistema inmunitario, lo que sirve para una mejor protección frente a agentes infecciosos y enfermedades[1,41,67,69]. Este efecto de **fortalecimiento inmunitario** se evidencia principalmente en la rama innata del sistema inmunitario, pero también se observa en la rama adquirida.

El refuerzo del sistema inmunitario inducido por el entrenamiento se manifiesta por la moderación de la respuesta aguda del sistema ante una sesión de ejercicio. Esto aplica principalmente para los regímenes de entrenamiento aeróbico y de fuerza, así como para las sesiones de ejercicio únicas. Dada la relación entre el sistema neuroendocrino y el inmunitario, es probable que gran parte de la disminución de la intensidad de la respuesta inmunitaria al ejercicio pueda atribuirse a la modificación similar en la liberación de catecolaminas y cortisol que se produce con el ejercicio regular[3,58,59]. Esto es cierto para los regímenes de entrenamiento a largo plazo con ejercicios aeróbicos y de fuerza, así como para las sesiones únicas de ejercicio.

Aunque se han identificado los beneficios del entrenamiento físico regular, también se ha constatado que cantidades y/o intensidades excesivas de ejercicio pueden tener un impacto perjudicial en el sistema inmunitario y aumentar el riesgo de infecciones. La relación entre la carga de entrenamiento del ejercicio, es decir, la intensidad y duración de este, y el desarrollo de IVRS (recuérdese que son indicadores de inmunosupresión) se ha presentado como un patrón en «J» (Fig. 9-10). Esta relación muestra claramente que las cargas de entrenamiento moderadas fortalecen el sistema inmunitario, lo

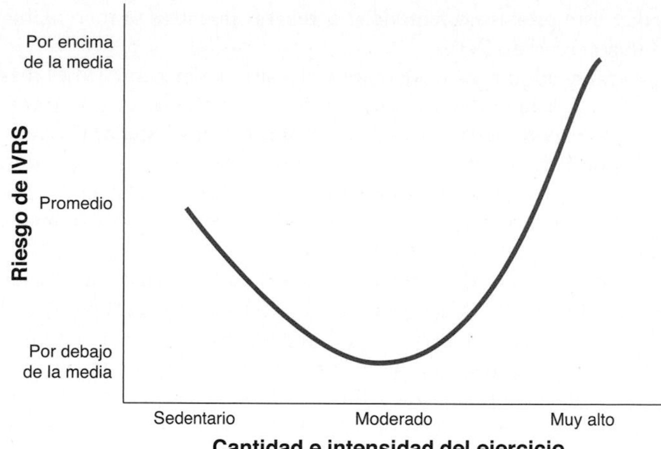

FIGURA 9-10. Curva en forma de J que muestra la relación entre el riesgo de infección y la carga fisiológica impuesta por un programa de entrenamiento físico. IVRS, infecciones de las vías respiratorias superiores.

que disminuye el riesgo de infección, mientras que el sobreentrenamiento se asocia con el debilitamiento del sistema inmunitario y una mayor incidencia de infecciones y enfermedades.

Los términos «sobrecarga» y «sobreentrenamiento» se han acuñado para describir los efectos negativos inducidos por cargas de entrenamiento excesivas. La sobrecarga se utiliza para describir las respuestas perjudiciales transitorias del sistema inmunitario a una sola sesión de ejercicio de carga excesiva. Si se completa por sí solo, los efectos inmunosupresores de dicha sesión de ejercicio se resolverán y ya no se manifestarán dentro de las 24 h posteriores al ejercicio. Sin embargo, si no se cuenta con suficiente tiempo de descanso para que las alteraciones inmunitarias vuelvan a los valores normales de reposo y, en cambio, se ven agravadas por varias sesiones repetidas de ejercicio altamente demandante, se produce el sobreentrenamiento. Este síndrome va acompañado de un estado general de inmunosupresión que persiste durante todo el día. Por supuesto, existen otros factores que pueden influir en el hecho de que el estado temporal de sobrecarga empeore hacia la condición crónica de sobreentrenamiento. Quizá el principal de estos factores sea la alteración del sueño, que puede considerarse como dormir poco o que el sueño sea de mala calidad, es decir, se refiera al porcentaje de tiempo que se pasa en la cama realmente dormido.

Recientemente se ha sugerido que la calidad del sueño puede ser útil como un marcador de la presencia de sobrecarga o sobreentrenamiento[33,70]. Otros factores que influyen en la presencia de sobrecarga/sobreentrenamiento incluyen la cantidad de estrés emocional y/o psicológico que experimenta el deportista. Ejemplos de ello pueden ser, por ejemplo, el estrés asociado con los exámenes que deben realizar estudiantes deportistas o la existencia de relaciones tensas con seres queridos y amigos.

Otros factores que contribuyen a la carga de estrés total en los regímenes de entrenamiento físico pueden ser las insuficiencias nutricionales. En particular, la escasez de micronutrientes (minerales, vitaminas) en la dieta de un deportista puede dificultar el funcionamiento óptimo de varios sistemas fisiológicos, como el neuromuscular, el neuroendocrino y el cardiovascular. Dicha escasez también perjudica la recuperación completa entre sesiones de ejercicio individuales, lo que exacerba los niveles de estrés y prolonga los períodos de disfunción inmunitaria[22,48].

Se ha sugerido que, para contrarrestar las respuestas inmunosupresoras durante y entre las sesiones de ejercicio, deben consumirse cantidades generosas de alimentos con cifras elevadas de carbohidratos, como plátanos, pasas y peras. Esto atenúa las secreciones de cortisol asociadas con el ejercicio y, por extensión, la inmunosupresión que suele desencadenar la actividad física[43]. Por último, entre los deportistas de competición que deben viajar para asistir a las competiciones, estos viajes pueden ser una fuente de estrés, ya que los patrones de sueño se interrumpen, al igual que otras rutinas diarias familiares[71].

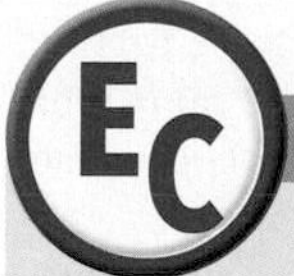

ESTUDIO DE CASO

ESCENARIO

Un entrenador de atletismo universitario ha notado una disminución gradual del rendimiento de uno de sus mejores corredores de media distancia en las últimas semanas. Con el equipo en pleno proceso de aumento de los entrenamientos en preparación para la competición más importante del año, que se llevará a cabo en menos de un mes, el entrenador siente que debe intervenir para ver cuál podría ser el problema. Así, le pregunta al atleta si hay algo malo que pueda explicar sus recientes faltas en el rendimiento. El atleta le responde que en las últimas semanas se ha estado sintiendo «estresado», pues, dado que se acerca la semana de exámenes finales, últimamente no ha podido dormir bien y su alimentación ha sido esporádica y apresurada; le añade en este sentido que muchas veces come lo que puede de la cafetería antes de ir a clase o a practicar. Menciona que también está luchando frente a los síntomas iniciales del resfriado y que también por ello ha tenido problemas para dormir. ¿Qué consejo debería darle el entrenador con el objetivo de que el atleta se prepare mejor para la próxima competición?

Opciones

Por lo que ha aprendido, el entrenador se da cuenta de que su corredor de media distancia puede encontrarse en un estado de «sobreentrenamiento» debido a todo el estrés que está experimentando actualmente. Puede haber una serie de factores que contribuyan a su menor rendimiento.

El estrés por sí solo puede ser una parte importante del problema, por lo que el entrenador le sugiere vaya al centro de asesoramiento del campus para aprender, y luego practicar, algunas habilidades básicas para manejar el estrés.

Mientras acude al centro, el atleta también aprende algunos consejos que le podrían ayudar a dormir mejor por la noche, como irse a la cama a una hora fija, dormir 7-8 h por noche y evitar la luz de las pantallas de las computadoras antes de acostarse. El entrenador también le comenta que debe tomarse su dieta más en serio y comenzar a aumentar su consumo de micronutrientes (vitaminas, minerales) y a comer más fruta, al igual que ingerir cantidades adecuadas de proteína (1.2-1.6 $g \cdot kg^{-1}$ de masa corporal por día). Y para combatir el resfriado incipiente, el entrenador le comenta al atleta que tome pastillas de acetato de zinc todos los días.

Finalmente, como otra forma de reducir el estrés, el entrenador disminuye la carga de entrenamiento del corredor. Unos días después, el atleta informa que se siente mejor y reanuda su régimen de entrenamiento normal. Al mes siguiente, en el campeonato, logra mejorar su marca personal.

RESUMEN DEL CAPÍTULO

El sistema inmunitario es un sistema fisiológico altamente complejo e integrado que se encarga de proteger al cuerpo de los microorganismos infecciosos, denominados patógenos. Estos patógenos pueden entrar en el cuerpo a través de varios conductos que incluyen el sistema gastrointestinal (que incluye la boca), el sistema respiratorio (que incluye la boca y la nariz), cortes y abrasiones en la piel e incluso los ojos (cuadro 9-13).

El sistema inmunitario se compone de dos ramas: la rama innata y la rama adquirida o adaptativa. El sistema innato es el más antiguo entre las formas de vida y está formado por barreras físicas, es decir, revestimientos de piel y mucosas, y respuestas celulares de los linfocitos NK y los macrófagos que atacan a los patógenos (a través de la respuesta inflamatoria). En respuesta directa a la entrada de un patógeno en el cuerpo, la respuesta inflamatoria es positiva, ya que puede destruir los agentes infecciosos invasores antes de que se desarrolle la enfermedad. Sin embargo, muchas enfermedades, como la diabetes de tipo 2, cardiopatías, síndrome metabólico e incluso la osteoporosis, se han asociado con una inflamación persistente de bajo grado. En consecuencia, debe evitarse esta condición, que puede requerir cambios en los programas de entrenamiento físico.

La práctica adecuada de ejercicio durante la recuperación de una lesión es vital para una reparación y remodelación óptimas de los tejidos y su funcionamiento. El sistema inmunitario es vital en este proceso y se ve afectado por el daño del tejido por una lesión, ya sea por la participación en el deporte o por un accidente[44]. La rehabilitación de las articulaciones y los tejidos lesionados y las alteraciones de la función están íntimamente relacionados con la función inmunitaria en el proceso de reparación. El conocimiento práctico del entrenamiento de fuerza (cuadro 9-14) y aeróbico es esencial para mediar este proceso o remodelar y reparar mientras se incrementa la función (cuadro 9-14).

La rama adquirida, o adaptativa, del sistema inmunitario es más avanzada y, a menudo, se considera más sofisticada, ya que transmite los atributos principales de memoria, reconocimiento y especificidad observados en los sistemas inmunitarios de los vertebrados. Aunque las dos ramas del sistema inmunitario son sensibles al ejercicio, la rama innata, y la respuesta inflamatoria que la acompaña, responde mejor a ese estímulo.

Aunque el ejercicio provoca una respuesta aguda caracterizada por el aumento de la actividad celular del sistema inmunitario, el intervalo posterior al ejercicio presenta fuertes disminuciones en la actividad de las células inmunitarias. Esta «ventana abierta» consistente en una disminución de la función inmunitaria puede hacer que los deportistas tengan, temporalmente, un mayor riesgo de contraer una enfermedad.

Curiosamente, la respuesta del sistema inmunitario a una sola sesión de ejercicio, así como la adaptación a la exposición crónica al ejercicio, está íntimamente relacionada con las respuestas neuroendocrinas y adaptaciones a desafíos de ejercicio similares.

En particular, los aumentos de adrenalina y cortisol que se producen con el ejercicio (ambos indicadores de estrés) están muy relacionadas con los aumentos en la concentración y las actividades de las células del sistema inmunitario, la inflamación y la liberación de citocinas que sirven como mensajeros intercelulares del sistema inmunitario.

Pero, así como el entrenamiento regular modera las respuestas de la adrenalina y el cortisol inducidas por el ejercicio en las sesiones de ejercicio individuales, también el ejercicio crónico atenúa las respuestas del sistema inmunitario al estímulo del ejercicio. Esto concede, entonces, un efecto antiinflamatorio saludable en individuos entrenados.

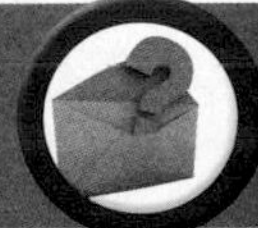

CUADRO 9-13
PREGUNTAS PRÁTICAS DE LOS ESTUDIANTES

¿Por qué se requiere formación sobre los patógenos de transmisión sanguínea para trabajar en un laboratorio de rendimiento humano?

En Estados Unidos, el estatuto *Exposición ocupacional a patógenos transmitidos por la sangre* (29 CFR 1910.1030) de la Occupational Safety and Health Administration (OSHA) requiere que los empleadores implementen medidas para proteger a los trabajadores frente a los peligros para la salud asociados con la sangre y otros materiales potencialmente infecciosos. El aprendizaje relacionado con los patógenos transmitidos por la sangre es un programa ofrecido por una universidad o el empleador a aquellos empleados, incluidos estudiantes, que podrían estar expuestos a patógenos transmitidos por la sangre u otros materiales potencialmente infecciosos (p. ej., otros líquidos corporales) como resultado sus quehaceres laborales. Los patógenos transmitidos por la sangre son microorganismos infecciosos presentes en la sangre que pueden causar enfermedades en los seres humanos, incluyendo, pero no limitado a: hepatitis B, hepatitis C, virus de inmunodeficiencia humana (VIH), malaria, brucelosis, sífilis, virus del Nilo Occidental, etc. La formación está dirigida a proporcionar información y capacitación sobre los estándares de OSHA a los trabajadores sobre estos temas, e información sobre cómo:

- Establecer un plan de control de exposición.
- Implementar el uso de precauciones universales.
- Identificar y asegurar el uso de controles de prácticas laborales.
- Proporcionar equipo de protección personal (EPP) como guantes, batas, protección ocular y mascarillas.
- Poner a disposición de todos los trabajadores con exposición ocupacional las vacunas frente a la hepatitis B.
- Poner a disposición la evaluación posterior a la exposición y el seguimiento de cualquier incidente de exposición.
- Usar etiquetas y letreros adecuados para comunicar los peligros.
- Mantener registros precisos de trabajadores y pacientes.

Lectura recomendada

Blood-borne pathogens Q&A. *J Calif Dent Assoc.* 2015;43(2):105–106. https://www.osha.gov/Publications/osha3186.pdf

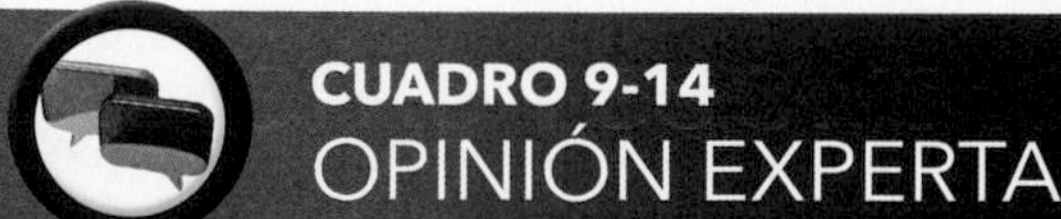

CUADRO 9-14
OPINIÓN EXPERTA

Fuerza y reacondicionamiento

Ryan Donahue, PT, DPT, SCS, CSCS
Rehabilitation Coordinator
San Francisco 49ers

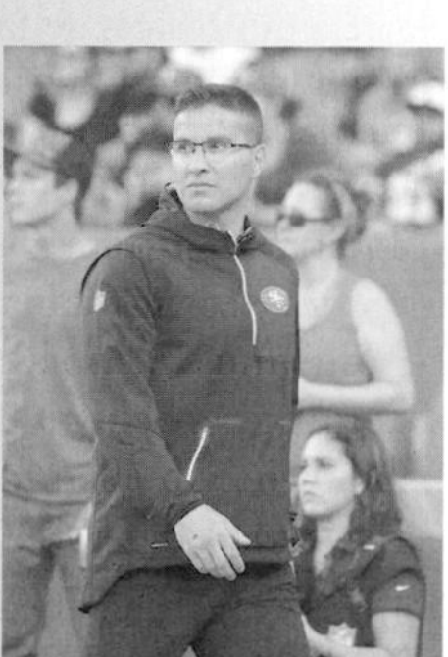

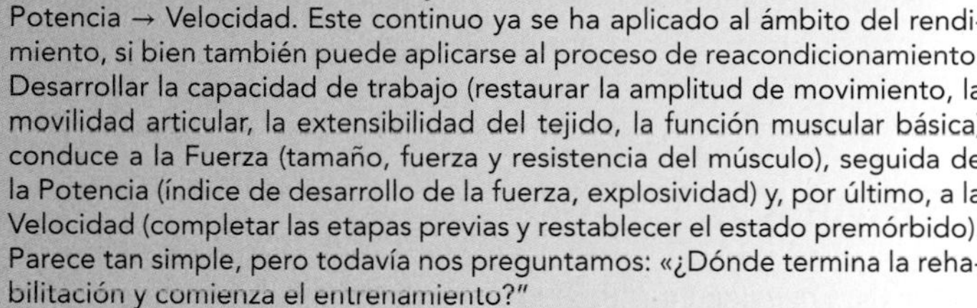

Los principios de fuerza y acondicionamiento tienen un enfoque universal tanto para la medicina como para el entrenamiento y el rendimiento general. Los más expertos del campo han sentado las bases de los principios básicos para establecer las guías para progresar durante el proceso de reacondicionamiento.

La jerarquía de desarrollo atlético de Al Vermeil analiza la progresión continua de la siguiente manera: Capacidad de trabajo → Fuerza → Potencia → Velocidad. Este continuo ya se ha aplicado al ámbito del rendimiento, si bien también puede aplicarse al proceso de reacondicionamiento. Desarrollar la capacidad de trabajo (restaurar la amplitud de movimiento, la movilidad articular, la extensibilidad del tejido, la función muscular básica) conduce a la Fuerza (tamaño, fuerza y resistencia del músculo), seguida de la Potencia (índice de desarrollo de la fuerza, explosividad) y, por último, a la Velocidad (completar las etapas previas y restablecer el estado premórbido). Parece tan simple, pero todavía nos preguntamos: «¿Dónde termina la rehabilitación y comienza el entrenamiento?"

El entrenamiento nunca se detiene realmente, solo cambian las variables dentro del diseño del programa. El lema común, utilizado en exceso, siempre ha sido «cerrar la brecha». Suena muy bien, pero ¿cómo construimos este puente para cerrar la brecha? Más aún, ¿cómo construimos el puente para asegurarnos que el individuo sea el mismo antes de la lesión, o incluso mejor después de esta? La respuesta a esta pregunta nos devuelve a la pirámide de Vermeil para establecer una base sólida y prevenir errores en el proceso de progresión. Debe haber un enfoque significativo que permita evitar errores en el entrenamiento, como una prescripción de volumen deficiente, un manejo incorrecto de la fatiga, falta de criterios claros para la progresión y falta de personalización. También debería tenerse en cuenta el extremo opuesto del espectro, que incluiría demasiada especificidad y no incluiría suficientes fundamentos del entrenamiento.

El proceso de reacondicionamiento debe enfocarse en los principios del entrenamiento o, en lo que denomina Mike Israetel, PhD, los *Siete principios del entrenamiento de fuerza*, que incluyen especificidad, sobrecarga, manejo de la fatiga, estímulo-recuperación-adaptación, variación, fase de potenciación y diferencia individual. Anteriormente mencioné la especificidad, que se refiere al análisis de necesidades y la evaluación de los movimientos específicos involucrados en el deporte (biodinámica), los sistemas energéticos involucrados (bioenergética), el historial de lesiones del deportista y el deporte, así como las cualidades requeridas para la preparación física (biomotor). Esencialmente, el proceso de reacondicionamiento debe estar dirigido a imponer y estimular los sistemas subyacentes del deporte. Hacerlo permitirá mantener un curso de reacondicionamiento deportivo específico que aborde tanto la enfermedad como las demandas deportivas.

Todas las cualidades deportivas específicas necesitan la aplicación de una sobrecarga progresiva y medida para estimular el crecimiento, lo que permite a los individuos maximizar su potencial. Encontrar los rangos entre la dosis mínima efectiva y el volumen máximo recuperable permiten a un individuo progresar sin perder tiempo en acumular un volumen desperdiciado que no mejorará los déficits inducidos por una lesión ni tendrá repercusión en su respectivo deporte.

Tradicionalmente, en los procesos de reacondicionamiento se ha dedicado demasiado tiempo al bloque de resistencia y fuerza. La falta de estimulación del sistema nervioso central (SNC) y el énfasis excesivo en el acondicionamiento general producirán un resultado que solo preparará al deportista para un estado general de acondicionamiento (es decir, una adaptación específica a las demandas impuestas). Si se espera que el deportista pueda manejar una gran cantidad de estrés mientras compite, el cuerpo debe someterse a presión durante el proceso de reacondicionamiento.

A la hora de realizar un programa, a largo plazo para una lesión, debe tenerse en cuenta tanto el volumen como el estrés impuestos sobre el SNC, ya que cada sesión de rehabilitación puede afectar la calidad de las sesiones posteriores. Si la fatiga del SNC aumenta junto con el daño muscular posterior, no puede «acelerarse el motor» en los días consecutivos y esperar el mismo rendimiento en los programas que se crean. Adoptar un enfoque de entrenamiento alto a bajo ayudará a mitigar la sobrecarga tanto física como mental. Estructurar un día de entrenamiento con alto volumen/baja intensidad y el siguiente día con bajo volumen/alta intensidad permite crear variaciones en las variables agudas del programa de reacondicionamiento y obtener mayor rendimiento. Lo mismo aplica para cada bloque de reacondicionamiento. Si estructuramos una fase de reacondicionamiento con 3 semanas de intensidad ascendente y 1 semana de intensidad reducida/restauradora, todavía estamos progresando sin imponer demandas excesivas en el SNC o daño tisular como las 3 semanas anteriores. Posteriormente, esto permitirá una supercompensación en la siguiente fase de reacondicionamiento con un rendimiento global mayor.

La variación es fundamental para lograr la especificidad de las demandas técnicas y tácticas del individuo en su deporte. Aparte del volumen basal, intensidad, carga y la selección de ejercicios, la capacidad de realmente apuntar a la calidad específica de fuerza-velocidad se logra con el entrenamiento basado en la velocidad. Mantenerse en las zonas de velocidad prescritas ayudará en la prescripción de la carga y asegurará la consecución del objetivo del movimiento. Restaurar el componente de velocidad y potencia es crucial para preparar al deportista para las demandas del deporte. Sin embargo, si continuamos entrenando a los individuos a velocidades más lentas, cuyo objetivo es la hipertrofia (0.15-0.8 $m\cdot s^{-1}$) y la fuerza (0.2-0.6 $m\cdot s^{-1}$), nunca validaremos la preparación del individuo para un deporte que requiere potencia (0.75-1.25 $m\cdot s^{-1}$) y velocidad (1.2-1.6 $m\cdot s^{-1}$). El sistema nervioso no es constante, y la evaluación de la velocidad promedio con los ejercicios de fuerza, así como la velocidad máxima con los ejercicios de potencia, es fundamental para un desarrollo óptimo en cada fase de reacondicionamiento.

El restablecimiento completo de la capacidad de un individuo antes de la lesión dejará al clínico y al entrenador con una larga lista de cualidades que deben ser restauradas. Sin embargo, el desarrollo de características fisiológicas específicas y rendimiento de alto nivel no pueden mantenerse durante períodos prolongados. Una solución para este problema es acentuar las variables de entrenamiento en diferentes puntos del proceso de reacondicionamiento para ayudar a desarrollar ambas características del rendimiento mientras se optimizan las características fisiológicas. El sistema secuencial conjugado, así como la integración vertical de la velocidad y la potencia, permitirán entrenar todas las cualidades en todo momento con cierta variación. Con este modelo, el volumen y la intensidad de cada cualidad de fuerza variarían a medida que cambie el énfasis de cada bloque en función de la carga total concentrada. La duración de cada bloque durante un proceso de reacondicionamiento puede ser mayor. Sin embargo, la progresión de la fase de fuerza (Fuerza Resistencia → Fuerza máxima → Fuerza absoluta → Fuerza de velocidad → Velocidad explosiva) y la progresión de la fase de velocidad (Aceleración → Velocidad máxima → «Velocidad del juego») permanecen igual.

Por último, la consideración de las diferencias individuales de los deportistas integrará o romperá el diseño del programa. Ningún programa de reacondicionamiento es infalible, con independencia de si se utilizan los principios de fuerza y acondicionamiento o si se elige usar el modelo médico tradicional. Sin embargo, la tasa de éxito aumentará exponencialmente con la incorporación y utilización adecuadas de dichos principios. Quedaron atrás los días de «3 series de 10 repeticiones para extensiones de piernas», de la periodización clásica y de la falta generalizada de variación en el diseño del programa. Para la persona promedio, esto puede funcionar. Sin embargo, para lograr un rendimiento deportivo de élite, el modelo de reacondicionamiento debe estar enfocado en el rendimiento (campo y velocidad), con todo lo demás complementando ese objetivo. A la hora de la verdad, la única diferencia (aparte de las consideraciones patológicas) entre la «verdadera rehabilitación» y el «verdadero entrenamiento» es la intensidad, la carga y el volumen.

PREGUNTAS DE REVISIÓN

COMPLETE LOS ESPACIOS EN BLANCO

1. La respuesta inflamatoria es parte de la rama ____________ del sistema inmunitario.
2. Gran parte de la respuesta del sistema inmunitario al ejercicio está relacionada con las respuestas, inducidas por el ejercicio, de las hormonas ______________ y ______________.
3. En particular, la citocina _____________ ejerce un efecto antiinflamatorio en el organismo.
4. El efecto inmunitario reforzado con el entrenamiento crónico de carga moderada es principalmente evidente en la rama _________ del sistema inmunitario.
5. Las bacterias, los protozoos y los virus conforman lo que se llama __________.

OPCIÓN MULTIPLE

1. El patrón clásico que muestra el riesgo de infección con un aumento creciente de la carga de ejercicio se describe mejor con esta letra del abecedario.
   a. U
   b. S
   c. J
   d. V
2. Este término se refiere a la inmunosupresión crónica resultante de ejercitar repetidamente con una carga demasiado alta.
   a. Sobreentrenamiento
   b. Sobrecarga
   c. Entrenamiento de circuito
   d. Entrenamiento de intervalos de alta intensidad
3. Se ha sugerido que, para contrarrestar la inmunosupresión que se produce durante el ejercicio de alta intensidad, debe/n consumirse durante o inmediatamente antes del ejercicio.
   a. Proteína
   b. Cetoácidos
   c. Agua
   d. Carbohidratos
4. Se considera que los resfriados y la neumonía son ejemplos de esta amplia categoría de enfermedades.
   a. Autoinmunitarias
   b. Infecciones de las vías respiratorias superiores
   c. Inmunorresistentes
   d. Idiopáticas (origen desconocido)
5. Cuando solo un organismo se beneficia, pero no daña al otro, se denomina:
   a. Comensalismo
   b. Parasitismo
   c. Inmunosupresión
   d. Mutualismo

VERDADERO / FALSO

1. El entrenamiento con una carga de ejercicio moderada mejora la función inmunitaria, mientras que el entrenamiento continuo con una carga pesada la debilita.
2. Después de una sesión de ejercicio con una carga pesada, se genera una «ventana abierta» o un período con disminución del recuento de linfocitos (glóbulos blancos) circulantes.
3. De las dos ramas del sistema inmunitario, la adquirida es la primera en responder a la infección.
4. La depresión de la función inmunitaria posterior al ejercicio puede deberse a aumentos del cortisol posterior al mismo, que actúa como un agente antiinflamatorio.
5. El ejercicio intenso de gran volumen de cualquier tipo puede resultar en algún tipo de inmunosupresión.

RESPUESTA CORTA

1. Describa la relación entre el entrenamiento con ejercicio crónico y la función del sistema inmunitario.
2. Además del sobreentrenamiento, ¿qué otros factores pueden determinar si un deportista se ve afectado por una enfermedad infecciosa transmitida por un patógeno?

TÉRMINOS CLAVE

Artrosis Degeneración del cartílago articular y del hueso subyacente, más común a partir de la mediana edad. Causa dolor y rigidez, especialmente en las articulaciones de la cadera, la rodilla y el pulgar. Debido al estrés y las lesiones articulares, muchos deportistas la experimentan en etapas iniciales de la vida.

Bacterias Gran grupo de microorganismos unicelulares con paredes celulares, pero sin orgánulos y núcleo organizado, incluidos algunos que pueden causar enfermedades.

Barrera mucosa Importante barrera celular epitelial que limita el contacto entre la microbiota y el tejido del huésped, lo que limita el paso y la exposición y evita el movimiento de organismos indeseables.

Basófilo/s Un tipo de leucocito. Junto con otros tipos, desempeñan un papel en la respuesta inmunitaria cuando se está combatiendo una infección (más comúnmente, una causada por un parásito).

Células epiteliales Tipo de célula que recubre las superficies del cuerpo. Se encuentran en la piel, vasos sanguíneos, vías urinarias y los órganos.

Células mononucleares Cualquier célula de sangre periférica que tenga un núcleo redondo. Estas células están formadas por linfocitos (linfocitos T, linfocitos B, linfocitos NK) y monocitos, mientras que los eritrocitos y las plaquetas no tienen núcleo y los granulocitos (neutrófilos, basófilos y eosinófilos) tienen núcleos multilobulados.

Citocinas Sustancias secretadas por determinadas células del sistema inmunitario que tienen efecto sobre otras células.

Citometría de flujo Técnica utilizada para detectar y medir las características físicas y químicas de una población de células o partículas (por ejemplo, células inmunitarias).

Comensalismo Asociación entre dos organismos en la que uno se beneficia y el otro no obtiene beneficio ni sufre daño.

Conversación cruzada Casos en los que una o más proteínas interactúan con sus vías de señalización.

Diapedesis Paso de las células sanguíneas a través de las paredes intactas de los capilares, generalmente debido a inflamación.

Enfermedades inflamatorias Cuando el sistema inmunitario ataca los propios tejidos del cuerpo, lo que causa inflamación. Algunos ejemplos incluyen alergia, asma, enfermedades autoinmunitarias, enfermedad celíaca, glomerulonefritis, hepatitis y enfermedad inflamatoria intestinal.

Eosinófilos Tipo de leucocito que combate las enfermedades. Un recuento alto de este tipo de leucocitos suele indicar una infección parasitaria, una reacción alérgica o cáncer.

Especies eucariotas Organismos cuyas células contienen un núcleo dentro de una membrana. Los eucariotas varían desde organismos unicelulares hasta animales complejos y plantas multicelulares. De hecho, la mayoría de los seres vivos son eucariotas, formados por células con núcleos distintos y cromosomas que albergan su ADN.

Estrés En un contexto médico o biológico, el estrés es un factor físico, mental o emocional que causa tensión corporal o mental. Puede ser externo (del entorno, situaciones psicológicas o sociales) o interno (enfermedad o procedimiento médico). El estrés puede iniciar la respuesta de «lucha o huida», una compleja reacción de los sistemas neurológico y endocrino.

Factor de necrosis tumoral Una de las múltiples proteínas capaces de inducir necrosis (muerte) de las células tumorales que poseen una amplia variedad de acciones proinflamatorias.

Factores estimulantes de colonias Sustancia que estimula la producción de células sanguíneas.

Granulocitos Leucocito con gránulos secretores en su citoplasma, es decir, un neutrófilo, basófilo o eosinófilo.

Inflamación Afección física localizada en la que una parte del cuerpo se enrojece, inflama, calienta y, a menudo, duele, especialmente como reacción a una lesión o infección.

Inmunología Campo de la medicina y la biología relacionados con la inmunidad.

Inmunovigilancia Capacidad del sistema inmunitario para identificar y atacar sustancias extrañas que han entrado en el cuerpo.

Interferones Sustancia natural que interfiere con la capacidad de reproducción viral. El interferón también estimula al sistema inmunitario. Hay una serie de diferentes interferones con tres clases principales: α, β y γ.

Interleucina Citocina que actúa como mensajero intercelular para coordinar la respuesta del sistema inmunitario al ataque de patógenos. Cada una se nombra por su orden de descubrimiento: IL-1, IL-2, IL-3, etcétera.

Leucocitos Célula que circula en la sangre y los líquidos corporales y está involucrada en contrarrestar sustancias extrañas y enfermedades; un glóbulo blanco (sangre).

Linfocitos B Linfocitos que se especializan en producir anticuerpos (inmunoglobulinas) para reconocer microorganismos que no son propios y pueden ser infecciosos.

Linfocitos citolíticos naturales (NK) Leucocitos que, sin la ayuda de anticuerpos, atacan y destruyen directamente los patógenos que han entrado en cuerpo.

Linfocitos T Linfocitos que se liberan a la circulación sanguínea que pueden destruir patógenos (linfocitos T citotóxicos) o activar los linfocitos B para que liberen anticuerpos para reconocer los patógenos.

Linfocitos Tipo de célula inmunitaria que se produce en la médula ósea y se encuentra en la sangre y en el tejido linfático. Los dos tipos principales de linfocitos son los linfocitos B y los T.

Macrófago Leucocitos que engullen y destruyen células ajenas o extrañas que han invadido el cuerpo.

Microbioma Comunidad de microorganismos (como bacterias, hongos y virus) que habitan en un entorno particular, incluido el conjunto de microorganismos que viven en el cuerpo humano o sobre el mismo. El cuerpo humano alberga alrededor de 100 billones de bacterias y otros microorganismos, conocidos en conjunto como microbioma.

Microbiota Microorganismos de un sitio, hábitat o período geológico en particular.

Monocitos Leucocito fagocitario de gran tamaño con un núcleo ovalado simple y citoplasma grisáceo claro.

Neutrófilo Tipo de célula inmunitaria que representa uno de los primeros tipos de células en viajar al sitio de una infección.

Patógeno(s) Microorganismo portador de un agente infeccioso (bacteria o virus) que podría causar enfermedades en el cuerpo.

Quimiocinas Cualquiera de una clase de citocinas con funciones que incluyen la atracción de leucocitos a los sitios de infección.

Refuerzo inmunitario Mejora basada en terapias, ejercicio o intervenciones nutricionales para permitir una mejor respuesta por parte del sistema inmunitario.

Sistema inmunitario adaptativo Nombre alternativo utilizado para describir la rama adquirida del sistema inmunitario.

Sistema inmunitario adquirido Rama del sistema inmunitario específica para atacar a los microorganismos invasores, caracterizada por tener memoria para la rápida identificación de posibles patógenos futuros y el establecimiento de una respuesta eficaz.

Sistema inmunitario innato Rama del sistema inmunitario que responde rápidamente y es omnipresente. Incluye la inflamación y los linfocitos citolíticos naturales (NK), así como barreras físicas a las infecciones, como los revestimientos de la piel y las mucosas.

Sistema inmunitario Defensa del cuerpo frente a organismos infecciosos y otros patógenos.

Sobrecarga Término utilizado para describir el debilitamiento temporal del sistema inmunitario después de una sola sesión de ejercicio con carga pesada.

Sobreentrenamiento Término utilizado para describir un período prolongado de debilitamiento del sistema inmunitario como resultado de un exceso de sesiones de ejercicio con carga pesada.

Virus Pequeño parásito que no puede reproducirse por sí mismo. La mayoría de los virus tienen ARN o ADN como material genético. El ácido nucleico puede ser monocatenario o bicatenario. Toda la partícula del virus infeccioso, denominada virión, está formada por el ácido nucleico y una capa externa de proteína.

BIBLIOGRAFÍA

1. Adams GR, Zaldivar FP, Nance DM, et al. Exercise and leukocyte interchange among central circulation, lung, spleen, and muscle. *Brain Behav Immun.* 2011;25:658–666.
2. Aggarwal BB, Gupta SC, Kim HJ. Historical perspectives on tumor necrosis factor and its superfamily: 25 years later, a golden journey. *Blood.* 2109;119: 651–665.
3. Arazi H, Khanmohammadi A, Asadi A, et al. The effect of resistance training set configuration on strength, power, and hormonal adaptation in female volleyball players. *Appl Physiol Nutr Metab.* 2018;43:154–164.
4. Asimakos A, Toumpanakis D, Karatza MH, et al. Immune cell response to strenuous resistive breathing: comparison with whole body exercise and the effects of antioxidants. *Int J Chron Obstruct Pulmon Dis.* 2018;13:529–545.
5. Barnes PJ. Anti-inflammatory actions of glucocorticoids: molecular mechanisms. *Clin Sci (Lond).* 1998;94:557–572.
6. Belkaid Y, Hand TW. Role of the microbiota in immunity and inflammation. *Cell.* 2014;157:121–141.
7. Cahill GF Jr. Fuel metabolism in starvation. *Annu Rev Nutr.* 2006;26:1–22.
8. Campbell JP, Turner JE. Debunking the myth of exercise-induced immune suppression: redefining the impact of exercise on immunological health across the lifespan. *Front Immunol.* 2018;9:648.
9. Cekanaviciute E, Yoo BB, Runia TF, et al. Gut bacteria from multiple sclerosis patients modulate human T cells and exacerbate symptoms in mouse models. *Proc Natl Acad Sci U S A.* 2017;114:10713–10718.
10. Cerutti A. The regulation of IgA class switching. *Nat Rev Immunol.* 2008;8: 421–434.

11. Chen J, Li Y, Tian Y, et al. Interaction between microbes and host intestinal health: modulation by dietary nutrients and gut-brain-endocrine-immune axis. *Curr Protein Pept Sci*. 2015;16:592–603.
12. Cook MD, Allen JM, Pence BD, et al. Exercise and gut immune function: evidence of alterations in colon immune cell homeostasis and microbiome characteristics with exercise training. *Immunol Cell Biol*. 2016;94:158–163.
13. Cooper DM, Radom-Aizik S, Schwindt C, et al. Dangerous exercise: lessons learned from dysregulated inflammatory responses to physical activity. *J Appl Physiol (1985)*. 2007;103:700–709.
14. Coutinho AE, Chapman KE. The anti-inflammatory and immunosuppressive effects of glucocorticoids, recent developments and mechanistic insights. *Mol Cell Endocrinol*. 2011;335:2–13.
15. Damas F, Ugrinowitsch C, Libardi CA, et al. Resistance training in young men induces muscle transcriptome-wide changes associated with muscle structure and metabolism refining the response to exercise-induced stress. *Eur J Appl Physiol*. 2018;118:2607–2616.
16. Davenport ER, Sanders JG, Song SJ, et al. The human microbiome in evolution. *BMC Biol*. 2017;15:127.
17. Davison G, Kehaya C, Diment BC, et al. Carbohydrate supplementation does not blunt the prolonged exercise-induced reduction of in vivo immunity. *Eur J Nutr*. 2016;55:1583–1593.
18. de Souza DC, Matos VAF, Dos Santos VOA, et al. Effects of high-intensity interval and moderate-intensity continuous exercise on inflammatory, leptin, IgA, and lipid peroxidation responses in obese males. *Front Physiol*. 2018;9:567.
19. Del Rey A, Besedovsky HO. Immune-neuro-endocrine reflexes, circuits, and networks: physiologic and evolutionary implications. *Front Horm Res*. 2017; 48:1–18.
20. Dinarello CA. Historical insights into cytokines. *Eur J Immunol*. 2007;37(suppl 1):S34–S45.
21. Dohi K, Mastro AM, Miles MP, et al. Lymphocyte proliferation in response to acute heavy resistance exercise in women: influence of muscle strength and total work. *Eur J Appl Physiol*. 2001;85:367–373.
22. Elmadfa I, Meyer AL. The role of the status of selected micronutrients in shaping the immune function. *Endocr Metab Immune Disord Drug Targets*. 2019;19:1100–1115.
23. Flynn MG, Markofski MM, Carrillo AE. Elevated inflammatory status and increased risk of chronic disease in chronological aging: inflamm-aging or inflamm-inactivity? *Aging Dis*. 2019;10:147–156.
24. Fragala MS, Kraemer WJ, Mastro AM, et al. Glucocorticoid receptor expression on human B cells in response to acute heavy resistance exercise. *Neuroimmunomodulation*. 2011;18:156–164.
25. Fujimura KE, Demoor T, Rauch M, et al. House dust exposure mediates gut microbiome Lactobacillus enrichment and airway immune defense against allergens and virus infection. *Proc Natl Acad Sci U S A*. 2014;111:805–810.
26. Gleeson M. Immune function in sport and exercise. *J Appl Physiol (1985)*. 2007;103:693–699.
27. Gleeson M, Nieman DC, Pedersen BK. Exercise, nutrition and immune function. *J Sports Sci*. 2004;22:115–125.
28. Holdsworth SR, Gan PY. Cytokines: names and numbers you should care about. *Clin J Am Soc Nephrol*. 2015;10:2243–2254.
29. Ihalainen J, Walker S, Paulsen G, et al. Acute leukocyte, cytokine and adipocytokine responses to maximal and hypertrophic resistance exercise bouts. *Eur J Appl Physiol*. 2014;114:2607–2616.
30. Jafariyan S, Monazzami A, Nikousefat Z, et al. Inflammatory and immune responses to a 3-day period of downhill running in active females. *Cell Mol Biol (Noisy-le-Grand)*. 2017;63:76–83.
31. Knight R, Callewaert C, Marotz C, et al. The microbiome and human biology. *Annu Rev Genomics Hum Genet*. 2017;18:65–86.
32. Lasselin J, Alvarez-Salas E, Grigoleit JS. Well-being and immune response: a multi-system perspective. *Curr Opin Pharmacol*. 2016;29:34–41.
33. Lastella M, Vincent GE, Duffield R, et al. Can sleep be used as an indicator of overreaching and overtraining in athletes? *Front Physiol*. 2018;9:436.
34. Ley RE, Peterson DA, Gordon JI. Ecological and evolutionary forces shaping microbial diversity in the human intestine. *Cell*. 2006;124(4):837–848.
35. Liu Y, Ding W, Wang HL, et al. Gut microbiota and obesity-associated osteoarthritis. *Osteoarthritis Cartilage*. 2019;27:1257–1265.
36. Madden SK, Flanagan KL, Jones G. How lifestyle factors and their associated pathogenetic mechanisms impact psoriasis. *Clin Nutr*. 2019.
37. Markworth JF, Maddipati KR, Cameron-Smith D. Emerging roles of pro-resolving lipid mediators in immunological and adaptive responses to exercise-induced muscle injury. *Exerc Immunol Rev*. 2016;22:110–134.
38. Miles MP, Kraemer WJ, Grove DS, et al. Effects of resistance training on resting immune parameters in women. *Eur J Appl Physiol*. 2002;87:506–508.
39. Miles MP, Kraemer WJ, Nindl BC, et al. Strength, workload, anaerobic intensity and the immune response to resistance exercise in women. *Acta Physiol Scand*. 2003;178:155–163.
40. Nieman DC; Institute of Medicine (US) Committee on Military Nutrition Research. *Exercise, Infection, and Immunity: Practical Applications*. Washington, DC: National Academies Press (US), 1999.
41. Nieman DC, Henson DA, Austin MD, et al. Immune response to a 30-minute walk. *Med Sci Sports Exerc*. 2005;37:57–62.
42. Nieman DC, Johannsen LM, Lee JW, et al. Infectious episodes in runners before and after the Los Angeles Marathon. *J Sports Med Phys Fitness*. 1990;30:316–328.
43. Nieman DC, Wentz LM. The compelling link between physical activity and the body's defense system. *J Sport Health Sci*. 2019;8:201–217.
44. Nyland J, Huffstutler A, Faridi J, et al. Cruciate ligament healing and injury prevention in the age of regenerative medicine and technostress: homeostasis revisited. *Knee Surg Sports Traumatol Arthrosc*. 2019.
45. O'Sullivan O, Cronin O, Clarke SF, et al. Exercise and the microbiota. *Gut Microbes*. 2015;6:131–136.
46. Ortega E. The «bioregulatory effect of exercise» on the innate/inflammatory responses. *J Physiol Biochem*. 2016;72:361–369.
47. Ortega E, Forner MA, Barriga C. Exercise-induced stimulation of murine macrophage chemotaxis: role of corticosterone and prolactin as mediators. *J Physiol*. 1997;498(Pt 3):729–734.
48. Pae M, Meydani SN, Wu D. The role of nutrition in enhancing immunity in aging. *Aging Dis*. 2012;3:91–129.
49. Pallinger E, Csaba G. A hormone map of human immune cells showing the presence of adrenocorticotropic hormone, triiodothyronine and endorphin in immunophenotyped white blood cells. *Immunology*. 2008;123:584–589.
50. Peake JM, Neubauer O, Della Gatta PA, et al. Muscle damage and inflammation during recovery from exercise. *J Appl Physiol (1985)*. 2017;122:559–570.
51. Peake JM, Neubauer O, Walsh NP, et al. Recovery of the immune system after exercise. *J Appl Physiol (1985)*. 2017;122:1077–1087.
52. Pfeffer K. Biological functions of tumor necrosis factor cytokines and their receptors. *Cytokine Growth Factor Rev*. 2003;14:185–191.
53. Pickard JM, Zeng MY, Caruso R, et al. Gut microbiota: role in pathogen colonization, immune responses, and inflammatory disease. *Immunol Rev*. 2017;279:70–89.
54. Qiu YH, Cheng C, Dai L, et al. Effect of endogenous catecholamines in lymphocytes on lymphocyte function. *J Neuroimmunol*. 2005;167:45–52.
55. Rubio-Arias JA, Avila-Gandia V, Lopez-Roman FJ, et al. Muscle damage and inflammation biomarkers after two ultra-endurance mountain races of different distances: 54 km vs 111 km. *Physiol Behav*. 2019;205:51–57.
56. Sahasrabuddhe A. Endocrine-immune cross talk. *Endocrinol Res Metab*. 2017;1:e101.
57. Scheffer DDL, Ghisoni K, Aguiar AS Jr, et al. Moderate running exercise prevents excessive immune system activation. *Physiol Behav*. 2019;204:248–255.
58. Sedliak M, Zeman M, Buzgo G, et al. Morphological, molecular and hormonal adaptations to early morning versus afternoon resistance training. *Chronobiol Int*. 2018;35:450–464.
59. Seifert T, Rasmussen P, Brassard P, et al. Cerebral oxygenation and metabolism during exercise following three months of endurance training in healthy overweight males. *Am J Physiol Regul Integr Comp Physiol*. 2009;297:R867–R876.
60. Shaw DM, Merien F, Braakhuis A, et al. T-cells and their cytokine production: the anti-inflammatory and immunosuppressive effects of strenuous exercise. *Cytokine*. 2018;104:136–142.
61. Smith JK. IL-6 and the dysregulation of immune, bone, muscle, and metabolic homeostasis during spaceflight. *NPJ Microgravity*. 2018;4:24.
62. Suzuki K, Nakaji S, Yamada M, et al. Systemic inflammatory response to exhaustive exercise. Cytokine kinetics. *Exerc Immunol Rev*. 2002;8:6–48.
63. Szlezak AM, Szlezak SL, Keane J, et al. Establishing a dose-response relationship between acute resistance-exercise and the immune system: protocol for a systematic review. *Immunol Lett*. 2016;180:54–65.
64. Teixeira de Lemos E, Pinto R, Oliveira J, et al. Differential effects of acute (extenuating) and chronic (training) exercise on inflammation and oxidative stress status in an animal model of type 2 diabetes mellitus. *Mediators Inflamm*. 2011;2011:253061.
65. Trufakin VA, Shurlygina AV. Circadian rhythm in cytokines administration. *Mini Rev Med Chem*. 2016;16:55–66.
66. Turner JE, Brum PC. Does regular exercise counter t cell immunosenescence reducing the risk of developing cancer and promoting successful treatment of malignancies? *Oxid Med Cell Longev*. 2017;2017:4234765.
67. Turner JE, Spielmann G, Wadley AJ, et al. Exercise-induced B cell mobilisation: Preliminary evidence for an influx of immature cells into the bloodstream. *Physiol Behav*. 2016;164:376–382.
68. Vazquez-Baeza Y, Callewaert C, Debelius J, et al. Impacts of the human gut microbiome on therapeutics. *Annu Rev Pharmacol Toxicol*. 2018;58:253–270.
69. Viana JL, Kosmadakis GC, Watson EL, et al. Evidence for anti-inflammatory effects of exercise in CKD. *J Am Soc Nephrol*. 2014;25:2121–2130.
70. Vincent GE, Jay SM, Sargent C, et al. Improving cardiometabolic health with diet, physical activity, and breaking up sitting: what about sleep? *Front Physiol*. 2017;8:865.

71. Walsh NP. Recommendations to maintain immune health in athletes. *Eur J Sport Sci*. 2018;18:820–831.
72. Yoo J, Tcheurekdjian H, Lynch SV, et al. Microbial manipulation of immune function for asthma prevention: inferences from clinical trials. *Proc Am Thorac Soc*. 2007;4(3):277–282.

LECTURAS RECOMENDADAS

Bermon S, Petriz B, Kajėnienė A, et al. The microbiota: an exercise immunology perspective. *Exerc Immunol Rev*. 2015;21:70–79.

Cresci GA, Bawden E. Gut microbiome: what we do and don't know. *Nutr Clin Pract*. 2015;30(6):734–746.

Garcia-Reyero N. The clandestine organs of the endocrine system. *Gen Comp Endocrinol*. 2018;257:264–271.

Gleeson M. Immunological aspects of sport nutrition. *Immunol Cell Biol*. 2016;94(2):117–123.

Lancaster GI, Febbraio MA. Exercise and the immune system: implications for elite athletes and the general population. *Immunol Cell Biol*. 2016;94(2):115–116.

Mikkelsen K, Stojanovska L, Polenakovic M, et al. Exercise and mental health. *Maturitas*. 2017;106:48–56.

Nieman DC, Mitmesser SH. Potential impact of nutrition on immune system recovery from heavy exertion: a metabolomics perspective. *Nutrients*. 2017;9(5).

Peake JM, Neubauer O, Walsh NP, et al. Recovery of the immune system after exercise. *J Appl Physiol (1985)*. 2017;122(5):1077–1087.

Pedro RE, Guariglia DA, Peres SB, et al. Effects of physical training for people with HIV-associated lipodystrophy syndrome: a systematic review. *J Sports Med Phys Fitness*. 2017;57(5):685–694.

Riesberg LA, Weed SA, McDonald TL, et al. Beyond muscles: the untapped potential of creatine. *Int Immunopharmacol*. 2016;37:31–42.

Schmidt T, van Mackelenbergh M, Wesch D, et al. Physical activity influences the immune system of breast cancer patients. *J Cancer Res Ther*. 2017;13(3): 392–398.

Shaw DM, Merien F, Braakhuis A, et al. T-cells and their cytokine production: the anti-inflammatory and immunosuppressive effects of strenuous exercise. *Cytokine*. 2018;104:136–142.

Shimizu Y. Gut microbiota in common elderly diseases affecting activities of daily living. *World J Gastroenterol*. 2018;24(42):4750–4758.

PARTE 3

Nutrición y ambiente

Soporte nutricional y ejercicio

Capítulo

10

DESPUÉS DE LEER ESTE CAPÍTULO, DEBERÍA SER CAPAZ DE:

1. Definir y distinguir los tres macronutrientes
2. Explicar el papel de los macronutrientes en las funciones corporales y el metabolismo del sustrato
3. Identificar y comparar las guías dietéticas estadunidenses y su relación con las recomendaciones nutricionales en el deporte
4. Describir la composición, las estrategias dietéticas y la sincronización de las dietas con contenido moderado a alto de carbohidratos en los deportistas
5. Explicar el índice glucémico de los alimentos
6. Comentar la justificación del uso de bebidas deportivas
7. Describir qué es una dieta baja en carbohidratos bien formulada
8. Explicar la función de las dietas ricas en proteínas para los deportistas
9. Describir estrategias de suplementación proteica para deportistas
10. Diferenciar los tipos de grasas dietéticas y su función en la salud y el rendimiento
11. Analizar el papel de las dietas altas en grasas y bajas en carbohidratos en los deportistas
12. Comprender y explicar el papel de las vitaminas y los minerales en el metabolismo de sustratos
13. Explicar las consecuencias de la insuficiencia de minerales o vitaminas
14. Describir la composición y el propósito de las comidas previas y posteriores a una competición
15. Describir la composición del microbioma y las funciones de un probiótico en la suplementación nutricional

Desde hace varios meses, varias mujeres han estado entrenando para una carrera solidaria de 5 km. Para la preparación, algunas de estas mujeres han seguido las conocidas guías del American College of Sports Medicine para la prescripción de ejercicio, pues están muy motivadas para correr tan rápido como puedan e incluso para intentar establecer un récord personal en esta carrera. En un intento por optimizar todos los aspectos de su preparación para la carrera, una de las mujeres comenta que deberían hacer una carga de carbohidratos para mejorar las probabilidades de correr mejor. Tras asesorarse sobre la preparación para la carrera en el departamento de Fisiología del deporte de su universidad local, algunas mujeres del grupo no están seguras de que sea una buena idea. Comentan con el grupo que, debido a la corta distancia de la carrera, el carbohidrato almacenado agregado, conocido como *glucógeno*, no es necesario incluso si se desea mejorar el récord personal de 5 km. Además, descubren que cuatro de las mujeres del grupo han superado un cáncer y que

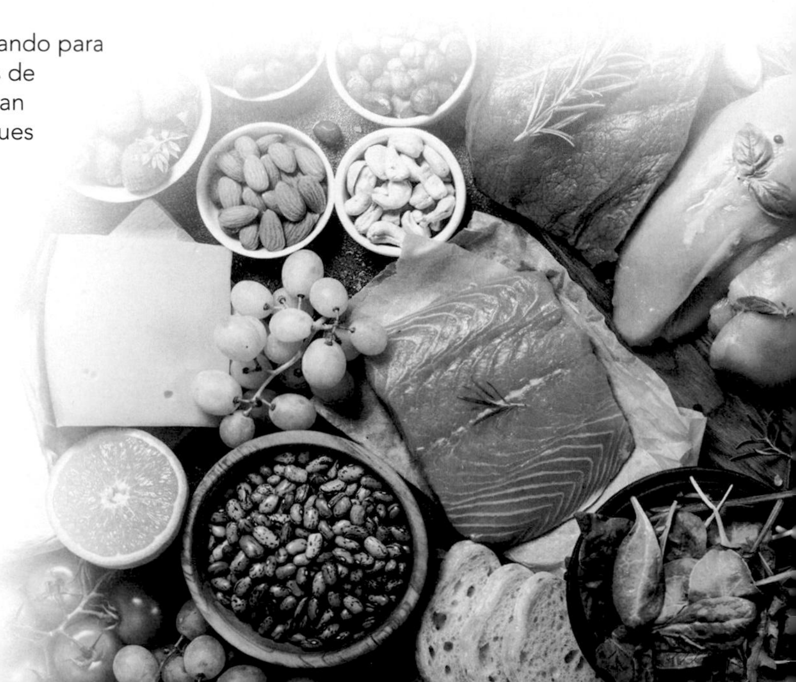

desde entonces siguen una dieta baja en carbohidratos bien formulada. Por tanto, en ellas ni siquiera puede plantearse la necesidad de carbohidratos adicionales (cuadro 10-1). También descubren que con una carga de carbohidratos se almacenan hasta 5 g de agua con cada gramo de glucógeno, lo que genera un aumento agudo del peso que pudiera no ser beneficioso. Por tanto, instan al grupo a mantenerse enfocado en sus programas nutricionales individualizados. Con ello se asegurarán de obtener suficientes calorías para satisfacer las demandas de su programa de acondicionamiento total y no necesitarán una sobrecarga de carbohidratos. Después de la carrera, en un área de recuperación abarrotada y llena de júbilo, las mujeres se sientes exhaustas, pero alegres y satisfechas por la buena ejecución de la carrera. Algunas de ellas han incluso logrado récords personales. Las mujeres comentan entre ellas que están muy agradecidas de haber obtenido información sólida sobre la carga de carbohidratos. Esto subrayó la necesidad de que cada dieta se individualice o personalice y se base en principios científicos sólidos.

¡Es un momento tan fantástico en nuestra historia para el campo del deporte y la nutrición deportiva! Hoy día es muy fácil encontrar, en conferencias o con una simple búsqueda en Internet sobre un tema particular en nutrición, multitud de productos, dietas, controversias y enfoques recomendados. Tanta información puede resultar confusa, por lo que evaluar la información se convierte en una necesidad. Pueden encontrarse nuevos enfoques e información dietética de vanguardia, pero muchos aún no están validados científicamente. También, en cualquier intervención de tratamiento, incluso la dieta, hay quien responde y quien no responde, lo que destaca la importancia de mantener enfoques individualizados en la dieta y el ejercicio. Para hacer esto, como se explicó en el primer capítulo, deben usarse prácticas basadas en la evidencia. Como dice el viejo proverbio: «Algunas personas piensan que son expertas en nutrición solo porque comen». Al igual que con cualquier tema de nuestro campo, el concepto de experiencia debe considerarse detenidamente. El objetivo de este libro es brindar puntos de partida para que algún día pueda convertirse en experto en nuestro campo. Tanto si está pensando en trabajar con pacientes como con deportistas de élite, el conocimiento fundamental de la nutrición básica es parte de este proceso.

Cuando se estudian los conceptos básicos de la nutrición, puede utilizarse un enfoque científico para determinar las demandas dietéticas y las estrategias de nutrición óptimas. Los deportistas y los apasionados del acondicionamiento físico pueden beneficiarse de una buena comprensión de cómo pueden utilizarse los macro y micronutrientes antes, durante y después de las sesiones de ejercicio a fin de optimizar la salud, mantener y mejorar el rendimiento y afectar positivamente la recuperación.

En este capítulo se explorará cómo se utilizan las estrategias nutricionales: los carbohidratos, las proteínas, las grasas, las vitaminas y los minerales pueden mejorar la salud, así como el ejercicio y el rendimiento deportivo.

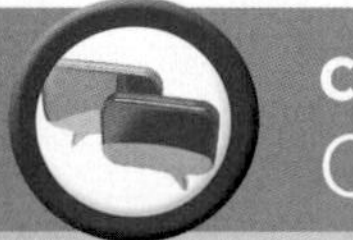

CUADRO 10-1 OPINIÓN EXPERTA

Abordaje dietético para el cáncer: nutrir el cuerpo, «matar de hambre» al cáncer

Parker N. Hyde, PhD
Research Associate

Richard A. LaFountain, PhD
Postdoctoral Fellow
Department of Human Sciences
The Ohio State University
Columbus, Ohio

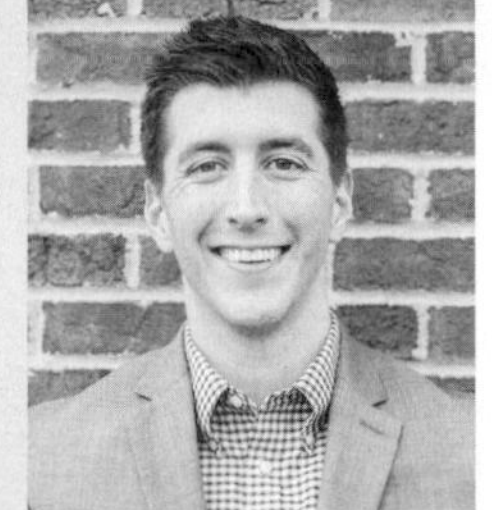

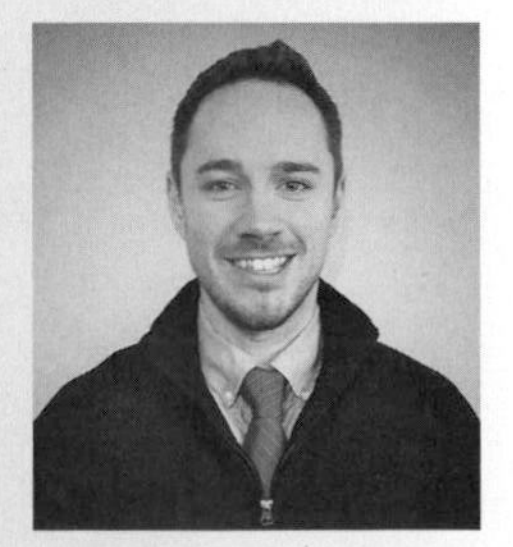

Según el National Cancer Institute (NCI), la definición de cáncer es «grupo de enfermedades en las que células anómalas se dividen sin control y pueden invadir los tejidos cercanos». Si bien la base genética del cáncer está bien establecida, esta enfermedad también se acompaña de una alteración subyacente del metabolismo celular. De hecho, desde mediados de la década de 1900 se sabe que la mayoría de los cánceres (incluido el cáncer de mama) dependen casi exclusivamente de los carbohidratos, tanto para las demandas energéticas como para el aumento de precursores biosintéticos y agentes reductores. El papel de la *dependencia excesiva* de carbohidratos en el cáncer de mama destaca aún más con la sobreexpresión frecuente del receptor del factor de crecimiento similar a la insulina 1 (IGF-1R) y la fosfatidilinositol 3-cinasa (PI3K), la principal enzima de señalización en la cascada de la insulina. Por tanto, no es sorprendente que el riesgo de desarrollo de cáncer de mama se duplique en mujeres obesas o posmenopáusicas con resistencia a la insulina. Además, estos factores de riesgo están asociados con resultados pronósticos significativamente peores en las pacientes.

Debido a las alteraciones metabólicas tan claras en el cáncer de mama, tendría sentido formular recomendaciones nutricionales coherentes y muy concisas para las supervivientes. Por desgracia, como se ha señalado en varios artículos de revisión recientes[2,3], actualmente no existe consenso entre los principales centros oncológicos de Estados Unidos. Como tal, la mayoría de los grupos nacionales han seguido las *US Dietary Guidelines*, que enfatizan una menor ingesta de grasas y una contribución mucho mayor de carbohidratos a la dieta habitual. A la fecha, datos muy limitados apoyan este enfoque para el cáncer de mama, y los principales ensayos clínicos prospectivos diseñados para evaluar los efectos de la restricción de grasas en la dieta no han logrado constatar efectos significativos[10].

En un intento de lograr un enfoque nutricional que pueda servir como un régimen terapéutico complementario y mejorar la «esperanza de vida», un grupo creciente de investigadores de todo el mundo ha comenzado a evaluar la cetosis nutricional en pacientes con cáncer. El razonamiento hipotético subyacente es que la reducción de la ingesta de carbohidratos en la dieta minimizará el número de incrementos glucémicos e insulínicos y, por tanto, restringirá el combustible destinado a las células cancerosas o al tumor. Este fenómeno puede cuantificarse y documentar con imágenes mediante tomografía por emisión de positrones con fluorodesoxiglucosa (FDG-PET), en la que se infunde una pequeña cantidad de glucosa radioactiva en el paciente y las cámaras de centelleo capturan los episodios de aniquilación. En esencia, esto permite la cuantificación del índice metabólico de glucosa de las neoplasias y, por tanto, la evaluación del «estrangulamiento metabólico» impuesto en las células. Como sugeriría el pensamiento lógico, varios grupos han mostrado reducciones casi completas en la actividad metabólica de varios tipos de cáncer tanto en modelos murinos como humanos[1,7,8].

Como se analizará en este capítulo, el fenotipo «cetoadaptado» destaca por el aumento significativo de las concentraciones de cuerpos cetónicos circulantes. Esto es fundamental para la hipotética eficacia «antitumoral» de la dieta cetógena, porque estas moléculas de cetonas de cuatro carbonos son moduladores epigenéticos conocidos, moléculas de señalización antiinflamatorias y supuestos agentes sensibilizadores a la radiación[6]. Aunque aún se están acumulando datos en humanos, parece que los pacientes responden mejor cuando los valores de cetonas se encuentran significativamente elevados[4]. Se necesitan más datos de fase I, II y III para establecer la eficacia y el grado de cetosis asociada requerida para lograr efectos terapéuticos, así como para mejorar los resultados de supervivencia.

Fuera del entorno de atención o tratamiento, existe un uso creciente de la cetosis nutricional en la población superviviente aguda y prolongada. Uno de los problemas más comunes asociados con el tratamiento del cáncer de mama, ya sea curativo o no, es un aumento del peso corporal de ~6 kg de media. Si bien este problema es multifacético, en parte es tan simple como la difusión de consejos nutricionales equivocados. Por ejemplo, algunas poblaciones con cáncer tienen alto riesgo de caquexia (pérdida de peso incontrolable y atrofia muscular) y, por tanto, se aumenta la ingesta calórica para preservar la masa corporal. Sin embargo, el cáncer de mama es una enfermedad que no produce caquexia, y el aumento de peso durante el tratamiento puede aumentar significativamente el riesgo de recurrencia y de una enfermedad más grande e incluso más invasiva. En la mayoría de los casos, la pérdida de peso es realmente beneficiosa para las supervivientes de cáncer de mama. Otro aspecto del aumento de peso que debe considerarse es el uso de intervenciones farmacológicas específicas. Las terapias hormonales dirigidas (antiestrógenos) hacen que algunas mujeres cursen con menopausia artificial, lo que dificulta cada vez más la pérdida de peso. Otros tratamientos son tan duros para el cuerpo que se administran juntamente con altas dosis de corticosteroides, que producen resistencia a la insulina inducida por fármacos. Hasta la fecha, ningún otro enfoque nutricional o régimen farmacológico puede superar la potencia de una dieta cetógena bien formulada tanto para la pérdida de peso[9] como para mejorar la sensibilidad a la insulina[5].

Antes de realizar una prescripción específica, es imperativo que los expertos en fisiología del deporte o nutrición consulten con las personas afectadas para conocer todos los detalles. Como se ha mencionado anteriormente, algunos clientes (es decir, pacientes con cáncer de mama, etc.) pueden tener otras circunstancias extenuantes que predeterminan el paradigma nutricional empleado para obtener los mejores resultados del tratamiento y el rendimiento.

Bibliografía

1. Abdelwahab MG, Fenton KE, Preul MC, et al. The ketogenic diet is an effective adjuvant to radiation therapy for the treatment of malignant glioma. *PLoS One*. 2012;7(5):e36197. doi: 10.1371/journal.pone.0036197.
2. Champ CE, Mishra MV, Showalter TN, et al. Dietary recommendations during and after cancer treatment: consistently inconsistent? *Nutr Cancer*. 2013;65(3):430–439. doi: 10.1080/01635581.2013.757629.
3. Ferrini K, Ghelfi F, Mannucci R, et al. Lifestyle, nutrition and breast cancer: facts and presumptions for consideration. *Ecancermedicalscience*. 2015;9:557. doi: 10.3332/ecancer.2015.557.
4. Fine EJ, Segal-Isaacson CJ, Feinman RD, et al. Targeting insulin inhibition as a metabolic therapy in advanced cancer: a pilot safety and feasibility dietary trial in 10 patients. *Nutrition*. 2012;28(10):1028–1035. doi: 10.1016/j.nut.2012.05.001.
5. Hallberg SJ, McKenzie AL, Williams PT, et al. Effectiveness and safety of a novel care model for the management of type 2 diabetes at 1 year: an open-label, non-randomized, controlled study. *Diabetes Ther*. 2018;387(10027):1513–1530. doi: 10.1007/s13300-018-0373-9.
6. Klement RJ. The influence of ketogenic therapy on the 5 R's of radiobiology. *Int J Radiat Biol*. 2017;7:1–13. doi: 10.1080/09553002.2017.1380330.
7. İyikesici MS, Slocum AK, Slocum A, et al. Efficacy of metabolically supported chemotherapy combined with ketogenic diet, hyperthermia, and hyperbaric oxygen therapy for stage IV triple-negative breast cancer. *Cureus*. 2017;9(7):e1445. doi: 10.7759/cureus.1445.
8. Poff AM, Ward N, Seyfried TN, et al. Non-toxic metabolic management of metastatic cancer in VM mice: novel combination of ketogenic diet, ketone supplementation, and hyperbaric oxygen therapy. *PLoS One*. 2015;10(6):e0127407. doi: 10.1371/journal.pone.0127407.
9. Sackner-Bernstein J, Kanter D, Kaul S. Dietary intervention for overweight and obese adults: comparison of low-carbohydrate and low-fat diets. A meta-analysis. *PLoS One*. 2015;10(10):e0139817. doi: 10.1371/journal.pone.0139817.
10. Willett WC. Dietary fat and breast cancer. *Toxicol Sci*. 1999;52(2 suppl):127–146. doi: 10.1093/toxsci/52.suppl_1.127.

MACRONUTRIENTES

La primera categoría amplia para comprender en nutrición son los **macronutrientes**. Se denominan así porque el cuerpo humano los necesita en cantidades relativamente grandes. Los tres macronutrientes, carbohidratos, proteínas y grasas, son primordiales en las funciones del metabolismo y la energía. Aunque el alcohol también es un macronutriente, se cree que las siete calorías por gramo que contiene no son necesarias, y muchos las llaman calorías «vacías», como ocurre con el azúcar. También es un depresor con efectos potencialmente peligrosos y perjudiciales como nutriente, especialmente para los deportistas[141,149]. Por tanto, este capítulo se centra en los primeros tres macronutrientes mencionados. Los tres (incluido el alcohol, que no se menciona aquí) son orgánicos, lo que significa que son sustancias con base de carbono. Todos contienen moléculas de carbono, hidrógeno y oxígeno, y las proteínas también contienen moléculas de nitrógeno. Todos los macronutrientes pueden utilizarse en el metabolismo para producir energía utilizable en forma de trifosfato de adenosina (ATP; *v.* caps. 2 y 3). Sin embargo, el número de kilocalorías, una medida de energía potencial, por gramo de sustrato difiere entre los macronutrientes. Los carbohidratos y las proteínas aportan cada uno alrededor de 4 kcal·g^{-1} y la grasa, alrededor de 9 kcal·g^{-1}. Por tanto, uno de los motivos por los que es necesario consumir cantidades relativamente grandes de macronutrientes es que contienen la energía que puede convertirse en ATP a través de vías metabólicas aeróbicas y anaeróbicas. Recuérdese que el ATP es la única forma de energía utilizable que el cuerpo puede emplear directamente para realizar todas sus funciones, incluidas las acciones musculares. Las reservas de carbohidratos y grasas de la dieta son responsables de la gran mayoría del ATP producido durante el

¿Qué son los macronutrientes?

Existen 4 categorías de macronutrientes:

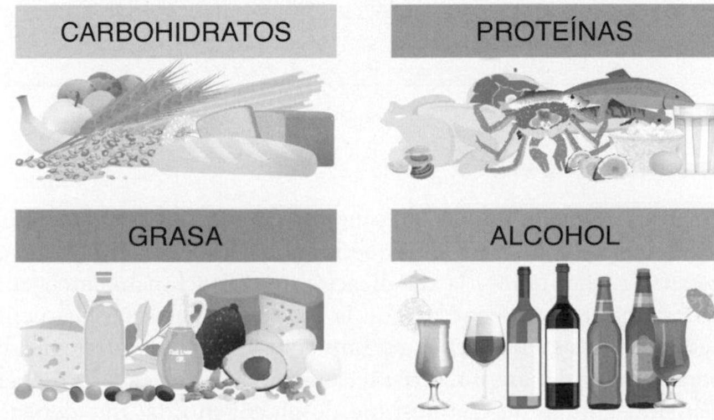

metabolismo energético. En condiciones normales, se utilizan cantidades mínimas de proteínas para producir ATP y, en cambio, la proteína se utiliza con fines estructurales y de recuperación. Aunque el cuerpo prefiere no utilizar proteínas como fuente de energía, pueden utilizarse para producir ATP en situaciones específicas. Por ejemplo, el uso de proteínas para el metabolismo energético puede ser necesario cuando el consumo calórico total no satisface las necesidades energéticas del cuerpo (es decir, baja disponibilidad energética, dieta o inanición). En tales casos, las proteínas que constituyen el tejido corporal, como el músculo esquelético, se descomponen, y los aminoácidos resultantes se utilizan para sintetizar ATP a través del metabolismo aeróbico.

Cada macronutriente tiene propósitos distintos en el cuerpo, especialmente en las sesiones de ejercicio. Por ejemplo, los carbohidratos de la dieta son una fuente de energía primaria para el encéfalo y los eritrocitos y durante los ejercicios de alta intensidad, como el entrenamiento de intervalos o el entrenamiento de resistencia. Si se cuenta con una energía adecuada derivada de un nivel apropiado de nutrientes, la proteína de la dieta se utiliza para el crecimiento y la reparación del tejido del músculo esquelético. Las grasas son elementos esenciales de la dieta diaria por muchas razones. En reposo, todos somos máquinas «quemadoras de grasa» que metabolizan los lípidos como fuente principal de combustible. Además, las grasas son importantes porque son necesarias para mantener el entorno hormonal necesario para la síntesis de proteínas, la producción de hormonas esteroideas y la función reproductora. También son componentes importantes de las membranas de todas las células del cuerpo.

La **ingesta adecuada (IA)** de los tres macronutrientes es necesaria para el crecimiento normal del cuerpo humano, el mantenimiento de la función corporal normal y las adaptaciones al entrenamiento físico. Son esenciales en cualquier ejercicio para obtener energía y garantizar la integridad muscular como en el aumento de masa muscular con el entrenamiento de fuerza o el mantenimiento y la reparación de la masa muscular por el entrenamiento aeróbico. En las siguientes secciones, se explorará más a fondo el papel de los macronutrientes para un posible aumento del rendimiento físico.

Revisión rápida

- Los cuatro macronutrientes principales son los carbohidratos, las proteínas, las grasas y el alcohol.
- El alcohol, sin embargo, no es un macronutriente primario; se considera que contiene calorías vacías y que tiene efectos perjudiciales sobre la salud y el rendimiento deportivo.
- Todos los macronutrientes son necesarios para una amplia variedad de funciones corporales.
- Los tres macronutrientes pueden usarse como sustratos metabólicos, pero en general se usan cantidades mínimas de proteínas para producir ATP.

CARBOHIDRATOS

Los carbohidratos son una de las fuentes principales de combustible para el cuerpo, con solo una pequeña tarea secundaria de ayudar en la estructura del tejido, la señalización y el funcionamiento genético. Es importante recordar que la capacidad de almacenamiento de carbohidratos endógenos es limitada, y muchas estrategias de protección (por ejemplo, los mecanismos de cortisol) preservan el llamado tanque de combustible de glucógeno del que depende el rendimiento de los deportistas que utilizan esta fuente de energía[57]. Los carbohidratos proporcionan energía a todo el cuerpo, incluidos el encéfalo, los eritrocitos y los músculos activos. La digestión comienza en la boca y la absorción, en el intestino delgado. Una vez en el cuerpo, los carbohidratos se descomponen en glucosa y se usan para obtener energía inmediata, se almacenan en forma de glucógeno para obtener energía en el hígado o el músculo esquelético, o se convierten en grasa para almacenarla y usarla posteriormente. Los carbohidratos de la dieta se encuentran en alimentos tales como frutas, verduras, almidones (como patatas, judías o frijoles, maíz, pasta, arroz, pan y cereales), lácteos, fibra y dulces.

Clasificaciones químicas de los carbohidratos

Los carbohidratos son moléculas orgánicas que contienen hidrógeno, carbono y oxígeno. Se presentan en forma de azúcar, almidón o fibra, y se clasifican en simples o complejos en función de su composición química. Por la complejidad y el tamaño de su estructura química se categorizan en monosacáridos, disacáridos o polisacáridos (*v.* cap. 3).

Los monosacáridos son estructuras monocatenarias. Existen tres de este tipo: glucosa, galactosa y fructosa, todos con la misma fórmula molecular, pero organizados de distintas formas. Por tanto, se metabolizan de manera diferente en el cuerpo. Los monosacáridos también se consideran carbohidratos o azúcares simples.

Los disacáridos se producen cuando se combinan dos monosacáridos para crear una nueva molécula. Por ejemplo, cuando la glucosa se combina con la fructosa forma el disacárido sacarosa o azúcar de mesa. La glucosa y la galactosa combinadas forman la lactosa, que es el azúcar principal de los lácteos. Dos moléculas de glucosa combinadas forman la maltosa, un azúcar que se encuentra comúnmente en los almidones.

Los polisacáridos están compuestos por múltiples azúcares simples unidos. Los almidones y el glucógeno son ejemplos de polisacáridos. Los almidones son carbohidratos energéticos almacenados que se encuentran en las plantas, y el glucógeno está formado por carbohidratos energéticos almacenados que se encuentran en los animales. Los polisacáridos también se consideran carbohidratos complejos. Todas estas longitudes de cadena pueden descomponerse en monosacáridos en el cuerpo, y la mayoría se descompone en glucosa. La glucosa entra en la glucólisis para producir ATP y, en última instancia, energía.

Carbohidratos dietéticos e índice glucémico

La cantidad y la calidad de los carbohidratos de la dieta afectan directamente las concentraciones séricas de glucosa, de distintas maneras. La respuesta de la glucosa sérica a los carbohidratos de la dieta puede cuantificarse a través de dos métodos: carga e índice glucémicos.

El **índice glucémico** es una medida relativa del aumento de la concentración de glucosa sérica en el período de 2 h después de la ingesta de alimentos que contienen 50 g de carbohidratos. Posteriormente, este nivel se compara con un alimento con un contenido de carbohidratos estándar, generalmente pan blanco o glucosa, que aumenta muy rápidamente las concentraciones de glucosa. Al estándar se le asigna un índice glucémico de 100. Si un alimento aumenta las concentraciones séricas de glucosa un 45 % más que el estándar, se le asigna un índice glucémico de 45.

Para los deportistas, los alimentos con un alto índice glucémico (índice glucémico = 70 o más) ofrecen varias ventajas potenciales, en comparación con los alimentos con un índice glucémico moderado (índice glucémico = 56-69) o un bajo índice glucémico (índice glucémico = 55 o menos), pues el hecho de que aumenten rápidamente la glucosa sérica hacen que estén fácilmente disponibles para ser usados como energía. En la tabla 10-1 se muestra el índice glucémico de algunos alimentos comunes. Si las concentraciones de glucosa sérica aumentan rápidamente, la glucosa puede utilizarse como sustrato metabólico rápido durante el ejercicio. Los carbohidratos pueden estar disponibles para su uso dentro de los 5 min a 15 min posteriores a la ingestión. Asimismo, si las concentraciones de glucosa sérica aumentan rápidamente, esta puede utilizarse para aumentar rápidamente las concentraciones hepáticas y musculares de glucógeno agotadas, lo que favorece la recuperación entre las sesiones de ejercicio repetidas.

Tabla 10-1. Índice glucémico de los alimentos

Alimentos	Índice glucémico (relativo a la glucosa)
Alimentos con índice glucémico elevado (70 o más)	
Glucosa	100
Barritas de fresa procesadas	90
Barritas de arroz inflado	82
Gominolas	78
Patatas al horno	78
Cereal de maíz	77
Pan blanco	77
Waffles	76
Galletas saladas	74
Bagel blanco	72
Alimentos con índice glucémico moderado (56-69)	
Cereal Special K	69
Cóctel de zumo de arándano	68
Helado de chocolate	68
Arroz blanco hervido	64
Refresco de cola	63
Frituras de maíz	63
Camote	61
Maíz dulce	60
Piña cruda	59
Zumo de naranja	57
Alimentos con índice glucémico bajo (55 o menos)	
Avena	54
Plátano	51
Frijoles horneados	48
Fideos	46
Cereales All-bran	42
Pan de centeno	41
Zumo de manzana, sin endulzar	40
Frijoles	28
Yogurt bajo en grasa	27
Leche entera	27

Datos obtenidos de Foster-Powell K, Holt SHA, Brand-Miller JC. International table of glycemic index and glycemic load values: 2002. *Am J Clin Nutr.* 2002;76:5–56.

La carga glucémica es similar al índice glucémico, con la excepción de que considera el impacto de la cantidad de carbohidratos en una porción de alimento sobre la glucosa sérica. La carga y el índice glucémicos de los alimentos pueden ser diferentes debido al tamaño de la porción. Por ejemplo, algunos alimentos pueden tener un alto índice glucémico, como las frutas dulces, pero una carga glucémica baja debido a que el tamaño de la porción puede ser menor que los 50 g estándar establecidos para el índice glucémico. Si bien la carga glucémica puede proporcionar información valiosa sobre el impacto que tiene en la glucosa sérica un alimento rico en carbohidratos, la mayoría de las veces es el índice glucémico de los alimentos el que se utiliza con fines educativos y clínicos.

Los alimentos con un índice glucémico de moderado a alto pueden aumentar el glucógeno muscular más rápidamente que los alimentos con un bajo índice glucémico[159]. Este efecto puede ser valioso si las series sucesivas de ejercicio son muy cercanas entre sí. Sin embargo, si el período entre sesiones de ejercicio o de entrenamiento es más prolongado, como 24 h, y si se ingieren suficientes carbohidratos, los valores del glucógeno muscular volverán a ser normales con alimentos de índice glucémico tanto alto como bajo.

Sorprendentemente, aunque los alimentos con alto índice glucémico aumentan rápidamente la glucosa sérica y reemplazan también más rápidamente el glucógeno muscular después del ejercicio, las investigaciones no confirman beneficios en la resistencia al ingerir estos mismos alimentos. Por ejemplo, el rendimiento durante una carrera de ciclismo contrarreloj de 64 km no difirió entre aquellos que consumieron un suplemento con alto índice glucémico y aquellos que ingirieron con bajo índice glucémico.

Además, la investigación realizada hasta la fecha sobre el efecto del índice glucémico de las comidas previas a la competición (30 min a 3 h antes de la actividad) sobre la resistencia ha arrojado resultados ambiguos[69,138,141,161]. Una revisión sistemática y un metaanálisis tampoco detectó beneficios de una comida con bajo índice glucémico de 30 min a 240 min antes del ejercicio[14]. Una preocupación importante es cómo los alimentos con un alto índice glucémico, como la conocida barrita de caramelo, pueden afectar la glucosa sérica debido a los efectos de la insulina y, a su vez, afectar negativamente los factores psicológicos y el estado de ánimo antes de la competición (p. ej., antes de un combate de lucha libre o un partido de voleibol)[70].

Sin embargo, en general, parece que la ingesta de una mezcla de carbohidratos con un índice glucémico moderado puede tener un efecto más positivo en la resistencia que las comidas con un alto índice glucémico o bajo. Esto puede explicarse, en parte, por los efectos del índice glucémico durante una actividad de resistencia de larga duración. Por ejemplo, un alimento con un alto índice glucémico puede causar una mayor dependencia del metabolismo de los carbohidratos durante las primeras 2 h de actividad, lo que limita la magnitud de la dependencia del metabolismo de los lípidos. Con fuentes finitas de energía obtenida de los carbohidratos y una menor eficiencia en el uso de las reservas de grasa, el resultado general es una menor disponibilidad de energía que favorezca un rendimiento óptimo.

Esto aplica sobre todo al ejercicio aeróbico realizado en actividades de resistencia de duración larga a moderada. Así, de nuevo, realizar una comida con alto índice glucémico inmediatamente antes de la actividad puede ser incluso contraproducente. Lo mejor sería realizar una comida con carbohidratos de índice glucémico moderado unas horas antes de la competición. Por tanto, para mantener el rendimiento de resistencia se requiere ingerir una cantidad adecuada de carbohidratos (a diferencia de una comida de bajo índice glucémico). Esto también evitaría que la glucosa sérica aumente tanto como para desencadenar una gran respuesta de la insulina y que se produzca una «caída de la glucosa» perjudicial. Se requieren más estudios que analicen mejor los efectos del índice glucémico sobre el rendimiento, pero los beneficios de las estrategias dietéticas que tienen el objetivo de aumentar el contenido de glucógeno muscular para mejorar el rendimiento de resistencia están bien establecidos y se exploran en la siguiente sección. Curiosamente, el índice glucémico tiene una variación diurna en respuesta a la ingesta de alimentos[43].

En otras palabras, el mismo alimento ingerido por la mañana que produce un índice glucémico de un valor determinado producirá un índice mayor si se ingiere por la noche. Por tanto, cuando los alimentos con bajo índice glucémico se ingieren por la mañana, estos desencadenan un mayor control de la glucosa sérica que cuando se ingieren por la noche. En otras palabras, queda por determinar cómo influyen la respuesta de la glucosa y el índice glucémico en las manipulaciones dietéticas antes de las competiciones nocturnas. Con la prevalencia del síndrome metabólico y el aumento de la diabetes y la obesidad en índices exponenciales, es necesario considerar los efectos negativos de los alimentos con un alto índice glucémico[4]. La obesidad es en este sentido particularmente inquietante, ya que se ha disparado en los últimos 20 años a pesar de la promoción de dietas bajas en grasas (cuadro 10-2).

INTERVALOS DIETÉTICOS DE LOS CARBOHIDRATOS

Las guías dietéticas estadunidenses de 2015 a 2020 recomiendan que entre el 45 % y el 65 % de la ingesta calórica diaria total esté compuesta de carbohidratos, lo que se considera un intervalo amplio. Sin embargo, dado que actualmente los deportistas personalizan su dieta más que nunca, esta guía recomendada puede ser muy variable debido al enfoque dietético específico utilizado. Siempre que se consuman los nutrientes esenciales y la ingesta energética adecuada, los deportistas pueden mostrar un buen rendimiento con distintos niveles de carbohidratos en la dieta. Desde una perspectiva práctica y relacionada con la salud, el extremo inferior del intervalo parece ser más prudente. Por lo general, algunos deportistas pueden acudir a los límites superiores de este intervalo durante el entrenamiento de alto volumen. La Food and Drug Administration (FDA) estima que 130 $g\cdot día^{-1}$ de carbohidratos es la cantidad mínima promedio de glucosa metabolizada por el encéfalo, que muestra una gran preferencia por este sustrato energético[39]. Dado que los carbohidratos son utilizados por otros tejidos corporales, el valor diario de este macronutriente en las etiquetas de los alimentos es de 300 $g\cdot día^{-1}$ para quienes consumen una dieta de moderada a alta en carbohidratos. Muchos alimentos ricos en carbohidratos, como frutas y verduras, también tienen un contenido relativamente alto de fibra dietética. Los alimentos con mayor contenido de fibra dietética suelen tener un índice glucémico más bajo, ya que la fibra aumenta el tiempo de digestión y reduce el impacto en las concentraciones séricas de glucosa. La fibra dietética se asocia con beneficios generales para la salud, como un menor riesgo de algunos tipos de cáncer, obesidad y enfermedades cardiovasculares. La fibra dietética está asociada y tiene una influencia positiva en el metabolismo del colesterol, el metabolismo de la glucosa y la salud fisiológica en general[41]. Por tanto, si bien 300 g superan la carga de carbohidratos necesaria para algunos deportistas y personas más activas, asegurarse de que estas fuentes provengan de alimentos integrales de alta calidad que también sean ricos en fibra mejora la calidad de las fuentes de carbohidratos y tienen un efecto más positivo en la salud.

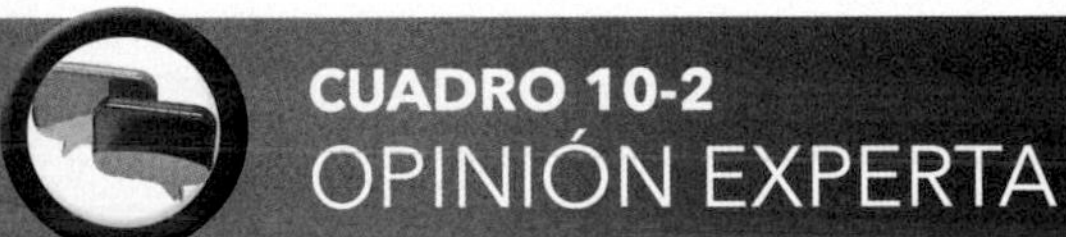

CUADRO 10-2
OPINIÓN EXPERTA

La obesidad, una epidemia mundial

Leanne M. Redman, PhD, FTOS
Professor Clinical Science
Pennington Biomedical Research Center
Baton Rouge, Louisiana

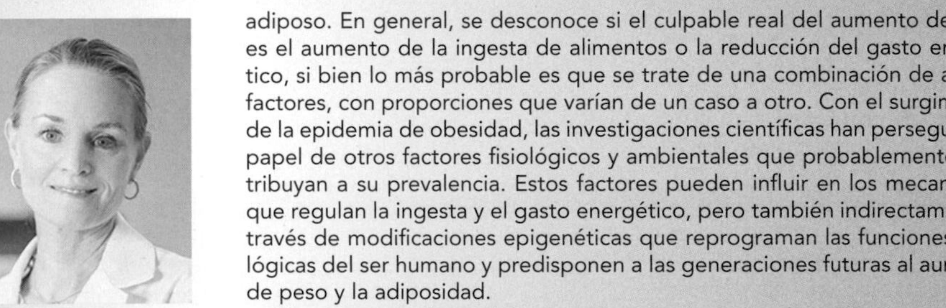

Fenotípicamente, la población mundial es la más grande de la historia. La Organización Mundial de la Salud (OMS) estima que el 11 % de los hombres y el 15 % de las mujeres en todo el mundo son obesos. Por desgracia, la prevalencia de la obesidad no ha experimentado un aumento estable, sino que más bien se ha duplicado en los últimos 30 años. En Estados Unidos, los datos más recientes de Centers for Disease Control and Prevention mostraron que el 39 % de los adultos tenían una estatura y un peso autoinformados que correspondían con un índice de masa corporal (IMC) ≥ 30 kg/m^2 u obesidad. Lamentablemente, los niños no se libran de esta epidemia, y la obesidad infantil es motivo de preocupación internacional. Solo en Estados Unidos se estima que el 18.5 % de los niños de 2 a 19 años padece obesidad, y afecta al menos al 13 % de los niños de 2 a 5 años. Sin una disminución de las tendencias actuales de aumento de peso, se estima que 1 350 millones de personas en todo el mundo tendrán sobrepeso y 573 millones serán obesas para el año 2030.

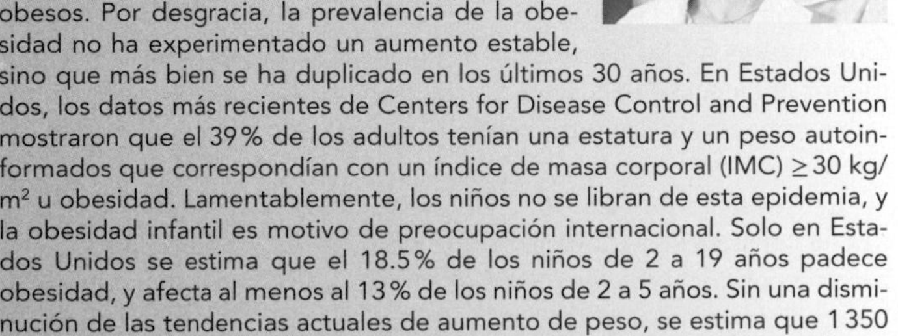

El peso corporal depende de un intrincado equilibrio entre la ingesta y el gasto energético. Cuando la ingesta supera el gasto energético, se gana peso y la mayor parte de este exceso de energía se almacena como tejido adiposo. En general, se desconoce si el culpable real del aumento de peso es el aumento de la ingesta de alimentos o la reducción del gasto energético, si bien lo más probable es que se trate de una combinación de ambos factores, con proporciones que varían de un caso a otro. Con el surgimiento de la epidemia de obesidad, las investigaciones científicas han perseguido el papel de otros factores fisiológicos y ambientales que probablemente contribuyan a su prevalencia. Estos factores pueden influir en los mecanismos que regulan la ingesta y el gasto energético, pero también indirectamente a través de modificaciones epigenéticas que reprograman las funciones fisiológicas del ser humano y predisponen a las generaciones futuras al aumento de peso y la adiposidad.

El entorno en el que vivimos, cada vez más motivado por los avances tecnológicos que contribuyen a un aumento de los comportamientos sedentarios y proporcionan un acceso generalizado a alimentos ricos en calorías y muy apetecibles, también influye en la epidemia de obesidad. Se está poniendo más énfasis en el contenido de los macronutrientes de las dietas. No solo las dietas típicas altas en carbohidratos y grasas desempeñan un papel en todo esto; también las dietas bajas en proteínas pueden ocupar un nuevo lugar en los factores relacionados con el aumento de peso (y grasa) en los seres humanos. Aunque los efectos de cada macronutriente puede ser ligeramente diferente, parece ser que la pérdida de peso todavía sigue un simple equilibrio energético negativo, que puede lograrse con modificaciones en la dieta, actividad física o ambas. El ciclo de peso resultante de fluctuaciones repetitivas entre pérdida y recuperación de peso también es cada vez más frecuente y podría tener implicaciones negativas en la salud. Este tema será precisamente el foco de la investigación en las próximas décadas.

Con el ejercicio, para las actividades aeróbicas a largo plazo suelen requerirse carbohidratos como uno de los macronutrientes principales. El objetivo de un deportista que sigue una dieta de moderada a alta en carbohidratos es aumentar la energía por medio de maximizar las reservas de glucógeno. Esto acontece aún más importante a medida que la intensidad del ejercicio aumenta y se mantiene durante un largo período[15,139]. Con las dietas típicas, la velocidad a la que los músculos convierten las kilocalorías en ATP disponible es aproximadamente dos veces más rápida para los carbohidratos que para las grasas o las proteínas. Esto significa que el consumo de carbohidratos permite correr, montar en bicicleta o nadar a un ritmo más rápido y sostenible.

Otra ventaja de los carbohidratos como sustrato energético es que, por unidad de oxígeno consumida por el cuerpo, se produce aproximadamente un 6 % más de ATP cuando se metabolizan los carbohidratos que cuando se metabolizan las grasas. Básicamente, una dieta moderada a alta en carbohidratos puede ayudar a maximizar y mantener los niveles de energía durante las actividades de resistencia y alta intensidad.

Si bien los carbohidratos son una de las principales fuentes de combustible, existen reservas finitas disponibles en el cuerpo. La energía a base de carbohidratos, o glucosa, puede encontrarse en la circulación como glucosa sérica o en su forma almacenada, el glucógeno. El glucógeno se encuentra en el hígado (~100 g o 400 kcal) o en el músculo esquelético (~400-500 g, 1 600-2 000 kcal). Durante el ejercicio, el cuerpo recurrirá a las reservas de glucógeno del músculo esquelético para obtener energía. El ejercicio prolongado puede reducir significativamente la cantidad de glucógeno del músculo esquelético, lo que se denomina agotamiento del glucógeno.

A medida que la necesidad de energía aumenta, el cuerpo absorberá más y más glucosa de la sangre, y el encéfalo y los eritrocitos seguirán teniendo una prioridad para su absorción y uso. Las concentraciones de glucosa sérica se mantienen dentro de intervalos muy específicos en el cuerpo. Durante sesiones de ejercicio más prolongadas, aumentará el metabolismo del glucógeno en el músculo esquelético y la degradación en el hígado, lo que provocará un agotamiento del glucógeno. El glucógeno del músculo esquelético se agota a medida que la glucosa entrega energía directamente al músculo activo, y el glucógeno hepático también se agota para garantizar el mantenimiento de las concentraciones circulantes de glucosa sérica. Por ejemplo, 1 h de ejercicio de resistencia de alta intensidad reduce el glucógeno hepático aproximadamente en un 55 %. Sin embargo, 2 h de actividad extenuante agotan casi por completo el glucógeno tanto del hígado como del músculo. Esto es fundamental, dado que el agotamiento del glucógeno está relacionado con la fatiga.

Gracias a un análisis cuantitativo realizado, actualmente se sabe que con las carreras de larga distancia, en este caso el maratón, más de dos quintas partes de los corredores participantes experimentan agotamiento de las reservas de carbohidratos que limita el rendimiento, por lo que abandonan la carrera (1% a 2 % de los que inician)[121]. Por tanto, los enfoques individualizados para mejorar las reservas de carbohidratos o utilizar las reservas de energía de manera más eficiente deberían ser los objetivos principales de cualquier intervención dietética dirigida a deportistas. Los deportistas de resistencia hablan de «chocar con el muro» al punto en una carrera en el que se ha producido el agotamiento del glucógeno. Si esto ocurre, debe disminuirse el ritmo con el que se realiza la actividad. Aunque los mecanismos fisiológicos que relacionan el agotamiento del glucógeno con la fatiga no se comprenden del todo, puede haber varios factores involucrados:

- Un índice más lento de transferencia de energía de kilocalorías a ATP con los lípidos, en comparación con los carbohidratos, que requiere que el ritmo de actividad deba disminuir.
- Uso de glucosa sérica para un funcionamiento óptimo del sistema nervioso central. Esto tiene prioridad sobre las necesidades de los músculos activos (hipótesis de la fatiga central).
- Mayor dependencia de las fibras musculares de tipo II a medida que la intensidad del ejercicio aumenta; estas fibras producen más ácido láctico que las fibras de tipo I.
- Dieta habitual que se basa en una preferencia por las fuentes de energía de carbohidratos durante el ejercicio, lo que resulta en el desafío para que el deportista acceda a las reservas de grasa con la suficiente eficiencia para usar energía durante estos períodos de ejercicio.

Entonces, aunque no se comprende del todo por qué el agotamiento del glucógeno produce fatiga durante una actividad de resistencia, sí que está claro que el agotamiento del glucógeno está asociado con la fatiga y la reducción de la capacidad de rendimiento en las actividades de resistencia.

El metabolismo de los carbohidratos es también importante como fuente de energía durante el ejercicio anaeróbico. Sin embargo, son varios los sustratos que pueden entrar en la glucólisis, además de la glucosa y el lactato; también pueden usarse aminoácidos glucolíticos y glicerol. La evidencia ha constatado que, a medida que la intensidad del ejercicio aumenta, también lo hace el uso y la dependencia de la energía dependiente de carbohidratos. El glucógeno muscular se reduce aproximadamente un 72 % durante las series repetidas de carreras de ciclismo de 1 min a una potencia del 140 % del consumo máximo de oxígeno[87]. El ejercicio de fuerza, debido a su naturaleza anaeróbica, también depende en gran medida de la glucólisis y produce agotamiento de glucógeno de los músculos activos. Esto aplica sobre todo cuando se realiza al menos un número moderadamente alto de repeticiones y se completan múltiples series con fuerza submáxima[88,125]. Sin embargo, el ejercicio de fuerza intenso también puede agotar las fuentes metabólicas de energía, incluido el glucógeno, si el volumen de trabajo es lo suficientemente alto[34,143]. Las reducciones del glucógeno suelen ubicarse entre aproximadamente el 30 % y el 40 % después del ejercicio de fuerza, con una reducción especialmente evidente en las fibras musculares de tipo II[152]. La investigación ha establecido claramente que el metabolismo de los carbohidratos, y por tanto la ingestión de carbohidratos, puede ser importante para el rendimiento tanto aeróbico como para los protocolos de entrenamiento anaeróbico de mayor intensidad y duración (p. ej., entrenamiento de intervalos). Pero, para el entrenamiento de fuerza típico, que también es una actividad anaeróbica, es menos importante. En las siguientes secciones, se analizan diferentes estrategias dietéticas para mejorar la disponibilidad de los carbohidratos como energía.

Dietas de moderadas a altas en carbohidratos

Tradicionalmente, lo típico era recomendar una ingesta adecuada de carbohidratos para todo tipo de deportistas. Actualmente, esta ingesta depende de la preferencia, salud, estado de entrenamiento y la fase de competición del individuo. Actualmente, la programación por parte de los nutricionistas deportivos de la ingesta de carbohidratos se realiza en función del volumen y la intensidad del entrenamiento. Los períodos más exigentes de la temporada se acompañan de una mayor ingesta, mientras que los períodos de mayor descanso se reflejan en una dieta de baja a moderada en carbohidratos. Actualmente, la dieta más común entre los deportistas es la dieta de moderada a alta en carbohidratos[1]. La ingesta de carbohidratos en este tipo de dieta alcanza el 50 % de las calorías totales[24]. Sin embargo, se recomienda que los deportistas que dependen de la energía de los carbohidratos, como los deportistas de resistencia de media distancia, los culturistas y los deportistas de fuerza/potencia, consuman entre el 55 % y el 65 % de las calorías de los carbohidratos durante el entrenamiento de alto volumen[76,77]. Obsérvese que esto se sitúa en el intervalo del 45 % al 65 % de las calorías totales consumidas normalmente recomendadas. Estos deportistas pueden consumir el límite superior de este intervalo debido al alto gasto de energía durante el ejercicio que define a esa fase del entrenamiento[152].

La ingestión de carbohidratos se correlaciona con el contenido de glucógeno muscular. Las dietas, incluidas aquellas con suficientes carbohidratos, deben mantener el contenido de glucógeno muscular para que la fatiga relacionada con los carbohidratos pueda retrasarse tanto como sea posible durante la actividad (Fig. 10-1A). Esto es cierto para los deportes aeróbicos, anaeróbicos e intermitentes (baloncesto, voleibol, fútbol). Sin embargo, es quizá más evidente para las actividades de resistencia si un deportista consume habitualmente una dieta de moderada a alta en carbohidratos. Los deportistas que consumen otras dietas (alta en proteínas, alta en grasas o baja en carbohidratos-cetógena) también puede tener patrones distintos en el uso de glucógeno durante el ejercicio[154] (Fig. 10-1B). Para aquellas personas que siguen una dieta alta en carbohidratos, en los estudios del pasado se ha constatado que el tiempo hasta el agotamiento aumenta cuando se realizan ejercicios de resistencia[6]. Por el contrario, la evidencia ha constatado que la disminución de los carbohidratos en estos deportistas durante solo unos pocos días conduce a disminuciones en el glucógeno y el rendimiento. Por tanto, la dependencia y el índice de uso del glucógeno pueden reflejar la dieta habitual, el estado de entrenamiento y el estilo de ejercicio. Los deportistas que siguen una dieta de moderada a alta en carbohidratos necesitan una ingesta constante de carbohidratos para garantizar el mantenimiento de las concentraciones adecuadas de glucógeno. Curiosamente, la importancia de la ingesta y la suplementación de carbohidratos para el rendimiento de resistencia repetido o de larga duración parece no estar relacionada con los efectos ergogénicos de las proteínas[97].

Aunque los carbohidratos pueden ser simples o complejos, el consumo de carbohidratos en la dieta regular en el ámbito deportivo debe depender principalmente de los carbohidratos complejos. Esto se debe a que estos requieren un tiempo considerable para digerirse, lo que significa que hay una liberación lenta y constante de monosacáridos en la circulación sanguínea (todos los carbohidratos se convierten en glucosa o galactosa antes de ser liberados a la sangre), lo que evita una respuesta aguda de la insulina. Como resultado, es más probable que, en reposo, los carbohidratos complejos (cereales, verduras, frutas, legumbres, nueces, semillas, etc.) se almacenen en el cuerpo como glucógeno que puede usarse en algún momento posterior durante el ejercicio. Por el contrario, los carbohidratos simples (p. ej., azúcar no refinado, miel, dulces como caramelos, refrescos, etc.) requieren muy poca digestión, lo que hace que la glucosa se libere muy rápidamente y en grandes cantidades en la circulación sanguínea. Este pico de glucosa sérica desencadena una gran respuesta de la insulina y, al hacerlo, se produce, en reposo, una mayor conversión y almacenamiento de la glucosa como grasa corporal. Esto se debe a la inhibición de las enzimas lipolíticas que

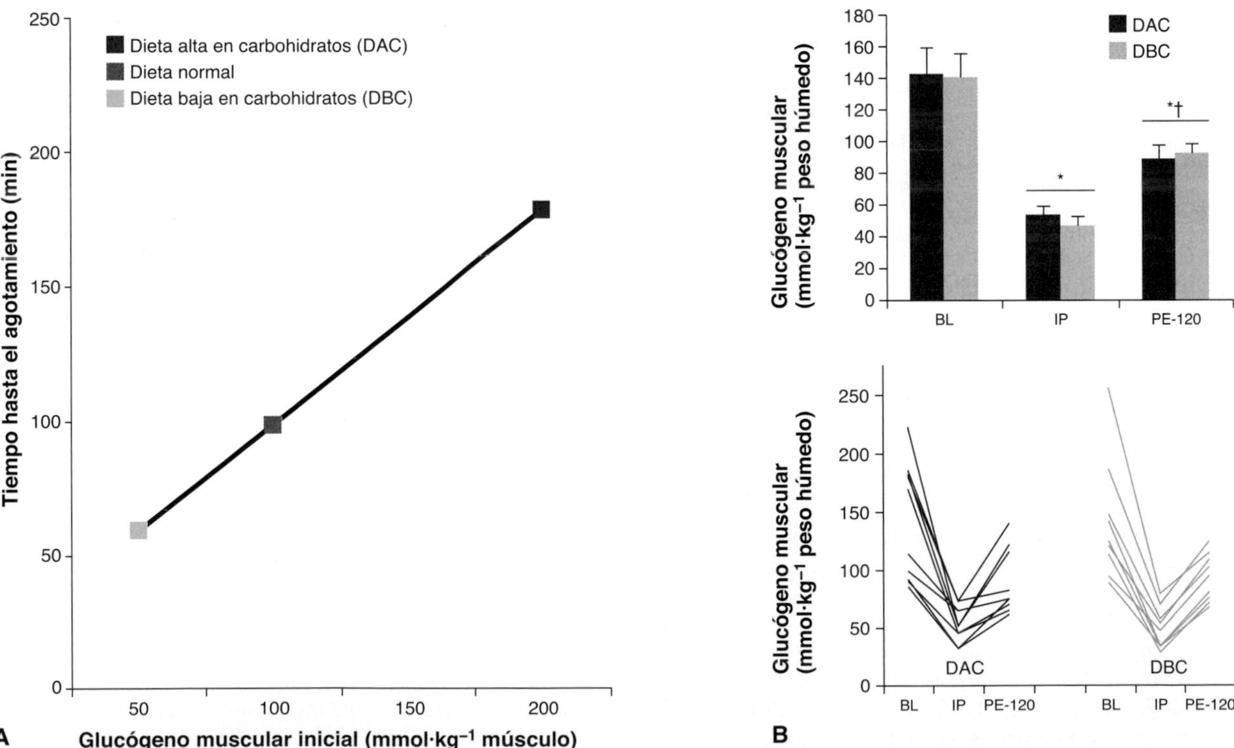

FIGURA 10-1. (A) Existe una correlación entre la ingesta de carbohidratos, el contenido de glucógeno muscular y el rendimiento de resistencia. A medida que la ingestión de carbohidratos aumenta, también lo hace el contenido de glucógeno muscular y el tiempo hasta el agotamiento a una intensidad de ejercicio submáxima. (Datos de Astrand PO. Diet and athletic performance. *Federation Proceed.* 1967; 26: 1772-1777.) **(B)** El glucógeno muscular disminuye con la marcha continua en una cinta sin fin al 64 % de $\dot{V}O_{2máx}$ durante 180 min y comienza a recuperarse a los 120 min de recuperación, pero no se observan diferencias entre los corredores de ultramaratón que consumen una dieta baja en carbohidratos frente a una dieta alta en carbohidratos. (Datos de Volek JS, Freidenreich DJ, Saenz C, et al. Metabolic characteristics of keto-adapted ultramarathon runners. *Metabolism.* 2016;65(3):100-110.)

Tabla 10-2. Ingesta diaria de carbohidratos para deportistas

Guías dietéricas 2015-2020	ISSN	ACSM/AND/DC (2016)	NSCA (2011)	AIS
Mínimo: 130 g·día^{-1} 45 a 65% kcal·día^{-1} totales	Fuerza: 4.5-7 g·kg^{-1}	Ligera: 3-5 g·kg^{-1} peso corporal	Deportistas generales: 5-7 g·kg^{-1} peso corporal	Ligera: 3-5 g·kg^{-1} peso corporal
	General: 5-7 g·kg^{-1}	Moderada: 5-7 g·kg^{-1} peso corporal	Deportistas anaeróbicos: $\geq$5-7 g·kg^{-1} Considérese aumentar a 8-10 g·kg^{-1} peso corporal cuando las sesiones de entrenamiento sean extremas	Moderada: 5-7 g·kg^{-1} peso corporal
	Distancia prolongada: 8-10 g·kg^{-1}	Alta: 6-10 g·kg^{-1} peso corporal	55 a 65% de la ingesta total de calorías en forma de carbohidratos	Alta: 6-10 g·kg^{-1} peso corporal
		Muy alta: 8-12 g·kg^{-1} peso corporal		Muy alta: 8-12 g·kg^{-1} peso corporal

ACSM, American College of Sports Medicine; AIS, Australian Institute for Sport; AND, Academy of Nutrition and Dietetics; ASC, Australian Sports Commission; DC, Dietitians of Canada; ISSN, International Society of Sports Nutrition; NSCA, National Strength and Conditioning Association.

estimulan la quema de grasas. Esto es especialmente preocupante en las bebidas deportivas, que pueden tener altas concentraciones de azúcares (p. ej., 45-55 g). Para entender la cantidad de azúcar de la que estamos hablando, la típica prueba de tolerancia a la glucosa de 2 h se basa en la ingesta de 75 g de glucosa oral para evaluar la capacidad de un individuo para manejar altas cargas de azúcar. En general, deben consumirse carbohidratos complejos y no simples para lograr un impacto óptimo en la salud y el rendimiento. En la siguiente sección se exploran los efectos de los alimentos que producen una liberación rápida y lenta de glucosa en la circulación sanguínea.

Suplementación de carbohidratos y rendimiento

Como se ha señalado para aquellos deportistas que dependen de los carbohidratos, los suplementos de este macronutriente pueden mejorar el rendimiento, si bien sus efectos son muy variables[57]. Desarrollado en la década de 1960 y popularizado durante la «moda de correr» de la década de 1970, la «carga de carbohidratos» fue una práctica popular utilizada por los corredores de distancia. La práctica adoptó muchos enfoques diferentes, desde un modelo de agotamiento-sobrecarga hasta un modelo de sobrecarga pura. Para cada tipo de modelo se usaron diferentes tipos de programas de entrenamiento y ajuste para optimizar las reservas de glucógeno, lo cual demostró ser efectivo en individuos con diferentes estados de entrenamiento[15,23]. El uso de un modelo de agotamiento dejó de utilizarse progresivamente, y el enfoque más común pasó a ser el aumento del consumo de carbohidratos y la reducción del entrenamiento. Es importante destacar que varias sociedades y organizaciones de medicina deportiva y nutrición han desarrollado guías para el uso de suplementos de carbohidratos más allá del enfoque típico de la dieta basada en carbohidratos, que se muestran en las tablas 10-2 y 10-3.

Tabla 10-3. Guías para el (re)abastecimiento de carbohidratos con el ejercicio agudo

	ISSN (2018)	ACSM/DC (2016) y AIS	NSCA (2011)
General	3-5 g·kg^{-1}	7-12 g·kg^{-1}	5-7 g·kg^{-1} peso corporal
Carga de carbohidratos (CHO)	200-300 g·día^{-1} adicionales 3 días antes de la actividad	10-12 g·kg^{-1} por 36-48 h	8-10 g·kg^{-1} peso corporal o 600-1 000 g CHO
Antes de la actividad	~50 g CHO + 10-15 g proteína 4-6 h antes	1-4 g·kg^{-1} 1-4 h antes	1-4 g·kg^{-1} peso corporal (200-300 g) 1-4 h antes de la resistencia aeróbica
Periejercicio	1-1.2 g·min^{-1} maltodextrina 0.8-1.0 g·min^{-1} fructosa	<45 min = no se requiere 45-75 min = pequeña cantidad/ enjuague bucal 1-2.5 h = 30-60 g·h^{-1} 2.5-3 h = Hasta 90 g·h^{-1}	Deportistas de resistencia aeróbica 30-60 g·h^{-1} Múltiples tipos de CHO-90 g·h^{-1}
Reabastecimiento	Al menos 1 g·kg^{-1} CHO + 0.5 g·kg^{-1} proteínas dentro de 30 min Comida alta en CHO dentro de las 2 h (solo cuando se requiere la restauración rápida de glucógeno o la ingesta de CHO <6 g·kg^{-1}·día^{-1})	1-1.2 g·kg^{-1}·h^{-1} las primeras 4 h	Reabastecimiento rápido en 30 min 1.5 g·kg^{-1} peso corporal Repetir cada 2 h durante las siguientes 4-6 h General: 8-10 g·kg^{-1} peso corporal

ACSM, American College of Sports Medicine; AIS, Australian Institute for Sport; AND, Academy of Nutrition and Dietetics; ASC, Australian Sports Commission; DC, Dietitians of Canada; ISSN, International Society of Sports Nutrition; NSCA, National Strength and Conditioning Association.

La investigación ha constatado, durante años, que la carga de carbohidratos parece ser más efectiva para actividades de resistencia de larga distancia. Medio maratón[15] o una carrera de 20.9 km[13] puede ser demasiado corta como para que la carga de carbohidratos sea beneficiosa. A la inversa, el rendimiento durante una carrera a campo traviesa de 30 km, una carrera en cinta sin fin de 30 km y una carrera en cinta sin fin de 25 km mejoran significativamente después de la carga de carbohidratos. La magnitud del agotamiento de glucógeno puede estar relacionada con el tamaño absoluto del músculo y el número de unidades motoras utilizadas en una actividad de resistencia, por lo que es difícil predecir el límite exacto para las distancias y el tiempo en que se produce dicho agotamiento[121]. Con las reservas limitadas de glucógeno para obtener energía, los deportistas que consumen una dieta basada en carbohidratos pueden mantener un ritmo de carrera durante un período más prolongado, pero esto no necesariamente se acompaña de un aumento en el ritmo de carrera. Esto da como resultado un ritmo más rápido, hacia el final de la actividad de resistencia, más largo, por ejemplo, los últimos 5 km de una carrera de 30 km.

Los hombres deportistas de resistencia bien entrenados descansaron durante 3 días e ingirieron altos niveles de carbohidratos (10 g·kg de masa corporal^{-1}·día^{-1}), lo que aproximadamente duplica la concentración de glucógeno muscular[18]. Curiosamente, el glucógeno muscular después del primer día ya se había duplicado aproximadamente (90-180 mmol·kg^{-1} de peso húmedo) y, durante los 2 días restantes, se mantuvo estable, a pesar de la ingesta continua de altos niveles de carbohidratos. Esto indica que, en los deportistas de resistencia entrenados, no se requiere una estrategia de carga de carbohidratos única y que, con una ingesta adecuada de carbohidratos, las concentraciones de glucógeno muscular se maximizan dentro de las 36 h a 48 h y, posiblemente, dentro de las 24 h. La dificultad surge al intentar ingerir esta cantidad de carbohidratos en forma de alimento. Las opciones en este caso se vuelven muy importantes, ya que los alimentos ricos en carbohidratos (p. ej., pasta, panes y patatas) en grandes cantidades pueden causar malestar digestivo, por lo que muchos consumen bebidas con carbohidratos durante la fase de ingesta alta de carbohidratos de un régimen dietético. Sin embargo, con independencia del tipo de protocolo de carga de carbohidratos del deportista, se recomienda evitar grandes ingestas de fructosa (p. ej., jarabe de maíz con alto contenido de fructosa) debido a su impacto potencialmente negativo en la función fisiológica del cuerpo, incluido el aumento de especies reactivas de oxígeno, radicales libres, aumento de la resistencia hepática a la insulina y disfunción celular[84].

Si las demandas de la sesión de entrenamiento o el deporte dependen en gran medida del metabolismo glucolítico, la suplementación con carbohidratos puede ser de ayuda, si bien con variaciones[49]. Esto indica que el glucógeno muscular no limita el rendimiento en este tipo de actividad glucolítica y que otros factores, como el aumento de la acidez, limitan el rendimiento en actividades anaeróbicas repetitivas de corta duración y alta intensidad. En general, aquellos deportistas que utilizan una dieta basada en carbohidratos y que participan en programas específicos tales como actividades de resistencia altamente demandantes que se alargan durante al menos 1 h o que están enfocadas en el reclutamiento muscular (p. ej., extensiones de rodilla con varias repeticiones) con un alto número de contracciones musculares, pueden beneficiarse de un mejor almacenamiento de glucógeno muscular. Sin embargo, los deportistas que participan en actividades de resistencia de menor duración, así como los que dependen principalmente del metabolismo anaeróbico del fosfágeno durante sus actividades deportivas, no se benefician de la suplementación con carbohidratos. Si el enfoque de una dieta basada en carbohidratos es el más adecuado para un deportista, este debe mantener una dieta regular con un nivel de carbohidratos adecuadamente superior al indicado en las tablas anteriores[120,162].

Cómo la ingesta de carbohidratos puede mejorar el rendimiento sigue siendo tema de investigación. Con la diversidad de dietas actuales de los deportistas de resistencia y el éxito brutal de los deportistas bajos en carbohidratos «cetoadaptados», es evidente que se necesita más investigación para comprender el papel de estos en las diferentes dietas.

Bebidas deportivas con carbohidratos y electrólitos

Las bebidas deportivas con una gran cantidad de formulaciones diferentes se utilizan para mejorar el rendimiento y la recuperación y han dado lugar a un mercado de miles de millones de dólares solo en Estados Unidos[111]. Las bebidas deportivas con carbohidratos y electrólitos están destinadas a aumentar el rendimiento físico al proporcionar una fuente exógena de glucosa y reposición hídrica. Esto permite la preservación del glucógeno muscular y hepático. Además, están destinadas a reemplazar los electrólitos perdidos en el sudor que son necesarios para el funcionamiento adecuado de los músculos, corazón, sistema nervioso y, al mismo tiempo, reemplazan el agua perdida con sudor para evitar la deshidratación. La eficacia de una bebida deportiva depende de la velocidad por la que pasa por el estómago (vaciamiento gástrico) y llega al intestino delgado, donde se produce la absorción de agua, carbohidratos y electrólitos (Fig. 10-2). Las bebidas deportivas están formuladas específicamente para promover el índice de absorción de carbohidratos y líquidos. Esta formulación es importante porque, con el ejercicio de alta intensidad y la deshidratación, el vaciamiento gástrico disminuye, lo que dificulta la llegada de la bebida deportiva al intestino delgado. El contenido de carbohidratos y electrólitos de las bebidas deportivas y el efecto sobre la absorción de carbohidratos y líquidos se exploran en las siguientes secciones.

Composición de carbohidratos de las bebidas deportivas

Los carbohidratos son un componente principal de muchas bebidas deportivas porque son un sustrato principal para el metabolismo energético (es decir, la producción de ATP) durante el ejercicio. El tipo y la concentración de carbohidratos son dos factores importantes para considerar al determinar la composición adecuada de las bebidas deportivas. Ambos factores afectan la **osmolalidad** de la bebida deportiva o la proporción de solutos y líquidos. Dado que el agua «sigue al soluto», una solución con una osmolalidad menor que la del tejido corporal (hipotónica) hará que el agua entre en las células del cuerpo, mientras que una solución con una osmolalidad mayor que la del tejido corporal (hipertónica) extraerá agua de estas. Así, la tonicidad es un factor importante a la hora de formular una bebida deportiva. El sodio, el potasio y los carbohidratos no son las únicas sustancias que afectan la osmolalidad de una bebida deportiva, ya que cada ingrediente osmóticamente activo afecta la osmolalidad y el vaciamiento gástrico de los líquidos[67].

Los suplementos, incluidas las bebidas deportivas con carbohidratos, tienen una formulación cada vez más compleja, y es fundamental considerar la osmolalidad cuando se intenta lograr cierto efecto del suplemento en un período determinado (p. ej., antes o inmediatamente después del ejercicio). Si la osmolalidad de la bebida deportiva es demasiado alta, puede disminuir la absorción de líquidos, lo que podría minimizar sus efectos de hidratación. La osmolalidad de una solución depende del número de moléculas de soluto y no de su tamaño. Así, el mismo número de una molécula

Factores gástricos

Volumen ingerido: el aumento del volumen gástrico aumenta la velocidad de vaciamiento.

Intensidad del ejercicio: el ejercicio a intensidades altas disminuye la velocidad de vaciamiento.

Osmolalidad: el tipo de carbohidratos y el contenido de electrólitos afectan la osmolalidad; el aumento de la osmolalidad disminuye la velocidad de vaciamiento.

Hidratación: la deshidratación ralentiza la velocidad de vaciamiento.

Ácido base: los cambios desde un pH neutro (7.0) ralentizan la velocidad de vaciamiento

Absorción del intestino delgado

Vaciamiento gástrico: los líquidos y los carbohidratos deben abandonar el estómago para ser absorbidos.

Osmolalidad: se ve afectada tanto por el tipo de carbohidratos como por el contenido de electrólitos; el líquido ligeramente hipotónico aumenta la absorción de líquidos.

Carbohidratos: la concentración de glucosa de baja a moderada aumenta la absorción de líquidos

Sodio: la concentración de sodio de baja a moderada aumenta la absorción de líquidos y glucosa.

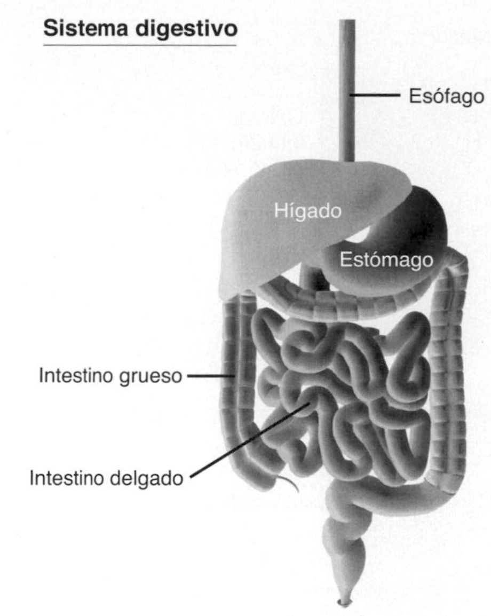

FIGURA 10-2. Varios factores afectan el vaciamiento gástrico, la absorción de carbohidratos y líquidos por el intestino delgado. Las bebidas deportivas con carbohidratos y electrólitos se formulan en un intento de aumentar la absorción de carbohidratos y líquidos en el intestino delgado. (Imagen de LifeART; copyright © 2010 Lippincott Williams & Wilkins. Todos los derechos reservados.)

de carbohidrato grande o compleja (*v.* cap. 2) crea la misma osmolalidad que una molécula de carbohidrato simple o pequeña. Sin embargo, una molécula de carbohidrato grande aumentaría el contenido total de carbohidratos de la bebida deportiva y, si se absorbe en el intestino delgado, aumentaría el total de carbohidratos disponibles para el metabolismo.

La digestión de carbohidratos comienza en la boca y su absorción se produce en el intestino delgado, el cual absorbe distintos carbohidratos por diferentes mecanismos. Por ejemplo, la glucosa se absorbe por transporte activo y la fructosa, por difusión facilitada. Por tanto, la inclusión de más de un tipo de carbohidrato podría ayudar a la absorción total de carbohidratos[7]. Sin embargo, debe recordarse que la mayoría de los carbohidratos simples son convertidos a glucosa en el hígado (*v.* cap. 3). Las formas más comunes de carbohidratos, como la glucosa, la sacarosa, la fructosa y los polímeros de glucosa (cadenas cortas de moléculas de glucosa), son efectivas para mantener la concentración de glucosa sérica y mejorar la resistencia[1,23]. Sin embargo, la evidencia no es concluyente y es contradictorio en cuanto a las ventajas o desventajas de varios tipos de carbohidratos.

Existe preocupación sobre el uso de bebidas energéticas y deportivas en la infancia debido a problemas de salud como la obesidad, diabetes, enfermedades dentales y la salud bucal[61,165]. Se ha constatado que muchos adolescentes beben bebidas deportivas (no bebidas energéticas) por su sabor, lo que hace que los componentes de azúcar y edulcorantes sean importantes para sus formulaciones[22]. La fructosa aumenta el estrés inflamatorio de las células, lo que afecta la disfunción hepática y, en última instancia, sus efectos inflamatorios crónicos pueden aumentar el riesgo de enfermedad cardiovascular.

La Organización Mundial de la Salud (OMS) recomienda que no más del 10 % de la ingesta calórica de un individuo provenga de azúcares añadidos, que incluyen edulcorantes y azúcares incorporados en muchos alimentos procesados. Los azúcares naturales que se encuentran en los alimentos no procesados no son azúcares añadidos. Estos azúcares se incluyen porque mejoran el sabor, la apariencia y, en ocasiones, la vida útil de los alimentos procesados. Muchas personas, incluidos los deportistas, pueden superar con creces la recomendación del 10 % debido a la ingesta de bebidas que contienen jarabe de maíz con alto contenido de fructosa, que es el principal edulcorante en las bebidas, incluidas muchas bebidas deportivas[124].

Los polímeros de glucosa, o **maltodextrinas**, aumentan el contenido de carbohidratos de una bebida deportiva sin aumentar mucho la osmolalidad y puede hacer que la bebida deportiva tenga mejor sabor, lo que puede fomentar su consumo. Sin embargo, la sustitución de polímeros de glucosa por glucosa libre no afecta la respuesta de la glucosa sérica o el rendimiento en el ejercicio[1]. Del mismo modo, el uso de varios tipos de azúcares simples (sacarosa, fructosa, glucosa) en una bebida deportiva no afecta significativamente la respuesta de la glucosa sérica o el rendimiento en un ejercicio de resistencia. Sin embargo, una combinación de glucosa y fructosa en cantidades iguales aumenta efectivamente la oxidación total de carbohidratos exógenos[1], mientras que la fructosa sola se oxida menos, durante el ejercicio, que la glucosa o los polímeros de glucosa[92]. Por tanto, la mayoría de las bebidas deportivas contienen una combinación de glucosa, sacarosa y polímeros de glucosa y jarabe de maíz con alto contenido de fructosa. Esta combinación permite aprovechar el posible efecto de varios tipos diferentes de carbohidratos sobre el índice de absorción, proporcionar un mejor sabor para fomentar el consumo y minimizar el efecto negativo de la osmolalidad sobre los índices de absorción de líquidos en la sangre.

La concentración de carbohidratos en una bebida deportiva afecta no solo su osmolalidad, sino también la cantidad de carbohidratos disponibles para su absorción en la circulación sanguínea y su uso como sustrato metabólico relacionado con la energía. Las concentraciones elevadas de carbohidratos retrasan el vaciamiento gástrico, o la absorción de líquidos, pero aumentan la cantidad total de carbohidratos absorbidos. Además, si la concentración de carbohidratos es lo suficientemente alta (> 8 % al 10 %), la osmolalidad será suficiente para causar la secreción de agua de las paredes intestinales hacia el interior del intestino (Fig. 10-3), lo que podría aumentar la deshidratación[92]. Sin embargo, cabe señalar que las altas concentraciones de carbohidratos también pueden provocar molestias gastrointestinales, especialmente en corredores[57].

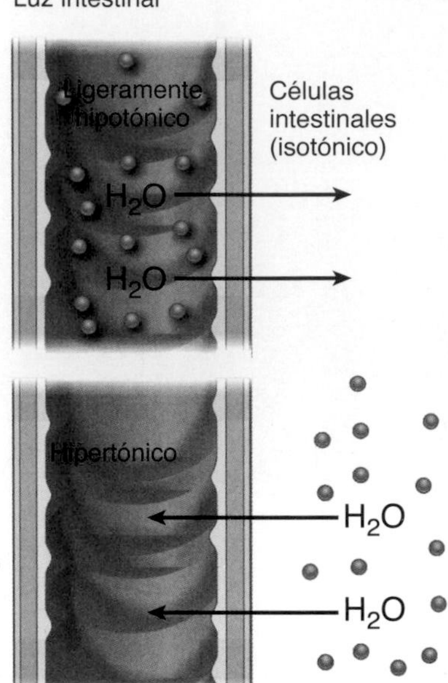

FIGURA 10-3. La cantidad de líquido absorbido por el intestino delgado depende en parte de la osmolalidad del líquido. Un líquido que es ligeramente hipotónico ayuda a la absorción de líquidos, mientras que un líquido que es hipertónico en realidad puede provocar que el líquido entre en la luz intestinal.

Ingerir aproximadamente 1 g de carbohidratos por kilogramo de masa corporal por hora es suficiente para mejorar el rendimiento en el ejercicio prolongado[104]. Para un corredor de maratón de 55 kg, esto significaría ingerir aproximadamente 0.68 L o 680 $mL \cdot h^{-1}$ de una bebida deportiva que contenga un 8 % de carbohidratos. Esta cantidad de bebida deportiva puede ser viable para algunos, pero no para otros, ya que la mayoría de las personas beben solo entre 250 $mL \cdot h^{-1}$ y 450 $mL \cdot h^{-1}$ aproximadamente. La ingestión de algunos carbohidratos, incluso si no es la cantidad máxima necesaria durante la actividad, aumentará el rendimiento con el aporte de carbohidratos exógenos, con lo que se preservarán las reservas hepáticas y musculares de glucógeno. Sin embargo, más allá de cierto límite, la ingesta adicional de carbohidratos no continuará aumentando el índice de oxidación de los carbohidratos exógenos[1] y las soluciones con carbohidratos diluidos (1.6 % de carbohidratos) pueden ser tan efectivas en algunas situaciones como las soluciones con mayor concentración de carbohidratos[94]. Sin embargo, la mayoría de las bebidas deportivas comerciales contienen de un 6 % a un 8 % de carbohidratos. Esta concentración es lo suficientemente baja como para evitar inhibir la absorción de líquidos, pero lo suficientemente alta como para aumentar el rendimiento de resistencia, con un consumo de la bebida a una velocidad tolerable para muchas personas durante la actividad.

Geles deportivos y enjuague bucal

El uso de geles, barritas y enjuagues bucales con carbohidratos en el ámbito deportivo se ha vuelto popular como una fuente útil de carbohidratos tanto para el entrenamiento como para las competiciones[57]. En un estudio comparativo, 12 hombres ciclistas bien entrenados participaron en 4 ensayos aleatorizados en los que ingirieron un bebida de fructosa y maltodextrina cada 20 min, o un gel, una barrita o una mezcla de los tres, que proporcionaba 80 g de carbohidratos por hora. Las pruebas incluyeron simulaciones de carreras durante 140 min seguidas de un recorrido progresivo hasta el agotamiento. Los resultados no mostraron diferencias aparentes entre las condiciones para la producción de potencia máxima. Parecería que las barritas tuvieron un peor resultado en relación con los síntomas de náuseas, plenitud gástrica, etc., pues los geles y las bebidas se toleraron mejor cuando se realizan ejercicios de resistencia intensos[46]. Se ha constatado que el enjuague bucal tiene cierta eficacia, aunque la investigación sobre su uso en diferentes condiciones es limitada, con cierto potencial para permitir una mejor función cerebral durante el ejercicio de resistencia[57,71].

Electrólitos en las bebidas deportivas

Los electrólitos se forman cuando las sales minerales, como el cloruro de sodio (NaCl), se disuelven en agua (*v.* cap. 11). Los electrólitos se añaden a las bebidas deportivas por las siguientes razones:

- Promover un impulso sostenido para beber, que provoca la ingestión voluntaria de líquidos.
- Mantener el volumen plasmático, que ayuda a mantener el gasto cardíaco durante el ejercicio.
- Mantener los volúmenes de líquido extracelular.
- Reducir el riesgo de hiponatremia.
- Disminuir la producción de orina.

Estos factores están relacionados. Si se mantiene el impulso de beber (el mecanismo de la sed está influenciado por la tonicidad del cuerpo), se ingiere un mayor volumen de bebida deportiva, lo que aumenta el vaciamiento gástrico. Si una bebida deportiva no contuviera electrólitos, la ingestión de un gran volumen de la bebida disminuiría la concentración de sodio en el plasma, lo que aumentaría la diuresis y reduciría el volumen plasmático. Los electrólitos en las bebidas deportivas también pueden ayudar a reducir la posibilidad de disminución de la concentración sérica de sodio, lo que podría resultar en una situación grave que ponga en peligro la vida (hiponatremia; *v.* cap. 11).

Puede producirse una disminución de la concentración sérica de sodio debido a la ingestión de un gran volumen de líquido que contiene poco o nada de sodio, debido a la pérdida de sodio en el sudor o debido algún otro mecanismo, como la diarrea. La disminución de la concentración sérica de sodio puede ocurrir en actividades de resistencia a muy largo plazo (3-4 h), en los que se produce un exceso de sudoración. La causa de la disminución de la concentración sérica de sodio en los deportistas de resistencia es controvertida, pero, al menos entre aquellos menos experimentados, es más probable que se deba a la ingesta de demasiada agua más que a la deshidratación[109,110].

La adición de electrólitos a una bebida deportiva, similar a la adición de carbohidratos, aumenta la osmolalidad de la bebida deportiva y, por tanto, puede afectar el vaciamiento gástrico. El sodio, además de ayudar a mantener el volumen plasmático y del líquido extracelular y disminuir la producción de orina, también es necesario para la absorción de carbohidratos por el intestino delgado y favorecer la absorción de agua por el mismo órgano[1,24,135]. La glucosa y el sodio se cotransportan a través de la pared del intestino delgado, y la absorción de estas moléculas estimula la absorción pasiva de agua debido a la acción osmótica[45,79]. Las bebidas deportivas también contienen potasio, el catión principal en el espacio intracelular, a la misma concentración que se encuentra en el plasma y el sudor, porque se cree que la inclusión de potasio promoverá la rehidratación. Sin embargo, hay poca evidencia que respalde la inclusión de potasio en las bebidas deportivas[1,122]. El magnesio también se incluye en las bebidas deportivas porque se cree que la disminución de sus concentraciones con el ejercicio puede contribuir a los calambres inducidos por el ejercicio. Sin embargo, esta sugerencia aún se está estudiando[1].

¿Cuándo son apropiadas las bebidas deportivas?

Las bebidas deportivas con carbohidratos y electrólitos se asocian normalmente con actividades de resistencia o actividades intermitentes de larga duración (> 60 min), como baloncesto, rugby, tenis, *raids* de aventura y fútbol. En los estudios al respecto se ha constatado una mejora en las habilidades de baloncesto con el consumo de bebidas deportivas, en comparación con un placebo de agua[28], y un mejor rendimiento con el consumo de bebidas deportivas en actividades intermitentes[168].

Estos hallazgos indican que una hidratación adecuada junto con el consumo de carbohidratos y electrólitos puede mejorar rendimiento en este tipo de actividades (cuadro 10-3).

Aunque las guías para la ingesta de bebidas deportivas se han desarrollado para actividades intermitentes y de larga duración, deben ajustarse a los individuos y circunstancias particulares[20,24,31]. Por ejemplo, un competidor de maratón de élite puede completar un maratón en 2 h y 10 min en un clima cálido. En tal caso, beber 0.5 $L \cdot h^{-1}$ de líquido no evitaría la deshidratación que reduciría el rendimiento de resistencia (> 2 % de pérdida de peso corporal)[20]. Sin embargo, en un ambiente fresco, beber esta misma cantidad será suficiente para prevenir ese nivel de deshidratación. En climas fríos, un índice de consumo de 0.5 $L \cdot h^{-1}$ mantendría la hidratación en corredores con una masa corporal de 70 kg a 90 kg, pero en corredores más pequeños (p. ej., 50 kg), este índice de ingesta de líquidos provocaría un aumento de peso corporal[20]. Las guías recomiendan la ingesta frecuente de líquido durante la actividad para mantener un volumen gástrico alto, porque el vaciamiento gástrico aumenta. Sin embargo, los índices de vaciamiento varían entre los individuos y algunos pueden experimentar molestias gastrointestinales al beber el volumen recomendado de líquido. Por tanto, deben utilizarse guías para desarrollar planes de rehidratación personalizados y para actividades particulares. Asimismo, los planes deben probarse en competiciones o entrenamientos simulados antes de usarlos en una competición real, para determinar si un individuo tolera el plan sin síntomas adversos.

El consumo de bebidas deportivas con carbohidratos y electrólitos suele ser de más ayuda en prácticas de más de 1 h de actividad continua aproximadamente o en prácticas intermitentes de larga duración. Sin embargo, se ha constatado un mejor rendimiento con el consumo de bebidas de carbohidratos y electrólitos en actividades de tan solo 45 min[104]. La duración y las condiciones ambientales de la actividad deben tenerse en cuenta al elegir qué líquido beber durante el ejercicio. Tal suplementación está destinada a retrasar la deshidratación y el agotamiento del glucógeno durante la actividad y dar como resultado la rehidratación y la resíntesis de glucógeno muscular después de esta. Puede que no sea necesario prevenir la deshidratación por completo durante la actividad de resistencia, ya que los deportistas que ganan o terminan en los primeros lugares de las actividades de resistencia suelen deshidratarse entre un 8 % y un 10 %[110]. Este nivel de deshidratación, sin embargo, puede ser una preocupación mayor entre los deportistas recreativos, pues no podrían tolerarlo. Finalmente, se recomienda que el consumo de líquidos no aumente el peso corporal durante la actividad. También es importante recordar que el mantenimiento de los volúmenes de plasma y líquido extracelular para ayudar en la recuperación también es importante. Esto es especialmente cierto si se realiza una actividad intensa en varias sesiones de entrenamiento por día o en días sucesivos.

Debe considerarse cuidadosamente el uso de bebidas deportivas con carbohidratos y electrólitos, especialmente con alto contenido de carbohidratos (cuadros 10-4 y 10-5). Esto es especialmente cierto cuando se considera el tipo y la cantidad óptimos de nutrientes entre las personas que intentan perder masa grasa. El contenido calórico de la bebida deportiva debe incluirse en el consumo calórico diario de estos individuos.

Aunque hay menos investigación disponible sobre el uso de bebidas deportivas con carbohidratos y electrólitos en actividades anaeróbicas, como el entrenamiento con pesas, la ingestión durante y después de las sesiones de entrenamiento de fuerza da como resultado una resíntesis de glucógeno muscular más rápida y mayor después del ejercicio[47,48,113]. La suplementación con carbohidratos antes y durante el entrenamiento de fuerza aumenta el rendimiento (es decir, el número total de repeticiones posibles con una resistencia o fuerza específica)[48,50]. También se ha recomendado que los entrenadores de fuerza que participan en programas de entrenamiento con pesas de alto volumen utilicen suplementos de carbohidratos. Esta suplementación, que podría ser en forma de bebida deportiva antes, durante y después de las sesiones de entrenamiento, puede maximizar la síntesis de glucógeno muscular y mejorar el rendimiento en el entrenamiento de fuerza[10]. La capacidad de recuperarse de las sesiones de entrenamiento con pesas y de mantener altos volúmenes de entrenamiento puede, en última instancia, aumentar la síntesis de proteínas y, en consecuencia, incrementar el aumento de masa muscular con el tiempo.

PROTEÍNA

Las proteínas constituyen los componentes básicos del cuerpo y forman aproximadamente el 22 % de la masa del músculo esquelético. La mayor parte del músculo es agua y el resto está compuesto por

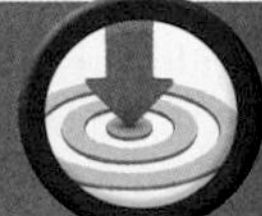

CUADRO 10-3
APLICACIÓN DE LA INVESTIGACIÓN

Guías para el reemplazo hídrico durante una actividad prolongada

- Ingerir suficiente líquido durante las 12-24 h previas al ejercicio.
- Ingerir 500 mL (17 oz) de líquido ~ 2 h antes del ejercicio.
- Durante el ejercicio, ingerir 600-1 200 $mL \cdot h^{-1}$ (20-40 oz) bebiendo 150-300 mL (5-10 oz) cada 15-20 min.
- Después de la actividad, beber suficiente líquido para reponer el peso perdido de agua durante la actividad.
- Los líquidos deben estar más fríos que la temperatura ambiente (15 °C-22 °C, 59 °F-72 °F).
- Los líquidos deben servirse en recipientes que permitan una fácil ingestión y mínima interrupción de la actividad.
- Pueden añadirse saborizantes a los líquidos para mejorar la palatabilidad y fomentar el consumo.

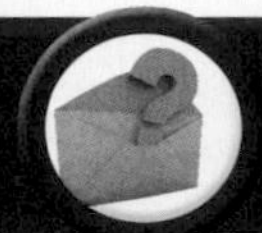

CUADRO 10-4
PREGUNTAS PRÁCTICAS DE LOS ESTUDIANTES

¿Cómo debe determinarse la concentración de carbohidratos en una bebida deportiva?

Para determinar el porcentaje de carbohidratos en una bebida deportiva, debe dividirse el contenido de carbohidratos contenido, en gramos, por el volumen de líquido en mililitros, y posteriormente multiplicar por 100. Por ejemplo, si una bebida deportiva contiene 60 g de carbohidratos en 1 L (1 000 mL), la concentración de carbohidratos es del 6 %. Las bebidas deportivas suelen contener entre un 4 % y un 8 % de concentración de carbohidratos.

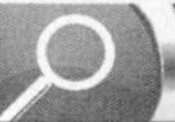

Revisión rápida

- Los carbohidratos son el principal sustrato metabólico para las actividades aeróbicas y anaeróbicas en las personas que consumen habitualmente una dieta de moderada a alta en carbohidratos.
- Pueden considerarse dietas que contengan al menos el 50 % de las calorías totales de carbohidratos para los deportistas de resistencia que consumen una dieta basada en carbohidratos, pues aumenta el tiempo hasta el agotamiento, pero no el ritmo de carrera, durante la actividad.
- Aunque los alimentos con un alto índice glucémico aumentan la concentración de glucosa sérica más rápidamente que los alimentos con uno bajo, la ingesta de alimentos con un alto índice glucémico antes del ejercicio no parece ayudar al rendimiento de resistencia; es más, puede obstaculizarlo.
- Las organizaciones han formulado recomendaciones sobre enfoques contemporáneos para suplementar la ingesta de carbohidratos en la preparación para una actividad de resistencia.
- Las estrategias de carga de carbohidratos son efectivas para aumentar el contenido de glucógeno muscular. Sin embargo, en los deportistas de resistencia bien entrenados, el descanso y la ingesta suficiente de carbohidratos también resultan en una supercompensación del contenido de glucógeno muscular.
- La carga de carbohidratos no aumenta el rendimiento en las actividades anaeróbicas de corta duración y alta potencia.
- Las bebidas deportivas con carbohidratos pueden aumentar el rendimiento en algunos deportes de alta intensidad y larga duración, y ayudar a mejorar la calidad del entrenamiento en los ejercicios de resistencia de alto volumen.
- La mayoría de las bebidas deportivas contienen diferentes tipos de carbohidratos. Las ventajas de este enfoque incluyen el aumento de la velocidad de absorción, la mejora del sabor para fomentar el consumo, y la minimización del efecto negativo consecuencia del aumento de la osmolalidad en la absorción de agua.
- Se añaden electrólitos a las bebidas deportivas para promover un impulso sostenido de beber, lo que promueve la ingestión voluntaria de líquidos; mantener el volumen plasmático, lo que ayuda a mantener el gasto cardíaco durante el ejercicio; mantener los volúmenes de líquido extracelular; y reducir el riesgo de hiponatremia y la producción de orina.
- Las bebidas deportivas con carbohidratos pueden ingerirse antes, durante y después de la actividad de resistencia. Mantienen la hidratación y suministran carbohidratos exógenos para el metabolismo energético durante la actividad, además de favorecer la rehidratación y la resíntesis de glucógeno muscular después de la actividad. Se ha constatado que los geles tienen eficacia en las actividades de resistencia. Sin embargo, las barritas no son tan efectivas durante una actividad de resistencia debido a los cólicos y la plenitud gástricas, las náuseas y un mayor esfuerzo percibido.

proteínas, glucógeno, grasas, vitaminas y minerales. Además, la proteína en forma de aminoácidos es necesaria para la síntesis de casi todo el tejido corporal. Principalmente forman parte de la estructura, pero también ayudan en la regulación hormonal, crecimiento y la regeneración de tejidos, equilibrio acidobásico, producción de hemoglobina, funcionamiento celular, y más. En situaciones en las que las demandas de energía no se satisfacen con carbohidratos o grasas, alrededor del 5 % al 10 % del gasto energético puede obtenerse de las proteínas. La proteína dietética puede encontrarse de forma natural tanto en fuentes vegetales como animales, pero solo algunos de estos alimentos contienen todos los requerimientos esenciales que necesita el cuerpo.

La proteína es un macronutriente único porque, además de contener hidrógeno, carbono y oxígeno, también contiene nitrógeno. Las proteínas están compuestas por aminoácidos, que son la estructura básica de este macronutriente. Todas las proteínas pueden descomponerse en aminoácidos específicos. Hay un total de 20 aminoácidos que forman parte del código genético estándar. Sin embargo, a menudo se escucha que hay 21 o 22 aminoácidos, pero solo uno de estos aminoácidos adicionales existe en las proteínas humanas. Se trata de un aminoácido recientemente descubierto que contiene selenio y que se denomina selenocisteína; es un análogo de la cisteína que podría ser muy importante en la fisiología de los mamíferos por su papel en las reacciones catalíticas con la glutatión peroxidasa, que protege al tejido del daño oxidativo.

Cada aminoácido tiene un grupo amino y un grupo ácido distintos, que le confiere propiedades y se relaciona con su papel para el funcionamiento celular óptimo. De los 20 aminoácidos, 11 son no esenciales y 9 son esenciales. Los primeros son necesarios para un funcionamiento adecuado, pero el cuerpo puede producirlos por sí mismo siempre que las calorías y los nutrientes esenciales adecuados formen parte de la dieta habitual de un individuo. Los aminoácidos no esenciales son la alanina, asparagina, aspartato y la glutamina. Los aminoácidos esenciales son necesarios para una salud óptima, pero el cuerpo no puede producirlos y, por tanto, deben consumirse a través de la dieta. Los aminoácidos esenciales son la histidina, isoleucina, leucina, lisina, metionina, fenilalanina, treonina, triptófano y la valina. Finalmente, los aminoácidos condicionales son aquellos que el cuerpo normalmente puede producir por sí solo pero que, en momentos de estrés extremo o enfermedad, se vuelven imprescindibles y deben obtenerse a través de la dieta. Estos incluyen la arginina, cisteína, glutamina, tirosina, glicina, ornitina, prolina y serina.

Las proteínas de fuentes animales contienen todos los aminoácidos esenciales, pero los deportistas con dietas basadas en vegetales pueden obtener estos nutrientes a través de la elección adecuada de alimentos y, muchas veces, a través de la suplementación adecuada de proteínas. Cuando se siguen dietas en las que la carne no es un componente nutricional (p. ej., vegetariana, vegana), es nece-

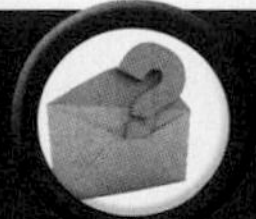

CUADRO 10-5
PREGUNTAS PRÁCTICAS DE LOS ESTUDIANTES

¿Qué líquido es preferible beber en las carreras diarias de 6.5 km durante los días calurosos y húmedos del verano?

Hay muchas bebidas deportivas comerciales disponibles que contienen varias concentraciones de carbohidratos y electrólitos, con la intención de proporcionar energía (carbohidratos) y reemplazar los electrólitos perdidos por la sudoración. Sin embargo, en las condiciones descritas anteriormente, el mejor líquido para consumir durante el entrenamiento sería agua pura. Debido a que el agotamiento de las reservas de glucógeno (carbohidratos) del cuerpo no es evidente en las actividades de resistencia que duran menos de 1 h, no hay necesidad de suministrar carbohidratos al cuerpo en una carrera de 6.5 km, que suele durar menos de 1 h. Además, la pérdida de electrólitos durante esta distancia será insignificante y no causará ninguna alteración fisiológica. Por otro lado, cuando se hace ejercicio en condiciones cálidas y húmedas, incluso durante 30 min a 45 min, el desafío termorregulador para el cuerpo puede ser considerable. ¿Por qué? Porque con temperaturas ambientales altas, el gradiente de temperatura entre el cuerpo y el aire se minimiza, por lo que hay menos probabilidades de que el cuerpo pierda calor en su entorno. Además de eso, el aire húmedo hace que el mecanismo de sudoración sea ineficaz porque el sudor solo puede ayudar a enfriar el cuerpo cuando se evapora en el aire.

La humedad alta disminuye la capacidad de evaporación y enfriamiento del sudor. Como resultado, se suda aún más en condiciones de humedad en un intento de enfriar el cuerpo. En consecuencia, la principal preocupación cuando se hace ejercicio durante menos de 1 h en condiciones cálidas y húmedas es reemplazar el agua corporal. Esto evitará la deshidratación y el sobrecalentamiento. La mejor y más rápida forma de reponer el agua del cuerpo es beber agua pura. Cualquier cosa que se añada al agua en forma de carbohidratos o electrólitos actúa ralentizará la absorción de agua del tubo digestivo a la circulación sanguínea. Por tanto, si la sesión de ejercicio dura menos de 1 h, incluso si el ejercicio se realiza en un ambiente cálido y húmedo, el mejor líquido de reemplazo para beber durante el ejercicio es el agua normal

sario tener cuidado en la elección de los alimentos[40,85,127]. La ingesta adecuada de proteínas en la dieta es vital para todos los deportistas, no solo desde la perspectiva de la salud, sino también para un rendimiento y recuperación óptimos. Además de ser importantes para un sistema inmunitario fuerte y saludable, las proteínas de la dieta ayudan en el crecimiento, la reparación y la regeneración del músculo esquelético.

Desde una perspectiva práctica, la ingesta de proteínas para los deportistas y apasionados del acondicionamiento físico debería orientarse hacia el rango más alto de las guías dietéticas estadunidenses. Estas recomendaciones establecen que entre el 10 % y el 35 % de la ingesta calórica total debe proceder de fuentes de proteínas densas en nutrientes para garantizar una señalización adecuada para la síntesis de proteínas, que es necesaria para la reparación y recuperación del músculo esquelético y el tejido conectivo del estrés del entrenamiento físico. Se establece una **cantidad diaria recomendada (CDR)** de un nutriente cuando hay suficiente evidencia científica que indica la cantidad diaria promedio necesaria para satisfacer las necesidades de prácticamente todos los adultos sanos (~ 98 %). La CDR de proteína es de 0.8 g·kg de masa corporal^{-1}·día^{-1} para los adultos sanos. Esto es fácilmente alcanzable en la mayoría de las dietas occidentales. Sin embargo, también es importante considerar no solo la cantidad, sino también la calidad, de las fuentes de proteínas. Un tema de considerable interés y debate es si los deportistas requieren una ingesta de proteínas mayor que la dosis diaria recomendada. Es obvio que para los deportistas y las personas muy activas de todas las edades se requieren niveles mayores de la CDR de proteínas para un soporte óptimo de las demandas del entrenamiento y la recuperación de los tejidos.

Las necesidades reales de proteínas de los deportistas se han estimado en rangos de 1.2-2.2 g·kg de masa corporal^{-1}·día^{-1} debido a la necesidad de aminoácidos en la reparación y la remodelación de los tejidos, más evidente en los músculos[142,146,152]. La ingesta elevada de proteínas también se cree especialmente importante cuando los aumentos iniciales en el tamaño de los músculos son mayores en los primeros meses o el primer año de un programa de entrenamiento de fuerza. Después de eso, el mantenimiento de la masa muscular con el entrenamiento puede mostrar una menor necesidad de proteínas. Sin embargo, todavía está por encima del CDR estándar y ayuda a explicar el amplio rango de la ingesta de proteínas recomendada. Con las demandas de reparación y recuperación de tejidos con el entrenamiento intenso y el gasto calórico, parece prudente aumentar la ingesta de proteínas, especialmente con los aminoácidos esenciales que son críticos para estimular la síntesis de proteínas.

La ingesta de proteínas en la dieta puede ser elevada en los deportistas debido al aumento del metabolismo de las proteínas durante la actividad, con el propósito de mantener o aumentar la masa muscular durante el entrenamiento. Aunque el metabolismo de las proteínas para obtener energía en forma de ATP suele ser mínimo, algunos aminoácidos se metabolizan de forma aeróbica (*v.* cap. 3). Además, es posible que el metabolismo aeróbico de los aminoácidos no afecte negativamente la energía total disponible en la vía metabólica aeróbica (cuadro 10-6).

Aunque algunos estudios confirman un aumento del metabolismo de las proteínas durante la actividad de resistencia, algunas de estas investigaciones han medido dicho metabolismo después del ayuno nocturno, momento que no representa las prácticas dietéticas de los deportistas de resistencia. En realidad, los deportistas de resistencia que siguen una dieta habitualmente alta en carbohidratos los ingieren antes, durante y después del entrenamiento, lo que podría disminuir la necesidad de metabolizar las proteínas. Durante 6 h de ejercicio aeróbico continuo de intensidad moderada, el recambio total de proteínas corporales no aumentó en comparación con el reposo[72]. En una muy interesante investigación reciente se ha encontrado que una dieta alta en grasas y baja en carbohidratos, o una dieta cetógena, también puede ayudar a mantener la masa muscular[73].

Por tanto, los requerimientos de proteínas pueden ser similares en la dieta de un deportista, ya sea con una dieta alta en carbohidratos o con una dieta baja en carbohidratos bien formulada y alta en grasas. Si bien algunos expertos creen que los deportistas de resistencia pueden no requerir una mayor ingesta de proteínas, muchas actividades de resistencia se disputan a intensidades más altas que moderadas, lo que podría aumentar las necesidades de estas. Actualmente, se recomienda que la ingesta de proteínas de los deportistas de resistencia sea de 1.2-1.4 g·kg de masa corporal^{-1}·día^{-1} durante

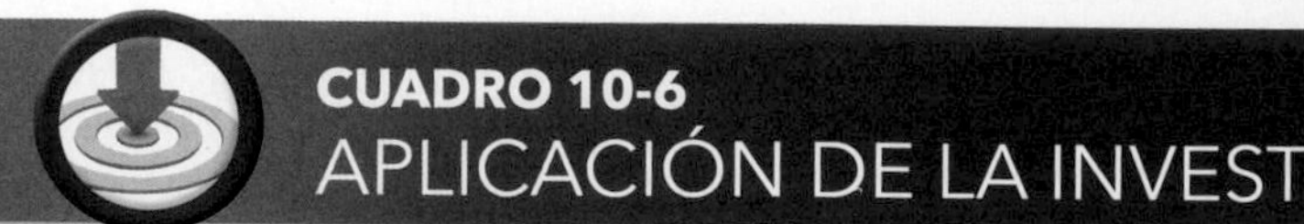

CUADRO 10-6 APLICACIÓN DE LA INVESTIGACIÓN

Aumento del índice de oxidación de aminoácidos: efecto sobre la energía aeróbica durante el ejercicio prolongado

El ejercicio prolongado aumenta el índice de oxidación de aminoácidos de cadena ramificada (BCCA, *branched-chain amino acids*) por el músculo esquelético. El ciclo de Krebs es un sistema enzimático por el que pasan los macronutrientes durante el metabolismo aeróbico (*v.* cap. 3). El aumento del metabolismo aeróbico de los BCCA podría disminuir la concentración de algunos intermediarios del ciclo de Krebs y, por tanto, afectar el metabolismo aeróbico durante el ejercicio prolongado. Durante una sesión de 90 min de ejercicio de intensidad moderada, los intermediarios del ciclo de Krebs aumentaron tres veces durante los primeros minutos iniciales del ejercicio. Sin embargo, después de 60 min y 90 min de ejercicio, los mismos intermediarios no difirieron de las concentraciones en reposo. Aunque disminuyeron inicialmente, el consumo de oxígeno y la concentración de fosfocreatina (un indicador de la respiración mitocondrial) no mostraron cambios significativos. Este hallazgo indica que el metabolismo de los BCCA no afecta significativamente la producción de energía aeróbica durante el ejercicio prolongado.

Lectura recomendada

Gibala MJ, Gonzalez-Alonso J, Saltin B. Disassociation between tricarboxylic acid cycle pool size and aerobic energy provision during prolonged exercise in humans. *J Appl Physiol.* 2002;545:705–713.

el entrenamiento, que es mayor que la CDR[1]. A través de la investigación se está evaluando si las necesidades de proteína reflejan las demandas específicas del ejercicio de la fase de entrenamiento en la que se encuentra un deportista de resistencia. Por tanto, estas recomendaciones pueden ajustarse para reflejar las diferentes demandas de diversas fases o ciclos de entrenamiento. Los deportistas de resistencia requieren energía adecuada disponible, o una ingesta calórica suficiente, para satisfacer las demandas elevadas de su deporte. Por tanto, este aumento de la necesidad puede apoyarse mediante una ingesta proteica de moderada a alta, del 15 % al 25 % de la ingesta calórica total (cuadro 10-7). De manera similar a los carbohidratos, el momento de la ingesta de proteínas en relación con la sesión de entrenamiento y la competición puede ser un enfoque práctico importante para considerar.

La determinación de las demandas y los requerimientos de proteínas en la dieta es un proceso complejo que implica medir las diversas estructuras moleculares de las proteínas. Una técnica para examinar las necesidades de proteínas es medir y comparar la cantidad de proteína o nitrógeno ingerido frente a la cantidad de nitrógeno excretado. Esta técnica se denomina **balance de nitrógeno**. Recuérdese que, a diferencia de otros macronutrientes (lípidos, carbohidratos), los aminoácidos que componen las proteínas también incluyen nitrógeno y, por tanto, el consumo y uso de proteínas puede estimarse mediante la ingesta y excreción de nitrógeno por el cuerpo. El **balance de nitrógeno positivo** se produce cuando se ingiere más nitrógeno del que se excreta, e indica que el cuerpo retiene nitrógeno y que se utilizan aminoácidos para sintetizar el tejido corporal. El **balance de nitrógeno negativo**, en cambio, refleja la excreción de más nitrógeno del que se ingiere, e indica que se están utilizando aminoácidos en el metabolismo. El balance de nitrógeno positivo indica una mayor síntesis de tejidos corporales que la degradación o un estado anabólico en el cuerpo. Por otro lado, el balance negativo indica la movilización de aminoácidos de los tejidos corporales o un estado catabólico en el cuerpo.

Los estudios centrados en el balance de nitrógeno indican que, durante el entrenamiento de fuerza y en deportistas con entrenamiento de fuerza, la ingesta de proteínas de 1.4-2.2 $g \cdot kg$ de masa corporal$^{-1} \cdot$día^{-1} da como resultado un balance de nitrógeno positivo,

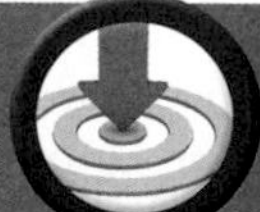

CUADRO 10-7 APLICACIÓN DE LA INVESTIGACIÓN

Cálculo de calorías a partir de carbohidratos, proteínas y grasas

Calcular la cantidad de calorías en una dieta y el porcentaje de calorías de cada macronutriente cuando se conocen las cantidades de carbohidratos, proteínas y grasas en la dieta es relativamente simple. Cuando se metabolizan, se obtienen 4 $kcal \cdot g^{-1}$ (17 $kJ \cdot g^{-1}$) de los carbohidratos, 4 $kcal \cdot g^{-1}$ (17 $kJ \cdot g^{-1}$) de las proteínas y 9 $kcal \cdot g^{-1}$ (37 $kJ \cdot g^{-1}$) de la grasa. A continuación, se muestra cómo calcular la cantidad de calorías en una dieta y el porcentaje de calorías de cada macronutriente:

- 90 g de proteína × 4 $kcal \cdot g^{-1}$ = 360 kcal
- 300 g de carbohidratos × 4 $kcal \cdot g^{-1}$ = 1 200 kcal
- 60 g de grasa × 9 = 540 kcal
- kcal totales = 360 kcal + 1 200 kcal + 540 kcal
- kcal totales = 2 100 kcal
- Porcentaje de kcal de un macronutriente = kcal total/kcal del macronutriente
- Porcentaje de kcal de proteína = 360 kcal / 2 100 kcal
- Porcentaje de kcal de proteína = 0.17 = 17 %
- Porcentaje de kcal de carbohidratos = 1 200 kcal / 2 100 kcal = 0.57 = 57 %
- Porcentaje de kcal de grasa = 540 kcal / 2 100 kcal = 0.26 = 26 %

Nótese que, si la cantidad total de calorías en la dieta aumenta y el porcentaje de calorías de cada macronutriente es constante, la cantidad total de cada macronutriente aumenta. Por ejemplo, mantener el 17 % de las calorías totales de las proteínas y aumentar el consumo calórico total a 2 500 kcal da como resultado los siguientes gramos totales de ingesta de proteínas:

- Kcal de proteína = 2 500 kcal × 0.17
- Kcal de proteína = 425 kcal de proteína
- Gramos de proteína = 425 kcal/$kcal \cdot g^{-1}$
- Gramos de proteína = 106 gramos

lo que indica un aumento neto en la síntesis de proteínas musculares[1,9,77,142,152]. Además, se ha recomendado que las proteínas representen entre el 25 % y el 35 % del número total de calorías consumidas por los deportistas con entrenamiento de fuerza. El manejo de la ingesta de proteínas adecuada se complica cuando los deportistas deben reducir la cantidad de calorías para entrar en una categoría por peso o por las demandas de la imagen corporal (p. ej., lucha libre, gimnasia) (cuadro 10-8). Según la International Society of Sports Nutrition, se requieren de 1.4-2.0 g·kg de masa corporal^{-1}·día^{-1} para desarrollar y mantener la masa muscular, y, con el entrenamiento de fuerza con restricción de calorías, la proteína debe oscilar entre 2.3-3.1 g·kg de masa corporal^{-1}·día^{-1}.[160] No debe sorprender que en los deportes que requieren una combinación de resistencia y fuerza también se requiera una mayor ingesta de proteínas que la CDR. En términos prácticos, para el desarrollo efectivo de músculo en un entrenamiento de fuerza progresivo se requiere una mayor ingesta de proteínas que la que se requeriría si el objetivo fuera solo mantener la masa muscular[114]. Curiosamente, algunos deportistas de resistencia que realizan un entrenamientos de alto volumen con un alto gasto energético y degradación de tejidos pueden necesitar una

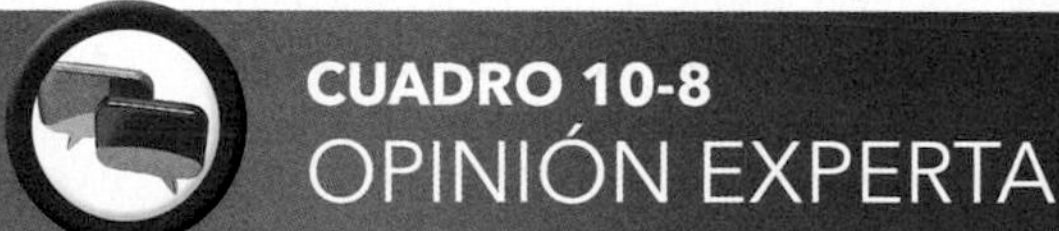

CUADRO 10-8
OPINIÓN EXPERTA

Mantenimiento de la masa muscular con reducción de calorías en deportes sensibles al peso

Catherine Saenz, PhD, RD CSCS
Assistant Professor
Exercise Physiology Laboratory
Brooks Rehabilitation College of Healthcare Sciences
Jacksonville University
Jacksonville, Florida

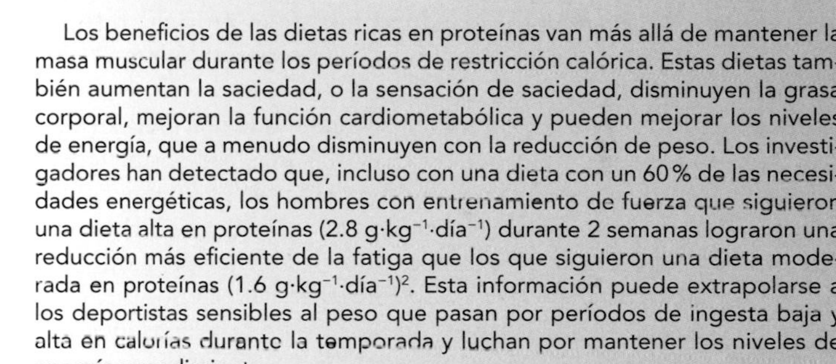

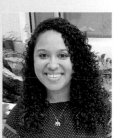

Los deportes sensibles al peso a menudo requieren modificar el peso de quienes los practican para cumplir con los requisitos de la competición, para lograr una apariencia estética requerida por el deporte o para igualar la relación potencia/peso a fin de optimizar el rendimiento. Ejemplos de estos deportes son, entre otros, la lucha libre, boxeo, culturismo, gimnasia, ciclismo, buceo, remo o la danza. Muchos de los deportistas que los practican pasan la temporada haciendo dietas yoyó y restringiendo las calorías. A lo largo de la temporada, sus demandas de entrenamiento y rendimiento aumentan, pero su capacidad para mantener su peso a través de la ingesta nutricional disminuye drásticamente. Cuando las calorías disminuyen mucho y demasiado rápido, como ocurre a menudo durante las dietas restrictivas crash, populares entre los deportes sensibles al peso, el cuerpo descompone las proteínas, en lugar de las grasas. Por tanto, aunque estos deportistas están intentando perder grasa corporal, muchos terminan perdiendo valiosa masa muscular, lo que afecta directamente la salud y el rendimiento, pues mantener y aumentar la masa muscular es extremadamente importante para los deportistas. Los aumentos de dicha masa ayudan con la resistencia, fuerza, potencia y el desarrollo de la fuerza, así como reducen los índices de lesiones. Los deportistas con pérdida muscular suelen tener un mayor riesgo de sufrir lesiones, y su rendimiento y capacidad de recuperación, además, disminuyen. Por tanto, encontrar estrategias para mantener la masa muscular durante la restricción calórica es imperativo para la salud y el rendimiento en los deportes sensibles al peso.

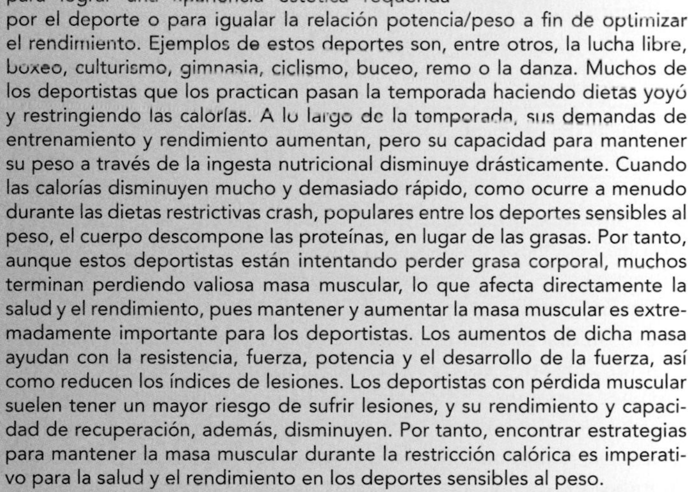

Se recomienda que los deportistas aumenten su ingesta de proteínas por encima de la cantidad diaria recomendada de 0.8 g·kg^{-1}·día^{-1} para satisfacer las demandas de descomposición y recuperación asociadas con el deporte. La proteína de la dieta varía entre 1.2-2.2 g·kg^{-1}·día^{-1} para los deportistas, pero se recomienda que los que dependen del peso aumenten aún más la ingesta de proteínas. Las dietas altas en proteínas pueden mantener y, en algunos casos, aumentar la masa muscular, incluso cuando se consume una dieta hipocalórica. Los científicos han estudiado cómo las dietas ricas en proteínas afectarían la pérdida de peso en deportistas jóvenes, activos y con sobrepeso que participan en un programa de entrenamiento de alta intensidad durante 4 semanas. Los participantes fueron sometidos a una dieta baja en calorías al 40 % y se dividieron en un grupo de proteína en cantidades altas o moderadas. El grupo con ingesta alta de proteínas (2.4 g·kg^{-1}·día^{-1}) mejoró la composición corporal significativamente mejor que el grupo con ingesta moderada (1.6 g·kg^{-1}·día^{-1}), a pesar de que los dos grupos consumieron cantidades similares de carbohidratos y grasas y también de calorías[3].

Los beneficios de las dietas ricas en proteínas van más allá de mantener la masa muscular durante los períodos de restricción calórica. Estas dietas también aumentan la saciedad, o la sensación de saciedad, disminuyen la grasa corporal, mejoran la función cardiometabólica y pueden mejorar los niveles de energía, que a menudo disminuyen con la reducción de peso. Los investigadores han detectado que, incluso con una dieta con un 60 % de las necesidades energéticas, los hombres con entrenamiento de fuerza que siguieron una dieta alta en proteínas (2.8 g·kg^{-1}·día^{-1}) durante 2 semanas lograron una reducción más eficiente de la fatiga que los que siguieron una dieta moderada en proteínas (1.6 g·kg^{-1}·día^{-1})[2]. Esta información puede extrapolarse a los deportistas sensibles al peso que pasan por períodos de ingesta baja y alta en calorías durante la temporada y luchan por mantener los niveles de energía y rendimiento.

A pesar de los beneficios que una dieta alta en proteínas puede ofrecer a aquellas personas que practican un deporte sensible al peso, las preocupaciones de salud relacionadas con una ingesta demasiado alta de proteínas a menudo se citan como una razón en contra de su seguimiento. Sin embargo, investigaciones recientes han destacado que las personas sanas y activas pueden consumir una dieta muy rica en proteínas sin ningún efecto negativo sobre la salud. Por ejemplo, un grupo de deportistas de fuerza bien entrenados, compuesto por hombres y mujeres, participó en un programa de entrenamiento de fuerza intensa periodizado. Se dividieron en dos grupos, uno con una dieta moderadamente alta en proteínas (2.3 g·kg^{-1}·día^{-1}) y el otro con una dieta muy alta en proteínas (3.4 g·kg^{-1}·día^{-1}). Los deportistas que siguieron la dieta muy alta en proteínas mostraron mayores mejoras en la composición corporal y, además, no experimentaron efectos perjudiciales por consumir una dieta más de cuatro veces superior a los niveles dietéticos recomendados[1]. Investigaciones adicionales podrán ayudar a comprender mejor los beneficios y los riesgos potenciales, si los hay, de las dietas muy ricas en proteínas.

Este tipo de dietas son recomendables para los deportistas que practican deportes sensibles al peso. Si bien se necesita investigación adicional para determinar las cantidades óptimas de proteína, está bien aceptado que el aumento de su ingesta en la dieta habitual, siempre y cuando proceda de fuentes de alta calidad, puede favorcer los cambios de peso más efectivos y reales y mejorar la composición corporal, la energía y la recuperación.

Bibliografía

1. Antonio J, Ellerbroek A, Silver T, et al. A high-protein diet (3.4 g/kg/d) combined with a heavy resistance training program improves body composition in healthy trained men and women—a follow-up investigation. *J Int Soc Sports Nutr.* 2015;12:1–9.
2. Helms ER, Zinn C, Rowlands DS, et al. High-protein, low-fat, short-term diet results in less stress and fatigue than moderate-protein, moderate-fat diet during weight loss in male weightlifters: a pilot study. *Int J Sport Nutr Exerc Metab.* 2015;25(2):167–170.
3. Longland TM, Oikawa SY, Mitchell CJ, et al. Higher compared with lower dietary protein during an energy deficit combined with intense exercise promotes greater lean mass gain and fat mass loss: a randomized trial. *Am J Clin Nutr.* 2016;103(3):738–746.

mayor ingesta regular de proteínas para mantener los procesos de reparación diarios. Por tanto, aunque se necesita más investigación sobre los requerimientos de proteínas de quienes se someten a un entrenamiento intenso, la evidencia hasta la fecha sugiere que los requerimientos de proteínas de los deportistas son mucho mayores que la CDR, incluso para los deportistas experimentados. Además, recientemente se ha documentado que los soldados del ejército pueden beneficiarse de una mayor ingesta de proteínas (1.2-1.8 g·kg de masa corporal^{-1}·día^{-1}) superior a los 0.8 g·kg de masa corporal^{-1}·día^{-1} de la CDR debido a demandas físicas, incluido un alto grado de entrenamiento de resistencia, situaciones estresantes y la necesidad de reparación y recuperación rápidas[38,126].

Dietas altas en proteínas

Una dieta alta en proteínas se corresponde con cualquier dieta superior a la CDR estándar de 0.8 g·kg de masa corporal^{-1}·día^{-1}. Por tanto, las conclusiones de diferentes estudios dependen en gran medida de la definición operativa del nivel de ingesta de proteínas. Como se ha señalado anteriormente, la restricción calórica combinada con el entrenamiento de fuerza puede aumentar la necesidad de proteínas. Normalmente, cuando su ingesta es muy alta o superior a 2.45 g·kg de masa corporal^{-1}·día^{-1}, gran parte de la proteína se oxida.

En la actualidad, parece estar bien aceptado que una dieta rica en proteínas puede ser perjudicial para las personas con insuficiencia renal. Pero hay poca evidencia de que sea peligroso para las personas sanas, a pesar de la necesidad de que los riñones eliminen el exceso de desechos nitrogenados (recuérdese que las proteínas, a diferencia de los carbohidratos y las grasas, contienen nitrógeno) [30,75]. Una revisión reciente encontró que las dietas altas en proteínas mejoran eficazmente la composición corporal mediante un amplia variedad de vías metabólicas diferentes[101].

Con base en lo que se definió como una dieta rica en proteínas de 1.3 g·kg de masa corporal^{-1}·día^{-1} en comparación con la CDR estándar, se encontró que los adultos mayores (de 55 a 80 años) con obesidad y que se sometieron a un programa de pérdida de peso de 10 semanas, con o sin un programa de entrenamiento de fuerza, mostraron una pérdida de peso moderada, pero solo aquellos que realizaron entrenamiento de fuerza combinado con una dieta alta en proteínas aumentaron significativamente la masa libre de grasa[150].

Sin embargo, en una investigación reciente centrada en aumentar la proteína en la dieta por encima de 2.2 g·kg de masa corporal^{-1}·día^{-1} se han observado efectos adversos mínimos sobre la salud, si es que los hay. En un estudio, el seguimiento de una dieta con ingesta de proteínas casi tres veces mayor que la CDR en mujeres deportistas con entrenamiento activo no desencadenó efectos adversos sobre la densidad mineral ósea (DMO) lumbar o la función renal[2]. Se necesitan más investigaciones para comprender mejor cómo estas dietas afectan otros marcadores de salud y rendimiento tales como la composición corporal, la función renal, la salud metabólica y la función a largo plazo. Un factor que puede dificultar la interpretación de los efectos de una dieta alta en proteínas es que no existe una definición generalmente aceptada de dietas altas en proteínas o bajas en carbohidratos. Por ejemplo, las dietas populares para bajar de peso se caracterizan por ser bajas en carbohidratos (Atkins), bajas en grasas (*Weight Watchers*), ultrabajas en grasas (Ornish) y moderadas en proteínas (Zone). Aunque no hay una definición formal de las dietas muy bajas en carbohidratos, por lo general requieren menos de 50 g·día^{-1} de carbohidratos o menos del 10 % de las calorías totales procedentes de los carbohidratos. Esto suele inducir la ingesta aproximada del 60 % al 65 % del total de las calorías procedentes de la grasa y del 20 % al 25 % procedentes de las proteínas.

Por tanto, una dieta muy baja en carbohidratos podría definir también una dieta alta en grasas y moderada en proteínas, ya que entre el 20 % y el 25 % de las calorías totales procedentes de las proteínas se encuentran dentro del rango medio de lo normalmente recomendado (20 % al 35 % de calorías totales procedentes de proteínas). En las dietas bajas en carbohidratos bien formuladas, las proteínas se mantienen dentro de los niveles normales, o pueden reducir las cetonas y sacar al individuo de la cetosis, lo que es precisamente un componente clave de las dietas bajas en carbohidratos bien formuladas.

Un factor que puede dificultar la interpretación de los efectos de una dieta alta en proteínas es que no existe una definición generalmente aceptada de esta dieta. Este tipo de dietas suelen contener algo por encima del 35 % recomendado de proteínas en la dieta. A menudo se consideran dietas bajas en carbohidratos, ya que el aumento de proteínas en la dieta reemplaza, hasta cierto punto, la ingesta de carbohidratos; los niveles de grasa en estos casos no se modifican. Estas dietas también pueden ser demasiado bajas en calorías o demasiado bajas en nutrientes esenciales. Por tanto, una dieta rica en proteínas debe incluir niveles adecuados de ingesta energética, así como nutrientes esenciales. Si estas dietas también son bajas en carbohidratos, es decir, algo por debajo del 45 % recomendado de carbohidratos dietéticos, un aumento excesivo de las proteínas dietéticas puede provocar sensación de letargo o fatiga. Los motivos son varios, incluido el concepto de que la proteína dietética está destinada a mantener las necesidades estructurales, pero no a ser la principal fuente de energía para el cuerpo.

Las dietas altas en proteínas que también reducen los carbohidratos y disminuyen las grasas en la dieta son un desafío, ya que la mayoría de las necesidades energéticas se satisfacen a través de los carbohidratos y/o las grasas. Tanto las dietas altas en carbohidratos como las altas en grasas pueden satisfacer las necesidades energéticas y de salud de un deportista. Los niveles más altos de proteínas en estas dietas, de entre el 25 % y el 35 %, pueden ayudar a satisfacer las demandas del ejercicio. Las dietas ricas en proteínas han mostrado algunos aumentos en el rendimiento y beneficios positivos para la salud, como la pérdida de peso y la mejora del perfil de lípidos séricos[78]. Sin embargo, se necesita más investigación para dilucidar los posibles beneficios de las dietas altas en proteínas y cómo pueden utilizarse en las intervenciones dietéticas.

Las dietas ricas en proteínas no son lo mismo que una dieta baja en carbohidratos bien formulada (también llamada dieta cetógena bien formulada). Existen algunas similitudes; por ejemplo, cuando hay poca disponibilidad de carbohidratos, se inicia la formación de cuerpos cetónicos. El aumento de cuerpos cetónicos en la sangre y la orina se denomina **cetosis**, que se usa en algunos estudios como un indicador de una dieta baja en carbohidratos, ya que su cumplimiento causará cetosis. La producción de concentraciones de cetonas muy por debajo de la cetosis diabética es clave para obtener los beneficios para la salud y el rendimiento de una dieta baja en carbohidratos bien formulada[100,112,153,155,157]. Los **cuerpos cetónicos** (Fig. 10-4) son moléculas que tienen un grupo C=O, o grupo carbonilo, entre dos carbonos. Curiosamente, demasiada proteína es «anticetógena», lo que reduce la eficacia de una dieta cetógena bien formulada, y es por eso que, para no inhibir el uso de grasas, la ingesta de proteínas se mantiene en los niveles normales.

Por el contrario, una adaptación metabólica a las dietas altas en proteínas que requiere varias semanas para producirse es la descomposición incompleta de los lípidos. Durante los períodos de baja disponibilidad de carbohidratos, los cuerpos cetónicos proporcionan un sustrato metabólico alternativo que se usa en lugar de la glucosa. Una vía para formar cuerpos cetónicos es a partir de la descomposición de acetil-CoA (*v.* cap. 3), como se muestra en la figura 10-4. Además, la cetosis suprime el apetito, que es un aspecto de una dieta alta en proteínas que ayuda a perder peso. Sin embargo, las concentraciones de cuerpos cetónicos con dietas ricas en proteínas no están en el rango de la peligrosa cetosis diabética.

Suplementos de proteínas antes, durante y después del entrenamiento

Como se ha visto, la proteína es necesaria para la salud y el rendimiento, pero a veces es todo un desafío obtener todos los requisitos sin (1) consumir calorías en exceso u (2) obtener el tipo correcto de nutrientes para satisfacer las necesidades de un individuo. La suplementación con proteínas en forma de barritas, polvo o refrigerios y bebidas con alto contenido de proteínas puede ser valiosa para ayudar a abordar estos desafíos. Son importantes no solo para quienes realizan entrenamiento de fuerza, sino para todo tipo de deportistas, incluidos los de resistencia. Quienes realizan entrenamientos de gran volumen e intensidad necesitan una mayor ingesta de proteínas, en comparación con las personas sedentarias, porque tienen mayores requerimientos de proteínas debido a la degradación de los tejidos (*v.* la sección «Proteínas»). Por ejemplo, el personal militar puede beneficiarse de una ingesta de proteínas (1.2-1.8 g·kg de masa corporal^{-1}·día^{-1}) superior a la CDR (0.8 g·kg de masa corporal^{-1}·día^{-1}) debido a la demandas, incluidos un alto volumen de entrenamiento de resistencia y situaciones potencialmente estresantes[38,126]. La suplementación con proteínas a menudo se asocia con el entrenamiento de fuerza; en realidad, el aumento de la intensidad en cualquier tipo de entrenamiento, incluido el de resistencia, podría requerir proteínas para mantener o aumentar la masa libre de grasa. El entrenamiento de alto volumen e intensidad aumenta el daño al tejido músculo esquelético, especialmente en las primeras fases del ciclo de entrenamiento. Se necesita una ingesta adecuada de proteínas para proporcionar los aminoácidos necesarios para la reparación y la remodelación de los tejidos y otros compuestos a base de proteínas (p. ej., enzimas, algunas hormonas)[66]. Por el contrario, el entrenamiento de fuerza suele tener como objetivo un aumento de la masa libre de grasa, que requiere una mayor ingesta de proteínas. En las siguientes secciones, se explorarán los posibles beneficios de la suplementación con proteínas durante los entrenamientos de fuerza y resistencia.

Entrenamiento de fuerza y suplementación con proteínas

El momento de la ingesta de proteínas ha suscitado un gran interés en cuanto al momento óptimo y el momento en que estas se necesitan. En los estudios se ha constatado que el momento de la ingesta puede ser eficaz para promover el metabolismo anabólico[3,66,131]. También se ha planteado la hipótesis de que, cuando la ingesta de proteínas es superior a 2.2 g·kg de masa corporal^{-1}·día^{-1}, la administración de proteínas en relación con el entrenamiento puede no ser tan efectiva, en función de la distancia entre las comidas y el entrenamiento. Las investigaciones afirman que la ingesta óptima de proteínas de una calidad adecuada durante todo el día puede ayudar en el rendimiento y la recuperación en el deporte. Sin embargo, los momentos específicos próximos al ejercicio pueden conducir a una síntesis de proteínas aún mayor. Por ejemplo, la ingestión e infusión de aminoácidos, con o sin carbohidratos, estimula la síntesis de proteínas, especialmente después del ejercicio de fuerza[19,152]. La ingestión de proteínas inmediatamente antes de[145] o dentro de las 3 h posteriores al ejercicio[10,122] resultan en un aumento de su sín-

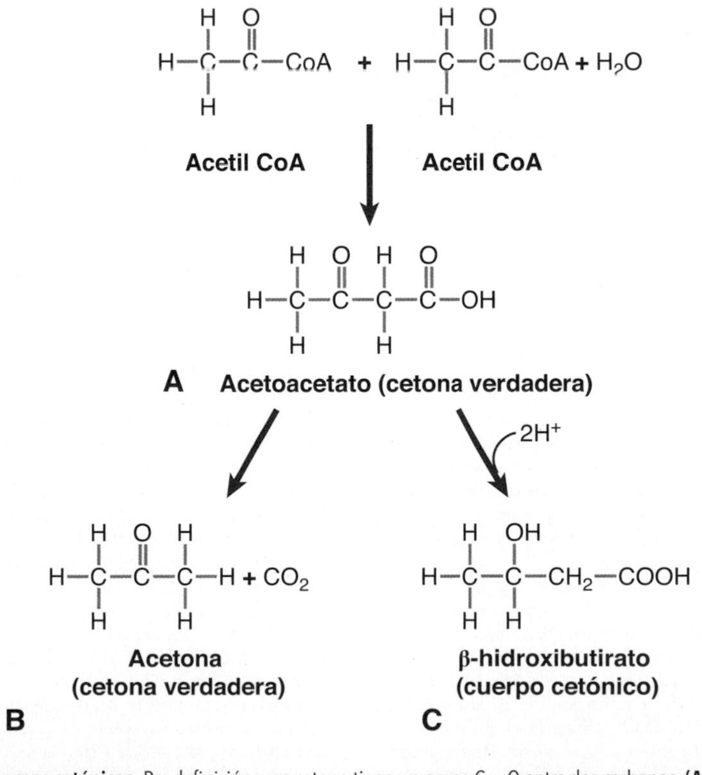

Acetil CoA + Acetil CoA + H_2O

A Acetoacetato (cetona verdadera)

$2H^+$

B Acetona (cetona verdadera) + CO_2

C β-hidroxibutirato (cuerpo cetónico)

FIGURA 10-4. Método de formación de cuerpos cetónicos. Por definición, una cetona tiene un grupo C = O entre dos carbonos. **(A)** La condensación de dos acetil-CoA da como resultado una cetona: acetoacetato. **(B)** El acetoacetato puede perder una molécula de dióxido de carbono y formar otra cetona. **(C)** El acetoacetato puede tener dos hidrógenos agregados y formar un cuerpo cetónico. El acetoacetato y la acetona son cetonas verdaderas, mientras que el β-hidroxibutirato no es una cetona verdadera, pero se denomina cuerpo cetónico porque se forma durante la cetosis. La producción de cetonas en la dieta es vital para tener los beneficios de una dieta baja en carbohidratos bien formulada.

tesis. Este aumento parece estar relacionado no solo con un mayor suministro de aminoácidos, sino también con un entorno anabólico más favorable debido a los cambios inducidos por el ejercicio en las concentraciones hormonales, como un aumento de la insulina y de la hormona del crecimiento[152].

Aunque la ingestión de proteínas y carbohidratos inmediatamente antes o después de una sesión de entrenamiento de fuerza aumenta la síntesis de proteínas, en varios estudios en los que se utilizó el mismo suplemento (6 g de aminoácidos esenciales y 35 g de sacarosa) se indicó que la suplementación inmediatamente antes del ejercicio maximiza la síntesis[122,145] El concepto de sincronización de nutrientes para la proteína se ha puesto en tela de juicio porque, para lograr maximizar la síntesis de proteínas musculares, quizá bastaría con una simple ingesta adecuada de proteínas y calorías[131]. Para una mejor definición de los beneficios del momento preciso en que se ingieren las proteínas antes y después de un entrenamiento, son necesarios más estudios en los que se controle mejor su ingesta[3]. El aumento de la síntesis de proteínas con la suplementación antes del ejercicio puede estar relacionado con un aumento del flujo sanguíneo durante el ejercicio, lo que aumenta la disponibilidad de aminoácidos para su síntesis en el músculo activo[146,152].

Otra explicación podría ser que la síntesis de proteínas es estimulada tanto con el ejercicio como con una mayor respuesta de la insulina (la insulina estimula la absorción de carbohidratos y aminoácidos por los tejidos) cuando se administra un suplemento de proteínas y carbohidratos antes del ejercicio, y que el aumento de la síntesis continúa después del ejercicio. También se ha informado que la suplementación con proteínas después del ejercicio, particularmente justo después de una sesión de entrenamiento de fuerza, puede aumentar efectivamente la síntesis de proteínas musculares[35]. Al parecer, consumir proteínas adicionales durante el período en el que los músculos están reparando el tejido dañado por el ejercicio intenso de levantamiento de pesas produce ganancias en la masa muscular. Se ha descubierto que este efecto reparador de las proteínas es especialmente valioso durante períodos prolongados (es decir, varios meses) de entrenamiento de alta intensidad, cuando el rendimiento suele verse afectado por un daño tisular excesivo y acumulativo[123]. El consumo adecuado de proteínas a lo largo del día

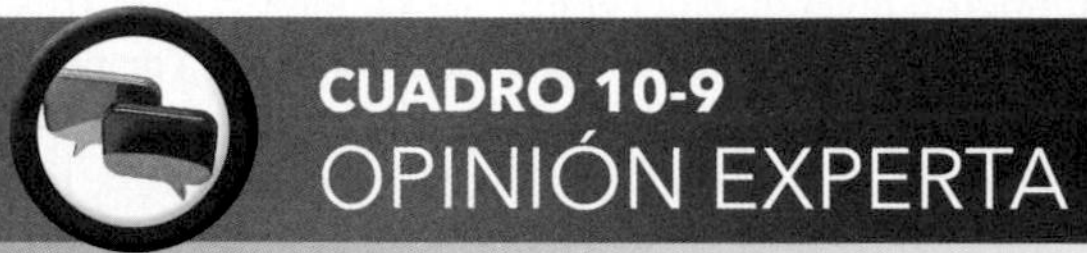

CUADRO 10-9
OPINIÓN EXPERTA

Suplementación para mejorar la acumulación de proteínas musculares después de una sesión de entrenamiento con ejercicios de fuerza

John L. Ivy, PhD, FACSM
Teresa Lozano Long Endowed Chair
Emeritus
The University of Texas
Austin, Texas

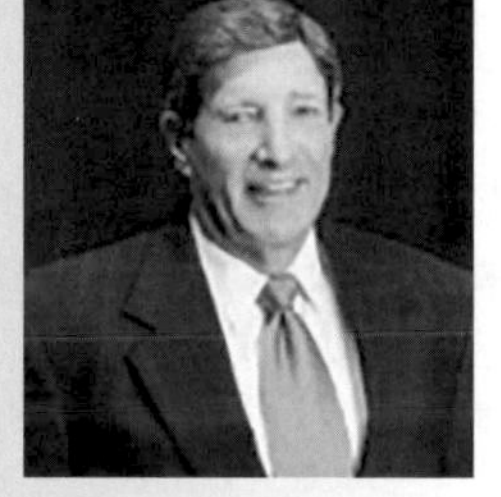

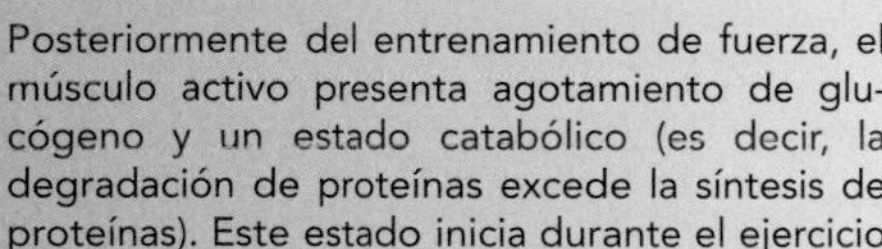

Posteriormente del entrenamiento de fuerza, el músculo activo presenta agotamiento de glucógeno y un estado catabólico (es decir, la degradación de proteínas excede la síntesis de proteínas). Este estado inicia durante el ejercicio debido a un aumento de las hormonas catabólicas, como el cortisol, y una disminución de las hormonas anabólicas, como la insulina. El resultado es un aumento de la degradación y daño muscular que continúa después del ejercicio a menos que se tomen medidas para revertir este desequilibrio en el metabolismo de las proteínas. El consumo de los tipos y concentraciones apropiados de macronutrientes, así como la programación adecuada de dicho consumo, permite limitar la condición catabólica y mejorar el potencial anabólico inducidos por el ejercicio de fuerza.

El aumento de las concentraciones de aminoácidos esenciales en la sangre suscitará la síntesis de proteínas, especialmente después del ejercicio. También se ha descubierto que la insulina promueve la síntesis de proteínas musculares si existen concentraciones suficientes de aminoácidos, pero que también disminuye la degradación de estas. Se ha descubierto que el aumento simultáneo de las concentraciones de insulina y aminoácidos tiene un efecto aditivo sobre la síntesis de proteínas y reduce la degradación muscular, lo que mejora la acumulación de proteínas[1,8].

Para aumentar las concentraciones séricas de insulina y aminoácidos puede ser muy útil administrar un suplemento o comida con contenido proteico y de carbohidratos. Esta combinación tiene un efecto sinérgico sobre la secreción de insulina. El carbohidrato o la mezcla de carbohidratos debe ser fácilmente digerible y tener un alto índice glucémico, lo que produce una respuesta elevada de la insulina. La proteína debe contener los 20 aminoácidos y tener una alta concentración de los aminoácidos esenciales. El suero, una proteína a base de leche, tiene un perfil proteico muy eficaz. Boirie y cols.[2] encontraron un aumento del 68 % y del 32 % de la síntesis de proteínas con la suplementación con suero y de caseína, respectivamente. Sin embargo, la respuesta anabólica fue más duradera con la caseína. Recientemente, se informó que la suplementación después del ejercicio con una combinación de suero, soja y caseína aumenta la síntesis de proteínas, en comparación con la proteína de suero sola[9]. Por tanto, para un efecto anabólico máximo, podría valer la pena considerar un suplemento con una mezcla de proteínas después del ejercicio.

El momento de la suplementación con proteínas y carbohidratos es fundamental. El ejercicio aumenta el potencial anabólico del músculo, pero con el tiempo, esta mayor sensibilidad a la activación de macronutrientes disminuye. Por ejemplo, Levenhagen y cols.[7] notificaron un incremento de aproximadamente tres veces de la síntesis de proteínas cuando la suplementación se administró inmediatamente después del ejercicio. En cambio, no se produjo ningún aumento cuando se administró 3 h después. En varios estudios bien controlados de entrenamiento con ejercicios de fuerza[1,4-6,10] se encontró que las ganancias en la masa corporal magra, el área transversal de las fibras musculares y la fuerza eran del 40 % al 120 %, del 50 % al 300 % y del 30 % al 100 % mayores, respectivamente, cuando la suplementación se administró poco antes o poco después del entrenamiento, en comparación con momentos anteriores o posteriores del día.

El consumo de un suplemento de carbohidratos y proteínas durante e inmediatamente después del ejercicio reducirá la degradación de las proteínas y limitará el daño muscular. Cockburn y cols.[3] encontraron que la suplementación inmediata y 2 h después del ejercicio con un suplemento de carbohidratos/proteínas en vez de un carbohidrato o un placebo sin valor nutricional redujo significativamente los marcadores séricos de daño muscular y mejoró el índice de recuperación durante un período de 4 h.

La cantidad de proteínas y carbohidratos a consumir también es importante. Si se suplementa solo después del ejercicio, se recomienda una concentración de carbohidratos que aumente significativamente las concentraciones de insulina plasmática y sea suficiente para restaurar sustancialmente el glucógeno muscular. Esto equivaldría a entre 0.7 g y 0.8 g de carbohidratos por kg de peso corporal. La cantidad de proteína consumida debe proporcionar ~ 6.0 g a 8.0 g de aminoácidos esenciales. Esto se puede lograr con 25 g a 30 g de proteína. Un suplemento con dos partes de carbohidratos por una parte de proteína (p. ej., 2 g de dextrosa y 1 g de suero de leche) funciona muy bien. Si va a haber suplementación antes y después del ejercicio, la cantidad de carbohidratos y proteínas de ambas puede dividirse por igual.

En resumen, para suscitar un aumento de la acumulación neta de proteínas después del entrenamiento con ejercicios de fuerza, es importante administrar suplementos con carbohidratos y proteínas inmediatamente después del ejercicio. La suplementación durante el ejercicio también puede ser beneficiosa, ya que parece reducir el daño del tejido muscular que se produce durante y después del ejercicio, así como acelera la recuperación. Se recomiendan los carbohidratos simples con un alto índice glucémico. Se ha descubierto que la proteína de suero es la más eficaz. Sin embargo, puede resultar ventajoso usar una mezcla de proteínas, como suero y caseína. Los suplementos que contienen dos partes de carbohidratos por una parte de proteína se recomiendan para el entrenamiento de fuerza.

Bibliografía

1. Bird SP, Tarpenning KM, Marino E. Independent and combined effects of liquid carbohydrate/essential amino acid ingestion on hormonal and muscular adaptations following resistance training in untrained men. *Eur J Appl Physiol.* 2006;97:225–238.
2. Boirie Y, Dangin M, Gachon P, et al. Slow and fast dietary proteins differently modulate postprandial protein accretion. *Proc Nat Acad Sci (U S A).* 1997;94:14930–14935.
3. Cockburn E, Stevenson E, Hayes PR, et al. Effect of milk-based carbohydrate-protein supplement timing on the attenuation of exercise-induced muscle damage. *Appl Physiol Nutr Metab.* 2010;35:270–277.
4. Cribb PJ, Hayes A. Effects of supplement timing and resistance exercise on skeletal muscle hypertrophy. *Med Sci Sports Exerc.* 2006;38: 1918–1925.
5. Esmarck B, Andersen JL, Olsen S, et al. Timing of postexercise protein intake is important for muscle hypertrophy with resistance training in elderly humans. *J Physiol.* 2001;535:301–311.
6. Hulmi JJ, Kovanen V, Selänne H, et al. Acute and long-term effects of resistance exercise with or without protein ingestion on muscle hypertrophy and gene expression. *Amino Acids.* 2009;37:297–308.
7. Levenhagen DK, Gresham JD, Carlson MG, et al. Postexercise nutrient intake timing in humans is critical to recovery of leg glucose and protein homeostasis. *Am J Physiol.* 2001;280:E982–E993.
8. Miller SL, Tipton KD, Chinkes DL, et al. Independent and combined effects of amino acids and glucose after resistance exercise. *Med Sci Sports Exerc.* 2003;35:449–455.
9. Reidy PT, Walker DK, Dickinson JM, et al. Protein blend ingestion following resistance exercise promotes human muscle protein synthesis. *J Nutr.* 2013;143:410–416.
10. Willoughby DS, Stout JR, Wilborn CD. Effects of resistance training and protein plus amino acid supplementation on muscle anabolism, mass and strength. *Amino Acids.* 2007;32:467–477.

también es importante para asegurar un balance de nitrógeno positivo relacionado con el ejercicio.

Por tanto, la sincronización de los nutrientes también puede verse afectada por la cantidad y la calidad de las proteínas de la dieta ingeridas en otros momentos del día[136].

Los hallazgos de la investigación presentados anteriormente sugieren que existe una ventana de oportunidad relativamente grande que se extiende desde justo antes del inicio del ejercicio de fuerza hasta varias horas después, durante las cuales la suplementación con proteínas puede aumentar las actividades anabólicas dentro del tejido muscular. Pero, con independencia de cuándo se ingieran los suplementos de proteína en relación con las sesiones de entrenamiento de fuerza, parece que se requiere un cierto tiempo para que se produzca un aumento de la masa muscular. En un estudio, 4 semanas de entrenamiento de fuerza combinado con suplementos de proteínas no lograron estimular las ganancias en la masa muscular[81].

En otro estudio, no obstante, con un programa de entrenamiento de fuerza de 6 semanas combinado con suplementos de proteínas se lograron aumentos significativos de la masa muscular de todo el cuerpo[12,17]. Consúltese el cuadro 10-9 para obtener más información con respecto a la suplementación con proteínas en el entrenamiento de fuerza.

La calidad de los suplementos proteicos es un reflejo de la composición de aminoácidos del suplemento. La proteína de suero es una de las principales fuentes de proteínas, ya que contiene todos los aminoácidos esenciales y una gran cantidad de aminoácidos de cadena ramificada, leucina, isoleucina y valina (especialmente leucina). La leucina se ha identificado como el principal promotor de la síntesis de proteínas musculares para el músculo activo. En un estudio se constató que la suplementación con proteína de suero en hombres y mujeres no entrenados, en comparación con una suplementación con proteína de soja y un placebo de carbohidratos, produce aumentos significativamente mayores en la masa libre de grasa mientras se realiza un programa de entrenamiento de fuerza periodizado durante 9 meses[156].

En este trabajo se comparó una fuente animal de proteína de alta calidad, la proteína de suero, que es un subproducto de la elaboración del queso, y una fuente vegetal de alta calidad, la proteína de soja, que se aísla de la soja.

La ingesta de proteínas del suero, la soja y de los grupos carbohidratos, incluido el suplemento, fue de 1.4, 1.4 y 1.1 g·kg de masa corporal^{-1}, respectivamente. Con respecto al uso de proteína de soja como suplemento proteico primario, existe la preocupación acerca de la posibilidad de un aumento de estrógenos en los hombres que pueda reducir la capacidad de desarrollar músculo. Sin embargo, se ha constatado que, si bien no se produjeron aumentos en las concentraciones de estradiol sérico con la suplementación con soja (20 g·día^{-1}) durante 14 días mientras se realizaba ejercicio de fuerza, la respuesta de la testosterona al ejercicio disminuyó con la suplementación con proteína de soja[74]. En otro estudio se examinaron dos de las opciones de proteínas de la más alta calidad disponibles, el suero y la caseína, para identificar cómo ambas afectaban el rendimiento y los marcadores de salud muscular. Para ello, compararon la suplementación con proteína de suero (24 g) y la de caseína (24 g) en jugadores de baloncesto altamente entrenados durante 8 semanas de entrenamiento de fuerza. No se observaron diferencias en la fuerza, la composición corporal, la potencia y la agilidad entre ambas formas de suplementación[167]. El nivel de entrenamiento, el grado de desarrollo muscular previo alcanzado y la duración del programa de entrenamiento de fuerza pueden influir en la eficacia de un suplemento proteico y en las diferencias entre varios tipos de suplementos. Es importante asegurarse que contengan todos los aminoácidos esenciales, los nutrientes adecuados y un mínimo de azúcares añadidos o ingredientes bajos en nutrientes.

Parece que el uso de múltiples formas de proteínas durante el día permite un mantenimiento óptimo del nivel de disponibilidad de aminoácidos. Consúltese el cuadro 10-10 para entender por qué se incluyen otros ingredientes, además de las proteínas, en los suplementos proteicos.

Entrenamiento de resistencia y suplementación con proteínas

Los deportistas de resistencia no suelen preocuparse por lograr un aumento en la masa libre de grasa. Su preocupación se centra más en la recuperación entre las sesiones de entrenamiento y después de las competiciones, así como en los posibles aumentos en el rendimiento aeróbico. La recuperación incluye no solo mantener las concentraciones de glucógeno muscular, sino también la masa libre de grasa y la prevención del dolor muscular resultante del daño

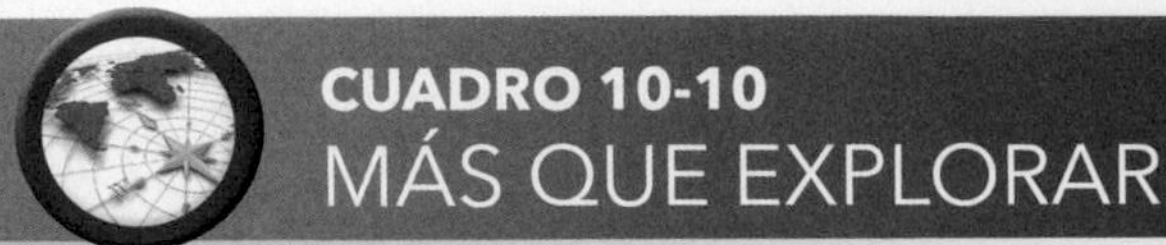

CUADRO 10-10
MÁS QUE EXPLORAR

¿Por qué hay hidroximetilbutirato (HMB) en los suplementos?

La adición de otros ingredientes a los suplementos más populares, como la proteína de suero, favorece la remodelación y la recuperación de los tejidos. Un suplemento popular que actualmente forma parte de muchas formulaciones es un compuesto denominado hidroximetilbutirato (HMB), que es un metabolito de la leucina, un aminoácido de cadena ramificada. El HMB apareció por primera vez a principios de la década de 1990 y sus efectos se han investigado desde entonces. Se supone que ayuda a aumentar la masa muscular, lo que puede producir mayor fuerza, y también se ha relacionado con una mejor recuperación del ejercicio. Los mecanismos por los cuales el HMB produce un aumento de la masa y la fuerza muscular incluyen el efecto positivo de la leucina en la vía de señalización de la diana de rapamicina en células de mamífero (mTOR) para la síntesis de proteínas, lo que disminuye la degradación de las proteínas debido al ejercicio y una mayor fuerza sarcolémica, que resiste el daño muscular causado por el estrés del ejercicio. En una revisión sistemática, que se indica a continuación, se concluyó que, cuando se combina con el entrenamiento de fuerza, la suplementación con HMB podría atenuar los marcadores de daño muscular, mejorar las respuestas inmunitarias y endocrinas agudas y mejorar la masa y la fuerza muscular inducidas por el entrenamiento. También se observó que la suplementación con HMB puede mejorar los marcadores de condición aeróbica cuando se combina con entrenamiento de intervalos de alta intensidad.

Lecturas adicionales

Baptista IL, Silva WJ, Artioli GG, et al. Leucine and HMB differentially modulate proteasome system in skeletal muscle under different sarcopenic conditions. *PLoS One*. 2013;8(10):e76752.

Fitschen PJ, Wilson GJ, Wilson JM, et al. Efficacy of β-hydroxy-β-methylbutyrate supplementation in elderly and clinical populations. *Nutrition*. 2013;29(1):29–36.

Gonzalez AM, Fragala MS, Jajtner AR, et al. Effects of β-hydroxy-β-methylbutyrate free acid and cold water immersion on expression of CR3 and MIP-1β following resistance exercise. *Am J Physiol Regul Integr Comp Physiol*. 2014;306(7):R483–R489.

Kraemer WJ, Hatfield DL, Volek JS, et al. Effects of amino acids supplement on physiological adaptations to resistance training. *Med Sci Sports Exerc*. 2009;41(5):1111–1121.

Molfino A, Gioia G, Rossi Fanelli F, et al. Beta-hydroxy-beta-methylbutyrate supplementation in health and disease: a systematic review of randomized trials. *Amino Acids*. 2013;45(6):1273–1292.

Nissen S, Sharp R, Ray M, et al. Effect of leucine metabolite beta-hydroxy-beta-methylbutyrate on muscle metabolism during resistance-exercise training. *J Appl Physiol (1985)*. 1996;81(5):2095–2104.

Portal S, Eliakim A, Nemet D, et al. Effect of HMB supplementation on body composition, fitness, hormonal profile and muscle damage indices. *J Pediatr Endocrinol Metab*. 2010;23(7):641–650.

Silva VR, Belozo FL, Micheletti TO, et al. β-Hydroxy-β-methylbutyrate free acid supplementation may improve recovery and muscle adaptations after resistance training: a systematic review. *Nutr Res*. 2017;45:1–9.

Willems ME, Sallis CW, Haskell JA. Effects of multi-ingredient supplementation on resistance training in young males. *J Hum Kinet*. 2012;33:91–101.

Wilson JM, Lowery RP, Joy JM, et al. The effects of 12 weeks of beta-hydroxy-beta-methylbutyrate free acid supplementation on muscle mass, strength, and power in resistance-trained individuals: a randomized, double-blind, placebo-controlled study. *Eur J Appl Physiol*. 2014;114(6):1217–1227.

muscular. Se ha encontrado que la ingestión de un suplemento de proteínas y carbohidratos posterior al ejercicio, en contraposición a uno compuesto únicamente de carbohidratos, mejora la síntesis de glucógeno[59]. Esto indica que, después del ejercicio de resistencia, la ingesta de proteínas puede influir en la síntesis de glucógeno en el músculo. Las investigaciones indican que la ingestión de proteínas y carbohidratos después del ejercicio, en comparación con los carbohidratos solos, aumenta la respuesta de la insulina[7,62,148], lo que resulta en una mayor absorción de carbohidratos por el tejido muscular.

Debido a que el daño muscular inducido por el entrenamiento puede causar no solo dolor, sino también deterioro del rendimiento, los investigadores han estudiado si la composición de un suplemento durante períodos de entrenamiento intenso puede atenuar, o incluso eliminar, el daño muscular. Dos grupos de científicos han informado que, en comparación con un suplemento compuesto únicamente por carbohidratos, un suplemento que contiene una combinación de proteínas y carbohidratos es más efectivo no solo para estimular la síntesis de proteínas musculares[82], sino también para reducir el daño y el dolor musculares[99,130]. Parece, entonces, que los deportistas de resistencia, como aquellos con entrenamiento de fuerza, pueden beneficiarse del consumo de suplementos proteicos.

Tipo de aminoácidos en los suplementos

La composición de aminoácidos de un suplemento proteico es una consideración importante. Los aminoácidos pueden clasificarse como esenciales o no producidos por el cuerpo, por lo que deben consumirse, o no esenciales o que puede producir el cuerpo (*v.* cap. 2). Además, pueden clasificarse entre aquellos que son de cadena ramificada y los que son de cadena no ramificada (tabla 10-4). Los aminoácidos esenciales parecen ser los principales estimuladores de la síntesis de proteínas musculares, con poca contribución de los no esenciales[10,152,169]. Además de su papel como sustratos para la oxidación y, por tanto, para la producción de ATP, los aminoácidos de cadena ramificada (BCCA, *branched-chain amino acids*), en particular la leucina, son los que más estimulan la síntesis de proteínas del músculo esquelético[68]. Por tanto, puede ser importante incluir aminoácidos esenciales y BCCA en un suplemento proteico, especialmente cuando el objetivo de la suplementación es aumentar o mantener la masa libre de grasa.

Tabla 10-4. Tipos de aminoácidos

Esenciales	No esenciales
Histidina	Alanina
Isoleucina (BCCA)	Arginina
Leucina (BCCA)	Asparagina
Lisina	Ácido aspártico
Metionina	Cisteína
Fenilalanina	Ácido glutámico
Treonina	Glutamina
Triptófano	Glicina
Valina (BCCA)	Prolina
	Serina
	Tirosina

BCCA, aminoácido de cadena ramificada.

Tipos de suplementos proteicos

Los suplementos contienen varios tipos de proteínas, y estas se utilizan en combinación con varios suplementos. Cualquier suplemento debe evaluarse, incluidas las proteínas, para determinar que el producto es de alta calidad y libre de sustancias prohibidas, lo cual es importante para los deportistas que deben someterse a pruebas de dopaje[93]. Los aminoácidos libres, los aislados de aminoácidos y los BCCA pueden aumentar la concentración sérica de aminoácidos fácilmente disponible para su uso en los tejidos, más comúnmente el músculo esquelético en estado de reparación y reconstrucción, donde son necesarios debido a los efectos del ejercicio. Los aislados de aminoácidos se producen mediante la separación de los componentes de una proteína, como el suero. Esto produce una fuente de aminoácidos que puede contener el 90 % de proteína, que es baja en lactosa, colesterol y grasas. El suero, la soja y la caseína son fuentes bien conocidas de proteínas en los suplementos (la proteína de suero es la más popular). Esto se debe a que tiene actividades biológicas que pueden ser mayores (es decir, antiinflamatorias), tiene un alto contenido de leucina, se absorbe con rapidez y aumenta rápidamente la concentración de aminoácidos séricos, junto con un incremento más pronunciado de la síntesis de proteínas musculares, que la mayoría de los otros suplementos proteicos. La proteína de soja, una fuente de proteínas completa que contiene todos los aminoácidos esenciales y no esenciales, es otro suplemento proteico común que suele usarse en dietas deportivas vegetarianas. Aumenta la concentración de aminoácidos séricos más lentamente que la proteína de suero, pero mantiene la concentración después de que el efecto de la ingesta de proteína de suero haya alcanzado su punto máximo. La proteína de caseína constituye más del 80 % de las proteínas de la leche de vaca. Cuando se ingiere, produce un aumento pausado de la concentración de aminoácidos séricos que dura varias horas, lo que la convierte en una opción de proteína para mantener la disponibilidad de aminoácidos en la sangre, mantenimiento que puede ser importante durante la recuperación del ejercicio. La línea temporal que indica las concentraciones de aminoácidos debidas a la ingesta de proteína de suero, soja y caseína se muestra en la figura 10-5. El uso de estos tres tipos de proteínas se ha vuelto popular para aumentar el período en el que los aminoácidos están disponibles en la sangre para la reparación y la remodelación de los tejidos[125].

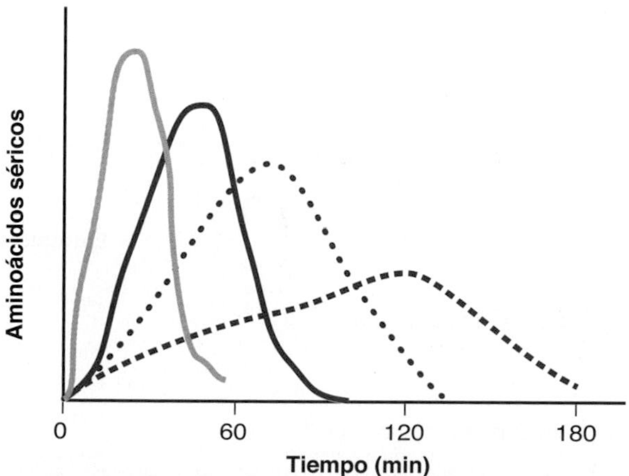

FIGURA 10-5. Actualmente, se ha popularizado el uso de una mezcla de proteínas que prolongue el aumento de las concentraciones séricas de aminoácidos para su disponibilidad en la reparación y la remodelación de tejidos. Se presenta un conjunto teórico de curvas de 0 min a 180 min en función de la velocidad a la que aparecen los aminoácidos en la sangre a partir de la ingesta de diferentes formas de suplementos proteicos de aminoácidos libres y aislados de proteínas (*línea rosa*), proteína de suero (*línea roja*), proteína de soja (*línea de puntos*) y proteína de caseína (*línea discontinua*).

> **Revisión rápida**
>
> - El rango superior de porcentajes del 25 % al 35 % de la ingesta de proteínas puede permitir una reparación óptima del músculo y del tejido conectivo.
> - Las necesidades de proteínas de los deportistas pueden aumentar debido al aumento del metabolismo de las proteínas durante la actividad y la necesidad de mantener o aumentar la masa del músculo esquelético.
> - Las necesidades proteicas recomendadas en deportistas de resistencia (1.2-1.4 g·kg de masa corporal^{-1}·día^{-1}) y de fuerza (1.4 o más g·kg de masa corporal^{-1}·día^{-1}) son más altas que la cantidad que se recomienda diariamente (0.8 g·kg de masa corporal^{-1}·día^{-1}), pero puede compensarse con un aumento del consumo calórico.
> - Existe una ventana de oportunidad relativamente grande, que comienza poco antes de una sesión de entrenamiento de fuerza y termina varias horas después del ejercicio, durante la cual la suplementación puede aumentar la síntesis de proteínas. Sin embargo, se necesitan estudios de entrenamiento a largo plazo para corroborar si la suplementación aumenta la masa libre de grasa.
> - Los suplementos que contienen una combinación de carbohidratos y proteínas pueden ayudar a la recuperación de las actividades de resistencia y mantener la masa muscular en los deportistas de resistencia.
> - La inclusión de aminoácidos de cadena ramificada (BCCA, *branched-chain amino acids*) y aminoácidos esenciales en un suplemento proteico puede ser importante porque estos aminoácidos, en particular la leucina, estimulan la síntesis de proteínas.

GRASAS DIETÉTICAS

La grasa de la dieta ayuda a suministrar energía al cuerpo, asiste en el aislamiento y la termorregulación, y está muy involucrada en gran parte de los procesos de función celular. Este macronutriente absorbe las vitaminas esenciales que el cuerpo necesita, es el precursor de la síntesis de hormonas esteroideas y es fundamental para la integridad estructural de la membrana celular del cuerpo. Es esencial para la salud, pero también es importante para el rendimiento. Está bien aceptado que la grasa proporciona energía durante el ejercicio, pero de lo que se habla menos es de su importancia para la recuperación y la salud general. Hay varios tipos de grasas dietéticas, pero muchas fuentes de alimentos integrales pueden dividirse, con base en su estructura molecular, en dos categorías: grasas saturadas y grasas insaturadas. Los alimentos integrales que contienen fuentes óptimas de grasa incluyen aceite de oliva, aceite de coco, lácteos, huevos, proteínas animales, semillas de chía, nueces, mariscos, aguacate y chocolate amargo.

Uno de los miembros de la que se considera la familia más grande de macronutrientes, es decir, las grasas (también se conocen como lípidos), son los triglicéridos. Estos son, y no los ácidos grasos libres o el colesterol, las piezas más abundantes de esta familia en la circulación sanguínea. También son la forma más común de grasa que se encuentra en los alimentos. Los triglicéridos se componen de una columna de glicerol a la que se unen tres ácidos grasos (*v.* cap. 2). Debido a que representan una valiosa fuente de energía potencial, los triglicéridos circulantes se absorben de la circulación sanguínea y se almacenan en los adipocitos, así como en otros tejidos, incluido el músculo. La enzima **lipasa** se encuentra en los adipocitos (células grasas) y las fibras musculares, y su función es hidrolizar o eliminar los ácidos grasos de la columna de glicerol, lo que produce ácidos grasos «libres». Son estos ácidos grasos libres los que sirven como sustrato principal utilizado en el metabolismo en reposo y durante el ejercicio de baja intensidad. Hay varios tipos de ácidos grasos (*v.* cap. 2), con una diferencia importante entre estos tipos en función de si los átomos de carbono del ácido graso están unidos al número máximo posible de átomos de hidrógeno. Si esto es así, el ácido graso se considera «saturado». Por el contrario, si los átomos de hidrógeno están unidos en número menor al máximo de átomos de carbono, es un ácido graso «insaturado».

Papel de las grasas insaturadas y saturadas en la salud y el rendimiento

La grasa dietética, especialmente la que procede de alimentos integrales, tiene un impacto poderoso en la salud y el rendimiento. Históricamente, las recomendaciones se han basado en disminuir la ingesta de grasas debido a la información relacionada con sus efectos en la salud. No obstante, estas ideas están cambiando con el uso de dietas bajas en carbohidratos bien formuladas, como se señaló en una revisión reciente en la revista *Science*[83]. Sin embargo, otro trabajo actual destacó que la grasa no solo es esencial para una salud óptima, sino que también la utilizan los deportistas como fuente de energía principal o para favorecer la recuperación. Como resultado, las restricciones sobre las grasas alimentarias se han reducido. En cambio, el tipo de fuente de grasa y el perfil general de la dieta del deportista se utilizan ahora como una consideración para comprender mejor cómo este macronutriente afectará la salud y el rendimiento[36,37,83,98,154].

En lo que respecta a la salud, el aumento de las fuentes de alimentos integrales de ácidos grasos insaturados se ha asociado con mejoras en la salud metabólica, un mejor control de la presión arterial y una disminución de los riesgos de trastornos cardiovasculares, cardiopatías y algunos tipos de cáncer. Las grasas insaturadas pueden descomponerse en ácidos grasos monoinsaturados y ácidos grasos poliinsaturados. Un ácido graso monoinsaturado contiene un doble enlace entre las moléculas de carbono y uno poliinsaturado contiene más de uno. Las fuentes adecuadas de grasas monoinsaturadas son el aceite de oliva, el aceite de cacahuete (maní) rico en aceite de colza y los aguacates. Las fuentes adecuadas de ácidos grasos poliinsaturados incluyen nueces, semillas y aceites vegetales.

Ácidos grasos ω-3 y ω-6

Las grasas insaturadas también incluyen ácidos grasos esenciales que deben obtenerse a través de la dieta: ω-3 y ω-6. Los ω-3 y ω-6 son ácidos grasos poliinsaturados, llamados así debido a la posición del primer doble enlace entre los átomos de carbono del carbono ω del ácido graso (Fig. 10-6). Ninguno de estos ácidos grasos es producido por el cuerpo humano y, en consecuencia, deben consumirse mediante la ingesta de fuentes ricas en estos, como los aceites vegetales (p. ej., girasol, soja) y el pescado (especialmente salmón y trucha). Los beneficios del consumo dietético de pescado y aceites de pescado y ω-3 y ω-6 han sido controvertidos, y las revisiones han llegado a conclusiones diferentes sobre algún posible efecto cardioprotector[44,160,161]. La American Heart Association ha declarado lo siguiente[137]:

> *Aunque la evidencia reciente de los ensayos controlados aleatorizados (ECA) ha planteado preguntas sobre los beneficios de la suplementación con ω-3 para prevenir eventos clínicos de enfermedad cardiovascular (ECV), la recomendación para pacientes con cardiopatía coronaria prevalente, como un infarto al miocardio reciente, permanece esencialmente sin cambios: el tratamiento con suplementos de ácidos grados poliinsaturados ω-3 es razonable para estos pacientes. Incluso ante una posible disminución modesta de la mortalidad por ECV (10 %) en esta población clínica se justificaría el tratamiento con uno relativamente seguro. Actualmente recomendamos el tratamiento para pacientes con insuficiencia cardíaca sin función ventricular izquierda preservada para reducir la mortalidad y las hospitalizaciones (9 %) por la información obtenida en un solo ECA de gran tamaño. Aunque no recomendamos el tratamiento para los pacientes con diabetes mellitus y prediabetes para prevenir la ECV, no existe un consenso sobre la recomendación para los pacientes con alto riesgo de ECV. Por otro lado, no recomendamos el tratamiento para prevenir el accidente cerebrovascular en pacientes con alto riesgo de ECV y fibrilación auricular (FA) recurrente. Debido a que no se han reportado ECA relacionados con la prevención primaria*

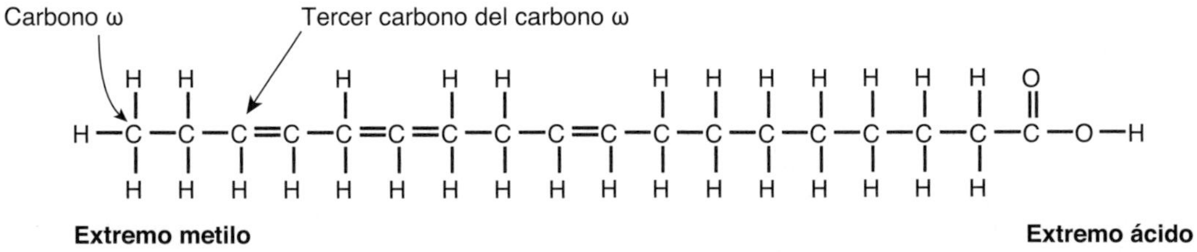

Carbono ω
Tercer carbono del carbono ω
Extremo metilo
Extremo ácido

Ácido linoleico, un ácido graso ω-3

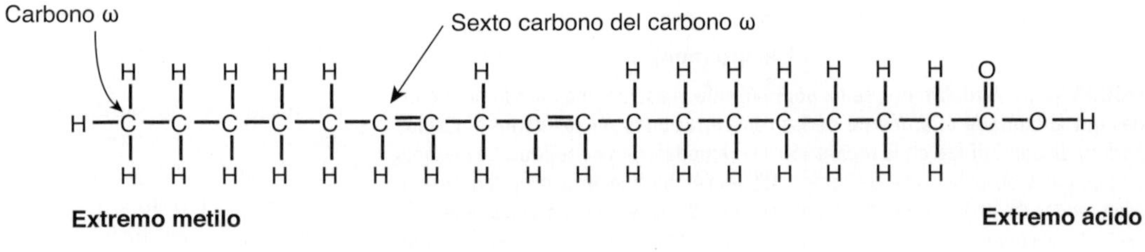

Carbono ω
Sexto carbono del carbono ω
Extremo metilo
Extremo ácido

Ácido linoleico, un ácido graso ω-6

FIGURA 10-6. Los ácidos grasos ω-3 y ω-6 se nombran de acuerdo con la localización del primer doble enlace entre los carbonos en el ácido graso. Los ácidos grasos ω-3 y ω-6 tienen el primer doble enlace entre los carbonos, en el tercer y sexto átomo de carbono del ω, respectivamente. El carbono ω es el primer carbono del ácido graso a partir del extremo metilo del ácido graso.

de la ECV, la insuficiencia cardíaca y la FA, no podemos formular recomendaciones para estas indicaciones. Los ECA actuales con puntos de corte clínicos de ECV pueden informar recomendaciones relacionadas con estas posibles indicaciones para la suplementación con ácidos grasos poliinsaturados ω-3.

Sin embargo, en estudios individuales se han constatado beneficios, y las posibles reducciones de la inflamación también han sido de interés en las poblaciones deportivas. El consumo dietético de ácidos grasos ω-3 y ω-6 se ha asociado con beneficios para la salud, en particular, la disminución del riesgo cardiovascular y del riesgo de algunos tipos de cáncer[134,166]. La mejora para la salud cardiovascular se caracteriza por una disminución de la presión arterial, los coágulos sanguíneos y las arritmias, especialmente en personas con estas afecciones preexistentes[63,102,103,106,107]. Además, se ha constatado que los ácidos grasos ω-3 tienen al menos una asociación débil con una disminución del riesgo de cáncer de mama y colon[58]. Sin embargo, los metaanálisis y las revisiones sistemáticas plantean algunas preguntas sobre la relación manifiesta entre la ingesta dietética de ácidos ω y la disminución del riesgo de enfermedad cardiovascular y formas específicas de cáncer, pues tal vez sea mínima y no concluyente.

Los ω-3 y ω-6 pueden ser particularmente importantes para los deportistas porque están muy involucrados en los procesos de crecimiento y reparación celular. El daño inducido por el ejercicio es un proceso importante para el cuerpo después del ejercicio. Muchas modalidades de recuperación se centran en reducir los efectos del daño muscular inducido por el ejercicio o ayudar en el proceso de recuperación después de que se haya producido el daño muscular. Los ácidos ω-3 y ω-6 participan en la reparación y la recuperación. La investigación ha encontrado que las dietas occidentales pueden ser particularmente altas en ω-6, pero es posible que no incluyan suficientes ω-3. Además de ayudar a controlar la inflamación dentro del cuerpo, las dos fuentes de ω-3, el ácido docosahexaenoico (DHA) y el ácido eicosapentaenoico (EPA), ayudan a mantener la función del sistema nervioso central (SNC). Estos efectos sistémicos en los que están involucrados todos estos ácidos grasos esenciales sugieren que una ingesta adecuada de estos ácidos grasos es vital para la salud y la recuperación de un deportista[129].

Las grasas saturadas generalmente se agrupan con las «grasas malas», pero tienen un papel muy funcional y vital en el cuerpo. Al igual que los ácidos grasos insaturados, existen muchos tipos de grasas saturadas y todas desempeñan un papel en la salud y el rendimiento óptimos. Las grasas saturadas son componentes de la membrana celular, ayudan a mantener una buena función inmunitaria y favorecen la absorción de vitaminas liposolubles como las vitaminas A, D y K. Todos estos aspectos son importantes en el ámbito deportivo para garantizar la reparación de tejidos durante el proceso de recuperación. Una persona con un contenido demasiado bajo de grasas saturadas puede tener problemas con la salud cutánea y de crecimiento adecuado, y tener un mayor riesgo de contraer varias enfermedades. Históricamente, la investigación ha destacado los riesgos para la salud del consumo elevado de grasas saturadas. Los estudios han detectado que, si las grasas saturadas se consumen con grandes cantidades de azúcares añadidos, grasas *trans* o alimentos de mala calidad, también aumentan los riesgos para la salud. Sin embargo, esta asociación también ha resaltado el hecho de que los causantes de estas complicaciones puedan ser los otros alimentos bajos en nutrientes, no las grasas saturadas. En algunas investigaciones se ha observado que, si bien algunas personas metabolizan bien las grasas saturadas, es posible que no sea la grasa principal ideal para todas. Una consideración sobre la cantidad de grasas saturadas a incluir en una dieta debe reflejar las necesidades de salud y la variación individual. Las opciones óptimas para alimentos con alto contenido de grasas saturadas incluyen aceite de coco, proteínas animales orgánicas y de animales alimentados con pasto, y productos lácteos. Por tanto, las grasas saturadas pueden incluirse en la dieta saludable de un deportista, pero también deben considerarse todos los macronutrientes y la calidad de los alimentos.

Desafíos para la incorporación correcta de las grasas en la dieta

Las grasas *trans* pueden producirse naturalmente en el cuerpo. Sin embargo, el tipo de grasas *trans* que se encuentran en la mayoría de los alimentos procesados son grasas *trans* artificiales químicamente alteradas. Una de las formas más comunes de este tipo de grasas son los aceites parcialmente hidrogenados, que pueden encontrarse en muchos alimentos y dulces preenvasados o altamente procesados. A menudo se encuentran en productos horneados; bocadillos como patatas fritas o palomitas de maíz para microondas, margarina y sustitutivos de grasas; o alimentos fritos producidos en masa. Se utilizan en estos alimentos debido a su efecto sobre el sabor y la vida útil. Sin embargo, estas grasas tienen un impacto negativo inmediato en la salud, principalmente en la salud metabólica y el colesterol, y pueden aumentar los riesgos de algunas enfermedades crónicas[32]. Se recomienda consumir cantidades pequeñas, o lo menos posible, de grasas *trans*.

La reducción de la grasa dietética a menudo se considera positiva, pero si la ingesta de este macronutriente es demasiado baja en la dieta, surgen varios problemas. Se ha constatado que las dietas bajas en grasas y las dietas que reemplazan las grasas saturadas con grasas poliinsaturadas disminuyen las concentraciones de testosterona en reposo entre un 13 % y un 20 %[157]. Recuérdese que, como cualquier hormona esteroidea, la testosterona se sintetiza a partir de un precursor de lípidos (colesterol). Debido a que la testosterona es un potente estimulante de la síntesis de proteínas musculares, esto ha llevado a algunos expertos a recomendar que los deportistas de fuerza consuman un nivel moderado de grasa (15 % a 20 %) con respecto al consumo total de calorías, incluidas algunas grasas saturadas. Con el aumento de las dietas bajas en carbohidratos, es importante formular una dieta baja en carbohidratos adecuada, optimizada tanto para la salud como para el rendimiento (cuadro 10-11). Actualmente, las guías alimentarias estadunidenses de 2015 a 2020 recomiendan que la grasa total constituya del 20 % al 35 % de la dieta. De estos porcentajes, menos del 10 % deben ser grasas saturadas, y las grasas *trans* deben limitarse tanto como sea posible.

Dietas altas en grasas y capacidad de resistencia

Recientemente, y concretamente en el ámbito del atletismo, se han vuelto cada vez más populares dietas que dependen de las reservas de grasa, y no tanto de los carbohidratos, para la obtención de energía, sobre todo en los deportes de resistencia y ultrarresistencia. Una dieta alta en grasas con restricción de carbohidratos y cantidades moderadas de proteínas, o una dieta cetógena bien formulada, va «contra corriente» porque la mayor parte de la dieta proviene de fuentes de alimentos integrales con alto contenido de grasas. Por lo general, una dieta cetógena bien formulada en deportistas consta de aproximadamente de un 60 % a un 70 % de grasa, de un 5 % a un 15 % de carbohidratos y de un 15 % a un 25 % de proteína. Sin embargo, el desglose exacto depende mucho del deportista y de la fase del entrenamiento. El cuerpo tiene aproximadamente 2 000 kcal de energía almacenada de los carbohidratos en forma de glucógeno. Por el contrario, incluso las personas delgadas tienen apro-

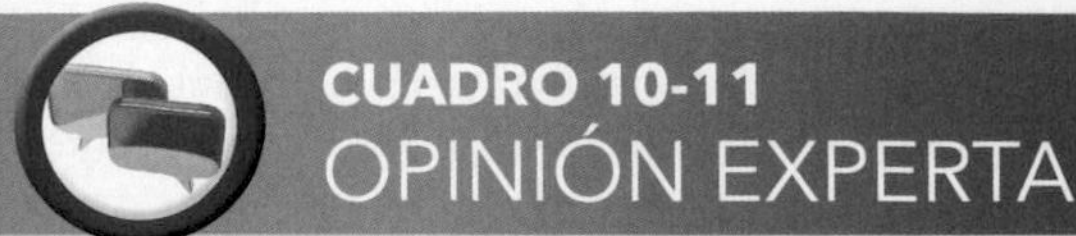

CUADRO 10-11
OPINIÓN EXPERTA

Formulación de una dieta cetógena

Jeff S. Volek, PhD, RD
Professor
Department of Human Sciences
The Ohio State University
Columbus, Ohio

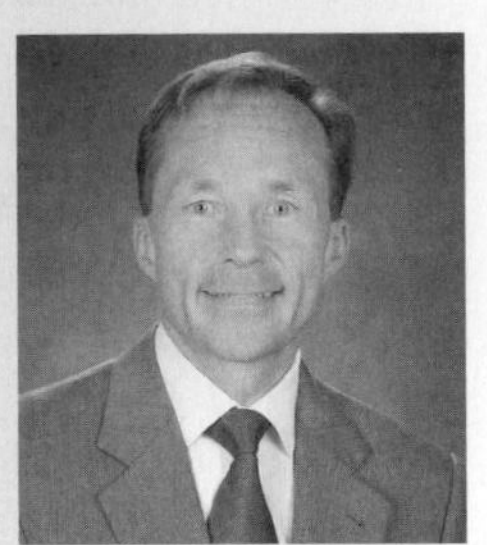

La formulación de una dieta cetógena segura, eficaz, apetitosa y sostenible requiere atender varios principios importantes. La mayoría de los componentes fundamentales de una dieta cetógena contradicen la sabiduría convencional actual o son desconocidos en la atención médica convencional. Una característica clave de la dieta cetógena es que produce una cetosis nutricional (cetonas circulantes que oscilan entre 0.5-5.0 mmol). Se recomienda encarecidamente medir las cetonas séricas para saber si este rango se alcanza de manera constante. Los carbohidratos y las proteínas son los dos determinantes dietéticos principales de la cetosis, aunque otros componentes de los alimentos pueden tener un efecto modulador. El grado específico de restricción de carbohidratos requerido para lograr la cetosis nutricional varía de una persona a otra y también depende de otros factores, pero para la mayoría suele ser <50 g·día^{-1}. La ingesta de proteínas también tiene un impacto importante en la cetosis. Consumir demasiada proteína evitará que una persona alcance la cetosis nutricional, y consumir muy poca proteína hará que la dieta sea difícil de seguir y causará pérdida de masa y función muscular. Por tanto, una dieta cetógena no debe ser ni excesivamente baja ni demasiado alta en proteínas. La cantidad adecuada de proteína se ubica entre 1.2 g·kg^{-1} y 2.0 g·kg^{-1} de acuerdo con el peso de referencia (que se utiliza para evitar la prescripción excesiva de proteínas en personas con obesidad). En el contexto de una dieta cetógena eucalórica, este nivel de proteína se traduce en ~15% a 20% de la ingesta calórica diaria. En perspectiva, este nivel de ingesta de proteínas está cerca de la ingesta media de proteínas en Estados Unidos. En cuanto a la ingesta de grasas, se suele recomendar comer hasta saciedad. Las personas con exceso de tejido adiposo que se encuentran en cetosis nutricional restringen naturalmente las calorías totales, ya que la lipólisis del tejido adiposo proporciona abundantes ácidos grasos y cetonas para alimentar el resto del cuerpo, incluido el encéfalo. El efecto neto es la pérdida de grasa corporal con menos esfuerzo, en comparación con una dieta baja en grasas.

Una dieta cetógena a largo plazo en la que se consume el nivel calórico justo para mantener el peso es necesariamente alta en grasas. La dieta cetógena hipocalórica consistirá en menos grasa en la dieta en función de la restricción calórica, pero el tejido adiposo almacenado contribuirá con una porción mayor del gasto energético. Por tanto, una dieta cetógena hipocalórica sigue siendo una dieta «rica en grasas» desde la perspectiva de las contribuciones de combustible celular. En el caso de individuos de gran tamaño o muy activos con necesidades energéticas elevadas y que desean mantener su peso, la ingesta de grasas puede superar los 300 g·día^{-1}. El tipo y la calidad de la grasa consumida son más importantes que centrarse en la cantidad de grasa consumida. Las funciones principales de la grasa dietética en el contexto de una dieta cetógena son servir como combustible, añadir sabor y placer a las comidas, y promover la saciedad. Las grasas poliinsaturadas son esenciales, pero la cantidad necesaria para satisfacer las necesidades es pequeña, a la par con las vitaminas liposolubles. Las grasas poliinsaturadas en una dieta cetógena no se toleran bien en los altos niveles de ingesta necesarios, especialmente si se desea mantener el peso. En este sentido, las grasas saturadas y monoinsaturadas son combustibles celulares óptimos y deberían representar la mayor parte de las grasas consumidas. La recomendación de consumir grasas saturadas en una dieta cetógena entra en conflicto directo con las guías dietéticas, pero esa perspectiva está bajo un intenso escrutinio porque es incompatible con la mejor evidencia científica. Varios estudios han informado que, en el contexto de una dieta cetógena, una mayor ingesta de grasas saturadas no se traduce en una mayor acumulación de grasas saturadas u otros biomarcadores asociados con un mayor riesgo de enfermedad crónica. Es importante obtener una buena fuente de ácidos grasos ω-3 de cadena larga, ácido eicosapentaenoico (EPA) y ácido docosahexaenoico (DHA). Esto puede lograrse con el consumo de pescado graso (salmón, sardinas) un par de veces por semana o con el uso de un suplemento que contenga EPA y DHA.

Una dieta cetógena bien formulada que resulte en cetosis nutricional debe abordar la proporción correcta de macronutrientes, pero también requiere una comprensión de los micronutrientes y los macrominerales. En primer lugar, está el sodio, que ha sido desautorizado durante décadas con base en la creencia de que contribuye al desarrollo de hipertensión arterial y enfermedades cardiovasculares. Durante el mismo tiempo, agencias gubernamentales y organizaciones médicas han estado alentando incesantemente a consumir menos sodio. Los resultados de una serie de estudios recientes han puesto en duda la credibilidad de ese dogma. En un gran estudio internacional que estimó la ingesta de sodio en más de 100 000 personas, se descubrió que una ingesta baja de sodio de acuerdo con los niveles oficiales recomendados se asoció, inesperadamente, con un aumento de los episodios cardiovasculares y mortalidad, incluso en personas con hipertensión. Por tanto, la ingesta baja de sodio puede no ser aconsejable para todos, pero es especialmente problemática para quienes siguen una dieta cetógena. Durante el ayuno o las dietas cetógenas, la insulina disminuye y las concentraciones de cetonas aumentan, lo que desencadena una mayor excreción de sodio.

El término técnico para este proceso es natriuresis. Cuando el sodio se elimina de la circulación a mayor velocidad, el cuerpo lo compensa excretando más líquido. Para muchas personas que logran la cetosis nutricional, la reducción de la sobrecarga de líquidos produce efectos positivos tales como rápida pérdida de peso, reducción o eliminación de la necesidad de diuréticos, y mejora la presión arterial. Sin embargo, los impulsores responsables de acelerar la excreción de sodio continúan actuando sobre los riñones mientras una persona permanece en cetosis nutricional. Una vez que el exceso de líquido desaparece, el cuerpo continúa perdiendo sodio y líquido (es decir, volumen plasmático). Las consecuencias del compromiso en el volumen vascular incluyen mareos, desmayos, fatiga, estreñimiento y cefalea. El término coloquial general para estos síntomas es «cetogripe». La pérdida de sodio y volumen plasmático desencadena una respuesta de estrés suprarrenal caracterizada por un aumento de aldosterona, cortisol y adrenalina. La aldosterona actúa sobre los riñones para aumentar la reabsorción de sodio y restaurar el equilibrio de sodio, pero también acelera la pérdida de potasio. El balance negativo de potasio tiene muchos efectos indeseables, como espasmos musculares, calambres, arritmias cardíacas, disfunción neuromuscular y pérdida de masa muscular. La cantidad exacta de sodio adicional necesaria en una dieta cetógena varía debido a muchos factores. Las recomendaciones oficiales instan a los estadunidenses a consumir no más de 2.3 g·día^{-1}, siempre considerando que menos es mejor. Como se ha mencionado anteriormente, esas recomendaciones ya no pueden considerarse actuales porque no consideran la «natriuresis de la cetosis». Como guía general, si un individuo normalmente consume alrededor de 3 g de sodio·día^{-1}, un consumo adicional de 1 g a 2 g para un total de 4 g·día^{-1} a 5 g·día^{-1} es un buen punto de partida.

ximadamente 40 000 kcal de energía almacenada en forma de grasa. Por tanto, el seguimiento de una dieta cetógena bien formulada permite a los deportistas reducir las demandas de disponibilidad de carbohidratos para producir energía. El cuerpo, a su vez, iniciará un mayor uso de las reservas de grasa para obtener energía debido a la mejora de las propiedades enzimáticas, que se vuelven más eficientes en el uso de la grasa. Una dieta de este tipo, en comparación con los deportistas que suelen seguir una dieta alta en carbohidratos, permite una mejor y más eficaz movilización y oxidación de la grasa, a intensidades de ejercicio similares. En un estudio de investigación fundamental para el registro se comparó a los deportistas de ultrarresistencia de élite que llevan una dieta alta en carbohidratos con los que habitualmente siguen una dieta alta en grasas. Todos los participantes mantuvieron su dieta respectiva durante más de 6 meses. Los autores detectaron que los deportistas con una dieta alta en grasas oxidaron cantidades casi dos veces más altas de grasa al 70 % de $\dot{V}o_{2máx}$ que sus homólogos con dieta de carbohidratos. Si bien en este estudio se destacaron distintas diferencias metabólicas entre los dos patrones dietéticos, no se evaluó el rendimiento. Por tanto, aún no está claro cómo una dieta cetógena afecta el rendimiento en prácticas de ultrarresistencia[154].

Las dietas cetógenas amplían la disponibilidad de energía. Las investigaciones han constatado que permiten un mejor control del peso y del estrés oxidativo, mejoran la composición corporal y aumentan la relación potencia/peso[98]. Recientemente, también se ha evaluado cómo una dieta cetógena puede afectar la recuperación. La investigación se centró en cómo la cetona, una molécula basada en energía que es un subproducto del metabolismo de las grasas, puede ser un combustible «más limpio» para ser usado por el cuerpo en el ejercicio. Las cetonas pueden producir menos daño durante el ejercicio y también pueden ayudar a preservar la masa de tejido magro. Estos efectos anticatabólicos de las cetonas pueden permitir un proceso de recuperación único en aquellos deportistas que habitualmente siguen una dieta cetógena[73]. Además, otras investigaciones estudiaron los posibles efectos neuroprotectores de las cetonas. Estudios en animales en este sentido han sugerido que las cetonas tienen propiedades neuroprotectoras, pero este efecto aún no se ha dilucidado en seres humanos[86]. Cuando una persona sigue habitualmente una dieta cetógena bien formulada, puede entrar en un estado de aumento de las concentraciones circulantes de cetonas, o cetosis nutricional. Se ha constatado que la cetosis nutricional tiene efectos profundos en el cerebro, pero se necesitan más investigaciones para comprender mejor cómo esto se traduce en la función cognitiva, la salud neurológica, la salud general y el rendimiento.

Si bien se ha constatado que esta dieta ofrece un cambio único en la eficiencia metabólica, aún se desconocen sus efectos sobre el rendimiento. Los estudios de investigación han mostrado efectos positivos, negativos y ningún efecto sobre las medidas de rendimiento de resistencia[51,56,117]. En estudios a corto plazo, en los que la ingesta elevada de lípidos se mantiene durante menos de 6 días, parece que una ingesta de grasas mayor de lo normal (p. ej., 55 % al 85 % del consumo calórico total diario) tiene un impacto negativo no solo en la resistencia, sino también en el ejercicio de alta intensidad (> 95 % del consumo máximo de oxígeno)[51]. Estos estudios muestran disminuciones en las medidas de rendimiento, que van del 10 % al 30 %, en comparación con una dieta alta en carbohidratos[95]. Los estudios de mayor duración, en los que la ingesta elevada de lípidos dura más de 7 días, han mostrado resultados mixtos[54]. Más específicamente, mientras que el rendimiento para ejercicios de resistencia mejora durante el ejercicio de intensidad moderada (< 80 % del $\dot{V}o_{2máx}$) tras el consumo de una dieta rica en lípidos, este disminuye con el ejercicio de intensidad elevada (> 80 % del $\dot{V}o_{2máx}$). Una estrategia dietética apuntada por algunos expertos es ingerir una dieta alta en grasas durante varias semanas a varios meses antes de una competición de resistencia, con el objetivo de aumentar el metabolismo de las grasas, y luego aumentar el consumo de carbohidratos en los días inmediatamente anteriores a la competición. Los objetivos de esta estrategia dietética serían aumentar el metabolismo de las grasas durante el ejercicio y, así, conservar el glucógeno muscular y aumentar su contenido. Es de suponer que ambas adaptaciones aumentarían el rendimiento de resistencia. La experimentación ha constatado que este tipo de estrategia dietética, en comparación con una dieta alta en carbohidratos, da como resultado un aumento significativo del metabolismo de los lípidos en ciclistas bien entrenados durante el ejercicio al 70 % del consumo máximo de oxígeno[16]. Sin embargo, no hay diferencias significativas entre las dietas en cuanto al rendimiento en una prueba contrarreloj simulada, lo que indica que la estrategia dietética no produjo ningún beneficio en el rendimiento. Si una dieta alta en grasas aumenta el rendimiento de resistencia, este régimen dietético sería más beneficioso en actividades de ultrarresistencia, en las que los deportistas consumen una enorme cantidad de energía y realizan un período de ejercicio de muy alto volumen.

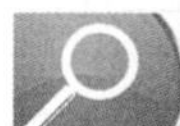

Revisión rápida

- Los ácidos grasos ω-3 y ω-6 están asociados a beneficios para la salud, como la disminución del riesgo cardiovascular y de algunos tipos de cáncer. Sin embargo, la asociación con esta reducción en los riesgos de enfermedades puede ser pequeña y es necesario realizar más investigaciones antes de poder llegar a conclusiones.
- Una dieta baja en carbohidratos formulada con una ingesta normal de proteínas permite una mayor dependencia del metabolismo de las grasas.
- Si bien se necesita más investigación, se han utilizado dietas bajas en carbohidratos bien formuladas para actividades de resistencia, especialmente en deportistas de ultrarresistencia.

MICRONUTRIENTES

El cuerpo necesita macronutrientes en cantidades relativamente grandes. Los **micronutrientes**, por el contrario, se requieren en pequeñas cantidades (miligramos o microgramos por día). Las vitaminas y los minerales se consideran micronutrientes. Pero solo porque se encuentren en pequeñas cantidades en el cuerpo no significa que no sean importantes para mantener la vida, la salud y el rendimiento físico óptimo. Los micronutrientes más comúnmente asociados con el rendimiento físico se analizan en las siguientes secciones.

VITAMINAS

Las vitaminas son sustancias orgánicas (es decir, contienen carbono) que facilitan las reacciones enzimáticas. No son necesarias para causar una reacción, ni se destruyen en las reacciones metabólicas, pero son necesarias para que muchas reacciones enzimáticas ocurran a la velocidad adecuada. Debido a su función en reacciones enzimáticas esenciales, las vitaminas se denominan *cofactores* en tales reacciones. Las insuficiencias vitamínicas, que pueden tener consecuencias muy graves, dan fe de su importancia. Por ejemplo, la insuficiencia crónica de vitamina C, que es necesaria para la integridad de los vasos sanguíneos y el metabolismo óseo, produce escorbuto, cuyos síntomas incluyen sangrado de las encías; rotura de capilares debajo de la piel, que causa hemorragias puntiformes; síntesis inadecuada de colágeno, que causa hemorragia adicional; desnervación del músculo, incluido el músculo cardíaco; perdida de dientes; y piel áspera, marrón y escamosa. Los síntomas del escorbuto relacionados con el metabolismo óseo incluyen el desarrollo de osteoporosis, malformaciones óseas y fracturas. Todos ellos pueden causar anemia, infecciones e incluso muerte súbita por hemorragia interna masiva. La variedad y gravedad de los síntomas asociados con la insuficiencia de vitamina C indican la importancia de obtenerla en cantidades adecuadas para muchas funciones corporales, así como para mantener la vida.

Al igual que los macronutrientes, algunas vitaminas tienen una CDR. Otras vitaminas tienen una IA, que es la cantidad promedio de un nutriente consumido por individuos sanos y que se establece cuando no hay evidencia suficiente para establecer una CDR. También se establecen **niveles de ingesta diaria tolerable (IDT)**, que definen el nivel más alto de ingesta diaria que probablemente no suponga ningún riesgo para la salud en casi todas las personas sanas. Una ingesta superior a la IDT puede provocar síntomas de intoxicación y riesgos importantes para la salud. Las vitaminas pueden dividirse en dos subtipos principales: liposolubles e hidrosolubles.

Vitaminas liposolubles e hidrosolubles

Las **vitaminas liposolubles** pueden disolverse en la grasa. Las vitaminas A, D, E y K son las principales vitaminas de este tipo. Al ser liposolubles, pueden almacenarse en grandes cantidades dentro de la grasa corporal. Las insuficiencias de vitaminas liposolubles son muy poco frecuentes porque, si hay una ingesta dietética inadecuada de una de estas vitaminas, el cuerpo puede depender de sus propias reservas almacenadas en el tejido adiposo. Aunque esta es una característica positiva de las vitaminas liposolubles, la desventaja es que muchas de ellas se almacenen dentro del cuerpo y probablemente causen toxicidad. Recientemente, los casos de personas con insuficiencia de vitamina D han aumentado debido a la mala nutrición y al mayor uso apropiado de bloqueadores solares (que son importantes para la prevención del cáncer de piel pero que bloquean los efectos positivos del sol para la síntesis de vitamina D), lo que subraya la importancia de la dieta y los suplementos para abordar las insuficiencias vitamínicas.

Las **vitaminas hidrosolubles** pueden disolverse en agua e incluyen las vitaminas B y la vitamina C. La niacina, el ácido fólico, el ácido pantoténico y la biotina se consideran vitaminas B. La mayoría de las vitaminas B actúan en el metabolismo energético. Por ejemplo, la niacina es parte del dinucleótido de nicotinamida y adenina (NAD), que actúa en la transferencia de energía desde el ciclo de Krebs a la cadena de transferencia de electrones (*v.* cap. 3). La vitamina C es necesaria para mantener el desarrollo normal del cartílago, los huesos y el tejido conectivo. Al ser hidrosolubles, los excesos de estas vitaminas se excretan en la orina, lo que dificulta el desarrollo de toxicidad causado por estas. Por otro lado, debido a que existe una baja capacidad de almacenamiento de estas vitaminas, deben ingerirse con regularidad. En el cuadro 10-5 se presentan las fuentes dietéticas de vitaminas liposolubles e hidrosolubles, las funciones principales, los síntomas de insuficiencia y los síntomas de toxicidad.

Debido a las muchas funciones fisiológicas en las que participan las vitaminas, se ha formulado la hipótesis de que las «megadosis» de algunas vitaminas aumentan tanto la salud como el rendimiento físico. Sin embargo, gran parte de la evidencia indica que la suplementación con vitaminas no aumenta ni la salud ni el rendimiento físico a menos que una persona tenga una insuficiencia vitamínica en particular. Se ha pensado que las vitaminas E, C y B particularmente aumentan el rendimiento físico. El posible papel de las vitaminas en el aumento de la salud y el rendimiento físico se analiza en las siguientes secciones.

Vitamina C

Debido al papel de la vitamina C en la función inmunitaria y como antioxidante, una persona con insuficiencia de esta vitamina podría sufrir consecuencias en la salud y el rendimiento físico. Algunos deportistas de resistencia con una ingesta inadecuada de vitamina C sufren un mayor riesgo de infecciones de las vías respiratorias superiores, especialmente en las primeras horas después de una sesión de actividad de resistencia. La suplementación diaria de vitamina C de 500 mg a 1 500 mg puede ayudar a reducir las infecciones de vías respiratorias superiores en estos deportistas, pero la evidencia no es concluyente[54,115,116].

El papel de la vitamina C en el posible aumento del rendimiento físico está relacionado con su papel como antioxidante. Los radicales libres se producen como resultado del metabolismo. Por tanto, el ejercicio promueve una mayor producción de radicales libres que, a su vez, puede estar relacionada con la fatiga e incluso contribuir a la lesión muscular inducida por el ejercicio. El estrés oxidativo por radicales libres se combate de dos formas principales: la capacidad antioxidante endógena y los antioxidantes exógenos no enzimáticos, como las vitaminas C y E. El ejercicio físico puede aumentar la capacidad antioxidante endógena normal[132]. Sin embargo, la ingestión inmediatamente antes de una sesión de ejercicio o la ingesta crónica diaria de vitamina C no parecen aumentar las capacidades aeróbicas o anaeróbicas[96] ni mejorar de forma constante el rendimiento durante el ejercicio[13,147].

También se ha postulado que las propiedades antioxidantes de la vitamina C reducen el dolor muscular de aparición tardía (DOMS, *delayed-onset muscle soreness*) o el dolor muscular que se presenta aproximadamente 2 días después de una sesión de entrenamiento. Si la suplementación disminuye el DOMS, puede requerir altas dosis ($3\ g{\cdot}día^{-1}$) para hacerlo[64].

Sin embargo, en dosis tan altas, al menos un estudio proporcionó cierta evidencia de que la suplementación puede, en realidad, desencadenar daño celular[12]. En general, la suplementación con vitamina C muestra que la suplementación no aumenta el rendimiento aeróbico o el rendimiento anaeróbico.

Vitamina E

Al igual que la vitamina C, la vitamina E es un antioxidante. Algunas investigaciones han indicado que el entrenamiento físico puede aumentar las reservas de vitamina E dentro del músculo esquelético, pero este es un hallazgo inconsistente[59]. De forma similar, aunque cierta investigación ha constatado y demostrado que la suplementación con vitamina E disminuye el daño en el músculo y la membrana, posiblemente por aumento de las capacidades antioxidantes, dichas disminuciones no son consistentes[147]. Desde la perspectiva del rendimiento, el hallazgo más importante es que, aunque la suplementación con vitamina E puede disminuir el daño muscular, no aumenta significativamente el rendimiento aeróbico, el anaeróbico o el de fuerza máxima[17,99,148].

Vitaminas B

Las vitaminas B tienen funciones esenciales como coenzimas en el metabolismo y, por tanto, podrían afectar el rendimiento físico. Aunque algunos estudios han constatado efectos sobre el metabolismo, como un aumento del metabolismo de los carbohidratos y una disminución de las concentraciones de lactato sérico durante la actividad, estos no se han traducido en un mejor rendimiento

Tabla 10-5. Vitaminas: resumen de las funciones, síntomas de insuficiencia y fuentes alimentarias

Vitamina	Fuentes alimentarias	Funciones principales	Síntomas de insuficiencia	CDR o IA (persona adulta por día)	Síntomas de intoxicación o ingesta superior al IDT
Liposolubles					
Vitamina A	Productos lácteos, hígado, zanahorias, huevos, vegetales de hoja verde	Visión, promueve la resistencia a la infección bacteriana, crecimiento de piel, hueso y dientes, antioxidante	Ceguera nocturna, resequedad corneal, manchas grises en el ojo, ceguera, alteración de la inmunidad	CDR: hombres 900 µg; mujeres 700 µg	Disminución de la densidad ósea, anomalías hepáticas, defectos congénitos
Vitamina D	Exposición a la luz solar (causa síntesis), productos lácteos fortificados, cereales fortificados, yemas de huevo, pescado grasoso	Promueve la absorción de calcio y fósforo y la mineralización ósea	Raquitismo en niños, osteomalacia en adultos	IA: 5 µg.	Calcio sérico elevado, calcificación de los tejidos blandos, poliuria
Vitamina E	Verduras de hoja verde, germen de trigo, hígado, yemas de huevo, nueces, aceites vegetales poliinsaturados	Antioxidante, regulación de las reacciones de oxidación, estabilización de las membranas celulares	Hemólisis de eritrocitos, daño nervioso	CDR: 15 mg	Debilidad muscular, fatiga, náuseas, cefalea, inhibe el metabolismo de vitamina K
Vitamina K	Síntesis bacteriana en el tubo digestivo; vegetales de hoja verde, hígado, leche	Síntesis de proteínas, particularmente proteínas de la coagulación, ayuda al metabolismo óseo	Hemorragia	IA: hombres 120 µg; mujeres 90 µg	Ninguno conocido
Hidrosolubles					
Vitamina B_1 (tiamina)	Granos fortificados, enriquecidos, o integrales y sus productos; cerdo	Coenzimas usadas en el metabolismo	Hipertrofia cardíaca, insuficiencia cardíaca, debilidad, confusión, irritabilidad, mala memoria a corto plazo, pérdida de peso	CDR: hombres 1.2 mg; mujeres 1.1 mg	Ninguno conocido
Vitamina B_2 (riboflavina)	Productos lácteos, granos enriquecidos o enteros, hígado	Coenzimas usadas en el metabolismo	Sensibilidad a la luz, córnea enrojecida, dolor de garganta, grietas en las comisuras de la boca, lesiones cutáneas	CDR: hombres 1.3 mg; mujeres 1.1 mg.	Ninguno conocido
Niacina	Leche, huevos, todos los alimentos que contienen proteínas, granos enteros, panes y cereales enriquecidos	Parte de las coenzimas usadas en el metabolismo (nicotinamida adenina dinucleótido)	Dolor abdominal; vómito; diarrea; depresión; fatiga; pérdida de memoria; lengua rojo brillante e inflamada	CDR: hombres 16 mg; mujeres 14 mg (las unidades son equivalentes de niacina: 1 mg niacina o 60 mg de triptófano)	Enrojecimiento doloroso, urticaria y erupción cutánea, visión borrosa, daño hepático, intolerancia a la glucosa
Vitamina B_6	Carnes, pescados, aves, legumbres, frutas no cítricas, cereales fortificados, soja	Coenzimas en el metabolismo de aminoácidos y ácidos grasos, ayuda a la producción de eritrocitos.	Dermatitis, depresión, confusión, convulsiones, anemia microcítica	CDR: 1.3 mg	Fatiga, irritabilidad, cefalea, daño nervioso, debilidad muscular
Ácido fólico (folato)	Granos y cereales fortificados, legumbres, verduras verdes frondosas, hígado	Coenzimas en la síntesis de ADN	Anemia macrocítica, lengua roja y lisa, fatiga, cefalea, irritabilidad	CDR: 400 µg	Enmascara los síntomas de insuficiencia de vitamina B_{12}
Vitamina B_{12}	Carnes, pescado, aves, queso, huevos, leche, cereales fortificados	Coenzimas utilizadas para la síntesis de células nuevas y la formación de folato, mantienen las células nerviosas	Anemia, mala función nerviosa periférica, fatiga	CDR: 2.4 µg	Ninguno conocido
Ácido pantoténico	Vísceras, aguacates, granos enteros, setas	Coenzima utilizada en el metabolismo	Náuseas, cólicos, vómitos, fatiga, irritabilidad, insomnio, apatía, hipoglucemia, aumento de la sensibilidad a la insulina	IA: 5 mg	Ninguno conocido

(Continúa)

Tabla 10-5. Vitaminas: resumen de las funciones, síntomas de insuficiencia y fuentes alimentarias *(Continuación)*

Vitamina	Fuentes alimentarias	Funciones principales	Síntomas de insuficiencia	CDR o IA (persona adulta por día)	Síntomas de intoxicación o ingesta superior al IDT
Biotina	Granos integrales, soja, vísceras, pescado	Coenzima utilizada para el metabolismo energético, metabolismo de aminoácidos, síntesis de grasas, síntesis de glucógeno	Letargo; alucinaciones; depresión; hormigueo en brazos y piernas; erupción roja alrededor de los ojos, la nariz y la boca	IA: 30 µg	Ninguno conocido
Vitamina C (ácido ascórbico)	Frutas cítricas, vegetales verde oscura, fresas, tomates, patatas, papaya, mangos	Síntesis de colágeno, antioxidante, metabolismo de aminoácidos, ayuda en la absorción de hierro y la función inmunitaria	Anemia microcítica, síntomas de escorbuto, hemorragias puntiformes, dolor articular, pérdida de dientes, mala función inmunitaria	CDR: hombres 90 mg; mujeres 75 mg	Náuseas, diarrea, cefalea, cólico abdominal, insomnio, bochornos, erupciones cutáneas, cálculos renales

CDR, cantidad diaria recomendada, IA, ingesta adecuada; IDT, ingesta diaria tolerable.

Tabla 10-6 Minerales: resumen de las funciones, síntomas de insuficiencia y fuentes alimentarias

Mineral	Fuentes alimentarias	Funciones principales	Síntomas de insuficiencia	CDR o IA (adulto por día)	Síntomas de intoxicación o ingesta superior al IDT
Macrominerales					
Calcio	Productos lácteos, tofu, pescados pequeños con espinas, legumbres	Mineralización ósea y dental, contracción muscular, transmisión del impulso nervioso, coágulo sanguíneo	Osteoporosis en adultos, crecimiento óseo anómalo en la infancia	IA: 1 000 mg	Riesgo de cálculos renales, disfunción renal, dificultades con la absorción de otros minerales
Fósforo	Carne, pescado, aves, leche	Mineralización ósea y dental, ion principal del líquido intracelular, equilibrio acidobásico, fosfolípidos en membranas celulares, parte de los componentes metabólicos	Dolor óseo, debilidad muscular	CDR: 700 mg	Calcificación de tejido no esquelético, cálculos renales, problemas renales
Magnesio	Nueces, granos enteros, legumbres, mariscos, vegetales verdes oscuros	Mineralización ósea, mantenimiento de los dientes, contracción muscular, transmisión de impulsos nerviosos, función inmunitaria adecuada	Debilidad muscular, confusión, mal funcionamiento cardíaco	CDR: hombre 400 mg; mujer 310 mg	De fuentes no alimentarias: diarrea, deshidratación
Azufre	Carne, pescado, aves, leche, nueces, huevos	Parte de los aminoácidos que contienen azufre en las proteínas, parte de la insulina, parte de algunas vitaminas B (biotina, tiamina)	Ninguno conocido	Ninguno	La toxicidad ocurre solo con el consumo excesivo de aminoácidos que contienen azufre; en animales, esto reduce el crecimiento normal
Sodio	Sal de mesa, salsa de soja, alimentos procesados	Ión princial del líquido extracelular, mantenimiento de los compartimentos de líquido, transmisión de impulsos nerviosos	Calambres musculares, pérdida de apetito, apatía mental	IA: 1 500 mg	Edema, hipertensión
Potasio	Carnes, leche, frutas, verduras, legumbres, granos	Ión princial del líquido extracelular, mantenimiento de los compartimentos de líquido, transmisión de impulsos nerviosos, contracción muscular	Debilidad muscular, parálisis, confusión	IA: 4 700 mg	Debilidad muscular, vómitos, frecuencia cardíaca lenta aparente en la insuficiencia renal
Cloruro	Sal de mesa, salsa de soja, alimentos procesados	Ión principal del líquido extracelular, mantiene los compartimentos de líquido, parte del ácido clorhídrico del estómago	Personas adultas en condiciones normales: ninguno; convulsiones en bebés	IA: 2 300 mg	Vómitos, relacionados con hipertensión en personas susceptibles cuando se combinan con sodio

Tabla 10-6. Minerales: resumen de las funciones, síntomas de insuficiencia y fuentes alimentarias (*Continuación*)

Mineral	Fuentes alimentarias	Funciones principales	Síntomas de insuficiencia	CDR o IA (adulto por día)	Síntomas de intoxicación o ingesta superior al IDT
Trazas de minerales					
Hierro	Carnes rojas, pescados, aves, mariscos, frutos secos, legumbres, huevos	Parte de la hemoglobina y mioglobina, ayuda en la función inmunitaria	Anemia, concentraciones bajas de hierro sérico, malformación eritrocitaria, bajas concentraciones de hemoglobina, función inmunitaria alterada	CDR: Hombres 8 mg; mujeres 18 mg (19-50 años), 8 mg (51 años o más)	Malestar gastrointestinal; en los niños que consumen suplementos de hierro, la sobrecarga de hierro produce náuseas, vómitos y diarrea, taquicardia, mareo, choque y confusión
Yodo	Sal yodada, mariscos, pan, productos lácteos	Parte de las hormonas tiroideas que regulan el crecimiento, el desarrollo y el índice metabólico	Glándula tiroides hipoactiva; bocio; la insuficiencia en el embarazo causa discapacidad intelectual y física en el feto	CDR: 150 µg	Bocio, glándula tiroides hipoactiva
Fluoruro	Agua fluorada, pasta de dientes, mariscos	Necesario para la formación de huesos y dientes, hace que los dientes sean resistentes a las caries	Mayor riesgo de caries dental	IA: Hombre 3.8 mg; mujer 31 mg	Picaduras y decoloración de los dientes
Zinc	Carnes rojas, mariscos, cereales integrales	Parte de muchas enzimas, involucrado en el ADN y proteínas, reacciones inmunitarias, percepción del gusto, curación de las heridas, reproducción, desarrollo normal del feto	Retraso del crecimiento, retraso del desarrollo sexual, función inmunitaria alterada; pérdida del cabello, pérdida del apetito y el gusto	CDR: Hombres 11 mg; mujeres 8 mg	Insuficiencia de hierro y cobre, inmunidad deteriorada, lipoproteína de alta densidad (HDL) baja
Selenio	Mariscos, carne, granos enteros, vegetales	Ayuda al sistema antioxidante, necesario para la regulación de la hormona tiroidea	Predispone a fibrosis del tejido cardiaco, dolor muscular, debilidad muscular	CDR: 55 µg	Pérdida o cabello y uñas quebradizas, fatiga, irritabilidad, trastornos del sistema nervioso
Cobre	Mariscos, nueces, granos enteros, legumbres	Necesario para la absorción y el uso de hierro y la formación de hemoglobina, parte de las enzimas	Anemia, recuento bajo de leucocitos, anomalías óseas	CDR: 900 µg	Trastornos del sistema nervioso, daño hepático
Manganeso	Nueces, granos enteros, te, vegetales de hoja	Cofactor de varias enzimas, incluyendo enzimas del metabolismo de carbohidratos	Raro en humanos	AI: hombres 2.3 mg; mujeres 1.8 mg	Trastornos del sistema nervioso
Molibdeno	Cofactor para algunas enzimas	Legumbres, cereales, vísceras	Ninguno conocido	CDR: 45 µg	Ninguno conocido

CDR, cantidad diaria recomendada; IA, ingesta adecuada; IDT, ingesta diaria tolerable.

físico[147]. La suplementación con vitaminas B no aumenta el rendimiento aeróbico, el anaeróbico o el de fuerza máxima[13,147].

En general, la literatura muestra que, si existe insuficiencia, la suplementación con vitaminas puede ayudar a la salud general y aumentar el rendimiento físico. Sin embargo, en ausencia de una insuficiencia preexistente, la suplementación con vitaminas, incluso en «megadosis» (por encima de la CDR, IA o IDT), no aumenta el rendimiento físico. En las siguientes secciones, se examinará el posible efecto de los minerales sobre el rendimiento físico.

MINERALES

Los minerales son sustancias inorgánicas, lo que significa que no contienen enlaces carbono-carbono o enlaces carbono-hidrógeno. Los 22 minerales que se encuentran en el cuerpo representan solo el 4 % de la masa corporal, pero están involucrados en varias reacciones químicas y otras funciones corporales (tabla 10-6). Los minerales son necesarios para la contracción muscular, transmisión nerviosa, síntesis de proteínas, regulación de los compartimentos de líquidos corporales, metabolismo, formación hormonal y muchas otras funciones corporales. Los minerales se clasifican en macrominerales (principales) y microminerales. Los **macrominerales** están presentes en el cuerpo en cantidades de aproximadamente 35 g a 1 050 g, según el mineral y el tamaño corporal. Incluyen fósforo, magnesio, azufre, sodio, potasio, calcio y cloruro. Los **microminerales** (trazas) se encuentran en el cuerpo solo en cantidades inferiores a unos pocos gramos e incluyen hierro, fluoruro, yodo, zinc, selenio, cobre, cromo, manganeso y molibdeno.

Al igual que con las vitaminas, la mayoría de las investigaciones indican que la suplementación con minerales por encima de la ingesta recomendada no tiene ningún efecto sobre el rendimiento físico[13,96,147], a pesar de que son necesarios para muchos procesos fisiológicos. Sin embargo, las insuficiencias pueden afectar la salud general, así como el rendimiento aeróbico, el anaeróbico y el de fuerza máxima. Pero la mayoría de los deportistas consumen cantidades suficientes de minerales debido a su mayor ingesta energética, algunos de la clase de peso y aquellos que realizan deportes en los que la estética les obliga a mantener un peso corporal mínimo (p. ej., danza, gimnasia), pueden presentar insuficiencia de minerales[96].

Ya está familiarizado con la razón por la cual los minerales como el sodio, el cloruro, el potasio y el magnesio se incluyen en las bebidas deportivas (*v.* «Electrólitos en las bebidas deportivas»). La función de los minerales en el mantenimiento del equilibrio del compartimento de líquidos se analizará en el capítulo 11. En las siguientes secciones, se examinarán las funciones del hierro micromineral y del calcio macromineral.

Hierro

El hierro es un componente de muchas enzimas y proteínas del cuerpo humano. Sin embargo, sus funciones fisiológicas en el transporte de oxígeno y el metabolismo son probablemente sus más reconocidas. El hierro es un componente de los citocromos, que forman parte de la cadena de transporte de electrones (*v.* cap. 3), un importante sistema enzimático del metabolismo aeróbico. También es un componente de las moléculas de hemoglobina y mioglobina, que transportan oxígeno dentro de la sangre y dentro de las fibras musculares, respectivamente. La mayor parte del hierro del cuerpo (80 %) está contenido en hemoglobina y mioglobina, y el resto se almacena en el hígado, el bazo y la médula ósea en forma de hemosiderina y ferritina. Estas reservas de hierro se utilizan para mantener las concentraciones normales de hemoglobina y mioglobina durante cualquier período de ingesta inadecuada de hierro. Los eritrocitos tienen una vida útil de aproximadamente 120 días porque no contienen núcleos, que fueron extraídos como uno de los últimos pasos durante su producción en la médula ósea. Por tanto, no son capaces de reparar el daño que sufren a medida que viajan por el sistema vascular. El hierro de los eritrocitos que han llegado al final de su vida útil y de los alimentos ingeridos es transportado a los tejidos que necesitan hierro por la glucoproteína plasmática fijadora de hierro, la **transferrina**, en particular al hígado, el bazo y la médula ósea. Este reciclaje de hierro de los eritrocitos que han llegado al final de su vida útil minimiza la pérdida de hierro.

El hierro hemo, o el hierro que se encuentra en la hemoglobina y la mioglobina en los productos cárnicos, es la forma de hierro que se absorbe con mayor eficacia[6]. Las buenas fuentes de hierro no hemo son las legumbres y los panes y cereales enriquecidos o fortificados. La baja absorción de hierro de fuentes no hemáticas pone a las personas, como aquellas personas vegetarianas que minimizan la ingestión de productos animales, en riesgo de insuficiencia de hierro. Es probablemente la insuficiencia mineral más común. Produce una disminución del transporte de oxígeno, de la capacidad de transporte de electrones, de la síntesis de proteínas y de la síntesis de neurotransmisores[5]. Los deportistas, en particular las mujeres[25,163], pueden ser más susceptibles a la insuficiencia de hierro que las personas sedentarias. Debido a las funciones del hierro en el metabolismo aeróbico y otras funciones corporales esenciales, su insuficiencia puede mermar el rendimiento físico.

La CDR de hierro para un hombre adulto es de 8 mg·día^{-1} y para una mujer adulta en edad fértil es de 18 mg·día^{-1}. El valor más alto en las mujeres es necesario para reemplazar el hierro perdido durante la menstruación normal. De hecho, tanto antes como después de la edad fértil de una mujer, sus necesidades de ingesta de hierro no difieren de las de un hombre de edad similar. De media, los hombres adultos ingieren aproximadamente 17 mg·día^{-1} de hierro, que está por encima de la CDR, mientras que las mujeres adultas ingieren 12 mg·día^{-1}, que está por debajo[166]. En gran parte, esto se debe a la ingesta calórica de los hombres, en comparación con las mujeres. Debido a que la dieta estadunidense promedio contiene aproximadamente 6 mg de hierro por cada 1 000 kcal, cuantas más calorías se consuman, mayor será la cantidad de hierro que se ingiera.

La **anemia** es una afección médica en la que la concentración de hemoglobina es más baja de lo normal: menos de 12 g·dL^{-1} y 13 g·dL^{-1} en mujeres y hombres, respectivamente. La anemia puede deberse a una gran pérdida de sangre por una hemorragia. Sin embargo, la ingesta insuficiente de hierro es la causa más común en niños, adolescentes y mujeres en edad fértil[20,119]. El embarazo puede causar insuficiencia moderada de hierro que produce anemia debido a la mayor necesidad de hierro tanto de la madre como del feto en desarrollo. En el individuo anémico y con insuficiencia de hierro, las reservas bajas de hierro están indicadas por la disminución de la unión de hierro a la transferrina en la sangre y por las concentraciones bajas de ferritina en el hígado, el bazo y la médula ósea.

En la mayoría de los estudios, pero no en todos, la suplementación con hierro en personas anémicas o con insuficiencia de hierro aumenta la capacidad aeróbica, así como la hemoglobina y la ferritina sérica[13,147]. También puede beneficiar la función neuromuscular, como lo indica la evidencia de que las mujeres jóvenes no anémicas pero con insuficiencia de hierro que recibieron suplementos de hierro durante 6 semanas mostraron un menor índice de fatiga durante las contracciones isométricas voluntarias máximas de los extensores de la rodilla, en comparación con sus homólogas que recibieron un placebo[11]. Se ha recomendado el suplemento de hierro para los deportistas con insuficiencia de hierro, especialmente si hay anemia, y para mujeres no anémicas con baja reserva de ferritina sérica, indicada por concentraciones bajas de ferritina sérica[13,108]. La suplementación con hierro en individuos no anémicos puede aumentar las reservas de hierro sin un aumento concurrente del rendimiento aeróbico[13]. Cuando se administran, no deben superar la IDT de hierro (45 mg·día^{-1}). La absorción de hierro se ve reforzada por la presencia de vitamina C. Por tanto, para maximizar la absorción de hierro no hemo, además de ingerir fuentes dietéticas de hierro, también deben comerse frutas o verduras con alto contenido de vitamina C.

La anemia ferropénica (por insuficiencia de hierro) no debe confundirse con la anemia deportiva (*v.* «Volumen plasmático» y cuadro 6-7, «Causas de la anemia», en el cap. 6). La anemia deportiva se caracteriza por una baja concentración temporal de hemoglobina debido a un aumento del volumen plasmático inducido por el entrenamiento durante las etapas iniciales de un programa de entrenamiento aeróbico. La capacidad total de transporte de oxígeno del deportista con anemia deportiva no disminuye porque no hay cambios en el recuento total de eritrocitos. La concentración de hemoglobina sérica es menor porque el volumen plasmático aumenta sin cambios en la cantidad total de eritrocitos. Y, aunque hay anemia deportiva, se producen adaptaciones que provocan un aumento de las capacidades aeróbicas y la concentración de hemoglobina vuelve a la normalidad en varias semanas. Mientras que la anemia por insuficiencia de hierro se beneficia de la suplementación con hierro, no es necesaria en un deportista con anemia deportiva[166].

Calcio

El calcio es el mineral más abundante del cuerpo humano. Es necesario para las contracciones muscular y cardíaca, así como para la función nerviosa y el desarrollo dental saludable. Dado que el 99 % del calcio del cuerpo se encuentra dentro de los huesos, estos actúan como un almacén de calcio, el cual se obtendrá de estos cuando las condiciones lo requieran. Por ejemplo, cuando las concentraciones séricas de calcio disminuyen, las células óseas (osteoclastos) descomponen el hueso y liberan calcio a la sangre (estimulado por la hormona paratiroidea, secretada por la glándula paratiroidea; *v.* cap. 8). A la vez, aumentan la reabsorción de calcio por los riñones y la absorción de calcio por los intestinos, lo que también aumenta las concentraciones de calcio sérico. Cuando las concentraciones son elevadas, se desencadena el proceso opuesto (estimulado por la calcitonina, secretada por la glándula tiroides) y el calcio se deposita en los huesos.

La disminución de la densidad ósea hasta el punto en que existe un mayor riesgo de fracturas se denomina **osteoporosis**. Los deportistas con bajo peso, en particular las mujeres, a menudo tienen una ingesta de calcio menor que la recomendada[96]. Aunque esto puede ser un factor asociado con la baja DMO en los deportistas o con la presencia de «osteoporosis deportiva», no existen estudios prospectivos que confirmen el efecto de la suplementación con calcio y la prevención de DMO baja en los deportistas[96]. La osteoporosis deportiva probablemente esté más relacionada con cambios en las hormonas plasmáticas que afectan el metabolismo óseo que con una baja ingesta de calcio[96].

El desarrollo máximo de la masa esquelética suele producirse aproximadamente a los 30 años de edad. Después de los 40 años, disminuye aproximadamente un 1 % por año. A los 60 años, la masa ósea se reduce hasta un punto en el que aumenta el riesgo de fracturas. Las mujeres suelen tener mayor riesgo de osteoporosis, especialmente las mayores (aproximadamente la mitad de las mujeres mayores padecen la afección). Sin embargo, uno de cada ocho hombres mayores de 50 años también está en riesgo de sufrir fracturas osteoporóticas. La pérdida de masa ósea que resulta en osteoporosis se debe a varios factores, que incluyen una ingesta inadecuada de calcio, concentraciones bajas de estrógeno en mujeres posmenopáusicas y falta de actividad física, lo que estimula el aumento de la DMO. El calcio es abundante en la leche y los productos lácteos. Las personas que no ingieren estos alimentos, o que son intolerantes a la lactosa, pueden presentar insuficiencia del mineral. Si esto ocurre cuando el sistema esquelético está creciendo, los huesos no alcanzan su densidad y masa máximas, lo que aumenta la probabilidad de niveles inferiores de densidad y masa óseas años después. Si la ingesta de calcio es baja más adelante en la vida, la masa ósea también disminuye a medida que el calcio se moviliza desde el sistema esquelético para mantener las concentraciones de calcio sérico.

La disminución de las concentraciones de estrógeno a medida que la mujer envejece se asocia con un mayor riesgo de osteoporosis. Se ha constatado que la suplementación con calcio con o sin terapia con estrógenos ralentiza la pérdida mineral ósea en mujeres posmenopáusicas[13,105]. El ejercicio con soporte de peso durante el crecimiento puede aumentar la DMO y el mismo ejercicio en personas jóvenes, de mediana edad y mayores puede aumentarla y minimizar su pérdida a medida que se envejece[13,55,65,91,151]. Sin embargo, se ha constatado que el ejercicio con pesas no afecta la DMO por igual en todas las partes del cuerpo. Esto puede estar relacionado con la función ósea (con huesos que deben soportar un mayor estrés y tensión durante la actividad, lo que aumenta más la DMO), así como con las diferencias en el volumen y la intensidad de la actividad necesaria para producir cambios en la DMO en diferentes áreas del sistema esquelético. Por ejemplo, el entrenamiento de fuerza en mujeres premenopáusicas aumenta la DMO en la columna lumbar, pero no en el cuello femoral[91], a pesar de que ambas áreas están expuestas al estrés y la tensión durante los ejercicios de entrenamiento con pesas. Las recomendaciones para prevenir la osteoporosis incluyen una ingesta suficiente de calcio y ejercicio en los primeros años de vida para maximizar la acumulación de masa esquelética, así como ejercicio durante toda la vida para minimizar la pérdida de masa esquelética. Idealmente, el calcio se ingiere como parte de una dieta normal, pero también pueden utilizarse suplementos.

El contenido de vitaminas y minerales de los alimentos se ve afectado por la cocción y el procesado. Esto es importante al considerar el contenido de vitaminas y minerales en una dieta y para prevenir las insuficiencias (cuadro 10-12). En la siguiente sección se explora la importancia de las comidas previas a la competición.

Revisión rápida

- Las vitaminas liposolubles (A, D, E y K) pueden almacenarse en el tejido graso y liberarse si su ingesta a través de la dieta es insuficiente, lo que dificulta el desarrollo de síntomas de insuficiencia.
- Las vitaminas hidrosolubles tienen varias funciones en los procesos metabólicos y se eliminan del cuerpo en la orina si no son necesarias, lo que dificulta el desarrollo de síntomas tóxicos causados por estas vitaminas.
- La vitamina C es un antioxidante y, como tal, puede atenuar el dolor y el daño muscular relacionado con el ejercicio. Sin embargo, la suplementación no parece justificada, ya que la insuficiencia de vitamina C es poco frecuente. La mayoría de la evidencia indica que la suplementación no aumenta el rendimiento aeróbico o anaeróbico y que la suplementación en dosis altas puede desencadenar daño celular.
- La vitamina E es un antioxidante cuya suplementación puede disminuir el daño muscular. Sin embargo, dicha suplementación no aumenta significativamente el rendimiento aeróbico, el anaeróbico o el de fuerza máxima.
- Las vitaminas B funcionan como coenzimas en el metabolismo, pero la suplementación no afecta el rendimiento aeróbico, el anaeróbico o el de fuerza máxima.
- Los macrominerales están presentes en el cuerpo en cantidades de ~35 g a 1 050 g, mientras que los microminerales se encuentran solamente en cantidades de menos de unos pocos gramos.
- La mayor parte del hierro dentro del cuerpo se encuentra en las moléculas de hemoglobina y mioglobina, que transportan oxígeno dentro de la sangre y las fibras musculares, respectivamente.
- Las personas con anemia por insuficiencia de hierro se benefician de la suplementación con hierro, pero la suplementación en personas no anémicas no aumenta el rendimiento físico.
- La insuficiencia de calcio puede contribuir a la osteoporosis. Por tanto, las recomendaciones para combatirla incluyen una ingesta suficiente de calcio y ejercicio durante toda la vida para minimizar la pérdida de masa esquelética con el envejecimiento.

COMIDAS EN LA COMPETICIÓN

El objetivo de una comida previa a la competición es mejorar el rendimiento en la próxima competición. El objetivo de la comida posterior es ayudar a la recuperación para maximizar el rendimiento en el entrenamiento o una competición posterior (como en un torneo, en el que la competición se alarga varios días sucesivos). Las comidas previas suelen tener como objetivo maximizar la disponibilidad de carbohidratos para usarlos durante el metabolismo en la competición. Las comidas posteriores suelen buscar la reparación y regeneración del daño muscular inducido por el ejercicio, así como la reposición de las reservas hepáticas y musculares de glucógeno.

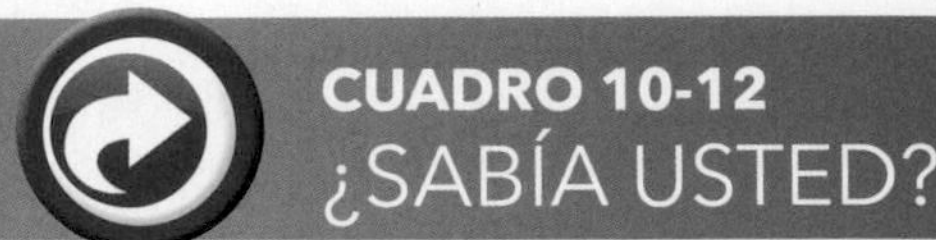

CUADRO 10-12
¿SABÍA USTED?

La preparación de los alimentos es importante para conservar los nutrientes

¿Sabía que secar, congelar, cocinar y recalentar puede reducir la cantidad de nutrientes en los alimentos? Los nutrientes también pueden eliminarse en el proceso de cocción, como hervir verduras. Las frutas deshidratadas pueden reducir la potencia de las vitaminas. Por ejemplo, la deshidratación de las frutas puede reducir el contenido de vitamina C hasta en un 80%. Sin embargo, la pérdida de nutrientes, vitaminas y minerales clave depende de muchos factores diferentes, como el tipo de alimento, la temperatura de cocción y el tiempo de cocción.

Los detalles pueden definirse mejor examinando la publicación de la Tabla de Factores de Retención de Nutrientes del USDA (*USDA Table of Nutrient Retention Factors*) sobre la cuestión (http://www.ars.usda.gov/Main/docs.htm?docid=9448).

Por tanto, las comidas antes y después de la competición deben estar compuestas por alimentos fácilmente digeribles y con una alta densidad de nutrientes.

COMIDAS ANTES DE LA COMPETICIÓN

Existe evidencia convincente de que la composición y el horario de las comidas antes de una competición pueden influir en el rendimiento de resistencia[1,66]. Por ejemplo, los ciclistas de resistencia que comieron 100 g de carbohidratos 3 h antes de pedalear hasta el agotamiento al 70 % del consumo máximo de oxígeno pedalearon durante 136 min, en comparación con 109 min para aquellos que no comieron antes de la competición[88].

Sin embargo, cuando las comidas ricas en carbohidratos se consumieron solo de 30 min a 45 min antes del ejercicio al 70 % al 80 % de $\dot{V}O_{2máx}$, el rendimiento en realidad disminuyó hasta en un 19 %[26,42]. Esta disminución puede explicarse mejor mediante investigaciones que revelan que comer demasiados carbohidratos poco antes del comienzo del ejercicio puede disminuir las concentraciones de glucosa plasmática durante los primeros 30 min a 40 min del ejercicio[26].

Estas bajas concentraciones de glucosa al comienzo de una actividad prolongada podrían atribuirse a un aumento de la insulina sérica en respuesta a la comida rica en carbohidratos consumida poco antes del ejercicio. También se observó una disminución del metabolismo de los ácidos grasos libres durante los primeros minutos de ejercicio. Ambos factores pueden aumentar el glucógeno muscular y el metabolismo de los carbohidratos totales durante los primeros 30 min a 40 min de ejercicio.

Este tipo de respuesta a una comida previa al ejercicio no es la respuesta metabólica deseada, porque disminuye el tiempo total hasta el agotamiento. Sin embargo, debe tenerse en cuenta que no todas las personas experimentan una disminución de la glucosa sérica durante los minutos iniciales de ejercicio después de ingerir carbohidratos poco antes de comenzar el ejercicio[1]. Esta variabilidad de la respuesta señalan la importancia de anticipar cualquier plan de alimentación antes de una competición importante a fin de asegurarse de que el momento de la comida antes de la competición es apropiado para un deportista determinado.

Algunos datos indican que la ingestión de carbohidratos con bajo índice glucémico antes del ejercicio produce la liberación lenta de glucosa para el metabolismo, lo que mantiene durante más tiempo las concentraciones séricas de glucosa sérica[95]. Aunque tal respuesta parecería ser beneficiosa para el rendimiento de resistencia, la investigación no ha constatado que tales comidas con bajo índice glucémico antes de la competición mejoren el rendimiento de resistencia[1,95].

Las comidas adecuadas antes de la competición, cuando se acompañan de la ingesta de nutrientes durante el ejercicio de larga duración y una nutrición adecuada durante el entrenamiento, pueden mejorar el rendimiento en cualquier tipo de práctica deportiva. A continuación, se ofrecen algunas recomendaciones con respecto a las comidas antes de la competición:

- La comida no debe dejar al deportista hambriento ni con comida no digerida en el estómago al inicio de la competición.
- La comida debe tener menos grasa y fibra a fin de aumentar el vaciamiento gástrico y minimizar el malestar gastrointestinal.
- Una comida consumida 3 h antes del ejercicio puede ser una comida equilibrada.
- Si una comida se consume dentro de los 30 min a 60 min de ejercicio, debe ser fácilmente digerible y/o una comida líquida para maximizar el vaciamiento gástrico.
- Cualquier plan de comidas antes de la competición debe evaluarse antes de una competición importante.

Estas guías generales deben personalizarse para satisfacer las necesidades individuales de un deportista o práctica deportiva concreta. Las comidas antes de una competición pueden favorecer el rendimiento, mientras que las comidas después de la competición, el tema de la siguiente sección, pueden ser útiles para ayudar a la recuperación, de modo que se maximice el rendimiento en la próxima práctica deportiva.

COMIDAS DESPUÉS DE LA COMPETICIÓN

Las comidas después de la competición son una consideración importante, especialmente cuando esta consta de actividades en días sucesivos o varias sesiones de actividad en el mismo día, como eliminatorias en una competición de atletismo o en un torneo. Aunque aquí se consideran comidas «posteriores a la competición», también podrían ser apropiadas como comidas posteriores al entrenamiento, en algunos casos.

Por ejemplo, un triatleta que realiza una sesión de natación por la mañana y una sesión de carrera por la tarde comerá después de la sesión de la mañana y/o antes de la sesión de la tarde.
Como se ha mencionado anteriormente (*v.* la sección «Entrenamiento de resistencia y suplementación con proteínas»), el momento de consumir los nutrientes después de la actividad puede tener un impacto en el resultado.

La ingestión de carbohidratos que comienza inmediatamente después del ejercicio y continúa a intervalos de 2 h durante 6 h desencadena concentraciones de glucógeno muscular más altas que cuando la ingesta se retrasa 2 h después de terminar el ejercicio[1]. Los índices más elevados de síntesis de glucógeno se producen cuando se ingieren 0.4 g de carbohidratos·kg de masa corporal^{-1} cada 15 min durante 4 h después del ejercicio[1]. Sin embargo, esta práctica puede hacer que la ingesta calórica sea mayor que el gasto calórico (y causar un aumento de la masa grasa) y puede ser más apropiado cuando las sesiones de una competición están separadas por espacios de tiempo breves. Si pasan más de 24 h entre sesiones de ejercicio intenso, la sincronización de nutrientes es menos importante porque las reservas de carbohidratos se repondrán con una dieta normal a lo largo de este período.

Los alimentos con alto índice glucémico producen una mayor concentración de glucógeno muscular 24 h después del ejercicio, en comparación con los alimentos con bajo índice glucémico[39]. Sin embargo, el consumo de alimentos con alto índice glucémico para aumentar la síntesis de glucógeno debe considerarse dentro del contexto de la dieta total y puede ser apropiado solo durante la competición, a diferencia del entrenamiento, cuando para el rendimiento es fundamental maximizar rápidamente las reservas de glucógeno[1]. La inclusión de proteínas en la comida después del ejercicio no obstaculiza, y en realidad puede ayudar, a la síntesis de glucógeno. También proporciona los aminoácidos necesarios para la reparación muscular y promueve un perfil de hormonas más anabólicas[1], que puede ayudar mantener la masa muscular durante el entrenamiento a largo plazo.

Teniendo en cuenta lo anterior, las siguientes recomendaciones para las comidas después de una competición parecen apropiadas:

- Si las reservas de carbohidratos deben reponerse rápidamente, deben ingerirse 0.4 g de carbohidratos·kg de masa corporal^{-1} cada 15 min durante 4 h después del ejercicio.
- Si las reservas de carbohidratos deben reponerse con menor rapidez, la ingestión de carbohidratos debe comenzar inmediatamente después del ejercicio y continuar a intervalos de 2 h durante 6 h.
- Aunque la adición de proteína a la comida después de la competición no obstaculiza y puede ayudar a reponer las reservas de carbohidratos, también proporciona los aminoácidos necesarios y crea un ambiente más anabólico, necesario para la reparación de proteínas musculares.

Revisión rápida

- Las comidas antes y después de la competición suelen incluir carbohidratos de fácil digestión.
- Las comidas antes de una competición pueden aumentar el rendimiento de resistencia. Sin embargo, el hecho de que la comida esté compuesta por alimentos de alto o bajo índice glucémico parece tener poco efecto sobre el rendimiento.
- Las comidas después de la competición producen un aumento de las reservas de glucógeno. Generalmente, la ingestión de carbohidratos debe comenzar inmediatamente después del ejercicio y continuar durante varias horas después del mismo.

MICROBIOMA, PROBIÓTICOS Y EJERCICIO

Una de las principales áreas de estudio durante los últimos 10 años se basa en la comprensión de la enorme importancia del denominado **microbioma**[28]. Ahora se entiende que desempeña un papel significativo en todos los aspectos de la función y la salud humanas, con más de 2 millones de citas en PubMed. Primero hay que preguntarse: «¿Qué es el microbioma?». Más allá de que muchas veces se le llama microbioma intestinal, dado que la mayoría de los microbios se encuentra en esta parte del cuerpo, se define como el conjunto de billones de microbios que habitan el cuerpo humano. Estos microbios superan con mucha diferencia la cantidad de células del cuerpo.

Se encuentran en forma de bacterias, hongos, protozoos y virus, y la cantidad de genes que codifican todos estos microbios en el cuerpo humano es 200 veces la cantidad de genes en el genoma humano. Curiosamente, el microbioma puede pesar hasta 2.5 kg.

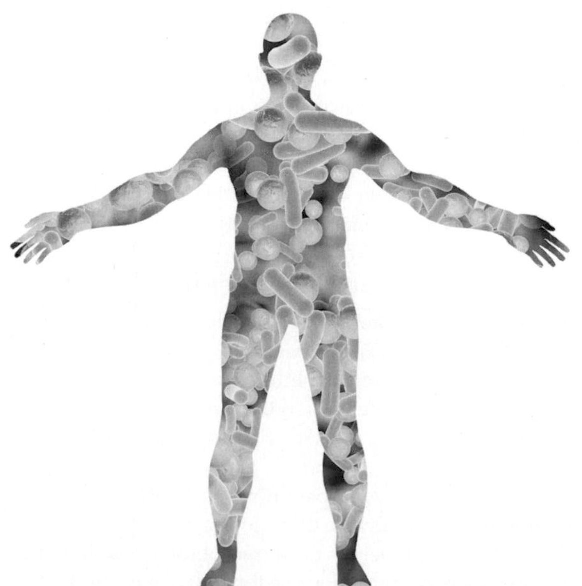

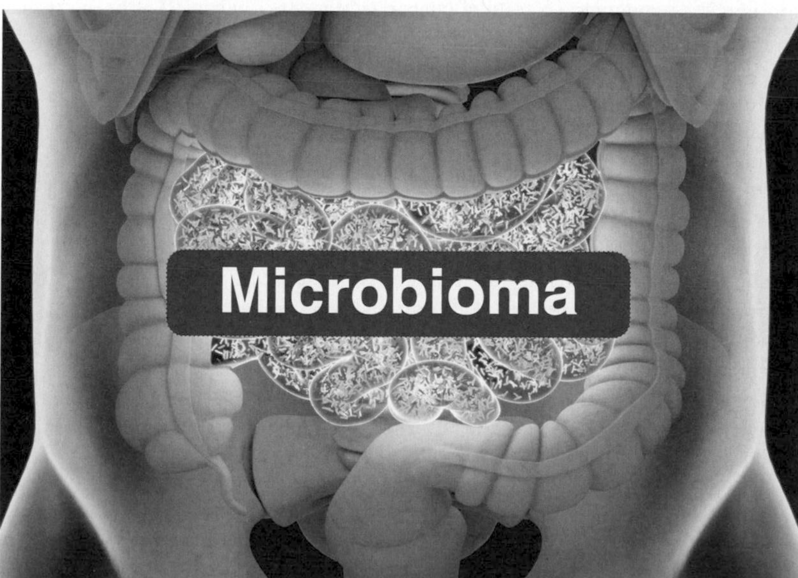

FIGURA 10-7. El microbioma consta de diferentes poblaciones de microorganismos, bacterias, bacteriófagos, hongos, protozoos y virus que viven dentro y sobre la superficie del cuerpo humano. Al vivir dentro de las diferentes glándulas y estructuras, existen aproximadamente 10 veces más células microbianas que células humanas. Diferentes poblaciones de bacterias viven en diferentes partes del tubo digestivo, con una mayor concentración en el colon. Estas poblaciones se ven afectadas por muchos y distintos factores y son el objetivo de diversas formulaciones nutricionales pre, pro y simbióticas.

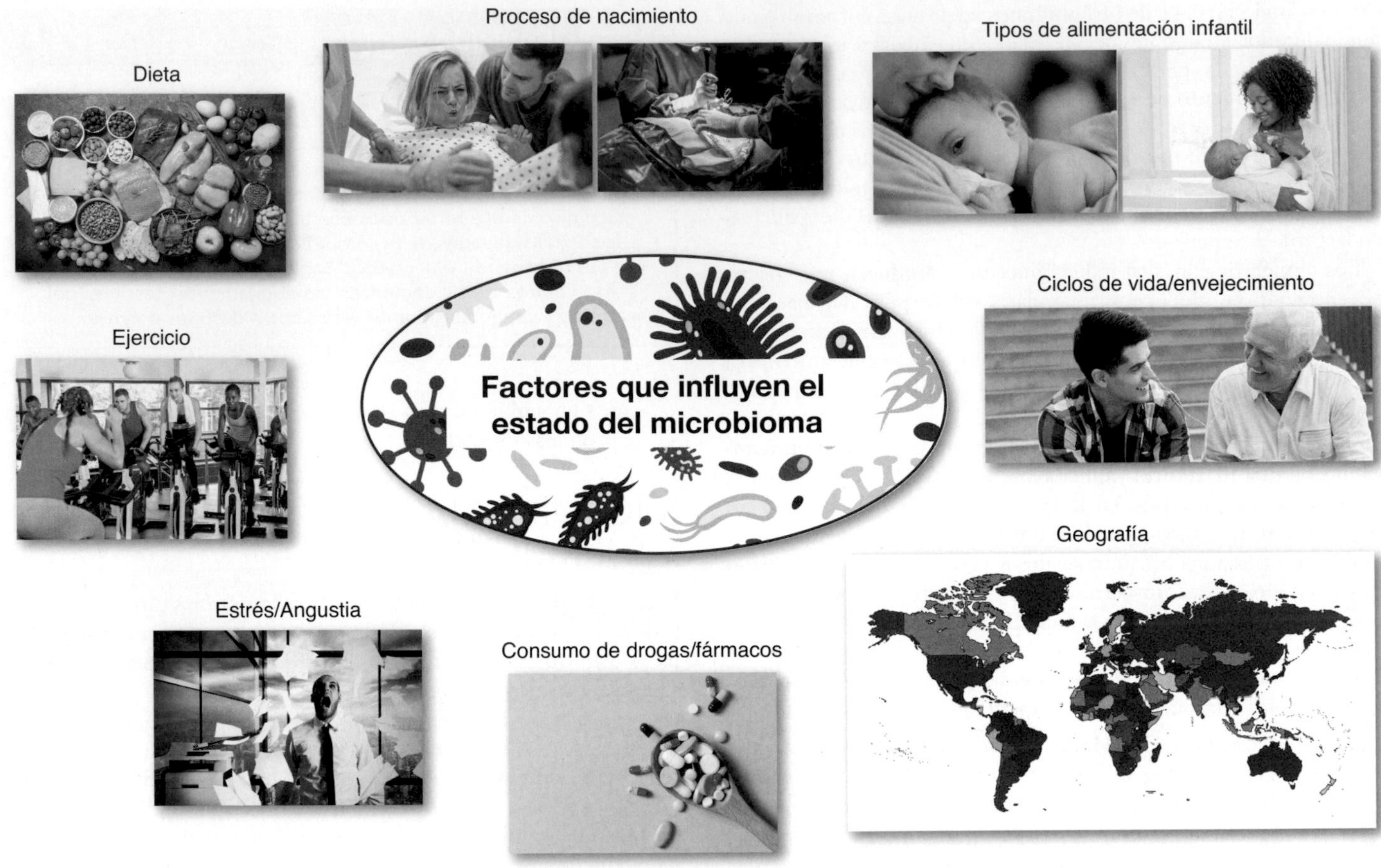

FIGURA 10-8. El microbioma humano se ve afectado por una serie de diferentes factores que pueden modificar los tipos y concentraciones de microorganismos que existen en el cuerpo para regular la enfermedad o los resultados de salud para el individuo

Una vez más, como implica el término microbioma intestinal, la mayoría de los microbios se encuentran en el área intestinal, pero también se encuentran en todo el cuerpo (*v.* Fig. 10-7 y cap. 9).

A medida que surge una cantidad cada vez mayor de investigación sobre este tema, se aprende más y más cada día, desde las influencias negativas del microbioma en enfermedades como cánceres o enfermedades intestinales o hepáticas, hasta los efectos del alcohol y una influencia más positiva en la salud de adultos y bebés[8,27,52,53,89,90,128,170]. Además, se ha postulado que el microbioma podría influir en el desarrollo del trastorno del espectro autista[158]. En el ámbito de la nutrición se han publicado muchas posturas sobre cómo el microbioma puede incluso afectar los alimentos que comemos debido a las preferencias nutricionales de diferentes tipos de bacterias[80]. Los alimentos que se ingieren, que contienen estos microorganismos, también ayudan a definir la composición, por ejemplo, de las poblaciones de bacterias del intestino y el cuerpo debido a los nutrientes inherentes y los tipos de bacterias que se encuentran en los alimentos en diferentes lugares del mundo[118,140].

Una gran cantidad de factores diferentes impactan el microbioma intestinal, incluida la nutrición, como se describe en la figura 10-8 y en la revisión de Cresci y Bawden[28]. La composición del microbioma de cada individuo puede ser muy diferente, en función de muchos factores que influyen en dicha composición desde el nacimiento hasta la vejez. El estrés por ejercicio también puede afectar la diversidad del microbioma intestinal o, cuando es muy estresante, causar malestar intestinal. Los efectos positivos del ejercicio están relacionados con la reducción de la inflamación que ejerce menos estrés sobre el microbioma.

El estrés y la intensidad del ejercicio, el uso de nutrientes, el entorno fisiológico y el estrés psicológico impactan el microbioma y los efectos secundarios positivos y negativos asociados durante y después del factor estresante específico del ejercicio[21,29]. Apenas se está comenzando a comprender el estrés del ejercicio en los deportistas y sus influencias en el microbioma intestinal[21,33].

Probióticos en intervenciones nutricionales

Se han utilizado estrategias dietéticas y probióticas para mejorar la salud intestinal al disminuir las náuseas, los cólicos, la hinchazón y la diarrea. Curiosamente, si bien los anuncios de probióticos se han generalizado en tiendas, en la televisión y en Internet, todavía queda mucho por aprender sobre los diversos tipos de probióticos, ya que no todos son iguales.

Sin embargo, muchas veces se pasa por alto la elección del probiótico para obtener el resultado deseado, ya que su uso es muy específico para diferentes aspectos de la microbiota intestinal. Justo ahora se comienzan a comprender las formulaciones prebióticas, probióticas y simbióticas y su influencia en objetivos específicos (cuadro 10-13).

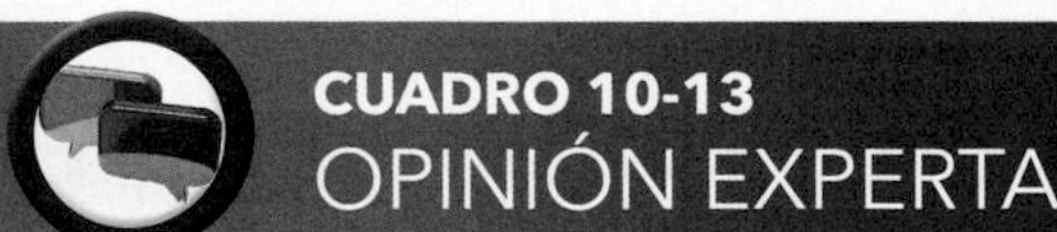

CUADRO 10-13
OPINIÓN EXPERTA

Ejercicio y microbioma intestinal

Gail A. Cresci, PhD, RD, LD, CNSC
Faculty/Staff
Departments of Pediatric Gastroenterology and Inflammation and Immunity
Director, Nutrition Research Within Center for Human Nutrition
Nutrition Thread Director, Cleveland Clinic Lerner College of Medicine
Cleveland Clinic
Cleveland, Ohio

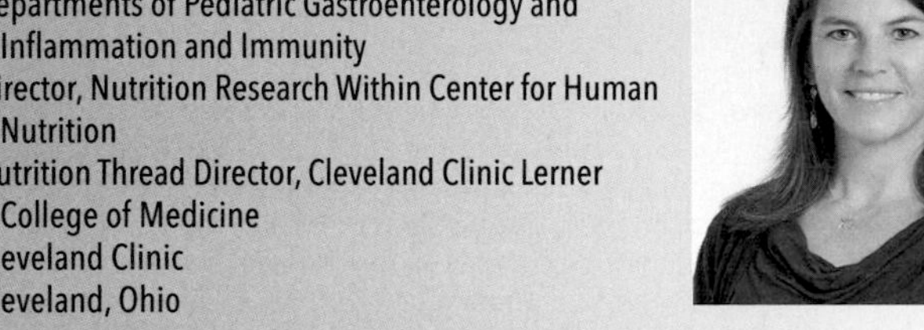

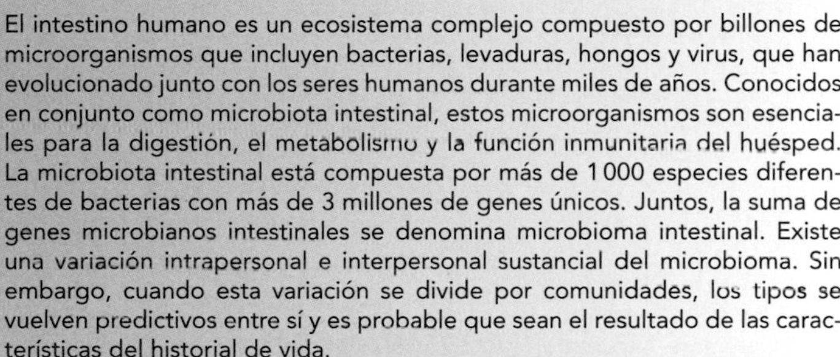

El intestino humano es un ecosistema complejo compuesto por billones de microorganismos que incluyen bacterias, levaduras, hongos y virus, que han evolucionado junto con los seres humanos durante miles de años. Conocidos en conjunto como microbiota intestinal, estos microorganismos son esenciales para la digestión, el metabolismo y la función inmunitaria del huésped. La microbiota intestinal está compuesta por más de 1 000 especies diferentes de bacterias con más de 3 millones de genes únicos. Juntos, la suma de genes microbianos intestinales se denomina microbioma intestinal. Existe una variación intrapersonal e interpersonal sustancial del microbioma. Sin embargo, cuando esta variación se divide por comunidades, los tipos se vuelven predictivos entre sí y es probable que sean el resultado de las características del historial de vida.

El microbioma intestinal está influenciado por múltiples factores, incluido el tipo de parto del lactante (vaginal frente a cesárea) y su alimentación (leche materna frente a fórmula infantil), el proceso de envejecimiento, la geografía, los medicamentos, el estrés y la composición de la dieta. Si bien el tubo digestivo del bebé es casi estéril en el útero, la primera colonización importante comienza con el proceso de parto. El microbioma intestinal de los bebés nacidos por vía vaginal es diferente al de los bebés nacidos por cesárea, ya que estos últimos no están expuestos al inóculo vaginal materno, que se sabe que alberga muchos microorganismos beneficiosos. Durante los primeros años de vida, el microbioma cambia con rapidez, y esto probablemente se deba a varios factores, incluido el crecimiento del propio intestino, la exposición a microorganismos ambientales y la introducción (leche materna frente a fórmula infantil) y progresión de la dieta. A los 3 años, el microbioma humano tiene características similares a las del individuo adulto. Debido a muchos factores ambientales y de estilo de vida, a lo largo de la vida se producen modificaciones del microbioma, de modo que el de un niño es muy diferente al de una persona mayor. Debido a una mayor apreciación de la importancia del microbioma intestinal para mantener la salud, los esfuerzos de investigación actuales buscan identificar cambios microbianos y metabolómicos intestinales negativos (disbiosis intestinal) desde un estado saludable hasta el asociado con enfermedades y enfermedades tales como los trastornos metabólicos, incluidos obesidad, enfermedades cardiovasculares, diabetes de tipo 2, resistencia a la insulina y enfermedad del hígado graso no alcohólico.

Las fibras fermentables solubles en la dieta son la fuente de alimento preferida para la microbiota intestinal, que reside sobre todo en la porción distal del tubo digestivo (colon). Si bien el huésped no puede digerir estas fibras, la microbiota intestinal posee la maquinaria metabólica para fermentarlas y metabolizarlas en sustancias bioactivas, incluidos los ácidos grasos de cadena corta, acetato, propionato y butirato. El butirato tiene una gran importancia biológica porque proporciona apoyo energético para los colonocitos, promueve la integridad de la barrera intestinal, ayuda en la absorción de agua y electrólitos, ayuda en la función inmunitaria y tiene efectos antiinflamatorios. El butirato también puede modificar la transcripción de genes porque es un potente inhibidor de la histona desacetilasa. Microorganismos intestinales determinados producen otros compuestos biológicamente activos de naturaleza hormonal que, como los ácidos grasos de cadena corta, pueden transportarse desde el intestino a la circulación sanguínea y actuar en sitios distales. El ácido γ-aminobutírico (GABA), un importante transmisor inhibidor del encéfalo, es producido por varias cepas de lactobacilos, mientras que las especies bacterianas intestinales también liberan monoaminas como la noradrenalina, la dopamina y la serotonina. Se ha constatado que los metabolitos derivados de la microbiota intestinal activan receptores en las aferencias vagales del sistema nervioso entérico. La microbiota intestinal se ha relacionado con la salud mental y la cognición, y la existencia de un eje intestino-encéfalo está bien establecida.

Las investigaciones en estudios en animales y humanos muestran que el ejercicio afecta el microbioma intestinal. En estudios en animales se ha constatado que un programa de entrenamiento con ejercicios de 5 semanas aumenta la presencia de bacterias productoras de butirato y la producción de este ácido graso. Sin embargo, los efectos del ejercicio en la microbiota intestinal de los roedores producen resultados contradictorios probablemente debido a variaciones en la dieta, especies/cepas, edad del animal y modalidad de ejercicio utilizada.

Evidencia de estudios transversales en humanos sin control de los factores ambientales, incluida la dieta, revela que las personas que hacen ejercicio (>3 h por semana) tienen una microbiota intestinal más diversa y mayores cantidades de bacterias productoras de butirato, que se correlacionan con el estado cardiorrespiratorio, en comparación con controles sedentarios delgados. Dado que los individuos activos y competitivos suelen comer de manera diferente a los controles sedentarios, esto también podría contribuir a las diferencias observadas. Sin embargo, estudios longitudinales indican que el ejercicio tiene efectos independientes sobre la microbiota intestinal y que la capacidad de respuesta a los cambios puede diferir entre individuos delgados, con sobrepeso y obesos.

Dado que el ejercicio intenso puede inducir inmunosupresión, estrés oxidativo, enfermedades y síntomas de las vías respiratorias superiores y trastornos gastrointestinales, se han investigado varias estrategias nutricionales para contrarrestar estas afecciones. Entre estas estrategias se incluye la modulación de la microbiota intestinal con suplementos dietéticos prebióticos, probióticos o simbióticos. Los prebióticos son una clase de fibras dietéticas que el huésped metaboliza de manera ineficiente y, por tanto, llegan a la porción distal del intestino sin ser digeridos, donde son fermentados por la microbiota intestinal y ayudan en el crecimiento y la función de la microbiota intestinal beneficiosa residente existente. Los probióticos son microorganismos vivos viables preferentemente aislados de un ser humano, que han demostrado ser resistentes al ácido y la bilis, y alcanzan la porción distal del intestino para ejercer efectos beneficiosos sobre el huésped. Cada cepa probiótica tiene mecanismos de acción únicos, que pueden incluir la capacidad de antagonizar las bacterias patógenas, secretar proteínas antimicrobianas, alterar el pH luminal, apoyar la función de barrera intestinal y/o mejorar las poblaciones de bacterias beneficiosas. Un simbiótico es una combinación física de un prebiótico y un probiótico y puede diseñarse para dirigirse a un microorganismo específico y/o su subproducto metabólico. Estudios recientes han demostrado que, en los deportistas de resistencia, algunos probióticos pueden ayudar en los síntomas de enfermedades de las vías respiratorias superiores, proteger la integridad intestinal y disminuir la endotoxina plasmática, así como disminuir la duración y gravedad de los síntomas gastrointestinales inducidos por el ejercicio. Probióticos determinados estudiados en el entrenamiento de fuerza y la recuperación sugieren que las cepas estudiadas pueden reducir indirectamente el tiempo del proceso de reparación muscular.

El microbioma intestinal es un órgano recién descubierto, y nuestro conocimiento sobre su fisiología apenas comienza. En general, la suplementación dietética con prebióticos y/o probióticos seleccionados puede ser un medio para apoyar el microbioma intestinal durante el ejercicio y contrarrestar las alteraciones inducidas por el ejercicio en el metabolismo, la función inmunitaria y la barrera intestinal en los deportistas, lo que justifica más investigación en esta área.

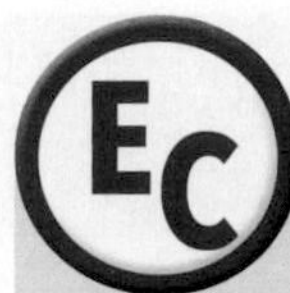

ESTUDIO DE CASO

ESCENARIO

El entrenador de fuerza y acondicionamiento de una universidad está decepcionado por la falta de crecimiento muscular y aumento de la fuerza que está obteniendo su lanzador de peso de primer año en el equipo de atletismo. Los otros deportistas de potencia del equipo están mostrando aumentos mucho más impresionantes que este joven deportista universitario. Además, ocurre a pesar de que todos (lanzadores de martillo, lanzadores de jabalina, lanzadores de peso) están en el mismo programa de entrenamiento de fuerza y que están siendo supervisados cuidadosamente por el entrenador durante las sesiones del entrenamiento con pesas. Asimismo, el joven lanzador de peso muestra dedicación y esfuerzo en la sala de pesas, al mismo nivel que sus compañeros de equipo. El entrenador habla con el joven para tratar de averiguar cuál podría ser el problema. El deportista relata que duerme bien por la noche. Tampoco está experimentando un estrés excesivo ni sufre de lesiones que puedan reducir sus esfuerzos.

Aún perplejo en cuanto a la causa de la falta de progreso del deportista, el entrenador le pide que durante la próxima semana lleve un registro de todo lo que come. Cuando le entrega el registro dietético, el entrenador se da cuenta de que el deportista está consumiendo una dieta muy parecida a la de un vegetariano, muy baja en proteínas, especialmente las proteínas completas que se encuentran en los productos cárnicos. ¿Qué debe hacer el entrenador?

Opciones

Primero, el entrenador debe instruir al deportista que es vital consumir cantidades adecuadas de proteína para que sus músculos respondan adecuadamente al programa de entrenamiento de fuerza. Le pregunta al deportista si ha tomado la decisión consciente de volverse vegetariano o simplemente ha elegido opciones bajas en proteínas de forma involuntaria. El deportista responde que ha decidido hacerse vegetariano, pero que, si bien evita comer carne, no le importa comer productos lácteos, como queso y huevos. El entrenador le dice que estas son fuentes ricas en proteínas completas que el cuerpo puede usar para construir tejido muscular y que deberían constituir una mayor parte de su ingesta dietética. El entrenador también explica que las proteínas pueden encontrarse en productos no animales, pero que se consideran proteínas incompletas porque no contienen el complemento completo de aminoácidos esenciales que deben obtenerse de fuentes dietéticas porque el cuerpo no puede producirlos. Por ello, es importante ingerir fuentes complementarias de proteínas vegetales (diferentes legumbres, productos de soja) que, al combinarse, aportarán al organismo todos los aminoácidos esenciales. Luego, el entrenador establece una cita con el experto en nutrición de la universidad para aprender qué tipos de vegetales, nueces y otros alimentos no animales deben consumirse juntos en una sola comida para brindar al deportista todos los aminoácidos esenciales. El entrenador confía que estos ajustes en la dieta del deportista no solo le proporcionarán la cantidad adecuada de proteínas, sino también el tipo adecuado de estas, lo que permitirá que sus músculos respondan al programa de entrenamiento de fuerza con las mismas mejoras en masa y fuerza mostradas por el resto de deportistas del equipo.

ESCENARIO

La nueva entrenadora de campo traviesa (*cross-country*) de la escuela secundaria local se da cuenta, en su entrenamiento para maratones, de la importancia de una nutrición adecuada en el rendimiento durante las actividades de resistencia. En particular, ha llegado a apreciar el impacto que la carga de carbohidratos ha tenido en su rendimiento en maratones recientes. En este procedimiento, combina una reducción de las distancias de entrenamiento con una dieta en la que los carbohidratos representan del 70% al 75% de su ingesta calórica total. Descubrió que hacer esto varios días antes del maratón mejoraba cómo se sentía durante la carrera, así como su rendimiento. En un intento por proporcionar a sus corredores todas las ventajas durante los próximos campeonatos estatales, los somete a esta estrategia de carga de glucógeno varios días antes de la actividad. Sin embargo, el día de los campeonatos, la entrenadora y sus deportistas se sienten decepcionados cuando sus tiempos no mejoran, y en algunos casos empeoran, en comparación con la competición regular.

Opciones

La entrenadora encuentra la explicación del bajo rendimiento de su equipo al mirar el libro de texto de fisiología del ejercicio utilizado por el Departamento de kinesiología de la universidad estatal local. En dicho libro descubre que la carga de glucógeno puede mejorar el rendimiento de resistencia, pero que es más eficaz para actividades que duran más de una hora o con distancias de al menos 25 km. Durante este tipo de prácticas deportivas, es probable que los músculos activos muestren agotamiento de glucógeno, lo que obligará al corredor a reducir su ritmo hacia el final de la carrera. No obstante, las actividades de campo traviesa de la escuela secundaria cubren distancias mucho más cortas, quizá de solo 5 km. A tales distancias no hay peligro de agotamiento de glucógeno, con la asunción de que los carbohidratos constituyen aproximadamente el 50% de la dieta normal. De hecho, el gobierno federal recomienda que todos los adultos sanos consuman esta cantidad de carbohidratos al día. Es más, el rendimiento deficiente de algunos de los corredores de fondo en los campeonatos estatales podría atribuirse directamente a la carga de glucógeno a la que fueron sometidos. Esto se debe a que, por cada gramo de glucógeno almacenado en el músculo, también se almacenan 2.6 g de agua en este. Entonces, cuando los deportistas se someten a una carga de glucógeno, a menudo se quejan de sentirse lentos o hinchados. Debido a que no se necesita ni exceso de agua ni de glucógeno durante una actividad de resistencia tan corta como la mencionada, usar una estrategia de carga de glucógeno para prepararse es imprudente y puede ser contraproducente.

RESUMEN DEL CAPÍTULO

Una nutrición adecuada es importante tanto para la salud general como para un rendimiento físico óptimo. Los macronutrientes carbohidratos, grasas y proteínas son importantes para una amplia variedad de funciones corporales, entre las cuales se incluye actuar como sustratos para el metabolismo. Los carbohidratos son una de las principales fuentes de combustible para un deportista. Las estrategias dietéticas y de entrenamiento, denominadas carga de carbohidratos, pueden usarse para aumentar la concentración de glucógeno muscular, lo que da como resultado un mayor rendimiento aeróbico, pero no anaeróbico. Los regímenes de carga de carbohidratos pueden no ser necesarios para los deportistas de resistencia altamente entrenados porque varios días de descanso y la ingesta adecuada de carbohidratos de la dieta normal del deportista también producen un aumento de las concentraciones de glucógeno muscular.

Los carbohidratos en forma de bebidas deportivas pueden ingerirse (bastante) antes, durante y después de la actividad. Estas prácticas pueden aumentar el rendimiento al ayudar a mantener el volumen plasmático y suministrar los carbohidratos exógenos como combustible metabólico.

Las necesidades proteicas de los deportistas son mayores que la ingesta dietética recomendada, lo que representa las necesidades de un individuo sedentario. Las necesidades proteicas de los deportistas son elevadas debido al uso de proteínas como combustible metabólico durante la actividad y como fuente de aminoácidos para la síntesis de proteínas musculares. Sin embargo, estas necesidades pueden satisfacerse mediante la ingestión de una dieta normal debido al aumento del consumo calórico de la mayoría de los deportistas. La suplementación con proteínas antes y después de una sesión de entrenamiento de fuerza estimula una mayor síntesis de proteínas musculares, pero el efecto de dicha suplementación en los aumentos de masa muscular a largo plazo requiere más investigación. La suplementación con proteínas y carbohidratos antes o después del entrenamiento de resistencia puede ayudar a mantener la masa muscular y a la recuperación del ejercicio en los deportistas de resistencia en comparación con la suplementación solo con carbohidratos. Sin embargo, el efecto sobre el rendimiento no es concluyente.

La grasa de la dieta incluye nutrientes esenciales que son vitales tanto para la salud como para el rendimiento. Los ácidos grasos insaturados, como los ácidos grasos monoinsaturados, poliinsaturados, ω-3 y ω-6, están asociados con un menor riesgo de enfermedad cardiovascular y varios tipos de cánceres. Los ácidos grasos saturados son importantes para la salud, la recuperación y la energía de las células.

Los niveles dietéticos de grasas saturadas dependen mucho del individuo y deben tener en cuenta la dieta habitual, el estado de salud y las demandas energéticas. Desde la perspectiva del rendimiento deportivo, las dietas ricas en grasas aumentan el metabolismo de los lípidos y pueden ayudar a mejorar la composición corporal, pero se sabe poco sobre sus efectos sobre el rendimiento propiamente dicho.

El agua es muchas veces un nutriente olvidado, importante para muchas funciones fisiológicas, la deshidratación causa disminuciones tanto en el rendimiento aeróbico como el anaeróbico (*v.* cap. 11). La suplementación con vitaminas liposolubles o hidrosolubles no mejora el rendimiento a menos que el individuo presente insuficiencia de la vitamina antes de la suplementación. La suplementación con el macromineral hierro es valiosa para aumentar el rendimiento solo si una persona está anémica, y la suplementación con calcio es valiosa para ayudar a combatir la osteoporosis.

Las comidas antes y después de una competición, que suelen incluir carbohidratos de fácil digestión y proteínas de alta calidad, son una preocupación dietética importante para los deportistas. Las comidas antes de la competición pueden ayudar al rendimiento de resistencia por medio del aumento de la disponibilidad de los carbohidratos exógenos para usarlos como sustrato. Las comidas después de la competición son importantes para aumentar las reservas de glucógeno a fin de usarlas en una próxima sesión de ejercicio y para reparar las proteínas musculares dañadas. Son necesarias prácticas dietéticas adecuadas para mantener la salud y para un rendimiento físico óptimo.

El microbioma es un área de interés emergente en el estudio de la nutrición y el ejercicio. El manejo del microbioma está relacionado con muchos resultados de salud diferentes y está influenciado por una serie de factores variados, incluidos el ejercicio, el estrés y los niveles de condición física. Se utilizan varios probióticos conocidos para manipular la microbiota, principalmente las colonias de bacterias en el intestino, en un intento por optimizar la salud y el rendimiento.

PREGUNTAS DE REVISIÓN

COMPLETE LOS ESPACIOS EN BLANCO

1. Los alimentos con alto índice glucémico (índice glucémico = 70 o más) aumentan la glucosa sérica ____________, en comparación con los alimentos con índice glucémico moderado (índice glucémico = 56-69) o bajo (índice glucémico = 55 o inferior).
2. El balance de nitrógeno ____________ indica anabolismo, mientras que el balance de nitrógeno ______________ indica la movilización de aminoácidos del tejido corporal y el catabolismo.
3. Los aminoácidos esenciales, específicamente ____________, parecen ser los principales estimuladores de la síntesis de proteínas musculares, con poca contribución de los aminoácidos no esenciales.
4. Cuando no hay evidencia suficiente para establecer una cantidad diaria recomendada (CDR) para un nutriente, se usa la ______________, que es la cantidad promedio de un nutriente consumida por individuos sanos.
5. Aproximadamente el 80 % del hierro corporal está contenido en __________ y __________. El hierro restante del cuerpo (20 %) se almacena en __________, y en ____________ en forma de hemosiderina y ferritina.
6. El microbioma contiene aproximadamente ______________ veces más material genético que el propio genoma humano.

OPCIÓN MULTIPLE

1. ¿Qué puede afectar la ingestión insuficiente de carbohidratos por parte de un deportista?
   a. La capacidad de mantener la intensidad de entrenamiento
   b. La capacidad de mantener el volumen de entrenamiento
   c. El aumento de masa muscular
   d. Adaptaciones fisiológicas al entrenamiento no óptimas
   e. Mayores adaptaciones al entrenamiento
2. ¿Cuál es el porcentaje de carbohidratos de una bebida deportiva de 1 L que contiene 25 g de fructosa y 50 g de glucosa?
   a. 7.5 %
   b. 2.5 %
   c. 25 %
   d. 50 %
   e. 5.0 %
3. ¿Cuál de las siguientes opciones *no* es una recomendación para una comida previa a la competición?
   a. La comida no debe dejar al deportista con hambre
   b. La comida no debe dejar alimentos sin digerir en el estómago al comienzo de la competición
   c. La comida debe ser baja en grasas y fibra para aumentar el vaciamiento gástrico y minimizar el malestar gastrointestinal
   d. La comida debe consumirse antes de una competición importante, incluso si no se ha probado

e. Si una comida se consume dentro de 1 h antes del ejercicio, debe ser una comida líquida para maximizar el vaciamiento gástrico

4. ¿Qué microorganismos forman parte del microbioma?
   a. Bacterias
   b. Protozoarios
   c. Virus
   d. A y B
   e. A, B y C

5. ¿Qué indica un balance de nitrógeno positivo?
   a. Menos ingestión de proteínas que la utilizada por el cuerpo
   b. Igual ingestión y uso de proteínas por parte del cuerpo
   c. Más excreción de proteínas por el cuerpo que ingestión
   d. Igual ingestión y excreción de proteínas por parte del cuerpo
   e. Más ingestión de proteínas que excreción por parte del cuerpo

VERDADERO / FALSO

1. La glucosa es absorbida por transporte activo por las células del intestino delgado.
2. La inclusión de proteínas en la comida posterior al ejercicio no obstaculiza la síntesis de glucógeno, pero puede proporcionar los aminoácidos necesarios para la reparación muscular y promover un perfil hormonal más anabólico.
3. Es posible que la ingestión de grasas sea demasiado baja.
4. Los minerales son sustancias orgánicas (que contienen enlaces carbono-carbono o enlaces carbono-hidrógeno).
5. La anemia por insuficiencia de hierro a menudo se confunde con la anemia deportiva, una concentración de hemoglobina temporalmente baja debido a un aumento del volumen plasmático inducido por el entrenamiento durante las etapas iniciales de un programa de entrenamiento aeróbico.

RESPUESTA CORTA

1. Explique la razón por la cual el tiempo en la cinta sin fin hasta el agotamiento, después de 1 semana de una dieta alta en proteínas o baja en carbohidratos, no mejoraría. Explique la razón por la que sí mejoraría después de 6 semanas con una dieta alta en proteínas o baja en carbohidratos.
2. ¿Por qué los deportistas pueden requerir más proteína que la cantidad diaria recomendada (CDR)?
3. Describa la diferencia entre ácidos grasos saturados e insaturados.

PENSAMIENTO CRÍTICO

1. Explique cómo la ingestión de proteínas y carbohidratos inmediatamente antes o dentro de las 3 h posteriores al ejercicio puede aumentar síntesis de proteínas y ayudar a la recuperación.
2. ¿Por qué muchas bebidas deportivas contienen más de un tipo de carbohidrato?

TÉRMINOS CLAVE

Ácido graso ω-3 Ácido graso poliinsaturado que tiene el primer enlace doble en la posición del tercer enlace desde el extremo del grupo metilo (CH_3) de un ácido graso.

Ácido graso ω-6 Ácido graso poliinsaturado que tiene un doble enlace de carbono en la sexta posición del enlace desde el extremo del grupo metilo (CH_3) de un ácido graso.

Anemia Afección médica en la que la concentración de hemoglobina está por debajo de lo normal.

Balance de nitrógeno negativo Balance de nitrógeno que indica que los aminoácidos se están utilizando en el metabolismo porque se excreta más nitrógeno del que se ingiere, lo que indica una pérdida general de proteínas por parte del cuerpo.

Balance de nitrógeno positivo Balance de nitrógeno que indica que los aminoácidos se están utilizando para sintetizar tejido corporal porque se ingiere más nitrógeno del que se excreta, lo que indica una condición general de síntesis de proteínas en el cuerpo.

Balance de nitrógeno Relación entre la cantidad de proteína o nitrógeno ingerido en comparación con la cantidad de nitrógeno excretado.

Cantidad diaria recomendada (CDR) Guía dietética establecida para un nutriente cuando hay suficiente evidencia científica que indica la cantidad diaria promedio necesaria para satisfacer las necesidades del 98 % de todos los adultos sanos.

Carga de carbohidratos Estrategia dietética y de entrenamiento diseñada para aumentar las reservas de glucógeno en los músculos y el hígado.

Cetosis Aumento de los cuerpos cetónicos en la sangre y la orina.

Cuerpos cetónicos Moléculas formadas a partir de la descomposición incompleta de lípidos que tienen un C=O entre dos carbonos.

Índice glucémico Medida relativa del aumento de la concentración de glucosa sérica en el período de 2 h después de la ingestión de un alimento que contiene 50 g de carbohidratos en comparación con un alimento que contiene una cantidad de carbohidratos estándar, generalmente pan blanco o glucosa, que aumenta muy rápidamente las concentraciones séricas de glucosa.

Ingesta adecuada (IA) Cantidad promedio de un nutriente consumido por individuos sanos que se usa cuando no hay evidencia suficiente para establecer una cantidad diaria recomendada (CDR).

Ingesta diaria tolerable (IDT) El nivel más alto de ingesta diaria que probablemente no suponga ningún riesgo para la salud en casi todas las personas sanas.

Lipasa Enzima que elimina los ácidos grasos de la molécula de glicerol de un triglicérido.

Macromineral Mineral que está presente en el cuerpo en grandes cantidades (~35-1 050 g, en función del mineral y el tamaño corporal).

Macronutrientes Nutrientes carbohidratos, proteínas y grasas, que el cuerpo necesita en grandes cantidades.

Maltodextrinas Carbohidratos compuestos de polímeros de glucosa.

Microbioma Material genético de todos los microorganismos (bacterias, hongos, protozoos y virus) que viven en y dentro del cuerpo humano.

Micromineral Mineral que se encuentra en el cuerpo en pequeñas cantidades (menos de unos pocos gramos).

Micronutrientes Nutrientes, como vitaminas y minerales, que el cuerpo necesita en pequeñas cantidades (miligramos o microgramos por día).

Osmolalidad Medida de la relación entre los solutos y el líquido en una solución.

Osteoporosis Disminución de la densidad ósea hasta el punto en que existe un mayor riesgo de fracturas.

Transferrina Glucoproteína plasmática que se une al hierro para transportarlo en la sangre.

Vitaminas hidrosolubles Vitaminas que son solubles en agua y, por tanto, pueden excretarse en grandes cantidades en la orina, lo que dificulta el desarrollo de síntomas tóxicos.

Vitaminas liposolubles Vitaminas A, D, E y K, que se pueden almacenar en el tejido graso.

BIBLIOGRAFÍA

1. American College of Sports Medicine, American Dietetic Association, Dietitians of Canada. Joint Position Statement: nutrition and athletic performance. American College of Sports Medicine, American Dietetic Association, and Dietitians of Canada. *Med Sci Sports Exerc*. 2000;32:2130–2145.
2. Antonio J, Ellerbroek A, Evans C, et al. High protein consumption in trained women: bad to the bone? *J Int Soc Sports Nutr*. 2018;15:6.
3. Aragon AA, Schoenfeld BJ. Nutrient timing revisited: is there a post-exercise anabolic window? *J Int Soc Sports Nutr*. 2013;10:5.
4. Augustin LS, Kendall CW, Jenkins DJ, et al. Glycemic index, glycemic load and glycemic response: an International Scientific Consensus Summit from the International Carbohydrate Quality Consortium (ICQC). *Nutr Metab Cardiovasc Dis*. 2015;25:795–815.
5. Beard J, Tobin B. Iron status and exercise. *Am J Clin Nutr*. 2000;72: 594S–597S.
6. Bergstrom J, Hermansen L, Hultman E, et al. Diet, muscle glycogen and physical performance. *Acta Physiol Scand*. 1967;71:140–150.
7. Betts JA, Stevenson E, Williams C, et al. Recovery of endurance running capacity: effect of carbohydrate-protein mixtures. *Int J Sport Nutr Exerc Metab*. 2005;15:590–609.
8. Bhesania N, Cresci GAM. A nutritional approach for managing irritable bowel syndrome. *Curr Opin Pediatr*. 2017;29:584–591.
9. Boisseau N, Vermorel M, Rance M, et al. Protein requirements in male adolescent soccer players. *Eur J Appl Physiol*. 2007;100:27–33.
10. Borsheim E, Tipton KD, Wolf SE, et al. Essential amino acids and muscle protein recovery from resistance exercise. *Am J Physiol Endocrinol Metab*. 2002;283:E648–E657.
11. Brutsaert TD, Hernandez-Cordero S, Rivera J, et al. Iron supplementation improves progressive fatigue resistance during dynamic knee extensor exercise in iron-depleted, nonanemic women. *Am J Clin Nutr*. 2003;77:441–448.
12. Bryant RJ, Ryder J, Martino P, et al. Effects of vitamin E and C supplementation either alone or in combination on exercise-induced lipid peroxidation in trained cyclists. *J Strength Cond Res*. 2003;17:792–800.
13. Bucci L. *Nutrition in Exercise and Sport*. Boca Raton, FL: CRC Press, 1989.
14. Burdon CA, Spronk I, Cheng HL, et al. Effect of glycemic index of a pre-exercise meal on endurance exercise performance: a systematic review and meta-analysis. *Sports Med*. 2017;47:1087–1101.
15. Burke DG, Chilibeck PD, Davidson KS, et al. The effect of whey protein supplementation with and without creatine monohydrate combined with resistance training on lean tissue mass and muscle strength. *Int J Sport Nutr Exerc Metab*. 2001;11:349–364.
16. Burke LM, Angus DJ, Cox GR, et al. Effect of fat adaptation and carbohydrate restoration on metabolism and performance during prolonged cycling. *J Appl Physiol (1985)*. 2000;89:2413–2421.
17. Burke LM. Nutrition strategies for the marathon: fuel for training and racing. *Sports Med*. 2007;37:344–347.
18. Bussau VA, Fairchild TJ, Rao A, et al. Carbohydrate loading in human muscle: an improved 1 day protocol. *Eur J Appl Physiol*. 2002;87:290–295.
19. Carroll CC, Fluckey JD, Williams RH, et al. Human soleus and vastus lateralis muscle protein metabolism with an amino acid infusion. *Am J Physiol Endocrinol Metab*. 2005;288:E479–E485.
20. Cheuvront SN, Montain SJ, Sawka MN. Fluid replacement and performance during the marathon. *Sports Med*. 2007;37:353–357.
21. Clark A, Mach N. Exercise-induced stress behavior, gut-microbiota-brain axis and diet: a systematic review for athletes. *J Int Soc Sports Nutr*. 2016;13:43.
22. Coe J. Energy or taste: why are teenagers drinking sports drinks? *Br Dent J*. 2016;221:124–125.
23. Convertino VA, Armstrong LE, Coyle EF, et al. American College of Sports Medicine position stand. Exercise and fluid replacement. *Med Sci Sports Exerc*. 1996;28:i–vii.
24. Cook JD. The effect of endurance training on iron metabolism. *Semin Hematol*. 1994;31:146–154.
25. Costill DL, Coyle E, Dalsky G, et al. Effects of elevated plasma FFA and insulin on muscle glycogen usage during exercise. *J Appl Physiol Respir Environ Exerc Physiol*. 1977;43:695–699.
26. Coyle EF. Fluid and fuel intake during exercise. *J Sports Sci*. 2004;22:39–55.
27. Cresci GAM. Metabolome of the microbiome: a foundation for better health? *Altern Ther Health Med*. 2018;24:25–27.
28. Cresci GA, Bawden E. Gut microbiome: what we do and don't know. *Nutr Clin Pract*. 2015;30:734–746.
29. Cronin O, Molloy MG, Shanahan F. Exercise, fitness, and the gut. *Curr Opin Gastroenterol*. 2016;32:67–73.
30. Cuenca-Sanchez M, Navas-Carrillo D, Orenes-Pinero E. Controversies surrounding high-protein diet intake: satiating effect and kidney and bone health. *Adv Nutr*. 2015;6:260–266.
31. DeMarco HM, Sucher KP, Cisar CJ, et al. Pre-exercise carbohydrate meals: application of glycemic index. *Med Sci Sports Exerc*. 1999;31:164–170.
32. Dhaka V, Gulia N, Ahlawat KS, et al. Trans fats-sources, health risks and alternative approach - A review. *J Food Sci Technol*. 2011;48:534–541.
33. Diduch BK. Gastrointestinal conditions in the female athlete. *Clin Sports Med*. 2017;36:655–669.
34. Essen-Gustavsson B, Tesch PA. Glycogen and triglyceride utilization in relation to muscle metabolic characteristics in men performing heavy-resistance exercise. *Eur J Appl Physiol Occup Physiol*. 1990;61:5–10.
35. Fairchild TJ, Fletcher S, Steele P, et al. Rapid carbohydrate loading after a short bout of near maximal-intensity exercise. *Med Sci Sports Exerc*. 2002;34:980–986.
36. Feinman RD, Pogozelski WK, Astrup A, et al. Dietary carbohydrate restriction as the first approach in diabetes management: critical review and evidence base. *Nutrition*. 2015;31:1–13.
37. Feinman RD, Pogozelski WK, Astrup A, et al. Corrigendum to "Dietary carbohydrate restriction as the first approach in diabetes management: critical review and evidence base" [Nutrition 31 (2015) 1–13]. *Nutrition*. 2019;62:213.
38. Ferrando AA. Increased protein intake in military special operations. *J Nutr*. 2013;143:1852S–1856S.
39. Foster-Powell K, Holt SH, Brand-Miller JC. International table of glycemic index and glycemic load values: 2002. *Am J Clin Nutr*. 2002;76:5–56.
40. Fuhrman J, Ferreri DM. Fueling the vegetarian (vegan) athlete. *Curr Sports Med Rep*. 2010;9:233–241.
41. Fuller S, Beck E, Salman H, et al. New horizons for the study of dietary fiber and health: a review. *Plant Foods Hum Nutr*. 2016;71:1–12.
42. Gibala MJ. Nutritional supplementation and resistance exercise: what is the evidence for enhanced skeletal muscle hypertrophy? *Can J Appl Physiol*. 2000;25:524–535.
43. Gibbs M, Harrington D, Starkey S, et al. Diurnal postprandial responses to low and high glycaemic index mixed meals. *Clin Nutr*. 2014;33:889–894.
44. Goel A, Pothineni NV, Singhal M, et al. Fish, fish oils and cardioprotection: promise or fish tale? *Int J Mol Sci*. 2018;19.
45. Green HJ, Ball-Burnett M, Jones S, et al. Mechanical and metabolic responses with exercise and dietary carbohydrate manipulation. *Med Sci Sports Exerc*. 2007;39:139–148.
46. Guillochon M, Rowlands DS. Solid, gel, and liquid carbohydrate format effects on gut comfort and performance. *Int J Sport Nutr Exerc Metab*. 2017;27: 247–254.
47. Haff GG, Koch AJ, Potteiger JA, et al. Carbohydrate supplementation attenuates muscle glycogen loss during acute bouts of resistance exercise. *Int J Sport Nutr Exerc Metab*. 2000;10:326–339.
48. Haff GG, Lehmkuhl MJ, McCoy LB, et al. Carbohydrate supplementation and resistance training. *J Strength Cond Res*. 2003;17:187–196.
49. Hatfield DL, Kraemer WJ, Volek JS, et al. The effects of carbohydrate loading on repetitive jump squat power performance. *J Strength Cond Res*. 2006; 20:167–171.
50. Helge JW. Adaptation to a fat-rich diet: effects on endurance performance in humans. *Sports Med*. 2000;30:347–357.
51. Hemila H. Vitamin C and common cold incidence: a review of studies with subjects under heavy physical stress. *Int J Sports Med*. 1996;17:379–383.
52. Hoffman DJ. Human growth and the microbiome. *Ann Hum Biol*. 2017;44:487–488.
53. Hoffman DJ, Reynolds RM, Hardy DB. Developmental origins of health and disease: current knowledge and potential mechanisms. *Nutr Rev*. 2017;75:951–970.
54. Hogstrom M, Nordstrom A, Alfredson H, et al. Current physical activity is related to bone mineral density in males but not in females. *Int J Sports Med*. 2007;28:431–436.
55. Hragreaves M, Hawley JA, Jeukendrup A. Pre-exercise carbohydrate and fat ingestion: effects on metabolism and performance. *J Sports Sci*. 2004;22:31–38.

56. Hulmi JJ, Volek JS, Selanne H, et al. Protein ingestion prior to strength exercise affects blood hormones and metabolism. *Med Sci Sports Exerc.* 2005;37:1990–1997.
57. Hyde PN, LaFountain RA, Maresh CM. Carbohydrate supplementation: from basic chemistry to real-world applications. In: Hoffman JR, ed. *Dietary Supplementation in Sport and Exercise: Evidence, Safety and Ergogenic Benefits*. New York, NY: Routledge Press, 2019:47–71.
58. Ivy JL, Goforth HW Jr, Damon BM, et al. Early postexercise muscle glycogen recovery is enhanced with a carbohydrate-protein supplement. *J Appl Physiol (1985)*. 2002;93:1337–1344.
59. Jackson MJ. Exercise and oxygen radical production in muscle. In: Sen CK, Packer L, Hanninen O, eds. *Exercise and Oxygen Toxicity*. Amsterdam, The Netherlands: Elsevier, 1994:49–57.
60. Jager R, Kerksick CM, Campbell BI, et al. International Society of Sports Nutrition Position Stand: protein and exercise. *J Int Soc Sports Nutr*. 2017;14:20.
61. Jean G. How can we restrict the sale of sports and energy drinks to children? A proposal for a World Health Organization-sponsored framework convention to restrict the sale of sports and energy drinks. *Aust Dent J*. 2017;62:420–425.
62. Jentjens RL, van Loon LJ, Mann CH, et al. Addition of protein and amino acids to carbohydrates does not enhance postexercise muscle glycogen synthesis. *J Appl Physiol (1985)*. 2001;91:839–846.
63. Jones PJ, Lau VW. Effect of n-3 polyunsaturated fatty acids on risk reduction of sudden death. *Nutr Rev*. 2002;60:407–409.
64. Kaminsky M, Boal R. An effect of ascorbic acid on delayed-onset muscle soreness. *Pain*. 1992;50:317–321.
65. Kato T, Terashima T, Yamashita T, et al. Effect of low-repetition jump training on bone mineral density in young women. *J Appl Physiol (1985)*. 2006;100:839–843.
66. Kerksick C, Harvey T, Stout J, et al. International Society of Sports Nutrition position stand: nutrient timing. *J Int Soc Sports Nutr*. 2008;5:17.
67. Kim C, Okabe T, Sakurai M, et al. Gastric emptying of a carbohydrate-electrolyte solution in healthy volunteers depends on osmotically active particles. *J Nippon Med Sch*. 2013;80:342–349.
68. Kimball SR, Farrell PA, Jefferson LS. Invited review: role of insulin in translational control of protein synthesis in skeletal muscle by amino acids or exercise. *J Appl Physiol (1985)*. 2002;93:1168–1180.
69. Kirwan JP, O'Gorman D, Evans WJ. A moderate glycemic meal before endurance exercise can enhance performance. *J Appl Physiol (1985)*. 1998;84:53–59.
70. Knutppel A, Shipley MJ, Llewellyn CH, et al. Sugar intake from sweet food and beverages, common mental disorder and depression: prospective findings from the Whitehall II study. *Sci Rep*. 2017;7:6287.
71. Konishi K, Kimura T, Yuhaku A, et al. Mouth rinsing with a carbohydrate solution attenuates exercise-induced decline in executive function. *J Int Soc Sports Nutr*. 2017;14:45.
72. Koopman R, Pannemans DL, Jeukendrup AE, et al. Combined ingestion of protein and carbohydrate improves protein balance during ultra-endurance exercise. *Am J Physiol Endocrinol Metab*. 2004;287:E712–E720.
73. Koutnik AP, D'Agostino DP, Egan B. Anticatabolic effects of ketone bodies in skeletal muscle. *Trends Endocrinol Metab*. 2019;30:227–229.
74. Kraemer WJ, Solomon-Hill G, Volk BM, et al. The effects of soy and whey protein supplementation on acute hormonal responses to resistance exercise in men. *J Am Coll Nutr*. 2013;32:66–74.
75. Kushner RF, Doerfler B. Low-carbohydrate, high-protein diets revisited. *Curr Opin Gastroenterol*. 2008;24:198–203.
76. Lambert CP, Flynn MG. Fatigue during high-intensity intermittent exercise: application to bodybuilding. *Sports Med*. 2002;32:511–522.
77. Lambert CP, Frank LL, Evans WJ. Macronutrient considerations for the sport of bodybuilding. *Sports Med*. 2004;34:317–327.
78. Layman DK, Clifton P, Gannon MC, et al. Protein in optimal health: heart disease and type 2 diabetes. *Am J Clin Nutr*. 2008;87:1571S–1575S.
79. Leiper JB. Intestinal water absorption--implications for the formulation of rehydration solutions. *Int J Sports Med*. 1998;19(suppl 2):S129–S132.
80. Leitao-Goncalves R, Carvalho-Santos Z, Francisco AP, et al. Commensal bacteria and essential amino acids control food choice behavior and reproduction. *PLoS Biol*. 2017;15:e2000862.
81. Lemon PW, Tarnopolsky MA, MacDougall JD, et al. Protein requirements and muscle mass/strength changes during intensive training in novice bodybuilders. *J Appl Physiol (1985)*. 1992;73: 767–775.
82. Levenhagen DK, Carr C, Carlson MG, et al. Postexercise protein intake enhances whole-body and leg protein accretion in humans. *Med Sci Sports Exerc*. 2002;34:828–837.
83. Ludwig DS, Willett WC, Volek JS, et al. Dietary fat: from foe to friend? *Science*. 2018;362:764–770.
84. Lustig RH. Fructose: it's "alcohol without the buzz". *Adv Nutr*. 2013;4:226–235.
85. Lynch H, Johnston C, Wharton C. Plant-based diets: considerations for environmental impact, protein quality, and exercise performance. *Nutrients*. 2018;10.
86. Ma D, Wang AC, Parikh I, et al. Ketogenic diet enhances neurovascular function with altered gut microbiome in young healthy mice. *Sci Rep*. 2018;8:6670.
87. MacDougall JD, Ward GR, Sutton JR. Muscle glycogen repletion after high-intensity intermittent exercise. *J Appl Physiol Respir Environ Exerc Physiol*. 1977;42:129–132.
88. MacDougall JD, Ward GR, Sale DG, et al. Biochemical adaptation of human skeletal muscle to heavy resistance training and immobilization. *J Appl Physiol Respir Environ Exerc Physiol*. 1977;43:700–703.
89. Mani S. Microbiota and breast cancer. *Prog Mol Biol Transl Sci*. 2017; 151:217–229.
90. Mao Q, Jiang F, Yin R, et al. Interplay between the lung microbiome and lung cancer. *Cancer Lett*. 2018;415:40–48.
91. Martyn-St James M, and Carroll S. Progressive high-intensity resistance training and bone mineral density changes among premenopausal women: evidence of discordant site-specific skeletal effects. *Sports Med*. 2006;36:683–704.
92. Massicotte D, Peronnet F, Brisson G, et al. Oxidation of a glucose polymer during exercise: comparison with glucose and fructose. *J Appl Physiol (1985)*. 1989;66:179–183.
93. Maughan RJ. Quality assurance issues in the use of dietary supplements, with special reference to protein supplements. *J Nutr*. 2013;143:1843S–1847S.
94. Maughan RJ, Bethell LR, Leiper JB. Effects of ingested fluids on exercise capacity and on cardiovascular and metabolic responses to prolonged exercise in man. *Exp Physiol*. 1996;81:847–859.
95. Maughan RJ, Greenhaff PL, Leiper JB, et al. Diet composition and the performance of high-intensity exercise. *J Sports Sci*. 1997;15:265–275.
96. Maughan R Burke L, Coyle E, eds. *Food, Nutrition and Sports Performance. II. The International Olympic Committee Consensus on Sports Nutrition*. London, UK: Rutledge, 2004.
97. McLellan TM, Pasiakos SM, Lieberman HR. Effects of protein in combination with carbohydrate supplements on acute or repeat endurance exercise performance: a systematic review. *Sports Med*. 2014;44:535–550.
98. McSwiney FT, Wardrop B, Hyde PN, et al. Keto-adaptation enhances exercise performance and body composition responses to training in endurance athletes. *Metabolism*. 2018;83:e1–e2.
99. Millard-Stafford M, Warren GL, Thomas LM, et al. Recovery from run training: efficacy of a carbohydrate-protein beverage? *Int J Sport Nutr Exerc Metab*. 2005;15:610–624.
100. Miller VJ, Villamena FA, Volek JS. Nutritional ketosis and mitohormesis: potential implications for mitochondrial function and human health. *J Nutr Metab*. 2018;2018:5157645.
101. Morales FEM, Tinsley GM, Gordon PM. Acute and long-term impact of high-protein diets on endocrine and metabolic function, body composition, and exercise-induced adaptations. *J Am Coll Nutr*. 2017;36:295–305.
102. Morris MC, Sacks F, Rosner B. Does fish oil lower blood pressure? A meta-analysis of controlled trials. *Circulation*. 1993;88:523–533.
103. Morris MC, Taylor JO, Stampfer MJ, et al. The effect of fish oil on blood pressure in mild hypertensive subjects: a randomized crossover trial. *Am J Clin Nutr*. 1993;57:59–64.
104. Murray B. The role of salt and glucose replacement drinks in the marathon. *Sports Med*. 2007;37:358–360.
105. Nachtigall LE, Nachtigall RH, Nachtigall RD, et al. Estrogen replacement therapy I: a 10-year prospective study in the relationship to osteoporosis. *Obstet Gynecol*. 1979;53:277–281.
106. Nestel PJ. Effects of nutrients on vascular function. *Curr Opin Lipidol*. 2000;11:1–2.
107. Nestel PJ. Fish oil and cardiovascular disease: lipids and arterial function. *Am J Clin Nutr*. 2000;71:228S–231S.
108. Nielsen P, Nachtigall D. Iron supplementation in athletes. Current recommendations. *Sports Med*. 1998;26:207–216.
109. Noakes TD. Sports drinks: prevention of "voluntary dehydration" and development of exercise-associated hyponatremia. *Med Sci Sports Exerc*. 2006;38:193; author reply 194.
110. Noakes T, Speedy D. The aetiology of exercise-associated hyponatremia is established and is not mythical. *Br J Sports Med*. 2007;41:111–113.
111. Orru S, Imperlini E, Nigro E, et al. Role of Functional Beverages on Sport Performance and Recovery. *Nutrients*. 2018;10.
112. Paoli A, Rubini A, Volek JS, et al. Beyond weight loss: a review of the therapeutic uses of very-low-carbohydrate (ketogenic) diets. *Eur J Clin Nutr*. 2013;67:789–796.
113. Pascoe DD, Costill DL, Fink WJ, et al. Glycogen resynthesis in skeletal muscle following resistive exercise. *Med Sci Sports Exerc*. 1993;25:349–354.

114. Pasiakos SM, McLellan TM, Lieberman HR. The effects of protein supplements on muscle mass, strength, and aerobic and anaerobic power in healthy adults: a systematic review. *Sports Med*. 2015;45:111–131.
115. Peters EM, Goetzsche JM, Grobbelaar B, et al. Vitamin C supplementation reduces the incidence of postrace symptoms of upper-respiratory-tract infection in ultramarathon runners. *Am J Clin Nutr*. 1993;57:170–174.
116. Peters EM, Anderson R, Theron AJ. Attenuation of increase in circulating cortisol and enhancement of the acute phase protein response in vitamin C-supplemented ultramarathoners. *Int J Sports Med*. 2001;22:120–126.
117. Phinney SD. Ketogenic diets and physical performance. *Nutr Metab (Lond)*. 2004;1:2.
118. Prideaux L, Kang S, Wagner J, et al. Impact of ethnicity, geography, and disease on the microbiota in health and inflammatory bowel disease. *Inflamm Bowel Dis*. 2013;19:2906–2918.
119. Rajaram S, Weaver CM, Lyle RM, et al. Effects of long-term moderate exercise on iron status in young women. *Med Sci Sports Exerc*. 1995;27:1105–1110.
120. Raman A, Macdermid PW, Mundel T, et al. The effects of carbohydrate loading 48 hours before a simulated squash match. *Int J Sport Nutr Exerc Metab*. 2014;24:157–165.
121. Rapoport BI. Metabolic factors limiting performance in marathon runners. *PLoS Comput Biol*. 2010;6:e1000960.
122. Rasmussen BB, Tipton KD, Miller SL, et al. An oral essential amino acid-carbohydrate supplement enhances muscle protein anabolism after resistance exercise. *J Appl Physiol (1985)*. 2000;88: 386–392.
123. Ratamess NA, Kraemer WJ, Volek JS, et al. The effects of amino acid supplementation on muscular performance during resistance training overreaching. *J Strength Cond Res*. 2003;17:250–258.
124. Rebollo A, Roglans N, Alegret M, et al. Way back for fructose and liver metabolism: bench side to molecular insights. *World J Gastroenterol*. 2012;18:6552–6559.
125. Reidy PT, Walker DK, Dickinson JM, et al. Protein blend ingestion following resistance exercise promotes human muscle protein synthesis. *J Nutr*. 2013;143:410–416.
126. Rodriguez NR. Training table to the battlefield: protein recommendations for warfighters. *J Nutr*. 2013;143:1834S–1837S.
127. Rogerson D. Vegan diets: practical advice for athletes and exercisers. *J Int Soc Sports Nutr*. 2017;14:36.
128. Roychowdhury S, Selvakumar PC, Cresci GAM. The role of the gut microbiome in nonalcoholic fatty liver disease. *Med Sci (Basel)*. 2018;6.
129. Saini RK, Keum YS. Omega-3 and omega-6 polyunsaturated fatty acids: dietary sources, metabolism, and significance—a review. *Life Sci*. 2018;203: 255–267.
130. Saunders MJ, Kane MD, Todd MK. Effects of a carbohydrate-protein beverage on cycling endurance and muscle damage. *Med Sci Sports Exerc* 2004; 36:1233–1238.
131. Schoenfeld BJ, Aragon AA, Krieger JW. The effect of protein timing on muscle strength and hypertrophy: a meta-analysis. *J Int Soc Sports Nutr*. 2013;10:53.
132. Sen CK. Oxidants and antioxidants in exercise. *J Appl Physiol (1985)*. 1995;79:675–686.
133. Sherman WM, Costill DL, Fink WJ, et al. Effect of exercise-diet manipulation on muscle glycogen and its subsequent utilization during performance. *Int J Sports Med*. 1981;2:114–118.
134. Shils M OJ, Shike M, et al. *Modern Nutrition in Health and Disease*. Baltimore, MD: Lippincott Williams & Wilkins, 1999.
135. Shirreffs SM, Armstrong LE, Cheuvront SN. Fluid and electrolyte needs for preparation and recovery from training and competition. *J Sports Sci*. 2004;22:57–63.
136. Simmons E, Fluckey JD, Riechman SE. Cumulative Muscle Protein Synthesis and Protein Intake Requirements. *Annu Rev Nutr*. 2016;36:17–43.
137. Siscovick DS, Barringer TA, Fretts AM, et al. Omega-3 polyunsaturated fatty acid (fish oil) supplementation and the prevention of clinical cardiovascular disease: a Science Advisory from the American Heart Association. *Circulation*. 2017;135:e867–e884.
138. Sparks MJ, Selig SS, Febbraio MA. Pre-exercise carbohydrate ingestion: effect of the glycemic index on endurance exercise performance. *Med Sci Sports Exerc*. 1998;30:844–849.
139. Spriet LL. Regulation of substrate use during the marathon. *Sports Med*. 2007;37:332–336.
140. Statovci D, Aguilera M, MacSharry J, et al. The impact of western diet and nutrients on the microbiota and immune response at mucosal interfaces. *Front Immunol*. 2017;8:838.
141. Steiner JL, Lang CH. Dysregulation of skeletal muscle protein metabolism by alcohol. *Am J Physiol Endocrinol Metab*. 2015;308:E699–E712.
142. Tarnopolsky M. Protein metabolism, strength, and endurance activities. In: Lamb DR, Murray R, eds. *The Metabolic Basis of Performance and Exercise*. Carmel, IN: Cooper Publishing, 1999:125–157.
143. Tesch PA. Skeletal muscle adaptations consequent to long-term heavy resistance exercise. *Med Sci Sports Exerc*. 1988;20:S132–S134.
144. Thomas DE, Brotherhood JR, Brand JC. Carbohydrate feeding before exercise: effect of glycemic index. *Int J Sports Med*. 1991;12:180–186.
145. Tipton KD, Rasmussen BB, Miller SL, et al. Timing of amino acid-carbohydrate ingestion alters anabolic response of muscle to resistance exercise. *Am J Physiol Endocrinol Metab*. 2001;281:E197–E206.
146. Tipton KD, Wolfe RR. Protein and amino acids for athletes. *J Sports Sci*. 2004;22:65–79.
147. Van Gammeren D. Vitamins and minerals. In: Antonio J, Kalman D, Stout J, eds. *Essentials of Sports Nutrition and Supplements*. Totowa, NJ: Humana Press, 2008.
148. van Loon LJ, Saris WH, Verhagen H, et al. Plasma insulin responses after ingestion of different amino acid or protein mixtures with carbohydrate. *Am J Clin Nutr*. 2000;72:96–105.
149. Vella LD, Cameron-Smith D. Alcohol, athletic performance and recovery. *Nutrients*. 2010;2:781–789.
150. Verreijen AM, Engberink MF, Memelink RG, et al. Effect of a high protein diet and/or resistance exercise on the preservation of fat free mass during weight loss in overweight and obese older adults: a randomized controlled trial. *Nutr J*. 2017;16:10.
151. Vicente-Rodríguez G. How does exercise affect bone development during growth? *Sports Med*. 2006;36:561–569.
152. Volek JS. Influence of nutrition on responses to resistance training. *Med Sci Sports Exerc*. 2004;36:689–696.
153. Volek JS, Forsythe CE. The case for not restricting saturated fat on a low carbohydrate diet. *Nutr Metab (Lond)*. 2005;2:21.
154. Volek JS, Freidenreich DJ, Saenz C, et al. Metabolic characteristics of keto-adapted ultra-endurance runners. *Metabolism*. 2016;65:100–110.
155. Volek JS, Phinney SD, Forsythe CE, et al. Carbohydrate restriction has a more favorable impact on the metabolic syndrome than a low fat diet. *Lipids*. 2009;44:297–309.
156. Volek JS, Volk BM, Gomez AL, et al. Whey protein supplementation during resistance training augments lean body mass. *J Am Coll Nutr*. 2013;32: 122–135.
157. Volek JS, Westman EC. Very-low-carbohydrate weight-loss diets revisited. *Cleve Clin J Med*. 2002;69:849, 853, 856–848 passim.
158. Vuong HE, Hsiao EY. Emerging roles for the gut microbiome in autism spectrum disorder. *Biol Psychiatry*. 2017;81:411–423.
159. Walton P, Rhodes EC. Glycaemic index and optimal performance. *Sports Med*. 1997;23:164–172.
160. Wang DD, Hu FB. Dietary fat and risk of cardiovascular disease: recent controversies and advances. *Annu Rev Nutr*. 2017;37:423–446.
161. Watanabe Y, Tatsuno I. Omega-3 polyunsaturated fatty acids for cardiovascular diseases: present, past and future. *Expert Rev Clin Pharmacol*. 2017;10: 865–873.
162. Wax B, Kavazis AN, Brown SP. Effects of supplemental carbohydrate ingestion during superimposed electromyostimulation exercise in elite weightlifters. *J Strength Cond Res*. 2013;27:3084–3090.
163. Weaver CM, Rajaram S. Exercise and iron status. *J Nutr*. 1992;122:782–787.
164. Wee SL, Williams C, Gray S, et al. Influence of high and low glycemic index meals on endurance running capacity. *Med Sci Sports Exerc*. 1999;31: 393–399.
165. White ND. Approaches to reduce sports drink consumption among adolescents. *Am J Lifestyle Med*. 2019;13:145–147.
166. Whitney E, Rolfes SR. *Understanding Nutrition*. Belmont, CA: Thompson Wadsworth, 2005.
167. Wilborn CD, Taylor LW, Outlaw J, et al. The effects of pre- and post-exercise whey vs. casein protein consumption on body composition and performance measures in collegiate female athletes. *J Sports Sci Med*. 2013;12:74–79.
168. Winnick JJ, Davis JM, Welsh RS, et al. Carbohydrate feedings during team sport exercise preserve physical and CNS function. *Med Sci Sports Exerc*. 2005;37:306–315.
169. Wolfe RR. Effects of amino acid intake on anabolic processes. *Can J Appl Physiol*. 2001;26(suppl):S220–S227.
170. Younes JA, Lievens E, Hummelen R, et al. Women and their microbes: the unexpected friendship. *Trends Microbiol*. 2018;26:16–32.

BIBLIOGRAFÍA CLÁSICA

Brozek J, Keys A. Body measurements and the evaluation of human nutrition. *Nutr Rev*. 1956;14(10):289–291.

Costill DL, Coté R, Miller E, et al. Water and electrolyte replacement during repeated days of work in the heat. *Aviat Space Environ Med*. 1975;46(6):795–800.

Costill DL, Sherman WM, Fink WJ, et al. The role of dietary carbohydrates in muscle glycogen resynthesis after strenuous running. *Am J Clin Nutr*. 1981;34(9): 1831–1836.

Embleton D. Dietetic treatment of diabetes mellitus with special reference to high blood-pressure: (Section of Medicine). *Proc R Soc Med*. 1938;31(10): 1183–1204.

Phinney SD, Horton ES, Sims EA, et al. Capacity for moderate exercise in obese subjects after adaptation to a hypocaloric, ketogenic diet. *J Clin Invest*. 1980 Nov;66(5):1152–1161.

Fuller R. Probiotics in man and animals. *J Appl Bacteriol*. 1989 May;66(5):365–378.

Keys A. Energy requirements of adults. *J Am Med Assoc*. 1950;142(5):333–338.

Kirwan JP, Costill DL, Mitchell JB, et al. Carbohydrate balance in competitive runners during successive days of intense training. *J Appl Physiol*. 1988;65(6): 2601–2606.

Neufer PD, Costill DL, Flynn MG, et al. Improvements in exercise performance: effects of carbohydrate feedings and diet. *J Appl Physiol*. 1987;62(3): 983–988.

Sherman WM, Costill DL, Fink WJ, et al. Effect of exercise-diet manipulation on muscle glycogen and its subsequent utilization during performance. *Int J Sports Med*. 1981;2(2):114–118.

Sherman WM, Plyley MJ, Sharp RL, et al. Muscle glycogen storage and its relationship with water. *Int J Sports Med*. 1982;3(1):22–24.

Líquidos y electrólitos en el ejercicio

Capítulo

11

DESPUÉS DE LEER ESTE CAPÍTULO, DEBERÍA SER CAPAZ DE:

1. Identificar las funciones anatómicas y fisiológicas de los líquidos y los electrólitos en el cuerpo
2. Explicar los efectos de las concentraciones demasiado bajas y excesivas de electrólitos y líquidos en el cuerpo y cómo prevenir tales estados
3. Describir las prácticas óptimas de consumo de líquidos y electrólitos para mejorar el rendimiento físico
4. Explicar qué son los electrólitos y las funciones que cumplen y proporcionar ejemplos de procesos fisiológicos en los que actúan
5. Explicar cómo la actividad física puede afectar la función y el equilibrio de los electrólitos
6. Explicar cómo se produce la deshidratación, los sistemas fisiológicos con los que interfiere la deshidratación, y los factores que afectan la velocidad y el grado en que se produce la deshidratación
7. Identificar estrategias óptimas para evaluar el equilibrio de líquidos y electrólitos
8. Describir el concepto de hiponatremia, cómo se produce y los efectos secundarios probables
9. Crear un plan de hidratación, explicar por qué es importante su creación e identificar los componentes necesarios de un plan completo

En el Maratón de Boston de 1982, Alberto Salazar derrotó por poco a Dick Beardsley en un esprint hasta la línea de meta. Casi inmediatamente después de cruzar la línea, Salazar se derrumbó y fue llevado a un puesto de asistencia médica donde los médicos le administraron 6 L de agua por vía intravenosa para reponer el agua perdida por sudar profusamente durante la carrera de 42 km. Para mantener el ritmo que sentía y que necesitaba para ganar, Salazar había evitado beber líquidos durante más o menos los últimos 13 km. Esta falta de ingesta de líquidos, junto con su índice extremadamente alto de sudoración, lo dejó en un peligroso estado de deshidratación al final de lo que acabó denominándose «duelo al sol». El excesivo índice de sudoración de Salazar (alrededor de 3 $L \cdot h^{-1}$) le había causado una deshidratación tan severa durante otras carreras de distancia que estuvo a punto de morir (un sacerdote le llegó a leer sus últimos pasajes) en más de una ocasión. Estos incidentes subrayan los posibles problemas de salud graves que puede provocar la deshidratación durante la práctica deportiva.

El agua y los electrólitos son esenciales para mantener la vida. El agua constituye aproximadamente el 60% de la masa corporal de una persona adulta, por lo que es la sustancia más abundante en el cuerpo humano. Los electrólitos, como el sodio y el cloruro, son necesarios para muchas funciones corporales y crean la fuerza para retener el agua dentro de los compartimentos celulares y extracelulares. También desempeñan un papel importante en el movimiento del agua de un lado al otro de la membrana celular mediante la regulación de las concentraciones de electrólitos en los compartimentos intracelulares y extracelulares. La **deshidratación**, o la

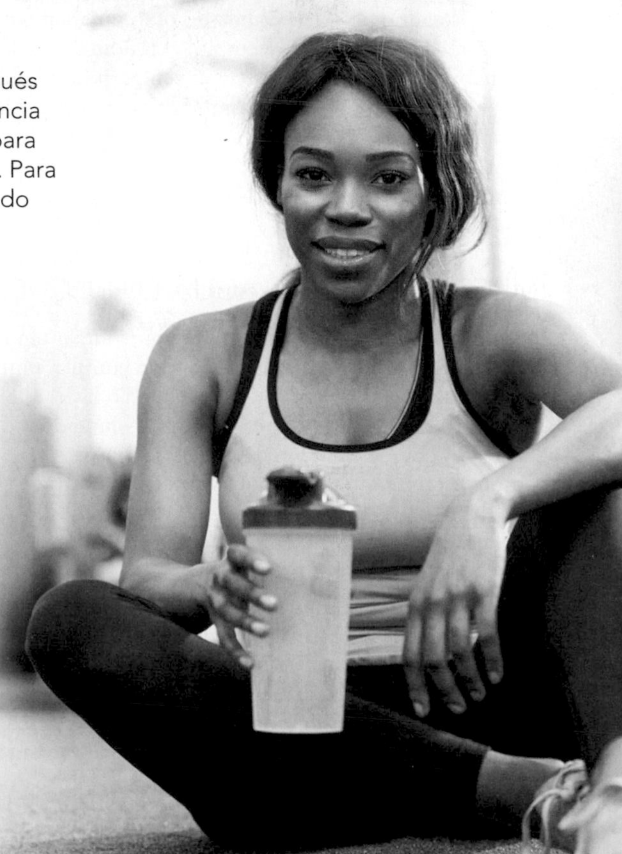

pérdida de agua corporal, puede disminuir el rendimiento físico tanto aeróbico como anaeróbico. También puede afectarlo la disminución del contenido de electrólitos. Por tanto, el mantenimiento de la hidratación y los electrólitos dentro del cuerpo es necesario no solo para el funcionamiento normal del cuerpo, sino también para un rendimiento físico óptimo. En este capítulo se exploran los aspectos para el mantenimiento adecuado de la hidratación y los electrólitos en el cuerpo.

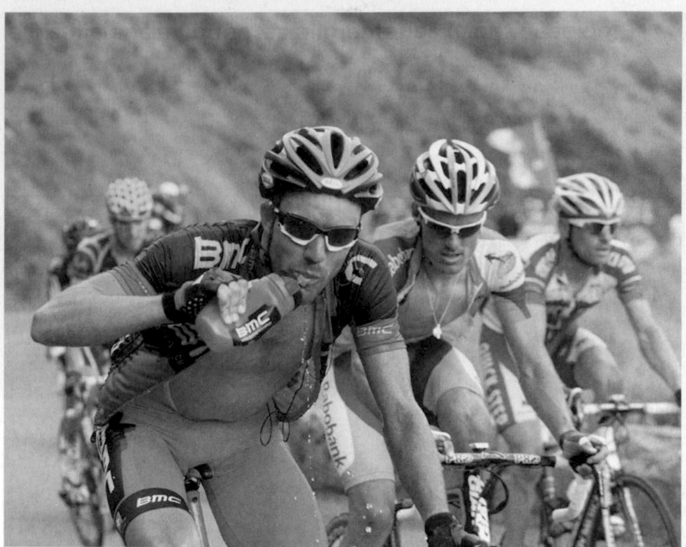

FIGURA 11-1. Ingesta de agua y ejercicio. Beber agua antes, durante y después del ejercicio es importante para mantener la hidratación y reponer los líquidos perdidos. Sin embargo, debe procurarse no beber demasiada agua; esto puede provocar hipervolemia, una afección médica grave en la que hay demasiado líquido en la sangre, lo que diluye los electrólitos. Las carreras más prolongadas a menudo pueden provocar una ingesta excesiva de agua. Es importante reponer los líquidos que se pierden (De Rosner MH, Kirven J. Exercise-associated hyponatremia. *Clin J Am Soc Nephrol.* 2007;2151-161).

AGUA: EL NUTRIENTE QUE SE PASA POR ALTO

El agua es más importante para la vida que cualquier otro nutriente. Se necesita más agua por día que cualquier otro nutriente y, de hecho, sin agua solo se puede sobrevivir algunos días. Por otro lado, la insuficiencia de otros nutrientes, incluidos los carbohidratos, las grasas y las proteínas, puede requerir semanas, meses o incluso años (en el caso de algunas vitaminas y minerales) antes de producir síntomas notables.

Aunque, como se ha señalado anteriormente, el agua constituye en promedio alrededor del 60 % del peso corporal, la composición corporal afecta el porcentaje exacto. El agua constituye aproximadamente el 75 % de la masa de tejido magro y solo el 25 % o menos de la masa grasa. Por tanto, un mayor porcentaje de tejido magro y un menor porcentaje de tejido graso dan como resultado una mayor proporción de agua en todo el cuerpo. En general, esto provoca que el agua componga un porcentaje más pequeño de la masa corporal total en mujeres, personas con obesidad y adultos mayores, debido a su menor porcentaje de tejido magro y un mayor porcentaje de tejido graso.

Desde una perspectiva del rendimiento físico, es vital contar con el agua adecuada en el cuerpo. Incluso la deshidratación leve o pequeñas cantidades de pérdida de peso en agua pueden disminuir el rendimiento físico. Por ejemplo, el rendimiento de resistencia[10,41] y las habilidades de baloncesto[13] se ven perjudicadas con tan solo un 2 % de pérdida de peso corporal debido a la pérdida de agua. Por tanto, mantener una hidratación normal y la prevención de la deshidratación severa son consideraciones importantes para el rendimiento físico óptimo (Fig. 11-1).

IMPORTANCIA DEL AGUA EN EL CUERPO

Debido a que el agua constituye un porcentaje tan alto de la masa corporal total, se podría deducir que cumple muchas funciones importantes en el organismo y, de hecho, lo hace: es el líquido donde tienen lugar los procesos vitales. Algunas funciones del agua dentro del cuerpo son bastante obvias, mientras que otras, no tanto. El agua cumple las siguientes funciones dentro del cuerpo:

- Forma la parte líquida de la sangre, que transporta nutrientes, productos de desecho, oxígeno y células inmunitarias por todo el cuerpo.
- Participa en muchas reacciones metabólicas (*v.* cap. 2)
- Sirve como disolvente para proteínas, glucosa, vitaminas, minerales y muchas otras moléculas pequeñas, lo que les permite participar en reacciones metabólicas.
- Forma la porción líquida del sudor, que es necesaria para mantener la temperatura corporal normal en ambientes calurosos.
- Transporta el calor de las partes internas del cuerpo a la superficie de la piel, lo cual es necesario para mantener la temperatura corporal normal.
- Es un componente importante del líquido articular.
- Es un componente principal de los líquidos cefalorraquídeo e intraocular.
- Durante el embarazo, es el componente principal del líquido amniótico dentro del útero.

Debido a que el agua cumple tantas funciones importantes dentro del cuerpo, es fundamental mantener un balance hídrico adecuado, que se corresponde con el equilibrio entre la ingesta y la pérdida de agua.

BALANCE HÍDRICO

El agua entra en el cuerpo no solo en forma de líquidos, como el agua, la leche y zumos de frutas, sino también a través de los alimentos. Por ejemplo, alimentos como las gambas (camarones), los plátanos, el maíz y las patatas contienen entre un 70 % y un 79 % de agua. Otros alimentos contienen porcentajes menores. Por ejemplo, la pizza contiene entre un 40 % y un 49 % de agua, mientras que las galletas saladas y los cereales tienen entre un 1 % y un 9 % de agua. Otra fuente de una pequeña cantidad de agua es la generada debido a reacciones metabólicas, o **agua metabólica** (*v.* cap. 3).

Establecer la cantidad de agua que debe ingerirse a diario es difícil porque puede variar drásticamente con la cantidad de actividad física realizada, la composición corporal, y la temperatura y humedad ambientales. Sin embargo, debido a la asociación de pérdida de agua con la actividad física, los expertos han recomendado que la ingestión de agua se correlacione con el gasto energético diario (cuadro 11-1).

El agua se pierde del cuerpo a una velocidad de aproximadamente 2.5 L·día^{-1}. Una gran parte de esta cantidad se pierde en

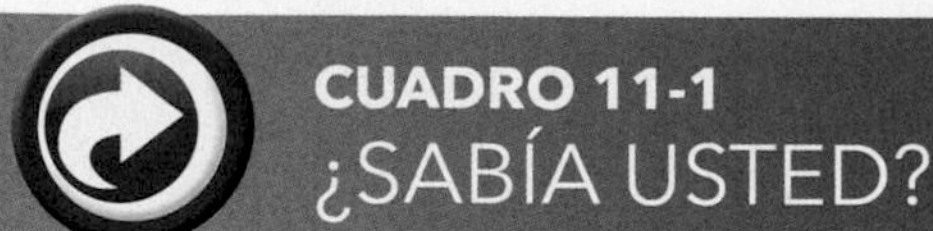

CUADRO 11-1

¿SABÍA USTED?

La ingesta de agua recomendada está relacionada con la actividad metabólica

Debido a la relación entre la pérdida de agua y la actividad física, la ingesta recomendada de agua se basa en el gasto energético[26]. Por tanto, puede calcularse una ingesta adecuada (IA) de agua si se conoce el gasto energético total.

Ingesta adecuada de agua

Para adultos 1.0-1.5 mL de agua por kilocaloría (kcal) gastada

Para deportistas 1.5 mL de agua por kcal gastada (4.2-6.3 mL por kilojulio gastado)

Esto da como resultado la siguiente ingesta total de agua recomendada de un deportista que metaboliza 3 500 kcal por día

3 500 kcal × (1.0-1.5 mL de agua) = 3 500-5 250 mL (o 3.5-5.25 L) de ingesta diaria total de todas las fuentes (alimentos* y líquido)

O convertir litros a cuartos de galón

1 L = 1.06 cuartos de galón

3.5-5.25 L × 1.06 cuartos/L = 3.71-5.565 cuartos

*Recuérdese una posible contribución de hidratación de ~20% de fuentes de alimentos.

forma de **orina** para eliminar los productos de desecho metabólicos y otros (tabla 11-1). También se pierde una cantidad significativa de agua en forma de sudor; **heces**, los desechos sólidos excretados por el tubo digestivo; y lo que se denomina **pérdida de agua insensible** (es decir, evaporación del agua de las vías respiratorias y del agua que se difunde continuamente a la superficie de la piel incluso sin sudoración). Con el ejercicio, la gran mayoría de la pérdida de agua se debe al sudor para enfriar el cuerpo.

Para mantener una hidratación normal, la ingesta total de agua debe coincidir con la pérdida total. Si la ingesta es mayor que la pérdida, la pérdida de agua en forma de orina aumenta para mantener una hidratación normal. Por tanto, para mantener un nivel de hidratación normal, o **euhidratación**, la ingesta de agua debe ser igual a la pérdida (*v.* cuadro 11-7 para determinar el estado de hidratación). Comprender el índice de sudoración también proporcionará información práctica importante sobre la cantidad de agua que se necesita beber (cuadro 11-2). No todos los índices de sudoración son iguales, por lo que cada persona debe calcular su propio índice de sudoración (los índices normales durante el ejercicio oscilan entre 0.8-1.4 L·h^{-1}).

Si la ingesta de agua no es igual a la pérdida de agua, se produce **hipohidratación** o pérdida de agua corporal. Esto provoca deshidratación que puede causar una disminución del rendimiento físico, problemas de salud y, si la deshidratación es lo suficientemente grave, incluso la muerte. En las siguientes secciones, se exploran varios factores relacionados con el movimiento del agua dentro del cuerpo y el mantenimiento de la *euhidratación*, definida como el mantenimiento del agua corporal normal.

Tabla 11-1. Pérdida de agua frente a ingesta de agua típica

Pérdida de agua	Mililitros	Ingesta de agua	Mililitros
Orina	500-1 400	Líquidos	500-1 500
Sudor	400-900 (con ejercicio)	Alimentos	700-1 000
Heces	150	Agua metabólica	200-300
Pérdidas insensibles	350		
Total por día	1 400-2 800	Total por día	1 400-2 800

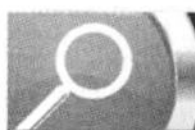

Revisión rápida

- El agua es un nutriente esencial para muchas funciones corporales.
- El agua constituye ~60% de la masa corporal de un adulto.
- La deshidratación (tan solo un 2% de pérdida de la masa corporal total) puede disminuir el rendimiento físico.
- El mantenimiento de la euhidratación depende del balance hídrico, en el que la ingesta de agua es igual a la pérdida de agua.
- Es importante conocer su índice de sudoración para determinar cuánta agua necesita ingerir para mantener el balance hídrico.

ELECTRÓLITOS

Las sustancias disueltas en el agua del cuerpo están íntimamente relacionadas con el mantenimiento de la hidratación y el control del movimiento del agua dentro del cuerpo. El agua no se distribuye por igual entre los tejidos del organismo. Para mantener el agua en los tejidos donde se necesita agua y controlar el movimiento del agua hacia esos tejidos, las células deben poder controlar el movimiento de los electrólitos. ¿Qué es un electrólito? Cuando una sal mineral como el cloruro de sodio (NaCl) se disuelve en agua, se disocia en moléculas cargadas llamadas **iones**. En el caso del NaCl, resultan un ion Na^+ cargado positivamente y un ion Cl^- cargado negativamente.

Los iones con carga positiva son **cationes** y los iones con carga negativa son **aniones**. El agua pura no conduce bien la corriente eléctrica, pero, si los iones se disuelven en el agua, se produce una conducción fácil de la electricidad. Así, las sales minerales que se disuelven en agua y forman iones se denominan **electrólitos**. Debido a su capacidad para permitir que se produzcan cargas eléctricas, los electrólitos son esenciales para el funcionamiento adecuado de los tejidos excitables, como las neuronas y las fibras musculares.

Las membranas celulares son selectivamente permeables, lo que significa que la membrana permite el movimiento de algunas moléculas, sin embargo, no de otras, y controla el movimiento de estas

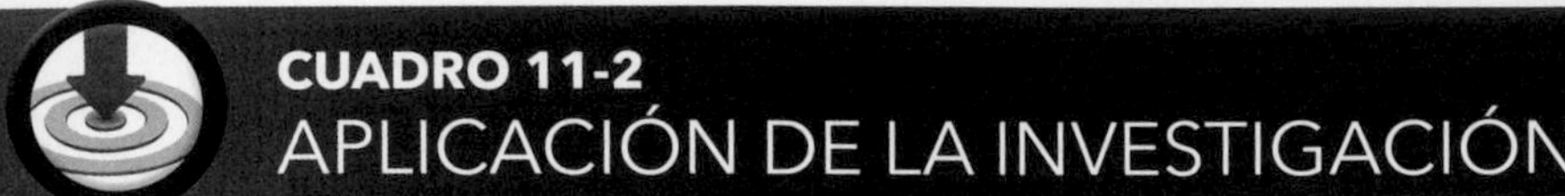

Calcule su pérdida de sudor

- Pésese sin ropa antes de hacer ejercicio y convierta libras o kg en onzas (1 libra = 16 onzas; 1 kg = 35.274 onzas).
- Haga un entrenamiento estándar (p. ej., correr o montar en bicicleta durante 30 min).
- Registre la cantidad de líquido que ingiere en onzas.
- Después del entrenamiento, pésese sin ropa después de secarse el sudor. Para calcular su índice de sudoración, realice el siguiente cálculo

Índice de sudoración (oz·h⁻¹) = (peso corporal previo al ejercicio [oz] + ingesta de líquidos [oz]) − (peso corporal posterior al entrenamiento [oz])/ horas de ejercicio

Con este cálculo, sabrá cuánto líquido necesita ingerir durante y después del ejercicio. Recuerde que las condiciones ambientales, la intensidad del ejercicio y el nivel de hidratación previo al ejercicio afectarán la cantidad de sudor perdido. Comprender su índice de sudoración también le ayudará a no beber en exceso.

Aplicación del conocimiento

Sandy pesa 125 libras, sale a correr 1 h y bebe 12 onzas de agua. Después del entrenamiento, pesa 54.43 kg. ¿Cuál es su índice de sudoración? ¿Su ingesta de líquidos fue suficiente para igualar su pérdida? ¿Cuánta agua necesitaría beber después de su entrenamiento?

moléculas. Algunos electrólitos, como el sodio (Na^+), el calcio (Ca^{2+}) y el cloruro (Cl^-), se encuentran predominantemente fuera de las células, mientras que otros, como el magnesio (Mg^{2+}) y el potasio (K^+), se encuentran predominantemente dentro de las células.

Los electrólitos también son importantes porque crean la fuerza para retener el agua donde se necesita y moverla de un lado de la membrana al otro. Las moléculas de agua (H_2O) tienen una carga eléctrica total de cero. Sin embargo, el oxígeno de la molécula de agua tiene una ligera carga negativa, mientras que los hidrógenos tienen una ligera carga positiva, lo que da como resultado la polaridad de las moléculas de agua. Los cationes y los aniones tienen carga eléctrica y, debido a la naturaleza polar de las moléculas de agua, ambos atraen grupos de moléculas de agua a su alrededor. Si hay una alta concentración de electrólitos, proteínas y otras sustancias en un lado de la membrana celular que es permeable al agua, el agua se moverá a través de la membrana hacia el lado de la membrana con la mayor concentración de sustancias. Este movimiento de agua continuará hasta que la concentración de sustancias sea igual en ambos lados de la membrana (Fig. 11-2). La fuerza creada para sacar agua a través de la membrana en esta situación se denomina **presión osmótica**. Las células no controlan el movimiento del agua directamente, pero lo hacen indirectamente al controlar los movimientos de los electrólitos dentro y fuera de las células, porque el agua sigue a los electrólitos.

Un mecanismo bien conocido por el cual las células controlan el movimiento de los electrólitos es la bomba de sodio-potasio en las membranas celulares de las células excitables, incluidas las neuronas (*v.* cap. 4) y las fibras musculares.

EQUILIBRIO DE ELECTRÓLITOS

La concentración de electrólitos debe permanecer relativamente constante dentro y entre las células para mantener la función normal de los tejidos del cuerpo. Por tanto, para una función corporal óptima debe controlarse el mantenimiento de las concentraciones de electrólitos intracelulares y extracelulares o el **equilibrio electrolítico** dentro del cuerpo. Este equilibrio está controlado principalmente por los riñones y el tubo digestivo. Si el contenido de

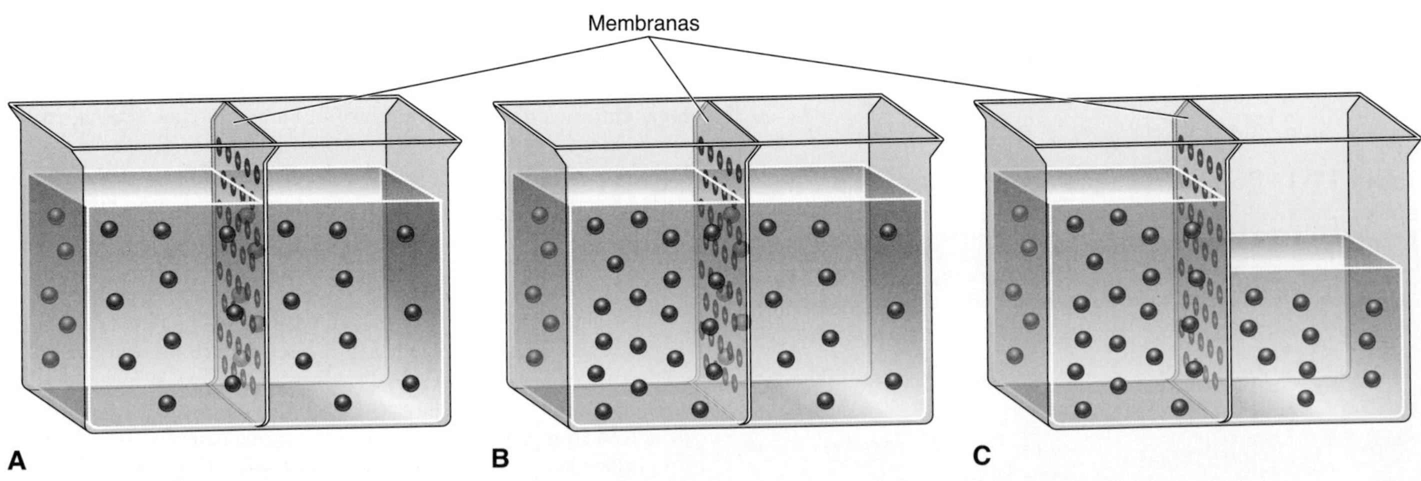

FIGURA 11-2. Electrólitos y presión osmótica. (A) Si una membrana permeable al agua separa dos volúmenes de agua con concentraciones iguales de electrólitos, el agua no tiende a moverse en ninguna dirección. **(B)** Si se añaden más electrólitos a un lado de la membrana, la concentración de electrólitos es ahora mayor en un lado de la membrana que en el otro lado. **(C)** Si una membrana es permeable al agua, esta puede moverse a través de la membrana en cualquier dirección. Sin embargo, existe una tendencia a que el agua se mueva hacia el lado de la membrana con mayor concentración de electrólitos hasta que las concentraciones de electrólitos en ambos lados de la membrana sean iguales. La presión osmótica es la cantidad de presión necesaria para evitar el movimiento del agua a través de la membrana hacia el lado con mayor concentración de electrólitos.

sodio dentro del cuerpo es bajo, los riñones conservan el sodio reabsorbiéndolo de la orina que se produce. Además, a medida que se reabsorbe el sodio, se excreta potasio. Esta función de los riñones está controlada por mecanismos hormonales, como la producción de *aldosterona* por las glándulas suprarrenales, que estimula la reabsorción de sodio de regreso a la circulación sanguínea (*v.* cap. 8). Por tanto, si la concentración de sodio dentro del cuerpo es baja, las glándulas suprarrenales producen más aldosterona, lo que conserva el sodio.

Los jugos digestivos dentro del tubo digestivo contienen minerales (recuérdese que las sales minerales se disuelven en agua, con lo que forman electrólitos). Estos minerales, así como los del líquido ingerido, son absorbidos en la circulación sanguínea por el intestino delgado para satisfacer las necesidades del cuerpo. Si una concentración de mineral particular dentro del cuerpo es baja, el intestino delgado absorbe más de este mineral. Nuevamente, el equilibrio de electrólitos, que es la cantidad de electrólitos perdidos y ganados por el cuerpo, normalmente se mantiene en equilibrio por la acción del tubo digestivo y los riñones. Con el ejercicio, el aumento del volumen de sudor que contiene electrólitos requiere una mayor conservación de electrólitos por parte de los riñones y una mayor absorción por el intestino delgado para asegurar el mantenimiento del equilibrio electrolítico. Cuando se supera la capacidad del cuerpo para mantener el equilibrio, es probable que se produzcan lesiones y disfunciones graves, e incluso la muerte en casos extremos. En la mayoría de los casos, para minimizar los riesgos de desequilibrio electrolítico basta con complementar con ajustes dietéticos la impresionante capacidad del cuerpo para mantener el equilibrio de electrólitos

CONTENIDO DE ELECTRÓLITOS DEL SUDOR

El sudor es un líquido **hipotónico**, lo que significa que tiene una menor presión osmótica que la sangre. El término **isotónico** define una presión osmótica igual a la de la sangre, mientras que el término **hipertónico** define una presión osmótica más alta que la sangre. El sudor es hipotónico y, por tanto, tiene una concentración de electrólitos menor que la sangre, pero contiene algunos electrólitos. Cuando los índices de sudoración son extremadamente altos, como durante una actividad intensa en un ambiente cálido y húmedo, algunas personas pueden perder hasta 3 $kg \cdot h^{-1}$ a 4 $kg \cdot h^{-1}$ de peso corporal o 3 $L \cdot h^{-1}$ a 4 $L \cdot h^{-1}$ de sudor[26]. La aclimatación al calor puede incluir adaptaciones tales como un mayor índice de sudoración, un inicio más temprano de la sudoración, un aumento del volumen plasmático en reposo y una reducción del contenido de electrólitos en el sudor[25,36].

Aunque el volumen del sudor puede aumentar después de la aclimatación, se pierden menos electrólitos por volumen de sudor para ayudar a mantener el equilibrio de electrólitos, sin embargo, algunos electrólitos se pierden con el sudor. Para mantener el equilibrio electrolítico, como se ha descrito anteriormente, el tubo digestivo y los riñones son altamente capaces de conservar electrólitos para evitar que se produzcan desequilibrios.

Normalmente, la sudoración no implica la necesidad de ingerir sal adicional (los alimentos que comemos normalmente tienen mucha sal). Además, los índices de sudoración suelen ser inferiores a 1.5 $L \cdot h^{-1}$, lo que da como resultado una menor pérdida de agua y electrólitos que los valores extremos informados para una actividad intensa en ambientes cálidos y húmedos. Si se realizan sesiones sucesivas de ejercicio a largo plazo, como el entrenamiento para un triatlón o un maratón, en un ambiente caluroso, puede ingerirse sal adicional en alimentos ligeramente salados o líquidos que contengan electrólitos, incluidas diversas bebidas deportivas. Sin embargo, la pérdida de electrólitos por sudoración suele poder compensarse mediante la conservación de electrólitos por el tubo digestivo y los riñones. Mantener concentraciones plasmáticas normales de minerales en deportistas que compiten en una carrera en ruta de 20 días en ambientes cálidos y húmedos sin la ingestión de suplementos minerales es un ejemplo del nivel de capacidad que poseen los órganos y procesos corporales para ahorrar electrólitos[14].

CONTENIDO DE ELECTRÓLITOS EN LA ORINA

Como se ha descrito anteriormente, con el tiempo, el contenido de electrólitos de la orina variará para ayudar a garantizar el equilibrio electrolítico. Durante el ejercicio, existe una correlación lineal negativa entre la intensidad del ejercicio expresada como un porcentaje del consumo máximo de oxígeno y la excreción urinaria de sodio[26]. Por tanto, a medida que la intensidad del ejercicio aumenta, la excreción de sodio disminuye, de manera que, durante el ejercicio máximo, la excreción de sodio es solo del 10 % al 20 % del valor en reposo.

Esta disminución se debe a dos factores principales. Una es que se excreta menos sodio por litro de orina. La otra es que la producción de orina aumenta desde el reposo (1.0 $mL \cdot min^{-1}$) al ejercicio ligero (25 % $\dot{V}O_{2máx}$, 1.2 $mL \cdot min^{-1}$), pero luego disminuye durante el ejercicio moderado (40 % $\dot{V}O_{2máx}$, 0.75 $mL \cdot min^{-1}$) y el ejercicio intenso (80 % $\dot{V}O_{2máx}$, 0.3-0.5 $mL \cdot min^{-1}$). Durante el ejercicio moderado e intenso, se produce menos orina total y las concentraciones de electrólitos son más bajas en la orina producida. En consecuencia, se conservan las reservas de electrólitos del cuerpo.

MECANISMO DE LA SED

La **sed** es un deseo consciente de beber y está involucrada en el mantenimiento de la hidratación y el balance hídrico. El impulso de beber está controlado por varias áreas dentro del hipotálamo que detectan la osmolalidad plasmática. Estas áreas también reciben información relacionada con el líquido cefalorraquídeo y la concentración de sodio cerebral extracelular y el volumen de líquido extracelular y, posiblemente, de los receptores periféricos que detectan la osmolalidad[26]. Cuando se pierde agua corporal, la concentración de sustancias disueltas en la sangre y otros líquidos corporales aumenta, lo que estimula el mecanismo de la sed. Esto produce el deseo de beber. A medida que se ingiere el líquido, la concentración de sustancias disueltas vuelve a la normalidad y el deseo de beber disminuye. Uno de los primeros signos de deshidratación parcial es la sensación de «boca seca», una sensación que inicia el acto de beber[26].

Cuando el mecanismo de la sed se activa o hay un impulso por beber, ya se ha producido una deshidratación parcial. Los seres humanos se consideran hidratantes lentos, lo que significa que su mecanismo de sed no restaura rápidamente el balance hídrico. El volumen total de la ingestión de líquidos dentro de un período de rehidratación de 3 h después del ejercicio generalmente reemplazará solo entre el 60 % y el 70 % de la pérdida de líquidos[24]. Además, parte del líquido ingerido después del ejercicio se eliminará como orina. Estos factores indican que debe consumirse más líquido de lo que requiere el mecanismo de la sed para mantener el balance hídrico a largo plazo. Además, debido a que el mecanismo de la sed responde lentamente y se activa solo después de que se haya producido una deshidratación parcial, sería prudente que el deportista ingiera líquidos antes de comenzar y durante la sesión de ejercicio.

Revisión rápida

- Los electrólitos crean presión osmótica para retener el agua donde se necesita y moverla de un lado de la membrana al otro.
- El movimiento del agua dentro y fuera de las células se regula mediante el control del movimiento de los electrólitos a través de las membranas celulares.
- El equilibrio de electrólitos se mantiene por efecto del tubo digestivo y los riñones.
- Los electrólitos que se pierden con el sudor son predominantemente sodio y potasio.
- El contenido de electrólitos de la orina varía para ayudar a mantener el equilibrio de electrólitos y disminuye a medida que la intensidad del ejercicio aumenta de ligera a intensa.
- Si se activa el mecanismo de la sed humana, ya se ha producido una deshidratación parcial.

FISIOLOGÍA DE LA DESHIDRATACIÓN DURANTE EL EJERCICIO

Ahora que se comprende la importancia del agua y los electrólitos para el funcionamiento del cuerpo, pueden considerarse los efectos fisiológicos de la deshidratación. A continuación, se revisa el proceso de deshidratación. Durante el ejercicio, la deshidratación suele deberse a la pérdida de agua a través del sudor. La sudoración es el mecanismo del cuerpo para disipar el calor generado por el aumento del índice metabólico que se observa durante el ejercicio. La efectividad de la sudoración para enfriar el cuerpo depende de la humedad relativa del ambiente (la sudoración es más efectiva en ambientes secos porque el sudor se evapora más fácilmente, lo que elimina el calor del cuerpo). La pérdida de agua causada por la sudoración procede no solo de las glándulas sudoríparas, sino también de los compartimentos intracelulares y extracelulares, incluido el plasma, así como del tejido muscular, la piel, los órganos internos e incluso los huesos, con poca agua procedente del encéfalo o del hígado[37].

A continuación, se considerará cómo la deshidratación puede disminuir el rendimiento aeróbico y anaeróbico, se ofrecerán algunos ejemplos deportivos específicos de deshidratación y se analizarán los factores que aumentan la susceptibilidad a la deshidratación.

LA DESHIDRATACIÓN DISMINUYE EL RENDIMIENTO

La deshidratación puede disminuir el rendimiento en actividades aeróbicas y anaeróbicas. Sin embargo, los niveles de deshidratación necesarios para afectar el rendimiento son diferentes según si se está realizando una actividad aeróbica o anaeróbica. Las diferencias en las respuestas fisiológicas a las actividades anaeróbicas y aeróbicas, junto con los factores ambientales, ayudan a explicar esta diferencia.

Efecto de la deshidratación sobre la capacidad aeróbica

La capacidad aeróbica puede verse significativamente comprometida por la deshidratación. Los deportistas de atletismo con una deshidratación del 2 % de la masa corporal total mostraron disminuciones del rendimiento, en carreras de 5 000 m y 10 000 m, de aproximadamente un 5 % y un 3 %, respectivamente[1]; los corredores de resistencia con una deshidratación del 1.6 % de la masa corporal total mostraron tiempos significativamente más lentos en el segundo y tercero de 3 km, separados por 1 min, de 42 s (3.3 %) y 52 s (3.9 %), respectivamente. En otro estudio, remeros con una deshidratación del 5 % de su masa corporal total tardaron 22 s más en completar una carrera de 2 000 m[7]. Estas disminuciones en el rendimiento marcarían la diferencia entre ganar o no ganar una competencia y subrayan la necesidad de que los deportistas mantengan una hidratación adecuada para una capacidad de resistencia óptima.

Las capacidades y el rendimiento aeróbico dependen del mantenimiento del gasto cardíaco para que se suministre suficiente oxígeno y se eliminen los productos de desecho del tejido metabólicamente activo. Además, la disipación del calor y mantener el uso correcto del sustrato metabólico son necesarios para lograr una capacidad aeróbica óptima. Durante la actividad física, la sudoración aumenta a un ritmo que en parte depende del entorno en el que se realiza la actividad.

Por ejemplo, en un ambiente cálido y húmedo, los índices de sudoración de la mayoría de las personas durante la actividad física puede llegar a ser de 2 $L{\cdot}h^{-1}$.[39] Además, el índice de sudoración puede variar mucho en diferentes actividades, pero aún es suficiente para inducir deshidratación. Por ejemplo, los índices de sudoración son aproximadamente de 0.79 $L{\cdot}h^{-1}$ durante el waterpolo competitivo, pero ascienden a 2.37 $L{\cdot}h^{-1}$ en el *squash* competitivo[39]. Por tanto, la deshidratación no es solo una preocupación para los deportistas que compiten en lo que normalmente se consideran actividades aeróbicas, como los corredores de maratón y los ciclistas de carretera. También es una preocupación para cualquier persona involucrada en una amplia variedad de actividades cuyo rendimiento depende del metabolismo y capacidades aeróbicos.

Con la deshidratación, el volumen plasmático disminuye, lo que causa una disminución del volumen sistólico y un aumento de la frecuencia cardíaca en un intento por mantener el gasto cardíaco (gasto cardíaco = frecuencia cardíaca × volumen sistólico). Por ejemplo, de media durante una actividad de resistencia, la frecuencia cardíaca aumenta de 3 a 5 latidos por minuto por cada 1 % de pérdida de masa corporal debido a la deshidratación[8], pero puede alcanzar los 6 latidos por minuto[9]. La deshidratación también desencadena un aumento de la resistencia vascular sistémica por vasoconstricción, de modo que, a medida que avanza la deshidratación, el gasto cardíaco y la presión arterial media disminuyen[8,39,40]. Estos factores aumentan la tensión cardiovascular o el esfuerzo que debe realizar el corazón para bombear suficiente gasto cardíaco en cualquier esfuerzo en particular, como mantener cierto ritmo de carrera durante un maratón. En resumen, a medida que aumenta el nivel de deshidratación, también lo hace la tensión cardiovascular.

Otro factor que altera las capacidades aeróbicas con la deshidratación es el aumento de la temperatura corporal, o **hipertermia**[4,8,17,25,39]. Con la deshidratación, se produce una disminución en el flujo sanguíneo de la piel y del índice de sudoración, y ambos reducen la capacidad de disipar el calor[4,8,11], lo que puede acabar provocando hipertermia. Como resultado de los roles y funciones intrincadamente conectados de los sistemas cardiovascular y termorregulador del cuerpo, es probable que la hipertermia y la deshidratación tengan efectos negativos compuestos sobre la función fisiológica y el rendimiento[17,40].

La alteración de la función metabólica es otro resultado de deshidratación, como lo indica una mayor dependencia de los carbohidratos en forma de glucógeno muscular como sustrato metabólico y un aumento de las concentraciones séricas de lactato con una carga de trabajo determinada en la deshidratación[4,8,39]. Las concentraciones de glucosa sérica pueden no verse afectadas o ser ligeramente más bajas en la deshidratación[4]. Estos factores podrían disminuir la capacidad del rendimiento de resistencia debido a la fatiga resultante del agotamiento del glucógeno y un aumento de la acidez (*v.* cap. 3). Aún así, otros factores pueden disminuir el rendimiento de resistencia en la deshidratación. En la deshidratación, el índice de esfuerzo percibido (IEP) aumenta cuando se realiza la misma carga de trabajo, y la función cognitiva también se altera[4,8]. El aumento del esfuerzo percibido y la disminución de la función cognitiva podrían disminuir el rendimiento de resistencia por medio de una menor motivación para hacer ejercicio y por afectar las decisiones durante la actividad, como las estrategias durante una carrera o competición.

Todos los factores anteriores interactúan y contribuyen en conjunto en la disminución de las capacidades aeróbicas o el rendimiento de resistencia en un estado de deshidratación y a un mayor deterioro de las capacidades aeróbicas a medida que esta aumenta (Fig. 11-3). En general, la literatura muestra que la deshidratación superior al 2 %[39–41] o al 3 %[8] de la masa corporal disminuye la potencia y las capacidades aeróbicas en un ambiente templado a cálido y húmedo. Sin embargo, no todos los hallazgos de la investigación sobre este punto son uniformes, y puede haber respuestas individuales evidentes. Por ejemplo, los ultramaratonistas recreativos perdieron de media un 2.6 % de la masa corporal total durante una carrera de 100 km y completaron la carrera en una media de 12 h y 14 min. Curiosamente, los corredores más rápidos perdieron bastante más masa corporal y bebieron bastante más líquido durante la carrera[35]. Además, la deshidratación parece tener menos impacto en el rendimiento aeróbico en un ambiente frío, como el que puede encontrarse en el esquí de fondo, deporte en el que una pérdida del 3 % de la masa corporal tiene poco impacto en el rendimiento aeróbico[39]. Estos hallazgos sugieren que el impacto negativo de la deshidratación sobre la termorregulación es el factor fundamental para modificar el rendimiento en el ejercicio.

Efecto de la deshidratación sobre la capacidad anaeróbica

Los informes sobre el efecto de la deshidratación en los niveles de fuerza máxima y las capacidades de rendimiento anaeróbico son inconsistentes. Algunos estudios muestran disminuciones significativas y otros no muestran cambios significativos[4,37,38,42,46]. En general, se ha concluido que no pueden evidenciarse disminuciones significativas en la fuerza cuando la deshidratación provoca una pérdida menor del 5 % de la masa corporal total. Sin embargo, cuando la pérdida es superior a este 5 % sí que se produce una disminución significativa de la fuerza[8,37].

También se ha informado que la deshidratación de un 3 % a 4 % de la masa corporal total disminuye la fuerza y la potencia en más o menos un 2 % y un 3 %, respectivamente[22]. La disminución de la resistencia muscular, como la capacidad de mantener la fuerza de agarre, también es evidente con una deshidratación del 3 % al 4 % de la masa corporal total[8,46]. El rendimiento anaeróbico durante los esfuerzos máximos que duran 30 s (prueba de ciclismo de Wingate) no muestra una disminución significativa con una deshidratación del 5 % del peso corporal[37]. Sin embargo, el rendimiento de resistencia de alta intensidad en actividades que duran de 30 s a menos de 120 s cae aproximadamente un 10 %[22]. Por tanto, parece que la fuerza y la capacidad anaeróbica se ven menos afectadas por la deshidratación que la capacidad aeróbica. Sin embargo, existe un patrón: se observa una mayor probabilidad de menor rendimiento anaeróbico cuando mayor sea la deshidratación, con variabilidad en el porcentaje de disminución en función de la prueba o tarea utilizada para medir la fuerza, la potencia y la pérdida de capacidad en alta intensidad (es decir, acción isométrica, acción concéntrica, grupo muscular).

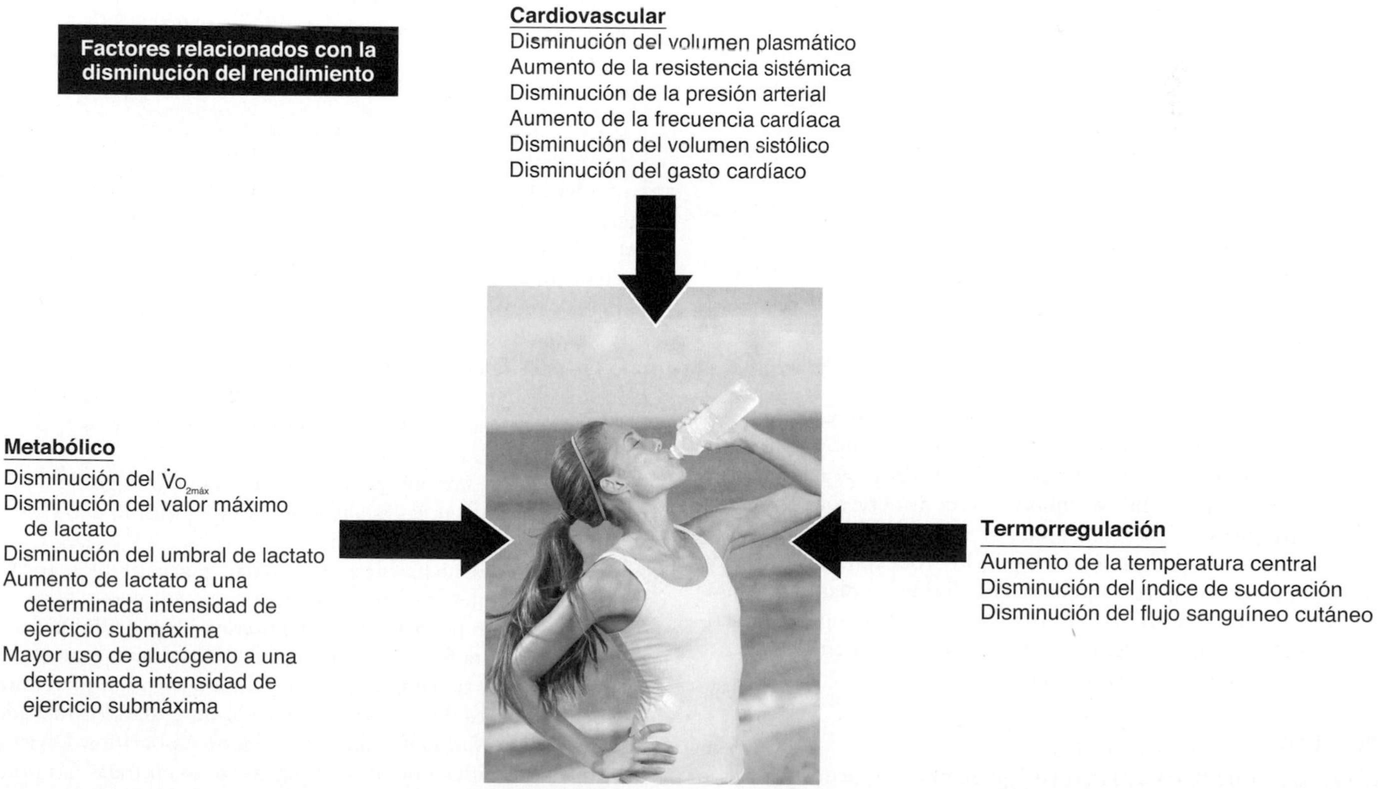

FIGURA 11-3. Muchos factores contribuyen a la disminución del rendimiento aeróbico con la deshidratación. Factores cardiovasculares, termorreguladores y metabólicos contribuyen a la disminución de las capacidades del rendimiento aeróbico con la deshidratación. Estos factores pueden actuar de forma independiente o en conjunto en la disminución del rendimiento.

Varios factores pueden explicar por qué, en comparación con el rendimiento aeróbico, las disminuciones de la fuerza y la capacidad anaeróbica relacionadas con la deshidratación son inconsistentes. Primero, se esperaría que la disminución del volumen plasmático y del gasto cardíaco resultantes de la deshidratación afectaran negativamente el rendimiento aeróbico, pero no la fuerza o el rendimiento anaeróbico, en el que el suministro de oxígeno al músculo activo no es tan crucial. En segundo lugar, las disminuciones de la capacidad anaeróbica son más probables cuando el ejercicio y la exposición al calor se utilizan para inducir la deshidratación, en lugar de la restricción hídrica aislada[38]. En tercer lugar, las disminuciones en la fuerza relacionadas con la deshidratación pueden ser más probables en la parte superior del cuerpo, en comparación con las tareas de la parte inferior[38,42].

Aunque el efecto de la deshidratación sobre la fuerza máxima y el rendimiento anaeróbico es menos consistente que su efecto sobre el rendimiento aeróbico, las disminuciones de la capacidad anaeróbica en los deportistas de competición pueden ser significativas y podrían obstaculizar el rendimiento. Además, las actividades que se llevan a cabo en ambientes cálidos y húmedos requieren precauciones adicionales relacionadas con los riesgos combinados de la deshidratación y la hipertermia.

EJEMPLOS DE DESHIDRATACIÓN EN EL DEPORTE

Mantener la euhidratación es importante para el rendimiento óptimo de prácticamente todos los tipos de actividad física. Esto incluye no solo las prácticas deportivas al aire libre, donde el calor y la humedad altos afectarán el índice de sudoración, sino también las actividades en interiores y los deportes en ambientes cálidos. Para minimizar la posibilidad de deshidratación en cualquier tipo de entorno, deben ingerirse volúmenes adecuados de líquidos durante la competición, especialmente si dura más de 4 h, así como durante y entre las sesiones de entrenamiento, especialmente si se realiza más de una sesión por día, antes de la competición.

Los líquidos consumidos deben contener electrólitos (sodio y potasio) para ayudar a mantener un balance hídrico entre los compartimentos intracelular y extracelular[45]. Debido a las pérdidas de orina obligatorias, el consumo de líquidos después de una sesión de entrenamiento debe ser mayor que el volumen de sudor perdido[45]. También se recomienda que se ingieran de 400 mL a 600 mL (aproximadamente 17 oz) de agua 2 h antes de la actividad para permitir que los riñones regulen el volumen total de agua corporal antes de comenzarla[11].

Asegurar la euhidratación durante el entrenamiento, antes y durante la competición, ayudará a tener el mejor rendimiento posible en prácticamente todos los tipos de actividad física extenuante. En los siguientes ejemplos, se exploran las consideraciones de hidratación específicas de un deporte en particular. Aunque estas consideraciones son específicas del ejemplo, los conceptos también son aplicables a otros deportes y actividades. Todos los planes de hidratación deben individualizarse para satisfacer las demandas de la actividad y del individuo y deben evaluarse durante el entrenamiento antes de una competición importante.

Maratón

La capacidad de resistencia en cualquier práctica deportiva, como correr un maratón (26.2 millas o 42 km) disminuye por la deshidratación de tan solo el 2 % de la masa corporal total. El objetivo principal de la ingestión de líquidos durante la práctica es prevenir la deshidratación; el reemplazo de electrólitos en este sentido es una preocupación importante, pero secundaria.

La masa corporal, el índice de sudoración y las condiciones ambientales afectan la cantidad de ingestión de líquidos necesaria para prevenir la deshidratación mayor del 2 % de la masa corporal total. La consideración de la masa corporal es especialmente importante para los corredores recreativos, entre los cuales la masa corporal puede variar mucho. Por ejemplo, durante un maratón de 4 h con condiciones ambientales de 28 °C (82.4 °F) y un 30 % de humedad relativa, un corredor de 50 kg (110 lb) con un índice de sudoración de 0.575 $L \cdot h^{-1}$ perdería, si ingiriera 0.5 $L \cdot h^{-1}$, el agua corporal equivalente al 0.6 % de la masa corporal total[10]. Sin embargo, un corredor de 90 kg (198 lb) con un índice de sudoración de 1.15 $L \cdot h^{-1}$ perdería, si ingiriera el mismo volumen de líquido, el agua equivalente al 2.9 % de la masa corporal total. Si el maratón se realizara en condiciones ambientales de 14 °C (57.2 °F) y un 70 % de humedad relativa, por lo que el índice de sudoración sería menor y la ingestión de líquidos se mantendría en 0.5 $L \cdot h^{-1}$, el corredor con menos peso ganaría masa corporal (2.6 %), mientras que el corredor con más peso (–0.6 %) no alcanzaría un 2 % del peso corporal total de pérdida de líquido.

Tanto la bebida programada (beber en puntos específicos dentro de la carrera) como la bebida libre son buenos recursos en un intento de mantener la hidratación durante una actividad. Sin embargo, muchos corredores de maratón, cuando beben libremente, no consumen suficientes volúmenes de líquido para evitar una pérdida de agua superior al 2 % de la masa corporal total[10]. Tanto la bebida programada (el agua y las bebidas deportivas pueden ser desagradables cuando no se tiene sed) como beber libremente (cuando se siente sed, y ya se ha producido cierto grado de deshidratación) tienen limitaciones cuando se aplica a una amplia variedad de habilidades de los corredores, las condiciones ambientales, el índice de sudoración y la masa corporal. Esto subraya la necesidad de un plan de hidratación individualizado que haya sido evaluado durante una competición y en el entrenamiento, antes de una competición importante[10].

Lucha libre

La lucha libre es un deporte de categorías por peso que requiere fuerza y potencia de la musculatura de las partes superior e inferior del cuerpo. Los luchadores suelen perder entre un 5 % y un 6 % de la masa corporal total para formar parte de una categoría por peso. Para ello, se usa una combinación de restricción calórica e hídrica. Por tanto, cualquier disminución del rendimiento puede deberse a uno de estos factores o a la combinación de ambos. Se ha constatado una disminución de la fuerza y el rendimiento anaeróbico en luchadores después de una hipohidratación del 5 % al 6 % del peso corporal[19,24,50-51].

Sin embargo, también se ha constatado que este grado de hipohidratación no afecta las medidas agudas (del mismo día) de rendimiento específicas de la lucha libre[43,47].

Aunque en la lucha libre se disputan peleas dobles, todas las luchas importantes tienen lugar en un torneo, como torneos de conferencias, campeonatos nacionales y los Juegos Olímpicos. Por tanto, la respuesta fisiológica al torneo es importante para el rendimiento. Después de perder el 6 % de la masa corporal total durante una semana antes de un torneo simulado de 2 días, los luchadores universitarios (National Collegiate Athletic Association Division I) mostraron disminuciones en algunas, pero no en todas, las pruebas relacionadas con la capacidad de lucha libre[24]. Los luchadores mostraron disminuciones significativas en la fuerza de agarre y la fuerza del «abrazo de oso» (abrazar un medidor de tensión acolchado con una empuñadura, similar al lanzamiento del cuerpo en la lucha libre) antes de cada lucha, en comparación con una medida de referencia antes de la semana durante la cual se produjo la pérdida de peso (Fig. 11-4). La fuerza de agarre y del «abrazo de oso» también disminuyeron a medida que el torneo simulado avanzaba de la lucha 1 a la 5.

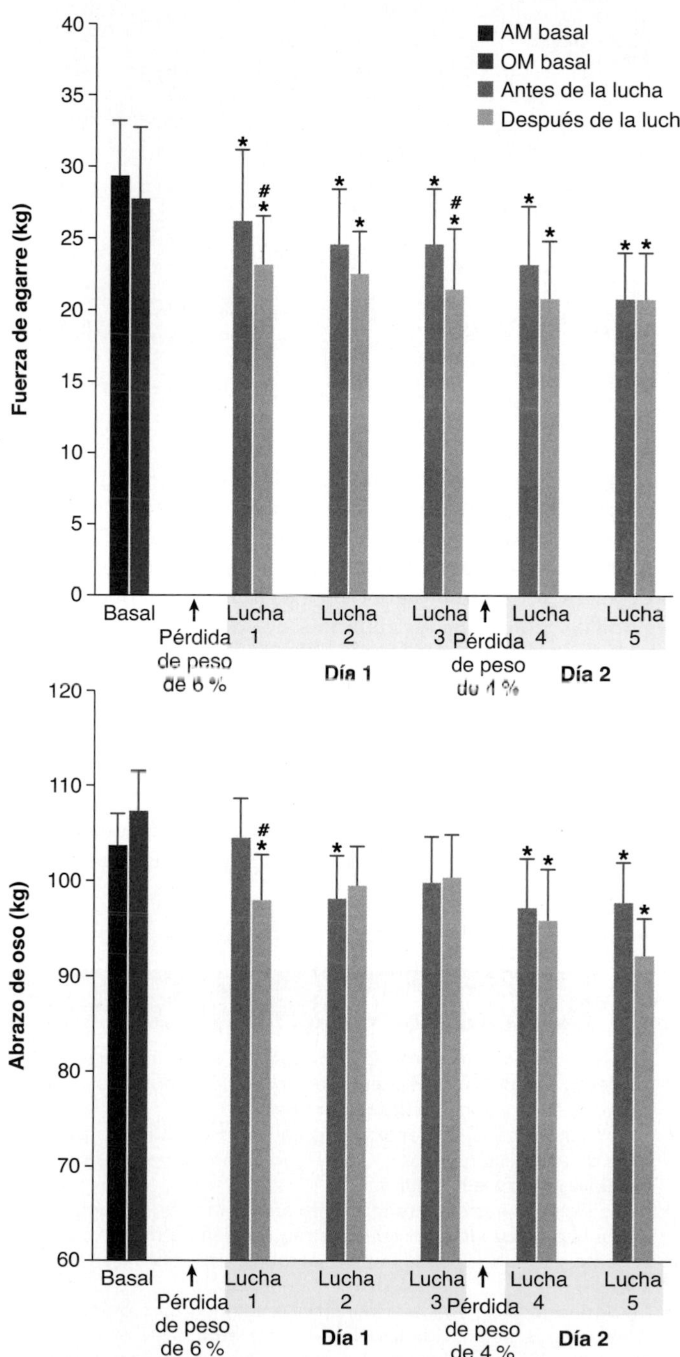

FIGURA 11-4. Después de la pérdida de peso, las medidas de fuerza disminuyen en los luchadores en el transcurso de un torneo simulado. El torneo simulado constaba de tres luchas el primer día y dos luchas el segundo día de la competición. Las medidas de referencia se obtuvieron antes de perder el 6 % de la masa corporal total durante la semana anterior al torneo. *Significativamente diferente de las medidas de referencia (matutinas y vespertinas); #Significativamente diferente del valor correspondiente antes de la lucha. (Adaptado con permiso de Kraemer WJ, Fry AC, Rubin MR, et al. Physiological and performance responses to tournament wrestling. *Med Sci Sports Exerc.* 2001;33(8):1367-1378.)

Sin embargo, las medidas de fuerza de cadera y espalda, del tiempo del movimiento y del tiempo requerido para la transición de la posición tradicional de rodillas en la lucha libre a una posición de pie, no fueron significativamente diferentes antes de ninguno de las cinco luchas durante el torneo, en comparación con los valores de referencia. Sin embargo, dentro del torneo simulado hubo cambios en dichas medidas obtenidas antes y después de las luchas. En general, durante el torneo simulado se observaron disminuciones significativas en algunas medidas fisiológicas, pero no en todas. Estas disminuciones fueron el resultado de un efecto combinado de pérdida de peso, deshidratación y rivales en el torneo, y probablemente afecten la capacidad de un luchador para mantener el rendimiento físico durante toda la competición. Es de importancia práctica el concepto de que el uso popular de la gravedad urinaria específica medida con un refractómetro puede no estar correlacionada con la osmolalidad sérica o plasmática del individuo[6,49].

En los luchadores, se sabe desde hace tiempo que la rapidez con la que pierden peso, ya sea en horas o días, no importa, ya que los competidores de élite pueden haber vuelto a regular su centro regulador hipotalámico-osmolar para contar con más agua corporal para usarla durante una pérdida de peso tan aguda[52]. También se ha constatado que los luchadores tienen valores de osmolalidad plasmática superiores a la media (cuadro 11-3), que indican deshidratación o hipohidratación, y puede que esto no se refleje en los valores de gravedad específica[6,24]. La falta de relación entre estas dos medidas como «biomarcadores» del estado de hidratación es una preocupación importante para quienes «toman decisiones» en la ciencia y la medicina del deporte[6]. Parece que el uso de la osmolalidad plasmática puede ser un biomarcador mucho mejor que la gravedad específica para la evaluación del estado de hidratación, especialmente en luchadores u otros deportistas de categoría por peso y gimnasia.

Deportes de pelota en equipo: baloncesto y fútbol

La deshidratación puede afectar el rendimiento en los deportes de pelota en equipo que se disputan tanto en interiores como en exteriores. La disminución de la capacidad aeróbica podría afectar el rendimiento en las últimas etapas de una competición, ya que podría afectar la capacidad de correr, y la reducción de la fuerza o la potencia podría disminuir la capacidad de salto, habilidades importantes para el rendimiento en los deportes de pelota en equipo.

La deshidratación también reduce el rendimiento en habilidades y actividades específicas inherentes a los deportes de pelota en equipo. En el baloncesto, la deshidratación de los jugadores equivalente al 2 % de la masa corporal total durante una sesión de práctica de 2 h disminuye un 8 % el porcentaje de tiro combinado (3 puntos, tiros libres de 15 pies), un 2 % la capacidad de realizar carreras repetidas (ejercicios de habilidades [*drill*] a lo ancho de la cancha), y un 5 % la capacidad de movimiento lateral, en relación con el estado de euhidratación mantenido con la ingestión de agua[13]. Sin embargo, ingerir una bebida deportiva con carbohidratos y electrólitos para mantener la euhidratación mejoró significativamente estas habilidades, en comparación con el estado de euhidratación mantenido con agua. Las habilidades de baloncesto, como los ejercicios de tiro, los tiros realizados en un partido simulado y la capacidad de movimiento lateral, disminuyen progresivamente a medida que la deshidratación aumenta del 1 % al 4 % del peso corporal total[3].

Aunque no hubo una disminución significativa del porcentaje de tiro o del de tiro libre en la primera mitad de un partido simulado con una deshidratación igual al 1.9 % de la masa corporal total, el porcentaje de tiros libres efectuados disminuyó un 8 % en la segunda mitad del partido simulado[20]. Similar al detrimento de las

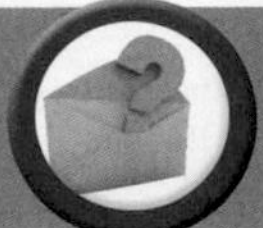

CUADRO 11-3
PREGUNTAS PRÁCTICAS DE LOS ESTUDIANTES

¿Cuáles son los rangos normales de la gravedad urinaria específica y los valores de osmolalidad plasmática?

- La medición de la osmolalidad plasmática se considera la prueba de referencia para el estado de hidratación, que varía de 280 $mOsm \cdot kg^{-1}$ a 285 $mOsm \cdot kg^{-1}$ para individuos sanos. Los valores más altos se consideran hipohidratación o deshidratación.
- Se ha utilizado un valor de gravedad urinaria específica menor o igual a 1 020 $g \cdot cm^{-3}$ como indicador de una hidratación adecuada. Cualquier valor superior se considera hipohidratación o deshidratación.

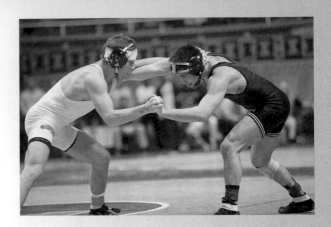

capacidades aeróbicas, el umbral para el deterioro de las habilidades de baloncesto parece ser una pérdida de agua corporal del 2 % de la masa corporal total[3].

Durante un partido de fútbol, los jugadores realizan carreras repetidas intercaladas con breves períodos de descanso. Este tipo de rendimiento es simulado en la prueba Yoyó de recuperación intermitente, que consiste en carreras de 20 m de velocidad cada vez mayor intercaladas con períodos de descanso de 10 s. Se ha constatado que esta prueba simula el volumen de carrera de alta intensidad realizada en un partido de fútbol competitivo[21], y diferencia entre jugadores con distintas habilidades[29]. El rendimiento en la prueba Yoyó de recuperación intermitente por parte de los jugadores de fútbol disminuye aproximadamente un 15 % después de la deshidratación, equivalente del 1.5 % al 2 % de la masa corporal total. Este hallazgo indica que el rendimiento en el fútbol disminuye con la deshidratación[15].

La prevención de la deshidratación en los deportes de pelota en equipo ayuda a mantener no solo las capacidades aeróbicas y anaeróbicas generales, sino también el rendimiento en habilidades deportivas específicas.

SUSCEPTIBILIDAD A LA DESHIDRATACIÓN

Varios factores predisponen a individuos o grupos a la deshidratación. Algunos de estos factores son similares a los que predisponen a las personas a sufrir dificultades termorreguladoras (*v.* cap. 12). Factores ambientales como la temperatura y la humedad elevadas, en las que los índices de sudoración son altos, aumentan la posibilidad de deshidratación.

Estos factores son de especial preocupación en actividades de larga duración, como un maratón, o cuando el entrenamiento o la actividad física se realiza en días consecutivos[5], o más de una vez al día, como las sesiones de práctica de dos o tres días que tienen lugar al comienzo de muchas temporadas deportivas. Los deportistas que practican deportes como judo, boxeo, lucha libre y levantamiento de pesas, que sufren deshidratación parcial para pertenecer a una categoría por peso, también son susceptibles a los problemas de deshidratación (Fig. 11-5)[8,33,48,51].

El equipo de protección utilizado en algunos deportes (p. ej., fútbol americano, hockey sobre hielo) pueden interferir con la pérdida de calor y, por tanto, aumentar el índice de sudoración, lo que aumenta el riesgo de deshidratación en los participantes[5]. En algunos deportes (p. ej., fútbol americano), los factores anteriores, como el equipo de protección, los uniformes de colores oscuros, la temperatura y la humedad elevadas pueden interactuar entre sí, lo que provoca muy alta susceptibilidad a la deshidratación.

Fuera del ámbito deportivo, las investigaciones indican que las enfermedades que causan fiebre o diarrea aumentan la probabilidad de deshidratación durante la actividad[5]. También las personas mayores pueden ser más susceptibles a la deshidratación debido a varios factores[5,39]. La sensibilidad a la sed debido a una pérdida de líquido extracelular determinada disminuye con el envejecimiento, por lo

Revisión rápida

- La deshidratación durante la actividad se debe en parte al aumento del metabolismo en relación con el reposo, lo que provoca sudoración para disipar el calor.
- Las disminuciones del rendimiento aeróbico debido a la pérdida de agua están relacionadas con un aumento de la tensión cardiovascular y la hipertermia.
- Las disminuciones en el rendimiento anaeróbico que acompañan a la pérdida de agua se muestran de manera menos consistente y varían según la tarea anaeróbica específica (carrera, fuerza).
- La deshidratación puede disminuir el rendimiento en prácticamente todas las actividades, desde el maratón hasta el levantamiento de pesas olímpico, así como en prácticas deportivas que requieren capacidades aeróbicas y anaeróbicas, como la lucha libre y los deportes de pelota en equipo.
- La susceptibilidad a la deshidratación aumenta debido a la alta temperatura y humedad, múltiples sesiones de entrenamiento por día, la participación en un deporte de categorías por peso, deportes que involucran el juicio subjetivo de la imagen corporal, el uso de equipos de protección que reducen la pérdida de calor y de uniformes de colores oscuros, y la disminución de la sed debida al envejecimiento.

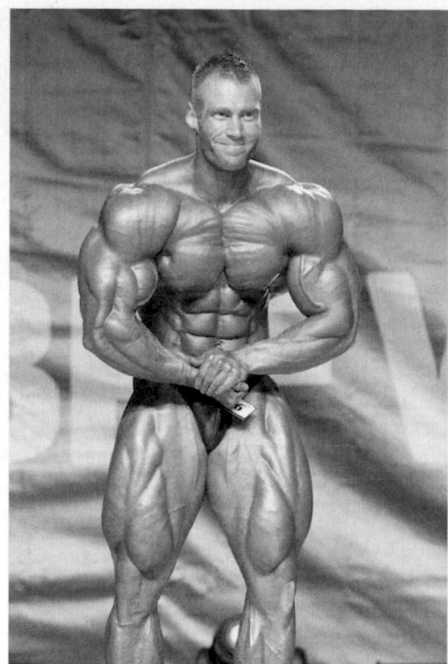

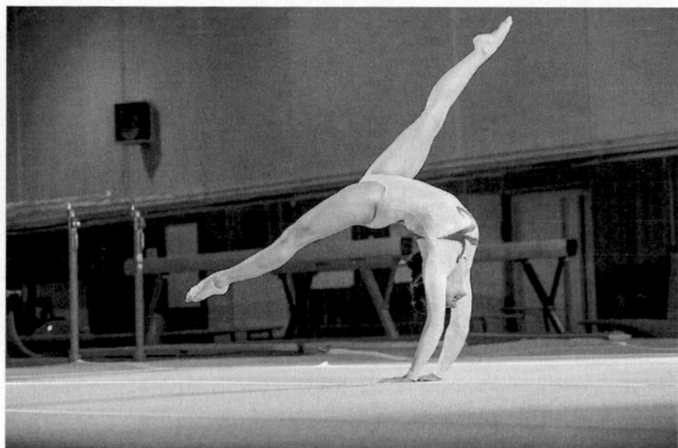

FIGURA 11-5. Deportes de masa corporal. Los deportes que utilizan clasificaciones por peso corporal o en los que se califica la imagen corporal como parte de las condiciones competitivas pueden ser susceptibles a la deshidratación y enfermedades con la competición, además de disminuir el potencial de rendimiento.

que se ingiere menos líquido (cuadro 11-4). Las personas mayores también tienen una menor capacidad para mantener un volumen y osmolalidad plasmáticas adecuadas durante el ejercicio y son más lentas para restaurar la homeostasis de los líquidos corporales después de la privación de agua.

Aunque, las personas mayores suelen tener una hidratación adecuada, los factores anteriores las predisponen a la deshidratación durante el ejercicio, así como durante la exposición a ambientes cálidos y húmedos. Cuando uno o más de los factores predisponentes a la deshidratación anteriores están presentes, es imperativo evaluar el estado de hidratación y tener un plan de hidratación adecuado (cuadro 11-5).

MÉTODOS PARA EVALUAR LA HIDRATACIÓN

Debido a los posibles efectos negativos de la deshidratación tanto en el rendimiento deportivo como en la salud, es importante conocer el estado de hidratación. Los métodos de campo más comunes para la monitorización de la hidratación en deportistas y entusiastas del acondicionamiento físico incluyen la evaluación del peso corporal o el color de la orina.

Aunque ambas metodologías tienen limitaciones, proporcionan formas fáciles y no invasivas de controlarla[33]. Los métodos de laboratorio para determinar la hidratación incluyen el volumen urinario; la **gravedad urinaria específica**, la comparación de la densidad urinaria con la densidad del agua; la osmolalidad plasmática, la concentración de sustancias en plasma; y la **osmolalidad urinaria**, la concentración de sustancias en la orina. Estos métodos de evaluación también pueden usarse para monitorizar la hidratación de los deportistas, pero requieren equipo y entrenamiento adecuados.

MÉTODOS DE CAMPO PARA EVALUAR LA HIDRATACIÓN

El mantenimiento de la masa corporal más o menos dentro el 1 % del valor inicial indica un estado de euhidratación[8,33]. El valor ini-

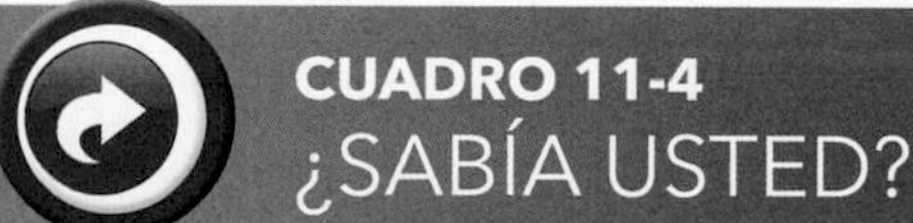

CUADRO 11-4
¿SABÍA USTED?

Eficacia del mecanismo de la sed

Los fisiólogos a menudo hablan sobre las maravillas del cuerpo y sobre cuántos de los sistemas corporales, incluidos los sistemas cardiovascular, neuromuscular y endocrino, pueden adaptarse al ejercicio para permitir un mejor rendimiento deportivo. El sistema termorregulador también tiene adaptaciones al entrenamiento físico regular, pero una excepción es el mecanismo corporal de la sed.

La sensación de sed, que lleva a la persona a beber agua para mantener un estado de hidratación adecuado, es decir, aproximadamente el 60 % de la masa corporal total debe ser de agua, es sorprendentemente ineficiente en personas con y sin entrenamiento. Por ejemplo, cuando una persona siente sed, ya se ha producido cierto grado de deshidratación. Además, la velocidad a la que el cuerpo pierde agua a través de la sudoración intensa supera la velocidad a la que puede reponerse bebiendo líquidos. Finalmente, aunque en general el cuerpo se adapta bastante bien al estrés del calor y al ejercicio mediante el sudor temprano, es decir, mediante la producción de un cambio menor en la temperatura corporal, y mediante el sudor a base de una solución más diluida por la retención de sal, esta adaptación no aplica al mecanismo de la sed. Es decir, un deportista altamente entrenado tiene las mismas deficiencias en su sensación de sed (muy poca y demasiado tarde) que una persona sedentaria.

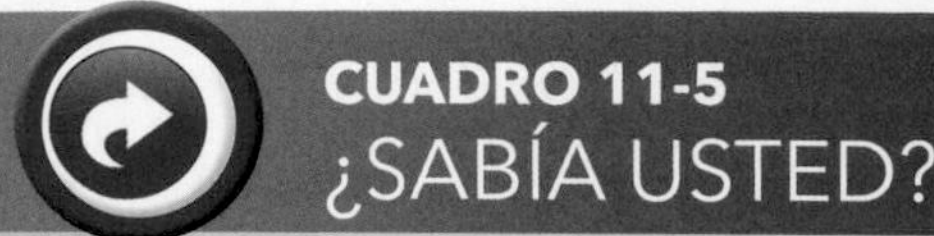

CUADRO 11-5
¿SABÍA USTED?

Infancia y riesgo de deshidratación

Es bien sabido que los niños tienen un mayor riesgo de deshidratación e hipertermia asociada que los adultos. Los progenitores y tutores deben ser particularmente conscientes de ello para tratar de evitarlo, ya que puede poner en peligro la vida. Una de las razones por las que los niños corren un mayor riesgo es porque durante la infancia el agua representa una mayor cantidad del peso corporal total (75%) que en los adultos (60%). Además, en la infancia se produce más pérdida de agua diaria por pérdidas insensibles (agua que llega a la superficie del cuerpo y se evapora sin sudar). Quizá incluso más problemático es el hecho de que el sistema termorregulador infantil está menos desarrollado que el de una persona adulta, lo que permite un mayor aumento de la temperatura central antes de que se active la sudoración. E, incluso cuando se activa, en la infancia se suda menos que en la edad adulta en respuesta al mismo cambio en la temperatura central. Esto puede explicarse en parte por las glándulas sudoríparas infantiles, que son más pequeñas, pero también por la menor liberación de catecolaminas (que estimulan la sudoración) durante la actividad física en la infancia. Además, el mecanismo de la sed durante la infancia es incluso menos eficaz que en la edad adulta.

Si el hecho de beber agua se deja a su propia voluntad, es muy probable que los niños no beban suficiente agua para rehidratarse de forma adecuada después de un juego intenso. Por tanto, los adultos que supervisan estas actividades deben alentar que los niños tomen descansos periódicos del juego para beber cantidades adecuadas de agua y así evitar la deshidratación e hipertermia. Es mejor que beban agua que bebidas con alto contenido de azúcar, muchas de las cuales se comercializan como bebidas frutales. Con los bebés (≤2 años), la deshidratación a menudo se debe a fiebre y/o diarrea, que se trata mejor con el consumo de bebidas con electrólitos especialmente formuladas.

cial se refiere a una determinación precisa de la masa corporal en un estado de euhidratación. Muchos deportistas pueden comenzar una sesión de entrenamiento en un estado parcialmente deshidratado, por lo que usar la masa corporal previa al ejercicio obtenida antes de una sesión de entrenamiento y considerarla como la masa corporal en euhidratación sería impreciso. Las pérdidas de masa corporal superiores al 1 % del peso corporal inicial indican un aumento de la deshidratación (tabla 11-2). Para determinar con precisión la masa corporal basal, deben realizarse al menos tres determinaciones consecutivas de la masa corporal sin ropa, temprano en la mañana, después de orinar e ingerir líquidos y alimentos libremente durante la noche anterior. Sin embargo, las mujeres pueden requerir más de tres determinaciones de masa corporal porque la fase del ciclo menstrual influye en el agua corporal[39]. Por ejemplo, durante la fase lútea del ciclo menstrual (*v.* «Estrógenos y el ciclo menstrual» en el cap. 8), el agua corporal total, y por tanto la masa corporal, pueden aumentar hasta 2 kg[39]. La masa corporal después del ejercicio debe determinarse sin ropa o casi después de secarse todo el sudor con una toalla.

El porcentaje de pérdida de masa corporal se calcula con esta ecuación: masa corporal basal-masa corporal después del ejercicio/masa corporal basal × 100. La pérdida de masa corporal durante la actividad también puede utilizarse para calcular la cantidad de líquido que debe ingerirse para volver a la masa corporal previa al ejercicio (cuadro 11-6). Las limitaciones de este método para determinar el estado de hidratación son los cambios en los hábitos alimentarios, los vómitos, la micción y las evacuaciones, los cuales afectan el peso corporal total. El color de la orina también puede usarse como indicación general del estado de hidratación (tabla 11-2 y, para ver una tabla de colores, *v.* Casa y cols[8]). Una orina de color claro indica una hidratación adecuada, mientras que un color progresivamente más oscuro indica un aumento de la deshidratación[2]. Determinar el estado de hidratación de acuerdo con el color de la orina tiene varias limitaciones.

La ingestión de algunos suplementos, como comprimidos de vitaminas, especialmente los que contienen grandes cantidades de vitaminas hidrosolubles, puede oscurecer el color de la orina. Beber líquidos después de una sesión de ejercicio que causó deshidratación parcial aumenta la producción de orina mucho antes de que se reestablezca la euhidratación. Cuando se usa el color de la orina para ayudar a determinar el estado de hidratación, se recomienda evaluar la primera muestra de orina producida durante la mañana, o muestras de orina euhidratada (rehidratada) después del ejercicio. La masa corporal total y el color de la orina tienen limitaciones en la precisión para determinar el estado de hidratación. Sin embargo, cuando se usan en conjunto, ofrecen información valiosa sobre el estado de hidratación[39].

Tabla 11-2. Estado de hidratación masa corporal e índices del color de la orina

Hidratación	% cambio en la masa corporal	Color de la orina
Buena hidratación	±1	1 o 2
Deshidratación mínima	−1 o −3	3 o 4
Deshidratación significativa	−3 o −5	5 o 6
Deshidratación severa	>−5	>6

Adaptado de Casa DJ, Armstrong LE, Hillman SK, et al. National Athletic Trainers' Association position statement fluid replacement for athletes. *J Athl Train* 2000;35(2)212–224. Véase la tabla de colores en este artículo.

Revisión rápida

- Los métodos de laboratorio para evaluar la hidratación son más precisos que los métodos de campo, pero en muchas situaciones no son accesibles ni prácticos.
- Los métodos de hidratación de campo para evaluar la pérdida de masa corporal durante la actividad y el color de la orina pueden proporcionar información valiosa sobre el estado de hidratación.
- Los métodos de laboratorio para evaluar la hidratación más comunes son la osmolalidad urinaria y la gravedad urinaria específica.

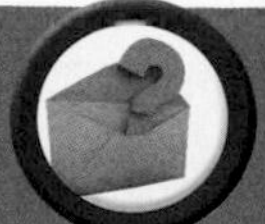

CUADRO 11-6
PREGUNTAS PRÁCTICAS DE LOS ESTUDIANTES

¿Cómo se calcula la cantidad de líquido que debe ingerirse después del ejercicio?

Durante la actividad física, se pierden 2 kg de peso corporal total. Esto indica una pérdida de peso de agua de 2 kg, excluida la reposición de líquidos durante la actividad. ¿Cuánto líquido debe ingerir antes de la siguiente sesión de actividad física para mantener la hidratación?

$$2\ \text{kg} = 2\ 000\ \text{g} = 2\ 000\ \text{mL} = 2\ \text{L de líquido}$$

(en el sistema métrico 1 g = 1 mL)

$$1\ \text{taza} = 0.24\ \text{L}$$

$$2.0\ \text{L} / 0.24\ \text{taza}^{-1} = 8.3\ \text{tazas} = 2.1\ \text{L}$$

Parte del líquido ingerido entre las sesiones de ejercicio se eliminará en forma de orina, por lo que es necesario ingerir una cantidad de líquido mayor que la calculada. El líquido debe ingerirse en pequeñas cantidades, y debe comenzarse inmediatamente después del ejercicio.

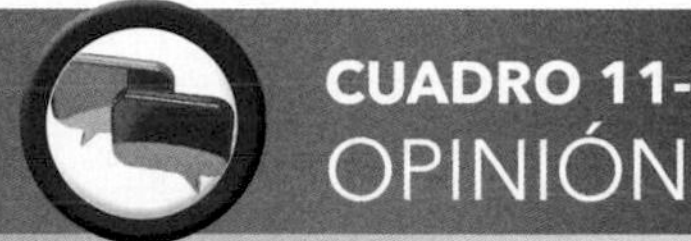

CUADRO 11-7
OPINIÓN EXPERTA

Evaluación del estado de hidratación

Lawrence E. Armstrong, PhD, FACSM
Professor, Human Performance Laboratory
Department of Kinesiology
University of Connecticut
Storrs, Connecticut

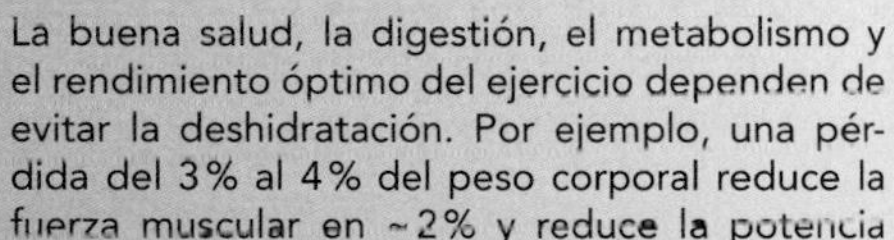

La buena salud, la digestión, el metabolismo y el rendimiento óptimo del ejercicio dependen de evitar la deshidratación. Por ejemplo, una pérdida del 3% al 4% del peso corporal reduce la fuerza muscular en ~2% y reduce la potencia muscular en ~3%[3]. El mismo nivel de deshidratación reduce el rendimiento de resistencia de alta intensidad (p. ej., carreras de larga distancia) en ~10%.

Debido a que la ganancia y pérdida de líquidos tienen lugar continuamente, y dado a que la red de compartimentos de líquidos corporales (p. ej., líquido intracelular o extracelular, sangre circulante) es compleja, ninguna medición única puede representar válidamente el estado de hidratación en todas las situaciones. Durante los períodos de entrenamiento o competición, cuando los compartimentos de líquidos cambian continuamente, una medición de líquido corporal no es suficiente para proporcionar información válida sobre el agua corporal total o la concentración de líquidos corporales[1].

Cuando desee evaluar su estado de hidratación durante las actividades diarias o el entrenamiento físico, el mejor enfoque consiste en comparar la información de dos o más índices de hidratación. Los siguientes párrafos describen cinco técnicas sencillas y económicas que pueden utilizarse.

1. **Diferencia de peso corporal.** El cambio de peso corporal es un método eficaz para evaluar la hidratación. Es especialmente apropiado para medir la deshidratación que se produce en unas pocas horas. Es tan sencillo como que pérdida de peso corporal es igual a la pérdida de agua (corregida con el peso de los líquidos y alimentos ingeridos, la orina y las pérdidas fecales).
2. En entornos deportivos, se requiere un peso corporal basal preciso. Sorprendentemente, pocas personas conocen este importante número. Una forma sencilla de descubrir el peso corporal inicial es medirlo cinco o seis mañanas consecutivas, después de hacer sus necesidades, pero antes de comer. Cuando tres medidas se encuentran dentro de 2.26 kg (0.5 libras) entre sí en diferentes mañanas, el valor medio representa el peso corporal preciso.
3. La orina se concentra y el volumen urinario es bajo cuando el cuerpo está deshidratado y conserva agua. Cuando existe exceso de agua corporal temporal, la orina está diluida y es abundante. Estos cambios en las características de la orina constituyen tres opciones para evaluar el estado de hidratación.
4. **Volumen de orina de 24 h.** Obtenga toda la orina que produzca durante el día en una jarra de plástico limpia. Una mujer sana produce 1.13 L de orina por día, mientras que un hombre sano promedio excreta 1.36 L por día. Los niños de 10 a 14 años producen proporcionalmente menos orina cada día, al igual que los adultos mayores de 90 años.
5. **Gravedad urinaria específica.** Coloque unas gotas de orina en la placa de un refractómetro de mano y apúntelo hacia una fuente de luz. Este dispositivo mide la densidad (masa por volumen) de una muestra de orina en relación con la densidad del agua. Cualquier fluido que sea más denso que el agua tiene una gravedad específica > 1 000. En estados de deshidratación, la gravedad urinaria específica supera 1.030, pero cuando se consume agua en exceso, los valores oscilan entre 1.001 y 1.012. Las muestras de orina normales oscilan entre 1.013 y 1.029 en adultos sanos.
6. **Color de la orina.** El color de la orina proporciona una estimación útil del estado de hidratación durante las actividades diarias. Una lectura visual de «amarillo pálido» o «color pajizo» indica que se está dentro del 1% del peso corporal inicial (v. el punto 1, anteriormente). Los colores más oscuros (p. ej., amarillo intenso, tostado) representan niveles crecientes de deshidratación[2]. En www.hydrationcheck.com se encuentran disponibles copias de una tabla validada de colores de orina.
7. **Sed.** La tensión fisiológica (es decir, frecuencia cardíaca y temperatura corporal significativamente elevadas) aumenta cuando se pierde solo el 1% o el 2% del peso corporal. De manera similar, «un poco de sed» o «sed moderada» indican deshidratación leve en un 1% o 2% del peso corporal. Sin embargo, es importante tener en cuenta que otros factores pueden influir también en la sed, incluidos el sabor, el volumen y el contenido del líquido. Aunque la sed ofrece una estimación del grado de deshidratación, sirve mejor para recordarle que debe beber más.

El mejor enfoque

Durante las actividades diarias, cuando los compartimentos de líquidos fluctúan constantemente (debido al consumo de comida, la pérdida de orina y la sudoración), una sola técnica no proporcionará información válida sobre la deshidratación. El mejor enfoque implica comparar la información de dos o más de los índices de hidratación anteriores. Cuando los diferentes métodos concuerdan, puede estar seguro de la información en ese momento. Si las técnicas no concuerdan, es aconsejable ingerir más líquido y repetir las mediciones en unas pocas horas. Pero recuerde no beba demasiado. El consumo excesivo de líquidos puede provocar enfermedades o incluso la muerte en casos extremos.

Bibliografía

1. Armstrong LE, Johnson EC. Water intake, water balance, and the elusive daily water requirement. *Nutrients*. 2018;10(12). doi: 10.3390/nu10121928.
2. Armstrong LE. Assessing hydration status: the elusive gold standard. *J Am Coll Nutr*. 2007;26(5):575S–584S.
3. Armstrong LE, Herrera Soto JA, Hacker FT, et al. Urinary indices during dehydration, exercise, and rehydration. *Int J Sport Nutr Exerc Metab*. 1998;8:345–355.
4. Judelson DA, Maresh CM, Anderson JM, et al. Hydration and muscular performance. Does fluid balance affect strength, power and high-intensity endurance? *Sports Med*. 2007;37(10):907–921.

MÉTODOS DE LABORATORIO PARA EVALUAR LA HIDRATACIÓN

Los métodos de dilución para determinar el agua corporal total mediante la medición de la osmolalidad plasmática son las formas más precisas, válidas y sensibles para determinar el estado de hidratación[39]. Sin embargo, no son prácticos en la mayoría de las situaciones.

El volumen urinario (la micción debe ser frecuente con un volumen de euhidratación normal) puede utilizarse como un indicador general del estado de hidratación, pero es algo subjetivo y puede confundirse con la ingesta de líquidos y otros factores[33,39]. La gravedad urinaria específica y la osmolalidad urinaria son los mejores indicadores del estado de hidratación, de modo que son los que se utilizan con más frecuencia. Estas medidas son cuantificables y se utilizan más cuando se dispone de instalaciones y personal calificado para la determinación (cuadro 11-7)[8,39].

HIPONATREMIA

La mayoría de las preocupaciones sobre la regulación de líquidos y la termorregulación asociada durante el ejercicio se han centrado en la pérdida de líquidos, es decir, la deshidratación y la hipertermia asociada. Se han publicado numerosas declaraciones oficiales y series de guías que describen los síntomas y las consecuencias del agotamiento de líquidos y el aumento de la temperatura central que a menudo ocurre se produce el ejercicio prolongado en condiciones climáticas adversas con temperatura y humedad elevadas[27,28,39]. Estos documentos también son claros en las recomendaciones con respecto a lo que debe hacerse para evitar la deshidratación durante y después de las prácticas deportivas de larga duración, a distancias completa o parcial.

Sin embargo, se ha prestado mucha menos atención a la afección contraria, pero igualmente peligrosa, que puede ocurrir en esas mismas actividades. La denominada **hiponatremia** asociada al ejercicio (HAE) se detectó por primera vez durante prácticas de ultrarresistencia y se informó en la literatura científica a mediados de la década de 1980[16,30].

En estos artículos se describieron incidencias de los deportistas de resistencia de élite, quienes, en afán de evitar la deshidratación, en realidad bebían demasiado líquido durante carreras de más de 4 h. A su vez, este consumo excesivo de agua, a veces llamado «intoxicación acuosa», los llevó no solo a la sobrehidratación, sino también a sufrir bajas concentraciones de sodio sérico, es decir, HAE. Esta condición se pasó por alto en gran medida durante décadas, hasta que en el siglo XXI comenzaron los informes de corredores de maratón en revistas científicas deportivas, y no solo en deportistas de ultrarresistencia. Los síntomas de HAE, que se define técnicamente como concentraciones de sodio sérico ≤ 135 mmol/L, deben expresarse en notación científica ($mmol \cdot L^{-1}$), e incluyen mareos, hinchazón, náuseas, confusión, cefalea y, en casos graves, convulsiones y coma como resultado del edema cerebral[21,23,32]. Si no se trata, esta afección puede incluso provocar la muerte.

Las causas de HAE se han atribuido a la pérdida excesiva de sodio en el sudor o la incapacidad de añadir sodio a la circulación sanguínea a partir de tejido osmóticamente inactivo como la piel[18,31]. Sin embargo, la evidencia preponderante sugiere que el consumo excesivo de líquidos hipotónicos es lo que explica la presencia de HAE[18]. Esta ingesta excesiva de agua o bebidas deportivas diluidas durante las actividades de resistencia y ultrarresistencia es apoyada por sugerencias como «beber tanto como se pueda» durante tales actividades, junto con una sobreabundancia de estaciones para beber agua colocadas a lo largo de la ruta[12,23].

En muchos casos, estas sugerencias son contraproducentes, ya que se sabe que la deshidratación de hasta un 2 % a un 3 % de la masa corporal puede tolerarse bien y no representa una amenaza para la salud o el rendimiento deportivo. Las mujeres pueden tener un riesgo mayor que los hombres de sufrir HAE cuando compiten en las carreras de maratón y ultramaratón. Varios posibles factores fisiológicos y psicológicos podrían explicar este mayor riesgo, pero no hay una explicación clara.

Desde el punto de vista fisiológico, varios factores pueden influir en la aparición de HAE, incluida la liberación de agua relacionada con el glucógeno almacenado que se utiliza como sustrato energético durante el ejercicio. Recuérdese que un solo gramo de glucógeno almacenado en el músculo tiene cerca de 3 g de agua[34]. Además, el agua se produce durante las reacciones bioquímicas que tienen lugar durante el metabolismo aeróbico que potencia la actividad muscular en las actividades de resistencia.

En casos raros, la retención excesiva de agua que caracteriza a la HAE puede estar relacionada con una disfunción endocrina que exacerba los efectos naturales de la hormona antidiurética, lo que produce retención abundante de agua[31]. Sin embargo, los expertos en el campo creen que el problema subyacente de la HAE es principalmente de naturaleza conductual, pues los deportistas simplemente beben más agua de la necesaria durante la actividad física prolongada. Con independencia de la causa precisa, la HAE debe tomarse en serio ya que, si no se resuelve, puede causar la muerte. Según los expertos, el método más eficaz para tratar, e incluso prevenir, la aparición de HAE es simplemente permitir que la sensación natural de sed dicte cuándo y cuánto beber durante y después de las actividades de resistencia[23,44].

Esto parece contradecir otras sugerencias de expertos, quienes sugieren una protección cuidadosa frente a la deshidratación mediante el apego a un régimen rígido de reemplazo de líquidos. Sin embargo, dada la mayor incidencia de HAE, actualmente los fisiólogos y los médicos recomiendan que, para contrarrestar este peligroso aumento de casos de hiponatremia, debería disminuirse la disponibilidad de líquidos durante las actividades de larga distancia, así como beber según lo dicta el mecanismo natural de la sed.

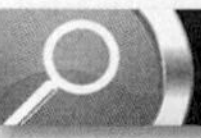

Revisión rápida

- Debido a los muchos factores que afectan la deshidratación, deben desarrollarse planes de hidratación individualizados.
- Las guías de hidratación promueven la ingestión adecuada de líquidos antes, durante y después de la actividad física.
- Después de la actividad, debe ingerirse más líquido de lo indicado mediante el cálculo de la masa corporal perdida durante la actividad.
- Los planes de hidratación individualizados deben incluir pruebas de campo del estado de hidratación, pero pueden incluir pruebas de laboratorio del estado de hidratación y deben usarse para mantener la euhidratación durante el entrenamiento y la competición.

MANTENIMIENTO DE LA HIDRATACIÓN

Mantener la hidratación es importante para el rendimiento físico; depende no solo de la hidratación durante la actividad, sino también de la ingestión de líquidos antes y después de esta, de modo que no se produzcan disminuciones del agua corporal total a medida que se realizan series sucesivas de ejercicio.

Debido a los muchos factores que pueden afectar la hidratación y la ingestión de líquidos, se recomiendan planes de hidratación individualizados para evitar una pérdida de masa corporal superior al 2 % durante la actividad (cuadro 11-8)[39]. Muchos factores pueden entrar en este plan de hidratación individualizado, como la presión que sienten algunos deportistas para «ganar peso» para competir en una categoría por peso específica, una mayor susceptibilidad a la deshidratación basada en experiencias previas, y determinar las oportunidades de rehidratación con ingestión de líquidos antes, durante y después de la actividad. Se han desarrollado guías de hidratación que pueden servir como punto de partida para un plan de hidratación individualizado.

GUÍAS DE HIDRATACIÓN

Las guías de hidratación se han desarrollado por grupos profesionales preocupados por mantener un estado de hidratación saludable durante la actividad física. Los dos conjuntos de guías que se muestran en la tabla 11-3 tienen cierta variabilidad con respecto a cuándo y cuánto líquido debe ingerirse exactamente. Sin embargo, en líneas generales hay acuerdo en que el líquido debe ingerirse antes, durante y después de la actividad, y que es necesario ingerir más líquido del que se perdió (calculado por los cambios en la masa corporal) después de la actividad para permitir el rendimiento durante las sesiones de actividad.

Es difícil desarrollar guías universales porque los índices de sudoración se ven afectados por muchos factores, incluidos los siguientes: diferencias en los índices de sudoración individuales incluso durante el mismo tipo de actividad, diferentes índices de sudoración que pueden ser específicos para diferentes tipos de actividades (correr un maratón o jugar al fútbol), el tipo de ropa que se usa, el estado del entrenamiento, y los factores ambientales como la temperatura, la humedad y la presencia de viento[8,39]. Por tanto, las guías deben verse como un punto de partida para desarrollar planes de hidratación individualizados y personalizados para una actividad determinada[8,39]. La necesidad de planes de hidratación individualizados se constata por la gran variación en los índices de sudoración durante la actividad y los índices de sudoración muy altos, de hasta 4 $L \cdot h^{-1}$, que muestran algunos deportistas.

Ambas series de guías coinciden en que todas las personas deben comenzar la actividad en un estado de euhidratación, deben intentar mantener la hidratación durante la actividad y deben rehidratarse eficazmente una vez finalizada. También concuerdan en otros aspectos importantes para mantener la hidratación. Primero, el líquido debe ser agradable al paladar y frío (10 °C [50 °F] a 15 °C [59 °F][8] o 15 °C [59 °F] a 21 °C [69.8 °F][39]) y contener electrólitos. Sin embargo, para muchos deportistas y actividades, los alimentos ligeramente salados serán suficientes para mantener un equilibrio electrolítico adecuado. Aunque la cantidad de líquido que debe consumirse durante la actividad se ve afectada por el tipo de actividad realizada, así como por las condiciones ambientales presentes, los líquidos deben estar fácilmente disponibles para los deportistas durante todo tipo de actividad y en todas las condiciones climáticas.

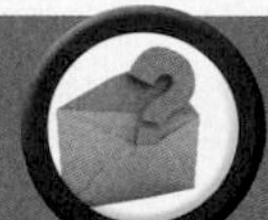

Cuadro 11-8

PREGUNTAS PRÁCTICAS DE LOS ESTUDIANTES

¿Cuáles son los pasos prácticos para ayudar a mantener la euhidratación?

1. Determinar con precisión la masa corporal previa al ejercicio utilizando al menos tres masas corporales consecutivas sin ropa, después de orinar y con ingestión libre de líquidos y alimentos.
2. Al determinar la masa corporal antes del ejercicio, verificar el estado de hidratación para ver si hay euhidratación por medio del color de la orina (tabla 11-2).
3. Si el color de la orina no indica euhidratación, no debe utilizarse esta masa corporal previa al ejercicio en el cálculo de la masa corporal promedio previa al ejercicio.
4. Utilizar las guías de hidratación antes, durante y después del ejercicio (tabla 11-3) para mantener la hidratación durante el entrenamiento y la competición.
5. Determinar la masa corporal sin ropa después de la actividad, después de secarse todo el sudor.
6. Calcular el porcentaje de pérdida de masa corporal con la siguiente ecuación masa corporal antes del ejercicio − masa corporal después del ejercicio/masa corporal antes del ejercicio × 100.
7. Ajustar la ingestión de líquidos antes, durante y después de la actividad para mantener un porcentaje de pérdida de masa corporal < 1 % en sesiones de actividad consecutiva.
8. Verificar la euhidratación con el uso de la masa corporal y el color de la orina antes de las sesiones de actividad consecutiva.
9. Ajustar la ingestión de líquidos antes, durante y después de la actividad para mantener la masa corporal dentro del 1 % de la masa corporal promedio antes del ejercicio y el color de la orina dentro del rango que indica euhidratación.

Tabla 11-3. Guías para el consumo de líquidos

American College of Sports Medicine	National Athletic Trainers Association
Antes del ejercicio 4 h antes de la actividad, beber lentamente ~ 5-7 mL·kg^{-1}; si no hay producción de orina o la orina es oscura, 2 h antes de la actividad beber ~ 3–5 L·h^{-1}	Antes del ejercicio 2-3 h antes de la actividad, beber ~ 500-600 mL; 10-20 minutos antes de la actividad, beber 200-300 mL
Durante el ejercicio los planes personalizados son los mejores; un buen punto de partida es beber 0.4-0.8 L·h^{-1} durante el ejercicio intenso	Durante el ejercicio beber 200-300 mL cada 10-20 min
Después del ejercicio si el tiempo lo permite, las comidas normales y los refrigerios con suficiente agua restablecerán la euhidratación; rehidratación agresiva beber ~ 1.5 L de líquido por cada kg de peso corporal perdido	Después del ejercicio idealmente, en 2 h, beber suficiente líquido para recuperar el peso corporal perdido; rehidratación rápida beber entre un 25% y un 50% más líquido que el sudor perdido para compensar la pérdida de orina durante la rehidratación

DESARROLLO DE UN PLAN DE HIDRATACIÓN

Deben desarrollarse planes de hidratación individualizados para mantener la euhidratación durante el entrenamiento y la competición. Como se ha mencionado anteriormente, los pasos que pueden seguirse para mantener la hidratación implican la ingestión de líquidos antes, durante y después del entrenamiento o la competición (cuadro 11-9).

Los pasos presentados utilizan solo la masa corporal y el color de la orina como indicadores del estado de hidratación porque son medidas que están disponibles en la mayoría de las situaciones. Podrían incorporarse medidas de laboratorio más sensibles del estado de hidratación en el plan de hidratación individualizado, si están disponibles.

Los pasos proporcionados aquí solo deben servir como punto de partida para desarrollar estos planes individualizados. Luego, los planes deben modificarse en función de los muchos factores que pueden afectar la hidratación y de las oportunidades para la ingestión de líquidos durante el ejercicio y las actividades deportivos. Es posible que el plan deba modificarse a medida que avanza el entrenamiento y la temporada competitiva.

Por ejemplo, es posible que sea necesario aumentar la ingestión de líquidos antes, durante y después de la actividad a medida que avanza la temporada, desde principios de la primavera hasta finales del verano, porque el calor y la humedad han aumentado gradualmente.

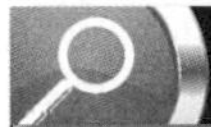

Revisión rápida

- Debido a los muchos factores que afectan la deshidratación, deben desarrollarse planes de hidratación individualizados.
- Las guías de hidratación promueven la ingestión adecuada de líquidos antes, durante y después de la actividad física.
- Después de la actividad, debe ingerirse más líquido de lo indicado mediante el cálculo de la masa corporal perdida durante la actividad.
- Los planes de hidratación individualizados deben incluir pruebas de campo del estado de hidratación, pero pueden incluir pruebas de laboratorio del estado de hidratación y deben usarse para mantener la euhidratación durante el entrenamiento y la competición.

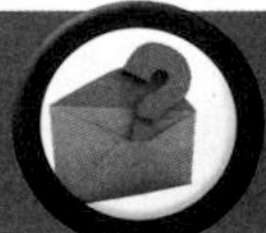

CUADRO 11-9
PREGUNTAS PRÁCTICAS DE LOS ESTUDIANTES

¿Por qué durante un partido de fútbol americano de principio de temporada, cuando la temperatura y la humedad aún son altas, los linieros parecen tener más dificultades para mantenerse hidratados que los jugadores con menos volumen?

Es cierto que, durante los partidos de principios de temporada, cuando enfrentan condiciones climáticas adversas, el mantenimiento del estado de hidratación y la temperatura corporal en los jugadores de mayor tamaño es más complejo que en los de menor tamaño. Esto puede parecer extraño, ya que todos los jugadores, con independencia de su tamaño o posición, están expuestos a las mismas condiciones climáticas.

No obstante, también es cierto que el tamaño corporal influye en la capacidad de un deportista para disipar el calor producido por los elevados índices metabólicos que se producen durante el partido. Más específicamente, la producción corporal de calor metabólico está determinada por su volumen tridimensional (alto × ancho × profundidad), pero es el área de superficie bidimensional del mismo cuerpo (alto × ancho) la que permitirá disipar el calor producido. Como resultado, un receptor de 1.80 m de altura que pesa 84 kg tiene una relación área de superficie-volumen más favorable y podrá deshacerse mejor del calor y, por tanto, controlar mejor el índice de sudoración, en comparación con su compañero de equipo, un *atacante* ofensivo de 2 m con un peso de 136.4 kg. Por supuesto, la cantidad adicional de grasa subcutánea que normalmente tiene el liniero actúa como un aislante, lo que también dificulta el mantenimiento de la temperatura corporal normal y los índices de sudoración.

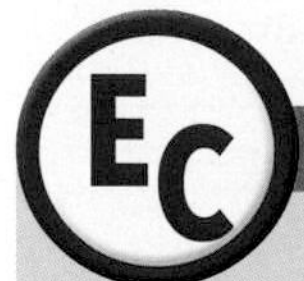

ESTUDIO DE CASO

ESCENARIO

Es el entrenador de atletismo de un equipo de fútbol americano universitario estadunidense. Es agosto y su equipo se está preparando para comenzar las prácticas de pretemporada, que incluirán dos sesiones por día. El clima caluroso de agosto, especialmente en el sur, donde se encuentra su escuela, es una preocupación durante estos dos agotadores días de pretemporada porque puede esperarse que los jugadores suden mucho. Sabe que la deshidratación limitará su rendimiento y, lo que es más grave, amenazará su salud y bienestar. ¿Qué puede hacer para protegerse frente a la deshidratación?

Opciones

Primero, debe tener en cuenta que el mecanismo de la sed es ineficaz, especialmente en condiciones de calor y humedad. Sus jugadores sentirán la necesidad de beber solo después de experimentar cierto grado de deshidratación. Además, incluso cuando comiencen a beber, los deportistas no podrán reponer los líquidos tan rápidamente como los pierden mientras sudan profusamente. Además, hay un lapso entre el momento en que se consumen los líquidos y el momento en que realmente se absorben en la circulación sanguínea desde el tubo digestivo. Por tanto, es importante que sus jugadores beban líquidos antes de que comience la práctica, incluso si no sienten la necesidad de beber. Deben tomarse descansos regulares durante la práctica para permitir que se consuman los líquidos de reemplazo, y debe asegurarse de que todos los jugadores beban líquidos. Los líquidos deben mantenerse a una temperatura fría, ya que esto mejorará la palatabilidad y la velocidad a la que se absorberán en la circulación sanguínea. Beber agua durante la práctica debe ser obligatorio y no debe verse como un signo de debilidad. Después de la práctica, los jugadores deben seguir bebiendo líquidos de reemplazo, teniendo en cuenta que necesitan ingerirse entre un 125 % y un 150 % más de líquido de lo perdido, calculado por la pérdida de masa corporal. Para asegurarse de que estén adecuadamente hidratados, puede optar por no permitir que los jugadores salgan del vestidor hasta que puedan demostrar que están bien hidratados. Esto puede comprobarse fácilmente pidiendo a los jugadores que proporcionen muestras de orina. El color de la orina puede combinarse con una tabla codificada por colores para determinar si los jugadores están euhidratados (la orina debe ser de un color claro). Solo después de confirmar esto debe permitirse a los jugadores abandonar las instalaciones de práctica.

ESCENARIO

Se ofrece como voluntario en una carrera de maratón local en un día cálido de verano, pero con una humedad relativamente baja. Nota a un corredor acercándose a la línea de meta con un paso tambaleante. También se ve aturdido y confundido, pero sigue sudando. Cuando cruza la línea de meta, lo lleva rápidamente a un puesto de asistencia médica. Le toma la temperatura y observa que está ligeramente elevada. Cuando le ofrece un vaso con agua, le dice que solo tiene un poco de sed y dice que bebió agua en cada estación a lo largo del circuito de carreras. Le pide que se suba a una báscula y descubre que en realidad ha ganado un poco de peso mientras completaba la carrera.

Preguntas

1. ¿El deportista sufre deshidratación?
2. ¿Qué debe hacerse para tratarlo eficazmente?

Opciones

En lugar de sufrir deshidratación, supone que este corredor en realidad está experimentando lo contrario, una situación denominada hiponatremia asociada al ejercicio (HAE). Sospecha esto porque las condiciones climáticas no son particularmente adversas y su temperatura no es demasiado alta. El corredor también dice que no tiene mucha sed, lo que sugiere que está bien hidratado. El hecho de que haya ganado masa corporal es altamente sugestivo de que durante la carrera bebió más líquidos de los que perdió por la sudoración. Dado esto, cree que el corredor está sufriendo HAE, en lugar de deshidratación, lo que significa que bebió demasiada agua durante la carrera. Ha escuchado, de manera anecdótica, de que en los maratones hay una frecuencia de HAE mayor de lo que se cree en actividades de resistencia prolongadas. Aunque muchas personas han oído hablar de la deshidratación y la temen, usted sabe que el estado de hiponatremia, o una concentración de sal demasiado baja, es también un grave peligro para la salud. El edema cerebral que causa los síntomas mostrados por este deportista en particular, por ejemplo, marcha tambaleante y confusión, podría causar daños más graves como coma, e incluso la muerte, si no se trata. Por su reciente aparición (últimas horas), este caso se considera agudo y de intensidad moderada. En este punto, el tratamiento más eficaz es inyectar por vía intravenosa 100 mL de una solución hipertónica (3 %) de NaCl y repetir esto cada 10 min hasta que los síntomas remitan y la sangre del deportista vuelva a los niveles isotónicos normales de sodio, es decir, 135-145 $mmol \cdot L^{-1}$.

Dado que está trabajando en una estación de apoyo sin equipo clínico para evaluar directamente la tonicidad de la sangre, periódicamente obtiene una muestra de orina del corredor y compara su color con una tabla de colores que muestra el color normal (isotónico) de la orina. Cuando la orina del corredor alcanza el mismo color que el que muestra la tabla como orina normal, isotónica, le dice que puede salir del puesto de asistencia.

RESUMEN DEL CAPÍTULO

Los líquidos, incluidos el agua y los electrólitos, son necesarios para muchas funciones corporales. El agua es la sustancia más abundante en el cuerpo, constituye el 60 % de la masa corporal de un adulto, y una persona no sobreviviría ni siquiera algunos días sin una ingesta suficiente de agua. El balance hídrico para mantener la euhidratación depende de la reposición del agua perdida a través del sudor, las heces, la orina y la transpiración insensible.

Los líquidos corporales y las células contienen electrólitos, que son sustancias que se disocian en el agua para producir iones cargados. Los electrólitos son necesarios para muchas funciones corporales, pero también son importantes porque las células controlan el movimiento del agua mediante el control del movimiento de los electrólitos a través de sus membranas. Además, la presión osmótica creada por los electrólitos retiene el agua en las células y los espacios extracelulares.

Los electrólitos se pierden en el sudor y la orina, pero el equilibrio electrolítico se mantiene por medio de aumentos y disminuciones, según sea necesario, de la absorción de electrólitos por el tubo digestivo y el contenido de electrólitos urinarios. El mecanismo de la sed se activa con la pérdida de agua corporal, pero cuando se activa, ya se ha producido una deshidratación parcial (~ 2 %). Además, el mecanismo de la sed humana no restaura rápidamente la euhidratación.

Por tanto, para restaurar la euhidratación, debe ingerirse más líquido del indicado por el mecanismo de la sed. La pérdida de agua corporal de tan solo el 2 % de la masa corporal total puede reducir las capacidades aeróbicas debido al aumento de la frecuencia cardíaca y la disminución del volumen plasmático, el volumen sistólico y el gasto cardíaco, todo lo cual aumenta la tensión cardiovascular. Con una pérdida de agua suficiente, las capacidades aeróbicas también disminuyen por hipertermia.

El efecto de la deshidratación sobre las capacidades anaeróbicas, como la fuerza, la potencia y la capacidad de carrera, es menos constante que la pérdida de las capacidades aeróbicas. Sin embargo, las capacidades anaeróbicas disminuyen con pérdidas de agua corporal equivalentes al 3 % al 5 % de la masa corporal total. La deshidratación no solo disminuye el rendimiento aeróbico y anaeróbico, sino que también disminuye el rendimiento en actividades que dependen del metabolismo aeróbico y anaeróbico, como la lucha libre y los deportes de pelota en equipo.

Aunque las pruebas de laboratorio, como la osmolalidad urinaria y la gravedad urinaria específica, son más precisas que las pruebas de campo para la determinación del estado de hidratación, no están disponibles en muchas situaciones. Por tanto, las pruebas de campo de pérdida de masa corporal durante la actividad y el color de la orina se utilizan en la mayoría de situaciones de la «vida real» para esta evaluación.

La hiponatremia, o concentración baja de sodio sérico, produce inflamación del encéfalo y puede tener lugar durante una actividad física prolongada, como el ultramaratón. La hiponatremia puede poner en peligro la vida y, aunque su causa no se comprende completamente, puede deberse a la ingestión de grandes volúmenes de líquidos con bajo contenido de sodio durante la actividad. Varios factores, como los ambientes calurosos y húmedos, ropa o equipo de protección que disminuye la pérdida de calor, la participación en un deporte de categorías por peso y la disminución del funcionamiento del mecanismo de la sed debido al envejecimiento, aumentan la susceptibilidad a la deshidratación. La existencia de estos factores aumenta la importancia de mantener la hidratación mediante la ingestión adecuada de líquidos.

Durante todas las actividades y deportes, deben seguirse las guías de hidratación que se han desarrollado para fomentar la ingestión de líquidos antes, durante y después de la actividad para ayudar a mantener la euhidratación. Las guías de hidratación se aplican mejor en el contexto de un plan de hidratación individualizado y personalizado. Aunque muchas veces se pasa por alto, el agua es un nutriente esencial, y la ingestión adecuada de líquidos para prevenir la deshidratación es necesaria para un rendimiento físico óptimo.

PREGUNTAS DE REVISIÓN

COMPLETE LOS ESPACIOS EN BLANCO

1. La euhidratación es posible cuando la ingesta de líquidos es ____________ a la pérdida de agua.
2. La presión osmótica causada por ____________ mantiene el agua en los espacios intracelulares y extracelulares, según sea necesario, para el funcionamiento normal y para pasar a través de las membranas celulares según sea necesario.
3. Los tres factores principales que contribuyen al riesgo de deshidratación incluyen ____________, ____________ y ____________.
4. Al medir el estado de hidratación, y en comparación con las evaluaciones de laboratorio, las evaluaciones de ____________ son menos precisas.
5. La hiponatremia se caracteriza por una pérdida de ____________ sérico a una concentración inferior a 117-128 $mmol \cdot L^{-1}$.
6. Generalmente, el agua representa el ____________% del peso total del cuerpo.
7. Durante un maratón, se prefiere que el cuerpo no disminuya más del ______%, lo que representa un estado de hidratación adecuado.

OPCIÓN MULTIPLE

1. ¿Cuál de estos electrólitos suele encontrarse como catión en el cuerpo?
   a. Cloruro
   b. Potasio
   c. Yoduro
   d. Fluoruro
2. La hiponatremia se caracteriza por una insuficiencia de ____________.
   a. magnesio
   b. potasio
   c. calcio
   d. sodio
3. Comienzan a producirse disminuciones del rendimiento cognitivo y físico cuando la deshidratación se encuentra en un nivel de:
   a. >5 %
   b. 2 %
   c. 7-10 %
   d. <1 %
4. Cuando se presenta sed durante la actividad física,
   a. la persona todavía está euhidratada
   b. la actividad debe detenerse
   c. la sed es un componente natural de cualquier esfuerzo físico; no es necesario hacer nada
   d. la persona ya está parcialmente deshidratada
5. Las guías de hidratación promueven
   a. la ingesta adecuada de líquidos antes, durante y después de la actividad
   b. consumir los mejores tipos de líquidos hidratantes
   c. consumir las mejores fuentes de agua
   d. los mejores tipos de actividad para evitar la deshidratación
6. ¿Cuál de los siguientes alimentos contiene la mayor proporción de agua?
   a. Galletas
   b. Patatas
   c. Pizza
   d. Cereal
7. ¿Cuál de los siguientes se usa con más frecuencia como método de laboratorio para evaluar el estado de hidratación?
   a. Gravedad urinaria específica
   b. Cambios de peso corporal
   c. Color de la orina
   d. Índice de sed

VERDADERO / FALSO

1. Es mejor consumir tantos electrólitos como sea posible antes de un esfuerzo físico que arriesgarse a tener insuficiencias en las concentraciones de electrólitos.
2. A diferencia de los electrólitos suministrados en una dieta saludable normal, es necesario consumir electrólitos adicionales para mantener una hidratación adecuada y un equilibrio de electrólitos en atletas y deportistas.
3. Los deportes con dominancia anaeróbica no causan deshidratación, y los deportistas no necesitan mantenerse hidratados para tener un rendimiento óptimo.
4. Los deportistas de mayor edad tienen más riesgo de deshidratación que los jóvenes.
5. La deshidratación se ve afectada por la humedad, el viento, la edad, la ropa y la actividad.
6. Al correr un maratón, es mejor beber líquidos tanto libremente como con un horario de bebida programado.
7. La hiponatremia relacionada con el ejercicio suele deberse al consumo excesivo de sal inmediatamente antes del comienzo de la actividad deportiva.

RESPUESTA CORTA

1. ¿Qué causa la variación del contenido de electrólitos en la orina?
2. ¿Qué causa la deshidratación relacionada con la actividad?
3. ¿Qué factores contribuyen a la deshidratación relacionada con la actividad?
4. ¿Qué causa la hiponatremia y cuáles son sus efectos secundarios inmediatos?
5. ¿Cómo puede ser que el 68 % del peso corporal de un hombre de 81.6 kg sea agua, mientras que sólo el 59 % del peso corporal de otro hombre del mismo peso sea agua?
6. Explique por qué la incidencia de las enfermedades causadas por el calor está determinada, en gran parte, por la humedad relativa del aire.
7. ¿Es necesario añadir más sal a la dieta si es un deportista de resistencia vive en un clima cálido?

TÉRMINOS CLAVE

Agua metabólica Agua producida durante el metabolismo normal.
Aldosterona Hormona secretada por las glándulas suprarrenales que es responsable de conservar las concentraciones corporales de sodio.
Anión Molécula que tiene una carga eléctrica negativa.
Balance hídrico Mantenimiento de la hidratación normal ingiriendo tanta agua como se pierde.
Catión Molécula que tiene una carga eléctrica positiva.
Deshidratación Pérdida de agua corporal.
Electrólito Sustancia que se disocia en el agua y produce, así, moléculas cargadas.
Equilibrio electrolítico Mantenimiento de las concentraciones intracelulares y extracelulares de electrólitos para un funcionamiento corporal óptimo.
Euhidratación Hidratación corporal normal o contenido de agua del cuerpo.
Gravedad urinaria específica Densidad de la orina en comparación con la densidad del agua.
Heces Sólidos humanos excretados del tubo digestivo.
Hipertermia Temperatura corporal que está por encima de la temperatura corporal normal en reposo.
Hipertónico Líquido que tiene una presión osmótica mayor que la de la sangre.
Hipohidratación Hidratación corporal o contenido de agua corporal menor de lo normal.
Hiponatremia Afección caracterizada por concentraciones plasmáticas de sodio por debajo de 135 mmol·L−1, lo que resulta en un posible edema cerebral e incluso la muerte.
Hipotónico Líquido que tiene una presión osmótica más baja que la sangre.
Ion Molécula que tiene una carga eléctrica.
Isotónico Líquido que tiene una presión osmótica igual a la de la sangre.
Orina Sustancia líquida que se excreta para eliminar los productos de desecho del cuerpo y mantener las concentraciones adecuadas de electrólitos y líquidos corporales.
Osmolalidad urinaria Concentración de sustancias contenidas en una determinada cantidad de orina.
Pérdida insensible de agua Pérdida inadvertida de agua de la vías respiratorias durante la respiración y por evaporación de la piel sin sudor.
Presión osmótica Fuerza creada por una mayor concentración de sustancias osmóticamente activas (electrólitos, glucosa, proteínas y otras sustancias) en un lado de la membrana, que atrae agua a través de la membrana hacia el lado con una mayor concentración de sustancias.
Sed Deseo consciente de beber líquidos.

BIBLIOGRAFÍA

1. Armstrong LE, Costill DL, Fink WJ. Influence of diuretic-induced dehydration on competitive running performance. *Med Sci Sports Exerc*. 1985;17:456–461.
2. Armstrong LE, Maresh CM, Castellani JW, et al. Urinary indices of hydration status. *Int J Sport Nutr*. 1994;4:265–279.
3. Baker LB, Dougherty KA, Chow M, et al. Progressive dehydration causes a progressive decline in basketball skill performance. *Med Sci Sports Exerc*. 2007;39:1114–1123.
4. Barr SI. Effects of dehydration on exercise performance. *Can J Appl Physiol*. 1999;24:164–172.
5. Binkley HM, Beckett J, Casa DJ, et al. National Athletic Trainers' Association position statement: exertional heat illnesses. *J Athl Train*. 2002;37:329–343.
6. Borden EC, Kraemer WJ, Walrod BJ, et al. Changes of hydration measures in elite National Collegiate Athletic Association Division I wrestlers. *Int J Sports Physiol Perform*. 2019:1–16.
7. Burge CM, Carey MF, Payne WR. Rowing performance, fluid balance, and metabolic function following dehydration and rehydration. *Med Sci Sports Exerc*. 1993;25:1358–1364.
8. Casa DJ, Armstrong LE, Hillman SK, et al. National Athletic Trainers' Association position statement: fluid replacement for athletes. *J Athl Train*. 2000;35(2):212–224.
9. Casa DJ, Stearns RL, Lopez RM, et al. Influence of hydration on physiological function and performance during trail running in the heat. *J Athl Train*. 2010;45:147–156.
10. Cheuvront SN, Montain SJ, Sawka MN. Fluid replacement and performance during the marathon. *Sports Med*. 2007;37:353–357.
11. Convertino VA, Armstrong LE, Coyle EF, et al. American College of Sports Medicine position stand. Exercise and fluid replacement. *Med Sci Sports Exerc*. 1996;28:i–vii.
12. Davis DP, Videen JS, Marino A, et al. Exercise-associated hyponatremia in marathon runners: a two-year experience. *J Emerg Med*. 2001;21:47–57.
13. Dougherty KA, Baker LB, Chow M, et al. Two percent dehydration impairs and six percent carbohydrate drink improves boys basketball skills. *Med Sci Sports Exerc*. 2006;38:1650–1658.

14. Dressendorfer RH, Wade CE, Keen CL, et al. Plasma mineral levels in marathon runners during a 20-day road race. *Phys Sportsmed*. 1982;10:113–118.
15. Edwards AM, Mann ME, Marfell-Jones MJ, et al. Influence of moderate dehydration on soccer performance: physiological responses to 45 min of outdoor match-play and the immediate subsequent performance of sport-specific and mental concentration tests. *Br J Sports Med*. 2007;41:385–391.
16. Frizzell RT, Lang GH, Lowance DC, et al. Hyponatremia and ultramarathon running. *JAMA*. 1986;255:772–774.
17. Gonzalez-Alonso J, Mora-Rodriguez R, Below PR, et al. Dehydration markedly impairs cardiovascular function in hyperthermic endurance athletes during exercise. *J Appl Physiol (1985)*. 1997;82:1229–1236.
18. Hew-Butler T, Loi V, Pani A, et al. Exercise-associated hyponatremia: 2017 update. *Front Med (Lausanne)*. 2017;4:21.
19. Hickner RC, Horswill CA, Welker JM, et al. Test development for the study of physical performance in wrestlers following weight loss. *Int J Sports Med*. 1991;12:557–562.
20. Hoffman JR, Stavsky H, Falk B. The effect of water restriction on anaerobic power and vertical jumping height in basketball players. *Int J Sports Med*. 1995;16:214–218.
21. Hoorn EJ, Zietse R. Diagnosis and treatment of hyponatremia: compilation of the guidelines. *J Am Soc Nephrol*. 2017;28:1340–1349.
22. Judelson DA, Maresh CM, Anderson JM, et al. Hydration and muscular performance: does fluid balance affect strength, power and high-intensity endurance? *Sports Med*. 2007;37:907–921.
23. Krabak BJ, Parker KM, DiGirolamo A. Exercise-associated collapse: is hyponatremia in our head? *PM R*. 2016;8:S61–S68.
24. Kraemer WJ, Fry AC, Rubin MR, et al. Physiological and performance responses to tournament wrestling. *Med Sci Sports Exerc*. 2001;33:1367–1378.
25. Lopez RM, Casa DJ, Jensen KA, et al. Examining the influence of hydration status on physiological responses and running speed during trail running in the heat with controlled exercise intensity. *J Strength Cond Res*. 2011;25:2944–2954.
26. Mack G. The body fluid and hemopoietic systems. In: Tipton CM, Sawka M, Tate CA, eds. *ACSM's Advanced Exercise Physiology*. Philadelphia, PA: Lippincott Williams & Wilkins, 2006:501–519.
27. Marriott BM; Institute of Medicine (US) Committee on Military Nutrition Research. *Fluid Replacement and Heat Stress*. Washington, DC: National Academies Press (US), 1994.
28. McDermott BP, Anderson SA, Armstrong LE, et al. National Athletic Trainers' Association position statement: fluid replacement for the physically active. *J Athl Train*. 2017;52:877–895.
29. Mohr M, Krustrup P, Bangsbo J. Match performance of high-standard soccer players with special reference to development of fatigue. *J Sports Sci*. 2003;21:519–528.
30. Noakes TD, Goodwin N, Rayner BL, et al. Water intoxication: a possible complication during endurance exercise. *Med Sci Sports Exerc*. 1985;17(3):370–375.
31. Noakes TD, Sharwood K, Speedy D, et al. Three independent biological mechanisms cause exercise-associated hyponatremia: evidence from 2,135 weighed competitive athletic performances. *Proc Natl Acad Sci U S A*. 2005;102:18550–18555.
32. Nolte HW, Hew-Butler T, Noakes TD, et al. Exercise-associated hyponatremic encephalopathy and exertional heatstroke in a soldier: high rates of fluid intake during exercise caused rather than prevented a fatal outcome. *Phys Sportsmed*. 2015;43:93–98.
33. Oppliger RA, Bartok C. Hydration testing of athletes. *Sports Med*. 2002;32:959–971.
34. Rosner MH, Kirven J. Exercise-associated hyponatremia. *Clin J Am Soc Nephrol*. 2007;2:151–161.
35. Rust CA, Knechtle B, Knechtle P, et al. Body mass change and ultraendurance performance: a decrease in body mass is associated with an increased running speed in male 100-km ultramarathoners. *J Strength Cond Res*. 2012;26:1505–1516.
36. Sato F, Owen M, Matthes R, et al. Functional and morphological changes in the eccrine sweat gland with heat acclimation. *J Appl Physiol (1985)*. 1990;69:232–236.
37. Sawka M, Montain SJ, Latzka WA. Body fluid balance during exercise-heat exposure. In: Buskirk ER, Puhl S, eds. *Fluid Balance in Exercise and Sport*. Boca Raton, FL: CRC Press, 1996:139–157.
38. Sawka M, Pandolf KB. Effects of body water loss on physiological function and exercise performance. In: Gisolfi CV, Lamb DR, eds. *Perspectives in Exercise Science and Sports Medicine*. Carmel, IN: Brown and Benchmark, 1990:1–38.
39. Sawka MN, Burke LM, Eichner ER, et al. American College of Sports Medicine position stand. Exercise and fluid replacement. *Med Sci Sports Exerc*. 2007;39:377–390.
40. Sawka MN, Coyle EF. Influence of body water and blood volume on thermoregulation and exercise performance in the heat. *Exerc Sport Sci Rev*. 1999;27:167–218.
41. Sawka MN, Noakes TD. Does dehydration impair exercise performance? *Med Sci Sports Exerc*. 2007;39:1209–1217.
42. Schoffstall JE, Branch JD, Leutholtz BC, et al. Effects of dehydration and rehydration on the one-repetition maximum bench press of weight-trained males. *J Strength Cond Res*. 2001;15:102–108.
43. Serfass R, Strull GA, Ewing JL. The effect the rapid weight loss and attempted rehydration on strength and endurance of hand gripping muscles in college wrestlers. *Res Q Exerc Sport*. 1984;55:46–52.
44. Sharwood K, Collins M, Goedecke J, et al. Weight changes, sodium levels, and performance in the South African Ironman Triathlon. *Clin J Sport Med*. 2002;12:391–399.
45. Shirreffs SM, Armstrong LE, Cheuvront SN. Fluid and electrolyte needs for preparation and recovery from training and competition. *J Sports Sci*. 2004;22:57–63.
46. Silva AM, Fields DA, Heymsfield SB, et al. Relationship between changes in total-body water and fluid distribution with maximal forearm strength in elite judo athletes. *J Strength Cond Res*. 2011;25:2488–2495.
47. Singer RN, Weiss SA. Effects of weight reduction on selected anthropometric, physical, and performance measures of wrestlers. *Res Q*. 1968;39:361–369.
48. Smith MS, Dyson R, Hale T, et al. The effects in humans of rapid loss of body mass on a boxing-related task. *Eur J Appl Physiol*. 2000;83:34–39.
49. Sommerfield LM, McAnulty SR, McBride JM, et al. Validity of urine specific gravity when compared with plasma osmolality as a measure of hydration status in male and female NCAA collegiate athletes. *J Strength Cond Res*. 2016;30:2219–2225.
50. Webster S, Rutt R, Weltman A. Physiological effects of a weight loss regimen practiced by college wrestlers. *Med Sci Sports Exerc*. 1990;22:229–234.
51. Wenos DL, Amato HK. Weight cycling alters muscular strength and endurance, ratings of perceived exertion, and total body water in college wrestlers. *Percept Mot Skills*. 1998;87:975–978.
52. Yankanich J, Kenney WL, Fleck SJ, et al. Precompetition weight loss and changes in vascular fluid volume in NCAA Division I College Wrestlers. *J Strength Cond Res*. 1998;12:138–145.

LECTURAS RECOMENDADAS

Armstrong LE. *Performing in Extreme Environments*. Champaign, IL: Human Kinetics Publishers, 2000.

Armstrong LE. Assessing hydration status: the elusive gold standard. *J Am Coll Nutr*. 2007;26(5):575S–584S.

Armstrong LE. Challenges of linking chronic dehydration and fluid consumption to health outcomes. *Nutr Rev*. 2012;70(suppl 2):S121–S127.

Armstrong LE, Curtis WC, Hubbard RW, et al. Symptomatic hyponatremia during prolonged exercise in heat. *Med Sci Sports Exerc*. 1993;25(5):543–549.

Armstrong LE, Epstein Y. Fluid–electrolyte balance during labor and exercise: concepts and misconceptions. *Int J Sport Nutr*. 1999;9(1):1–12.

Armstrong LE, Johnson EC. Water intake, water balance, and the elusive daily water requirement. *Nutrients*. 2018;10(12). pii: E1928.

Armstrong LE, Kavouras SA, Walsh NP, et al. Diagnosing dehydration? Blend evidence with clinical observations. *Curr Opin Clin Nutr Metab Care*. 2016;19(6):434–438.

Armstrong LE, Maresh CM, Castellani JW, et al. Urinary indices of hydration status. *Int J Sport Nutr*. 1994;4(3):265–279.

Armstrong LE, Soto JA, Hacker FT Jr, et al. Urinary indices during dehydration, exercise, and rehydration. *Int J Sport Nutr*. 1998;8(4):345–355.

Armstrong LE, Szlyk PC, De Luca JP, et al. Fluid–electrolyte losses in uniforms during prolonged exercise at 30 degrees C. *Aviat Space Environ Med*. 1992;63(5):351–355.

Barley OR, Chapman DW, Abbiss CR. The current state of weight-cutting in combat sports. *Sports (Basel)*. 2019;7(5):123.

Belval LN, Hosokawa Y, Casa DJ, et al. Practical hydration solutions for sports. *Nutrients*. 2019;11(7). pii: E1550.

Binkley HM, Beckett J, Casa DJ, et al. National Athletic Trainers' Association position statement: exertion heat illness. *J Athl Train*. 2002;37:329–343.

Bougatsas D, Arnaoutis G, Panagiotakos DB, et al. Fluid consumption pattern and hydration among 8-14 years-old children. *Eur J Clin Nutr*. 2018;72(3):420–427.

Casa DL, Armstrong LE, Hillman SK, et al. National Athletic Trainers Association position statement: fluid replacement for athletes. *J Athl Train*. 2000;35:212–224.

Casa DJ, Cheuvront SN, Galloway SD, et al. Fluid needs for training, competition, and recovery in track-and-field athletes. *Int J Sport Nutr Exerc Metab*. 2019;29(2):175–180.

Corvertino VA, Armstrong LE, Coyle EF, et al. ACSM position stand: exercise and fluid replacement. *Med Sci Sports Exerc*. 1996;28(10):i–ix.

Dougherty KA, Baker LB, Chow M, et al. Two percent dehydration impairs and six percent carbohydrate drink improves boys basketball skills. *Med Sci Sports Exerc*. 2006;38:1650–1658.

Dougherty KA, Baker LB, Chow M, et al. Progressive dehydration causes a progressive decline in basketball skill performance. *Med Sci Sports Exerc*. 2007;39:1114–1123.

Goodman SPJ, Moreland AT, Marino FE. The effect of active hypohydration on cognitive function: a systematic review and meta-analysis. *Physiol Behav*. 2019;204:297–308.

Judelson DA, Maresh CM, Anderson JM, et al. Hydration and muscular performance. Does fluid balance affect strength, power and high-intensity endurance? *Sports Med*. 2007;37:901–921.

Judelson DA, Maresh CM, Yamamoto LM, et al. Effect of hydration state on resistance exercise-induced endocrine markers of anabolism, catabolism, and metabolism. *J Appl Physiol (1985)*. 2008;105(3): 816–824.

Judge LW, Kumley RF, Bellar DM, et al. Hydration and fluid replacement knowledge, attitudes, barriers, and behaviors of NCAA division 1 American football players. *J Strength Cond Res*. 2016;30(11): 2972–2978.

Kavouras SA, Armstrong LE, Maresh CM, et al. Rehydration with glycerol: endocrine, cardiovascular, and thermoregulatory responses during exercise in the heat. *J Appl Physiol (1985)*. 2006;100(2):442–450.

Kraemer WJ, Fry AC, Rubin MR, et al. Physiological and performance responses to tournament wrestling. *Med Sci Sports Exerc*. 2001;33:1367–1378.

Oppliger RA, Bartok C. Hydration testing of athletes. *Sports Med*. 2002;32:959–971.

Sawka MN, Burke LM, Eicher ER, et al. American College of Sports Medicine position stand. Exercise and fluid replacement. *Med Sci Sports Exerc*. 2007;39:377–390.

Speedy DB, Noakes TD, Rogers IR, et al. Hyponatremia in ultraendurance triathletes. *Med Sci Sports Exerc*. 1999;31:809–821.

Stanhewicz AE, Kenney WL. Determinants of water and sodium intake and output. *Nutr Rev*. 2015;73(suppl 2):73–82.

Trangmar SJ, González-Alonso J. Heat, Hydration and the human brain, heart and skeletal muscles. *Sports Med*. 2019;49(suppl 1):69–85.

BIBLIOGRAFÍA CLÁSICA

Armstrong LE, Hubbard RW, Szlyk PC, et al. Heat intolerance, heat exhaustion monitored: a case report. *Aviat Space Environ Med*. 1988;59(3):262–266.

Costill DL. Sweating: its composition and effects on body fluids. *Ann N Y Acad Sci*. 1977;301:160–174.

Costill DL, Fink WJ. Plasma volume changes following exercise and thermal dehydration. *J Appl Physiol*. 1974;37(4):521–525.

Dill DB, Costill DL. Calculation of percentage changes in volumes of blood, plasma, and red cells in dehydration. *J Appl Physiol*. 1974;37(2):247–248.

Dill DB, Hall FG, Van Beaumont W. Sweat chloride concentration: sweat rate, metabolic rate, skin temperature, and age. *J Appl Physiol*. 1966;21(1):99–106.

Dill DB, Horvath SM, Van Beaumont W, et al. Sweat electrolytes in desert walks. *J Appl Physiol*. 1967;23(5):746–751.

Gisolfi CV, Summers RW, Lambert GP, et al. Effect of beverage osmolality on intestinal fluid absorption during exercise. *J Appl Physiol*. 1998;85(5): 1941–1948.

Kenney WL, Anderson RK. Responses of older and younger women to exercise in dry and humid heat without fluid replacement. *Med Sci Sports Exerc*. 1988;20(2): 155–160.

Desafíos ambientales y rendimiento en el ejercicio

Capítulo 12

DESPUÉS DE LEER ESTE CAPÍTULO, DEBERÍA SER CAPAZ DE:

1. Explicar la base del estrés por altitud e identificar los desafíos, las respuestas y los factores del esfuerzo alterados por las altitudes elevadas
2. Describir la naturaleza del mal de altura y las estrategias que incorporan el entrenamiento en altitud para el rendimiento
3. Explicar la base fisiológica y el propósito de la termorregulación
4. Identificar los mecanismos de pérdida de calor
5. Describir diferentes formas de enfermedades causadas por el calor, junto con la identificación de los mecanismos por los que se desarrollan, los efectos en el cuerpo y los factores o mecanismos que afectan y alteran su aparición
6. Explicar las consideraciones termorreguladoras del rendimiento en condiciones de calor para los esfuerzos de resistencia y anaeróbicos
7. Identificar y describir los factores principales en la prevención de las enfermedades causadas por el calor y las disminuciones relacionadas con la termorregulación en las capacidades de rendimiento
8. Describir la base fisiológica del estrés por frío y cómo las temperaturas frías afectan la capacidad de rendimiento
9. Identificar los medios de adaptación a los ambientes fríos y las estrategias de supervivencia ante situaciones peligrosas de hipotermia

Las condiciones ambientales son una de las principales influencias en la fisiología del cuerpo, y los ambientes extremos son una amenaza para la supervivencia. De hecho, las características del ambiente desempeñan un papel importante en las respuestas y adaptaciones del cuerpo al ejercicio. En el deporte en general, pueden impactar radicalmente en el rendimiento, si bien a menudo de manera diferente. Por ejemplo, cuando se encuentra a una altitud de 2 200 m (7 218 pies), el tiempo que se tarda en terminar una carrera de 10 km puede aumentar 2 min. Sin embargo, a esa misma altitud, los tiempos de rendimiento durante una carrera de 400 m (1 312 pies) se ven mínimamente afectados o incluso mejoran ligeramente. De hecho, se han establecido récords mundiales en la carrera de 400 m cuando se realiza a una altitud moderada. El entrenamiento y la progresión adecuados del ejercicio, bajo las diferentes condiciones ambientales, ayudarán a compensar parte del estrés fisiológico y las deficiencias del rendimiento. Es fundamental comprender los desafíos a los que uno se enfrenta en diversas condiciones ambientales para comprender cómo preparar adecuadamente el cuerpo para tales demandas fisiológicas.

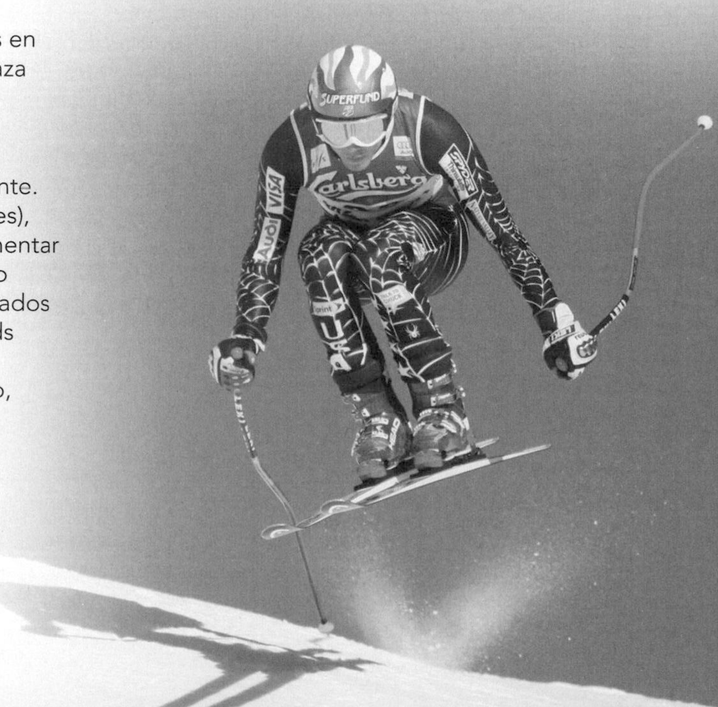

EL AMBIENTE

Para apreciar el impacto fisiológico que el ambiente (o entorno) tiene sobre el cuerpo y el rendimiento, primero deben conocerse los conceptos básicos del sistema ambiental externo, también conocido como *atmósfera*. Desde una perspectiva terrestre, el punto de partida común, o la base fundamental de la existencia terrestre, se conoce como **condiciones atmosféricas a nivel del mar**. Las variables climáticas pertinentes que se utilizan para definir las condiciones atmosféricas consisten en la **presión atmosférica**, o **barométrica**, la **temperatura del aire** y la **saturación del aire**, o **humedad relativa**. En conjunto, estas variables describen el estado general del ambiente; dependen de la ubicación en la tierra (es decir, latitud y longitud) y de la altitud combinada con las condiciones climáticas presentes. La condición atmosférica estándar se define como presión barométrica (**normobárica**) a nivel del mar de 760 mm de mercurio (mm Hg) (o 1 013.2 milibares [mb]; 14 libras por pulgada cuadrada [psi]; 29.92 pulgadas Hg) y una temperatura del aire de 15 °C (59 °F) para condiciones ambientales. Estas condiciones ambientales estándar pueden cuantificarse aún más por los componentes comunes del aire, como se describe en la tabla 12-1.

La atmósfera terrestre puede describirse con más detalle por divisiones (es decir, áreas físicas y fisiológicas). Como se muestra en la figura 12-1, las **áreas físicas de la atmósfera** comienzan con la **troposfera** y continúan, en orden ascendente, desde la superficie de la tierra a través de la tropopausa, **estratosfera**, **estratopausa**, **mesosfera**, **mesopausa** y **termosfera**. Desde la superficie de la tierra hasta aproximadamente 7.9248 km a 14.6304 km (26 000-48 000 pies) se considera la troposfera; existe una variación en las regiones de altitud debido a la ubicación en la Tierra. Las áreas físicas de la atmósfera son más delgadas en los polos norte y sur y más gruesas en el ecuador. La troposfera contiene la mayoría de los patrones climáticos y aproximadamente el 80 % de la masa atmosférica. La tropopausa es la transición entre la troposfera y la estratosfera y es el área en la que la mayoría de las aerolíneas comerciales mantienen la conocida altitud de crucero, lo que permite mejorar la eficiencia del motor. La estratosfera se extiende desde el límite final de la tropopausa hasta la mayor altitud, de aproximadamente 49 9872 km (164 000 pies). El 99 % de la masa de aire atmosférico se encuentra dentro de las áreas de la troposfera a la estratosfera.

Para el propósito de este libro de texto, estas son las principales regiones de la atmósfera que se abordarán, ya que esta es el área predominante en la que los humanos trabajan, viven y experimentan la vida. No es tan obvio el hecho de que, a medida que la altitud aumenta (es decir, cuando uno se aleja ascendiendo de la superficie de la tierra), se producen cambios naturales en las condiciones atmosféricas estándar. Por ejemplo, la presión barométrica disminuye de forma curvilínea a medida que se asciende (**hipobárica**). Como se muestra en la figura 12-2 y a una altitud de 5.4864 km (18 000 pies), hay aproximadamente un 50 % de moléculas que componen la atmósfera por unidad de volumen, en comparación con el nivel del mar.

Por tanto, la presión y la densidad del aire se reducen casi a la mitad. Por el contrario, uno puede experimentar hiperbaria debido a un aumento de la presión atmosférica o barométrica en una cámara **hiperbárica** o al bucear, debido a un aumento de la **presión hidrostática**. Por ejemplo, bucear a 10 m (33 pies) por debajo de la superficie del agua, a nivel del mar, aumenta la presión en 1 atmósfera estándar o 760 mm Hg. Curiosamente, la temperatura del aire sigue un patrón similar de presión barométrica, es decir, a medida que uno asciende, la temperatura del aire ambiental disminuye aproximadamente 2 °C (3.5 °F) cada 304.8 m (1 000 pies) (**gradiente adiabático**) por encima de la superficie de la tierra hasta 10.668 km (35 000 pies). Por el contrario, el aumento de presión debido a la

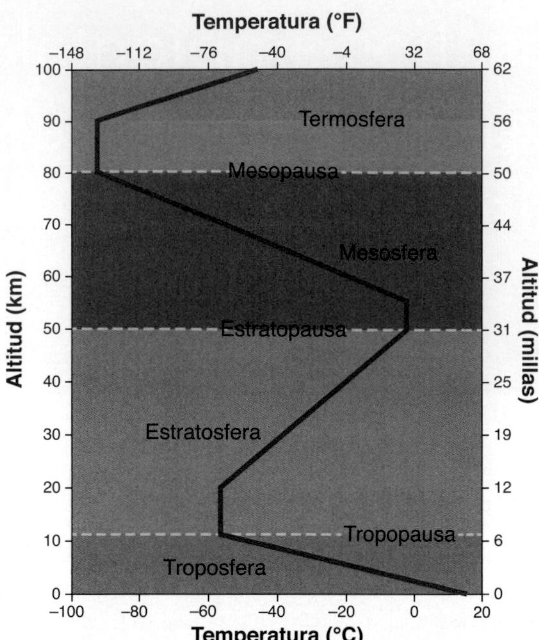

FIGURA 12-1. Áreas físicas y cambio vertical de la temperatura atmosférica global promedio. Las variaciones en la forma en que cambia la temperatura con la altura indican que la atmósfera está compuesta por varias capas diferentes. Estas variaciones se deben a cambios en las características químicas y físicas de la atmósfera con la altitud.

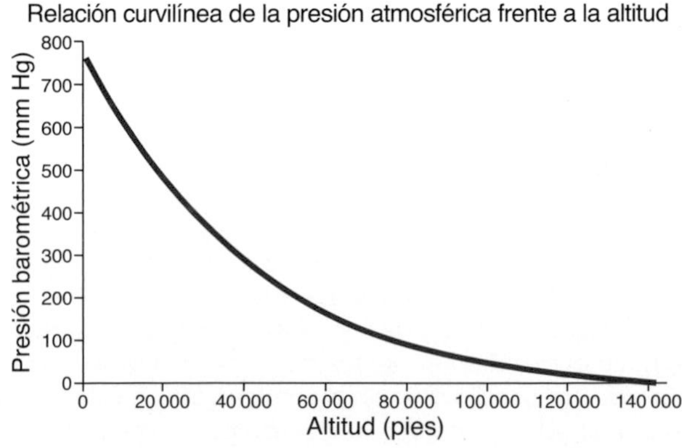

FIGURA 12-2. Presión atmosférica frente a altitud. A medida que aumenta la altitud, la presión barométrica disminuye.

Tabla 12-1. La atmósfera estándar de la Tierra

Gas	% de la atmósfera	Presión parcial de gas (mm Hg)
Nitrógeno	78.084	593.44
Oxígeno	20.948	159.20
Argón	0.934	7.10
Dióxido de carbono	0.031	0.24
Otros gases	0.003	0.02
Total	100.00	760.00

Aire limpio y seco a 15 °C (59 °F), a nivel del mar, valores promedio cada 15°, entre 15° y 75° N; Ref. U.S. Standard Atmosphere, 1962.

Tabla 12-2. Divisiones fisiológicas de la atmósfera[a]

División	Altitud y presión[b]	Problemas	Soluciones
Zona fisiológica	0-10 000 pies 0-3048 m 760-523 mm Hg	La expansión/contracción del gas atrapado durante los cambios de presión produce bloqueos del oído medio o de los senos nasales; dificultad para respirar, mareos, cefalea o náuseas en personas no aclimatadas o con el ejercicio	Disminución del rendimiento o aclimatación a largo plazo
Zona fisiológicamente deficiente	10 000-50 000 pies 3048-15 240 m 523-87 mm Hg	La expansión/contracción del gas atrapado durante los cambios de presión produce bloqueos del oído medio o de los senos nasales; dificultad para respirar, mareos, cefalea o náuseas en personas no aclimatadas o con el ejercicio	El oxígeno suplementario permite un buen rendimiento a unos 35 000 pies con una capacidad progresivamente menor
Zona equivalente al espacio	Mayor a 50 000 pies > 15 240 m < 87 mm Hg	La supervivencia requiere RPP[c] asistida y por encima de aproximadamente 63 000 pies, un traje de presión completo con O_2 al 100 % para suministrar O_2 al menos a 140 mm Hg	Cabina presurizada o traje de presión con O_2 al 100 %

[a] *Handbook of Aerospace and Operational Physiology*, Special Report AFRL-SA-WP-SR-2011-0003, Air Force Research Laboratory, 711th Human Performance Wing, USAF School of Aerospace Medicine, Aprobado para su divulgación el 30 de agosto de 2011.
[b] Se refiere a la presión ambiental o barométrica.
[c] Se refiere a la respiración con presión positiva para la altitud.

hiperbaria aumentará la temperatura del aire ambiental. La humedad relativa, la última variable ambiental importante a considerar, está muy influenciada por los patrones climáticos, y cambia la presión barométrica a la misma altitud. Dos buenos ejemplos podrían ser una tormenta tropical hawaiana con grandes cantidades de agua en el aire, lo que aumentaría la presión barométrica, en comparación con las condiciones extremadamente secas del desierto de Mojave durante el verano.

Para comprender la relación entre el ambiente físico (es decir, presión barométrica, temperatura del aire y humedad relativa) y su efecto sobre la función fisiológica del cuerpo, es necesario tener un conocimiento práctico de las leyes de los gases. Los primeros científicos proporcionaron explicaciones teóricas del ambiente físico con los siguientes principios científicos: la **Ley de Dalton** y la **Ley de Henry** (*v.* cap. 7).

Como se menciona en el capítulo 7, que aborda el sistema respiratorio, las leyes de los gases brindan detalles sobre la implicación fisiológica que tiene el ambiente en los seres humanos y el rendimiento humano. Un ejemplo aplicado de este principio científico se ejemplifica en actividades que requieren ajustes fisiológicos a la altitud (p. ej., montañismo, paracaidismo, aviación, astronautas) y se plasma en el *U.S. Air Force Research Laboratory Special Report # AFRL-SAWP- SR-2011-0003* en una tabla para las *divisiones fisiológicas de la atmósfera* (tabla 12-2). Por tanto, el cuerpo humano no es insensible a las perturbaciones del entorno físico, y esto debe tenerse en cuenta al considerar el rendimiento humano en estas condiciones atmosféricas extremas.

Los principales desafíos ambientales que enfrenta un deportista son la altitud (tanto por encima como por debajo del nivel del mar) y los factores estresantes térmicos (calor y frío). Cada factor de estrés ambiental impone una demanda específica a los sistemas fisiológicos del cuerpo y, en cada una de estas condiciones, el rendimiento puede verse afectado negativamente. Además, cada una de estas condiciones ambientales puede causar lesiones graves e incluso la muerte si el cuerpo no está preparado adecuadamente para tales exposiciones. El ejercicio solo aumenta las demandas homeostáticas en tales condiciones ambientales, lo que aumenta el estrés fisiológico. El entrenamiento, la ropa y las estrategias nutricionales y de aclimatación/adecuadas para hacer frente a los desafíos ambientales son vitales para el rendimiento, la salud y el bienestar.

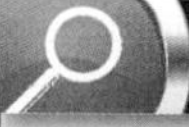

Revisión rápida

- Las variables importantes que se combinan para determinar las condiciones atmosféricas son la presión atmosférica (barométrica), la temperatura del aire y la saturación del aire (humedad).
- La atmósfera terrestre puede dividirse en cuatro áreas. Desde la más cercana a la superficie terrestre hasta la más lejana, son la troposfera, la estratosfera, la mesosfera y la termosfera.
- A medida que uno progresa hacia una mayor altitud, las condiciones de hipoxia (menor disponibilidad de oxígeno) e hipobárica (menor presión atmosférica) causarán estrés fisiológico.
- Con independencia de la altitud, el porcentaje de oxígeno en el aire atmosférico es del 20.9 %, pero la presión barométrica más baja de las altitudes más altas produce un número total más bajo de moléculas de oxígeno presentes en un volumen determinado de aire.

ESTRÉS POR ALTITUD

Los intentos fallidos y exitosos de escalar el Everest han constatado durante años los desafíos y las demandas de una altitud elevada. Del mismo modo, los comentaristas deportivos de partidos profesionales de fútbol y béisbol organizados en áreas con altitudes elevadas hablan siempre del efecto considerable que la altitud tiene en los deportistas. Entonces, ¿cuáles son las demandas de las diferentes altitudes? ¿Qué tan intensos son los efectos negativos del rendimiento a, por ejemplo, 1 600 m? ¿Puede un equipo deportivo gozar de ventaja (o sufrir desventaja) en determinadas condiciones de altitud?

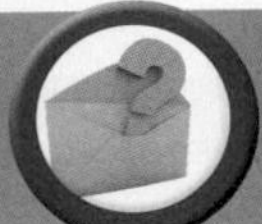

CUADRO 12-1
PREGUNTAS PRÁCTICAS DE LOS ESTUDIANTES

¿Poseen los deportistas de resistencia que suelen trabajar a mayor altitud una ventaja cuando compiten contra deportistas que entrenan habitualmente a nivel del mar?

Después de vivir y entrenar en altitudes superiores a los 5000 pies (1524 m) durante varios años, los deportistas de resistencia de escuelas como la Universidad de Nuevo México (4 900 pies [1490 m]), la Universidad Estatal de Colorado (4982 pies [1519 m]) y la United States Air Force Academy (USAFA; 2212 m [7258 pies]) se someten a adaptaciones fisiológicas tales como un aumento del volumen de eritrocitos, un aumento de la densidad capilar y un aumento de la densidad mitocondrial de las fibras musculares. En dos estudios de Brothers y cols. (2007, 2010) se realizó un seguimiento de los alumnos universitarios hombres a una altitud moderada (AM) y a nivel del mar (NM) durante hasta 2.5 años; se rastrearon los resultados de sus pruebas de acondicionamiento físico y las variables hematológicas. Las conclusiones de los estudios fueron que los alumnos AM se presentaron a la USAFA significativamente mejor aclimatados, de acuerdo con las puntuaciones de las pruebas de acondicionamiento aeróbico y anaeróbico, y tenían una hemoglobina (Hb) más alta. A los ~7 meses, la aclimatación hematológica del alumno NM comenzó a alcanzar los niveles de AM, si bien se requirieron hasta 15-17 meses para la aclimatación completa. Estas adaptaciones no solo aumentan el suministro de oxígeno a los músculos activos, sino que también mejoran la capacidad de las fibras musculares para producir trifosfato de adenosina (ATP) a través del metabolismo aeróbico. Como resultado, el deportista podrá depender en mayor medida del metabolismo aeróbico para obtener el ATP necesario para mantener un ritmo determinado, con lo que se minimiza el metabolismo anaeróbico y los efectos fatigantes del aumento de la acidez. Así pues, sí, las adaptaciones fisiológicas experimentadas por los deportistas de resistencia de escuelas ubicadas a mayor altitud serían beneficiosas cuando compiten a NM. Sin embargo, esto no significa necesariamente que ganarán, porque el entrenamiento, la motivación y el talento natural desempeñan un papel en el rendimiento deportivo.

Lecturas recomendadas

Brothers MD, Doan BK, Zupan MF, et al. Hematological and physiological adaptations following 46 weeks of moderate-altitude residence. *High Alt Med Biol.* 2010;11(3):199–208.

Brothers MD, Wilber RL, Byrnes WC. Physical fitness and hematological changes during acclimatization to moderate altitude: a retrospective study. *High Alt Med Biol.* 2007;8:213–224.

Con respecto a la capacidad aeróbica, en diversos estudios se han constatado disminuciones en el rendimiento en altitudes tan bajas como alrededor de 700 m (2300 pies), que se vuelven más obvias a aproximadamente 1524 m (5000 pies) sobre el nivel del mar. Sin embargo, parece haber un umbral, a unos 2200 m (7217 pies), en el que los efectos de la altitud sobre el rendimiento se vuelven más pronunciados. En concreto, a esta altura comienzan a producirse deterioros más intensos del consumo de oxígeno y del rendimiento de resistencia (cuadro 12-1). A mayor altitud, los impactos negativos sobre el metabolismo oxidativo continúan aumentando de manera curvilínea, lo que hace que los efectos sean exponencialmente más severos. Curiosamente, la mayoría de las competiciones deportivas se llevan a cabo dentro del rango de altitud moderada, mientras que algunos deportes de invierno de «gran altitud» y actividades de montañismo se desarrollan en altitudes superiores a los 2743 m (9000 pies) (Fig. 12-3).

HIPOXIA Y OTROS DESAFÍOS DE LA ALTITUD

Es importante especificar, cuando se habla de hipoxia, que hay cuatro tipos diferentes: **anémica**, **circulatoria (isquémica)**, **histotóxica** e **hipóxica**. Cada tipo tiene sus propios efectos tisulares específicos (tabla 12-3). El problema fundamental con el aumento de altitud es la disminución asociada de la presión barométrica, que causa hipoxia hipóxica. El peso del aire se define por su presión barométrica, que cambia debido a las condiciones ambientales, en particular la altitud. La **hipoxia**, o el compromiso del suministro de oxígeno a los tejidos diana, es una de las principales causas de muchos de los efectos nocivos de la altitud y es el resultado de la disminución de la **presión parcial** de oxígeno (Po_2) debido a una disminución de la presión barométrica. Debido a la gran importancia del oxígeno para la función fisiológica, hay quien, incluidos los deportistas y comentaristas deportivos, cree que lo que crea todos los problemas es la falta de oxígeno en la altitud. Sin embargo, eso no es verdad. El porcentaje de oxígeno (20.93 %) y de otros gases (CO_2, 0.03 %, y nitrógeno, 79.04 %) en el aire es el mismo con independencia de la altitud dentro de la atmósfera terrestre. Lo que varía es la cantidad de presión ejercida sobre las moléculas de cada gas. Cuanto mayor sea la elevación, menor será la presión barométrica (mm Hg), y esta presión desempeña un papel importante en la capacidad del cuerpo para extraer oxígeno del aire y llevarlo a los tejidos. La tensión de oxígeno, o la Po_2, se calcula multiplicando la presión barométrica por el porcentaje de oxígeno en el aire (*v.* cap. 7). Esto significa que la presión parcial de la Po_2 en el aire disminuye a medida que la altitud aumenta. Entonces, resulta fácil comprender que una presión barométrica a nivel del mar de 760 mm Hg crearía una Po_2 mucho más alta que una presión barométrica de 596 mm Hg en la Ciudad de México, donde se llevaron a cabo los Juegos Olímpicos de 1968 (cuadro 12-2).

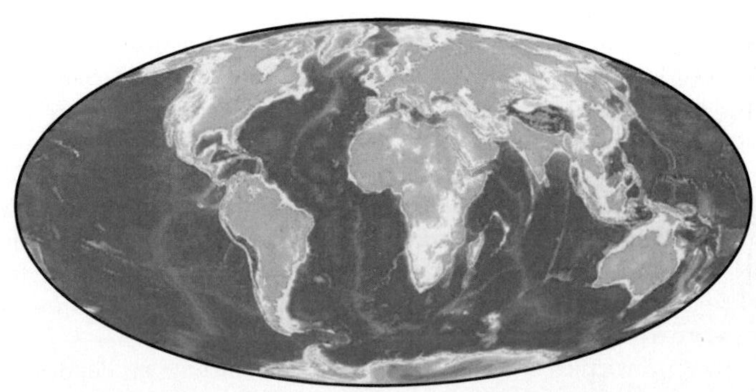

FIGURA 12-3. Mapa mundial con diferentes altitudes alrededor del mundo. Muchos eventos recreativos y deportivos se celebran alrededor del mundo en áreas con altitudes de moderadas a altas de alrededor de 2 000 m y superiores.

Tabla 12-3. Los cuatro niveles físicos y fisiológicos de la hipoxia

Cuatro principios básicos del transporte de O_2[a]	Cuatro tipos básicos de hipoxia[b]
Ventilación: transporte de O_2 del aire ambiental a los alvéolos pulmonares	**Hipóxica**: se define por una deficiencia en la oxigenación alveolar y puede deberse al desequilibrio de la ventilación-perfusión o a la reducción de la presión parcial de oxígeno inspirado (también conocida como hipoxia de altitud)
Difusión sanguínea: difusión de O_2 desde los alvéolos pulmonares hacia la sangre capilar pulmonar	**Anémica**: es una reducción en la capacidad de transporte de oxígeno de la sangre y deberse a anemia o intoxicación por monóxido de carbono (CO). (**Nota:** el CO tiene una afinidad de unión a la Hb 200 veces mayor que el O_2).
Perfusión: transporte de O_2 de los pulmones al músculo dentro del sistema cardiovascular	**Circulatoria (isquémica)**: un cambio sistémico o regional en el flujo sanguíneo (es decir, el cese del suministro de sangre o la acumulación de sangre) a un área del cuerpo que puede ser causado por choque, vasculopatía periférica o fuerzas de aceleración (fuerzas G)
Difusión tisular: difusión de O_2 desde el lecho capilar del músculo a las mitocondrias	**Histotóxica**: incapacidad de la célula para usar oxígeno para el metabolismo (p. ej., inhibición de la citocromo oxidasa; parte del sistema de transporte de electrones mitocondrial) y puede deberse a intoxicación por cianuro, CO y alcohol

[a]4 Basic Principles of O_2 transport: Wagner PD. The physiological basis of reduced $\dot{V}O_{2máx}$ in Operation Everest II. *High Alt Med Biol.* 2010;11:209–215.
[b]4 Basic Types of Hypoxia: Davis JR, Johnson R, Stepanek J, et al. *Fundamentals of Aerospace Medicine.* 4th ed. Philadelphia, PA: Lippincott Williams & Wilkins, 2008.

El aumento de la altitud ejerce un efecto importante sobre el cuerpo, más directamente sobre la capacidad de suministrar el oxígeno adecuado a los tejidos del cuerpo. Por tanto, la menor presión barométrica a mayor altitud crea un **ambiente hipobárico**, y esta Po_2 más baja reduce la efectividad del transporte de gas procedente de la difusión pulmonar de oxígeno desde los pulmones a la sangre y luego desde la sangre a los tejidos diana del cuerpo. Esta menor cantidad de oxígeno a los tejidos corporales crea el llamado *efecto hipóxico* (Fig. 12-4).

Además de la hipoxia, el aumento de la altitud se asocia con otros desafíos ambientales. Las numerosas fotografías de escaladores que alcanzan la cima de algunos de los picos más altos del mundo evidencian que el frío también está asociado con el ascenso a mayor altitud. Para cuando se alcanza la cima del Everest, la temperatura puede alcanzar los −44.4 °C (−48 °F).

El aire frío tiene un nivel de vapor de agua más bajo que el aire más cálido, lo que mejora la capacidad de evaporación del sudor, y este mayor gradiente de pérdida de agua del cuerpo al ambiente promueve una influencia deshidratante. Esta mayor pérdida de humedad por evaporación del cuerpo se intensifica durante el ejercicio debido al aumento de la ventilación provocado por el esfuerzo físico (recuérdese que el vapor de agua se exhala durante la respiración). Estos factores que promueven la deshidratación aumentan a medida que lo hace la altitud. Esto indica la necesidad de controlar el estado de hidratación y la ingesta de líquidos cuando se vive y se hace ejercicio en la altura.

Finalmente, la cantidad de radiación solar aumenta a mayor altitud debido a que la distancia para el viaje de las ondas electromagnéticas del sol es más corta, junto con un adelgazamiento de la atmósfera. El sol emite varios tipos de radiación ultravioleta: ultravioleta A (UVA), B (UVB) y C (UVC). La radiación UVC es absorbida por la capa de ozono de la atmósfera. Por tanto, solo las radiaciones UVA y UVB alcanzan la superficie de la tierra, y los bloqueadores solares comerciales deberían proteger contra ambos. Aunque la exposición a los rayos UVB es beneficiosa, ya que induce la producción de vitamina D en la piel, una cantidad excesiva provoca daños directos en el ADN, quemaduras solares y pueden aumentar el riesgo de padecer algunas formas de cáncer de piel.

RESPUESTAS FISIOLÓGICAS A LA ALTITUD

El primer evento que llamó la atención sobre la altitud en el deporte y el ejercicio fueron los Juegos Olímpicos de verano de 1968 en la Ciudad de México, que se encuentra a una altura de 2 240 m (7 349 pies). Los mejores deportistas del mundo iban a competir por primera vez a gran altitud en una competición mundial. Muchos científicos debatieron qué altitud determinaría el umbral de efectos catastróficos, especialmente con respecto al consumo máximo de oxígeno. Deportistas, entrenadores, científicos y profesionales médicos reflexionaron sobre cuál sería el impacto y en qué prácticas deportivas se produciría. Con la caída de la Po_2, las actividades de resistencia fueron una preocupación inmediata, por la consideración

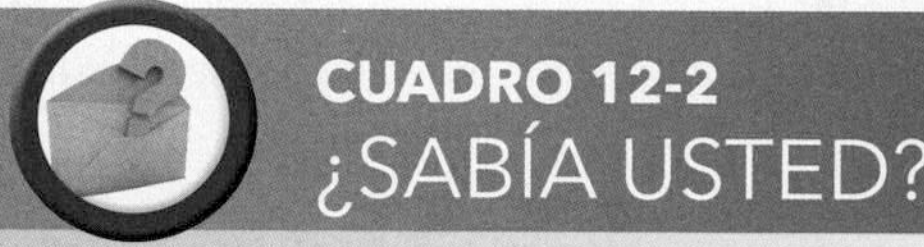

CUADRO 12-2
¿SABÍA USTED?

Juegos Olímpicos de verano de 1968

Durante los Juegos Olímpicos de Verano de 1968, se pensó que el llamado aire enrarecido de la Ciudad de México (por su elevación de 2 240 m [7 349 pies]) ayudó a los deportistas a romper récords en todas las carreras de atletismo de hombres y mujeres de hasta 1 500 m. También se pensó que pudo influir en el increíble salto de 8.9 m del saltador de longitud Bob Beamon, que le permitió ganar la medalla de oro y superar la marca mundial existente hasta entonces, de 8.35 m. Otras actuaciones estadunidenses destacadas fueron el récord del cuarto título consecutivo de lanzamiento de disco de Al Oerter, las tres medallas de oro individuales en natación de Debbie Meyer, la actuación del innovador Dick Fosbury, quien ganó el salto de altura con su «salto» hacia atrás, y Wyomia Tyus, quien se convirtió en la primera mujer en ganar dos medallas de oro consecutivas en la carrera de los 100 m.

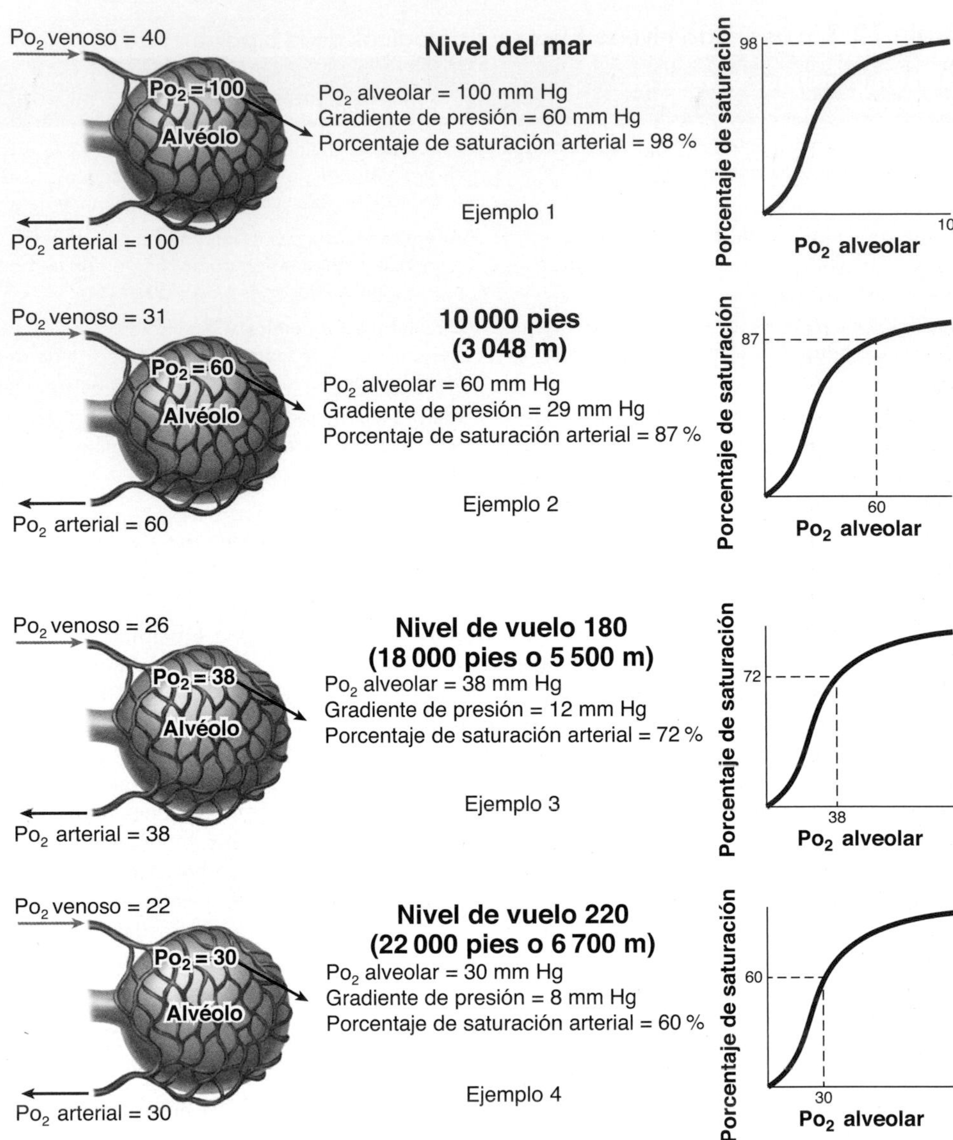

FIGURA 12-4. Efecto de la altitud sobre las variables respiratorias a nivel del mar y a 3048 m (10 000 pies) y al volar en un avión con dos niveles de vuelo. La presión de la altitud (presión barométrica expresada en pies dividida por 100) se denomina «nivel de vuelo». En Estados Unidos, el nivel de vuelo se utiliza como una altitud de transición por encima de los 5 500 m (18 000 pies) y se denomina espacio superior. Cuando el altímetro de un avión marca este nivel en el ajuste de presión estándar, se dice que la aeronave está en «nivel de vuelo 180»; cuando el altímetro en un avión marca 6 700 m (22 000 pies), el nivel de vuelo es 220.

de que el ambiente por sí solo agregaría segundos, si no minutos, a los tiempos de carrera. ¿Podría uno aclimatarse a este ambiente, y qué podían esperar los atletas al llegar al lugar de competición? ¿Cuánto tiempo debe estar en una altitud elevada para aclimatarse antes de una competición? ¿Era posible que se produjera el mal de altura a esta altitud moderada? Antes de estos Juegos Olímpicos, estas y muchas otras preguntas obsesionaban y desafiaban a todos los involucrados. A medida que uno asciende incluso a una altitud moderada, tienen lugar muchos ajustes fisiológicos iniciales en el intento del cuerpo por mantener la homeostasis. Los aumentos de la frecuencia cardíaca en reposo, de la presión arterial y de las catecolaminas son indicativos de la presencia de estrés por la altitud. El cuerpo se enfrenta al desafío de la hipoxia y a la necesidad de distribuir oxígeno a los tejidos del cuerpo.

Ventilación pulmonar

Durante el ejercicio en altitud, la **ventilación pulmonar** aumenta en respuesta a la dificultad de mantener la saturación óptima de la sangre arterial oxigenada. La ventilación en reposo no aumenta hasta alcanzar los 3 048 m (10 000 pies) (Fig. 12-5). Para compensar la reducción de la Po_2, la ventilación pulmonar cambia en respuesta al estrés de la altitud. En condiciones de reposo, suele haber un aumento del volumen corriente, o la profundidad de la respiración, en lugar de un aumento de la frecuencia respiratoria. Con el ejercicio, tanto el volumen como la frecuencia ventilatoria pueden aumentar para facilitar una mayor disponibilidad de oxígeno. No obstante, con el ejercicio a intensidad máxima, la ventilación en altitud es similar a la del nivel del mar. Evidentemente, existe un límite superior de ventilación pulmonar durante el ejercicio de máxima intensidad, con independencia de si se realiza a nivel del mar o en altura. Sin embargo, en la altitud, el cuerpo se vuelve más alcalino, ya que el aumento de la respiración provoca una mayor eliminación de CO_2 (y ácido carbónico), lo que da como resultado valores de pH sérico superiores a 7.4. Con el tiempo, los riñones ayudan a restaurar el control homeostático mediante el aumento de la excreción de bicarbonato (un amortiguador de ácido), lo que permite que permanezca más ácido en la sangre, de modo que pueda ayudar a neutralizar las sustancias alcalinas y, con ello, devolver a la sangre al rango normal de pH de 7.3 a 7.4. En la altitud, las respuestas en la ventilación pulmonar a diferentes alturas pueden diferir notablemente y, como resultado de adaptaciones crónicas, los residentes que durante largo tiempo han habitado a una gran altitud tienen menos síntomas y pocos cambios en la ventilación, en comparación con los que viven a nivel del mar[22,31,49,56]. Los cambios ventilatorios y las diferencias entre los individuos también parecen estar impulsados por las respuestas de las catecolaminas a una altitud determinada, ya que la respuesta de lucha o huida incluye una mayor ventilación.

Consumo de oxígeno

Es bien sabido que el consumo máximo de oxígeno disminuye con el aumento de la altitud y que el rendimiento en actividades de resistencia sufre en proporción. El importante interrogante sin respuesta clara que aquí concierne es la altitud concreta a la que se observan por primera vez estos descensos.

Con tantos factores diferentes, como la aclimatación a la altitud, el estado de entrenamiento y las demandas de las pruebas, existe un alto grado de variabilidad. No obstante, en general la evidencia muestra que las disminuciones comienzan en aproximadamente 2 200 m (7 217 pies), con disminuciones estimadas del 2 % al 15 % en el consumo máximo de oxígeno. El alto grado de variación implica que son muchos los factores que contribuyen a la pérdida de potencia aeróbica por hipoxia.

Metabolitos, hemoglobina y hematocrito

Entre los cambios más notables que se producen con la exposición a la altitud se encuentra un aumento de las concentraciones séricas de hemoglobina y hematocrito. Estos cambios son agudos por la deshidratación y la consiguiente disminución del volumen plasmático sanguíneo. Sin embargo, con la exposición crónica, en tan solo 3 semanas, la producción de eritrocitos en la médula ósea aumenta, y es la explicación principal de los aumentos de hemoglobina y hematocrito que se producen como parte del proceso de aclimatación (cuadro 12-3).

Con la exposición aguda a la altitud, también parece haber una mayor dependencia del metabolismo de los carbohidratos, lo que aumenta las concentraciones de lactato sérico. Esto puede explicarse principalmente por la mayor respuesta a la altitud de las catecolaminas, más específicamente de la adrenalina, que promueve el uso de glucógeno en la producción de ATP. Sin embargo, en altitudes moderadas, las personas aclimatadas dependen más del metabolismo de los lípidos durante el ejercicio de intensidad submáxima que aquellas que no lo están[44].

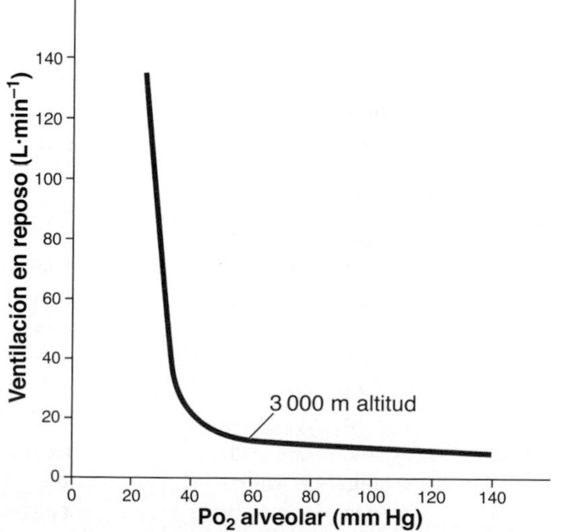

FIGURA 12-5. Respuestas de la ventilación pulmonar en reposo en respuesta a las concentraciones de Po_2 alveolar en la sangre. La ventilación en reposo no aumenta hasta que uno alcanza los 3 000 m.

Es importante recordar que la magnitud de las respuestas es proporcional a la altitud a la que se está expuesto (p. ej. altitud de moderada a elevada). Aun así, las respuestas agudas básicas a la hipoxia de la altitud son las siguientes:

1. La frecuencia cardíaca y la ventilación aumentan en respuesta a la Po_2 más baja detectada por los quimiorreceptores.
2. La difusión pulmonar se mantiene.
3. El transporte de oxígeno disminuye debido a una menor saturación de hemoglobina con oxígeno.
4. El volumen corriente ventilatorio aumenta en reposo y la frecuencia respiratoria aumenta con la actividad y a mayor altitud.
5. El aumento de la respiración disminuye la Pco_2 sérica y aumenta el pH por encima de 7.4.
6. Este aumento del pH produce alcalosis respiratoria, que hace que la curva de saturación de oxihemoglobina se desplace hacia la izquierda y ayuda a evitar que la ventilación supere los límites tolerables.
7. Desplazamiento de la curva de saturación de oxihemoglobina hacia la izquierda, lo que permite la unión de una mayor cantidad de oxígeno a la hemoglobina para ayudar a compensar la Po_2 baja.
8. Inicialmente, los aumentos de la frecuencia cardíaca compensan la disminución del volumen sistólico, y existe una mayor dependencia de la glucólisis anaeróbica en cargas de trabajo submáximas.
9. En comparación con el nivel del mar, el ejercicio máximo en altitud provoca la disminución del volumen sistólico y la frecuencia cardíaca, lo que produce una disminución del gasto cardíaco y del consumo de oxígeno, lo que, a su vez, reduce el rendimiento de resistencia.

RESPUESTAS DEL RENDIMIENTO

No todas las altitudes amenazan de la misma forma el rendimiento. Realizar un solo paso en la cima del Everest (8 850 m o 29 035 pies) es radicalmente diferente a correr una carrera a campo traviesa en Laramie (Wyoming), que se encuentra a 2 195 m o 7 200 pies. Esto se debe a las importantes diferencias en la Po_2. De hecho, muchas competiciones deportivas tienen lugar a una altitud moderada, y el desafío de tal altitud es cada año una realidad para muchos deportistas individuales y de equipo. Por lo general, las altitudes más altas solo las experimentan los alpinistas, los esquiadores y los apasionados del snowboard.

Rendimiento de corta duración

En los Juegos Olímpicos de la Ciudad de México en 1968 se igualaron o superaron muchos récords olímpicos y mundiales en carreras de velocidad y saltos, así como en natación hasta 800 m (2 625 pies). Esto creó inmediatamente el mito de que el «aire enrarecido» (término popular que se refiere a la menor Po_2 en el aire a medida que aumenta la altitud) proporciona una ventaja en actividades anaeróbicas tales como las carreras de velocidad. Si un deporte o actividad no depende del metabolismo aeróbico, los efectos de la altitud deberían ser mínimos. Sin embargo, si uno experimenta enfermedad o demasiada motivación con la idea del sitio de la competición, el rendimiento también puede verse afectado. Un ejemplo: los jugadores de un equipo de béisbol están ansiosos por batear en el Coors Field en Denver (1 609 m sobre el nivel del mar), y los pateadores de la liga nacional de fútbol americano de Estados Unidos (NFL)

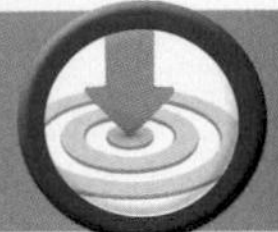

CUADRO 12-3
APLICACIÓN DE LA INVESTIGACIÓN

¿Existe una alternativa al dopaje sanguíneo?

El dopaje sanguíneo ha sido objeto de varios escándalos en los deportes de resistencia. Durante el Tour de Francia del año 2007, el ciclista profesional Alexandre Vinokourov dio positivo por una transfusión de sangre. Pruebas posteriores llevaron a su retirada anticipada en diciembre del mismo año, en el contexto de un mar de controversias en torno a la carrera del 2007, que incluyeron múltiples pruebas positivas de dopaje sanguíneo y eritropoyetina (EPO) en algunos ciclistas, como Iban Mayo Diez.

Inicialmente, el dopaje sanguíneo se refería a la práctica de inyectar eritrocitos en el cuerpo. Algunos deportistas usan la sangre de otra persona para este propósito, mientras que otros extraen sus propios eritrocitos, esperan a que el cuerpo recupere las concentraciones naturales y luego los reinyectan antes de la competición. Esto aumenta temporalmente la cantidad de eritrocitos por encima de los valores naturales.

Un método más novedoso de dopaje incluye la EPO, una hormona glucoproteica que actúa sobre precursores en la médula ósea para estimular la producción de eritrocitos. Se produce en los riñones dentro de la corteza renal en respuesta a la disminución de las concentraciones de oxígeno en la sangre. Algunos deportistas se inyectan EPO sintética para estimular la producción de eritrocitos. El uso de EPO puede aumentar su proporción en la sangre (concentración de hematocrito) durante 2 a 3 meses.

El propósito del dopaje sanguíneo es, por tanto, aumentar el número de eritrocitos ricos en hierro (eritrocitos) en la sangre. Este aumento, a su vez, incrementa la capacidad de transporte de oxígeno de la sangre, mejora la potencia aeróbica y aumenta la capacidad del sistema de respiración aeróbica para proporcionar energía. Las concentraciones eritrocitarias elevadas ayudan a que la sangre sea más eficiente en el manejo de los desechos (aumento de la capacidad de amortiguación), ayudan a aumentar el consumo máximo de oxígeno ($\dot{V}o_{2máx}$) y mejoran la capacidad del cuerpo para regular la temperatura (termorregulación) debido al aumento concurrente del volumen sanguíneo total. Dado que el dopaje sanguíneo ayuda a amortiguar el lactato, también puede ayudar a la recuperación en los deportes anaeróbicos.

El dopaje, sin embargo, implica riesgos, que incluyen un aumento del espesor (viscosidad) de la sangre más allá de los niveles normales. Una viscosidad demasiado alta dificulta la circulación y sobrecarga el corazón. Esto puede provocar una disminución de la disponibilidad de oxígeno y del $\dot{V}o_{2máx}$; muerte súbita por una frecuencia cardíaca inadecuada, generalmente durante el sueño; anticuerpos frente a la EPO, que reducen la producción de eritrocitos; coágulos sanguíneos, ataques cardíacos y parálisis; o insuficiencia renal. Se sospecha que el dopaje es la causa de la muerte de varios deportistas de élite, por lo demás sanos, en los últimos años.

El dopaje sanguíneo es también un proceso poco ético a través del cual se eliminan y posteriormente se reinyectan eritrocitos, lo que provoca una disminución temporal del $\dot{V}o_{2máx}$ debido al efecto de la anemia causado por el proceso de eliminación. Si el deportista no calcula bien el tiempo de la inyección, es posible que la anemia se prolongue o que algunos de los eritrocitos ya no estén vivos. La sincronización del proceso requiere una cantidad considerable de planificación y, a menudo, equipos sofisticados. El dopaje también tiene efectos transitorios, por lo que debe programarse en torno a una práctica deportiva determinada o realizarse de forma continua, lo que aumenta los riesgos para la salud. Sus efectos en los deportistas anaeróbicos son mínimos, y su costo y procedimientos hacen que su uso sea práctico solo entre los deportistas de resistencia de élite. Los distintos tipos de dopaje sanguíneo son detectables con pruebas cada vez más sofisticadas.

Sin embargo, si es detectado, el dopaje sanguíneo contemporáneo implica riesgos significativos tanto para la salud como para la carrera del deportista. El dopaje sanguíneo nació desde una humilde postura que ofrecía opciones de entrenamiento significativamente más seguras y éticas: el entrenamiento en altura.

A mayores altitudes, la Po_2 es menor, lo que disminuye la disponibilidad de oxígeno con cada respiración. Durante la aclimatación, el cuerpo detecta una menor concentración de oxígeno en la sangre, lo que provoca la liberación de EPO. La cantidad de vasos sanguíneos pequeños (capilares) aumenta para ayudar a distribuir el oxígeno. Las fibras musculares también se adaptan de manera que permiten un mejor rendimiento, incluida una mejor extracción de oxígeno.

Los alpinistas viven procesos de aclimatación cuando se detienen en los campamentos durante su ascenso a una montaña alta como el Everest. Estos períodos de espera permiten a los escaladores evitar el mal de altura y la posible muerte por ascender demasiado rápido. Se ha postulado que los deportistas que se exponen a escenarios de aclimatación menos drásticos pueden obtener los mismos efectos que los escaladores, y mejorar así su rendimiento.

Cuando se planifica el entrenamiento en altitud, se tienen en cuenta las mismas preocupaciones que afectan a los alpinistas. El simple hecho de exponer a un deportista a altitudes excesivamente elevadas puede perjudicar significativamente el rendimiento. A mayores altitudes, los deportistas no pueden alcanzar su intensidad de ejercicio típica, lo que disminuye el acondicionamiento físico. La altitud excesiva provoca la aparición del mal de altura y dificultad para respirar, lo que retrasa el progreso del entrenamiento. El músculo también comienza a deteriorarse, particularmente más allá de los 5400 m (17717 pies), y los inconvenientes del entrenamiento en estas altitudes superan significativamente los beneficios. Sin embargo, cuando se utilizan niveles de altitud razonables y técnicas de entrenamiento adecuadas, estos problemas no son motivo de preocupación.

Aunque la investigación inicial sobre el entrenamiento en altitud fue mixta, los estudios de entrenamiento recientes que incluyeron altitudes más bajas han sido prometedores. Con base en esta investigación, se sugiere que los deportistas vivan en una mayor altitud (en un estudio, 2500 m u 8202 pies), mientras que, al mismo tiempo, entrenen a una altitud más baja (1500 m o 4921 pies). El entrenamiento a una altitud más baja permite a los deportistas mantener un nivel de esfuerzo que de otro modo no sería posible en altitudes más elevadas. De este modo se evita el efecto de desentrenamiento con el entrenamiento a mayor altitud. Este estilo de «entrenar a nivel del mar y vivir en altura» (*living high training low*) aumenta el volumen de eritrocitos en aproximadamente un 10 %, comparable a los efectos de la inyección directa de eritrocitos.

El entrenamiento en altitud aumenta naturalmente el recuento de eritrocitos a un nivel seguro y comparable al dopaje sanguíneo, al tiempo que evita las complicaciones, los problemas de salud y las posibles respuestas sanguíneas anómalas asociadas con los métodos más drásticos de dopaje. Si se realiza correctamente, el entrenamiento en altitud ofrece una alternativa segura y práctica al dopaje sanguíneo, lo que se traduce en mejoras en el rendimiento de los deportistas de resistencia.

Lecturas recomendadas

Associated Press. Kazakh cyclist Alexandre Vinokourov reportedly retiring after receiving doping ban. *USA Today*. December 7, 2007.

Boyer SJ. Weight loss and changes in body composition at high altitude. *J Appl Physiol*. 1984;57:1580–1585.

Cazzola M. Further concerns about the medical risks of blood doping. *Haematologica*. 2002;87:232.

Hackett PH. High-altitude illness. *N Engl J Med*. 2001;345:107–114.

Holden M. Doping news update. *Cycling Post*. January 20, 2008.

Jelkmann W. Erythropoietin: structure, control of production, and function. *Physiol Rev*. 1992;72:449–489.

Jones M. Blood doping—a literature review. *Br J Sports Med*. 1989;23:84–88.

Levine BD, Stray-Gundersen J. "Living high-training low": effect of moderate-altitude acclimatization with low-altitude training on performance. *J Appl Physiol*. 1997;83:102–112.

Noakes TD. Tainted glory-doping and athletic performance. *N Engl J Med*. 2004;351:847–849.

Smith SL. Blood boosting. *Br J Sports Med*. 2004;38:99–101.

Terrados N. Effects of training at simulated altitude on performance and muscle metabolic capacity in competitive road cyclists. *Eur J Appl Physiol*. 1988;57:203–209.

Unal M. Gene doping in sports. *Sports Med*. 2004;34:357–362.

están ansiosos por jugar en el estadio de los Broncos de la misma ciudad, debido a las ventajas percibidas de la altitud. La realidad: finalmente los jugadores solicitan tanques de oxígeno y se quejan de problemas cuando se desempeñan a esta altitud. Por tanto, aunque el «aire enrarecido» puede influir relativamente, la preparación, el enfoque y otros factores psicológicos también pueden contribuir en el rendimiento a corto plazo. Además, muchas instalaciones de atletismo y piscinas de institutos y universidades se encuentran en alturas similares a la de la Ciudad de México, y los récords en estas prácticas deportivas no se logran en estos lugares. Muchos deportes anaeróbicos y de potencia que requieren correr, saltar y lanzar garantizan un descanso adecuado entre los esfuerzos, lo que causa poca dependencia del sistema aeróbico. En estas prácticas, los efectos negativos sobre el rendimiento se minimizan o incluso se eliminan. Será importante comprender cómo las diferentes altitudes impactan en el rendimiento.

Rendimiento de larga duración

Peronnet y cols.[51] constataron que, cuando se compite a una altitud de aproximadamente 400 m (1 312 pies), la velocidad disminuye drásticamente en actividades de carrera con resistencia cardiovascular. Por tanto, muchos entrenadores han llegado a comprender que la altitud es un problema para las actividades de larga distancia y otras prácticas que dependen del metabolismo aeróbico. Sin embargo, muchas de las capacidades de transporte de oxígeno mejoran con la exposición a la altitud (p. ej., aumento de la hemoglobina), y esto ha desarrollado conceptos de entrenamiento en altitud para deportistas de resistencia como tales como «entrenar a nivel del mar y vivir en altura» (*living high training low*), para que las adaptaciones acumuladas al vivir a gran altitud puedan aprovecharse al desempeñarse a nivel del mar[61,62]. En la figura 12-6 se muestran los efectos teóricos de la altitud en las carreras.

Revisión rápida

- La reducción de la presión parcial de oxígeno en el aire a mayor altitud afecta negativamente el rendimiento de resistencia.
- Una disminución en la presión parcial de oxígeno en la atmósfera reduce la capacidad del oxígeno para llegar a los tejidos del cuerpo.
- La exposición a la altitud produce varios ajustes fisiológicos en un intento de mantener la homeostasis.
- Durante el ejercicio en altitud, tanto el volumen como la frecuencia ventilatorios pueden aumentar para facilitar una mayor absorción de oxígeno.
- En altitud, el consumo máximo de oxígeno, el gasto cardíaco, la frecuencia cardíaca máxima y el volumen sistólico disminuyen.
- La exposición a la altitud provoca aumentos de hemoglobina y hematocrito en la sangre, lo que mejora su capacidad de transporte de oxígeno.
- El rendimiento de corta duración no se ve obstaculizado y puede beneficiarse de la altitud debido al «aire enrarecido».
- Los rendimientos de larga duración, es decir, los que dependen del metabolismo aeróbico, se ven obstaculizados por la altitud.

PREPARACIÓN PARA COMPETIR EN ALTITUD

Más allá de posibles exageraciones, competir o realizar deportes recreativos a una altitud de moderada a alta requiere cierta preparación para minimizar los efectos negativos. Por lo general, esto significa que se requiere cierto nivel de aclimatación a la altitud a la que se llevará a cabo una competición o un deporte recreativo. Para

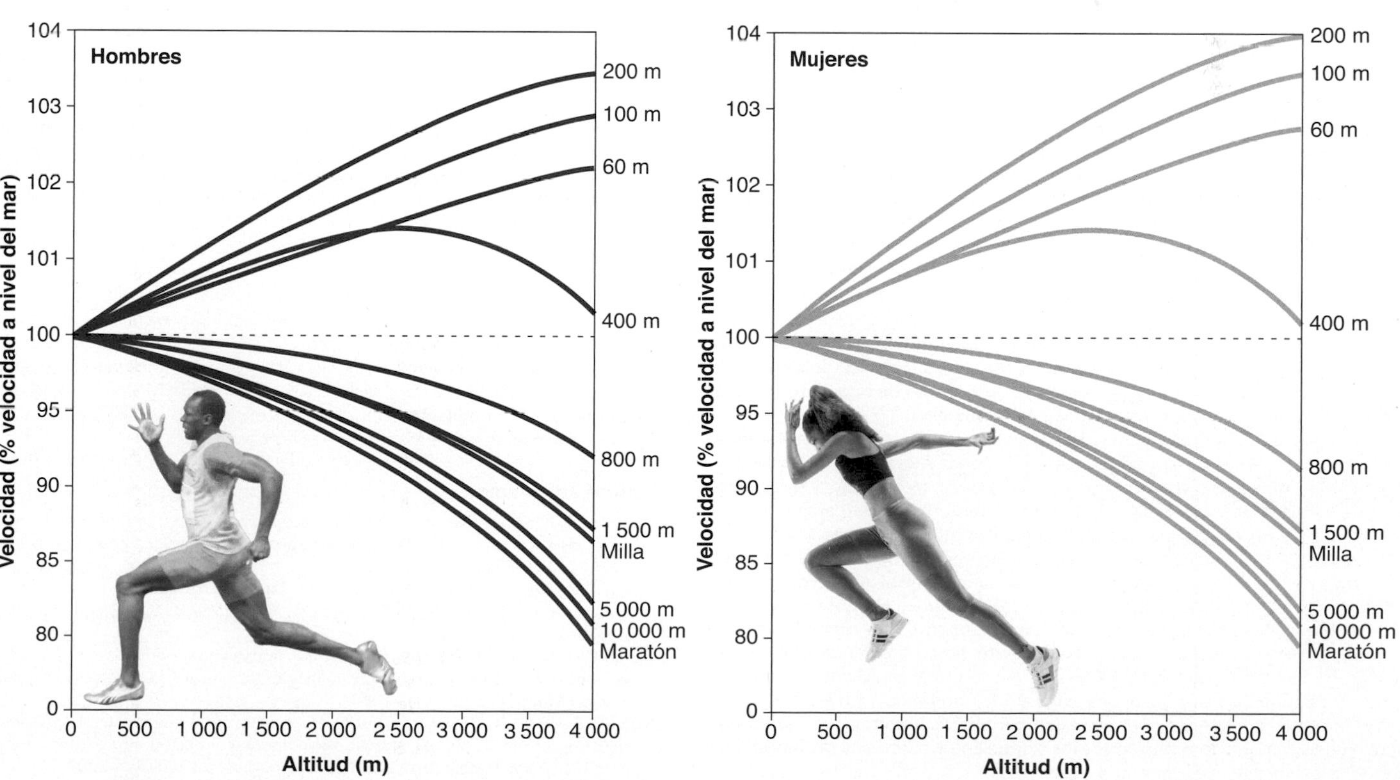

FIGURA 12-6. Respuestas de la ventilación pulmonar en reposo en respuesta a las concentraciones de Po_2 alveolar en la sangre. La ventilación en reposo no aumenta hasta que uno alcanza los 3 000 m.

altitudes moderadas, las estrategias típicas implican llegar al sitio una semana antes de la práctica, o subir, competir y luego irse justo después de la competición para así minimizar la exposición a la altitud y no permitir que se manifiesten los efectos secundarios negativos de la misma. Para altitudes más altas, el ascenso gradual desde una elevación moderada para permitir la aclimatación ha resultado ser exitoso.

Mal de altura

El mal de altura, originado por la reducción de la Po_2, es más común en altitudes más altas que en las más bajas, y es una afección que a menudo requiere atención médica. Es de especial preocupación el mal de altura agudo, también conocido como **mal de montaña agudo (MMA)**, porque puede provocar edema pulmonar (cuadro 12-4). También puede progresar a un edema cerebral de altitud elevada (ECA), que puede ser aún más mortal y requiere atención médica inmediata. El tratamiento incluye reposo y retiro de la altura (cuadro 12-5). La deshidratación también puede llevar al diagnóstico erróneo de mal de altura, y mantener una hidratación adecuada con las bebidas es un factor vital para favorecer la adaptación adecuada a la altitud. El fármaco acetazolamida ha sido eficaz para prevenir la mayoría de los efectos secundarios de la altitud.

Aclimatación

La **aclimatación**, tanto por exposición al ambiente natural por residir en un lugar de gran altitud, como por exposición a un ambiente artificial por el uso de una cámara hipobárica (baja presión) o hipóxica (bajo oxígeno), puede brindar beneficios a corto y largo plazo (cuadro 12-6). La aclimatación a corto plazo se ha caracterizado por una exposición a la altitud menor de 1 año. Se sabe que incluso con períodos más cortos de 3 a 6 semanas pueden producirse grandes cambios, que los deportistas pueden aprovechar para

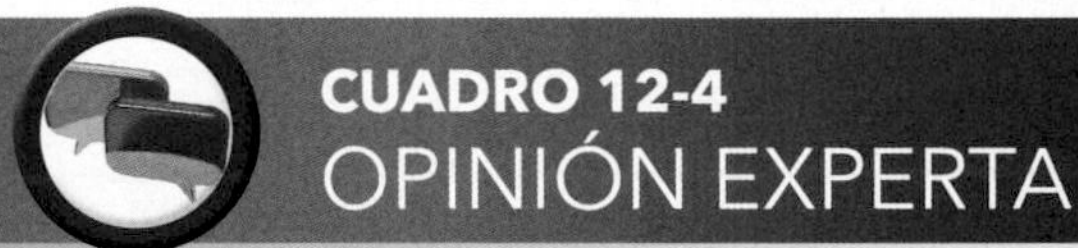

CUADRO 12-4
OPINIÓN EXPERTA

Mal de montaña agudo

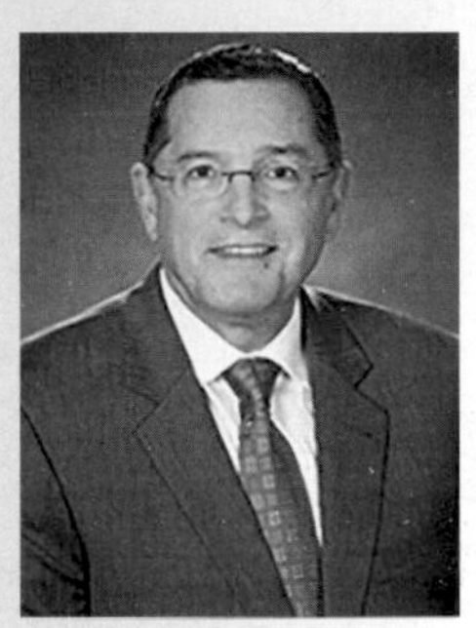

Carl M. Maresh, PhD, FACSM
Professor
Department of Human Sciences
The Ohio State University
Columbus, Ohio

De los varios tipos de enfermedades de altura, el mal de montaña agudo (MMA) es el más común. El MMA persiste durante 2 a 7 días y comprende un conjunto de síntomas bien reconocidos que pueden afectar a cualquier persona que viaje rápidamente de una menor elevación terrestre a otra mayor (especialmente por encima de los 2 500 m). Los síntomas más reconocidos son cefalea, náuseas, debilidad, pérdida de apetito y dificultad para respirar con el esfuerzo. La aparición de los síntomas puede darse desde unos minutos hasta unas horas (por lo general, 6-24 h) después de la llegada, y la incidencia y la gravedad de estos dependen de la altitud y la velocidad a la que se viaja a esa altitud.

Curiosamente, la susceptibilidad personal al MMA no puede predecirse a partir de mediciones obtenidas en elevaciones bajas, pero el antecedente de MMA es el mejor predictor de la aparición futura. Mi interés en el MMA comenzó cuando me mudé de Pittsburgh a Laramie como estudiante de posgrado, lo que significaba un aumento de altitud. En ese momento era un aplicado corredor de fondo y pensaba que cambiar de una altitud baja a 2 200 m beneficiaría mi entrenamiento y rendimiento.

Era obvio que los habitantes de zonas bajas que viajaban a Laramie habían experimentado los efectos de esta altitud moderada como MMA. Durante los meses de verano, por ejemplo, era muy común que las personas que viajaban por la autopista interestatal a través de Laramie visitaran la sala de urgencias del hospital comunitario con síntomas tales como cefalea, debilidad y dificultad para respirar. Un verano, después de correr el Maratón de Pike's Peak, pasé varios días en la cima trabajando con investigadores de la división de altitud del U.S. Army Research Institute of Environmental Medicine. Este proyecto involucró a habitantes de zonas bajas que viajaron durante la noche desde Massachusetts hasta la cima de Pike's Peak (4 300 m). Los síntomas de MMA se produjeron muy rápidamente en este grupo y continuaron siendo graves durante las primeras 48 h a 72 h. Indiscutiblemente, la cefalea, a menudo acompañada de vómitos, fue el síntoma más intenso, y prácticamente todos los sujetos informaron una profunda dificultad para dormir.

Entre otras experiencias, estas observaciones ayudaron a enfocar mi atención a uno de los temas de mi tesis doctoral, el primer estudio para comparar la sintomatología de MMA en habitantes de altitud baja (HAB) y habitantes de altitud moderada (2 200 m) (HAM) que viajan rápidamente a una mayor altitud (4 300 m en cámara hipobárica). Ambos grupos de sujetos comenzaron a informar síntomas de MMA 6 h después de la descompresión, pero los HAB notificaron cefalea, náuseas y vómitos mucho más intensos. Los síntomas alcanzaron su punto máximo durante las primeras 24 h en los HAM, pero continuaron siendo bastante profundos durante el segundo día de descompresión en los HAB. Todos los HAM informaron ausencia de síntomas en la mañana del día 3 cuando se realizó la prueba de ejercicio, pero todos los HAB siguieron experimentando cefalea esa mañana. Uno de los habitantes de las áreas bajas, en particular, sufrió cefalea y vómitos tan intensos que no pudo realizar las pruebas. Refirió una ausencia total de estos síntomas 2 h después de salir de la cámara.

Evidentemente, es la reducción de la Po_2 lo que pone en marcha los mecanismos ventilatorios, de vasoconstricción y de retención de líquidos que contribuyen al paradigma del MMA. Si no disminuye, pueden desarrollarse los síntomas concurrentes del MMA, el edema pulmonar de altitud elevada y el ECA, que son afecciones que pueden ser mortales. Para las personas que viajan a grandes altitudes, el proceso de ascenso escalonado para promover la aclimatación a la altitud y minimizar el esfuerzo físico son los mejores métodos para reducir la susceptibilidad al MMA. En ausencia de aclimatación, la profilaxis con acetazolamida, un inhibidor de la anhidrasa carbónica, puede ser bastante eficaz para reducir los síntomas de MMA, pero se sabe que perjudica el rendimiento físico. Las referencias que siguen proporcionarán más información sobre los temas aquí presentados.

Lecturas adicionales

Maresh CM, Kraemer WJ, Judelson DA, et al. The effects of high altitude and water deprivation on AVP release in man. *Am J Physiol Endocrinol Metab.* 2004;286:E20–E24.

Maresh CM, Kraemer WJ, Noble BJ, et al. Exercise responses after short- and long-term residence at 2,200 meters. *Aviat Space Environ Med.* 1988; 59:335–339.

Maresh CM, Noble BJ, Robertson KL, et al. Aldosterone, cortisol and electrolyte responses to hypobaric hypoxia in moderate-altitude natives. *Aviat Space Environ Med.* 1985;56:1078–1084.

Muza SR, Fulco CS, Cymerman A. *Altitude Acclimatization Guide.* USARIEM Technical Report No. TN04–05. Natick, MA: Thermal and Mountain Medicine Division, U.S. Army Research Institute of Environmental Medicine, 2004.

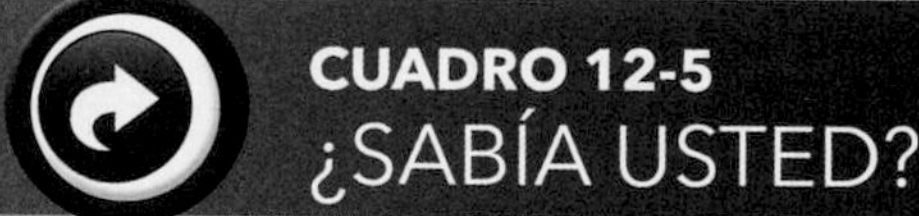

Signos y síntomas del mal de altura

Signos y síntomas generales

- Falta de apetito
- Náuseas
- Vómitos
- Debilidad excesiva
- Mareos
- Aturdimiento
- Insomnio
- Sensación de alfileres y agujas
- Disnea con el ejercicio
- Pulso rápido persistente
- Somnolencia
- Malestar general
- Edema periférico (hinchazón de manos, pies y cara)

Síntomas que indican una enfermedad de altura que puede llegar a ser mortal

- Edema pulmonar (líquido en los pulmones)
- Tos seca persistente
- Fiebre
- Disnea incluso en reposo
- Edema cerebral (inflamación del cerebro)
- Cefalea que no responde a los medicamentos
- Problemas motores al caminar
- Aumento de vómitos
- Pérdida gradual de la conciencia

prepararse para las competiciones de resistencia. La aclimatación a largo plazo suele referirse a personas que han vivido en altitud durante más de un año. Sin embargo, la velocidad y la eficiencia a la que se produce la aclimatación a gran altitud no son universales. En un extremo del continuo se encuentran las personas que nacen en altitudes de moderadas a altas y viven allí toda la vida (cuadro 12-7). Debido a que han estado expuestas a la hipoxia durante sus años de formación y crecimiento, sufren adaptaciones fisiológicas adecuadas de manera bastante fluida. En el otro extremo del continuo están aquellas personas que llegaron durante su edad adulta, después del crecimiento y desarrollo normales. En consecuencia, sus sistemas fisiológicos demuestran menos plasticidad, lo que dificulta su adaptación completa y rápida a las condiciones hipóxicas e hipobáricas de vivir a gran altitud.

A continuación, se muestran los cambios a corto y largo plazo que pueden observarse con la aclimatación. Sin embargo, debe

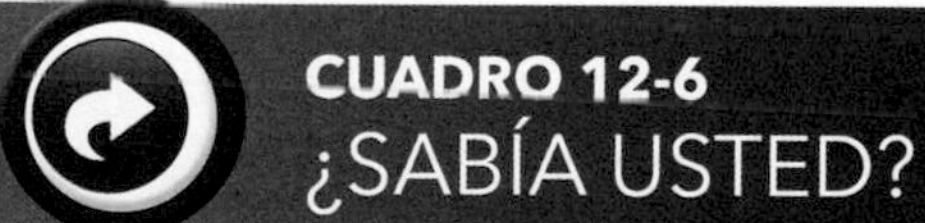

Tiendas hipóxicas

Las tiendas o habitaciones hipóxicas (A) son una ayuda ergogénica legal para los deportistas, si bien no pueden trasladarse a los sitios de competición olímpica u otros lugares. Este equipo cambia la concentración de oxígeno en el aire, de modo que logra simularse la altitud mediante la creación de un ambiente hipóxico del aire que se respira. A diferencia de la altitud, no hay cambios en la presión barométrica, que solo puede crearse con el uso de cámaras ambientales hipobáricas (B).

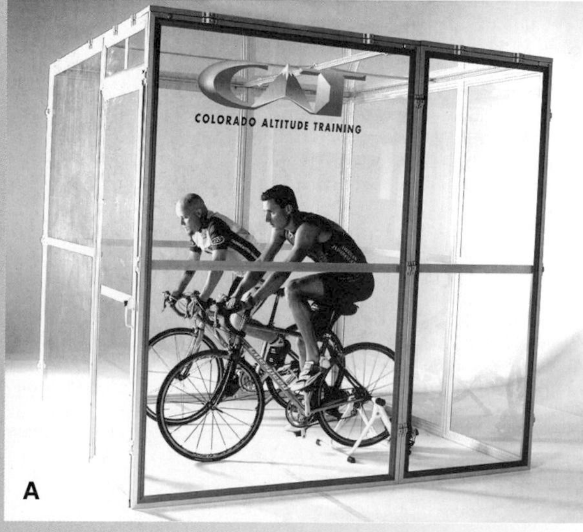

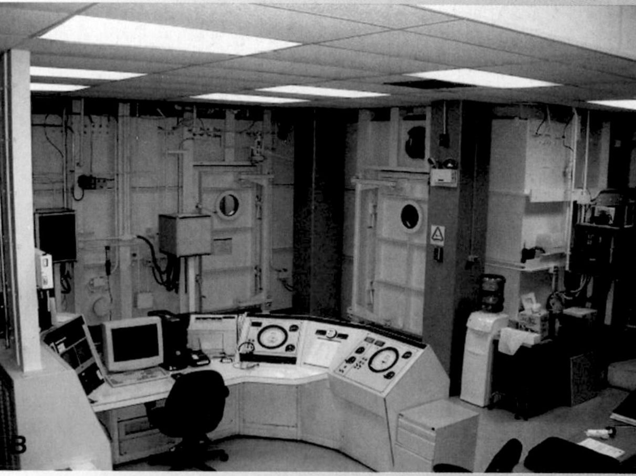

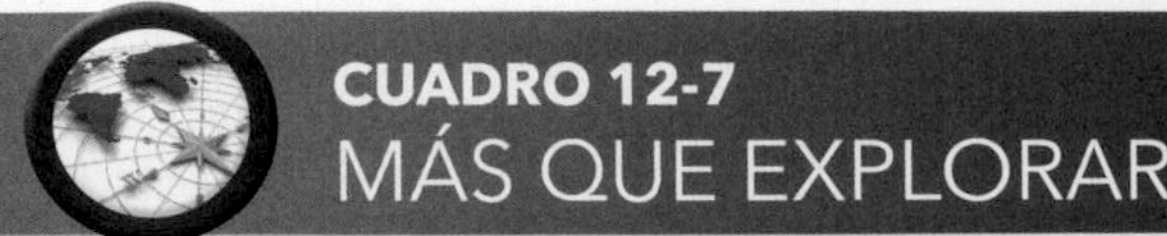

CUADRO 12-7
MÁS QUE EXPLORAR

¿Del genotipo al fenotipo en la hipoxia de altitud?

El interés en la fisiología de la altitud está en constante expansión, especialmente si se considera el panorama científico de sus orígenes, como la Expedición Silver Hut, y la genotipificación de los habitantes de zonas altas frente a los de zonas bajas para explorar las adaptaciones a la altitud inducidas por la hipoxia. Dentro de una de las primeras expediciones de montañismo bien documentadas, la Expedición Operación Everest del año 1954, Sir John Hunt señaló anecdóticamente que, además de la organización de las operaciones militares, el buen liderazgo y la moral, la otra razón subyacente del éxito de la expedición, fue el *aparato de oxígeno*. La perspectiva común de las observaciones de Sir John es crucial para la base de los esfuerzos científicos de la investigación de la fisiología de la altitud. Léase atentamente el párrafo siguiente y trátese de identificar la declaración importante a partir de sus observaciones.

> «Además del liderazgo y el trabajo en equipo, otro factor contribuyó en gran medida a los logros de la expedición de 1953: el papel del aparato de oxígeno. Sir John Hunt basó su plan por su confianza en el oxígeno y es dudoso que sin él se hubiera tenido éxito. Tan solo la dificultad de los últimos 122 m (400 pies) podría haber contravenido un intento sin oxígeno. También es significativo que, ya sea por el uso de oxígeno o por la eficiencia de la ropa y las botas de este año, y probablemente por ambos, no hubo un solo caso grave de congelación. No obstante, había algunas características desconcertantes relacionadas con el uso de oxígeno. El agotamiento de los grupos que descienden de un ascenso elevado, una vez terminado, parece haber sido mayor que en las expediciones anteriores. Aparentemente, ni el oxígeno mejoró el rendimiento de los cargadores en altitudes extremas en la medida en que podría haberse anticipado. En 1953, solo tres *sherpa* se encontraron en forma y dispuestos a ir más allá del Collado Sur a 7 924.8 m (26 000 pies), pero en 1933 ocho de los cargadores de Ruttledge llevaron cargas a 8 351.52 (27 400 pies) sin oxígeno y declararon estar dispuestos a ir aún más alto el mismo día».

La Operación Everest fue un estimulante para el proyecto siguiente, la Expedición Científica y de Montañismo del Himalaya de 1960-1961 (también conocida como Expedición Silver Hut), que tenía la intención científica específica de estudiar los aspectos fisiológicos de la aclimatación en humanos que habitaban en zonas bajas. El científico principal, el Dr. Griffith Pugh, había establecido como las dos máximas prioridades el estudio del efecto de la altitud sobre el ejercicio en sujetos aclimatados y el efecto de la hipoxia de la altitud en todos los pasos del sistema de transporte de oxígeno del cuerpo, desde la atmósfera a través de los pulmones a la sangre arterial y luego a los tejidos. Con base en nuestro conocimiento científico actual y nuestras capacidades tecnológicas, retrospectivamente, estos logros pueden parecer escasos, pero debe decirse que, incluso en 2010, el mecanismo de la hipoxia de altitud todavía era un tema de debate significativo.

La finalización del Proyecto del Genoma Humano en 2003 ha proporcionado a la comunidad científica una herramienta invaluable para el conocimiento genético fundamental de la biología humana que abre un vasto potencial de investigación para elucidar los mecanismos fisiológicos fenotípicos de un individuo. De suma importancia es el reconocimiento de que, para dos individuos, el 99.9 % de su ADN es idéntico, pero la herencia de 22 000-25 000 genes que codifican proteínas confiere individualidad fenotípica, lo que permitió a los científicos enfocar aún más sus esfuerzos de investigación más allá del rendimiento humano en condiciones de hipoxia extrema para incluir estados patológicos de hipoxemia (p. ej., neumopatía, cardiopatía congénita, vasculopatía, accidentes cerebrovasculares tromboembólicos, anemia). Sin embargo, antes de que los avances en la optimización del rendimiento humano o la medicina personalizada puedan tener lugar en el ámbito de la hipoxia, es necesaria una comprensión fundamental de su genómica.

Para dar crédito a la observación anecdótica de que existen diferencias obvias entre los habitantes de zonas bajas y altas, descubrimientos científicos recientes han identificado la importancia de ciertos genes (p. ej., *EPAS1*, *EGLN1*) y la relevancia de la expresión de los factores inducidos por hipoxia (HIF) 2α y HIF-1 en los tibetanos de zonas altas en comparación con sus homólogos chinos Han de zonas bajas, que apoyan las adaptaciones crónicas (~ 3 000 por año) de los humanos a la hipoxia a gran altitud. Es este fenotipo de gran altitud el que actúa para mitigar el efecto de la hipoxia ambiental a través de la asociación entre el genotipo *EPAS1* y la hemoglobina, lo que sugiere una respuesta hematopoyética menos acusada a la hipoxia, una adaptación crónica beneficiosa. Estos hallazgos genéticos han llevado a una investigación científica sobre los efectos de la exposición aguda a la altitud durante el ejercicio, con respecto a la función del sistema nervioso, el control metabólico de la bioenergética muscular, las adaptaciones del músculo esquelético, la plasticidad del proteoma muscular, las alteraciones de las propiedades contráctiles, y el impacto de la altitud en el entrenamiento de resistencia. Considerando todas las variables, hay pocas dudas de que las complejidades y las redundancias integradas de las vías genéticas y fisiológicas originen múltiples estrategias con el objetivo de la adaptación exitosa del ser humano.

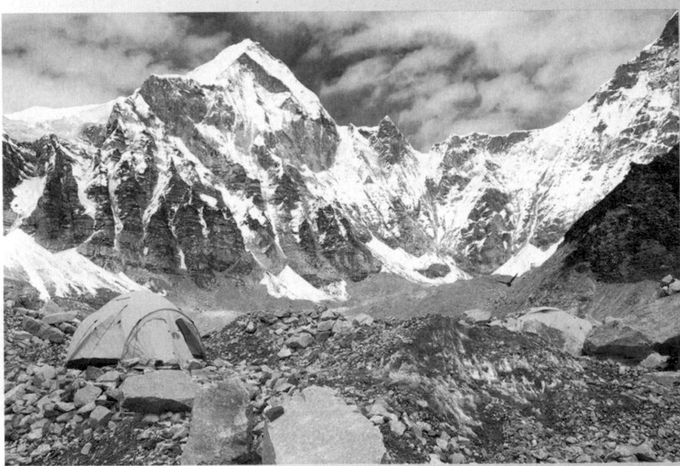

Lecturas recomendadas

Amann M, Kayser B. Nervous system function during exercise in hypoxia. *High Alt Med Biol*. 2009;10:149–164.

Calbet JL, Lundby C. Air to muscle O_2 delivery during exercise at altitude. *High Alt Med Biol*. 2009;10:123–134.

Cerretelli P, Marzorati M, Marconi C. Muscle bioenergetics and metabolic control at altitude. *High Alt Med Biol*. 2009;10:165–174.

Flueck M. Plasticity of the muscle proteome to exercise at altitude. *High Alt Med Biol*. 2009;10:183–193.

Grocott M, Montgomery H. Genetophysiology: using genetic strategies to explore hypoxic adaptation. *High Alt Med Biol*. 2008;9:123–129.

MacInnis MJ, Rupert JL. 'ome on the range: altitude adaptation, positive selection, and Tibetan genomics. *High Alt Med Biol*. 2011;12:133–139.

Milledge JS. The Silver Hut Expedition, 1960–1961. *High Alt Med Biol*. 2010;11:93–101.

Mizuno M, Savard GK, Areskog NH, et al. Skeletal muscle adaptations to prolonged exposure to extreme altitude: a role of physical activity? *High Alt Med Biol*. 2008;9:311–317.

Norton EF. Operation Everest: review the ascent of Everest by John Hunt. *Geog J*. 1954;120(1):82–83.

Perrey S, Rupp T. Altitude-induced changes in muscle contractile properties. *High Alt Med Biol*. 2009;10:175–182.

Saunders PU, Pyne DB, Gore C. Endurance training at altitude. *High Alt Med Biol*. 2009;10:135–148.

Wagner PD. The physiological basis of reduced VO2max in Operation Everest II. *High Alt Med Biol*. 2010;11:209–215.

recordarse que algunas variables, si bien mejoran gradualmente la capacidad para hacer frente a las demandas de una altitud elevada, nunca funcionarán de manera tan impresionante como lo hacen a nivel del mar. Por ejemplo, aunque las disminuciones inducidas por la altitud en el consumo máximo de oxígeno y el rendimiento de resistencia a largo plazo se atenúan gradualmente como resultado de la aclimatación, estas variables siguen siendo inferiores en comparación con el nivel del mar.

Además, los cambios que experimenta el cuerpo dependen en gran medida de la elevación a la que debe desempeñarse, y la altitud moderada es mucho menos perjudicial que la altitud elevada en las estructuras y funciones corporales. Por ejemplo, 6 semanas de exposición a una altitud elevada pueden resultar en una reducción del tamaño y la función de los músculos, mientras que estos efectos no se observarían a una altitud moderada.

Efectos a corto plazo (3 a 6 semanas)

- Aumento de la ventilación pulmonar en comparación con el nivel del mar en reposo y con ejercicio
- Aumento de la liberación de eritropoyetina (EPO) de los riñones, que estimula la producción de eritrocitos por encima de los valores a nivel del mar
- Aumento de la concentración de hemoglobina en comparación con los valores a nivel del mar
- Aumento del hematocrito en comparación con los valores a nivel del mar.
- Aumento del volumen plasmático en comparación con los valores iniciales tras la exposición a la altitud, pero no igual a los valores a nivel del mar

Efectos a largo plazo (≥ 3 meses)

- Aumento de la densidad mitocondrial en comparación con los valores a nivel del mar
- Mayor densidad capilar en comparación con los valores a nivel del mar
- Mayor capacidad de difusión pulmonar en comparación con los valores iniciales tras la exposición a la altitud, pero no igual a los valores a nivel del mar
- Aumento de las enzimas mitocondriales en comparación con los valores a nivel del mar
- Aumento del número/densidad de citocromos y el ciclo de Krebs y las enzimas de la cadena de transporte de electrones que aumenta la capacidad de la cadena de transporte de electrones
- Aumento del gasto cardíaco en reposo sobre los valores iniciales tras la exposición a la altitud, hasta valores cercanos a nivel del mar
- Aumento del gasto cardíaco con ejercicio máximo sobre los valores iniciales tras la exposición a la altitud, pero no a los valores a nivel del mar

Se ha establecido que la aclimatación a la altitud permite que uno se desempeñe mejor en la altura. Sin embargo, controversia reciente ha cuestionado la ventaja obtenida por los individuos que nacieron y han vivido en altitudes elevadas toda su vida. Brutsaert[11] afirma:

> «... una revisión de la literatura sugiere que los nativos indígenas de AE (altitud elevada) tienen un mayor consumo máximo de oxígeno promedio ($\dot{V}O_{2máx}$) en la hipoxia y una menor disminución del $\dot{V}O_{2máx}$ con el aumento de la hipoxia. En la actualidad, no hay información suficiente para concluir que los nativos de AE tienen una economía de trabajo mejorada o una mayor capacidad de resistencia, aunque una serie de estudios indican que este puede ser el caso de los tibetanos».

Por tanto, parece que la aclimatación a la altitud normal es la base para enfrentar los desafíos de las competiciones y la exposición a la altura. Sin embargo, incluso con tales adaptaciones fisiológicas, el rendimiento de resistencia se verá comprometido en las condiciones hipóxicas de altitud moderada o alta.

Teoría de entrenar a nivel del mar y vivir en altura (*living high, training low*)

Dados los efectos de la altitud analizados anteriormente, se ha propuesto la conocida teoría conocida como «entrenar a nivel del mar y vivir en altura». Con base en este enfoque, uno vive a gran altura para obtener los beneficios de la hipoxia, lo que estimula las concentraciones de hematocrito y hemoglobina para favorecer el transporte de oxígeno, pero luego realiza entrenamientos en altitudes más bajas para estimular las capacidades cardiovasculares máximas mejoradas y mantener la calidad de los entrenamientos[1,50,61]. Así, uno se aprovecha de ambos mundos.

Teoría para practicar

Muchos entrenadores y deportistas aplican la teoría de «entrenar a nivel del mar y vivir en altura» y lo hacen de diversas formas. Por ejemplo, se ha constatado que la exposición intermitente durante 7 días a una altitud mayor de 4300 m o 14108 pies con reposo y entrenamiento puede mejorar el rendimiento de un ejercicio en bicicleta contrarreloj y promover cambios fisiológicos similares a las adaptaciones más crónicas a la misma altitud[8]. También se ha constatado que los nativos de altitudes moderadas tienen una ventaja fisiológica sobre los nativos de altitudes bajas con respecto al ejercicio máximo en una altitud elevada[44,45]. Esto indica que vivir a altitudes moderadas durante largos períodos confiere una ventaja fisiológica a las demandas de las altitudes superiores[44,45].

Algunos equipos llegan de 18 h a 24 h antes de la competición, lo que permite que se produzcan algunos de los cambios fisiológicos iniciales en respuesta a la altitud. Como se ha señalado anteriormente, otro método utilizado por los deportistas que compiten a una altitud moderada es llegar a la competición el mismo día, competir y marcharse. Muchos equipos de fútbol americano que compiten contra la Universidad de Wyoming practican a menor altitud y se dirigen hacia el lugar de la competición poco antes de que comience desde una altitud cercana más baja, juegan y se van para limitar cualquier impacto de la exposición a la altitud moderada. En este punto del texto, y por lo leído anteriormente, una Po_2 reducida no debería tener un gran impacto en el juego del fútbol americano, que se enfoca en actividades anaeróbicas y de potencia, pero sí podrían tenerlo los síntomas y la psicología. Por tanto, la teoría de «entrenar a nivel del mar y vivir en altura» podría seguir siendo parte de una estrategia general para la competición en el fútbol americano.

Incluso los corredores de fondo que viven a nivel del mar han utilizado estos dos enfoques anteriores debido a la incapacidad de permanecer durante períodos prolongados a una altitud moderada antes de una competición. Su eficacia no se ha establecido claramente, pero podría considerarse un enfoque práctico para la competición a una altitud moderada.

Aunque la Agencia Mundial Antidopaje no ha prohibido el uso de tiendas ambientales hipóxicas, existe controversia y preocupaciones sobre su uso, similares a las del **dopaje sanguíneo**[42]. Sin embargo, no está claro qué dosis debe usarse para obtener las respuestas deseadas[40,41,43,61]. Sin embargo, los datos iniciales han constatado que el uso de estas cámaras no parece tener ningún impacto en el nivel del mar, aunque se necesitan más estudios[33].

Revisión rápida

- Los deportistas se preparan para la competición en altitud con estrategias para ganar un cierto nivel de aclimatación antes de esta.
- El mal de altura es una peligrosa afección originada por la reducción de Po_2 que puede conducir a edema cerebral de altitud elevada.
- La teoría de «entrenar a nivel del mar y vivir en altura» permite las ventajas oxidativas de la altitud sin obstaculizar la intensidad del entrenamiento.
- Algunos deportistas de competición no intentan en absoluto aclimatarse a la altitud. Más bien, llegan a la competición el mismo día, compiten y se van.

Aplicaciones prácticas

Al evaluar los desafíos ambientales, es vital que se considere el panorama completo. Como se ha visto, uno puede estar a una altura elevada y sufrir deshidratación sin las demandas del calor o el ejercicio. O bien, uno puede estar en un ambiente frío, pero sufrir de agotamiento por calor por usar demasiadas capas de ropa.

Por tanto, cuando se desarrollan entrenamientos o estrategias para la competición o el entrenamiento deben apreciarse los diferentes factores de estrés ambiental y del ejercicio específico que se va a realizar.

ESTRÉS POR CALOR

El desafío del estrés por calor, o **hipertermia**, reside en el hecho de que el cuerpo debe disipar el calor considerable producido por los músculos activos durante el ejercicio. Esto se debe al hecho de que los seres humanos tienen una eficacia tan solo del 25 % al 27 % para convertir la energía contenida en los sustratos de los alimentos en energía utilizable en forma de trifosfato de adenosina (ATP) a los músculos activos, y el resto (~75 %) es liberado en forma de calor. La incapacidad de disipar este exceso de energía térmica a través de varios mecanismos homeotérmicos puede crear problemas con la **termorregulación**, o capacidad del cuerpo para mantener una temperatura interna constante (cuadro 12-8).

Las condiciones ambientales de calor y humedad elevados solo hacen que este intento de disipar el calor producido metabólicamente sea un desafío más problemático. En esencia, las altas temperaturas y la humedad pueden bloquear la disipación de calor corporal, lo que aumenta el estrés por calor que experimenta el deportista. A partir de una temperatura central normal de aproximadamente 37 °C (98.6 °F), el ejercicio intenso en condiciones de calor puede producir rápidamente niveles de temperatura central peligrosamente elevados de 41 °C (105.8 °F), lo que lleva a enfermedades graves por calor[1] (cuadro 12-9).

Por tanto, es importante comprender el factor de estrés ambiental para prevenir enfermedades causadas por el calor y optimizar el rendimiento con el calor[1,30].

TERMORREGULACIÓN

Si el cuerpo va a responder fisiológicamente para mantener la temperatura central deseada, debe poder detectar los cambios de temperatura. Los receptores que detectan aumentos o descensos de temperatura se encuentran tanto en la periferia como en el hipotálamo[19]. Los receptores periféricos se ubican dentro y debajo de la piel y en la cavidad peritoneal (abdominal). En el sistema nervioso central (SNC), además del hipotálamo, los receptores se encuentran en el tronco del encéfalo y la médula espinal[10] (Fig. 12-7). Como ocurre con tantas funciones fisiológicas, el hipotálamo desempeña un papel central en la integración y regulación de la temperatura corporal a 37 °C (98.6 °F) mediante el control de las respuestas en todo el cuerpo.

En otras palabras, el hipotálamo puede actuar como un termostato, enviando señales para aumentar o disminuir la temperatura por medio de diferentes mecanismos a su disposición (Fig. 12-8).

Cuando la temperatura corporal aumenta, el hipotálamo detecta las señales de los receptores termosensibles, así como la temperatura de la sangre, lo que da como resultado una serie de respuestas fisiológicas diferentes, que van desde un aumento de la frecuencia y el gasto cardíacos hasta un incremento de la vasodilatación e índices de transpiración acelerados.

Los factores que determinan el estrés termorregulador que el ambiente imparte al cuerpo son la temperatura ambiental, la humedad relativa y la velocidad del viento. La humedad relativa es el porcentaje de vapor de agua contenido en el aire. Por ejemplo, una humedad relativa del 30 % significa que el aire contiene solo el 30 %

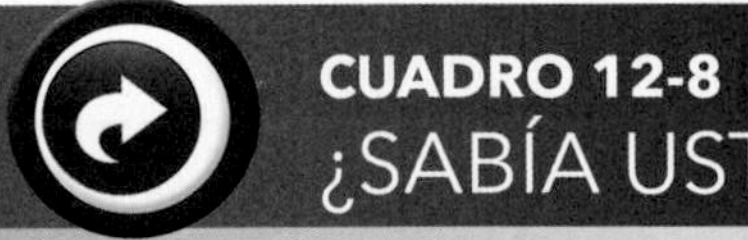

CUADRO 12-8
¿SABÍA USTED?

Sudoración: uso de una camiseta frente a piel desnuda

A menudo, al hacer ejercicio en condiciones de calor, la tentación obvia es quitarse la camiseta y hacer ejercicio con la piel desnuda. Aunque a primera vista puede tener sentido, quizá no lo tiene. El sudor es más valioso mientras se mantiene en la superficie del cuerpo, pues sufre un fenómeno de enfriamiento por evaporación que ayuda a enfriar el cuerpo. Este efecto de enfriamiento influye en el flujo sanguíneo hacia la piel, donde se enfría y circula de regreso al centro del cuerpo para ayudar también al enfriamiento interno. Si el sudor cae de la superficie de la piel antes de que pueda pasar por los procesos de evaporación, el efecto de enfriamiento, importante para el cuerpo, se reduce. Esto aplica sobre todo al ejercicio intenso o en condiciones de mucho calor, cuando los índices de sudoración son altos. Es, por tanto, más beneficioso usar una camiseta blanca o ligera o camisetas especializadas elaboradas con microfibras, que permiten la retención adecuada del sudor en la piel para el enfriamiento por evaporación. Además, la exposición de la piel a ondas ultravioleta electromagnéticas sin bloqueador solar también puede aumentar el riesgo de sufrir cáncer de piel.

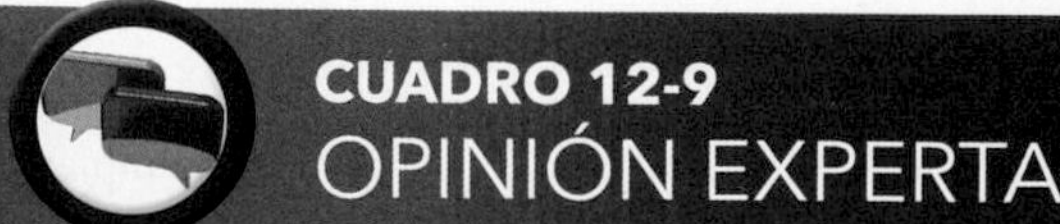

CUADRO 12-9
OPINIÓN EXPERTA

Golpe de calor por esfuerzo

Douglas J. Casa, PhD, ATC, FNAK, FACSM, FNATA
Professor, Department of Kinesiology
CEO, Korey Stringer Institute
University of Connecticut
Storrs, Connecticut

El golpe de calor por esfuerzo (GCE) es una afección que puede poner en riesgo la vida y que es más probable que ocurra cuando los deportistas realizan ejercicio intenso en condiciones cálidas o calurosas. A lo largo de mis años de tratar a deportistas con GCE, realizar investigaciones relacionadas con la afección y revisar documentos legales relacionados con casos de esta afección, he encontrado mucha consistencia en cuanto a las causas de su aparición y los errores comunes en la prevención, el reconocimiento y el tratamiento.

Cuando la GCE se desarrolla en un entorno de práctica, comúnmente existen varios factores, incluidos los siguientes:

1. Casi siempre se desarrolla en la primera semana de práctica y principalmente en los primeros 3 días.
2. El deportista a menudo está trabajando a una intensidad mayor a su capacidad «normal».
3. El deportista a menudo usa más equipo, además de pantalones cortos y una camiseta.
4. Las políticas de descanso no se modificaron en función de las condiciones ambientales.
5. La sesión de práctica/acondicionamiento no se planificó bien en términos de descansos, duración y necesidades de hidratación.
6. El deportista no participó en un programa de «incorporación paulatina» con respecto al número de prácticas, duración de las prácticas, cantidad de equipo, etcétera.
7. El deportista no está aclimatado o solo lo estaba parcialmente.
8. El deportista a menudo intenta impresionar a los entrenadores, compañeros de equipo, progenitores o a sí mismo.
9. No suele haber personal médico.
10. Hay una política y procedimientos incorrectos con respecto al GCE.
11. La educación de los entrenadores, progenitores y deportistas está desactualizada o completamente ausente.

Cuando el GCE se origina en una carrera en ruta/triatlón, a menudo tiene algunas características comunes, que incluyen las siguientes:

1. El deportista está tratando de cumplir con algún estándar (calificar para el Maratón de Boston, mejorar la marca personal) y se esfuerza en los últimos kilómetros.
2. El deportista no planifica adecuadamente el ambiente, ya sea por usar demasiada ropa en un clima frío o por no estar aclimatado adecuadamente para una competición en un clima cálido.
3. El deportista a menudo tiene una enfermedad que causa fiebre baja incluso antes de comenzar la carrera.
4. El deportista recibe asistencia de acompañamiento al final de la carrera por parte de una persona nueva que no participó en toda la práctica deportiva.
5. El deportista no tiene una estrategia de carrera bien ensayada, incluido el ritmo basado en las condiciones ambientales y el nivel de acondicionamiento físico, estrategia de hidratación, etcétera.

A menudo, los problemas relacionados con el reconocimiento y el tratamiento del GCE se reduce a dos cuestiones. El primer problema es la falta de una evaluación rápida y precisa de la temperatura corporal central y de la función del sistema nervioso central. El segundo es el retraso en el enfriamiento agresivo para lograr que el deportista se enfríe rápidamente.

En un entorno de campo, la evaluación mediante la temperatura rectal es la única forma de evaluar con precisión la temperatura corporal inmediatamente después de un ejercicio intenso en condiciones de calor. Un retraso en la determinación de una temperatura precisa o en el uso de un modo de evaluación de la temperatura inválido para los deportistas que realizan ejercicio intenso en condiciones de calor ha tenido consecuencias muy adversas. El proceso de enfriar a un deportista con GCE debe comenzar lo más rápido posible.

Han surgido problemas cuando el enfriamiento se retrasa (debido a la falta de reconocimiento o de preparación adecuada para tener modalidades de enfriamiento *in situ*) o porque el modo de enfriamiento que se utilizó tenía velocidades de enfriamiento inferiores (p. ej., bolsas de hielo en las arterias periféricas). La inmersión en agua fría es el estándar de referencia y debe utilizarse cuando sea posible. Cuando no se puede, pueden utilizarse otros métodos: pasar hielo/toallas húmedas sobre todo el cuerpo directamente sobre la piel o utilizar el método taco o burrito, con una lona llena de hielo y agua. Ambos métodos proporcionan buenos índices de enfriamiento y pueden maximizar las probabilidades de supervivencia. El mantra «primero enfriar, luego trasladar» debe aplicarse siempre en el GCE para minimizar los minutos de hipertermia extrema y maximizar las probabilidades de supervivencia.

Lecturas recomendadas

Belval LN, Casa DJ, Adams WM, et al. Consensus statement—prehospital care of exertional heat stroke. *Prehosp Emerg Care*. 2018;22:392–397.

Casa DJ, Hosokawa Y, Belval LN, et al. Preventing death from exertional heat stroke—the long road from evidence to policy. *Kinesiol Rev*. 2017;6:99–109.

de la humedad que es capaz de retener; una humedad relativa del 90 % significa que el aire circundante solo puede absorber un 10 % más de humedad. Una humedad relativa del 30 % con una temperatura de 32.2 °C (90 °F) se registra en el **índice de estrés por calor** como riesgo de bajo a moderado, mientras que una humedad relativa del 90 % a la misma temperatura ambiente se registra como un riesgo alto en el índice de estrés por calor. En el primer caso, puede ser seguro realizar una práctica deportiva, pero en el último caso, debe practicarse en otro momento (*v.* el estudio de caso, más adelante en este capítulo).

La velocidad del viento contribuye al efecto del enfriamiento convectivo en el cuerpo y puede reducir, hasta cierto punto, el índice de estrés por calor. Desde una perspectiva biológica, la capacidad del cuerpo humano para mantener constante la temperatura corporal coloca al ser humano en un grupo de animales avanzados denominados **homeotermos**.

Otros animales que entran en esta categoría son los mamíferos y las aves, pero no los anfibios, los peces o los reptiles. Esta capacidad homeotérmica, es decir, la capacidad de funcionar de manera relativamente independiente del ambiente al mantener el punto de ajuste de la temperatura corporal, ha permitido que el ser humano pueda desempeñarse en ambientes extremos, si bien puede ser bastante agotador para el cuerpo. Se observan diferentes efectos fisiológicos en diferentes temperaturas (Fig. 12-9).

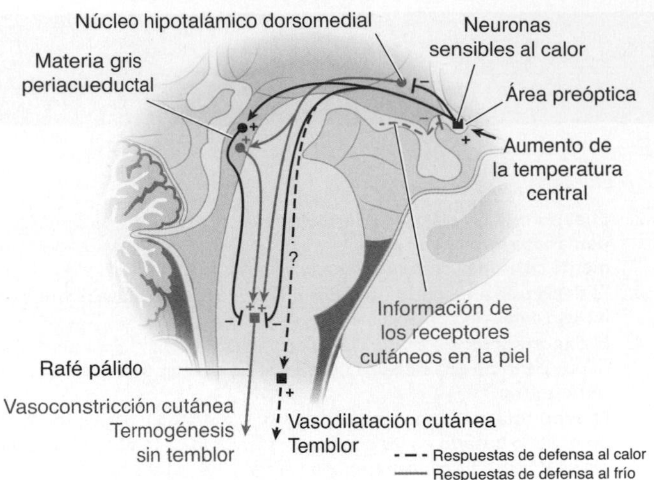

FIGURA 12-7. Regulación de la termorregulación por retroalimentación negativa del área preóptica del hipotálamo anterior. Varios mecanismos de retroalimentación están involucrados en la regulación de la temperatura corporal.

Mecanismos de pérdida de calor

El cuerpo tiene cuatro mecanismos básicos que pueden ayudar a mantener su temperatura central adecuada y fomentar la pérdida de calor:

1. Convección
2. Conducción
3. Radiación
4. Evaporación

Convección

La **convección** se produce cuando el aire que llega a la superficie de la piel elimina el aire calentado por el cuerpo y lo reemplaza con aire más frío. Piénse en lo diferente que sería salir a correr en un día caluroso de verano con un viento de 1 mph frente a uno de 10 mph. Esta es también la base de los efectos de enfriamiento de los ventiladores.

El ambiente, ya sea artificial (ventiladores) o natural (brisa), puede ayudar eficazmente al cuerpo a perder calor por convección. Incluso durante una ola de calor, el riesgo de muerte puede reducirse con el uso adecuado de los ventiladores (es decir, si se dirigen al cuerpo con la piel expuesta), de modo que promuevan el enfriamiento convectivo del hogar[9]. La pérdida de calor con enfriamiento convectivo depende de la velocidad y la temperatura del aire. Obviamente, reemplazar la capa de aire de la superficie del cuerpo con un flujo de aire cálido no será tan efectivo como hacerlo con un flujo de aire más frío. Esto puede ilustrarse fácilmente al comparar un ventilador que impulsa aire caliente sobre el cuerpo con la misma tarea realizada por una unidad de aire acondicionado, que desprende aire frío.

Curiosamente, el agua también puede tener un elemento de pérdida de calor por convección cuando discurre sobre la piel. La velocidad del agua en movimiento y su temperatura afectarán su efectividad convectiva para la pérdida de calor. Mantener la temperatura corporal adecuada durante la natación depende en gran medida de la pérdida de calor por convección a medida que el agua pasa por el cuerpo. Fuera del ámbito deportivo, se ha experimentado con varios tipos de trajes de refrigeración con agua y gorros para aplicaciones industriales, militares y espaciales, y se ha constatado que son eficaces[52,63].

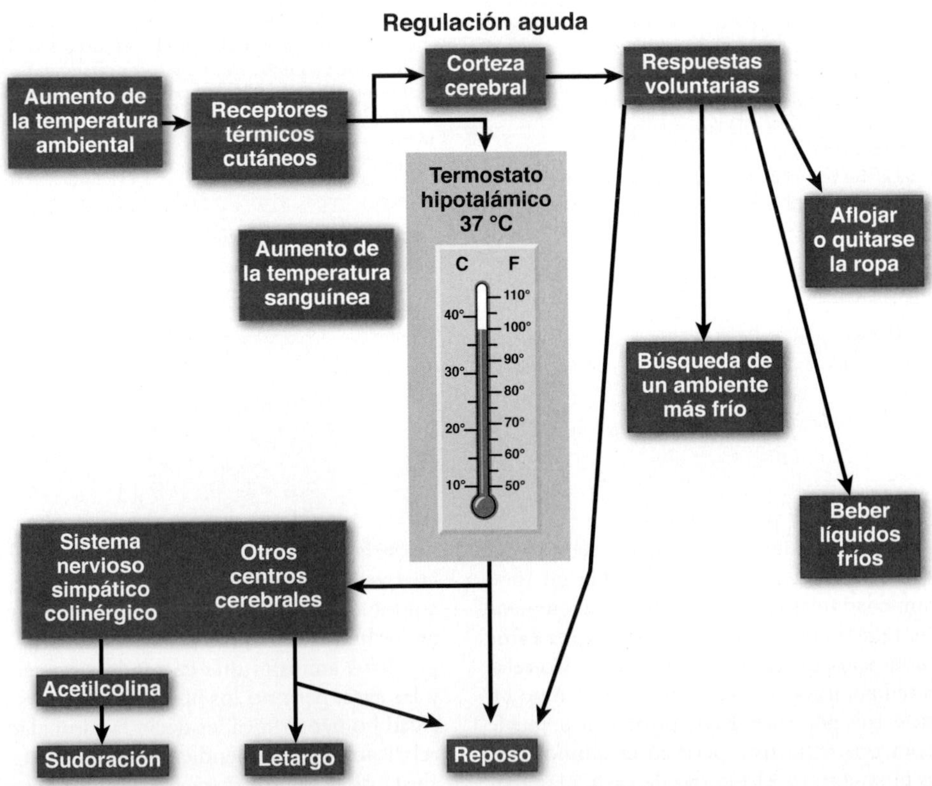

FIGURA 12-8. La integración de la información es vital para que el hipotálamo regule y controle la temperatura central. Se monitoriza la información de entrada y la de salida para ayudar a regular temperatura central. La información procedente de una temperatura sanguínea más alta y de receptores termosensibles proporcionará señales al hipotálamo para que cause vasodilatación y sudoración de la piel.

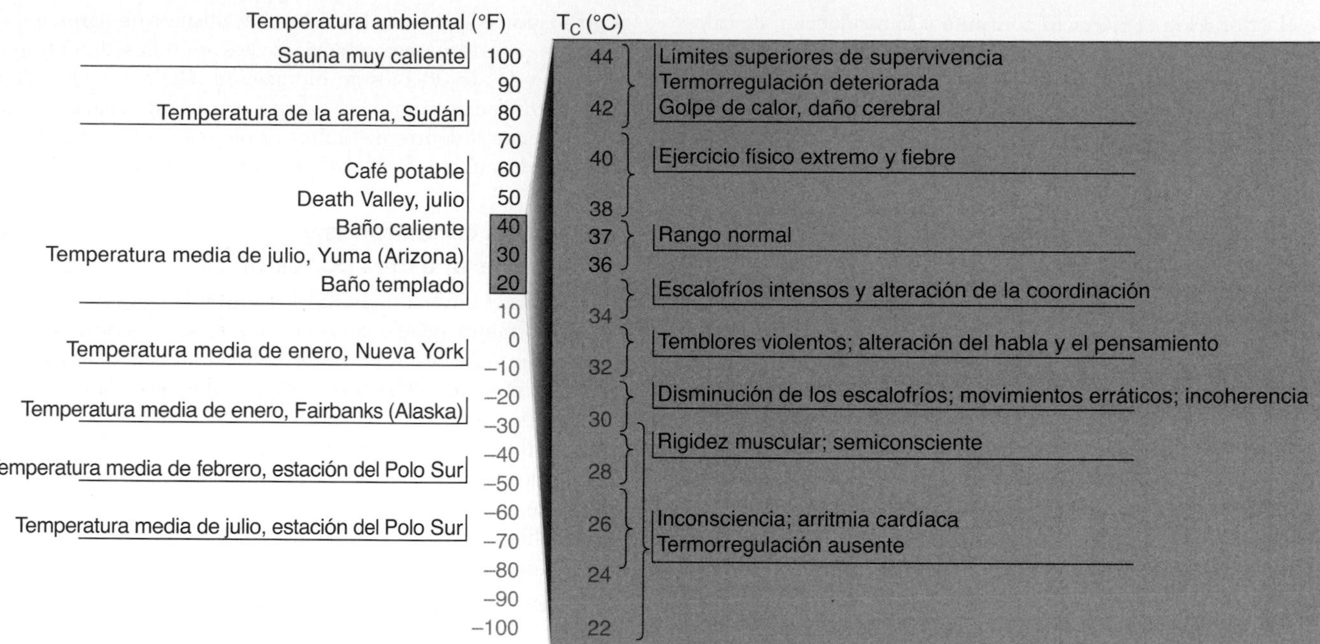

FIGURA 12-9. Comparación de la temperatura corporal central (Tc) y del ambiente. Se producen diferentes efectos fisiológicos a diferentes temperaturas ambientales.

Conducción

La **conducción** se produce cuando hay contacto físico entre dos superficies y la dirección del flujo de calor es del objeto más cálido al más frío. Según esta premisa, un deportista con sobrecalentamiento sentado en una bañera de agua fría promoverá la conducción de calor de la piel, de más caliente, hacia la más fría. Por el contrario, el uso de una bañera de hidromasaje de agua caliente para el tratamiento terapéutico de la rodilla promovería el flujo de calor del agua a las partes sumergidas de su cuerpo. Debido a sus propiedades conductoras, un baño de agua fría reducirá la temperatura corporal de manera más rápida y efectiva que permanecer en un lugar con aire fresco, incluso si el agua y el aire estuvieran a la misma temperatura. Además, la cantidad de área de superficie en contacto con el objeto afectará el índice de pérdida de calor (a un objeto frío) o la ganancia (de un objeto caliente a uno frío). Es decir, cuando la temperatura central es alta, sumergir a una persona en un baño de agua helada tendrá un efecto de enfriamiento mayor que colocar bolsas de hielo en partes específicas del cuerpo.

Radiación

La **radiación** involucra moléculas en movimiento que se mueven constantemente y emiten calor en forma de ondas electromagnéticas. En un ambiente normal de alrededor de 23.9 °C o 75 °F, la radiación representa aproximadamente el 67 % de la pérdida total de calor, mientras que en un ambiente cálido de 35 °C o 95 °F, solo alrededor del 4 % de la cantidad total de calor perdido por el cuerpo se debe a la radiación. Cuando la temperatura circundante es mayor que la temperatura corporal, el cuerpo puede ganar calor. Se emite un mayor flujo de calor radiante si el ambiente circundante es más fresco. La energía térmica radiante se absorbe de diferentes fuentes, la más obvia de las cuales es la luz solar directa, junto con la luz solar reflejada y otras fuentes de energía térmica distintas del cuerpo, como un radiador o una sauna. Por tanto, jugar un partido de tenis en el abierto de Australia en un día soleado, caluroso y húmedo presentará un conjunto de exigentes condiciones que producirán una gran cantidad de estrés por calor. Curiosamente, la energía radiante del sol en altitud es mayor que la del nivel del mar porque los rayos solares no están tan filtrados por la atmósfera, y esto da como resultado una mayor intensidad de luz que conduce a efectos más intensos en períodos más cortos (p. ej., quemaduras solares).

Evaporación

La **evaporación** se produce cuando el agua ubicada en la superficie de la piel del cuerpo y las vías respiratorias se transforma a su estado gaseoso (vaporización), que absorbe el calor y enfría el cuerpo. Este tipo de evaporación es constante (el agua se difunde continuamente desde el cuerpo hacia la superficie de la piel y al respirar perdemos continuamente calor de las vías respiratorias), pero, debido a que no somos conscientes de ello, se denomina *evaporación insensible*. Cuando hay una carga de calor mayor de lo habitual sobre el cuerpo, como durante el ejercicio, se activa el mecanismo de sudoración, que es una forma especializada de pérdida de calor por evaporación que implica la secreción de una solución salina diluida de las glándulas sudoríparas, ubicadas en numerosos lugares del cuerpo. Estas glándulas secretan esta solución hipotónica sobre la piel al ser estimuladas por el sistema nervioso simpático. A veces pueden notarse, por ejemplo, las palmas sudorosas en una respuesta de ansiedad (asociada con la estimulación de la rama simpática del sistema nervioso autónomo), y esto no debe confundirse con la sudoración en respuesta a desafíos térmicos. La evaporación térmica y el enfriamiento del cuerpo se producen cuando una señal de calor estimula las glándulas sudoríparas para que secreten sudor, que puede alterarse en su composición en función de la aclimatación al calor, clima, dieta y factores genéticos[47].

Debido a que el cuerpo está caliente, algunas moléculas de sudor/agua de la capa superficial tienen una mayor energía térmica cinética que otras moléculas del mismo tipo que no han absorbido tanto calor corporal. Estas moléculas de movimiento más rápido se vaporizan porque tienen suficiente energía cinética para que el agua se convierta de su fase líquida a su fase gaseosa. Esto deja en la piel esas moléculas de sudor/agua con menor energía cinética, lo que hace que el sudor esté a una temperatura más baja y produzca el enfriamiento evaporativo de la piel a la vez que permite que se escape el calor. Con el ejercicio continuo y la producción de calor, este ciclo de sudoración de cinética molecular se repite una y otra vez, lo que permite que el cuerpo se beneficie del enfriamiento por evaporación. En el proceso, se pierde agua y el cuerpo puede deshidratarse gravemente, ya que se puede perder 1 $L \cdot h^{-1}$ a 2 $L \cdot h^{-1}$ (y en casos extremos, 4) de sudor durante el ejercicio intenso, tanto en condiciones cálidas como húmedas. Con la combinación de procesos evaporativos pasivos y activos, la pérdida de agua puede volverse significativa, lo que subraya la importancia de una hidratación adecuada durante el ejercicio para prevenir la hipohidratación y la hipertermia (*v.* cap. 11)[53].

Equilibrio de la ganancia y la pérdida de calor

El desafío al que se enfrenta el cuerpo en caso de estrés por calor o de hacer ejercicio en un ambiente caluroso es mantener el equilibrio adecuado entre la ganancia y la pérdida de calor (Fig. 12-10). Debe establecerse un equilibrio muy preciso si se quiere mantener la temperatura central dentro de límites aceptables. Si este equilibrio no se alcanza, puede sobrevenir una hipertermia incontrolada que podría llevar a la muerte.

En un lado de la balanza están los factores que conducen al aumento de calor, incluida la intensidad y la duración del ejercicio, la cantidad de activación muscular, las influencias hormonales, los efectos térmicos de los alimentos, las condiciones ambientales, el estado de hidratación, la ropa y el índice metabólico basal. En el otro lado de la balanza están los mecanismos de pérdida de calor descritos anteriormente, además de los métodos de enfriamiento externos y los protocolos de hidratación. La integración de todos estos factores determina si el cuerpo es capaz de mantener su temperatura central dentro de límites fisiológicos tolerables sin ningún síntoma adverso o enfermedad por calor resultante.

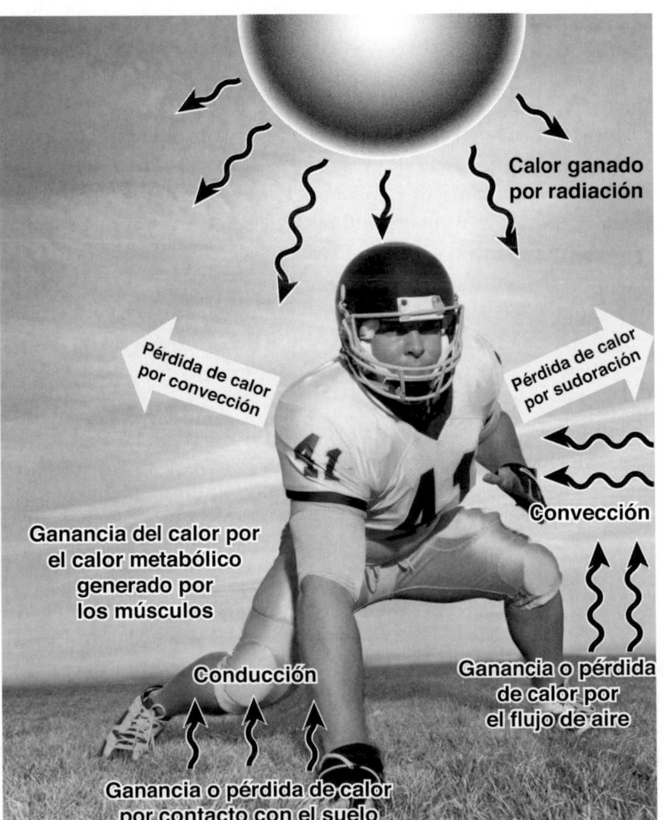

FIGURA 12-10. Métodos de pérdida y ganancia de calor. El calor producido por el cuerpo durante el ejercicio es muy intenso debido a las contracciones de los músculos y la baja eficiencia del cuerpo humano para utilizar toda la energía. El calor se obtiene por conducción a partir del contacto con el suelo, por convección y por radiación. La pérdida de calor, imprescindible para mantener la función fisiológica normal, se facilita por convección, a partir de la vasodilatación periférica de la sangre, y la sudoración, para la mejora del enfriamiento por evaporación.

Respuestas circulatorias y metabólicas al estrés por calor

Las respuestas circulatorias al calor son otro conjunto de mecanismos importantes relacionados con los ajustes fisiológicos al calor. Incluso en condiciones de reposo, el calor aumenta la frecuencia cardíaca y el gasto cardíaco y redirige el flujo circulatorio. En esencia, con este aumento del gasto cardíaco, el cuerpo redistribuye parte del flujo sanguíneo hacia la periferia, incluida la piel, de modo que el calor puede disiparse y la sangre se enfría. Sentarse o hacer ejercicio en condiciones de calor provoca enrojecimiento de la piel y rubor debido al aumento del flujo sanguíneo periférico. Esto, junto con el aumento de la sudoración, muestra claramente los intentos del cuerpo por disipar el calor.

Influencia de la composición corporal y el nivel de acondicionamiento físico

La composición corporal puede influir significativamente en la susceptibilidad al estrés por calor. La producción de calor con el ejercicio está relacionada con la masa o el volumen corporal de un individuo, mientras que la disipación de calor está determinada por la superficie corporal. La relación entre el volumen corporal (que produce calor) y el área de la superficie corporal (que disipa el calor) es menos favorable en un liniero (*tackle*) ofensivo de la NFL que mide 1.98 m de altura y pesa 163.6 kg que en un *back* defensivo que mide 1.83 m y pesa 81.8 kg.

Los altos porcentajes de grasa corporal empeorarán las cosas para el liniero, pues el efecto aislante de la grasa dificultará la pérdida de calor. El acondicionamiento físico también es importante cuando se trata de realizar ejercicio en un ambiente caluroso. En un ambiente cálido, la disipación del calor requiere la redistribución de sangre desde el centro y el tejido muscular hacia el tejido periférico. Esto significa que la sangre que normalmente se dirigiría a la musculatura durante el ejercicio ahora se envía a la periferia, justo debajo de la piel, con objeto de que escape el calor. Si no se disipa suficiente calor, puede producirse hipertermia (aumento de la temperatura corporal central).

Además, si se expulsa demasiada sangre del músculo, sería difícil para el cuerpo realizar una actividad muscular intensa debido a la reducción del flujo sanguíneo. Por tanto, el equilibrio entre el porcentaje del gasto cardíaco enviado a la periferia para disipar el calor frente al que se necesita para los órganos centrales y la musculatura es muy sensible. Y, cuando se realiza ejercicio intenso, este equilibrio entre las dos funciones fisiológicas se pone en tensión, ya que ambos factores tienen necesidades opuestas.

Las personas con un consumo máximo de oxígeno mayor tendrán también una mayor capacidad de gasto cardíaco, y, cuando se combina con una menor grasa corporal y una proporción favorable entre la superficie de la piel y la masa corporal, tendrán una clara ventaja a la hora de practicar ejercicio en condiciones de calor. Además, la respuesta de sudoración en aquellas personas con una buena condición física iniciará con aumentos más pequeños de la temperatura central, en comparación con las personas menos en forma. En resumen, el mecanismo de sudoración se vuelve más sensible a los aumentos de temperatura corporal.

Revisión rápida

- Los termorreceptores detectan la temperatura corporal y alertan al hipotálamo a fin de que responda para mantener una temperatura interna constante.
- La temperatura ambiente, la humedad relativa y la velocidad del viento influyen en la temperatura central del cuerpo.
- La convección disipa el calor cuando un líquido (aire o agua) se mueve sobre la superficie del cuerpo.
- La conducción es la transferencia de calor de un objeto más cálido a uno más frío como resultado del contacto físico entre ambos.
- La radiación es una pérdida (o ganancia) de calor en forma de ondas electromagnéticas.
- La evaporación promueve la pérdida de calor cuando el agua o el sudor se vaporizan o se convierten a su estado gaseoso.
- Los pulmones disipan el calor a través de la transpiración insensible.
- El aumento del flujo sanguíneo hacia la periferia aumenta la disipación del calor.
- El acondicionamiento físico mejora la capacidad de disipación del calor.

ENFERMEDAD POR CALOR

Con el inicio del ejercicio, se produce calor y el cuerpo tiene el desafío de mantener la temperatura central a pesar de esta mayor carga de calor. A temperaturas ambientales más altas, el reto se vuelve aún más difícil porque hay menos gradiente de temperatura entre el cuerpo y su entorno. En consecuencia, aumenta el potencial de enfermedades causadas por el calor. Comprender y reconocer las formas básicas de estas enfermedades es vital para optimizar la seguridad al hacer ejercicio[1,2].

Calambres por calor

Los **calambres por calor** inducidos por el ejercicio son calambres musculares que se producen cuando una persona se expone al calor, y a menudo resultan de la deshidratación, la insuficiencia de sodio en todo el cuerpo y fatiga neuromuscular (Fig. 12-11). Con solo mirar varios deportes en la televisión, uno puede ver a muchos jugadores de fútbol, fútbol americano, rugby y *lacrosse* agachados, sosteniendo sus muslos o pantorrillas, aparentemente con dolor, y sus entrenadores tratando de estirar el músculo afectado. Por lo general, estos calambres son provocados por el ejercicio intenso y se caracterizan por contracciones musculares involuntarias muy dolorosas. Sin embargo, los calambres musculares pueden originarse incluso en reposo después de las prácticas o durante una sesión de ejercicio. Su origen reside en una combinación de factores, entre los cuales se incluye deshidratación, desequilibrios de electrólitos y/o fatiga neuromuscular en múltiples prácticas. El término *calambres por calor* puede ser un nombre inapropiado porque a menudo se producen cuando la temperatura central está en el rango normal. Curiosamente, se ha descubierto que los calambres por calor son la forma más común de enfermedad por calor en las primeras 3 semanas de las prácticas de fútbol americano (dos veces al día) en ambientes calurosos[18].

Síncope

Cuando un deportista o cualquier persona se sienta o permanece de pie durante mucho tiempo en condiciones de calor, o acaba de completar una actividad en tales condiciones, puede producirse un **síncope** por calor o desmayo. Los mareos o aturdimiento por el calor pueden deberse a un exceso de dilatación periférica, acumulación de sangre en las piernas que reduce el retorno venoso, deshidratación, reducción del gasto cardíaco o, posiblemente, isquemia cerebral[1,13]. Esta enfermedad por calor es más común en personas que no se han aclimatado a un ambiente caluroso.

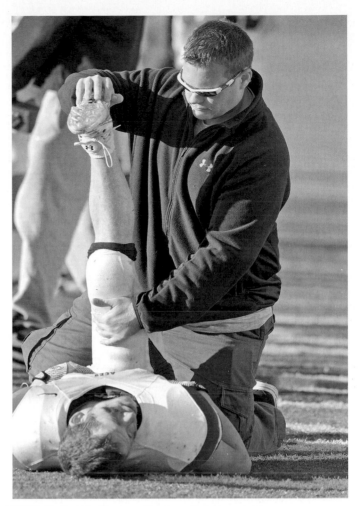

FIGURA 12-11. Calambre por calor. Los calambres por calor son muy comunes en actividades recreativas y deportes que involucran ejercicio intenso en condiciones de calor con otros desafíos asociados tales como la deshidratación y la pérdida de electrólitos. Los calambres por calor son contracciones involuntarias de la musculatura y son muy dolorosos. Se tratan con descanso y frío, ingesta de líquidos y electrólitos, realización de estiramientos suaves en la amplitud de movimiento y masajes suaves del grupo de músculos afectados, y consulta médica si no desaparecen en 1 h.

Agotamiento por calor

El **agotamiento por calor** durante el ejercicio puede ser el resultado de una serie de distintos factores, que incluyen sudoración intensa, deshidratación, pérdida de sodio y agotamiento de energía. Suele producirse en ambientes cálidos y húmedos, lo que dificulta el diagnóstico para muchos entrenadores. Los signos y síntomas incluyen palidez, calambres musculares persistentes, debilidad, desmayos, mareos, cefalea, hiperventilación, náuseas, diarrea, pérdida aguda del apetito, disminución de la producción de orina y una temperatura corporal central que generalmente oscila entre 36 °C (97 °F) y 40 °C (104 °F)[1,13,20]. Cabe señalar que el agotamiento por calor debido al ejercicio es difícil de distinguir del golpe de calor por esfuerzo (GCE). En caso de duda, se debe iniciar el tratamiento de enfriamiento para el golpe de calor porque las posibles consecuencias para la salud, que incluyen la muerte, son más graves para el golpe de calor que para el agotamiento por calor.

Golpe de calor por esfuerzo

El **golpe de calor por esfuerzo (GCE)** es una urgencia médica probada, pero a menudo se confunde con el agotamiento por calor. Si no se trata rápidamente, puede provocar la muerte[12]. Con el ejercicio intenso o de larga duración, la producción de calor por parte del cuerpo o la incapacidad de deshacerse del mismo pueden sobrecargar el sistema termorregulador y producir un golpe de calor. La muerte por GCE es una tragedia por inacción, ya que puede tratarse eficazmente si de inmediato se toman las medidas adecuadas (Fig. 12-12). Con el golpe de calor, la temperatura central suele aumentar a más de 40 °C (104 °F), lo que causa daño celular a los órganos y tejidos, incluido el centro termorregulador en el hipotálamo. En consecuencia, los mecanismos de pérdida de calor suelen «apagarse» con un golpe de calor, lo que permite mayores incrementos de la temperatura central (puede llegar a provocar la muerte a temperaturas centrales mayores de 43 °C o 109.4 °F). Aunque existen muchos métodos para medir la temperatura central, el más preciso es la medición de la temperatura rectal[14].

Entre los cambios fisiológicos producidos con el golpe de calor se incluyen un aumento de la acidosis láctica, exceso de potasio en la sangre, insuficiencia renal aguda, **rabdomiólisis** (destrucción del tejido muscular que produce mioglobina y otras proteínas habitualmente presentes en los músculos, que ahora aparecen en la sangre), trastornos hemorrágicos y otras afecciones médicas.

La combinación de estos cambios pueden provocar la muerte. Los signos y síntomas del golpe de calor incluyen frecuencia cardíaca rápida (taquicardia), hipotensión, sudoración (aunque la piel puede estar seca en el momento del colapso), hiperventilación, alteración del estado mental, diarrea, convulsiones y coma. El tratamiento debe centrarse en enfriar rápidamente el cuerpo, ya que, cuanto mayor sea la demora en el tratamiento, mayor será la probabilidad de muerte (Fig. 12-13).

Factores que afectan las enfermedades causadas por el calor

El nivel de acondicionamiento físico y la edad afectan la susceptibilidad a las enfermedades por calor y las respuestas a las condiciones de calor y humedad[1,36]. El género, no obstante, parece tener un efecto mínimo[37], de modo que no es un factor cuando se equipara con el tamaño corporal, el nivel de acondicionamiento físico, la grasa corporal y el nivel de aclimatación[34,36]. Esto es cierto a pesar del hecho de que la sudoración se desencadena a una temperatura central más alta en las mujeres que en los hombres, lo que resulta en un retraso en la respuesta de sudoración en las mujeres que hacen ejercicio.

Nivel de acondicionamiento físico

Debido a que el nivel de acondicionamiento físico es un factor de riesgo modificable, debe considerarse cuidadosamente antes de realizar una actividad en condiciones de calor ambiental extremo. La condición cardiovascular, en particular, debe ser el enfoque principal de un programa de acondicionamiento para mejorar la respuesta al calor y reducir el potencial de enfermedades causadas por el calor[1].

Edad

A medida que se envejece, la función cardiovascular disminuye[15,32]. El entrenamiento puede ralentizar este deterioro, pero no puede eliminar los efectos del envejecimiento. La disminución del gasto cardíaco relacionada con la edad desempeña un papel importante en la reducción de la capacidad de una persona mayor para lidiar con el estrés por calor. Las personas mayores no pueden responder al calor con el mismo aumento del gasto cardíaco que las personas más jóvenes. Por tanto, el desafío de suministrar suficiente sangre simultáneamente a los músculos activos y a la periferia para así facilitar la pérdida de calor es mayor entre los adultos mayores que entre los jóvenes. Afortunadamente, al igual que los jóvenes, las personas mayores también pueden aclimatarse al calor para mejorar su capacidad de ejercitarse en condiciones ambientales desfavorables.

RENDIMIENTO EN CONDICIONES DE CALOR

Prepararse para el rendimiento en condiciones de calor es una preocupación para muchos entrenadores y deportistas, especialmente cuando no han tenido la oportunidad de aclimatarse al estrés ambiental. Como se ha señalado anteriormente, la condición cardiovascular es vital para limitar los efectos negativos del calor. Sin embargo, si no se toman precauciones y no se toman en cuenta las señales de advertencia, el estrés por calor y las enfermedades por calor pueden aparecer incluso entre los deportistas más altamente acondicionados[1,12].

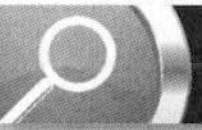

Revisión rápida

- Los calambres por calor, síncope, agotamiento por calor y la insolación son condiciones provocadas por la exposición al calor.
- El golpe de calor es una urgencia médica que debe tratarse de inmediato con inmersión en agua fría, ya que es la más peligrosa y puede ser mortal, especialmente si se confunde con el agotamiento por calor y el tratamiento se retrasa.
- Las medidas de temperatura central son el único diagnóstico preciso de golpe de calor.
- La edad y el acondicionamiento físico afectan la susceptibilidad a las enfermedades por calor.

Rendimiento de resistencia

El rendimiento óptimo de las actividades de resistencia en un ambiente caluroso requiere aclimatación previa, hidratación adecuada y acondicionamiento físico. En un interesante estudio de McCann y Adams[46], se encontró que el rendimiento de resistencia en condiciones de calor disminuía constantemente según lo predicho por la temperatura de **globo y bulbo húmedo (TGBH)** según las guías de la National Collegiate Athletic Association. Se observaron relaciones lineales estadísticamente significativas para las actividades de carrera de obstáculos (CO) de 3 000 m (9 843 pies) y de 10 000 m (32 808 pies) (es decir, a medida que aumentaba el calor, los tiempos disminuían), y se agruparon y analizaron los resultados de 1 500 m (4 921 pies), 3 000 m (9 843 pies), 5 000 m (16 404 pies) y 10 000 m (32 808 pies). Sin embargo, hubo excepciones individuales, y la relación lineal entre la TGBH y el rendimiento en una carrera de distancia no se observó en todas las prácticas de carrera. Más importante aún, el apego a las guías de TGBH fue exitoso en la protección frente a las enfermedades causadas por el calor, con independencia del rendimiento durante los encuentros (cuadro 12-10).

Rendimiento anaeróbico

Aunque pocas prácticas deportivas dependen por completo del metabolismo anaeróbico, muchas actividades de corta duración, como

Journal of Strength and Conditioning Research, 2006, 20(3),462

ESTRATEGIA DE SUPERVIVENCIA: TRATAMIENTO AGUDO DEL GOLPE DE CALOR POR ESFUERZO

DOUGLAS J. CASA[1], JEFFREY M. ANDERSON[1], LAWRENCE E. ARMSTRONG[1], Y CARL M. MARESH[1]

[1]*Human Performance Laboratory, Department of Kinesiology, Neag School of Education, University of Connecticut, Storrs, Connecticut 06269.*

Cuando los deportistas realizan ejercicio intenso en condiciones de calor, el riesgo de golpe de calor por esfuerzo (GCE) siempre está presente. Aunque deben hacerse todos los esfuerzos posibles para minimizar el riesgo (p. ej., aclimatar a los deportistas antes de practicar dos veces al día, optimizar el acondicionamiento físico de los deportistas, programar prácticas durante los momentos más frescos del día, mantener una buena hidratación, modificar los horarios de práctica de acuerdo con las condiciones ambientales, planificar adecuadamente la relación entre el ejercicio y el descanso, aumentar gradualmente la cantidad de equipo y atuendo, aumentar progresivamente la duración e intensidad de las prácticas, etc.), incluso los mejores esfuerzos del personal médico y los entrenadores más proactivos no pueden prevenir todos los casos de GCE. Dado que las prácticas dos veces al día comienzan en agosto en gran cantidad de deportes y en distintos niveles de competición, las instituciones patrocinadoras y todos los profesionales sanitarios deben estar seguros de que se han tomado las precauciones adecuadas para que, en caso de GCE, se evite una tragedia.

La estrategia depende de la evaluación oportuna y el tratamiento rápido. La evaluación comprende dos componentes importantes: a) identificación de la disfunción del sistema nervioso central (SNC) y b) determinación rápida y precisa de la temperatura corporal central. Los signos de disfunción del SNC incluyen conducta irracional, alteración de la conciencia, convulsiones, coma, mareos, irritabilidad, inestabilidad emocional, histeria, apatía, sentirse fuera de lugar, tambalearse, confusión, desorientación y delirio. Una temperatura mayor de 40.6 °C (105 °F) en el momento del colapso indica un posible GCE. La capacidad de realizar rápidamente ambas partes de la evaluación es crítica porque un deportista puede tener un breve intervalo lúcido (10-15 min) durante el cual puede estar consciente, coherente y conversador, pero probablemente se siente fuera de lugar, y un entrenador que conoce bien al deportista puede reconocer que algo va mal. La temperatura debe evaluarse por vía rectal. La investigación reciente ha mostrado claramente que, cuando los deportistas realizan ejercicio intenso en condiciones de calor, la medición de la temperatura axilar, bucal, auricular, timpánica y temporal no es válida porque está influenciada por la hiperventilación, la ingesta oral de líquidos, cambios en la temperatura de la piel, la sudoración y otros factores mitigantes. Por tanto, estos otros métodos no reflejan adecuadamente la temperatura central. La medición precisa de la temperatura es aún más vital si el deportista tiene un intervalo lúcido porque puede perderse un tiempo vital para el tratamiento. Si el deportista con posible GCE tiene una temperatura central mayor a 40.6 °C y/o la disfunción del SNC es evidente, debe comenzarse de inmediato el enfriamiento de todo el cuerpo.

Para el tratamiento de la GCE, el mantra «primero enfriar, luego trasladar» debe guiar el cuidado inmediato si hay el personal médico adecuado (p. ej., entrenador deportivo o médico del equipo). Además de llamar a una ambulancia cuando se ha identificado el GCE, el equipo médico debe tener un plan de urgencia *in situ* para enfriar al deportista hasta que la temperatura rectal alcance 39 °C (102 °F; en ausencia de cualquier otro problema urgente) antes de trasladarle a la instalación médica más cercana. Incluso si no hay personal médico presente, recomendamos el enfriamiento hasta que llegue la ambulancia, pues el enfriamiento rápido es la clave para la supervivencia en los casos de GCE.

Aunque el deportista debe ser enfriado mediante cualquier medio disponible, los mejores índices de enfriamiento se producen con la inmersión en agua fría, que puede realizarse fácilmente en una bañera fría en una instalación deportiva o con un barreño de plástico firme cercano a la instalación de práctica (colocar una sábana o toalla debajo de las axilas del deportista y hacer que un asistente le sostenga evitará que el paciente se sumerja). La bañera debe llenarse a la mitad bajo la sombra, y deben colocarse de tres a cuatro enfriadores de hielo cerca para reducir rápidamente la temperatura del agua según sea necesario. Dicha temperatura debe mantenerse entre 7-14 °C (45-58 °F). Excepto por la cabeza, debe sumergirse la mayor parte del cuerpo posible. El agua debe hacerse circular durante el enfriamiento, y la temperatura rectal de deportista debe monitorizarse en todo momento. Una vez que la temperatura del deportista alcanza los 39 °C (102 °F), este debe salir del agua. Ayúdese, para levantarlo y sacarlo del agua, de compañeros de equipo u otros miembros del personal. Si la evaluación continua de la temperatura rectal durante la inmersión en agua no es posible, entonces recomendamos una evaluación inicial de la temperatura rectal tras 10 min de inmersión y luego una revaloración. Los índices de enfriamiento con la inmersión en agua será aproximadamente 0.2 $°C \times min^{-1}$ (0.36 $°F \times min^{-1}$) y puede hacerse una conjetura con respecto a los cambios de la temperatura central si se obtiene una temperatura rectal inicial y se registra la duración del enfriamiento. Aunque la inmersión en agua fría es claramente el mejor método de enfriamiento, si no hay una bañera disponible, pueden usarse otros métodos, como los siguientes: colocar toallas húmedas y frías sobre el cuerpo y reemplazarlas frecuentemente con toallas frescas; rociar agua fría en el cuerpo y dirigir ventiladores hacia el deportista; colocar al deportista en un baño frío; y cubrir al deportista con hielo.

Creemos que los índices de supervivencia aumentan (y casi se garantiza) cuando se implementan inmediatamente la evaluación precisa y la inmersión en agua fría. Puede ser necesario modificar las políticas y procedimientos institucionales respecto al GCE para reflejar estas recomendaciones, y los detalles deben analizarse y practicarse antes que se produzca algún incidente. El GCE es un riesgo constante para los deportistas que se ejercitan en ambientes cálidos; no debe haber riesgo de muerte por GCE.

RECURSOS ADICIONALES

BINKLEY, H.M., J. BECKETT, D.J. CASA D. KLEINER, AND P. PLUMMER. National Athletic Trainers Association position statement: Exertional heat illnesses. *J. Athl. Train.* 37:329-343. 2002.

CASA, D.J., AND L.E. ARMSTRONG. Exertional heatstroke: A medical emergency. In: *Exertional Heat Illnesses*, L.E. Armstrong (ed.). Champaign, IL: Human Kinetics, 2003. pp. 29-56, 230-234.

CASA, D.J., L.E. ARMSTRONG, M.S. GANIO, AND S.W. YEARGIN. Exertional Heat stroke in competitive athletes. *Curr. Sports Med. Rep.* 4:309-317. 2005.

FIGURA 12-12. Tratamiento del golpe de calor. (De Casa DJ, Anderson JM, Armstrong LE, et al. Survival strategy: acute treatment of exertional heat stroke. *J Strength Cond Res.* 2006;20(3):462. Copyright © 2006 National Strength and Conditioning Association. Reimpreso con permiso de National Strength and Conditioning Association, Colorado Springs, CO, USA.)

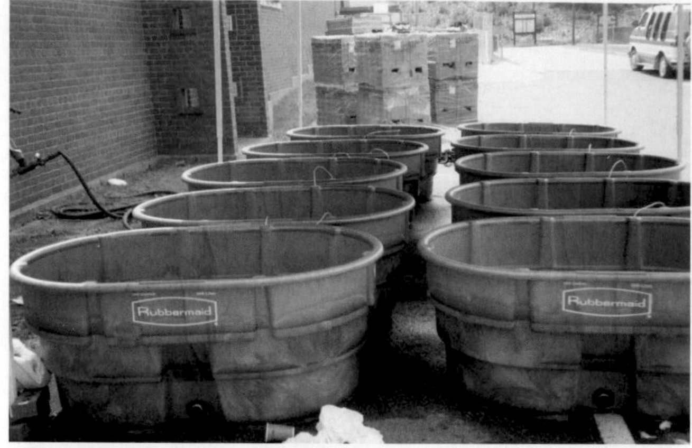

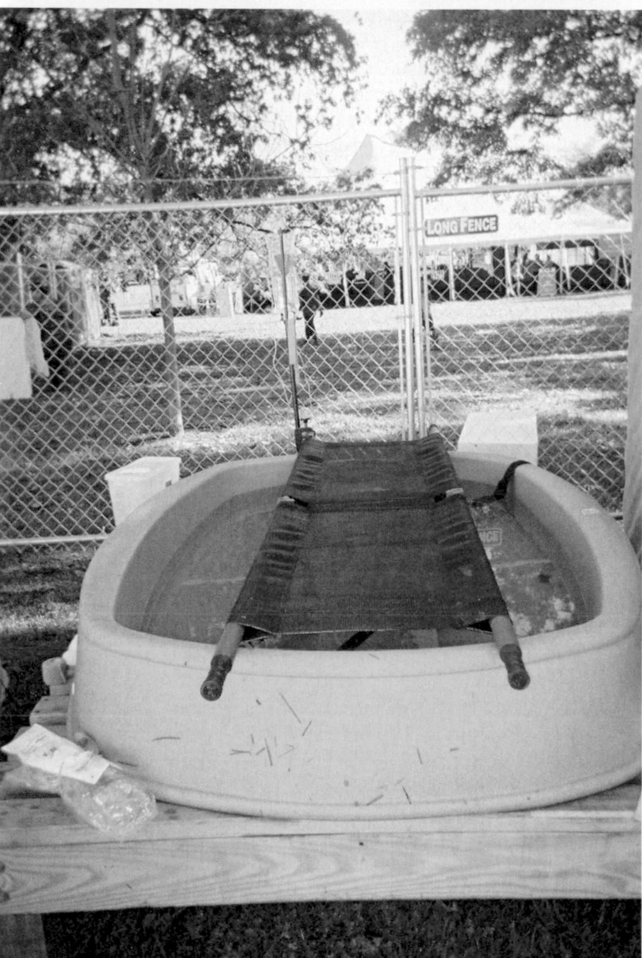

FIGURA 12-13. Barreños utilizados en el tratamiento del golpe de calor. Los retrasos debido al diagnóstico erróneo de golpe de calor como agotamiento por calor pueden ser letales. El tratamiento rápido del golpe de calor es vital para la supervivencia. Un baño de agua fría o hielo es el método más eficaz y debe estar disponible en todos los sitios recreativos y de competición, sitios donde pueden acaecer enfermedades causadas por el calor.

una carrera de velocidad dependen en gran medida del ATP producido anaeróbicamente. Pero incluso en estas actividades, la contribución del ATP generado anaeróbicamente disminuye gradualmente a medida que aumenta la duración. La exposición limitada al calor durante las actividades anaeróbicas más breves, por ejemplo, carreras de atletismo de 100 m (328 pies) a 800 m (2 625 pies), puede no obstaculizar el rendimiento en absoluto, pero en las actividades más largas, como una carrera de 1 500 m, las altas temperaturas pueden comprometer el rendimiento. Por tanto, el impacto de la exposición al calor en cualquier rendimiento anaeróbico está relacionado tanto con la duración de la práctica como con el tiempo de exposición al calor. Los deportistas que realizan sesiones de acondicionamiento con exposición constante al calor y esfuerzos repetidos de alta intensidad sufrirán las mismas disminuciones en la velocidad con el calor que los deportistas que se desempeñan en actividades de resistencia. Además, también serán susceptibles a las enfermedades causadas por el calor. Por tanto, durante la competición, los métodos de enfriamiento, la hidratación y la exposición limitada al calor pueden formar la base de un rendimiento anaeróbico exitoso.

Fuerza

Al igual que con la función anaeróbica, los efectos perjudiciales del calor sobre el rendimiento de la fuerza dependen de la duración de la exposición al calor y de la duración del entrenamiento. Judelson y cols.[35] observaron que la hipohidratación del 2 % al 5 % resultante de la exposición al calor redujo la fuerza, la potencia y la resistencia muscular en aproximadamente un 2 %, un 3 % y un 10 %, respectivamente. Estos hallazgos constatan que el grado de hipohidratación que se experimenta con frecuencia durante el ejercicio a altas temperaturas ambientales afecta significativamente la capacidad funcional de los músculos. Este efecto empeora con un mayor número de esfuerzos, mayores volúmenes de entrenamiento o un mayor tiempo en condiciones de calor.

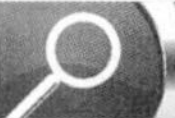

Revisión rápida

- La capacidad para ejercitarse en un ambiente caluroso es un desafío multivariable que involucra la necesidad de aclimatación previa, hidratación adecuada y acondicionamiento físico.
- El calor dificulta el rendimiento aeróbico.
- El impacto del clima cálido en cualquier rendimiento anaeróbico está relacionado con el tiempo de exposición al calor, la duración de la actividad y el nivel de hidratación del deportista.
- La fuerza, la potencia y el rendimiento de resistencia de alta intensidad en condiciones de calor dependen de la duración de la exposición y del estado de hidratación.

ESTRATEGIAS DE PREVENCIÓN

Para evitar disminuciones en el rendimiento relacionadas con el estrés por calor, los deportistas deben utilizar estrategias de prevención adecuadas. Estos incluyen aclimatación a lo largo del tiempo e hidratación adecuada antes del ejercicio.

Aclimatación

La adaptación fisiológica natural o inducida artificialmente a un entorno determinado se denomina aclimatación. Por ejemplo, aumentar la temperatura de las instalaciones de práctica de fútbol en la Universidad de Minnesota en diciembre para prepararse para un partido en Miami aclimataría a los jugadores al calor (aclimatación inducida artificialmente). Por el contrario, la práctica de los mismos jugadores en un entorno naturalmente caluroso, como el entorno natural al aire libre en la Universidad de Mississippi, daría como resultado la aclimatación necesaria para un partido en Miami (aclimatación natural).

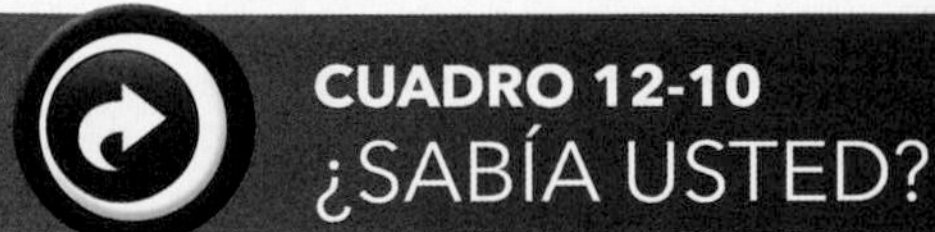

CUADRO 12-10
¿SABÍA USTED?

Niveles de temperatura de globo y bulbo húmedo (TGBH) para la modificación o cancelación de entrenamientos o competiciones deportivas para adultos sanos[a,b]

TGBH		Actividad continua y competición	Entrenamiento y actividad no continua	
°F		°C	Personas no aclimatadas, mala condición física, de alto riesgo[d]	Personas aclimatadas, con buena condición física, de bajo riesgo[d,e]
≤50.0	≤10.0	Generalmente seguro; el golpe de calor por esfuerzo (GCE) puede asociarse a factores individuales	Actividad normal	Actividad normal
50.1-65.0	10.1-18.3	Generalmente seguro; puede producirse GCE	Actividad normal	Actividad normal
65.1-72.0	18.4-22.2	El riesgo de GCE y otras enfermedades por calor comienza a aumentar; las personas de alto riesgo deben ser monitorizadas o no competir	Aumento del riesgo. Aumentar la relación reposo/actividad. Monitorizar la ingesta de líquidos	Actividad normal
72.1-78.0	22.3-25.6	El riesgo para todos los competidores aumenta	Riesgo moderado. Aumentar la relación reposo/actividad y disminuir la duración total de la actividad	Actividad normal. Monitorizar la ingesta de líquidos
78.1-82.0	25.7-27.8	El riesgo para personas con mala condición física no aclimatadas es alto	Riesgo moderado a elevado. Aumentar la relación reposo/actividad; disminuir la intensidad y la duración total de la actividad	Actividad normal. Monitorizar la ingesta de líquidos
82.1-86.0	27.9-30.0	Nivel de cancelación por riesgo de GCE	Riesgo elevado[f]. Aumentar la relación reposo/actividad 1:1; disminuir la intensidad y la duración total de la actividad. Limitar el ejercicio intenso. Observar atentamente a las personas en riesgo	Planificar el ejercicio intenso o prolongado cuidadosamente; observar atentamente a las personas en riesgo
86.1-90.0	30.1-32.2		Riesgo muy alto[f]. Cancelar o suspender la práctica y la competición	Limitar el ejercicio intenso y la exposición diaria total al calor y la humedad; vigilar los signos y síntomas iniciales
≥90.1	>32.3		Riesgo extremadamente alto[f]. Suspender el ejercicio	Suspender el ejercicio; estrés por calor no compensable[f] para todos los deportistas[b]

[a] Revisado de Kenney WL. A review of comparative responses of men and women to heat stress. *Environ Res.* 1985;37:1–11. Ref.[38]
[b] Las diferencias del clima local y el estado de aclimatación individual al calor pueden permitir la actividad a niveles más altos que los descritos en la tabla, pero los deportistas y entrenadores deben consultar con el personal de medicina deportiva y deben tener cuidado al exceder estos límites.
[c] Mientras usa pantalones cortos, camiseta, calcetines y zapatillas deportivas.
[d] Aclimatado para entrenar en condiciones de calor al menos 3 semanas.
[e] Riesgo de GCE y agotamiento por calor por esfuerzo.
[f] La producción de calor interno excede la pérdida de calor y la temperatura corporal central aumenta continuamente, sin una meseta.
Armstrong LE, et al. Position Stand, American College of Sports Medicine: exertional heat illness in training and competition. *Med Sci Sports Exerc.* 2007;39(3):556–572.

Curso temporal de las adaptaciones

La aclimatación al calor es un proceso en el que diferentes sistemas fisiológicos se adaptan a diferentes ritmos. Además, es un proceso transitorio, por lo que una persona que se aclimata puede perder la aclimatación si evita el calor durante 2.5 semanas a 1 mes[3,29]. Por ejemplo, un corredor puede aclimatarse a correr en condiciones de calor y la humedad de Wisconsin en los meses de verano, pero tendría que volver a aclimatarse para correr en una carrera de 10 km en un ambiente caluroso y húmedo en marzo en Tailandia.

La aclimatación al calor suele producirse dentro de los 14 días[3]. A continuación, se analizan algunos de los principales ajustes con la aclimatación al calor. Las primeras adaptaciones se producen de 1 a 5 días y se caracterizan por una mejor regulación y control del sistema cardiovascular. Esto incluye un aumento del volumen plasmático, una disminución de la frecuencia cardíaca a un índice de trabajo específico y una mejora en el sistema nervioso autónomo para ayudar a redistribuir el flujo sanguíneo a los lechos capilares desde la musculatura activa hasta la piel.

En 5 a 8 días, mejora la regulación crucial de la temperatura corporal, que es vital para la protección parcial frente a una posible hipertermia que podría ser mortal. Se produce una respuesta diferente en función de si el procedimiento de aclimatación se lleva a cabo en un ambiente cálido y húmedo o en un ambiente cálido y seco. Las adaptaciones incluyen un aumento del índice de sudoración, el inicio de la sudoración a menores elevaciones de la temperatura corporal y adaptaciones de las glándulas sudoríparas (sudor más diluido), según el ambiente. En 3 a 9 días tiene lugar la conservación del cloruro de sodio (NaCl) durante la aclimatación al calor. Las pérdidas de este compuesto en el sudor y la orina disminuirán, lo que mantiene mejor el volumen de líquido extracelular.

A los 14 días, la mayoría de los cambios se han completado. Son los siguientes:

- Temperatura central más baja al inicio de la sudoración
- Mayor pérdida de calor por radiación y convección (flujo sanguíneo cutáneo)
- Aumento del volumen plasmático
- Disminución de la frecuencia cardíaca con una carga de trabajo específica
- Disminución de la temperatura corporal central
- Disminución de la temperatura cutánea
- Disminución del consumo de oxígeno con una carga de trabajo determinada
- Mejora de la economía del ejercicio (cantidad de ejercicio realizado por unidad de oxígeno consumida)

Hidratación

La sudoración contribuye al enfriamiento evaporativo del cuerpo, lo que conduce a la pérdida de calor. Sin embargo, también contribuye a la deshidratación a medida que el cuerpo pierde agua. Muchos deportistas mantienen un estado de hipodratación porque sus hábitos ingesta de agua no son óptimos. Fisiológicamente, esto los hace más susceptibles al estrés por calor porque una pérdida de masa corporal de tan solo 1 % resulta en un aumento de la temperatura central durante el ejercicio[54]. Psicológicamente, la deshidratación leve sin hipertermia (disminución de la masa corporal de 1.36 % y 1.59 %, respectivamente) empeora el estado de ánimo, aumenta la percepción de la dificultad de la tarea, disminuye la concentración y causa cefalea en las mujeres, y en los hombres induce cambios adversos en el estado de alerta y la memoria de trabajo y aumenta la tensión/ansiedad y la fatiga[4,27]. Por tanto, la hidratación antes del ejercicio es importante para responder de manera óptima a las demandas fisiológicas, especialmente en un ambiente caluroso. Casa y cols.[13] han proporcionado guías extensas para las técnicas y prácticas de hidratación adecuadas que son importantes para hacer frente a los desafíos del ejercicio en ambientes cálidos (*v.* cap. 11 y cuadro 11-2).

Revisión rápida

- La aclimatación natural es el proceso mediante el cual el cuerpo humano se adapta a los cambios naturales del clima.
- En la aclimatación inducida artificialmente se utiliza un clima simulado para crear adaptaciones.
- La aclimatación al calor puede requerir 14 días y dura unos 17 días.
- La sudoración contribuye a la deshidratación, ya que el cuerpo pierde agua.

ESTRÉS POR FRÍO

En el otro extremo del espectro de temperatura, los deportistas también enfrentan desafíos fisiológicos por el ejercicio en ambientes fríos. Esquí alpino, esquí de fondo, *snowboard*, viajes con mochilas, motos de nieve, raquetas de nieve y patinaje sobre hielo son algunas de las actividades al aire libre más populares que se realizan en condiciones de frío. A medida que la temperatura externa desciende, se activan varios mecanismos termorreguladores fisiológicos para mantener la temperatura interna del cuerpo. Aunque estos mecanismos pueden iniciar los procesos de ajuste para ayudar a mantener el cuerpo caliente, normalmente se necesitan ropa o abrigo adecuados para hacer frente a los desafíos de las bajas temperaturas. La ropa es vital como factor de protección al competir o divertirse en climas fríos. La exposición al frío de las partes del cuerpo desprotegidas o

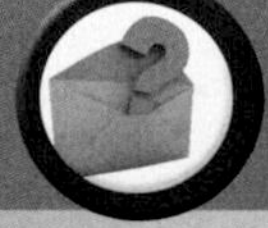

Cuadro 12-11

PREGUNTAS PRÁCTICAS DE LOS ESTUDIANTES

¿Cómo puedo aclimatarme al frío?

Para todas las prácticas y partidos en lo que va de año, el equipo de *hockey* de mi escuela secundaria en el estado de Maine ha utilizado una pista de hielo cubierta donde la temperatura se mantiene solo moderadamente fría, es decir, 10-13 °C (50-55 °F). En 4 semanas, no obstante, vamos a competir en un torneo navideño que se llevará a cabo en un estadio al aire libre durante la noche, cuando se espera que la temperatura ambiente sea de −12 °C a −9 °C (10-15 °F). ¿Hay algo que pueda hacer para tratar de aclimatar mi cuerpo al frío en preparación para este próximo torneo?

Parece que, a diferencia de las temperaturas cálidas, el cuerpo sufre pocas adaptaciones fisiológicas como resultado de la exposición a temperaturas frías. Aun así, las temperaturas ambientales frías pueden afectar negativamente el rendimiento deportivo, especialmente durante los esfuerzos de carrera potentes y totales, como en el *hockey* sobre hielo. Lo mejor que puede hacer para mantener un rendimiento óptimo durante la exposición al frío es proteger el cuerpo con ropa adecuada y mediante la búsqueda de un refugio más cálido cuando sea posible. Por tanto, usar ropa interior térmica y entrar en un refugio caliente entre períodos durante el partido podría ser la mejor manera de lidiar con el frío, en lugar de intentar aclimatarse. Al mismo tiempo, también debe tenerse cuidado con el exceso de ropa. Esto puede producir sobrecalentamiento, particularmente a medida que avanza el partido y entre los jugadores muy activos, cuya intensa actividad muscular genera mucho calor que debe ser disipado.

con ropa inadecuada puede tener efectos perjudiciales sobre el rendimiento mucho antes de que las lesiones por frío sean una amenaza (cuadros 12-11 y 12-12).

Paradójicamente, debido a la producción de calor metabólico con el ejercicio y al uso de demasiadas capas de prendas protectoras muy eficaces, es posible que alguien experimente una enfermedad por calor en condiciones de frío. La ropa protectora puede crear un microclima muy diferente para el cuerpo.

TERMOREGULACIÓN FISIOLÓGICA EN CONDICIONES DE FRÍO

Las respuestas fisiológicas a los desafíos de la exposición al frío incluyen muchos mecanismos diferentes. Los receptores de frío del cuerpo controlan tanto el cambio como el índice de disminución de la temperatura y señalan una serie de acciones diferentes. Los receptores de frío se encuentran en menor número que los de calor y se localizan en la piel, las vísceras abdominales y la médula espinal.

El cuerpo comienza su defensa del calor corporal haciendo algunos ajustes cardiovasculares, el primero de los cuales es la vasoconstricción de los vasos sanguíneos en la piel que normalmente se utilizan para disipar el calor. La sudoración también se disipa para eliminar la pérdida de calor por evaporación. Los receptores envían señales al termostato del cuerpo, el hipotálamo, para estimular la liberación de la hormona liberadora de la tiroides, que, a su vez, estimula la glándula tiroides para que libere las hormonas tiroideas T3 y T4, que regulan positivamente el metabolismo, lo que lleva a la producción de calor. Además, las señales integradas del hipotálamo

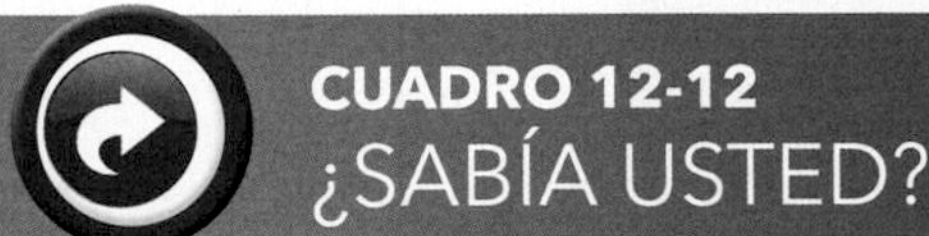

CUADRO 12-12
¿SABÍA USTED?

Exposición al frío: sobrevivir a diferentes condiciones ambientales frías

Tanto si vive en un lugar donde siempre hace frío como si lo hace en otro con cambios estacionales de temperatura, las actividades en condiciones frías merecen una atención especial.

Contrario a la creencia popular, la temperatura no es el único factor a la hora de determinar las medidas de seguridad en actividades en ambientes fríos. También otros factores ambientales influyen mucho en la posible gravedad de la exposición al frío. Así, cuando se abordan los riesgos asociados con las temperaturas frías, deben considerarse los efectos de las condiciones secas frente a las húmedas, el viento (o la convección) y la persona en cuestión.

Condiciones secas frente a húmedas

Cuando el ambiente es frío y seco, la ropa protectora que aísla el cuerpo es eficaz. El aislamiento funciona debido a su capacidad para evitar que el cuerpo pierda calor irradiado a la atmósfera. Debido a que el calor y el aire quedan atrapados, el aire cerca del cuerpo equivale aproximadamente a la temperatura corporal, lo que evita una mayor pérdida de calor y la temperatura corporal permanece estable.

En comparación con el clima frío y seco, los ambientes fríos con inmersión o exposición al agua fría pueden convertirse rápidamente en una amenaza para la vida. El calor corporal se pierde exponencialmente más rápido en el agua que en la tierra debido a la capacidad del agua para absorber rápidamente el calor irradiado por el cuerpo y hacerlo sin equipararse rápidamente con la temperatura del cuerpo (a diferencia del aire). Debido a que la temperatura del agua no se equipara rápidamente con la temperatura del cuerpo, el cuerpo continuará perdiendo calor en un intento inútil de igualar las temperaturas ambientales interna y externa, lo que hace que la temperatura corporal baje rápidamente a niveles letales.

La cantidad de agua que debe calentarse a la temperatura corporal desempeña un papel importante en el índice de pérdida de calor. Por ejemplo, se pierde menos calor corporal para igualar una botella de agua a la temperatura corporal que para igualar un lago a la temperatura corporal. En condiciones en las que el volumen relativo de agua es grande, nadar enérgicamente probablemente provocará una pérdida de calor más rápida, sin esperanza de igualar las temperaturas, lo que pone en riesgo a las víctimas sumergidas mucho antes.

Aunque la inmersión puede ser poco probable, es importante recordar el efecto del agua en el índice de pérdida de calor (piénsese en la eficacia de la transpiración debido a la cantidad de calor que el agua puede absorber). Si se anticipa que habrá exposición al agua en ambientes fríos, es muy importante contar con ropa que aísle la piel del ambiente externo. El peor escenario es permitir que el agua permanezca sobre la piel expuesta enfriándose continuamente y que, por tanto, provoque una pérdida excesiva de calor.

Frío frente a frío y viento

Debido a que el aire gana y pierde calor fácilmente, aumentar la velocidad a la que el aire pasa sobre la piel acelera mucho la velocidad a la que el calor se pierde. Cuando las actividades se desarrollan en ambientes fríos con viento como factor adicional, deben tomarse más precauciones porque la pérdida de temperatura corporal (especialmente la temperatura de la piel) es más rápida, lo que conduce a un mayor riesgo de lesiones (como se muestra el gráfico de sensación térmica por frío).

Si se encuentra al aire libre en ambientes fríos y ventosos, use ropa resistente al viento. El material impermeable o de poliéster fuera del material aislante es una opción óptima. Además, deben cubrirse todas las partes expuestas del cuerpo, especialmente la cabeza, ya que es uno de los principales centros de pérdida de calor debido a la cantidad de flujo sanguíneo superficial (y calor) que recibe y, por tanto, puede perder calor fácilmente. Asimismo, la cabeza es especialmente propensa a los peligros del viento (o pérdida de calor convectivo) debido a su ubicación en el cuerpo.

Edad, masa corporal y actividad en condiciones de frío

El estado del individuo en ambientes fríos desempeña un papel importante en el efecto del ambiente sobre la termorregulación. Las personas mayores tienen menos tolerancia a los ambientes más fríos. En cambio, las más jóvenes tienen una mejor capacidad para resistir las lesiones relacionadas con el ambiente frío. Si bien en la juventud los riesgos relacionados con climas más cálidos son mayores, las personas mayores que pueden preferir (tanto psicológica como fisiológicamente) temperaturas cálidas, pero no calientes, siguen siendo propensas a sufrir un golpe de calor sin esfuerzo.

Además, la cantidad y composición de la masa corporal desempeñan un papel importante en la termorregulación. Algunas estructuras son capaces de proporcionar aislamiento térmico y algunos tejidos cumplen funciones primarias en la producción de calor. Por ejemplo, grandes masas de músculo esquelético crean más calor, lo que probablemente dé como resultado una mejor tolerancia a temperaturas más frías (a menos que esté húmedo). La masa grasa aísla los órganos vitales y previene la pérdida de temperatura corporal. En ambientes fríos, esto otorga a las personas con más masa grasa una ventaja sobre las personas que no tienen tanta.

La actividad en condiciones de frío puede afectar significativamente el estado termorregulador de formas que pueden ser tanto beneficiosas como perjudiciales. Es probable que el desvío del flujo periférico a las extremidades y un aumento del índice metabólico tengan funciones de protección frente a las lesiones por frío. Por el contrario, es probable que la transpiración causada por una actividad intensa acelere la velocidad a la que se pierde el calor corporal, lo que presenta un riesgo sustancial si no se usa la ropa adecuada, las medidas de secado, o la reubicación rápida a temperaturas más cálidas.

estimulan la corteza motora para activar el «temblor» del músculo esquelético a fin de producir calor.

Además, el sistema nervioso simpático estimula la médula suprarrenal de modo que secrete adrenalina para aumentar el metabolismo y noradrenalina para mejorar la vasoconstricción de los vasos sanguíneos periféricos. Otro cambio es la piloerección del cabello (una estimulación simpática de los folículos pilosos que hace que el cabello se erice), que proporciona aislamiento; sin embargo, esta adaptación es más efectiva en animales que en seres humanos. Finalmente, el flujo sanguíneo al músculo esquelético también disminuye, a menos que las respuestas conductuales voluntarias aumenten la actividad muscular para generar calor. Otras respuestas conductuales al frío son acurrucarse para conservar el calor central al reducir el área de superficie corporal expuesta al aire, buscar refugio o fuentes de calor (p. ej., prender fuego), comer o ponerse más capas de ropa. La figura 12-14 presenta una descripción general de las prin-

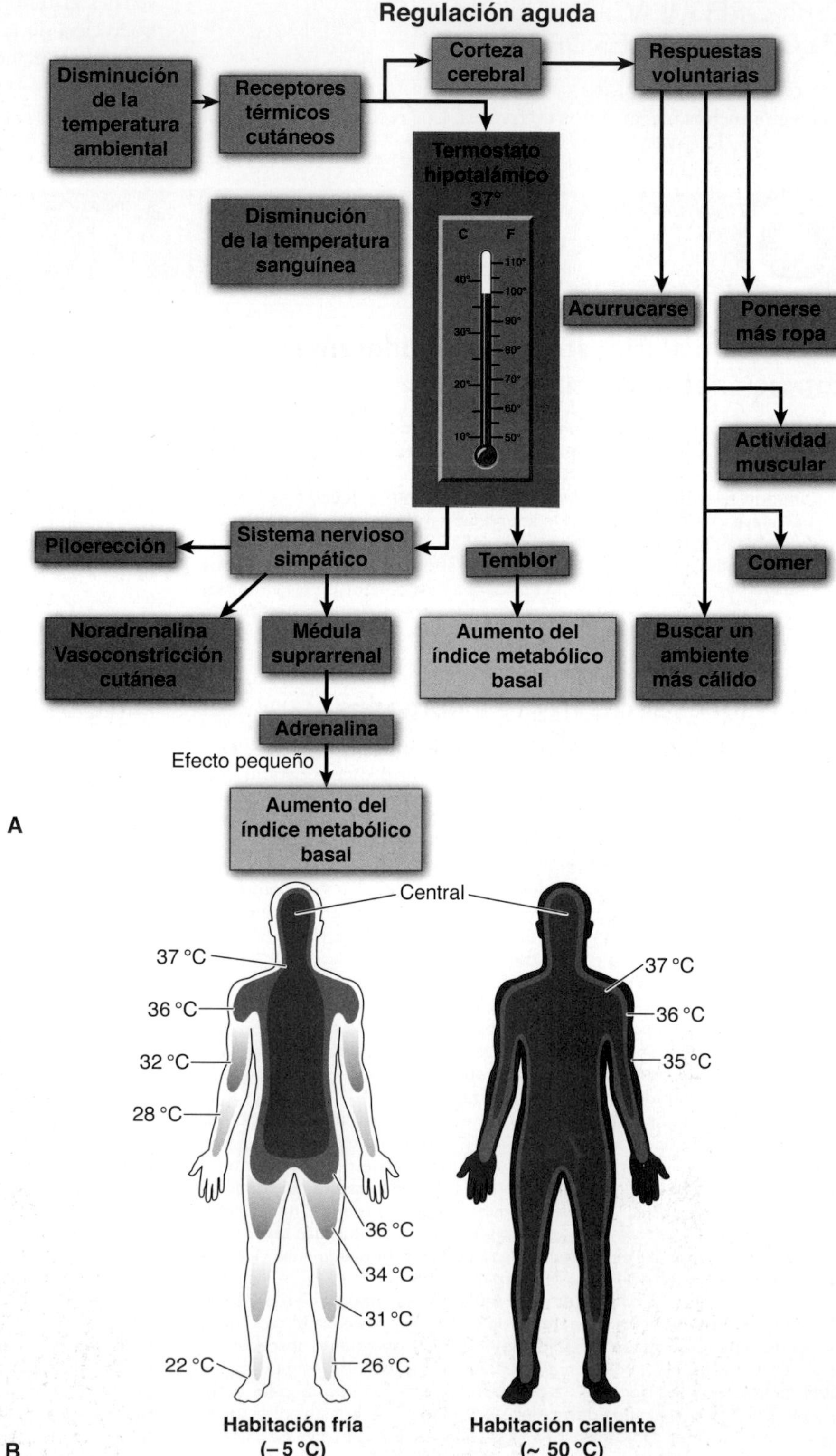

FIGURA 12-14. Mecanismos relacionados con las respuestas fisiológicas al estrés por frío. (A) La disminución de la temperatura se detecta primero en los receptores corporales de frío, que, a su vez, envían señales al hipotálamo. El hipotálamo integra y envía señales a los siguientes: (1) corteza motora y el sistema nervioso, para aumentar los temblores del músculo esquelético; (2) sistema nervioso simpático, para causar vasoconstricción de los vasos cutáneos y estimular la secreción de catecolaminas por parte de la médula suprarrenal; y (3) adenohipófisis, para estimular la liberación de hormonas tiroideas y glucocorticoides a fin de que mejore la producción de energía metabólica. Todas estas acciones ayudan al cuerpo a incrementar internamente su producción de calor. **(B)** Las capas de tejidos alterarán su temperatura, como se muestra en el mapeo de la temperatura corporal representada por una isoterma corporal, a diferentes temperaturas. A medida que la temperatura aumenta, la de los tejidos corporales disminuye desde el centro hasta la periferia; en condiciones frías, la temperatura corporal aumenta desde la periferia hasta el centro a fin de preservar los órganos vitales y la función del sistema nervioso central. Esta es la razón por la que los tejidos periféricos, como la piel, son más sensibles a las lesiones por frío.

cipales respuestas fisiológicas al frío. Además, en la **isoterma** de la figura 12-14B puede observarse cómo las fluctuaciones de temperatura corporal están relacionadas con la protección de los órganos centrales del cuerpo y el SNC, que son vitales para la supervivencia.

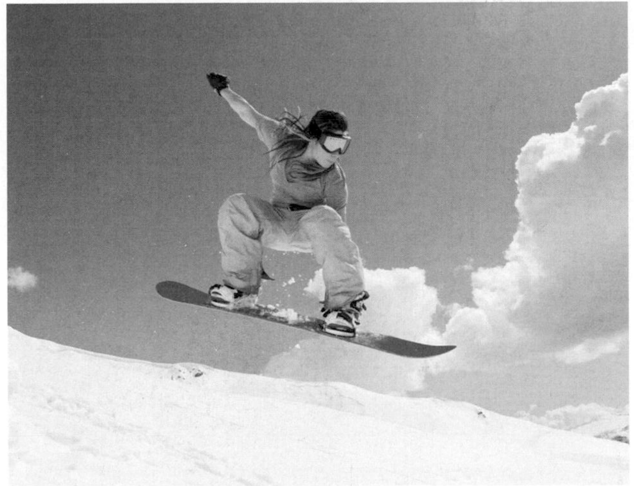

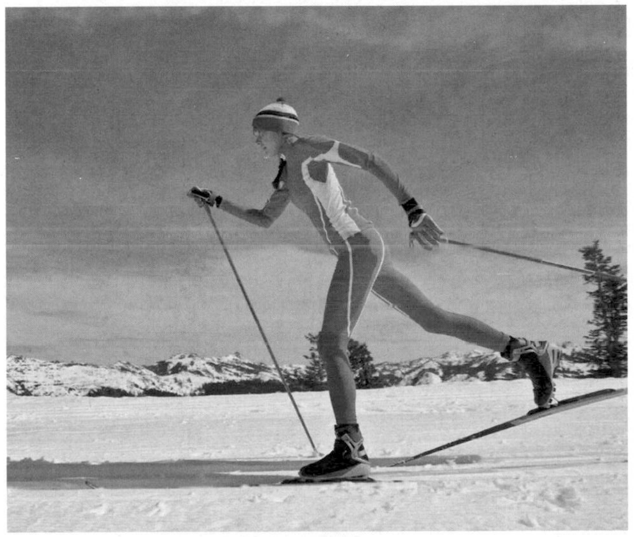

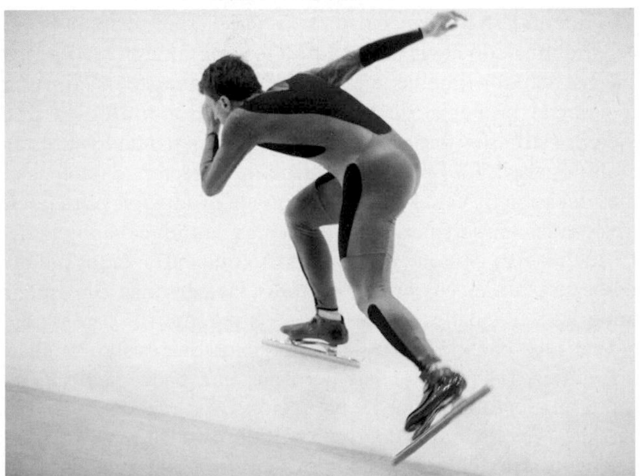

FIGURA 12-15. Ambientes fríos comunes en el deporte. Distintas condiciones ambientales pueden causar diferentes tipos de exposición al frío en competiciones recreativas y deportivas. Por tanto, deben llevarse a cabo estrategias que aborden la exposición al frío para favorecer los propios mecanismos fisiológicos del cuerpo.

La exposición al frío puede surgir de una variedad de situaciones, incluso con la ropa adecuada (Fig. 12-15). La **hipotermia** es una afección en la que la temperatura corporal disminuye hasta un punto en el que se afecta la función fisiológica normal o incluso desaparece. Recuérdese que la temperatura central normal de los seres humanos es de aproximadamente 37.0 °C (98.6 °F).

Se ha descrito que la hipotermia consta de tres etapas diferentes durante las cuales los sistemas fisiológicos del cuerpo deben luchar para mantener la temperatura central normal. En la primera etapa, la temperatura corporal cae 1-2 °C (1.8-3.6 °F) por debajo de la temperatura corporal normal y representa el desafío inicial para la función corporal, incluida la pérdida de la capacidad para realizar tareas motoras complejas; la respiración se vuelve rápida y superficial. En la segunda etapa, la temperatura corporal cae de 2-4 °C por debajo de la temperatura normal y la función neuromuscular se ve afectada debido a la desaceleración de las velocidades de conducción nerviosa y las restricciones del flujo sanguíneo. En la última etapa, la temperatura del cuerpo cae por debajo de 32 °C (89.6 °F) y los sistemas fisiológicos, , como la función del sistema metabólico y nervioso, comienzan a apagarse drásticamente, se producen anomalías cardíacas (p. ej., taquicardia), fallo de los órganos y, finalmente, muerte del cerebro. Por tanto, la hipotermia es una gran amenaza para la supervivencia; la disminución fisiológica relacionada con la gravedad de la hipotermia se describe en la figura 12-16.

Por debajo de una temperatura corporal de 29.4 °C (85 °F), el cuerpo se enfría más rápidamente porque su sistema natural de regulación de la temperatura mediado por el hipotálamo no satisface eficazmente las demandas del estrés de un ambiente frío. Curiosamente, ha habido casos (muy pocos) de personas que sobrevivieron después de bajadas de su temperatura corporal hasta 13.9-15.6 °C (57-60 °F) y que habían dejado de respirar.

RESPUESTAS DEL RENDIMIENTO AL FRÍO

Desde una perspectiva práctica, mucho antes que se produzcan pérdidas de temperatura que puedan llegar a ser graves las personas pueden experimentar reducciones de la función neuromuscular con la simple exposición normal al frío y la humedad en deportes recreativos y competitivos. Howard y cols.[34] constataron en hombres que la sumersión de los muslos en agua fría a 12 °C (53.6 °F) durante 45 min disminuía el torque isocinético máximo, el trabajo total y la potencia, lo que indica que las velocidades de conducción neural de las unidades motoras de umbral alto se han ralentizado. En un estudio, una actividad de calentamiento mitigó estas pérdidas si esta se realizaba inmediatamente después de la inmersión en agua fría[21]. Por tanto, realizar actividad física durante la exposición al frío puede ser eficaz para limitar la disminución de la función neuromuscular inducida por el frío. Curiosamente, el preenfriamiento se ha utilizado para mejorar el rendimiento deportivo antes de la competición en un entorno caluroso. Esta estrategia fue utilizada por los corredores estadunidenses de maratón en los Juegos Olímpicos de Atenas, quienes optimizaron su rendimiento con enfriamiento previo, y usaron los primeros 10 km como calentamiento en las condiciones calurosas de la carrera. Esto parece ser más efectivo para el ejercicio submáximo, en el que la duración de la actividad y las enzimas anaeróbicas no son factores limitantes[23].

Producción de fuerza

La producción de fuerza muscular puede verse afectada por la exposición del cuerpo a ambientes fríos. Se han observado cambios en el patrón de activación muscular del cuádriceps incluso cuando estos músculos se enfriaron con bolsas de hielo solo durante 3 min[39]. Ade-

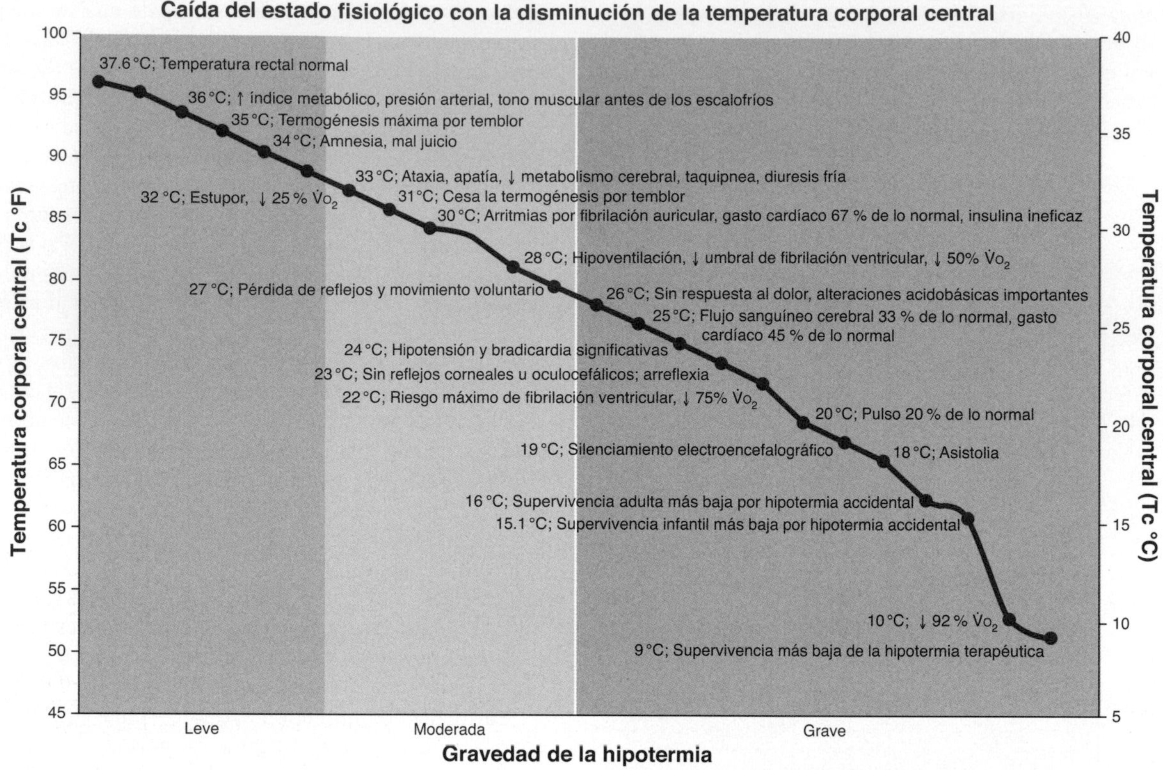

FIGURA 12-16. Caída del estado fisiológico con la disminución de la temperatura corporal central. Con la disminución de la temperatura central por diferentes exposiciones ambientales, las capacidades fisiológicas del cuerpo enfrentan el desafío de tener que compensar.

más, la disminución de la producción de fuerza de la musculatura periférica parece producirse sin ningún efecto de enfriamiento de la temperatura central del cuerpo[15]. Por tanto, la exposición al frío en la piel representa una amenaza potencial para el rendimiento neuromuscular. Se ha observado que, cuando la temperatura ambiental es igual o inferior a 10 °C (50 °F) durante al menos 40 min, puede observarse una cantidad significativa de pérdida de calor y una reducción de la producción de fuerza[17]. Curiosamente, las acciones excéntricas de los músculos pueden mostrar una mejora con temperaturas más frías debido a la rigidez adicional del componente seriado de elementos elásticos en el músculo[6]. A pesar de esto, cuando se produce un enfriamiento profundo del músculo, la producción de fuerza puede disminuir debido a una desaceleración de los impulsos eléctricos conducidos por las motoneuronas asociadas[59]. La **velocidad de conducción nerviosa** es la velocidad a la que los impulsos neurales (potenciales de acción) se transportan a lo largo de los axones de las motoneuronas que activan las fibras musculares. Cuando la velocidad de conducción nerviosa se reduce, compromete la «suma» de los impulsos nerviosos que llegan a la superficie de las fibras musculares y, en consecuencia, reduce la producción de fuerza de las fibras musculares (esto aplica sobre todo a las unidades motoras de contracción rápida). El antecedente de una lesión por frío grave también puede afectar las velocidades de conducción nerviosa, lo que refleja por qué algunas personas pueden ser más sensibles que otras a los ambientes fríos[5].

Se ha constatado, en ciclistas altamente entrenados, que la inmersión aguda en agua fría (12 °C, o 53.6 °F, durante 15 min) que simula las exposiciones ambientales con las que se encuentran realmente los deportistas disminuye considerablemente la producción de potencia, la frecuencia cardíaca en una carga de trabajo específica y el tiempo para alcanzar la potencia máxima[55]. Incluso con una exposición muy breve a temperaturas más frías, la mayoría de los rendimientos máximos se alteran negativamente, junto con reducciones concurrentes en la función fisiológica.

Rendimiento cardiovascular y de resistencia

A diferencia de la función muscular, los consumos submáximo y máximo de oxígeno no se ven afectados por la exposición aguda a temperaturas frías a menos que la temperatura corporal central disminuya, lo que constituye un signo inicial de hipotermia. Sorprendentemente, no se han documentado efectos dañinos en el tejido pulmonar con el ejercicio a temperaturas tan bajas como -35 °C (-31 °F), lo que muestra la capacidad de las vías respiratorias para calentar el aire inhalado antes de entrar en los pulmones.

Se ha pensado que los ejercicios de resistencia en climas fríos aumentan el potencial de **broncoconstricción inducida por el ejercicio (BIE)** (es decir, reducción del diámetro de los bronquiolos pulmonares). La **broncoconstricción** caracteriza muchas afecciones del asma (*v.* cap. 18), y la BIE puede producirse por ejercicios de resistencia en personas que padecen asma inducida por el ejercicio. Muchos han pensado que el aire frío que entra en los pulmones puede causar un efecto similar en todas las personas. Sin embargo, aunque las velocidades de carrera y los parámetros fisiológicos se ven afectados cuando se realizan ejercicios de resistencia en condiciones de frío, solo aquellas personas que padecen BIE experimentan tal efecto de broncoconstricción[57]. En realidad, debido a la ropa que usan los esquiadores y corredores, el impacto del clima típicamente frío en la resistencia es mínimo. A medida que las temperaturas aumentan de 5 °C a 25 °C (41 °F a 77 °F), el rendimiento en un maratón disminuye progresivamente y, por tanto, parece que la hipertermia es una amenaza importante, en lugar de la hipotermia[24,48].

ACLIMATACIÓN

A diferencia del calor, en general la aclimatación tanto natural como artificial al frío se ha relacionado con cambios de comportamiento, como aprender a ponerse capas de ropa o vestirse adecuadamente[48]. Muchas veces, pueden realizarse ajustes psicológicos para ver el clima frío de manera diferente. En los deportes, algunos equipos se enorgullecen de la capacidad de jugar en condiciones de frío, especialmente en su campo. Durante décadas, muchos de los equipos de clima cálido de la NFL odiaban tener que jugar en diciembre en el legendario Lambeau Field en Wisconsin contra los Green Bay Packers, con un clima mucho más frío (Fig. 12-17). Para enfatizar esta ventaja psicológica de que el frío no les molestaba, los jugadores de los Packers salían del vestuario a realizar el calentamiento previo solo con camisetas o mucha menos ropa que sus oponentes, mientras las ráfagas de nieve se arremolinaban alrededor del estadio. Hacían esto para subrayar la dureza del equipo y desestabilizar a sus oponentes.

Las adaptaciones fisiológicas al frío, sin embargo, son menos obvias que las que se producen con el calor. Para determinar si tales adaptaciones se producen, deben considerarse varias poblaciones y situaciones en las que tales mecanismos pueden haberse desarrollado a lo largo del tiempo. Los montañistas altamente entrenados han mostrado mejores respuestas de vasodilatación inducida por el frío a la exposición al frío a gran altitud, en comparación con los controles, lo que implica un tipo de aclimatación periférica a la combinación de frío crónico y exposición a altitud elevada[25]. Este hallazgo respalda trabajos anteriores en los que los pescadores de aguas profundas mostraron un mayor flujo sanguíneo en las manos, en comparación con los controles no aclimatados, cuando se expusieron al frío[26]. Los esquimales se adaptan bien al estudio de la aclimatación de los seres humanos a ambientes fríos, ya que generaciones y generaciones de estos nativos de clima frío han tenido que enfrentar las duras condiciones climáticas. Se ha constatado que los esquimales tienen índices metabólicos basales más altos (12-46 %) que los no esquimales. La aclimatación al frío parece tener un gran componente genético, pero también puede verse influida por la exposición al frío en situaciones en las que se producen tanto algunas adaptaciones fisiológicas locales (aumento del flujo sanguíneo a las extremidades) como ajustes psicológicos.

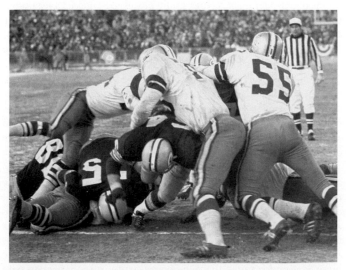

FIGURA 12-17. En Green Bay, Wisconsin, los Green Bay Packers y los Dallas Cowboys jugaron por el Campeonato de la liga nacional de fútbol americano de Estados Unidos (NFL) en lo que se conoció como el *ice bowl* (tazón del hielo). Fue uno de los partidos de fútbol americano más famosos jamás disputados. Ese día de 1967, la temperatura en el Lambeau Field fue de −26.1 °C (−15 °F). La capacidad de este equipo de fútbol americano para hacer frente a los desafíos de jugar en condiciones de frío y ganar muchos partidos contribuyó a la leyenda de los Green Bay Packers, y su ventaja de jugar en su campo local se conoció en la NFL como «la tundra congelada».

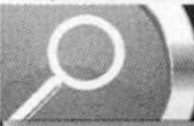

Revisión rápida

- El cuerpo monitoriza el frío con receptores de frío.
- La vasoconstricción, los escalofríos, la reducción de la sudoración y la estimulación de la tiroides y las glándulas suprarrenales ayudan al cuerpo a regular las disminuciones de temperatura.
- La hipotermia es una afección en la que la temperatura del cuerpo disminuye hasta un punto en el que la función fisiológica normal se ve afectada o no es posible.
- La exposición a la humedad y al frío provoca una disminución de los índices de conducción nerviosa y la consiguiente reducción del torque isocinético máximo, el trabajo total y la potencia del músculo esquelético.
- El preenfriamiento puede ser una técnica eficaz para mejorar el rendimiento deportivo en climas cálidos.
- El rendimiento cardiovascular y de resistencia solo se ve afectado por las bajas temperaturas si la temperatura corporal central disminuye.
- La aclimatación al frío parece tener un gran componente genético, pero puede verse influenciada por la exposición al frío en situaciones en las que existen tanto adaptaciones fisiológicas locales como tolerancia psicológica.

Es necesario prepararse para la exposición al clima frío con ropa y refugio adecuados. El calentamiento puede ser vital si los deportistas deben esperar antes de practicar en un ambiente frío. Aunque el ejercicio puede ayudar a compensar las reducciones en la temperatura central, las áreas de la piel expuestas dan como resultado el enfriamiento de la musculatura subyacente. Esto puede reducir la capacidad de producción de fuerza, que, a su vez, bien podría influir en las habilidades deportivas y recreativas, lo que constata que la protección y el calentamiento son vitales para un rendimiento exitoso en un ambiente frío.

MICROGRAVEDAD

A medida que la humanidad continúa explorando el espacio y considerando seriamente la colonización de cuerpos celestes y otros planetas, deben tenerse en cuenta los efectos de la alteración de las condiciones ambientales en tales empresas. Después de todo, los humanos evolucionaron en la superficie de la Tierra, y su fisiología y morfología están adaptadas para cumplir con las condiciones ambientales del planeta de origen. Por tanto, la exploración y colonización del espacio presentará desafíos únicos para el cuerpo humano, incluida la exposición a niveles elevados de radiación y frío extremo. El más obvio de estos desafíos, sin embargo, es la reducción de las fuerzas gravitacionales en el cuerpo. Por ejemplo, las fuerzas gravitacionales en la superficie de la Luna y Marte, dos cuerpos celestes que son los principales objetivos de varias agencias espaciales, incluida la National Aeronautics and Space Agency (NASA), representan solo el 17 % y el 38 %, respectivamente, de la cantidad experimentada a nivel del mar en la Tierra. Muchos se sorprenden al saber que la fuerza gravitacional en la Estación Espacial Internacional (EEI) que ha orbitado continuamente alrededor de la Tierra desde su despegue en 1998 es del 90 % con respecto a la de

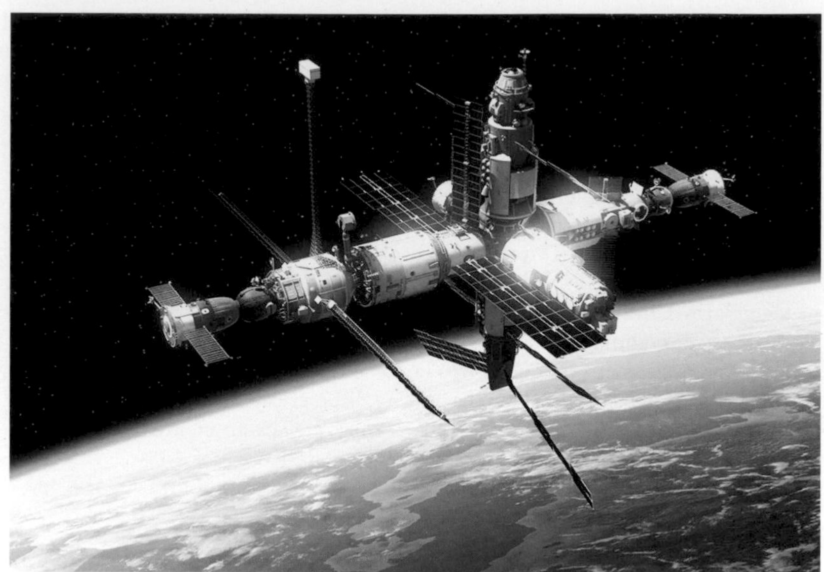

FIGURA 12-18. Imagen de la Estación Espacial Internacional orbitando alrededor de la Tierra.

la Tierra (Fig. 12-18). A pesar de esto, el personal de la EEI debe adaptarse a la microgravedad, ya que tanto este como todos los objetos a bordo de la estación se encuentran en un estado constante de caída libre debido a las fuerzas centrífugas de orbitar en oposición a la gravedad de la Tierra.

Los efectos deletéreos de esta microgravedad son numerosos e incluyen disminución de la masa y fuerza del músculo esquelético, disminución del volumen sistólico cardíaco, atrofia cardíaca, reducción del volumen plasmático sanguíneo, disminución del contenido mineral óseo y la densidad ósea, alteraciones vestibulares del oído interno que provocan problemas para mantener el equilibrio, y reducción de la rigidez de los vasos sanguíneos (que lleva a hipotensión)[58,60]. La atrofia de las miofibrillas inducida por la microgravedad es más pronunciada en las miofibrillas de tipo II que en las de tipo I (21 % frente a 11 %, respectivamente), lo que causa diferencias similares en la reducción del volumen muscular total del gastrocnemio (principalmente, miofibrillas de contracción rápida) frente al sóleo (principalmente, miofibrillas de contracción lenta). A pesar de estos formidables desafíos fisiológicos, los miembros de la tripulación de los vuelos espaciales están a cargo de rigurosas tareas físicas específicas de la misión, todo mientras intentan mantener su propia salud. En consecuencia, durante muchos años los científicos de la NASA han dedicado un esfuerzo considerable a diseñar programas de ejercicio y equipos destinados a neutralizar eficazmente las inadaptaciones fisiológicas a la microgravedad. Los esfuerzos iniciales incluyeron un cicloergómetro en las misiones Skylab de la década de 1970. Sin embargo, estos esfuerzos en bicicleta solo tuvieron un éxito limitado: se limitó al sistema cardiovascular y no ayudaba a mantener la masa muscular y ósea.

El siguiente esfuerzo, ya en 2001, fue colocar el dispositivo de ejercicio de fuerza provisional (iRED, *interim Resistance exercise device*) en la EEI (consúltese, en las Lecturas recomendadas, English y cols., 2019/2020). Si bien este dispositivo de entrenamiento de fuerza pareció ser algo efectivo para mitigar los efectos fisiológicos negativos de la microgravedad, la cantidad máxima de fuerza que podía aplicarse al astronauta activo estaba limitada, así como el número de ejercicios y, por tanto, los grupos musculares que podían ser entrenados. Debido a estas deficiencias, el iRED se retiró a partir de 2011 y fue reemplazado con el nuevo dispositivo de ejercicio de fuerza avanzado (*ARED*, *Advanced resistance exercise device*). El sistema ARED fue diseñado para simular más fielmente el entrenamiento de fuerza con pesas libres en la Tierra. Cuenta con ejercicios Çcon cable y con barra, a la vez que imparte fuerzas máximas de 110 kg y 270 kg, respectivamente, y permite una mayor cantidad de ejercicios, 29 en comparación con los 18 disponibles con el dispositivo iRED. Aunque ARED ha mostrado ser más eficaz que el iRED a la hora de mitigar la pérdida de tamaño y fuerza musculares inducida por la microgravedad, sigue siendo solo parcialmente eficaz como medida profiláctica. Por otro lado, se ha constatado que ARED previene eficazmente la pérdida de contenido mineral óseo y masa ósea en la pelvis y la cadera, a diferencia del iRED (Fig. 12-19).

Cabe señalar que, para entrenar el sistema cardiovascular, la EEI también cuenta con equipos de cinta sin fin para permitir entrenamientos de caminata o carrera. Se ha establecido que, en condiciones de microgravedad, el entrenamiento aeróbico es más efectivo en intervalos de alta intensidad que con entrenamientos continuos a intensidad moderada. La cinta sin fin empleada en la EEI está especialmente equipada para compensar los efectos de la microgravedad, de modo que los astronautas que se ejercitan puedan realizar zancadas bípedas normales. Este hecho, sin embargo, presenta un nuevo desafío para la NASA en su búsqueda de viajar a Marte. Se espera que dicho viaje dure aproximadamente 7 meses. Es decir, si bien este nuevo equipo de ejercicio representa mejoras significativas con respecto a sus predecesores, también ocupa un espacio sustancial en los vehículos espaciales que transportan a los astronautas, lo que lleva a intentos de minimizar el tamaño y la cantidad de dispositivos de entrenamiento.

Una estrategia para este cometido es emplear el entrenamiento con restricción de flujo sanguíneo (BFR, *blood flow restricted*). En este tipo de ejercicio de fuerza, los manguitos colocados en las extremidades se inflan, lo que obstruye el flujo sanguíneo a los músculos activos. Ello permite al individuo que realiza ejercicios de fuerza usar tan solo el 30 % de una única repetición máxima (1 RM) mientras obtiene ganancias comparables a los regímenes de entrenamiento de intensidad mucho más alta que normalmente se recomiendan para aumentar la masa y la fuerza musculares[7]. Esencial para la eficacia del entrenamiento de fuerza con BFR es el hecho de que, debido a la acumulación de metabolitos durante el ejercicio, incluido el lactato, las miofibrillas de tipo I se fatigan antes de lo normal, lo que requiere un reclutamiento más temprano y mayor de las miofibrillas de tipo II. Recuérdese que las fibras de tipo II son las que tienen mayor fuerza contráctil y potencial de hipertrofia inducida por el

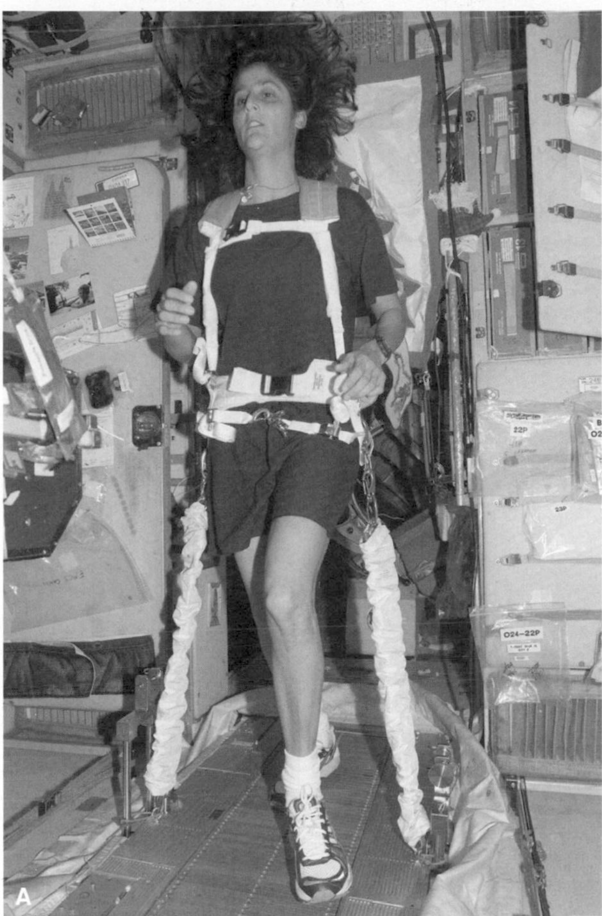
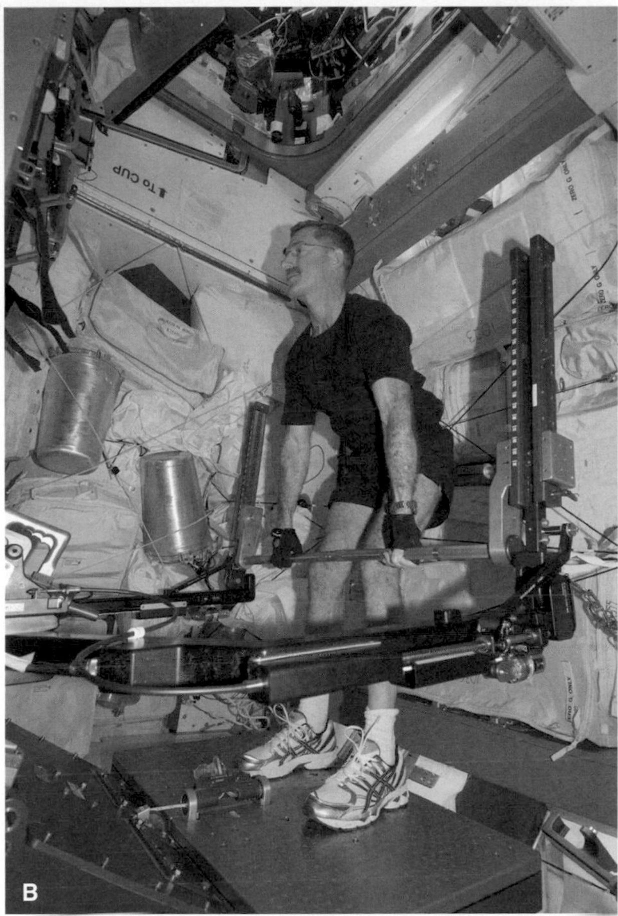

FIGURA 12-19. Los astronautas deben realizar un programa de acondicionamiento total que incluya programas de entrenamiento cardiovascular y de fuerza. Los dispositivos para ambos programas de entrenamiento se encuentran en la Estación Espacial Internacional, y tienen el objetivo de ayudarles a mantener los diferentes sistemas fisiológicos (p. ej., cardiovascular, muscular, tejido conectivo, etc.) en la microgravedad. **(A)** Un astronauta ejercitándose en una caminadora; es interesante notar los accesorios que se usan para mantener a la astronauta atada a la superficie de la cinta sin fin. **(B)** Un astronauta está utilizando un dispositivo de ejercicios de fuerza para realizar un entrenamiento de sobrecarga progresiva para fuerza y potencia.

ejercicio. También hay evidencia de que dicho entrenamiento ayuda a mantener la densidad ósea al contrarrestar los procesos de reabsorción ósea que se dan en la microgravedad[7].

Sería muy significativo, para los objetivos de la NASA, que investigaciones adicionales confirman la eficacia del entrenamiento BFR para mantener la masa y la fuerza del sistema musculoesquelético, pues confirmaría la posibilidad de asignar mucho menos espacio en el vehículo espacial para albergar el equipo de entrenamiento de fuerza. Igualmente, es importante el hecho de que, dado que se usa menos resistencia, es decir, el 30 % de 1 RM, existe una menor probabilidad de sufrir contracturas musculares durante las sesiones de entrenamiento. Esta es una consideración importante, pues la mayoría de las lesiones sufridas por el personal de vuelos espaciales están relacionadas con el ejercicio de fuerza de alta intensidad. Entrenar a los astronautas es muy importante para prepararlos para las demandas de la microgravedad y las misiones de vuelo en la EEI, o para volver a la Luna o dirigirse al objetivo final, un vuelo a Marte (cuadro 12-13).

CONTAMINACIÓN DEL AIRE

Los datos demográficos indican que, en las naciones desarrolladas del mundo, casi el 80 % de las personas viven en lo que se considerarían ciudades. Un hecho desconcertante de la vida es que es en estos centros urbanos donde la contaminación del aire es más frecuente y severa. Al mismo tiempo, muchas de estas personas hacen ejercicio de forma regular. Existen muchas formas de contaminación del aire, incluidas las partículas (p. ej., tubo de escape de los coches y fábricas), el monóxido de carbono y el ozono[28]. Sea cual sea la forma del contaminante del aire, puede tener un impacto negativo en el ejercicio, especialmente cuando se basa en el metabolismo aeróbico.

En gran parte, esto se debe al hecho de que, dada la misma carga de trabajo, la ventilación por minuto y la frecuencia respiratoria del deportista aumentarán, mientras que el volumen corriente y la profundidad de la respiración disminuirán. Es decir, el esfuerzo respiratorio aumentará utilizando más oxígeno, lo que hará que haya menos oxígeno disponible para los músculos activos con los que se está realizando el ejercicio. Esto suele manifestarse en forma de fatiga de inicio temprano durante el ejercicio de fuerza realizado en una ciudad con niveles más altos de contaminación del aire, en comparación con la misma tarea realizada en una ciudad con poca contaminación (Fig. 12-20).

Además de la contaminación del aire que afecta negativamente el rendimiento del ejercicio aeróbico, se ha constatado que esta genera una serie de cargas graves sobre los sistemas pulmonar y cardiovascular. Estos efectos pueden obstaculizar tanto el rendimiento en

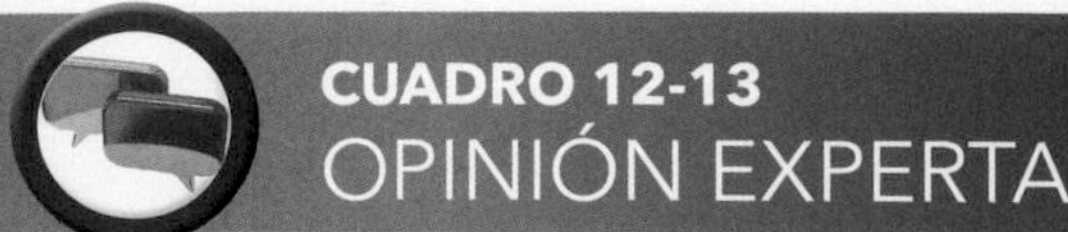

CUADRO 12-13
OPINIÓN EXPERTA

Ejercicio en un vuelo espacial

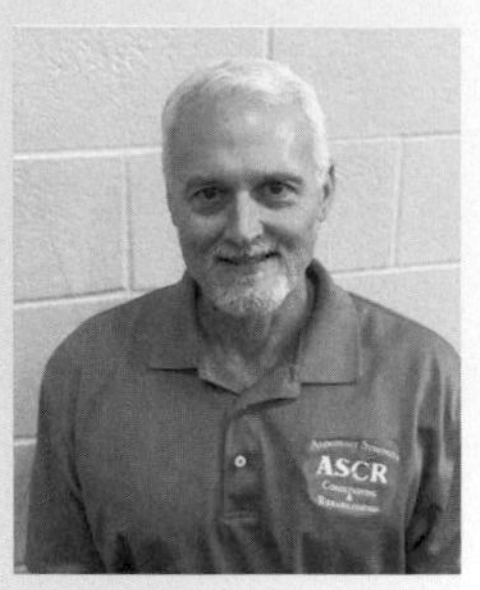

Mark Guilliams, MA, CSCS, RSCC*E, USAW
Astronaut Strength, Conditioning and Rehabilitation Specialist
Houston, Texas

La variedad de deficiencias fisiológicas causadas al ser humano por los vuelos espaciales se conocen desde hace muchos años. Estos cambios son, pero no se limitan, al desacondicionamiento de los sistemas cardiovascular, muscular, sensoriomotor y óseo. El ejercicio es un componente importante del acondicionamiento físico y la salud de los astronautas y lo ha sido desde Skylab II (1973) hasta el programa de transbordadores (1981-2011), y continúa hoy a bordo de la Estación Espacial Internacional (EEI) (2000 hasta la actualidad). El ejercicio es esencial para el rendimiento óptimo de la tripulación durante los vuelos espaciales y el éxito de la misión porque es el único método para aplicar cargas externas al cuerpo. A continuación, se ofrece una descripción general rápida del programa de fuerza, acondicionamiento y rehabilitación para los astronautas. El propósito del programa es proporcionar un enfoque sistemático para el entrenamiento físico antes, durante y después del vuelo con el objetivo de optimizar las condiciones de los astronautas tripulantes a fin de que puedan cumplir con las demandas del rendimiento físico de una misión y mantener una salud óptima a lo largo de sus carreras en vuelos espaciales. Los objetivos del programa son optimizar la salud y el rendimiento de la tripulación, prevenir lesiones, minimizar los efectos del desacondicionamiento de los vuelos espaciales y devolver a los miembros de la tripulación al estado funcional y de vuelo rápidamente después de una misión. El programa consta de tres fases principales: no asignado, previo al vuelo, durante el vuelo y después del vuelo.

Programa de ejercicios previo al vuelo

Una vez asignados a una misión de vuelo espacial específica, se anima a los astronautas a participar en un programa de ejercicio supervisado antes del vuelo administrado por el grupo Astronaut Strength, Conditioning and Rehabilitation (ASCR). El programa previo al vuelo está diseñado específicamente para que cada astronauta se prepare para cualquier tarea, específica de la misión, físicamente exigente, como actividades extravehiculares (EVA, *extravehicular activities*), para proporcionar información necesaria a fin de planificar los protocolos de ejercicio individuales durante el vuelo, así como para establecer la condición basal previa con la vista puesta en el reacondicionamiento posterior al vuelo. Durante esta fase previa, los astronautas también reciben formación sobre el uso adecuado del *Exercise Counter Measure Systems Hardware* (CMS), específico para los equipos de ejercicio en vuelo. Los programas previos al vuelo están orientados a la duración del vuelo, el tipo de equipo de ejercicio disponible durante el vuelo, las tareas relacionadas con la misión y las necesidades individuales. Se realizan evaluaciones y actualizaciones periódicas del diseño del programa a lo largo de todo este flujo de entrenamiento.

Programa de ejercicios durante el vuelo

El ASCR y el médico de la misión de vuelo gestionan los programas de vuelo. Este programa toma en consideración los recursos disponibles para los ejercicios durante el vuelo, las reglas de vuelo existentes y la política médica oficial. El ASCR proporciona prescripciones de ejercicios para los astronautas que están en vuelo. Cada astronauta tiene programado un bloque de ejercicio de 2.5 h/día, 6 días a la semana.

Cada sesión de ejercicio incluye componentes de apoyo de 1 h de salud cardiovascular (aeróbica y anaeróbica) y 1.5 h de un programa de ejercicios de fuerza progresivos y periodizados. El *hardware* en vuelo para la EEI consiste en el Dispositivo de ejercicio de resistencia avanzado (ARED, *Advanced resistance exercise device*), el Sistema de aislamiento de vibraciones en cinta sin fin (TVIS, *Treadmill vibration isolating system*) y el Sistema de aislamiento de vibraciones en bicicleta (CEVIS, *Cycle vibration isolating system*). El ASCR también es responsable del seguimiento y la evaluación continuos del programa de vuelo y de realizar los ajustes recomendados en los protocolos de ejercicios durante el vuelo para satisfacer las necesidades de la tripulación o la misión.

Programa de reacondicionamiento posterior al vuelo

El programa de reacondicionamiento se divide en varias fases y comienza inmediatamente después del aterrizaje. La duración de cada fase y su contenido se modifican en función de la recuperación de cada tripulante. Las actividades de reacondicionamiento se prescriben y administran individualmente para obtener el máximo beneficio. La fase de readaptación inicial comienza con la tripulación el primer día después del regreso (R + 1) y dura hasta aproximadamente hasta el séptimo día después del regreso (R + 7); luego, continúa hasta R + 45. Las sesiones están programadas para 2 h cada día. Los objetivos de esta primera fase son iniciar los reacondicionamientos metabólico, muscular y sensoriomotor. La fase de reacondicionamiento progresivo comienza con el final de la fase de readaptación inicial y continúa hasta R + 45.

La actividad principal asociada con la fase de reacondicionamiento progresivo es aumentar el entrenamiento físico para obtener niveles previos al vuelo en preparación para regresar al estado de vuelo y misiones futuras. El acondicionamiento tanto aeróbico como anaeróbico, el desarrollo de fuerza y potencia, y el aumento de la resistencia se tienen mucho en cuenta durante este período. El programa de reacondicionamiento concluye en R + 45 días.

El valor reconocido de las medidas compensatorias del ejercicio es evidente debido a que las reglas de vuelo requieren que los astronautas se programen regularmente para ejercitarse durante las misiones de la EEI. Sin embargo, las fases anteriores pueden cambiarse para adaptarse a determinadas condiciones.

Se hace todo lo posible, dentro de estas limitaciones, para mantener el objetivo de las prescripciones a fin de proteger la salud y la seguridad de la tripulación. A medida que se investigue y se conozca más y los vuelos espaciales continúen de vuelta a la Luna y luego a Marte, el programa y el *hardware* también continuarán evolucionando. Para obtener información más detallada sobre el programa de ejercicios para astronautas, consúltense las referencias siguientes.

Lecturas recomendadas

Lee SMC, Schuring RA, Guilliams ME, et al. Physical performance, countermeasures, and post flight reconditioning. *Principles of Clinical Medicine for Space Flight*. Vol. 2 New York, NY: Springer, 2008.

Loehr JA, Guilliams ME, Petersen N, et al. Physical training for long-duration spaceflight. *Aerospace Med Hum Perform*. 2015;86(12 Suppl.):A14–A23.

Wood SJ, Loehr JA, Guilliams ME. Sensorimotor reconditioning during and after spaceflight. *NeuroRehabilitation*. 2011;29(2):185–195.

el ejercicio como la salud. Los riesgos de salud típicos asociados con la exposición crónica a la contaminación del aire incluyen daño a los pulmones y las vías respiratorias, cefalea, mayor riesgo de desarrollar asma, agravamiento de los síntomas del asma existente y otras afecciones pulmonares, junto con un riesgo elevado de ataque cardíaco y accidente cerebrovascular.

Y, aunque existen riesgos para la salud relacionados con la contaminación incluso entre las personas sanas, aquellas con afecciones preexistentes como el asma y la enfermedad pulmonar obstructiva crónica (EPOC), junto con los niños y los adultos mayores, tienen un riesgo particularmente elevado. A pesar de estos riesgos probados, la evidencia preponderante sugiere que los beneficios para

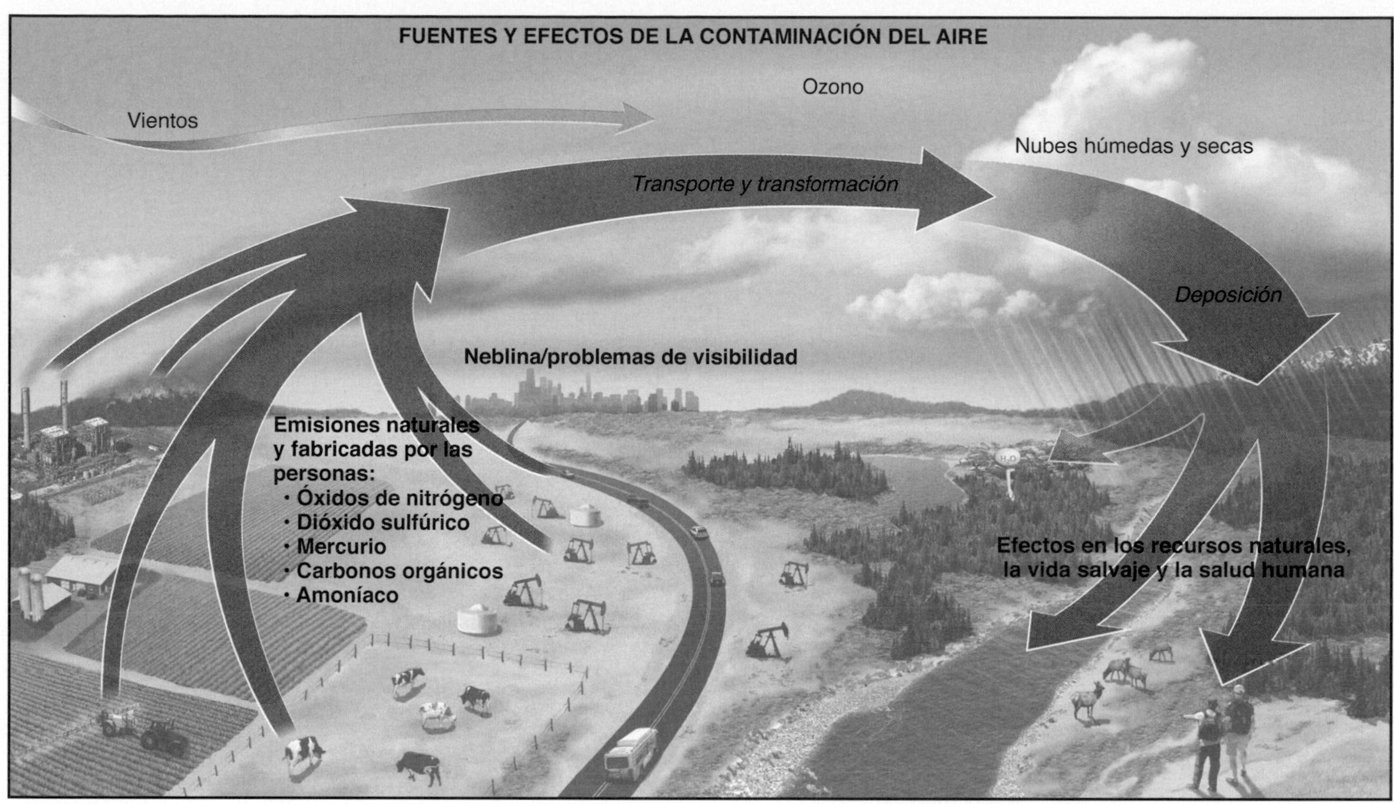

FIGURA 12-20. Ilustración que muestra las causas de contaminación ambiental y sus efectos en la Tierra.

la salud acumulados por el ejercicio aeróbico regular superan los posibles riesgos para la salud relacionados con la contaminación del aire. Esto es particularmente cierto si se toman ciertas precauciones razonables para minimizar los peligros de la contaminación del aire durante el ejercicio. Estos incluyen (1) monitorizar regularmente los niveles de contaminación, (2) programar los entrenamientos al aire libre para que sean a primera hora de la mañana o a última hora de la tarde, cuando los niveles de contaminación del aire son más bajos, (3) evitar las áreas donde la contaminación del aire es más densa, como las carreteras debido a los gases de escape de los automóviles, y (4) hacer ejercicio en interiores para evitar la exposición a las áreas con concentraciones máximas de contaminación del aire.

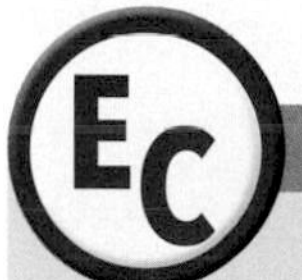

ESTUDIO DE CASO

ESCENARIO

Es el preparador físico de un equipo de fútbol americano en Hattiesburg (Misisipi), y tienen programado un entrenamiento a principios de agosto a las 10:00 de la mañana en el nuevo estadio. Acaba de completar una semana de prácticas diarias con pantalones cortos y cascos y ahora está pasando a la práctica con el equipo completo. Verificó cuidadosamente la humedad relativa y la temperatura e incluso trató de estimar el cambio durante la práctica de 90 min. Midió las condiciones actuales a las 9:00 de la mañana y vio que la temperatura era de 29.4 °C (85 °F) con una humedad relativa del 78%. Se está preparando para reunirse con el entrenador principal y analizan juntos las precauciones necesarias para la práctica de hoy.

Preguntas

- ¿Cuáles serán sus recomendaciones?
- ¿Cómo manejará las preocupaciones del entrenador por las posibles interrupciones de una práctica planificada previamente para el entrenamiento de verano previo al primer partido?
- ¿Qué más debería considerar para garantizar la seguridad de cada jugador?

Opciones

Aunque puede esperarse que los jugadores hayan realizado algunas adaptaciones fisiológicas al calor durante la primera semana de práctica, la aclimatación no estará completa hasta dentro de una semana más. Además, los jugadores aún no han practicado con el equipo completo (lo que perjudica la disipación del calor corporal) durante la primera semana, por lo que el estrés por calor será mayor. También debe preocuparse por las condiciones ambientales del día. A las 9:00 de la mañana, ya hay 29.4 °C y la humedad es bastante alta. Estas condiciones limitarán la eficacia de la sudoración para enfriar el cuerpo. Primero, debe asegurarse de que los deportistas están bien hidratados antes de la práctica y de que han consumido una bebida deportiva con cantidades adecuadas de electrólitos. Durante la práctica, los jugadores deben ser monitorizados de cerca y deben tomar descansos regulares para tomar agua. Además, puede decirle al entrenador que la práctica debe limitarse a 60 min y no a los 90 min que había previsto. Explíquele que esto no solo mejorará el rendimiento porque será más fácil mantener la intensidad y concentración deseadas, sino que también será más seguro para los jugadores. Finalmente, asegúrese de que los jugadores consumen cantidades adecuadas de líquido una vez finalizada la sesión de práctica para promover una rehidratación adecuada.

(*Continúa*)

ESCENARIO

Es el entrenador de carrera a campo traviesa de un equipo de mujeres. Es 20 de agosto y tiene programada una carrera de 8 km a ritmo de carrera 3 días antes de la primera carrera amistosa de la temporada. La temperatura es de 25.6 °C (78 °F), con una humedad relativa del 39%. La velocidad del viento es de 13 mph.

Preguntas

- ¿Qué preocupaciones tiene sobre la práctica y las condiciones ambientales existentes?
- ¿Qué otros aspectos de la práctica deberían preocuparle para su equipo?

Opciones

Las condiciones climáticas ambientales son bastante favorables el día de hoy y permitirán una disipación efectiva del calor producido por los músculos activos con una temperatura moderada, baja humedad y brisa fresca. El sobrecalentamiento y la deshidratación no son preocupaciones importantes hoy. Sin embargo, solo faltan 3 días para la primera competición del equipo, y una carrera de 8 km a ritmo de carrera puede causar daño muscular y fatiga persistente que afectará negativamente el rendimiento en la carrera amistosa. Podría ser mejor no presionar demasiado a los deportistas en este momento, de modo que quizá sería más adecuado entrenar a un ritmo más moderado.

ESCENARIO

Es preparador físico en un equipo de fútbol americano de la Universidad de Wisconsin, en Madison, y se está preparando al equipo para jugar un partido para finales de agosto contra la Universidad Estatal de Arizona, en Tempe. Sus prácticas comenzaron en agosto, cuando el calor y la humedad en Wisconsin son bastante altos. El médico del equipo y el entrenador principal quieren su opinión sobre lo que se necesita para preparar al equipo para el partido, durante el cual la temperatura podría alcanzar los 40 °C (104 °F).

Preguntas

- ¿Qué se necesita para proteger al equipo de las enfermedades causadas por el calor?
- ¿Qué planes podría implementar con su equipo de medicina deportiva para garantizar un rendimiento seguro y exitoso?
- ¿Qué reglas rigen la competición en estos extremos ambientales?
- ¿Qué otros factores relacionados con el acondicionamiento físico abordaría?

Opciones

El mejor enfoque para esto sería simular lo más fielmente posible las condiciones que se encuentran en Tempe. Esto significa que se necesita un ambiente muy cálido, pero seco. Debido a que el aire ambiente en Wisconsin en esta época del año puede ser húmedo, y debido a que la temperatura no coincidirá con la esperada en Tempe, sería mejor que el equipo practique en el interior del gimnasio, donde el aire es seco y la temperatura puede aumentarse hasta que se igualen las condiciones ambientales de Arizona. Practicar en estas condiciones durante 5 a 7 días antes del partido debería permitir una aclimatación adecuada y preparar fisiológicamente a los jugadores para los rigores de competir en un clima cálido y seco. Tanto durante las sesiones de práctica como durante el partido, el personal de entrenamiento debe ser consciente de que tales condiciones cálidas y secas provocarán una gran pérdida de agua a través del sudor (la evaporación se producirá a un ritmo elevado en estas condiciones ambientales). Los jugadores, especialmente los linieros, deben ser monitorizados de cerca para detectar signos de deshidratación, y se debe indicar a todos los jugadores que beban agua cuando salgan del campo. Además, se deben colocar ventiladores grandes a lo largo de los bancos para ayudar a enfriar a los jugadores durante el juego.

ESCENARIO

Es el entrenador principal de un equipo de fútbol americano. Pronto su equipo se trasladará a otra ciudad para un partido. Es casi finales de otoño, y el partido se celebrará de noche. Antes del partido, sale al campo y nota que está empezando a caer una fuerte lluvia. Ahora son las 6 de la tarde, y la temperatura ha bajado de aproximadamente de 7.8 °C (46 °F) a aproximadamente 3.9 °C (39 °F) en las últimas horas. Regresa al vestidor para algunos preparativos finales previos al partido antes de regresar para el calentamiento y los ejercicios de habilidad previos.

Preguntas

- ¿Qué preparativos debería haber realizado antes del viaje?
- ¿Qué implicaciones tiene la medicina deportiva?
- ¿Qué tipo de preparación antes del partido podría ser importante para el jugador?
- ¿Cuáles son algunos de los preparativos de último minuto que podría hacer para enfrentarse al frío cada vez mayor durante el partido?

Opciones

Tenía previsto que este partido nocturno se jugara en condiciones más frías que a las que están acostumbrados sus jugadores. Por tanto, se aseguró de que sus jugadores llevaran el equipo de calentamiento recubierto y aislado, y sus camisetas de manga larga para el partido. Mientras están activos, los jugadores deben calentar lo suficiente, pero las reservas en la línea lateral pueden enfriarse y deben colocarse calentadores a lo largo de los bancos. Además, el portero, que corre poco durante el partido, podría requerir ropa que abrigue más de lo habitual. Antes del partido, los ejercicios de calentamiento deberían ser más largos de lo normal. Y, durante la media parte, sería prudente llevar a todo el equipo a un vestidor cálido, en lugar de permanecer en el campo al aire libre.

ESCENARIO

Como entrenador principal, llevará a su equipo de fútbol americano a competir en una ciudad que se encuentra a una altitud de 2184 m (7165 pies).

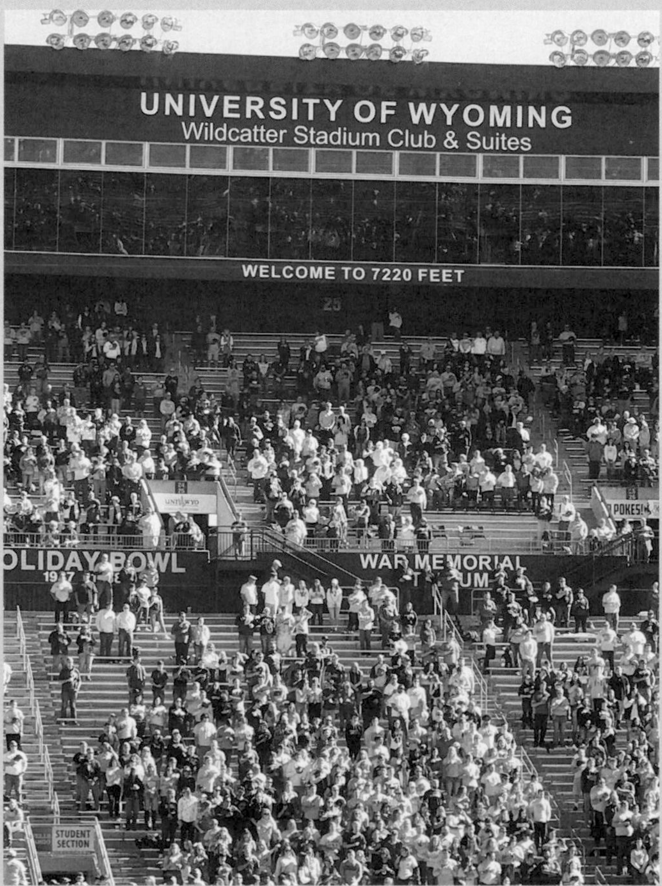

Preguntas

- ¿Qué preparativos emprendería para prepararse para este partido de la semana que viene?
- ¿Por qué elegiría una estrategia así?

Opciones

Aunque algunos entrenadores pueden llegar de 18 h a 24 h antes del partido de modo que los deportistas tengan tiempo suficiente para que se desencadenen las respuestas fisiológicas iniciales a la altitud, puede que no sea necesario, porque los partidos de fútbol americano son lo suficientemente cortos como para evitar estresar el sistema energético aeróbico. Debido a que dicho sistema no se sobrepasa en un partido de fútbol, las adaptaciones aeróbicas de exponerse a la altitud probablemente no afectarán el rendimiento en la altitud. Por tanto, en el fútbol, la mejor estrategia puede ser quedarse y practicar a baja altitud hasta el momento del partido, conducir hasta el estadio visitante inmediatamente antes del partido, jugar (y ganar) el partido y regresar a casa, con una altitud menor, inmediatamente después. Esta estrategia limitará cualquier impacto de la exposición a una altitud moderada.

Dicho esto, uno debe tener cuidado con las pistas de hielo en interiores, ya que a menudo muestran niveles inusualmente altos, incluso peligrosos, de dióxido de carbono que emanan de los motores de combustible de carbón utilizados por las máquinas de repavimentación de hielo. Aunque se ha constatado que estos contaminantes del aire, es decir, el ozono, el dióxido de carbono y las partículas, interfieren con la función de los pulmones, también se ha observado que el ejercicio regular puede mitigar esos efectos perjudiciales sobre las funciones pulmonar y cardiovascular. En conclusión, si se usa el sentido común y se siguen las guías de los profesionales de la salud, los beneficios del ejercicio regular superan los posibles riesgos para la salud de la exposición a la contaminación del aire.

El índice de estrés por calor permite controlar el riesgo de enfermedad por calor debido a una combinación de humedad relativa y temperatura del aire (cuadro 12-10). Los estudios de caso presentados a continuación requieren tomar decisiones, con base en la información presentada en el capítulo, relacionadas con el estrés ambiental.

RESUMEN DEL CAPÍTULO

Las condiciones ambientales como el calor, el frío y la altitud afectan las respuestas del cuerpo y la capacidad para realizar ejercicio. El estrés fisiológico y las deficiencias en el rendimiento pueden atenuarse mediante estrategias de entrenamiento y preparación adecuadas.

La hipertermia es el sobrecalentamiento del cuerpo humano. El tamaño del cuerpo, la edad, el acondicionamiento físico, la temperatura, la humedad y la velocidad del viento influyen en la probabilidad de sufrirla. La convección, la conducción, la radiación y la evaporación ayudan a disipar el exceso de calor corporal. Los calambres por calor, el síncope, el agotamiento por calor y el golpe de calor son situaciones que la exposición al calor puede desencadenar. De entre todas, el golpe de calor puede ser la más peligrosa, ya que con frecuencia se confunde con el agotamiento por calor, error que puede provocar la muerte. La capacidad de rendir en un ambiente caluroso es un desafío multivariable que implica la necesidad de aclimatación previa, hidratación adecuada y acondicionamiento físico. La capacidad de la fisiología del cuerpo para cambiar en respuesta a los desafíos ambientales ayuda a aclimatarse al clima cálido.

La hipotermia es una afección en la que la temperatura corporal disminuye hasta un punto en el que la función fisiológica normal se ve afectada o no es posible. La gravedad varía desde una primera etapa, en la que disminuye la capacidad para realizar tareas motoras, hasta una cuarta etapa, que puede provocar muerte cerebral. La hipotermia puede reducir el rendimiento deportivo, particularmente la producción de fuerza muscular. La altitud elevada conduce a hipoxia como resultado de la disminución de la presión barométrica. La altitud elevada impacta particularmente en las prácticas de carácter aeróbico. Los deportistas practican diversas estrategias para adaptarse a estas condiciones con el fin de prepararse para la competición en altura.

La microgravedad da como resultado el desacondicionamiento de los sistemas cardiovascular, muscular, esquelético y sensoriomotor. El entrenamiento físico antes, durante y después de la exposición a microgravedad puede mitigar sus efectos. La contaminación del aire afecta negativamente las capacidades aeróbicas y anaeróbicas, pero especialmente las disminuye. Las medidas que pueden minimizar estos efectos incluyen realizar actividad física cuando la contaminación es más baja y entrenar en interiores.

PREGUNTAS DE REVISIÓN

COMPLETE LOS ESPACIOS EN BLANCO

1. ________________ es una medida del agua en el aire. Cuando aumenta, afecta la temperatura central del cuerpo ______________ la necesidad de termorregulación.
2. ________________ es una variable ambiental que influye en la temperatura central. Cuando aumenta, enfría el cuerpo mediante ________________.
3. Los seres humanos tienen una eficiencia solo de aproximadamente ________% en el uso de energía; el _______ % de energía restante se libera en forma de calor.
4. Algunos deportistas practican la estrategia "«entrenar ______________ y vivir ______________ » para ayudarlos a aclimatarse a ________________.

OPCIÓN MULTIPLE

1. Durante la primera semana de práctica de verano, un deportista de equipo de élite se le acerca y le dice que está mareado y con náuseas, y que le gustaría descansar un par de jugadas. Nota que está algo pálido. ¿Cuál es su siguiente paso?
   a. Ofrecerle un poco de agua, permitirle sentarse a descansar un poco y luego ver cómo está y si quiere reunirse con sus compañeros de equipo
   b. Tomarle la temperatura con un termómetro. Si no parece tener un golpe de calor, ofrecerle una bebida deportiva y que vuelva a jugar tan pronto como pueda

   c. Llevarlo inmediatamente al interior del recinto y pedirle que inserte una sonda rectal para controlar su temperatura. Si su temperatura está elevada a los niveles del golpe de calor, colocarlo en un baño de agua fría y solicitar atención médica
   d. Decirle que se dé una ducha fría, que beba una bebida deportiva y que vuelva al campo. Cuando regrese, revisar si todavía parece estar enfermo. Si es así, revisar su temperatura para ver si tiene un golpe de calor
   e. Dejar que se siente por un rato, que beba algunos líquidos y, si no muestra signos de desmayo después de 1 h, enviarlo a casa

2. Es el primer día de práctica y su primer día al aire libre desde el año pasado. El primer día de primavera hay un clima de 36.7 °C (98 °F) con humedad elevada. ¿Cuál es su mejor opción?
   a. Suspender la práctica del día
   b. Utilizar el día como día de entrenamiento dentro del gimnasio
   c. Calentar suavemente y realiza calentamientos dinámicos en el exterior para comenzar el proceso de aclimatación al calor
   d. Completar la práctica como de costumbre, atento a las enfermedades por calor

3. ¿Cuándo afecta el frío al rendimiento en el ejercicio?
   a. No afecta el rendimiento de resistencia a menos que la temperatura central disminuya, pero puede afectar la producción de fuerza
   b. Afecta el rendimiento de resistencia, pero no la producción de fuerza
   c. Si se usan muchas capas de ropa en el clima frío, los deportistas no experimentarán ninguna dificultad relacionada con la temperatura
   d. El cuerpo lo compensa con temblores y otros mecanismos, lo que elimina cualquier posible efecto

4. Es voluntario como entrenador de fútbol en una liga de adultos hombres. Es el segundo día de práctica y en el exterior hace calor y hay mucha humedad. Decide que es lo suficientemente seguro para realizar la práctica al aire libre, aunque llevará a los jugadores al interior del recinto a la mitad de la práctica. ¿Qué grupo de personas tiene mayor riesgo de contraer enfermedades por el calor al realizar ejercicio en condiciones de calor?
   a. Personas mayores
   b. Individuos con alto porcentaje de grasa corporal
   c. Deportistas nuevos
   d. Todos los anteriores

5. ¿Cuál de los siguientes es el principal mecanismo de pérdida de calor del cuerpo al hacer ejercicio en condiciones de calor?
   a. Convección
   b. Conducción
   c. Radiación
   d. Ventilación
   e. Evaporación

6. ¿Cuál de los siguientes sistemas corporales se ven afectados por la microgravedad?
   a. Esquelético
   b. Muscular
   c. Cardiovascular
   d. Sensoriomotor
   e. Todos los anteriores

VERDADERO / FALSO

1. En la exposición aguda a la altitud, parece haber una mayor dependencia del metabolismo de los carbohidratos, lo que produce mayores respuestas de lactato.
2. El porcentaje de oxígeno en el aire disminuye con la altitud.
3. Se igualaron o establecieron récords mundiales y olímpicos en los Juegos Olímpicos de la Ciudad de México en 1968 en carreras y saltos, así como récords de natación hasta de 800 m.
4. En el cuerpo humano, los receptores de frío son menos numerosos que los de calor.
5. La exposición limitada al calor en los ejercicios *anaeróbicos* puede no obstaculizar el rendimiento y, en algunos casos, puede mejorarlo debido a la cinética de temperatura de las enzimas anaeróbicas.
6. La contaminación del aire afecta más las capacidades anaeróbicas que las aeróbicas.
7. El entrenamiento físico de los astronautas no es necesario en la Estación Espacial Internacional porque, poco después de su regreso a la Tierra, todos los sistemas corporales vuelven a la normalidad.

RESPUESTA CORTA

1. ¿Cuáles son algunos de los factores que influyen en la regulación de la temperatura corporal?
2. ¿Qué causa la apariencia enrojecida de la piel que es común al realizar ejercicio en condiciones de calor?
3. Como entrenador, está llevando una práctica en condiciones de calor. ¿Qué aspectos del rendimiento se verán obstaculizados, cuáles cree que no se verán afectados por el calor y cuál es el impacto previsto?
4. ¿Qué diferencias existen a mayor altitud que conducen a la disminución del rendimiento?
5. ¿Qué riesgos puede haber al subir una montaña?

TÉRMINOS CLAVE

Aclimatación Adaptación a climas y condiciones diferentes de los que eran habituales (natural o artificialmente).

Agotamiento por calor Afección en la que la exposición a altas temperaturas conduce a palidez, calambres musculares persistentes, debilidad, desmayos, mareos, cefalea, hiperventilación, náuseas, anorexia, diarrea, disminución de la producción de orina y una temperatura corporal central que suele oscilar entre 36 °C (97 °F) y 40 °C (104 °F).

Ambiente hipobárico ambiente representado por la reducción de la presión barométrica en la altitud.

Broncoconstricción inducida por el ejercicio (BIE) Reducción del diámetro de los bronquíolos pulmonares provocado por el ejercicio. La broncoconstricción caracteriza a muchas situaciones del asma, y la BIE puede estar inducida por el ejercicio de resistencia en personas que tienen asma inducida por el ejercicio.

Broncoconstricción Reducción del diámetro de los bronquíolos pulmonares.

Calambres por calor Calambres musculares que se producen durante el calor, a menudo como resultado de deshidratación, insuficiencia de sodio en el cuerpo y fatiga neuromuscular.

Condiciones atmosféricas al nivel del mar Condiciones ambientales estandarizadas de presión y temperatura al nivel del mar.

Conducción Transferencia de calor entre dos objetos en contacto.

Convección Mecanismo de enfriamiento del cuerpo en el que el aire que se mueve sobre el cuerpo ayuda a perder calor.

Dopaje sanguíneo Aumento del número de eritrocitos mediante transfusión o el uso de eritropoyetina (EPO) para estimular la producción de eritrocitos.

Estratopausa (anteriormente mesopico) Nivel de la atmósfera que es el límite entre dos capas, es decir, la estratosfera y la mesosfera.

Estratosfera Capa de la atmósfera terrestre por encima de la troposfera, que se extiende a unos 50 km (32 millas) sobre la superficie de la Tierra.

Evaporación Proceso por el cual los líquidos absorben calor y se convierten en gas. Cuando el sudor se evapora del cuerpo o el aire húmedo se libera de los pulmones, el calor también se libera del cuerpo.

Golpe de calor Afección en la que la exposición a temperaturas elevadas conduce a una frecuencia cardíaca rápida (taquicardia), hipotensión, sudoración (aunque la piel puede estar seca en el momento del colapso), hiperventilación, alteración del estado mental, diarrea, convulsiones y coma. El único método preciso para determinar el golpe de calor es una sonda rectal. Requiere atención médica inmediata.

Gradiente adiabático Término utilizado para describir la reducción de la temperatura del aire a medida que se asciende a mayor altitud.

Hiperbárico Término utilizado para describir las presiones barométricas por encima de la presión barométrica normal.

Hipertermia Aumento de la temperatura corporal interna profunda por encima de lo normal.

Hipobárico Término utilizado para describir las presiones circundantes por debajo de la presión barométrica normal.

Hipotermia Afección en la que la temperatura corporal disminuye hasta un punto en el que la función fisiológica normal se ve afectada o no es posible.

Hipoxia circulatoria (isquémica) Cambio sistémico o regional en el flujo sanguíneo.

Hipoxia anémica Reducción de la capacidad de transporte de oxígeno de la sangre.

Hipoxia histotóxica Incapacidad de la célula para utilizar oxígeno para el metabolismo.

Hipoxia Compromiso del suministro de oxígeno a los tejidos diana.

Homeotermo Organismo que mantiene su temperatura corporal a un nivel constante por su actividad metabólica.

Humedad relativa Porcentaje de vapor de agua retenido en el aire.

Índice de estrés por calor Índice que combina temperatura y humedad para determinar la cantidad de estrés fisiológico que será experimentado por el cuerpo en tales condiciones.

Isoterma Tipo de contorno o superficie que conecta puntos con la misma temperatura.

Ley de Boyle Ley de gases que establece que la presión y el volumen de un gas tienen una relación inversa cuando la temperatura permanece constante.

Ley de Charles Ley que establece que el volumen de un gas ideal a presión constante es directamente proporcional a la temperatura absoluta.

Ley de Dalton Ley que afirma que la presión total ejercida por una mezcla de gases es igual a la suma de las presiones parciales de los gases de la mezcla.

Ley de Henry A una temperatura constante, la cantidad de un gas determinado que se disuelve en un tipo y volumen de líquido determinado es directamente proporcional a la presión parcial de ese gas en equilibrio con ese líquido.

Mal de montaña agudo (MMA) Afección causada por la exposición aguda a la presión parcial de oxígeno baja en altitudes elevadas.

Mesopausa Límite de la atmósfera terrestre entre la mesosfera y la termosfera, donde la temperatura deja de disminuir al aumentar la altura y comienza a aumentar.

Mesosfera Región de la atmósfera terrestre por encima de la estratosfera y por debajo de la termosfera, entre aproximadamente 50-80 km (30-50 millas) de altitud.

Normobárico Término utilizado para describir la presión barométrica al nivel del mar.

Presión atmosférica o barométrica Presión ejercida por el aire sobre una persona.

Presión hidrostática Presión ejercida por un líquido en equilibrio en un punto dado dentro del líquido, debido a la fuerza de gravedad.

Presión parcial Presión de un gas determinado (p. ej., oxígeno). Se calcula como un producto de la presión barométrica y el porcentaje de un gas determinado en el aire.

Rabdomiólisis Destrucción del tejido muscular que hace que la mioglobina y otras proteínas que normalmente se encuentran en el músculo aparezcan en la sangre.

Radiación Pérdida de calor en forma de ondas electromagnéticas.

Saturación del aire Véase *Humedad relativa.*

Síncope Desmayo en respuesta a la exposición al calor, que a menudo se observa en personas que no se han aclimatado a un ambiente cálido.

Temperatura del aire Temperatura actual del aire en el área circundante.

Temperatura del globo y bulbo húmedo (TGBH) Temperatura compuesta que se utiliza para estimar el efecto de la temperatura, la humedad y la radiación solar en los seres humanos.

Termorregulación Proceso de alteración de los procesos fisiológicos en respuesta a estímulos para mantener estable la temperatura corporal.

Termosfera Región de la atmósfera superior en la que la temperatura aumenta continuamente con la altitud, y abarca esencialmente toda la atmósfera por encima de la mesosfera.

Troposfera Región más baja de la atmósfera, que se extiende desde la superficie de la Tierra hasta una altura de aproximadamente 6-10 km (3.7-6.2 millas).

Velocidad de conducción nerviosa Velocidad a la que se conducen los impulsos eléctricos en una motoneurona.

Ventilación pulmonar Volumen total de gas inspirado o espirado por minuto.

Zonas físicas de la atmósfera Capa de diferentes atmósferas que varían en temperatura por la absorción de radiación solar, luz visible en la superficie, radiación ultravioleta cercana en la atmósfera media y radiación ultravioleta lejana en la atmósfera superior. Con inicio en la capa más cercana a la Tierra, se denominan tropopausa, estratosfera, estratopausa, mesosfera, mesopausa y termosfera.

BIBLIOGRAFÍA

1. Armstrong LE, Casa DJ, Millard-Stafford M, et al. American College of Sports Medicine position stand. Exertional heat illness during training and competition. *Med Sci Sports Exerc.* 2007;39: 556–572.
2. Armstrong LE, Epstein Y, Greenleaf JE, et al. American College of Sports Medicine position stand. Heat and cold illnesses during distance running. *Med Sci Sports Exerc.* 1996;28(12):i–x.
3. Armstrong LE, Maresh CM. The induction and decay of heat acclimatization in trained athletes. *Sports Med.* 1991;12:302–312.
4. Armstrong LE, Ganio MS, Casa DJ, et al. Mild dehydration affects mood in healthy young women. *J Nutr.* 2012;142:382–388.
5. Arvesen A, Wilson J, Rosen L. Nerve conduction velocity in human limbs with late sequelae after local cold injury. *Eur J Clin Invest.* 1996;26:443–450.
6. Asmussen E, Bonde-Petersen F, Jorgensen K. Mechano-elastic properties of human muscles at different temperatures. *Acta Physiol Scand.* 1976;96:83–93.
7. Behringer M, Willberg C. Application of blood flow restriction to optimize exercise countermeasures for human space flight. *Front Physiol.* 2019;10:33.
8. Beidleman BA, Muza SR, Fulco CS, et al. Seven intermittent exposures to altitude improves exercise performance at 4300 m. *Med Sci Sports Exerc.* 2008;40:141–148.
9. Bouchama A, Dehbi M, Mohamed G, et al. Prognostic factors in heat wave related deaths: a meta-analysis. *Arch Intern Med.* 2007;167:2170–2176.
10. Boulant J. Hypothalamic neurons regulating body temperature. In: Fregly MJ, Blatteis CM, eds. *Handbook of Physiology, Section 4: Environmental Physiology*. Vol. I. Bethesda, MD: American Physiological Society, 1996:105–126.
11. Brutsaert TD. Do high-altitude natives have enhanced exercise performance at altitude? *Appl Physiol Nutr Metab.* 2008;33: 582–592.
12. Casa DJ, Armstrong LE, Ganio MS, et al. Exertional heat stroke in competitive athletes. *Curr Sports Med Rep.* 2005;4:309–317.
13. Casa DJ, Armstrong LE, Hillman SK, et al. National athletic trainers' association position statement: fluid replacement for athletes. *J Athl Train.* 2000;35: 212–224.
14. Casa DJ, Becker SM, Ganio MS, et al. Validity of devices that assess body temperature during outdoor exercise in the heat. *J Athl Train.* 2007;42:333–342.
15. Cheung SS, Sleivert GG. Lowering of skin temperature decreases isokinetic maximal force production independent of core temperature. *Eur J Appl Physiol.* 2004;91:723–728.
16. Chodzko-Zajko WJ, Proctor DN, Fiatarone Singh MA, et al. American College of Sports Medicine position stand. Exercise and physical activity for older adults. *Med Sci Sports Exerc.* 1998;30:992–1008.
17. Comeau MJ, Potteiger JA, Brown LE. Effects of environmental cooling on force production in the quadriceps and hamstrings. *J Strength Cond Res.* 2003;17:279–284.
18. Cooper ER, Ferrara MS, Broglio SP. Exertional heat illness and environmental conditions during a single football season in the southeast. *J Athl Train.* 2006;41:332–336.
19. Cooper KE. Some historical perspectives on thermoregulation. *J Appl Physiol.* 2002;92:1717–1724.
20. Degroot DW, Kenney WL. Impaired defense of core temperature in aged humans during mild cold stress. *Am J Physiol Regul Integr Comp Physiol.* 2007;292:R103–R108.
21. Dixon PG, Kraemer WJ, Volek JS, et al. The impact of cold-water immersion on power production in the vertical jump and the benefits of a dynamic exercise warm-up. *J Strength Cond Res.* 2010;24(12):3313–3317
22. Dorrington KL, Talbot NP. Human pulmonary vascular responses to hypoxia and hypercapnia. *Pflugers Arch.* 2004;449:1–15.
23. Duffield R, Marino FE. Effects of pre-cooling procedures on intermittent-sprint exercise performance in warm conditions. *Eur J Appl Physiol.* 2007;100:727–735.
24. Ely MR, Cheuvront SN, Montain SJ. Neither cloud cover nor low solar loads are associated with fast marathon performance. *Med Sci Sports Exerc.* 2007;39: 2029–2035.
25. Felicijan A, Golja P, Milcinski M, et al. Enhancement of cold-induced vasodilatation following acclimatization to altitude. *Eur J Appl Physiol.* 2008;104:201–206.
26. Frisancho AR. *Human Adaptation: A Functional Interpretation*. St Louis, MO: C.V. Mosby, 1979.
27. Ganio MS, Armstrong LE, Casa DJ, et al. Mild dehydration impairs cognitive performance and mood of men. *Br J Nutr.* 2011;106(10):1535–1543.
28. Giles LV, Koehle MS. The health effects of exercising in air pollution. *Sports Med.* 2014;44:223-249.
29. Gisolfi CV. Work-heat tolerance of distance runners. In: Milvy P, ed. *The Marathon: Physiological, Medical, Epidemiological, and Psychological Studies*. New York, NY: The New York Academy of Sciences, 1977:139–150.
30. Gonzalez-Alonso J, Crandall CG, Johnson JM. The cardiovascular challenge of exercising in the heat. *J Physiol.* 2007;586:45–53.
31. Grover RF, Reeves JT. Exercise performance of athletes at sea level and 3100 meters altitude. *Schweiz Z Sportmed.* 1966;14: 130–148.
32. Hawkins S, Wiswell R. Rate and mechanism of maximal oxygen consumption decline with aging: implications for exercise training. *Sports Med.* 2003;33: 877–888.
33. Hinckson EA, Hopkins WG, Edwards JS, et al. Sea level performance in runners using altitude tents: a field study. *J Sci Med Sport.* 2005;8:451–457.
34. Howard RL, Kraemer WJ, Stanley DC, et al. The effects of cold immersion on muscle strength. *J Strength Cond Res.* 1994;8(3):129–133.
35. Judelson DA, Maresh CM, Farrell MJ, et al. Effect of hydration state on strength, power, and resistance exercise performance. *Med Sci Sports Exerc.* 2007;39: 1817–1824.
36. Kenney WL, Munce TA. Invited review: aging and human temperature regulation. *J Appl Physiol.* 2003;95:2598–2603.
37. Kenney WL, Zeman MJ. Psychrometric limits and critical evaporative coefficients for unacclimated men and women. *J Appl Physiol.* 2002;92: 2256–2263.
38. Kenney WL. A review of comparative responses of men and women to heat stress. *Environ Res.* 1985;37:1–11.
39. Kinugasa R, Kuchiki K, Tono T, et al. Superficial cooling inhibits force loss in damaged muscle. *Int J Sports Med.* 2008;29(9):726–731.
40. Levine BD. Intermittent hypoxic training: fact and fancy. *High Alt Med Biol.* 2002;3(2):177–193.
41. Levine BD, Stray-Gundersen J. Point: positive effects of intermittent hypoxia (live high:train low) on exercise performance are mediated primarily by augmented red cell volume. *J Appl Physiol.* 2005;99:2053–2055.
42. Lippi G, Franchini M, Guidi GC. Prohibition of artificial hypoxic environments in sports: health risks rather than ethics. *Appl Physiol Nutr Metab.* 2007;32:1206–1207; discussion 1208–1209.
43. MacKenzie RWA, Watt PW, Maxwell NS. Acute normobaric hypoxia stimulates erythropoietin release. *High Alt Med Biol.* 2008;9:28–37.
44. Maresh CM, Kraemer WJ, Noble BJ, et al. Exercise responses after short- and long-term residence at 2,200 meters. *Aviat Space Environ Med.* 1988;59:335–339.
45. Maresh CM, Noble BJ, Robertson KL, et al. Maximal exercise during hypobaric hypoxia (447 Torr) in moderate-altitude natives. *Med Sci Sports Exerc.* 1983;15:360–365.
46. McCann DJ, Adams WC. Wet bulb globe temperature index and performance in competitive distance runners. *Med Sci Sports Exerc.* 1997;29:955–961.
47. Montain SJ, Cheuvront SN, Lukaski HC. Sweat mineral-element responses during 7 h of exercise-heat stress. *Int J Sport Nutr Exerc Metab.* 2007;17:574–582.
48. Montain SJ, Ely MR, Cheuvront SN. Marathon performance in thermally stressing conditions. *Sports Med.* 2007;37:320–323.
49. Noble BJ, Maresh CM. Acute exposure of college basketball players to moderate altitude: selected physiological responses. *Res Q.* 1979;50:668–678.
50. Patton J. The effects of acute cold exposure to exercise performance. *J Strength Cond Res.* 1988;2:72–78.
51. Peronnet F, Thibault G, Cousineau DL. A theoretical analysis of the effect of altitude on running performance. *J Appl Physiol.* 1991;70:399–404.
52. Rasch W, Cabanac M. Selective brain cooling is affected by wearing headgear during exercise. *J Appl Physiol.* 1993;74:1229–1233.
53. Sawka MN, Burke LM, Eichner ER, et al. American College of Sports Medicine position stand. Exercise and fluid replacement. *Med Sci Sports Exerc.* 2007;39:377–390.
54. Sawka MN. Physiological consequences of hypohydration: exercise performance and thermoregulation. *Med Sci Sports Exerc.* 1992;24:657–670.
55. Schniepp J, Campbell TS, Powell KL, et al. The effects of cold-water immersion on power output and heart rate in elite cyclists. *J Strength Cond Res.* 2002;16: 561–566.
56. Schoene RB. Limits of respiration at high altitude. *Clin Chest Med.* 2005;26: 405–414, vi.
57. Stensrud T, Berntsen S, Carlsen KH. Exercise capacity and exercise-induced bronchoconstriction (EIB) in a cold environment. *Respir Med.* 2007;101: 1529–1536.
58. Strollo F, Gentile S, Strollo G, et al. Recent progress in space physiology and aging. *Front Physiol.* 2018;12:9.
59. Swerup C. Determination of conduction velocity in A-delta and C fibres in humans from thermal thresholds. *Acta Physiol Scand.* 1995;153:81–82.
60. Tanaka K, Nishimura N, Kawai Y. Adaptation to microgravity, deconditioning, and countermeasures. *J Physiol Sci.* 2017;67:271–281.
61. Wilber RL, Stray-Gundersen J, Levine BD. Effect of hypoxic "dose" on physiological responses and sea level performance. *Med Sci Sports Exerc.* 2007;39:1590–1599.
62. Wilber RL. Application of altitude/hypoxic training by elite athletes. *Med Sci Sports Exerc.* 2007;39:1610–1624.

63. Williamson R, Carbo J, Luna B, et al. A thermal physiological comparison of two HAZMAT protective ensembles with and without active convective cooling. *J Occup Environ Med.* 1999;41:453–463.

LECTURAS RECOMENDADAS

Armstrong LE. *Exertional Heat Illness*. Champaign, IL: Human Kinetics, 2003.
Armstrong LE. *Performing in Extreme Environments*. Champaign, IL: Human Kinetics, 2000.
Armstrong LE, Epstein Y, Greenleaf JE, et al. American College of Sports Medicine position stand. Heat and cold illnesses during distance running. *Med Sci Sports Exerc.* 1996;28(12):i–x.
Armstrong LE, Maresh CM. Effects of training, environment, and host factors on the sweating response to exercise. *Int J Sports Med.* 1998;19(suppl 2):S103.
Bergh U. Human power at subnormal body temperatures. *Acta Physiol Scand Suppl.* 1980;478:1–39.
Earp JE, Hatfield DL, Sherman A, et al. Cold-water immersion blunts and delays increases in circulating testosterone and cytokines post-resistance exercise. *Eur J Appl Physiol.* 2019 Aug;119(8):1901–1907.
English KL, Mulavara AP, Bloomberg JJ, Ploutz-Snyder LL. Exercise countermeasures to neuromuscular deconditioning in spaceflight. *Compr Physiol.* 2019/2020, in press.
Fulco CS, Rock PB, Cymerman A. Improving athletic performance: is altitude residence or altitude training helpful? *Aviat Space Environ Med.* 2000;71:162–171.
Handbook of Aerospace and Operational Physiology. Special Report AFRL-SA-WP-SR-2011-0003, Air Force Research Laboratory, 711th Human Performance Wing, USAF School of Aerospace Medicine. Approved for Public Release—30 Aug 2011.
Maresh CM, Noble BJ, Robertson KL, et al. Maximal exercise during hypobaric hypoxia (447 Torr) in moderate-altitude natives. *Med Sci Sports Exerc.* 1983;15:360.
Mazzeo RS. Physiological responses to exercise at altitude: an update. *Sports Med.* 2008;38:1–8.
Moore LG, Grover RF. Jack Reeves and his science. *Respir Physiol Neurobiol.* 2006;151(2/3):96–108.
Nielsen B. Heat acclimatization—mechanisms of adaptation to exercise in the heat. *Int J Sports Med.* 1998;19(suppl 2):S1534.
TBMED508. *Prevention and Management of Cold-weather Injuries*. Washington, DC: Headquarters, Department of the Army; 2005.
TBMED507/AFPAM48-152(1). *Heat Stress Control and Heat Casualty Management*. Washington, DC: Headquarters, Department of the Army and Air Force; 2003.
TB MED 505, Altitude Acclimatization and Illness Management, September 2010.
USARIEM Technical Note 04-05/ADA 423388, Altitude Acclimatization Guide, April 2004.

BIBLIOGRAFÍA CLÁSICA

Adams WC, Bernauer EM, Dill DB, et al. Effects of equivalent sea level and altitude training on $\dot{V}O_{2max}$ and running performance. *J Appl Physiol.* 1975;39:262–266.
Dill DB, Kasch FW, Yousef MK, et al. Cardiovascular responses and temperature in relation to age. *Aust J Sports Med.* 1975;7:99–106.
Dill DB, Soholt LF, McLean DC, et al. Capacity of young males and females for running in desert heat. *Med Sci Sports.* 1977;9:137–142.
Faulkner JA, Daniels JT, Balke B. Effects of training at moderate altitude on physical performance capacity. *J Appl Physiol.* 1967;23(1):85–89.
Grover RF, Reeves JT. Exercise performance of athletes at sea level and 3100 meters altitude. *Med Thorac.* 1966;23(3):129–143.
Klausen K, Robinson S, Micahel ED, et al. Effect of high altitude on maximal working capacity. *J Appl Physiol.* 1966;21:1191–1194.

PARTE

4

Entrenamiento para la salud y el rendimiento

Comprensión y mejora de la composición corporal

Capítulo

13

DESPUÉS DE LEER ESTE CAPÍTULO, DEBERÍA SER CAPAZ DE:

1. Describir la magnitud de la creciente epidemia de obesidad y analizar por qué es un problema de salud
2. Identificar la composición corporal y explicar sus componentes específicos
3. Describir los métodos y la eficacia de los diferentes métodos para evaluar la composición corporal, como pesaje hidrostático, pliegues cutáneos, pletismografía por desplazamiento de aire, impedancia bioeléctrica y absorciometría de rayos X de energía dual (DEXA)
4. Diferenciar grasa corporal esencial y grasa corporal no esencial
5. Describir el equilibrio energético y cómo puede manipularse para influir en el porcentaje de grasa corporal
6. Explicar la interacción entre la dieta, el ejercicio y el equilibrio energético
7. Identificar los riesgos de una pérdida de peso muy elevada en los deportistas de ambos sexos, y hombres y mujeres sin entrenamiento.

Muchas personas tratan, en la actualidad, de cambiar su composición corporal a través de la dieta y el ejercicio. La persona promedio intenta reducir la masa corporal para disminuir la grasa corporal, e intenta hacerlo por motivos de salud. El objetivo de los entusiastas del acondicionamiento físico suele ser aumentar la masa muscular y reducir la grasa corporal para obtener los beneficios para la salud asociados, mejorar la imagen corporal y aumentar el rendimiento físico. Muchos entrenadores y deportistas suelen preocuparse por la composición corporal debido a su efecto sobre el rendimiento físico. Aunque el tamaño del cuerpo afecta el rendimiento en muchos deportes, la mayoría de las medidas del tamaño corporal (como la altura y la longitud del brazo) no pueden cambiarse. Por otro lado, la masa y la composición corporal responden de forma significativa a los regímenes de dieta y ejercicio. El objetivo de este capítulo es proporcionar una comprensión de cómo se determina la composición corporal, los efectos de la dieta y el ejercicio en la composición corporal y la relación entre la composición corporal y el rendimiento físico.

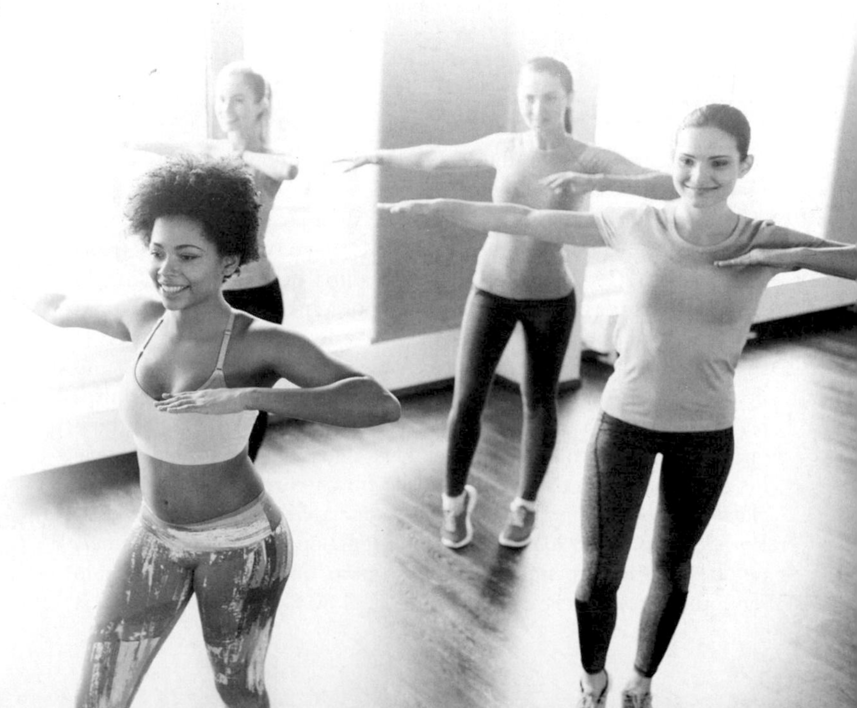

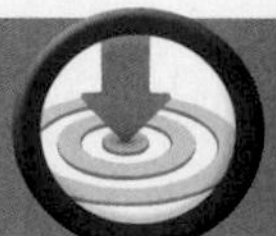

CUADRO 13-1
APLICACIÓN DE LA INVESTIGACIÓN

Relaciones entre las medidas básicas de la composicón corporal

La masa libre de grasa (MLG), la masa grasa (MG) y el porcentaje (%) de grasa son medidas interrelacionadas de la composición corporal. Todas estas medidas de composición corporal se calculan fácilmente si se conocen una o más de las medidas. Por ejemplo, si

MCT (masa corporal total) = 90 kg
% de grasa = 15 %
MG = MCT × % de grasa
MG = 90 kg × 0.15
MG = 13.5 kg

MLG = MCT – MG
MLG = 90 kg – 13.5 kg
MLG = 76.5 kg
Porcentaje de MLG (% MLG) = 100 % - % de grasa
% MLG = 100 % - 15 %
% MLG = 85 %
% MLG = MLG / MCT × 100
% MLG = 76.5 kg / 90 kg × 100
% MLG = 0.85 × 100
% MLG = 85 %

RESUMEN DE LA COMPOSICIÓN CORPORAL

La composición corporal suele referirse a la cantidad absoluta de tejido graso y no graso dentro del cuerpo, así como a la relación entre la grasa y la masa corporal total (MCT). La **masa grasa (MG)** es la masa total (o kg) de toda la grasa dentro del cuerpo, mientras que la **masa libre de grasa (MLG)** es la masa total de todos los tejidos dentro del cuerpo excluyendo toda la grasa. Algunas técnicas para determinar la composición corporal (absorciometría de rayos X de energía dual [DEXA]) utilizan el término *tejido magro total*, que es similar al término *masa libre de grasa*. El **porcentaje de grasa corporal** o **% de grasa** es la relación entre la MCT y la MG total (o MG dividido por MCT). Las relaciones entre la MG, MLG y MCT se describen en el cuadro 13-1 y la figura 13-1, que muestran el modelo de dos compartimentos para la composición corporal. En esta sección, primero se aborda la epidemia actual de obesidad en Estados Unidos y cómo la composición corporal afecta la salud. Posteriormente, se cubre su influencia en el rendimiento físico. También se analizan las medidas de tamaño corporal e índice de masa corporal (IMC) y su relación con la composición corporal.

OBESIDAD, SALUD Y COMPOSICIÓN CORPORAL

A pesar de un mayor enfoque en una dieta saludable y ejercicio en Estados Unidos, actualmente la obesidad se encuentra en proporciones epidémicas[43,48]. El sobrepeso se define como un IMC entre 25.0 y 29.9, y la obesidad como un IMC mayor o igual a 30.0 (consúltese el IMC, a continuación). Se estima que aproximadamente 300 000 personas mueren cada año por enfermedades relacionadas con la obesidad en Estados Unidos, lo que la convierte en la segunda causa principal de muerte prevenible después del consumo de tabaco[64]. En este país, aproximadamente el 70 % de los adultos padece sobrepeso u obesidad, y más del 35 % son obesos[48], si bien en algún momento de su vida el 45 % de las mujeres y el 30 % de los hombres están tratando de perder masa corporal[114]. También es alarmante el crecimiento de la prevalencia en el país (Fig. 13-2A). Por ejemplo, en 1990, ningún estado tenía un índice de prevalencia de obesidad igual o superior al 15 %, pero, en 2010, ningún estado tenía una prevalencia inferior al 20 %, el 80 % de los estados tenía un índice igual o superior al 25 %, y 12 estados tenían un índice igual o superior al 30 %. Además, ni un solo estado de Estados Unidos pudo cumplir los objetivos declarados para disminuir la incidencia de obesidad establecidos en el programa de prevención *Healthy*

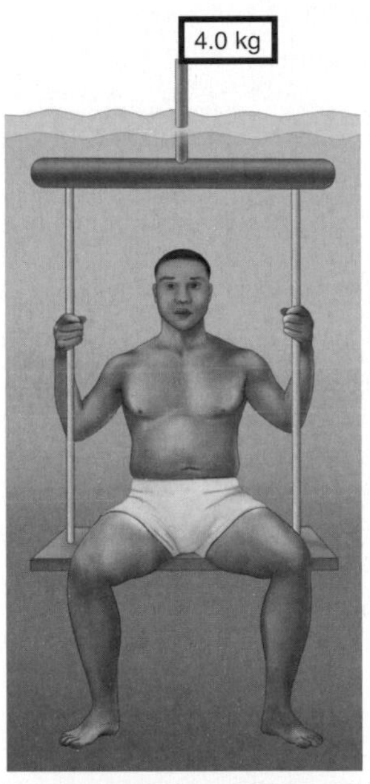

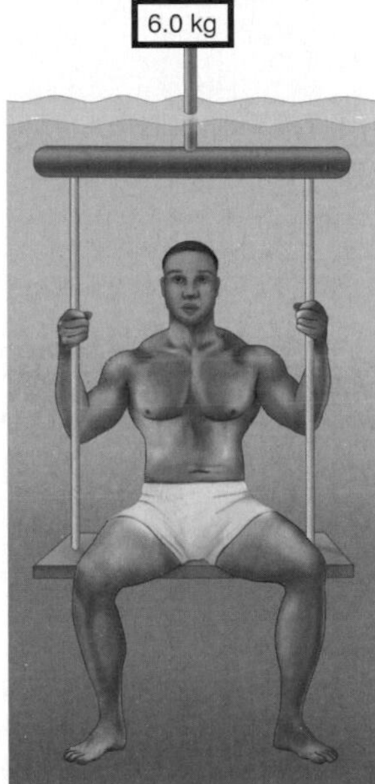

FIGURA 13-1. Dos personas con la misma masa corporal total (MCT) pueden tener diferentes composiciones corporales. Las diferencias en el porcentaje de grasa dan como resultado diferencias en el peso bajo el agua, la densidad corporal, la masa grasa (MG) y la masa libre de grasa (MLG).

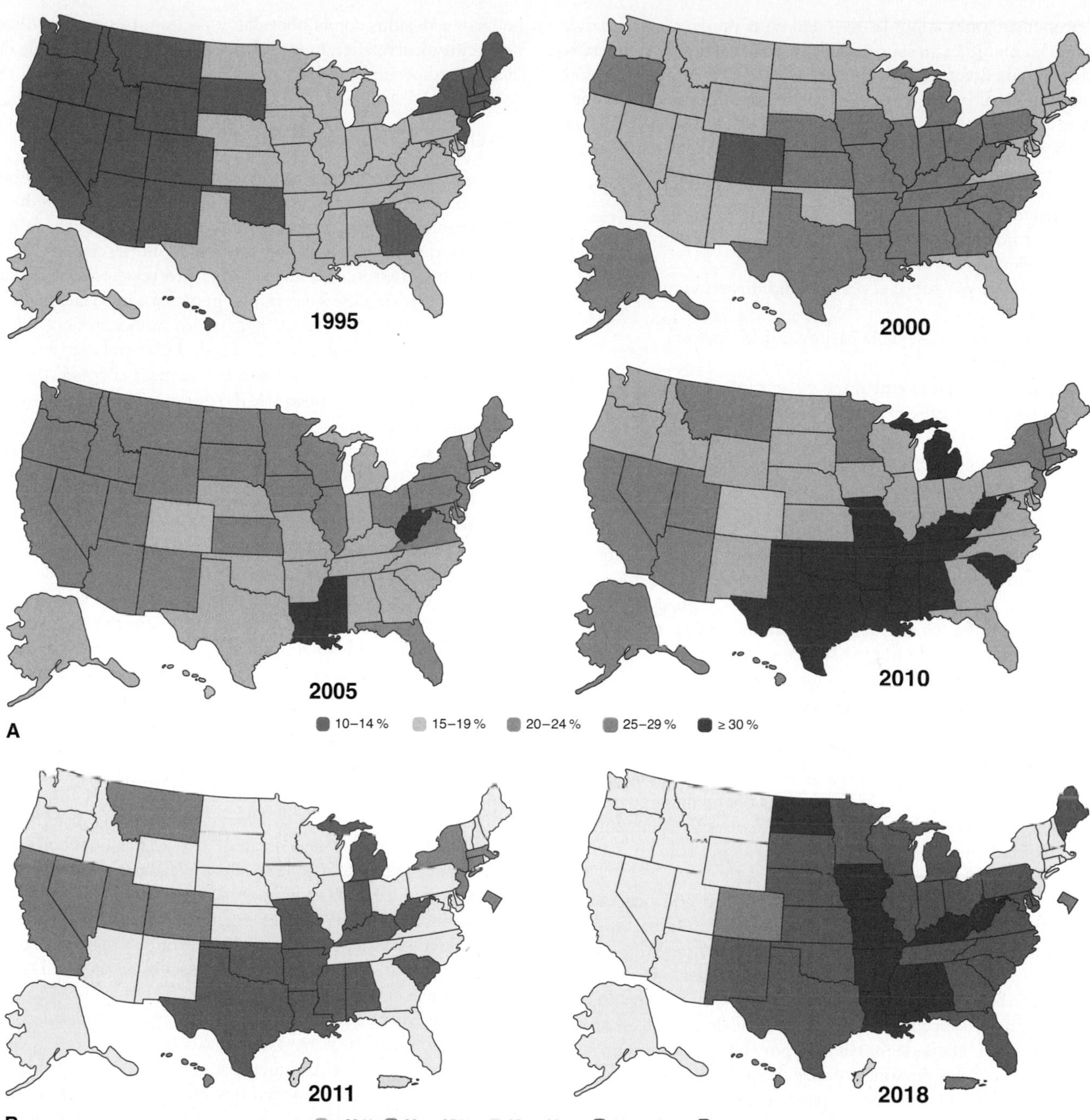

FIGURA 13-2. (A) La prevalencia de la obesidad en Estados Unidos ha aumentado drásticamente de 1995 a 2010. En 1995 (*arriba a la izquierda*), más de la mitad de los estados tenían índices de prevalencia ≥ 15 %, pero ninguno tenía índices ≥ 20 %. En 2000 (*arriba a la derecha*), solo un estado tenía índices de prevalencia < 15 % (Colorado), casi la mitad tenía índices de ≥ 20 % y ninguno tenía índices ≥ 25 %. En 2005 (*abajo a la izquierda*), solo cuatro estados tenían índices de prevalencia < 20 %, alrededor del 33 % tenía índices ≥ 25 %, y tres tenían índices ≥ 30 %. En 2010 (*abajo a la derecha*), ningún estado tenía un índice de prevalencia < 20 %, alrededor del 80 % tenía un índice ≥ 25 % y doce estados tenían un índice ≥ 30 %. (Tomado de https://www.cdc.gov/obesity/data/databases.html). **(B)** Incluso en los datos más recientes recopilados por los Centers of Disease Control (CDC), obsérvese cómo la prevalencia de obesidad o sobrepeso continúa creciendo a un ritmo alarmante. Esto es cierto incluso después de que la epidemia de obesidad se diera a conocer a la mayoría de las personas. *No deben compararse los datos de esta figura con los anteriores, ya que a partir de 2011 se utilizaron diferentes metodologías. (Obtenido de https://www.cdc.gov/obesity/data/databases.html).

People 2010 de los Centers of Disease Control (CDC). Y, a pesar de las buenas noticias recientes de los CDC que indican que desde 2003 hasta 2010 la incidencia de obesidad infantil disminuyó levemente del 15.2 % al 14.9 %, los mismos datos indican que el 17 % de los niños de 6 a 11 años y el 17.6 % de los de 12 a 19 años son obesos[21]. La epidemia de obesidad aflige incluso a los más jóvenes. De hecho, uno de cada ocho niños en edad preescolar en Estados Unidos se considera actualmente obeso. Aún más problemático es que los datos muestran que, desde 2011, la prevalencia de la obesidad entre los adultos está aumentando nuevamente en el país (*v.* Fig. 13-2B).

Mucho de lo que se ha hecho con la política pública de las guías dietéticas ha fracasado en la promoción de dietas bajas en grasas y altas en carbohidratos (*v.* también cap. 10)[35,50].

Las preocupaciones sobre la obesidad en la población general se deben en gran medida a su asociación con un aumento de la mortalidad y el riesgo de diversas enfermedades[17,18,38,39,57,63,79,85]. La obesidad parece ser un factor imporante relacionado con hipertensión, diabetes de tipo 2, artritis, gota y anomalías menstruales. Aunque la fuerza de la asociación de la obesidad con diferentes estados patológicos varía, la obesidad está asociada con las siguientes enfermedades:

1. Enfermedad cardiovascular
2. Hipertensión
3. Ateroesclerosis
4. Efectos negativos sobre el perfil de lípidos en sangre
5. Diabetes de tipo 2
6. Apnea del sueño (cese de la respiración al dormir)
7. Osteoartritis
8. Complicaciones en el embarazo y la cirugía
9. Algunos tipos de cáncer (uterino, renal, colorrectal, esofágico)
10. Enfermedad de la vesícula biliar
11. Gota

El depósito de grasa en el área abdominal, u **obesidad central** (también denominada *obesidad androide*), se considera más peligrosa que la **obesidad periférica** (también denominada *obesidad ginecoide*), o el depósito de grasa en las regiones de glúteos y muslos[99,120]. Los triglicéridos almacenados en esta región abdominal, o barriga, tienen más probabilidades de liberar ácidos grasos libres en la circulación sanguínea, donde pueden afectar el flujo sanguíneo y causar problemas de salud[96,120]. Por tanto, la obesidad no solo está asociada con varios estados patológicos, sino que la ubicación del tejido graso en el cuerpo también afecta la salud en general. Ya sea sola o junto con otras afecciones (p. ej., diabetes, alteración del perfil de lípidos en sangre), la epidemia de obesidad es un problema de salud pública real, ya que los costos totales asociados con la obesidad actualmente son de aproximadamente $ 150 000 millones al año solo en Estados Unidos[20].

Aunque la evidencia que relaciona la obesidad con una mayor incidencia de mortalidad por todas las causas es irrefutable, también es posible que la delgadez importante, es decir, tener un IMC < 18.5, se asocie con una mayor incidencia de mortalidad por todas las causas. En contraste con los peligros de ser obeso o muy delgado, los datos indican que el sobrepeso, es decir, un IMC de 25 a 30, se asocia con una menor incidencia de mortalidad por todas las causas no solo en comparación con las personas obesas o con bajo peso, sino también con las personas que tienen un peso normal o un IMC de 18.5 a 24.9[37]. Este hallazgo algo sorprendente se conoce como «paradoja de la obesidad»[4].

En otra versión de esta paradoja, los datos epidemiológicos sugieren que ser obeso no confiere una amenaza mayor, y tal vez incluso la disminuye, para la salud a largo plazo y la incidencia de mortalidad si el individuo obeso muestra un nivel aceptable de condición cardiorrespiratoria. Se ha constatado que las personas obesas con buen acondicionamiento físico tienen un menor riesgo de mortalidad que las personas con peso normal que padecen una mala condición cardiorrespiratoria[65].

Estos hallazgos han llevado a lo que se conoce como el concepto de «en forma frente a gordo». Del mismo modo, el índice de mortalidad entre las personas con síndrome metabólico se explica en gran medida por el hecho de que tienen bajos niveles de condición cardiorrespiratoria. Es decir, entre quienes tienen síndrome metabólico, el riesgo de muerte prematura no es mayor que quienes no tienen esa sintomatología asumiendo que el individuo tiene un nivel aceptable y moderado de acondicionamiento físico[58]. En efecto, los peligros asociados con la obesidad y/o el síndrome metabólico pueden neutralizarse eficazmente si se tiene un grado razonable de condición cardiorrespiratoria.

CAUSAS DE LA OBESIDAD

¿Por qué el exceso de grasa corporal? ¿Por qué está aumentando el número de personas con exceso de grasa corporal? Ninguna de las dos preguntas puede responderse fácilmente. La causa subyacente básica es que las personas ingieren más calorías totales de las que gastan. Sin embargo, muchos factores interrelacionados afectan este equilibrio calórico. Se sabe que la genética está relacionada con la obesidad. Por ejemplo, pares de gemelos monocigóticos (idénticos) que consumieron dietas controladas de 1 000 kcal·día^{-1} adicionales a las calorías necesarias para mantener la masa corporal (más que el índice metabólico en reposo [IMR]) durante 100 días ganaron cantidades similares de masa corporal[11]. Sin embargo, el aumento de peso real mostrado por pares de gemelos osciló entre 4.3-13.3 kg (9.5-29.3 lb), lo que constata que diferentes pares de gemelos ganaron cantidades de peso sustancialmente diferentes al ingerir el mismo número total de calorías.

Aunque es poco común en los seres humanos, puede ser que las células grasas (adipocitos) sean incapaces de producir leptina, una sustancia similar a una hormona que señala que las reservas de grasa son suficientes y promueve un equilibrio energético negativo. La incapacidad de producir leptina se debe a un defecto en el gen *ob*, que controla la producción de leptina. Los niños con este trastorno tienen una cantidad mínima de leptina en la circulación sanguínea, tienen poco control sobre su apetito y comen mucho más que otros niños[80].

Las alteraciones en el control del apetito pueden aumentar las probabilidades de sufrir obesidad. Por ejemplo, la respuesta de la insulina a la alimentación se correlaciona con la disminución del apetito en personas de peso normal[38]. En las personas con sobrepeso u obesidad, la respuesta de la insulina a la alimentación no se correlaciona con un cambio en el apetito.

Esto indica que las señales normales de saciedad, como la respuesta de la insulina a la comida, se alteran en personas con sobrepeso u obesidad, lo que elimina la sensación de saciedad normal en respuesta a la comida.

La inactividad física también contribuye a la obesidad. Cuanto más tiempo pasan las personas en actividades sedentarias, como ver televisión y jugar a videojuegos, más probabilidad de desarrollar sobrepeso[5,49]. Comer en exceso por cualquier motivo es una explicación del aumento de peso, lo cual podría tener un sesgo cultural debido a factores sociales y económicos o malos hábitos alimenticios[87,88,114].

Actualmente, hay una gran cantidad de alimentos ricos en calorías y grasas fácilmente disponibles, en parte debido a las comidas rápidas. Además, las porciones grandes o las opciones de alimentos en «porciones gigantes» aumentan la ingestión de kilocalorías[30], y el tamaño de las porciones de prácticamente todos los alimentos y bebidas ha aumentado enormemente en las últimas décadas, especialmente en los restaurantes de comida rápida[78]. Por tanto, hay una serie de factores relacionados que contribuyen a la epidemia de obesidad (cuadro 13-2).

TRATAMIENTO DE LA OBESIDAD

En junio de 2013 se produjo un nuevo giro de los acontecimientos, decisivo en la batalla para reducir la obesidad, cuando el American Medical Association (AMA) anunció, en su reunión anual, la con-

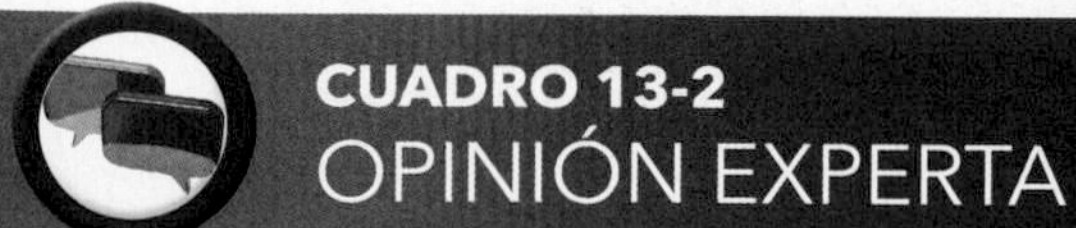

CUADRO 13-2
OPINIÓN EXPERTA

La epidemia de obesidad

Disa L. Hatfield, PhD
Associate Professor, Department Chair
Department of Kinesiology
University of Rhode Island
Kingston, Rhode Island

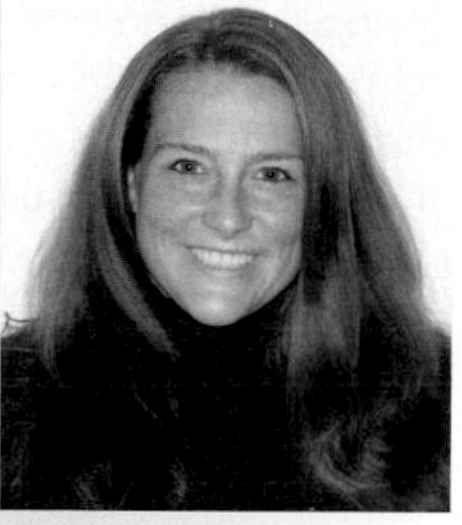

Los Centers for Disease Control (CDC) informan que el 39.8 % de los adultos son obesos, definido por un índice de masa corporal (IMC) de 30 o más, y más de la mitad de todos los adultos tienen sobrepeso[3]. La epidemia de obesidad tiene un alto costo: los estadunidenses obesos gastan ~ $ 2741 más al año en atención médica que las personas con un IMC saludable (definido como 18.5-24.9)[2,3]. La American Medical Association considera actualmente que la obesidad es una enfermedad en sí misma, pero sigue teniendo varias comorbilidades asociadas entre las que se incluyen cardiopatías, diabetes de tipo 2, cánceres, hepatopatías y enfermedades de la vesícula biliar, apnea del sueño y problemas respiratorios, osteoartritis y problemas ginecológicos[3].

Dada la prevalencia de sobrepeso y obesidad, es muy probable que los entrenadores en áreas de la salud y el acondicionamiento físico se encontrarán, a lo largo de su carrera profesional, con varios clientes con obesidad. Por desgracia, los CDC y los medios de comunicación promueven la obesidad como un problema con una solución simple: comer menos, hacer más ejercicio y perder peso. La realidad es que la pérdida de peso en adultos es un emprendimiento complejo que incluye factores modificables (equilibrar las tareas profesionales y familiares, superar obstáculos ambientales como vivir en una zona rural sin el transporte adecuado, saber cómo iniciar un programa de ejercicios, etc.) y no modificables (genética, capacidad económica para comprar equipos de ejercicio, poder inscribirse en un gimnasio, etc.).

Además de estos factores, las personas con obesidad también deben superar condiciones fisiológicas tales como desequilibrios hormonales que dificultan la pérdida de peso a pesar del ejercicio y la disminución del consumo calórico.

Sin embargo, los cambios en los factores modificables pueden tener una mayor influencia en el peso que los factores no modificables. Por ejemplo, un estudio de revisión reciente informó que la actividad física tiene una poderosa influencia en la heredabilidad de los rasgos relacionados con la obesidad. Se informó que la heredabilidad de la masa grasa en los gemelos finlandeses era del 90 % entre los que no realizaban actividad física, no obstante solo del 20 % entre los gemelos que sí se ejercitaban, lo que significa que la actividad física regular pudo moderar positivamente la susceptibilidad genética[2].

En su declaración más reciente, el American College of Sports Medicine se enfoca en el tiempo y el tipo de ejercicio para mantener la salud[5]. Sin embargo, también destaca la importancia de las estrategias conductuales para superar los factores modificables en la pérdida de peso y la adherencia al ejercicio, y sugiere asesoramiento conductual como parte de un programa de pérdida de peso. De hecho, algunas investigaciones sugieren que la modificación del comportamiento debería ser el primer paso en el tratamiento de la obesidad[1].

Hay varias formas en que los entrenadores, entrenadores personales y profesionales de la salud y el acondicionamiento físico pueden proporcionar formas positivas y saludables de promover la pérdida de peso.

Eduque a sus clientes sobre los riesgos de la obesidad y los beneficios de la actividad física. Con demasiada frecuencia, la atención se centra en la pérdida de peso cuando, en realidad, con solo aumentar la actividad física pueden reducirse los riesgos para la salud, especialmente de diabetes de tipo 2 y de enfermedades cardiovasculares. También puede establecer objetivos de ejercicio razonables en torno a la actividad. La automotivación puede aumentar una vez que se alcanzan estos objetivos, y los clientes tienen una mejor predisposición para alcanzar los objetivos dietéticos que se añaden más adelante en el programa.

Planifique de acuerdo con los obstáculos percibidos. El tiempo, las obligaciones familiares y el dinero son las tres principales barreras para perseguir activamente los objetivos de pérdida de peso. Debe ser consciente de las barreras de cada individuo y ser creativo para encontrar formas de superarlas. Simplemente decirles que se despierten más temprano para caminar por la mañana no funcionará. Sin embargo, alentar a la pareja o amigo cercano de su cliente a hacer ejercicio con ellos (tengan o no sobrepeso) aumenta la adherencia al ejercicio.

Ayude a los clientes a ser autónomos en sus hábitos alimenticios, rutinas de ejercicios y objetivos. Pídales que propongan soluciones a los problemas percibidos, en lugar de decirles lo que deben hacer.

La obesidad es un tema complejo y, a veces, controvertido. La herramienta más esencial para usted y sus clientes es mantenerse informado de las consecuencias sociales, psicológicas y para la salud de la obesidad, y fomentar ideas innovadoras para superar las barreras que impiden un estilo de vida saludable.

Recursos

- The National Weight Control Registry (www.nwcr.ws)
- American Medical Association. Promoting Healthy Lifestyles Resources (www.ama-assn.org/ama/pub/physician-resources/public-health/promoting-healthy-lifestyles/obesity.page)
- American Academy of Pediatrics (www.Healthychildren.org)
- Obesity Society (www.Obesity.org)
- Shape Up America (www.Shapeup.org)

Bibliografía

1. Butryn ML, Webb V, Wadden TA. Behavioral treatment of obesity. *Psychiatr Clin North Am.* 2011;34(4):841–859.
2. Cawley J, Meyerhoefer C. The medical care costs of obesity: an instrumental variables approach. *J Health Econ.* 2012;31(1):219–230.
3. Centers for Disease Control. Overweight and Obesity. Disponible en: http://www.cdc.gov/obesity/data/databriefs/db288.pdf
4. Garber CE, Blissmer B, Deschenes MR, et al.; American College of Sports Medicine. American College of Sports Medicine position stand. Quantity and quality of exercise for developing and maintaining cardiorespiratory, musculoskeletal, and neuromotor fitness in apparently healthy adults: guidance for prescribing exercise. *Med Sci Sports Exerc.* 2011;43(7):1334–1351.
5. Waalen J. The genetics of human obesity. *Transl Res.* 2014;164(4):293–301.

clusión de incluir la obesidad en la categoría de enfermedad. Antes de esta decisión de la AMA, los profesionales médicos de Estados Unidos habían considerado la obesidad como una comorbilidad por su relación con otras enfermedades citadas anteriormente. Debido a esta decisión de la AMA, se entiende que los médicos de atención primaria se verán obligados a tratar la obesidad y, al hacerlo, deberán analizar con sus pacientes obesos las consecuencias para la salud de su aflicción.

En el tratamiento de la obesidad, las intervenciones tradicionales han consistido en fomentar una mayor actividad física y reducir el consumo de calorías. Pero numerosos estudios han constatado que la dieta por sí sola no es eficaz para promover la pérdida de peso a largo plazo[69].

Si bien otros informes sugieren que la combinación de ejercicio con dieta aumenta la pérdida de peso entre las personas con obesidad, en comparación con la dieta sola, también se ha encontrado que ambos enfoques no permiten mantener la pérdida de personas a la mayoría de las personas[26]. De manera similar a las pérdidas de peso originales, un metaanálisis reciente de estudios que examinan la eficacia de la dieta, el ejercicio o una combinación de ambos para mantener una pérdida de peso significativa entre las personas obesas que habían perdido peso, arrojó resultados decepcionantes. Tras un análisis exhaustivo de los datos encontrados en la literatura, los autores concluyeron que ni el ejercicio, ni la suplementación dietética ni una combinación de ambos mantuvieron eficazmente la pérdida de peso vinculada con las dietas bajas y muy bajas en calorías[54].

Con la creciente comprensión de los factores biológicos que contribuyen a la obesidad y el papel que desempeñan los factores endocrinos en la obesidad, se han logrado algunos avances en el desarrollo de fármacos que ayudarían en el tratamiento. Pueden esperarse aún más avances en este frente ahora que la obesidad ha sido categorizada como una enfermedad, y los planes de seguro médico en Estados Unidos tendrán que pagar por los medicamentos que demuestren su eficacia para controlarla. En el metaanálisis citado anteriormente que proporcionó resultados decepcionantes se reveló que, a diferencia de la dieta y el ejercicio, los medicamentos para combatir la obesidad eran efectivos para mantener la pérdida de peso entre las personas que previamente habían sido obesas.

En los casos graves de obesidad que ponen en peligro la vida, es decir, con un IMC ≥ 40 o ≥ 35 con presencia de comorbilidades graves, una intervención cada vez más común es la cirugía bariátrica (para adelgazar). Existen varios tipos de esta cirugía, pero en todos los casos se usa para disminuir el tamaño del estómago. La cirugía bariátrica es un procedimiento delicado y complicado e implica riesgos. No obstante, la evidencia reciente muestra que, cuando la realizan cirujanos formados y experimentados, la mortalidad y morbilidad resultantes de la cirugía ha disminuido significativamente en los últimos 20 años[22]. Por ejemplo, en un estado, el índice de muerte intrahospitalaria asociada con la cirugía de derivación gástrica, la forma más común de cirugía bariátrica, disminuyó del 11 % en 1996 al 1 % en 2007[24]. Los datos también sugieren que, entre las personas con obesidad mórbida, la cirugía bariátrica puede ser muy efectiva; los resultados indican una reducción del peso corporal en aproximadamente un 50 % dentro de los 6 meses posteriores a la cirugía y una resolución, o al menos mejora, de la diabetes de tipo 2 en aproximadamente 90 % de los que se sometieron a la cirugía. De manera similar, se encontró que en alrededor el 80 % de estos mismos pacientes había disminuido eficazmente la hipercolesterolemia[45]. Aunque es efectivo y con un índice de mortalidad en bajada, no debe pasarse por alto que los índices de complicaciones notificados asociados con la cirugía bariátrica son altos, del 23 %, y que es una intervención muy costosa, pues cada procedimiento cuesta más de $ 40 000 dólares[22,24].

RENDIMIENTO FÍSICO Y COMPOSICIÓN CORPORAL

Como puede suponerse, la composición corporal afecta significativamente el rendimiento físico. Por ejemplo, un individuo con un porcentaje de grasa o MG más alto, pero con la misma MLG que otro individuo, tendría que cargar con más MCT en las actividades físicas, como correr o saltar, lo que provocaría una disminución del rendimiento. Asimismo, el aumento del % de grasa o MG también disminuiría el consumo máximo de oxígeno relativo ($mL{\cdot}kg^{-1}{\cdot}min^{-1}$) porque el consumo absoluto de oxígeno ($L{\cdot}min^{-1}$) se dividiría en una MCT mayor. Por el contrario, podría plantearse la hipótesis de que una MLG mayor sería ventajosa para las mediciones de fuerza absoluta, como la fuerza en banco [*press banca*] con repetición máxima. El aumento de la grasa corporal ha mostrado correlaciones negativas con el rendimiento en las pruebas de acondicionamiento físico general[8,71], pero no se han observado relaciones entre la composición corporal (excepto la MCT) y el rendimiento físico[105,106]. En parte, estos resultados inconsistentes entre la composición corporal y el rendimiento físico pueden explicarse por el tipo de rendimiento físico medido y el rango de composición corporal (10 % al 15 % de grasa o 10 % al 25 % de grasa) en las poblaciones examinadas. El efecto de estos factores sobre la relación entre la composición corporal y el rendimiento físico se ha constatado en los resultados de varios estudios en deportistas.

La MLG de los levantadores de pesas competitivos muestra correlaciones significativas ($r = 0.86$-0.95) con una repetición máxima (1RM) en la fuerza en banco, sentadilla y peso muerto[15]. Los jugadores universitarios de fútbol americano (% de grasa = 17.2 ± 5.4 [media ± DE]) muestran correlaciones estadísticamente significativas (débiles a moderadas) entre las medidas de composición corporal y el rendimiento físico (tabla 13-1). De manera similar, los jugadores de fútbol universitarios (% de grasa = 13.9 ± 5.8) también muestran correlaciones débiles a moderadas entre la composición corporal y el rendimiento físico (tabla 13-2). Debe tenerse en cuenta que las correlaciones varían de no significativas (MLG y rendimiento en el salto vertical de los jugadores de fútbol o MG y habilidad de los jugadores de fútbol de realizar fuerza en banco) a significativas, aunque moderadas (% de grasa en jugadores de fútbol y el tiempo de una carrera de 36.5 m o MG total en jugadores de fútbol y el tiempo de una carrera de 9.1 m). Por tanto, la medida de la composición corporal utilizada y la tarea física específica utilizada en el estudio influyen en la fuerza de la correlación.

El porcentaje de grasa tendría poco efecto en 1RM en la fuerza en banco porque, en esta tarea de rendimiento físico, la masa corporal adicional por el mayor porcentaje de grasa no necesita transportarse o moverse durante la tarea. Sin embargo, el % de grasa

Tabla 13-1. Correlaciones entre la composición corporal y las tareas físicas en jugadores de fútbol americano

	Carrera de 9.1 m	Carrera de 36.5 m	Agilidad[a]	Salto vertical	Fuerza en banco (*bench press*)
MCT	0.59*	0.64*	0.50*	−0.41*	0.40*
% grasa	0.57*	0.70*	0.52*	−0.59*	−0.03
MG	0.63*	0.74*	0.55*	−0.58*	0.10
MLG	0.35*	0.32*	0.28*	−0.10	0.56*

*Correlación significativa ($P \leq 0.05$).
[a]Carrera de agilidad.
% grasa, porcentaje de grasa corporal; MCT, masa corporal total; MG, masa grasa; MLG, masa libre de grasa.
Datos de Stempfle KJ, Katch FI, Petrie DE. Body composition relates poorly to performance tests in NCAA Division III football players. *J Strength Cond Res.* 2003;17:238–244.

Tabla 13-2. Correlaciones entre la composición corporal y las tareas físicas en jugadores de fútbol

	Carrera de 9.1 m	Carrera de 36.5 m	Salto vertical	$\dot{V}o_{2máx}$ estimada[a]
MCT	0.61*	0.53*	−0.48*	−0.50
% grasa	0.69*	0.61*	−0.55*	−0.65*
MG total	0.62*	0.60*	0.54*	−0.67*
% tejido magro	−0.60*	−0.61*	0.55*	−0.65*
Masa magra total	0.38	0.28	0.24	−0.11

*Correlación significativa ($P \leq 0.05$).
[a]$\dot{V}o_{2máx}$ estimada usando la prueba de resistencia yoyó de 20 m.
% grasa, porcentaje de grasa corporal; MCT, masa corporal total; MG, masa grasa.
Datos de Silvestre R, West C, Maresh CM, et al. Body composition and physical performance in men's soccer: a study of a National Collegiate Athletic Association Division I team. *J Strength Cond Res.* 2006;20:177–183.

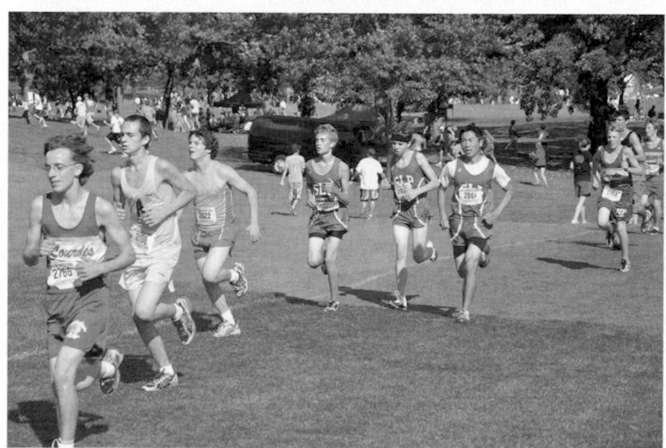

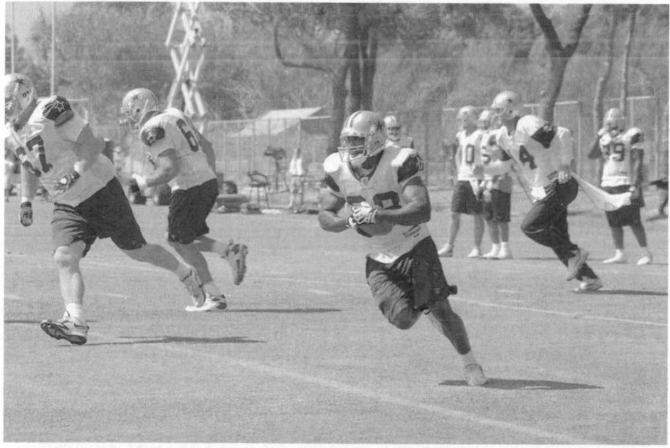

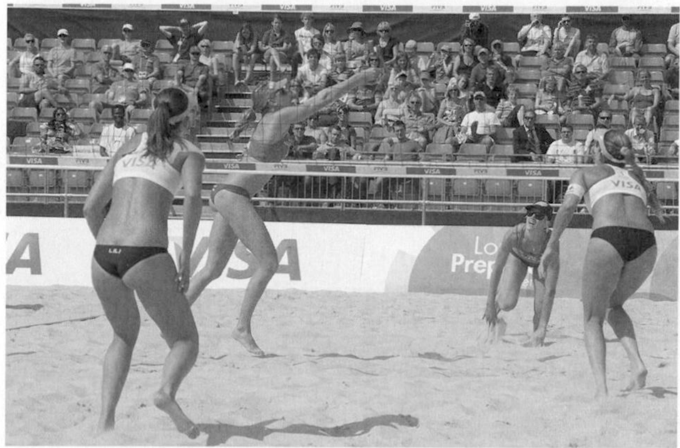

FIGURA 13-3. Diferencias en la composición y el tamaño corporal. Cada deportista tiene un tamaño y composición corporal únicos necesarios para un rendimiento óptimo en su deporte.

muestra correlaciones significativas con la habilidad de realizar una carrera corta y el salto vertical. Es importante tener en cuenta que, para algunas tareas, la MCT se correlaciona positivamente con el rendimiento físico, lo que indica que el tamaño corporal total puede afectar el rendimiento en algunas tareas.

También puede haber una interacción entre la MCT y las medidas de composición corporal. Por ejemplo, si dos individuos tienen el mismo % de grasa, pero uno tiene una MCT mayor, esta persona también tendrá una MLG mayor. La persona con mayor MLG tendría ventaja en algunas tareas físicas, como 1RM en la fuerza en banco. Además, otros factores (tipo de fibra muscular, reclutamiento neuronal) que no se consideran en la composición corporal también pueden afectar la intensidad de una correlación entre la composición corporal y una tarea física. Por tanto, cualquier correlación entre la composición corporal y el rendimiento de una tarea física con movimiento corporal depende de la medida de la composición corporal y la tarea física examinada[97,103].

TAMAÑO FRENTE A COMPOSICIÓN CORPORAL

El tamaño y la composición corporal tienen el potencial de influir en la capacidad de disfrutar una actividad recreativa o tener éxito en diferentes deportes y actividades (Fig. 13-3). La composición corporal también afecta la salud y el riesgo de desarrollar diversas enfermedades. Sin embargo, el tamaño y la composición del cuerpo no son las mismas medidas. Es posible que las personas tengan el mismo tamaño corporal (como MCT) y tengan composiciones corporales muy diferentes (como % de grasa).

La **antropometría** es la medición y el estudio del tamaño corporal. El tamaño del cuerpo suele referirse a la MCT y la altura o estatura. Sin embargo, la antropometría también incluye medidas del tamaño del cuerpo, como las circunferencias del cuerpo, el ancho de los huesos y la longitud de las extremidades. El tamaño corporal es importante para el éxito en algunos deportes y actividades; por ejemplo, para un jugador de baloncesto es mejor tener más altura, lo mismo que para un lanzador de peso es ventajoso tener una gran MCT.

Las medidas del tamaño corporal son significativamente diferentes entre quienes practican diferentes deportes e incluso entre quienes juegan en diferentes posiciones dentro de un deporte. Por ejemplo, en el baloncesto, la MCT, la estatura y la longitud del brazo son significativamente mayores en el pívot que en el base[2]. En kayak, el tiempo para recorrer 200 m se correlaciona significativamente con varias medidas de las circunferencias del brazo superior, el antebrazo y el tórax[109]. Los remeros de barrido (remo largo) tienen una MCT y estatura significativamente mayores que los remeros cortos[25], y los remeros junior que llegan a la final en los campeonatos del mundo son más pesados y más altos y, por lo general, tienen extremidades y huesos de mayor longitud que los no finalistas[12]. Todo lo anterior indica que el tamaño corporal tiene un impacto en el rendimiento de algunos deportes y actividades.

ÍNDICE DE MASA CORPORAL

Una medida del tamaño corporal que se utiliza con frecuencia, o estimación de la grasa corporal, es el **IMC**, o la relación de la masa corporal dividida entre la altura. El IMC puede calcularse usando la siguiente ecuación:

$$\text{IMC (kg/m}^2\text{)} = \frac{\text{peso (kg)}}{\text{altura (m}^2\text{)}} \text{ o } \frac{\text{peso (lb)} \times 703}{\text{altura (pulg)}}$$

Si una persona mide 1.68 m (5 pies 6 pulgadas) y tiene una masa corporal de 61.8 kg (136 lb), su IMC sería de 22, que está dentro del rango normal. Un aumento del IMC por encima de un rango normal indica sobrepeso u obesidad, mientras que un IMC por debajo del normal identifica a quienes tienen bajo peso (tabla 13-3). El uso del IMC como criterio de medición de la obesidad en Estados Unidos ha ido en aumento durante las últimas décadas. De acuerdo con esta medida, el 39 % de los hombres y el 28 % de las mujeres tienen sobrepeso (IMC = 25.0-29.9) y el 31 % de los hombres y el 33 % de las mujeres se clasificaron como obesos (IMC ≥ 30) en Estados Unidos a partir de 2004[82]. Esto significa que, con base en el IMC como indicador, un alarmante 71 % de los hombres y el 62 % de las mujeres tienen sobrepeso o son obesos.

El IMC se utiliza como un indicador general de los riesgos para la salud asociados con la obesidad, el bajo peso alarmante y el % de grasa (tabla 13-4). La precisión con la que el IMC estima el % de grasa está entre el 2.5 % y el 4 % del % real de grasa. El IMC no considera directamente la composición corporal. Es muy posible que cualquier persona o deportista con un IMC en sobrepeso u obesidad tenga un porcentaje de grasa relativamente bajo[81]. En hombres ($r = 0.53–0.70$) y mujeres ($r = 0.58–0.90$) deportistas universitarios de diferentes deportes, las correlaciones entre el IMC y el % de grasa son significativas. Sin embargo, muchas veces, estas correlaciones dan como resultado clasificaciones erróneas de los deportistas varones con % de grasa normal con bajo peso o con sobrepeso, mientras que las deportistas mujeres con sobrepeso se clasifican con un % de grasa normal[81]. Esto se debe a que el IMC no explica directamente la composición corporal. Las personas mayores pueden tener un IMC bajo, pero, debido a la pérdida de masa muscular (sarcopenia), tienen un % de grasa elevado. Por otro lado, muchos individuos y deportistas (debido a la genética o años de entrenamiento) tienen una MLG mayor de lo normal de acuerdo con su MCT, lo que da como resultado un aumento de la masa corporal con un % de grasa bajo. Un IMC alto con un % de grasa menor al normal es frecuente en los deportes en los que se requiere un porcentaje de grasa bajo y con una MLG elevada, como el fútbol americano, el culturismo y el levantamiento de pesas olímpico. De hecho, en un estudio de un equipo de la liga nacional de fútbol americano de Estados Unidos (NFL), los Colts de Indianapolis, los jugadores en cada una de las posiciones se consideraron con sobrepeso u obesidad según el IMC cuando en realidad el rango de grasa corporal para los jugadores en todas las posiciones osciló entre el 6.3 % a 18.5 % de grasa corporal, excepto para los linieros ofensivos, que estaban en el 25 %[60]. Por tanto, el IMC puede ser engañoso. En otros deportes, como en el maratón y el ciclismo de carretera, los deportistas de élite suelen tener un IMC bajo. Por tanto, aunque el IMC puede usarse como un indicador general de obesidad, esta medida tiene limitaciones cuando se aplica a ciertos grupos de deportistas con mucho entrenamiento de pesas y gran cantidad de masa muscular.

Tabla 13-3. Clasificaciones del índice de masa muscular (IMC)

Clasificación	IMC (kg/m²)
Bajo peso	< 18.5
Normal	18.5-24.9
Sobrepeso	25.0-29.9
Obesidad clase I	30.0-34.9
Obesidad clase II	35.0-39.9
Obesidad clase III	> 40.0

Datos de Expert Panel on the Identification, Evaluation, and Treatment of Overweight and Obesity in Adults. Executive summary of the clinical guidelines on the identification, evaluation, and treatment of overweight and obesity in adults. *Arch Intern Med.* 1998;158:1855–1867.

Tabla 13-4. Predicción del índice de masa muscular (IMC) sobre el porcentaje de grasa corporal y el riesgo para la salud

IMC (kg/m²)	Riesgo para la salud	20-39 años	40-59 años	60-79 años
Hombres				
< 18.5	Elevado	< 8 %	< 11 %	< 13 %
18.6-24.9	Promedio	8-19 %	11-21 %	13-24 %
25.0-29.9	Elevado	20-24 %	22-27 %	25-29 %
> 30.0	Alto	> 25 %	> 28 %	> 30 %
Mujeres				
< 18.5	Elevado	< 21 %	< 23 %	< 24 %
18.6-24.9	Promedio	21-32 %	23-33 %	24-35 %
25.0-29.9	Elevado	33-38 %	34-39 %	36-41 %
> 30.0	Alto	> 39 %	> 40 %	> 42 %

Reimpreso con permiso de Whaley MH, Brubaker PH, Otto RM, eds. *ACSM's Guidelines for Exercise Testing and Prescription.* 7th ed. Baltimore, MD: Lippincott Williams & Wilkins, 2006:59.

SOMATOTIPO CORPORAL

El **somatotipo** es un término derivado de la ciencia de la taxonomía, desarrollada en la década de 1940 por el psicólogo estadunidense William Herbert Sheldon, para categorizar el físico humano de acuerdo con la contribución relativa de tres elementos fundamentales. Desde entonces, los estudios han constatado que los atributos psicológicos de acuerdo con el tipo de cuerpo carecen de mérito y no son científicamente sólidos, pero el análisis del tipo de cuerpo parece tener algo de valor como otro determinante de la estructura. El método de Heath-Carter parece ser la forma más eficaz de determinar el somatotipo corporal[19,44,100]. Los tres somatotipos corporales se han descrito de muchas formas, y algunas de las características globales de cada uno se indican a continuación (Fig. 13-4). Una persona se clasifica en uno de los tres tipos, pero típicamente son una combinación, como en las herencias genéticas, con múltiples influencias (p. ej., ecto-meso).

Algunas características generales atribuidas a los tres tipos de somatotipos corporales son las siguientes[19,44]:

Ectomorfo: somatotipo humano que se caracteriza por una estructura corporal ligera y poca cantidad de músculo, con extremidades largas y delgadas. Los hombros tienden a ser delgados y tener poca envergadura. Persona delgada, generalmente alta, frágil, ligeramente musculosa y de pecho plano.

Mesomorfo: somatotipo humano que se caracteriza por una musculatura superior a la media, constitución muscular y constitución atlética con músculos bien desarrollados.

Endomorfo: somatotipo humano que tiende a la redondez en el abdomen, con mayor grasa corporal, blandos con músculos subdesarrollados.

El uso del somatotipo para determinar el tipo de cuerpo que puede coincidir con un deporte y sus rendimientos se han utilizado para conocer mejor la aptitud física de un individuo para un ejercicio determinado. También puede indicar la capacidad de entrenamiento de un individuo, pues los mesomorfos responden al entrenamiento de resistencia de manera más intensa por su mayor masa muscular. Aún queda mucho por aprender sobre el uso de esta vieja técnica para determinar la capacidad de entrenamiento de un individuo. Una biometría en la ciencia del deporte puede interactuar con la comprensión del potencial deportivo y las ganancias relacionadas con el entrenamiento. Los datos han demostrado que se relaciona con distintos rendimientos y puede ser una métrica importante para analizar en las ciencias del deporte[6,16,41,56,93,95].

FÓRMULA DE HEATH-CARTER

Con las modificaciones desarrolladas por científicos del modelo de somatotipo original en las décadas de 1950 y 1960, el modelo de clasificación de somatotipo de Heath-Carter ha producido la metodología más viable utilizada por numerosos estudios hasta la fecha[19,44]. La fórmula para realizar la determinación calculada del somatotipo corporal utiliza el peso del individuo (kg), la altura (cm), la circunferencia del brazo (cm), la circunferencia máxima de la pantorrilla (cm), el ancho del fémur (cm), el ancho del húmero (cm), el pliegue

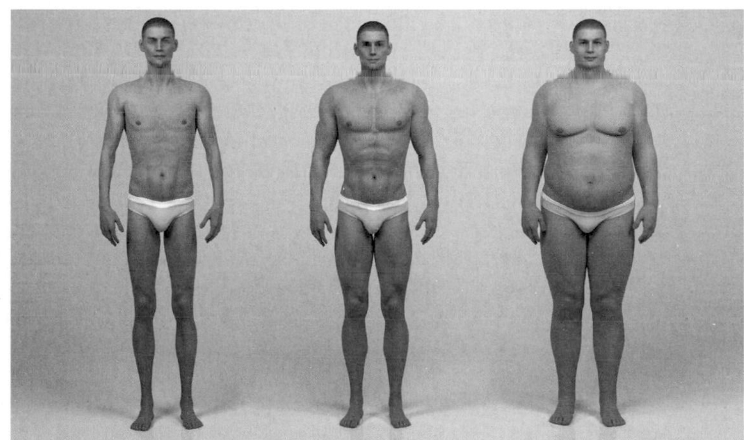

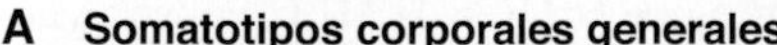

Ectomorfo Mesomorfo Endomorfo Ectomorfo Mesomorfo Endomorfo

A Somatotipos corporales generales

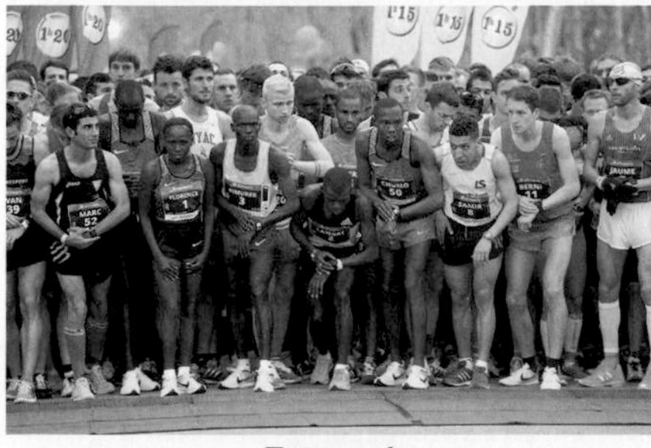

Ectomorfo

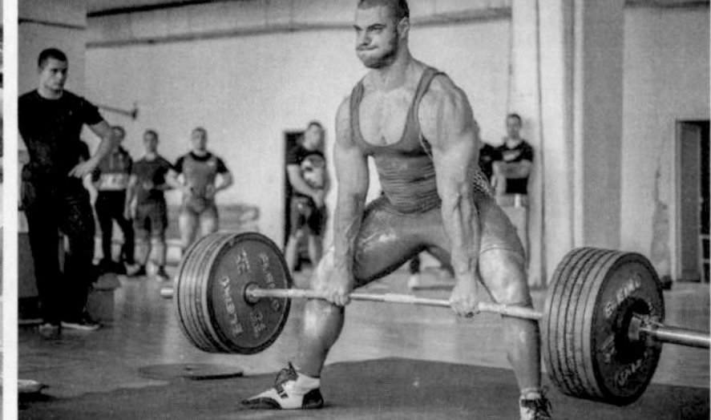

Mesomorfo

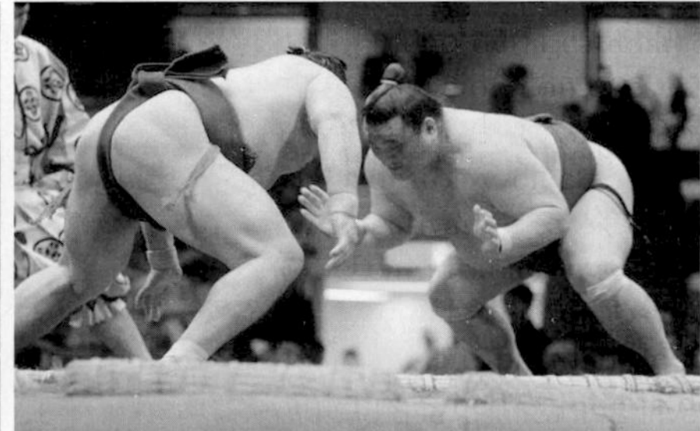

Endomorfo

B Los deportistas tienen diferentes combinaciones de los somatotipos corporales generales.

FIGURA 13-4. El somatotipo es una medida de la estructura corporal con tres estructuras básicas (A). Con el análisis cada individuo puede ser una combinación de diferentes somatotipos, **(B)** con deportistas en ciertos deportes que reflejan tipos de cuerpo relacionados con el rendimiento deportivo. El entrenamiento y la dieta pueden afectar hasta cierto punto el somatotipo, especialmente en la grasa corporal y la musculatura.

cutáneo del tríceps (mm), el pliegue cutáneo subescapular (mm), el pliegue cutáneo supraespinal (mm) y el pliegue cutáneo de la pantorrilla a nivel medial (mm). (http://www.mdthinducollege.org/ebooks/statistics/HeathCarterManual.pdf). Es un biomarcador viable de la forma corporal total y ha seguido ganando popularidad en la ciencia del deporte.

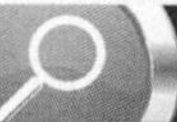

Revisión rápida

- Las medidas básicas de la composición corporal son el porcentaje (%) de grasa, la masa grasa (MG) y la masa libre de grasa (MLG).
- La obesidad o los niveles altos de % de grasa y MG están asociados con varios estados patológicos.
- La composición corporal está asociada con el rendimiento físico. Sin embargo, la medida de composición corporal utilizada y la tarea física evaluada influyen en la correlación entre la composición corporal y el rendimiento.
- Las medidas específicas de tamaño corporal de la antropometría están relacionadas con el éxito en ciertos deportes.
- El índice de masa corporal (IMC) puede utilizarse como un indicador general de sobrepeso u obesidad.
- El IMC no es adecuado para determinar la composición corporal en algunas poblaciones, incluidos los deportistas.
- Los somatotipos corporales pueden utilizarse para caracterizar el físico y la estructura corporal básica de un individuo; hay tres tipos: ectomorfo, mesomorfo y endomorfo.
- El método de Heath-Carter se ha convertido en el método predominante utilizado para evaluar el somatotipo corporal.

DETERMINACIÓN DE LA COMPOSICIÓN CORPORAL

Los principales tipos de tejidos del cuerpo humano son los músculos, los huesos, los nervios, el tejido adiposo y la piel. Los tejidos están compuestos de diversas sustancias, que incluyen proteínas, tejido adiposo, carbohidratos, agua, minerales y otras sustancias. Sin embargo, por lo general, la determinación de la composición corporal utiliza un modelo de dos componentes que incluye solo la MG y la MLG (Fig. 13-1). Comprender la relación entre la densidad y la composición corporal permite comprender los principales conceptos y metodologías para determinar la composición corporal.

DENSITOMETRÍA

La **densitometría** es la determinación de la composición corporal a partir de la densidad corporal. Es un método popular utilizado tradicionalmente por multitud de laboratorios antes de que se desarrollaran otras técnicas más avanzadas (p. ej., DEXA). Todavía se usa en estudios en los que no se recomienda radiación (p. ej., estudios en el embarazo) o si otras tecnologías no están disponibles en el laboratorio.

La densidad corporal se define como la MCT dividida por el volumen del cuerpo:

$$\text{Densidad corporal} = \text{MCT}/\text{volumen corporal}$$

La densidad corporal puede determinarse mediante varias metodologías diferentes. El método más común es el **pesaje hidrostático** (también denominado *pesaje bajo el agua*), en el que el sujeto se sumerge completamente en agua (Fig. 13-5). La MCT puede ser fácilmente determinada usando una báscula. Cuando se sumerge bajo el agua, una persona es empujada hacia la superficie con una fuerza equivalente al peso del volumen de agua desplazado, lo que hace que el peso bajo el agua sea menor que la MCT. Los tejidos del cuerpo, así como el aire en los pulmones y el tubo digestivo, desplazan el agua. Por tanto, el volumen de agua desplazado debe corregirse por el aire dentro del cuerpo. El volumen de aire en los pulmones puede medirse directamente o estimarse. Normalmente, mientras se realiza el pesaje hidrostático, se pide al sujeto que exhale la mayor cantidad de aire posible. Entonces, el aire que queda en los pulmones es el volumen pulmonar residual. El volumen de aire atrapado en el tubo digestivo es muy pequeño y puede ignorarse o estimarse como un valor constante (100 mL)[98]. Aunque la densidad del agua puede corregirse por los cambios leves debido a la temperatura y su contenido mineral, 1 kg del agua pura tiene un volumen de 1 L o una densidad de $1\,\text{kg}\cdot\text{L}^{-1}$ o $1\,\text{g}\cdot\text{mL}^{-1}$. Por tanto, el volumen corporal (después de la corrección por aire dentro del cuerpo) y la densidad del agua se calculan fácilmente restando el peso del agua a la MCT (Fig. 13-1). Luego, la densidad corporal puede usarse en una ecuación para determinar el % de grasa corporal. La ecuación más utilizada es la ecuación de Siri:

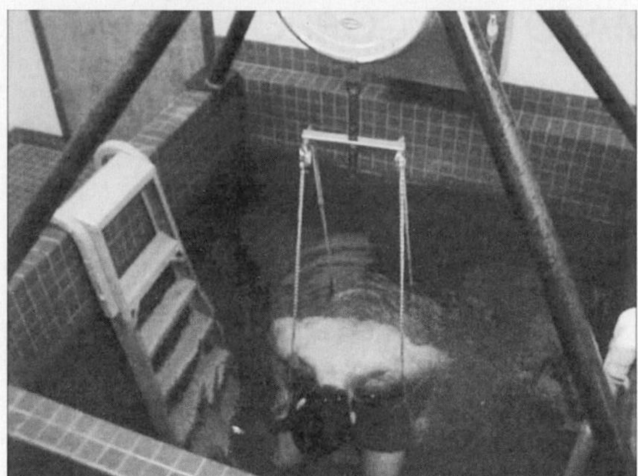

FIGURA 13-5. Durante el pesaje hidrostático o la densitometría, la persona está completamente sumergida bajo el agua. A medida que aumenta el % de grasa, el volumen corporal aumenta, lo que da como resultado un mayor desplazamiento del agua y, por tanto, una disminución del peso bajo el agua.

$$\% \text{ de grasa} = (495/\text{densidad corporal}) - 450$$

La densidad corporal varía con la composición corporal. Esta variación se debe en gran parte a que la MG y la MLG constituyen diferentes porcentajes de la masa total del cuerpo. La grasa (o tejido adiposo) tiene una densidad menor que el agua y, por tanto, flota. La MLG tiene una densidad mayor que el agua y, por tanto, se hunde. Debido a que la grasa es menos densa que la MLG, si un individuo tiene un porcentaje de grasa más alto que otro individuo de la misma masa corporal, el individuo con un % de grasa más alto tendrá un volumen corporal mayor y, por tanto, un menor peso bajo el agua (Fig. 13-1), lo que resulta en una menor densidad corporal.

Si la densitometría se realiza correctamente y si se hacen correcciones para el aire dentro del cuerpo y la densidad del agua, la densidad corporal resultante es bastante precisa. Sin embargo, la densitometría tiene algunas limitaciones, lo que produce un error en el cálculo del % de grasa. Muchas personas tienen problemas para exhalar la mayor cantidad de aire posible o para alcanzar el volumen residual, por lo que parecen tener un porcentaje de grasa más alto. Otra limitación es el cálculo del % de grasa a partir de la densidad corporal (ecuación de Siri o similar). Estas ecuaciones asumen que la densidad de la MG y la MLG deben ser relativamente constantes en todos los individuos. La densidad de la MG (0.9007 g·mL^{-1}) en varios sitios dentro del cuerpo es relativamente constante en todos los individuos[3]. Por otro lado, la densidad de la MLG, aunque relativamente constante (1.099 g·mL^{-1}), muestra una cierta variabilidad (1.072 –1.114 g·mL^{-1}) entre individuos[113]. Para determinar la densidad de la MLG, deben hacerse varias suposiciones:

1. La densidad de cada tejido que compone la MLG debe ser conocida y constante.
2. Los tejidos que comprenden la MLG mantienen siempre el mismo porcentaje constante de MLG.

Estos supuestos introducen algunos errores en la densidad de la MLG. Por ejemplo, la densidad ósea es un componente de la MLG y, por lo general, disminuye con el envejecimiento y puede aumentar con la actividad física. Esto significa que no solo cambia la densidad ósea, sino que también lo hace el porcentaje de MLG compuesto por hueso. A pesar de estas limitaciones, la estimación de la composición corporal con la densitometría es bastante precisa.

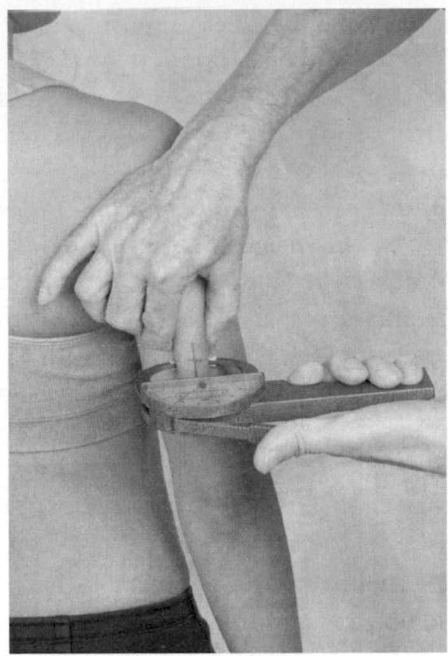

FIGURA 13-6. Los pliegues cutáneos se determinan en sitios anatómicos específicos utilizando un calibrador especializado. Se muestra la determinación del pliegue cutáneo del tríceps. (Reimpreso con permiso de Thompson WR, ed. *ACSM's Resources for the Personal Trainer*. 3rd ed. Baltimore, MD: Lippincott Williams & Wilkins, 2010:286.)

PLIEGUES CUTÁNEOS

Los **pliegues cutáneos** son un método para estimar la composición corporal que implica pellizcar y medir el grosor de la piel y la grasa subcutánea (Fig. 13-6) en sitios anatómicos específicos y con el uso de calibradores especializados. Los pliegues cutáneos son convenientes y uno de los métodos más utilizados para evaluar la composición corporal. Permiten predecir la composición corporal porque los cambios en el grosor se relacionan con cambios en la composición corporal. Suelen determinarse varios pliegues cutáneos en diferentes sitios anatómicos, que después se utilizan en una ecuación para predecir la densidad corporal (cuadro 13-3). Luego, la densidad corporal se usa en una ecuación, generalmente la ecuación de Siri, para predecir el % de grasa.

La determinación de los pliegues cutáneos, cuando la realiza un técnico calificado, formado y experimentado, es una medida relativamente precisa de la composición corporal. Los pliegues cutáneos, sin embargo, tienen varias limitaciones. La mayoría de las ecuaciones de los pliegues cutáneos se obtuvieron utilizando el pesaje hidrostático como medida correcta de la composición corporal. Por tanto, la predicción de la composición corporal usando los pliegues cutáneos no puede ser más precisa que el pesaje hidrostático. Las ecuaciones de predicción tienen algún error inherente. Por tanto, la predicción de la composición corporal por medio de pliegues cutáneos es, en realidad, menos precisa que el pesaje hidrostático. Aunque se han desarrollado ecuaciones de pliegues cutáneos generales

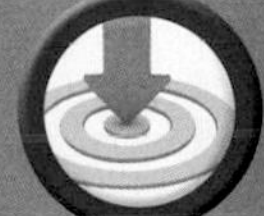

CUADRO 13-3
APLICACIÓN DE LA INVESTIGACIÓN

Ecuaciones generalizadas de pliegues cutáneos para predecir la densidad corporal en adultos sanos

En las ecuaciones de pliegues cutáneos suelen utilizarse varias medidas de pliegues cutáneos para determinar la densidad corporal. Después, la densidad corporal se usa en una ecuación, como la ecuación de Siri, para predecir el % de grasa. Las ecuaciones generales se aplican a una amplia variedad de individuos heterogéneos, pero para predicciones más precisas de la composición corporal para poblaciones específicas, debe usarse una ecuación de pliegues cutáneos desarrollada para dicha población. Las ecuaciones que se muestran son las ecuaciones de tres incógnitas de Jackson y Pollock[1] y de Jackson, Pollock y Ward[2] para hombres y mujeres, respectivamente. Estas ecuaciones tienen un error estándar de estimación de ~3.6% de grasa y un 3.9% de grasa para hombres y mujeres, respectivamente.

Hombres

Sitios de pliegues cutáneos: pecho, abdomen y muslo

Densidad corporal = 1.1125025 – (0.0013125 × suma de los tres pliegues cutáneos) + (0.0000055 × suma de los tres pliegues cutáneos^2) – (0.000244 × edad en años)

Mujeres

Sitios de pliegues cutáneos: muslo, suprailíaco, tríceps

Densidad corporal = 1.089733 - (0.0009245 × suma de los tres pliegues cutáneos) + (0.0000025 × suma de los tres pliegues cutáneos^2) – (0.0000979 × edad en años)

Bibliografía

1. Jackson AS, Pollock ML. Generalized equations for predicting body density of men. Br J Nutr. 1978;40:497–504.
2. Jackson AS, Pollock ML, Ward A. Generalized equations for predicting body density of women. *Med Sci Sports Exerc.* 1980;12:175–181.

que se aplican a una amplia variedad de individuos heterogéneos[51,52], muchas de las ecuaciones que usan pliegues cutáneos son específicas de la población. Ejemplos claros de esta especificidad poblacional son los hombres frente a las mujeres y los individuos de diferentes edades. Pueden utilizarse ecuaciones generales para determinar la composición corporal de cualquier población. No obstante, para obtener resultados más precisos al determinar la composición corporal de una población específica (como un grupo de deportistas), deben usarse ecuaciones desarrolladas específicamente para dicha población. Por ejemplo, una ecuación desarrollada específicamente para un luchador joven (media de edad de 11.3 años) no muestra una diferencia significativa en el % de grasa, en comparación con el valor medido por pesaje hidrostático. Sin embargo, otras ecuaciones muestran diferencias significativas con respecto al valor del pesaje hidrostático[47].

PLETISMOGRAFÍA POR DESPLAZAMIENTO DE AIRE

La **pletismografía por desplazamiento de aire** es una técnica de densitometría que se utiliza para determinar la composición corporal con desplazamiento de aire (en lugar de desplazamiento de agua, como se usa con el pesaje hidrostático) para determinar el volumen corporal.

El equipo consta de una cámara hermética cerrada (Fig. 13-7). Se conoce el volumen de aire en la cámara cuando está vacía. Cuando una persona entra en la cámara hermética, desplaza su volumen en el aire, y lo que se determina es el volumen de aire que queda en la cámara (con una corrección para el volumen de aire torácico). El volumen corporal de la persona es la diferencia entre el volumen de aire en la cámara vacía menos el volumen de aire en la cámara cuando la persona está dentro de esta. Una vez que se conoce el volumen corporal, la densidad corporal y el % de grasa pueden determinarse con ecuaciones similares a las utilizadas para el pesaje hidrostático.

La pletismografía por desplazamiento de aire se diferencia del pesaje hidrostático en la forma en que se determina el volumen corporal, pero ambos métodos tienen las mismas limitaciones para estimar la densidad de la MLG en la determinación de la composición corporal.

La composición corporal determinada por pletismografía por desplazamiento de aire se correlaciona intensa y significativamente ($r=0.96$) con la determinada por pesaje hidrostático[29,31]. Se han constatado medidas de composición corporal similares en grupos de deportistas, como los luchadores[31,108], y ambas medidas pueden rastrear con precisión los cambios en la composición corporal por una pérdida de peso moderada[117]. Sin embargo, también se ha constatado que la pletismografía por desplazamiento de aire sobreestima significativamente el % de grasa en las deportistas universitarias[110], sobreestima la MG en mujeres de 30 años[86], subestima la grasa corporal en hombres de 30 años[86], y subestima el % de grasa en hombres y mujeres jóvenes (de 10 a 18 años), en comparación con el pesaje hidrostático[68]. En general, la pletismografía por desplazamiento de aire parece ser relativamente precisa para determinar la composición corporal, pero existen diferencias (en comparación con el pesaje hidrostático) en poblaciones específicas.

IMPEDANCIA BIOELÉCTRICA

La determinación de la composición corporal mediante **impedancia bioeléctrica** requiere la colocación de electrodos en dos o más sitios del cuerpo (Fig. 13-8) y el paso de una corriente eléctrica indetectable entre estos. La MLG contiene más agua que tejido graso; por tanto, la conductancia eléctrica es mayor y la impedancia o resistencia a la corriente eléctrica es menor en la MLG que en tejido graso. La conductancia eléctrica está directamente correlacionada, mientras que la impedancia lo está inversamente, con la MLG. El uso de estas relaciones permite el cálculo de la MG, la MLG y el agua corporal total.

Hay disponibles varios tipos de equipos de impedancia bioeléctrica, a costos muy variables, lo que dificulta las generalización de la confiabilidad y la precisión. En adultos sanos, el % de grasa determinado mediante impedancia bioeléctrica con la colocación de electrodos en el tobillo y la muñeca mostró correlaciones significativas con el % de grasa medido mediante pesaje hidrostático ($r=0.857$) y pletismografía por desplazamiento de aire ($r=0.859$)[86]. Tampoco

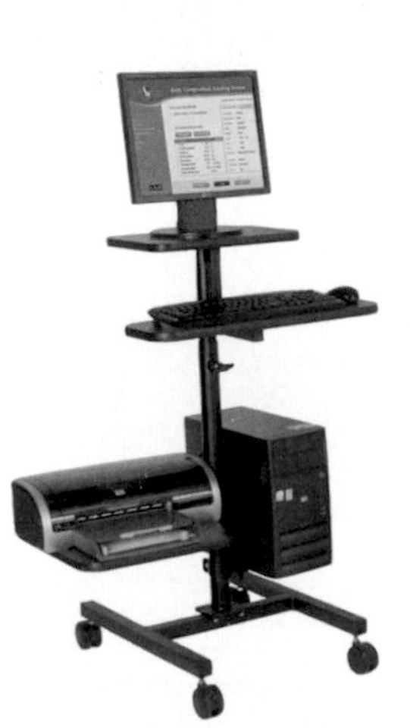

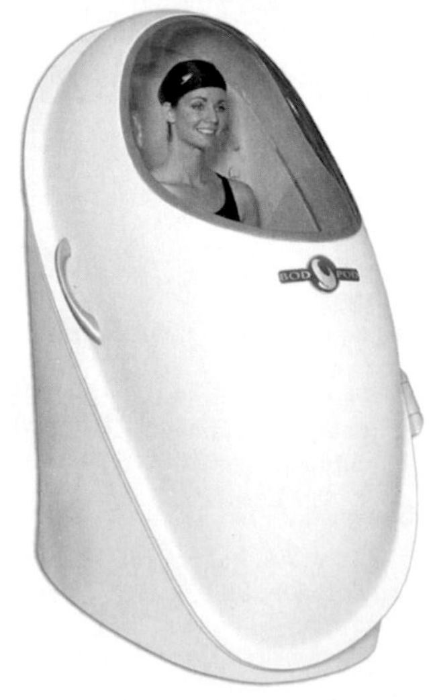

FIGURA 13-7. Para la pletismografía por desplazamiento de aire se utilizan diferencias en el volumen de aire en una cámara sellada para determinar el volumen corporal. Una vez que se determina el volumen corporal, se utilizan ecuaciones similares a las utilizadas para el pesaje hidrostático para calcular la densidad corporal y otras medidas de composición corporal. (Foto cortesía de COSMED USA, Inc., Concord, CA.)

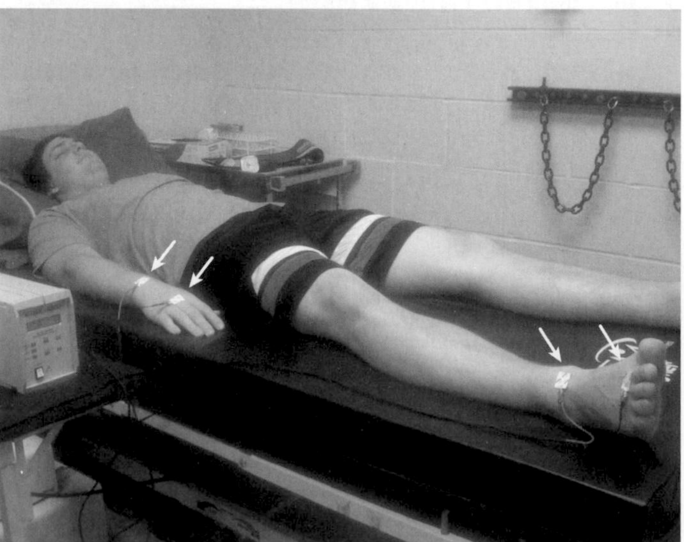

FIGURA 13-8. La impedancia bioeléctrica determina la composición corporal al pasar una corriente eléctrica débil entre dos electrodos en sitios específicos del cuerpo. El equipo ilustrado utiliza la colocación de electrodos en la muñeca y el tobillo (las *flechas* resaltan los electrodos).

hubo diferencias significativas entre cualquiera de las metodologías en el % de grasa en hombres o mujeres. En luchadores universitarios, el % de grasa determinado mediante impedancia bioeléctrica de pierna a pierna mostró una correlación significativa ($r = 0.80$) con el % de grasa determinado mediante pesaje hidrostático, pero subestimó significativamente el % de grasa, en comparación con el pesaje hidrostático[31]. Además, la impedancia bioeléctrica de pierna a pierna subestimó significativamente el % de grasa en comparación con los pliegues cutáneos, pero no con la pletismografía por desplazamiento de aire. Por tanto, la precisión de la impedancia bioeléctrica depende en parte de la metodología que se utilizó para validarla (p. ej., DEXA) y de la población de validación utilizada (p. ej., deportistas frente a quienes no lo son). También debe tenerse en cuenta que la impedancia bioeléctrica puede verse afectada por el estado de hidratación, lo cual es una consideración importante para los deportistas, quienes pueden estar parcialmente deshidratados debido al entrenamiento o al intentar pertenecer a una categoría competitiva por peso en parte por deshidratación. Además, algunos equipos tienen ecuaciones específicas para su población, lo que hace que estos instrumentos puedan ser más fiables.

ABSORCIOMETRÍA DE RAYOS X DE ENERGÍA DUAL

En la **absorciometría de rayos X de energía dual (DEXA)** se utilizan haces de rayos X de baja energía y un *software* informático para producir imágenes corporales que pueden usarse para determinar la composición corporal. La DEXA se desarrolló originalmente para determinar la densidad ósea, pero actualmente se utiliza para determinar la composición corporal, incluida la **composición corporal regional** o de áreas específicas del cuerpo, como los brazos, las piernas o el tronco (Fig. 13-9). Algunos tipos de equipos de impedancia bioeléctrica también estiman la composición corporal regional, una gran ventaja de esta metodología. Por ejemplo, algunas investigaciones indican que, cuando las mujeres realizan entrenamiento aeróbico (ciclismo, carrera) y el mismo programa de entrenamiento de fuerza, el aumento de la masa de tejido magro de la parte superior del cuerpo es mayor que en la parte inferior del cuerpo[31]. La DEXA es altamente confiable para determinar la composición corporal[36], es sensible a pequeños cambios en esta[48] y muestra fuertes correlaciones ($r = 0.90$) con las medidas de composición corporal determinadas por pesaje hidrostático. Otra ventaja de la DEXA es que puede proporcionar una evaluación de regiones corporales específicas, además de la medición de todo el cuerpo.

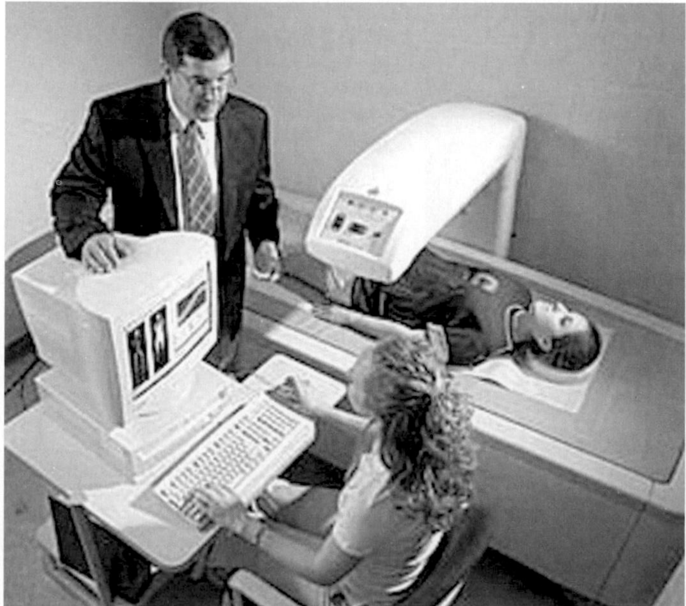

FIGURA 13-9. La absorciometría de rayos X de energía dual (DEXA) puede utilizarse para determinar la densidad ósea y la composición corporal. Una de las principales ventajas de este método, en comparación con otras metodologías de composición corporal, es la capacidad de determinar la composición corporal regional y la densidad ósea.

En los niños, el % de grasa determinado por DEXA subestima el valor (2.9 %) determinado por pletismografía por desplazamiento de aire, pero no es significativamente diferente de los valores determinados por pesaje hidrostático, y muestra correlaciones significativas con las medidas determinadas por otras metodologías ($r = 0.94$ para pletismografía por desplazamiento de aire, $r = 0.89$ para pesaje hidrostático)[68]. En hombres y mujeres adultos, el % de grasa determinado por DEXA está muy correlacionado ($r = 0.98$) con el determinado por pletismografía por desplazamiento de aire, y ambas metodologías detectaron pequeños cambios en la composición corporal debido a la pérdida de peso[117]. Sin embargo, los cambios en el % de grasa ($r = 0.66$), la MG ($r = 0.86$) y la MLG ($r = 0.34$) debido a la pérdida de peso mostraron correlaciones más bajas entre las dos metodologías. Actualmente, muchos consideran que DEXA es el método más preciso, sensible y confiable para determinar la composición corporal. La capacidad de determinar la composición corporal regional es una gran ventaja de esta metodología. Además, la densidad ósea se mide en la misma exploración.

OTRAS METODOLOGÍAS

Las metodologías anteriores son las que los científicos del deporte utilizan con más frecuencia para determinar la composición corporal. Sin embargo, también pueden utilizarse muchas otras metodologías para el mismo cometido. Por ejemplo, las medidas de agua corporal total, pues el tejido magro tiene un mayor contenido de agua que el tejido graso. Para determinar el agua corporal total, se ingiere una solución de agua que contiene una concentración conocida de un isótopo (^3H_2O, ^2H_2O o H_2O^{26}) o marcador. Después de 4 h, el marcador se diluye por igual en todos los compartimentos de agua del cuerpo. Se obtiene una muestra de agua corporal (orina, sangre, saliva) y se determina la concentración del marcador en la muestra. El agua corporal total se calcula mediante la determinación del agua corporal necesaria para diluir el marcador a la concentración presente en la muestra de agua corporal. Luego, la grasa corporal se estima mediante análisis de regresión, que depende del contenido de agua de los tejidos magros y grasos.

La imagen por resonancia magnética nuclear, también denominada simplemente *resonancia magnética* (RM), utiliza ondas electromagnéticas y tecnología informática para producir cortes transversales del cuerpo (Fig. 13-10). Las ondas son absorbidas por las moléculas de hidrógeno contenidas en las moléculas de agua y en los tejidos. Después de la absorción, estas se liberan a ciertas frecuencias o resuenan. Se mide la energía liberada, que puede utilizarse para producir imágenes detalladas de los tejidos del cuerpo. Los cortes transversales del cuerpo pueden usarse para calcular las medidas de la composición corporal.

La tecnología de ultrasonido (ecográfica) transmite ondas sonoras de alta frecuencia a través de los tejidos del cuerpo (Fig. 13-11). Las ondas sonoras pasan a través de diferentes tejidos del cuerpo a diferentes velocidades y son reflejadas en diversos grados por diferentes tejidos. El tiempo para atravesar diferentes tejidos y la can-

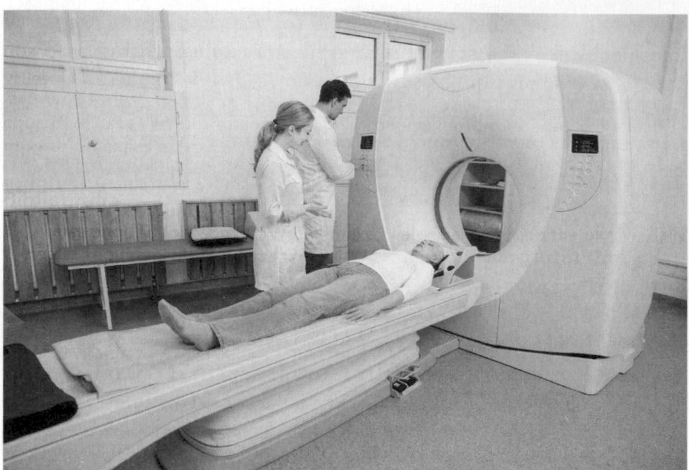

FIGURA 13-10. Imágenes por resonancia magnética (RM). Puede utilizarse un instrumento de RM para evaluar muchas estructuras anatómicas diferentes, incluidos huesos, tendones y músculos. (Foto cortesía de Dmytro Zinkevych/Shutterstock.com)

tidad del eco, o las ondas sonoras reflejadas, se utilizan para determinar el grosor de varios tejidos. El ultrasonido puede utilizarse para determinar el grosor y el volumen del tejido en varias regiones del cuerpo, como los brazos o las piernas.

Las diversas metodologías para determinar la composición corporal tienen ventajas y desventajas. Por ejemplo, los pliegues cutáneos son convenientes y económicos, mientras que las mediciones DEXA son muy precisas, pero costosas. Las correlaciones entre las diversas metodologías (y las diferencias significativas en las medidas de composición corporal entre ellas) indican que, si se realizan comparaciones en la composición corporal, debe utilizarse siempre la misma metodología. Por ejemplo, si se van a comparar dos poblaciones, debe utilizarse la misma metodología para determinar la composición corporal en ambas poblaciones. Además, si la composición corporal cambia con el tiempo (como cambios debidos al entrenamiento o la dieta), debe utilizarse la misma metodología en todos los momentos de la comparación.

Revisión rápida

- Para determinar la composición corporal, suele utilizarse un modelo de dos componentes: masa grasa (MG) y masa libre de grasa (MLG).
- Los principales supuestos de la densitometría para determinar la composición corporal son los siguientes: (1) la densidad de cada tejido que forma la MLG es conocida y constante; (2) los tejidos que comprenden la MLG están siempre en el mismo porcentaje constante de la MLG; y (3) la densidad de la MG es conocida y constante.
- En el pesaje hidrostático se utiliza densitometría para determinar la composición corporal porque permite determinar el volumen corporal, que puede utilizarse para determinar la densidad corporal (MCT dividida por el volumen corporal).
- Las ecuaciones de pliegues cutáneos específicas de poblaciones son más precisas que las ecuaciones generales.
- La pletismografía por desplazamiento de aire es un método relativamente preciso en la que se utiliza la determinación de la densidad corporal para estimar la composición corporal.
- En la impedancia bioeléctrica se estima la composición corporal en función de las diferencias de resistencia o conductancia a los impulsos eléctricos en los tejidos magros y grasos.
- La DEXA se considera el método más preciso y sensible para determinar la composición corporal.
- La DEXA ofrece la posibilidad de determinar la composición corporal total y regional (brazos, piernas, tronco).
- Debido a que existen diferencias en las medidas de composición corporal, las comparaciones de diferentes poblaciones y las realizadas a lo largo del tiempo deben llevarse a cabo siempre con la misma metodología.

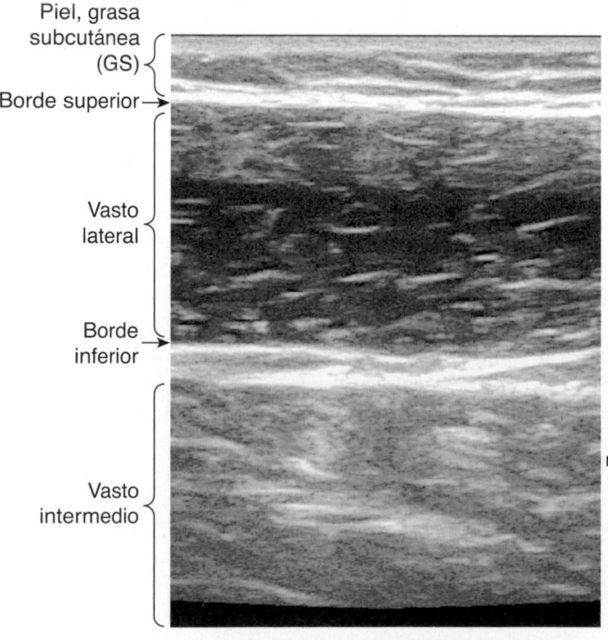

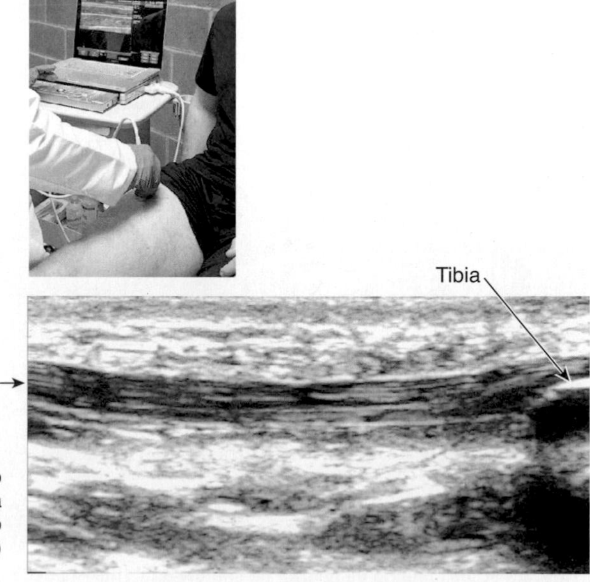

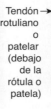

FIGURA 13-11. Imágenes por ultrasonido (ecografía). Las imágenes por ultrasonido pueden utilizarse para analizar el grosor de los músculos y tendones y otras variables de ecografía en el músculo y otros tejidos y órganos. (Foto cortesía del Dr. William Kraemer.)

CAMBIAR LA COMPOSICIÓN CORPORAL

Muchas personas quieren cambiar la composición de su cuerpo e intentan hacerlo a través de dieta y ejercicio. Por lo general, las personas desean disminuir su MG o % de grasa y aumentar su MLG porque estos cambios están asociados con una mejor salud general o con una disminución del riesgo de muchas enfermedades. Por otro lado, un deportista desea estos cambios en la composición corporal porque pueden estar asociados con un mayor rendimiento físico en muchos deportes y actividades. Tanto la dieta como el ejercicio son importantes para generar cambios en la composición corporal.

COMPOSICIÓN CORPORAL DE LOS DEPORTISTAS

La MG tiene varios propósitos fisiológicos fundamentales y es, en sí misma, necesaria para la supervivencia. Debido a las diferencias específicas por sexo en la distribución de la grasa (con mucha más grasa en el pecho y áreas reproductivas en las mujeres), las mujeres tienen un porcentaje más alto de grasa corporal que los hombres con salud y condición física comparables.

Las estimaciones de la grasa corporal necesaria para mantener la función corporal normal están en el rango del 3 % al 5 % para los hombres y del 12 % al 14 % para las mujeres[46]. Aunque una grasa corporal baja suele correlacionarse con una mejora de la salud, la grasa corporal extremadamente baja se correlaciona con mayores riesgos para la salud.

El rendimiento en determinados deportes y actividades mejora con la disminución de la grasa corporal. Las deportistas con menor porcentaje de grasa corporal suelen tener entre un 16 % y un 20 % de grasa corporal, mientras que los deportistas hombres comparables tienen entre un 6 % y un 13 % de grasa corporal. Estos bajos porcentajes suelen atribuirse al aumento de las demandas calóricas de ciertos deportes, en particular los deportes de resistencia sostenida, y a la necesidad de transportar masa corporal durante períodos prolongados (como durante un maratón o durante las caídas y giros

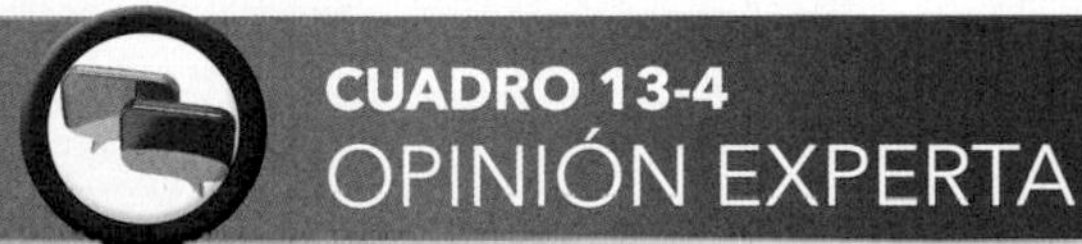

CUADRO 13-4
OPINIÓN EXPERTA

Composición corporal en jugadores de fútbol universitarios y profesionales

Donald R. Dengel, PhD
Professor
School of Kinesiology
University of Minnesota
Minneapolis, Minnesota

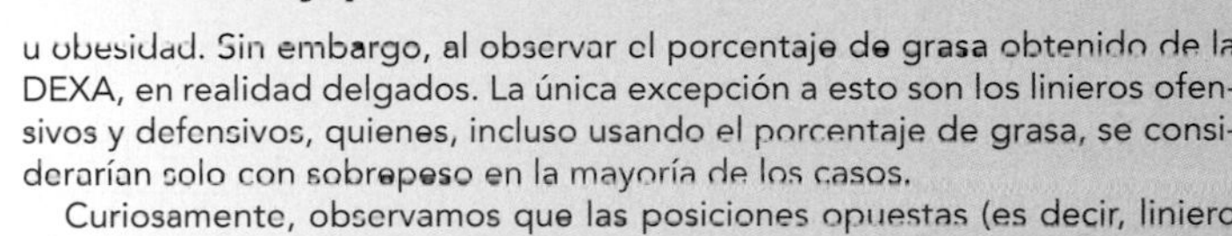

El tamaño corporal de los jugadores de fútbol universitarios y profesionales es siempre un tema de debate. Existe una percepción general de que los jugadores de la liga nacional de fútbol americano de Estados Unidos (NFL) actuales son más corpulentos y tienen más grasa que los jugadores de la NFL de décadas anteriores. Parte de esta afirmación puede ser cierta si solo se observa el índice de masa corporal (IMC), que es el peso corporal dividido por la altura al cuadrado (kg/m^2) para examinar a estos jugadores. Por desgracia, el IMC no distingue entre tejido graso y muscular en poblaciones deportivas. Como resultado, tiende a categorizar a los deportistas como con sobrepeso o, en varios casos, como obesos. A medida que se han ido desarrollando avances en la metodología de la composición corporal, se han aplicado al estudio de los deportistas. Hasta la fecha, la mayoría de los estudios[9,11] en jugadores de fútbol americano han incluido métodos que utilizan un modelo de composición corporal de dos compartimentos (es decir, masa grasa y masa libre de grasa) y solo han podido enfocarse en la composición corporal total. El desarrollo de la absorciometría de rayos X de energía dual (DEXA), un método de composición corporal que puede medir tres compartimentos separados (es decir, masas grasa, muscular magra y ósea) en el cuerpo, permite medir la composición corporal con mayor precisión. Además, la DEXA no solo puede medir la composición corporal total, sino también la regional (es decir, de piernas, brazos, tronco, etc.), así como del tejido adiposo visceral. Recientemente, publicamos una serie de estudios que utilizan DEXA para medir la composición corporal total y regional en jugadores de fútbol americano profesionales[2,4] y universitarios[3]. Estos estudios han proporcionado una mayor comprensión de la composición corporal en el rendimiento deportivo.

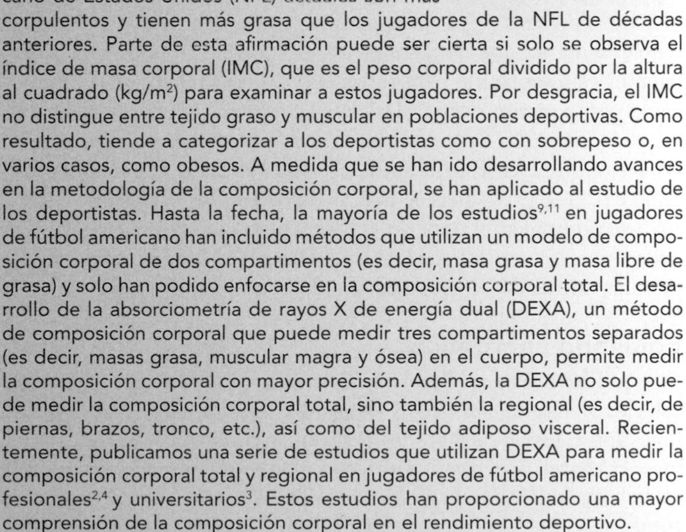

Composición corporal en futbolistas profesionales Inicialmente examinamos las masas magra, grasa y ósea en 411 jugadores de la NFL usando DEXA[4]. Debido al gran tamaño de la muestra, podemos examinar las diferencias de la posición en la composición corporal. Si observamos solo el IMC en este grupo de jugadores, encontraremos que la media del IMC para la mayoría de las posiciones muestra que estos deportistas tienen sobrepeso u obesidad. Sin embargo, al observar el porcentaje de grasa obtenido de la DEXA, en realidad delgados. La única excepción a esto son los linieros ofensivos y defensivos, quienes, incluso usando el porcentaje de grasa, se considerarían solo con sobrepeso en la mayoría de los casos.

Curiosamente, observamos que las posiciones opuestas (es decir, liniero ofensivo frente a liniero defensivo) tienen una composición corporal muy similar. Aunque el liniero ofensivo tenía más masa grasa que el defensivo, eran similares en total, así como en la masa magra superior e inferior. Los alas cerradas (*tight ends*) fueron únicos en el sentido de que eran similares a los corredores y apoyadores en las medidas de masa grasa. Sin embargo, tenían una mayor masa magra que los corredores y los apoyadores, y su masa magra en la parte superior del cuerpo era similar a la de un liniero ofensivo. Como era de esperar, todas las posiciones tenían niveles normales de densidad mineral ósea. La metodología DEXA también nos permitió medir diferencias en la masa magra entre brazos y piernas para evaluar la simetría. Aunque la mayoría de las personas tenían una masa magra total similar en cada pierna y/o brazo, hubo individuos atípicos que podrían estar en riesgo de sufrir lesiones.

Composición corporal abdominal en jugadores de fútbol americano profesional Además de buscar diferencias regionales de composición corporal, la DEXA también permite diferenciar entre la acumulación de tejido adiposo abdominal subcutáneo (TAAS) y tejido adiposo visceral (TAV) dentro de la región abdominal. El TAV es un marcador establecido para el riesgo cardiometabólico[5,7,8]. Como seguimiento de nuestro estudio inicial en jugadores de la NFL, examinamos la composición abdominal y la acumulación de TAV en 371 jugadores de fútbol americano de la NFL[2]. Observamos diferencias significativas entre las posiciones para las mediciones abdominales magras y grasas. Sin embargo, la magnitud de la diferencia fue mucho mayor para las masas grasas que para las magras. Además, observamos que, a medida que los jugadores son más corpulentos, hay más acumulación de masa total que de masa magra total, y que se produce una mayor distribución de grasa a la región abdominal. Esto es importante, ya que el aumento de la masa grasa puede ser perjudicial para el rendimiento en determinadas posiciones. Los umbrales observados para el aumento de la acumulación de grasa abdominal deben ser monitorizados cuidadosamente dado que investigaciones recientes han observado que la obesidad abdominal predice el riesgo de lesiones en las extremidades inferiores y la asociación establecida del TVA con el riesgo cardiometabólico.

Composición corporal en jugadores de fútbol americano universitario Como seguimiento de nuestros estudios en jugadores de fútbol americano profesionales, examinamos la composición corporal utilizando DEXA en 467 jugadores de fútbol americano universitario de la 1.ª división[3]. Al igual que en nuestros estudios[2,4] en fútbol americano profesional, los linieros solían tener medidas de masa grasa y magra más altas en comparación con otras posiciones. Al igual que en nuestro estudio en jugadores de la NFL, las posiciones opuestas tenían una composición corporal y proporciones corporales similares. Todas las posiciones se clasificaron con sobrepeso u obesidad según el IMC. Sin embargo, a excepción de los linieros ofensivos y defensivos, todas las posiciones tenían un porcentaje saludable de grasa corporal y medidas bajas de TAV.

Resumen: Estos estudios en jugadores de fútbol americano proporcionan datos sistemáticos sobre las posiciones para la masa grasa total y regional, la masa magra y la densidad mineral ósea. Tanto en futbolistas profesionales como universitarios, la posición tiene un efecto significativo en las medidas de composición corporal y probablemente esté asociada con los requisitos de la posición en el campo. Desde una perspectiva de la salud del jugador, a pesar de que todas las posiciones tenían valores relativamente de IMC, la mayoría de las posiciones tenían una grasa corporal y visceral relativamente bajas, que son importantes para la salud de los jugadores durante y después de su carrera como jugadores.

Aplicaciones prácticas: La DEXA permite a entrenadores y preparadores físicos no solo medir la composición corporal total, sino que también les permite examinar la composición regional. Las diferencias en la simetría muscular regional pueden ser un posible precursor de una lesión. Por ejemplo, las grandes diferencias en la masa magra entre las piernas podrían aumentar el riesgo de lesiones sin contacto. En varios estudios[1,6,10] se ha constatado que los desequilibrios de fuerza están asociados con un mayor riesgo de lesiones sin contacto.

El uso de DEXA para medir tanto la composición corporal total como la regional también puede ser útil en otros deportes. Finalmente, se necesitan investigaciones futuras para comprender cómo la distribución de la masa afecta las características de fuerza, vigor y velocidad y cómo el entrenamiento dirigido puede afectar estos patrones de distribución.

Bibliografía

1. Baumhauer JF, Alosa DM, Renstrom AF, et al. A prospective study of ankle injury risk factors. *Am J Sports Med.* 1995;23:564–570.
2. Bosch TA, Burruss TP, Weir NL, et al. Abdominal body composition difference in NFL football players. *J Strength Cond Res.* 2014;28(12):3313–3319.
3. Bosch TA, Carbuhn A, Stanforth PR, et al. Body composition and bone mineral density of division 1 collegiate football players: a consortium of college athlete research study. *J Strength Cond Res.* 2019;33(5):1339–1346.
4. Dengel DR, Bosch TA, Burruss TP, et al. Body composition of National Football League players. *J Strength Cond Res.* 2014;28(1):1–6.
5. Depres JP, Lemieux I, Bergeron J, et al. Abdominal obesity and the metabolic syndrome: contribution to global cardiometabolic risk. *Arterioscler Thromb Vasc Biol.* 2008;28:1039–1049.
6. Ekstrand J, Gillquist J. Soccer injuries and their mechanisms: a prospective study. *Med Sci Sports Exerc.* 1983;15:267–270.
7. Fox CS, Massaro JM, Hoffmann U, et al. Abdominal visceral and subcutaneous adipose tissue compartments: association with metabolic risk factors in the Framingham Heart study. *Circulation.* 2007;116:39–48.
8. Kaess BM, Pedley A, Massaro JM, et al. The ratio of visceral to subcutaneous fat, a metric of body fat distribution, is a unique correlate of cardiometabolic risk. *Diabetologia.* 2012;55:2622–2630.
9. Kraemer WJ, Torine JC, Silvestre R, et al. Body size and composition of National Football League players. *J Strength Cond Res.* 2005;19(3):485–489.
10. Soderman K, Alfredson H, Pietila T, et al. Risk factors for leg injuries in female soccer players: a prospective investigation during one out-door season. *Knee Surg Sports Traumatol Arthrosc.* 2001;9:313–321.
11. Wilmore JH, Haskell WL. Body composition and endurance capacity of professional football players. *J Appl Physiol.* 1972;5:564–567.

en la gimnasia). También se ha utilizado como una métrica importante en diferentes poblaciones deportivas (p. ej., fútbol americano) (cuadro 13-4)[9,10,30,91] (Fig. 13-12).

El rango de grasa corporal generalmente saludable para quienes no practican deportes competitivos es del 21 % al 24 % para las mujeres y del 14 % al 17 % para los hombres. El aumento de grasa corporal en el rango del 25 % al 31 % para las mujeres y del 18 % al 25 % para los hombres aumenta el riesgo de deterioro de la salud. Por encima del 32 % de grasa corporal para las mujeres y el 25 % para los hombres, se considera obesidad.

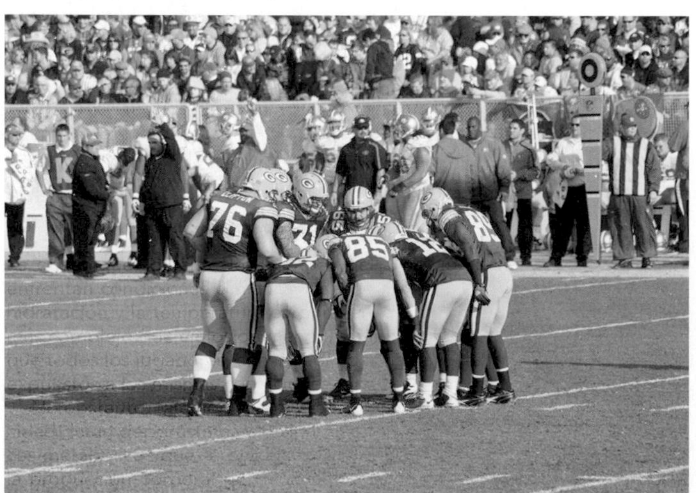

FIGURA 13-12. Green Bay Packers es uno de los pocos equipos de fútbol americano de la liga nacional de fútbol americano de Estados Unidos (NFL) que se sometieron a análisis exhaustivos de DEXA durante muchos años para comprender mejor su composición corporal. (Imagen de Shutterstock.)

CAMBIOS EN LA DIETA Y LA COMPOSICIÓN CORPORAL

La ingestión de suficientes macronutrientes y micronutrientes es importante para la salud en general, así como para mantener la salud mientras se hace dieta para perder masa corporal. Los macronutrientes y micronutrientes también son importantes para mantener el volumen y la intensidad del entrenamiento y para lograr las adaptaciones deseadas por los deportistas, como una mayor MLG. Por tanto, mantener una dieta suficiente en macronutrientes y micronutrientes es importante para todas las personas que desean cambios en la composición corporal. Además, algunas prácticas dietéticas, como la ingestión de proteínas y carbohidratos antes y después de las sesiones de entrenamiento, pueden ayudar a lograr aumentos en la MLG. Estos temas se han analizado en los capítulos 10 y 11. En este capítulo se ahonda en el efecto de la dieta sobre el equilibrio energético, los errores alimentarios comunes y los efectos de perder grandes cantidades de masa corporal.

Equilibrio energético

El **equilibrio energético** se refiere a la relación entre la ingesta calórica y el gasto calórico. Si el gasto calórico total es mayor que la ingestión calórica durante un tiempo, se producirá una pérdida de masa corporal. Si el gasto calórico es menor que la ingestión calórica total, se producirá un aumento de masa corporal. El **gasto calórico total** incluye el índice metabólico basal (IMB) y el gasto calórico de la actividad física. El IMB y el IMR, aunque con una definición ligeramente diferente (*v.* cap. 3), se usarán indistintamente aquí. El gasto calórico durante la actividad física es un aspecto importante del papel del ejercicio para cambiar la composición corporal.

El papel de incluso pequeños cambios en el equilibrio energético, que provocan cambios en la composición corporal, se pone de manifiesto en el siguiente ejemplo. Si el gasto calórico total es mayor que la ingesta calórica total por 100 kcal·día^{-1} durante todo un año, el gasto calórico será mayor que la ingesta calórica en 36 500 kcal. Si asumimos 3 500 kcal·0.45 kg^{-1} (3 500 kcal·1 lb^{-1}), esta diferencia en el equilibrio energético daría como resultado una pérdida de MG de aproximadamente 4.7 kg (10.4 lb) durante un año.

Cuando se restringe la ingestión de calorías, el IMR disminuye, lo que afecta el equilibrio energético. En poblaciones sedentarias, el IMR representa aproximadamente del 60 % al 75 % del gasto calórico total porque la mayoría de las personas pasan la mayor parte del día en o cerca del IMR[14,66,116].

Los cambios en el IMR pueden afectar el gasto calórico total y, por tanto, afectar la pérdida de MCT o MG, y el cambio en el IMR puede alcanzar el 20 % del valor antes de la restricción calórica. Por tanto, el cambio en el IMR debido a la restricción calórica puede tener un efecto sustancial con el tiempo. Esta disminución en el IMR debido a la restricción calórica suele considerarse como un mecanismo de defensa del cuerpo para mantener la masa corporal. De manera similar, cuando la ingestión de calorías aumenta después de un período de restricción calórica, el IMR aumenta, lo que ayuda a evitar ganancias en la masa corporal.

Ambas respuestas compensatorias a los cambios en la ingesta calórica pueden verse como ejemplos de homeostasis mediante la cual el cuerpo intenta mantener el *status quo*. El IMB se correlaciona positivamente con MLG y la masa de varios tejidos que comprenden la MLG (cuadro 13-5). Las mujeres y los niños suelen tener una MLG más baja que sus homólogos masculinos[67,74,86]. Esta es una de las razones por las que tanto las mujeres como los niños tienen un IMB más baja. Sin embargo, si el IMR se expresa en relación con la masa corporal o la MLG, no hay diferencia en el IMR·kg MCT^{-1} o IMR·kg MLG^{-1} [67,74,115].

Esta relación es importante porque, cuando se hace dieta sin realizar ejercicio, una parte sustancial de la pérdida de MCT puede provenir de la MLG. Por ejemplo, el 31 % de la MCT perdida provino de la MLG en hombres que perdieron 9.1 kg (20.0 lb) durante 12 semanas de dieta[62].

La pérdida de MLG puede disminuir el IMR, y, por tanto, afectar el equilibrio energético. El equilibrio energético también desempeña un papel en la pérdida de peso inicial relativamente importante que se produce cuando la ingestión de calorías se reduce drásticamente. En muchas dietas, especialmente en las dietas bajas en carbohidratos, las reservas de glucógeno del cuerpo se agotan durante la primera semana de dieta. Esto da como resultado una pérdida de peso relativamente importante porque el glucógeno se almacena con una cantidad sustancial de agua (2.6 g H_2O·g carbohidrato^{-1}).

Cuando el glucógeno se usa en el metabolismo, el agua liberada finalmente se excreta del cuerpo, lo que produce una pérdida de peso sustancial. Existen prácticas dietéticas que pueden ayudar a asegurar la pérdida de MG durante la dieta y así minimizar los efectos del IMB en el equilibrio energético.

Dieta y pérdida de peso

Son muchas las personas que tratan de perder, en muchos momentos de la vida, MG, lo que indica que los intentos de perder MG y mantener la pérdida no tienen éxito. Se han utilizado varios enfoques, desde dietas bajas en grasas hasta dietas bajas en carbohidratos (estas últimas más exitosas que las primeras en la pérdida de peso)[111,112]. Sin embargo, sea cual sea el enfoque que se adopte, es importante garantizar una ingesta adecuada de todos los macronutrientes y micronutrientes al hacer dieta. También existen otras guías dietéticas que son útiles cuando se intenta perder MG.

Beber suficiente agua

El agua, ya sea ingerida como parte de los alimentos (como una sopa) o sola, aumenta la plenitud y ayuda a reducir la ingesta de energía[92]. El agua también es necesaria para mantener una hidratación normal a la vez que se eliminan los productos de desecho habituales. Si no se ingiere suficiente agua, la MCT puede disminuir, pero la disminución se debe a la pérdida de peso del agua, no a la pérdida de MG.

Tomar decisiones sensatas al elegir las grasas

La grasa en la dieta es requerida (*v.* cap. 10). Sin embargo, pueden elegirse los alimentos para minimizar la ingesta total de grasas, como beber leche descremada o baja en grasa, en lugar de leche entera. El efecto de saciedad de las grasas es débil, por lo que la ingestión de una comida rica en grasas muchas veces aumenta la ingestión total de calorías[119]. Como con todas las dietas saludables, cuando se hace dieta para perder MG, las grasas saturadas y las grasas *trans* deben minimizarse debido a su asociación con mayores riesgos para la salud.

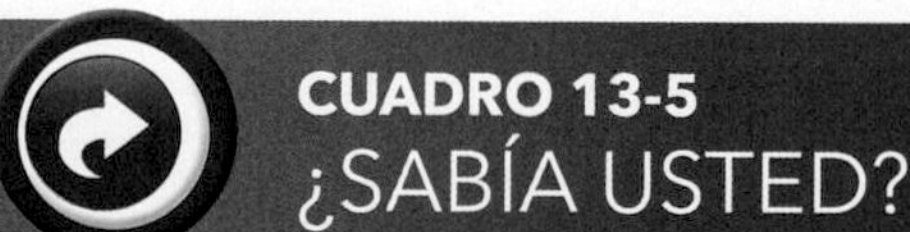

CUADRO 13-5
¿SABÍA USTED?

El gasto energético en reposo depende de todos los tejidos que componen la masa libre de grasa (MLG)

El índice metabólico basal (IMB) o gasto energético en reposo se correlaciona con la masa libre de grasa (MLG) total. Sin embargo, esta correlación depende no solo de la masa del músculo esquelético, sino también de otros tejidos metabólicamente activos que comprenden la MLG. En luchadores de sumo ($r = 0.93$) y estudiantes universitarios no entrenados ($r = 0.72$), la correlación entre el gasto energético en reposo y la MLG es significativa[1]. Los luchadores de sumo tuvieron una masa corporal total (MCT) mayor (109 kg frente a 62 kg), MLG (78 kg frente a 53 kg), un mayor gasto energético en reposo (2 286 kcal·día^{-1} frente a 1 545 kcal·día^{-1}) y una mayor masa de músculo esquelético, hígado, corazón y riñón, pero no masa cerebral, que los estudiantes universitarios. Todos estos tejidos son metabólicamente activos y contribuyen al gasto energético en reposo. Cuando el gasto energético en reposo se expresó en relación con la MLG (gasto energético en reposo, kcal·MLG total^{-1}), no hubo diferencias significativas entre los luchadores de sumo y los estudiantes universitarios (29.1 kcal·día^{-1}·kg MLG^{-1} frente a 29.2 kcal·día^{-1}·kg MLG^{-1}). Esto indica que no solo la masa del músculo esquelético, sino todos los tejidos metabólicamente activos, contribuyen a la correlación entre el gasto energético en reposo y la MLG total.

Bibliografía

1. Midorikawa T, Masakatsu K, Beekley MD, et al. High REE in sumo wrestlers attributed to large organ-tissue mass. *Med Sci Sports Exerc.* 2007;39:688–693.

Minimizar las calorías vacías

Las calorías ingeridas de alimentos de alto valor calórico, pero de escaso valor nutricional, se denominan a veces **calorías vacías**. Al intentar perder MG y mantener una dieta suficiente en macronutrientes y micronutrientes, deben evitarse las calorías vacías de grasa, azúcar y alcohol. Las bebidas alcohólicas, especialmente las bebidas mixtas y cremosas, no solo añaden calorías a la dieta, sino que también reducen el deseo de mantener un régimen dietético.

No reducir las calorías muy drásticamente

Por lo general, las dietas para adelgazar aportan de 1 200 kcal·día^{-1} a 1 600 kcal·día^{-1}.[61] Una recomendación prudente es aumentar la actividad física y reducir la ingesta calórica de modo que se logre un déficit de 500 kcal·día^{-1}. Esto permite ingerir los micronutrientes adecuados y minimizar la pérdida de MLG por la dieta. Si la ingestión de calorías se reduce muy drásticamente, pueden producirse atracones, lo que aumenta la ingestión de calorías, generalmente de calorías vacías.

Mantener las porciones pequeñas

El tamaño de las porciones ha aumentado drásticamente a lo largo de los años. Las porciones grandes resultan en una mayor ingestión de calorías, de modo que, para reducirla, se recomienda reducir el tamaño de la porción a la vez que se mantiene una ingesta adecuada de nutrientes.

El seguimiento de las recomendaciones anteriores, así como las guías dietéticas de ingestión de macronutrientes, ayudará a lograr la pérdida de MG y minimizará la pérdida de MLG durante la dieta. Otro aspecto de la pérdida de MG es realizar actividad física para aumentar el gasto calórico y minimizar la pérdida de MLG.

EFECTO DEL EJERCICIO SOBRE LA COMPOSICIÓN CORPORAL

La actividad física puede afectar la composición corporal de varias formas (cuadro 13-6). Si el gasto calórico debido a la actividad da

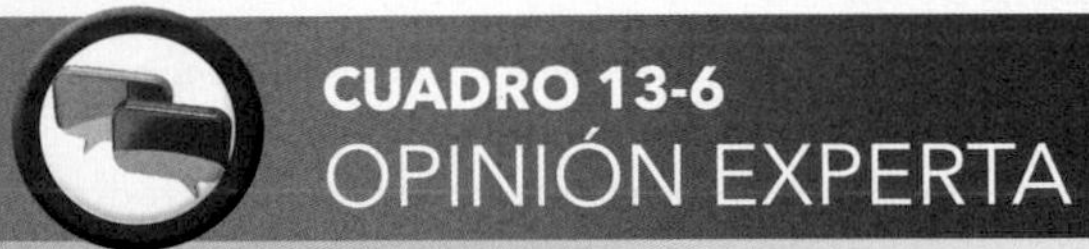

Alteración de la composición corporal con el ejercicio

N. Travis Triplett, PhD
Professor
Department of Health, Leisure, and Exercise Science
Appalachian State University
Boone, North Carolina

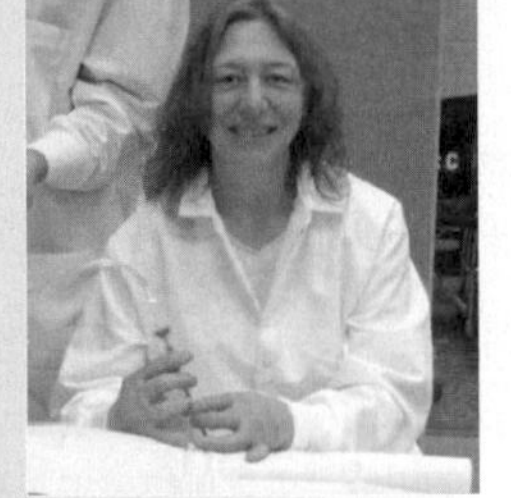

Uno de los objetivos de salud y el acondicionamiento físico más importantes que tiene el mayor impacto en la industria del acondicionamiento físico, nutrición y suplementos nutricionales es el deseo de alterar la composición corporal. El enfoque más común es perder peso a través de una disminución de la grasa corporal general, aunque hay muchas personas que también desean aumentar la masa muscular. Si bien los expertos reconocen que esto se logra mejor mediante la combinación de ejercicio y modificaciones en la dieta[3,4], hay muchas empresas e individuos que se han centrado únicamente en los aspectos nutricionales de los cambios en la composición corporal, ya que las personas a menudo están más dispuestas a realizar cambios en la dieta que en participar en un programa de ejercicio regular.

Sin embargo, el ejercicio es necesario no solo para lograr los cambios deseados en la composición corporal, sino también para mantenerlos[3]. Los diferentes tipos de ejercicio pueden provocar diferentes cambios en la composición corporal, y es importante comprender los conceptos básicos para poder optimizar la selección de ejercicios.

El ejercicio aeróbico es una muy buena opción para promover la pérdida de grasa corporal. Esto se debe a que las vías metabólicas implicadas en el suministro de energía para la actividad utilizan grasas y carbohidratos como combustibles primarios. Al examinar la composición corporal de las personas que realizan mucho entrenamiento aeróbico, como los deportistas de resistencia de élite, es obvio que estas personas suelen tener bajas cantidades de grasa corporal.

Sin embargo, no suelen tener músculos grandes. Al examinar a individuos que realizan mucho entrenamiento de fuerza, como levantadores competitivos, culturistas o deportistas de fuerza/potencia, si bien algunos tienen menos grasa corporal que otros, la característica más común es una gran cantidad de masa muscular. El ejercicio de fuerza es, por tanto, el mejor para promover ganancias en la masa muscular, aunque la selección del ejercicio y el diseño general del programa influyen en el volumen del aumento de masa muscular.

Los preparadores y entrenadores personales deben explicar a sus deportistas y clientes que para alterar y mantener la composición corporal son necesarios tanto el ejercicio como los cambios en la dieta. El resultado final se relaciona con el equilibrio calórico: es difícil perder peso si se consumen más calorías de las que se gastan[5]. Asimismo, es difícil aumentar de peso (presumiblemente peso magro) si el individuo no consume suficientes calorías[3]. Mientras que las modificaciones dietéticas ciertamente son parte del panorama general, el ejercicio aborda el lado del gasto calórico de la ecuación. Por tanto, es muy importante:

Establecer objetivos realistas y un cronograma de logros para alcanzar la composición corporal deseada. El profesional del acondicionamiento físico debe saber cuáles son los niveles normales de grasa corporal para el promedio y para los hombres y mujeres deportistas[1] y en qué consiste una cantidad saludable de pérdida o aumento de peso durante un período determinado. Por ejemplo, sería poco realista que un cliente o un deportista perdiera 9 kg en un mes, ya que la pérdida de peso recomendada es solo de 0.45 kg a 0.90 kg por semana[2]. Asimismo, el aumento de peso rápido no aumenta la masa magra. La recomendación actual es la misma: solo el mencionado aumento de peso por semana[2].

Elegir los tipos de ejercicio que mejor aborden los objetivos. La mayoría de las formas de ejercicio aeróbico funcionan bien para promover la pérdida de grasa. Cuantos más músculos y articulaciones estén involucrados en el ejercicio, mayor será el gasto calórico y, aunque el gasto calórico en los ejercicios con pesas suele ser mayor, el ejercicio debe adaptarse a las limitaciones del cliente o deportista. Aumentar la intensidad del ejercicio aeróbico o el volumen del ejercicio de fuerza también produce un gasto calórico significativo siempre que pueda mantenerse la actividad durante el tiempo suficiente. Si el objetivo también es aumentar la masa muscular, es necesario incorporar o enfocarse en un ejercicio de fuerza.

Utilizar ejercicios variados para optimizar los resultados. Dado que el entrenamiento de fuerza promueve aumentos en la masa muscular, el metabolismo en reposo puede aumentar, lo que facilitará la pérdida de grasa corporal. Esta variedad de ejercicios también puede ayudar a mantener la motivación para ejercitarse.

Debe enfatizarse el ejercicio, junto con los cambios en la dieta, para alterar la composición corporal. Una vez que el individuo comienza a ver los resultados de un programa integral, será más fácil mantener ese éxito a medida que la rutina de ejercicios y los cambios en la dieta se conviertan en un estilo de vida.

Bibliografía

1. Jeukendrup AE, Gleeson M. *Sport Nutrition*. 2nd ed. Champaign, IL: Human Kinetics, 2010:316.
2. Jeukendrup AE, Gleeson M. *Sport Nutrition*. 2nd ed. Champaign, IL: Human Kinetics, 2010:329–345.
3. Klem ML, Wing RR, McGuire MT, et al. A descriptive study of individuals successful at long-term maintenance of substantial weight loss. *Am J Clin Nutr*. 1997;66(2):239–246.
4. Kraemer WJ, Volek JS, Clark KL, et al. Influence of exercise training on physiological and performance changes with weight loss in men. *Med Sci Sports Exerc*. 1999;31(9):1320–1329.
5. Spano M. Nutrition strategies for maximizing performance. In: Haff GG, Triplett NT, eds. *Essentials of Strength Training and Conditioning*. 4th ed. Human Kinetics, Champaign, IL, USA. 2016:201–224.

como resultado un equilibrio energético negativo (ingesta calórica menor que gasto calórico), con el tiempo la MG disminuirá. La actividad física también puede aumentar la MLG. El porcentaje de grasa corporal puede disminuir debido a la actividad física por la disminución de la MG, el aumento de la MLG o una combinación de ambos factores.

Como se ha mencionado anteriormente, debido a la relación entre la MLG y el IMR, la actividad física que aumenta la MLG aumentará el IMR. Si el aumento del IMR produce un equilibrio energético negativo, con el tiempo la MG disminuirá.

Cualquier tipo de actividad física aumentará el gasto calórico. Sin embargo, estimar el gasto energético durante la actividad física es problemático porque depende de muchos factores. La masa corporal afectará el gasto calórico si esta debe transportarse en la actividad (cuadro 13-7).

Todas las variables relacionadas con el volumen y la intensidad del entrenamiento aeróbico o de fuerza afectarán el gasto calórico total. Por ejemplo, en el entrenamiento de fuerza, se produce un mayor gasto energético durante una sesión de entrenamiento cuando: se realizan ejercicios de músculos grandes frente a pequeños, más series totales de ejercicios, series de 10RM frente a series de 5RM, períodos de descanso cortos (30 s) frente a períodos de descanso más largos (2, 3 y 5 min), períodos de descanso al levantar pesos de 5RM pero no de 10RM, y alta intensidad (80-90 % de una repetición máxima) mayor que moderada (60-70 % de 1RM) e intensidades alta y moderada mayores que baja intensidad (20-50% de una 1RM)[90]. La velocidad del movimiento durante el entrenamiento con pesas ha mostrado resultados mixtos, con velocidades más rápidas que dan como resultado un mayor gasto calórico que las velocidades más lentas, y viceversa[70,90]. A continuación, se hace hincapié en el gasto energético de las sesiones típicas de entrenamiento aeróbico y con pesas.

Gasto calórico del entrenamiento aeróbico y de fuerza

Comparar el gasto calórico de las sesiones de entrenamiento de fuerza y aeróbico es difícil debido a los efectos del volumen y la intensidad del entrenamiento. Además, no solo debe determinarse el gasto calórico durante la sesión, sino también, inmediatamente después de esta, el gasto calórico estimado a partir del consumo excesivo de oxígeno (*v.* cap. 3). De lo contrario, se subestimará el gasto calórico total. En los estudios ha logrado estimarse gasto calórico durante las sesiones de entrenamiento típicas.

En una comparación entre una sesión de entrenamiento con pesas de 60 min (10 ejercicios, 4 series de 8-12 repeticiones por serie) levantando al 70 % al 75 % de 1RM y carrera de 60 min al 70 % al 75 % del consumo de oxígeno máximo, no se observaron diferencias significativas en el gasto energético en reposo a las 10 h, 24 h y 48 h después[53]. Correr aumentó significativamente el

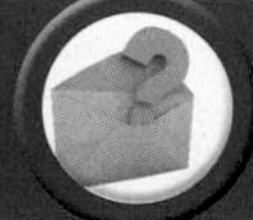

CUADRO 13-7

PREGUNTAS PRÁCTICAS DE LOS ESTUDIANTES

¿Cuál es el gasto calórico de caminar o correr?

El gasto calórico de caminar y correr aumenta a mayor velocidad y con una mayor masa corporal porque la masa corporal debe transportarse en esta actividad. Caminar o correr cuesta arriba o cuesta abajo también afecta el gasto calórico. Puede calcularse una estimación del gasto calórico al caminar o correr en terreno llano a velocidades específicas utilizando la siguiente ecuación.

Gasto calórico (kcal) = masa corporal (kg) × gasto calórico/kg de masa corporal a una velocidad específica × tiempo (min)

Gasto calórico por kilogramo de masa corporal a una velocidad determinada:

Caminar a 3.5 mph = 0.077 kcal·kg^{-1}
Caminar a 4.5 mph = 0.106 kcal·kg^{-1}
Correr a 5 mph = 0.134 kcal·kg^{-1}
Correr a 6 mph = 0.163 kcal·kg^{-1}
Correr a 7.5 mph = 0.207 kcal·kg^{-1}
Correr a 9 mph = 0.227 kcal·kg^{-1}
Correr a 10 mph = 0.251 kcal·kg^{-1}
Correr a 11 mph = 0.288 kcal·kg^{-1}
1 kg = 2.2 libras

Si una persona tiene una masa corporal total de 70 kg (154 lb) y corre 30 min a una velocidad de 6 mph (1 milla en 10 min), su gasto calórico estimado sería el siguiente:

Gasto calórico (kcal) = 70 kg × 0.163 kcal·kg^{-1} × 30 min
Gasto calórico (kcal) = 342.3 kcal

Datos del gasto calórico obtenidos de Ainsworth BE, Haskell WL, Leon AS, et al. Compendium of physical activities: classification of energy cost of human physical activities. *Med Sci Sports Exerc.* 1993;25:71–80.

gasto energético en reposo total a las 10 h (2 150 kcal) y a las 48 h (1 995 kcal), pero no a las 24 h (1 914 kcal), en comparación con el reposo (1 862 kcal; *v.* cuadro 13-6).

Sin embargo, el entrenamiento con pesas aumentó significativamente el gasto energético en reposo total a las 10 h (2 124 kcal) y a las 24 h (2 081 kcal), pero no a las 48 h (1 997 kcal), en comparación con el reposo (1 972 kcal). No se constató ninguna diferencia significativa entre las dos sesiones de entrenamiento en el gasto energético en reposo. Entre las sesiones se produjo un aumento del metabolismo de las grasas durante 24 h, sin diferencias significativas entre los dos tipos de entrenamiento. Este hallazgo indica que las sesiones de entrenamiento con pesas y aeróbicas de igual duración y a la misma intensidad resultan en un gasto energético y un metabolismo de las grasas equivalentes, aunque queda por analizar y debatir si correr y entrenar con pesas a una intensidad del 70 % al 75 % es una comparación equilibrada.

Una comparación entre una sesión de entrenamiento de ciclismo y un circuito de entrenamiento con pesas tampoco mostró diferencias significativas en el gasto calórico[72]. Sin embargo, en esta comparación, la duración de las sesiones de entrenamiento no fue equivalente. La sesión de entrenamiento de ciclismo de 49 min de duración al 70 % del consumo máximo de oxígeno resultó en un gasto calórico de 546 kcal durante la sesión y un gasto energético total de 2 787 kcal. En el entrenamiento con pesas de 70 min (10 ejercicios, 3 series de 10 repeticiones y la cuarta serie hasta el agotamiento utilizando el 70 % de 1RM) se gastaron 448 kcal durante la sesión, lo que produjo un gasto energético total de 2 730 kcal. El gasto calórico en la bicicleta fue significativamente mayor que durante el entrenamiento con pesas, pero no hubo diferencias significativas en el gasto energético total.

Los entrenamientos aeróbico y con pesas aumentan el gasto calórico durante la actividad y aumentan el gasto energético en reposo hasta 24 h o 48 h después de una sesión de entrenamiento. El entrenamiento con pesas aumenta la MLG con el tiempo y, por tanto, puede ofrecer la ventaja de aumentar el IMR debido al aumento de la MLG. Los aumentos típicos en la MLG debido al entrenamiento con pesas son de aproximadamente 0.66 kg·semana^{-1} (0.3 lb·semana^{-1})[25]. Puede haber una ventaja en realizar entrenamiento con pesas y aeróbico al mismo tiempo mientras se hace dieta para cambiar la composición corporal[62]. Los hombres que perdieron 9.1 kg (20.4 lb) en 12 semanas con dieta y entrenamiento aeróbico solo perdieron el 78 % de la masa corporal de MG, mientras que los hombres que perdieron la misma cantidad de masa corporal con dieta y entrenamiento aeróbico y de fuerza perdieron el 97 % de la masa de MG. Por tanto, la combinación de dieta y entrenamiento aeróbico y de fuerza genera una pérdida mayor de MG y una pérdida menor de MLG.

Reducción en sitios específicos

La **reducción en sitios específicos** se refiere a la pérdida localizada de grasa subcutánea en una parte del cuerpo o grupo de músculos, más que en otras partes del cuerpo, como resultado del ejercicio de esa región en particular. Por ejemplo, si se produce una reducción en sitios específicos al hacer abdominales, producirá una mayor reducción de grasa en el área abdominal que en otras partes del cuerpo. Sin embargo, gran parte de la evidencia relativa a la reducción en sitios específicos no respalda su existencia cuando se realizan ejercicios de resistencia, tanto en hombres como en mujeres[59,89]. Sin embargo, existe un mayor metabolismo de la grasa en el músculo adyacente al músculo activo, en comparación con el músculo adyacente al músculo en reposo, considerando que el ejercicio aeróbico dure de 30 min a 120 min, lo que sugiere que sí pudiera haber una reducción en un sitio específico[101]. Sin embargo, gran parte de la evidencia indica que esta reducción no se produce.

APETITO Y EJERCICIO

Durante el entrenamiento físico a largo plazo de gran volumen o de alta intensidad la ingesta energética debe aumentar. Si no, la MCT y, finalmente, la MLG, disminuirían, lo que provocaría una disminución del rendimiento físico. Así, parece ser que el apetito aumenta con el entrenamiento físico, aunque no es del todo cierto. El efecto inmediato de la actividad física en la mayoría de las personas es una disminución del apetito después del ejercicio[119]. La actividad física y el control del apetito dependen de muchos factores. El hipotálamo es el área principal del cerebro que controla el apetito y la **saciedad**, la sensación de satisfacción que se produce después de una comida e inhibe la ingesta posterior. Las concentraciones elevadas de catecolaminas en sangre y la temperatura corporal elevada después del ejercicio pueden disminuir el apetito. Las temperaturas ambientales cálidas y frías afectan la temperatura corporal y podrían disminuir y aumentar el apetito, respectivamente. La hormona grelina, secretada principalmente por el estómago en respuesta a la comida, estimula el apetito y promueve el almacenamiento de energía[107]. La leptina, una proteína producida por los adipocitos cuando el almacenamiento de grasa es suficiente, actúa como una hormona que suprime el apetito[102]. Las respuestas de la insulina y la glucosa sérica a la alimentación también afectan el apetito[38]. Aunque el control fisiológico del apetito no está completamente claro, parece que en la mayoría de las personas la respuesta a la actividad física es una disminución del apetito inmediatamente después del ejercicio, pero un aumento general posterior del apetito para compensar el mayor gasto calórico debido a la actividad física.

PÉRDIDA PRUDENTE DE MASA CORPORAL

La mayoría de las personas que desean perder peso, incluidos los deportistas, no quieren que la pérdida provenga de la MLG, sino de la MG, y desean mantener la pérdida lograda.

El alcance de estos dos objetivos requieren que la pérdida de MG sea lenta durante un período relativamente prolongado. Para maximizar la pérdida de MG y minimizar la pérdida de MLG, debe usarse una combinación de dieta y ejercicio para crear la deficiencia calórica necesaria. No todas las personas responderán con la misma pérdida de masa corporal con la misma dieta y régimen de ejercicio. Anteriormente se creía que las personas que no perdían masa corporal con una dieta y un régimen de ejercicio determinados era porque no seguían o incumplían la rutina prescrita. Actualmente se sabe que, debido a las especificidades individuales, como las diferencias en el índice metabólico y el gasto calórico durante el ejercicio, es probable que dos personas realicen la misma dieta y programa de ejercicio, pero que no pierdan la misma MCT.

Por tanto, hay personas que responden mucho y personas que responden poco al mismo programa de pérdida de peso. El conocimiento de esta realidad puede ayudar a quienes responden poco a no desanimarse y a continuar con el programa.

Para maximizar la pérdida de MG, la persona promedio debe perder alrededor de 0.45-0.90 kg·semana^{-1} (1-2 lb·semana^{-1}). Aunque esto parece lento, si se continuara con este ritmo durante 1 año, ¡se perderían de 23.6 kg a 47.3 kg (52 lb a 104 lb)! Perder masa corporal a este ritmo ayuda a asegurar la pérdida de MG, no de MLG. Recuérdese que la pérdida de MG disminuirá el IMB, lo que dificultará la pérdida de MG y disminuirá el rendimiento físico en muchos deportes y actividades. Debe hacerse ejercicio y no solo dieta para perder MG porque el ejercicio minimiza la pérdida de MLG y puede aumentar la oxidación de las grasas[40]. Suponiendo que hay 7 700 kcal·kg^{-1} de grasa (3 500 kcal·lb^{-1}), para lograr una pérdida de masa corporal de 0.45-0.91 kg·semana^{-1} (1-2 lb·semana^{-1}) es necesario alcanzar una deficiencia calórica diaria de 500 a 1 000 kcal.

Se recomienda un gasto energético en actividad física de 150 a 400 kcal·día^{-1}, y debe acompañarse de una dieta adecuada que permita lograr una deficiencia calórica total de 500 a 1 000 kcal·día^{-1}.[118] El extremo inferior de este rango debería ser el objetivo de las personas previamente sedentarias. El extremo superior de este rango es el objetivo de las personas con mejor forma física y el de las personas sedentarias a medida que mejoran su condición física. Para mantener la pérdida de masa corporal, se recomienda un gasto calórico en actividad física de más de 2 000 kcal·semana^{-1}.[118] La característica coincidente de las personas que logran mantener la pérdida de masa corporal es que hacen ejercicio vigoroso. Esto muestra que la necesidad de ejercitarse no puede subestimarse si lo que se busca es provocar pérdidas de MG, así como mantener la MLG y la pérdida de MCT una vez que se ha alcanzado el objetivo inicial.

Para muchas personas, los hábitos alimenticios son, al menos en parte, responsables de las ganancias de MG. Generalmente, una dieta para adelgazar debe aportar entre 1 200 kcal·día^{-1} y 1 600 [119]. La ingesta calórica en este rango ayuda a asegurar que la dieta sea suficiente en macronutrientes y micronutrientes. En la pérdida de peso, la combinación de ejercicio con dieta permite lograr una deficiencia calórica en el rango de 500 a 1 000 kcal·día^{-1} que, con el tiempo, produce una pérdida sustancial de MCT principalmente dependiente de la MG. Una pregunta típica es: ¿qué peso debo tener si actualmente tengo cierto % de grasa y deseo perder masa corporal para alcanzar un % de grasa más bajo? Esta pregunta se responde en el cuadro 13 8, pero debe recordarse que este cálculo asume que no hay pérdida de MLG, lo que es difícil de lograr con cualquier programa de dieta y ejercicio para perder peso, aunque se ha constatado que incluir el entrenamiento de fuerza en el programa minimiza la pérdida de MLG[61,62].

PORCENTAJE PROMEDIO DE GRASA

Debido a su efecto sobre el rendimiento físico y su asociación con varios riesgos para la salud, el % de grasa es de interés tanto para los deportistas como para las personas preocupadas por la salud y el acondicionamiento físico general. Los deportistas suelen tener un porcentaje de grasa inferior al promedio (tabla 13-5), en comparación con los valores de aproximadamente el 15 % y el 25 % para hombres y mujeres jóvenes adultos y sanos, respectivamente.

Tabla 13-5. Promedio del % de grasa de los deportistas

Deporte	% Grasa	
	Hombres	Mujeres
Baloncesto	13	15
Culturismo	5	9
Ciclismo (carretera)	9	15
Fútbol (americano)	12	–
Gimnasia	8	14
Judo	11	16
Remo	11	14
Esquí		
Alpino	10	18
Nórdico	8	14
Natación	9	16
Atletismo		
Carrera de distancia	8	12
Carrera de velocidad	8	13
Lanzamiento de peso	16	25
Voleibol	12	18

Datos seleccionados de Callister R, Callister RJ, Fleck SJ, et al. Physiological and performance responses to overtraining in elite judo athletes. *Med Sci Sports Exerc.* 1990;22:816–824; De Gary A. *Genetic and Anthropological Studies of Olympic Athletes.* New York: Academic Press, 1974; Fleck SJ. Body composition of elite American athletes. *Am J Sports Med.* 1983;11:398–403; Fleck SJ, Kraemer WJ. *Designing Resistance Training Programs.* 3rd ed. Champaign, IL: Human Kinetics, 2004.

Sin embargo, el porcentaje (%) de grasa debe mantenerse en perspectiva. Los valores mínimos de % de grasa del 5 % para los hombres adultos y del 12 % a 14 % para las mujeres adultas son probablemente estimaciones cercanas de los límites inferiores de grasa corporal necesarios para mantener las funciones fisiológica y metabólica normales[46]. Otros factores que deben considerarse en relación con el % de grasa incluyen, como se ha analizado anteriormente, el

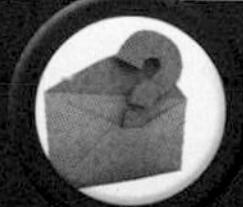

CUADRO 13-8

PREGUNTAS PRÁCTICAS DE LOS ESTUDIANTES

¿Cuánto pesaría con un porcentaje de grasa más bajo?

El cálculo para responder a esta pregunta es relativamente sencillo. Sin embargo, con este cálculo se supone que la masa libre de grasa (MLG) no cambiará. Sin embargo, en cualquier programa de dieta y ejercicio, para perder masa corporal total (MCT), se producirá algo de pérdida de masa libre de grasa. Por tanto, la dicha suposición introduce un error en el cálculo.

Nueva masa corporal (kg) = MLG actual/% MLG deseada en la nueva masa corporal
MCT actual = 88 kg
MLG = 74.8 kg
% de grasa actual = 15
% de grasa deseada = 10
% deseado de MLG en la nueva masa corporal = 100 % − % deseado de grasa (100 - 10 % = 90 % = 0.90)
Nueva masa corporal (kg) = 74.8 kg/0.90 = 83.1 kg
Pérdida de masa corporal (kg) = 88 kg − 83.1 kg = 4.9 kg

Por tanto, hay que perder 4.9 kg (10.8 lb) para alcanzar el 10 % de grasa deseada.

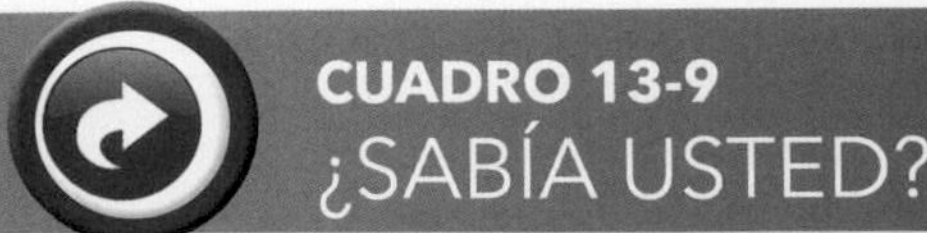

CUADRO 13-9
¿SABÍA USTED?

Ruido ambiental y obesidad

Recientemente se ha constatado que la cantidad de ruido a la que se está expuesto puede contribuir a la aparición de la obesidad. La investigación epidemiológica ha revelado que la cantidad de grasa corporal de una persona está relacionada con la cantidad de ruido que experimenta en su hogar. De hecho, la relación es lineal, lo que significa que, a medida que aumenta la cantidad de ruido, también lo hace la cantidad de grasa corporal. También se ha descubierto que los niveles de grasa corporal se ven afectados por las alteraciones del sueño. Es decir, a mayor número de interrupciones del sueño, mayor cantidad de grasa corporal. Se ha sugerido que la conexión entre estas dos observaciones es que el ruido y las alteraciones del sueño activan el sistema nervioso simpático, lo que provoca una desregulación de la secreción de las hormonas grelina y leptina, que influyen en el apetito.

hecho de que las diferentes técnicas para determinar la composición corporal pueden producir diferentes valores de % de grasa y el hecho de que, debido a las diferencias individuales, no todos los deportistas lograrán un rendimiento físico óptimo cuando tienen el % de grasa de los deportistas de élite. Incluso los factores ambientales y socioeconómicos pueden afectar el depósito de grasa corporal (cuadros 13-9 y 13-10). La composición corporal también puede variar sustancialmente entre los deportistas en diferentes posiciones dentro del mismo deporte. Por ejemplo, los corredores de fútbol americano de la 1.ª división y los linieros ofensivos tienen un % de grasas de un 8.8 % y un 19.2 %, respectivamente. Por tanto, el % de grasa debe considerarse como una estimación y como un solo factor en una multitud de muchos otros que afectan la salud y el rendimiento físico.

- El ejercicio puede ayudar con la pérdida de masa corporal debido al aumento del gasto calórico durante el ejercicio y al aumento del índice metabólico basal (IMB).
- El entrenamiento aeróbico o con pesas ayuda a perder MG durante la dieta.
- La mayor pérdida de MG y la menor pérdida de MLG puede producirse cuando se realizan tanto ejercicio aeróbico como de fuerza.
- El ejercicio reduce el apetito inmediatamente después de la actividad, pero en general lo aumenta para compensar el aumento del gasto calórico debido al ejercicio.
- La pérdida exitosa de MG, mientras se minimiza la pérdida de MLG, se debe a una combinación de dieta y ejercicio para lograr una deficiencia calórica de 500-1 000 kcal·día^{-1}.

Revisión rápida

- Las estrategias de dieta solo para perder masa grasa (MG) pueden causar una pérdida sustancial de masa libre de grasa (MLG), lo que disminuye el índice metabólico en reposo (IMR).
- Cuando se hace dieta para perder MG, deben seguirse prácticas dietéticas saludables, y la ingesta calórica normalmente debe mantenerse entre 1 200 kcal·día^{-1} y 1 600 kcal·día^{-1} para asegurar una ingesta adecuada de macronutrientes y micronutrientes.

PÉRDIDA DE PESO INTENSA

La pérdida intensa de masa corporal, como la que se da con una dieta «rápida» o en deportistas que intentan pertenecer a una categoría por peso, tiene consecuencias fisiológicas negativas. Los atletas de categorías por peso, como los luchadores y boxeadores, muchas veces pierden peso rápidamente para competir en la categoría por peso más baja posible para obtener una ventaja sobre sus competidores. La pérdida rápida de masa corporal tiene consecuencias en el rendimiento físico y la salud tanto en hombres como en mujeres.

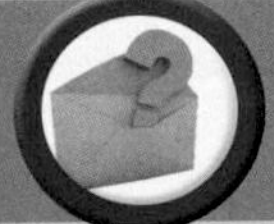

CUADRO 13-10
¿SABÍA USTED?

Obesidad y estatus socioeconómico

Aunque la epidemia de obesidad afecta a toda la sociedad de Estados Unidos, no lo hace por igual en todos los segmentos de dicha sociedad. Por ejemplo, los datos epidemiológicos recopilados por los Centres of Disease Control and Prevention (CDC) muestran que las personas que ganan más dinero tienen la menor incidencia de obesidad (26 %), mientras que las que obtienen los menores ingresos tienen la mayor (35 %). Del mismo modo, aquellos con el nivel educativo más alto, es decir, los graduados universitarios, mostraron la menor prevalencia de obesidad (23 %), mientras que las personas sin un título de secundaria fueron las más afectadas (36 %). Además, mientras que los estadunidenses de mediana edad, o los de 45 a 54 años de edad, tenían más probabilidades de ser obesos (36 %), tanto los más jóvenes, es decir, de 18 a 24 años, como los de mayor edad, los de 65 años de edad o más, tenían menos probabilidades, con índices del 28 % y el 29 %, respectivamente.

DESHIDRATACIÓN

La pérdida de peso rápida debido al ayuno o la restricción calórica intensa provoca una disminución rápida de la masa corporal, pero esta disminución se debe en gran medida a la deshidratación. Como se ha analizado anteriormente, el glucógeno dentro del cuerpo se almacena con una cantidad sustancial de agua (2.6 g $H_2O \cdot g$ carbohidrato^{-1}). Cuando el glucógeno se usa en el metabolismo, el agua se libera y finalmente se excreta del cuerpo. Esto produce una pérdida significativa de masa corporal, pero la disminución de peso se debe principalmente a la pérdida de agua corporal. Para los deportistas es especialmente importante cuando disminuyen las reservas de glucógeno, pues no están disponibles para el metabolismo aeróbico o el anaeróbico en una competición próxima.

En los deportistas que utilizan técnicas como la restricción de agua, sentarse en una sala de vapor y hacer ejercicio con trajes de plástico para pertenecer a una categoría por peso, se ha constatado una disminución en el rendimiento. La deshidratación del 3 % al 4 % de la MCT disminuye significativamente la capacidad aeróbica (*v.* cap. 11). Aunque las disminuciones en las capacidades anaeróbicas y de fuerza se producen con este mismo nivel de deshidratación, no son tan consistentes con la deshidratación rápida (*v.* cap. 11). Por tanto, la magnitud de la disminución del rendimiento por la deshidratación rápida depende en parte del deporte en el que se compite.

TRÍADA DE LA MUJER DEPORTISTA

En las décadas de 1980 y 1990, artículos de investigación de referencia que aparecieron en dos revistas médicas de gran prestigio, *The New England Journal of Medicine*[9] y *Journal of the American Medical Association*[32,33], sacaron a la luz una preocupación médica común entre las mujeres deportistas. En estos artículos, la estimada fisióloga del ejercicio, Barbara Drinkwater, PhD, mostró evidencia convincente que relaciona las disminuciones de la densidad mineral ósea (osteoporosis) con un mayor riesgo de fracturas por estrés en mujeres deportistas con amenorrea (ausencia de al menos tres períodos menstruales consecutivos) y con la disminución consecuente de las concentraciones de estrógenos circulantes. Es importante destacar que se sabe que el estrógeno actúa en los huesos mediante la estimulación de la formación ósea en los osteoblastos a la vez que inhibe la resorción ósea[34,42].

También se descubrió que muchas de estas mismas deportistas sufrían de trastornos alimentarios que limitaban la ingesta calórica y producían una masa corporal demasiado baja. La interrelación entre estos tres factores, la mala salud ósea, la función menstrual alterada y la ingesta inadecuada de energía (Fig. 13-13), condujeron a una afección denominada tríada de la mujer deportista, descrita por primera vez en 1992 por el grupo de trabajo sobre los problemas de la mujer formado por el American College of Sports Medicine (ACSM). En 1997, el ACSM emitió una postura oficial sobre la tríada[84], que luego fue actualizada en 2007[77]. En el documento más tardío, la tríada de la mujer deportista fue descrita como una condición clínica marcada por la presencia de cualquiera, o más, de los tres criterios especificados anteriormente.

Para el diagnóstico, asimismo, no tenían que presentarse los tres simultáneamente. Más específicamente, el ACSM se refirió a la «relación entre tres componentes interrelacionados: disponibilidad de energía, función menstrual y salud ósea». Cabe destacar que esta afección no fue relegada únicamente a las deportistas, ya que se determinó que también es común entre mujeres militares.

De particular preocupación es la prevalencia de la tríada entre las mujeres jóvenes, ya que el 78 % de las deportistas de secundaria informan que padecen al menos uno de los tres componentes de la tríada, mientras que incluso entre las niñas de secundaria no deportistas, el 65 % cumple con los criterios. Esto es preocupante porque suele producirse en un momento del crecimiento y desarrollo de las mujeres que es crítico para la acumulación final de densidad mineral ósea[7,83,94].

La evidencia sugiere que, más directamente, es la disponibilidad inadecuada de energía, o la diferencia entre la ingesta y el gasto calórico en relación con la masa corporal magra, lo que explica la reducción en las concentraciones de estrógeno que, a su vez, disminuyen la densidad ósea y la salud. Con base en lo anterior, parecería que para una fácil recuperación del estado de salud bastaría con un simple aumento de la disponibilidad energética por medio del consumo de más calorías y/o la reducción del gasto calórico disminuyendo

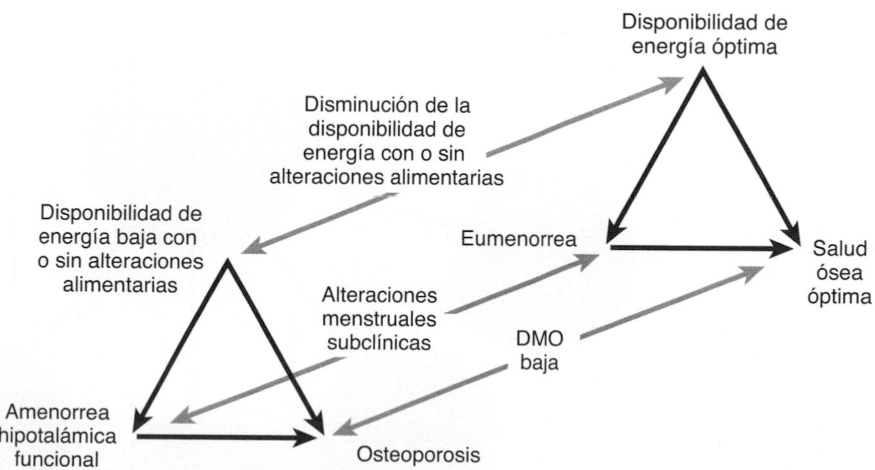

FIGURA 13-13. Representación de la tríada de la mujer deportista en la que se muestra la interconexión entre la energía disponible, la función menstrual y la densidad ósea, así como el espectro de mayor a menor para cada una de estas tres variables. (Reimpreso con permiso de Nattiv A, Loucks AB, Manore MM, et al. American College of Sports Medicine position stand. The female athlete triad. *Med Sci Sports Exerc.* 2007;39(10):1867-1882. Copyright ©2007 The American College of Sports Medicine.)

la cantidad de ejercicio. Sin embargo, lo que complica la situación es que muchas de las niñas y mujeres que muestran síntomas de la tríada también padecen trastornos alimentarios tales como **anorexia nerviosa**, una afección en la que las personas se niegan a consumir las calorías adecuadas y pueden obsesionarse con el ejercicio, y la **bulimia nerviosa**, en la que el afectado come en atracones solo para purgarse después, es decir, inducir el vómito. Para agravar las preocupaciones sobre la salud física que presentan estos trastornos alimenticios, está el hecho de que también pueden distorsionar el sentido de la imagen corporal de la víctima, lo que la deja aún menos dispuesta a ingerir cantidades adecuadas y saludables de calorías[7,73].

Desde la descripción inicial de la tríada, un análisis más detallado de estas deportistas ha revelado que los síntomas y las consecuencias de la afección no se limitan únicamente a las mujeres. De hecho, algunos hombres deportistas, en particular los que participan en deportes en los que el peso corporal y la estética contribuyen al éxito, como la gimnasia, el culturismo y la lucha libre, también muestran síntomas de la tríada.

Ellos también valoran los cuerpos delgados con poca grasa corporal y a menudo experimentan una baja disponibilidad energética relacionada con los trastornos alimentarios[13,23,104]. Además, el examen de hombres y mujeres con la sintomatología de la tríada mostró dolencias, relacionadas con una menor disponibilidad de energía, demasiado frecuentes. Entre estas se incluyeron trastornos endocrinos, es decir, alteración de las concentraciones de estrógeno, testosterona y cortisol; alteraciones de los sistemas inmunitario, cardiovascular, gastrointestinal, metabólico; e incluso enfermedades psicológicas, como depresión y ansiedad[1,75,76,104]. Como resultado del mayor alcance de la afección, es decir, que afecta tanto a hombres como a mujeres, de los sistemas fisiológicos adicionales que se encuentran en riesgo, y en particular de su relación común con la baja disponibilidad energética, algunos han propuesto una nueva visión y descripción de este conjunto de problemas de salud y rendimiento deportivo (Fig. 13-14). En consecuencia, en el año 2014, este síndrome se caracterizó nuevamente y pasó a denominarse deficiencia (o déficit) de energía relativa en el deporte (RED-S, *Relative energy deficiency in sport*) en una declaración de consenso publicada por el Comité Olímpico Internacional (COI)[16], que luego se actualizó en 2018[76].

Aunque este nuevo término y afección aún no han sido adoptados unánimemente por los expertos en el área[28], existe un consenso en que la disponibilidad energética inadecuada debe considerarse una preocupación clínica legítima que puede causar problemas de salud graves. Para el tratamiento efectivo de esta afección, debe aumentarse la ingesta calórica para permitir una mayor disponibilidad energética de al menos 45 cal·kg^{-1} de MLG y reducir el entrenamiento a una sesión de ejercicio por semana[27,55]. También se ha estipulado que los enfoques de tratamiento no farmacológicos, centrados principalmente en la modificación de la conducta para vigilar el volumen de ejercicio, la ingesta dietética y el manejo de la imagen corporal, son los más efectivos para prevenir y tratar este síndrome clínico[27].

En última instancia, los cambios en la composición corporal y la mejora del rendimiento deportivo requerirán una visión muy avanzada del papel del acondicionamiento en la ciencia del deporte, así como de la fuerza y el acondicionamiento (cuadro 13-11).

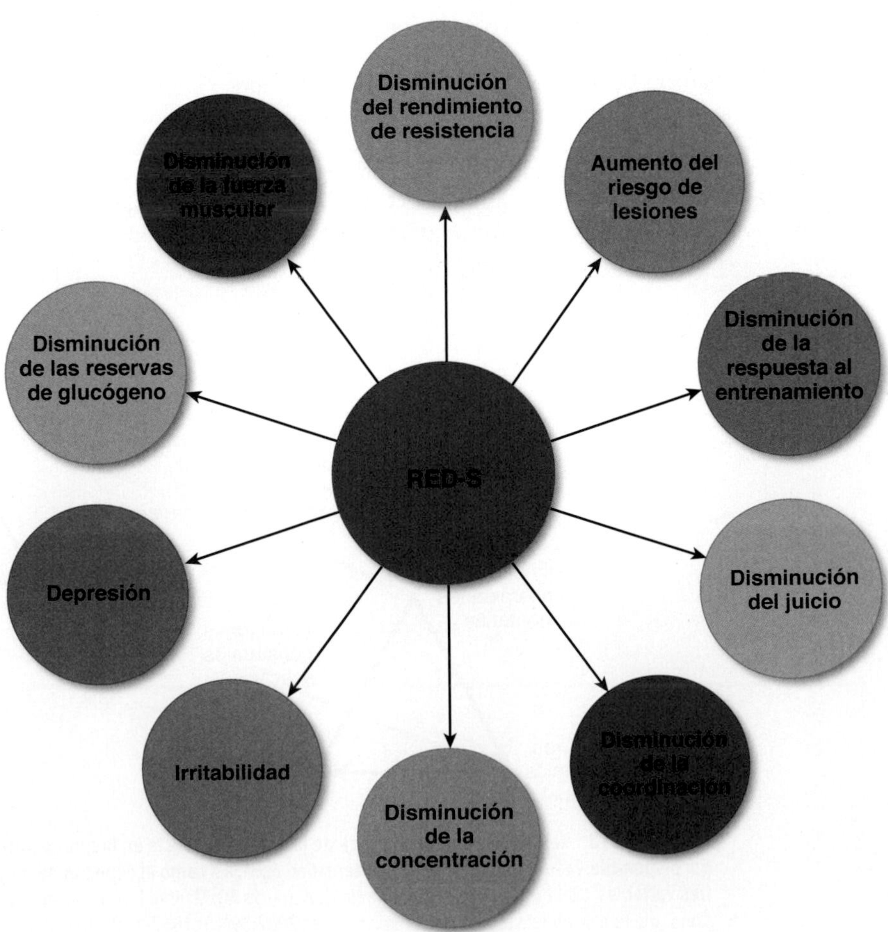

FIGURA 13-14. Deficiencia de energía relativa en el deporte (RED-S). Ilustración de la interrelación de numerosas variables fisiológicas y psicológicas con disponibilidad energética inadecuada que pueden influir en la salud y el rendimiento deportivo.

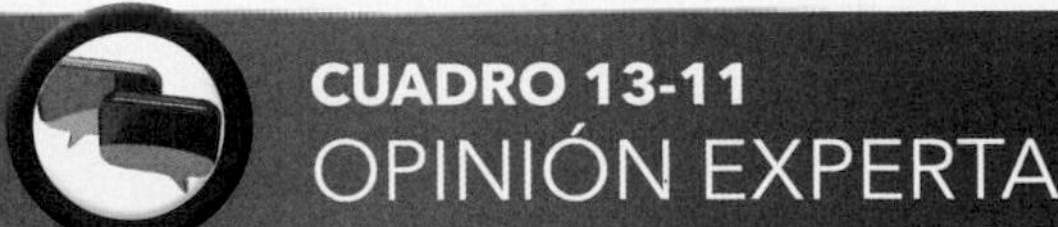

CUADRO 13-11
OPINIÓN EXPERTA

Comprensión del proceso de transformación

Thomas Newman, BA
Director of Student-Athlete Innovation & Performance
Yale University
New Haven, Connecticut

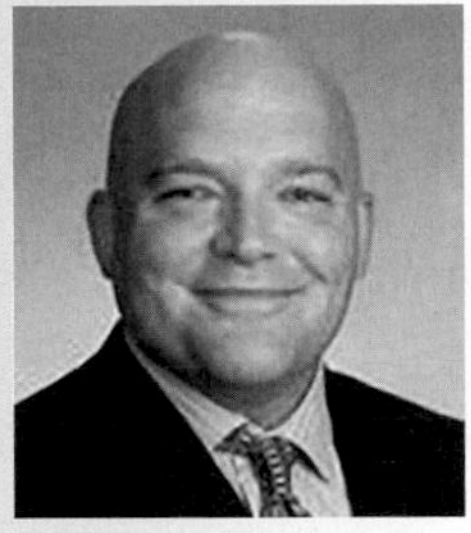

Los primeros marineros navegaban en sus barcos por medio de las estrellas y se les consideraba adelantados a su tiempo. Esto fue superado por la avanzada tecnología de la brújula y los mapas. Posteriormente, a fines de la década de 1970, los sistemas de posicionamiento global (GPS) permitieron una precisión aún mayor en la navegación. En cada innovación, el resultado nunca cambió. Con cada avance, había una mayor probabilidad de que el barco llegara a su destino y, presumiblemente, se acortaba el tiempo que tardaba en llegar del punto A al punto B. Este fenómeno de eficiencia y confiabilidad se ha producido en casi todas las industrias profesionales.

En el momento de escribir este artículo, el rendimiento deportivo se encuentra en medio de un renacimiento masivo. La profesión se encuentra todavía en su infancia y en la principal encrucijada de la tecnología, la fisiología y la experiencia. La industria, que ha crecido en gran medida a partir de una red de buenos amigos, se verá obligada a madurar y adoptar las mejores prácticas y la estandarización, junto con las competencias profesionales individuales esperadas, al igual que el campo de la medicina. La nueva generación de profesionales relacionados con la fuerza física necesitará conocimientos sólidos de fisiología y de tecnología, así como demostrar la capacidad de crear relaciones sólidas con los deportistas. La expectativa ya no será contar con alguien que pueda entrenar a un equipo, sino más bien con una persona en la que un entrenador principal pueda confiar para diseñar un plan que genere transformaciones fisiológicas rápidas que cumplan o superen los estándares de la industria.

El entrenador de fuerza contemporáneo debe identificar con éxito qué datos y métricas generarán el efecto más impactante en el rendimiento de un deportista durante la competición. Conocer las exigencias del deporte por dentro y por fuera será clave para el éxito de sus deportistas y su éxito personal en la profesión. Los esquemas y estrategias que elija implementar serán los que lo diferenciarán del resto. Es muy importante la capacidad de poseer un pensamiento crítico como científico y filtrar la interminable ola de desinformación procedente de las redes sociales e Internet, lo que actuará como un punto de referencia y lo guiará como lo hacían las estrellas en el pasado. La brújula la formará su capacidad para poseer una sólida red de mentores profesionales que, a través de prueba y error, lo han visto todo.

La capacidad de retroceder y revisar analíticamente los datos del registro de entrenamiento y descifrar programas pasados será tan importante como aprender sobre la última tecnología. Los datos son sinónimo de claridad. A mayor claridad, como profesional, puede obtener conocimientos previos, tomar decisiones más rápidas e impactar drásticamente en los resultados del equipo; este será su GPS. El uso de datos y análisis será lo que defina a la próxima generación de entrenadores de élite. Estos tendrán una gran demanda por su capacidad para proporcionar información sobre el reclutamiento, para diseñar planes de entrenamiento efectivos para el desarrollo de los jugadores, y para trabajar junto con los entrenadores deportivos en la gestión de los jugadores. Los profesionales que pueden anticiparse a las tendencias y ayudar a sus equipos a aprovechar la ciencia en su beneficio son los que liderarán la industria.

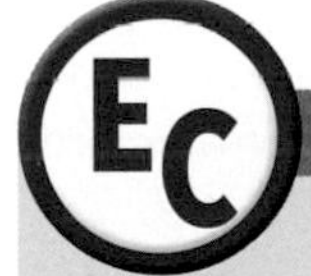

ESTUDIO DE CASO

ESCENARIO

Un jugador de fútbol americano con mucho músculo, pero aparentemente delgado, se le acerca y le dice que su índice de masa corporal (IMC), es de 26, le sugiere que tiene sobrepeso. Como su profesor de ciencias de la salud, acude a usted para pedirle consejos para disminuir su peso corporal y no perder su posición inicial en el equipo. ¿Cómo debería responderle?

Opciones

Primero explica que el IMC solo considera el peso y la altura de un individuo. Por tanto, no tiene en cuenta las diferencias en la composición corporal, como la masa libre de grasa (MLG) y la masa grasa (MG). Continúa explicando que el IMC indica que muchos deportistas tienen sobrepeso o incluso son obesos debido a su elevada MLG, lo que aumenta su masa corporal total (MCT) en relación con su altura. Esto produce un IMC alto. Para que las dudas del deportista se disipen por completo, realiza un análisis de la composición corporal mediante pesaje hidrostático. Los resultados muestran que el deportista tiene un 10% de grasa, que está por debajo del valor promedio de los hombres adultos, que es del 15%. Aconseja al deportista que no se preocupe por su IMC porque su composición corporal indica que no tiene sobrepeso y que, de hecho, es bastante delgado. También le informa que, aunque no tiene sobrepeso, como deportista, debe cuidar su alimentación. También le dice que, dado su deporte y posición (*back defensivo*), la mayor parte de su actividad tiene calidad de ráfaga o una serie de carreras rápidas separadas por breves períodos de descanso. Con base en lo anterior, para obtener energía sus músculos dependerán principalmente de los carbohidratos, por lo que le aconseja consumir la mayoría de sus calorías como carbohidratos complejos, los cuales se encuentran en frutas, verduras y granos, a la vez que evitar los carbohidratos simples, como los dulces y los refrescos.

No obstante, como regularmente también levanta pesas para mantener la fuerza física necesaria en su deporte, también debe tener cuidado de incluir, en su dieta, cantidades adecuadas de proteína completa, las cuales contienen todos los aminoácidos esenciales (los que el organismo no puede producir). Ejemplos de alimentos con proteína completa son las carnes y productos lácteos. Debe consumir aproximadamente 1 g de proteína completa por cada 0.9 kg (2 lb) de peso corporal.

ESCENARIO

La entrenadora de campo traviesa del equipo femenino de un instituto se da cuenta de que una de sus mejores deportistas ha regresado de las vacaciones de verano notablemente más delgada que al final del año escolar anterior. Además, en sus primeras pruebas ha obtenido tiempos más lentos que durante los últimos 2 años. De acuerdo con la rutina habitual, al inicio de esta nueva temporada de fondo, la entrenadora solicita pruebas de absorciometría de rayos X de energía dual (DEXA) para obtener información precisa sobre la grasa corporal y la densidad ósea de sus deportistas. Después de obtener los resultados de las pruebas, se constata que la deportista que preocupaba a la entrenadora muestra una disminución de la densidad ósea y la grasa corporal, lo que lleva a la entrenadora a hablar con la deportista después de la práctica. Durante

(*Continúa*)

la conversación, la entrenadora se entera de que la deportista no ha tenido ciclos menstruales regulares durante varios meses, se siente habitualmente letárgica y su sentido de la imagen corporal normal está alterado, pues cree que no existe tal cosa como estar «demasiado delgada».

Opciones

La entrenadora le explica a la deportista que estos nuevos síntomas reflejan una situación que está alterando su rendimiento y, lo que es más importante, está provocando problemas de salud graves que incluyen, entre otros, osteoporosis o adelgazamiento de los huesos. La entrenadora permite que la deportista continúe entrenando, pero reduce la carga de entrenamiento semanal total. Después de consultar con un nutricionista, la deportista también debe aumentar su ingesta calórica total lo suficiente como para superar la deficiencia calórica de modo que pueda experimentar un aumento de peso saludable. Finalmente, la entrenadora logra que la deportista comience a visitar regularmente al psicólogo del instituto para que recupere un sentido adecuado de la imagen corporal. Al hablar con el psicólogo, la entrenadora descubre que los problemas de imagen corporal son frecuentes entre las niñas del instituto, especialmente entre las deportistas. También se entera, por el entrenador principal, de que algunos de los jóvenes deportistas también muestran síntomas de deficiencia de energía relativa en el deporte (RED-S), especialmente la ingesta calórica inadecuada y una imagen corporal alterada. Ambos entrenadores acuerdan trabajar junto con un nutricionista y el psicólogo para tratar de mantener esta situación bajo control no solo por el rendimiento deportivo, sino también por la salud de sus deportistas.

RESUMEN DEL CAPÍTULO

La composición corporal está relacionada con la salud y el rendimiento físico, y la mayoría de las personas desean una disminución del % de grasa y un aumento de la MLG. Ambos factores responden a la dieta y al ejercicio, por lo que pueden modificarse con el tiempo. Por otro lado, las medidas antropométricas, como la altura y la longitud de brazos y piernas, aunque están relacionadas con el rendimiento en varios deportes, solo pueden modificarse con el crecimiento normal. Al intentar alterar la composición corporal, debe combinarse la dieta y el entrenamiento aeróbico y con pesas para cambiar lentamente la composición corporal, de modo que se minimice la pérdida de MLG y se maximice la de MG. Normalmente, debe evitarse la pérdida de peso rápida e intensa porque causa deshidratación, pérdida de MLG y disminución del rendimiento físico. Existen varias técnicas sensibles y confiables para determinar la composición corporal, pero los resultados de las diferentes técnicas pueden variar, por lo que, al rastrear cambios en la composición corporal, siempre debe usarse la misma técnica. En el siguiente capítulo, la atención de centra en el desarrollo de programas de entrenamiento de resistencia y fuerza y sus efectos sobre la salud y el rendimiento, en lugar de la composición corporal.

PREGUNTAS DE REVISIÓN

COMPLETE LOS ESPACIOS EN BLANCO

1. Un índice de masa corporal (IMC) de al menos ____________ indica obesidad.
2. El _________________ es una afección patológica cada vez más común que existe cuando se presentan varios de los siguientes en una persona: obesidad abdominal, hipertensión, aumento de las concentraciones séricas de triglicéridos, disminución de las de lipoproteínas de alta densidad (HDL) e hiperglucemia.
3. Los expertos afirman que _________________ es el método más preciso para medir el porcentaje de grasa corporal.
4. La deficiencia calórica total ideal por día para bajar de peso es de entre _________ y _______________.
5. _________________ es el nivel energético mínimo que necesita el cuerpo cada día.

OPCIÓN MULTIPLE

1. La obesidad podría deberse en parte a:
   a. la genética de una persona
   b. un equilibrio calórico positivo
   c. el aumento del tamaño de las porciones de alimentos
   d. la inactividad física
   e. todas las anteriores
2. ¿Cuál de las siguientes técnicas de composición corporal determina el volumen corporal total como un paso para determinar la composición corporal?
   a. Pletismografía por desplazamiento de aire
   b. Pesaje subacuático
   c. Calibradores de pliegues cutáneos
   d. Impedancia bioeléctrica
   e. a y b
3. El % de grasa promedio de hombres y mujeres adultos es aproximadamente de un
   a. 15 % y 25 %, respectivamente
   b. 5 % y 10 % a 15%, respectivamente
   c. 20 % para ambos sexos
   d. 8 % y 18 %, respectivamente
   e. Ninguna de las anteriores
4. Un jugador de fútbol americano universitario dice que su madre le ha dicho que está gordo de acuerdo con su IMC, según lo determinado por un documento del médico. ¿Qué le diría?
   a. Háblele sobre los puntos débiles del IMC y su composición corporal
   b. Evalúe su composición corporal con una técnica válida antes de tomar cualquier decisión
   c. Dígale que se ponga a dieta para complacer a su madre
   d. Ayude al deportista a desarrollar un nuevo y mejor programa de entrenamiento con pesas
   e. a y b
5. ¿Cuál de las siguientes ecuaciones puede utilizarse para calcular la MLG?
   a. MCT × % MLG
   b. MLG × % de grasa
   c. % MLG × % grasa
   d. MCT × % de grasa
   e. MCT × MG

VERDADERO / FALSO

1. El entrenamiento de fuerza es contraproducente para disminuir el porcentaje de grasa corporal.
2. Los trastornos alimenticios se desarrollan principalmente en personas indisciplinadas.
3. Una deshidratación del 3 % puede disminuir el rendimiento físico.
4. El apetito puede verse disminuido por factores como el calor y el ejercicio.
5. Los rangos calóricos mínimos sugeridos se establecieron, en parte, para asegurar el consumo diario adecuado de los macro y micronutrientes.
6. Por sí sola, la dieta para lograr la pérdida de grasa puede resultar en pérdidas de tejido magro.

RESPUESTA CORTA

1. Describa brevemente los problemas de la estrategia tradicional de pérdida de peso con dietas rápidas. ¿Qué puede hacerse para contrarrestar estos problemas?
2. ¿Qué tipo de protocolo de ejercicio le recetaría a alguien que quiere perder grasa alrededor de la cintura?
3. ¿Los profesionales de qué deportes pueden ser más susceptibles a un trastorno alimenticio?
4. ¿Cuáles son los dos componentes de la composición corporal y qué comprenden?
5. ¿Por qué es preocupante la prevalencia de la obesidad?
6. ¿Cuáles son algunas de las ventajas y desventajas de someterse a una cirugía bariátrica para perder grasa corporal?

PENSAMIENTO CRÍTICO

1. ¿Cuáles son los supuestos de las mediciones de los pliegues cutáneos para determinar la composición corporal?
2. ¿Qué precauciones deben tomarse al perder masa corporal para asegurar que la mayor parte de la pérdida de peso provenga de la MG?

TÉRMINOS CLAVE

Absorciometría de rayos X de energía dual (DEXA) Uso de haces de rayos X de baja energía y *software* informático para producir imágenes del cuerpo que pueden usarse para determinar la composición corporal.

Anorexia nerviosa Trastorno de la alimentación caracterizado por la negativa de mantener una masa corporal mínimamente normal, que a menudo está acompañada por ejercicio compulsivo que resulta en una masa corporal baja sostenida.

Antropometría Medición y estudio de los tamaños corporales, como la estatura, la masa corporal y la longitud de las piernas.

Bulimia nerviosa Trastorno de la alimentación caracterizado por atracones, seguido de un comportamiento compensatorio, como purgas.

Calorías vacías Calorías de alimentos de alto valor calórico, pero con poco valor nutricional.

Composición corporal regional Composición tisular de áreas específicas del cuerpo, como brazos, piernas o tronco.

Densidad corporal Masa corporal total dividida por el volumen del cuerpo.

Densitometría Determinación de la composición corporal a partir de la densidad corporal.

Ectomorfo Somatotipo humano que se caracteriza por una estructura corporal liviana y poca cantidad de músculo, con extremidades largas y delgadas.

Endomorfo Somatotipo humano que tiende a la redondez del abdomen con mayor grasa corporal, blando con músculos subdesarrollados.

Equilibrio energético Relación entre la ingesta y el gasto calórico.

Impedancia bioeléctrica Estimación de la composición corporal que requiere la colocación de electrodos en dos o más lugares del cuerpo y el paso de una corriente eléctrica indetectable entre estos.

Índice de masa corporal (IMC) Relación entre la masa corporal dividida por la altura al cuadrado.

Masa grasa Masa de grasa total dentro del cuerpo.

Masa libre de grasa Masa de todos los tejidos dentro del cuerpo excluyendo toda la grasa.

Mesomorfo Somatotipo humano que se caracteriza por una musculatura mayor que la media, una constitución muscular atlética con músculos bien desarrollados.

Obesidad central (obesidad androide) Depósito de grasa en el área abdominal.

Obesidad periférica (obesidad ginecoide) Depósito de grasa en las regiones de los glúteos y los muslos.

Pesaje hidrostático Técnica para determinar la densidad corporal por inmersión completa en agua.

Pletismografía por desplazamiento de aire Técnica de densitometría para determinar la composición corporal, por medio del desplazamiento de aire, para determinar el volumen corporal.

Pliegues cutáneos Método para estimar la composición corporal mediante la medida del grosor de la piel y la grasa subcutánea en sitios anatómicos específico y por medio de un calibrador especializado.

Porcentaje de grasa corporal (% de grasa) Relación entre la masa corporal total y la masa grasa total.

Reducción de sitios específicos Concepto falso que afirma que se perderá grasa corporal específicamente en un área del cuerpo al realizar un ejercicio usando dicha área.

Saciedad Sensación de satisfacción que se produce después de una comida que inhibe la ingesta adicional.

Somatotipo Taxonomía desarrollada para categorizar el físico humano de acuerdo con la contribución relativa de tres elementos fundamentales, que se denominan ectomorfo, mesomorfo y endomorfo.

Tríada de la mujer deportista Síndrome que consta de tres afecciones interrelacionadas que afectan a las mujeres deportistas y activas: irregularidades menstruales, osteoporosis y trastornos de la alimentación.

BIBLIOGRAFÍA

1. Ackerman KE, Holtzman B, Cooper KM, et al. Low energy availability surrogates correlate with health and performance consequences of Relative Energy Deficiency in Sport. *Br J Sports Med.* 2019;53:628–633.
2. Ackland TR, Schreiner AB, Kerr DA. Absolute size and proportionality characteristics of World Championship female basketball players. *J Sports Sci.* 1997;15:485–490.
3. Astrand PO. Diet and athletic performance. *Fed Proc.* 1967;26:1772–1777.

4. Banack HR, Kaufman JS. The obesity paradox: understanding the effect of obesity on mortality among individuals with cardiovascular disease. *Prev Med.* 2014;62:96–102.
5. Bankoski A, Harris TB, McClain JJ, et al. Sedentary activity associated with metabolic syndrome independent of physical activity. *Diabetes Care.* 2011;34: 497–503.
6. Barbieri D, Zaccagni L, Babic V, et al. Body composition and size in sprint athletes. *J Sports Med Phys Fitness.* 2017;57:1142–1146.
7. Beals KA, Manore MM. Disorders of the female athlete triad among collegiate athletes. *Int J Sport Nutr Exerc Metab.* 2002;12:281–293.
8. Boileau RA, Lohman TG. The measurement of human physique and its effect on physical performance. *Orthop Clin North Am.* 1977;8:563–581.
9. Bosch TA, Burruss TP, Weir NL, et al. Abdominal body composition differences in NFL football players. *J Strength Cond Res.* 2014;28:3313–3319.
10. Bosch TA, Carbuhn AF, Stanforth PR, et al. Body composition and bone mineral density of division 1 collegiate football players: a consortium of college athlete research study. *J Strength Cond Res.* 2019;33:1339–1346.
11. Bouchard C, Tremblay A, Despres JP, et al. The response to long-term overfeeding in identical twins. *N Engl J Med.* 1990;322:1477–1482.
12. Bourgois J, Claessens AL, Vrijens J, et al. Anthropometric characteristics of elite male junior rowers. *Br J Sports Med.* 2000;34:213–216; discussion 216–217.
13. Bratland-Sanda S, Sundgot-Borgen J. Eating disorders in athletes: overview of prevalence, risk factors and recommendations for prevention and treatment. *Eur J Sport Sci.* 2013;13:499–508.
14. Bray GA. Effect of caloric restriction on energy expenditure in obese patients. *Lancet.* 1969;2:397–398.
15. Brechue WF, Abe T. The role of FFM accumulation and skeletal muscle architecture in powerlifting performance. *Eur J Appl Physiol.* 2002;86:327–336.
16. Busko K, Pastuszak A, Lipinska M, et al. Somatotype variables related to strength and power output in male basketball players. *Acta Bioeng Biomech.* 2017;19:161–167.
17. Calle EE, Rodriguez C, Walker-Thurmond K, et al. Overweight, obesity, and mortality from cancer in a prospectively studied cohort of U.S. adults. *N Engl J Med.* 2003;348:1625–1638.
18. Carbone S, Del Buono MG, Ozemek C, et al. Obesity, risk of diabetes and role of physical activity, exercise training and cardiorespiratory fitness. *Prog Cardiovasc Dis.* 2019;62:327–333.
19. Carter JEL, Heath BH. *Somatotyping: Development and Applications.* Cambridge: Cambridge University Press, 1990.
20. CDC. Adult Obesity Facts. Available at: www.cdc.gov/obesity/data/adult.html
21. CDC. Overweight and Obesity Center for Disease Control. Available at: www.cdc.gov/obesity.
22. Chang SH, Stoll CR, Song J, et al. The effectiveness and risks of bariatric surgery: an updated systematic review and meta-analysis, 2003–2012. *JAMA Surg.* 2014;149:275–287.
23. Chatterton JM, Petrie TA. Prevalence of disordered eating and pathogenic weight control behaviors among male collegiate athletes. *Eat Disord.* 2013;21:328–341.
24. Cherala SS. Gastric bypass surgeries in New Hampshire, 1996–2007. *Prev Chronic Dis.* 2012;9:E72.
25. Classens AL, Bourgois J, Vrijens J. The relevance of kinanthropometry to rowing performance: the Hazewinkel anthropometric project. *Acta Kinesiologiae Universitatis Tartuensis.* 2001;6:15S–21S.
26. Curioni CC, Lourenco PM. Long-term weight loss after diet and exercise: a systematic review. *Int J Obes (Lond).* 2005;29:1168–1174.
27. De Souza MJ, Nattiv A, Joy E, et al. 2014 Female Athlete Triad Coalition consensus statement on treatment and return to play of the female athlete triad: 1st International Conference held in San Francisco, CA, May 2012, and 2nd International Conference held in Indianapolis, IN, May 2013. *Clin J Sport Med.* 2014;24:96–119.
28. De Souza MJ, Williams NI, Nattiv A, et al. Misunderstanding the female athlete triad: refuting the IOC consensus statement on Relative Energy Deficiency in Sport (RED-S). *Br J Sports Med.* 2014;48:1461–1465.
29. Dempster P, Aitkens S. A new air displacement method for the determination of human body composition. *Med Sci Sports Exerc.* 1995;27:1692–1697.
30. Dengel DR, Bosch TA, Burruss TP, et al. Body composition and bone mineral density of national football league players. *J Strength Cond Res.* 2014;28:1–6.
31. Dixon CB, Deitrick RW, Pierce JR, et al. Evaluation of the BOD POD and leg-to-leg bioelectrical impedance analysis for estimating percent body fat in National Collegiate Athletic Association Division III collegiate wrestlers. *J Strength Cond Res.* 2005;19:85–91.
32. Drinkwater BL, Bruemner B, Chesnut CH III. Menstrual history as a determinant of current bone density in young athletes. *JAMA.* 1990;263: 545–548.
33. Drinkwater BL, Nilson K, Chesnut CH III, et al. Bone mineral content of amenorrheic and eumenorrheic athletes. *N Engl J Med.* 1984;311:277–281.
34. Ernst M, Heath JK, Schmid C, et al. Evidence for a direct effect of estrogen on bone cells in vitro. *J Steroid Biochem.* 1989;34:279–284.
35. Feinman RD, Pogozelski WK, Astrup A, et al. Dietary carbohydrate restriction as the first approach in diabetes management: critical review and evidence base. *Nutrition.* 2015;31:1–13.
36. Figueroa-Colon R, Mayo MS, Treuth MS, et al. Reproducibility of dual-energy X-ray absorptiometry measurements in prepubertal girls. *Obes Res.* 1998;6: 262–267.
37. Flegal KM, Kit BK, Orpana H, et al. Association of all-cause mortality with overweight and obesity using standard body mass index categories: a systematic review and meta-analysis. *JAMA.* 2013;309:71–82.
38. Flint A, Gregersen NT, Gluud LL, et al. Associations between postprandial insulin and blood glucose responses, appetite sensations and energy intake in normal weight and overweight individuals: a meta-analysis of test meal studies. *Br J Nutr.* 2007;98:17–25.
39. Fontaine KR, Redden DT, Wang C, et al. Years of life lost due to obesity. *JAMA.* 2003;289:187–193.
40. Fulton JE, McGuire MT, Caspersen CJ, et al. Interventions for weight loss and weight gain prevention among youth: current issues. *Sports Med.* 2001;31: 153–165.
41. Gomez-Ezeiza J, Tam N, Torres-Unda J, et al. Anthropometric characteristics of top-class Olympic race walkers. *J Sports Med Phys Fitness.* 2019;59:429–433.
42. Gray TK. Estrogens and the skeleton: cellular and molecular mechanisms. *J Steroid Biochem.* 1989;34:285–287.
43. Hales CM, Fryar CD, Carroll MD, et al. Trends in obesity and severe obesity prevalence in US youth and adults by sex and age, 2007–2008 to 2015–2016. *JAMA.* 2018;319:1723–1725.
44. Heath BH, Carter JE. A modified somatotype method. *Am J Phys Anthropol.* 1967;27:57–74.
45. Helmio M, Victorzon M, Ovaska J, et al. Comparison of short-term outcome of laparoscopic sleeve gastrectomy and gastric bypass in the treatment of morbid obesity: a prospective randomized controlled multicenter SLEEVEPASS study with 6-month follow-up. *Scand J Surg.* 2014;103:175–181.
46. Heyward VH, Wagner DR. *Applied Body Composition Assessment.* Champaign, IL: Human Kinetics, 2004.
47. Housh TJ, Johnson GO, Housh DJ, et al. Estimation of body density in young wrestlers. *J Strength Cond Res.* 2000;14:477–482.
48. Houtkooper LB, Going SB, Sproul J, et al. Comparison of methods for assessing body-composition changes over 1 y in postmenopausal women. *Am J Clin Nutr.* 2000;72:401–406.
49. Hu FB, Li TY, Colditz GA, et al. Television watching and other sedentary behaviors in relation to risk of obesity and type 2 diabetes mellitus in women. *JAMA.* 2003;289:1785–1791.
50. Hyde PN, Sapper TN, Crabtree CD, et al. Dietary carbohydrate restriction improves metabolic syndrome independent of weight loss. *JCI Insight.* 2019;4(12).
51. Jackson AS, Pollock ML. Generalized equations for predicting body density of men. *Br J Nutr.* 1978;40:497–504.
52. Jackson AS, Pollock ML, Ward A. Generalized equations for predicting body density of women. *Med Sci Sports Exerc.* 1980;12:175–181.
53. Jamurtas AZ, Koutedakis Y, Paschalis V, et al. The effects of a single bout of exercise on resting energy expenditure and respiratory exchange ratio. *Eur J Appl Physiol.* 2004;92:393–398.
54. Johansson K, Neovius M, Hemmingsson E. Effects of anti-obesity drugs, diet, and exercise on weight-loss maintenance after a very-low-calorie diet or low-calorie diet: a systematic review and meta-analysis of randomized controlled trials. *Am J Clin Nutr.* 2014;99:14–23.
55. Joy E, De Souza MJ, Nattiv A, et al. 2014 female athlete triad coalition consensus statement on treatment and return to play of the female athlete triad. *Curr Sports Med Rep.* 2014;13:219–232.
56. Kandel M, Baeyens JP, Clarys P. Somatotype, training and performance in Ironman athletes. *Eur J Sport Sci.* 2014;14:301–308.
57. Kannel WB, Cupples LA, Ramaswami R, et al. Regional obesity and risk of cardiovascular disease; the Framingham Study. *J Clin Epidemiol.* 1991; 44:183–190.
58. Katzmarzyk PT, Church TS, Janssen I, et al. Metabolic syndrome, obesity, and mortality: impact of cardiorespiratory fitness. *Diabetes Care.* 2005;28:391–397.
59. Kostek MA, Pescatello LS, Seip RL, et al. Subcutaneous fat alterations resulting from an upper-body resistance training program. *Med Sci Sports Exerc.* 2007;39:1177–1185.
60. Kraemer WJ, Torine JC, Silvestre R, et al. Body size and composition of National Football League players. *J Strength Cond Res.* 2005;19:485–489.
61. Kraemer WJ, Volek JS, Clark KL, et al. Physiological adaptations to a weight-loss dietary regimen and exercise programs in women. *J Appl Physiol (1985).* 1997;83:270–279.

62. Kraemer WJ, Volek JS, Clark KL, et al. Influence of exercise training on physiological and performance changes with weight loss in men. *Med Sci Sports Exerc.* 1999;31:1320–1329.
63. Krauss RM, Winston M, Fletcher BJ, et al. Obesity: impact on cardiovascular disease. *Circulation.* 1998;98:1472–1476.
64. Lavie CJ, Laddu D, Arena R, et al. Healthy weight and obesity prevention: JACC health promotion series. *J Am Coll Cardiol.* 2018;72:1506–1531.
65. Lavie CJ, McAuley PA, Church TS, et al. Obesity and cardiovascular diseases: implications regarding fitness, fatness, and severity in the obesity paradox. *J Am Coll Cardiol.* 2014;63:1345–1354.
66. Leibel RL, Rosenbaum M, Hirsch J. Changes in energy expenditure resulting from altered body weight. *N Engl J Med.* 1995;332:621–628.
67. Lemmer JT, Ivey FM, Ryan AS, et al. Effect of strength training on resting metabolic rate and physical activity: age and gender comparisons. *Med Sci Sports Exerc.* 2001;33:532–541.
68. Lockner DW, Heyward VH, Baumgartner RN, et al. Comparison of air-displacement plethysmography, hydrodensitometry, and dual X-ray absorptiometry for assessing body composition of children 10 to 18 years of age. *Ann N Y Acad Sci.* 2000;904:72–78.
69. Mann T, Tomiyama AJ, Westling E, et al. Medicare's search for effective obesity treatments: diets are not the answer. *Am Psychol.* 2007;62:220–233.
70. Mazzetti S, Douglass M, Yocum A, et al. Effect of explosive versus slow contractions and exercise intensity on energy expenditure. *Med Sci Sports Exerc.* 2007;39:1291–1301.
71. McLeod WD, Hunter SC, Etchison B. Performance measurement and percent body fat in the high school athlete. *Am J Sports Med.* 1983;11:390–397.
72. Melanson EL, Sharp TA, Seagle HM, et al. Resistance and aerobic exercise have similar effects on 24-h nutrient oxidation. *Med Sci Sports Exerc.* 2002;34: 1793–1800.
73. Mendelsohn FA, Warren MP. Anorexia, bulimia, and the female athlete triad: evaluation and management. *Endocrinol Metab Clin North Am.* 2010;39:155–167.
74. Midorikawa T, Kondo M, Beekley MD, et al. High REE in Sumo wrestlers attributed to large organ-tissue mass. *Med Sci Sports Exerc.* 2007;39:688–693.
75. Mountjoy M, Sundgot-Borgen J, Burke L, et al. The IOC consensus statement: beyond the Female Athlete Triad—Relative Energy Deficiency in Sport (RED-S). *Br J Sports Med.* 2014;48:491–497.
76. Mountjoy M, Sundgot-Borgen JK, Burke LM, et al. IOC consensus statement on relative energy deficiency in sport (RED-S): 2018 update. *Br J Sports Med.* 2018;52:687–697.
77. Nattiv A, Loucks AB, Manore MM, et al. American College of Sports Medicine position stand. The female athlete triad. *Med Sci Sports Exerc.* 2007;39:1867–1882.
78. Nielsen SJ, Popkin BM. Patterns and trends in food portion sizes, 1977–1998. *JAMA.* 2003;289:450–453.
79. National Institutes of Health. *Clinical Guidelines on the Identification, Evaluation, and Treatment of Overweight and Obesity in Adults: The Evidence Report.* Bethesda, MD: National Institutes of Health, 1998:51S–209S.
80. O'Rahilly S, Farooqi IS, Yeo GS, et al. Minireview: human obesity-lessons from monogenic disorders. *Endocrinology.* 2003;144:3757–3764.
81. Ode JJ, Pivarnik JM, Reeves MJ, et al. Body mass index as a predictor of percent fat in college athletes and nonathletes. *Med Sci Sports Exerc.* 2007;39:403–409.
82. Ogden CL, Carroll MD, Curtin LR, et al. Prevalence of overweight and obesity in the United States, 1999–2004. *JAMA.* 2006;295:1549–1555.
83. Olimpio RMC, Moretto FCF, De Sibio MT, et al. The importance of estrogen for bone protection in experimental hyperthyroidism in human osteoblasts. *Life Sci.* 2019;231:116556.
84. Otis CL, Drinkwater B, Johnson M, et al. American College of Sports Medicine position stand. The female athlete triad. *Med Sci Sports Exerc.* 1997;29:i–ix.
85. Pi-Sunyer FX. The obesity epidemic: pathophysiology and consequences of obesity. *Obes Res.* 2002;10(suppl 2):97S–104S.
86. Poehlman ET, Toth MJ, Ades PA, et al. Gender differences in resting metabolic rate and noradrenaline kinetics in older individuals. *Eur J Clin Invest.* 1997;27:23–28.
87. Puhl R, Brownell KD. Bias, discrimination, and obesity. *Obes Res.* 2001;9: 788–805.
88. Puhl RM, Brownell KD. Psychosocial origins of obesity stigma: toward changing a powerful and pervasive bias. *Obes Rev.* 2003;4:213–227.
89. Ramirez-Campillo R, Andrade DC, Campos-Jara C, et al. Regional fat changes induced by localized muscle endurance resistance training. *J Strength Cond Res.* 2013;27:2219–2224.
90. Ratamess NA, Falvo MJ, Mangine GT, et al. The effect of rest interval length on metabolic responses to the bench press exercise. *Eur J Appl Physiol.* 2007;100:1–17.
91. Raymond CJ, Dengel DR, Bosch TA. Total and segmental body composition examination in collegiate football players using multifrequency bioelectrical impedance analysis and dual x-ray absorptiometry. *J Strength Cond Res.* 2018;32:772–782.
92. Rolls BJ, Bell EA, Thorwart ML. Water incorporated into a food but not served with a food decreases energy intake in lean women. *Am J Clin Nutr.* 1999;70:448–455.
93. Ryan-Stewart H, Faulkner J, Jobson S. The influence of somatotype on anaerobic performance. *PLoS One.* 2018;13:e0197761.
94. Sabatier JP, Guaydier-Souquieres G, Laroche D, et al. Bone mineral acquisition during adolescence and early adulthood: a study in 574 healthy females 10–24 years of age. *Osteoporos Int.* 1996;6:141–148.
95. Sammoud S, Nevill AM, Negra Y, et al. Key somatic variables in young backstroke swimmers. *J Sports Sci.* 2019;37:1162–1167.
96. Serdula MK, Mokdad AH, Williamson DF, et al. Prevalence of attempting weight loss and strategies for controlling weight. *JAMA.* 1999;282: 1353–1358.
97. Silvestre R, West C, Maresh CM, et al. Body composition and physical performance in men's soccer: a study of a National Collegiate Athletic Association Division I team. *J Strength Cond Res.* 2006;20:177–183.
98. Siri WE. The gross composition of the body. *Adv Biol Med Phys.* 1956;4: 239–280.
99. Slyper AH. Low-density lipoprotein density and atherosclerosis. Unraveling the connection. *JAMA.* 1994;272:305–308.
100. Somatotype. Available at: http://www.mdthinducollege.org/ebooks/statistics/Heath-CarterManual.pdf
101. Stallknecht B, Dela F, Helge JW. Are blood flow and lipolysis in subcutaneous adipose tissue influenced by contractions in adjacent muscles in humans? *Am J Physiol Endocrinol Metab.* 2007;292:E394–E399.
102. Stoving RK, Hangaard J, Hansen-Nord M, et al. A review of endocrine changes in anorexia nervosa. *J Psychiatr Res.* 1999;33:139–152.
103. Stuempfle KJ, Katch FI, Petrie DF. Body composition relates poorly to performance tests in NCAA Division III football players. *J Strength Cond Res.* 2003;17:238–244.
104. Torstveit MK, Fahrenholtz IL, Lichtenstein MB, et al. Exercise dependence, eating disorder symptoms and biomarkers of Relative Energy Deficiency in Sports (RED-S) among male endurance athletes. *BMJ Open Sport Exerc Med.* 2019;5:e000439.
105. Tumilty D. Physiological characteristics of elite soccer players. *Sports Med.* 1993;16:80–96.
106. Ugarkovic D, Matavulj D, Kukolj M, et al. Standard anthropometric, body composition, and strength variables as predictors of jumping performance in elite junior athletes. *J Strength Cond Res.* 2002;16:227–230.
107. Ukkola O, Poykko S. Ghrelin, growth and obesity. *Duodecim.* 2002;118. 133–135.
108. Utter AC, Goss FL, Swan PD, et al. Evaluation of air displacement for assessing body composition of collegiate wrestlers. *Med Sci Sports Exerc.* 2003;35:500–505.
109. van Someren KA, Palmer GS. Prediction of 200-m sprint kayaking performance. *Can J Appl Physiol.* 2003;28:505–517.
110. Vescovi JD, Hildebrandt L, Miller W, et al. Evaluation of the BOD POD for estimating percent fat in female college athletes. *J Strength Cond Res.* 2002;16:599–605.
111. Volek JS, Fernandez ML, Feinman RD, et al. Dietary carbohydrate restriction induces a unique metabolic state positively affecting atherogenic dyslipidemia, fatty acid partitioning, and metabolic syndrome. *Prog Lipid Res.* 2008;47: 307–318.
112. Volek JS, Forsythe CE. The case for not restricting saturated fat on a low carbohydrate diet. *Nutr Metab (Lond).* 2005;2:21.
113. Wang Z, Heshka S, Wang J, et al. Magnitude and variation of fat-free mass density: a cellular-level body composition modeling study. *Am J Physiol Endocrinol Metab.* 2003;284:E267–E273.
114. Wardle J, Cooke L. The impact of obesity on psychological well-being. *Best Pract Res Clin Endocrinol Metab.* 2005;19:421–440.
115. Weinsier RL, Schutz Y, Bracco D. Reexamination of the relationship of resting metabolic rate to fat-free mass and to the metabolically active components of fat-free mass in humans. *Am J Clin Nutr.* 1992;55:790–794.
116. Weyer C, Walford RL, Harper IT, et al. Energy metabolism after 2 y of energy restriction: the biosphere 2 experiment. *Am J Clin Nutr.* 2000;72:946–953.
117. Weyers AM, Mazzetti SA, Love DM, et al. Comparison of methods for assessing body composition changes during weight loss. *Med Sci Sports Exerc.* 2002;34:497–502.
118. Whaley MH, Brubaker PH, Otto RM, eds. *ACSM's Guidelines for Exercise Testing and Prescription.* Philadelphia, PA: Lippincott Williams & Wilkins, 2006.
119. Whitney E, Rolfes SR. *Understanding Nutrition.* Belmont, CA: Thomson/Wadsworth, 2005.
120. Wong SL, Katzmarzyk P, Nichaman MZ, et al. Cardiorespiratory fitness is associated with lower abdominal fat independent of body mass index. *Med Sci Sports Exerc.* 2004;36:286–291.

LECTURAS RECOMENDADAS

Berkman ND, Lohr KN, Bulik C. Outcomes of eating disorders: a systematic review of the literature. *Int J Eat Disord*. 2007;40:293–309.

Burnett M. Female athlete triad. *Clin Sports Med*. 2005;21:623–636.

Carter JEL, Heath BH. *Somatotyping: Development and Applications*. Cambridge: Cambridge University Press, 1990. ISBN 0521351170.

Dengel DR, Bosch TA, Burruss TP, et al. Body composition and bone mineral density of national football league players. *J Strength Cond Res*. 2014;28(1):1–6.

Fairburn CG, Harrison PJ. Eating disorders. *Lancet*. 2003;361:407–416.

Feinman RD, Pogozelski WK, Astrup A, et al. Dietary carbohydrate restriction as the first approach in diabetes management: critical review and evidence base. *Nutrition*. 2015;31(1):1–13.

Fulton JE, McGuire MT, Casoersen CJ, et al. Interventions for weight loss and weight gain prevention among youth current issues. *Sports Med*. 2001;31:153–165.

Heyward VH, Wagner DR. *Applied Body Composition Assessment*. 2nd ed. Champaign, IL: Human Kinetics, 2004.

Hyde PN, Sapper TN, Crabtree CD, et al. Dietary carbohydrate restriction improves metabolic syndrome independent of weight loss. *JCI Insight*. 2019;4(12).

Kannel WB, Cupples LA, Ramaswami R, et al. Regional obesity and risk of cardiovascular disease: the Framingham study. *J Clin Epidemiol*. 1991;44:183–190.

Kostek MA, Pescatello LS, Seip RL, et al. Subcutaneous fat alterations resulting from an upper-body resistance training program. *Med Sci Sports Exerc*. 2007;39:1177–1185.

Lemmer JT, Ivey FM, Ryan AS, et al. Effect of strength training on resting metabolic rate and physical activity: age and gender comparisons. *Med Sci Sports Exerc*. 2001;33:532–541.

Melanson EL, Sharp TA, Seagle HM, et al. Resistance and aerobic exercise have similar effects on 24-h nutrient oxidation. *Med Sci Sports Exerc*. 2002;34: 1793–1800.

Ryan-Stewart H, Faulkner J, Jobson S. The influence of somatotype on anaerobic performance. *PLoS One*. 2018;13(5):e0197761.

Serdula MK, Mokdad AH, Williamson DF, et al. Prevalence of attempting weight lost and strategies for controlling weight. *J Am Med Assoc*. 1999;282: 1353–1358.

Wong SL, Katzmarzyk P, Nichaman MZ, et al. Cardiorespiratory fitness is associated with lower abdominal fat independent of body mass index. *Med Sci Sports Exerc*. 2004;36:286–291.

BIBLIOGRAFÍA CLÁSICA

Brozek J. Physical activity and body composition. *Arh Hig Rada*. 1954;5(2):193–212.

Carter JEL, Heath BH. *Somatotyping: Development and Applications*. Cambridge: Cambridge University Press, 1990.

Jackson A, Pollock ML. Generalized equations for predicting body density of men. *Br J Nutr*. 1978;40:497–504.

Jackson AS, Pollock ML, Ward A. Generalized equations for predicting body density of women. *Med Sci Sports Exerc*. 1980;12:175–182.

Katch F, Michael ED, Horvath SM. Estimation of body volume by underwater weighing: description of a simple method. *J Appl Physiol*. 1967;23(5): 811–813.

Lohman TG. Biological variation in body composition. *J Anim Sci*. 1971;32(4): 647–653.

Prescripción de entrenamiento aeróbico y de fuerza para la salud y el rendimiento

Capítulo 14

DESPUÉS DE LEER ESTE CAPÍTULO, DEBERÍA SER CAPAZ DE:

1. Analizar todo lo relacionado con el entrenamiento físico para obtener beneficios para la salud
2. Explicar y diferenciar los tipos de enfermedades cardiovasculares
3. Identificar los factores de riesgo de enfermedad arterial coronaria (EAC)
4. Reconocer cuándo es importante obtener una autorización médica antes de comenzar el entrenamiento físico
5. Explicar y aplicar las guías de entrenamiento aeróbico para obtener beneficios para la salud
6. Explicar y aplicar las guías del entrenamiento de fuerza para obtener beneficios para la salud.
7. Diseñar una sesión de entrenamiento aeróbico y de fuerza para obtener beneficios para la salud
8. Analizar los efectos del desentrenamiento
9. Aplicar los principios de periodización a un programa de entrenamiento

Los deportistas entrenan para aumentar el rendimiento en sus respectivos deportes. Sin embargo, a muchos no solo les importa el rendimiento, sino también los beneficios para la salud asociados con la actividad física. Un **beneficio para el acondicionamiento físico** es una adaptación fisiológica, como un aumento del umbral de lactato, la capacidad de salto vertical, y la fuerza máxima, que puede aumentar el rendimiento en un deporte o actividad. Un **beneficio para la salud** es una adaptación fisiológica, como la disminución de la presión arterial en reposo y la mejora del perfil lipídico sérico, que reduce el riesgo de desarrollar una enfermedad, como una enfermedad cardiovascular o diabetes. Algunas adaptaciones fisiológicas pueden originar beneficios tanto para el acondicionamiento físico como para la salud. El aumento del consumo máximo de oxígeno se asocia no solo con el beneficio, relacionado con el acondicionamiento físico, de un mejor rendimiento en deportes de resistencia tales como las carreras de 800 m y 1 500 m[51], sino también con beneficios para la salud relacionados con la disminución de la mortalidad general[15,59,80,87]. Este capítulo y el siguiente, *El ejercicio es medicina*, permiten al lector comprender los importantes e intensos efectos que el ejercicio puede tener para la mejora de la salud y el acondicionamiento físico.

Algunos principios fundamentales están relacionados con la prescripción del ejercicio. La **intensidad del ejercicio** es una medida de la dificultad del mismo, mientras que el **volumen de entrenamiento** es una medida de la cantidad de esfuerzo o ejercicio que se realiza. El entrenamiento físico necesario para lograr beneficios para la salud es menor en

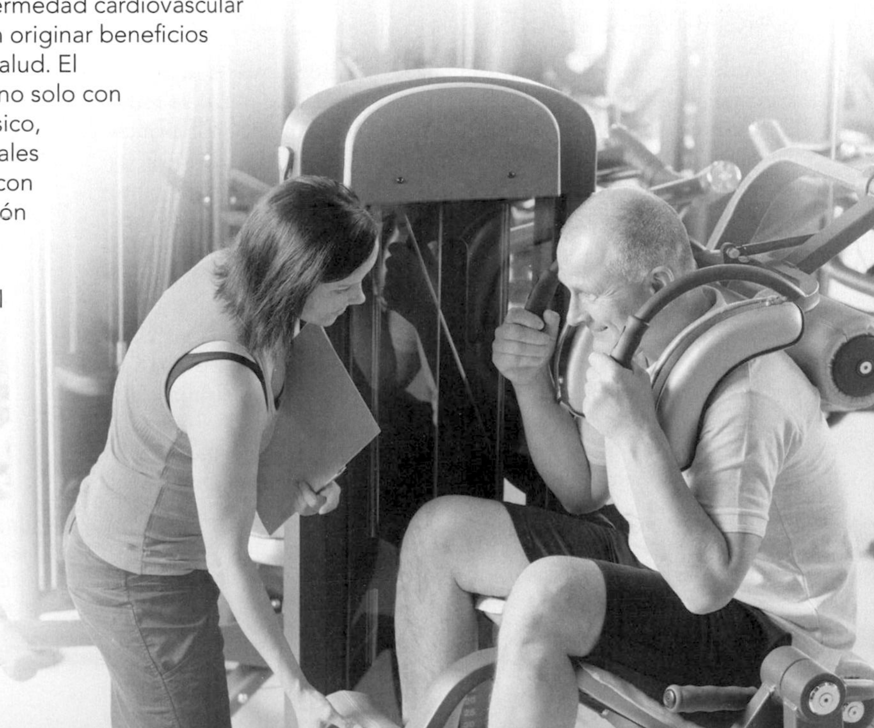

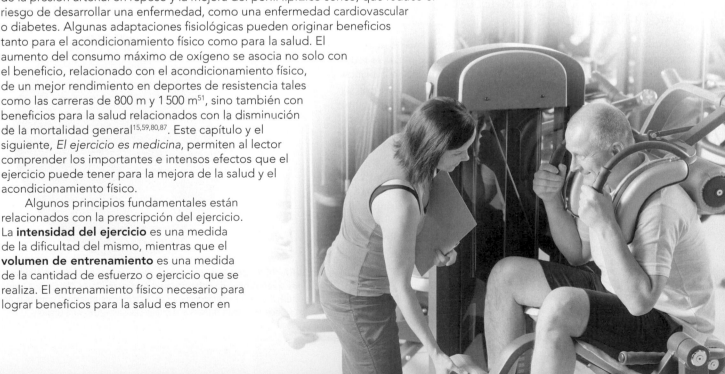

intensidad y volumen que el necesario para generar beneficios en el acondicionamiento físico. Para los deportistas, que requieren una condición física mucho mayor y específica para mejorar el rendimiento deportivo, los programas de entrenamiento se vuelven aún más sofisticados. Sin embargo, suelen aplicarse los mismos principios básicos. Los errores en la intensidad y el volumen del entrenamiento necesarios para el rendimiento deportivo pueden resultar en susceptibilidad al sobreentrenamiento, lesiones o enfermedades.

En este capítulo, se hace hincapié en las guías de entrenamiento aeróbico y de fuerza, que son importantes para comprender la base de la prescripción del ejercicio. Se examinan las prescripciones de ejercicio para un espectro de individuos, desde aquellos interesados en los beneficios para la salud y la prevención de enfermedades (p. ej., enfermedad cardiovascular y diabetes, etc.) hasta aquellos que lo están en lograr la condición física de alto nivel que requieren los deportistas. Los beneficios para la salud y el acondicionamiento físico en cada población se basan en principios adecuados utilizados en el proceso de prescripción de ejercicios y deben ser seguros, efectivos e individualizados para un entrenamiento óptimo. También se consideran varios temas críticos para el entrenamiento, incluida la autorización médica, la estructura de una sesión de entrenamiento, el desentrenamiento y la periodización.

EJERCICIO Y PREVENCIÓN DE ENFERMEDADES CARDIOVASCULARES

Uno de los mayores beneficios del ejercicio para la salud, tanto para los deportistas como para la población en general, es la prevención de las enfermedades cardiovasculares. En esta sección, se considera la prevalencia de enfermedades cardiovasculares en Estados Unidos, los tipos de enfermedades cardiovasculares y los factores de riesgo relacionados, incluida la inactividad física.

PREVALENCIA DE ENFERMEDADES CARDIOVASCULARES

En la década de 1970, las enfermedades cardiovasculares fueron la principal causa de muerte y representaron más de la mitad de todas las muertes en Estados Unidos. En 2004, seguían siendo la principal causa de muerte, pero representaron solo el 36.3 % de todas las muertes[3,14]. Sin embargo, siguen siendo un factor importante tanto en la morbilidad como en la mortalidad en el mencionado país y en otros países industrializados. En el año 2012, aunque el 61 % de los adultos de 18 años o más tenían una salud excelente o muy buena, el 11 % presentaba cardiopatías y el 24 % eran hipertensos[14]. En 2016, las cardiopatías fueron la principal causa de muerte en Estados Unidos y representan aproximadamente el 13 % de las muertes, lo que equivale a una muerte cada 40 s[10]. La tendencia de la disminución de las muertes por enfermedad cardiovascular a largo plazo no está relacionada con un factor particular, sino probablemente con la interacción de varios factores relacionados con la prevención y el tratamiento de la enfermedad cardiovascular:

- Cambios en el estilo de vida, como una mejor nutrición, dejar de fumar y hacer ejercicio regularmente, lo que ayuda en la prevención.
- Desarrollo de técnicas médicas que permiten un diagnóstico mejor y más temprano
- Mejor atención y tratamiento de urgencia para víctimas de ataques cardíacos y accidentes cerebrovasculares.
- Mejores técnicas médicas para el tratamiento (cirugía de derivación, angioplastia y endoprótesis recubiertas con fármacos)
- Mejores medicamentos para tratamientos a largo plazo

Todos estos factores han disminuido las muertes por los diversos tipos de enfermedades cardiovasculares.

TIPOS DE ENFERMEDAD CARDIOVASCULAR

Existen varios tipos diferentes de enfermedad cardiovascular, y la enfermedad arterial coronaria (EAC) representa más del 50 % de todas las muertes asociadas con problemas cardiovasculares (Fig. 14-1). Este capítulo se centra específicamente en la EAC, los accidentes cerebrovasculares, la insuficiencia cardíaca, la hipertensión y la enfermedad de las arterias periféricas (EAP), todas las cuales se ven afectadas por las elecciones del estilo de vida.

Enfermedad arterial coronaria

Las arterias coronarias suministran sangre al tejido cardíaco. Si una arteria coronaria está obstruida, el tejido cardíaco al que irriga no recibe ni el oxígeno ni los nutrientes necesarios. Un bloqueo menor o parcial de una arteria coronaria produce **isquemia** o suministro sanguíneo insuficiente al tejido irrigado por la arteria (Fig. 14-2). La isquemia puede producirse en cualquier momento, pero el tejido cardíaco es especialmente vulnerable a la isquemia durante la actividad física o en momentos de estrés, cuando aumentan las necesidades de oxígeno del corazón. La isquemia puede provocar un dolor intenso en el pecho o **angina de pecho**. Si una arteria coronaria está grave o totalmente bloqueada, la isquemia se vuelve lo suficientemente grave como para provocar un **infarto de miocardio**, más comúnmente conocido como ataque cardíaco. Durante el infarto, la falta de sangre y oxígeno durante varios minutos provoca la muerte o necrosis de las células del miocardio. En función de la extensión de la necrosis en las células del miocardio (es decir, muerte celular), se producirá una discapacidad leve, moderada o grave. En los casos leves de infarto de miocardio, es posible que la persona afectada no sepa que ha tenido un ataque cardíaco leve hasta semanas o meses

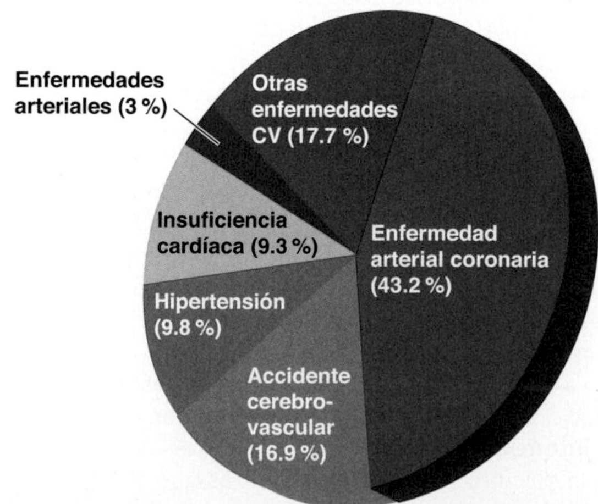

FIGURA 14-1. Desglose porcentual de muertes en Estados Unidos (2016) debido a varios tipos de enfermedades cardiovasculares. Nótese que la insuficiencia cardíaca no es una verdadera causa subyacente de muerte. (Datos de la American Heart Association. Heart Disease and Stroke Statistics–2019 At-a-Glance.)

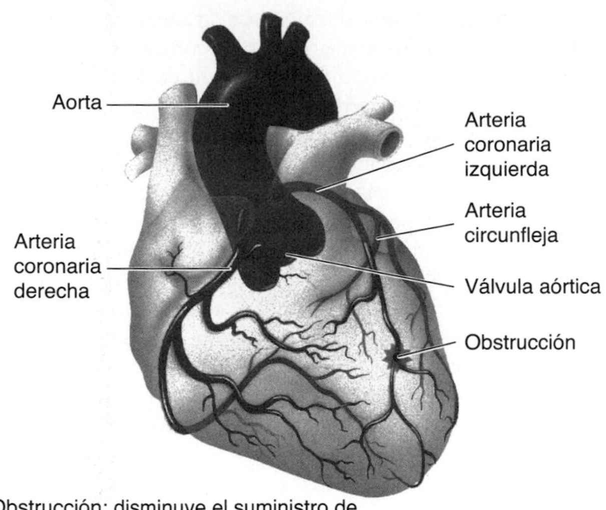

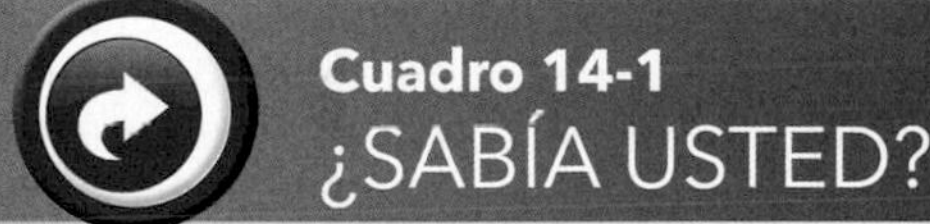

Obstrucción: disminuye el suministro de oxígeno al tejido local posterior a la obstrucción.

FIGURA 14-2. Las arterias coronarias suministran el oxígeno y los nutrientes necesarios al tejido cardíaco. El bloqueo de una arteria coronaria debido a la ateroesclerosis produce isquemia del tejido cardíaco más allá del bloqueo irrigado por la arteria. (Adaptado de un recurso de Anatomical Chart Co.)

después. Cuanto más dura la isquemia, mayor es la necrosis miocárdica. Por eso es importante que una persona que sufre un infarto de miocardio reciba atención médica lo antes posible.

La **enfermedad arterial coronaria (EAC)** es el proceso patológico que causa obstrucción y endurecimiento de las arterias que irrigan el tejido cardíaco, como se acaba de comentar. La obstrucción es causada por **ateroesclerosis**, que se define como un estrechamiento progresivo de una arteria por la formación de placa grasa en la pared interna de esta. La ateroesclerosis puede desarrollarse dentro de cualquier vaso sanguíneo, pero, cuando lo hace dentro de una arteria coronaria, se denomina EAC. A medida que el estrechamiento avanza, también lo hace la extensión de la isquemia, lo que aumenta la probabilidad de un infarto de miocardio. La ateroesclerosis y la **arterioesclerosis**, o el engrosamiento y la pérdida de elasticidad de la pared arterial, se deben a la inflamación crónica de bajo grado de las paredes de los vasos sanguíneos. Debido a esta inflamación, se desarrolla una placa o acumulación que consta de células musculares de la capa media de la pared arterial, lípidos séricos y tejido conectivo en la pared arterial interna (cuadro 14-1). La acumulación de placa da como resultado un estrechamiento de la arteria (ateroesclerosis) y arterioesclerosis porque la placa es menos elástica que el tejido normal de la pared arterial. La presencia de enfermedad cardiovascular también aumenta la probabilidad de que

Cuadro 14-1
¿SABÍA USTED?

Desarrollo de la placa

El desarrollo de la placa que produce ateroesclerosis y arterioesclerosis es causada por una inflamación crónica de bajo grado de las paredes arteriales[1,2]. Este proceso comienza con los monocitos y los linfocitos T, un tipo de leucocitos, que se adhieren al área entre las células endoteliales que recubren el interior de la pared arterial. Los monocitos se diferencian en macrófagos, que son capaces de destruir enzimáticamente la materia celular. Los macrófagos engullen el colesterol de las lipoproteínas de baja densidad oxidado (LDL-C) y lentamente se convierten en células espumosas debajo del revestimiento endotelial[3]. Los macrófagos y los linfocitos T forman estrías grasas[1,3]. Las células de músculo liso de la capa medial de la pared arterial se acumulan gradualmente debajo de la pared endotelial. Las células endoteliales se acaban desprendiendo de la pared arterial, lo que expone el tejido conectivo subyacente. Las plaquetas se adhieren al tejido expuesto de la pared arterial, y el LDL-C se deposita en la placa.

A medida que la placa se acumula, el interior del vaso se vuelve cada vez más estrecho. La placa tiene una capa fibrosa, que puede ayudar a que la acumulación de placa sea estable o propensa a la ruptura. Las acumulaciones de placa propensas a romperse tienen una capa fibrosa delgada, una gran cantidad de células espumosas y una baja densidad de células de músculo liso. Si una placa se rompe, se liberan enzimas proteolíticas, que rompen la estructura celular, lo que produce un coágulo sanguíneo o trombo. Este trombo, si es lo suficientemente grande, puede bloquear la arteria. Por tanto, el desarrollo de placa causa ateroesclerosis (estrechamiento de la arteria) y arterioesclerosis (endurecimiento de la arteria porque la placa es menos elástica que una pared arterial sana) y aumenta la probabilidad de desarrollar trombos.

Bibliografía

1. Libby P, Okamoto Y, Rocha VZ, et al. Inflammation in atherosclerosis. *Circ J.* 2010;74:213–220.
2. Romero FI, Khamashta MA, Hughe GRV. Lipoprotein(a) oxidation and autoantibodies: a new path in atherothrombosis. *Lupus.* 2000;9:206–209.
3. Ross R. Atherosclerosis—an inflammatory disease. *N Eng J Med.* 1999; 340:115–126.

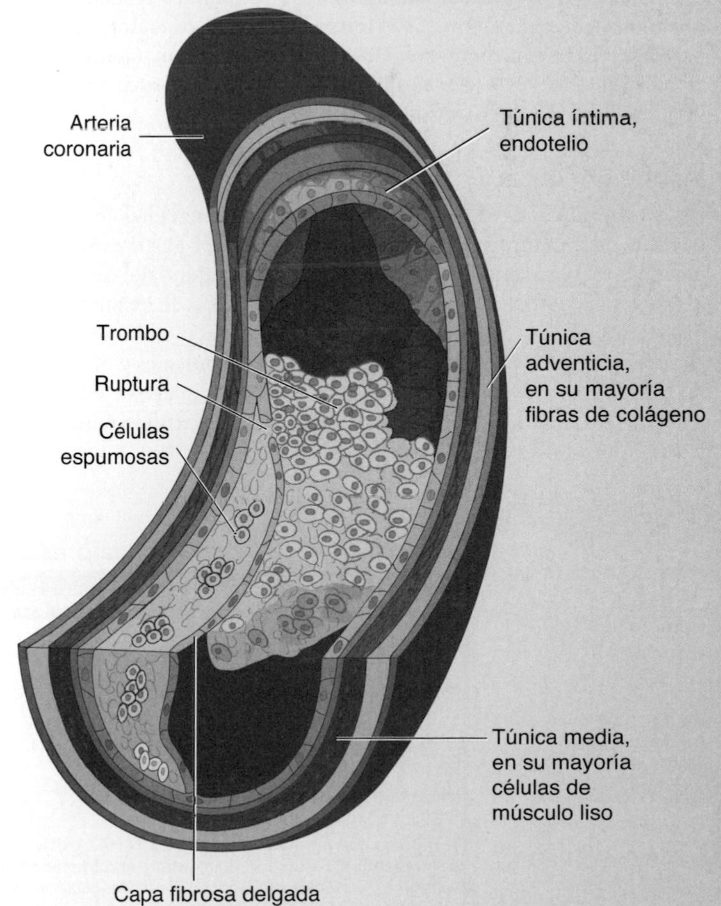

un **trombo** o un coágulo sanguíneo bloqueen parcial o completamente una arteria.

Accidente cerebrovascular

El **accidente cerebrovascular** (ACV) es la falta de irrigación sanguínea en una parte del encéfalo y es la principal causa de discapacidad en Estados Unidos[5]. En dicho país, una persona lo sufre cada 40 s, y en 2016 representó 1 de cada 19 muertes[10]. De manera similar al infarto de miocardio, un ACV produce necrosis del tejido cerebral. La parte del encéfalo dañada determina los síntomas resultantes. El ACV puede afectar los sentidos, las capacidades de memoria a corto y largo plazo y los patrones del habla. La parálisis en un lado del cuerpo también es un síntoma común de ACV .

El ACV *isquémico*, similar a la isquemia cardíaca, provoca una falta de irrigación sanguínea en un área particular del encéfalo debido a la obstrucción de un vaso sanguíneo. Puede ser el resultado de una trombosis cerebral (un trombo o coágulo que se desarrolla en un vaso cerebral). Un sitio común para el desarrollo de trombos es donde previamente había ateroesclerosis. Una embolia cerebral es el resultado de glóbulos de grasa, un pequeño trozo de tejido o un coágulo sanguíneo que se desprende de otra área del cuerpo, es transportado por la sangre al encéfalo y finalmente bloquea un vaso sanguíneo cerebral.

La interrupción del flujo sanguíneo también puede resultar de la ruptura de un vaso sanguíneo, lo que se denomina ACV *hemorrágico*. Si una arteria cerebral se rompe, se denomina *hemorragia cerebral*. Si lo hace un vaso sanguíneo en la superficie del encéfalo, se denomina *hemorragia subaracnoidea*. Las hemorragias no solo interrumpen el flujo sanguíneo al área del encéfalo que irriga los vasos, sino que también provocan la acumulación de sangre dentro de la cavidad craneal, lo que provoca un aumento de la presión. El aumento de la presión puede dañar aún más el tejido cerebral. Los factores predisponentes para una hemorragia son la hipertensión (aumento de la presión arterial) y el daño ateroesclerótico, que crea un punto débil en la pared de los vasos sanguíneos.

Insuficiencia cardíaca

La **insuficiencia cardíaca** es el deterioro de la capacidad de los ventrículos para contraerse hasta el punto de que el gasto cardíaco es insuficiente para satisfacer las necesidades de oxígeno del cuerpo. La insuficiencia cardíaca aguda puede ser el resultado de un ataque cardíaco causado por una sustancia tóxica, un fármaco o bloqueo de las arterias coronarias. La insuficiencia cardíaca crónica es el deterioro de la función cardíaca debido a los efectos a largo plazo de enfermedades tales como hipertensión, múltiples ataques cardíacos menores o una infección viral.

Una respuesta a una disminución gradual del gasto cardíaco resultante de la insuficiencia cardíaca crónica es un aumento del volumen sanguíneo debido a la retención de líquidos en los riñones. En la insuficiencia cardíaca moderada, el aumento del volumen sanguíneo mantiene el gasto cardíaco normal, pero con una presión arterial más alta, lo que aumenta la cantidad de esfuerzo que los ventrículos deben realizar para mantener el gasto cardíaco. El aumento del esfuerzo que deben realizar los ventrículos da como resultado hipertrofia ventricular (*v.* cap. 6). La hipertensión también produce acumulación de líquido o edema, que es común en los tobillos, las piernas o los pulmones; este último se conoce como edema pulmonar. A menos que se trate adecuadamente, la insuficiencia cardíaca crónica empeora progresivamente. Incluso con hipertrofia ventricular y un aumento en el volumen sanguíneo, los ventrículos acaban sin poder desarrollar suficiente fuerza para mantener el gasto cardíaco.

Hipertensión

Aproximadamente el 46 % de los estadunidenses tienen **hipertensión** o presión arterial alta crónica en reposo[10]. Se define como presión arterial en reposo igual o superior a 130 mm Hg y 80 mm Hg para las presiones arteriales sistólica y diastólica, respectivamente, o la necesidad de tomar medicamento antihipertensivo. Con la hipertensión, el esfuerzo que debe realizar el corazón para bombear sangre por todo el cuerpo aumenta, lo que produce una mayor demanda de oxígeno en el tejido cardíaco. La hipertensión crónica también aumenta la tensión en las arterias y arteriolas. A una presión arterial más alta, existe un riesgo elevado no solo de insuficiencia cardíaca y ateroesclerosis, sino también de vasculopatía periférica e insuficiencia renal. Por tanto, no es sorprendente que la hipertensión sea una consideración importante para la salud cardiovascular. Se han desarrollado guías para definir la hipertensión en adultos. Como era de esperar, a medida que aumenta la presión arterial en reposo, también lo hace la clasificación de la gravedad de la hipertensión (tabla 14-1).

La presión arterial en reposo depende en parte del tamaño corporal. En consecuencia, los niños y los adolescentes jóvenes suelen tener una presión arterial en reposo más baja que la de los adultos. Además, aproximadamente el 65 % y 75 % de los casos de hipertensión en mujeres y hombres, respectivamente, se deben a que la persona tiene sobrepeso u obesidad[40]. La hipertensión afecta a un gran porcentaje de personas. En general, aproximadamente uno de cada tres estadunidenses adultos es hipertenso, pero la hipertensión y las cardiopatías son más frecuentes en ciertos segmentos de la población estadunidense que en otros. Por ejemplo, los afroamericanos tienen una mayor incidencia de hipertensión que los estadunidenses

Tabla 14-1. Clasificación de la presión arterial en reposo en adultos

Clasificación	Presión sistólica (mm Hg)	Presión diastólica (mm Hg)
Normal	< 120	< 80
Elevada	120–139	< 80
Hipertensión en etapa 1	130–139	80–89
Hipertensión en etapa 2	≥ 140	≥ 90

Reimpreso con permiso de 2017 ACC/AHA/AAPA/ABC/ACPM/AGS/APhA/ASH/ASPC/NMA/PCNA Guideline for the Prevention, Detection, Evaluation, and Management of High Blood Pressure in Adults: A Report of the American College of Cardiology/American Heart Association Task Force on Clinical Practice Guidelines. *Hypertension*. 2018;71(6):e13–e115. Copyright © 2018 American Heart Association, Inc.

de origen mexicano o los estadunidenses caucásicos[102]. En consecuencia, los afroamericanos tienen una mayor incidencia de muerte por cardiopatía, accidentes cerebrovasculares mortales y no mortales, y enfermedad renal en etapa terminal.

A pesar de la prevalencia y las graves consecuencias de la hipertensión, sus causas no se comprenden del todo. De hecho, aproximadamente el 90 % de los casos de hipertensión se definen como esencial o **idiopática**, lo que significa que se desconoce la causa exacta del aumento de la presión arterial[19]. Sin embargo, a pesar de esto, existen factores de riesgo conocidos asociados con el desarrollo de hipertensión[19,102]:

- Inactividad física
- Sobrepeso y obesidad
- Herencia, incluida la ascendencia racial
- Sexo masculino
- Aumento de la edad
- Sensibilidad al sodio
- Uso de productos de tabaco
- Consumo excesivo de alcohol
- Estrés psicológico
- Diabetes
- Uso de anticonceptivos orales
- Embarazo

Enfermedad arterial periférica

La **enfermedad arterial periférica (EAP)** es la presencia de ateroesclerosis en la circulación periférica, que resulta en una reducción del flujo sanguíneo al área afectada. La prevalencia de EAP aumenta con la edad[11,94], y los datos muestran que las personas con la afección tienen 6.6 veces más probabilidades de morir de enfermedad cardiovascular que las que no la presentan[94].

El desarrollo y los factores de riesgo de EAP son similares a los de EAC. La claudicación intermitente (dolor muscular que se produce durante el ejercicio) es un síntoma principal de la EAP y un factor de riesgo de EAC. Las pantorrillas son las más afectadas, pero también pueden afectarse la pierna y las nalgas. La EAP produce dolor en una o ambas piernas al caminar, pero por lo general disminuye y finalmente desaparece con el reposo.

Algunas personas con EAP tienen tan poca condición física que quedan confinadas en su casa y, en casos graves, la isquemia se produce incluso en reposo, lo que requiere cirugía o, en casos graves, amputación[2]. Debido a que los mecanismos para el desarrollo de ateroesclerosis periférica, incluidas las piernas, son los mismos que para la EAC, no es sorprendente que los factores de riesgo para ambos sean similares. El tratamiento incluye un programa de ejercicio, medicación y, en casos graves, cirugía de revascularización periférica si el ejercicio y la medicación no dan buenos resultados[22,47,102]. Tanto el entrenamiento aeróbico como el de fuerza suelen prescribirse como parte del programa de ejercicio para el tratamiento[2].

Revisión rápida

- Los principales factores de riesgo cardiovascular no controlables son la edad avanzada, el sexo masculino y la herencia.
- Los principales factores de riesgo cardiovascular controlables son el tabaquismo, un perfil lipídico sérico deficiente, la hipertensión, la obesidad, la diabetes mellitus y la inactividad física.
- La actividad física reduce el riesgo cardiovascular porque influye positivamente en todos los demás factores principales de riesgo cardiovascular controlables

ENFERMEDAD ARTERIAL CORONARIA: FACTORES DE RIESGO

Los factores de riesgo principales son aquellos que están fuertemente asociados con la EAC. La American Heart Association (www.americanheart.org) los clasifica en dos categorías: aquellos que pueden verse afectados por cambios en el estilo de vida y aquellos sobre los no tiene control. Los principales factores de riesgo no controlables son la edad avanzada, el sexo masculino y la herencia. La edad avanzada es un factor de riesgo porque se requieren años, o incluso décadas, para que la EAC sea lo suficientemente grave para que los síntomas sean evidentes. Por tanto, aproximadamente el 82 % de las personas que mueren de EAC tienen 65 años o más. Ser hombre es un factor de riesgo porque, en general, los hombres tienen mayor riesgo de sufrir un ataque cardíaco que las mujeres, y los tienen antes en la vida. Esto es así incluso después de la menopausia en mujeres, momento en el que el índice de muerte de estas por cardiopatía aumenta, pero sigue siendo menor que la de los hombres.

Si hay antecedentes de EAC, ataques cardíacos o accidentes cerebrovasculares en su familia, tendrá un mayor riesgo de sufrir estas mismas enfermedades. Por tanto, la herencia es un factor de riesgo no controlable. Además, como se ha analizado anteriormente, algunas procedencias étnicas tienen un mayor riesgo de cardiopatía e hipertensión que otras. Los **principales factores de riesgo controlables**, que están vinculados a comportamientos inapropiados, incluyen los siguientes:

- Tabaquismo
- Alteración del perfil lipídico
- Hipertensión
- Obesidad y sobrepeso
- Diabetes mellitus
- Inactividad física

Otros factores controlables que contribuyen a un mayor riesgo de EAC incluyen el estrés psicológico y el consumo de alcohol, así como la dieta y la nutrición. El estrés psicológico puede ser un factor de riesgo de EAC porque puede alterar otros factores de riesgo. Las personas bajo estrés pueden comer en exceso (lo que causa aumento de peso), comenzar a fumar o fumar más (si ya son fumadores). Aunque el consumo moderado de alcohol, con una bebida (una bebida = 4 oz de vino o 12 oz de cerveza) al día para las mujeres o dos bebidas al día para los hombres puede reducir el riesgo cardiovascular, el consumo excesivo de alcohol aumenta la presión arterial, incrementa los triglicéridos séricos y contribuye a la insuficiencia cardíaca. Una dieta baja en grasas saturadas, sin exceso de calorías totales y que suministre todos los macronutrientes y micronutrientes esenciales ayuda a reducir el riesgo de EAC. Aunque los factores anteriores (p. ej., estrés, consumo excesivo de alcohol, mala alimentación) contribuyen al riesgo de EAC, no se consideran factores de riesgo importantes. En la siguiente sección se hace hincapié en los principales factores de riesgo que pueden verse afectados directamente por la actividad física.

Perfil lipídico sérico

Los lípidos, incluidos el colesterol y los triglicéridos, son insolubles en sangre. Para que lo sean, a fin de poder ser transportados por todo el cuerpo, se agrupan con proteínas. La **lipoproteína** se refiere a grupos de lípidos y proteínas que se encuentran en la sangre. El **colesterol de lipoproteínas de baja densidad (LDL-C)** es producido por el hígado para transportar el colesterol y los triglicéridos a los tejidos para su uso.

El hígado también produce **colesterol de lipoproteínas de alta densidad (HDL-C)**, pero el propósito de este es transportar los lípidos de las células al hígado. El LDL-C y HDL-C, como sus nombres indican, tienen diferente densidad. La proteína es más densa que los lípidos. El LDL-C tiene una densidad más baja que el HDL-C porque contiene mayores cantidades de colesterol y triglicéridos y menores cantidades de proteína que el HDL-C. Sin embargo, la molécula de colesterol o el tipo de colesterol no difieren entre el LDL-C y el HDL-C.

La **dislipidemia** se define como una cantidad anómala de lípidos séricos. En los países desarrollados, la dislipidemia suele referirse a concentraciones peligrosamente elevadas de lípidos séricos o hiperlipidemia. El aumento del colesterol y LDL-C y la disminución de HDL-C en la sangre se relacionan con un mayor riesgo de EAC (tabla 14-2). Las concentraciones elevadas de colesterol y LDL-C están asociadas con el desarrollo de ateroesclerosis porque participan en el desarrollo de placa y se depositan en el material de la placa. Sin embargo, el HDL-C no suele depositarse en la placa, por lo que las concentraciones elevadas de HDL-C no se asocian con el desarrollo de ateroesclerosis. El colesterol de lipoproteínas de muy baja densidad (VLDL-C) también es producido por el hígado y se asocia con un mayor riesgo cardiovascular. La relación del colesterol total con HDL-C (colesterol total/HDL-C) también se utiliza como indicador de riesgo cardiovascular. Una relación baja indica un menor riesgo cardiovascular y podría ser el resultado de la disminución del colesterol total, un aumento de HDL-C, o ambos. Una relación del colesterol total con HDL-C de 3.0 o menos indica un riesgo bajo, mientras que una relación de 5.0 o más indica un riesgo elevado. Por tanto, no son solo los valores de colesterol y HDL-C, sino también su relación, los que indican el riesgo de desarrollar EAC.

Hipertensión

La hipertensión en reposo aumenta el esfuerzo y las necesidades de oxígeno del corazón (es decir, el ventrículo izquierdo) a medida que expulsa sangre a la circulación periférica. La hipertensión también se asocia con el desarrollo de ateroesclerosis y, por tanto, con el desarrollo de EAC.

La hipertensión no solo aumenta la necesidad de oxígeno del corazón en reposo, sino que también aumenta la presión arterial y la necesidad de oxígeno del corazón durante el ejercicio. También se asocia con EAC, que disminuye el suministro de oxígeno al tejido cardíaco. Todos estos factores preparan el escenario para un ataque cardíaco. Entonces, la hipertensión está asociada con varios factores que aumentan el riesgo cardiovascular. Debido a todos los factores anteriores, a medida que la presión arterial en reposo aumenta, también lo hace el riesgo de desarrollar enfermedad cardiovascular (tabla 14-2).

Obesidad y sobrepeso

En el año 2012, en Estados Unidos el 35 % de los adultos tenía sobrepeso y el 28 % era obesos[14]. Y en todo el mundo en el 2013, el 36.9 % de los hombres y el 38 % de las mujeres tenía sobrepeso u obesidad[2,10].

El exceso de grasa corporal (*v.* cap. 13) que produce obesidad o sobrepeso aumenta el riesgo de un ataque cardíaco o ACV, incluso si no existen otros factores de riesgo. El aumento de la masa corporal debido al exceso de grasa corporal aumenta el esfuerzo cardíaco, la presión arterial y el colesterol, disminuye el HDL-C y aumenta la probabilidad de diabetes mellitus.

Por tanto, la obesidad y el sobrepeso influyen sobre otros factores de riesgo importantes, lo que aumenta el riesgo cardiovascular general y el desarrollo de EAC. La obesidad (IMC ≥ 30 kg·m^{-1}) y el sobrepeso (IMC 25.0-29.9 kg·m^{-1}) suelen poder definirse utilizando el índice de masa corporal (IMC). Sin embargo, el IMC no tiene en cuenta la composición corporal. Por tanto, en algunos individuos, el IMC y la evaluación directa de la grasa corporal pueden arrojar resultados diferentes en cuanto a la presencia de obesidad o sobrepeso (*v.* cap. 13).

Tabla 14-2. Nivel de riesgo de enfermedad arterial coronaria por factores de riesgo seleccionados

Factor de riesgo	Riesgo bajo	Riesgo intermedio	Riesgo elevado
Perfil lipídico en sangre			
Colesterol total (mg·dL^{-1})	<200	200–239	≥240
LDL-C (mg·dL^{-1})	<130	130–159	≥160
HDL-C (mg·dL^{-1})	≥60	40–59	<40
Triglicéridos (mg·dL^{-1})	<150	150–199	≥200
Hipertensión en reposo			
Presión sistólica (mm Hg)	<120	120–139	≥140
Presión diastólica (mm Hg)	<80	80–89	≥90
Sobrepeso y obesidad (IMC [kg·m^{-2}]	<25	25–29.9	≥30
Glucosa sérica en ayuno (mg·dL^{-1})	<100	100–125	≥126
Actividad física (minutos por día; moderada a vigorosa la mayoría de los días de la semana)	30–60	15–29	<15

Reimpreso con permiso de American Heart Association 2008 (www.americanheart.org). Fuente: CDC.

Diabetes mellitus

En Estados Unidos, entre los años 2013 y 2016, el 9.8 % de los adultos eran diabéticos[10]. La diabetes aumenta el riesgo de desarrollar EAC y el riesgo de un ataque cardíaco o un ACV. Esto es cierto incluso si las concentraciones de glucosa sérica se controlan con dieta, ejercicio o medicamentos. Si estas concentraciones no se controlan, hay un riesgo cardiovascular adicional. Esto hace que al menos el 65 % de los diagnosticados con diabetes mueran a causa de algún tipo de enfermedad de los vasos sanguíneos o del corazón.

Existen varios tipos de diabetes mellitus. El 90 % de los casos es de tipo 2, del 5 % al 10 % es de tipo 1 y el resto es diabetes gestacional[20]. El tipo 1 se debe a la incapacidad del páncreas para producir insulina. El tipo 2 se debe a la resistencia a la insulina del músculo esquelético, el hígado y el tejido adiposo, combinada con una producción insuficiente de insulina por parte del páncreas. Una característica común del tipo 2 es el exceso de grasa en la parte superior del cuerpo.

La **prediabetes** se caracteriza por concentraciones de glucosa sérica más altas de lo normal en respuesta a la ingestión de carbohidratos y/o aumento de glucosa sérica (100-125 mg·dL^{-1}) en ayunas[4]. Esta afección aumenta el riesgo de desarrollar diabetes mellitus de tipo 2. La diabetes gestacional se refiere al desarrollo de diabetes durante el embarazo (se analiza en el cap. 18). Todos los tipos de diabetes mellitus aumentan el riesgo de desarrollar enfermedades cardiovasculares. El American College of Sports Medicine recomienda que se realicen entrenamientos aeróbicos y de fuerza de bajo volumen para ayudar a controlarla.

Tanto el entrenamiento aeróbico[1,56] como el de fuerza[33,99] pueden aumentar la sensibilidad a la insulina y disminuir las concentraciones de glucosa sérica en ayunas. Por tanto, los profesionales de la salud han recomendado ambos tipos de entrenamiento para ayudar a controlar dichas concentraciones.

Inactividad física

La inactividad física es un factor de riesgo importante de EAC. La actividad física, por otro lado, disminuye el riesgo porque produce muchas adaptaciones fisiológicas positivas que controlan su aparición y/o gravedad. Muchas adaptaciones fisiológicas del sistema circulatorio y del músculo esquelético causadas por el entrenamiento físico regular ya se han analizado en capítulos anteriores. Aquí, se hará hincapié en las adaptaciones que afectan los principales factores de riesgo de EAC.

Tanto el entrenamiento aeróbico como el de pesas reducen el riesgo de desarrollar no solo EAC, sino que también reducen el riesgo cardiovascular total. Los hombres que corren una hora o más por semana, que entrenan con pesas 30 min o más por semana, o que reman durante 1 h o más por semana muestran una reducción general del riesgo cardiovascular del 42 %, el 23 % y el 18 %, respectivamente[95].

Tanto el entrenamiento aeróbico como el de pesas pueden afectar positivamente el perfil lipídico sérico. La adaptación más común de los lípidos séricos a causa del entrenamiento aeróbico (que se produce en ~40 % de los estudios de entrenamiento) es un aumento casi del 5 % en el HDL-C. Con menos frecuencia, se producen disminuciones aproximadas del 5.0 % en LDL-C, el 4 % en los triglicéridos y el 1.0 % (no estadísticamente significativo) en el colesterol total[66]. Los cambios positivos en el perfil lipídico sérico se dan debido a algunos, pero no a todos, los programas de entrenamiento con pesas[34,83,88].

Por ejemplo, durante 14 semanas de entrenamiento de fuerza, las mujeres de 27 años mostraron disminuciones significativas en el colesterol total (9 %), el LDL-C (14 %) y la relación entre el colesterol total y el HDL-C (14 %), pero no se observaron cambios significativos en HDL-C y los triglicéridos[83]. Los cambios en el perfil lipídico sérico pueden ser más evidentes cuando el entrenamiento se acompaña de asesoramiento dietético dirigido a disminuir la ingestión de grasas totales y grasas saturadas y, en paralelo, al aumento de la ingestión de grasas no saturadas. Las razones de los cambios inconsistentes en el perfil lipídico sérico debido al entrenamiento incluyen las medidas iniciales de lípidos séricos (si son normales al comienzo del entrenamiento, las adaptaciones positivas pueden ser menos evidentes), duración del programa de entrenamiento, e intensidad y volumen del programa de entrenamiento. Aunque los cambios en el perfil lipídico sérico no se producen con todos los programas de entrenamiento aeróbico o de fuerza, está bien aceptado que ambos tipos de programas pueden tener un impacto positivo y, por tanto, reducir el riesgo de EAC.

Los metaanálisis muestran que los programas de entrenamiento aeróbico reducen la presión arterial sistólica y diastólica en reposo en una media de 2 mmHg a 4 mmHg y de 2 mmHg a 3 mmHg, respectivamente[26,31,103]. Sin embargo, muestran que los programas de entrenamiento de fuerza reducen la presión arterial sistólica y diastólica en una media de entre 2 mmHg y 3 mmHg[25,26,57]. Por consiguiente, tanto el entrenamiento aeróbico como el de fuerza pueden reducir la presión arterial en reposo. El American College of Sports Medicine recomienda que, para prevenir y tratar la hipertensión, debe realizarse principalmente entrenamiento de resistencia, complementado con entrenamiento de fuerza[80]. Es importante tener en cuenta que estas disminuciones pueden ser más evidentes en personas que son hipertensas al comienzo del programa de entrenamiento.

El sobrepeso y la obesidad se encuentran en proporciones epidémicas en la población estadunidense. Tanto el entrenamiento aeróbico como el de fuerza aumentan el gasto calórico durante y después de una sesión de entrenamiento (*v.* cap. 13). Ambos tipos de entrenamiento también pueden disminuir el porcentaje de grasa corporal y aumentar la masa libre de grasa (el aumento de la masa libre de grasa se evidencia especialmente con el entrenamiento de fuerza). Sin embargo, ambos disminuyen la obesidad principalmente por medio de la reducción de la grasa corporal. Así, en general, la investigación ha constatado que la actividad física puede influir positivamente en casi todos los factores de riesgo principales y controlables de EAC.

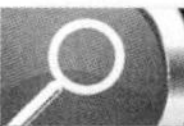

Revisión rápida

- Los principales factores de riesgo cardiovascular no controlables son la edad avanzada, el sexo masculino y la herencia.
- Los principales factores de riesgo cardiovascular controlables son el tabaquismo, un perfil lipídico sérico deficiente, la hipertensión, la obesidad, la diabetes mellitus y la inactividad física.
- La actividad física reduce el riesgo cardiovascular porque influye positivamente en todos los demás factores principales de riesgo cardiovascular controlables.

AUTORIZACIÓN MÉDICA

Aunque algunos lo perciben como un obstáculo, antes de comenzar un programa de ejercicios se recomienda una autorización médica. Es importante, especialmente para cualquier persona que tenga contraindicaciones para hacer ejercicio, por las siguientes razones:

- Algunas personas tienen contraindicaciones médicas graves para hacer ejercicio y no deben practicarlo.

- Algunas personas tienen un mayor riesgo de padecer enfermedades, como las cardiovasculares, debido a la edad, los síntomas o los factores de riesgo, y deben someterse a una prueba de esfuerzo antes de comenzar un programa de ejercicio.
- A algunas personas se les han diagnosticado ciertas enfermedades y solo deben hacer ejercicio en un entorno supervisado por un médico.
- La información obtenida de la evaluación médica es útil para prescribir el tipo de ejercicio apropiado.
- Algunas medidas clínicas, como la presión arterial, el perfil lipídico sérico y la composición corporal, pueden utilizarse para determinar el estado de salud inicial y determinar el progreso en el estado de salud.
- Para algunas personas, las medidas clínicas del estado de salud pueden ser motivantes y aumentar la adherencia a un programa de ejercicios.
- Las evaluaciones médicas periódicas son útiles para el diagnóstico temprano de enfermedades, como enfermedades cardiovasculares, cáncer y diabetes, cuando las posibilidades de un tratamiento exitoso son mayores.

EVALUACIÓN MÉDICA

La necesidad y el alcance de una evaluación médica antes de comenzar un programa de ejercicios están determinados por el riesgo de enfermedad de un individuo[2]. En general, se acepta que muchas personas sedentarias y aparentemente sanas pueden comenzar un programa de ejercicios de intensidad baja a moderada sin una evaluación médica extensa[2].

El cuestionario *Health/Fitness Facility Preparticipation PAR-Q* (*Physical Activity Readiness Questionnaire*) del American Heart Association/American College of Sport Medicine puede utilizarse como una herramienta de cribado/detección para determinar el riesgo cardiovascular y si una persona puede comenzar o no un programa de ejercicio sin consultar primero a un médico (Fig. 14-3).

Si una persona responde afirmativamente a una o más preguntas del PAR-Q, debe consultar a un médico antes de comenzar un programa de ejercicios. Un profesional de la salud, del acondicionamiento físico u otro profesional de la salud calificado debe revisar el PAR-Q para determinar si otros factores de riesgo, descritos en la tabla 14-3, indican la necesidad de un examen médico antes de comenzar un programa de ejercicios.

Las personas consideradas de bajo riesgo (asintomáticas y dos o menos factores de riesgo) no requieren un examen médico antes de comenzar un programa de ejercicios de intensidad moderada o alta. Aquellos con riesgo moderado (asintomáticos y dos o más factores de riesgo) no requieren un examen médico antes de comenzar un programa de intensidad moderada, sin embargo, deben someterse a un examen médico antes de comenzar un programa de intensidad elevada.

Las personas con alto riesgo (sintomáticas o con enfermedades cardiovasculares, pulmonares, renales o metabólicas conocidas) deben someterse a un examen médico antes de comenzar un programa de ejercicios de intensidad moderada o alta. Los principales signos y síntomas de enfermedades cardiovasculares, pulmonares o metabólicas que indican alto riesgo se describen en el cuadro 14-2.

El American College of Sports Medicine ha publicado una descripción muy detallada de los procedimientos y pruebas de evaluación médica y debe consultarse para determinar quién debe someterse a una evaluación médica completa antes del ejercicio y qué pruebas deben incluirse en dicha evaluación[2]. Sin embargo, incluso si se realiza un examen médico previo al ejercicio, no se ha constatado de manera concluyente que reduzca los riesgos médicos asociados con el ejercicio.

ELECTROCARDIOGRAMA

El **electrocardiograma (ECG)**, que mide la conductividad eléctrica cardíaca, se utiliza para determinar el ritmo cardíaco o la contracción y la relajación. La conductividad eléctrica es el movimiento de iones durante la contracción y la relajación del tejido cardíaco (Fig. 14-4). El ECG normal consta de contracción auricular o atrial (onda P), contracción ventricular (complejo QRS) y relajación ventricular (onda T).

La relajación de las aurículas (atrios) tiene lugar durante la contracción ventricular, por lo que no suele observarse. La combinación de la altura y la longitud (área bajo la curva) de una onda indica la cantidad total de iones que se mueven y, por tanto, la cantidad total de tejido cardíaco que se contrae o se relaja. Es por este motivo que el complejo QRS, que representa la contracción ventricular (más masa muscular), es más alto que la onda P, que representa la contracción auricular (menos masa muscular). Esta es también la razón por la que la hipertrofia ventricular (*v.* cap. 6), que podría tener origen en el entrenamiento físico, hace que la altura del complejo QRS sea mayor.

La distancia horizontal de una onda o la distancia horizontal entre dos ondas en un ECG indica el tiempo. En un trazo de ECG normal, puede observarse que la contracción ventricular tarda menos tiempo que la relajación ventricular (el complejo QRS no es tan ancho como la onda T). La distancia horizontal entre el final de la onda P y el comienzo del complejo QRS indica el tiempo entre el final de la contracción auricular y el comienzo de la contracción ventricular. Este marco temporal está controlado por el nodo auriculoventricular (AV) (*v.* cap. 6) y, por tanto, indica si el nodo AV mantiene el impulso de contracción ventricular más corto o largo de lo normal.

Un ECG es una parte normal de una prueba de esfuerzo graduado, que es una parte recomendada de la evaluación médica previa al ejercicio para las personas con alto riesgo de ECV (Fig. 14-5). Durante una prueba de ejercicio graduado, la velocidad y la elevación de una cinta sin fin motorizada o la carga de trabajo en un cicloergómetro aumentan gradualmente. Durante la prueba, se monitorizan el ECG y la presión arterial para detectar respuestas anómalas al ejercicio.

Entre estas posibles anomalías se incluyen arritmias cardíacas (ritmos cardíacos irregulares) y depresión del segmento ST, como se describe en el capítulo 6 (Fig. 6-7). De forma resumida, el segmento ST suele ser plano u horizontal. La depresión del segmento ST es indicativa de irrigación sanguínea insuficiente al tejido cardíaco o isquemia miocárdica. A su vez, la isquemia miocárdica indica la presencia de EAC.

La presión arterial aumentará durante cualquier actividad física, incluida una prueba de esfuerzo graduado (*v.* cap. 16, cuadro 6-4). Sin embargo, los aumentos anómalos de la presión arterial sistólica, la diastólica o ambas son indicativas de EAC. Durante una prueba de esfuerzo graduado, el personal médico debe hablar con la persona que realiza la prueba y buscar signos y síntomas durante y después de la prueba que sean indicativas de enfermedades cardiovasculares, pulmonares o metabólicas, como disnea, mareos, angina (dolor en el pecho) o dolor en el cuello, la mandíbula o los brazos. Tales signos y síntomas pueden ser determinantes para finalizar la prueba de esfuerzo.

Evalúe su estado de salud marcando todas las afirmaciones verdaderas

Antecedentes

Usted ha tenido:

___ un infarto
___ cirugía cardíaca
___ cateterización cardíaca
___ angioplastia coronaria (ACTP)
___ marcapasos/desfibrilador cardíaco implantable/alteración del ritmo cardíaco
___ valvulopatía
___ insuficiencia cardíaca
___ trasplante cardíaco
___ cardiopatía congénita

Síntomas

___ Experimenta malestar en el pecho con el esfuerzo
___ Experimenta disnea inexplicable
___ Experimenta mareos, desmayos o pérdida del conocimiento
___ Experimenta hinchazón del tobillo
___ Experimenta una frecuencia cardíaca rápida o agitada desagradable
___ Toma medicamentos para el corazón

Si marcó alguna de las afirmaciones en esta sección, consulte con su médico u otro proveedor de atención médica adecuado antes de realizar ejercicio. Es posible que deba acudir a un ***centro con personal médico calificado****.*

Otros problemas de salud

___ Tiene diabetes
___ Tiene asma u otra neumopatía
___ Tiene sensación de ardor o calambres en las pantorrillas al caminar distancias cortas
___ Tiene problemas musculoesqueléticos que limitan su actividad física
___ Tiene preocupaciones sobre la seguridad del ejercicio
___ Toma medicamentos recetados
___ Está embarazada

Factores de riesgo cardiovascular

___ Es un hombre ≥ 45 años
___ Es una mujer de ≥ 55 años
___ Fuma o ha dejado de fumar en los 6 meses anteriores
___ Su presión arterial es ≥ 140/90 mm Hg
___ No conoce su presión arterial
___ Toma medicamentos para la presión arterial
___ Su concentración de colesterol sórico es de 200 mg·dL^{-1}
___ No conoce su concentración de colesterol
___ Tiene un familiar de primer grado que tuvo un infarto o cirugía cardíaca antes de los 55 (padre o hermano) o 65 años (madre o hermana)
___ Es físicamente inactivo (es decir, hace < 30 min de actividad física al menos 3 días por semana)
___ Tiene un índice de masa corporal ≥ 30 kg·m-2
___ Tiene prediabetes
___ No sabe si tiene prediabetes

Si marcó dos o más de las afirmaciones en esta sección, debe consultar con su médico u otro proveedor de atención médica apropiado como parte de una buena atención médica y progresar gradualmente con su programa de ejercicios. Podría beneficiarse de utilizar una instalación con ***personal de entrenamiento calificado profesionalmente*** *para guiar su programa de ejercicios.*

___ Ninguno de los anteriores

Debería poder ejercitarse de manera segura sin consultar con su médico u otro proveedor de atención médica adecuado en un programa autoguiado o en casi cualquier instalación que satisfaga las necesidades de su programa de ejercicios.

FIGURA 14-3. Fomato del cuestionario de cribado/detección *Health/Fitness Facility Preparticipation PAR-Q* (*Physical Activity Readiness Questionnaire*) del American Heart Association/American College of Sport Medicine. Este cuestionario puede utilizarse como un método de detección inicial para la enfermedad cardiovascular. (Modificado con permiso de American College of Sports Medicine Position Stand and American Heart Association. Recommendations for cardiovascular screening, staffing, and emergency policies at health/fitness facilities. *Med Sci Sports Exerc.* 1998;30(6):1009–1018.)

Aunque un ECG puede indicar EAC, la prueba no es 100 % precisa. Los resultados del ECG de esfuerzo identifican correctamente alrededor del 66 % de las personas con EAC, mientras que aproximadamente el 34 % que realmente tiene EAC se diagnostican libres de enfermedad[28]. Por este tipo de imprecisiones no se recomienda una prueba de esfuerzo graduado antes de comenzar un programa de ejercicio hasta que los hombres tienen más de 45 años y las mujeres, más de 55 años, excepto en los casos en que existe un alto riesgo de enfermedad. La EAC tarda años en desarrollarse, por lo que su presencia es mucho más probable después de estas edades.

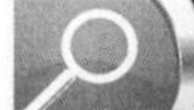

Revisión rápida

- Se recomienda una evaluación médica antes de comenzar un programa de ejercicio para hombres mayores de 45 años, mujeres mayores de 55 años y aquellos con signos y síntomas de enfermedades cardiovasculares u otras enfermedades.
- El ECG representa la conductividad eléctrica del tejido cardíaco y puede utilizarse para determinar el ritmo cardíaco y la función cardíaca anómala.

Tabla 14-3. Factores de riesgo de EAC que indican la necesidad de autorización médica

Factores de riesgo positivos	Criterios
Edad	Hombres > 45 años; mujeres > 55 años
Antecedentes	Infarto de miocardio, revascularización coronaria o muerte súbita antes de los 55 años en el padre u otro pariente masculino de primer grado o antes de los 65 años en la madre u otra familiar femenina de primer grado
Tabaquismo	Fumador/a habitual de cigarrillos o que ha dejado de fumar en los 6 meses anteriores o exposición ambiental al humo de tabaco
Inactividad física	No realizar al menos ≥30 min de actividad física de intensidad moderada (40% a <60% de reserva de $\dot{V}O_2$) al menos 3 días a la semana durante al menos 3 meses
Hipertensión	Presión arterial sistólica ≥140 mm Hg y/o presión diastólica ≥90 mm Hg confirmada mediante mediciones en al menos dos ocasiones distintas o con medicación antihipertensiva
Dislipidemia	LDL-C ≥130 mg·dL^{-1} (3.37 mmol·L^{-1}) o HDL-C <40 mg·dL^{-1} (1.04 mmol·L^{-1}) o con medicamentos para reducir los lípidos. Si el colesterol sérico total es todo lo que está disponible, úsese ≥200 mg·dL^{-1} (5.18 mmol·L^{-1})
Diabetes	Glucosa sérica en ayunas ≥126 mg·dL^{-1} (7.0 mmol·L^{-1}) o valores de glucosa sérica a las 2 h en la prueba de tolerancia a la glucosa oral ≥200 mg·dL^{-1} (11.1 mmol·L^{-1}) o hemoglobina glucosilada (HbA_{1C}) ≥6.5%
Obesidad	IMC >30 kg·m^{-1}, circunferencia de la cintura >102 cm para hombres y >88 cm para mujeres
Factor de riesgo negativo	**Criterios**
HDL-C sérico elevado	≥60 mg·dL^{-1} (1.55 mmol·dL^{-1})

Notas: Si la presencia o ausencia de un factor de riesgo de ECV no se revela o no está disponible, ese factor de riesgo debe referirse como un factor de riesgo, excepto para la prediabetes. Si los criterios de prediabetes están ausentes o se desconocen, la prediabetes debe referirse como un factor de riesgo para aquellos ≥45 años con un IMC ≥25 kg·m^{-2} y factores de riesgo de ECV adicionales para la prediabetes. Luego se suma el número de factores de riesgo positivos. El HDL alto se considera un factor de riesgo negativo. Para las personas que tienen un HDL alto, se resta un factor de riesgo positivo de la suma de los factores de riesgo positivos.

GUÍAS PARA EL ENTRENAMIENTO AERÓBICO

Se han desarrollado guías de entrenamiento aeróbico para mejorar las capacidades aeróbicas en personas cuyo interés principal es mejorar el estado físico y la salud, y que tienen pocos o ningún antecedente de ejercicio de resistencia. Cabe señalar que la mejora de la condición aeróbica lleva consigo beneficios para la salud, como la protección frente las enfermedades cardiovasculares, la osteoporosis y ciertos cánceres. De hecho, las guías prescritas por el American College of Sports Medicine y la American Heart Association para disminuir el riesgo de varias enfermedades crónicas indican que el ejercicio de intensidad moderada debe realizarse 5 días a la semana durante 30 min, que puede completarse en una sola sesión o acumularse en 3 sesiones separadas de 10 min. Otra opción para alcanzar la misma cantidad de protección frente a enfermedades es por medio de ejercicio a intensidad vigorosa durante 20 min por sesión 3 días a la semana[2].

Estas guías no son apropiadas para la mayoría de los deportistas recreativos o de competición que ya tienen un alto nivel de condición aeróbica, por lo que se necesitan programas más avanzados. Sin embargo, pueden ser aplicables a los deportistas de fuerza y potencia, como los levantadores de pesas y los lanzadores de peso olímpicos, quienes requieren mantener un cierto nivel de condición aeróbica y reducir la grasa corporal, lo que puede tener un efecto negativo en el rendimiento (p. ej., reducción de la velocidad, disminución de la producción de potencia vertical).

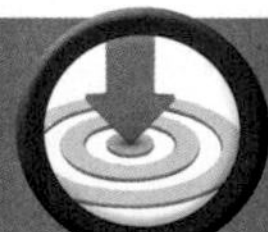

CUADRO 14-2 APLICACIÓN DE LA INVESTIGACIÓN

Principales signos o síntomas que sugieren una enfermedad cardiovascular, pulmonar o metabólica

- Dolor o malestar (u otro equivalente de angina) en el pecho, el cuello, los brazos u otras áreas como resultado de la isquemia
- Disnea en reposo o con un esfuerzo leve
- Mareos o síncope
- Ortopnea (dificultad para respirar que se alivia con una posición sentada erguida) o disnea paroxística nocturna (la dificultad para respirar suele comenzar entre 2 h y 5 h después del inicio del sueño, y puede aliviarse al sentarse o levantarse de la cama)
- Edema de tobillo
- Palpitaciones o taquicardia
- Claudicación intermitente
- Soplo cardíaco conocido
- Fatiga o disnea inusuales con las actividades habituales

Estos signos o síntomas deben interpretarse dentro del contexto clínico en el que aparecen, pues no todos son específicos de enfermedad cardiovascular, pulmonar o metabólica.

Adaptado con permiso del American College of Sports Medicine. *ACSM's Guidelines for Exercise Testing and Prescription*. 9th ed. Philadelphia, PA: Lippincott Williams & Wilkins, 2014:21.

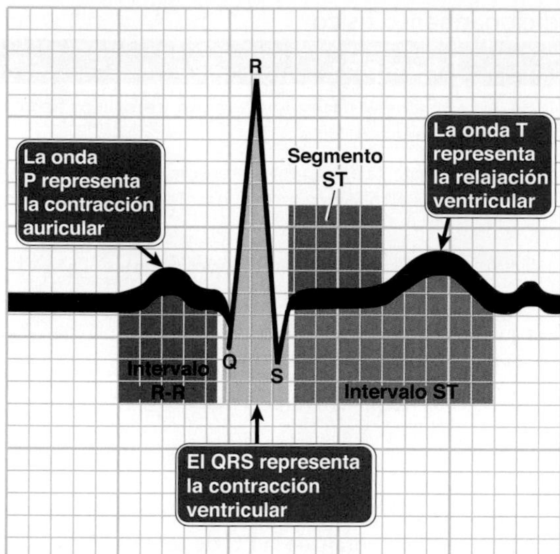

FIGURA 14-4. Las formas de onda en un electrocardiograma (ECG) representan la contracción y la relajación de las aurículas (atrios) y los ventrículos. La combinación de altura y longitud (área bajo la curva) representa el movimiento iónico total y, por tanto, la cantidad total de músculo cardíaco que se contrae o se relaja. La longitud horizontal representa el tiempo. Algunas partes del ECG se etiquetan con letras que representan las formas de onda de la contracción auricular, la contracción ventricular y la relajación ventricular. (Adaptado de *Nursing Procedures*. 4th ed. Ambler, PA: Lippincott Williams & Wilkins, 2004.)

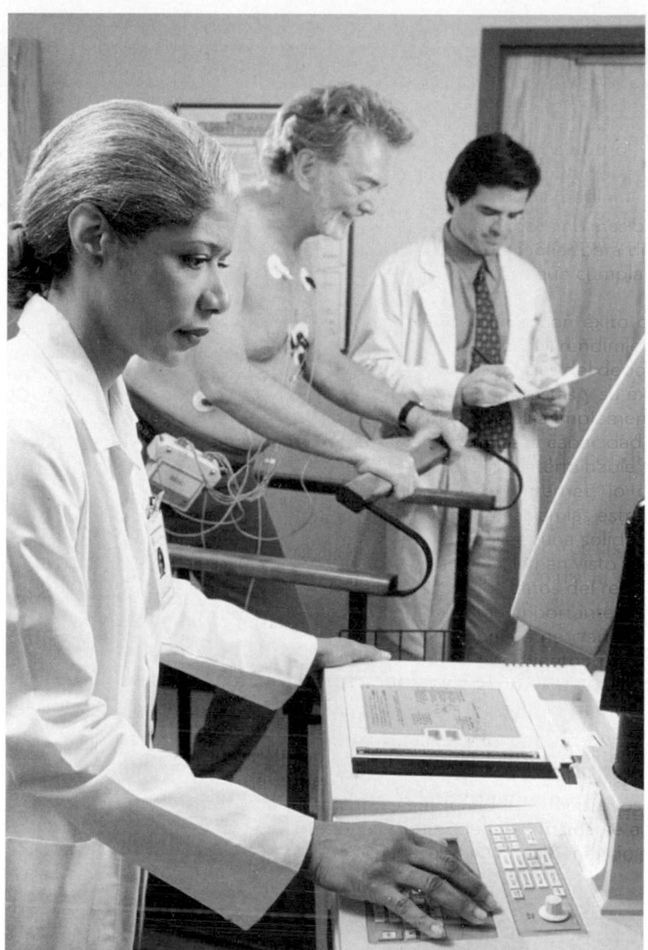

FIGURA 14-5. Durante una prueba de esfuerzo graduado, generalmente se monitoriza un ECG. Las respuestas anómalas en el ECG pueden representar la presencia de enfermedad de las arterias coronarias o una función cardíaca inadecuada.

La prescripción del ejercicio de entrenamiento aeróbico incluye cuatro componentes básicos o piedras angulares:

1. Tipo de ejercicio
2. Duración de cada sesión de ejercicio
3. Frecuencia del entrenamiento
4. Intensidad del ejercicio

El límite inferior de los últimos tres componentes define un umbral mínimo, o la duración, frecuencia e intensidad más bajas del ejercicio que deben alcanzarse para lograr ganancias en la condición aeróbica. Aunque existe un umbral mínimo, hay una variación individual sustancial en el umbral mínimo necesario para lograr estas ganancias. Por tanto, los umbrales mínimos varían de persona a persona, lo que significa que, aunque algunas personas pueden aumentar su condición aeróbica haciendo menos ejercicio de lo que se recomienda aquí, otras deberán superar el umbral mínimo establecido para lograr lo mismo. Y, a medida que mejora la condición aeróbica, también es probable que sea necesario superar el umbral mínimo prescrito para lograr ganancias continuas.

TIPO DE EJERCICIO

Los diferentes tipos o modos de ejercicio aeróbico producen ganancias en la condición aeróbica similares, y todos ellos involucran varios grandes grupos musculares. Por tanto, los ejercicios prescritos con más frecuencia son los siguientes:

- Trotar
- Correr
- Ciclismo
- Spinning
- Máquinas elípticas
- Natación
- Danza aeróbica
- Remo

El tipo de ejercicio seleccionado debe ser agradable. Si la persona disfruta, es más probable que continúe durante toda su vida. Realizar ejercicio de forma continua es importante porque, con independencia de la edad de una persona, la interrupción del ejercicio causará una pérdida del acondicionamiento físico y las mejoras para la salud. El tipo de ejercicio recomendado también puede depender del nivel inicial de condición física y la habilidad necesaria para realizar una actividad[2]. Las actividades que requieren una habilidad mínima, como caminar o montar en bicicleta, son apropiadas para todos los adultos, mientras que las actividades que requieren más habilidad y que son más intensas deben recomendarse para adultos con niveles más altos de condición aeróbica y que posean la habilidad necesaria (tabla 14-4).

El **entrenamiento cruzado**, o la inclusión de varios tipos de ejercicio aeróbico en el programa de entrenamiento, también es útil, pues puede mantener la motivación del ejercicio y minimizar la probabilidad de una lesión por uso excesivo. Además, debido a los cambios climáticos estacionales, las condiciones climáticas y el tiempo de traslado a un gimnasio, realizar varios tipos de actividad puede facilitar el apego a un programa de ejercicios.

DURACIÓN DEL ENTRENAMIENTO

Siempre que se cumplan las guías mínimas de la frecuencia e intensidad del entrenamiento, la condición aeróbica puede mejorar de

Tabla 14-4. Tipos de entrenamiento aeróbico para mejorar el acondicionamiento físico

Tipo de ejercicio	Recomendado para	Ejemplos
Actividades de resistencia que requieren mínima habilidad o condición física	Todos los adultos	Caminar, ciclismo tranquilo, aeróbicos acuáticos, baile tranquilo
Actividades de resistencia de intensidad vigorosa que requieren mínima habilidad	Adultos que habitualmente son físicamente activos y/o al menos condición física promedio	Trotar, correr, remar, aeróbic, ***spinning***, ejercicio elíptico, ejercicio con escalones, baile rápido
Actividades de resistencia que requieren habilidades	Adultos con habilidad y/o al menos condición física promedio	Natación, esquí de fondo, patinaje
Deportes recreativos	Adultos con un programa de ejercicios regular y al menos condición física promedio	Deportes de raqueta, baloncesto, fútbol, esquí alpino, senderismo

Adaptado con permiso del American College of Sports Medicine. *ACSM's Guidelines for Exercise Testing and Prescription*, 9th ed. Philadelphia, PA: Lippincott Williams & Wilkins, 2014.

forma similar con sesiones de ejercicios tanto de baja como de alta intensidad y tanto de larga como de corta duración. Sin embargo, múltiples sesiones de ejercicio cortas, como 3 series de ejercicio de 10 min, o una serie de ejercicio larga, como 1 serie de ejercicio de 30 min, producirán ganancias similares en la condición, al igual que las sesiones más cortas de intensidad vigorosa. Sin embargo, suelen recomendarse sesiones más largas, de 30 min a 60 min de intensidad moderada, para la mayoría de los adultos[2]. Esto se debe, en parte, a que el ejercicio de alta intensidad se asocia con una mayor probabilidad de lesiones ortopédicas y una menor adherencia al entrenamiento que el ejercicio de intensidad moderada[56]. Por tanto, el umbral de duración mínima es de 20 min a 30 min por sesión, en función de la intensidad del entrenamiento.

FRECUENCIA DEL ENTRENAMIENTO

La frecuencia y la intensidad del entrenamiento están íntimamente relacionadas. La mayoría de los aumentos en el consumo máximo de oxígeno se producen con una frecuencia de 3 días a la semana, con un aumento de la frecuencia de hasta 5 días a la semana, lo que aumenta la capacidad aeróbica. Sin embargo, el tiempo adicional dedicado al entrenamiento para lograr un aumento ligeramente mayor del consumo máximo de oxígeno en relación con una frecuencia de 3 días por semana puede no ser importante para algunas personas. Además, la mejora en el acondicionamiento físico aeróbico se estabiliza con frecuencias superiores a 5 días a la semana, y el riesgo de lesión musculoesquelética aumenta con el ejercicio de intensidad vigorosa realizado a frecuencias superiores a 5 días a la semana[2]. Pueden alcanzarse frecuencias mayores si se realiza un entrenamiento cruzado y si se combina el ejercicio de intensidades moderada y vigorosa[2]. También puede usarse una combinación de unas pocas sesiones de mayor intensidad con un mayor número de sesiones de menor intensidad para alcanzar los objetivos de salud y acondicionamiento físico[2]. Si un objetivo principal del entrenamiento es disminuir la grasa corporal, entonces pueden ser beneficiosas sesiones de entrenamiento adicionales para aumentar el gasto calórico. Por tanto, una frecuencia de 3 a 5 días por semana es apropiada para adultos sanos en función de la intensidad y el objetivo de entrenamiento[2].

INTENSIDAD DEL EJERCICIO

La intensidad o el estrés del ejercicio es la variable más importante del entrenamiento para lograr una mayor condición aeróbica. La intensidad del ejercicio aeróbico suele estar determinada por la frecuencia cardíaca (FC). El porcentaje de la frecuencia cardíaca máxima ($FC_{máx}$), o el porcentaje de la FC de reserva (diferencia entre la FC en reposo y la FC máxima) es quizá la forma más práctica para determinar la intensidad del ejercicio. Para la mayoría de los adultos sanos, es apropiado realizar ejercicios aeróbicos moderados (40–59 % de la FC de reserva o 40–59 % de $\dot{V}o_2$ de reserva)[2]. Aquellos con baja condición aeróbica lograrán mejorar su condición en el extremo inferior de este rango o incluso con ejercicio de baja intensidad (30–39 % de la FC de reserva o $\dot{V}o_2$ de reserva). Como era de esperar, para lograr ganancias en la condición aeróbica, los deportistas entrenados necesitarán ejercitarse a mayor intensidad que la mayoría de los adultos sanos. Existe una variación individual en la intensidad mínima necesaria para promover aumentos en la condición aeróbica. Por tanto, no todos los adultos lograrán el mismo aumento cuando entrenan con la misma intensidad. Similar a la frecuencia, hay un rango de intensidades que son apropiadas según los objetivos de entrenamiento y el nivel de acondicionamiento físico inicial. A continuación, se analizan los diferentes métodos que pueden utilizarse para determinar la intensidad.

Frecuencia cardíaca de ejercicio

La FC durante el ejercicio o el entrenamiento se utiliza de forma generalizada para determinar la intensidad. La FC tiene una relación lineal con el aumento de la carga de trabajo y el consumo de oxígeno, y la FC se estabiliza con el consumo máximo de oxígeno (*v.* cap. 6). Debido a estas relaciones, la FC, medida con un monitor de FC, puede utilizarse para determinar la intensidad del ejercicio. La determinación de la $FC_{máx}$ de un individuo con la medición directa de la FC durante una prueba de esfuerzo con ejercicio aumenta la precisión. Sin embargo, esto no siempre es factible. Si la $FC_{máx}$ no se determina mediante medición directa, puede estimarse. Ya sea directa o estimada, la $FC_{máx}$ puede usarse para calcular el rango de intensidad necesario para aumentar la condición aeróbica mediante el uso de un porcentaje. Una ecuación común utilizada para estimar la $FC_{máx}$ es la siguiente:

$$FC_{máx} = 220 - \text{edad en años}$$

Esta ecuación indica que la $FC_{máx}$ disminuye aproximadamente entre un 5 % y un 7 % por década. Sin embargo, la $FC_{máx}$ en realidad disminuye aproximadamente entre un 3 % y un 5 % por década. Por tanto, esta ecuación da como resultado un error a la hora de estimar la $FC_{máx}$[41]. Aunque proporciona una estimación viable de la $FC_{máx}$, se han desarrollado otras ecuaciones para estimar con mayor precisión la $FC_{máx}$ de poblaciones específicas. Por ejemplo, la siguiente ecuación más precisa en hombres y mujeres adultos con un amplia variedad de edades y nivel de acondicionamiento físico:

$$FC_{máx} = 207 - (0.7 \times \text{edad en años})$$

El uso de esta segunda ecuación para estimar la $FC_{máx}$ da como resultado el siguiente rango de FC de intensidad moderada necesario para lograr beneficios en la condición aeróbica para la mayoría de los jóvenes de 20 años:

$$FC_{máx} = 207 - (0.7 \times 20 \text{ años})$$
$$FC_{máx} = 193 \text{ latidos por minuto (lpm)}$$
$$64\,\% \text{ de } FC_{máx} = 193 \text{ lpm} \times 0.64$$
$$64\,\% \text{ de } FC_{máx} = 123.5 \text{ lpm}$$
$$76\,\% \text{ de } FC_{máx} = 193 \text{ lpm} \times 0.76$$
$$76\,\% \text{ de } FC_{máx} = 146.7 \text{ lpm}$$

Entonces, para la mayoría de los jóvenes de 20 años, el porcentaje de la $FC_{máx}$ para el ejercicio aeróbico de intensidad moderada está entre 123 lpm y 147 lpm. La FC tiene una buena relación con el consumo de oxígeno. Las zonas de entrenamiento para diferentes edades y el porcentaje de $FC_{máx}$ pueden calcularse de manera similar. Sin embargo, cuando se hace ejercicio a un porcentaje específico de la $FC_{máx}$, en realidad se está haciendo ejercicio a un porcentaje sustancialmente menor del consumo máximo de oxígeno (Fig. 14-6). El método de la FC de reserva (FCR) para determinar la intensidad del ejercicio que se describe en la siguiente sección estima la FC a un porcentaje específico del consumo máximo de oxígeno, lo que produce una FC de entrenamiento diferente a la del entrenamiento con un porcentaje específico de la $FC_{máx}$ (cuadro 14-3).

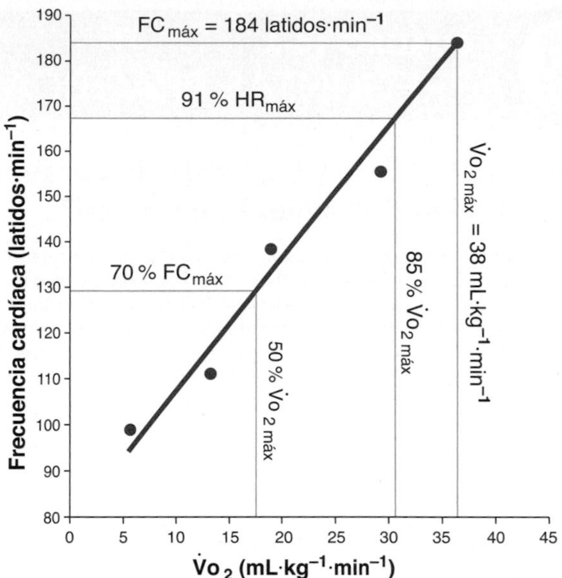

FIGURA 14-6. Un porcentaje específico de la $FC_{máx}$ representa un porcentaje menor del consumo máximo de oxígeno. En la figura, el 91 % y el 70 % de la $FC_{máx}$ equivalen al 85 % y al 50 % del consumo máximo de oxígeno ($\dot{V}o_{2máx}$), respectivamente. (Adaptado con permiso del American College of Sports Medicine. *ACSM's Guidelines for Exercise Testing and Prescription*. 10th ed. Philadelphia, PA: Wolters Kluwer, 2018:156. figura 6.2.)

Método de cálculo de la frecuencia cardíaca de reserva

El método de FC de reserva (FCR), o método de Karvonen, puede utilizarse para estimar la FC necesaria para hacer ejercicio en un porcentaje específico del consumo máximo de oxígeno. El ejercicio aeróbico de moderado (40–59 % de la FCR) a vigoroso (60–89 % de la FCR) es apropiado para la mayoría de los individuos adultos sanos[2]. Aquellos con baja condición aeróbica lograrán mejorarla en el extremo inferior de este rango o incluso con intensidad ligera (30–40 % de la FCR). Los deportistas moderadamente entrenados (70–80 % de la FCR) y aquellos altamente entrenados (95–100 % de la FCR) pueden necesitar entrenar a intensidades mucho más altas para lograr ganancias en la condición aeróbica[2].

Como se ha mencionado anteriormente, la FCR se refiere a la diferencia entre la FC en reposo (FC_{reposo}) y la $FC_{máx}$. La FC objetivo (FCO) se refiere a la FC necesaria para hacer ejercicio a un porcentaje específico del consumo máximo de oxígeno. Las siguientes ecuaciones pueden utilizarse para estimar la FCO en cualquier porcentaje del consumo máximo de oxígeno. El ejemplo dado estima la FCO necesaria para ejercitarse al 70 % del consumo máximo de oxígeno.

$$FCR = FC_{máx} - FC_{reposo}$$
$$FCR = 190 \text{ lpm} - 75 \text{ lpm}$$
$$FCR = 115 \text{ lpm}$$
$$\text{FCO al } 70\,\% \text{ del consumo máximo de oxígeno} = FC_{reposo} + 0.70\ (FCR)$$
$$\text{FCO al } 70\,\% \text{ del consumo máximo de oxígeno} = 75 \text{ lpm} + 0.70\ (115 \text{ lpm})$$
$$\text{FCO al } 70\,\% \text{ del consumo máximo de oxígeno} = 155.5 \text{ lpm}$$

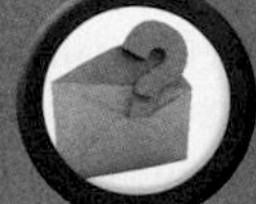

CUADRO 14-3
PREGUNTAS PRÁCTICAS DE LOS ESTUDIANTES

Uso de la $FC_{máx}$ o del porcentaje de consumo máximo de oxígeno para la prescripción de la intensidad del ejercicio aeróbico. ¿Existen diferencias?

Pueden utilizarse ambas formas de prescribir la intensidad del ejercicio aeróbico. Sin embargo, es importante comprender que existe una diferencia entre ambos métodos. Por ejemplo, un joven de 20 años que usa la fórmula $FC_{máx} = 207 - (0.7 \times \text{edad en años})$ tiene una $FC_{máx}$ estimada de ~ 193 lpm. Si la intensidad de entrenamiento deseada es el 60 % de la $FC_{máx}$, esto daría como resultado una FC de entrenamiento de 116 lpm (193 lpm × 0.6). Si se utiliza el método de FCR para determinar la FC de entrenamiento con el 60 % del consumo máximo de oxígeno para este individuo con una FC_{reposo} de 70 lpm, se obtiene una FC sustancialmente diferente.

La FCR sería 123 lpm (FCR = 193 − 70 lpm). La FC de entrenamiento al 60 % del consumo máximo de oxígeno sería de 144 lpm (FCO al 60 % del consumo máximo de oxígeno = 70 lpm + [123 lpm × 0.6]). Entonces, la FC de entrenamiento al 60 % del consumo máximo de oxígeno y al 60 % de la $FC_{máx}$ sería 144 lpm y 116 lpm, respectivamente. Esta es una diferencia sustancial, a pesar de que ambos estarían dentro de la zona de entrenamiento prescrita para aumentar la condición aeróbica.

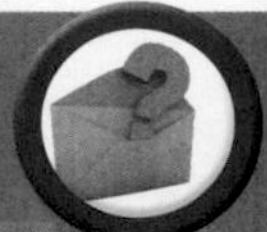

CUADRO 14-4

PREGUNTAS PRÁCTICAS DE LOS ESTUDIANTES

¿Puede utilizarse el porcentaje de consumo máximo de oxígeno para prescribir el entrenamiento aeróbico?

Si se ha determinado el consumo máximo de oxígeno de una persona, como durante una prueba de consumo de oxígeno en una cinta sin fin o en cicloergómetro, puede utilizarse para prescribir la intensidad del entrenamiento. Recuérdese que para la frecuencia cardíaca de reserva (FCR), o método de Karvonen, se utiliza un cálculo a fin de prescribir una intensidad de entrenamiento equivalente a un porcentaje específico del consumo máximo de oxígeno. La determinación de la intensidad del ejercicio con el uso del consumo de oxígeno requiere un cálculo similar. Las guías de entrenamiento para la intensidad del ejercicio son las mismas que las del método utilizado para el cálculo de la FCR: el entrenamiento de intensidad moderada está entre el 40% y <59%, y el entrenamiento de intensidad vigorosa está entre el 60% y <89% del consumo de oxígeno de reserva ($\dot{V}O_2R$) o $\dot{V}O_{2máx} - \dot{V}O_{2reposo}$. El cálculo del $\dot{V}O_2$ objetivo usando $\dot{V}O_2R$ se realiza con la siguiente ecuación:

$$\dot{V}O_2 \text{ objetivo } (mL \cdot kg^{1} \cdot min^{-1}) = (\dot{V}O_{2máx} - \dot{V}O_{2reposo}) \text{ (intensidad del ejercicio)} + \dot{V}O_{2reposo}$$

Generalmente se asume que $\dot{V}O_{2reposo}$ es de 3.5 $mL \cdot kg^{-1} \cdot min^{-1}$ (1 equivalente metabólico [MET]). Si el consumo máximo de oxígeno de una persona es de 50 $mL \cdot kg^{-1} \cdot min^{-1}$, la zona de entrenamiento con un consumo máximo de oxígeno entre un 40% y un 89% puede estimarse con los siguientes cálculos:

$$\dot{V}O_2 \text{ al } 40\% \ (mL \cdot kg^{-1} \cdot min^{-1}) = (50 \ mL \cdot kg^{-1} \cdot min^{-1} - 3.5 \ mL \cdot kg^{-1} \cdot min^{-1})(0.40) + 3.5 \ mL \cdot kg^{-1} \cdot min^{-1}$$

$$\dot{V}O_2 \text{ al } 40\% \ (mL \cdot kg^{-1} \cdot min^{-1}) = 22.1 \ mL \cdot kg^{-1} \cdot min^{-1}$$

$$\dot{V}O_2 \text{ al } 89\% \ (mL \cdot kg^{-1} \cdot min^{-1}) = (50 \ mL \cdot kg^{-1} \cdot min^{-1} - 3.5 \ mL \cdot kg^{-1} \cdot min^{-1})(0.89) + 3.5 \ mL \cdot kg^{-1} \cdot min^{-1}$$

$$\dot{V}O_2 \text{ al } 89\% \ (mL \cdot kg^{-1} \cdot min^{-1}) = 44.9 \ mL \cdot kg^{-1} \cdot min^{-1}$$

Para permanecer dentro de la zona de entrenamiento recomendada, esta persona necesitaría realizar un entrenamiento entre 22.1-44.9 $mL \cdot kg^{-1} \cdot min^{-1}$. Por lo general, durante una prueba para determinar el consumo máximo de oxígeno, la carga de trabajo, como el ritmo de carrera, aumenta gradualmente, mientras que el consumo de oxígeno y la frecuencia cardíaca se monitorizan constantemente. Con base en la información de la prueba de consumo máximo de oxígeno, es fácil determinar el ritmo de carrera necesario para consumir oxígeno dentro de la zona recomendada para el entrenamiento aeróbico.

También es fácil determinar la FC necesaria para consumir oxígeno dentro de la zona de entrenamiento recomendada. Una limitación de este y otros métodos es que otros factores, como el ambiente y el tipo de terreno, pueden afectar el consumo de oxígeno.

Este cálculo estima que ejercicio al 70% del consumo máximo de oxígeno se obtendría una FCO de aproximadamente 155 lpm. Para estimar la FCO para cualquier otro porcentaje de consumo máximo de oxígeno o el rango de FC entre dos porcentajes de consumo máximo de oxígeno, simplemente debe sustituirse el porcentaje deseado en la ecuación. Ya sea con el uso de un porcentaje de $FC_{máx}$ o el método de FCR para determinar la intensidad del ejercicio, a medida que una persona mejora su condición aeróbica, podrá realizar (trotar, correr o montar en bicicleta más rápido) más esfuerzo a cualquier FC determinada. Esto se debe en parte a que, a medida que mejora la condición aeróbica, disminuye la FC con cualquier carga de trabajo determinada y, por lo general, la FC en reposo también disminuirá ligeramente. Por tanto, el uso de la FC como una estimación de la intensidad permite mejorar la capacidad aeróbica con el entrenamiento. Pueden utilizarse cálculos similares para calcular la intensidad del entrenamiento por medio del consumo máximo de oxígeno de reserva (cuadro 14-4).

Esfuerzo percibido

Para el cálculo del **índice del esfuerzo percibido** (**IEP**) se requiere la calificación subjetiva de la «dureza» del ejercicio. La clásica escala de Borg (Fig. 14-7) comienza en 6, con el primer punto descriptivo en 7 («muy, muy ligero»), y progresa a 20, con el último punto descriptivo en 19 («muy, muy duro»)[78]. El IEP promedio asociado con las adaptaciones aeróbicas al ejercicio es de 12 a 16, lo que se corresponde aproximadamente con frecuencias cardíacas de 120 lpm a 160 lpm[2]. El mismo IEP puede no indicar siempre la misma intensidad durante una sesión de ejercicio o la misma intensidad para diferentes tipos del ejercicio[2]. Sin embargo, un IEP específico suele representar porcentajes de consumo máximo de oxígeno, $FC_{máx}$, consumo máximo de oxígeno de reserva y FCR. También se ha constatado que la escala de esfuerzo percibido OMNI (Fig. 16-7) es un método preciso para estimar la intensidad del entrenamiento aeróbico para caminar, correr y montar en bicicleta[85,101]. Estas escalas pueden usarse para estimar la intensidad del ejercicio necesaria para lograr ganancias en la condición aeróbica. Sin embargo, no deben usarse como el medio principal para estimar la intensidad del entrenamiento[2].

Equivalentes metabólicos

Un **equivalente metabólico** (**MET**, metabolic equivalent task) es igual al índice de consumo de oxígeno en reposo. Con el sistema MET, la intensidad de una actividad se expresa como el número de veces que se requiere el consumo de oxígeno en reposo para realizar la actividad. Si una actividad equivale a 3 MET, para realizar la actividad se requiere tres veces el consumo de oxígeno en reposo. Suele asumirse que el consumo de oxígeno en reposo es de 3.5 $mL \cdot kg^{-1} \cdot min^{-1}$, por lo que una actividad equivalente a 3 MET requiere 10.5 $mL \cdot kg^{-1} \cdot min^{-1}$ (3 MET × 3.5 $mL \cdot kg^{-1} \cdot min^{-1}$) de oxígeno para realizarla. A mayor número de MET, más intensa será la actividad. La actividad de intensidad moderada suele definirse como de 3-6 MET, mientras que la actividad vigorosa supera los 6 MET (tabla 14-5).

El uso de MET para determinar la intensidad tiene limitaciones[2]. El estándar de 3.5 $mL \cdot kg^{-1} \cdot min^{-1} = 1$ MET introduce un error porque el consumo de oxígeno en reposo varía entre 1.6-4.1 $mL \cdot kg^{-1} \cdot min^{-1}$. Además, el valor MET de la actividad puede variar sustancialmente en función de la habilidad de la persona que realiza la actividad. El valor MET de la actividad también puede variar sustancialmente según las condiciones ambientales, la altitud y el estado de hidratación. Si se utilizan MET para determinar la intensidad de la actividad, la estimación debe verse como una guía, no como un valor absoluto.

	Escala IEP	% $\dot{V}O_{2\,máx}$	% frecuencia cardíaca máxima	% $\dot{V}O_{2\,máx}$ o FCR
6		Reposo		
7	Muy, muy ligero			
8				
9	Muy ligero		<35 %	<20 %
10			35 – 54 %	20 – 39 %
11	Bastante ligero	31 – 50 %		
12		51 – 75 %	55 – 69 %	40 – 59 %
13	Algo duro			
14		76 – 85 %		
15	Duro		70 – 89 %	60 – 84 %
16		>85 %		
17	Muy duro			
18			>90 %	>85 %
19	Muy, muy duro			
20		100 %	100 %	100 %

FIGURA 14-7. La escala de Borg puede utilizarse para estimar la intensidad del ejercicio aeróbico. Los diferentes índices de esfuerzo percibido (IEP) se correlacionan con diferentes porcentajes de consumo máximo de oxígeno ($\dot{V}O_{2máx}$), $FC_{máx}$, $\dot{V}O_{2máx}$ de reserva y frecuencia cardíaca de reserva (FCR). (Modificado con permiso de Borg GA. Psychophysical bases of perceived exertion. *Med Sci Sports Exerc.* 1982;14(5):377-381. Copyright © 1982 The American College of Sports Medicine; Pollock ML, Gaesser GA, Butcher JD, et al. ACSM Position Stand: The recommended quantity and quality of exercise for developing and maintaining cardiorespiratory and muscular fitness, and flexibility in healthy adults. *Med Sci Sports Exerc.* 1998;30(6):975-991.)

Prueba del habla

La prueba del habla es un método simple y conveniente para determinar el nivel mínimo de intensidad que permita lograr ganancias en la condición aeróbica. Se basa en la idea de que el extremo inferior del rango de intensidad necesario para lograr mejoras en el estado físico está marcado por la capacidad de mantener una conversación normal mientras se ejercita[37]. Esta prueba suele usarse como una guía de intensidad para las personas que justo comienzan un programa de ejercicio aeróbico o que deseen entrenar predominantemente a la mínima intensidad necesaria. Al igual que en el IEP, la prueba del habla no debe usarse como el medio principal para estimar la intensidad del entrenamiento[2].

PROGRESIÓN DEL ENTRENAMIENTO DE ACONDICIONAMIENTO AERÓBICO

La progresión, o el aumento de la dificultad, del entrenamiento aeróbico es necesaria si se desean ganancias continuas en el acondicionamiento físico. Si una persona ha alcanzado un nivel de condición aeróbica suficiente para satisfacer sus necesidades diarias, recreativas o deportivas, no es necesario que aumente la dificultad del entrenamiento aeróbico y se producirá una meseta en dicha condición. Todas las guías de condición aeróbica permiten una progresión en el entrenamiento. El tipo de ejercicio puede progresar desde un bajo impacto, como caminar, montar en bicicleta o realizar entrenamiento elíptico, hasta un mayor impacto, como trotar o correr, si se desea.

Este tipo de progresión puede ser especialmente apropiada para personas que justo comienzan un programa de entrenamiento o para quienes tienen sobrepeso. La duración del entrenamiento también puede progresar desde el umbral mínimo de 20 min a 30 min por día a períodos más prolongados.

Normalmente, el límite superior para el acondicionamiento aeróbico es de 60 min por día. La duración también puede progresar realizando inicialmente un entrenamiento más corto (tres sesiones de 10 min por día), pero más frecuentes, hasta un total de 20 min a 30 min por día, y disminuir gradualmente el número de sesiones de entrenamiento por día y aumentar la duración de cada sesión de entrenamiento (dos sesiones de 15 min o una sesión de 30 min por día). Durante la fase inicial de un programa de entrenamiento en un adulto promedio, se recomienda aumentar la duración, en lugar de la intensidad o la frecuencia, con un aumento de 5 min a 10 min por sesión cada 1 a 2 semanas durante las 4 a 6 semanas iniciales de entrenamiento[2]. La intensidad puede progresar de menor a mayor

Tabla 14-5. Valores MET de actividades seleccionadas

Actividad	MET	Actividad	MET
Actividades del hogar			
Sentarse en el sillón	1.0	Vestirse y desvestirse	2.0
Comer	1.0	Lavarse las manos y la cara	2.0
Hablar	1.0	Lavar los platos	2.3
Ponerse de pie	1.2	Guardar las compras	2.5
Hacer la cama	2.0	Lavar el suelo	3.8
Trabajo			
Sentarse en un escritorio	1.5	Trabajar en un huerto	4.5
Escribir en un teclado	2.0	Cargar y descargar un camión	6.5
Agricultura, conducir un tractor	2.5	Cavar 4.5–6.8 kg	7.0
Carpintería general	3.5	Bomberos transportando mangueras en el suelo	8.0
Plomería, trabajo eléctrico	3.0	Cavar zanjas	8.5
Deportes y recreación			
Golf, usando un carrito	3.5	Correr a 5 mph	8.0
Hacky sack (*fuchi*)	4.0	Voleibol, competitivo	8.0
Danza aeróbica, bajo impacto	5.0	Remo 150 W	8.5
Boxeo con saco	6.0	Patinaje en línea	12.5
Brúmbol	7.0	Correr a 10.9 mph	18.0

Datos obtenidos de Ainsworth BE, Haskell WL, Whitt MC, et al. Compendium of physical activities: an update of activity codes and MET intensities. *Med Sci Sports Exerc.* 2000;32:S498–S516.

intensidad. A medida que avanza el entrenamiento, la dificultad o el volumen de las sesiones de entrenamiento debe progresar gradualmente si se desean mayores mejoras en el acondicionamiento físico. Una vez se ha progresado en el entrenamiento, es necesario vigilar al individuo para detectar cualquier efecto adverso. El entrenamiento debe avanzar lentamente y deben evitarse grandes aumentos en la intensidad, la frecuencia o la duración a fin de minimizar la posibilidad de lesiones, fatiga y sobreentrenamiento. Tener sesiones o semanas de entrenamiento que sean menos difíciles que las sesiones o semanas anteriores puede permitir la recuperación y disminuir la probabilidad de lesiones. Durante períodos cortos de entrenamiento menos difícil, se mantendrán las ganancias de la condición aeróbica y el desentrenamiento, o la pérdida de ganancias de la condición, será mínimo o inexistente (consúltese la siguiente sección sobre el desentrenamiento). Sin embargo, es importante tener algún tipo de progresión si lo que se desea es mejorar el acondicionamiento físico.

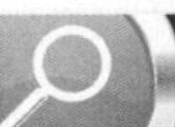

Revisión rápida

- Las guías de entrenamiento aeróbico incluyen lo siguiente:
  - Tipo de actividad: actividad de grandes grupos musculares
  - Duración de la actividad: 20-30 min por día hasta 60 min por día
  - Frecuencia de las sesiones de entrenamiento: 3 días hasta 5 días a la semana
  - Intensidad del entrenamiento: $FC_{máx}$ de 64% hasta 98% o frecuencia cardíaca de reserva (FCR) del 40% al 89%
- El índice de esfuerzo percibido (IEP), el equivalente metabólico (MET) y la prueba del habla también pueden usarse para determinar la intensidad del entrenamiento aeróbico, pero no deben ser el medio principal para ello.
- A medida que aumenta la condición aeróbica, el entrenamiento debe progresar de algún modo si quieren lograrse mejoras adicionales en el acondicionamiento físico.

GUÍAS PARA EL ENTRENAMIENTO DE FUERZA

El entrenamiento de fuerza ganó gran popularidad en el siglo XXI en personas de todas las edades. Al igual que con el entrenamiento aeróbico, también se han desarrollado guías para el entrenamiento de fuerza o con pesas. Estas proporcionan puntos de partida para principiantes e ideas para la progresión a medida que las personas alcanzan los objetivos de entrenamiento y desean mejoras adicionales en su condición neuromuscular[1,3]. Estas guías están destinadas a brindar beneficios tanto para la salud como para el acondicionamiento físico.

En general, al igual que para el entrenamiento aeróbico, la prescripción del entrenamiento de fuerza requiere varios componentes básicos:

1. Tipo de ejercicio
2. Volumen del esfuerzo en una sesión de ejercicio
3. Duración del período de descanso entre series y ejercicios
4. Frecuencia de las sesiones de entrenamiento
5. Intensidad del ejercicio

Al iniciar un programa de entrenamiento de fuerza, suelen obtenerse ganancias en cada uno de los objetivos generales esperados del programa de entrenamiento durante los primeros 3 a 6 meses. Estos incluyen mejoras en la fuerza máxima, la potencia máxima, cierta hipertrofia muscular y resistencia muscular local. También se consigue tolerancia a mayores volúmenes de trabajo. A medida que el entrenamiento de fuerza avanza, los programas pueden modificarse y pueden comenzar a centrarse en otro objetivo diferente de la adaptación fisiológica[91], por ejemplo, una mejora en la fuerza máxima sobre la resistencia muscular[3]. Aunque tal énfasis en las características específicas de la condición neuromuscular puede no ser necesario para el entrenador de fuerza principiante, los entrenadores más avanzados y ciertos deportistas necesitan optimizar varios aspectos para obtener un mejor rendimiento deportivo[91].

Las guías contienen rangos considerables en las recomendaciones de prescripción de ejercicios. De manera similar a las guías de entrenamiento aeróbico, las respuestas individuales a un programa de entrenamiento de fuerza pueden variar sustancialmente. Esto se debe a que los programas utilizados por un principiante son muy diferentes a los programas avanzados utilizados por los más experimentados, tanto por una mejor tolerancia a mayores intensidades como por un mayor volumen de trabajo total necesario para la progresión[3]. Es importante destacar que las guías proporcionan a los principiantes puntos de partida a partir de los cuales pueden progresar de forma segura a lo largo del tiempo, a fin de obtener adaptaciones al entrenamiento inicial. Nuevamente, al igual que con el entrenamiento aeróbico, todos los programas de ejercicio deben individualizarse.

TIPO DE EJERCICIO

Los diferentes tipos de equipos de ejercicios de entrenamiento de fuerza pueden producir aumentos en la fuerza máxima e hipertrofia muscular. Los tipos de ejercicios en el entrenamiento de fuerza prescritos con más frecuencia se pueden realizar con:

1. Pesas libres, que suelen incluir varios tipos de barras y mancuernas
2. Diversos tipos de máquinas para entrenamiento de fuerza

Actualmente, hay muchos otros tipos de ejercicios de entrenamiento de fuerza gracias a la amplia variedad de equipos disponibles que permiten producir fuerza. Estos equipos pueden incluir el peso corporal, gomas elásticas, cordones, cadenas, balones medicinales, pesas rusas, cordones de suspensión, bolsas de arena, neumáticos y muchos más. Las máquinas de pesas de todo tipo y las barras y mancuernas clásicas de diferentes tipos componen la enorme variedad de equipos de entrenamiento de fuerza disponibles para su uso en sesiones de entrenamientos para este fin (para una revisión extensa de esta área, consúltese Ratamess, 2021, en las lecturas recomendadas). Con prescripciones de ejercicio adecuadas, pueden utilizarse equipos de muchos tipos como un estímulo para producir una adaptación específica al entrenamiento de fuerza[1,3,35,62].

Los programas generales de salud y acondicionamiento físico suelen incluir al menos un ejercicio para cada grupo muscular principal del cuerpo. Los **ejercicios de múltiples grupos musculares**, o ejercicios de múltiples articulaciones, requieren el movimiento de más de una articulación y el desarrollo de fuerza en más de un grupo de músculos, como la fuerza en banco (*press banca*), la prensa de piernas (*leg press*) o la sentadilla. Los **ejercicios de un solo grupo muscular**, o ejercicios de una sola articulación, requieren predominantemente el movimiento en una articulación y el desarrollo de la fuerza en un grupo de músculos, como flexiones de brazos o extensiones de las piernas.

Los ejercicios de múltiples músculos o articulaciones también se denominan ejercicios principales o centrales, mientras que los ejercicios de un solo grupo muscular o de una sola articulación se denominan ejercicios de asistencia. Para ayudar a evitar los desequilibrios musculares, el agonista y antagonista, como los músculos de la región lumbar o abdominales, o el bíceps y el tríceps, deben incluirse en el programa de entrenamiento de fuerza[3]. Por tanto, para un desarrollo físico óptimo se necesita la simetría alrededor de las articulaciones y para los ejercicios de las partes superior e inferior del cuerpo.

Otra variable en el diseño de un programa de entrenamiento de fuerza es el orden de los ejercicios realizados durante un entrenamiento. Por lo general, para la mayoría de los entrenamientos se recomienda, especialmente para los principiantes, que los entrenamientos comiencen con ejercicios de múltiples articulaciones grandes seguidos de ejercicios de una sola articulación pequeña, a fin de disminuir la fatiga y optimizar la intensidad del ejercicio[92].

VOLUMEN DE UNA SESIÓN DE EJERCICIO

El volumen de entrenamiento es una medida de la cantidad total de trabajo realizado en un ejercicio o entrenamiento completo, y puede determinarse de varias maneras: (1) series × repeticiones, (2) series × repeticiones de fuerza utilizada. Estos son dos de los métodos más comúnmente utilizados, y pueden calcularse para cada ejercicio y luego totalizarse para todo el entrenamiento. De hecho, la cuantificación real del trabajo total requeriría el análisis biomecánico exacto de cada ejercicio para el análisis básico de los cálculos de fuerza × distancia = trabajo (J)[60].

Los cambios en el volumen del entrenamiento, así como otras variables del entrenamiento, pueden usarse para acentuar la fuerza máxima, la hipertrofia, la potencia o la resistencia muscular local (tabla 14-6). El entrenador de fuerza principiante suele comenzar realizando una serie de cada ejercicio y luego avanza a varias series de cada ejercicio a medida que aumenta la experiencia del entrenamiento. Deben trabajarse todos los grupos musculares, con dos a cuatro series por sesión de entrenamiento[2,3]. Esto no significa que deban realizarse de dos a cuatro series de cada ejercicio por grupo muscular en cada sesión. Por ejemplo, si se realizan dos series de prensa de piernas y dos series de extensiones de rodilla en una sesión, el grupo muscular del cuádriceps ha realizado un total de cuatro series.

En principiantes, de 8 a 12 repeticiones por serie con una fuerza aproximadamente del 60 % al 80 % de una repetición máxima puede ayudar a mejorar la fuerza muscular básica, la masa muscular y, hasta cierto punto, la resistencia en un programa de salud y acondicionamiento físico[2]. Sin embargo, el número de repeticiones por serie varía según la adaptación que se acentúe y la experiencia de entrenamiento. Por lo general, se usa un mayor número de repeticiones para acentuar la resistencia muscular local, mientras que, cuando se desea acentuar la fuerza máxima y el tamaño muscular, se usan menos repeticiones, pero con resistencias de más peso (recuérdese el Principio del tamaño, en el cap. 4) (tabla 14-6).

Además, a medida que aumenta la experiencia del entrenamiento, también lo hace el rango de repetición utilizado para enfatizar los diferentes resultados del entrenamiento o los objetivos deseados. Esto permite una mayor variación en el entrenamiento a medida que la experiencia aumenta, lo que parece ser importante para lograr ganancias continuas en el acondicionamiento físico en aquellos con mayor experiencia en el entrenamiento[3,62]. Esto es especialmente importante en los levantadores experimentados y muchos deportistas, en quienes las ganancias de fuerza máximas se obtienen con el entrenamiento a una intensidad promedio del 85 % de una repetición máxima (1RM) durante 2 días a la semana usando un volumen de entrenamiento promedio de ocho series por grupo muscular[81]. Por tanto, como se esperaba y en comparación con los levantadores o deportistas principiantes, los programas de entrenamiento para levantadores y otros deportistas experimentados son más exigentes, tanto en los rangos de intensidad del entrenamiento como en volumen de ejercicio (cuadro 14-5). Como se analizará más adelante en este capítulo, la periodización o variación en el entrenamiento es vital para que todos los individuos puedan recuperarse de los entrenamientos.

DURACIÓN DEL PERÍODO DE DESCANSO ENTRE SERIES Y EJERCICIOS

Cuanto más largo sea el período de descanso entre series y ejercicios, mayor será la oportunidad de recuperación fisiológica de las reservas de energía anaeróbica (trifosfato de adenosina [ATP] intramuscular y fosfocreatina [PCr]), y habrá más tiempo disponible para disminuir la acidez sanguínea y muscular (*v.* cap. 3). Los períodos de descanso cortos dan poco tiempo para la recuperación fisiológica y, por tanto, aumentan los niveles de fatiga a medida que avanza la sesión de entrenamiento. Además, los períodos de descanso de poca duración dan como resultado respuestas hormonales agudas, como un aumento de las hormonas anabólicas, que pueden ser señales importantes para el metabolismo celular e influir en la hipertrofia muscular a largo plazo[63]. Los períodos de descanso más prolongados (es decir, 2-3 min) suelen usarse cuando se está trabajando especialmente en la fuerza y la potencia máximas, pues así logra disminuirse la fatiga y se optimiza la carga, especialmente cuando se realizan ejercicios de articulaciones múltiples (tabla 14-6). Los períodos de descanso cortos (es decir, 1-2 min), por el contrario, se utilizan más a menudo cuando se acentúa la resistencia muscular local y se expone la musculatura a volúmenes más altos de trabajo para estimular la hipertrofia muscular adicional o la resistencia muscular local.

FRECUENCIA DEL ENTRENAMIENTO

En el entrenamiento de fuerza, la frecuencia se refiere a la cantidad de veces por semana que se entrena un grupo muscular en particular. Para un programa de salud y acondicionamiento físico, cada grupo muscular debe entrenarse dos o tres veces por semana[3]. Con un **programa de entrenamiento de fuerza corporal total**, todos los grupos musculares principales se entrenan durante cada sesión de entrenamiento. Con una **rutina dividida**, el cuerpo se divide en diferentes áreas, y cada área se entrena con una sesión de entrenamiento de fuerza separada. Por ejemplo, al dividir las partes superior e inferior del cuerpo, ambas por separado se entrenan en dos sesiones de entrenamiento diferentes. En un **programa de partes del cuerpo**, una parte del cuerpo en particular, como las piernas o la parte superior de la espalda, se entrena en una sesión de entrenamiento específica. Debe tenerse en cuenta que, con una rutina dividida o de partes del cuerpo, se entrena un grupo muscular en particular con una frecuencia menor que el número total de sesiones de entrenamiento. Normalmente, con estas rutinas se realizan más ejercicios para un grupo muscular en particular por sesión de entrenamiento, lo que resulta en un mayor volumen de entrenamiento para un grupo muscular en particular, por sesión de entrenamiento, que con un programa corporal total. Normalmente, a medida que aumenta la experiencia de entrenamiento, aumenta el número total de sesiones por semana. Sin embargo, el aumento de la frecuencia de entrenamiento por grupo muscular puede ser menor que el indicado por el aumento del número total de sesiones de entrenamiento por semana.

Tabla 14-6. Guías de entrenamiento de fuerza

Frecuencia por semana	Número de series por ejercicio	Número de repeticiones por serie	Porcentaje de intensidad a 1RM	Descanso entre series
Énfasis en la fuerza máxima				
Principiantes				
2-3 sesiones de todo el cuerpo	1–3	8–12	60–70 %	2-3 min para ejercicios principales 1-2 min para ejercicios de asistencia
Intermedios				
3 sesiones de todo el cuerpo y 4 rutinas divididas	Múltiple	8–12	60–70 %	2-3 min para ejercicios principales 1-2 min para ejercicios de asistencia
Avanzados				
4–6 rutinas divididas	Múltiple	1–12	Hasta 80–100 % de manera periodizada	2-3 min para ejercicios principales 1-2 min para ejercicios de asistencia
Énfasis en la hipertrofia				
Principiantes				
2-3 sesiones de todo el cuerpo	1–3	8–12	70–85 %	1–2 min
Intermedios				
3 sesiones de todo el cuerpo y 4 rutinas divididas	1–3	8–12	70–85 %	1–2 min
Avanzados				
4–6 rutinas divididas	3–6	1–12 (en su mayoría 6–12)	70–100 % de manera periodizada	2-3 min para ejercicios principales 1-2 min para ejercicios de asistencia
Énfasis en la potencia				
Principiantes				
2-3 sesiones de todo el cuerpo	Entrenamiento de fuerza máxima + 1–3 ejercicios de potencia	3–6 (no hasta el agotamiento)	Cuerpo superior: 30–60 % Cuerpo inferior: 0–60 %	2-3 min para ejercicios principales de alta intensidad 1-2 min para ejercicios de asistencia y principales de baja intensidad
Intermedios				
3–4 sesiones de todo el cuerpo o rutinas divididas	Principiante + progresión a 3–6 ejercicios de potencia	Principiante + progresión de 1–6	Principiante + progresión de 85–100 %	2-3 min para ejercicios principales de alta intensidad 1-2 min para ejercicios de asistencia y principales de baja intensidad
Avanzados				
4–5 sesiones de todo el cuerpo o rutinas divididas	Principiante + progresión a 3–6 ejercicios de potencia	Principiante + progresión de 1–6	Principiante + progresión de 85–100 %	2-3 min para ejercicios principales de alta intensidad 1-2 min para ejercicios de asistencia y principales de baja intensidad
Énfasis en la resistencia muscular local				
Principiantes				
2-3 sesiones de todo el cuerpo	Múltiple	10–15	Bajo	1 min o menos
Intermedios				
3 sesiones de todo el cuerpo y 4 rutinas divididas	Múltiple	10–15	Bajo	1 min o menos
Avanzados				
4–6 rutinas divididas	Múltiple	10–25	Varios porcentajes	10–15 repeticiones 1 min o menos 15–25 de 1–2 min

Adaptado con permiso de Ratamess NA, Alvar BA, Evetoch TK, et al. Progression models in resistance training for healthy adults. *Med Sci Sports Exer.* 2009;41(3):687–708. Copyright © 2009 The American College of Sports Medicine.

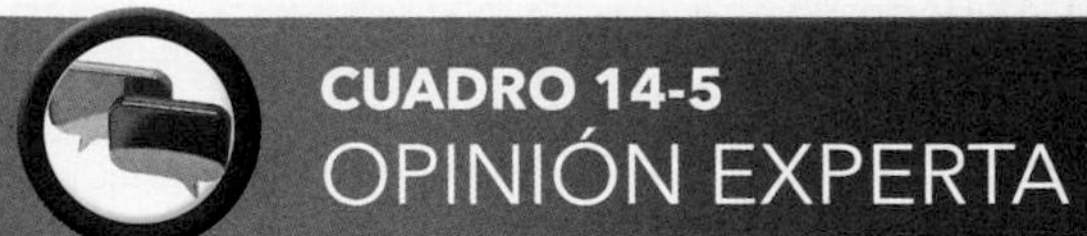

CUADRO 14-5
OPINIÓN EXPERTA

Programación de entrenamiento de fuerza avanzado: una cadena es tan fuerte como su eslabón más débil

Matt Wenning, MS
Three Times World Record Holder in Powerlifting
Director of Wenning Strength Depot, Inc.
Columbus, Ohio

Con la creciente popularidad del entrenamiento de fuerza, surgen nuevos desafíos en el diseño de programas y equipos aceptables. Ya sean deportivos, tácticos, de acondicionamiento físico general o antienvejecimiento, estas poblaciones tienen diferentes necesidades. A pesar de estas diferencias de necesidad, la investigación ha encontrado que los resultados son similares: más fuerza y mayor densidad en huesos, ligamentos y tendones, lo que reduce la aparición de lesiones.

Durante mi trabajo con las poblaciones mencionadas anteriormente, he descubierto que identificar los puntos débiles estructurales y dar prioridad a esas áreas es muy beneficioso. La importancia de tener en cuenta la capacidad técnica en los movimientos compuestos, como la sentadilla, la fuerza en banco y el peso muerto, permite utilizar un modelo equilibrado de ejercicios y modalidades no solo para optimizar el objetivo de entrenamiento, sino para lograr el éxito sin aumentar el llamado «kilometraje» en el individuo o el equipo. Una vez que obtenemos una guía detallada de las necesidades del individuo o del equipo, podemos crear nuestro régimen de entrenamiento. En mi experiencia, los entrenamientos se componen de tres partes: (A) calentamiento, (B) ejercicio central y (C) accesorios.

Calentamiento. El calentamiento es en realidad un medio de potenciación y una representación del **método de repetición de esfuerzo**. Este estilo particular de calentamiento (calentamiento de Wenning) se compone de tres ejercicios, uno de los cuales suele ser un movimiento del estilo de un patrón motor central (una sentadilla, banco o un peso muerto) con una intensidad ligera, pero de una forma estricta. Los siguientes dos movimientos son puntos aislados de las debilidades proyectadas. Por ejemplo, para la mayoría de los deportistas, la activación de los glúteos y la función de los isquiotibiales es crucial para aumentar no solo el rendimiento, sino también la durabilidad de la carrera. Esta parte del entrenamiento mejora la hipertrofia y la preparación física general (PFG).

Levantamiento central: Método de esfuerzo máximo/método de esfuerzo dinámico. Esta parte del entrenamiento se especifica para dominar cierto movimiento, ya sea en fuerza o en explosividad. Para poblaciones tácticas y generales, el uso de uno de estos movimientos por entrenamiento debería satisfacer la necesidad de aumentar la fuerza y/o la potencia. Para los deportes en los que el levantamiento es el objetivo principal (es decir, el levantamiento de pesas), es posible que sea necesario realizar múltiples movimientos compuestos por entrenamiento, como sentadillas y peso muerto, el mismo día. También es crucial mantener un cálculo directo del volumen de naturaleza compresiva cuando se trata de deportes como el fútbol, el rugby y algunas prácticas de atletismo. El aumento de los factores compresivos no solo se encuentran en la sala de pesas, sino también en la práctica deportiva diaria. Por este motivo, los ejercicios menos compresivos son cada vez más populares en las salas de pesas y en el entrenamiento de los deportistas, como sentadillas con cinturón de peso, levantamiento de glúteos e isquiotibiales (*glute-ham raise*), extensiones de espalda de 45°, etc.

Ejemplo: considérense dos ejercicios similares: (1) elevación de la pierna recta con peso muerto y (2) extensión de espalda a 45°. Ambos ejercicios requieren la participación de los isquiotibiales, los glúteos y la zona lumbar. No obstante, el peso muerto con la pierna recta puede ser más compresivo y pudiera generar más carga, por lo que una mejor selección con mayor frecuencia sería la extensión de espalda a 45°, debido a la menor compresión vertical en la columna vertebral, pero una activación muscular similar a la variación del peso muerto.

Accesorios. Los accesorios se componen de puntos débiles similares al calentamiento, pero con una intensidad mucho mayor. Se considera también una representación del **método de esfuerzo de repetición**. Esta parte del régimen está diseñada para agotar de manera intensa los grupos musculares seleccionados, a menudo hasta el fallo y la fatiga.

Estar familiarizado con los métodos de entrenamiento de fuerza y la respuesta del cuerpo humano es un campo en constante cambio y crecimiento. Con todos estos factores en mente, familiarícese con las publicaciones de investigación pasadas y actuales, como las de la National Strength and Con ditioning Association (NSCA) y otras fuentes acreditadas.

Lecturas recomendadas

1. Kurz T. *Science of Sports Training: How to Plan and Control Training for Peak Performance*. Island Pond, Vermont: Stadion Publishing, 2016.
2. Medvedyev A. *A System of Multi-Year Weight Training*. Sportivny Press, Livonia, MI 1989.
3. Verkhoshansky YV, Siff MC. *Supertraining* 6th Ed, ISBN-10: 8890403802.
4. Zatsiorsky VM, Kraemer WJ, Fry AC. *Science and Practice of Strength Training*. 3rd ed. Champaign, IL: Human Kinetics Publishers, In Press.

INTENSIDAD DEL EJERCICIO

La intensidad del ejercicio de entrenamiento de fuerza está representada por un porcentaje del peso máximo posible para una repetición completa (típicamente, el movimiento concéntrico de la repetición) de un ejercicio o **una repetición máxima (1RM)**. Cuanto mayor es el porcentaje de 1RM, menor es el número de repeticiones posible en una serie.

Otra consideración al realizar una serie es si esta se realiza hasta el punto en el que no son posibles más repeticiones, también conocido como fracaso (o fallo) momentáneo o fracaso. El fracaso suele darse en la porción concéntrica de la repetición. La mejora en el acondicionamiento físico se ha producido tanto cuando se realizan series hasta el fracaso como cuando no se realizan de esta manera[3]. El entrenamiento hasta el fracaso en levantadores avanzados puede ser apropiado cuando se intenta romper una meseta de entrenamiento[104]. No obstante, debe tenerse cuidado, ya que se ha constatado que puede promover el sobreentrenamiento y aumentar las tensiones articulares[53]. También puede afectar negativamente las ganancias en la potencia máxima[53]. En cualquier caso, las series suelen realizarse al menos hasta un punto cercano al fracaso (sería posible realizar otras repeticiones en una serie). Debe tenerse cuidado con la popularidad del uso de pesos ligeros o ejercicios de fuerza practicados hasta el fracaso, ya que puede conducir a la **rabdomiólisis por esfuerzo** o inducida por el ejercicio (afección médica grave debido a una lesión muscular que conduce a una posible insuficiencia renal) con un alto número de repeticiones (p. ej., > 100) y con el uso de pesos ligeros[71].

La intensidad del entrenamiento de fuerza varía en función de la adaptación fisiológica que se enfatice y de lo que permiten las guías de entrenamiento (tabla 14-6). La intensidad y el volumen del entrenamiento están relacionados. Por lo general, para realizar mayores volúmenes de entrenamiento, deben reducir las intensidades. Esta interrelación es clave cuando se enfatizan los diferentes resultados del entrenamiento, como la fuerza máxima, la hipertrofia, la potencia y la resistencia muscular local.

PROGRESIÓN DEL ENTRENAMIENTO DE FUERZA

La progresión del entrenamiento, llamado desde siempre «ejercicio de fuerza progresiva», requiere aumentar sistemáticamente las demandas impuestas al cuerpo para lograr ganancias continuas de fuerza, potencia o resistencia muscular local[98]. Esto es especialmente cierto a medida que aumenta la experiencia del entrenamiento en los aprendices más avanzados y en muchos deportistas que ya han logrado muchos de los beneficios esperados relacionados con el entrenamiento inicial. La progresión del entrenamiento suele incluir uno o más de los siguientes puntos en incrementos graduales: aumentar la intensidad del entrenamiento, aumentar el volumen del entrenamiento, o acortar y alargar los períodos de descanso para enfatizar la resistencia y la hipertrofia muscular local, o la fuerza y potencia máximas, respectivamente. La forma más común de progresar en el entrenamiento es aumentar la intensidad por medio del aumento del peso utilizado para un número específico de repeticiones a medida que aumentan las capacidades de fuerza, resistencia muscular local o potencia. La progresión del entrenamiento no solo requiere el conocimiento de cómo progresar, sino también la cooperación de todo el equipo de acondicionamiento (cuadro 14-6). La variación en el entrenamiento, llamada «periodización», es clave para la progresión. Asimismo, la progresión a largo plazo es necesaria tanto para el entrenamiento de fuerza como para el aeróbico si lo que se desea es lograr un aumento continuo del acondicionamiento físico.

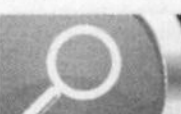

Revisión rápida

- Las guías del entrenamiento de fuerza varían según el énfasis en la fuerza máxima, la hipertrofia, la resistencia muscular local o la potencia, y de si el levantador es principiante, intermedio o avanzado.
- Las guías para levantadores principiantes e intermedios que enfatizan la fuerza máxima y la hipertrofia incluyen las siguientes:
  - Al menos un ejercicio para todos los grupos musculares principales.
  - Volumen de una sesión de ejercicio: de 1 a 3 series de cada ejercicio, de 2 a 4 series por grupo muscular por sesión, de 8 a 12 repeticiones por serie. No obstante, las repeticiones por serie varían en función del punto enfatizado, es decir, la fuerza, la hipertrofia o la resistencia muscular local.
  - Intensidad: énfasis en la fuerza máxima (60–70 % de 1RM) y énfasis en la hipertrofia (70–85 % de 1RM).
  - La frecuencia debe ser de: dos a tres sesiones por semana por grupo muscular.
- No es necesario realizar las series hasta el fracaso para que se produzcan mejoras en el estado físico.
- Debe tenerse cuidado con las series de muchas repeticiones usando pesos ligeros, debido al riesgo de rabdomiólisis por esfuerzo.
- A medida que la experiencia del entrenamiento aumenta, de algún modo debe realizarse la progresión del entrenamiento de fuerza a fin de garantizar ganancias continuas en el acondicionamiento físico.

ENTRENAMIENTO POR INTERVALOS

El **entrenamiento por intervalos** fue utilizado a partir de la década de 1930 por deportistas de velocidad y resistencia para mejorar el rendimiento. Más recientemente, en deportes de pelota (baloncesto, voleibol y fútbol) y otros tipos de deporte también se ha utilizado el entrenamiento por intervalos. La idea de este tipo de entrenamiento se basa en la idea de que puede realizarse una mayor cantidad de entrenamiento intenso si se intercala con períodos de descanso durante una sesión, y esta mayor cantidad de entrenamiento intenso resulta en mayores ganancias en el acondicionamiento físico. La investigación respalda este concepto. Los hombres moderadamente entrenados (consumo máximo de oxígeno promedio previo al entre-

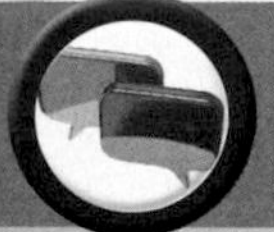

CUADRO 14-6 OPINIÓN EXPERTA

Entrenamiento de fuerza durante todo el año en el baloncesto

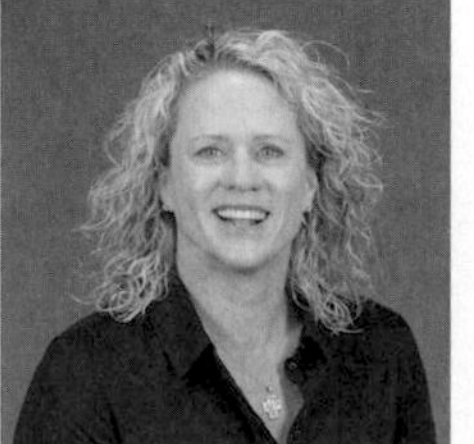

Andrea Hudy MA, MBA
Head Strength and Conditioning Men's and Women's Basketball
The University of Texas at Austin, Athletics
Austin, Texas

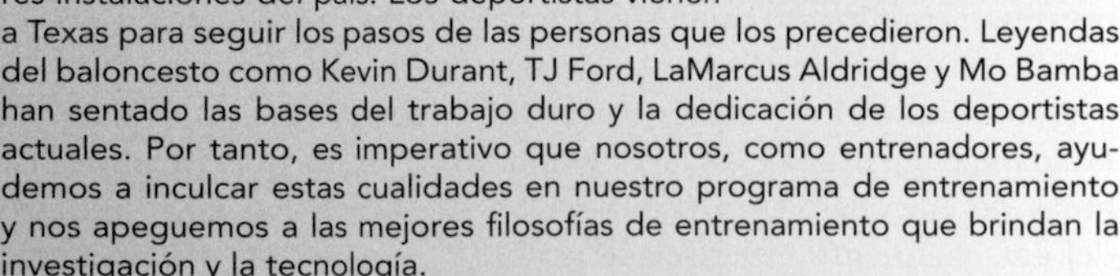

Con las ricas tradiciones y el apoyo leal que brindan la Universidad de Texas, su comunidad y sus alumnos, podemos entrenar en una de las mejores instalaciones del país. Los deportistas vienen a Texas para seguir los pasos de las personas que los precedieron. Leyendas del baloncesto como Kevin Durant, TJ Ford, LaMarcus Aldridge y Mo Bamba han sentado las bases del trabajo duro y la dedicación de los deportistas actuales. Por tanto, es imperativo que nosotros, como entrenadores, ayudemos a inculcar estas cualidades en nuestro programa de entrenamiento y nos apeguemos a las mejores filosofías de entrenamiento que brindan la investigación y la tecnología.

Como entrenador de fuerza y acondicionamiento, es mi misión preparar física y mentalmente a nuestros estudiantes deportistas para los rigores del deporte interuniversitario, con integridad y excelencia. Dos objetivos principales de nuestro programa de fuerza y acondicionamiento son mejorar el rendimiento deportivo y aumentar la salud y el bienestar a través de nuestras diversas técnicas de entrenamiento, recuperación y educación.

Mi filosofía de entrenamiento consiste en un entrenamiento de fuerza de estilo explosivo en la cancha. Se utilizan levantamiento de pesas, levantamiento con potencia, entrenamiento basado en la velocidad, entrenamiento pliométrico y entrenamiento de movilidad y movimiento.

Dado que la temporada de baloncesto universitario dura todo el año, nuestra filosofía de programación es la periodización flexible no lineal. La sala de pesas se ha convertido en parte de nuestra práctica durante todo el año, y allí entrenan de 4 a 6 veces por semana, lo que suma alrededor de 230 sesiones al año.

Este tipo de consistencia nos permite tener sesiones con intensidad variable antes de la práctica.

Si la práctica en la cancha no es intensa, es decir, una práctica de tiros, entonces la sesión de entrenamiento con pesas se compone de actividades sincrónicas más potentes, como una sesión de fuerza/velocidad o una sesión de velocidad/fuerza. La mayoría de los levantamientos centrales tienen un rango de porcentaje, pero no un porcentaje específico utilizado. Durante la temporada, regulamos los pesos a través del entrenamiento basado en la velocidad.

namiento 55-60 mL·kg^{-1}·min^{-1}) que realizaron carreras de distancia prolongada a paso lento al 70 % de la $FC_{máx}$ durante 45 min o que corrieron al 85 % de la $FC_{máx}$ durante 24 min no mostraron aumentos significativos en el consumo máximo de oxígeno[36]. Sin embargo, en la realización de 47 repeticiones a intervalos de 15 s al 90-95 % de la $FC_{máx}$ con períodos de descanso de 15 s entre intervalos, o cuatro intervalos al 90-95 % de la $FC_{máx}$ de 4 min separados por períodos de descanso de 3 min, se observaron aumentos significativos del consumo máximo de oxígeno (5.5 % y 7.2 %, respectivamente). Los grupos de entrenamiento por intervalos también mostraron un aumento significativo del volumen sistólico del ventrículo izquierdo, mientras que en los otros dos grupos no se observaron cambios significativos. Todos los grupos entrenaron 3 días a la semana durante 8 semanas. También es importante señalar que se equiparó la cantidad total de trabajo realizado durante cada tipo de entrenamiento.

Aunque es un tipo de entrenamiento utilizado desde hace mucho por los deportistas, en la actualidad se ha popularizado entre los apasionados del acondicionamiento físico. Aunque pueden desarrollarse programas de entrenamiento por intervalos para natación, carrera, entrenamiento elíptico y remo, los programas de carrera parecen ser los más populares para el acondicionamiento físico general. En la tabla 14-7 se presentan sesiones generales típicas de entrenamiento por intervalos para el acondicionamiento físico. Las variables del entrenamiento que pueden modificarse incluyen la distancia o duración del intervalo, la intensidad del entrenamiento, la duración y el tipo de períodos de descanso entre intervalos, el número de repeticiones de intervalo realizadas por serie de intervalos, y la frecuencia del entrenamiento. Estas variables están interrelacionadas. Por ejemplo, un deportista que desee mejorar el rendimiento en una carrera puede realizar intervalos de corta duración y alta intensidad intercalados con períodos de descanso relativamente largos. Sin embargo, como se muestra en el estudio mencionado anteriormente, si se realizan intervalos de corta duración y alta intensidad intercalados con períodos de descanso relativamente cortos, también puede mejorarse el consumo máximo de oxígeno. Por tanto, la prescripción específica del programa de entrenamiento por intervalos depende de los objetivos del entrenamiento.

INTENSIDAD DEL ENTRENAMIENTO

La intensidad de entrenamiento de un intervalo se define normalmente como un porcentaje del mejor tiempo para la duración del intervalo o un porcentaje de la $FC_{máx}$. Para distancias más cortas, es más práctico definir la intensidad como un porcentaje del mejor tiempo para la duración del intervalo o un tiempo específico para realizarlo.

Por ejemplo, correr 200 m en 30 s. Para entrenar a la capacidad máxima de una carrera o la fuente de energía de ATP-PCr, normalmente se realiza entrenamiento de alta intensidad (p. ej., 90–100 % del mejor tiempo o de la $FC_{máx}$). Para desarrollar el sistema glucolítico anaeróbico o distancias de carrera intermedias, como correr 400 m, también suelen utilizarse intensidades altas (es decir, 80–95 % del mejor tiempo u 85–100 % de la $FC_{máx}$), mientras que, cuando se entrena para desarrollar capacidades aeróbicas o de resistencia, se utilizan intensidades de moderadas a altas (75–85 % del mejor tiempo o 70-90% de la $FC_{máx}$). Estas intensidades pretenden ser una guía y deben ajustarse al nivel de acondicionamiento físico y los objetivos de entrenamiento del aprendiz. Como se ha analizado anteriormente en las guías de entrenamiento aeróbico, existe una variación individual en la respuesta a la intensidad del entrenamiento. La intensidad también depende de la duración del intervalo y del número de intervalos que se realizarán en una sesión de entrenamiento.

DURACIÓN DEL INTERVALO

Por lo general, los intervalos de corta duración (5-10 s) se utilizan para entrenar la capacidad de carrera a corto plazo, o la fuente de energía ATP-PCr[55]. Los intervalos de duración más larga de 30 s a 2 min se utilizan para entrenar el sistema glucolítico anaeróbico o la capacidad de realizar una carrera intermedia, y los intervalos superiores a 2 min se utilizan para entrenar las capacidades aeróbicas o de resistencia.

Sin embargo, la duración del intervalo también depende del objetivo de una sesión de entrenamiento. Por ejemplo, un jugador de baloncesto puede utilizar intervalos cortos de 30 m para aumentar la velocidad de carrera, mientras que los intervalos de 150 m a 200 m pueden utilizarse para mejorar la resistencia muscular local o las capacidades del sistema glucolítico anaeróbico. De manera similar, el entrenamiento a intervalos de 40 m puede aumentar la capacidad de realizar una carrera única o carreras repetidas[80], y una combinación de intervalos de 200 m y 50 m aumenta la capacidad de realizar una carrera única, carreras repetidas y el consumo máximo de oxígeno[73].

NÚMERO DE INTERVALOS

El número total de intervalos realizados depende del número de intervalos realizados en una serie, o repeticiones por serie, y del número de series realizadas. También es importante considerar que la duración de los intervalos puede variar durante diferentes series de un programa de entrenamiento por intervalos. Por ejemplo, un

Tabla 14-7. Sesiones típicas de entrenamiento por intervalos para el acondicionamiento físico general

Sesión	Principiantes	Intermedios	Avanzados
Alta intensidad	Calentamiento de 5 min 5 × 1 min al 70–75 % de la $FC_{máx}$ Período de descanso de 2 min al 50–60 % de la $FC_{máx}$ Enfriamiento de 5 min	Calentamiento de 5 min 5 × 2 min al 75–80 % de la $FC_{máx}$ Período de descanso de 3 min al 55–65 % de la $FC_{máx}$ Enfriamiento de 5 min	Calentamiento de 10 min 5 × 2 min al 85–90 % de la $FC_{máx}$ Período de descanso de 3 min al 60–65 % de la $FC_{máx}$ Enfriamiento de 10 min
Baja intensidad	Calentamiento de 5 min 3 × 5 min al 60–65 % de la $FC_{máx}$ Período de descanso con caminata de 5 min Enfriamiento de 5 min	Calentamiento de 5 min 2 × 10 min al 65–70 % de la $FC_{máx}$ Período de descanso con caminata de 5 min Enfriamiento de 5 min	Calentamiento de 5 min 5 × 5 min al 75–80 % de la $FC_{máx}$ Período de descanso de 3 min al 60–70 % de la $FC_{máx}$ Enfriamiento de 10 min

deportista de velocidad puede realizar una serie de seis repeticiones de 100 m de longitud, seguida de una serie de tres repeticiones de 200 m, mientras que alguien que entrena para estar en forma puede realizar una serie de 5 repeticiones de intervalos de 1 min corriendo en una cinta sin fin, seguido de una serie de 3 repeticiones de 2 min de duración. El número total de intervalos por serie y el número de series dependen de los objetivos del entrenamiento y del nivel de acondicionamiento físico del individuo. Para el entrenamiento físico general, un programa inicial puede consistir en intervalos de alta intensidad de 5 s a 10 s repetidos de 5 a 10 veces[55], mientras que los intervalos de intensidad moderadamente alta de 30 s a 2 min de duración pueden repetirse un mínimo de 3 veces, y los individuos avanzados realizan de 6 a 8 repeticiones. Deben realizarse intervalos de mayor duración, de más de 2 min, en algún momento entre las repeticiones de los intervalos de 3 a 5 y 8 a 12.

DURACIÓN DEL PERÍODO DE DESCANSO

La frecuencia cardíaca de recuperación puede utilizarse para determinar la duración del período de descanso entre los intervalos. Con este método para determinar la duración del período de descanso, el siguiente intervalo no se inicia hasta que la frecuencia cardíaca esté en o por debajo del índice de recuperación deseado. Las frecuencias de recuperación sugeridas son 140 lpm para personas de 20 a 29 años, 130 lpm para personas de 30 a 39 años, 120 lpm para personas de 40 a 49 años, 115 lpm para personas de 50 a 59 años y 105 lpm para personas de 60 a 69 años[38].

La duración del período de descanso también puede determinarse en función de la relación trabajo-descanso. Por ejemplo, para intervalos de alta intensidad a corto plazo, se usa una relación trabajo-descanso aproximadamente de 1:3 a 1:6[55]. Esto significa que, si un intervalo tuvo una duración de 10 s, el período de descanso dura entre 30 s y 60 s. Para intervalos que van desde 30 s a 2 min de duración, se usa una relación trabajo-descanso de aproximadamente 1:2, mientras que, para intervalos de más de 2 min de duración, la relación trabajo-descanso es aproximadamente 1:1.

TIPO DE DESCANSO EN EL INTERVALO

Los períodos de descanso generalmente pasivos (poca o ninguna actividad) se utilizan cuando se realizan intervalos de alta intensidad y corta duración[55]. Esto permite volver a sintetizar ATP-PCr intramuscular para que esté disponible para realizar el siguiente intervalo de alta intensidad (*v.* cap. 3, exceso de consumo de oxígeno después del ejercicio). Los períodos de recuperación activa (actividad inferior al umbral de lactato) se utilizan con intervalos de 30 s o más.

Todas las recomendaciones anteriormente mencionadas deben considerarse dentro del contexto de los objetivos de entrenamiento, el nivel de acondicionamiento físico y el historial de entrenamiento del individuo o deportista que realiza el entrenamiento por intervalos. Además, si un deportista está realizando este tipo de entrenamiento durante la temporada de competición, deben considerarse las otras necesidades de entrenamiento, la estrategia del equipo o de la carrera, el acondicionamiento debido a ejercicios técnicos específicos del deporte y otros tipos de entrenamiento que se están realizando.

FRECUENCIA DEL ENTRENAMIENTO

El entrenamiento por intervalos es un tipo de entrenamiento de alta intensidad. Por tanto, inicialmente se utilizan frecuencias de entrenamiento bajas para permitir la recuperación entre las sesiones. Para el acondicionamiento físico general, inicialmente pueden realizarse de una a dos sesiones de entrenamiento por intervalos a la semana. Los deportistas que utilizan el entrenamiento por intervalos como parte de su programa de entrenamiento total suelen realizar de dos a cuatro sesiones de entrenamiento por intervalos a la semana. Sin embargo, algunos deportistas, como los nadadores, utilizan casi exclusivamente este tipo de entrenamiento, pero con intervalos de diferentes duraciones. El número total de repeticiones de los intervalos y la duración de los períodos de descanso varía de una sesión de entrenamiento a la siguiente e incluso durante cada sesión.

Todas las recomendaciones anteriormente mencionadas deben tenerse en cuenta dentro del contexto de los objetivos de entrenamiento, el nivel de acondicionamiento físico y el historial de entrenamiento del individuo o deportista que realiza el entrenamiento por intervalos. Al igual que con otros tipos de entrenamiento, todas las variables deben ajustarse para cumplir con los objetivos de entrenamiento específicos y el nivel de acondicionamiento físico del aprendiz.

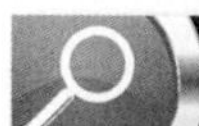

Revisión rápida

- El entrenamiento por intervalos puede utilizarse para aumentar el acondicionamiento físico anaeróbico y aeróbico de los deportistas y apasionados del acondicionamiento físico.
- La intensidad puede determinarse como un porcentaje del mejor tiempo para cubrir cierta distancia o como un porcentaje de la $FC_{máx}$.
- La duración del intervalo, el número de intervalos, la duración del período de descanso y la frecuencia del entrenamiento deben ajustarse para cumplir con los objetivos de entrenamiento y el nivel de acondicionamiento físico del aprendiz.

ESTRUCTURA DE UNA SESIÓN DE ENTRENAMIENTO

En general, cualquier sesión de entrenamiento consiste en calentamiento, cuerpo de la sesión y enfriamiento. El cuerpo de la sesión se refiere al entrenamiento realizado en la sesión. Se conoce bastante sobre los efectos del calentamiento, incluido el entrenamiento de flexibilidad o el estiramiento. Se sabe menos sobre los posibles beneficios del enfriamiento después de una sesión.

ESTIRAMIENTO

Las partes del calentamiento y el enfriamiento de una sesión de entrenamiento suelen incluir entrenamiento de flexibilidad o estiramiento. Cuando se incluye en un calentamiento, el estiramiento debe realizarse al final del mismo, después de que la temperatura corporal haya aumentado un poco. Existen diferentes técnicas de estiramiento habituales. Las técnicas de **facilitación neuromuscular propioceptiva (FNP)**, de las que existen varios tipos, requieren la contracción de un músculo o su antagonista antes del estiramiento. La contracción provoca una relajación refleja del músculo que se estira, de modo que se consigue una mayor amplitud de movimiento durante el estiramiento. El **estiramiento balístico** consiste en un movimiento de rebote rápido al final de la amplitud de movimiento. El impulso de la parte del cuerpo involucrada en el estiramiento provoca el estiramiento del músculo al final de la amplitud de movimiento. Por el contrario, en el **estiramiento dinámico**, se genera el movimiento de la parte del cuerpo en toda su amplitud de movimiento, pero sin movimiento rápido y de rebote. Sin embargo, la forma más popular de entrenamiento de flexibilidad es el **estiramiento estático**. Este tipo de estiramiento se realiza mediante el movimiento lento a lo largo de la amplitud de movimiento de un músculo y el mantenimiento del mismo cerca del extremo de dicha amplitud, donde se siente el estiramiento en el músculo. Todos los tipos de estiramiento aumentarán la flexibilidad[17,29,74,75]. Sin embargo, los metaanálisis no son consistentes en cuanto a si un tipo de estiramiento aumenta más la flexibilidad que otros. Por ejemplo, en un metaanálisis no se encontraron diferencias significativas en los aumentos de la flexibilidad de los isquiotibiales entre los diversos tipos de estiramiento[29], y el estiramiento estático y el FNP fueron más efectivos que el estiramiento balístico para aumentar la flexibilidad del tobillo[75].

Las amplitudes de movimiento o flexibilidad extremos en algunas articulaciones son necesarias para realizar algunos deportes, como la gimnasia y las carreras con vallas altas. Los deportistas que realizan este tipo de deportes necesitan el entrenamiento de flexibilidad. Otra razón por la que se realiza el estiramiento es para prevenir lesiones. Se supone que el estiramiento puede prevenir algunos tipos de lesiones debido al aumento en la amplitud de movimiento de una articulación. La mayor flexibilidad de cadera, cuádriceps, isquiotibiales y tobillo se asocia moderadamente con un menor índice de lesiones[28]. Sin embargo, en un metaanálisis el estiramiento no se asoció significativamente con la reducción de la lesión, pero se concluyó que no hay evidencia suficiente para respaldar o suspender los estiramientos antes o después del ejercicio a fin de prevenir lesiones entre deportistas de competición o recreativos[96]. En otro metaanálisis se observó que el estiramiento no reduce las lesiones agudas y crónicas[64], y en un estudio donde participaron reclutas del ejército se concluyó que el estiramiento añadido al calentamiento no cambia significativamente el riesgo de lesión[82]. Hay poca evidencia para sustentar que el estiramiento reduce significativamente la probabilidad de lesión en la mayoría de las situaciones.

En contraste con lo que habitualmente se acepta como un hecho, el estiramiento inmediatamente antes de un esfuerzo máximo puede, en realidad, disminuir la fuerza o potencia máximas[7,67]. Por ejemplo, cinco estiramientos balísticos para los extensores y flexores de rodilla realizados de 10 min a 25 min antes de realizar 1RM disminuyeron los valores máximos en un 7 % en una flexión de rodilla y un 5 % en la extensión de rodilla. Cuatro estiramientos estáticos para los extensores de rodilla realizados aproximadamente 4 min antes del torque isocinético máximo disminuyeron el torque máximo en un 3 %, tanto a 60° como a 240° por segundo[27]. Los estiramientos estático y balístico de la parte inferior del cuerpo en jugadores de rugby aumentaron (3.23 frente a 3.27 s) y disminuyeron significativamente (3.24 frente a 3.18 s), respectivamente, el tiempo de una carrera de 20 m, en comparación con el tiempo de una carrera sin estiramiento[36]. Este hallazgo indica que el estiramiento estático disminuye, mientras que el estiramiento balístico aumenta, el rendimiento en una carrera. En un estudio muy interesante con deportistas de atletismo universitarios de élite, se constató que el estiramiento estático antes de una carrera de velocidad de 100 m disminuía el rendimiento[106]. En otro estudio de estiramiento estático en el que se examinó a velocistas y saltadores universitarios, el tiempo de una carrera de velocidad de 100 (0.06 s), pero esto no fue significativo[58]. Si se permite un descanso suficiente después de una sesión de estiramiento, los efectos negativos pueden no ser tan importantes. Esto se observó en los jugadores de campo universitarios en los lanzamientos de la parte superior del cuerpo y en las tareas de potencia cuando la prueba se retrasó 10 min o más después del estiramiento[100]. Los ejemplos anteriores indican que algunos tipos de estiramiento pueden disminuir y otros pueden no tener un efecto significativo sobre la fuerza y la potencia. En una revisión y metaanálisis se ha concluido[7,67] que los estiramientos estáticos y FNP disminuyen el rendimiento muscular, especialmente si no forman parte de un protocolo de calentamiento completo, mientras que los balísticos y dinámicos no tienen un efecto significativo, o solo tienen un pequeño efecto positivo, sobre el rendimiento muscular. Cuando se dan, las disminuciones en la fuerza y potencia máximas después del estiramiento parecen estar relacionadas con la incapacidad de activar completamente el músculo estirado[8] o con un mecanismo inhibidor del sistema nervioso central en el músculo estirado[27].

Aunque no en todos los estudios, se han observado disminuciones del rendimiento inducidas por el estiramiento en relación con la fuerza máxima o la producción de potencia en una variedad de tareas, tanto en sujetos con o sin entrenamiento, en particular debido al estiramiento estático. Parece que, si se necesita mucha fuerza, velocidad o potencia dentro de los primeros minutos después del calentamiento, y si el estiramiento se incluye en el calentamiento, debe realizarse estiramiento dinámico o balístico[9,67]. En los estudios anteriormente mencionados se examinaron los efectos de la fase aguda del estiramiento inmediatamente antes de realizar una tarea de fuerza o potencia. Es posible que, en el entrenamiento a largo plazo, el estiramiento crónico no tenga un efecto sobre la fuerza o la potencia. Por ejemplo, los programas de estiramiento FNP realizados como entrenamientos separados no parecen obstaculizar la fuerza, la potencia o la velocidad relacionadas con el entrenamiento[49]. Además, 6 semanas de estiramientos estáticos realizados 4 días a la semana por deportistas de atletismo altamente entrenados no parecen tener ningún efecto positivo o negativo en la potencia o la velocidad[6]. Las disminuciones en el rendimiento debido al estiramiento inmediatamente antes de un esfuerzo máximo pueden no ser importantes para alguien que entrena para la salud y el acondicionamiento físico general. Sin embargo, tales disminuciones serían importantes para los deportistas profesionales. Por tanto, parecería prudente que las personas interesadas en desarrollar la fuerza y la potencia máximas eviten el estiramiento, particularmente el estiramiento estático o FNP, inmediatamente antes de intentar desarrollar la fuerza y potencia máximas, ya sea en el entrenamiento o en una competición. Si el estiramiento debe incluirse en un calentamiento realizado inmediatamente antes de desarrollar la fuerza y la potencia máximas, debe ser un estiramiento dinámico o balístico.

EFECTOS DEL CALENTAMIENTO Y EL ENFRIAMIENTO

Un **calentamiento activo** consiste en la actividad física realizada antes del entrenamiento. Los calentamientos activos pueden dividirse en tipos generales. Un **calentamiento general** consiste en una actividad que no está específicamente relacionada con la tarea o el entrenamiento a seguir. Este podría consistir en una actividad aeróbica de intensidad ligera a moderada (30–59 % del $\dot{V}O_{2máx}$) durante 5 min a 10 min, seguida de 10 min de estiramiento. Un **calentamiento específico para un deporte** incluye una actividad que está específicamente relacionada con la tarea o el entrenamiento a seguir, como balancear un bate de béisbol antes de batear, lanzar una pelota de baloncesto antes de partido de baloncesto y correr antes de una prueba de velocidad. Se ha sugerido que el calentamiento para un deportista inmediatamente antes de la competición consiste en actividad aeróbica de intensidad submáxima seguida de movimientos de estiramiento lento y luego estiramiento dinámico de grupos musculares grandes complementados con actividades dinámicas específicas del deporte[10].

Se ha sugerido que el calentamiento puede aumentar el rendimiento por varios mecanismos[12,13,30,70]. Puede dar tiempo al deportista para prepararse mentalmente y concentrarse en la próxima práctica deportiva. Por tanto, los factores psicológicos pueden ser un aspecto del calentamiento. Los calentamientos también pueden aumentar la temperatura corporal, lo que podría afectar positivamente el rendimiento debido a lo siguiente:

- Disminución de la rigidez de músculos y tendones
- Mayor velocidad de conducción nerviosa
- Alteración de la fuerza-velocidad muscular
- Mayor disponibilidad de energía anaeróbica (glucógeno)
- Aumento del recambio de Ca^{2+} muscular
- Aumento del recambio puentes cruzados en el músculo

Sin embargo, el aumento de la temperatura corporal por el calentamiento puede disminuir la capacidad de mantener la termorregulación y el rendimiento, especialmente durante la actividad a largo plazo. Los mecanismos fisiológicos no relacionados con la temperatura que pueden aumentar el rendimiento incluyen los siguientes:

- Mayor suministro de oxígeno a los tejidos debido al aumento del flujo sanguíneo
- Mayor consumo de oxígeno previo a la actividad, que puede disminuir la dependencia de las fuentes de energía anaeróbicas
- Aumento de las capacidades de fuerza debido a la actividad muscular previa (potenciación postactivación)

Estos diferentes mecanismos pueden afectar el rendimiento en función de la actividad para la que esté destinado el calentamiento. La disminución de la rigidez de los músculos y tendones y el aumento de la velocidad de conducción nerviosa pueden ser especialmente importantes para las actividades de fuerza y potencia. El aumento del suministro de oxígeno a los tejidos y la disminución de la capacidad para mantener la termorregulación por el aumento de la temperatura corporal pueden afectar más el rendimiento en actividades de resistencia a largo plazo, aunque con efectos opuestos.

¿Mejoran realmente el rendimiento los calentamientos? La revisión de la literatura indica que la respuesta a la pregunta es «sí»[12,70]. Los calentamientos activos aumentan el rendimiento en actividades de alta potencia a corto plazo. El rendimiento del salto vertical aumenta aproximadamente entre un 3 % y un 4 % debido al calentamiento activo de intensidad moderada. El rendimiento en las medidas de potencia y fuerza de la parte superior del cuerpo mejora más con un calentamiento que incluye actividades de carga elevada, en lugar de actividades de carga baja[70]. Los calentamientos que incluyen actividades de potenciación postactivación también aumentan el rendimiento[43,70]. La actividad de potenciación postactivación (PAP) consiste en un ejercicio de carga elevada durante algunas repeticiones, como la sentadilla trasera (*back squat*), y un breve descanso seguido de una actividad de potencia, como un salto vertical. Sin embargo, el rendimiento de actividades de alta potencia a corto plazo puede disminuir si el calentamiento es demasiado intenso o no hay suficiente tiempo de recuperación entre el calentamiento y la actividad, lo que resulta en una menor disponibilidad de fosfatos intramusculares (ATP y PCr). Los calentamientos activos pueden mejorar ligeramente el rendimiento en tareas de duración intermedia (10 s a 5 min) y de duración prolongada (más de 5 min) si el calentamiento permite a la persona comenzar la práctica en un estado no fatigado, pero con un aumento del consumo de oxígeno. El calentamiento para este tipo de tareas, por tanto, puede ser de baja intensidad o de mayor intensidad si se permite un tiempo de recuperación suficiente entre el final del calentamiento y el inicio de la práctica. Por tanto, un calentamiento activo puede aumentar ligeramente el rendimiento si está correctamente estructurado para una actividad específica.

> **Revisión rápida**
>
> - Las sesiones de entrenamiento suelen consistir en calentamiento activo, cuerpo de la sesión y enfriamiento.
> - Un calentamiento activo puede aumentar el rendimiento físico.
> - El calentamiento general consiste en una actividad no relacionada con la tarea o entrenamiento a seguir.
> - Un calentamiento específico para un deporte consiste en una actividad específicamente relacionada con la tarea o entrenamiento a seguir.
> - El estiramiento, especialmente el estiramiento estático, inmediatamente antes de la actividad física puede disminuir la fuerza y la potencia máximas en personas entrenadas y no entrenadas.
> - Si se incluye estiramiento en el calentamiento inmediatamente antes de una competición con movimientos de potencia, debe ser dinámico o balístico.
> - La inclusión de actividades de alta carga o posteriores a la activación en un calentamiento también puede aumentar el rendimiento.

Después de muchas sesiones de entrenamiento, se realiza un período de enfriamiento que consiste en actividad aeróbica de intensidad leve a moderada (30–59 % $\dot{V}O_{2máx}$ o por debajo del umbral de ácido láctico) durante aproximadamente 5 min a 10 min, seguido de 10 min de estiramiento. Uno de los objetivos del enfriamiento es evitar que la sangre se acumule en las piernas, lo que puede causar aturdimiento, mareos o incluso desmayos después de una sesión de entrenamiento extenuante. El enfriamiento también puede ayudar a reducir la acidez de la sangre (*v.* cap. 3, sección «Maximización de la recuperación»). Aunque no está relacionado con el dolor muscular después de una sesión de entrenamiento (dolor muscular de aparición tardía), la eliminación del lactato sérico o la disminución de la acidez de la sangre y los músculos ayudarán a la recuperación inmediatamente después de una sesión de entrenamiento.

DESENTRENAMIENTO

El **desentrenamiento** se refiere a la pérdida de adaptaciones fisiológicas que se produce con el cese completo del entrenamiento o la reducción del volumen o la intensidad del entrenamiento, o ambos. Este proceso puede darse después de un entrenamiento de resistencia, fuerza o flexibilidad. La pérdida de adaptaciones fisiológicas durante el desentrenamiento es una consideración importante para los deportistas durante la temporada baja y para los apasionados del acondicionamiento físico que se van de vacaciones durante 2 semanas. Aquí, se hace hincapié en los cambios en el rendimiento físico durante el desentrenamiento. Sin embargo, los beneficios para la salud también disminuyen debido al desentrenamiento. Después de 6 meses de entrenamiento aeróbico que produce cambios positivos en las lipoproteínas, un período de 15 días de inactividad da como resultado el aumento de LDL-C, pero ningún cambio significativo en el HDL-C[90]. Durante el desentrenamiento, diferentes adaptaciones, como los cambios en el LDL-C y HDL-C que se acaban de señalar, pueden seguir distintos patrones de cambio. La pérdida de adaptaciones fisiológicas durante el desentrenamiento también se ve afectada por la edad, ya que el desentrenamiento parece producirse más rápidamente en las personas mayores y está influenciado por la duración del período de entrenamiento antes del desentrenamiento y el volumen y la intensidad antes del desentrenamiento. Por tanto, aunque las diferentes adaptaciones fisiológicas disminuyen a diferentes velocidades durante el desentrenamiento, todas las adaptaciones fisiológicas logradas con el entrenamiento acabarán disminuyendo.

CESE DEL ENTRENAMIENTO DE FUERZA

El cese completo del entrenamiento de fuerza da como resultado la pérdida tanto de fuerza como de potencia, pero la pérdida puede ser bastante variable[35]. El área transversal de la fibra muscular de tipo I puede mantenerse durante períodos cortos de desentrenamiento (6 semanas), pero el área de la fibra de tipo II disminuye significativamente[93]. Curiosamente, el reentrenamiento después de un entrenamiento previo extenso puede recuperar el tamaño de las fibras musculares a un ritmo más rápido que el que se produce durante la hipertrofia inicial de las fibras, lo que respalda el término «memoria muscular» usado habitualmente en el lenguaje del entrenamiento[93]. En general, en las primeras semanas de desentrenamiento hay una pérdida relativamente pequeña y rápida de la fuerza y la potencia[39,45,46]. Después de las primeras semanas de desentrenamiento se produce una pérdida gradual de fuerza a medida que la duración del desentrenamiento aumenta.

Después de períodos de desentrenamiento de hasta 30 semanas, la fuerza disminuye significativamente con respecto a los valores con entrenamiento, pero sigue siendo notablemente mayor que antes del entrenamiento[35,97]. Por ejemplo, después de 14 semanas de desentrenamiento posteriores a 10 semanas de entrenamiento, los torques máximos concéntricos y excéntricos del extensor de la rodilla habían disminuido de los valores con entrenamiento en un 6 % y un 11 %, respectivamente.

Sin embargo, todavía estaban un 14 % y un 18 %, respectivamente, por encima de los valores previos al entrenamiento[16]. El tipo de acción muscular realizada durante el entrenamiento puede afectar la pérdida de fuerza durante el desentrenamiento. Por ejemplo, el entrenamiento excéntrico solo mantuvo significativamente más fuerza durante 6 semanas de desentrenamiento, en comparación con el entrenamiento concéntrico y normal, que incluye una acción muscular excéntrica y concéntrica[24]. Es importante notar que el índice y magnitud de la pérdida de fuerza con el desentrenamiento varía entre los grupos musculares y con el tipo de prueba (es decir, isocinética, isométrica, 1RM) utilizada para determinar la fuerza.

El rendimiento físico, en parte determinado por la fuerza y la potencia máximas, también disminuye durante los períodos de desentrenamiento. Jugadores de un equipo de balonmano mostraron aumentos significativos en la velocidad de lanzamiento de la pelota y la capacidad de salto durante las 12 semanas de entrenamiento. Sin embargo, durante 7 semanas de desentrenamiento, la velocidad de lanzamiento de la pelota disminuyó significativamente (2.6 %), y la capacidad de salto disminuyó de manera no significativa (1.6 %)[68]. En este estudio, se evidenció que las diferencias en el cambio en el torque máximo concéntrico y excéntrico, la velocidad de lanzamiento de la pelota y la capacidad de salto vertical, la forma en que se determina la fuerza o la potencia, afectarán el índice y la cantidad de cambio en un período de desentrenamiento. Sin embargo, con el cese del entrenamiento la potencia muscular suele disminuir a un ritmo más rápido que la fuerza máxima[35,54].

La edad también afecta el índice de cambio de fuerza durante el desentrenamiento, y las personas mayores suelen mostrar disminuciones más rápidas[65]. Después de 31 semanas de desentrenamiento, los hombres y mujeres mayores (65-75 años) mostraron pérdidas de fuerza significativamente mayores (14 % frente a 8 %) en comparación con hombres y mujeres más jóvenes (20-30 años)[65]. La intensidad del entrenamiento también puede afectar el índice de pérdida de fuerza con el cese del entrenamiento. Durante 24 semanas de desentrenamiento después del entrenamiento de baja intensidad (40 % de 1RM), intensidad moderada (60 % de 1RM), o de alta intensidad (80 % de 1RM), los hombres de 65 a 78 años mostraron disminuciones significativas en la fuerza[32].

Sin embargo, la pérdida de fuerza en la parte superior e inferior del cuerpo durante el desentrenamiento estuvo relacionada con la intensidad, y el entrenamiento de baja intensidad mostró las mayores disminuciones (70-98 %), seguido por el entrenamiento de intensidad moderada (44-50 %) y de alta intensidad (27-29 %). Además, las mujeres mayores pueden ser más susceptibles a los efectos del desentrenamiento que sus homólogos masculinos[52].

Muchos factores pueden afectar la velocidad y la magnitud de los cambios de fuerza y potencia durante el desentrenamiento, pero tanto la fuerza como la potencia acabarán disminuyendo con el cese del entrenamiento.

DISMINUCIÓN DEL VOLUMEN DEL ENTRENAMIENTO DE FUERZA

El volumen del entrenamiento de fuerza puede reducirse mediante la reducción del número de series realizadas, el número de repeticiones por serie y/o la frecuencia del entrenamiento. Los estudios que examinan el efecto de la reducción del volumen de entrenamiento de fuerza se han enfocado, en su mayor parte, en la disminución de la frecuencia de entrenamiento. Después de 12 semanas de entrenamiento isocinético concéntrico con una frecuencia de una o dos veces por semana, la fuerza máxima se mantuvo durante 12 semanas[57]. Después de 21 semanas de entrenamiento dos veces por semana, la fuerza máxima de una prensa de piernas (1RM) no mostró una disminución significativa durante 21 semanas de entrenamiento con solo tres sesiones cada 2 semanas[89]. De hecho, la fuerza de las piernas aumentó un 5 % adicional durante la primera mitad de las 21 semanas de desentrenamiento y luego disminuyó ligeramente (2 %) durante la última mitad del desentrenamiento. Parece que reducir la frecuencia del entrenamiento a una o dos sesiones por semana después del entrenamiento a una frecuencia más alta mantiene los niveles de fuerza durante períodos relativamente prolongados si la intensidad del entrenamiento se mantiene.

El efecto de reducir el volumen del entrenamiento también es importante durante los programas de temporada para los deportistas. De manera similar a la información presentada anteriormente, parece[68] que una o dos sesiones de entrenamiento de fuerza por semana mantendrán los niveles de fuerza durante períodos relativamente prolongados durante la temporada, siempre y cuando se mantenga la intensidad del entrenamiento con pesas[35]. Por ejemplo, en jugadores de fútbol, una sola sesión semanal de entrenamiento con pesas mantuvo la fuerza máxima y la capacidad de carrera corta, pero una sesión cada 2 semanas resultó en disminuciones significativas en estas mismas medidas[86]. Sin embargo, los jugadores de baloncesto universitarios que no realizaron entrenamiento con pesas durante una temporada de 20 semanas no mostraron una disminución significativa en los niveles de fuerza máxima y capacidad de salto vertical (−1 % a + 5 %), pero la capacidad de carreras de velocidad cortas disminuyó significativamente en un 3 %[50].

De manera similar, los jugadores del equipo de balonmano que no realizaron entrenamiento con pesas durante la temporada en un período de 7 semanas mostraron una disminución no significativa en la capacidad de salto con contramovimiento (−2 %), mientras que la velocidad de lanzamiento de la pelota mostró una disminución significativa (−3 %)[68]. Parece que los niveles de fuerza máxima y el

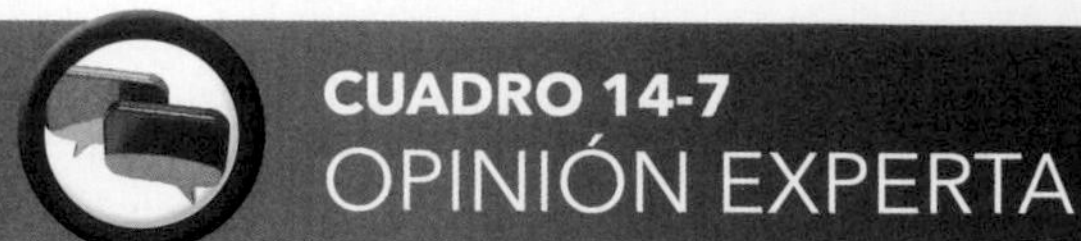

CUADRO 14-7
OPINIÓN EXPERTA

¿Qué implica ser un entrenador universitario de fuerza y acondicionamiento?

Mickey Marotti, MSCC, MA, MS
Assistant Athletic Director of Sports Performance
Department of Athletics
The Ohio State University
Columbus, Ohio

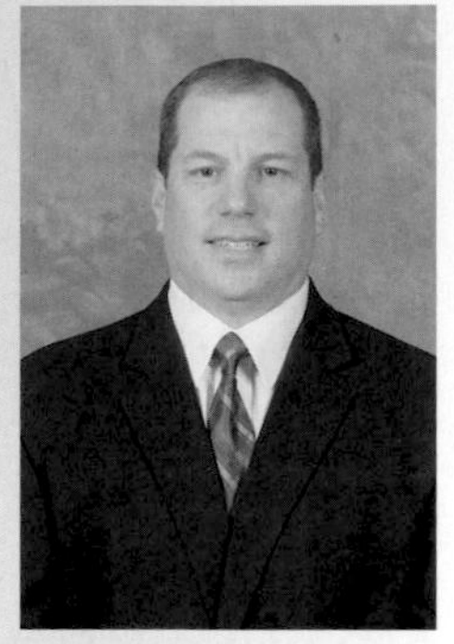

Ser un entrenador de fuerza y acondicionamiento en el nivel de la 1.ª división es muy exigente, pero también muy gratificante. He estado en el ámbito universitario desde hace más de 30 años. Mi único trabajo después de la universidad ha sido como entrenador de fuerza. Paso mucho tiempo cumpliendo mis responsabilidades diarias como entrenador universitario de fuerza y acondicionamiento. Los rigores diarios de esta profesión exigen gran dedicación e inversión de tiempo, la capacidad de seguir aprendiendo y crecer como profesional, y la dedicación y esfuerzo que hay que poner en los estudiantes deportistas. Primero, el joven aspirante profesional que está interesado en convertirse en un entrenador de fuerza (1) debe tener pasión y energía para entrenar, si bien probablemente sea más importante el (2) amor y el deseo de entrenar, servir y tener un impacto en la vida de un joven deportista.

Los estudiantes deportistas, especialmente en este nivel, probablemente pasan más tiempo con el entrenador de fuerza que cualquier otra persona en el campus. Los entrenadores de fuerza tienen la obligación y la responsabilidad de brindar liderazgo, tutoría y apoyo a lo largo del viaje. Los entrenadores de fuerza pueden inculcar la ética del trabajo, tener un impacto positivo en la vida de los estudiantes deportistas e influir positivamente en los estudiantes deportistas de muchas otras formas. Esto debe entenderse bien antes de que alguien opte por seguir en el ámbito de la fuerza y el acondicionamiento universitario. Las familias de los entrenadores de fuerza también deben entender que esto no es solo un trabajo; es realmente una forma de vida. Todos deben estar completamente comprometidos.

Un entrenador cultiva, educa y motiva. Su responsabilidad número uno para con el estudiante deportista es el desarrollo completo en los ámbitos físico, emocional, mental y educativo.

Deben proporcionar el porqué, el cómo, el qué y el dónde. Necesitan darle inspiración diaria para ayudar a maximizar el potencial genético y atlético del estudiante deportista. La mayoría de los deportistas no son tan apasionados por el entrenamiento como los entrenadores. Los mejores entrenadores de fuerza tienen una forma de hacer que los deportistas crean que pueden lograr grandes cosas a partir de la mejora de la fuerza física, la velocidad y la resistencia. Brindarles entusiasmo y energía con el entrenamiento es una prioridad diaria.

El entrenamiento y la preparación son los próximos pasos. Tener un gran conocimiento de fisiología, kinesiología, programación y ciencias del deporte es vital para el éxito. Los entrenadores de fuerza deben participar en un programa integral de ciencias del deporte en un instituto o universidad. La mayoría de los departamentos deportivos requieren un título de posgrado y una certificación. Las mejores certificaciones requieren un período de prácticas y aprendizaje para experimentar de qué se trata exactamente el entrenamiento de fuerza. Estos períodos brindan a los aspirantes a entrenadores las habilidades para cumplir con sus responsabilidades. Recomiendo encarecidamente estos períodos de prácticas para experimentar las responsabilidades diarias, las demandas de tiempo, para ayudar a descubrir si esto es realmente lo que desean o tal vez no. Los jóvenes profesionales deben vivir la experiencia. Los entrenadores de fuerza dedican una cantidad excesiva de tiempo a los deportistas detrás de escena: muy temprano en la mañana, largas tardes, mucho tiempo de pie y voz fuerte casi todo el tiempo. Los jóvenes profesionales también deben exhibir un alto nivel de inteligencia emocional y sentido común. Estas son los rasgos generales de los mejores y más calificados entrenadores. Los entrenadores de fuerza deben ser muy organizados y estar motivados para la educación continua y no pueden ser demasiado sensibles. Dirigir un programa de fuerza también requiere administración del tiempo, alto nivel de cumplimiento e integridad, así como flexibilidad y cambios continuos.

rendimiento motor en algunos deportistas, pero no en otros, puede mantenerse durante la temporada a pesar de la interrupción del entrenamiento con pesas. Un aspecto importante de reducir el volumen de entrenamiento de fuerza para los deportistas en temporada es que se realizan otros tipos de entrenamiento, lo que puede ayudar a reducir cualquier disminución en la fuerza máxima o los niveles de rendimiento.

CESE DEL ENTRENAMIENTO DE RESISTENCIA

El cese del entrenamiento de resistencia da como resultado una disminución relativamente rápida del $\dot{V}O_{2máx}$. El consumo máximo de oxígeno ($mL \cdot kg^{-1} \cdot min^{-1}$) disminuye aproximadamente un 14 % en los hombres jugadores de baloncesto que dejan de entrenar durante 4 semanas al final de una temporada y un 8 % en los nadadores que dejan de entrenar durante 5 semanas[42,79]. La disminución del $\dot{V}O_{2máx}$ puede ser bastante variable y, en parte, depende de la duración del entrenamiento y de las capacidades aeróbicas antes de finalizar el entrenamiento. Los deportistas altamente entrenados con un $\dot{V}O_{2máx}$ alto en las primeras 8 semanas de finalizar el entrenamiento muestran disminuciones en el $\dot{V}O_{2máx}$ que van del 4 % al 20 %[76]. Sin embargo, aquellos con valores de $\dot{V}O_{2máx}$ más bajos o períodos de entrenamiento más cortos (4-8 semanas) antes de finalizar el entrenamiento muestran disminuciones mucho más pequeñas en el $\dot{V}O_{2máx}$, que van del 0 % al 6 % dentro de las 2 a 4 semanas posteriores al cese del entrenamiento[76]. En ambos casos, el $\dot{V}O_{2máx}$ se mantuvo por encima de los valores sin entrenamiento.

Muchos factores contribuyen a la disminución de la capacidad aeróbica con el cese del entrenamiento. Tanto la masa corporal como el porcentaje de grasa corporal aumentan en 5 semanas sin entrenamiento en nadadores, y ambos factores disminuirán el $\dot{V}O_{2máx}$ relativo ($mL \cdot kg^{-1} \cdot min^{-1}$)[79]. Pero en términos fisiológicos, la disminución inicial del $\dot{V}O_{2máx}$ puede atribuirse a una rápida disminución del volumen sanguíneo, con una disminución consecuente en el volumen sistólico, que no puede compensarse con aumentos en la FC durante el ejercicio[76]. Esto da como resultado una disminución del gasto cardíaco máximo (gasto cardíaco = FC × volumen sistólico) y, por tanto, una disminución en la irrigación sanguínea y oxígeno al tejido. El volumen telediastólico cardíaco también disminuye, lo que contribuye a la disminución del volumen sistólico (volumen sistólico = volumen telediastólico-volumen telesistólico; *v.* cap. 6). La masa del ventrículo izquierdo también puede disminuir con el cese del entrenamiento. La actividad de las enzimas aeróbicas en el músculo esquelético disminuye, pero las enzimas específicas muestran respuestas variables al cese del entrenamiento. La densidad mitocondrial disminuye, mientras que la densidad capilar no cambia. El índice de intercambio respiratorio dentro de las 3 semanas posteriores al cese del entrenamiento aumenta (0.89-0.95) durante el ejercicio al 60 % del $\dot{V}O_{2máx}$, lo que indica una mayor dependencia de los carbohidratos como combustible metabólico (*v.* cap. 3). Recuérdese que, por litro de oxígeno, el metabolismo aeróbico de los carbohidratos genera más energía (ATP) que el metabolismo aeróbico de las grasas. Las reservas de glucógeno muscular disminuyen rápidamente (hasta un 20 % en 4 semanas) y la sensibilidad a la insulina se reduce, lo que compromete la capacidad de usar carbohidratos como sustrato metabólico[76]. Todos estos factores comprometen la capacidad de realizar el metabolismo aeróbico, lo que disminuye la capacidad para realizar la actividad aeróbica máxima.

DISMINUCIÓN DEL VOLUMEN DEL ENTRENAMIENTO DE RESISTENCIA

La reducción del volumen de entrenamiento de resistencia puede lograrse mediante la reducción del volumen de entrenamiento realizado en una sesión de entrenamiento o la frecuencia del mismo. La interacción entre la intensidad y el volumen del entrenamiento es importante cuando el volumen del entrenamiento de resistencia disminuye. Las reducciones en la intensidad del entrenamiento, incluso si se mantienen la frecuencia y el volumen del entrenamiento, disminuyen las capacidades aeróbicas tanto en personas con entrenamiento aeróbico por períodos cortos (10 semanas) como en deportistas altamente entrenados[77]. Para mantener las capacidades aeróbicas durante los períodos de entrenamiento con un volumen reducido, debe mantenerse la intensidad del entrenamiento. Las personas con entrenamiento aeróbico moderado (10 semanas de entrenamiento) mantienen la capacidad de resistencia hasta durante 15 semanas con un volumen de entrenamiento reducido en una tercera o dos terceras partes, siempre que mantengan la intensidad del entrenamiento[48]. De manera similar, los deportistas entrenados pueden mantener las capacidades aeróbicas con reducciones del 50 % al 70 % en el volumen de entrenamiento durante períodos cortos de tiempo[77]. De manera similar al mantenimiento de las capacidades de fuerza, para mantener las capacidades aeróbicas con la reducción en el volumen de entrenamiento, debe mantenerse la intensidad del entrenamiento.

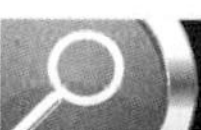

Revisión rápida

- Las sesiones de entrenamiento suelen consistir en calentamiento activo, cuerpo de la sesión y enfriamiento.
- Un calentamiento activo puede aumentar el rendimiento físico.
  - El calentamiento general consiste en una actividad no relacionada con la tarea o entrenamiento a seguir.
  - Un calentamiento específico para un deporte consiste en una actividad específicamente relacionada con la tarea o entrenamiento a seguir.
  - El estiramiento, especialmente el estiramiento estático, inmediatamente antes de la actividad física puede disminuir la fuerza y la potencia máximas en personas entrenadas y no entrenadas.
- Si se incluye estiramiento en el calentamiento inmediatamente antes de una competición con movimientos de potencia, debe ser dinámico o balístico.
- La inclusión de actividades de alta carga o posteriores a la activación en un calentamiento también puede aumentar el rendimiento.

PERIODIZACIÓN

La **periodización** se refiere a la variación planificada en el entrenamiento, con el objetivo de optimizar el rendimiento físico durante largos períodos de entrenamiento. Los deportistas de resistencia y fuerza-potencia y los apasionados del acondicionamiento físico utilizan el entrenamiento periodizado. Los programas periodizados utilizan cambios en el volumen de entrenamiento, la intensidad, la selección de ejercicios y el tipo de entrenamiento (fuerza, aeróbico, intervalo, pliométrico) para crear variaciones en el entrenamiento. Para los deportistas, los cambios en la habilidad y la estrategia de entrenamiento en una práctica deportiva también varían a lo largo de una temporada competitiva. Un metaanálisis concluye que el entrenamiento de fuerza periodizado produce mayores ganancias de fuerza que los programas no periodizados en ambos sexos, personas jóvenes y mayores de 55 años, y en levantadores de pesas entrenados y no entrenados[84], y que la periodización produce ganancias de fuerza significativamente mayores que los programas no periodizados[105]. De hecho, se ha recomendado la periodización del entrenamiento de fuerza para personas tanto entrenadas como no entrenadas[3]. Se ha realizado una cantidad sustancial de investigación sobre el entrenamiento de fuerza periodizado, y se ha constatado que es mejor que los programas no periodizados con respecto a las ganancias de fuerza, cambios en la composición corporal y rendimiento motor (carreras cortas, ciclismo de máxima potencia y capacidad de salto vertical). Para un análisis más detallado del entrenamiento de fuerza periodizado, consúltese Fleck y Kraemer (2014) y Kraemer y Fleck (2007) en la lista de lecturas recomendadas. Pueden periodizarse todos los tipos de entrenamiento. Aquí, se examinan los conceptos de periodización del entrenamiento de fuerza y aeróbico.

ENTRENAMIENTO PERIODIZADO CLÁSICO DE FUERZA-POTENCIA

Con un programa clásico de fuerza-potencia o lineal periodizado, se inicia con un entrenamiento de alto volumen y baja intensidad y se progresa hacia un entrenamiento de bajo volumen y alta intensidad (tabla 14-8). Varias fases del entrenamiento componen todo el ciclo de entrenamiento, cada una con una duración típica de 4 a 6 semanas y con diferentes objetivos principales. En muchos progra-

Tabla 14-8. Entrenamiento periodizado clásico de fuerza-potencia

	Fase de entrenamiento			
Variable del entrenamiento	**Hipertrofia**	**Fuerza**	**Potencia**	**Pico**
Series	3-5	3-5	3-5	1-5
Repeticiones/serie	8-12	2-6	2-3	1-3
Volumen	Muy alta	Alta	Moderada	Bajo
Intensidad	Baja	Moderada	Alta	Muy alto

mas, una fase de recuperación activa de 1 a 2 semanas, que consiste en entrenamiento ligero o sin peso, sigue a la última fase de entrenamiento. Además, en muchos programas solo se realizan ejercicios de articulaciones múltiples después del programa periodizado.

Uno de los objetivos de la fase de recuperación activa es permitir la recuperación fisiológica y psicológica del entrenamiento anterior de alta intensidad. El volumen y la intensidad del entrenamiento cambian principalmente por modificaciones en el número de series y repeticiones por serie. Este tipo de entrenamiento está pensado para alcanzar el máximo, o maximizar, la fuerza y la potencia máximas después de la última, o fase de entrenamiento de pico. Después de la fase de recuperación activa, se repite todo el ciclo de entrenamiento. Idealmente, pueden usarse pesos más pesados en el nuevo ciclo debido al aumento de fuerza y potencia provocado por el ciclo de entrenamiento anterior. La variación del entrenamiento también puede introducirse con cambios en el tipo de ejercicios de fuerza realizados. Por lo general, esto significa un mayor énfasis en la fuerza máxima en las fases iniciales de entrenamiento mediante ejercicios de fuerza, como sentadillas y levantar peso muerto. Luego, los aprendices cambiarían a ejercicios orientados a la potencia, como una cargada (*power clean*), arrancada (*power snatch*) y ejercicios pliométricos hacia el final del ciclo de entrenamiento. Nótese que el rango en el número de series y repeticiones en cada fase de entrenamiento también permite la variación en el volumen y la intensidad en las sesiones de entrenamiento semanal. Las guías presentadas en la tabla 14-8 para enfatizar varios resultados del entrenamiento pueden usarse para ayudar a diseñar sesiones de entrenamiento en un programa de entrenamiento de fuerza periodizado.

ENTRENAMIENTO PERIODIZADO NO LINEAL

La periodización no lineal consiste en realizar sesiones de entrenamiento sucesivas con un patrón recurrente con un volumen e intensidad de entrenamiento muy diferentes. Un patrón de entrenamiento típico podría ser realizar ejercicios con 4 a 6, 8 a 10 y 12 a 15 repeticiones por serie de 2 a 3 series por ejercicio en cada una de las 3 sesiones de entrenamiento semanal. Esto da como resultado cambios sustanciales en el volumen y la intensidad del entrenamiento en una semana de entrenamiento, debido principalmente al número de repeticiones por serie. El patrón de cambios en el número de repeticiones por serie se repite semanalmente. En algunos programas no lineales, todos los ejercicios siguen el patrón no lineal. En otros programas, solo los ejercicios de articulaciones múltiples siguen el patrón no lineal. Se ha constatado que la periodización no lineal es mejor que los programas no periodizados en cuanto a ganancias de fuerza, cambios en la composición corporal y rendimiento motor en sujetos sin entrenamiento y en deportistas[61,69]. Los metaanálisis indican que las periodizaciones no lineal y lineal son igualmente efectivas para aumentar la fuerza[44]. Para un análisis más detallado de la periodización del entrenamiento de fuerza, consúltese Fleck y Kraemer (2014). También es posible realizar cambios en la elección del ejercicio en programas no lineales para enfatizar la fuerza o la potencia, así como cambios en otras variables del entrenamiento de fuerza. Después de un mes o varios meses de entrenamiento, puede tener lugar una fase de recuperación activa, en la que la periodización no lineal se reanuda después de la fase de recuperación activa.

El entrenamiento no lineal «flexible» se refiere a cambiar las demandas de una sesión de entrenamiento debido a una prueba realizada al inicio de una sesión de entrenamiento o al rendimiento en una sesión en función del nivel de fatiga de la persona deportista, las demandas de la práctica, el horario o la enfermedad, y el cambio coincide el tipo de entrenamiento que pueda realizarse de la forma óptima en ese día determinado. El entrenamiento no lineal flexible es más efectivo que la periodización no lineal normal para aumentar la fuerza de las piernas, pero no de la parte superior del cuerpo en personas con experiencia limitada en el entrenamiento con pesas[72] y para producir ganancias de fuerza equilibradas en los levantadores de potencia varones moderadamente entrenados[23]. El entrenamiento flexible podría utilizarse en cualquier programa de entrenamiento con pesas. Desarrollar un programa completo de fuerza y acondicionamiento requiere un enfoque integral para todas las formas de acondicionamiento y tratar con un grupo diverso de deportistas en muchos deportes diferentes (cuadro 14-7).

PERIODIZACIÓN DEL ENTRENAMIENTO AERÓBICO

Los conceptos utilizados para periodizar el entrenamiento aeróbico son similares a los utilizados para el de fuerza. El volumen de entrenamiento suele medirse como la distancia total que se ha nadado, corrido o remado. En muchos programas, se utiliza el porcentaje de $FC_{máx}$ para determinar la intensidad del entrenamiento. Sin embargo, la intensidad también puede determinarse como el porcentaje del mejor tiempo para cubrir una cierta distancia. En la figura 14-8 se muestra un programa periodizado típico para un corredor de fondo. En este plan de entrenamiento, el volumen de entrenamiento semanal se incrementa gradualmente durante varias semanas (1-6, 8-10, 12-14 semanas) de entrenamiento, seguido de un período de recuperación de una semana de entrenamiento durante el cual se disminuye el volumen y la intensidad. Aunque la intensidad del entrenamiento varía diariamente y dentro de una sesión de entrenamiento, generalmente, durante las primeras 10 sema-

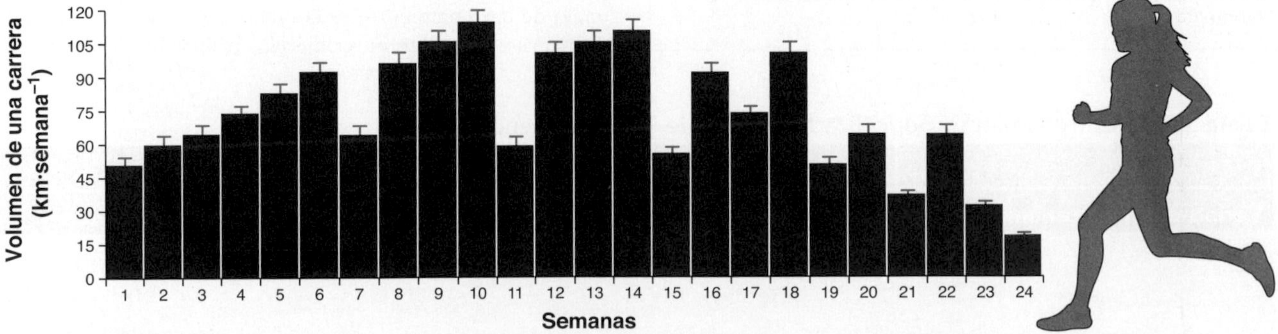

FIGURA 14-8. Ejemplo de un plan de entrenamiento de resistencia periodizado. El volumen de entrenamiento de corredores de resistencia bien entrenados (68 mL O_2·kg^{-1}·min^{-1}) se representa durante 24 semanas de entrenamiento. La intensidad del entrenamiento también varió (consúltese el texto para obtener una explicación). (Figura cortesía del laboratorio de Alejandro Lucía, Universidad Europea de Madrid.)

nas de entrenamiento, la intensidad como porcentaje de la $FC_{máx}$ también aumenta gradualmente desde una FC por debajo del umbral de lactato a una FC sustancialmente por encima de dicho umbral. Las semanas 11, 15 y 19 son las semanas de recuperación con una disminución en el volumen y la intensidad del entrenamiento. Varias semanas de entrenamiento (semanas 12, 14, 16 y 18) son más difíciles porque tanto el volumen de entrenamiento como la intensidad general del entrenamiento permanecen elevados. En las últimas semanas de entrenamiento (semanas 22 a 24), se inicia una reducción gradual en el plan de entrenamiento. Tanto el volumen como la intensidad disminuyen en esta fase del plan de entrenamiento y la intensidad se mantiene en niveles más altos durante más tiempo que el volumen. Para obtener más información sobre la periodización del entrenamiento de resistencia, consúltese Reuter (2012) en las lecturas recomendadas.

Los planes de entrenamiento físico aeróbico también pueden variar, y el entrenamiento puede progresarse de forma periodizada mientras se mantenga dentro de las guías para el entrenamiento físico aeróbico. Esto puede lograrse mediante el aumento gradual del porcentaje de la $FC_{máx}$, la variación de la duración o la distancia del entrenamiento, y el aumento de la frecuencia del entrenamiento. Por ejemplo, la intensidad podría aumentarse gradualmente del 60 % de la $FC_{máx}$ al 80 % a medida que aumenta la condición aeróbica, la duración del entrenamiento podría aumentarse de 20 min a 60 min, y la frecuencia del entrenamiento podría progresar gradualmente de 3 a 5 o 6 veces por semana. Sin embargo, en un plan periodizado, y para aumentar la dificultad del entrenamiento, no siempre es necesario que la intensidad, la duración y la frecuencia del entrenamiento progresen. Es posible tener sesiones de mayor intensidad y menor duración (sesión de 20 min al 80 % de la $FC_{máx}$) en la semana de entrenamiento, con otras sesiones de menor intensidad, pero de mayor duración (65 % de la $FC_{máx}$ en una sesión de 60 min). Dentro de un plan de entrenamiento aeróbico también es posible tener semanas de entrenamiento de recuperación, como se muestra en la figura 14-8. Dentro del programa de entrenamiento físico también pueden incorporarse diferentes modos de ejercicio, como correr, montar en bicicleta y entrenamiento elíptico, sesión por sesión o en cualquier otro patrón de variación, para evitar el aburrimiento y una posible lesión por uso excesivo. La manipulación de las variables de entrenamiento permite un número casi ilimitado de diferentes tipos de sesiones de entrenamiento aeróbico.

Un aspecto de cualquier forma de entrenamiento periodizado, especialmente para los deportistas, es la **disminución gradual (*tapering*)**, o una reducción planificada, del volumen de entrenamiento, y posiblemente de la intensidad, al final de un programa de entrenamiento antes de una competición[97,99]. La disminución gra-

Revisión rápida

- La periodización puede aplicarse a cualquier tipo de programa de formación.
- La periodización clásica de fuerza-potencia sigue un patrón de progresión desde un entrenamiento de baja intensidad y alto volumen hasta un entrenamiento de alta intensidad y bajo volumen.
- El entrenamiento de resistencia no lineal consiste en realizar sesiones de entrenamiento sucesivas en un patrón recurrente, con un volumen e intensidad de entrenamiento muy diferentes.
- El entrenamiento de resistencia también puede periodizarse, de modo que se pase de un entrenamiento de baja intensidad y alto volumen a un entrenamiento de alta intensidad y bajo volumen.
- La disminución gradual (*tapering*) puede utilizarse como la última fase de un programa de entrenamiento para maximizar o aumentar el rendimiento.

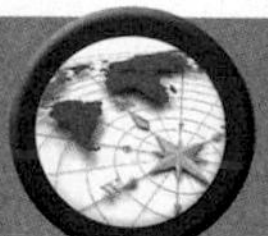

CUADRO 14-8
MÁS QUE EXPLORAR

La disminución gradual puede aumentar el rendimiento

Tanto los deportistas de resistencia como los anaeróbicos utilizan la disminución gradual para maximizar el rendimiento en una competición específica. La reducción del volumen y/o la intensidad del entrenamiento durante un período corto produce la recuperación del entrenamiento anterior e, idealmente, una supercompensación o aumento en las capacidades de rendimiento. Muchos deportistas utilizan la disminución gradual, incluidos los levantadores de pesas, nadadores, triatletas, corredores y ciclistas olímpicos. La reducción gradual puede provocar los siguientes aumentos:

- 5-6 % en el criterio de rendimiento en ciclismo
- Hasta un 20 % en potencia y fuerza
- 1-9 % en el $\dot{V}O_{2máx}$
- 15 % en el volumen de eritrocitos
- 5 % en testosterona sérica
- 10 % en células inmunitarias antiinflamatorias
- 6 % en lanzamiento de peso por encima y por debajo de la cabeza
- Mejora de los estados de ánimo

Todos estos factores podrían aumentar el rendimiento. Las ganancias en el rendimiento por la disminución gradual pueden ser bastante variables, pero incluso pequeñas ganancias pueden ser importantes para un deportista, especialmente en una competición importante. La disminución gradual suele durar de 7 a 30 días y normalmente implica mantener la misma intensidad del entrenamiento o un pequeño aumento. El volumen de entrenamiento normalmente disminuye del 40 % al 90 %, en función del nivel de fatiga del deportista, el tipo deportista y la duración de la disminución gradual, que puede ser una parte importante de la planificación del entrenamiento. Para más información sobre la planificación y los efectos de la disminución gradual, consúltese la siguiente lista de lecturas recomendadas.

Lecturas recomendadas

Bazyler CD, Mizuguchi S, Harrison AP, et al. Changes in muscle architecture, explosive ability, and track and field throwing performance throughout a competitive season and after a taper. *J Strength Cond Res.* 2017;31:2785–2793.

Chtourou H, Chaouachi A, Driss T, et al. The effects of training at the same time of day and tapering period on the diurnal variation of short exercise performances. *J Strength Cond Res.* 2012;26:697–708.

Papacosta E, Gleeson M, Nassis GP. Salivary hormones, IgA, and performance during intense training and tapering in judo athletes. *J Strength Cond Res.* 2013;27:2569–2580.

Izquierdo J, Ibanez J, Gonzalez-Badillo JJ, et al. Detraining and tapering effects on hormonal responses and strength performance. *J Strength Cond Res.* 2007;21:768–775.

Wilson JM, Wilson GJ. A practical approach to the taper. *Strength Cond J.* 2008;30:10–17.

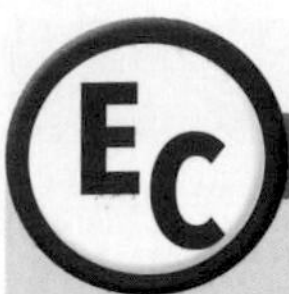

ESTUDIO DE CASO

ESCENARIO

Está diseñando el programa de entrenamiento de fuerza para un lanzador de peso en preparación para una competición importante que debe celebrarse en breve. ¿Qué tipo de programa de entrenamiento de fuerza diseñaría y qué tipo de cambios haría mientras el lanzador se prepara para la competición?

Opciones

Yo diseñaría un programa clásico de entrenamiento de fuerza periodizado de fuerza-potencia. Por tanto, el entrenamiento pasaría de un entrenamiento de alto volumen y baja intensidad a un entrenamiento de bajo volumen y alta intensidad a medida que avanzaran las fases del entrenamiento. Las fases del entrenamiento (hipertrofia, fuerza, potencia y pico) tendrían una duración de aproximadamente 4 semanas. Se programarían para que inmediatamente antes de la competición se alcanzara la fase de pico. Además de avanzar hacia un entrenamiento de alta intensidad y bajo volumen a medida que avanza el entrenamiento, se realizarían muchos otros cambios. Las fases de hipertrofia consistirían en una combinación de ejercicios de una y múltiples articulaciones. Sin embargo, a medida que el entrenamiento avanzara hacia la fase de pico, para ayudar a reducir el volumen total del entrenamiento, la cantidad de ejercicios de una sola articulación se reduciría gradualmente. Además, a medida que el entrenamiento avanzara hacia la fase de pico, se enfatizarán los ejercicios de potencia, como las cargadas (*power cleans*) y las arrancadas (*snatch pull*). También tendría cuidado de no realizar ejercicios de estiramiento estático en un calentamiento previo a las sesiones de entrenamiento de fuerza. Se ha constatado que este tipo de entrenamiento de flexibilidad reduce la fuerza y la potencia máximas inmediatamente después del estiramiento. El calentamiento podría incluir estiramientos dinámicos. Sin embargo, incluiría el estiramiento, incluido el estiramiento estático, en el período de enfriamiento después de las sesiones de entrenamiento de fuerza. Inmediatamente antes de la competición, se realizaría una fase de pico de 7 a 10 días para ayudar a maximizar el desarrollo de potencia.

ESCENARIO

Un amigo le ha pedido que le diseñe un programa de entrenamiento aeróbico para principiantes. ¿Qué tipo de sesión de entrenamiento le recomendaría y qué tipos de progresión de entrenamiento se utilizarían?

Opciones

Las sesiones de entrenamiento iniciales consistirían en 20-30 min de ejercicio a una intensidad del 60 % al 65 % de la $FC_{máx}$. La frecuencia de entrenamiento sería de 3 días a la semana con al menos 1 día de descanso entre las sesiones. A medida que avanza el entrenamiento, la intensidad aumentaría gradualmente hasta aproximadamente el 90 % de la $FC_{máx}$; la duración de la sesión de entrenamiento aumentaría a 60 min y la frecuencia aumentaría gradualmente a 5 o 6 días por semana. Sería cauteloso a medida que avanza el entrenamiento para no incluir inicialmente un entrenamiento de mayor intensidad y mayor volumen en la misma sesión. Por tanto, al aumentar la intensidad del entrenamiento en la progresión del entrenamiento, no aumentaría el volumen de entrenamiento en la misma sesión, y viceversa. A medida que la frecuencia del entrenamiento aumenta, recomendaría una combinación de carrera, entrenamiento elíptico y ciclismo para ayudar a evitar cualquier lesión por uso excesivo.

dual, representada como una reducción del volumen de entrenamiento en las últimas semanas de entrenamiento, se evidencia en la figura 14-8. Los cambios fisiológicos y en el rendimiento causados por la disminución gradual se presentan en el cuadro 14-8.

RESUMEN DEL CAPÍTULO

Aunque las muertes asociadas con enfermedades cardiovasculares están disminuyendo, sigue siendo la principal causa de muerte en Estados Unidos. Las enfermedades cardiovasculares incluyen EAC, ACV, hipertensión y enfermedades arteriales. Los factores de riesgo no controlables asociados con la enfermedad cardiovascular incluyen ser hombre, edad avanzada y herencia. Los factores de riesgo controlables incluyen tabaquismo, perfil lipídico sérico, hipertensión, obesidad, diabetes y actividad física. Todos estos factores están interrelacionados, y la actividad física produce adaptaciones positivas de casi todos los demás factores de riesgo controlables. Otras enfermedades crónicas que se ven afectadas positivamente por el entrenamiento físico incluyen diabetes de tipo 2, cáncer, obesidad y depresión, entre otras.

Tanto el entrenamiento aeróbico como el de fuerza, con la intensidad y el volumen correctos, reducen el riesgo de enfermedad cardiovascular. El volumen y la intensidad de la actividad física necesarios para generar beneficios para la salud son menores que los necesarios para generar beneficios en el acondicionamiento físico. Sin embargo, si se producen beneficios en el acondicionamiento físico, también se producirán beneficios para la salud. El desentrenamiento provoca la pérdida de adaptaciones fisiológicas ganadas con el entrenamiento, aunque el patrón y la magnitud de la pérdida varían según la adaptación.

Por tanto, tanto los deportistas como los interesados en los beneficios del entrenamiento para la salud o el estado físico deben evitar períodos prolongados de desentrenamiento. El entrenamiento no periodizado mejora el acondicionamiento físico. Sin embargo, el entrenamiento periodizado se recomienda tanto para los apasionados del acondicionamiento físico como para los deportistas, porque produce mayores beneficios para el acondicionamiento físico que el entrenamiento no periodizado.

PREGUNTAS DE REVISIÓN

COMPLETE LOS ESPACIOS EN BLANCO

1. La obstrucción de una arteria coronaria produce ____________, o irrigación sanguínea insuficiente al tejido cardíaco dependiente de la arteria.
2. Si una arteria coronaria está grave o totalmente bloqueada, la isquemia se vuelve lo suficientemente grave como para provocar _________________, más comúnmente conocido como ataque cardíaco.

3. Las personas con alto riesgo de enfermedad cardiovascular deben someterse a ______________ antes de realizar ejercicio.
4. Si el entrenamiento físico causa hipertrofia ventricular, el complejo QRS en un ECG se vuelve __________________.
5. ________________ requiere que una persona califique subjetivamente la dificultad del esfuerzo.

OPCIÓN MULTIPLE

1. ¿Cuál de los siguientes puede verse afectado por un accidente cerebrovascular?
   a. Sentidos
   b. Capacidades de memoria a corto plazo
   c. Capacidades de memoria a largo plazo
   d. Patrones del habla
   e. Todos lo anteriores
2. ¿Qué tipo de insuficiencia cardíaca es resultado de una sustancia tóxica o fármaco debido a una obstrucción de las arterias coronarias que produce un infarto?
   a. Aguda
   b. Crónica
   c. Sistólica
   d. Arterioesclerosis
   e. Enfermedad arterial
3. ¿Qué tipo de insuficiencia cardíaca resulta del deterioro de la función cardíaca debido a los efectos a largo plazo de factores tales como hipertensión, múltiples infartos menores o una infección viral?
   a. Aguda
   b. Crónica
   c. Sistólica
   d. Arterioesclerosis
   e. Enfermedad arterial
4. La hipertensión en etapa 2 es el término médico para la hipertensión arterial crónica en reposo. Se define como una presión arterial en reposo igual o mayor que ¿cuál de las siguientes?
   a. 120-80 mm Hg para las presiones arteriales sistólica y diastólica, respectivamente
   b. 100-60 mm Hg para las presiones arteriales sistólica y diastólica, respectivamente
   c. 140-90 mm Hg para las presiones arteriales sistólica y diastólica, respectivamente
   d. 160-110 mm Hg para las presiones arteriales sistólica y diastólica, respectivamente
   e. Ninguna de las anteriores
5. ¿Qué factor de riesgo cardiovascular controlable puede afectar negativamente todos los demás factores de riesgo cardiovascular controlables?
   a. Perfil lipídico en sangre
   b. Hipertensión
   c. Obesidad o sobrepeso
   d. Diabetes mellitus
   e. Inactividad física

VERDADERO / FALSO

1. La ateroesclerosis puede desarrollarse en cualquier vaso sanguíneo.
2. La ateroesclerosis y la arterioesclerosis, o engrosamiento y pérdida de elasticidad de la pared arterial, son el resultado de una inflamación crónica de bajo grado de las paredes de los vasos sanguíneos.
3. A medida que la presión arterial aumenta, la fuerza que el ventrículo izquierdo debe desarrollar para bombear sangre por todo el cuerpo disminuye, lo que aumenta la demanda de oxígeno en el tejido cardíaco.
4. La disminución del colesterol sérico, del LDL-C y de HDL-C se asocian con un mayor riesgo de EAC.
5. Un MET es igual al consumo de oxígeno en reposo.

RESPUESTA CORTA

1. ¿Cuáles son las partes habituales de una sesión de entrenamiento aeróbico o de fuerza?
2. Explique cómo la inflamación crónica de bajo grado conduce a la obstrucción de las arterias o ateroesclerosis y arterioesclerosis.
3. Explique por qué la hipertensión es una consideración importante para la salud cardiovascular.
4. Explique por qué el complejo QRS de un ECG es más alto que la onda P.
5. ¿Qué tipos de signos y síntomas buscará el personal médico durante y después de una prueba de esfuerzo graduado?

PREGUNTA DE PENSAMIENTO CRÍTICO

1. Analice el efecto que tiene la actividad física sobre los factores de riesgo cardiovascular modificables del perfil lipídico sérico, la hipertensión, la obesidad y la diabetes mellitus, y cómo estos efectos ayudan a reducir el riesgo cardiovascular.

TÉRMINOS CLAVE

Accidente cerebrovascular Ausencia de irrigación sanguínea en una parte del cerebro.

Angina de pecho Dolor en el pecho debido a isquemia del tejido cardíaco.

Arterioesclerosis Engrosamiento progresivo y pérdida de elasticidad de una pared arterial debido a inflamación crónica de bajo grado.

Ateroesclerosis Estrechamiento progresivo de una arteria debido a la formación de placa grasa en la pared interior de una arteria.

Beneficio en el acondicionamiento físico Adaptación fisiológica al entrenamiento que mejora el rendimiento físico.

Beneficio para la salud Adaptación fisiológica al entrenamiento que reduce el riesgo de desarrollar una enfermedad.

Calentamiento activo Actividad realizada antes del entrenamiento.

Calentamiento específico para el deporte Tipo de calentamiento activo que consiste en una actividad que está específicamente relacionada con el entrenamiento a seguir.

Calentamiento general Tipo de calentamiento que consiste en una actividad no relacionada específicamente con el entrenamiento a seguir.

Colesterol unido a lipoproteínas de alta densidad (HDL-C) Lipoproteína producida por el hígado para transportar los lípidos desde las células del cuerpo de regreso al hígado.

Colesterol unido a lipoproteínas de baja densidad (LDL-C) Lipoproteína producida por el hígado para transportar el colesterol y los triglicéridos a los tejidos del cuerpo para su uso.

Desentrenamiento Pérdida de adaptaciones fisiológicas con el cese completo del entrenamiento o una reducción en el volumen o la intensidad del entrenamiento.

Dislipidemia Cantidad anómala de lípidos en la sangre.

Disminución gradual Reducción planificada en el volumen o la intensidad del entrenamiento, o en ambos.

Ejercicio de múltiples grupos musculares Ejercicio de entrenamiento de fuerza que requiere el movimiento en más de una articulación y desarrollo de fuerza por más de un grupo muscular, como una fuerza en banco o prensa de piernas; también denominado *ejercicio de múltiples articulaciones*.

Ejercicio de un solo grupo muscular Ejercicio de entrenamiento de fuerza que requiere predominantemente el movimiento de una articulación y el desarrollo de la fuerza en un grupo muscular, como flexiones de los brazos o extensiones de las piernas; también se denomina *ejercicio de una sola articulación*.

Electrocardiograma (ECG) Medición de la conductividad eléctrica cardíaca; se utiliza para determinar el ritmo cardíaco o la contracción y la relajación.

Enfermedad arterial coronaria (EAC) Proceso de enfermedad que causa obstrucción final y endurecimiento de las arterias que irrigan el tejido cardíaco.

Enfermedad arterial periférica (EAP) Desarrollo de ateroesclerosis en la circulación periférica.

Entrenamiento cruzado Realizar varios tipos de ejercicio aeróbico en un período de entrenamiento.

Entrenamiento por intervalos Series de ejercicio repetidas en una sesión de entrenamiento separadas por períodos de descanso.

Estiramiento balístico Entrenamiento de flexibilidad que requiere un movimiento dinámico, en el que el impulso de la parte del cuerpo involucrada en el estiramiento hace que un músculo se estire al final de la amplitud de movimiento de un movimiento dinámico.

Estiramiento dinámico Estiramiento que requiere un movimiento dinámico durante el estiramiento, que produce el movimiento a través de toda la amplitud de movimiento de las articulaciones involucradas.

Estiramiento estático Entrenamiento de flexibilidad que se realiza moviéndose lentamente a través de la amplitud de movimiento de un ejercicio de flexibilidad y se mantiene el ejercicio cerca del final de la amplitud de movimiento, hasta que se siente un estiramiento en el músculo que se está estirando.

Equivalente metabólico (MET) Medida del consumo de oxígeno en relación con el reposo; 1 MET equivale aproximadamente a 3.5 $mL \cdot kg^{-1} \cdot min^{-1}$; hacer ejercicio a 4 MET equivale a un consumo de oxígeno cuatro veces superior al consumo de oxígeno en reposo.

Facilitación neuromuscular propioceptiva (FNP) Técnica de entrenamiento de flexibilidad que requiere la contracción muscular antes del estiramiento para provocar una relajación refleja del músculo que se está estirando, de modo que se logre una mayor amplitud de movimiento durante el estiramiento.

Factores de riesgo principales Factores que están muy asociados con la enfermedad arterial coronaria.

Hipertensión idiopática Aparición de hipertensión arterial cuando se desconoce la causa exacta del aumento de la presión arterial.

Hipertensión Presión sanguínea en reposo crónicamente alta.

Índice del esfuerzo percibido (IEP) Calificación subjetiva de la fuerza con la que está trabajando una persona.

Infarto de miocardio Isquemia grave del tejido cardíaco; comúnmente se conoce como ataque cardíaco.

Insuficiencia cardíaca Deterioro de la capacidad de los ventrículos para contraerse hasta el punto de que el gasto cardíaco es insuficiente para satisfacer las necesidades de oxígeno del cuerpo.

Intensidad del ejercicio Medida de la dificultad o el estrés del ejercicio.

Isquemia Irrigación sanguínea insuficiente a un tejido.

Lipoproteína Grupo de lípidos y proteínas que se transporta en la sangre.

Periodización Variación planificada del entrenamiento con el objetivo de optimizar el rendimiento físico durante largos períodos de entrenamiento.

Prediabetes Significa que el nivel de glucosa sérica es más alto de lo normal, pero aún no es lo suficientemente alto como para ser clasificado como diabetes de tipo 2.

Programa de entrenamiento de fuerza corporal total Programa de entrenamiento de fuerza en el que se entrenan todos los grupos musculares principales en cada sesión de entrenamiento.

Programa de partes del cuerpo Programa de entrenamiento de fuerza en el que se entrena una parte del cuerpo en particular, como la zona dorsal o el pecho, durante diferentes sesiones de entrenamiento.

Rabdomiólisis por esfuerzo Afección médica grave producida por una lesión o rotura muscular directa o indirecta que causa complicaciones médicas como insuficiencia renal, e incluso la muerte, si no se trata con éxito.

Rutina dividida Programa de entrenamiento de fuerza en el que el cuerpo se divide en diferentes áreas, y cada área se entrena en una sesión de entrenamiento de fuerza separada.

Trombo Coágulo sanguíneo que obstruye parcial o por completo una arteria.

Una repetición máxima (1RM) Peso máximo que puede levantarse para una repetición completa de un ejercicio de entrenamiento de fuerza.

Volumen de entrenamiento Medición de la cantidad total de trabajo o entrenamiento realizado.

BIBLIOGRAFÍA

1. Albright A, Franz M, Hornsby G, et al. American College of Sports Medicine position stand. Exercise and type 2 diabetes. *Med Sci Sports Exerc.* 2000;32:1345–1360.
2. American College of Sports and Medicine. *ACSM's Guidelines for Exercise Testing and Prescription.* Philadelphia, PA: Wolters Kluwer, 2018.
3. American College of Sports Medicine. American College of Sports Medicine position stand. Progression models in resistance training for healthy adults. *Med Sci Sports Exerc.* 2009;41:687–708.
4. American Diabetes Association. Standards of medical care in diabetes—2012. *Diabetes Care.* 2012;35(Suppl 1):S11–S63.
5. American Heart Association Statistics Committee and Stroke Statistics Subcommittee; Go AS, Mozaffarian D, Roger VL, et al. Executive summary: heart disease and stroke statistics—2013 update: a report from the American Heart Association. *Circulation.* 2013;127:143–152.
6. Bazett-Jones DM, Gibson MH, McBride JM. Sprint and vertical jump performances are not affected by six weeks of static hamstring stretching. *J Strength Cond Res.* 2008;22:25–31.
7. Behm DG, Blazevich AJ, Kay AD, et al. Acute effects of muscle stretching on physical performance, range of motion, and injury incidence in healthy active individuals: a systematic review. *Appl Physiol Nutr Metab.* 2016;41:1–11.
8. Behm DG, Button DC, Butt JC. Factors affecting force loss with prolonged stretching. *Can J Appl Physiol.* 2001;26:261–272.

9. Behm DG, Chaouachi A. A review of the acute effects of static and dynamic stretching on performance. *Eur J Appl Physiol*. 2011;111:2633–2651.
10. Benjamin EJ, Muntner P, Alonso A, et al.; American Heart Association Council on Epidemiology and Prevention Statistics Committee, and Stroke Statistics Subcommittee. Heart disease and stroke statistics-2019 update: a report from the American Heart Association. *Circulation*. 2019;139:e56–e528.
11. Benjamin EJ, Virani SS, Callaway CW, et al.; American Heart Association Council on Epidemiology and Prevention Statistics Committee and Stroke Statistics Subcommittee. Heart disease and stroke statistics-2018 update: a report from the American Heart Association. *Circulation*. 2018;137:e67–e492.
12. Bishop D. Warm up I: potential mechanisms and the effects of passive warm up on exercise performance. *Sports Med*. 2003;33:439–454.
13. Bishop D. Warm up II: performance changes following active warm up and how to structure the warm up. *Sports Med*. 2003;33:483–498.
14. Blackwell DL, Lucas JW, Clarke TC. Summary health statistics for U.S. adults: national health interview survey, 2012. *Vital Health Stat 10*. 2014;(260):1–161.
15. Blair SN, Kampert JB, Kohl HW III, et al. Influences of cardiorespiratory fitness and other precursors on cardiovascular disease and all-cause mortality in men and women. *JAMA*. 1996;276:205–210.
16. Blazevich AJ, Cannavan D, Coleman DR, et al. Influence of concentric and eccentric resistance training on architectural adaptation in human quadriceps muscles. *J Appl Physiol (1985)*. 2007;103:1565–1575.
17. Cayco CS, Labro AV, Gorgon EJR. Hold-relax and contract-relax stretching for hamstrings flexibility: a systematic review with meta-analysis. *Phys Ther Sport*. 2019;35:42–55.
18. Chaudhuri KR, Martinez-Martin P, Brown RG, et al. The metric properties of a novel non-motor symptoms scale for Parkinson's disease: Results from an international pilot study. *Mov Disord*. 2007;22:1901–1911.
19. Chobanian AV, Bakris GL, Black HR, et al.; Joint National Committee on Prevention DE, Treatment of High Blood Pressure; National Heart, Lung, and Blood Institute; National High Blood Pressure Education Program Coordinating Committee. Seventh report of the Joint National Committee on Prevention, Detection, Evaluation, and Treatment of High Blood Pressure. *Hypertension*. 2003;42:1206–1252.
20. Colberg SR, Sigal RJ, Fernhall B, et al.; American College of Sports Medicine, American Diabetes Association. Exercise and type 2 diabetes: the American College of Sports Medicine and the American Diabetes Association: joint position statement. *Diabetes Care*. 2010;33:e147–e167.
21. Colberg SR, Sigal RJ, Fernhall B, et al.; American College of Sports Medicine; American Diabetes Association. Exercise and type 2 diabetes: the American College of Sports Medicine and the American Diabetes Association: joint position statement executive summary. *Diabetes Care*. 2010;33:2692–2696.
22. Collins EG, Edwin Langbein W, Orebaugh C, et al. PoleStriding exercise and vitamin E for management of peripheral vascular disease. *Med Sci Sports Exerc*. 2003;35:384–393.
23. Colquhoun RJ, Gai CM, Walters J, et al. Comparison of powerlifting performance in trained men using traditional and flexible daily undulating periodization. *J Strength Cond Res*. 2017;31:283–291.
24. Coratella G, Schena F. Eccentric resistance training increases and retains maximal strength, muscle endurance, and hypertrophy in trained men. *Appl Physiol Nutr Metab*. 2016;41:1184–1189.
25. Cornelissen VA, Fagard RH. Effect of resistance training on resting blood pressure: a meta-analysis of randomized controlled trials. *J Hypertens*. 2005;23:251–259.
26. Cornelissen VA, Smart NA. Exercise training for blood pressure: a systematic review and meta-analysis. *J Am Heart Assoc*. 2013;2:e004473.
27. Cramer JT, Housh TJ, Weir JP, et al. The acute effects of static stretching on peak torque, mean power output, electromyography, and mechanomyography. *Eur J Appl Physiol*. 2005;93:530–539.
28. Fletcher GF, Balady GJ, Amsterdam EA, et al. Exercise standards for testing and training: a statement for healthcare professionals from the American Heart Association. *Circulation*. 2001;104:1694–1740.
29. Decoster LC, Cleland J, Altieri C, et al. The effects of hamstring stretching on range of motion: a systematic literature review. *J Orthop Sports Phys Ther*. 2005;35:377–387.
30. DeLorey DS, Kowalchuk JM, Heenan AP, et al. Prior exercise speeds pulmonary O2 uptake kinetics by increases in both local muscle O2 availability and O2 utilization. *J Appl Physiol (1985)*. 2007;103:771–778.
31. Fagard RH. Exercise characteristics and the blood pressure response to dynamic physical training. *Med Sci Sports Exerc*. 2001;33:S484–S492; discussion S493–494.
32. Fatouros IG, Kambas A, Katrabasas I, et al. Resistance training and detraining effects on flexibility performance in the elderly are intensity-dependent. *J Strength Cond Res*. 2006;20:634–642.
33. Ferrara CM, Goldberg AP, Ortmeyer HK, et al. Effects of aerobic and resistive exercise training on glucose disposal and skeletal muscle metabolism in older men. *J Gerontol A Biol Sci Med Sci*. 2006;61:480–487.
34. Fleck SJ. Cardiovascular response to strength training. In: Komi PV, ed. *Strength and Power in Sport: Olympic Encyclopedia of Sports Medicine*. Oxford, England: Wiley-Blackwell, 2002:387–406.
35. Fleck SJ, Kraemer WJ. *Designing Resistance Training Programs*. Champaign, IL: Human Kinetics, 2014.
36. Helgerud J, Hoydal K, Wang E, et al. Aerobic high-intensity intervals improve $\dot{V}o_{2máx}$ more than moderate training. *Med Sci Sports Exerc*. 2007;39:665–671.
37. Foster C, Porcari JP, Gibson M, et al. Translation of submaximal exercise test responses to exercise prescription using the Talk Test. *J Strength Cond Res*. 2009;23:2425–2429.
38. Fox EL. Interval training. *Bull Hosp Joint Dis*. 1979;40:64–71.
39. Garcia-Pallares J, Sanchez-Medina L, Perez CE, et al. Physiological effects of tapering and detraining in world-class kayakers. *Med Sci Sports Exerc*. 2010;42:1209–1214.
40. Garrison RJ, Kannel WB, Stokes J III, et al. Incidence and precursors of hypertension in young adults: the Framingham Offspring Study. *Prev Med*. 1987;16:235–251.
41. Gellish RL, Goslin BR, Olson RE, et al. Longitudinal modeling of the relationship between age and maximal heart rate. *Med Sci Sports Exerc*. 2007;39:822–829.
42. Ghosh AK, Paliwal R, Sam MJ, et al. Effect of 4 weeks detraining on aerobic & anaerobic capacity of basketball players & their restoration. *Indian J Med Res*. 1987;86:522–527.
43. Hammami A, Zois J, Slimani M, et al. The efficacy and characteristics of warm-up and re-warm-up practices in soccer players: a systematic review. *J Sports Med Phys Fitness*. 2018;58:135–149.
44. Harries SK, Lubans DR, Callister R. Systematic review and meta-analysis of linear and undulating periodized resistance training programs on muscular strength. *J Strength Cond Res*. 2015;29:1113–1125.
45. Herrero AJ, Martin J, Martin T, et al. Short-term effect of plyometrics and strength training with and without superimposed electrical stimulation on muscle strength and anaerobic performance: a randomized controlled trial. Part II. *J Strength Cond Res*. 2010;24:1616–1622.
46. Herrero AJ, Martin J, Martin T, et al. Short-term effect of strength training with and without superimposed electrical stimulation on muscle strength and anaerobic performance. A randomized controlled trial. Part I. *J Strength Cond Res*. 2010;24:1609–1615.
47. Hiatt WR, Cox L, Greenwalt M, et al. Quality of the assessment of primary and secondary endpoints in claudication and critical leg ischemia trials. *Vasc Med*. 2005;10:207–213.
48. Hickson RC, Kanakis C Jr, Davis JR, et al. Reduced training duration effects on aerobic power, endurance, and cardiac growth. *J Appl Physiol Respir Environ Exerc Physiol*. 1982;53:225–229.
49. Higgs F, Winter SL. The effect of a four-week proprioceptive neuromuscular facilitation stretching program on isokinetic torque production. *J Strength Cond Res*. 2009;23:1442–1447.
50. Hoffman JR, Fry AC, Howard R, et al. Strength, speed and endurance changes during the course of a division I basketball season. *J Strength Cond Res*. 1991;5:144–149.
51. Ingham SA, Whyte GP, Pedlar C, et al. Determinants of 800-m and 1500-m running performance using allometric models. *Med Sci Sports Exerc*. 2008;40:345–350.
52. Ivey FM, Tracy BL, Lemmer JT, et al. Effects of strength training and detraining on muscle quality: age and gender comparisons. *J Gerontol A Biol Sci Med Sci*. 2000;55:B152–B157; discussion B158–B159.
53. Izquierdo M, Ibanez J, Gonzalez-Badillo JJ, et al. Differential effects of strength training leading to failure versus not to failure on hormonal responses, strength, and muscle power gains. *J Appl Physiol (1985)*. 2006;100:1647–1656.
54. Izquierdo M, Ibanez J, Gonzalez-Badillo JJ, et al. Detraining and tapering effects on hormonal responses and strength performance. *J Strength Cond Res*. 2007;21:768–775.
55. Karp JR. Interval training for the fitness professional. *J Strength Cond Res*. 2000;22:64–69.
56. Kavouras SA, Panagiotakos DB, Pitsavos C, et al. Physical activity, obesity status, and glycemic control: The ATTICA study. *Med Sci Sports Exerc*. 2007;39:606–611.
57. McCarrick MJ, Kemp JG. The effect of strength training and reduced training on rotator cuff musculature. Clin Biomech (Bristol, Avon). 2000;15(suppl 1):S42–S45.
58. Kistler BM, Walsh MS, Horn TS, et al. The acute effects of static stretching on the sprint performance of collegiate men in the 60- and 100-m dash after a dynamic warm-up. *J Strength Cond Res*. 2010;24:2280–2284.
59. Kodama S, Saito K, Tanaka S, et al. Cardiorespiratory fitness as a quantitative predictor of all-cause mortality and cardiovascular events in healthy men and women: a meta-analysis. *JAMA*. 2009;301:2024–2035.

60. Kraemer WJ, Marchitelli L, Gordon SE, et al. Hormonal and growth factor responses to heavy resistance exercise protocols. *J Appl Physiol (1985)*. 1990;69:1442–1450.
61. Kraemer WJ, Ratamess N, Fry AC, et al. Influence of resistance training volume and periodization on physiological and performance adaptations in collegiate women tennis players. *Am J Sports Med*. 2000;28:626–633.
62. Kraemer WJ, Ratamess NA. Fundamentals of resistance training: progression and exercise prescription. *Med Sci Sports Exerc*. 2004;36:674–688.
63. Kraemer WJ, Ratamess NA, Vingren JL. Genetic contributions to neuroendocrine responses to resistance training. In: Lightfoot JT, Hubal MJ, Roth S, eds. *Routledge Handbook of Sport and Exercise Systems Genetics*. New York, NY: Routledge, 2019:290–309.
64. Lauersen JB, Bertelsen DM, Andersen LB. The effectiveness of exercise interventions to prevent sports injuries: a systematic review and meta-analysis of randomised controlled trials. *Br J Sports Med*. 2014;48:871–877.
65. Lemmer JT, Hurlbut DE, Martel GF, et al. Age and gender responses to strength training and detraining. *Med Sci Sports Exerc*. 2000;32:1505–1512.
66. Leon AS, Sanchez OA. Response of blood lipids to exercise training alone or combined with dietary intervention. *Med Sci Sports Exerc*. 2001;33:S502–S515; discussion S528–509.
67. Lima CD, Ruas CV, Behm DG, et al. Acute effects of stretching on flexibility and performance: a narrative review. *J Sci Sport Exerc*. 2019;1:29–37.
68. Marques MC, Gonzalez-Badillo JJ. In-season resistance training and detraining in professional team handball players. *J Strength Cond Res*. 2006;20:563–571.
69. Marx JO, Ratamess NA, Nindl BC, et al. Low-volume circuit versus high-volume periodized resistance training in women. *Med Sci Sports Exerc*. 2001;33:635–643.
70. McCrary JM, Ackermann BJ, Halaki M. A systematic review of the effects of upper body warm-up on performance and injury. *Br J Sports Med*. 2015; 49:935–942.
71. McKay BD, Yeo NM, Jenkins NDM, et al. Exertional rhabdomyolysis in a 21-year-old healthy woman: a case report. *J Strength Cond Res*. 2017; 31:1403–1410.
72. McNamara JM, Stearne DJ. Flexible nonlinear periodization in a beginner college weight training class. *J Strength Cond Res*. 2010;24:17–22.
73. Meckel Y, Gefen Y, Nemet D, et al. Influence of short vs. long repetition sprint training on selected fitness components in young soccer players. *J Strength Cond Res*. 2012;26:1845–1851.
74. Medeiros DM, Cini A, Sbruzzi G, et al. Influence of static stretching on hamstring flexibility in healthy young adults: Systematic review and meta-analysis. *Physiother Theory Pract*. 2016;32:438–445.
75. Medeiros DM, Martini TF. Chronic effect of different types of stretching on ankle dorsiflexion range of motion: Systematic review and meta-analysis. *Foot (Edinb)*. 2018;34:28–35.
76. Mujika I, Padilla S. Cardiorespiratory and metabolic characteristics of detraining in humans. *Med Sci Sports Exerc*. 2001;33:413–421.
77. Mujika I, Padilla S. Scientific bases for precompetition tapering strategies. *Med Sci Sports Exerc*. 2003;35:1182–1187.
78. Noble BJ, Robertson RJ. *Perceived Exertion*. Champaign, IL: Human Kinetics, 1996.
79. Ormsbee MJ, Arciero PJ. Detraining increases body fat and weight and decreases Vo_{2peak} and metabolic rate. *J Strength Cond Res*. 2012;26:2087–2095.
80. Tønnessen E, Shalfawi SAI, Haugen T, et al. The effect of 40-m repeated sprint training on maximum sprinting speed, repeated sprint speed endurance, vertical jump, and aerobic capacity in young elite male soccer players. *J Strength Cond Res*. 2011;25:2364–2370.
81. Peterson MD, Rhea MR, Alvar BA. Maximizing strength development in athletes: a meta-analysis to determine the dose-response relationship. *J Strength Cond Res*. 2004;18:377–382.
82. Pope RP, Herbert RD, Kirwan JD, et al. A randomized trial of preexercise stretching for prevention of lower-limb injury. *Med Sci Sports Exerc*. 2000; 32:271–277.
83. Prabhakaran B, Dowling EA, Branch JD, et al. Effect of 14 weeks of resistance training on lipid profile and body fat percentage in premenopausal women. *Br J Sports Med*. 1999;33:190–195.
84. Rhea MR, Alderman BL. A meta-analysis of periodized versus nonperiodized strength and power training programs. *Res Q Exerc Sport*. 2004;75:413–422.
85. Robertson RJ, Goss FL, Dube J, et al. Validation of the adult OMNI scale of perceived exertion for cycle ergometer exercise. *Med Sci Sports Exerc*. 2004;36:102–108.
86. Ronnestad BR, Nymark BS, Raastad T. Effects of in-season strength maintenance training frequency in professional soccer players. *J Strength Cond Res*. 2011;25:2653–2660.
87. Ross R, Blair SN, Arena R, et al.; American Heart Association Physical Activity Committee of the Council on Lifestyle and Cardiometabolic Health; Council on Clinical Cardiology; Council on Epidemiology and Prevention; Council on Cardiovascular and Stroke Nursing; Council on Functional Genomics and Translational Biology; Stroke Council. Importance of assessing cardiorespiratory fitness in clinical practice: a case for fitness as a clinical vital sign: a scientific statement from the American Heart Association. *Circulation*. 2016;134:e653–e699.
88. Sallinen J, Fogelholm M, Pakarinen A, et al. Effects of strength training and nutritional counseling on metabolic health indicators in aging women. *Can J Appl Physiol*. 2005;30:690–707.
89. Sallinen J, Fogelholm M, Volek JS, et al. Effects of strength training and reduced training on functional performance and metabolic health indicators in middle-aged men. *Int J Sports Med*. 2007;28: 815–822.
90. Slentz CA, Houmard JA, Johnson JL, et al. Inactivity, exercise training and detraining, and plasma lipoproteins. STRRIDE: a randomized, controlled study of exercise intensity and amount. *J Appl Physiol (1985)*. 2007;103:432–442.
91. Smith RA, Martin GJ, Szivak TK, et al. The effects of resistance training prioritization in NCAA Division I Football summer training. *J Strength Cond Res*. 2014;28:14–22.
92. Spreuwenberg LP, Kraemer WJ, Spiering BA, et al. Influence of exercise order in a resistance-training exercise session. *J Strength Cond Res*. 2006;20:141–144.
93. Staron RS, Leonardi MJ, Karapondo DL, et al. Strength and skeletal muscle adaptations in heavy-resistance-trained women after detraining and retraining. *J Appl Physiol (1985)*. 1991;70:631–640.
94. Stein R, Hriljac I, Halperin JL, et al. Limitation of the resting ankle-brachial index in symptomatic patients with peripheral arterial disease. *Vasc Med*. 2006;11:29–33.
95. Tanasescu M, Leitzmann MF, Rimm EB, et al. Exercise type and intensity in relation to coronary heart disease in men. *JAMA*. 2002;288:1994–2000.
96. Thacker SB, Gilchrist J, Stroup DF, et al. The impact of stretching on sports injury risk: a systematic review of the literature. *Med Sci Sports Exerc*. 2004;36:371–378.
97. Thomas L, Busso T. A theoretical study of taper characteristics to optimize performance. *Med Sci Sports Exerc*. 2005;37:1615–1621.
98. Todd JS, Shurley JP, Todd TC, et al. DeLorme and the science of progressive resistance exercise. *J Strength Cond Res*. 2012;26:2913–2923.
99. Tokmakidis SP, Zois CE, Volaklis KA, et al. The effects of a combined strength and aerobic exercise program on glucose control and insulin action in women with type 2 diabetes. *Eur J Appl Physiol*. 2004;92:437–442.
100. Torres EM, Kraemer WJ, Vingren JL, et al. Effects of stretching on upper-body muscular performance. *J Strength Cond Res*. 2008;22:1279–1285.
101. Utter AC, Robertson RJ, Green JM, et al. Validation of the Adult OMNI Scale of perceived exertion for walking/running exercise. *Med Sci Sports Exerc*. 2004;36:1776–1780.
102. Whelton PK, Carey RM, Aronow WS, et al. 2017 ACC/AHA/AAPA/ABC/ACPM/AGS/APhA/ASH/ASPC/NMA/PCNA guideline for the prevention, detection, evaluation, and management of high blood pressure in adults: a report of the American College of Cardiology/American Heart Association Task Force on Clinical Practice Guidelines. *J Am Coll Cardiol*. 2018;71:e127-e248.
103. Whelton SP, Chin A, Xin X, et al. Effect of aerobic exercise on blood pressure: a meta-analysis of randomized, controlled trials. *Ann Intern Med*. 2002; 136:493–503.
104. Willardson JM. The application of training to failure in periodized multiple-set resistance exercise programs. *J Strength Cond Res*. 2007;21:628–631.
105. Williams TD, Tolusso DV, Fedewa MV, et al. Comparison of periodized and non-periodized resistance training on maximal strength: a meta-analysis. *Sports Med*. 2017;47:2083–2100.
106. Winchester JB, Nelson AG, Landin D, et al. Static stretching impairs sprint performance in collegiate track and field athletes. *J Strength Cond Res*. 2008;22:13–19.

LECTURAS RECOMENDADAS

Albright A, Franz M, Hornsby G, et al. Position stand: exercise and type 2 diabetes. *Med Sci Sports Exerc*. 2000;32:1345–1360.

American College of Sports Medicine. American College of Sports Medicine position stand. Progression models in resistance training for healthy adults. *Med Sci Sports Exerc*. 2009;42:687–708.

Behm DG, Button DC, Butt JC. Factors affecting force loss with prolonged stretching. *Can J Appl Physiol*. 2001;26:261–272.

Behm DG, Chaouachi A. A review of the acute effects of static and dynamic stretching on performance. *Eur J Applied Physiol*. 2011;111:2633–2651.

Bishop D. Warm up I: potential mechanisms and the effects of passive warm up on exercise performance. *Sports Med*. 2003;33:439–454.

Bishop D. Warm up II: performance changes following active warm up and how to structure the warm up. *Sports Med*. 2003;33:483–498.

Cornelissen VA, Fagard RH. Effect of resistance training on resting the pressure: a meta-analysis of randomized controlled trials. *J Hypertens*. 2005;23:251–259.

Evans JW. Periodized resistance training for enhancing skeletal muscle hypertrophy and strength: a mini-review. *Front Physiol*. 2019;10:13. doi: 10.3389/fphys.2019.00013.

Fleck SJ. Cardiovascular response to strength training. In: Komi PV, ed. *Strength and Power in Sport: Olympic Encyclopedia of Sports Medicine*. 2nd ed., Vol. III. Oxford, England: Wiley-Blackwell, 2002:387–406.

Fleck SJ, Kraemer WJ. *Designing Resistance Training Programs*. 4th ed. Champaign, IL: Human Kinetics, 2014.

Haugen T, Seiler S, Sandbakk Ø, Tønnessen E. The training and development of elite sprint performance: an integration of scientific and best practice literature. *Sports Med Open*. 2019;5(1):44.

Kiely J. Periodization theory: confronting an inconvenient truth. *Sports Med*. 2018;48:753–764.

Kraemer WJ, Fleck SJ. *Optimizing Strength Training: Designing Nonlinear Periodization Workouts*. Champaign, IL: Human Kinetics, 2007.

Mujika I, Halson S, Burke LM, Balagué G, Farrow D. An integrated, multifactorial approach to periodization for optimal performance in individual and team sports. *Int J Sports Physiol Perform*. 2018;13:538–561.

Mujika I, Padilla S. Cardiorespiratory and metabolic characteristics of detraining in humans. *Med Sci Sports Exerc*. 2001;33:413–421.

Mujika I, Padilla S. Scientific basis for precompetition tapering strategies. *Med Sci Sports Exerc*. 2003;35:1182–1187.

Pescatello LS, Franklin BA, Fagard R, et al. American College of Sports Medicine position stand. Exercise and hypertension. *Med Sci Sports Exerc*. 2004;36:533–553.

Ratamess NA. *ACSM's Foundations of Strength Training and Conditioning*. Philadelphia, PA: Lippincott Williams & Wilkins, Philadelphia, PA, 2021.

Reuter B. *Developing Endurance*. Champaign, IL: Human Kinetics, 2012.

The Seventh Report of the Joint National Committee on Prevention, Detection, Evaluation, and Treatment of High Blood Pressure (Internet). Bethesda, MD: U.S. Department of Health and Human Services, National High Blood Pressure Education Program, 2004 (cited 2012 Jan 7). Available from http://www.ncbi.nlm.nih.gov.ezproxy.lib.uconn.edu/books/bv.fcgi?rid=hbp7.TOC

Thacker SB, Gilchrist J, Stroup DF, et al. The impact of stretching on sports injury risk: a systematic review of literature. *Med Sci Sports Exerc*. 2004;36:371–378.

Thomas L, Busso T. A theoretical study of taper characteristics to optimize performance. *Med Sci Sports Exerc*. 2005;37:1615–1621.

Whelton PK, Carey RM, Aronow WS, et al. Guideline for the prevention, detection, evaluation, and management of high blood pressure in adults: a report of the American College of Cardiology/American Heart Association Task Force on Clinical Practice Guidelines. *Hypertension* 2017;71:e13–e115.

Wilson JM, Wilson GJ. A practical approach to the taper. *Strength Cond J*. 2008; 30:10–17.

BIBLIOGRAFÍA CLÁSICA

DeLorme TL, Watkins AL. Techniques of progressive resistance exercise. *Arch Phys Med*. 1948;29:263–273.

Dexter L, Lewis BM, Houssay HE, et al. The dynamics of both right and left ventricles at rest and during exercise in patients with heart failure. *Trans Assoc Am Physicians*. 1953;66:266–274.

Komi PV. Factors affecting muscular strength and principles of training. *Duodecim*. 1974;90(7):505–516.

Matoba H, Gollnick PD. Response of skeletal muscle to training. *Sports Med*. 1984;1(3):240–251.

Matveyev L. *Fundamentals of Sports Training*. Moscow: Progress, 1981.

Maud PJ, Pollock ML, Foster C, et al. Fifty years of training and competition in the marathon: Wally Hayward, age 70—a physiological profile. *S Afr Med J*. 1981;59(5):153–157.

O'Shea P. *Quantum Strength and Power Training: Gaining the Winning Edge*. Corvallis, OR: Patrick's Books, 1995.

Shaffer CF, Chapman DW. The exercise electrocardiogram; an aid in the diagnosis of arteriosclerotic heart disease in persons exhibiting abnormally large Q3 waves. *Am J Med*. 1951;11(1):26–30.

El ejercicio es medicina

Capítulo

15

DESPUÉS DE LEER ESTE CAPÍTULO, DEBERÍA SER CAPAZ DE:

1. Describir el cambio principal, en el ámbito de las ciencias del deporte, que trajo consigo el concepto de «el ejercicio es medicina» a finales del siglo XX.
2. Conocer muchas de las enfermedades crónicas y molestias que responden a una actividad física estructurada y realizada adecuadamente.
3. Conocer la diferencia entre la prescripción de ejercicio relacionada con la salud y con el rendimiento.
4. Describir los principales beneficios que tiene el ejercicio sobre las enfermedades y padecimientos crónicos, junto con los principios básicos de la prescripción de ejercicio empleados para lograr estos beneficios.
5. Comprender que, si bien se ha adquirido mucho conocimiento sobre la adecuada **prescripción de ejercicio relacionada con la salud**, queda por determinar cómo lograr que más personas realicen actividad física regular.

En la década de 1990, el enfoque del campo de las ciencias del deporte experimentó un cambio fundamental. Antes de este período, las ciencias del deporte se enfocaba en la mejora del rendimiento físico y atlético, particularmente entre los deportistas de competición y/o el personal militar. No obstante, en un breve lapso de unos pocos años, se dieron a conocer varias publicaciones importantes que detallaban la importancia del acondicionamiento y la actividad física para los problemas de salud pública. Como consecuencia, el número de personas que se beneficiaron de la actividad y el acondicionamiento físico aumentó drásticamente. Asimismo, Casi todas las personas, con independencia de la edad, sexo o antecedentes deportivos, mostraron interés en la mejora y el mantenimiento de la salud. Como resultado de los convincentes datos relacionados con la salud recopilados a lo largo de los años, pronto se publicaron varios documentos fidedignos que describen la relación entre la actividad física regular y la salud. El concepto de «macrodatos» (*big data*) fue importante para el estudio de grandes bases de datos poblacionales para la determinación de tendencias y perfiles epidemiológicos de diferentes poblaciones (cuadro 15-1).

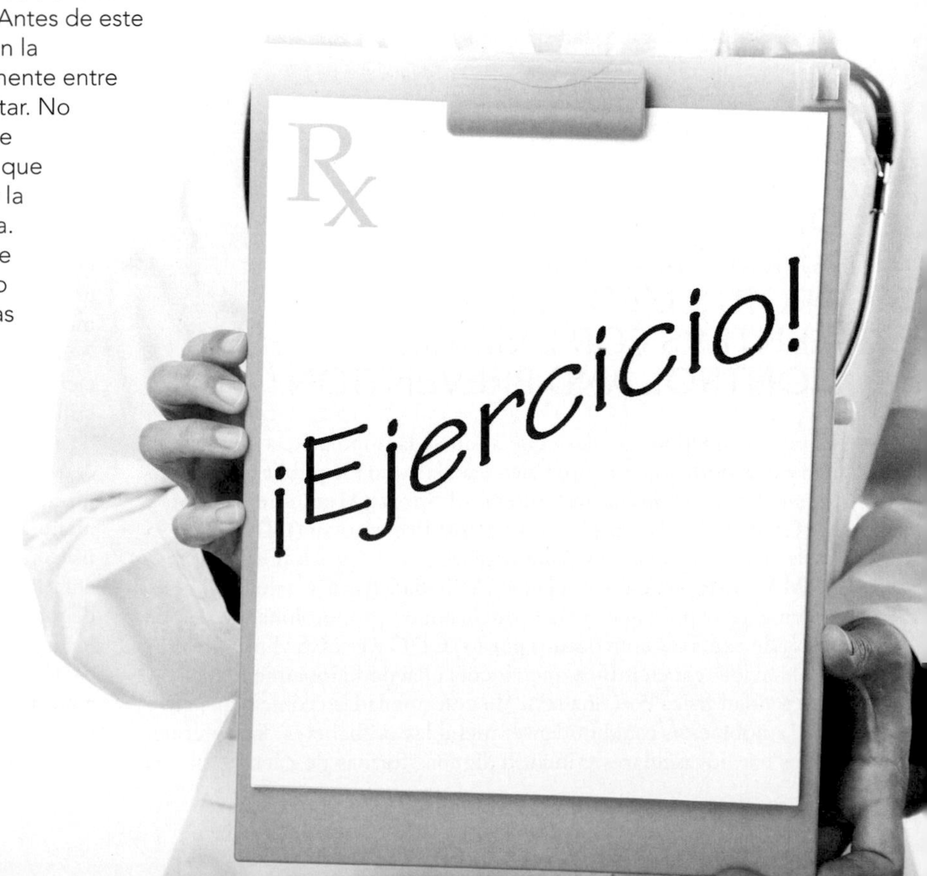

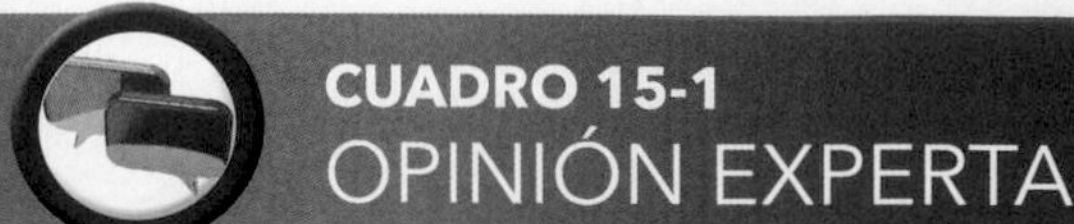

CUADRO 15-1
OPINIÓN EXPERTA

¿Cómo influyen los macrodatos en nuestra comprensión de la salud y el acondicionamiento físico?

Ryan McGrath, PhD
Assistant Professor
North Dakota State University
Department of Health, Nutrition, and Exercise Sciences
Fargo, North Dakota

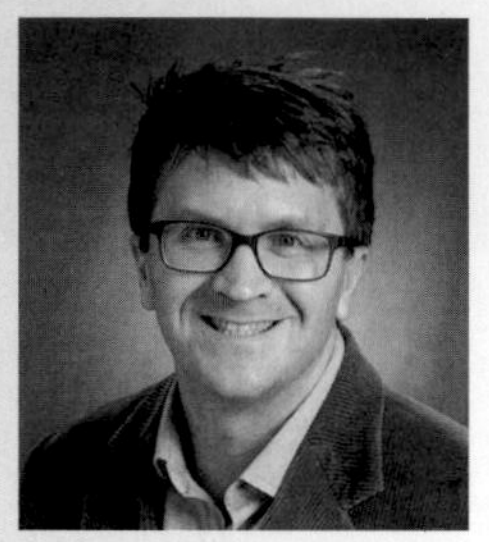

La recopilación de datos prospectivas es el sello distintivo para responder a preguntas de investigación importantes relacionadas con la salud y el acondicionamiento físico. Aunque la recopilación de datos de participantes de investigaciones determinadas en entornos clínicos y de laboratorio es común, el análisis secundario de grandes bases de datos se ha convertido en un área de investigación emergente en varias disciplinas de salud y acondicionamiento físico, como la epidemiología. Muchas grandes bases de datos que incluyen una variedad de medidas y cohortes demográficas suelen ser públicas. Por ejemplo, la *National Health and Nutrition Examination Survey* evalúa el estado de salud y nutrición de los estadunidenses mediante la evaluación de varios lugares del país. La recopilación de datos a menudo tiene lugar en los hogares de los encuestados o en centros de examen móviles (es decir, laboratorios portátiles). Esta conocida encuesta proporciona varias tomas (rondas) transversales de datos sólidos demográficos, dietéticos, de exploración, de laboratorio y de cuestionarios que están disponibles para su descarga y análisis inmediato. Por ejemplo, la fuerza del agarre es una evaluación útil de la fuerza muscular general y está disponible en ciertas tomas de la encuesta. Estos datos pueden utilizarse para determinar la asociación entre la fuerza del agarre y la capacidad funcional[4] o la osteoporosis[3] en los estadunidenses de edad avanzada. Otros conjuntos de datos que se basan más en cohortes también están disponibles para análisis secundarios. Por ejemplo, el *Health and Retirement Study* proporciona datos longitudinales para una muestra representativa a nivel nacional de estadunidenses de edad avanzada. Los datos que se recopilan de los participantes de este estudio secundario suelen estar más enfocados, incluidas medidas que son de interés para las poblaciones estadunidenses de mediana edad y edad avanzada.

Al igual que los datos de la mencionada encuesta, los datos del *Health and Retirement Study* están disponibles de inmediato para que el público los descargue y analice. Por ejemplo, los datos pueden usarse para determinar cómo la fuerza del agarre se asocia con las actividades de la vida diaria y cómo las limitaciones en estas actividades se asocian con muerte prematura[5]. Otro conjunto de datos centrado en una cohorte que está disponible para el público es la *Hispanic Established Population for the Epidemiology Study of the Elderly*, un estudio longitudinal actual centrado en población mexicoamericana de al menos 65 años que residen en la región suroeste de Estados Unidos. Estos datos pueden utilizarse para responder a preguntas de investigación, como la asociación entre la fuerza de agarre y la diabetes[2]. Otras opciones para aprovechar los datos para realizar investigaciones también pueden incluir metaanálisis y armonización. Los registros médicos electrónicos se han convertido en una parte importante de la investigación epidemiológica y médica. Los sistemas sanitarios almacenan datos relacionados con la salud de sus pacientes que, a su vez, pueden ser utilizados para fines de investigación. Hable con sus asesores académicos sobre los macrodatos en salud y acondicionamiento físico, incluidos los posibles estudios relacionados. También se encuentran disponibles varios recursos para la autoeducación[1]. Considere la posibilidad de convertirse en parte de una carrera profesional en crecimiento y con gran demanda.

Bibliografía

1. CLDR. https://www.utmb.edu/cldr
2. McGrath R, Vincent BM, Al Snih S, et al. The association between muscle weakness and incident diabetes in older Mexican Americans. *J Am Med Dir Assoc.* 2017;18(5):452.e7–452.e12.
3. Mcgrath RP, Kraemer WJ, Vincent BM, et al. Muscle strength is protective against osteoporosis in an ethnically diverse sample of adults. *J Strength Cond Res.* 2017;31(9):2586–2589.
4. McGrath RP, Ottenbacher KJ, Vincent BM, et al. Muscle weakness and functional limitations in an ethnically diverse sample of older adults. *Ethn Health.* 2017:1–12.
5. McGrath RP, Vincent BM, Lee I-M, et al. Handgrip strength, function, and mortality in older adults: a time-varying approach. *Med Sci Sports Exerc.* 2018;50(11):2259–2266.

DECLARACIÓN OFICIAL: AMERICAN COLLEGE OF SPORTS MEDICINE Y CENTERS FOR DISEASE CONTROL AND PREVENTION

El primer documento clave que anuncia la importancia de la actividad y el acondicionamiento físico para la salud fue publicado conjuntamente por el **American College of Sports Medicine (ACSM)** y los **Centers for Disease Control and Prevention (CDC)** en 1995 en la prestigiosa revista *Journal of the American Medical Association* (JAMA). Este artículo, titulado «Actividad física y salud pública», articula la experiencia y las conclusiones proporcionadas por un panel de expertos convocados por los CDC y el ACSM para investigar la evidencia científica que vincula el acondicionamiento físico y la actividad física con una serie de enfermedades crónicas que afectan la población estadunidense, incluidas la diabetes, las enfermedades cardiovasculares e incluso algunas formas de cáncer. En esta declaración, se estipularon recomendaciones con respecto a qué tipo de actividades físicas, cuántas de estas actividades, la **intensidad** a la que deben realizarse y la frecuencia con la que deben realizarse para imponer un resultado beneficioso a las enfermedades comunes, a menudo letales.

Básicamente, este fue un ejemplo importante de prescripción de ejercicio como medicina, ya que los cuatro pilares de dicha prescripción, incluida la **frecuencia**, la intensidad, la **duración** y el tipo de actividad física (**modalidad**), se proporcionaron con base en evidencia científica. Al justificar la necesidad de tales recomendaciones, los autores señalaron que cada año pueden atribuirse aproximadamente 250 000 muertes en Estados Unidos a la falta de actividad física regular[21]. Y, dado que los autores de esta declaración buscaban enfatizar su importancia para todas las personas y no solo para los deportistas, se evitó la palabra ejercicio en todo momento, y en su lugar se utilizó el término *actividad física*. En resumen, la recomendación de la actividad física relacionada con la salud fue que «todo adulto estadunidense debe acumular 30 min de actividad física de intensidad moderada en la mayoría, preferiblemente todos los días de la semana».

Es importante destacar que la declaración dejó en claro que no se requerían 30 min de actividad continua, sino que esos 30 min podrían bien acumularse en tres sesiones separadas de 10 min, que equivaldrían a un gasto de aproximadamente 200 calorías por día. Igual de importante fue que el documento resaltó que los ejercicios formales no eran necesarios, y que las actividades normales de la vida diaria, como cortar el césped, barrer las hojas y pasear al perro, también servían para alcanzar los 30 min de actividad física diaria. Incluso con estos objetivos razonables de actividad física para lograr beneficios sobre la salud, la declaración indicó que solo alrededor del 22 % de los estadunidenses cumplía con dichos objetivos.

Por ello, el documento también analizó las posibles formas de mejorar la participación en la actividad física. Para ello, en primer lugar, se analizan los obstáculos que impiden la práctica regular de la actividad física, como la falta de estímulo de amigos y familiares, un entorno poco propicio que puede carecer de las instalaciones públicas necesarias, como senderos para caminar y piscinas y vecindarios inseguros, antes de sugerir cómo puede hacerse frente a estos factores disuasorios.

DECLARACIÓN OFICIAL: U.S. SURGEON GENERAL

Poco después de publicarse las recomendaciones de actividad física del ACSM y los CDC en la revista *JAMA*, la **U.S. Surgeon General's Office** publicó en la misma publicación un informe formal sobre la relación entre la actividad física habitual y la salud[3]. Era el tercer informe de salud publicado por la entidad después de dos previos, uno en el que se analizaron las amenazas para la salud del tabaquismo, en 1964, y otro en el que se abordaron los efectos de la ingesta nutricional en la salud, en 1988. Una vez más, este informe iniciaba con una breve evidencia de que la actividad física regular puede ser un profiláctico eficaz para muchas de las enfermedades más comunes y peligrosas que afligen a la población estadunidense, por ejemplo, las enfermedades cardiovasculares, la diabetes y algunas formas de cáncer, como el de mama y de próstata.

Una vez más, en la declaración podía leerse que una cantidad insuficiente de la población estadunidense realizaba actividad física de intensidad moderada y de forma regular. Al igual que la publicación de la ACSM/CDC, el informe de la U.S. Surgeon General's Office recomienda un total de 30 min diarios de actividad de intensidad moderada, pero esta vez por el equivalente a 150 calorías por día, o un total de 1 000 calorías gastadas en el transcurso de una semana. También se mencionó, de manera puntual, que pueden acumularse más beneficios para la salud con una cantidad adicional o una actividad de mayor intensidad.

Y, aunque solo lo refería brevemente, el informe también mencionó los beneficios para la salud derivados del ejercicio de fuerza, es decir, el levantamiento de pesas. Finalmente, también se indicaron los primeros datos que mostraban que la actividad física también puede promover la salud mental por el hecho de apaciguar la ansiedad y la depresión.

EL EJERCICIO ES MEDICINA

Las consecuencias de estos importantes documentos fueron un enfoque nuevo e intenso en los beneficios para la salud relacionados con la actividad física, lo que dio al campo de las ciencias del deporte una nueva credibilidad y apoyo entre la comunidad médica y la población general (cuadro 15-2). Además, la compilación y el informe de estos hallazgos relacionados con la salud llevó a acuñar la frase «El ejercicio es medicina». De hecho, este término fue adop-

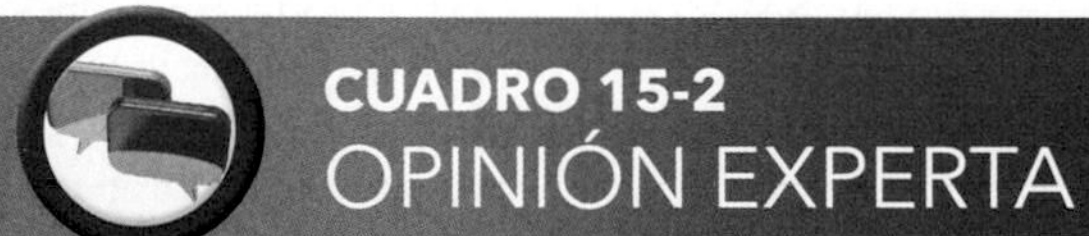

CUADRO 15-2
OPINIÓN EXPERTA

El ejercicio es medicina

Walter R. Thompson, PhD, FACSM
Regents' Professor and Associate Dean
College of Education & Human Development
Georgia State University
Atlanta, Georgia

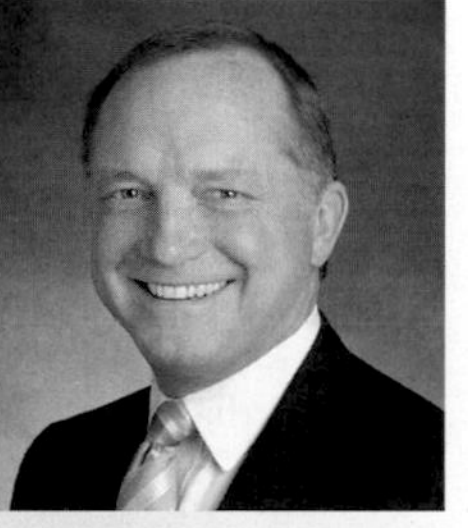

El programa «El ejercicio es medicina» del American College of Sports Medicine es actualmente una iniciativa mundial para alentar a los médicos a que, en cada consulta, con independencia de la especialidad médica, proporcionen una receta de ejercicio a los pacientes. El problema es que la mayoría de los médicos y muchos proveedores de atención médica tienen poca o ninguna formación en ciencias del deporte y poco conocimiento sobre las pruebas de ejercicio y su prescripción. A menudo se limitan a decirles que «hagan más ejercicio», sin instrucciones sobre cómo hacer ejercicio de forma segura y eficaz. Los pacientes rara vez reciben intervenciones conductuales y sobre cómo adoptar y mantener un estilo de vida físicamente activo.

Actualmente la evidencia científica es abrumadora. Existe una carga de salud significativa para la sociedad debido a la falta de actividad física. Un estudio reciente de la Organización Mundial de la Salud (OMS, 2018) respalda esta tendencia tanto en los países económicamente desarrollados como en los no desarrollados. Hoy en día, los beneficios del ejercicio en el tratamiento y la prevención de enfermedades crónicas no pueden negarse ni ignorar. Ningún paciente debe dejar el consultorio de un médico sin una evaluación de la actividad física y un programa de ejercicios adecuadamente desarrollado o sin una remisión a un profesional en acondicionamiento físico calificado.

Creado bajo el liderazgo de Bob Sallis, presidente del ACSM de 2007 a 2008, un médico del consorcio Kaiser Permanente de Fontana (California), el programa «El ejercicio es medicina» ha crecido sustancialmente y ya no solo pide a los proveedores de atención médica que promuevan la actividad física regular entre sus pacientes. Actualmente, necesitamos un sistema de referencia sólido y fluido desde los consultorios médicos hasta los recursos de la comunidad, entre los que se incluye la profesión de ciencias del deporte. Los programas académicos en ciencias del deporte en todo el mundo están generando excelentes recursos para los médicos de las comunidades que trabajan en programas comerciales, comunitarios, de acondicionamiento físico médico y de bienestar corporativo. El desafío es identificar a estos profesionales en la misma comunidad, como los médicos que buscan sus servicios. El segundo desafío es garantizar que los graduados de los programas de ciencias del deporte tengan las competencias necesarias para ofrecer programas de ejercicio seguros y eficaces.

En 2004, la Commission on Accreditation of Allied Health Education Programs (CAAHEP, www.caahep.org) estableció el Committee on Accreditation for the exercise sciences (CoAES, www.coaes.org) con el propósito de desarrollar estándares y guías para la acreditación de programas educativos en ciencias del deporte (programas de pregrado) y en Fisiología del deporte (programas de grado o posgrado). Hicieron lo mismo para los entrenadores personales en 2007. Los programas nacionales de educación y certificación que respaldan la acreditación de la CAAHEP son los de la American Association of Cardiovascular and Pulmonary Rehabilitation, el American College of Sports Medicine, el American Council on Exercise, la American Kinesiotherapy Association, la National Academy of Sports Medicine, la National Strength and Conditioning Association, y The Cooper Institute. Actualmente, decenas de programas académicos están acreditados por CAAHEP. Los estándares para acceder a una profesión son los «estándares mínimos de calidad utilizados en los programas de acreditación que preparan a las personas». Los graduados de estos programas cumplen con ciertos requisitos educativos. Los programas se evalúan anualmente para determinar su efectividad.

El plan de estudios debe cumplir con los dominios de rendimiento de un programa de certificación acreditado a nivel nacional y, generalmente, incluye la evaluación de salud y el acondicionamiento físico, prescripción e implementación de ejercicios, asesoramiento sobre ejercicios y modificación de la conducta, y gestión de riesgos y responsabilidades profesionales (de la certificación ACSM *Exercise Physiologist job task analysis*; www.acsm.org).

En la actualidad, los médicos tienen dos formas de encontrar profesionales de la salud y el acondicionamiento físico calificados en ciencias del deporte en sus comunidades. El primero es *ACSM ProFinder*, un motor de búsqueda que se encuentra en el sitio web del ACSM (www.ACSM.org). Cualquier persona puede utilizar este recurso para buscar un profesional certificado por el ACSM en cualquier parte del mundo.

Las búsquedas pueden realizarse por nombre, ciudad, estado, código postal, país o nivel de certificación. Una vez que se encuentra el profesional, puede enviarse un correo electrónico para hacer el contacto inicial. Un segundo motor de búsqueda es el *U.S. Registry of Exercise Professionals* (www.usreps.org), que contiene una lista de cualquier persona que esté actualmente certificada por miembros del Coalition for the Registry of Exercise Professionals (CREP), incluidos los miembros de las organizaciones American Council on Exercise (ACE), American College of Sports Medicine (ACSM), National Council on Strength and Fitness (NCSF), National Strength and Conditioning Association (NSCA), Pilates Method Alliance, Collegiate Strength & Conditioning Coaches Association (CSCCa) y Academy of Applied Personal Training Education (AAPTE). Los registros pueden buscarse por nombre, nombre de la organización, nombre de la credencial, ciudad, estado y código postal. Actualmente no existe la opción de recibir correo electrónico u otra información de contacto.

El programa «El ejercicio es medicina» ofrece muchas oportunidades para estudiantes y graduados de programas de ciencias del deporte, especialmente aquellos que reciben y mantienen su certificación. La credencial «El ejercicio es medicina» (www.exerciseismedicine.org) también está disponible para profesionales de la salud calificados y certificados. Estar certificado, contar con la credencial y ser parte de los servicios de localización de ACSM ProFinder o USREPS brinda oportunidades de empleo en todo el mundo.

Lecturas recomendadas

Guthold R, Stevens GA, Riley LM, et al. Worldwide trends in insufficient physical activity from 2001 to 2016: a pooled analysis of 358 population-based surveys with 1.9 million participants. *Lancet Glob Health.* 2018;6(10):1077–1086. doi: https://doi.org/10.1016/S2214-109X(18)30357-7

tado oficialmente por el ACSM en 2007 (Fig. 15-1) con el objetivo de hacer que «... la actividad física y el ejercicio sean un estándar del paradigma médico de prevención y tratamiento de enfermedades en Estados Unidos»[14]. Los tres principios que dirigen esta iniciativa son: (1) el ejercicio y la actividad física son importantes para la salud, la prevención y el tratamiento de muchas enfermedades crónicas; (2) debe hacerse más para abordar la actividad física y el ejercicio en los entornos de atención de la salud; y (3) deben fomentarse los esfuerzos para centrarse más en la actividad física y el ejercicio en los entornos sanitarios (cuadro 15-3).

DECLARACIÓN OFICIAL: U.S. DEPARTMENT OF HEALTH AND HUMAN SERVICES

También en 2007 tuvo lugar una reunión de expertos encargada por el **U.S. Department of Health and Human Services** para revisar la literatura científica desde 1996 a fin de desarrollar guías para

ExeRcise is Medicine®

FIGURA 15-1. Emblema oficial de la iniciativa «El ejercicio es medicina» del American College of Sports Medicine. (El ejercicio es medicina®. Usado con permiso del American College of Sports Medicine®.)

la actividad física. El documento resultante se publicó en 2008[2], y añadió nueva información importante que no se había incluido en los dos informes previamente mencionados. Estos nuevos hallazgos basados en la evidencia fueron presentados en conjunto con la **American Heart Association (AHA)** y el ACSM, y subrayaron, actualizaron y desarrollaron las recomendaciones de esas declaraciones iniciales de 1995 (ACSM/CDC) y 1996 (U.S. Surgeon General's Office). En esta nueva declaración conjunta, se proporcionaron detalles más específicos sobre la actividad física y la prescripción de ejercicio, así como sobre la prevalencia preocupante de sobrepeso/**obesidad** en Estados Unidos (Fig. 15-2) junto con los riesgos para la salud que presenta el aumento de peso descontrolado, en particular la diabetes de tipo 2 (Fig. 15-3). En ese documento se ofrecieron advertencias sobre la relación entre la vida sedentaria y la amenaza de muerte prematura, que no se habían abordado directamente en los documentos previos. De particular interés es que en el informe ACSM/AHA de 2007 se analizaba el efecto de la actividad de intensidad moderada y vigorosa. En efecto, las nuevas recomendaciones incluían actividad de intensidad moderada durante 30 min al día durante 5 días a la semana, actividad vigorosa durante 20 min 3 días a la semana o una combinación de actividad moderada y vigorosa. Las intensidades y duraciones combinadas, por ejemplo, podían incluir caminar enérgicamente (intensidad moderada) 2 días a la semana durante 30 min, con otros 2 días a la semana con actividad vigorosa, es decir, trotar durante 20 min por sesión. Los autores también aclararon que esto debería ser adicional a las actividades normales de la vida diaria, que probablemente no serían de suficiente duración o intensidad para satisfacer los objetivos diarios de actividad física.

Además, en lugar de mencionar el ejercicio de fuerza incidentalmente, como fue el caso en las declaraciones de 1995 y 1996, en las recomendaciones de 2007 se manifestó con mucho más detalle lo que debería implicar el ejercicio de fuerza relacionado con la salud. Específicamente, se indicó que debían incluirse al menos dos sesio-

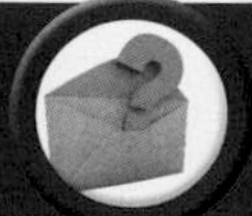

CUADRO 15-3
PREGUNTAS PRÁCTICAS DE LOS ESTUDIANTES

¿Significa la iniciativa «El ejercicio es medicina» que los científicos del deporte ya no están interesados en estudiar el rendimiento humano y la capacidad del ejercicio?

La respuesta rápida a esta pregunta es un rotundo «no». El rendimiento humano siempre ha sido y seguirá siendo una característica central en las ciencias del deporte. La iniciativa «El ejercicio es medicina» simplemente se añade, y de manera importante, a las objetivos de estudio de la disciplina. Así como algunos en nuestro campo estudian las respuestas y adaptaciones endocrinas al ejercicio, mientras que otros, por ejemplo, investigan los efectos del ejercicio en el sistema nervioso, la motivación principal de muchos científicos del ejercicio sigue siendo determinar cómo conseguir que el cuerpo rinda al máximo. No obstante, con «El ejercicio es medicina», actualmente también habrá científicos motivados por revelar los efectos positivos que el ejercicio puede tener en la salud y el bienestar general de un gran número de personas, incluidos los que no son deportistas.

nes por semana en días no consecutivos, y que cada sesión debía enfocarse en 8 a 10 ejercicios diferentes para entrenar los principales grupos musculares de todo el cuerpo, utilizando un peso que permitiera realizar de 8 a 12 repeticiones hasta el punto de fatiga voluntaria, pero no de agotamiento (cuadro 15-4).

Y, por primera vez, las guías de 2007 señalaron de forma clara y directa que pueden acumularse beneficios adicionales para la salud realizando actividad de mayor volumen total y/o haciendo ejercicio a una intensidad superior a los niveles mínimos descritos en el documento. Además, por primera vez, los autores comentaron, aunque brevemente, el efecto positivo que puede tener una ingesta adecuada de alimentos en el control del peso corporal.

También mencionaron que podría no ser factible perder cantidades significativas de peso corporal con el aumento de la actividad física por sí sola, si bien podría ser eficaz para prevenir la reacumulación de peso corporal después de haberlo perdido con dieta y ejercicio adecuados. También hicieron hincapié en la seguridad general de realizar actividad física tal como se prescribía en la declaración,

Hombres
Hombres con sobrepeso
Hombres con obesidad
Hombres con obesidad extrema
Porcentaje
50 %
40 %
30 %
20 %
10 %
0 %
1960 1972 1980 2002 2014
A Año

Mujeres
Mujeres con sobrepeso
Mujeres con obesidad
Mujeres con obesidad extrema
Porcentaje
50 %
40 %
30 %
20 %
10 %
0 %
1960 1972 1980 2002 2014
B Año

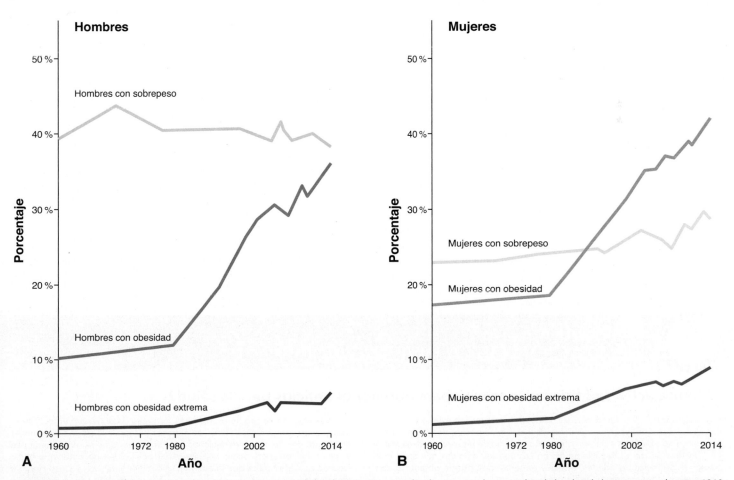

FIGURA 15-2. **(A y B)** Gráfico que muestra el aumento en el porcentaje de hombres y mujeres estadunidenses con sobrepeso, obesidad u obesidad extrema entre los años 1960 y 2014. (Datos de los Centers for Disease Control and Prevention.)

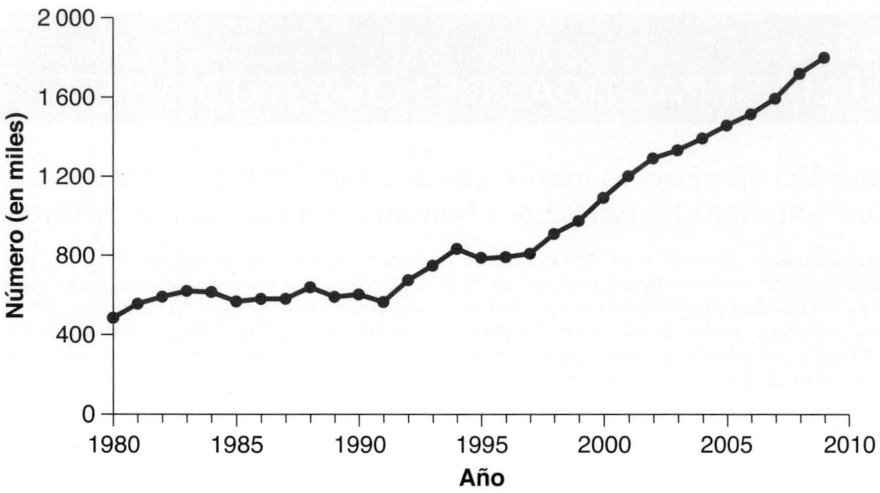

FIGURA 15-3. Gráfico que muestra el crecimiento de la prevalencia de la diabetes en Estados Unidos desde el año 1980 hasta el año 2010.

aunque el riesgo de lesiones podía aumentar temporalmente al comienzo de una sola sesión de ejercicio o al comenzar un programa de actividad física.

DECLARACIÓN ACTUALIZADA: U.S. DEPARTMENT OF HEALTH AND HUMAN SERVICES

Más de 10 años después, se emitió el conjunto más reciente de guías para la actividad física relacionada con la salud. El *Physical Activity Guidelines Advisory Committee Scientific Report* de 2018, patrocinado por el U.S. Department of Health and Human Services, amplía los informes anteriores y defiende la información basada en la evidencia más reciente sobre la relación dosis respuesta entre la actividad física y los beneficios para la salud[1].

De hecho, este documento aborda no solo los beneficios para la salud, sino que también comenta los estudios que muestran que un programa de actividad física regular puede ayudar a las personas a dormir mejor, sentirse mejor y tener una mejor función física, emocional, cognitiva y psicológica. Más específicamente, aquellos que habitualmente son físicamente activos se quedan dormidos antes y pasan más tiempo en sueño profundo. La evidencia también sugiere que la actividad física regular reduce la incidencia y la gravedad de la **ansiedad** y la depresión, lo que permite a las personas tener una perspectiva más positiva de la vida. La función cognitiva mejora entre aquellas personas físicamente activos, de modo que mejoran la memoria, la capacidad de atención e incluso el rendimiento académico. Y, como era de esperar, el rendimiento físico mejora entre los que están físicamente activos. Para la mayoría de los adultos, esto se traduce realizar las actividades normales de la vida diaria con mayor facilidad. En el caso de las personas mayores, la actividad física regular se ha relacionado con un menor riesgo de caídas accidentales[28].

Sin embargo, una novedad en las recomendaciones de 2018 es la evidencia de que al menos algunos de esos beneficios para la salud se producen inmediatamente después de una sola sesión de actividad, en lugar de manifestarse como una adaptación crónica al entrenamiento después de semanas o meses de aumentar la actividad física. Por ejemplo, existe evidencia de que estos efectos agudos pueden percibirse en la mejora del sueño, la disminución de la presión arterial en reposo, la reducción de la ansiedad psicológica y el estrés, así como una mejor función cognitiva[1].

Sin embargo, cabe señalar que tales mejoras no se mantendrán durante mucho tiempo, es decir, solo algunas horas (12-48 h), a menos que se realicen sesiones adicionales de actividad. Además de las enfermedades o afecciones previamente conocidas que se combatieron eficazmente mediante la actividad física regular de suficiente intensidad y volumen, los datos más recientes revelan que puede ser eficaz para prevenir aumentos excesivos o insalubres de peso corporal, incluso durante el embarazo. Y, entre las mujeres embarazadas,

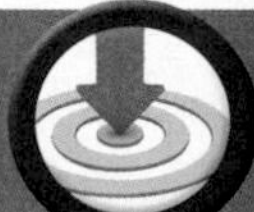

CUADRO 15-4
APLICACIÓN DE LA INVESTIGACIÓN

¿Cuánta actividad física se necesita para obtener beneficios para la salud?

Los resultados de los numerosos estudios de investigación relacionados con la salud, junto con las declaraciones oficiales de las principales organizaciones de salud, relacionan claramente la importancia de las mejoras en la salud y la protección de la mayoría de las enfermedades crónicas que afectan a personas de todas las edades, etnias y géneros, que puede obtenerse con una inversión muy modesta de tiempo y esfuerzo.

De hecho, no se requieren sesiones formales de entrenamiento. El solo hecho de hacer las tareas diarias en el hogar y el jardín le permitirán cumplir a menudo con las recomendaciones para la actividad física relacionada con la salud. En resumen, no se deje intimidar por la idea de tener que hacer algo de actividad física que le ayude a vivir mejor y, tal vez, incluso durante más tiempo.

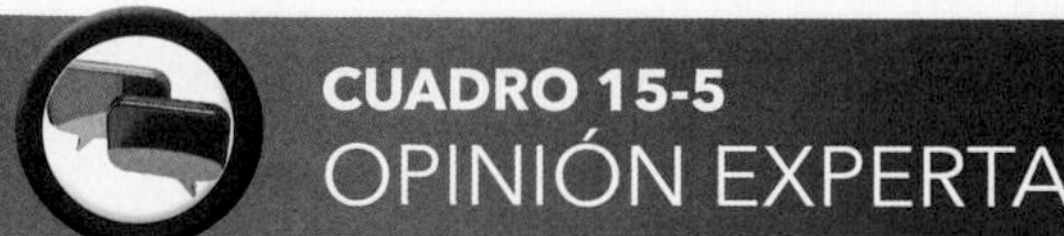

CUADRO 15-5
OPINIÓN EXPERTA

Diversidad de los roles del ejercicio como medicina

Christopher A. Dawson, MD
Interventional Pain Treatment Specialist
Tidewater Physicians Medical Group Interventional Pain Treatment Center,
Newport News, Virginia

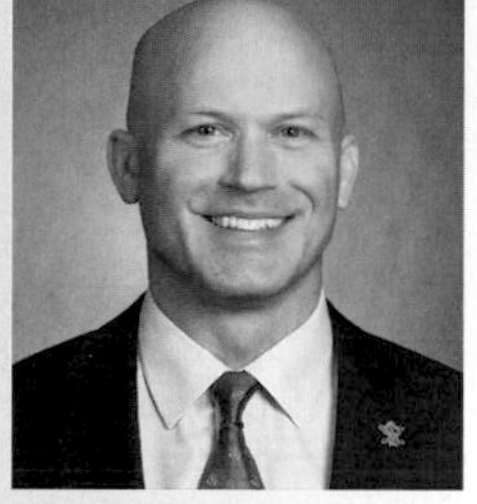

Después de 20 años alejado del deporte de competición, reflexiono sobre cómo mis actividades y experiencias deportivas pasadas han influido en mi trabajo profesional. Como especialista en el tratamiento intervencionista del dolor, mi misión es disminuir el dolor y el sufrimiento, mejorar la función y disminuir la necesidad de analgésicos. El ejercicio me ha brindado muchas de las experiencias más entrañables de mi vida en los campos de juego y ha forjado algunas de mis relaciones personales más valiosas.

Me proporcionó una educación, me enseñó disciplina y formó mi capacidad para responder a la adversidad. Afortunadamente, tengo el privilegio de compartir con mis pacientes con dolor los grandes beneficios que el ejercicio me ha brindado y me sigue brindando.

Atiendo a abuelos de 80 años, militares activos en servicio y a todas las edades intermedias. Disfruto evaluando el nivel de función de mis pacientes y luego los animo a hacer ejercicio a fin de alcanzar los objetivos del nivel de función y actividad. Similar a los hallazgos de que los médicos tienen una enorme influencia en el abandono del tabaquismo en sus pacientes cuando los alientan a dejar de fumar[3], no puedo pensar en ninguna decisión clínica que tenga un mayor impacto potencial en el nivel general de función de mis pacientes que prescribir ejercicio cada vez que los veo en mi consulta. Esta prescripción ayuda a disminuir el riesgo de caídas, a correr maratones, a disfrutar de su jardín y pasear a su perro.

Lo que se ha pasado por alto en el debate nacional sobre los opioides es el importante papel que puede y debe desempeñar el ejercicio en la vida de nuestros pacientes con dolor. El ejercicio disminuye el dolor a través del aumento de la producción de opioides endógenos[5]. Casi nunca restrinjo la actividad, en cambio, me esfuerzo en identificar cualquier grado de ejercicio que pueda promover un beneficio fisiológico en cada paciente y que, por tanto, aumente sus encefalinas y β-endorfinas[1]. La terapia acuática, los aparatos ortopédicos, los dispositivos de asistencia y los procedimientos de intervención ayudan a disminuir el dolor y permiten un mayor grado de actividad y ejercicio, sin importar lo poco que sea. Esta sinergia disminuye el dolor en muchos de mis pacientes y les permite una mayor funcionalidad.

Tan importante como una nutrición adecuada, el sueño es una de las facetas más subestimadas para la salud humana. El ejercicio mejora la capacidad de dormir de los pacientes con dolor[5]. En lugar de centrarse únicamente en una escala numérica subjetiva para calificar el dolor, debe evaluarse el sueño para determinar la gravedad del mismo. Al promover el ejercicio, estoy mejorando el sueño de mis pacientes, así como les permito sanar y aumentar su calidad de vida en general.

La ansiedad es un componente común del dolor. Con la prescripción de ejercicio puedo disminuir la ansiedad de mis pacientes y les ayudo a estabilizar sus emociones[4]. A través del ejercicio, les fortalezco la inteligencia emocional a mis pacientes con dolor, de modo que les permito responder de manera efectiva a los factores estresantes de la vida. Al igual que el sueño, la ansiedad y la depresión deben tratarse en primera línea con ejercicio, con independencia del dolor[2].

Todos tenemos la oportunidad de motivar, entrenar, alentar, promover, respaldar y recomendar el ejercicio a nuestros pacientes. Fue Tennyson quien declaró en Ulises: «esforzarse, buscar, encontrar y no ceder». Continuaré adoptando estas palabras mientras cuido a mis pacientes: disminuir su dolor, promover el sueño y mejorar su salud psicológica a través del ejercicio.

El Dr. Christopher Dawson fue jugador del equipo de fútbol americano del College of William & Mary, y recibió los honores de All-Conference. Actualmente practica el tratamiento intervencionista del dolor en Newport News, Virginia.

Lecturas recomendadas

1. Henry MS, Gendron L, Tremblay ME, et al. Enkephalins: endogenous analgesics with an emerging role in stress resilience. *Neural Plast.* 2017;2017:1546125.
2. Kandola A, Vancampfort D, Herring M, et al. Moving to beat anxiety: epidemiology and therapeutic issues with physical activity for anxiety. *Curr Psychiatry Rep.* 2018;20(8):63.
3. Lancaster T, Stead L, Silagy C, et al. Effectiveness of interventions to help people stop smoking: findings from the Cochrane Library. *BMJ.* 2000;321(7257):355–358.
4. Morita E, Imai M, Okawa M, et al. A before and after comparison of the effects of forest walking on the sleep of a community-based sample of people with sleep complaints. *Biopsychosoc Med.* 2011;5:13.
5. Vina J, Sanchis-Gomar F, Martinez-Bello V, et al. Exercise acts as a drug; the pharmacological benefits of exercise. *Br J Pharmacol.* 2012;167(1):1–12.

se observa que la actividad física regular es útil para prevenir la diabetes gestacional y al mismo tiempo reducir la posibilidad de depresión posparto (cuadro 15-5).

En la extensión de los efectos de la actividad física regular entre poblaciones especiales, las guías del año 2018 informan que la actividad física habitual reduce el riesgo de demencia entre las personas mayores. Y, por primera vez, estas guías hablan de los beneficios de la actividad física regular en la infancia.

Incluso entre los niños de 3 a 5 años, la actividad puede aumentar la densidad y la salud de los huesos, así como disminuir la probabilidad de ganar peso y grasa corporales excesivos o no saludables. Y, en otra novedad, las guías del 2018 no solo abordan los efectos profilácticos de la actividad física regular en diversas enfermedades crónicas, sino también el hecho de que, si ya está presente, la actividad puede ralentizar o incluso prevenir la progresión de muchas enfermedades crónicas comunes y mortales. Se dieron a conocer formas adicionales de cáncer que responden positivamente a la actividad física, incluido el cáncer de vejiga, de endometrio, de riñón, de pulmón y de estómago, a la vez que se reitera el efecto positivo de la actividad física en la mortalidad por todas las causas. También es nuevo en este informe la afirmación de que, incluso si no se cumplen los objetivos de intensidad y volumen prescritos de la actividad física, pueden acumularse beneficios para la salud. Más específicamente, los autores señalan que no existe un umbral que deba cumplirse antes de que se produzcan beneficios para la salud. En resumen, cualquier cantidad o intensidad de actividad es mejor que ninguna actividad. De hecho, este informe es el primero en afirmar directamente que incluso la intensidad leve, y no solo la actividad física de intensidad moderada o vigorosa, producirá beneficios cuantificables para la salud. Además, a diferencia de informes anteriores que establecían que las sesiones de actividad deberían tener una duración de al menos 10 min al acumular la dosis diaria adecuada de 30 min de actividad física de intensidad moderada, las guías de 2018 hacen hincapié en que no existe tal límite inferior. Es decir, incluso las

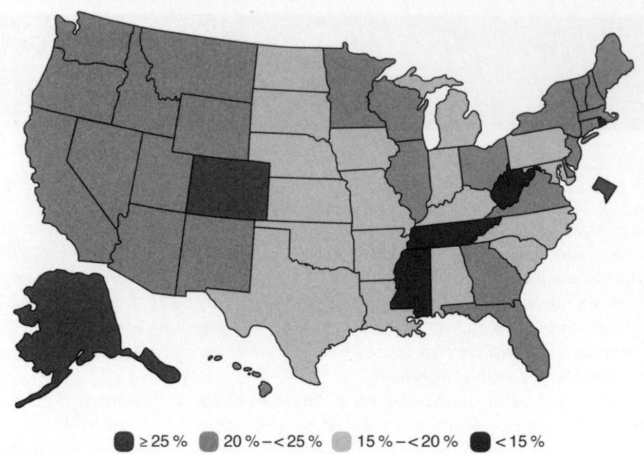

FIGURA 15-4. Mapa de Estados Unidos con códigos de colores que ilustran el índice de participación de cada estado en la actividad física regular.

sesiones cortas de actividad, por ejemplo, de 2 min a 3 min, deben contarse para el total de 30 min diarios durante 5 días a la semana. En cuanto a la promoción de la participación en la actividad física, se sugiere que las nuevas tecnologías, como los monitores de actividad y las sesiones de actividad electrónicas, por ejemplo, teléfonos o relojes inteligentes, pueden utilizarse para mejorar los índices de participación y mantenimiento de la actividad física entre el público.

Si bien se sabe que se ha avanzado mucho en la comprensión de los beneficios para la salud de la actividad física habitual, aún queda mucho por aprender, en particular con respecto al aumento de los índices de participación entre el público general. Tal vez esto se ejemplifica mejor por el hecho de que, al igual que en 1995, el primer informe sobre los beneficios para la salud de la actividad física regular, el informe del 2018 todavía indica que menos del 25 % de los estadunidenses cumplen con los objetivos de actividad detallados en las guías basadas en la evidencia. Además, los índices de participación son bajos en todo el país y varían de un estado a otro (Fig. 15-4). Por tanto, aún se está lejos del potencial que tiene la actividad física para reducir la amenaza de muchas enfermedades comunes que dañan la salud y la vida del público general. En el cuadro 15-1 se ofrece una lista de muchas de esas enfermedades crónicas que responden favorablemente a la actividad física.

Tabla 15-1. Enfermedades y morbilidades que responden a la actividad física regular

- Cáncer (mama, colorrectal, hígado, riñón, esófago, vejiga, cabeza y cuello, endometrial)
- Hipertensión
- Enfermedad de Alzheimer y otras demencias
- Accidente cerebrovascular
- Diabetes de tipo 2
- Depresión y ansiedad
- Osteoartritis
- Enfermedad cardiovascular
- Obesidad
- Dolor de espalda
- Mortalidad (↓un 20%)

Adaptado de la hoja informativa del programa «El ejercicio es medicina», en https://www.exerciseismedicine.org/assets/page_documents/EIM%20Fact%20Sheet.pdf

Revisión rápida

- En la década de 1990, el campo de las ciencias del deporte se entrelazó más estrechamente con los médicos y los especialistas en la salud. Esto dio como resultado el movimiento «El ejercicio es medicina», programa mediante el cual se recomendaron regímenes de actividad física regulares y correctamente diseñados como un medio eficaz para prevenir y tratar muchas de las enfermedades crónicas más comunes, como las cardiopatías, la diabetes de tipo 2 y algunos tipos de cáncer.
- En respuesta a datos convincentes que constatan la eficacia de la actividad física en la prevención y el tratamiento de enfermedades crónicas, se han publicado documentos importantes que hablan de la importancia de incluir la actividad física en el estilo de vida, así como qué tipo, cuánto, con qué frecuencia y con qué intensidad debe trabajarse durante estas sesiones de actividad. Estas recomendaciones oficiales han sido publicadas por las principales organizaciones de salud, incluidos los Centers for Disease Control and Prevention, el U.S. Department of Health and Human Services y el American College of Sports Medicine.
- Es importante destacar que la importancia de estos beneficios para la salud pueden acumularse con actividades de intensidad y duración moderadas que pueden obtenerse incluso durante las actividades habituales de la vida diaria, como cortar el césped, caminar y trabajar en el jardín.
- Por desgracia, a pesar de las recomendaciones moderadas y razonables para la actividad física relacionada con la salud, menos del 25 % de los estadunidenses logra los objetivos.

ENFERMEDADES Y AFECCIONES MÉDICAS QUE RESPONDEN A LA ACTIVIDAD FÍSICA

METABÓLICAS

A. **Obesidad:** aunque durante muchos años se consideró como una comorbilidad debido a la gran cantidad de evidencia científica que confirma los riesgos para la salud asociados con la obesidad, en 2015, la American Medical Association consideró como una enfermedad en sí misma a esta afección caracterizada por cantidades excesivas de grasa corporal. Según la definición de la Obesity Medicine Association, la obesidad es una «enfermedad neuroconductual multifactorial, crónica y recidivante, en la que un aumento de la grasa corporal promueve la disfunción del tejido adiposo y fuerzas físicas anómalas de la masa grasa, lo que resulta en consecuencias metabólicas, biomecánicas y psicosociales adversas para la salud». Un índice de masa corporal (IMC) de ≥30 suele ser el criterio utilizado para identificar la obesidad, y es un problema de salud en rápido crecimiento, ya que la incidencia de obesidad en la población estadunidense ha aumentado del 11 % en 1990 al 30 % en 2016. Sin embargo, los datos muestran que el acondicionamiento físico puede afectar significativamente el riesgo de enfermedad y mortalidad entre personas obesas. De hecho, los hallazgos epidemiológicos revelan que aquellas personas con obesidad, pero con buena condición física, no tienen un mayor riesgo de mortalidad que aquellos con un IMC y condición física deseables. Dichos hallazgos dan lugar al debate «en forma frente a obeso», según el cual el acondicionamiento físico es un factor protector del riesgo para la salud de

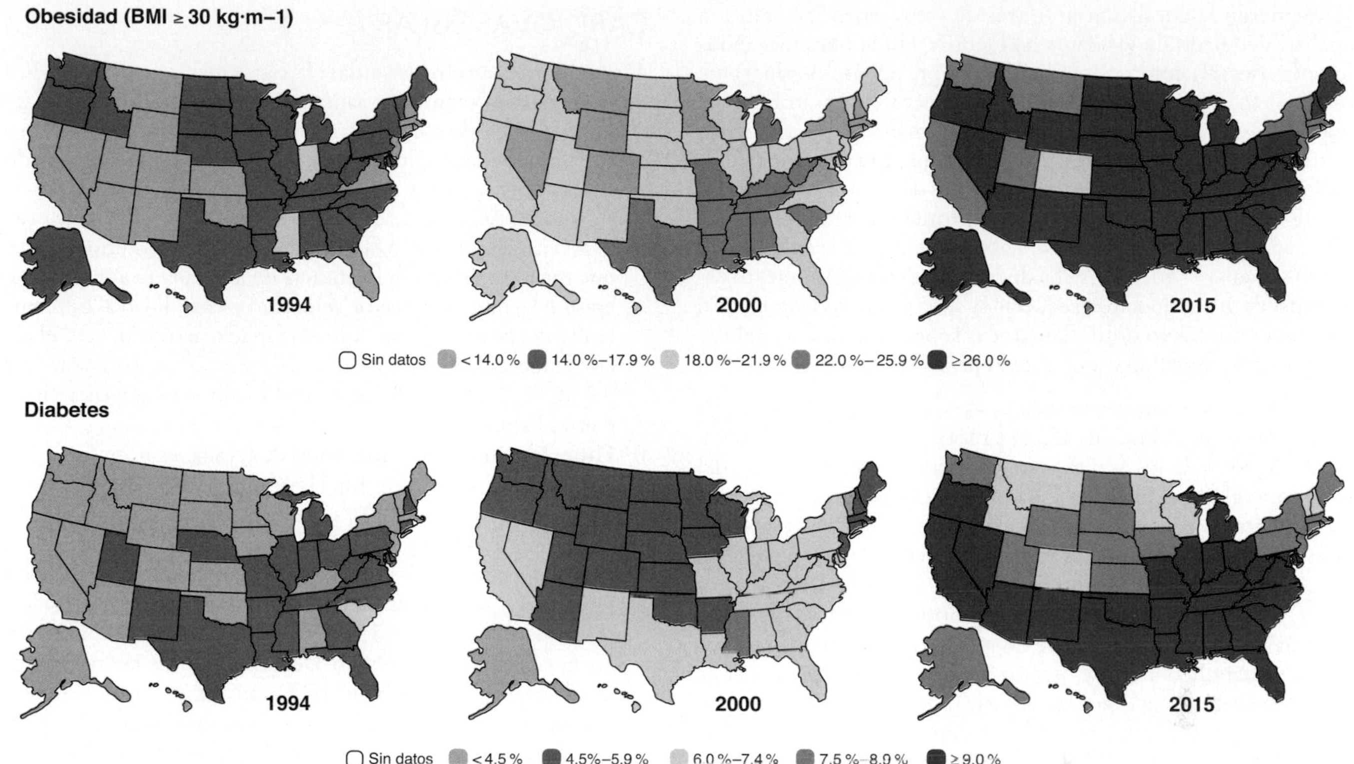

FIGURA 15-5. **Mapas de Estados Unidos que muestran un aumento en el porcentaje de población considerada con obesidad (arriba) seguida de cerca por el porcentaje de la misma población diagnosticada con diabetes (abajo) a lo largo de los años.**

la obesidad, excepto con niveles muy altos de obesidad, es decir, un IMC superior a 40 o un peso de 45.5 kg (100 libras) mayor al peso corporal ideal. La literatura también ha constatado que, si bien el aumento de la actividad física por sí solo puede provocar una pérdida significativa de peso corporal, es más eficaz cuando se combina con la reducción de la ingesta calórica[11]. También se ha constatado que la combinación de actividad física regular y restricciones dietéticas fue más eficaz que la dieta sola a la hora de evitar una ganancia excesiva de peso corporal. Además, la actividad física regular es eficaz para mantener la pérdida de peso una vez que cesa la restricción dietética[19].

B. **Diabetes de tipo 2:** el rápido crecimiento de la aparición de diabetes de tipo 2 en Estados Unidos sigue de cerca a la obesidad (Fig. 15-5). Esta afección, también conocida como *diabetes de inicio en la edad adulta*, se caracteriza por concentraciones elevadas de glucosa sérica en reposo, es decir, hiperglucemia. Esto, a su vez, es el resultado de la desensibilización de los receptores de insulina en el músculo estriado, de modo que el músculo disminuye la captación de glucosa, que suele ir acompañada de una secreción defectuosa de insulina por los islotes de Langerhans en el páncreas. Junto con la hiperglucemia, en la diabetes de tipo 2 suelen observarse irregularidades en el metabolismo de proteínas, lípidos y carbohidratos. Se sabe que la actividad física es particularmente eficaz en el manejo de la enfermedad, ya que la actividad muscular contráctil recluta transportadores GLUT 4 desde el citoplasma dentro de la fibra muscular hasta su superficie, es decir, el sarcolema, de modo que el músculo pueda absorber la glucosa sérica. De hecho, junto con la dieta y la medicación, el ejercicio físico es el tratamiento «de referencia». Esto es así tanto para los ejercicios aeróbicos como para los de fuerza. Un beneficio adicional del entrenamiento de fuerza con respecto al manejo de la diabetes de tipo 2 es que puede aumentar la masa muscular y, por tanto, mejorar la capacidad de almacenamiento de los azúcares consumidos (es decir, glucógeno), lo que disminuye la cantidad de glucosa en la circulación sanguínea. Esto es importante, ya que el aumento de las concentraciones de glucosa sérica puede provocar coagulación de la microvasculatura, que podría causar isquemia del músculo cardíaco, **accidente cerebrovascular (ACV)**, isquemia de las extremidades inferiores y reducción de la irrigación sanguínea a los ojos[24]. En consecuencia, esto puede desencadenar una cardiopatía, amputación de miembros inferiores o dedos, e incluso ceguera. En consecuencia, la combinación de ejercicios aeróbicos y de fuerza parece ser más eficaz para prevenir o controlar la diabetes de tipo 2, especialmente si se realizan sesiones diarias de ejercicio. La necesidad de realizar sesiones frecuentes y regulares de actividad física se debe al hecho de que, en lugar de un efecto a largo plazo del entrenamiento, se ha encontrado que la sensibilidad a la insulina adicional generada por la actividad muscular contráctil se mantiene solo unas 48 h después del ejercicio[24]. En efecto, las consecuencias beneficiosas de la actividad muscular residen en una serie de respuestas agudas de corta duración, no en adaptaciones a largo plazo del entrenamiento físico.

C. **Síndrome metabólico**: esta afección se refiere a un conjunto de factores que hacen que la persona afectada tenga un mayor riesgo de desarrollar una enfermedad cardiovascular o diabetes de tipo 2. El término *Síndrome X* fue utilizado por primera vez por el Dr. G.M. Reaven[24] para describir el conjunto de afecciones que amenazan la salud, a las que ahora se refiere más comúnmente como *síndrome metabólico*. Las cinco afecciones que constituyen esta enfermedad son obesidad abdominal (visceral), **hipertensión**, hipertrigliceridemia, concentraciones bajas de lipoproteínas de alta densidad (HDL) en sangre y resistencia a la insulina[30]. No obstante, para el diagnóstico de síndrome metabólico solo se requieren la coexistencia de tres de estos cinco factores. Un análisis detallado de los datos ha identificado la obesidad abdominal (visceral) como el predictor más prevalente de síndrome metabólico. El riesgo de obesidad abdominal se ha atribuido al hecho de que, a medida que aumenta el tamaño de los adipocitos a nivel central, esas células promueven un estado proinflamatorio y liberan citocinas como el factor de necrosis tumoral α (TNF-α), la interleucina-6 (IL- 6) y proteína C reactiva (PCR), que dan lugar al desarrollo de diabetes de tipo 2 y enfermedad cardiovascular[25]. Además, se ha documentado que el aumento del tamaño de los adipocitos reducen la liberación de *adiponectina*, que tiene un efecto antiinflamatorio sobre el ambiente celular local, lo que contribuye a un estado proinflamatorio general[10].

La incidencia del síndrome metabólico es muy preocupante, ya que actualmente se estima que afecta a más del 20 % de la población mundial y al 35 % de los adultos estadunidenses. La prevalencia del síndrome metabólico aumenta a medida que avanza el proceso de envejecimiento, y parece ser más común entre las mujeres que entre los hombres[4,18]. Sin embargo, es importante señalar que no todas las personas identificadas como obesas reciben un diagnóstico simultáneo de síndrome metabólico. Del mismo modo, hay quienes no son obesos de acuerdo con índice de masa corporal, pero sí sufren síndrome metabólico. Esto se explica mejor por el hecho de que la clave para la unión de la obesidad con el síndrome metabólico, y los graves riesgos para la salud que plantea, depende de la presencia de obesidad abdominal, marcada como una circunferencia de la cintura de ≥ 101.6 cm (40 pulgadas) para los hombres, o ≥ 88.9 cm (35 pulgadas) para las mujeres.

Afortunadamente, se ha constatado que los cambios de comportamiento, en particular la restricción calórica y el ejercicio, son eficaces para prevenir la aparición del síndrome metabólico. En particular, se ha descubierto que la actividad física regular no solo previene su aparición, sino que también reduce de manera eficiente la obesidad abdominal y, por tanto, la posibilidad de desarrollar enfermedades cardiovasculares o diabetes de tipo 2, las cuales se han relacionado con el síndrome metabólico. Actualmente, hay pocos informes disponibles que brinden detalles específicos sobre la prescripción de ejercicios para una disminución más efectiva de la obesidad abdominal, aunque los ejercicios aeróbicos y de fuerza parecen tener un impacto[32,33].

En particular, el ejercicio de fuerza suele aumentar la masa muscular, lo que facilita el control de las concentraciones elevadas de glucosa sérica, lo que evita el riesgo de desarrollar diabetes de tipo 2 (recuérdese que el exceso de glucosa sérica puede almacenarse como glucógeno en el músculo esquelético). Tanto cuando se realiza de forma continua a una intensidad moderada como de forma intermitente a una intensidad más alta, se ha constatado que el ejercicio aeróbico reduce la grasa visceral[8,16].

Actualmente se recomienda que, en el tratamiento del síndrome metabólico, se siga el régimen típico de actividad física relacionada con la salud, pero, al aumentar la duración (60 min por día en lugar de 30 min) o la intensidad del nivel moderado típicamente prescrito, puede lograrse una disminución sustancialmente mayor de la grasa visceral y, por tanto, disminuir la probabilidad de desarrollar enfermedad cardiovascular o diabetes de tipo 2[31]. Hasta este punto, un estudio reciente reveló que un programa de entrenamiento con ejercicios modificado que se realizó durante 12 semanas logró una disminución del 30 % de la grasa visceral[26,27]. Por tanto, es importante mencionar que la evidencia constata que el entrenamiento con ejercicios no solo confiere un efecto profiláctico sobre el síndrome metabólico, sino que también puede usarse para tratar la afección y sus síntomas en aquellas personas ya afectadas[20].

CARDIOVASCULAR

A. **Accidente cerebrovascular:** la causa más común de ACV, apoplejía o ictus, es un flujo sanguíneo inadecuado al cerebro, generalmente debido a una obstrucción vascular, es decir, ateroesclerosis. La evidencia indica que las personas que han sufrido un ACV suelen realizar poca actividad física[5]. Y, entre los que han sufrido un ACV, se ha descubierto que la actividad física reduce con éxito el número y la gravedad de ACV posteriores, a la vez que mejora el índice y la eficacia de la recuperación posterior al episodio, como una mayor velocidad y estabilidad al caminar. Sin embargo, hasta la fecha, solo el ejercicio aeróbico, y no el ejercicio de fuerza, ha constatado ser eficaz en la recuperación después del ACV, al menos con respecto al rendimiento de las actividades diarias habituales[9].

B. **Hipertensión:** la presión arterial elevada, es decir, una presión sistólica mayor de 140 mm Hg y una presión diastólica mayor de 90 mm Hg (*v.* cap. 14), se ha identificado como un factor de riesgo importante de ACV, infarto e incluso la muerte. Por desgracia, aproximadamente 1 de cada 5 estadunidenses tiene hipertensión. La reducción de la presión arterial entre los afectados por hipertensión también disminuye el riesgo de muerte por un episodio cardiovascular. De hecho, entre las personas con hipertensión, la reducción de 20 mm Hg en la presión arterial sistólica o de 10 mm Hg en la presión diastólica se ha asociado con una disminución del 50 % en la probabilidad de muerte por afecciones cardiovasculares. A su vez, se ha documentado que el aumento de la actividad física puede disminuir tanto la presión arterial sistólica como la diastólica[22]. Aunque se observaron descensos en la presión arterial después del ejercicio aeróbico tanto entre los individuos normotensos como entre los hipertensos, la magnitud del descenso fue más pronunciado en los últimos. A partir de los datos disponibles actualmente, parece que, para las personas con hipertensión, el ejercicio aeróbico es más eficaz para disminuir la presión arterial después del ejercicio, ya que el ejercicio de fuerza parece reducir los valores de presión arterial solo entre las personas con presión arterial normal, es decir, normotensas. Aun así, los datos sugieren que el entrenamiento de fuerza puede ser eficaz para reducir la presión arterial y debe usarse para complementar el ejercicio aeróbico para controlar y tratar la hipertensión. En gran parte, los efectos beneficiosos acumulativos del ejercicio para reducir la presión arterial pueden explicarse por la disminución de la liberación de catecolaminas (adrenalina) y por la disminución resultante de la vasoconstricción desencadenada por la estimulación del sistema nervioso simpático. En resumen, con la actividad física habitual se produce una disminución de la sensibilidad de la rama simpática del sistema nervioso autónomo, que reduce la presión sanguínea. Es importante destacar que incluso una sola sesión de dicho ejercicio reduce la presión arterial hasta 10 h después de su finalización. Para quienes no tienen contraindicaciones, el aumento de la actividad física es un componente normal y eficaz de un plan de tratamiento para la hipertensión.

C. **Cardiopatía coronaria:** esta es la forma más común de enfermedad cardiovascular en Estados Unidos. Al igual que el ACV, la cardiopatía coronaria suele estar causada por una irrigación sanguínea insuficiente, solo que en este caso al corazón, no al cerebro, como pasa en el ACV. Por lo general, la ateroesclerosis, o la acumulación de sustancias grasas en las paredes de las arterias coronarias, es el factor principal que puede provocar un **infarto de miocardio**, es decir, un ataque cardíaco (*v.* cap. 14). Sin embargo, el infarto de miocardio también puede deberse a un defecto en el funcionamiento de las válvulas intracardiacas, hipertensión grave o incluso un espasmo coronario.

La literatura es bastante clara en cuanto a que la actividad física regular puede ser eficaz para prevenir la cardiopatía coronaria, ya que previene la acumulación de depósitos de placa grasa en las arterias coronarias y reduce significativamente la presión arterial. Igual de importante es el hecho de que la actividad física regular puede mejorar las probabilidades de supervivencia en caso de un infarto de miocardio. Después de un ataque cardíaco, la inclusión de entrenamiento con ejercicios es común en un programa general de rehabilitación cardíaca, junto con asesoramiento nutricional, manejo de factores de riesgo e intervención psicosocial.

Originalmente, para prevenir o recuperarse eficazmente de un infarto de miocardio, se pensaba que deberían incluirse sesiones de actividad aeróbica continua, de intensidad baja a moderada, de mayor duración. Más recientemente, sin embargo, la prescripción de ejercicios se ha ampliado de modo que podría incluir sesiones más breves de ejercicios aeróbicos y de fuerza de mayor intensidad. De hecho, se ha sugerido que, tanto para la eficacia física como para evitar el estancamiento mental, el entrenamiento debería combinar ejercicios aeróbicos y de fuerza, ya sea en días alternos o combinando períodos cortos de ambos en la misma sesión de ejercicio. Pero, con independencia del tipo de ejercicio que se utilice, generalmente se recomienda evitar el ejercicio si la presión sistólica supera los 180 mm Hg o la presión diastólica supera los 105 mm Hg[22].

CÁNCER

Después de las enfermedades cardiovasculares, el cáncer es la causa más común de muerte prematura en Estados Unidos. El cáncer se refiere a un conjunto de afecciones resultantes de un crecimiento celular descontrolado que produce la destrucción del tejido sano circundante. Las células cancerosas pueden entrar en los sistemas circulatorio y/o linfático y, por tanto, llegar a otras partes del cuerpo, incluso distantes, para infligir degeneración celular adicional y muerte, es decir, causar metástasis. La causa fundamental de todas las formas de cáncer es una mutación genética que estimula la proliferación celular descontrolada. La mutación original puede deberse a varias causas, como el tabaquismo, la exposición a la radiación, el contacto con sustancias químicas tóxicas y la infección por patógenos o incluso genes defectuosos heredados. La mayoría de las formas de cáncer provocan pérdida de peso corporal, **caquexia** (desgaste muscular), fatiga crónica, pérdida del apetito y disminución del acondicionamiento físico. Sin embargo, existen datos convincentes que muestran que la actividad física regular brinda cierta protección frente a varias formas de cáncer y que quienes realizan actividad física habitual muestran índices de supervivencia más altos del cáncer, con una mejor calidad de vida para los supervivientes[6,13]. Y los que ya padecen cáncer experimentan menos fatiga, mayor fuerza muscular y condición aeróbica, así como una mejor calidad de vida, si realizan actividad física regular. Parece que tanto el ejercicio aeróbico como el de fuerza pueden otorgar estos efectos positivos a los pacientes con cáncer. Sin embargo, debe tenerse en cuenta que los pacientes que se someten quimioterapia o radioterapia pueden estar imposibilitados para participar en un programa de ejercicios. Hasta la fecha, las formas identificadas de cáncer que se ven beneficiadas por el ejercicio regular incluyen el de estómago, mama, próstata, colon, endometrio, vejiga, hígado, riñón, esófago y la leucemia[1]. Se ha postulado que los efectos positivos del ejercicio sobre el cáncer están relacionados con cambios endocrinos en el cuerpo, su efecto antiinflamatorio y el manejo de la grasa corporal, especialmente del abdomen. Aun así, queda mucho por aprender con respecto a los mecanismos físicos con los que la actividad física combate el cáncer (cuadro 15-6).

ENFERMEDADES PSIQUIÁTRICAS

A. **Depresión:** una causa común de morbilidad e incluso mortalidad, la depresión se caracteriza por una sensación persistente de tristeza, desesperanza, pérdida de interés y baja autoestima[15,29]. Estos síntomas pueden volverse tan graves que los afectados pueden experimentar dificultades en la escuela o el trabajo, así como con las relaciones personales, e incluso pueden presentar síntomas físicos como diversos dolores y molestias. La depresión es una afección clínica probada y no debe confundirse con los sentimientos o estados de ánimo negativos comunes que cualquier persona puede, en ocasiones, experimentar. La investigación ha establecido una relación inversa entre la depresión y el acondicionamiento físico[29]. La investigación experimental que constata que la actividad física puede utilizarse para tratar eficazmente la depresión es menos convincente, aunque hallazgos recientes han revelado que el ejercicio puede aliviar los síntomas de depresión con la misma eficacia que la terapia cognitivo conductual o los fármacos antidepresivos[12]. Además, se encontró que el tipo de ejercicio era importante ya que se determinó que el ejercicio de fuerza era incluso más efectivo que el aeróbico para mitigar los síntomas de depresión. Se planteó la hipótesis de que la actividad física distrae de los pensamientos negativos, al mismo tiempo que promueve sentimientos de éxito al lograr los objetivos del ejercicio. También es posible que los cambios endocrinos durante el ejercicio, como el aumento de las concentraciones de β-endorfina (*v.* cap. 8), sean responsables del mejor estado de ánimo durante y algún tiempo después del ejercicio.

B. **Ansiedad:** aunque es normal experimentar ansiedad o nerviosismo ocasional, los trastornos de ansiedad constituyen una afección médica probada y grave en la que los temores o preocupaciones persisten durante períodos prolongados y empeoran con el tiempo, en lugar de mejorar. A su vez, un trastorno de ansiedad afecta la capacidad del individuo para funcionar normalmente en la escuela o el trabajo e incluso en las relaciones personales. Se estima que aproximadamente el 5 % de la población general padece un trastorno de ansiedad[7]. Hay varios tipos de trastornos de ansiedad diagnosticables, incluidos el trastorno de *ansiedad generalizada*, el trastorno de *pánico* y el trastorno de *ansiedad social*. Las personas afectadas por el trastorno *de ansiedad generalizada* muestran irritabilidad, fatiga, tensión muscular, insomnio e inquietud. El trastorno de *pánico*, por otro lado, se caracteriza por ataques repentinos de miedo intenso, preocupaciones exageradas sobre el próximo ataque de ansiedad y miedo a los lugares donde se han producido ataques anteriores. Finalmente, los síntomas del trastorno de *ansiedad social* incluyen nerviosismo al estar con otras personas, dificultad para hacer amigos, sudoración excesiva al acercarse a otras personas y miedo de ofender a los demás. Aunque solo hay información limitada sobre el tema, la información disponible sugiere que la actividad física alivia, al menos temporalmente, los síntomas de ansiedad. Hasta la fecha, la mayor parte de la investigación se ha centrado en los efectos del ejercicio aeróbico, que ha demostrado ser particularmente eficaz para moderar la ansiedad asociada con enfermedades crónicas tales como la enfermedad coronaria, el cáncer, la esclerosis múltiple y la fibromialgia.

C. **Estrés:** aunque muchos no distinguen entre los dos, el estrés es diferente de la ansiedad. El estrés es una respuesta tempo-

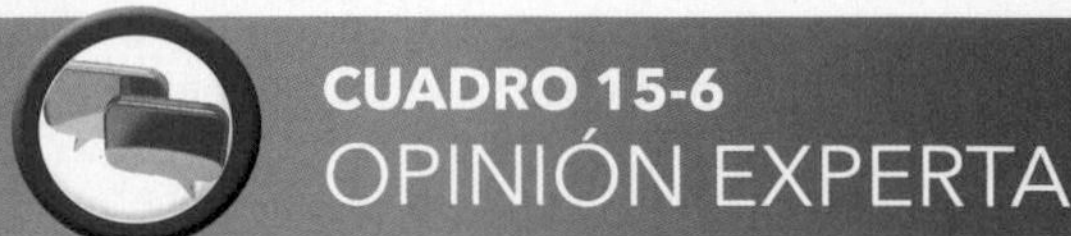

CUADRO 15-6
OPINIÓN EXPERTA

Aplicación del entrenamiento de fuerza en el tratamiento del cáncer de próstata

Robert U. Newton, PhD
Professor of Exercise Medicine
Exercise Medicine Research Institute
Edith Cowan University
Perth, Western Australia, Australia

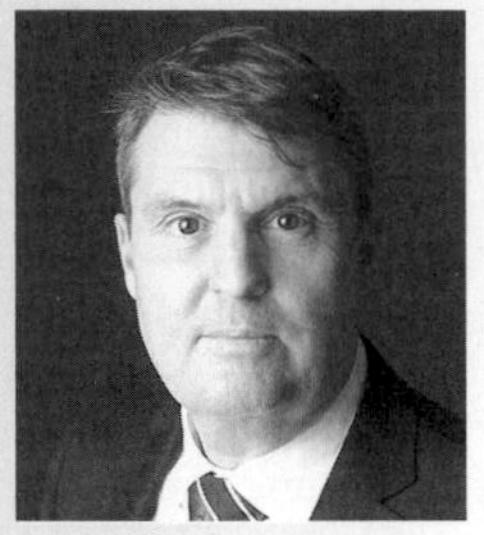

El cáncer de próstata es el más común en los hombres, además de los cánceres de piel, y la segunda causa de muerte por cáncer en los hombres después del de pulmón. La supervivencia a 5 años es relativamente alta, del 90%, lo que se debe a tratamientos efectivos que incluyen cirugía, hormonas, quimioterapia y radioterapia. Sin embargo, todos estos tratamientos tienen efectos secundarios considerables que afectan la calidad de vida del paciente. Por ejemplo, la terapia de privación de andrógenos (TPA) bloquea la testosterona que previene o ralentiza el crecimiento del tumor, pero presenta graves efectos secundarios entre los que se incluyen pérdida de masa muscular y ósea, y aumento de grasa.

Para estos pacientes, se ha constatado que el entrenamiento de fuerza es particularmente efectivo para ralentizar o incluso revertir la pérdida de masa muscular. Es importante destacar que nuestro equipo informó recientemente (Newton y cols., 2019) que la combinación del entrenamiento de fuerza y la carga de impacto (ejercicio pliométrico) fue la única intervención efectiva para prevenir la pérdida ósea en estos hombres. Esto ilustra los efectos altamente específicos de diferentes prescripciones de ejercicio, ya que una combinación de ejercicio aeróbico y de fuerza no fue eficaz. Este es un descubrimiento sustancial, ya que ningún tratamiento farmacológico ha abordado eficazmente la pérdida ósea en hombres con TPA, y la aparición rápida de osteoporosis en estos pacientes es muy problemática.

Actualmente se reconoce que el sistema muscular es un órgano endocrino muy grande que produce varias hormonas y citosinas que envían señales al resto de tejidos del cuerpo. Por tanto, es fundamental mantener o aumentar la masa muscular en el cuerpo no solo para la función, sino para mantener un medio sistémico saludable. Además, el sistema muscular debe activarse la mayoría de los días de la semana de manera adecuada para brindar la «dosificación» regular del cuerpo en los «medicamentos» contra el cáncer que produce el músculo. Para los hombres con cáncer de próstata, esto es particularmente importante, ya que el cáncer y varios tratamientos causan atrofia muscular, alteraciones metabólicas e inflamación sistémica que exacerban otras enfermedades crónicas y crean un entorno que favorece el crecimiento y la metástasis del cáncer.

El entrenamiento de fuerza, en particular para estimular la hipertrofia muscular, es una estrategia clave para revertir estos cambios negativos. Para las personas con cualquier tipo de cáncer, es muy importante prevenir la pérdida de masa muscular o incluso aumentarla. Por ejemplo, está bien establecido que los pacientes sometidos a quimioterapia tienen mayores efectos secundarios si tienen una masa muscular baja.

Se recomienda el ejercicio de fuerza para hombres con cáncer de próstata en todas las etapas del tratamiento y la recuperación. Tan pronto como sea posible después del diagnóstico, el paciente debe comenzar un programa de ejercicio estructurado que incluya entrenamiento de fuerza. A los pacientes con enfermedad en estadio inicial y progresión lenta, a menudo se les recomienda una vigilancia activa, es decir, ningún tratamiento activo, pero con un seguimiento regular. Se ha informado que los hombres con cáncer de próstata en vigilancia activa presentan una progresión tumoral más lenta si hacen ejercicio, así como menos ansiedad por tomar decisiones como no elegir cirugía o TPA.

La extirpación quirúrgica de la próstata es común y actualmente se recomienda que los pacientes completen un programa de ejercicios en las semanas y meses previos a la cirugía, incluido el entrenamiento de fuerza de todos los grupos musculares principales, también los músculos de la pelvis. Esto da como resultado menos complicaciones quirúrgicas, incluida la reducción de la incontinencia postoperatoria. La cirugía reduce el acondicionamiento físico y la resiliencia, por lo que es muy importante que el paciente esté en forma y fuerte antes de la cirugía, para que no se produzca un deterioro funcional significativo y una baja actividad física.

El ejercicio también se recomienda durante el transcurso de la quimioterapia o la radioterapia para todos los pacientes con cáncer, incluido el de próstata. Esto reduce los efectos secundarios del tratamiento e incluso puede mejorar su eficacia. La recomendación actual es que los pacientes deben completar un breve programa de ejercicios que incluya ejercicios aeróbicos y de fuerza inmediatamente antes de la sesión de tratamiento, para maximizar así el efecto de refuerzo.

Al finalizar la cirugía, la quimioterapia o la radioterapia, los pacientes con cáncer de próstata presentarán modificaciones nocivas en la composición corporal, con menor masa muscular y mayor masa grasa. Su fuerza se verá reducida y su capacidad funcional se verá comprometida. El ejercicio de fuerza debe continuar como terapia de rehabilitación para mejorar la composición corporal, la salud y el acondicionamiento físico.

Una vez que el paciente se haya recuperado, debe continuarse con el ejercicio durante toda la vida, ya que esto se ha asociado con un menor riesgo de recurrencia del cáncer y efectos tardíos del tratamiento, incluido el desarrollo de otras enfermedades crónicas tales como diabetes y enfermedades cardiovasculares.

La fatiga relacionada con la enfermedad y el tratamiento es uno de los problemas más debilitantes que afectan a los pacientes con cáncer. El entrenamiento de fuerza es muy eficaz para mejorar esta fatiga al aumentar la fuerza y la masa muscular. También se tolera mejor que el ejercicio aeróbico de baja intensidad.

Los tratamientos para el cáncer de próstata pueden afectar negativamente la masculinidad y la salud sexual de un hombre. La evidencia preliminar es que el entrenamiento de fuerza es efectivo para abordar estos problemas a través de mecanismos psicológicos y fisiológicos.

El tipo, la dosis, la intensidad y el momento de la prescripción de ejercicios de fuerza para hombres con cáncer de próstata deben ser específicos para el estadio de la enfermedad, los efectos secundarios del tratamiento, el tipo de tratamiento y los problemas de salud existentes o en riesgo que causan morbilidad y mortalidad. La aplicación de los principios de fisiología del deporte en la evaluación y prescripción de ejercicio es fundamental para proporcionar un programa de ejercicio seguro y eficaz para estos hombres.

Lecturas recomendadas

Galvão DA, Taaffe DR, Spry N, et al. Exercise preserves physical function in prostate cancer patients with bone metastases. *Med Sci Sports Exerc.* 2018;50(3):393–399.

Hayes SC, Newton RU, Spence RR, et al. The Exercise and Sports Science Australia position statement: exercise medicine in cancer management. *J Sci Med Sport.* 2019;22(11):1175–1199.

Newton RU, Galvão DA, Spry N, et al. Exercise mode specificity for preserving spine and hip BMD in prostate cancer patients. *Med Sci Sports Exerc.* 2019;51(4):607–614.

Newton RU, Kenfield SA, Hart NH, et al. Intense exercise for survival among men with metastatic castrate-resistant prostate cancer (INTERVAL-GAP4): a multicentre, randomised, controlled phase III study protocol. *BMJ Open.* 2018;8(5):e022899. doi: 10.1136/bmjopen-2018-022899.

ral, tanto física como psicológica, a un acontecimiento o factor estresante específico. La ansiedad se describe como un estrés que persiste después de que el factor estresante ya no está presente. El estrés es una respuesta muy común y normal a acontecimientos, situaciones o personas que inducen sentimientos de ira, frustración o preocupación. Aunque el estrés temporal normal no se considera una enfermedad, el estrés persistente a largo plazo puede provocar una enfermedad. El estrés suele desencadenar la respuesta de «lucha o huida» de la rama simpática del sistema nervioso autónomo, que se acompaña de taquicardia, hipertensión, redistribución del flujo sanguíneo a los músculos esqueléticos, aumento de la profundidad y frecuencia de la respiración, y aumento de las concentraciones séricas de cortisol y catecolaminas (*v.* cap. 8). Cuando este estado persiste, existe una mayor probabilidad de desarrollar una enfermedad cardiovascular. Hay evidencia que apoya la noción de que la actividad física regular reduce significativamente la incidencia y la gravedad de las respuestas fisiológicas y psicológicas a los factores estresantes[17]. Aunque no es concluyente en este momento, parece que la combinación del ejercicio aeróbico con el ejercicio de fuerza puede ser más eficaz que el ejercicio aeróbico por sí solo para atenuar los síntomas fisiológicos y psicológicos del estrés[12].

Revisión rápida

- A medida que se realizan más investigaciones en el campo de la actividad física y el ejercicio relacionados con la salud, se ha confirmado científicamente la existencia de más enfermedades y trastornos se ven beneficiadas por la práctica de ejercicio. Por ejemplo, los casos de cáncer de endometrio, cáncer de estómago y cáncer de pulmón, e incluso la mortalidad por todas las causas, disminuyen entre quienes realizan actividad física regular.
- En la actualidad se sabe que no existe un umbral de actividad inferior que deba superarse para que se produzcan beneficios para la salud. En efecto, cualquier cantidad o intensidad de actividad física produce efectos beneficiosos para la salud.
- Más recientemente se reveló evidencia de que, en lugar de una adaptación del entrenamiento a largo plazo a un programa prolongado de ejercicio, las respuestas beneficiosas de algunos parámetros fisiológicos producidos por la actividad física son breves y no se alargan más allá de algunas horas, por ejemplo, 6 a 24 horas, después de una serie de ejercicio. Por tanto, para que se produzcan beneficios para algunas variables fisiológicas y obtener los beneficios de salud deseados, como una mejor absorción de la glucosa y mejoras en la presión arterial, la actividad debe realizarse de forma regular, incluso a diario.
- La investigación ha constatado que, además de los efectos útiles sobre enfermedades reconocidas anteriormente como el cáncer, la hipertensión, el ACV y la osteoartritis, actualmente se sabe que la actividad física habitual puede transmitir beneficios que mejoran sueño y la función cognitiva, a la vez que disminuye la incidencia y la gravedad de los trastornos mentales tales como la ansiedad y el estrés.

RESUMEN DEL CAPÍTULO

En la disciplina de las ciencias del deporte, se produjo un giro de vital importancia en las últimas décadas del siglo XX, de modo que los beneficios para la salud física, psicológica e incluso cognitiva vinculados a la actividad física habitual se convirtieron en un foco de la disciplina. Este cambio de enfoque se cristalizó en forma de declaraciones/guías oficiales que fueron presentadas por importantes organizaciones de salud, como los Centers for Disease Control and Prevention, el U.S. Surgeon General's Office, la American Heart Association y el American College of Sports Medicine. Estos documentos señalan claramente la evidencia científica que muestra los diversos beneficios para la salud que pueden obtenerse con la actividad física regular y la relación dosis respuesta entre la actividad y la salud. Es importante destacar que, en 2007, el American College of Sports Medicine adoptó oficialmente una iniciativa titulada «El ejercicio es medicina» para promover e incorporar de manera más efectiva el conocimiento de la prescripción adecuada de ejercicio, es decir, cuánto, con qué intensidad, con qué frecuencia y de qué tipo. Esto se sopesó considerando lo que constituía una prescripción de ejercicio adecuada que proporcionara beneficios de salud óptimos con una inversión razonable de tiempo y energía, de modo que una gran mayoría de personas puedan protegerse con éxito frente a muchas enfermedades crónicas y reducir el riesgo de muerte prematura. Investigaciones futuras reforzarán la evidencia actual que respalda los beneficios para la salud de la actividad física habitual y, quizá lo que es más importante, encontrarán formas de lograr que un número mayor de personas participen realmente en programas de actividad física relacionados con la salud.

PREGUNTAS DE REVISIÓN

COMPLETE LOS ESPACIOS EN BLANCO

1. La iniciativa ____________________ adoptada por el American College of Sports Medicine se centra en el importante papel de la actividad física y el ejercicio para mantener la salud y prevenir la aparición de muchas enfermedades crónicas.
2. La palabra ________________ no se utilizó en las recomendaciones formales iniciales para la actividad física relacionada con la salud en un intento de maximizar el número de personas dispuestas a participar.
3. La aflicción mental ________________ se caracteriza por una sensación persistente de tristeza, desesperanza, pérdida de interés y baja autoestima.
4. De las cinco afecciones asociadas con el síndrome metabólico, _______________ se considera la más peligrosa.
5. Quizá el problema de salud más urgente en la actualidad es el hecho de que menos del _______% de los estadunidenses alcanza los modestos objetivos de actividad física establecidos por organizaciones de salud como los Centers for Disease Control and Prevention.

OPCIÓN MULTIPLE

1. El primer documento importante y oficial elaborado conjuntamente por el American College of Sports Medicine y los Centers for Disease Control and Prevention que ofrece recomendaciones para la actividad física relacionada con la salud se publicó en este año.
   a. 1995
   b. 2008
   c. 2006
   d. 2018

2. Al justificar la necesidad de recomendaciones para la actividad física relacionada con la salud, los autores del artículo publicado en el *Journal of the American Medical Association* en 1995 citaron evidencia. ¿Alrededor de cuántas muertes anuales en Estados Unidos pueden atribuirse a la falta de actividad física regular de acuerdo con esta evidencia citada?
   a. 1 000
   b. 5 000
   c. 250 000
   d. 1 millón
3. Esta importante organización de salud ha asumido y adoptado oficialmente la iniciativa de salud «El ejercicio es medicina».
   a. Centers for Disease Control and Prevention
   b. American College of Sports Medicine
   c. National Institutes of Health
   d. American Heart Association
4. De las enfermedades crónicas que se enumeran a continuación, esta ha mostrado el mayor aumento en el índice de incidencia durante las últimas 3 a 4 décadas.
   a. Diabetes de tipo 2
   b. Accidente cerebrovascular
   c. Cáncer de páncreas
   d. Osteoartritis
5. Esta afección médica se identifica por la presencia de al menos tres de los siguientes problemas de salud: obesidad abdominal, hipertensión, hipertrigliceridemia, concentraciones bajas de lipoproteínas de alta densidad y resistencia a la insulina.
   a. Depresión
   b. Accidente cerebrovascular
   c. Cardiopatía coronaria
   d. Síndrome metabólico

VERDADERO / FALSO

1. La actividad física regular debe incluirse como parte de un plan de tratamiento eficaz para la diabetes de tipo 2.
2. El porcentaje de la población estadunidense que realiza actividad física regularmente según lo recomendado por los Centers for Disease Control and Prevention y el American College of Sports Medicine ha aumentado significativamente desde que se publicaron por primera vez las recomendaciones en 1995.
3. Además de la protección frente a enfermedades crónicas como la diabetes de tipo 2 y varias formas de cáncer, si se realiza actividad física con regularidad, también puede mejorarse la calidad del sueño y la función cognitiva de una persona.
4. En las recomendaciones para la actividad física relacionada con la salud emitidas por agencias como el Surgeon General Office y el U.S. Department of Health and Human Services no se menciona la inclusión de ejercicios de entrenamiento de fuerza.
5. De acuerdo con las recomendaciones oficiales originales para la actividad física relacionada con la salud publicadas por los Centers for Disease Control and Prevention y el American College of Sports Medicine, las personas deben intentar acumular al menos 90 min de actividad física de intensidad moderada, la mayoría de los días de la semana, si no todos.

RESPUESTA CORTA

1. Describa el giro que se produjo en el campo de las ciencias del deporte en la década de 1990.
2. ¿Qué se entiende por la frase «El ejercicio es medicina»?
3. Explique cómo sería para usted un régimen de actividad física relacionada con la salud.
4. Describa la variedad de enfermedades o molestias que responden positivamente a la actividad física habitual.
5. Explique cómo puede incluirse tanto la actividad física de intensidad moderada como la de mayor intensidad en un régimen de actividad física relacionada con la salud.

PENSAMIENTO CRÍTICO

1. Analice cómo el conjunto de trastornos que comprenden el síndrome metabólico representaría un riesgo significativo para la salud de una persona.
2. Describa por qué la epidemia de obesidad se considera una gran amenaza para la salud en Estados Unidos y otros países, y qué podría hacerse para detener su crecimiento.

TÉRMINOS CLAVE

Accidente cerebrovascular (ACV) Episodio que daña el cerebro y que está causado por un flujo sanguíneo insuficiente por una obstrucción vascular. Los efectos del ACV están determinados por el segmento del cerebro que sufre isquemia o un flujo sanguíneo inadecuado.

American College of Sports Medicine (ACSM) Organización científica privada dedicada a promover el conocimiento de la medicina deportiva y las ciencias del deporte, y a servir a las personas comprometidas con esas disciplinas.

American Heart Association (AHA) Organización médica sin fines de lucro, financiada con fondos privados, que se enfoca en las causas de las enfermedades cardiovasculares y las medidas que son efectivas para prevenir o tratarlas.

Ansiedad Afección psiquiátrica caracterizada por la persistencia de una sensación de nerviosismo o preocupación durante períodos prolongados. Puede manifestarse tanto por síntomas psicológicos (irritabilidad, falta de concentración) como físicos (fatiga, tensión muscular).

Caquexia Pérdida de masa muscular y fuerza asociada con el cáncer o cualquier otra enfermedad crónica grave.

Centers for Diseases Control and Prevention (CDC) Una de las agencias médicas y de atención médica más antiguas y prestigiosas de Estados Unidos financiadas con fondos federales. La entidad está comprometida con la salud pública y con una mayor comprensión de las causas de las enfermedades para controlar o prevenir su propagación entre las poblaciones.

Depresión Enfermedad psiquiátrica caracterizada por una sensación de desesperanza y tristeza. La actividad física puede atenuar eficazmente los síntomas de esta afección.

Diabetes de tipo 2 También conocida como diabetes de inicio en la edad adulta, se caracteriza mejor por una menor sensibilidad del tejido diana a la insulina. Se asocia comúnmente con la obesidad y responde bien a la actividad física.

Duración Cuánto puede durar una sola sesión de ejercicio, por ejemplo, 30 min, o cuánto va a durar un régimen de entrenamiento, por ejemplo, 6 meses.

Frecuencia Regularidad con la que se hace ejercicio, normalmente número de sesiones por semana.

Hipertensión Presión arterial alta, o cuando la presión sistólica es ≥140 mmHg y la presión diastólica es ≥90 mmHg. La hipertensión a largo plazo se ha identificado como un factor de riesgo importante de cardiopatía coronaria, accidente cerebrovascular, vasculopatía periférica (que afecta las extremidades), nefropatía y demencia.

Infarto de miocardio Término técnico para un ataque cardíaco causado por la obstrucción del flujo sanguíneo a través de una o más arterias coronarias.

Intensidad Esfuerzo durante una sesión de ejercicio. Para el ejercicio aeróbico, suele evaluarse como un porcentaje de la frecuencia cardíaca máxima prevista o la reserva de frecuencia cardíaca. Para el ejercicio de fuerza (levantamiento de pesas), esto generalmente se mide como un porcentaje de la cantidad máxima de peso levantado en una sola repetición.

Macrodatos Frase que se usa para referirse a un volumen masivo de datos estructurados y no estructurados, tan grande que es difícil de procesar por medio de técnicas tradicionales informáticas y de bases de datos. Los macrodatos se refieren a los grandes y diversos conjuntos de información que crecen a un ritmo cada vez mayor. Comprende el volumen de la información, el índice de velocidad a la que se crea y recopila, y la variedad o alcance de los datos puntuales que se cubren. Los macrodatos pueden analizarse para obtener información que conduzca a mejores decisiones.

Modalidad Tipo de actividad que se realiza, por ejemplo, montar la bicicleta, trotar, nadar o entrenamiento de resistencia.

Obesidad Enfermedad que presenta un exceso de peso corporal con un índice de masa corporal ≥ 30. Se ha relacionado con muchas otras enfermedades, como la diabetes de tipo 2, las enfermedades cardiovasculares, algunas formas de cáncer e incluso la muerte prematura. Se estima que más de 650 millones de personas son obesas en todo el mundo.

Prescripción de ejercicios relacionados con la salud Intensidad, duración, tipo y frecuencia de las sesiones de ejercicio que se sabe que son las más efectivas para prevenir y tratar enfermedades crónicas en relación con el tiempo y el esfuerzo dedicados a la actividad física.

Síndrome metabólico En lugar de una afección única y específica, se define como un grupo de afecciones que incluyen obesidad abdominal, resistencia a la insulina, hipertensión, hipertrigliceridemia y concentraciones bajas de lipoproteínas de alta densidad (HDL; colesterol bueno) en sangre. Tres o más de estas afecciones constituyen la presencia de síndrome metabólico o síndrome X, que contribuye al desarrollo de enfermedades graves tales como cardiopatías, hepatopatías, nefropatías y accidentes cerebrovasculares.

U.S. Department of Health and Human Services (HHS) Gran agencia del gobierno estadunidense encargada de mejorar la salud de la nación y brindar servicios vitales a los ciudadanos. Inicialmente se fundó en 1953 como el Departamento de Salud, Educación y Bienestar, pero, con la formación de un Departamento de Educación independiente, en 1979, pasó a conocerse como el U.S. Department of Health and Human Services. Las agencias federales subsidiarias incluyen los Centers for Disease Control and Prevention, los National Institutes of Health y la Food and Drug Administration.

BIBLIOGRAFÍA

1. 2018 physical activity guidelines advisory committee scientific report. Available at: https://health.gov/sites/default/files/2019-09/PAG_Advisory_Committee_Report.pdf
2. Physical activity guidelines advisory committee report, 2008. To the Secretary of Health and Human Services. Part A: executive summary. *Nutr Rev*. 2009;67:114–120.
3. U.S. surgeon general's report on physical activity & health. From the Centers for Disease Control and Prevention. *JAMA*. 1996;276:522–523.
4. Aguilar M, Bhuket T, Torres S, et al. Prevalence of the metabolic syndrome in the United States, 2003-2012. *JAMA*. 2015;313:1973–1974.
5. Alevizos A, Lentzas J, Kokkoris S, et al. Physical activity and stroke risk. *Int J Clin Pract*. 2005;59:922–930.
6. Barbaric M, Brooks E, Moore L, et al. Effects of physical activity on cancer survival: a systematic review. *Physiother Can*. 2010;62:25–34.
7. Campbell Burton CA, Murray J, Holmes J, et al. Frequency of anxiety after stroke: a systematic review and meta-analysis of observational studies. *Int J Stroke*. 2013;8:545–559.
8. Davidson LE, Hudson R, Kilpatrick K, et al. Effects of exercise modality on insulin resistance and functional limitation in older adults: a randomized controlled trial. *Arch Intern Med*. 2009;169:122–131.
9. Dobkin BH. Training and exercise to drive poststroke recovery. *Nat Clin Pract Neurol*. 2008;4:76–85.
10. Fang H, Judd RL. Adiponectin regulation and function. *Compr Physiol*. 2018;8:1031–1063.
11. Foster-Schubert KE, Alfano CM, Duggan CR, et al. Effect of diet and exercise, alone or combined, on weight and body composition in overweight-to-obese postmenopausal women. *Obesity (Silver Spring)*. 2012;20:1628–1638.
12. Gill A, Womack R, Safranek S. Clinical inquiries: does exercise alleviate symptoms of depression? *J Fam Pract*. 2010;59:530–531.
13. Hagstrom AD, Marshall PW, Lonsdale C, et al. Resistance training improves fatigue and quality of life in previously sedentary breast cancer survivors: a randomised controlled trial. *Eur J Cancer Care (Engl)*. 2016;25:784–794.
14. Haskell WL, Lee IM, Pate RR, et al. Physical activity and public health: updated recommendation for adults from the American College of Sports Medicine and the American Heart Association. *Med Sci Sports Exerc*. 2007;39:1423–1434.
15. Johnson JM, Ballin SD. Surgeon general's report on physical activity and health is hailed as a historic step toward a healthier nation. *Circulation*. 1996;94:2045.
16. Josefsson Y, Lindwall M, Archer T. Physical exercise intervention in depressive disorders: meta-analysis and systematic review. *Scand J Med Sci Sports*. 2014;24:259–272.
17. Lee S, Kuk JL, Davidson LE, et al. Exercise without weight loss is an effective strategy for obesity reduction in obese individuals with and without type 2 diabetes. *J Appl Physiol (1985)*. 2005;99:1220–1225.
18. Mastorakos G, Pavlatou M, Diamanti-Kandarakis E, et al. Exercise and the stress system. *Hormones (Athens)*. 2005;4:73–89.
19. Mozumdar A, Liguori G. Persistent increase of prevalence of metabolic syndrome among U.S. adults: NHANES III to NHANES 1999-2006. *Diabetes Care*. 2011;34:216–219.
20. Ogden LG, Stroebele N, Wyatt HR, et al. Cluster analysis of the national weight control registry to identify distinct subgroups maintaining successful weight loss. *Obesity (Silver Spring)*. 2012;20:2039–2047.
21. Paley CA, Johnson MI. Abdominal obesity and metabolic syndrome: exercise as medicine? *BMC Sports Sci Med Rehabil*. 2018;10:7.
22. Pate RR, Pratt M, Blair SN, et al. Physical activity and public health. A recommendation from the centers for disease control and prevention and the American College of Sports Medicine. *JAMA*. 1995;273:402–407.
23. Pescatello LS, Franklin BA, Fagard R, et al, American College of Sports Medicine. American College of Sports Medicine position stand. exercise and hypertension. *Med Sci Sports Exerc*. 2004;36:533–553.
24. Reaven GM. Banting lecture 1988. Role of insulin resistance in human disease. *Diabetes*. 1988;37:1595–1607.
25. Richter EA, Hargreaves M. Exercise, GLUT4, and skeletal muscle glucose uptake. *Physiol Rev*. 2013;93:993–1017.
26. Ritchie SA, Connell JM. The link between abdominal obesity, metabolic syndrome and cardiovascular disease. *Nutr Metab Cardiovasc Dis*. 2007;17:319–326.
27. Ross R, Dagnone D, Jones PJ, et al. Reduction in obesity and related comorbid conditions after diet-induced weight loss or exercise-induced weight loss in men. A randomized, controlled trial. *Ann Intern Med*. 2000;133:92–103.

28. Ross R, Janssen I, Dawson J, et al. Exercise-induced reduction in obesity and insulin resistance in women: a randomized controlled trial. *Obes Res.* 2004;12:789–798.
29. Thibaud M, Bloch F, Tournoux-Facon C, et al. Impact of physical activity and sedentary behaviour on fall risks in older people: a systematic review and meta-analysis of observational studies. *Eur Rev Aging Phys Act.* 2012;9:5–15.
30. Tolmunen T, Laukkanen JA, Hintikka J, et al. Low maximal oxygen uptake is associated with elevated depressive symptoms in middle-aged men. *Eur J Epidemiol.* 2006;21:701–706.
31. Torres S, Fabersani E, Marquez A, et al. Adipose tissue inflammation and metabolic syndrome. The proactive role of probiotics. *Eur J Nutr.* 2019;58(1):27–43.
32. Wewege MA, Thom JM, Rye KA, et al. Aerobic, resistance or combined training: a systematic review and meta-analysis of exercise to reduce cardiovascular risk in adults with metabolic syndrome. *Atherosclerosis.* 2018;274:162–171.
33. Xiao T, Fu YF. Resistance training vs. aerobic training and role of other factors on the exercise effects on visceral fat. *Eur Rev Med Pharmacol Sci.* 2015;19:1779–1784.

BIBLIOGRAFÍA CLÁSICA

Ashdown-Franks G, Firth J, Carney R, et al. Exercise as medicine for mental and substance use disorders: a meta-review of the benefits for neuropsychiatric and cognitive outcomes. *Sports Med.* 2020;50(1):151–170. doi: 10.1007/s40279-019-01187-6.

Booth FW, Roberts CK, Thyfault JP, et al. Role of inactivity in chronic diseases: evolutionary insight and pathophysiological mechanisms. *Physiol Rev.* 2017;97:1351–1402.

Pedersen BK, Saltin B. Exercise as medicine—evidence for prescribing exercise as therapy in 26 different chronic diseases. *Scan J Med Sci Sports.* 2015; 25(S3):1–72.

Ravalli S, Castrogiovanni P, Musumeci G. Exercise as medicine to be prescribed in osteoarthritis. *World J Orthop.* 2019;10(7):262–267.

Zakari M, Alsahly M, Koch LG, Britton SL, Katwa LC, Lust RM. Are there limitations to exercise benefits in peripheral arterial disease? *Front Cardiovasc Med.* 2018;5:173.

Valoración de la salud para el ejercicio, el acondicionamiento físico y el rendimiento deportivo

Capítulo

16

DESPUÉS DE LEER ESTE CAPÍTULO, DEBERÍA SER CAPAZ DE:

1. Explicar el papel que desempeñan las pruebas de acondicionamiento físico y la capacidad funcional fisiológica no solo para los deportistas de competición, sino también para los interesados en mejorar su salud
2. Describir cómo los parámetros específicos del acondicionamiento físico que deben evaluarse, dependen del individuo y de sus objetivos de entrenamiento
3. Analizar la importancia de seleccionar pautas específicas de la población al evaluar los resultados de las pruebas de acondicionamiento físico de un individuo
4. Explicar por qué se realizan ciertas pruebas de acondicionamiento físico habituales y entender cómo realizarlas
5. Describir los sistemas fisiológicos evaluados en diversas pruebas y analizar por qué hay pruebas específicas destinadas a evaluar un sistema fisiológico determinado

Son muchas las razones por las que científicos del ejercicio, entrenadores deportivos, entrenadores personales, preparadores físicos y otras personas realizan pruebas para evaluar la respuesta o la capacidad fisiológica de una persona, como la determinación de los niveles iniciales de acondicionamiento físico, el seguimiento de los cambios de dichos niveles o para fines de diagnóstico. El tipo de prueba elegida depende en gran medida del individuo o individuos que se someten a esta y de las características fisiológicas sobre las que se desea obtener información. Por ejemplo, la cantidad máxima de peso posible para una repetición en una cargada de potencia (*power clean*) puede ser importante para seguir el progreso del entrenamiento en algunos tipos de deportistas, como los jugadores de fútbol americano o los lanzadores de peso. Sin embargo, no tiene la misma importancia, si es que la tiene, para la mayoría de las personas interesadas en el acondicionamiento físico general. La medición directa de las capacidades de resistencia (consumo máximo de oxígeno, umbral de lactato) sería importante para evaluar el progreso del entrenamiento de un deportista de resistencia. Sin embargo, para la mayoría de los apasionados del acondicionamiento físico, la estimación sola del consumo máximo de oxígeno sería, con toda probabilidad, más que suficiente para seguir el progreso del entrenamiento. Al igual que en el caso de las pruebas, las pautas utilizadas para evaluar el nivel de forma física de una persona deben seleccionarse en función de si la persona solo se ejercita por salud o quiere alcanzar un rendimiento deportivo óptimo. De hecho, al evaluar el acondicionamiento físico de cualquier persona, deben utilizarse pruebas y pautas adecuadas para la edad, el sexo, el estado médico y los objetivos de entrenamiento de esa persona. Por ejemplo, las pruebas y pautas seleccionadas para medir el acondicionamiento físico de un deportista profesional serían mucho más rigurosas que las utilizadas para evaluar el éxito de un programa de acondicionamiento físico relacionado con la salud para un ejecutivo de 50 años.

Además, también hay que tener en cuenta las limitaciones específicas de algunas pruebas. Por

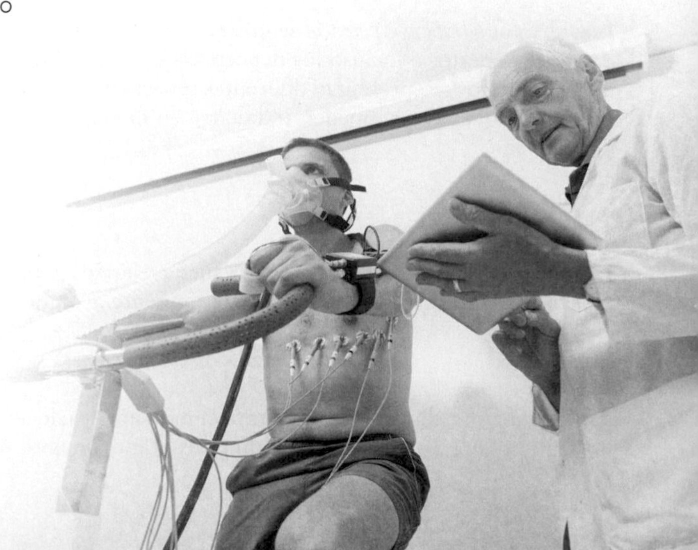

ejemplo, las utilizadas para estimar el consumo máximo de oxígeno no han sido validadas para determinar el consumo máximo de oxígeno extremadamente alto de los deportistas de resistencia. Por tanto, el uso de estas pruebas para estimar el consumo máximo de oxígeno en los deportistas de resistencia da lugar a una cantidad sustancial de errores. Además, estas pruebas no son lo suficientemente precisas como para seguir los pequeños cambios en el consumo máximo de oxígeno a lo largo de un año o temporada de entrenamiento en los deportistas de resistencia. Algunas pruebas, debido al tipo de información obtenida, no son apropiadas para ciertas poblaciones. La realización de una prueba de esfuerzo que incluya un electrocardiograma (ECG) en un deportista de competición aparentemente sano suele proporcionar poca información útil. Sin embargo, este mismo ECG sería apropiado en una persona de edad avanzada con antecedentes de dolor torácico. También debe tenerse en cuenta que todas las pruebas tienen un riesgo inherente de lesión, sobre todo cuando requieren un esfuerzo máximo por parte de personas con mayor riesgo de enfermedad o de personas que se están recuperando de una lesión previa. Por tanto, la selección de la prueba a implementar debe ser muy cuidadosa para todos los individuos, especialmente para los de mayor riesgo de lesión, y deben tomarse las precauciones de seguridad adecuadas durante todas las pruebas físicas. Asimismo, a la hora de elegir las pruebas para una persona o población específica, debe tenerse en cuenta toda la información relativa a la selección de pruebas y a la posibilidad de sufrir lesiones. Las pruebas son una parte vital de cualquier programa de entrenamiento con ejercicios para evaluar el estado médico actual, el estado físico y los niveles de rendimiento. Ello permite realizar un seguimiento y evaluar los niveles iniciales de ejercicio y controlar el éxito de los programas de entrenamiento con ejercicios. Sin un control eficaz de las medidas objetivo del programa de ejercicio, su diseño no puede ser gestionado o modificado para satisfacer las necesidades individuales. El objetivo de este capítulo no es proporcionar un protocolo o procedimiento de prueba preciso para las pruebas analizadas, sino más bien facilitar información sobre los tipos de pruebas más habituales y sobre la interpretación de los resultados de estas.

TRABAJO MUSCULAR FRENTE A POTENCIA

Los términos *trabajo* y *potencia* se utilizan a menudo indistintamente entre los expertos e incluso los deportistas y entrenadores, pero no deberían serlo[28]. Representan diferentes capacidades funcionales del músculo esquelético y pueden traducirse en diferentes capacidades deportivas.

TRABAJO

El término **trabajo** se define como la fuerza ejercida sobre una distancia; como fórmula, se presenta de la siguiente manera

$$\text{Trabajo} = \text{fuerza} \times \text{distancia}$$

Así, el trabajo incluye necesariamente el movimiento de un objeto a lo largo de una distancia y, normalmente, el movimiento de partes del cuerpo a través de un rango de movimiento. Técnicamente, dado que el trabajo requiere un movimiento a lo largo de una distancia (cuadro 16-1), puede decirse que no existe trabajo durante una acción muscular cuando no se produce ningún movimiento (acción isométrica), aunque se esté gastando energía (**trifosfato de adenosina [ATP]**).

Las unidades adecuadas para cuantificar la cantidad de trabajo realizado son los julios (J). Un solo julio representa 1 Newton (N, 1 kilográmetro [kgm] = 9.81 N) de fuerza ejercida sobre una distancia de 1 m. Sin embargo, en la ciencia del ejercicio el trabajo se expresa muchas veces en unidades tales como el kilopondio (kp) o el kilográmetro. Estos términos proceden de los ergómetros estándares de bicicleta con freno mecánico, que tradicionalmente se han utilizado para cuantificar el rendimiento del ejercicio. Normalmente, con estos ergómetros, una sola revolución completa del volante cubre una distancia de 6 m. Muchas pruebas de cicloergometría se realizan a un ritmo de pedaleo de 50 revoluciones por min (rpm). Por tanto, si se aplica 1 kg de fuerza al volante, el trabajo producido durante 1 min es de 300 kg·m·min^{-1} (es decir, 50 rpm × 6 m × 1 kg). Este ritmo de trabajo de 300 kg·m·min^{-1}, o 300 kgm, también se cuantifica como un kilopondio o 1 kp. Aunque están arraigadas en la tradición y se siguen notificando con regularidad, estas unidades no se ajustan a la terminología establecida en el Sistema Internacional de Unidades (SI), que ha sido adoptado internacionalmente por la comunidad científica para estandarizar las unidades de medida. Al igual que los científicos de otras disciplinas académicas, los científicos del ejercicio deben expresar su trabajo en julios. Así, en el ejemplo anterior, el trabajo realizado es de 2 943 J (300 kg·m·min^{-1} × 9.81 J por kg·m·min^{-1}).

POTENCIA

A diferencia del trabajo, la evaluación de la **potencia** requiere un factor de tiempo. Por tanto, el ritmo al que se realiza el trabajo indica la potencia[51]. La fórmula utilizada para definir la potencia es la siguiente:

$$\text{Potencia} = \frac{\text{fuerza} \times \text{distancia}}{\text{tiempo}} \quad \text{o alternativamente}$$

$$\text{Potencia} = \text{fuerza} \times \text{velocidad}$$

Así, a cuanta más velocidad pueda realizarse una cantidad determinada de trabajo, mayor será la potencia exhibida. Según el SI, las unidades en las que se expresa la potencia son los vatios (W, 1 W = 1 J·s^{-1}).

Un ejemplo real de la diferencia entre trabajo y potencia es el siguiente: dos personas que levantan el mismo peso del suelo durante la misma distancia han realizado una cantidad idéntica de trabajo. Sin embargo, si una persona es capaz de completar la tarea en menos tiempo, entonces esa persona habrá exhibido una mayor cantidad de potencia. En la mayoría de los deportes y pruebas deportivas, la potencia se considera más crucial para el éxito que la fuerza o la capacidad de trabajo.

Por ejemplo, todos los competidores en una prueba de lanzamiento de peso son lo suficientemente fuertes como para realizar el trabajo de mover el peso desde el punto de partida, donde este se aloja bajo la barbilla con el brazo flexionado, hasta el punto de liberación, donde el brazo está completamente extendido. Pero es el deportista que puede hacer ese trabajo más rápidamente y, por tanto, tiene mayor potencia, el que en última instancia impulsará el tiro a la mayor distancia antes de que caiga. La potencia se denomina a veces «fuerza explosiva», y en los deportes y actividades

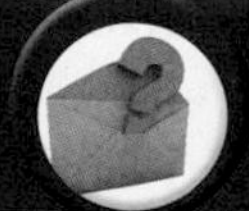

CUADRO 16-1
PREGUNTAS PRÁCTICAS DE LOS ESTUDIANTES

¿Cómo se calculan el trabajo y la potencia durante una tarea física como levantar un peso o subir una cuesta?

Para calcular el trabajo y la potencia de la resistencia movida, debe conocerse la distancia a la que se mueve la resistencia y el tiempo necesario para realizar la tarea. En primer lugar, calculemos el trabajo y la potencia al realizar flexión (*curl*) de brazos cuando una persona levanta 20 kg (44 lb) 63 cm en vertical (0.63 m [25 pulgadas]) en 3 s. Tenga en cuenta que este cálculo no tiene en cuenta la masa del antebrazo de la persona.

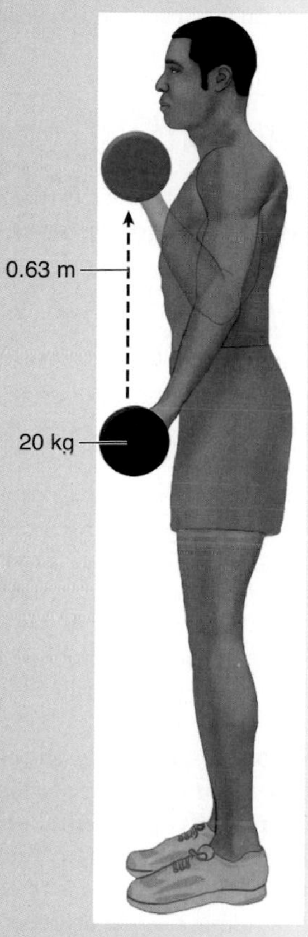

1 kgm = 9.81 julios (J)
Trabajo = fuerza × distancia
Trabajo = 20 kg × 0.63 m
Trabajo = 12.6 kgm

Trabajo = 12.6 kgm × 9.81 J·kg·m^{-1}
Trabajo = 123.6 J
1 vatio = 1 J s^{-1}

$$\text{Potencia} = \frac{\text{fuerza} \times \text{distancia}}{\text{tiempo}} = \frac{\text{trabajo}}{\text{tiempo}}$$

$$\text{Potencia} = \frac{123.6\ \text{J}}{3\ \text{s}}$$

Potencia = 41.2 W

Cuando alguien corre cuesta arriba, la fuerza es equivalente a su masa corporal, y es necesario conocer la distancia vertical a la que se eleva su masa corporal. Por ejemplo, si una persona de 75 kg (165 lb) corre cuesta arriba para que su masa corporal se eleve una distancia vertical de 3.67 m (4 yardas: 1 m = 1.09 yardas) en 10 s, el trabajo y la potencia se calcularían de la siguiente manera:

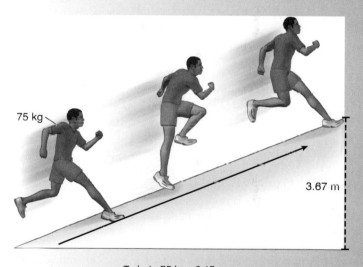

Trabajo 75 kg × 3.67 m
Trabajo: 275.25 kgm
Trabajo: 275.25 kgm × 9.81 J·kg·m^{-1}
Trabajo: 2700.2 J

$$\text{Potencia} = \frac{2700.2\ \text{J}}{10\ \text{s}}$$

Potencia = 270.02 W

que presentan movimientos dinámicos, se suele valorar más que la fuerza y es más importante para el rendimiento.

Aunque algunos de los determinantes de la potencia son de origen genético (los que tienen un alto porcentaje de fibras musculares de contracción rápida (tipo II) tienden a ser mejores deportistas de potencia), un buen entrenamiento también puede ayudar a mejorar la capacidad de generación de potencia del músculo. Sin embargo, los deportistas y sus entrenadores de acondicionamiento deben tener en cuenta que el desarrollo de la potencia suele requerir estrategias de entrenamiento diferentes a las del desarrollo de la fuerza. El aumento de la fuerza mediante el levantamiento de resistencias (o pesos) pesadas del 70 % al 100 % de la contracción voluntaria máxima, o una repetición máxima (1-RM), aumentará la potencia. Pero para maximizar el desarrollo de la potencia, también deben realizarse fuerzas más ligeras (del 30 % al 60 % de 1RM) que permitan realizar movimientos más rápidos que no incluyan contracciones de oposición o de frenado para ralentizar el movimiento hacia el final de la amplitud del movimiento. Por tanto, es necesario entrenar toda la curva de fuerza-velocidad utilizando los ejercicios adecuados. Para reiterar: cuando se prueban las capacidades de rendimiento y la eficacia de los programas de acondicionamiento para mejorar la capacidad funcional del músculo, es esencial distinguir entre la capacidad del músculo para realizar trabajo y mostrar potencia. Del mismo modo, es importante utilizar las unidades de medida adecuadas, definidas por el SI, para ambos parámetros: julios para cuantificar el trabajo y vatios para cuantificar la potencia.

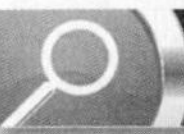

Revisión rápida

- Las pruebas de una respuesta o capacidad fisiológica se llevan a cabo por muchas razones, entre las cuales se incluyen la determinación de los niveles iniciales de acondicionamiento físico, el seguimiento de los cambios en los niveles de acondicionamiento físico, o con fines de diagnóstico.
- El tipo de prueba elegido depende en gran medida de la persona que se somete a la prueba y de la característica fisiológica sobre la que desea obtenerse información.
- Los términos *trabajo* y *potencia* representan diferentes capacidades funcionales del músculo esquelético y pueden traducirse en diferentes habilidades deportivas, así como en la capacidad de realizar diferentes actividades de la vida diaria.
- El término *trabajo* se define como la fuerza ejercida sobre una distancia; como fórmula, se presenta como trabajo = fuerza × distancia.
- La evaluación de la potencia requiere un factor de tiempo. Por tanto, el ritmo al que se realiza el trabajo indica la potencia. La fórmula utilizada para definir la potencia es

$$\text{Potencia} = \frac{\text{fuerza} \times \text{distancia}}{\text{tiempo}}$$

o

$$\text{Potencia} = \text{fuerza} \times \text{velocidad}$$

PRUEBAS DE RESISTENCIA CARDIOVASCULAR

La resistencia cardiovascular es uno de los parámetros fisiológicos más antiguos y más comúnmente medidos en la ciencia del ejercicio. Normalmente se cuantifica como la cantidad máxima de oxígeno consumida en la respiración mitocondrial durante un ejercicio máximo prolongado. La medida más comúnmente asociada a la resistencia cardiovascular es el **consumo máximo de oxígeno** ($\dot{V}O_{2\text{máx}}$), también denominado potencia aeróbica máxima o capacidad aeróbica. Es una medida importante porque es un indicador no solo de las capacidades de resistencia de los deportistas, sino también del estado de salud, y es un predictor de la mortalidad tanto en poblaciones sanas como enfermas[8,9,29,36]. Por ejemplo, incluso una ligera reducción (3.5 mL·kg^{-1}·min^{-1}) en personas enfermas disminuye las tasas de supervivencia en aproximadamente un 12 %[36]. También parece haber un $\dot{V}O_{\text{máx}}$ mínimo (13 mL·kg^{-1}·min^{-1}) necesario para mantener una vida independiente[48]. Debido a su relación no solo con el rendimiento de la resistencia, sino también con la mortalidad y la capacidad de mantener una vida independiente, el $\dot{V}O_{2\text{máx}}$ se evalúa en una gran variedad de personas, desde deportistas de resistencia de élite hasta poblaciones enfermas y personas mayores.

Aunque el $\dot{V}O_{2\text{máx}}$ representa la capacidad máxima del sistema cardiorrespiratorio, otras medidas, como la frecuencia cardíaca, la presión arterial, el ECG y el consumo de oxígeno a cargas de trabajo submáximas, también representan la función cardiorrespiratoria. Por tanto, estas medidas también se determinan muchas veces al evaluar la resistencia cardiovascular, especialmente si la prueba se realiza con fines de diagnóstico, como la determinación o el tratamiento de enfermedades cardiovasculares. El tipo de prueba que se realiza depende del propósito de la prueba, de la persona que se somete a ella y del equipo, las instalaciones y el personal disponibles para realizarla.

En un entorno de laboratorio, la **prueba de esfuerzo graduado (PEG)** es la más utilizada para determinar tanto el $\dot{V}O_{2\text{máx}}$ como los valores submáximos de cualquier variable cardiovascular deseada, pero también puede estimarse de forma indirecta (cuadro 16-2). En esta prueba, la carga de trabajo realizada se incrementa de forma gradual, normalmente utilizando una cinta sin fin o un cicloergómetro. También existen pruebas de campo de resistencia cardiovascular, que requieren mucho menos equipo y, por tanto, son menos costosas de utilizar que las pruebas de laboratorio. Los resultados de las pruebas de resistencia cardiovascular se utilizan para juzgar los niveles iniciales de acondicionamiento físico, controlar los niveles de aptitud o los cambios fisiológicos debidos al entrenamiento o a un estado de enfermedad, y prescribir el entrenamiento físico. En las siguientes secciones, se analizarán los protocolos y variables habituales que se determinan durante estas pruebas, tanto de laboratorio como de campo.

PRUEBAS DE LABORATORIO

Las pruebas de laboratorio de resistencia cardiovascular o PEG suelen realizarse utilizando un cicloergómetro o una cinta sin fin motorizada. Generalmente, los valores de $\dot{V}O_{2\text{máx}}$ son aproximadamente entre un 5 % y un 25 % más altos durante la carrera en cinta sin fin, en comparación con la cicloergometría[19,40].

En algunas poblaciones, pueden utilizarse otros equipos. Por ejemplo, los remeros y los nadadores pueden someterse a pruebas utilizando un ergómetro de remo o un canal de natación, respectivamente. Este equipo alternativo se utiliza porque una persona que ha entrenado utilizando un tipo de ejercicio concreto puede alcanzar un $\dot{V}O_{2\text{máx}}$ más alto utilizando el mencionado tipo de ejercicio que otros tipos. Además, la información de la prueba (frecuencia cardíaca, consumo de oxígeno o lactato en sangre con una carga de trabajo específica) que puede utilizarse para prescribir el entrenamiento y determinar el acondicionamiento físico específico del deporte, será más precisa si se obtiene utilizando la forma de ejercicio típico de la persona.

Otra consideración son las contraindicaciones a un determinado tipo de ejercicio. Una persona mayor puede tener problemas ortopédicos, como rodillas artríticas, que contraindiquen el ejercicio en cinta. En este caso, el experto en ejercicio puede elegir la cicloergometría. O, si los problemas artríticos de las rodillas son muy graves, la persona puede realizar algún tipo de ergometría de brazos. La cicloergometría también puede ser apropiada si la persona presenta inestabilidad postural al caminar o correr, o una enfermedad neuromuscular.

Los protocolos de la cinta sin fin suelen ser más apropiados porque la mayoría de las personas están más familiarizadas con la marcha y la carrera que con el ejercicio en bicicleta. Además, si una persona no está familiarizada con el ciclismo o no está entrenada para ello, esta forma de ejercicio puede provocar fatiga muscular local de las piernas antes de alcanzar el $\dot{V}O_{2\text{máx}}$ o antes de estresar adecuadamente el sistema cardiovascular con fines de diagnóstico.

Además del tipo de ejercicio a realizar durante una PEG, hay que tener en cuenta el protocolo o la forma en que se incrementa la intensidad del ejercicio durante la prueba. Durante una prueba de esfuerzo con **protocolo continuo**, la intensidad se incrementa en etapas sin descanso o pausa entre ellas (los protocolos continuos son los más utilizados). Durante un **protocolo discontinuo**, la intensidad del ejercicio se incrementa por etapas, pero con un breve período de descanso entre ellas. Los protocolos discontinuos son útiles en algunas situaciones, como entre las poblaciones de pacientes que no pueden tolerar el ejercicio continuo a intensidades cada

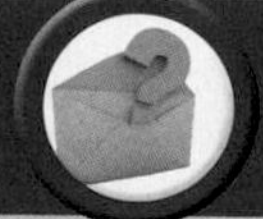

CUADRO 16-2

PREGUNTAS PRÁCTICAS DE LOS ESTUDIANTES

¿Puede predecirse el $\dot{V}o_{2máx}$ sin hacer ninguna prueba física?

El $\dot{V}o_{2máx}$ de las personas en edad universitaria puede predecirse utilizando datos no relacionados con el ejercicio. El uso de este tipo de datos para la predicción es útil cuando se examinan grandes grupos de personas. La predicción consiste en utilizar la información obtenida mediante un cuestionario para estimar los niveles de actividad física, que luego se utiliza para predecir el $\dot{V}o_{2máx}$. Se solicita a los participantes que rellenen el siguiente cuestionario.

A. Valoración de la actividad física (VAF)

Seleccione el número que mejor describa su nivel general de actividad física durante los últimos 6 meses:

1. **Inactividad:** evita caminar o hacer esfuerzos, utiliza siempre el ascensor y conduce cuando es posible, en lugar de caminar.
2. **Actividad ligera:** camina por placer, utiliza habitualmente las escaleras y en ocasiones hacer suficiente ejercicio como para provocar una respiración intensa o transpiración.
3. **Actividad moderada**: 10-60 min a la semana de actividad moderada, como golf, equitación, calistenia, tenis de mesa, bolos, levantamiento de pesas, trabajos de jardinería, limpieza de la casa y caminar para hacer ejercicio.
4. **Actividad moderada:** más de 1 h a la semana de la actividad moderada descrita anteriormente.
5. **Actividad vigorosa:** correr < 1.6 km (1 milla) a la semana, o dedicar < 30 min a la semana a una actividad comparable, como correr o trotar, nadar de un tirón, montar en bicicleta, remar, hacer aeróbic, saltar a la cuerda, correr en el lugar, o realizar una actividad vigorosa de tipo aeróbico, como el fútbol, el baloncesto, el tenis, el ráquetbol o el balonmano.
6. **Actividad vigorosa:** correr de 1.6 km (1 milla) a < 8 km (5 millas) por semana, o dedicar de 30 min a < 60 min por semana a una actividad física comparable a la descrita anteriormente.
7. **Actividad vigorosa:** correr de 8 km (5 millas) a < 16 km (10 millas) por semana, o dedicar de 1 h a < 3 h por semana a una actividad física comparable a la descrita anteriormente.
8. **Actividad vigorosa:** correr de 16 km (10 millas) a < 24 km (15 millas) por semana, o dedicar de 3 h a < 6 h por semana a una actividad física comparable a la descrita anteriormente.
9. **Actividad vigorosa:** correr de 24 km (15 millas) a < 32 km (20 millas) por semana, o dedicar de 6 h a < 7 h por semana a una actividad física comparable a la descrita anteriormente.
10. **Actividad vigorosa:** correr de 32 km a 40 km (20-25 millas) por semana, o dedicar de 7 h a < 8 h por semana a una actividad física comparable a la descrita anteriormente.
11. **Actividad vigorosa:** correr más de 40 km (25 millas) por semana, o dedicar más de 8 h por semana a una actividad física comparable a la descrita anteriormente.

B. Preguntas sobre la capacidad funcional percibida (CFP)

Supongamos que se ejercita continuamente en una pista cubierta durante 1.6 km (1 milla). ¿Qué ritmo de ejercicio es el adecuado para usted: no demasiado fácil o no demasiado duro? Encierre en un círculo el número correspondiente del 1 al 13.

1. Caminar a un ritmo lento (18 min por 1.6 km o más)
2. Caminar a un ritmo medio (16 min por 1.6 km)
3. Caminar a un ritmo rápido (14 min por 1.6 km)
4. Trotar a un ritmo lento (12 min por 1.6 km)
5. Trotar a un ritmo medio (10 min por 1.6 km)
6. Trotar a un ritmo rápido (8 min por 1.6 km)
7. Correr a un ritmo rápido (7 min por 1.6 km o menos)

¿A qué velocidad podría cubrir una distancia de 4.8 km (3 millas) y no quedarse sin aliento ni fatigarse en exceso? Sea realista. Encierre en un círculo el número correspondiente del 1 al 13.

1. Podría recorrer toda la distancia a un ritmo lento (18 min por 1.6 km o más).
2. Podría recorrer toda la distancia a un ritmo medio (16 min por 1.6 km).
3. Podría caminar toda la distancia a un ritmo rápido (14 min por 1.6 km).
4. Podría trotar toda la distancia a un ritmo lento (12 min por 1.6 km).
5. Podría trotar toda la distancia a un ritmo medio (10 min por 1.6 km).
6. Podría trotar toda la distancia a un ritmo rápido (8 min por 1.6 km).
7. Podría correr toda la distancia a un ritmo rápido (7 min por 1.6 km o menos).

Además de las respuestas al cuestionario anterior, se necesitan otros datos:

Sexo (mujer = 0; hombre = 1)
Índice de masa corporal (IMC): IMC = masa corporal (kg)·altura corporal^{-1} (m^2)

A continuación, se utiliza la siguiente ecuación para predecir el $\dot{V}o_{2máx}$:

$$\dot{V}o_{2máx}\ (mL \cdot kg^{-1} \cdot min^{-1}) = 44.895 + (7.042 \times sexo) - 0.823 \times IMC) + (0.738 \times CFP) + (0.688 \times VAF)$$

Por ejemplo, un varón de 75 kg (165 lb), 1.79 m (5 pies y 10 pulgadas) de altura, con un VAF de 6 y un CFP de 18 (9 + 9) tendría una predicción de $\dot{V}o_{2máx}$ de:

$$IMC = 75/(1.79 \times 1.79)$$

$$IMC = 24.6$$

$$\dot{V}o_{2máx}\ (mL \cdot kg^{-1} \cdot min^{-1}) = 44.895 + (7.042 \times 1) - (0.823 \times 24.6) + (0.738 \times 18) + (0.688 \times 6)$$

$$\dot{V}o_{2máx}\ (mL \cdot kg^{-1} \cdot min^{-1}) = 49.10\ mL \cdot kg^{-1} \cdot min^{-1}$$

Reimpreso con permiso de George LD, Stone WJ, Burkett LN. Nonexercise $\dot{V}o_{2máx}$ estimation for physically active college students. *Med Sci Sports Exerc.* 1997;29:415-423.

vez mayores. Sin embargo, si los pacientes pueden tolerar los protocolos continuos, son preferibles. Tanto si se utiliza un protocolo u otro, la carga de trabajo inicial variará en función de quién se someta a la prueba. Por ejemplo, un paciente cardiovascular puede alcanzar una carga de trabajo final inferior a la carga de trabajo inicial de un deportista entrenado. Cada carga de trabajo en ambos tipos de protocolos suele durar entre 2 min y 3 min. Este tiempo suele ser suficiente para que el sistema cardiovascular alcance un estado estable (*v.* cap. 6), si es posible. El logro del estado estable es necesario si la prueba va a utilizarse en la prescripción de la intensidad del entrenamiento para un deportista o un paciente. Sin embargo, si el objetivo principal de la prueba es determinar el $\dot{V}o_{2máx}$, no es necesario alcanzar el estado estable con cargas de trabajo submáximas.

El aumento de la carga de trabajo durante cada fase de la prueba también es una consideración importante. En el caso de personas sanas o deportistas, puede aumentarse la carga de trabajo en incrementos mayores que en el caso de personas mayores y las que padecen una enfermedad, como enfermedades cardiovasculares o diabetes, o que participan en un programa de rehabilitación cardíaca. Los grandes incrementos de la carga de trabajo con cada etapa, o por minuto, dan lugar a protocolos cortos, y los incrementos pequeños de la carga de trabajo dan lugar a protocolos largos. Tanto los protocolos cortos como los largos pueden disminuir el $\dot{V}o_{2máx}$ en comparación con los protocolos intermedios, que tienen una duración de 8 min a 12 min. Se ha sugerido que los protocolos cortos provocan la finalización temprana de una PEG debido a la insuficiente fuerza muscular para tolerar los grandes incrementos de la tasa de trabajo durante las etapas finales de la prueba. Esto da como resultado una subestimación de $\dot{V}o_{2máx}$[14]. Por otro lado, los protocolos largos pueden provocar un aumento de la temperatura central y una disminución de la motivación para continuar la prueba.

El aumento de la temperatura central provoca una redistribución del flujo sanguíneo hacia la piel, en lugar de hacia el músculo activo. Estos factores también pueden dar lugar a una disminución del $\dot{V}o_{2máx}$. Por tanto, las pruebas para obtener el $\dot{V}o_{2máx}$ deben durar entre 8 min y 12 min, ya que se ha constatado que las pruebas de cicloergometría del $\dot{V}o_{2máx}$ que duran entre 7 min y 26 min y las pruebas en cinta sin fin que duran entre 5 min y 26 min resultan en determinaciones válidas del $\dot{V}o_{2máx}$[35]. Una nota de advertencia con respecto a estas referencias de tiempo de las pruebas, es que las pruebas cortas están precedidas por un calentamiento adecuado y que los grados de la cinta sin fin no superan el 15 %.

La elección del tipo de ejercicio y del protocolo de prueba para la determinación de la resistencia cardiovascular submáxima o máxima puede variar en función de los objetivos principales de la prueba. Así, dicha elección debe realizarse en función de la población que se somete a la prueba (pacientes cardíacos, deportistas), del objetivo principal ($\dot{V}o_{2máx}$, diagnóstico de enfermedades cardiovasculares), del equipo y del personal disponible para la prueba.

En las siguientes secciones se describen los protocolos típicos de las pruebas de cicloergometría y en cinta sin fin, los dos tipos de pruebas más habituales.

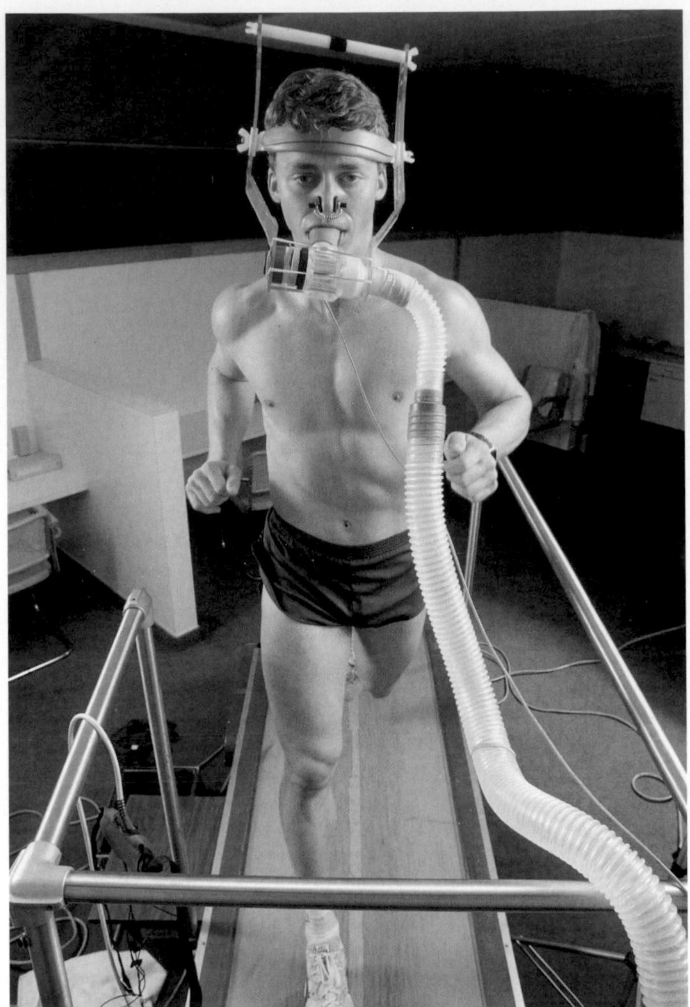

FIGURA 16-1. Los protocolos en cinta sin fin aumentan la carga de trabajo mediante el incremento de la velocidad o el porcentaje de inclinación. El incremento de la carga de trabajo y la rapidez con la que se realiza el aumento depende del objetivo de la prueba.

Protocolos en cinta sin fin

Se han desarrollado muchos protocolos en cinta sin fin para diversas poblaciones. Estos protocolos aumentan la carga de trabajo mediante el incremento de la velocidad, la pendiente o una combinación de ambos factores (Fig. 16-1). Las pruebas de carrera graduada proporcionan los valores más altos de $\dot{V}o_{2máx}$, seguidas de las pruebas de carrera con un grado del 0 % y de las pruebas de caminata. Durante las pruebas de carrera en cinta sin fin, puede ser difícil obtener mediciones válidas de la presión sanguínea, así como aumentan las probabilidades de artefactos en el ECG. Estos factores limitan el uso de las pruebas de carrera para algunos procedimientos diagnósticos. Durante las pruebas, no debe permitirse que la persona se agarre a los pasamanos de la cinta sin fin, a menos que sea necesario para mantener el equilibrio, ya que esto disminuye significativamente el estrés fisiológico, lo que resulta en una disminución significativa de la frecuencia cardíaca.

El protocolo de Balke[5] es una PEG de caminata ampliamente utilizado (tabla 16-1), especialmente en entornos clínicos en los que los pacientes tienen bajas capacidades cardiovasculares y funcionales. Su popularidad en la clínica se debe a su baja carga de trabajo inicial y al aumento gradual de la misma. La velocidad es de 5.3 $km \cdot h^{-1}$ (3.3 $millas \cdot h^{-1}$) y la pendiente inicial es del 0 %. La velocidad se mantiene constante, pero el grado se incrementa al 2 % después del primer minuto y se incrementa un 1 % cada 2 min hasta que se alcanza un grado del 25 %. A partir de entonces, la pendiente se mantiene en el 25 % y la velocidad aumenta 0.32 $km \cdot h^{-1}$ (0.2 $millas \cdot h^{-1}$) cada minuto. Este protocolo arroja valores de $\dot{V}o_{2máx}$ válidos para las personas cuya aptitud cardiovascular es baja, pero para las que tienen una mayor aptitud cardiovascular, la duración de la prueba se hace muy larga. Algunos pacientes también se quejan de molestias musculares locales, especialmente de los músculos de la

Tabla 16-1. Protocolo de Balke en cinta sin fin

Etapa	Velocidad ($millas \cdot h^{-1}$)	Velocidad ($km \cdot h^{-1}$)	Grado (%)	Duración (min)
1	3.3	5.3	0	1
2	3.3	5.3	2	1
3–25	3.3	5.3	Incrementar 1 %/min	1 en cada % de grado
26	3.5	5.62	25	1
27 y superior	Incrementar 0.2 cada etapa	Incrementar 0.32 cada etapa	25	1 en cada incremento de velocidad

parte inferior de la espalda y de las pantorrillas, lo que puede limitar su capacidad para alcanzar un $\dot{V}o_{2máx}$ real.

Otra PEG, el protocolo de Bruce, es el procedimiento de prueba en cinta sin fin más utilizado en Estados Unidos (tabla 16-2)[12,13]. Con este protocolo, tanto la velocidad como el grado se cambian cada 3 min (etapas 1-7). Esto da lugar a un aumento relativamente rápido y grande de la carga de trabajo, lo que da lugar a fatiga voluntaria en un corto período. La carga de trabajo inicial relativamente grande, seguida de un rápido aumento de la carga de trabajo, hace que la prueba sea inadecuada para quienes tienen una baja aptitud cardiovascular, como los que padecen enfermedades crónicas. Para que la prueba sea más apropiada para las personas con menor estado físico, se modificó añadiendo cargas de trabajo iniciales más bajas (etapas 0 y 0.5). Ambas versiones del protocolo de Bruce son apropiadas para personas sanas o con una forma física moderada.

Se han desarrollado muchos protocolos en cinta sin fin, y sin duda se desarrollarán más en el futuro para poblaciones y propósitos específicos. La carga de trabajo inicial, el aumento de la carga de trabajo y el hecho de que este aumento se consiga mediante un incremento de la velocidad o de la pendiente dependen de la población que se somete a la prueba y del propósito de esta. En la tabla 16-3 se presenta un protocolo de cinta sin fin comúnmente utilizado para establecer el consumo máximo de oxígeno en individuos sanos. Obsérvese la diferencia en la velocidad inicial en los protocolos de Balke (tabla 16-1) y Bruce (tabla 16-2).

Protocolos de cicloergometría

El $\dot{V}o_{2máx}$ es normalmente entre un 5 % y un 20 % más bajo durante la cicloergometría que con la carrera en cinta sin fin[2]. Por tanto, en la literatura puede observarse que, cuando se utiliza la cicloergometría, se suele llamar $\dot{V}o_{2pico}$, ya que se utiliza como medida el punto más alto de la curva de consumo de oxígeno porque no suele observarse una meseta de los valores de consumo de oxígeno, como ocurre en las pruebas en cinta sin fin. Sin embargo, la especificidad de la prueba para ciclistas y triatletas puede ser importante si el objetivo de la prueba es controlar el acondicionamiento físico específico del deporte o ayudar al diseño del programa de entrenamiento (Fig. 16-2). La cicloergometría también es más apropiada para aquellas personas con inestabilidad postural u otras contraindicaciones para el ejercicio en cinta sin fin, como los problemas artríticos de las piernas. Además, la cicloergometría ofrece algunas otras ventajas sobre los protocolos en cinta sin fin, como la posibilidad de controlar fácilmente la presión arterial, un menor coste, menos artefactos en el ECG y la posibilidad de realizar pequeños incrementos en la carga de trabajo.

Durante el ejercicio en cinta sin fin, una persona debe cargar su masa corporal, de modo que esta afecta la carga de trabajo. Sin embargo, durante la cicloergometría, la carga de trabajo depende de la fuerza al pedaleo y de las revoluciones por minuto de pedaleo, y

Tabla 16-2. Protocolo de Bruce en cinta sin fin

Etapa	Velocidad (millas·h⁻¹)	Velocidad (km·h⁻¹)	Grado (%)	Duración (min)
0	1.7	2.7	0	3
0.5	1.7	2.7	5	3
1	1.7	2.7	10	3
2	2.5	4.0	12	3
3	3.4	5.4	14	3
4	4.2	6.7	16	3
5	5.0	8.0	18	3
6	5.5	8.8	20	3
7	6.0	9.6	22	3

Las etapas 0 y 0.5 son adiciones al protocolo original; se denominan protocolo de Bruce modificado.

Tabla 16-3. Protocolo de prueba en cinta sin fin para determinar el $\dot{V}o_{2máx}$ en adultos jóvenes sanos

Tiempo (min)	Grado (%)	Velocidad (hombres) (mph)	Velocidad (hombres corredores) (mph)	Velocidad (mujeres) (mph)	Velocidad (mujeres corredoras) (mph)
0-2	0	8.0	8.5	7.0	7.5
2-4	2	8.0	8.5	7.0	7.5
4-6	4	8.0	8.5	7.0	7.5
6-8	6	8.0	8.5	7.0	7.5
8-10	8	8.0	8.5	7.0	7.5
10-12	10	8.0	8.5	7.0	7.5
12-14	12	8.0	8.5	7.0	7.5

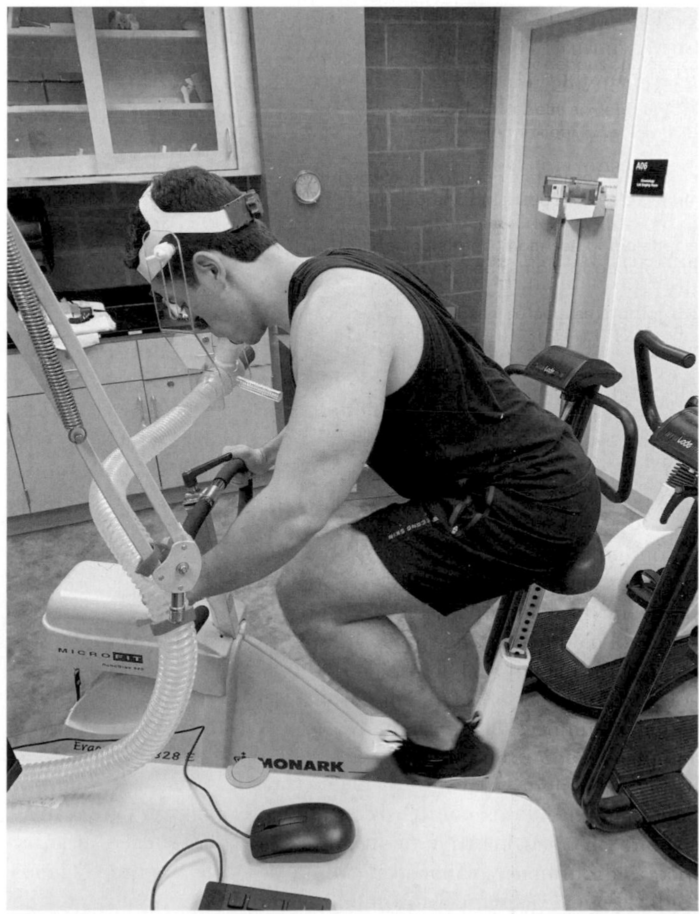

FIGURA 16-2. La cicloergometría suele dar lugar a valores de $\dot{V}o_{2máx}$ más bajos que el ejercicio en cinta sin fin. Sin embargo, ofrece varias ventajas, como la especificidad de la prueba para los ciclistas y los pequeños incrementos en la carga de trabajo, así como que es más apropiada para personas con inestabilidad postural.

es independiente de la masa corporal de la persona. Por ejemplo, si la carga de trabajo requiere un $\dot{V}O_2$ de 2 000 mL de O_2 por minuto, esto representa un $\dot{V}O_{2máx}$ de 40 mL·kg^{-1}·min^{-1} para una persona de 50 kg, pero solo 26.6 mL·kg^{-1}·min^{-1} para una persona de 75 kg. La carga de trabajo durante la ergometría puede aumentarse en pequeños incrementos, pero incluso un pequeño incremento de la carga de trabajo puede ser demasiado grande para una persona que no esté en forma o sea más delgada, en comparación con una persona en forma o más pesada. Si la carga de trabajo se incrementara en 25 W (150 kg·m·min^{-1}), se requeriría un cambio en el $\dot{V}O_2$ de 270 mL·min^{-1}. Si la aptitud cardiovascular de una persona es de alto nivel, los ajustes cardiovasculares necesarios para acomodar el aumento de la carga de trabajo serán pocos. Por el contrario, cuanto menos en forma esté la persona, más ajustes se requerirán.

Durante las pruebas de ergometría para los no deportistas, el ritmo de pedaleo suele ser de 50 rpm a 60 rpm, y la carga de trabajo se aumenta en incrementos de 25 W (150 kg·m·min^{-1}) cada 2 min o 3 min. En el caso de los deportistas, el ritmo de pedaleo suele ser mayor (70-100 rpm), y los incrementos de la carga de trabajo pueden ser mayores.

Si la prueba se realiza con un ergómetro mecánico, las revoluciones deben mantenerse constantes. Sin embargo, si se utiliza un ergómetro con freno electrónico, estas pueden variar con una carga de trabajo determinada, ya que el ergómetro ajustará la fuerza para mantener una carga de trabajo constante. Aquellas personas que no pueden realizar ejercicios con las piernas, como las personas discapacitadas, pueden llegar a cabo la ergometría de brazos. Durante estas pruebas en concreto, el $\dot{V}O_{2máx}$ suele ser entre un 20 % y un 30 % menor que durante el ejercicio en cinta sin fin, y las cargas de trabajo se aumentan en incrementos más pequeños (12.5 W, 75 kg·m·min^{-1}) debido a que en la ergometría de brazos se requiere menor masa muscular que en el ejercicio de piernas[40].

La cicloergometría también puede utilizarse para determinar las respuestas cardiovasculares submáxima y máxima, y otras. Al igual que los protocolos de la cinta sin fin, los protocolos de la cicloergometría pueden desarrollarse para satisfacer las necesidades de diversas poblaciones. Además, ofrece algunas ventajas (p. ej., mayor seguridad, pequeños incrementos en la carga de trabajo) sobre el ejercicio en cinta sin fin que hacen que sea un mejor tipo de prueba para algunas poblaciones. La tabla 16-4 muestra los protocolos que utiliza la cicloergometría para determinar el consumo máximo de oxígeno en personas sanas no entrenadas y entrenadas.

Tabla 16-4. Protocolo de prueba en cicloergómetro para determinar el $\dot{V}O_{2máx}$ en adultos jóvenes sanos

Tiempo (min)	Potencia de salida (no entrenados)		Potencia de salida (entrenados)	
	kpm	W	kpm	W
0-2	300	50	600	100
2-4	600	100	900	150
4-6	900	150	1 200	200
6-8	1 100	180	1 500	250
8-10	1 300	215	1 800	300
10-12	1 500	250	2 100	350
12-14	1 700	280	2 400	400

VALORES TÍPICOS DE CONSUMO MÁXIMO DE OXÍGENO

El consumo máximo de oxígeno suele expresarse en relación con la masa corporal de una persona (mL·kg^{-1}·min^{-1}). El $\dot{V}O_{2máx}$ en relación con la masa corporal es importante para el rendimiento de la mayoría de los deportistas, ya que deben cargar su masa corporal durante la competición y el entrenamiento. En relación con la masa corporal, los deportistas de resistencia de élite son los que tienen los valores más altos de $\dot{V}O_{2máx}$. Deportistas de élite, tanto femeninos como masculinos, como los corredores de maratón y los esquiadores de fondo muestran valores de $\dot{V}O_{2máx}$ que pueden alcanzar 75 mL·kg^{-1}·min^{-1} y 85 mL·kg^{-1}·min^{-1}, respectivamente. Algunos deportistas de resistencia masculinos de élite alcanzan valores de hasta 94 mL·kg^{-1}·min^{-1}a 96 mL·kg^{-1}·min^{-1}. En la tabla 16-5 se presentan los valores normativos de $\dot{V}O_{2máx}$ para hombres y mujeres con edades comprendidas entre los 20 y los 60 años. Mantener un $\dot{V}O_{2máx}$ mínimo es importante porque un $\dot{V}O_{2máx}$ por debajo del percentil 20 se asocia a un estilo de vida sedentario y a un mayor riesgo de muerte por todas las causas[9].

El $\dot{V}O_{2máx}$, tanto si se obtiene de una prueba de laboratorio como de una prueba de campo (las pruebas de campo se analizan más adelante), puede compararse con los valores normativos presentados en la tabla 16-5.

MEDICIÓN DE LA FRECUENCIA CARDÍACA

La frecuencia cardíaca (FC) se utiliza generalmente como indicador de la intensidad del ejercicio aeróbico y es útil para formular la prescripción de este tipo de ejercicio (*v.* cap. 14). Se utiliza de forma generalizada porque no es invasiva y es conveniente, especialmente debido a la disponibilidad de monitores de FC precisos y fiables. La FC es útil desde una perspectiva fisiológica como indicador de la intensidad del ejercicio aeróbico y de la capacidad aeróbica o cardiovascular debido a varias relaciones:

- Con el aumento de la capacidad aeróbica, la FC en reposo y la FC con una carga de trabajo submáxima absoluta disminuyen.
- La FC tiene una relación lineal general con el $\dot{V}O_2$.
- La FC tiene una relación lineal general con la producción de potencia mecánica, la carga de trabajo y la intensidad del ejercicio.

El entrenamiento aeróbico a largo plazo y, en cierta medida, el entrenamiento de fuerza, provocan una disminución de la FC en reposo (*v.* cap. 14). Una FC en reposo baja o una disminución de la FC en reposo debida al entrenamiento suele aceptarse como un indicador de una mayor capacidad aeróbica. Una disminución de la FC en reposo con el mantenimiento del gasto cardíaco solo es posible si el volumen sistólico aumenta (*v.* cap. 6) porque el gasto cardíaco = FC × volumen sistólico. Por tanto, aunque la FC disminuya, el gasto cardíaco se mantiene debido al aumento del volumen sistólico.

Esto mantiene el suministro de sangre, la entrega de oxígeno y nutrientes, y la eliminación de productos de desecho de los tejidos a pesar de la disminución de la FC. Los valores de la FC en reposo de hombres y mujeres se mueven en un intervalo considerable (tabla 16-6); los valores más bajos de aproximadamente 35 latidos por minuto (lpm) son los habitualmente observados en los deportistas aeróbicos de élite, como los corredores de maratón y los ciclistas de carretera. Cuanto mayor sea la capacidad aeróbica o cardiovascular de una persona, menor será su FC para cualquier carga de trabajo submáxima absoluta (misma potencia). Por tanto,

Tabla 16-5. Valores percentiles de la potencia aeróbica máxima

	$\dot{V}O_{2máx}$ (mL·kg^{-1}·min^{-1}) por rango de edad				
Percentil	**20-29**	**30-39**	**40-49**	**50-59**	**60-69**
Hombres					
95	66.3	59.8	55.6	50.7	43.0
90	61.8	56.5	52.1	45.6	40.3
85	59.3	54.2	49.3	43.2	38.2
80	57.1	51.6	46.7	41.2	36.1
75	55.2	49.2	45.0	39.7	34.5
70	53.7	48.0	43.9	38.2	32.9
65	52.1	46.6	42.1	36.3	31.6
60	50.1	45.2	40.3	35.1	30.5
55	49.0	43.8	38.9	33.3	29.1
50	48.0	42.4	37.8	32.6	28.2
45	46.5	41.3	36.7	31.6	27.2
40	44.9	39.6	35.7	30.7	26.6
35	43.5	38.5	34.6	29.5	25.7
30	41.9	37.4	33.3	28.4	24.6
25	40.1	35.9	31.9	27.1	23.7
20	38.1	34.1	30.5	26.1	22.4
15	35.4	32.7	29.0	24.4	21.2
10	34.6	33.0	31.4	29.9	26.7
5	29.0	37.2	24.2	20.9	17.4
Mujeres					
95	56.0	45.8	41.7	35.9	29.4
90	51.3	41.4	38.4	32.0	27.0
85	48.3	39.3	36.0	30.2	25.6
80	46.5	37.5	34.0	28.6	24.6
75	44.7	36.1	32.4	27.6	23.8
70	43.2	34.6	31.1	26.8	23.1
65	41.6	33.5	30.0	26.0	23.1
60	40.6	32.2	28.7	25.2	21.2
55	38.9	31.2	27.7	24.4	20.5
50	37.6	30.2	26.7	23.4	20.0
45	35.9	29.3	25.9	22.7	19.6
40	34.6	28.2	24.9	21.8	18.9
35	33.6	27.4	24.1	21.2	18.4
30	32.0	26.4	23.3	20.6	17.9
25	30.5	25.3	22.1	19.9	17.2
20	28.6	24.1	21.3	19.1	16.5
15	26.2	22.5	20.0	18.3	15.6
10	23.9	20.9	18.8	17.3	14.6
5	21.7	19.0	17.0	16.0	13.4

Adaptado con permiso de Kaminsky LA, Arena R, Myers J. Reference standards for cardiorespiratory fitness measured with cardiopulmonary exercise testing: data from the Fitness Registry and the Importance of Exercise National Database. *Mayo Clin Proc.* 2015; 90 (11):1515–1523. In: American College of Sports Medicine. ACSM's *Guidelines for Exercise Testing and Prescription.* 10th ed. Philadelphia, PA: Wolters Kluwer, 2018. Tabla 4.7.

Tabla 16-6. Valores normales de la frecuencia cardíaca en reposo

	Frecuencia cardíaca en reposo (lpm)	
Clasificación	**Hombres**	**Mujeres**
Baja	35-56	39-58
Moderadamente baja	57-61	59-63
Menor que la media	62-65	64-67
En la media	66-71	68-72
Mayor que la media	72-75	73-77
Moderadamente alta	76-81	78-83
Alta	82-103	84-104

lpm, latidos por minuto.
Datos de Golding L. *YMCA Fitness Testing and Assessment Manual.* Champaign, IL: Human Kinetics Publishers, 2000

una persona con una mejor capacidad aeróbica tendrá una FC más baja que una persona con menos aptitud para la misma carga de trabajo submáxima absoluta, y el entrenamiento aeróbico dará lugar a una disminución de la FC para una carga de trabajo submáxima absoluta determinada.

Con base en la relación lineal de la FC con el $\dot{V}O_2$, la potencia mecánica, la carga de trabajo y la intensidad del ejercicio, la FC aumentará en respuesta a los incrementos de todas estas variables. Sin embargo, hay varios factores a tener en cuenta con respecto a estas relaciones. Aunque la FC muestra una relación lineal general con el $\dot{V}O_2$ y la intensidad del ejercicio, el aumento lineal de la FC deja de ser perfecto a medida que la intensidad del ejercicio aumenta. Así, la FC se estabiliza a intensidades de ejercicio casi máximas a medida que se acerca a su valor máximo y, por lo general, muestra el nivel de relación más predecible y coherente con la intensidad del ejercicio y el $\dot{V}O_2$ entre el 45 % al 50 % y el 85 % al 90 % de los valores máximos[7]. Por ejemplo, durante una prueba de cicloergometría incremental exhaustiva, la FC muestra una meseta a medida que se acerca a la carga de trabajo máxima. La relación entre la FC y la potencia de salida es lineal solo entre aproximadamente 145 lpm y 180 lpm o entre el 40 % y el 80 % de la potencia de salida máxima (Fig. 16-3).

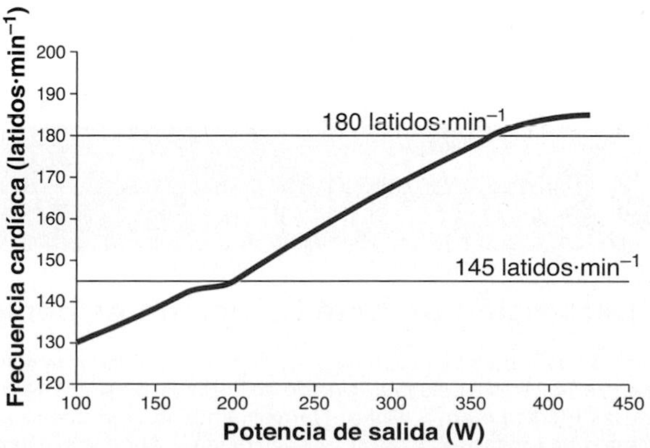

FIGURA 16-3. Durante la cicloergometría, la frecuencia cardíaca tiene una relación lineal con la potencia de salida solo entre aproximadamente 145-180 lpm, es decir, entre el 40 % al 80 % de la potencia máxima. Por tanto, la frecuencia cardíaca representa mejor la carga de trabajo o la intensidad del ejercicio aeróbico en este rango.

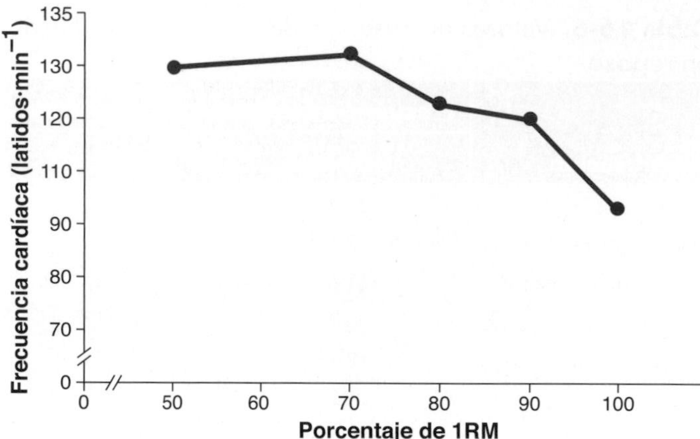

FIGURA 16-4. La relación entre la frecuencia cardíaca máxima durante las series de ejercicio de extensión de la rodilla hasta el fallo concéntrico constatan que la frecuencia cardíaca no es un buen indicador de la intensidad del entrenamiento con pesas expresada como porcentaje de una repetición máxima (1RM). De hecho, la frecuencia cardíaca es menor cuando se levanta el 100% de 1RM, en comparación con porcentajes más bajos de 1RM. (De Fleck SJ, Dean L. Previous resistance training experience y la respuesta presora durante el ejercicio de fuerza. *J Appl Physiol.* 1987;63:116-120).

Algunas personas, como los pacientes con cardiopatías con fármacos recetados (β-bloqueadores) para tratar la hipertensión y reducir el consumo de oxígeno del miocardio, mostrarán una relación anómala entre la FC y la carga de trabajo aeróbica o la intensidad. Los β-bloqueadores provocan una disminución de la FC a una determinada carga de trabajo submáxima del 20% al 30%, dependiendo de la dosis, en comparación con la normal, y una disminución de la FC máxima. Este factor debe tenerse en cuenta en estas personas cuando se interpreta la relación ejercicio-intensidad-FC y cuando se prescribe el ejercicio aeróbico.

La FC, si bien es un buen indicador de la intensidad del ejercicio aeróbico, no lo es para la intensidad del ejercicio de fuerza. La intensidad en esta segunda modalidad de ejercicio suele indicarse como un porcentaje del peso máximo posible para una repetición máxima o 1RM (*v.* cap. 14). Si se aumenta 1RM para un ejercicio, se obtendrá una FC más baja que con el aumento del 50% al 90% de 1RM hasta alcanzar el **fallo concéntrico** o la realización de un ejercicio hasta que sea imposible completar una repetición, lo que normalmente ocurre en la fase concéntrica o de aumento de la repetición. Por ejemplo, en personas no entrenadas, la FC máxima al final de una serie hasta el fallo concéntrico con fuerzas inferiores a 1RM da lugar a frecuencias cardíacas más elevadas que el aumento de 1RM (Fig. 16-4).

En resumen, la FC en reposo y la FC con una carga de trabajo submáxima absoluta pueden utilizarse como indicadores de la capacidad aeróbica. La FC puede utilizarse como indicador de la capacidad aeróbica debido a su relación lineal con el $\dot{V}O_2$ y la intensidad del ejercicio. Sin embargo, la FC no es un buen indicador de la intensidad en el ejercicio de fuerza.

MEDICIÓN DE LA PRESIÓN ARTERIAL

La presión arterial es la fuerza que actúa contra las paredes de las arterias durante (sístole) y entre (diástole) la contracción de los ventrículos. Normalmente, las presiones sanguíneas sistólica y diastólica, y no las pulmonares, que son sustancialmente más bajas, son las presiones a las que se hace referencia como presión sanguínea en reposo o durante el ejercicio. La presión arterial en reposo y durante la actividad, así como el efecto del entrenamiento sobre la presión arterial, ya se trataron en el capítulo 6. Recuérdese que una presión arterial en reposo superior a la normal se denomina ***hipertensión*** (*v.* el cuadro 16-3 para más información sobre la hipertensión), que el entrenamiento físico reduce la presión arterial en reposo y que la presión arterial aumenta tanto durante el entrenamiento de resistencia como de fuerza, si bien el aumento es mayor durante el entrenamiento de fuerza.

La presión arterial suele medirse en la arteria braquial del brazo. Esta varía en toda la circulación sistémica: las presiones más altas se encuentran en la aorta y las más bajas, en las venas. La presión arterial se obtiene normalmente mediante la **auscultación**, es decir, escuchar los sonidos de los órganos o tejidos para ayudar a diagnosticar el funcionamiento normal o anómalo. La auscultación se realiza con un **esfigmomanómetro**, un instrumento que consta de un manómetro y un manguito de goma inflable, junto con un estetoscopio (Fig. 16-5). Cuando el manguito se infla, comprime la arteria braquial y ocluye todo el flujo sanguíneo. El estetoscopio se coloca sobre la arteria braquial distalmente al lugar donde se ocluye el flujo. Con el flujo sanguíneo ocluido, no se oye ningún sonido de flujo. A continuación, se libera gradualmente la presión dentro del manguito. A medida que la presión se libera, el flujo sanguíneo a través de la zona ocluida se producirá solo durante la sístole, cuando la presión sanguínea se encuentra en su punto máximo. Este flujo sanguíneo intermitente es turbulento y crea un sonido que normalmente se describe como un golpeteo agudo. Este sonido se denomina primer **sonido de Korotkoff** y recibe el nombre del hombre

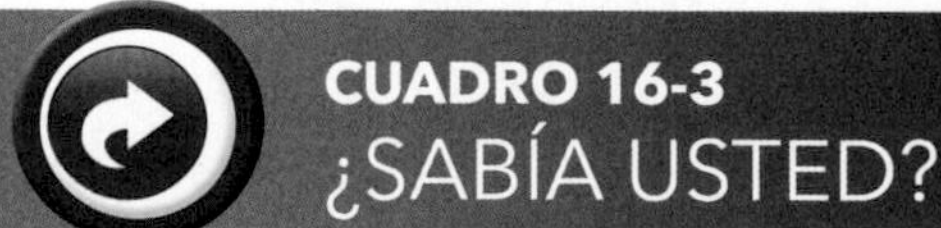

CUADRO 16-3
¿SABÍA USTED?

La hipertensión de bata blanca no es benigna

La hipertensión de bata blanca, o hipertensión clínica aislada, se define por cifras de presión arterial elevada cuando se toma la presión arterial en la consulta del médico o en la clínica. Normalmente se cree que se debe al nerviosismo que provoca estar en la consulta médica. Aunque el nerviosismo puede explicar en parte estas cifras elevadas, la hipertensión de bata blanca no es una afección benigna. Las personas que la presentan tienen un mayor riesgo de convertirse en hipertensos. En un estudio, se observó que las personas con hipertensión de bata blanca tenían, 10 años después, 2.5 veces más probabilidades de desarrollar hipertensión sostenida (presión arterial alta durante monitorización de 24 h o tomada en casa) que las personas sin la afección «inicial».

Lectura adicional

Mancia G, Bombelli M, Facchetti R, et al. Long-term risk of sustained hypertension in white-coat or masked hypertension. *Hypertension.* 2009; 54:226–232.

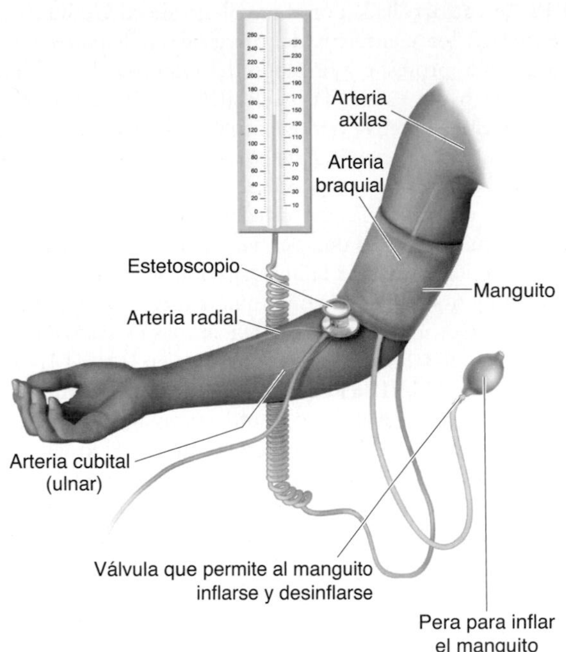

FIGURA 16-5. Disposición típica para determinar la presión arterial por auscultación por medio de un esfigmomanómetro aneroide. El manguito puede inflarse y desinflarse mediante una pera de goma y una válvula. El estetoscopio se utiliza para escuchar los sonidos de Korotkoff.

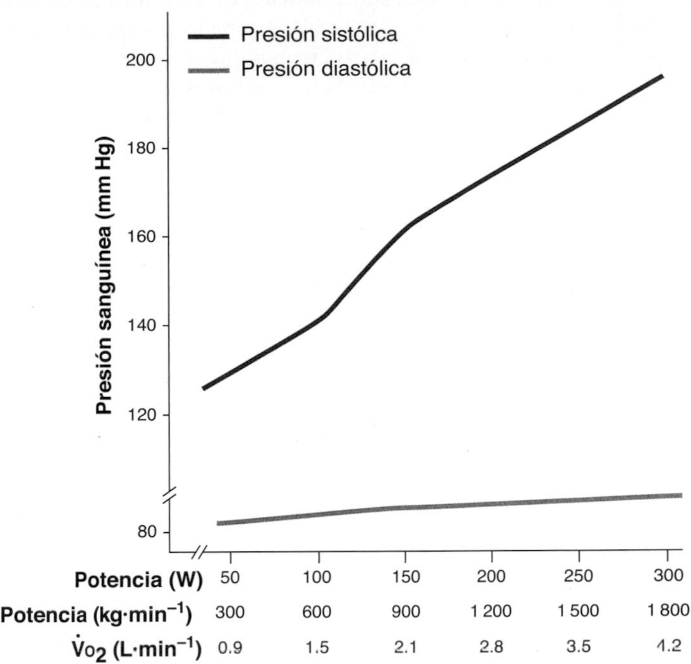

FIGURA 16-6. Representación de la respuesta normal de la presión arterial a la cicloergometría. La presión arterial sistólica (*línea roja*) aumenta gradualmente a medida que se incrementa la carga de trabajo del ejercicio, mientras que la presión arterial diastólica (*línea rosa*) aumenta muy poco o nada.

que desarrolló este método de determinación de la presión arterial en 1905. A medida que se va reduciendo la presión dentro del manguito, el flujo turbulento disminuye, lo que da lugar a una amortiguación del sonido, denominado cuarto sonido de Korotkoff. Reducciones adicionales de la presión producen un flujo suave o laminar durante la sístole y la diástole, lo que provoca la ausencia de sonido, que se denomina quinto sonido de Korotkoff. En una persona normotensa, el primer, el cuarto y el quinto sonido de Korotkoff se producirían aproximadamente a 120 mm Hg, 90 mm Hg y 80 mm Hg, y el primer y el quinto sonido de Korotkoff representarían las presiones arteriales sistólica y diastólica, respectivamente.

Existen varios tipos de esfigmomanómetros. La American Heart Association considera que el esfigmomanómetro más preciso y válido para medir la presión arterial es el de mercurio[41]. Sin embargo, el esfigmomanómetro aneroide, o esfigmomanómetro con manómetro, y el esfigmomanómetro automatizado también se utilizan habitualmente. Un esfigmomanómetro automatizado infla y desinfla automáticamente el manguito de goma por medio de un micrófono y un programa informático que determinan los sonidos de Korotkoff.

Además de medir la presión arterial en reposo para determinar normo, hipo o hipertensión, muchas veces también se mide la presión arterial durante y en la fase de recuperación de una prueba de esfuerzo. Como se ha comentado anteriormente, durante la actividad es más fácil determinar la presión arterial por medio de una prueba de esfuerzo en bicicleta ergométrica que por medio de una cinta sin fin. La respuesta normal de la presión arterial a una prueba de esfuerzo es un aumento gradual de la presión sistólica con poco o ningún cambio en la presión arterial diastólica (Fig. 16-6). La presión arterial sistólica durante la cicloergometría suele aumentar de 6 mm Hg a 9 mm Hg por cada 50 W de aumento de la carga de trabajo[45]. Si la respuesta de la presión arterial sistólica es excesiva o la presión arterial diastólica aumenta sustancialmente, se indica una respuesta anómala al ejercicio. Por ejemplo, los adultos normotensos suelen alcanzar una presión sistólica de 180 mm Hg a 190 mm Hg durante el ejercicio aeróbico o de resistencia. Si la presión sistólica supera los 250 mm Hg o aumenta más de 140 mm Hg por encima de la presión arterial en reposo previa a la prueba, se indica una susceptibilidad a la hipertensión. Si, después de un aumento inicial, la presión sistólica disminuye más de 10 mm Hg con un aumento de la carga de trabajo, o si cae por debajo del valor obtenido en la misma posición antes de la prueba, esta debe finalizarse, ya que puede indicar una respuesta isquémica miocárdica, disfunción ventricular izquierda y un mayor riesgo de un episodio cardíaco posterior[2]. La presión arterial suele volver a los niveles previos al ejercicio en un plazo de 5 min a 8 min tras el cese de este. Sin embargo, no es raro que la presión arterial sistólica disminuya temporalmente hasta situarse ligeramente por debajo de los niveles previos al ejercicio durante la recuperación de este. Este descenso se denomina **hipotensión postejercicio**. Los protocolos de las pruebas de esfuerzo y la obtención de mediciones de la presión arterial se utilizan con fines diagnósticos y han sido ampliamente descritas[40,45]. El objetivo principal de la obtención de la presión arterial en reposo, durante el ejercicio y durante la recuperación del ejercicio es con fines diagnósticos. Las respuestas anómalas durante el ejercicio y durante la recuperación de este indican varios tipos de problemas cardiovasculares, como una respuesta isquémica del miocardio al ejercicio o una susceptibilidad a la hipertensión.

MEDICIÓN DEL ELECTROCARDIOGRAMA

El denominado ECG de 12 derivaciones suele obtenerse cuando se realizan pruebas de esfuerzo a personas que muestran signos o síntomas de enfermedad cardiovascular o que se cree que tienen un mayor riesgo de padecerla. Las formas de onda de un ECG representan la contracción y la relajación de las cámaras cardíacas. La altura, la anchura, el espaciado y la forma de las formas de onda indican una función cardíaca normal o anómala (*v.* cap. 6). Cuando se realizan pruebas de esfuerzo a personas que se cree que tienen un mayor riesgo de sufrir enfermedades cardiovasculares, el ECG se monitoriza durante toda la prueba y se examina en busca de indicios de una función cardíaca anómala, como la depresión del segmento ST, que indica isquemia miocárdica (*v.* Fig. 6-7).

Aunque es más frecuente utilizar el ECG para diagnosticar enfermedades cardiovasculares, también se emplea en algunas situaciones cuando se realizan pruebas a deportistas sanos. Por ejemplo, el aumento de la masa ventricular izquierda, una adaptación al entrenamiento físico, se muestra en el ECG con un aumento de la altura, pero con una forma de onda normal (QRS), que representa la contracción ventricular.

La FC se expresa como el número de latidos por minuto, pero hay variaciones en el tiempo exacto entre estos. Esto significa que, aunque la FC sea, por ejemplo, de 60 lpm, no se produce un latido exactamente cada segundo. La variación del tiempo entre latidos se denomina **variabilidad de la FC**, y puede determinarse midiendo la distancia entre los complejos QRS (es una medición que puede ser muy valiosa para fines diagnósticos)[6,32]. La variabilidad de la FC disminuye con la edad y, cuando es baja, puede estar asociada con un aumento de la mortalidad. La buena noticia es que puede cambiar con el entrenamiento (cuadro 16-4). Además, los cambios en la variabilidad de la FC pueden ser útiles para diagnosticar un posible sobreentrenamiento (una disminución sugiere sobreentrenamiento). En conclusión, la variabilidad de la FC es un aspecto del ECG que puede ser útil para el diagnóstico tanto en personas sedentarias como en deportistas.

MEDICIÓN DEL ESFUERZO PERCIBIDO

El índice de esfuerzo percibido (RPE, *rating of perceived exertion*) es una medida psicofisiológica de la intensidad del ejercicio. La escala de RPE fue desarrollada por el psicólogo sueco Gunnar Borg y fue presentada a los científicos del ejercicio en Estados Unidos por Bruce Noble, profesor y fisiólogo del ejercicio de la Universidad de Pittsburgh. La escala clásica de RPE de 6 a 20 proporcionaba una estimación subjetiva, aunque útil y fácil de obtener, del esfuerzo físico durante el ejercicio[11]. Esta escala clásica pretendía corresponder a la FC de la persona (cuando se multiplica por 10) y, por tanto, también se corresponde con el consumo de oxígeno durante las PEG. Aunque el RPE es una estimación no fisiológica de la intensidad del ejercicio, gracias a la investigación se ha descubierto que es una herramienta fiable, así como que la escala de 6 a 20 se corresponde con otros indicadores fisiológicos más precisos del estrés cardiovascular y metabólico, como se observa en la tabla 16-7.

Las escalas OMNI de RPE son escalas de RPE de desarrollo más reciente (Fig. 16-7). Estas escalas utilizan imágenes y una escala de 0 a 10 para diferenciar las percepciones de esfuerzo. Han sido validadas frente a medidas fisiológicas, como el consumo máximo de oxígeno, tanto en niños[43,49] como en adultos[44,50]. Durante las PEG, las valoraciones del RPE deben obtenerse del sujeto durante los últimos 15 s de cada etapa o carga de trabajo. Además, la clave para el uso óptimo de las escalas de RPE es dar instrucciones adecuadas al paciente o al sujeto sobre el uso de la escala.

Sea cual sea la escala de RPE que se utilice, la capacidad de situar a un individuo en la intensidad de ejercicio deseada requiere familiarizarse con la escala durante una prueba de esfuerzo incremental e informar al individuo del nivel correspondiente en la escala al que se desea que se ejercite.

CRITERIOS DE FINALIZACIÓN DE LAS PRUEBAS

Las pruebas de esfuerzo pueden finalizarse por indicación clínica de una respuesta anómala o, si se trata de individuos o deportistas aparentemente sanos, cuando las respuestas fisiológicas indican que se ha alcanzado un esfuerzo máximo. Cuando la prueba de esfuerzo

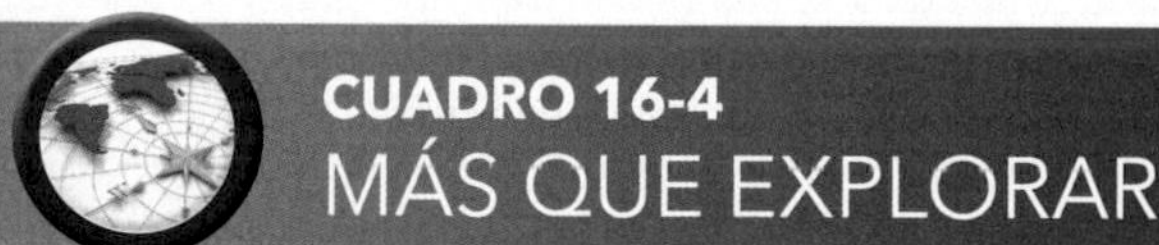

CUADRO 16-4 MÁS QUE EXPLORAR

Variabilidad de la frecuencia cardíaca y recuperación

La variabilidad de la frecuencia cardíaca (FC) es la medición de la variación de la FC mediante la medición precisa de la variación del tiempo entre el pico de las formas de onda QRS o los intervalos R-R en un ECG. La variabilidad de la frecuencia cardiaca puede representarse como un componente temporal, graficando los intervalos R-R (milisegundos) frente al tiempo (segundos), o como un componente de frecuencia (la frecuencia con la que cambia la longitud de los intervalos R-R). La variabilidad de la FC puede utilizarse como indicador de la estimulación simpática y parasimpática cardíacas, puede cambiar con la enfermedad y puede correlacionarse con el estado psicológico de los deportistas. Algunos datos indican que la variabilidad de la FC aumenta con el entrenamiento. Sin embargo, esto no se ha constatado de forma sólida. La variabilidad de la FC también puede cambiar con el sobreentrenamiento. No hay resultados consistentes, pero esto puede estar relacionado con la medida de la variabilidad de la FC que se utilice y con el momento en que se determine la variabilidad de la FC. Por ejemplo, el componente temporal o el componente de frecuencia podría determinarse en reposo, durante el ejercicio submáximo o máximo y durante la recuperación del ejercicio.

La variabilidad de la FC es válida como medida del estado de entrenamiento y quizá para determinar o predecir si un deportista está sobreentrenado. Sin embargo, antes de llegar a conclusiones firmes, es necesario seguir investigando. Consúltese la siguiente lista de referencias para más información sobre la variabilidad de la FC.

Lecturas adicionales

Borresen J, Lambert MI. Autonomic control of heart rate during and after exercise measurements and implications for monitoring training status. *Sports Med.* 2008;38:1633–1646.

Hellard P, Guimaraes F, Avalos M, et al. Modeling the association between hr variability and illness in elite swimmers. *Med Sci Sports Exerc.* 2011;43:1063–1070.

Le Meur Y, Pichon A, Schaal K, et al. Evidence of parasym[athetic] hyperactivity in functionally overreached athletes. *Med Sci Sports Exerc.* 2013;45:2061–2071.

Proietti R, di Fronso S, Pereira LA, et al. Heart rate variability discriminates competitive levels in professional soccer players. *J Strength Cond Res.* 2017;31:1719–1725.

Sartor F, Vailate E, Valsecchi V, et al. Heart rate variability reflects training load and psychological status in young elite gymnasts. *J Strength Cond Res.* 2013;27:2782–2790.

Tian Y, He Z-H, Zhao J-X, et al. Heart rate variability threshold values for early-warning nonfunctional overreaching in elite female wrestlers. *J Strength Cond Res.* 2013;27:1511–1519.

Tabla 16-7. Escala del índice de esfuerzo percibido (RPE) y respuestas fisiológicas asociadas

Escala RPE	% Frecuencia cardíaca máxima	% $\dot{V}o_{2máx}$	Lactato en sangre (mmol·L^{-1})
6			
7 Muy, muy ligera			
8			
9 Muy ligera			
10			
11 Bastante ligera	35-54	25-44	
12			
13 Algo dura	55-69	45-59	
14			
15 Dura	70-89	60-84	2.5
16			
17 Muy dura	>90	≥85	
18			4.0
19 Muy, muy dura			
20	100	100	

Reimpreso con permiso de Tipton CM, ed. *ACSM's Advanced Exercise Physiology*. Baltimore, MD: Lippincott Williams & Wilkins, 2006.

se realiza en un entorno clínico, esta puede finalizarse debido a una contraindicación para continuar el ejercicio o debido a la propia fatiga voluntaria del sujeto. Entre las contraindicaciones para continuar la PEG se incluye cualquier respuesta anómala al esfuerzo del ejercicio, como las siguientes

- Angina o dolor torácico moderados o graves que indican isquemia miocárdica.
- Respuesta anómala de la presión arterial (como se ha comentado anteriormente).
- Respuesta anómala del ECG (como se ha comentado anteriormente).
- Aumento excesivo de la presión arterial, la sistólica por encima de 250 mmHg y/o la diastólica por encima de 115 mmHg.
- Ausencia de aumento de la FC con un aumento de la intensidad del ejercicio.
- Malestar o dolor en las extremidades (normalmente en las piernas), que indica claudicación intermitente (que se trata con más detalle en el cap. 14, en el apartado «Arteriopatía periférica»).
- **Disnea**, o dificultad para respirar, o respiración dificultosa.
- Mareos o **síncopes**.

El objetivo de muchas pruebas de esfuerzo para individuos o deportistas aparentemente sanos es la determinación del $\dot{V}o_{2máx}$. Para este tipo de pruebas, el principal indicador de que se ha alcanzado el consumo máximo de oxígeno es una meseta o una ligera disminución del consumo de oxígeno con un aumento de la carga de trabajo[7].

Revisión rápida

- La resistencia cardiovascular se cuantifica normalmente como la cantidad máxima de oxígeno consumida en la respiración mitocondrial durante el ejercicio máximo.
- La resistencia cardiovascular puede evaluarse en el laboratorio con una prueba de esfuerzo graduado (PEG).
- Existen muchos protocolos para administrar una PEG. Estos suelen utilizar un cicloergómetro o una cinta sin fin motorizada.
- La medición de la frecuencia cardíaca (FC) es muy habitual como indicador de la intensidad del ejercicio aeróbico y es útil para formular la prescripción del ejercicio aeróbico.
- La presión arterial se obtiene durante una prueba de esfuerzo como indicador de una respuesta cardiovascular anómala.
- El electrocardiograma (ECG) de 12 derivaciones suele obtenerse cuando se realizan pruebas de esfuerzo a personas que muestran signos o síntomas de enfermedad cardiovascular o que se cree que tienen un riesgo mayor de lo normal de padecerla.
- El índice de esfuerzo percibido (RPE) se utiliza como indicador del estrés cardiovascular debido a su relación con otras variables fisiológicas (% de FC máxima, % de consumo máximo de oxígeno, lactato en sangre).
- En un entorno clínico, los criterios de finalización de la PEG indican una respuesta anómala al esfuerzo del ejercicio, mientras que los criterios de finalización de la prueba para individuos sanos o deportistas suelen indicar la consecución del consumo máximo de oxígeno.

Por ejemplo, se produce un aumento del consumo de oxígeno inferior a 2.1 mL·kg^{-1}·min^{-1} con un aumento de la velocidad de carrera igual a 1 km·h^{-1}. Esto indica que se ha alcanzado el $\dot{V}o_{2máx}$ y que para continuar realizando el ejercicio debe obtenerse energía de fuentes anaeróbicas. Aunque no se cumpla este indicador principal, es posible que se haya alcanzado el $\dot{V}o_{2máx}$ si se cumplen los criterios secundarios. Los criterios secundarios para alcanzar el $\dot{V}o_{2max}$ son los siguientes:

- Concentración de lactato en sangre de 8-12 mmol-L^{-1}.
- Relación de intercambio respiratorio superior a 1:1.
- Frecuencia cardíaca igual a al menos el 90 % de la máxima pronosticada (*v.* el cap. 14 para las ecuaciones de predicción de la FC máxima).
- Fatiga voluntaria.

Puede finalizarse una prueba de esfuerzo cuando existen contraindicaciones clínicas para continuar con el ejercicio o cuando las respuestas fisiológicas en personas aparentemente sanas indican que se ha alcanzado el consumo máximo de oxígeno o un esfuerzo máximo. Por tanto, los criterios utilizados para poner fin a una prueba de esfuerzo dependen del objetivo de la prueba y del estado de salud de la persona que se somete a esta. A pesar de que los mejores esfuerzos de una persona sana para alcanzar el $\dot{V}o_{2máx}$ y cumplir los criterios que lo indican se han alcanzado, existe una pequeña variabilidad en su determinación (cuadro 16-5).

ESTIMACIÓN DE LA CAPACIDAD DE RESISTENCIA CARDIOVASCULAR

En algunas situaciones de prueba, como cuando se necesita evaluar a muchas personas rápidamente o cuando no se dispone de equipos

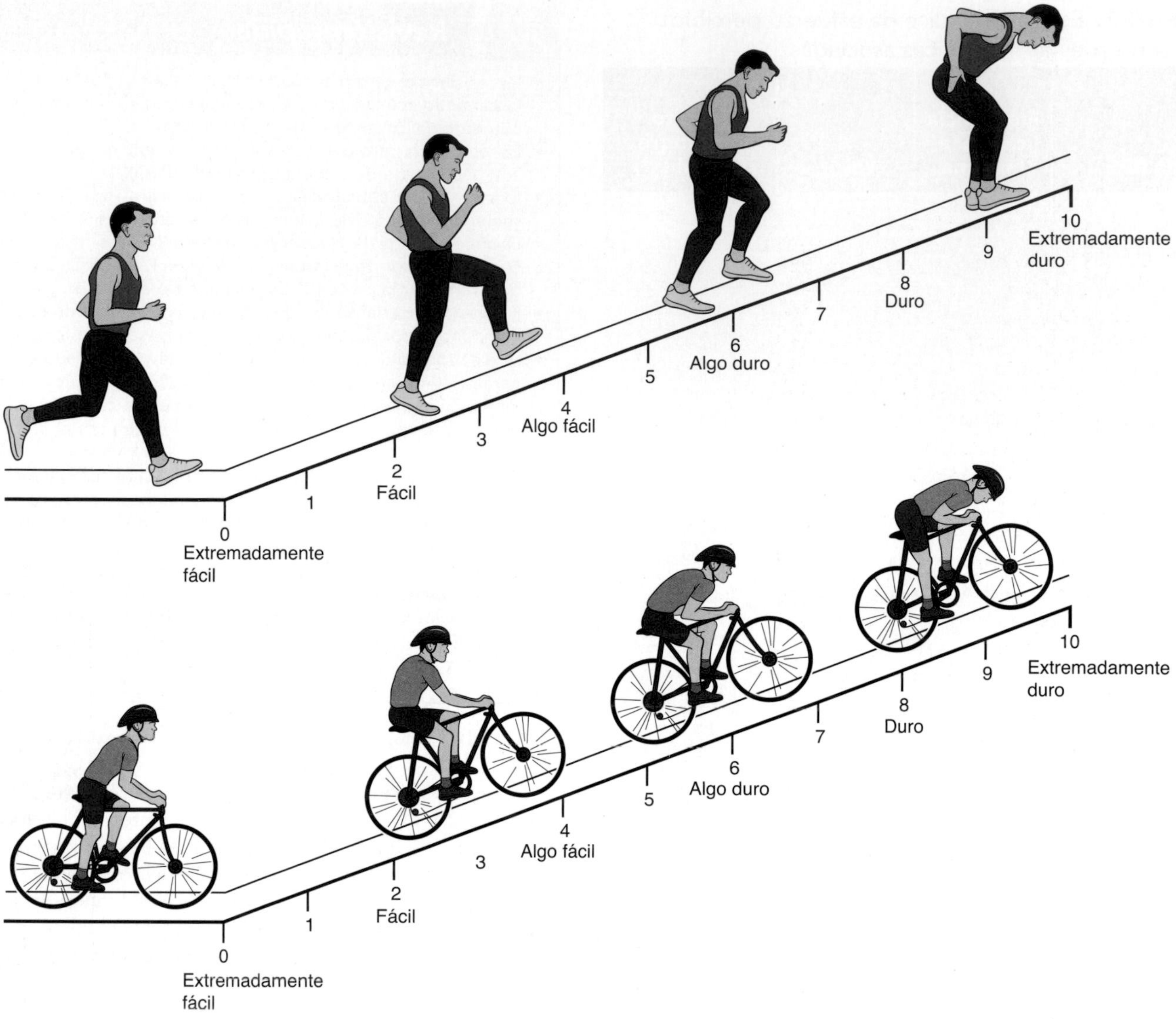

FIGURA 16-7. Las escalas OMNI son una escala de índice de esfuerzo percibido (RPE) en las que se utilizan imágenes, además de una escala numérica, para representar la intensidad del ejercicio. La escala pictórica es especialmente útil para los niños.

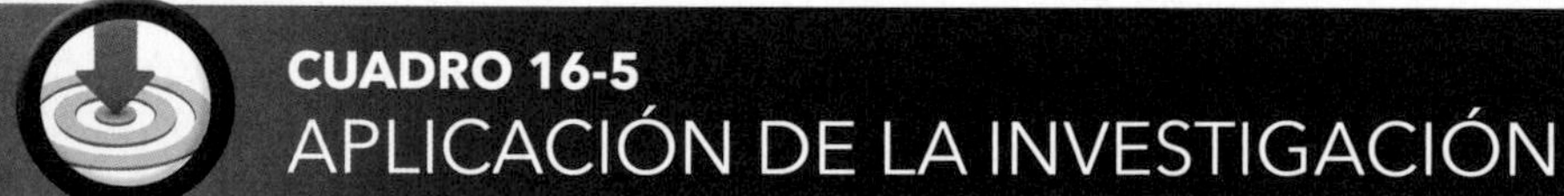

CUADRO 16-5 APLICACIÓN DE LA INVESTIGACIÓN

Error de medición del consumo máximo de oxígeno

Al medir cualquier variable, como el $\dot{V}O_{2máx}$ suele asumirse que el valor determinado es correcto. Si se utiliza el equipo correcto y se calibra, esta suele ser una suposición razonable. Sin embargo, la medición de cualquier elemento contiene algún error inherente. El error en la determinación del $\dot{V}O_{2máx}$ puede deberse a un error tecnológico o del equipo o a la variabilidad biológica debida a las fluctuaciones diarias de la fisiología. La determinación del $\dot{V}O_{2máx}$ con varios días de diferencia tiene una variación del 2.2% al 5.6%. De esta variabilidad se ha estimado que el 90% es de naturaleza biológica y el 10%, tecnológica. Por tanto, la determinación del $\dot{V}O_{2máx}$ tiene un cierto margen de error. Se podría plantear la hipótesis de que esta variación biológica puede explicar en parte un «buen día» o un «mal día» para un deportista.

Lecturas adicionales

Katch VL, Sady SS, Freedson P. Biological variability in maximum aerobic power. *Med Sci Sports Exerc.* 1982;14:21–25.

Wisen AGM, Wohlfart B. Aerobic and functional capacity in a group of healthy women: reference values and repeatability. *Clin Physiol Funct Imaging.* 2004;24:341–351.

de laboratorio para medir directamente las capacidades de resistencia, la estimación del $\dot{V}O_{2máx}$ puede ser suficiente como medida de las capacidades de resistencia. Esta estimación se basa normalmente en la respuesta de la FC al ejercicio submáximo. Este enfoque funciona debido a varias suposiciones:

- Existe una relación lineal general entre la FC y la carga de trabajo y el $\dot{V}O_2$.
- Alcanzar una carga de trabajo máxima indica alcanzar el $\dot{V}O_{2máx}$.
- En cada carga de trabajo submáxima durante una prueba se obtiene una FC en estado estable, que es constante de un día a otro.
- La FC máxima para una edad determinada es uniforme entre los individuos.
- El $\dot{V}O_2$ a una carga de trabajo determinada (eficiencia mecánica) es equivalente entre los individuos.
- Los sujetos que realizan la prueba no están tomando ninguna medicación que altere la respuesta de la FC.

Estos supuestos podrían utilizarse para predecir el $\dot{V}O_{2máx}$ durante muchos tipos de actividad física. Las actividades más utilizadas para ello son correr, caminar, subir y bajar a un banco y montar en bicicleta. Cada una de estas pruebas tienen ventajas y desventajas que deben considerarse a la hora de elegir una prueba con el fin de predecir el $\dot{V}O_{2máx}$.

PRUEBAS DE CARRERA Y CAMINATA

Las pruebas de carrera y caminata son el tipo más popular de prueba de campo aeróbica o cardiovascular. Son aplicables a un gran número de personas y requieren un equipo mínimo (Fig. 16-8). Aquí se analizan la prueba de carrera de 12 min, la prueba de carrera de 1.5 millas (2.4 km), la prueba de carrera *course navette* o *20 m shuttle run test* y la prueba de caminata de 1 milla (1.6 km) de Rockport.

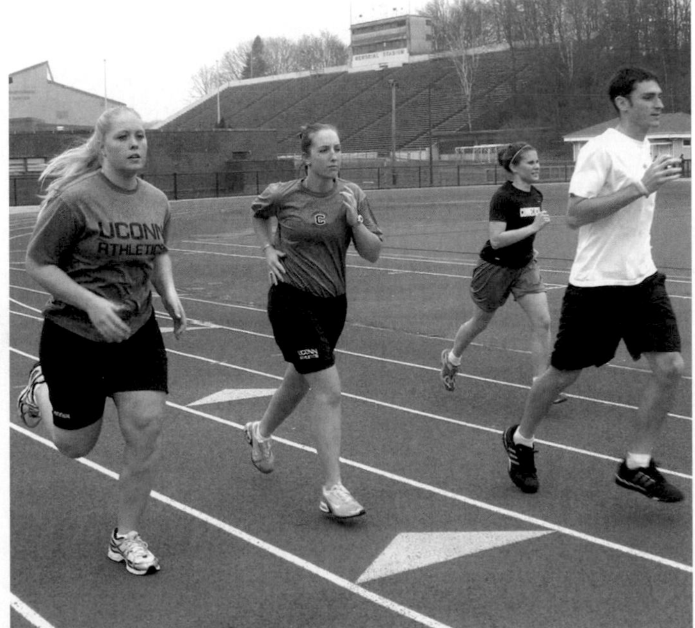

FIGURA 16-8. Las pruebas de carrera y caminata para estimar el consumo máximo de oxígeno pueden realizarse en una pista de 400 m. Esto permite determinar fácilmente la distancia recorrida o el tiempo necesario para cubrir una distancia específica, lo cual es necesario para estimar el consumo máximo de oxígeno.

Prueba de carrera de 12 minutos

Esta prueba consiste en correr lo máximo posible en 12 min, aunque se permite caminar si es necesario. Esta prueba puede utilizarse para predecir el $\dot{V}O_{2máx}$ en todos los grupos de edad si los individuos están, al menos en apariencia, sanos. Puede utilizarse una versión más corta de la prueba, que dura 9 min[3], en niños de 5 a 12 años. Es importante que las personas que realicen la prueba corran a su ritmo más confortable para así correr lo máximo posible en el tiempo asignado. La prueba suele realizarse en una pista estándar de 400 m. La determinación exacta de la distancia recorrida es importante para estimar el $\dot{V}O_{2máx}$ y puede facilitarse colocando conos o marcadores que dividan la pista de 400 m en octavos (tramos de 50 m). La distancia de 400 m en una pista estándar solo se aplica al carril más interior, por lo que debe animarse a los que van a someterse a la prueba a correr en dicho carril. La distancia recorrida se correlaciona significativamente con el $\dot{V}O_{2máx}$ ($r = 0.897$) y puede utilizarse en la siguiente ecuación de regresión para predecir el $\dot{V}O_{2máx}$[16]:

$$\dot{V}O_2\ (mL \cdot kg^{-1} \cdot min^{-1}) = (0.0268 \times \text{distancia en metros recorridos en 12 min}) - 11.3$$

Por ejemplo, si una persona completa 2 400 m (6 vueltas en una pista de 400 m), su $\dot{V}O_{2máx}$ estimado sería de 53.02 $mL \cdot kg^{-1} \cdot min^{-1}$.

Prueba de carrera de 1.5 millas

La prueba de carrera de 1.5 millas (2.4 km) es muy similar a la prueba de carrera de 12 min, salvo que el objetivo de quienes la realizan es correr 2.4 km en el menor tiempo posible. Esta prueba es apropiada para todas las edades si los participantes están, al menos en apariencia, sanos. En el caso de los niños de 5 a 12 años, puede realizarse una versión más corta de la prueba para predecir el $\dot{V}O_{2má}$, la de 1 milla (1.6 km)[1,2]. La prueba se realiza normalmente en una pista de 400 m, donde deberán cubrirse 9.0 m (9.89 yardas) más de seis vueltas completas. El tiempo necesario para completar 1 milla (1.6 km) se correlaciona significativamente ($r = 0.90$) con el $\dot{V}O_{2máx}$ y puede utilizarse para estimar el $\dot{V}O_{2máx}$ utilizando las siguientes ecuaciones[16]:

Mujeres

$$\dot{V}O_2\ (mL \cdot kg^{-1} \cdot min^{-1}) = 88.020 - (0.1656 \times \text{masa corporal en kg}) - (2.767 \times \text{tiempo de 1.5 millas en minutos})$$

Hombres

$$\dot{V}O_2\ (mL \cdot kg^{-1} \cdot min^{-1}) = 91.736 - (0.1656 \times \text{masa corporal en kg}) - (2.767 \times \text{tiempo de 1.5 millas en minutos})$$

Por ejemplo, si un hombre y una mujer completan 1.5 millas (2.4 km) en 13 min y ambos tienen una masa corporal de 63.6 kg, las medidas de $\dot{V}O_{2máx}$ pronosticadas serían 45.23 $mL \cdot kg^{-1} \cdot min^{-1}$ y 41.52 $mL \cdot kg^{-1} \cdot min^{-1}$, respectivamente.

Course navette (*20 m shuttle run test*)

La prueba de carrera *Course navette* también se denomina prueba de acondicionamiento físico multietapa, prueba de Léger, prueba de Pi o prueba de los pitidos[42,46]. Aunque se han desarrollado diversas variaciones de la prueba, todas ellas son muy similares y consisten en correr de un lado a otro entre dos líneas separadas por 20 m a velocidades cada vez mayores, hasta alcanzar la fatiga voluntaria. La prueba se realiza mediante señales acústicas (pitidos) que indican el ritmo al que debe recorrerse cada distancia de 20 m. La prueba original tiene 21 períodos, cada uno de los cuales dura aproximadamente 1 min. Cada período tiene varias rectas o distancias de 20 metros que deben cubrirse. Por ejemplo, el período 1 consta de 7 rectas, mientras que el período 21 consta de 16 rectas.

Para obtener el mejor resultado, la persona que realiza la prueba debe ir a un ritmo que le permita recorrer cada distancia de 20 m no más rápido que el ritmo establecido. Basta con colocar un pie en la línea de 20 m, o por encima esta, para que se considera que una recta se ha superado con éxito. Si una persona no logra completar una recta en el tiempo prescrito, se le advierte que debe alcanzar el ritmo señalado. Y, cuando la persona ya no puede mantener el ritmo de las rectas, la prueba se da por terminada. El último período y la última recta completados con éxito constituyen la puntuación de la prueba[31].

El número de períodos y rectas completados puede utilizarse como marcador de las capacidades de resistencia o para predecir el $\dot{V}o_{2máx}$ ($r=0.92$)[36,38]. Por ejemplo, completar con éxito el período 5, recta 2, predice un $\dot{V}o_{2máx}$ de 30.2 mL·kg^{-1}·min^{-1}, mientras que completar el período 14, recta 2, predice un $\dot{V}o_{2máx}$ de 61.1 mL·kg^{-1}·min^{-1}.

Prueba de caminata de 1 milla de Rockport

Todas las pruebas anteriores requieren un esfuerzo máximo para estimar con precisión el $\dot{V}o_{2máx}$. Por tanto, no son apropiadas para ciertas poblaciones, como las personas mayores y los individuos sin acondicionamiento físico[27]. La prueba de caminata de 1 milla (1.6 km) de Rockport es más apropiada porque no requiere un esfuerzo máximo y, por tanto, es más adecuada para las poblaciones mencionadas[22].

Esta prueba es similar a la prueba de carrera de 1.5 millas (2.4 km), excepto que la milla se camina en una pista de 400 m lo más rápido posible. Completar la milla en una pista de 400 m requiere cubrir 9.0 m (9.89 yardas) más de cuatro vueltas completas. La morbilidad y la mortalidad se predicen de forma independiente (tiempos más largos equivalen a una mayor morbilidad y mortalidad) por medio de esta prueba[8].

Es una prueba más adecuada que las pruebas de carrera para personas con niveles de acondicionamiento físico bajos, como las personas sedentarias y de edad avanzada o las que padecen una enfermedad. Para predecir el $\dot{V}o_{2máx}$, la FC en el último minuto de la prueba se utiliza junto con el tiempo necesario para completar la prueba. Con base en la edad de la persona, pueden utilizarse varias ecuaciones ($r=0.59$-0.88 al $\dot{V}o_{2máx}$ real) para la predicción del $\dot{V}o_{2máx}$:

Mujeres (20-79 años)[21,26]:

$\dot{V}o_2$ (mL·kg^{-1}·min^{-1}) = 132.853 − (0.3877 × edad en años) − (0.3722 × masa corporal en kg) − (3.2649 × tiempo de 1 milla en minutos) − (0.1565 × frecuencia cardiaca en lpm)

Hombres (30-69 años)[26]:

$\dot{V}o_2$ (mL·kg^{-1}·min^{-1}) = 139.168 − (0.3877 × edad en años) − (0.3722 × masa corporal en kg) − (3.2649 × tiempo de 1 milla en minutos) − (0.1565 × frecuencia cardiaca en lpm)

Por ejemplo, si una mujer de 30 años con 65 kg de masa corporal completa la milla en 15 min con una FC de 120 lpm en el último minuto de la prueba, el $\dot{V}o_{2máx}$ estimado sería de 35.6 mL·kg^{-1}·min^{-1}.

Mujeres (18-29 años)[20,23]:

$\dot{V}o_{2máx}$ (mL·kg^{-1}·min^{-1}) = 88.768 − (0.2105 × masa corporal en kg) − (1.4537 × tiempo de 1 milla en minutos) − (0.1194 × frecuencia cardiaca en lpm)

Hombres (18-29 años)[20,23]:

$\dot{V}o_{2máx}$ (mL·kg^{-1}·min^{-1}) = 97.660 − (0.2105 × masa corporal en kg) − (1.4537 × tiempo de 1 milla en minutos) − (0.1194 × frecuencia cardiaca en lpm)

Por ejemplo, si un hombre de 20 años de 80 kg completa la milla en 13 min con una FC de 120 lpm, el $\dot{V}o_{2máx}$ estimado sería de 47.59 mL·kg^{-1}·min^{-1}.

PRUEBAS DE ESCALÓN

Las pruebas de escalón (*step tests*) para predecir el $\dot{V}o_{2máx}$ son cómodas y baratas de realizar y permiten evaluar a grupos relativamente grandes de una sola vez. Puede ser necesario tomar precauciones especiales para las personas con problemas de equilibrio. Además, en algunas poblaciones el rendimiento de la prueba podría verse limitado por la fuerza de las piernas, ya que se utiliza una pierna para subir y bajar del escalón (Fig. 16-9). La prueba del escalón del Queens College[34] requiere subir y bajar solo durante 3 min con una cadencia de subida-subida-bajada-bajada a 22 pasos completos por minuto (88 colocaciones de pies por minuto) para las mujeres y 24 pasos por minuto (96 colocaciones de pies por minuto) para los hombres. La altura del escalón utilizada para subir es de 41.28 cm. La FC se toma inmediatamente después de completar los 3 min de subidas. La predicción del $\dot{V}o_{2máx}$ puede realizarse con las siguientes ecuaciones ($r=-0.75$, correlación inversa; el $\dot{V}o_{2máx}$ más alto se asocia con la FC más baja después de la prueba):

Mujeres en edad universitaria:

$\dot{V}o_{2máx}$ (mL·kg^{-1}·min^{-1}) = 65.81 − (0.1847 × FC inmediatamente después de completar la prueba)

Hombres en edad universitaria:

$\dot{V}o_{2máx}$ (mL·kg^{-1}·min^{-1}) = 111.33 − (0.42 × FC inmediatamente después de completar la prueba)

Es importante obtener la FC inmediatamente al finalizar la prueba (en un plazo de 5-15 s); si se deja que la FC se recupere después del ejercicio, la predicción del $\dot{V}o_{2máx}$ será excesiva. Si un hombre y una mujer en edad universitaria tuvieran una FC de 160 lpm al finalizar la prueba, las medidas de $\dot{V}o_{2máx}$ pronosticadas serían de 36.26 mL·kg^{-1}·min^{-1} y 44.13 mL·kg^{-1}·min^{-1}, respectivamente.

PRUEBAS DE CICLOERGOMETRÍA

Las pruebas de cicloergometría para predecir el $\dot{V}o_{2máx}$ (de nuevo, también llamado $\dot{V}o_{2pico}$) requieren un cicloergómetro de laboratorio capaz de mantener una carga de trabajo constante (Fig. 16-10). Durante la cicloergometría, la carga de trabajo depende tanto de la fuerza al pedaleo como de la cadencia o las rpm del pedaleo. En los cicloergómetros con frenos mecánicos, en los que la fuerza al pedaleo es constante, mantener una carga de trabajo constante significa

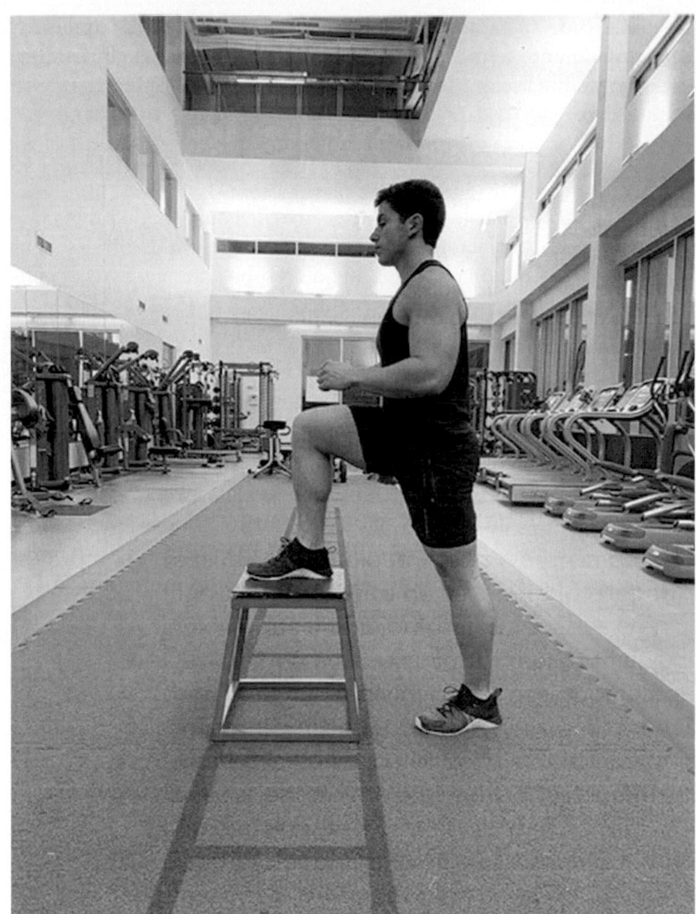

FIGURA 16-9. Las pruebas de escalón para predecir el consumo máximo de oxígeno son baratas y fáciles de realizar. Deben realizarse con cuidado si la persona tiene dificultades de equilibrio. En algunas poblaciones, los resultados de la prueba pueden estar limitados por la fuerza de la cadera y las extremidades inferiores del cuerpo.

mantener unas rpm de pedaleo invariables. En los cicloergómetros con freno electromagnético, la fuerza al pedaleo se ajusta automáticamente para mantener un ritmo de trabajo constante, aunque las rpm varíen.

La prueba de bicicleta de Astrand[4] es una conocida prueba de cicloergometría que permite obtener predicciones válidas (10 % a 15 % de error) del $\dot{V}o_{2máx}$[4]. La prueba consiste en pedalear a 50 rpm contra una fuerza constante (10 kg·m·min^{-1}·kg de masa corporal^{-1}) durante 6 min. Esta carga de trabajo está diseñada para obtener una FC al final de la prueba de aproximadamente 150 lpm. La FC se obtiene durante cada minuto de la prueba. Durante el tercer minuto, si la FC es inferior a 139 lpm o superior a 150 lpm, se ajusta la carga de trabajo para que esta sea de aproximadamente 150 lpm al final de los 6 min. La FC en los últimos 30 s de la prueba se utiliza para predecir el $\dot{V}o_{2máx}$ mediante dos ecuaciones. El consumo de oxígeno estimado con la carga de trabajo utilizada durante la prueba se calcula con la primera ecuación, mientras que la segunda ecuación (una versión para hombres y otra para mujeres) predice el $\dot{V}o_{2máx}$ en L/min.

En caso de que la carga de trabajo se haya ajustado al final del tercer minuto de la prueba, la carga ajustada es la que se utiliza en los cálculos. El consumo de oxígeno estimado con la carga de trabajo utilizada durante la prueba se calcula con la siguiente ecuación:

$$\dot{V}o_{2máx}\ (L \cdot min^{-1}) = ((\text{potencia en kg} \cdot m \cdot min^{-1}) \times 0.002) + 0.3$$

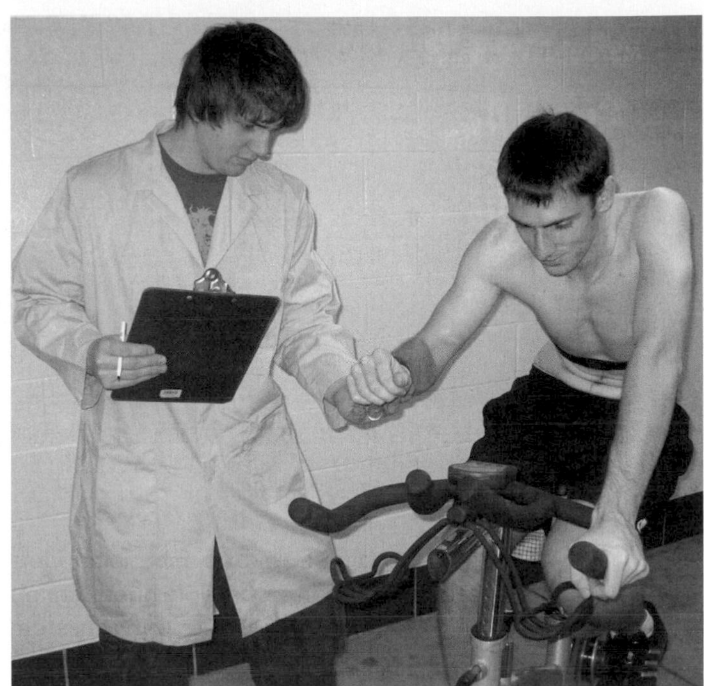

FIGURA 16-10. Las pruebas de cicloergometría para estimar el consumo máximo de oxígeno requieren un ergómetro de laboratorio. Para una estimación exacta, el aparato debe controlar con precisión la carga de trabajo.

Hombres:

$\dot{V}o_2$ (L·min^{-1}) estimado = consumo de oxígeno estimado con la carga de trabajo utilizada (L·min^{-1}) × 220 − edad en años − 61/ FC al final de la prueba − 61

Mujeres:

$\dot{V}o_2$ (L·min^{-1}) estimado = consumo de oxígeno estimado con la carga de trabajo utilizada (L·min^{-1}) × 220 − edad en años − 72/ FC al final de la prueba − 72

Revisión rápida

- En algunas situaciones de prueba, como cuando se necesita evaluar a muchas personas rápidamente o cuando no se dispone de equipos de laboratorio para medir directamente las capacidades de resistencia, la estimación del $\dot{V}o_{2máx}$ puede ser suficiente como medida de las capacidades de resistencia.
- Las estimaciones del $\dot{V}o_{2max}$ se basan normalmente en la respuesta de la frecuencia cardíaca (FC) al ejercicio submáximo.
- Aunque el $\dot{V}o_{2máx}$ puede estimarse mediante cicloergometría o pruebas de escalón, las pruebas de carrera y caminata son el tipo más habitual de prueba aeróbica o cardiovascular de campo.

Por ejemplo, una mujer de 22 años con una masa corporal de 60 kg utilizaría una carga de trabajo de 600 kg·m·min^{-1} (100 W) para iniciar la prueba. Si la carga de trabajo no se ajusta después del tercer minuto de la prueba, y la FC al final de la prueba es de 152 lpm, el consumo de oxígeno estimado con la carga de trabajo utilizada durante la prueba sería de 1.5 L·min^{-1}, y el $\dot{V}o_{2máx}$ estimado sería de 2.36 L·min^{-1} o 39.3 mL·kg^{-1}·min^{-1}.

UMBRAL DE LACTATO

A medida que la intensidad del ejercicio aumenta, se sobrepasa la velocidad a la que puede suministrarse ATP únicamente a través del metabolismo aeróbico, y la demanda adicional de ATP debe satisfacerse con el metabolismo anaeróbico. El umbral de lactato es el punto en el que el lactato sanguíneo muestra una inflexión, es decir, cuando se produce un desplazamiento no lineal ascendente durante el ejercicio de intensidad en crecimiento gradual. En la figura 16-1 se representa el consumo de oxígeno en $L \cdot min^{-1}$. Sin embargo, la intensidad del ejercicio también podría representarse como consumo de oxígeno en $mL \cdot kg^{-1} \cdot min^{-1}$, FC, velocidad de carrera o cualquier otra medida de la intensidad del ejercicio. La respuesta del lactato es diferente de la respuesta del consumo de oxígeno durante el ejercicio de intensidad gradualmente mayor porque el consumo de oxígeno muestra un aumento recto o lineal, hasta que se alcanzan cargas de trabajo casi máximas, que es paralelo al de la carga de trabajo creciente. El lactato sanguíneo, por el contrario, permanece estable durante las primeras fases de la sesión de ejercicio antes de mostrar una elevación brusca que supera la de los incrementos de la intensidad del ejercicio y del consumo de oxígeno. En las personas no entrenadas, el umbral de lactato se produce entre el 50 % y el 60 % del consumo máximo de oxígeno ($\dot{V}o_{2máx}$). Sin embargo, en deportistas bien entrenados, el umbral de lactato puede llegar a ser del 80 % al 90 % de su $\dot{V}o_{2máx}$.

Obsérvese que, incluso en condiciones de reposo, el lactato está presente en la sangre en una concentración de aproximadamente 1 $mmol \cdot L^{-1}$. Durante las primeras fases de aumento gradual de la intensidad del ejercicio, las concentraciones de lactato en sangre permanecen estables. Esto ocurre porque, aunque los músculos que trabajan producen más lactato, otros órganos tales como el corazón y el hígado (e incluso las fibras musculares oxidativas) lo toman de la sangre para oxidarlo como sustrato energético o convertirlo en glucosa. No obstante, en un punto determinado, a medida que los músculos que trabajan producen más lactato y lo liberan en la sangre, se excede su índice de captación desde la sangre, lo que provoca un aumento neto del lactato circulante. La causa de este índice excesivo de liberación de lactato en la sangre es compleja e incluye lo siguiente:

1. Una mayor dependencia de los hidratos de carbono, en lugar de los lípidos, como sustrato energético.
2. El reclutamiento de fibras musculares de contracción rápida que tienen concentraciones elevadas de enzimas glucolíticas pero una pobre función oxidativa, lo que resulta en una mayor dependencia del metabolismo anaeróbico.
3. La estimulación del sistema nervioso simpático, lo que provoca respuestas de lucha o huida que aumentan la actividad de la vía bioenergética glucolítica pero no oxidativa, lo que lleva a una acumulación de piruvato que debe ser convertido en lactato para permitir que la producción de energía continúe.

Para un deportista, las causas específicas de la acumulación de lactato en sangre no son tan relevantes como la forma en que esta afecta su rendimiento. En pocas palabras, el ritmo, o el índice de trabajo, que un deportista de resistencia puede mantener es el que coincide con su umbral de lactato. Así, si el umbral de lactato se produce al 75 % del $\dot{V}o_{2máx}$, esa es la intensidad (a veces denominada «$\dot{V}o_2$ de rendimiento») a la que puede ejercitarse durante un período prolongado[26].

Este fenómeno tiene su origen en el hecho de que el lactato, o más concretamente el H^+ que se asoció a este como ácido láctico, provocará alteraciones del pH celular, lo que dará lugar a signos de fatiga muscular. Afortunadamente, para los deportistas de resistencia, el umbral de lactato muestra una mayor capacidad de respuesta al entrenamiento que el $\dot{V}o_{2máx}$. Por tanto, es posible mejorarlo y, en consecuencia, también puede mejorarse el ritmo que puede mantenerse durante una prueba de resistencia.

Se han desarrollado muchos protocolos en cinta sin fin para grupos específicos de personas, como los deportistas de resistencia, y para fines específicos, como la determinación del umbral de lactato (*v.* cap. 3) o el umbral ventilatorio (*v.* cap. 7). Los protocolos para las personas con una buena condición física cardiovascular pueden ir precedidos de un procedimiento de calentamiento, con la carga de trabajo inicial mayor que la de los protocolos para las personas que tienen una menor condición física. En la tabla 16-8 se muestra un protocolo para determinar el umbral de lactato de un deportista de resistencia. La concentración de lactato en sangre, la FC y el consumo de oxígeno se monitorizan a lo largo de la prueba y se utilizan para establecer el ritmo y la FC por encima y por debajo del umbral

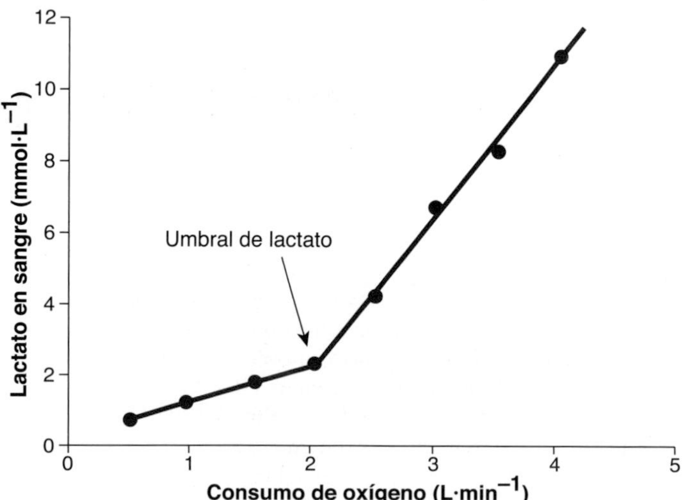

FIGURA 16-11. El umbral de lactato se produce en el consumo de oxígeno o en la intensidad del ejercicio en los que el lactato en sangre aumenta sustancialmente en relación con la intensidad del trabajo. Para determinar el umbral de lactato es necesario realizar múltiples cargas de trabajo y obtener una muestra de sangre. (Modificado con permiso de Springer: Faude O, Kindermann W, Meyer T. Lactate threshold concepts: How valid are they? *Sports Med.* 2009;39(6):469-490. Copyright © 2012 Springer Nature).

Tabla 16-8. Protocolo en cinta sin fin para determinar el umbral de lactato en un deportista de resistencia

Etapa	Velocidad ($m \cdot min^{-1}$)	Velocidad ($millas \cdot h^{-1}$)	Duración (min)
1	234	8.7	4
2	244	9.1	3
3	254	9.5	3
4	264	9.8	3
5	274	10.2	3
6	284	10.6	3
7	294	11.0	3
8	304	11.3	3

de lactato. Luego, esta información puede utilizarse para establecer los ritmos de carrera por encima y por debajo del umbral de lactato. La prueba se desarrolló para un deportista con un tiempo de 10 km de 33 minutos o un ritmo medio durante la carrera de 284 m·min^{-1} (5 min y 40 s por milla). Se establecen cinco velocidades por debajo del ritmo medio de carrera a intervalos de 10 m·min^{-1}. Este mismo cambio en la velocidad se utiliza para establecer ritmos por encima del ritmo de carrera. La pendiente es del 0 %, y la carga de trabajo se incrementa solo al aumentar la velocidad. Esto se hace para simular lo más posible el estrés fisiológico observable en una carrera de 10 km que se realiza en una pista plana. La etapa inicial tiene una duración de 4 min, y cada etapa sucesiva tiene una duración de 3 min. Este tiempo se utiliza para que, si es posible, las concentraciones de lactato en sangre se estabilicen al final de la etapa. Al final de cada una de ellas, se obtiene una pequeña muestra de sangre y la concentración de lactato en sangre se analiza inmediatamente. Una vez que la concentración de lactato en sangre es superior a un valor determinado (5.0 mmol-L^{-1}), lo que indica claramente que la carga de trabajo está por encima del umbral de lactato, la carga de trabajo vigente se completa y la prueba termina. Si se desea determinar el $\dot{V}o_{2máx}$, se deja que el deportista descanse 10 min. La cinta sin fin se ajusta a la penúltima carga de trabajo alcanzada en el protocolo de determinación del umbral de lactato y la cinta sin fin se eleva un 1 % cada minuto hasta la fatiga voluntaria.

En la tabla 16-9 se muestra un protocolo para determinar el umbral de lactato utilizando un cicloergómetro. Tanto para los hombres como para las mujeres, la carga de trabajo se incrementa en 150 kg·m·min^{-1} (50 W) en cada etapa de la prueba; pero las mujeres comienzan con una carga de trabajo menor que la de los hombres (100 W frente a 150 W). Al final de cada carga de trabajo se obtiene inmediatamente una muestra de sangre y se analiza el lactato sanguíneo. Cuando el lactato en sangre está claramente por encima de una concentración determinada (5.0 mmol-L^{-1}), lo que indica que se ha superado el umbral de lactato, la carga de trabajo que se está realizando se completa y la prueba termina. A lo largo de la prueba, se determinan la FC y el $\dot{V}o_2$ y se utilizan para diseñar los ritmos de entrenamiento. Si se desea determinar el $\dot{V}o_{2máx}$ después de un descanso de 10 min, el cicloergómetro se ajusta a la penúltima carga de trabajo realizada, y la carga de trabajo se incrementa 75 kg·m·min^{-1} (25 W) por minuto hasta la fatiga voluntaria.

Existe un método indirecto para estimar el umbral de lactato, denominado *umbral ventilatorio*. En dicho método se analizan las medidas ventilatorias en curso con un carro metabólico. La determinación del umbral ventilatorio se ha descrito previamente utilizando los equivalentes ventilatorios del dióxido de carbono y el oxígeno (*v.* cap. 7). Brevemente, en las primeras etapas de una sesión de ejercicio con dificultad ascendente, la ventilación minuto ($\dot{V}_E$) y el $\dot{V}o_2$ muestran aumentos paralelos y lineales. Pero en un punto determinado, el aumento gradual de la intensidad del ejercicio provoca un desacoplamiento del aumento de la $\dot{V}_E$ y el $\dot{V}o_2$ en el que la primera muestra una elevación más brusca y curvilínea (*v.* Fig. 7-13). Se ha propuesto que este incremento desproporcionado de la $\dot{V}_E$ se debe a un aumento significativamente repentino de la producción de CO_2 (la concentración arterial de CO_2 en sangre es la de mayor influencia en la ventilación), que resulta de la amortiguación del lactato, o más concretamente del H^+, en la sangre. Recuérdese que el ácido láctico se disocia rápidamente en lactato y H^+ a un pH fisiológico. Al entrar en el torrente sanguíneo, se une al bicarbonato (HCO_3^-) presente en la sangre para formar ácido carbónico (H_2CO_3). Dicho ácido, a su vez, es convertido en H_2O y CO_2 por la enzima anhidrasa carbónica. Este CO_2 no producido metabólicamente impulsa el aumento de la $\dot{V}_E$, mientras que el $\dot{V}o_2$ no se ve afectado. La intensidad del ejercicio en la que el aumento de la $\dot{V}_E$ supera al del $\dot{V}o_2$ se denomina umbral ventilatorio. También puede estimarse el umbral ventilatorio graficando el $\dot{V}_E$ frente a la carga de trabajo. En la figura 16-12, la velocidad de carrera se representa como la carga de trabajo; sin embargo, la carga de trabajo también podría ser la velocidad de ciclismo, la velocidad de natación o cualquier otra medida de carga de trabajo. Con este método, el punto en el que se estima que se produce el umbral ventilatorio se corresponde con el punto en el que la $\dot{V}_E$ aumenta desproporcionadamente en relación con la velocidad.

Tabla 16-9. Protocolo de cicloergometría con freno electrónico para determinar el umbral de lactato en un deportista de resistencia

Etapa	Hombre (H)	Mujer (M)	Duración (min)
1	150	100	4
2	200	150	3
3	225	175	3
4	250	200	3
5	275	225	3
6	300	250	3
7	325	275	3
8	350	300	3

Revisión rápida

- El umbral de lactato es el punto en el que el lactato en sangre muestra una inflexión, es decir, un desplazamiento no lineal ascendente durante el ejercicio con crecimiento gradual de la intensidad.
- Las estimaciones del umbral de lactato pueden obtenerse utilizando medidas ventilatorias.
- Durante una prueba para determinar el umbral de lactato, la frecuencia cardíaca (FC), el consumo de oxígeno y el lactato en sangre se monitorizan durante toda la prueba y se utilizan para establecer el ritmo y la FC en el umbral de lactato. Esta información puede utilizarse para establecer ritmos de entrenamiento por encima y por debajo del umbral de lactato.

El método del umbral ventilatorio para estimar el umbral de lactato goza de las ventajas de ser cuantificado continuamente (cuando se utiliza un sistema metabólico en línea), en lugar de intervalos específicos, y no requiere la toma de muestras de sangre. Sin embargo, hay quien ha cuestionado su precisión porque se ha descubierto que los cambios ventilatorios pueden producirse antes del punto de inflexión en el lactato sanguíneo[18].

Además, otros investigadores han notificado que, además del lactato y el H^+, la presencia de potasio en la sangre actúa para estimular el centro de control ventilatorio del cerebro, lo que provoca un aumento brusco del $\dot{V}_E$ en ausencia de ejercicio y de metabolismo anaeróbico[38,52].

CAPACIDAD ANAERÓBICA

A diferencia del rendimiento de los deportistas de resistencia, que se verá afectado por el aumento de la acidez correlativo a una acu-

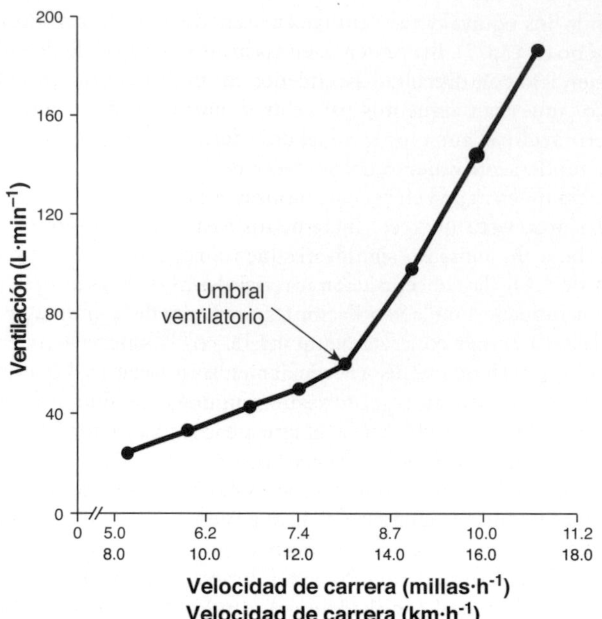

FIGURA 16-12. El umbral ventilatorio puede estimarse como la intensidad de trabajo en la que el VE aumenta desproporcionadamente en relación con la intensidad. El uso del umbral ventilatorio para estimar el umbral de lactato no requiere la obtención de una muestra de sangre.

mulación de lactato como resultado de la excesiva dependencia del ATP producido anaeróbicamente, el rendimiento de algunas pruebas deportivas está directamente relacionado con la capacidad para funcionar anaeróbicamente de los músculos activos. Por ejemplo, el rendimiento en carreras de velocidad de larga distancia (p. ej., 400 m y 800 m) está muy influenciado por la capacidad del deportista de sintetizar ATP de forma anaeróbica y de soportar altos niveles de acidez muscular y sanguínea. De hecho, cualquier actividad que dure entre 30 s y 3 min y que suponga un esfuerzo muscular total o casi total depende en gran medida de la capacidad del deportista para producir energía a través de la vía bioenergética anaeróbica o glucolítica. La ventaja de la vía glucolítica es su capacidad de generación rápida de ATP para satisfacer las necesidades del deportista por medio de la contracción rápida y potente de las fibras musculares durante actividades de corta duración y alta intensidad. No obstante, durante la glucólisis la producción de piruvato es tan rápida como la de ATP. De hecho, el piruvato puede generarse a un ritmo que supere la velocidad a la que puede ser transportado a la mitocondria y después oxidado. En consecuencia, se produce una acumulación de piruvato citoplasmático. Para permitir que la glucólisis continúe, junto con la síntesis de ATP, el piruvato debe convertirse en lactato (*v.* cap. 2). Las actividades de tipo carrera (esprint) dependen del ATP y la fosfocreatina (PC) intramusculares, así como de la vía glucolítica y, por extensión, de la producción de lactato. El tipo de fibra muscular de un deportista afectará sus capacidades anaeróbicas. En concreto, aquellos deportistas con más fibras de tipo II tendrán una mayor capacidad para actividades de corta duración y alta intensidad, o capacidad anaeróbica, que aquellos con un mayor número de fibras de tipo I.

PRUEBAS DE CAPACIDAD ANAERÓBICA

En lugar de medir parámetros y/o marcadores fisiológicos concretos, la mayoría de las pruebas de capacidad anaeróbica cuantifican el rendimiento en tareas que dependen en gran medida de la síntesis de ATP, a través de las vías de fosfágeno y glucolíticas de los músculos que se ejercitan. Tal vez la prueba más conocida para evaluar la capacidad anaeróbica sea la **prueba de Wingate**, desarrollada por científicos del ejercicio en el Instituto Wingate de Israel. Para su realización, se utiliza un cicloergómetro. La persona que realiza la prueba comienza a pedalear tan rápido como puede con una fuerza o resistencia mínima. Una vez alcanzada la velocidad máxima de pedaleo, se aplica bruscamente una fuerza especificada por kilogramo de masa corporal para comenzar la prueba de esprint de 30 s. La fuerza o resistencia para los hombres no entrenados es kg = masa corporal (kg) × 0.090 y para las mujeres es kg = masa corporal (kg) × 0.086[21]. Estas fuerzas o resistencias se eligen porque ofrecen a la persona no entrenada la mayor posibilidad de alcanzar la potencia máxima. Para un deportista entrenado, la fuerza puede aumentarse, mientras que, para otras poblaciones, como las personas mayores o los niños, la fuerza se reduce. La persona sigue pedaleando lo más rápido posible durante toda la prueba de 30 s. Tanto la potencia anaeróbica máxima como la media se obtienen utilizando la fuerza al pedaleo y el número de revoluciones completadas durante el mejor intervalo de 5 s (mayor número de revoluciones completadas) y el total de 30 s, respectivamente. Para los hombres no entrenados, se consideraría normal una potencia máxima de aproximadamente 9.5 $W{\cdot}kg^{-1}$ de peso corporal, mientras que la potencia media podría ser de aproximadamente 7.5 $W{\cdot}kg^{-1}$ de masa corporal[25]. Los valores medios de la potencia máxima y media entre las mujeres no entrenadas son de aproximadamente 8.5 $W{\cdot}kg^{-1}$ y 5.7 $W{\cdot}kg^{-1}$ de masa corporal, respectivamente[25].

La prueba de Wingate también es útil para determinar otras medidas, entre las cuales se incluyen el trabajo total realizado durante toda la prueba de 30 s y el índice de fatiga o la fatiga desde la potencia máxima hasta la potencia mínima durante la prueba (potencia máxima-potencia mínima/potencia máxima × 100).

La **prueba anaeróbica en cinta sin fin** es otro método útil para cuantificar la capacidad anaeróbica, que requiere un equipo poco sofisticado[17]. Esta prueba evalúa la potencia anaeróbica corriendo en una cinta sin fin motorizada con una pendiente considerable (20 %) a una velocidad de 8 $millas{\cdot}h^{-1}$ (12.8748 $km{\cdot}h^{-1}$). El sujeto comienza la sesión de pie en la cinta sin fin, pero con las piernas abiertas sobre la banda móvil, que ya se ha ajustado a la pendiente y velocidad predeterminadas. Cuando está preparado, deja rápidamente la posición con piernas abiertas y comienza a correr. Se mide el tiempo transcurrido desde el primer paso hasta el agotamiento. Cuando el sujeto ya no puede mantener el ritmo, se agarra a los pasamanos de la cinta sin fin y vuelve a abrir las piernas sobre la cinta en movimiento hasta que esta pueda detenerse. Por seguridad, se recomienda que un observador se sitúe a cada lado de la cinta para ayudar al sujeto a retomar la posición con piernas abiertas en el punto de agotamiento. La capacidad anaeróbica se cuantifica por el número de segundos que el participante es capaz de correr antes de agotarse. Por medio de los datos, se ha constatado que el tiempo medio de carrera para los hombres no entrenados es de 52 s, mientras que los hombres adultos entrenados pueden tolerar la intensa pendiente y el ritmo de la cinta sin fin durante 64 s[17].

Probablemente la forma más sencilla y conocida de medir la potencia muscular de los músculos de las piernas es con la **prueba de salto vertical**. Esta prueba puede consistir en medir únicamente la altura del salto vertical o en calcular la potencia producida. En su forma más sofisticada, puede utilizarse una plataforma de fuerza para medir la potencia, así como otras medidas, como el índice de desarrollo de la fuerza, mientras se salta. Para determinar la altura del salto vertical, suele utilizarse un equipo sencillo (p. ej., el sistema de pruebas de salto Vertec, Vertec, Inc., Pensacola, FL) (Fig. 16-13). Este equipo tiene unas veletas móviles que pueden ajustarse

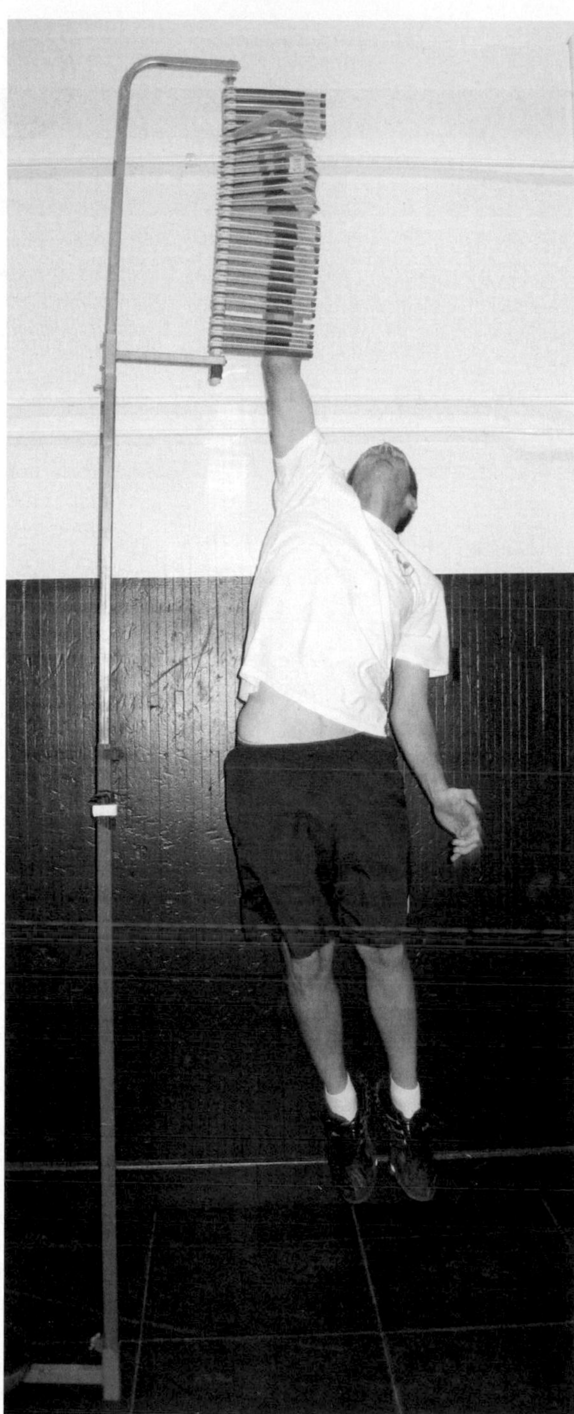

FIGURA 16-13. Puede utilizarse un equipo (Vertec) con veletas móviles para determinar la altura del salto. La altura de las veletas puede ajustarse para acomodar a personas de diversas alturas y de diferente capacidad de salto vertical máximo.

a una altura predeterminada. De pie y debajo de las veletas, con los pies separados aproximadamente a la anchura de la cadera, el sujeto alcanza la mayor altura posible con el brazo dominante y toca la veleta lo más alto posible, que es la altura de alcance. La prueba de salto que se describe aquí es un salto sin contramovimiento durante el cual el sujeto se coloca debajo de las veletas, dobla sus rodillas a aproximadamente 90° antes de saltar y mantiene esta posición durante 2 s a 3 s antes de saltar. Cuando está preparado, el sujeto salta desde la flexión de 90° de las rodillas lo más alto posible utilizando un balanceo normal de los brazos durante el salto. En la altura superior del salto, los brazos y los dedos del brazo dominante se extienden completamente, y se tocan todas las veletas posibles empujándolas hacia el lado. Esto determina la altura máxima del salto. La distancia en centímetros entre la altura de alcance y la altura máxima de salto se toma como medida del salto vertical. Se realizan tres intentos, con un período de descanso de 1 min entre los saltos sucesivos. Para el análisis, suele utilizarse la mayor altura de salto alcanzada, en lugar de la media de los tres intentos. Para algunos deportistas, como los rematadores de voleibol o los jugadores de baloncesto, un salto que incluyera varios pasos previos y la realización posterior del salto con contramovimiento sería más preciso para medir capacidad de salto durante la competición. Durante un salto con contramovimiento, la flexión de las rodillas y las caderas es seguida inmediatamente por la extensión de las rodillas y las caderas, así como por un balanceo del brazo para maximizar la altura del salto. El rendimiento de una prueba de salto vertical puede medirse utilizando los datos brutos, es decir, el número de centímetros saltados, y comparándolos con las pautas apropiadas para el sujeto o utilizando una fórmula para convertir los centímetros saltados en vatios. Se han desarrollado varias ecuaciones para estimar la potencia máxima a partir de la altura del salto vertical[15,47]. La potencia máxima durante un salto con contramovimiento puede calcularse con precisión con la siguiente ecuación[15]:

$$\begin{aligned}\text{Potencia máxima (W)} = {} & 65.1\times \text{(altura del salto en cm)}\\ & + 25.8\times\text{(masa corporal en kg)} - 1\,413.1\end{aligned}$$

Por tanto, un niño de 12 años y 41 kg que salta 33 cm mostraría una potencia máxima en W, ya que

$$1\,793.0\ \text{W} = 65.1\times 33\ \text{cm} + 25.8\times 41\ \text{kg} - 1\,413.1$$

Según las pautas que se muestran en la tabla 16.10, este niño de 12 años estaría en el percentil 75 para la altura de salto y ligeramente por encima del percentil 50 para la potencia máxima.

La potencia máxima durante un salto sin contramovimiento, como se ha descrito anteriormente, puede estimarse con el uso de la siguiente ecuación[39]:

$$\begin{aligned}\text{Potencia máxima (W)} = {} & 60.7\times \text{(altura del salto en cm)}\\ & + 45.3\times\text{(masa corporal en kg)} - 2\,055\end{aligned}$$

Por tanto, un hombre de 70 kg que salta 50 cm mostraría una potencia máxima de 4 151 W, ya que

$$4\,151\ \text{W} = (60.7\times 50) + (45.3\times 70) - 2\,055$$

La elección del tipo de prueba de salto a realizar depende del propósito de la prueba. En el caso del acondicionamiento físico general, puede utilizarse un salto sin contramovimiento o con contramovimiento. Sin embargo, en el caso de los deportistas, suele elegirse el tipo de salto utilizado en su deporte.

Otro método comúnmente utilizado para evaluar la velocidad y la potencia muscular anaeróbica es la prueba de carrera de velocidad (esprint). Esta sencilla prueba registra la cantidad de tiempo que se necesita para cubrir una distancia determinada mientras se corre a la máxima velocidad posible. Suele utilizarse la prueba de las 40 yardas (36.7 m) porque esta distancia es lo suficientemente corta como para proporcionar una medida válida de la potencia y la velocidad, a diferencia de la resistencia. Cualquier prueba de carrera de velocidad puede realizarse en un entorno de campo, en lugar de un laboratorio, ya que no requiere más que un cronómetro estándar o

Tabla 16-10. Clasificaciones en percentiles de la prueba de salto vertical de contramovimiento para niños de 10 a 15 años de edad

	Niños (años)						Niñas (años)					
Percentil	10	11	12	13	14	15	10	11	12	13	14	15
Altura del salto (cm)												
95°.	30	36	39	43	49	47	28	33	36	36	36	40
90°.	29	34	37	40	44	44	27	32	33	34	34	39
75°.	25	30	33	37	39	42	25	28	29	29	30	31
50°.	21	27	30	32	36	37	22	25	27	26	28	28
25°.	18	23	26	28	30	34	18	21	24	24	23	24
10°.	16	20	23	23	26	29	15	19	21	21	21	21
Potencia máxima (W)												
95°.	1815	2185	2914	3402	3744	4308	1834	2174	2616	2837	2903	3096
90°.	1625	2046	2571	2947	3583	3918	1499	2037	2501	2537	2725	2927
75°.	1205	1722	2162	2634	3247	3594	1184	1738	2055	2373	2383	2662
50°.	915	1456	1787	2258	2698	3185	938	1425	1677	1954	2054	2223
25°.	662	1178	1490	1910	2267	2863	698	1173	1349	1592	1815	1831
10°.	474	931	1226	1496	1875	2438	525	972	1148	1372	1597	1654

Adaptado de Taylor MJD, Cohen D, Voss C, et al. Vertical jumping and leg power normative data for English school children aged 10–15 years. *J Sports Sci.* 2010; 28(8):867–872. Reimpreso con permiso de Taylor & Francis Ltd, http://www.tandfonline.com.

un sistema de cronometraje electrónico y una zona plana con una superficie que proporcione una buena tracción al esprintar. Como en todas las pruebas de potencia, en las que los músculos ejecutan contracciones máximas y explosivas, es importante que el individuo o el deportista calienten adecuadamente antes de realizar la prueba. Se utilizan conos o marcadores para designar las líneas de salida y llegada de la prueba. Pueden utilizarse varios tipos de posiciones de salida, dependiendo del tipo de deportista bajo evaluación. Suele utilizarse la típica posición de «salida del velocista», con las manos en la línea de salida, una pierna en posición doblada con la rodilla debajo del pecho y la otra pierna en extensión casi completa por detrás. Sin embargo, puede haber otras posiciones más adecuadas y específicas, como la de salida de pie (pies ligeramente escalonados de delante hacia atrás) para los deportistas que empiezan a esprintar desde esta posición, como los receptores de fútbol americano o los jugadores de fútbol. La postura de tres puntos típica de los linieros ofensivos en fútbol americano constituye otro ejemplo de postura más apropiada y específica para estos deportistas. Con independencia de la posición de inicio utilizada, ninguna parte del cuerpo debe extenderse más allá del punto de inicio. Si se utiliza un cronómetro, el examinador, que sostiene el cronómetro, se sitúa en la línea de meta. La prueba inicia con el examinador indicando la orden de salida, momento en el que el deportista inicia el esprint, lo más rápido posible, hacia la línea de meta. El tiempo para completar el sprint suele registrarse con una precisión de 0.01 s.

Por lo general, se completan tres esprints, separados por intervalos de descanso de 3 min a 4 min, y se selecciona el mejor tiempo como representativo del rendimiento de la prueba. Para dar una idea de los tiempos medios para la prueba de 40 yardas, un hombre de 16 a 18 años debería correr 40 yardas (36.5 m) en 5.10 s, mientras que una mujer de la misma edad debería tardar 6.11 s para alcanzar el percentil 50[24]. También hay pautas para varios grupos de deportistas, por ejemplo, las jugadoras de voleibol de la División I de la NCAA y los jugadores de fútbol masculino de la División III tienen tiempos medios de sprint de 40 yardas (36.5 m) de 5.62 s y 4.73 s, respectivamente[24].

FACTORES QUE INFLUYEN EN LAS PRUEBAS DE POTENCIA Y VELOCIDAD ANAERÓBICAS

Aunque las pruebas descritas anteriormente tienen como objetivo cuantificar la capacidad de los músculos esqueléticos para generar potencia a través de las vías anaeróbicas, hay otros factores, además de las características físicas innatas, que influyen en el rendimiento de un individuo o deportista. Algunos de ellos pueden ser incluso de origen psicológico, como la motivación para rendir al máximo. Además, la destreza en la realización de algunos de los movimientos puede alterar el rendimiento. Esto es especialmente cierto en el caso de las pruebas de velocidad, en las que la posición adecuada del cuerpo en la línea de salida, así como la salida de esa posición y la transición rápida a una velocidad de sprint completa, son esenciales para un rendimiento óptimo. Del mismo modo, es necesario un cierto grado de coordinación neuromuscular durante las pruebas de salto vertical para garantizar que la altura máxima registrada se produce en el máximo del esfuerzo y se mide correctamente. Otra variable importante que contribuye al rendimiento de la potencia es la composición del tipo de fibra muscular. Dado que la potencia es una expresión explosiva o rápida de la producción de fuerza muscular, aquellos con un alto porcentaje de fibras de tipo II, en particular en los músculos del cuádriceps (que normalmente se acentúan durante estas pruebas), tienden a mostrar una mayor potencia[25]. Y, debido a que muchas de estas pruebas requieren el movimiento de todo el cuerpo mientras se salta o se esprinta, la composición corporal es un factor importante, ya que es un perjuicio para el rendimiento tener que mover, o propulsar, una mayor cantidad de masa corporal no contráctil. Por tanto, se ha comprobado que quienes tienen una mejor relación entre la masa muscular y la grasa rinden mejor en la mayoría de las pruebas de potencia[30,33,37].

Revisión rápida

- El rendimiento de algunas pruebas deportivas está directamente relacionado con la capacidad de los músculos activos para funcionar de forma anaeróbica.
- Cualquier actividad de alta intensidad, de corta duración y con un esfuerzo muscular total o casi total depende en gran medida de la capacidad del deportista para producir energía a través de las vías anaeróbicas (ATP y fosfocreatina [PC] intramusculares, glucólisis).
- Pueden utilizarse muchas pruebas para medir el rendimiento anaeróbico, como la prueba de salto vertical, la prueba de Wingate y las pruebas de carrera de velocidad (esprint).
- Otros factores, como la motivación y la habilidad individual, pueden influir en el rendimiento en las pruebas de velocidad y potencia anaeróbicas.

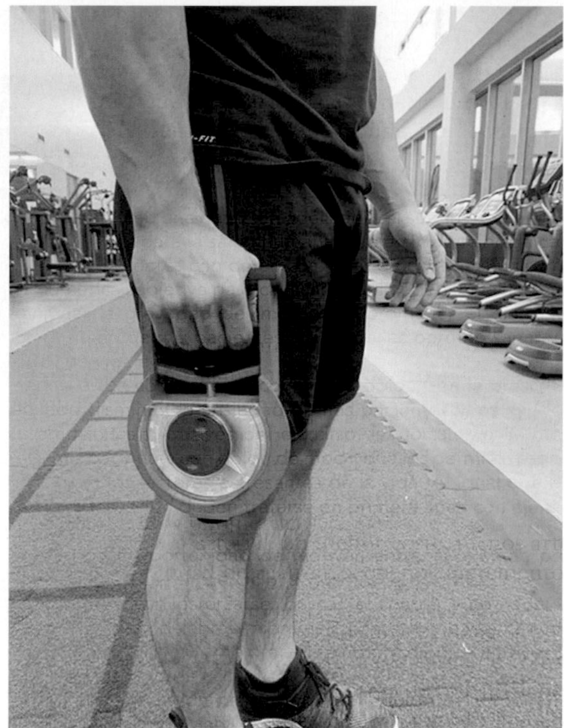

FIGURA 16-14. Un dinamómetro de agarre mide el desarrollo de la fuerza isométrica de los flexores de los dedos. Las puntuaciones máximas de ambas manos pueden sumarse para generar una puntuación final y poder compararla con los valores establecidos

FUERZA MUSCULAR

Definida de forma sencilla, la fuerza es la cantidad máxima de fuerza (en términos de tensión muscular) ejercida durante un único esfuerzo máximo. La fuerza es quizá el parámetro del acondicionamiento físico que se evalúa con más regularidad, ya que, más allá de ser un componente relacionado con el deporte, también está relacionado con la salud. A diferencia de la potencia o la velocidad muscular, la expresión de la fuerza muscular no requiere necesariamente ningún movimiento articular ni la distancia a la que se mueve una fuerza o resistencia. De hecho, la medición de la fuerza desarrollada durante una acción muscular isométrica (sin movimiento articular visible) es un método comúnmente utilizado para cuantificar la fuerza. Los equipos sencillos que cuentan con sensores de fuerza pueden medir con precisión la fuerza ejercida por los músculos en contracción. Los dinamómetros de mano y los tensiómetros (es decir, algunos dinamómetros isocinéticos también pueden medir la fuerza isométrica) son buenos ejemplos de aparatos utilizados para determinar la fuerza durante una acción muscular isométrica.

Otras pruebas para medir la fuerza, sin embargo, hacen hincapié en el movimiento de partes específicas del cuerpo a través de una amplitud de movimiento determinada. Pueden consistir en contracciones concéntricas (de acortamiento) o en acciones musculares excéntricas (de alargamiento) durante estas fases de una repetición de un ejercicio de entrenamiento de resistencia o, más comúnmente, en una combinación de ambas mientras se completa una repetición completa.

Pueden utilizarse varios tipos de equipos (con costes muy variados) que proporcionen fuerza o resistencia y que permitan medir la capacidad de producción de fuerza máxima de los músculos. Por ejemplo, son eficaces las pesas libres, máquinas de pesas con pilas de pesas, máquinas que emplean resistencia neumática (p. ej., Keiser) y otros dinamómetros isocinéticos sofisticados y costosos, por ejemplo Biodex, Kin-Com). Una prueba conocida para evaluar la fuerza es la **prueba de dinamómetro de agarre**, a través de la cual se mide el desarrollo de la fuerza por los flexores de los dedos durante una acción isométrica. Esta prueba tiene las ventajas de la facilidad de uso, de ser un dispositivo de prueba simple y barato, y de la eficiencia del tiempo. Además, aunque la fuerza de los músculos del antebrazo y de la mano se cuantifica directamente, en las investigaciones se ha constatado que los resultados de la prueba del dinamómetro de agarre están significativamente correlacionados con otras medidas de fuerza, si bien puede existir una considerable variabilidad en la correlación entre la fuerza de agarre y la de otros grupos musculares[10]. No obstante, los resultados de la prueba del dinamómetro de agarre suelen utilizarse como una medida práctica y fiable de la fuerza de la parte superior del cuerpo.

Para realizar la prueba, el dinamómetro debe ajustarse adecuadamente al tamaño de la mano de la persona. La mano del sujeto y el dinamómetro deben estar secos para evitar que resbalen al apretar el dinamómetro. A continuación, el sujeto sujeta el dinamómetro de agarre y, en una posición ligeramente doblada por la cintura, extiende el brazo a su lado con un ángulo de codo de entre 90º y 180º (Fig. 16-14). Es importante que el brazo no entre en contacto con ninguna parte del cuerpo ni con ningún otro objeto. Cuando está preparado, el sujeto aprieta el dinamómetro con el máximo esfuerzo mientras mantiene el cuerpo y el brazo inmóviles. Se realizan tres intentos con cada mano. Se registra el valor más alto (en kg) tanto de la mano derecha como de la izquierda. La suma del valor más alto de ambas manos también puede utilizarse como puntuación final. Los resultados pueden evaluarse en términos absolutos, es decir, el total de kg de fuerza generados o, en términos relativos, tomando esa cifra y dividiéndola por la masa corporal en kg. En la tabla 16-11 se muestran los resultados medios de la prueba de fuerza de agarre en términos absolutos para hombres y mujeres de distintas edades.

Otra prueba para cuantificar la fuerza es la de una repetición máxima o 1RM. Como ya se ha mencionado, se trata de la cantidad máxima de peso o resistencia que puede levantarse a través de toda la amplitud de movimiento una sola vez en un movimiento de ejercicio determinado. Esta evaluación dinámica de la fuerza suele realizarse mediante la fuerza en banco (*press banca*) y la prensa de piernas (*leg press*) o las sentadillas como medidas de la fuerza de la parte superior e inferior del cuerpo, respectivamente. Antes de realizar estas pruebas, el sujeto debe familiarizarse con los movimientos del ejercicio. Una vez que se sienta cómodo con el equipo y el movi-

Tabla 16-11. Fuerza de agarre media (kg) por grupos de edad y sexo para las manos derecha e izquierda

	Media en mujeres (95 % IC)		Media en hombres (95 % IC)	
Edad (años)	**Derecha (kg)**	**Izquierda (kg)**	**Derecha (kg)**	**Izquierda (kg)**
20-24	30.6 (26.7-34.3)	27.9 (23.1-32.6)	53.3 (45.2-61.5)	47.4 (38.8-56.1)
25-29	33.8 (29.5-38.1)	30.8 (27.2-34.5)	53.9 (44.3-63.6)	50.0 (41.1-58.9)
30-34	33.8 (28.9-38.6)	31.8 (29.0-34.4)	52.8 (44.1-61.5)	49.2 (40.4-57.9)
35-39	33.2 (28.6-37.8)	30.2 (25.8-34.5)	53.3 (44.0-62.6)	51.6 (44.0-59.3)
40-44	33.8 (28.0-37.6)	29.3 (24.5-34.0)	54.1 (47.1-61.2)	49.8 (42.5-57.1)
45-49	33.9 (28.9-39.0)	30.8 (25.8-35.7)	50.4 (42.5-58.3)	48.7 (40.3-57.2)
50-54	30.9 (26.7-35.2)	28.8 (24.0-33.5)	50.6 (44.1-56.9)	45.2 (39.4-51.1)
55-59	29.9 (26.4-33.6)	27.2 (24.6-29.5)	44.1 (36.7-51.4)	41.0 (33.7-48.4)
60-64	25.9 (22.2-29.6)	23.0 (18.6-27.3)	41.7 (36.8-46.7)	38.7 (33.4-44.0)
65-69	25.6 (22.5-28.8)	22.9 (19.6-26.2)	41.7 (35.4-47.9)	38.2 (32.0-44.4)
70-74	24.2 (20.7-27.8)	22.5 (19.1-25.8)	38.2 (32.0-44.5)	36.2 (30.3-42.1)
75+	18.0 (16.0-19.9)	16.4 (14.7-18.1)	28.0 (12.7-31.0)	29.8 (24.8-34.7)

De Perna FM, Coa K, Troiano RP, et al. Muscular grip strength estimates of the U.S. population from the National Health and Nutrition Examination Survey 2011–2012. *J Strength Cond Res.* 2016;30:867–874.

miento, el sujeto debe completar algunas repeticiones de calentamiento de resistencia más ligera antes de los intentos sucesivos más pesados de 1RM. Aunque la prueba de 1RM parece relativamente sencilla, como ocurre con todas las pruebas, debe seguirse un protocolo si se desea obtener resultados válidos y fiables (cuadro 16-6). Al realizar la fuerza en banco con peso libre de 1RM, el sujeto se acuesta de espaldas en el banco. La barra se apoya en los soportes verticales. Los brazos se extienden hacia arriba para agarrar la barra con un agarre por encima de la mano, con las manos separadas aproximadamente a la anchura de los hombros. La barra se levanta de los soportes y se baja de forma controlada y deliberada hasta que entra en contacto con el pecho. A continuación, se empuja la barra hacia arriba hasta que los brazos estén completamente extendidos, completando la repetición. La mayor cantidad de peso que puede sostenerse mientras se ejecuta correctamente el movimiento completo se considera la 1RM. Si el sujeto utiliza pesas libres, siempre debe

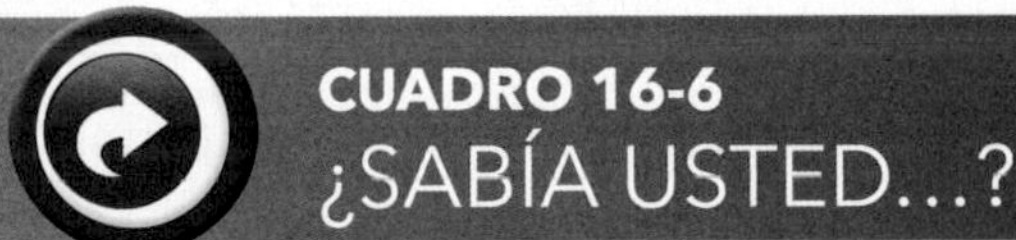

CUADRO 16-6

¿SABÍA USTED...?

La determinación de 1RM requiere un protocolo específico

Aunque la prueba de una repetición máxima (1RM) parece ser relativamente sencilla, si se quieren obtener resultados válidos y fiables requiere el seguimiento de un protocolo específico. Normalmente, para determinar la fiabilidad de la prueba, o su exactitud durante la repetición, esta se realiza en dos o más ocasiones distintas. Para que la prueba tenga una buena fiabilidad prueba-repetición de la prueba, debe haber poca variación en las pruebas sucesivas. Se ha constatado que el siguiente protocolo de prueba tiene una elevada fiabilidad prueba-repetición de la prueba tanto en hombres como en mujeres.

Con independencia del ejercicio para el que se determine la prueba 1RM, debe haber un período de familiarización con el ejercicio y con todos los procedimientos de la prueba. Durante esta, la finalización con éxito de una repetición debe definirse como la amplitud completa de movimientos de una repetición normal del ejercicio y mantenerse constante siempre que se realice 1RM. Todas las precauciones de seguridad para un ejercicio, como los observadores, deben seguirse durante todas las pruebas. Puede utilizarse el siguiente procedimiento de la prueba:

1. Una serie de calentamiento de 5 a 10 repeticiones al 40% al 60% de la 1RM percibida.
2. Una segunda serie de calentamiento de tres a cinco repeticiones al 60% al 80% de la 1RM percibida.
3. Un intento de la 1RM percibida.
4. Si el intento de 1RM tiene éxito, aumentar la resistencia y realizar otro intento.
5. Si el intento de 1RM no tiene éxito, disminuir la fuerza o resistencia y realizar otro intento.
6. Seguir los pasos 4 y 5 para no más de cuatro intentos de 1RM.
7. Si no se determina la 1RM en cuatro intentos, hacer que el sujeto regrese otro día para volver a realizar la prueba.
8. Las series de calentamiento y los intentos de 1RM están separados por períodos de descanso de 3 min a 5 min.

Cuando alguien realiza la prueba de 1RM de un ejercicio por primera vez, la 1RM percibida puede estimarse a partir de los datos de entrenamientos anteriores o basarse en la experiencia pasada del probador. Después de la prueba inicial de la 1RM, la 1RM percibida se basa en los datos de pruebas anteriores.

Lectura adicional

Kraemer WJ, Ratamess NA, Fry AC, et al. Strength training: development and evaluation of methodology. In: Maud P, Foster C, eds. *Physiological Assessment of Human Fitness*. 2nd ed. Champaign, IL: Human Kinetics, 2006:119–150.

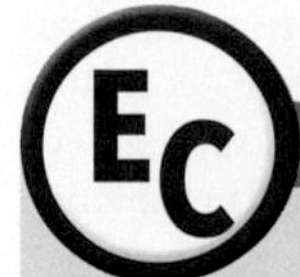

ESTUDIO DE CASO

ESCENARIO

Usted es un científico especializado en deporte que trabaja con un grupo de corredores de distancia de élite. Se le ha pedido que desarrolle una batería de pruebas para ayudar a seguir las mejoras del entrenamiento y ayudar a establecer las zonas o áreas de entrenamiento de la frecuencia cardíaca (FC) para el entrenamiento. ¿Qué tipos de pruebas y mediciones utilizará?

Opciones

Los deportistas realizarían una prueba de carrera en cinta sin fin para determinar el $\dot{V}o_{2máx}$ y el umbral de lactato. Se utilizaría una prueba de carrera, a diferencia de otro tipo de prueba como el ciclismo, debido a la especificidad de la FC y otras respuestas fisiológicas al tipo de ejercicio realizado. En primer lugar, se realizará la prueba de umbral de lactato, seguida de la prueba para determinar el $\dot{V}o_{2máx}$.

Para personalizar la prueba de umbral de lactato, se determinará el ritmo medio durante la prueba de carrera principal del deportista. Por ejemplo, para un deportista con un tiempo de 10 km de 33 min, el ritmo medio durante la carrera es de 284 m·min^{-1} (5 min 40 s por milla). Para establecer las etapas de una prueba discontinua en cinta sin fin, se establecerían cinco velocidades por debajo y varias por encima del ritmo medio de la carrera a intervalos de 10 m·min^{-1}. La pendiente sería del 0% durante toda la prueba para simular el estrés fisiológico de correr en una pista plana. Así, la carga de trabajo solo se incrementaría al aumentar la velocidad. La primera etapa de la prueba en cinta sin fin tendría una duración de 4 min, y cada etapa sucesiva tendría una duración de 3 min. Esta duración de las etapas se utilizaría para que, si es posible, las concentraciones de lactato en sangre se estabilicen al final de la etapa. A lo largo de la prueba, se medirá el $\dot{V}o_2$ y, al final de cada etapa, la FC. Entre las etapas, el deportista se sentaría a horcajadas en la cinta sin fin para poder obtener una pequeña muestra de sangre, la cual se analizaría inmediatamente para determinar la concentración de lactato en sangre. Cuando la concentración de lactato en sangre fuera superior a 5.0 mmol·L^{-1}, lo que indicaría claramente que la carga de trabajo está por encima del umbral de lactato, se completaría la carga de trabajo vigente y se daría por finalizada la prueba. Los lactatos en sangre se utilizarían para determinar el umbral de lactato. La FC y la velocidad de la cinta sin fin se utilizarían para establecer ritmos por encima y por debajo del umbral de lactato para ayudar a prescribir los ritmos de entrenamiento. Tras un descanso de 10 min, se realizaría una prueba para determinar el $\dot{V}o_{2máx}$. Esta prueba comenzaría con la penúltima carga de trabajo alcanzada en la prueba del umbral de lactato, y la cinta sin fin se elevaría un 1 % cada minuto hasta la fatiga voluntaria. Con el aumento de la capacidad aeróbica, tanto el umbral de lactato como el $\dot{V}o_{2máx}$ aumentarían e, idealmente, el $\dot{V}o_2$ a ritmos submáximos disminuiría. Así, estas medidas se utilizarían para ayudar a determinar las mejoras en la capacidad aeróbica y si el programa de entrenamiento estaba brindando los resultados deseados.

ESCENARIO

¿Qué tipo de prueba de esfuerzo graduado (PEG) utilizaría, y qué controlaría durante la prueba, para una persona mayor que tiene cierta dificultad con el equilibrio y algunos indicadores de mayor riesgo cardiovascular?

Opciones

Esta persona mayor realizaría una PEG en un cicloergómetro con la presión arterial, la frecuencia cardíaca (FC), el electrocardiograma (ECG), el índice de esfuerzo percibido (RPE) y el $\dot{V}o_2$ monitorizados durante toda la prueba. Se elige un cicloergómetro, en lugar de una cinta sin fin, para ayudar a aliviar cualquier problema potencial de equilibrio mientras se realiza la prueba. La bicicleta ergométrica también se elegiría porque este tipo de ejercicio produce menos artefactos en el ECG y facilita la obtención de la presión sanguínea durante la prueba. La carga de trabajo se aumentaría lentamente durante la prueba para que la respuesta de la presión sanguínea y el ECG pudieran ser monitorizados en busca de indicadores de un problema cardiovascular y la prueba terminara si fuera necesario. Por ejemplo, es de esperar que la presión arterial sistólica aumente a medida que avanza la prueba, mientras que un aumento significativo de la presión arterial diastólica indicaría una respuesta cardiovascular anormal. El ECG se controlaría para detectar cualquier respuesta anómala, como la depresión del segmento ST, que indica una falta de flujo sanguíneo al corazón. Si se produjera alguna de ellas (aumento de la presión arterial diastólica, depresión del segmento ST), se daría por terminada la prueba. El RPE durante la prueba se utilizaría para ayudar a establecer las zonas o áreas de entrenamiento aeróbico. También se utilizaría si un problema cardiovascular se utilizara para establecer zonas de entrenamiento aeróbico por debajo de una FC en la que se indicara un problema. El $\dot{V}o_2$ durante la prueba se utilizaría para ayudar a determinar la capacidad aeróbica y como marcador de un cambio en la aptitud a lo largo del tiempo.

haber un observador para garantizar su seguridad. Como alternativa, puede utilizarse una máquina de fuerza de banco con pesas apiladas, que no requiere la presencia de un observador.

Una prueba conocida para evaluar la fuerza de la parte inferior del cuerpo es la prensa de piernas en máquina de 1RM. El sujeto debe acostumbrarse primero a la máquina y realizar algunas repeticiones de calentamiento antes de los intentos de 1RM. Hay que tener en cuenta que los diferentes aparatos (prensa de piernas a 45°, prensa de piernas en posición supina) utilizados para realizar la prensa de piernas requieren que las articulaciones del cuerpo se sitúen en diferentes ángulos, lo que da lugar a un movimiento de prensa de piernas en diferentes ángulos en los planos vertical y horizontal. Estas diferencias afectan la cantidad de fuerza o resistencia que puede utilizarse para completar una repetición. Con independencia de la máquina utilizada, el sujeto debe asegurar su posición agarrando las asas laterales fijadas al asiento de la máquina. La amplitud de movimiento debe ser desde un ángulo de 90° de la rodilla hasta una posición en la que las rodillas estén completamente extendidas. Los pies deben colocarse en la plataforma para pies, separados aproximadamente a la anchura de las caderas. Tanto en la fuerza de banca de 1RM como en la prensa de piernas, la fuerza puede expresarse en términos absolutos (cantidad total levantada) o como una medida relativa dividiendo la cantidad levantada por la masa corporal de la persona. Debido al efecto del tipo de equipo utilizado, es difícil establecer pautas para la determinación de 1RM. Sin embargo, para una fuerza de banca en máquina para hombres y mujeres de 20 a 29 años, el percentil 50 para la 1RM, en términos relativos, es de 1.06 y 0.40 de la masa corporal, respectivamente. En la prensa de piernas de 1RM, la fuerza relativa para hombres y mujeres de 20 a 29 años correspondiente al percentil 50 es de 1.91 y 1.32, respectivamente[40].

La prueba de fuerza 1RM también puede realizarse con un dinamómetro isocinético. Se trata de un sofisticado y costoso equipo de pruebas y rehabilitación que suele encontrarse en laboratorios de rendimiento humano bien equipados o en entornos clínicos tales como las unidades de fisioterapia. Los dispositivos isocinéticos no utilizan pesas externas para proporcionar la fuerza o resistencia que el sujeto debe intentar superar. En su lugar, el evaluador programa el dispositivo para permitir que el sujeto complete una amplitud de movimiento fija a una velocidad constante, con independencia de la fuerza que se aplique.

En resumen, la velocidad de movimiento a la que se completa la repetición se determina de antemano, no la cantidad de resistencia que debe levantarse, como ocurre con las pesas libres o las máquinas con pesas apiladas. Cuando se ejerce la fuerza, se cuantifica mediante un transductor de fuerza y se registra.

Los dinamómetros isocinéticos permiten evaluar numerosos grupos musculares diferentes, como los cuádriceps, los isquiotibiales, los gemelos, los hombros y los brazos. Sin embargo, estas máquinas están diseñadas para aislar grupos musculares individuales durante movimientos unilaterales, como las extensiones/flexiones de rodilla y las extensiones/flexiones de codo, lo que dificulta, si no imposibilita, la comprobación de la fuerza muscular durante ejercicios compuestos, o multiarticulares, como la prensa de piernas la fuerza en banco. Sin embargo, los dinamómetros isocinéticos tienen la clara ventaja de que eliminan el método de ensayo y error para establecer la 1RM y que caracteriza a las pruebas con pesas libres y máquinas con pesas apiladas. En su lugar, el evaluador determina qué velocidad de movimiento se utilizará: si la velocidad se establece en cero, puede evaluarse la acción muscular isométrica. Tras la familiarización y el calentamiento, el sujeto ejerce su esfuerzo máximo, que es medido con un nivel muy alto de precisión y exactitud por la máquina isocinética computarizada. Las pruebas son importantes para que el entrenador o el profesional optimicen los programas y alcancen los objetivos individuales de acondicionamiento (cuadro 16-7). Para el profesional de la fuerza y el acondicionamiento, el trabajo con los deportistas ha cambiado a lo largo de los años. Sin embargo, la realización de pruebas y el seguimiento del éxito en los programas deportivos de mujeres y hombres es vital para optimizar el limitado tiempo disponible para los programas de fuerza y acondicionamiento en varios deportes (cuadro 16-8). Además, como bien se sabe, «lo que se mide, debe gestionarse». Esto significa que hay que elegir protocolos de pruebas eficaces, pero eficientes en términos de tiempo, y asegurarse de que miden las características cruciales del deportista que intenta desarrollarse en el deporte. Así, se crea una plantilla deportiva por medio de los diferentes protocolos de pruebas.

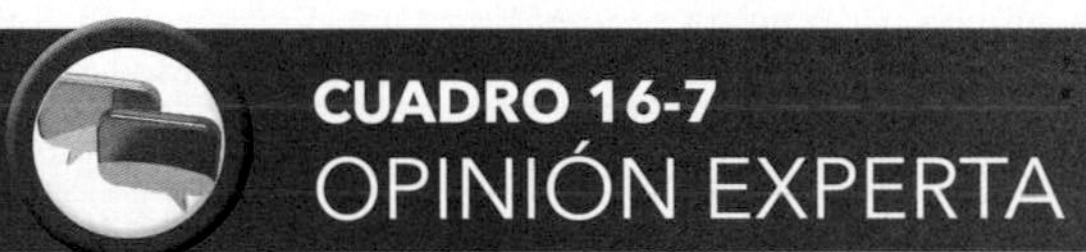

La importancia de las pruebas

Boyd Epley, M.ED, CSCS*D, MSCC, FNSCA, RSCC*E
Assistant Athletic Director
University of Nebraska
Lincoln, Nebraska

¿Por qué hacer pruebas?

Todo programa de acondicionamiento debe comenzar con la prueba y evaluación de cada participante. Al conocer los puntos fuertes y débiles de los deportistas, es mucho más fácil dirigir su entrenamiento y alcanzar el máximo resultado.

Las pruebas también ayudan a determinar si el programa está logrando efectivamente los objetivos deseados y, lo más importante, cómo está progresando el deportista.

Las pruebas también sirven como un gran motivador. Muchos deportistas, especialmente los más jóvenes, necesitan una prueba positiva de que el acondicionamiento deportivo les beneficiará antes de estar dispuestos a realizar el esfuerzo necesario para obtener el máximo resultado. Una vez que el deportista comience a alcanzar sus objetivos, estará deseoso de fijarse metas más altas. Siempre es más fácil ayudar a un deportista que está motivado que a uno que necesita ser presionado. Los entrenadores que se esfuerzan por probar, evaluar y establecer objetivos tienen resultados que pueden ser documentados. Algunas facultades o escuelas pasan por alto los enormes beneficios de este proceso de cuatro pasos y comienzan con el acondicionamiento de inmediato.

Validez

Cada prueba debe medir el componente para el que ha sido construida. ¿Se correlaciona la prueba utilizada para medir el potencial de rendimiento con el deporte específico en el que participa el deportista?

Fiabilidad

La fiabilidad depende de que el entrenador mantenga las condiciones de la prueba y los resultados consistentes cada vez. Los resultados serán diferentes si en una ocasión las pruebas se realizan en el exterior, como en la hierba, y en otra ocasión en el interior, como en la cancha de baloncesto. El estado del campo, la hora del día, el viento, la lluvia, la temperatura, etc., influyen en los resultados de las pruebas.

El orden en que se realicen las pruebas también influirá en los resultados. Por este motivo, debe ser el mismo cada vez, así como el equipo de pruebas. También, si es posible, es importante que la prueba la administren los mismos entrenadores cada vez.

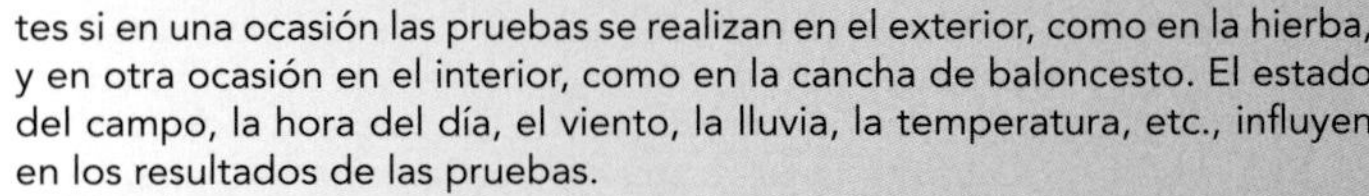

Ciclo anual de pruebas de rendimiento

La combinación de períodos de pruebas constituye un «ciclo anual de pruebas». Debe ponerse un gran énfasis en las pruebas, pero deben hacerse solo tres o cuatro veces al año.

Como recomendación, realice sesiones de pruebas la semana anterior al inicio del programa de acondicionamiento y después de cada ciclo de acondicionamiento.

Organización del equipo y las instalaciones

Cuanto más se haga por adelantado, más fácil será el día de la prueba. Debe determinarse el equipo y las instalaciones que se necesitarán, así como prepararse.

Asimismo, hay que obtener el permiso necesario para utilizar las instalaciones, asegurar todo el equipo y asegurarse de que todo esté en condiciones de funcionamiento y calibrado.

Se recomienda dibujar un plano para decidir cómo se organizarán las «estaciones» de la prueba, y utilizarlo para decidir cómo fluirá el tráfico mientras los deportistas se mueven de una estación a otra. Por último, debe compartirse el plan con todos los entrenadores y deportistas, para que todos lo conozcan.

Elaboración de tarjetas de obtención de datos

Los deportistas deben llevar consigo tarjetas de obtención de datos en cada estación, en las que el entrenador pueda registrar los resultados de las pruebas. La tarjeta debe incluir todas las pruebas administradas y la información personal, como el nombre y la fecha. Las pruebas deben estar enumeradas en el orden en que se van a realizar, para que no haya confusión.

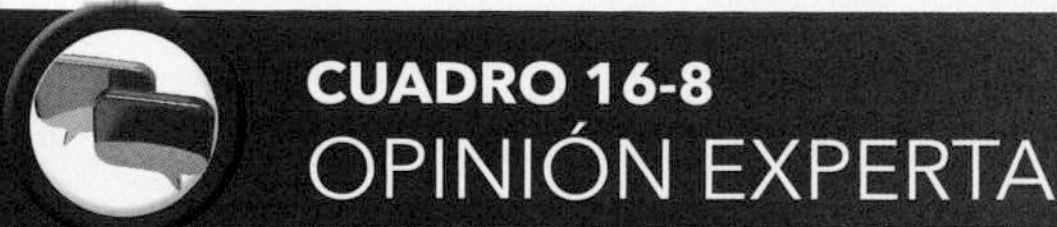

CUADRO 16-8
OPINIÓN EXPERTA

Trabajar con deportistas: retos y recompensas

Amanda Kimball, M.Ed., RSCC, LMT
Director of Sports Performance–Women's Basketball
University of Connecticut
Storrs, Connecticut

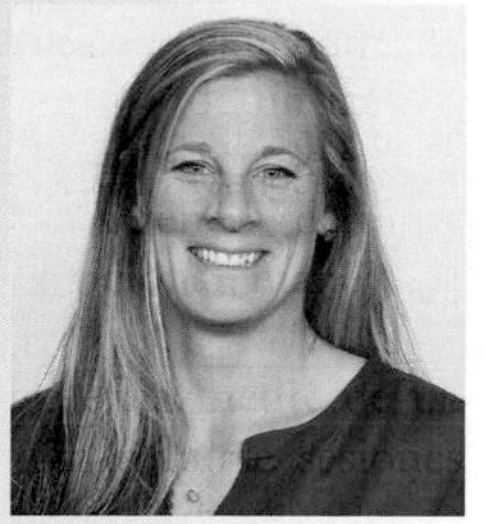

Como entrenadora de fuerza que trabaja con los deportistas de hoy en día, he tenido que ajustar y replantear mi estilo de entrenamiento. El entrenamiento del rendimiento, las pruebas y la preparación física requieren tiempo y constancia. Los deportistas de hoy en día luchan con compromisos a largo plazo y esperan resultados rápidos y fáciles. Además, actualmente los jugadores se enfrentan a muchas distracciones y tienen que lidiar con todas ellas.

Los deportistas de hoy son diferentes a los que había antes de que la tecnología se apoderara de la mayoría de los aspectos de sus vidas. Hoy, la información es instantánea e inmediata hasta el punto de que la interacción humana se ve limitada porque podemos obtener rápidamente respuestas haciendo las preguntas adecuadas a nuestros teléfonos móviles.

Mis deportistas acuden menos a mí en busca de respuestas; acuden a mí como persona que puede ofrecerles una conexión y apoyo. Como persona que ejerce el liderazgo en mi posición, he descubierto que empoderarles para que construyan un locus de control interno, es decir, que tengan la capacidad de influir en los acontecimientos que les rodean, es lo más impactante para el rendimiento. Son los únicos responsables y tienen el control de sus intensidades, esfuerzos y actitudes.

Afrontemos los hechos, un profesional de la fuerza y el acondicionamiento no controla el tiempo de juego, y estos deportistas no vinieron a la facultad a levantar pesas. En mi caso, vinieron a jugar al baloncesto, así que la motivación en la sala de pesas debe proceder de un estímulo interno. Los deportistas que entran en el entorno de entrenamiento porque TIENEN que hacerlo son muy diferentes a los deportistas que lo ven como una oportunidad y un privilegio para mejorar y aprender nuevas habilidades. Algunas de las más poderosas que tratamos de inculcar en el entorno de entrenamiento son la resiliencia, el coraje (o determinación) y la fortaleza. Estas cualidades tardan en desarrollarse y requieren trabajo duro y muchos fracasos previos. La capacidad de recuperarse después de un fracaso ayuda a desarrollar la resiliencia.

La persistencia mental para superar las duras sesiones de entrenamiento durante un largo período desarrolla el coraje. Y la fortaleza es la capacidad de rendir cuando es importante. En mi mundo, ponerlos en situaciones en las que puedan practicar estas habilidades es primordial. Dicho esto, esto no se puede lograr si mis deportistas no confían en mí y me ven como una persona que les apoyará cuando los tiempos se pongan difíciles. Seré honesta con ellos si no se responsabilizan de los estándares que se proponen a sí mismos.

Comprender los aspectos fisiológicos y técnicos de la fuerza y el acondicionamiento es una virtud, y nada puede sustituir el conocimiento y la sabiduría que se adquiere con años de evaluar a los deportistas y entrenarlos de forma científica y progresiva. La tecnología en este campo cambia constantemente y hace explotar el panorama, y hace que, si no se evalúan completamente, las pruebas sean a veces más complejas y confusas. Cuanto más sepamos, más podremos beneficiarnos de la optimización de los programas y la evaluación de su eficacia.

La única advertencia es que debemos recordar que todos trabajamos con personas, y perdernos en los números puede impedirnos conectar realmente con nuestros deportistas. Maya Angelou lo dice mejor: «He aprendido que la gente olvidará lo que dijiste, olvidará lo que hiciste, pero nunca olvidará cómo les hiciste sentir»[50].

Revisión rápida

- La fuerza es la cantidad máxima de fuerza (en términos de tensión muscular) ejercida durante un solo intento de un movimiento.
- La prueba del dinamómetro de agarre es una prueba de evaluación de la fuerza muy conocida.
- La prueba de 1RM es otra forma de cuantificar la fuerza. Se trata de la cantidad de peso o resistencia que puede levantarse a través de toda la amplitud de movimiento una sola vez en un movimiento determinado.

RESUMEN DEL CAPÍTULO

La evaluación de la capacidad funcional de varios sistemas fisiológicos durante un esfuerzo de intensidad máxima o submáxima puede desempeñar un papel importante en la fisiología del ejercicio, el entrenamiento físico, la preparación y el acondicionamiento. Determinar la capacidad de rendimiento de los distintos sistemas fisiológicos puede ayudar al deportista y al entrenador a determinar para qué deporte, o incluso para qué posición, es más adecuada la persona evaluada. Los entrenadores y especialistas en acondicionamiento físico pueden querer hacer pruebas a los deportistas y clientes de acondicionamiento a intervalos regulares para determinar la eficacia de un régimen de entrenamiento. Además, los deportistas, entrenadores y expertos en acondicionamiento físico pueden utilizar los resultados de estas sesiones de evaluación como herramienta de motivación.

En el ámbito clínico, las pruebas suelen realizarse no en deportistas altamente entrenados, sino en personas de todas las edades que se recuperan de procedimientos y dolencias médicas o simplemente para evaluar el estado de salud. La evaluación del acondicionamiento físico se incorpora a menudo a una batería de pruebas global que se utiliza para determinar qué personas son seleccionadas para determinados puestos de trabajo en la seguridad pública e incluso para ascender a un rango y una categoría de pago superiores en el ejército. Está claro que las pruebas de función fisiológica son omnipresentes y proporcionan información vital para personas de todos los niveles de acondicionamiento físico, de todas las edades y de muchas profesiones. Por tanto, la persona responsable de seleccionar y realizar estas pruebas debe tener un nivel adecuado de experiencia en los procedimientos de evaluación tanto de laboratorio como de campo, así como experiencia en la interpretación de los resultados.

PREGUNTAS DE REVISIÓN

COMPLETE LOS ESPACIOS EN BLANCO

1. Para medir la presión arterial se utilizan típicamente un ___________ y un___________.
2. La ___________ es la fuerza por la distancia vertical dividida por el tiempo.
3. En las personas no entrenadas, el umbral de lactato suele producirse al ___________ % del $\dot{V}o_{2máx}$ de esa persona.
4. La ___________es una enzima encargada de convertir el ácido carbónico (H_2CO_3) en agua (H_2O) y dióxido de carbono (CO_2).
5. Normalmente, la prueba Wingate de potencia anaeróbica requiere un esfuerzo máximo en bicicleta durante ___________ segundos.

OPCIÓN MÚLTIPLE

1. ___________ submáximo/a puede utilizarse para estimar el $\dot{V}o_{2máx}$ porque tiene una relación lineal con el consumo de oxígeno hasta las cargas de trabajo máximas.
   a. La frecuencia cardíaca
   b. El umbral de lactato
   c. La fuerza
   d. La presión arterial
2. Los sonidos de Korotkoff ___________ y ___________ representan la presión arterial sistólica y diastólica, respectivamente.
   a. Cuarto y quinto
   b. Primero y cuarto
   c. Primero y quinto
   d. Primero y segundo
3. Los deportistas de resistencia de élite mujeres y hombres tienen valores de $\dot{V}o_{2máx}$ de aproximadamente
   a. 30 y 45 $mL \cdot kg^{-1} \cdot min^{-1}$
   b. 60 y 70 $mL \cdot kg^{-1} \cdot min^{-1}$
   c. 75 y 85 $mL \cdot kg^{-1} \cdot min^{-1}$
   d. 90 y 95 $mL \cdot kg^{-1} \cdot min^{-1}$
4. ¿Cuál de las siguientes mediciones indicaría que se ha alcanzado el consumo máximo de oxígeno durante una PEG?
   a. Concentración de lactato en sangre de 5 $mmol\text{-}L^{-1}$ o superior
   b. Índice de intercambio respiratorio superior a 0.90
   c. Frecuencia cardíaca igual al menos al 80 % del máximo previsto para la edad
   d. Meseta o disminución del $\dot{V}o_2$ con un aumento de la carga de trabajo
5. ¿Cuál de las siguientes pruebas evalúa con precisión la capacidad anaeróbica de la glucólisis?
   a. Salto vertical
   b. Prueba de Wingate
   c. Dinamómetro de agarre
   d. Fuerza en banco de 1RM

VERDADERO / FALSO

1. El trabajo se define como la fuerza ejercida por la distancia.
2. La fuerza es el producto de la fuerza multiplicada por la velocidad.
3. Los dinamómetros isocinéticos controlan la fuerza de la acción muscular que se está probando.
4. La cantidad máxima de fuerza muscular ejercida durante un único esfuerzo se denomina trabajo.
5. La principal ventaja de la vía metabólica anaeróbica es que su uso para la producción de energía no suele provocar fatiga muscular.

RESPUESTA CORTA

1. Explique la diferencia entre trabajo y potencia utilizando un ejemplo de la vida real.
2. Explique cuándo puede ser apropiado realizar una prueba de resistencia cardiovascular a un deportista utilizando tipos de ejercicio distintos del ciclismo o la carrera.
3. Analice los valores típicos de consumo máximo de oxígeno para diferentes grupos de edad, sexos y deportistas de diferentes deportes.
4. Analice cómo puede utilizarse la auscultación con un estetoscopio y un esfigmomanómetro para determinar la presión arterial.
5. Describa los supuestos que permiten estimar las capacidades de resistencia cardiovascular o $\dot{V}o_{2máx}$ a partir de las pruebas de campo.

PENSAMIENTO CRÍTICO

1. Analice los criterios de finalización de una prueba de resistencia cardiovascular para un individuo sano o un deportista y para una persona con mayor riesgo de enfermedad cardiovascular.
2. Analice los factores que influyen en el rendimiento de las pruebas de potencia y velocidad anaeróbicas.

TÉRMINOS CLAVE

Auscultación Escuchar los sonidos de los órganos o tejidos para ayudar a diagnosticar el funcionamiento normal o anómalo.

Disnea Dificultad para respirar o respiración dificultosa.

Esfigmomanómetro Instrumento compuesto por un manómetro y un manguito de goma inflable, utilizado junto con un estetoscopio, para determinar la presión arterial.

Fallo concéntrico Realizar un ejercicio hasta que sea imposible completar una repetición, lo que normalmente se produce en la fase concéntrica o de elevación de la repetición.

Fuerza Cantidad de fuerza generada durante un único esfuerzo total.

Hipotensión postejercicio Presión sanguínea después de una sesión de ejercicio que es menor que la presión sanguínea en reposo antes de comenzar el ejercicio.

Potencia Fuerza por distancia dividida por tiempo, o trabajo dividido por tiempo.

Protocolo continuo Tipo de prueba de esfuerzo durante la cual la intensidad del ejercicio se incrementa en etapas sin descanso o pausa entre etapas.

Protocolo discontinuo Tipo de prueba de esfuerzo durante la cual la intensidad del ejercicio se incrementa por etapas, pero con un breve período de descanso entre etapas.

Prueba anaeróbica en cinta sin fin Determinación de las capacidades anaeróbicas, como el tiempo hasta el agotamiento, mientras se corre en una cinta sin fin a un grado y velocidad predeterminados.

Prueba con dinamómetro de agarre Prueba en la que se mide el desarrollo de la fuerza por parte de los flexores de los dedos durante una acción isométrica.

Prueba de esfuerzo graduado (PEG) Prueba de resistencia cardiovascular durante la cual se aumenta progresivamente la intensidad del ejercicio utilizando una cinta sin fin o un cicloergómetro.

Prueba de salto vertical Prueba de capacidad de salto vertical máximo utilizada para determinar la potencia de la parte inferior del cuerpo.

Prueba de Wingate Prueba de cicloergometría máxima de 30 s durante la cual puede calcularse la potencia máxima, la potencia media, la capacidad anaeróbica y el índice de fatiga.

Síncope Mareo.

Sonido de Korotkoff Uno de los sonidos utilizados para determinar las presiones arteriales sistólica y diastólica cuando se utiliza la auscultación para su determinación.

Trabajo Fuerza por distancia.

Variabilidad de la frecuencia cardíaca Variación del tiempo entre los latidos del corazón.

$\dot{V}O_{2máx}$ Cantidad máxima de oxígeno que el cuerpo puede consumir, normalmente determinada con una prueba de esfuerzo.

BIBLIOGRAFÍA

1. American Alliance for Health and Physical Education Recreation, and Dance. *Health Related Physical Fitness Test Manual*. Washington, DC: AAHPERD, 1980.
2. American College of Sports Medicine. *ACSM's Guidelines for Exercise Testing and Prescription*. Philadelphia, PA: Wolters Kluwer, 2018:472.
3. American Heart Association Statistics Committee and Stroke Statistics Subcommittee. Heart disease and stroke statistics—2008 uptake: a report from the American Heart Association Statistics Committee and Stroke Statistics Subcommittee. *Circulation*. 2008;117:e25–e146.
4. Astrand PO. *Work Tests with the Bicycle Ergometer*. Varberg, Sweden: Monark Crescent AB, 1988.
5. Balke B, Ware RW. An experimental study of physical fitness of Air Force personnel. *U S Armed Forces Med J*. 1959;10:675–688.
6. Berkoff DJ, Cairns CB, Sanchez LD, et al. Heart rate variability in elite American track-and-field athletes. *J Strength Cond Res*. 2007;21:227–231.
7. Billat V, Lopes P. Indirect methods for estimation of aerobic power. In: Maud PJ, Foster C, eds. *Physiological Assessment of Human Fitness*. Champaign, IL: Human Kinetics Publishers, 2006:19–37.
8. Bittner V, Weiner DH, Yusuf S, et al. Prediction of mortality and morbidity with a 6-minute walk test in patients with left ventricular dysfunction. SOLVD Investigators. *JAMA*. 1993;270:1702–1707.
9. Blair SN, Kohl HW III, Barlow CE, et al. Changes in physical fitness and all-cause mortality. A prospective study of healthy and unhealthy men. *JAMA*. 1995;273:1093–1098.
10. Bohannon RW. Is it legitimate to characterize muscle strength using a limited number of measures? *J Strength Cond Res*. 2008;22:166–173.
11. Borg G. Perceived exertion as an indicator of somatic stress. *Scand J Rehabil Med*. 1970;2:92–98.
12. Bruce RA, Lovejoy FW Jr, et al. Normal respiratory and circulatory pathways of adaptation in exercise. *J Clin Invest*. 1949;28:1423–1430.
13. Bruce RA, Pearson R, et al. Variability of respiratory and circulatory performance during standardized exercise. *J Clin Invest*. 1949;28:1431–1438.
14. Buchfuhrer MJ, Hansen JE, Robinson TE, et al. Optimizing the exercise protocol for cardiopulmonary assessment. *J Appl Physiol Respir Environ Exerc Physiol*. 1983;55:1558–1564.
15. Canavan PK, Vescovi JD. Evaluation of power prediction equations: peak vertical jumping power in women. *Med Sci Sports Exerc*. 2004;36:1589–1593.
16. Cooper KH. A means of assessing maximal oxygen intake. Correlation between field and treadmill testing. *JAMA*. 1968;203:201–204.
17. Cunningham DA, Faulkner JA. The effect of training on anaerobic and anaerobic metabolism during a short exhaustive run. *Med Sci Sports Exerc*. 1969;1:65–69.
18. Davis HA, Cass GC. The anaerobic threshold as determined before and during lactic acidosis. *Eur J Appl Physiol Occup Physiol*. 1981;47:141–149.
19. Davis JA, Kasch FW. Aerobic and anaerobic differences between maximal running and cycling in middle-aged males. *Sports Med*. 1975;7:81–84.
20. Dolgener FA, Hensley LD, Marsh JJ, et al. Validation of the Rockport Fitness Walking Test in college males and females. *Res Q Exerc Sport*. 1994;65:152–158.
21. Dotan R, Bar-Or O. Load optimization for the Wingate Anaerobic Test. *Eur J Appl Physiol Occup Physiol*. 1983;51:409–417.
22. Fenstermaker KL, Plowman SA, Looney MA. Validation of the Rockport Fitness Walking Test in females 65 years and older. *Res Q Exerc Sport*. 1992;63:322–327.
23. George JD, Fellingham GW, Fisher AG. A modified version of the Rockport Fitness Walking Test for college men and women. *Res Q Exerc Sport*. 1998;69: 205–209.
24. Housh TJ, Cramer JT, Weir JP, et al. *Physical Fitness Laboratories on a Budget*. Scottsdale, AZ: Holcomb Hathaway, 2009.
25. Inbar O, Bar-Or O, Skinner JS. *The Wingate Anaerobic Test*. Champaign, IL: Human Kinetics Publishers, 1996.
26. Joyner MJ, Coyle EF. Endurance exercise performance: the physiology of champions. *J Physiol*. 2008;586:35–44.
27. Kline GM, Porcari JP, Hintermeister R, et al. Estimation of $\dot{V}O_{2max}$ from a one-mile track walk, gender, age, and body weight. *Med Sci Sports Exerc*. 1987;19: 253–259.
28. Knuttgen HG, Kraemer WJ. Terminology and measurement in exercise performance. *J Appl Sport Sci Res*. 1987;1:1–10.
29. Kodama S, Saito K, Tanaka S, et al. Cardiorespiratory fitness as a quantitative predictor of all-cause mortality and cardiovascular events in healthy men and women: a meta-analysis. *JAMA*. 2009;301:2024–2035.
30. Lafortuna CL, Agosti F, Marinone PG, et al. The relationship between body composition and muscle power output in men and women with obesity. *J Endocrinol Invest*. 2004;27:854–861.
31. Leger LA, Lambert J. A maximal multistage 20-m shuttle run test to predict $\dot{V}O_2$ max. *Eur J Appl Physiol Occup Physiol*. 1982;49:1–12.
32. Lopes PL, White J. Heart rate variability: measurement methods and practical applications. In: Maud PJ, Foster C, eds. *Physiological Assessment and Human Fitness*. Champaign, IL: Human Kinetics Publishers, 2006:39–62.
33. Margaria R, Aghemo P, Rovelli E. Measurement of muscular power (anaerobic) in man. *J Appl Physiol*. 1966;21:1662–1664.
34. McArdle WD, Katch FI, Pechar GS, et al. Reliability and interrelationships between maximal oxygen intake, physical work capacity and step-test scores in college women. *Med Sci Sports*. 1972;4:182–186.
35. Midgley AW, Bentley DJ, Luttikholt H, et al. Challenging a dogma of exercise physiology: does an incremental exercise test for valid $\dot{V}O_{2max}$ determination really need to last between 8 and 12 minutes? *Sports Med*. 2008;38:441–447.
36. Myers J, Prakash M, Froelicher V, et al. Exercise capacity and mortality among men referred for exercise testing. *N Engl J Med*. 2002;346:793–801.
37. Nedeljkovic A, Mirkov DM, Pazin N, et al. Evaluation of Margaria staircase test: the effect of body size. *Eur J Appl Physiol*. 2007;100:115–120.
38. Paterson DJ, Friedland JS, Bascom DA, et al. Changes in arterial K^+ and ventilation during exercise in normal subjects and subjects with McArdle's syndrome. *J Physiol*. 1990;429:339–348.
39. Perna FM, Coa K, Troiano RP, et al. Muscular grip strength estimates of the U.S. population from the National Health and Nutrition Examination Survey 2011–2012. *J Strength Cond Res*. 2016;30:867–874.
40. Pescatello LS, Ross A, Riebe D, et al. *ACSM's Guidelines for Exercise Testing and Prescription*. Philadelphia, PA: Wolters Kluwer Health/Lippincott Williams & Wilkins, 2014.
41. Pickering TG, Hall JE, Appel LJ, et al.; Council on High Blood Pressure Research Professional, Public Education Subcommittee, American Heart Association. Recommendations for blood pressure measurement in humans: an AHA scientific statement from the Council on High Blood Pressure Research Professional and Public Education Subcommittee. *J Clin Hypertens (Greenwich)*. 2005;7:102–109.
42. Ramsbottom R, Brewer J, Williams C. A progressive shuttle run test to estimate maximal oxygen uptake. *Br J Sports Med*. 1988;22:141–144.
43. Robertson RJ, Goss FL, Boer NF, et al. Children's OMNI scale of perceived exertion: mixed gender and race validation. *Med Sci Sports Exerc*. 2000;32: 452–458.

44. Robertson RJ, Goss FL, Dube J, et al. Validation of the adult OMNI scale of perceived exertion for cycle ergometer exercise. *Med Sci Sports Exerc.* 2004;36:102–108.
45. Robinson TE, Sue DY, Huszczuk A, et al. Intra-arterial and cuff blood pressure responses during incremental cycle ergometry. *Med Sci Sports Exerc.* 1988;20:142–149.
46. Sawka MN, Tahamont MV, Fitzgerald PI, et al. Alactic capacity and power: reliability and interpretation. *Eur J Appl Physiol Occup Physiol.* 1980;45:109–116.
47. Sayers SP, Harackiewicz DV, Harman EA, et al. Cross-validation of three jump power equations. *Med Sci Sports Exerc.* 1999;31:572–577.
48. Spirduso WW, Francis KL, MacRae PG. *Physical of Dimensions of Aging*. Champaign, IL: Human Kinetics, 1997.
49. Utter AC, Robertson RJ, Nieman DC, et al. Children's OMNI Scale of Perceived Exertion: walking/running evaluation. *Med Sci Sports Exerc.* 2002;34:139–144.
50. Utter AC, Robertson RJ, Green JM, et al. Validation of the Adult OMNI Scale of perceived exertion for walking/running exercise. *Med Sci Sports Exerc.* 2004;36:1776–1780.
51. Winter EM, Abt G, Brookes FB, et al. Misuse of "power" and other mechanical terms in sport and exercise science research. *J Strength Cond Res.* 2016;30: 292–300.
52. Yoshida T, Chida M, Ichioka M, et al. Relationship between ventilation and arterial potassium concentration during incremental exercise and recovery. *Eur J Appl Physiol Occup Physiol.* 1990;61:193–196.

LECTURAS RECOMENDADAS

Housh TJ, Cramer JT, Weir JP, et al. *Physical Fitness Laboratories on a Budget*. Scottsdale, AZ: Holcomb Hathaway, 2009.

Maud PJ, Foster C. *Physiological Assessment of Human Fitness*. 2nd ed. Champaign, IL: Human Kinetics, 2006.

Midgley AW, Bentley DJ, Luttikholt H, et al. Challenging a dogma of exercise physiology: does an incremental exercise test for valid $\dot{V}O_{2max}$ determination really need to last between 8 and 12 minutes? *Sports Med.* 2008;38: 441–447.

Riebe D, Ehrman JK, Liguori G, et al. *ACSM's Guidelines for Exercise Testing and Prescription*. 10th ed. Philadelphia, PA: Lippincott Williams & Wilkins, 2018.

BIBLIOGRAFÍA CLÁSICA

Astrand PO. *Work Tests with the Bicycle Ergometer*. Varberg, Sweden: Monark Crescent AB, 1988.

Borg G. Perceived exertion as an indicator of somatic stress. *Scand J Rehabil Med.* 1970;2:92–98.

Knuttgen HG, Kraemer WJ. Terminology and measurement in exercise performance. *J Appl Sport Sci Res.* 1987;1:1–10.

Ergogenia en el ejercicio y el deporte

Capítulo 17

DESPUÉS DE LEER ESTE CAPÍTULO, DEBERÍA SER CAPAZ DE:

1. Describir y opinar sobre la investigación con respecto a las ayudas ergogénicas
2. Explicar la base fisiológica de las ayudas para el suministro de oxígeno
3. Analizar y comparar diferentes tipos de ayudas para la administración de oxígeno
4. Explicar los mecanismos propuestos de los suplementos que se utilizan para retrasar la fatiga
5. Describir los posibles efectos sobre el rendimiento físico de los suplementos hormonales que suelen utilizarse en el deporte
6. Analizar el uso de anticonceptivos orales en el deporte y los posibles impactos en el rendimiento
7. Explicar los mecanismos fisiológicos subyacentes de las prohormonas y por qué pueden ser una opción en el deporte
8. Opinar sobre la eficacia de los medicamentos en el rendimiento
9. Analizar los diferentes tipos de medicamentos utilizados en el deporte, incluida la justificación de cómo aumentan el rendimiento
10. Analizar el uso de suplementos nutricionales en el deporte, incluidos el tipo y la justificación para aumentar el rendimiento
11. Comprender el papel del aislamiento sensorial (flotación-REST) en los procesos de recuperación
12. Comprender la importancia de un sueño adecuado para garantizar un rendimiento físico óptimo

En la búsqueda de la mejora del rendimiento, el desarrollo físico y la recuperación, se han desarrollado **ayudas ergogénicas** que han prosperado a lo largo de miles de años. Su desarrollo ha abarcado prácticas, sustancias y dispositivos tanto ilegales/prohibidos como legales/aprobados. Normalmente, las ayudas ergogénicas se han centrado en los fármacos o las sustancias químicas, pero los equipos o el material, como los tipos de trajes de baño, de palos y raquetas de golf y de trajes para levantamiento, también han sido regulados por diversos organismos deportivos. Como definición general, puede afirmarse que la ayuda ergogénica es una sustancia, práctica de entrenamiento, dispositivo o fenómeno que puede aumentar el rendimiento físico. En los Juegos Olímpicos o en los campeonatos mundiales de determinados deportes, la diferencia de rendimiento entre ganar medallas de oro, plata o bronce y terminar entre las 5 y 10 primeras posiciones puede ser de tan solo el 1% o el 2%. Por ejemplo, en el ciclismo de velocidad, la diferencia entre el primer puesto y el décimo puede ser de menos de un cuarto de vuelta de pedal. Por tanto, una ayuda ergogénica no tiene por qué aumentar mucho el rendimiento de un deportista de élite para ser altamente eficaz. Obviamente, con la fama y las posibles recompensas monetarias asociadas a la victoria de los deportistas de élite, es fácil entender el atractivo de las ayudas ergogénicas. Curiosamente,

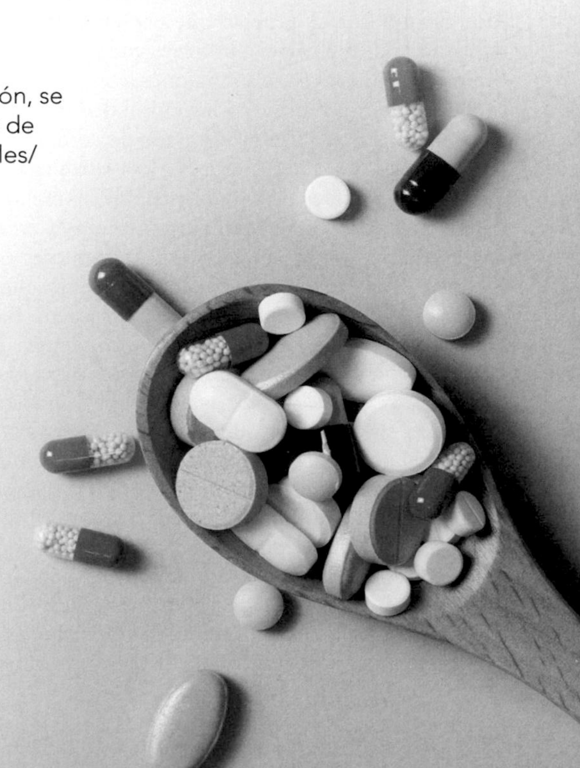

algunas de estas ayudas también se han hecho populares entre los entusiastas del acondicionamiento físico para mejorar la imagen corporal o el rendimiento recreativo. El uso de algunas ayudas ergogénicas están prohibidas para los deportistas profesionales y los que compiten internacionalmente. Además, los organismos escolares y universitarios también tienen listas de sustancias prohibidas. Sin embargo, es importante tener en cuenta que no todas las ayudas ergogénicas son ilegales, si bien muchas de las sustancias que aumentan el rendimiento y tienen efectos secundarios negativos han sido prohibidas por varios órganos de gobierno de numerosas organizaciones. Para conocer la situación de un fármaco o suplemento para su uso por parte de los deportistas en los Juegos Olímpicos, los Juegos Panamericanos o los Juegos Paralímpicos, consúltese el sitio web de la Anti-Doping Agency (USADA) de Estados Unidos (http://www.usada.org/dro).

La lista de posibles ayudas ergogénicas es bastante larga e incluye nutrientes, fármacos, prácticas de entrenamiento como el calentamiento o el entrenamiento en altitud, e incluso ayudas biomecánicas, como los trajes de baño que reducen la resistencia. Los efectos de algunas ayudas ergogénicas ya se han analizado: la suplementación de carbohidratos y proteínas (*v.* cap. 10), la ingesta de suficientes líquidos (*v.* cap. 11), el entrenamiento en altitud (*v.* cap. 12) y el calentamiento (*v.* cap. 14). En este capítulo, se analizarán otras ayudas ergogénicas bien conocidas y que han sido suficientemente estudiadas como para poder sacar conclusiones sobre su eficacia. Las ayudas ergogénicas suelen aumentar el rendimiento al afectar las capacidades de resistencia, fuerza, potencia, recuperación o composición corporal.

INVESTIGACIÓN SOBRE AYUDAS ERGOGÉNICAS

El deseo de conseguir récords, contratos profesionales, promoción, salarios lucrativos, de alargar las carreras y la fama en esta loca cultura por el deporte que nos envuelve ha llevado a muchos deportistas de alto nivel a utilizar ayudas ergogénicas ilegales o prohibidas. Ello los expone a sanciones, como la prohibición de competir durante un período, y a la posibilidad de perder toda su carrera profesional debido a la prohibición de competir de por vida. Mientras que muchas ayudas ergogénicas son ilegales, otras sustancias, aunque no son ilegales, están prohibidas por diversos organismos deportivos. Aunque puede haber similitudes entre las listas de ayudas ergogénicas prohibidas por los diferentes organismos, no son idénticas. Por ejemplo, una ayuda ergogénica puede estar prohibida por la USADA pero no por la Major League Baseball (MLB). Por tanto, los deportistas tienen que ser conscientes de qué ayudas ergogénicas están en la lista de prohibiciones de su organismo deportivo. Sin embargo, incluso una ayuda ergogénica legal que está prohibida para su uso en un deporte puede ser utilizada por el aficionado medio al acondicionamiento físico. Hay que saber qué ayudas ergogénicas son ilegales por ley, la eficacia y los efectos secundarios conocidos de las sustancias legales o no prohibidas.

Muchas ayudas ergogénicas prohibidas y no prohibidas se hacen populares debido a su uso conocido por deportistas de élite de un determinado deporte. Esto llevó a que muchos deportes desarrollaran una cultura de uso inherente de tipos muy específicos de sustancias ergogénicas legales o ilegales (p. ej., la carga de carbohidratos en los deportes de resistencia o los esteroides anabólicos en el culturismo) y la creencia de que para tener éxito hay que utilizar ayudas ergogénicas. Algunas sustancias que eran legales o no estaban prohibidas para su uso en el deporte acabaron prohibiéndose o ilegalizándose.

No obstante, algunos deportistas siguieron utilizándolas, pero con el desarrollo de pruebas más rigurosas se les descubrió, y por tanto fueron sancionados (p. ej., el uso de esteroides provocó la pérdida de medallas olímpicas y a la prohibición de competir en el deporte durante varios períodos). Las pruebas de detección de ayudas ergogénicas, la educación y las sanciones han dado lugar a un cambio en la cultura deportiva, pero las guías sobre sustancias prohibidas siguen evolucionando y cambiando. Las formas más sofisticadas de utilizar ayudas ergogénicas o «hacer trampas» sin ser descubierto han evolucionado junto con procedimientos de pruebas más sofisticados.

Así pues, la evolución del deporte hacia un entorno «libre de drogas» continúa en muchos deportes debido a que cada año se desarrollan nuevas ayudas ergogénicas y a que los métodos de engaño son cada vez más sofisticados. En realidad, los procedimientos de control siempre van por detrás de los métodos que los deportistas utilizan cuando deciden utilizar ayudas ergogénicas[22,38,46].

FACTORES RELACIONADOS CON LA APLICACIÓN DE LA INVESTIGACIÓN

En el caso de muchas de las ayudas ergogénicas que figuran en las listas de prohibiciones, la realización de investigaciones utilizando deportistas sanos y jóvenes como participantes tiene serias limitaciones morales y éticas, lo que imposibilita la realización de tales investigaciones de laboratorio (p. ej., administrar las dosis de esteroides anabólicos utilizadas por algunos deportistas en deportes de potencia). Por tanto, muchas veces, en el caso de algunas ayudas ergogénicas que son fármacos, la comprensión de sus beneficios y riesgos se basa en investigaciones de ensayos clínicos controlados que luego se aprueban legalmente (p. ej., por la Food and Drug Administration de Estados Unidos) para usos clínicos específicos como un fármaco con receta médica. Sin embargo, las dosis de estos fármacos de los que abusan algunos deportistas y usuarios recreativos superan con creces lo analizado en los ensayos clínicos.

Incluso en el caso de muchas otras ayudas ergogénicas sobre las que es posible investigar, puede resultar difícil extraer conclusiones de la investigación sobre la eficacia de una ayuda ergogénica específica. La capacidad de aplicar las conclusiones de la investigación a situaciones reales de la competición depende en parte de las similitudes entre el entorno controlado del laboratorio y la competición deportiva, donde los factores ambientales pueden ser diferentes del entorno del laboratorio. Sin embargo, si la ayuda ergogénica tiene efectos generales relacionados con la producción de fuerza o resistencia, es más fácil que se comprenda su traslación al rendimiento deportivo (p. ej., la creatina y la producción de fuerza máxima). Sin embargo, hay varios factores y consideraciones que pueden influir en la aplicabilidad de las conclusiones de la investigación a la competición deportiva, entre los cuales, los siguientes:

- ***Especificidad de las pruebas***: la prueba de laboratorio utilizada para evaluar la eficacia de una ayuda ergogénica puede no representar con precisión su efecto en la competición deportiva. Por ejemplo, a veces se utiliza una prueba de ciclismo de carrera rápida (esprint) máxima de 30 s (prueba de Wingate) para examinar si una ayuda ergogénica aumenta la capacidad de esprint. Sin embargo, podría cuestionarse si los resultados de una prueba de ciclismo representan la capacidad para correr un esprint en una pista de atleismo o en un partido de fútbol. La evaluación con pruebas específicas del tipo de deporte, que representen lo que realmente ocurre en el deporte o la actividad (p. ej., patear realmente un balón frente a la extensión isocinética de la rodilla), es importante para la generalización de las conclusiones a un deporte o actividad.

- ***Especificidad de la tarea***: la ayuda ergogénica puede aumentar el rendimiento en actividades anaeróbicas de muy corta duración y alta potencia, como el levantamiento de pesas olímpico, pero no en actividades de alta potencia de más larga duración, como la carrera rápida (esprint) de 200 m y las actividades de resistencia, o viceversa. Esto hace necesario limitar las conclusiones sobre la eficacia de una ayuda ergogénica a tipos de pruebas y tareas específicas.
- ***Sujetos***: la mayoría de los proyectos de investigación utilizan sujetos no entrenados o con entrenamiento moderado, por lo que es cuestionable que los resultados se apliquen a los deportistas y, en particular, a los deportistas de élite. Una ayuda ergogénica puede aumentar el rendimiento en sujetos no entrenados porque no han realizado las adaptaciones de entrenamiento que tienen los deportistas, debido a sus programas de entrenamiento. Por tanto, el nivel de acondicionamiento físico específico de los sujetos de un estudio puede influir en la magnitud del efecto o la ganancia de rendimiento provocada por una ayuda ergogénica.
- ***Dosificación***: una cantidad insuficiente o excesiva de la ayuda ergogénica puede no tener ningún efecto sobre el rendimiento, y una cantidad excesiva también puede provocar efectos secundarios no deseados que pudieran afectar negativamente el rendimiento o la salud. Algunos deportistas y entrenadores suscriben la sentencia «si un poco es bueno, más es mejor». Esto hace que la dosis de algunas ayudas ergogénicas utilizadas por los deportistas o los apasionados por el acondicionamiento físico recreativo sea excesiva y no reproducible en un entorno de laboratorio controlado, debido a las lógicas preocupaciones sobre la salud y la seguridad.
- ***Uso agudo frente a crónico***: el efecto agudo de una ayuda ergogénica en sujetos no acostumbrados a la sustancia puede ser positivo en el rendimiento. Sin embargo, el uso a largo plazo puede dar lugar a una acomodación o a la falta de una respuesta positiva a la ayuda porque ya no es un estímulo novedoso, lo que resulta en un efecto nulo sobre el rendimiento.
- ***Significancia estadística***: los científicos evalúan los resultados de los proyectos en función de si se produce una diferencia o un cambio estadísticamente significativo. Un aumento del 0.5 % en el rendimiento puede no ser estadísticamente significativo, pero un cambio de esta magnitud podría marcar la diferencia, para los deportistas, entre ganar o perder en muchas actividades. Además, es posible que la fiabilidad de una prueba **estadística** no pueda determinar un pequeño efecto del tratamiento que puede seguir siendo importante para el rendimiento, lo que da lugar a afirmaciones de «ineficacia» cuando en realidad la ayuda ergogénica funciona.
- ***Individuos que responden frente a los que no responden***: los individuos que responden son aquellos que reaccionan amplia y positivamente a una ayuda ergogénica. Los individuos que no responden son los que no muestran respuesta, o es muy pequeña, a la misma sustancia. Por ejemplo, aunque la respuesta general a la ingestión de creatina es un aumento de la fuerza y la potencia máximas, hay personas que no responden a la sustancia. Por tanto, es posible que un deportista individual o un aficionado al acondicionamiento físico responda o no, lo que afectaría a si una ayuda ergogénica altera positivamente su rendimiento o no.

Todos estos factores hacen necesario matizar cuidadosamente los comentarios relativos a la eficacia de una ayuda ergogénica a tipos de actividades y tareas específicas, a poblaciones específicas, como sujetos entrenados o no entrenados, a dosis específicas de la ayuda ergogénica, y a si los efectos, si los hay, son agudos o crónicos. Por tanto, es necesario que los científicos del ejercicio y el deporte diseñen cuidadosamente los proyectos de investigación relacionados con el efecto de las ayudas ergogénicas, y que interpreten cuidadosamente los resultados de estos.

EFECTO PLACEBO

Si un deportista o el sujeto de un proyecto de investigación cree que la ayuda ergogénica aumentará su rendimiento, es probable que este, de hecho, aumente. En estos casos, la mejora del rendimiento puede deberse a los efectos psicológicos de creer que la ayuda ergogénica será eficaz y no a un efecto fisiológico de la misma, un fenómeno conocido como *efecto placebo*. Por tanto, para tener en cuenta los efectos psicológicos, es necesario incluir en los proyectos de investigación un **placebo**, es decir, una sustancia o tratamiento similar que no tenga ningún efecto fisiológico.

También es posible que un investigador crea que la ayuda ergogénica tendrá un efecto positivo o nulo en el rendimiento. Esto podría dar lugar a comportamientos inconscientes por parte del equipo investigador que podrían afectar el resultado del estudio, como ofrecer un poco más de estímulo a los sujetos durante las pruebas.

Este problema se controla con un **diseño de investigación doble ciego**. Con este tipo de diseño, los sujetos son asignados aleatoriamente al tratamiento A o B, que representa el placebo o la ayuda ergogénica, sin que ni los investigadores ni los sujetos sepan si el sujeto está recibiendo la ayuda ergogénica o el placebo. Solo después de la finalización del proyecto de investigación y del análisis estadístico de los datos para determinar si la ayuda ergogénica fue eficaz, los investigadores son informados de si A o B fue la ayuda ergogénica.

Aunque estos tipos de diseños de investigación son complejos y difíciles de realizar, son necesarios para disminuir la posibilidad del efecto placebo tanto para los sujetos como para los investigadores. (*v.* cap. 1 sobre cómo la ciencia crea conocimiento en la ciencia del ejercicio y el deporte).

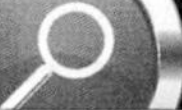

Revisión rápida

- El uso de ayudas ergogénicas ha evolucionado con el tiempo en cada deporte, y los cambios en su estatus legal y en su condición de sustancias prohibidas o no prohibidas, por parte de los órganos que gobiernan el deporte, han dado lugar a cambios en las ayudas ergogénicas que pueden utilizarse en deportes específicos y también por los apasionados del acondicionamiento físico recreativo.
- La investigación sobre la ayuda ergogénica es difícil de aplicar a los deportistas y a los entornos de campo debido a la especificidad de la prueba, la especificidad de la tarea, el uso de sujetos no entrenados o moderadamente entrenados, los efectos específicos de la dosis, el uso crónico frente al agudo, los sujetos que responden frente a los que no responden, y las diferencias entre la significancia estadística y la práctica.
- El efecto placebo puede afectar las investigaciones sobre ayudas ergogénicas.
- Para tener en cuenta el efecto placebo, los investigadores deben utilizar diseños de investigación adecuados tales como proyectos de investigación doble ciego.

AYUDAS PARA EL SUMINISTRO DE OXÍGENO

El oxígeno es necesario para el metabolismo aeróbico y para la recuperación después de una actividad anaeróbica (EPOC; *v.* cap. 3). Las ayudas para el suministro de oxígeno aumentan la disponibilidad de oxígeno para el metabolismo durante la actividad o la recuperación de esta. Si la disponibilidad aumenta durante la actividad, también puede aumentar el rendimiento, especialmente en las actividades aeróbicas o de resistencia. Además, si la disponibilidad aumenta durante el período de recuperación después de la actividad, puede mejorarse el ritmo de recuperación y aumentar la capacidad de realizar períodos sucesivos de actividad. A continuación, se explorarán diversas maneras de aumentar la disponibilidad de oxígeno durante y después de la actividad, incluyendo el dopaje sanguíneo, la eritropoyetina (EPO) y la suplementación de oxígeno. En la actualidad se están desarrollando otras ayudas que quizá nunca sean utilizadas por los deportistas porque serían fácilmente detectables, pero que pueden utilizarse para tratar diversos estados de enfermedad. No se tratarán aquí en profundidad, pero se incluyen las siguientes[21]:

- ***Hematida***: proteína sintética que estimula la producción de eritrocitos (al unirse a los receptores de la EPO).
- ***Dopaje genético***: modulación de genes para aumentar la producción de eritrocitos (estimular la producción de EPO) u otros factores relacionados con las capacidades aeróbicas (enzimas aeróbicas)
- ***Potenciadores del oxígeno en la sangre***: sustancias artificiales que transportan el oxígeno en la sangre (transportadores de oxígeno a base de hemoglobina, emulsiones de perfluorocarbono)
- ***Moduladores de la hemoglobina***: sustancias que disminuyen la afinidad de la hemoglobina por el oxígeno, lo que aumenta la liberación de oxígeno a los tejidos (clofibrato, bezafibrato).

DOPAJE SANGUÍNEO

El **dopaje sanguíneo** o de sangre se refiere a cualquier medio por el que se aumenta el volumen total de sangre o la masa eritrocitaria por encima de lo normal. Todas las formas de dopaje sanguíneo fueron prohibidas en los Juegos Olímpicos de 1984. El método original de este tipo de dopaje consistía en la infusión de eritrocitos en el torrente sanguíneo con el objetivo de aumentar la masa eritrocitaria. Esto se lograba mediante una **transfusión autóloga**, en la que se infundían eritrocitos previamente extraídos de la misma persona, o una **transfusión homóloga**, en la que se infundían eritrocitos obtenidos de otra persona. Ambos métodos aumentaban el volumen sanguíneo y el recuento de eritrocitos. El objetivo del dopaje sanguíneo en el deporte es aumentar la masa eritrocitaria para mejorar la capacidad de transportar y suministrar oxígeno al tejido muscular. El dopaje sanguíneo afecta principalmente al rendimiento de resistencia, no al rendimiento anaeróbico, como el levantamiento de pesas o las carreras cortas.

En 1972, en un estudio se constató que la retirada de 800 mL a 1 200 mL de eritrocitos, la refrigeración de las células durante 4 semanas y la posterior reinfusión daban lugar a una mejora considerable de los marcadores de rendimiento de resistencia[41]. La reinfusión de eritrocitos dio como resultado un aumento del 9 % en el $\dot{V}o_{2máx}$ y un incremento del 23 % en el tiempo de ejecución en cinta sin fin.

Otros estudios posteriores mostraron resultados inconsistentes, ya que en algunos no se observó ningún efecto y en otros hubo una mejora significativa en los marcadores de rendimiento de resistencia con el dopaje sanguíneo. En 1980, en un estudio en el que se utilizaron transfusiones autólogas se comenzó a detectar por qué el dopaje sanguíneo mostraba resultados incoherentes en relación con el rendimiento de resistencia[26]. En este estudio, se sometió a pruebas a corredores de distancia altamente entrenados en los siguientes momentos:

1. Antes de la extracción de sangre
2. Poco después de la extracción de sangre (antes de que los eritrocitos extraídos puedan ser reemplazados por el cuerpo por medios fisiológicos normales)
3. Después de una infusión de placebo de solución salina tras la extracción de sangre
4. Tras la reinfusión de 900 mL de sangre que había sido almacenada por congelación
5. Después de que la cantidad de eritrocitos haya vuelto a la normalidad tras la reinfusión de sangre

Los resultados sobre $\dot{V}o_{2máx}$ y el tiempo de carrera hasta el agotamiento se muestran en la figura 17-1. En los resultados puede observarse claramente que la reinfusión de placebo de solución salina tuvo poco efecto. Sin embargo, el $\dot{V}o_{2máx}$ permaneció elevado hasta 16 semanas después de la transfusión de sangre, y el tiempo de carrera hasta el agotamiento, aunque seguía siendo elevado 16 semanas después de la transfusión, disminuyó gradualmente desde el primer día después de la transfusión.

¿Por qué el estudio citado anteriormente empezó a explicar la incoherencia en los resultados en relación con el rendimiento de resistencia y el dopaje sanguíneo durante la década de 1970? Algunos estudios de esos años no infundieron una cantidad suficiente de sangre y la infundieron demasiado pronto después de la extracción de sangre[53]. Parece que hay que reinfundir al menos 900 mL de sangre y dejar pasar al menos 5 o 6 semanas, y posiblemente hasta 10 semanas, después de la extracción de la sangre para que el organismo restablezca el volumen sanguíneo normal, de modo que la infusión de sangre dé lugar a un recuento de eritrocitos superior al normal. Si no se cumplen estos dos factores, el aumento del $\dot{V}o_{2máx}$ o el rendimiento de resistencia serán escasos o nulos.

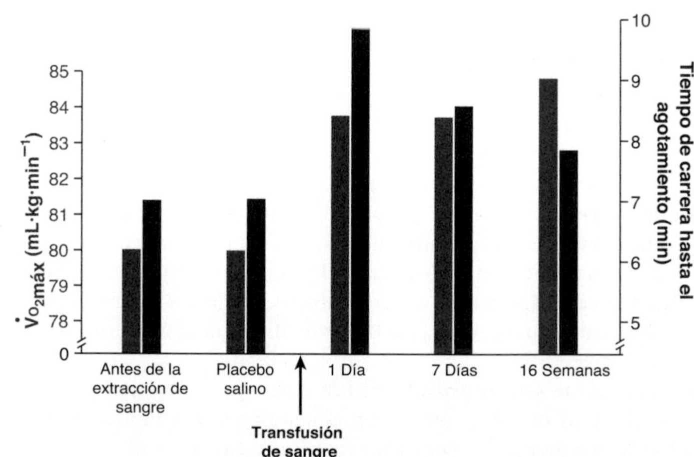

FIGURA 17-1. Efectos del dopaje sanguíneo mediante la reinfusión de sangre. La reinfusión de sangre produce un aumento del $\dot{V}o_{2máx}$ y del tiempo de carrera hasta el agotamiento. Barras *rosadas*, $\dot{V}o_{2máx}$; barras *rojas*, tiempo de carrera hasta el agotamiento. Adaptado con permiso de Buick FJ, Gledhill N, Froese AB, y cols. Effect of induced erythrocythemia on aerobic work capacity. *J Appl Physiol*. 1980;48(4):636-642. Copyright © 1980 the American Physiological Society. Todos los derechos reservados).

Otro factor importante es cómo se almacenó la sangre antes de la reinfusión. Tanto en el estudio de 1972, que no mostró ningún cambio en el rendimiento, como en el de 1980, que mostró una mejora, se utilizaron transfusiones autólogas para aumentar el volumen de sangre. Sin embargo, en el estudio de 1972 la sangre se almacenó mediante refrigeración, y en el de 1980, mediante congelación después de la extracción. La refrigeración de la sangre hace que se destruya aproximadamente el 40 % de los eritrocitos, y solo puede almacenarse durante unas 5 semanas por este medio. En la congelación, solo se destruyan alrededor del 15 % de los eritrocitos, y el tiempo posible de almacenaje es mucho mayor. Así, los estudios que refrigeraron la sangre durante largos períodos no mostraron un aumento del rendimiento de resistencia, mientras que los estudios que congelaron la sangre, sí. Si el dopaje sanguíneo se realiza correctamente, se producirá un aumento del $\dot{V}O_{2máx}$ y del rendimiento de resistencia.

¿En qué medida puede esperarse un aumento del rendimiento con el dopaje sanguíneo? Las transfusiones autólogas de 920 mL de sangre en corredores de distancia experimentados disminuyeron el tiempo de las carreras simuladas de 8 km en cinta sin fin en 51 s o un 2.7 %, en comparación con una infusión de 920 mL de un placebo con solución salina[144]. La mayor parte de esta disminución del tiempo se produjo en los últimos 4 km, cuando el dopaje sanguíneo produjo una disminución del tiempo de 33 s (3.7 %), en comparación con el placebo. Además, los resultados indican que la mejora con el dopaje sanguíneo se debe en gran parte al aumento del recuento de eritrocitos y no a una expansión del volumen total de sangre (placebo salino), que podría aumentar el gasto cardíaco.

El dopaje sanguíneo, especialmente cuando se realiza mediante una transfusión homóloga, tiene algunos riesgos inherentes. El aumento del recuento de eritrocitos podría hacer que la sangre se volviera demasiado viscosa o se coagulara, lo que podría provocar una insuficiencia cardíaca o un accidente cerebrovascular. Las transfusiones homólogas conllevan varios riesgos adicionales, en comparación con las autólogas.

La falta de coincidencia del tipo de sangre del donante y del receptor podría provocar una reacción alérgica, y existen riesgos de infección, como la hepatitis, el virus de la inmunodeficiencia humana (VIH) o cualquier otro patógeno transmitido por la sangre. El dopaje sanguíneo aumenta el rendimiento de resistencia, pero está prohibido en las pruebas de atletismo. En la siguiente sección se analiza una forma más reciente de dopaje sanguíneo que utiliza la hormona EPO.

ERITROPOYETINA

La **eritropoyetina (EPO)** es una hormona natural que estimula la producción de eritrocitos por parte de la médula ósea (*v.* cap. 12). Cuando los quimiorreceptores de los riñones detectan la hipoxia, o falta de oxígeno suficiente en la sangre, se produce EPO y se libera en el torrente sanguíneo. El hígado también produce pequeñas cantidades de la hormona (< 10 % de la cantidad total) y el encéfalo, cantidades muy pequeñas[21,116]. La EPO circula hacia la médula ósea, donde se une a receptores específicos que estimulan la eritropoyesis, o formación de eritrocitos, y a la superficie de los eritroblastos o eritrocitos inmaduros, lo que aumenta la capacidad de los eritroblastos para sobrevivir y madurar hasta convertirse en eritrocitos. Los eritrocitos maduros se liberan en la sangre, lo que aumenta la cantidad total de estos. Esto mejora el suministro de oxígeno a los tejidos que producen la EPO, así como a otros tejidos. Sin el estímulo de la hipoxia, cesa la producción de EPO por parte de los riñones, el hígado y el encéfalo.

La epoetina o EPO humana recombinante (rHuEPO) se comercializó en 1985 y la Comisión Médica del Comité Olímpico Internacional (COI) prohibió su uso en 1990. Sin embargo, los deportistas de resistencia han seguido intentando utilizarla para aumentar su capacidad de resistencia. La rHuEPO se desarrolló originalmente para tratar diversos estados de enfermedad, como la anemia y el cáncer. Sin embargo, los posibles efectos de la inyección de rHuEPO en humanos sanos se constataron en 1991.[40] La administración de rHuEPO aumenta claramente el rendimiento del ejercicio de resistencia y el $\dot{V}O_{2máx}$ tanto en sujetos no entrenados[128] como en sujetos entrenados en resistencia[17]. En un estudio, 6 semanas después de la inyección subcutánea de dosis bajas de rHuEPO en sujetos moderadamente entrenados a bien entrenados, se produjo lo siguiente:

- El $\dot{V}O_{2máx}$ aumentó del 6 % al 8 %.
- El tiempo hasta el agotamiento en una cinta de correr aumentó del 13 % al 17 %.
- Tanto la concentración de hemoglobina como el hematocrito aumentaron aproximadamente un 10 %.

La inyección de rHuEPO en deportistas de resistencia masculinos bien entrenados tres veces por semana durante 30 días o hasta que el hematocrito alcanzara el 50 % dio como resultado lo siguiente:

- El hematocrito aumentó un 18.9 % (hematocrito = 42.7-50.8 %)
- El tiempo de bicicleta hasta el agotamiento aumentó un 9.4 % (12.8-14.0 min)
- El $\dot{V}O_{2máx}$ aumentó un 7 % (63.8-68.1 $mL \cdot kg^{-1} \cdot min^{-1}$)

En este estudio, la administración de rHuEPO finalizó cuando se alcanzó un hematocrito del 50 %. Sin embargo, las concentraciones de hematocrito pueden superar drásticamente este nivel con la administración de rHuEPO. De hecho, pueden producirse aumentos extremos, así como otros efectos secundarios.

Hasta 18 muertes en ciclistas de competición a finales de la década de 1980 se relacionaron con el uso de rHuEPO[117]. Como todas las hormonas, una vez que una hormona artificial se libera en el torrente sanguíneo, las consecuencias son difíciles de controlar o predecir. Los efectos secundarios adversos asociados a las inyecciones de rHuEPO incluyen los siguientes:

- Aumento de la viscosidad de la sangre
- Aumento de la adhesión de las plaquetas
- Aumento del recuento de plaquetas
- Hipertensión arterial
- Dolor de cabeza
- Calambres musculares
- Infecciones de las vías respiratorias superiores
- Anemia después del tratamiento
- Convulsión
- Desarrollo incompleto de los eritrocitos

Estos efectos secundarios hacen que un deportista que decida utilizar la rHuEPO corra un riesgo considerable de sufrir un ataque al corazón o un derrame cerebral y otros problemas circulatorios.

Aunque el principal mecanismo por el que la rHuEPO aumenta el rendimiento de resistencia es el que afecta la masa eritrocitaria, otras acciones de la EPO también pueden aumentar la capacidad de resistencia. Por ejemplo, en ratas, la administración de EPO sola o junto con carrera en cinta sin fin no solo produce un aumento del hematocrito, sino también lo siguiente:

- Aumento de las concentraciones de enzimas metabólicas (citocromo c oxidasa, citrato sintasa, fosfofructocinasa)
- Cambios contráctiles del músculo (aumento de las cadenas pesadas de miosina lentas asociadas a las fibras musculares de tipo I)[31]

Los efectos de la administración de EPO y del entrenamiento de resistencia sobre estos factores en ratas son aditivos. Esto significa que las ratas que recibieron EPO y no hicieron ejercicio mostraron cambios positivos en todos los factores mencionados, mientras que las que recibieron EPO e hicieron ejercicio mostraron respuestas aún mayores en todos los factores. Sin embargo, una reciente mesa redonda de científicos convocada en la 17.ª Conferencia de la European Society for Clinical Hemorheology and Microcirculation cuestionó la creencia común de que «el aumento de la concentración de hemoglobina circulante es la simple clave de la mejora del rendimiento deportivo».[57] Así pues, otros efectos de la EPO, como las concentraciones enzimáticas en el músculo o como factor neurotrófico relacionado con la tolerancia al estrés, pueden ser factores importantes para el aumento del rendimiento.

SUPLEMENTO DE OXÍGENO

La **suplementación de oxígeno** se refiere al aumento del contenido de oxígeno o de la presión barométrica del aire inspirado, ya que ambos aumentan la presión parcial de oxígeno, lo que a su vez puede incrementar el oxígeno transportado por la sangre y, por tanto, la cantidad de oxígeno disponible para el metabolismo aeróbico. Los suplementos de oxígeno pueden utilizarse inmediatamente antes, durante o después de una sesión de trabajo. Algunos deportistas profesionales, como los jugadores de fútbol americano, utilizan la suplementación de oxígeno durante los partidos, con la creencia de que aumentará el rendimiento o ayudará a la recuperación.

La administración de suplementos de oxígeno inmediatamente antes de una sesión de trabajo podría ayudar al rendimiento por medio del aumento de la cantidad de oxígeno en el torrente sanguíneo, lo que podría reducir la dependencia de las fuentes de energía anaeróbica al inicio de una actividad. La curva de disociación de la oxihemoglobina (*v.* cap. 7) asegura que, a altitudes cercanas al nivel del mar, los eritrocitos están saturados de oxígeno casi al 100 %. Por tanto, el oxígeno suplementario en altitudes cercanas al nivel del mar tendría poco valor para aumentar la saturación de oxígeno de la hemoglobina. El oxígeno suplementario puede aumentar ligeramente la cantidad de oxígeno disuelto en el plasma. Sin embargo, en el plasma solo se disuelve una pequeña cantidad de oxígeno, por lo que un aumento tendría un valor mínimo para aumentar la disponibilidad de oxígeno.

El suplemento de oxígeno inmediatamente después de una sesión de trabajo podría ayudar a la recuperación (*v.* cap. 3) por medio del oxígeno disponible para el metabolismo aeróbico durante la recuperación (EPOC). Pero la evidencia ha constatado que, de forma similar a la suplementación de oxígeno inicialmente antes de una sesión de ejercicio en altitudes cercanas al nivel del mar, la suplementación inmediatamente después de una sesión de trabajo tendría un efecto mínimo con respecto a la disponibilidad de oxígeno para el metabolismo aeróbico.

Respirar oxígeno al 100 % o aire normal durante 4 min después de una carrera en cinta sin fin hasta el agotamiento de aproximadamente 6 min no dio lugar a concentraciones de lactato en sangre más bajas, lo que indica que no hay diferencia en la tasa de recuperación del ejercicio, después de 4 min de recuperación[146]. Tampoco hubo diferencias en el tiempo (aproximadamente 2 min) de una segunda carrera hasta el agotamiento tras el período de recuperación de respirar aire normal (que contiene aproximadamente un 21 % de oxígeno) o el 100 % de oxígeno. Aunque la información disponible es mínima, indica que respirar el 100 % de oxígeno en un período de recuperación no ayuda a la recuperación o al rendimiento en el siguiente entrenamiento.

Hace tiempo que se sabe que la suplementación de oxígeno durante el ejercicio aumenta el rendimiento. En 1954, el mismo año en que Roger Bannister se convirtió en la primera persona en correr una milla (1.6 km) en menos de 4 min, este corredor-médico que también era un destacado científico mostró que el aumento del porcentaje de oxígeno en el aire inspirado por encima del 21 % normal aumentaba el tiempo de carrera hasta el agotamiento[6]. En ciclistas de carretera, ciclistas todoterreno y triatletas bien entrenados, el aumento del porcentaje de oxígeno en el aire inspirado mientras están a una altitud moderada (1 860 m) también aumenta el rendimiento[141,142]. Los deportistas realizaron seis intervalos de ciclismo mientras completaban una cantidad fija de trabajo (100 kJ), con el objetivo de completar los intervalos lo más rápido posible. El tiempo medio total necesario para completar los seis intervalos cuando se inspiraba un 21 % de oxígeno fue de 6 min y 17 s. Al respirar un 26 % de oxígeno y un 60 % de oxígeno, el tiempo medio total necesario disminuyó un 5 % y un 8 %, respectivamente. Es interesante observar que el 26 % de oxígeno da lugar a la misma presión parcial de oxígeno (presión de barométrica × porcentaje de oxígeno) que a nivel del mar en la altitud a la que se realizaron los intervalos.

Algunos deportistas que viven y entrenan a una altitud moderada y superior durante largos períodos pierden la capacidad de mantener el ritmo de carrera a nivel del mar debido a la pérdida de adaptaciones periféricas y neuromusculares. El oxígeno suplementario puede utilizarse durante las sesiones de entrenamiento a una altitud moderada para compensar la pérdida de la capacidad de mantener el ritmo de carrera al nivel del mar y, por tanto, ayudar a aumentar el rendimiento a ese nivel después del entrenamiento en altitud[141,142]. Se ha constatado que el oxígeno suplementario durante los entrenamientos en altitud beneficia el rendimiento a nivel del mar en remeros de élite[100], deportistas de resistencia[107] y velocistas de pista[102]. Por tanto, aunque el oxígeno suplementario antes y después de una sesión de ejercicio puede no cambiar significativamente el rendimiento, el uso de oxígeno suplementario mientras se entrena en altitud parece ser valioso para aumentar el rendimiento al volver al nivel del mar.

Revisión rápida

- Las ayudas para el suministro de oxígeno aumentan potencialmente el oxígeno disponible para el metabolismo aeróbico durante la actividad y para los procesos de recuperación.
- El uso de transfusiones cuando la sangre se almacena adecuadamente y cuando se infunde una cantidad suficiente de eritrocitos da lugar a un aumento del recuento de estos y del volumen sanguíneo que sí aumenta significativamente las capacidades aeróbicas y el rendimiento.
- El uso de la eritropoyetina (EPO) no solo puede aumentar el recuento de eritrocitos, la capacidad aeróbica y el rendimiento de resistencia, sino que también puede tener graves efectos secundarios negativos.
- Los suplementos de oxígeno entre los entrenamientos parecen tener poco valor para ayudar a la recuperación y al rendimiento en los siguientes entrenamientos. Sin embargo, es útil para mantener la intensidad del entrenamiento en altitud, lo que ayuda al rendimiento de resistencia al volver al nivel del mar.

SUPLEMENTOS QUE RETRASAN LA FATIGA

Se han utilizado muchos tipos diferentes de suplementos para limitar la fatiga y mejorar el rendimiento, con un éxito que depende de las condiciones específicas del estrés del ejercicio. Estos tipos de suplementos suelen amortiguar la acidez resultante del metabolismo, lo que puede retrasar la fatiga. Asimismo, pueden funcionar en algunas situaciones y no en otras, en función de los efectos exactos del suplemento sobre los mecanismos que provocan la fatiga en el complejo proceso de la misma[124].

ÓXIDO NÍTRICO

El **óxido nítrico (NO)** es una molécula de señalización que afecta numerosos procesos fisiológicos, como la vasodilatación, la regulación del flujo sanguíneo, la respiración mitocondrial y la contractilidad muscular[16,125]. El principal objetivo de la suplementación que aumenta el NO es incrementar el flujo sanguíneo y el suministro de oxígeno, nutrientes y otras sustancias al tejido muscular. Los beneficios para la salud de la suplementación con NO pueden incluir la disminución de la presión arterial. Existen al menos dos vías para la síntesis de NO: la vía de la óxido nítrico sintasa (NOS) y la vía independiente de la NOS. En la vía de la NOS, la L-arginina es oxidada a NO por las distintas enzimas de la NOS. [125] La vía independiente de la NOS reduce el nitrato a nitrito y posteriormente el nitrito a NO.

Debido a las dos vías, existen dos grupos diferentes de suplementos dietéticos que supuestamente aumentan el NO; los suplementos de L-citrulina y L-arginina actúan a través de la vía de la NOS, mientras que los suplementos dietéticos de nitrato actúan a través de la vía independiente de la NOS.

La L-citrulina es un aminoácido no esencial y un precursor de la síntesis de arginina. Se cree que la suplementación con este aminoácido puede ser más eficaz que la de la L-arginina para aumentar la concentración de arginina en el plasma[58]. Sin embargo, existen pocas pruebas de que la suplementación con L-citrulina pueda aumentar la síntesis de NO o el rendimiento deportivo[126]. De hecho, se ha constatado que la suplementación con L-citrulina disminuye el tiempo hasta el agotamiento durante una carrera progresiva en cinta sin fin hasta el agotamiento, lo que indica una disminución del rendimiento en el ejercicio.

El aminoácido esencial L-arginina es oxidado por la NOS para producir NO. Por ello, numerosas investigaciones han examinado los efectos de la suplementación con este aminoácido en el rendimiento del ejercicio aeróbico y el anaeróbico. Hasta la fecha, los resultados han sido en gran medida equívocos, con estudios que han encontrado efectos ergogénicos y la falta de ellos[16]. Una revisión reciente de los suplementos de NO concluyó que existen algunas pruebas de que la L-arginina puede mejorar el rendimiento aeróbico y anaeróbico en individuos no entrenados o moderadamente entrenados, pero faltan pruebas de que pueda mejorarlo en deportistas bien entrenados[16].

Los nitratos en la dieta, que se encuentran de forma natural en verduras como la remolacha roja, las espinacas, el apio y la rúcula, también aumentan el NO. Tras la ingestión, los nitratos entran en la circulación enterosalivar y se concentran en las glándulas salivales. Las bacterias de la boca reducen los nitratos a nitritos, que se ingieren junto con la saliva. En el estómago, los nitritos interactúan con el medio ácido y producen ácido nitroso, que se descompone en NO[75].

La concentración plasmática de nitrato suele alcanzar un pico aproximadamente 1.5 h después de la ingesta[130], mientras que las concentraciones plasmáticas de nitrito alcanzan su máximo a las 3 h aproximadamente[72]. La cantidad de nitrato ingerida afecta el momento de la respuesta, ya que las dosis más grandes de nitrato tardan más en alcanzar las concentraciones máximas y, por tanto, de 1.5 h a 3 h antes de la actividad puede ser lo mejor para la suplementación[147].

La mayoría de las investigaciones realizadas hasta la fecha han utilizado zumo concentrado de raíz de remolacha como fuente de nitratos en la dieta, con dosis de aproximadamente 5 mmol a 10 mmol de nitrato·día^{-1}. Se ha constatado un aumento del rendimiento en el ejercicio aeróbico y anaeróbico tras la ingestión crónica y aguda[131].

La administración de suplementos de nitrato se ha relacionado con la reducción de la presión arterial en reposo y durante el ejercicio de resistencia, la reducción del consumo de oxígeno con una carga de trabajo específica, la reducción de la acumulación de fosfato inorgánico, el aumento de la capacidad de ejercicio y el aumento de la eficiencia el contráctil del músculo, lo que resulta en una disminución del coste de trifosfato de adenosina (ATP) del ejercicio[7,8,84]. Además, en diversas investigaciones se ha observado que la suplementación con nitratos puede atenuar los efectos perjudiciales de la hipoxia sobre la capacidad de ejercicio[82]. Los beneficios ergogénicos de la suplementación con nitratos se han traducido en mejoras del rendimiento en el ciclismo, el remo y la carrera de varias duraciones y en pruebas de carrera rápida (esprint) repetidas[18,83,98,148]. En estudios en animales se ha constatado una mejora en el manejo del calcio en el músculo, lo que resulta en un aumento de la fuerza contráctil[60]. Por tanto, se ha constatado que tanto la suplementación con nitratos como la suplementación con NO aumentan el rendimiento aeróbico y anaeróbico.

AMORTIGUACIÓN DE LA SANGRE

El cuerpo regula íntimamente el pH de la sangre, pero en condiciones de fatiga o de ejercicio extremo, este desciende del rango normal de pH de 7.35 a 7.45. El ejercicio provocará una disminución del pH sanguíneo, y el ejercicio intenso provocará un pH sanguíneo de aproximadamente 7.1 (el músculo puede llegar a un pH de 6.4). En algunos casos, el pH sanguíneo puede disminuir aún más en deportistas con un alto grado de acondicionamiento anaeróbico. La disminución del pH se debe a la producción metabólica de iones de hidrógeno y otros ácidos, como el láctico, el pirúvico y el acético. Sin embargo, el aumento de la acidez no solo depende de la producción de ácidos, sino también de los sistemas de amortiguación, o **amortiguadores sanguíneos**[114]. El sistema de amortiguación del bicarbonato es el más importante en la sangre y ayuda a mantener un pH constante. En la sangre y en los líquidos corporales, la sustancia química implicada en el sistema de amortiguación del bicarbonato es el bicarbonato de sodio.

Pueden producirse varias reacciones en las que interviene el ion de bicarbonato y que afectan el pH de la sangre:

1. El ion de bicarbonato es realmente la base conjugada del ácido carbónico:

$$H^+ + HCO_3^- \leftrightarrow [H_2CO_3];\ pKa = 6.14$$

[reacción acidobásica no enzimática].

2. El ácido carbónico, sin embargo, es convertido muy rápidamente en CO_2 y agua por la anhidrasa carbónica, lo que lo convierte en una especie benigna:

$$[H_2CO_3] \leftrightarrow CO_2 + H_2O;\ pKa = 6.14$$

[reacción enzimática].

3. Los productos de la reacción de la anhidrasa carbónica, que son agua y CO_2, son benignos. El agua puede ser absorbida por los sistemas corporales y el CO_2 puede ser expirado.

4. El HCO_3^- y el H^+ pueden ser regulados por mecanismos fisiológicos que operan en el riñón.

En una revisión exhaustiva se examinaron las bases para el uso del bicarbonato de sodio como ayuda ergogénica para ayudar a amortiguar los efectos radicales del ejercicio en el pH de la sangre y cómo esto podría traducirse en un mayor rendimiento[92]. Normalmente, la dosis utilizada es de 0.3 g·kg de masa corporal^{-1}. Las dosis más altas presentan muchos síntomas adversos, como la diarrea, lo que limita la viabilidad del uso de dosis más altas[124]. Como se señala en esta revisión, los efectos sobre el rendimiento están determinados por la dosis, el momento de la ingestión y la tolerancia. Aproximadamente el 10 % de los sujetos no toleran la suplementación con bicarbonato. Además, la deshidratación y la susceptibilidad asociada al estrés térmico son factores que deben vigilarse. Sin embargo, la administración de suplementos de bicarbonato sódico puede ser efi-

Tabla 17-1. Ejemplos seleccionados de los efectos del bicarbonato de sodio en el rendimiento

Autor	Tipo de ejercicio o ejercicio específico del deporte	Dosis (g·kg de masa corporal^{-1})	Tiempo de carga antes del ejercicio	Efecto ergogénico notificado
Ejercicio de un solo período				
Hobson y cols., 2014	Contrarreloj de 2000 m de remoergómetro	0.3	Antes del de la prueba	Más rápido en los terceros y cuartos 500 m
Siegler y cols., 2013	30 s 120% de la potencia máxima	0.3	Agudo antes del esfuerzo, múltiples ingestas 90-30 min antes del recorrido	Mayor índice de desarrollo de la fuerza
Driller y cols., 2013	Tiempo de 2000 m, potencia máxima y potencia en el umbral de lactato de 4 mmol·L^{-1}	0.3	60 min antes del ejercicio durante 4 semanas con entrenamiento de remo	Sin diferencias con respecto al grupo de placebo
Carr y cols., 2013	Protocolo de ejercicios de resistencia pesada	0.3	60 min antes	Más repeticiones y trabajo realizado
Wu y cols., 2010	Puntuaciones de consistencia de los golpes de fondo de derecha en un partido de tenis simulado	0.3	Antes del partido y 0.1 g·kg^{-1} después del tercer partido	Sin disminución de la consistencia de los golpes de tenis
Lindh y cols., 2008	200 m libres de natación	0.3	60-90 min	↓ Tiempo medio de ejecución en la prueba de $NaHCO_3$ (~ 1 s)
Siegler y cols., 2007	Bicicleta hasta el agotamiento al 120% de la PM	0.3	60 min	Sin diferencias en el THA
Robergs y cols., 2005	Bicicleta hasta el agotamiento al 110% de la PM	0.2 $NaHCO_3$ + 0.2 NaCitrato	60 min	Sin diferencias en el THA
Van Montfoort y cols., 2004	Correr hasta el agotamiento (intervalo 19-23 km·h^{-1})	0.3 $NaHCO_3$ *o* 0.525 NaCitrato *o* 0.4 NaLactato	90 min	↑ Prueba de $NaHCO_3$ (~ 2.7 %) ↑ Prueba de NaCitrato (~ 2.2 %) ↑ Prueba de NaLactato (~ 1.0 %)
Raymer y cols., 2004	Ejercicio de antebrazo hasta la fatiga	0.3	90 min	↑ THA y PM en el ensayo de $NAHCO_3$ (~ 12 %)
Gordon y cols., 1994	Prueba de Wingate de 90 s a 0.05 kg·kg de masa corporal^{-1}	0.3	45 min	Sin diferencias
Ejercicio de períodos múltiples				
Saunders y cols., 2014	Tres series de 5×6 s de esprints repetidos	0.3	Diariamente durante 4 semanas	Sin efectos
Mueller y cols., 2013	Cinco pruebas de ciclismo de carga constante a potencia crítica hasta el agotamiento voluntario en 5 días consecutivos	0.3	Antes de cada día	Aumento del 23.5 % del tiempo hasta el agotamiento
Matsuura y cols., 2007	Diez esprints repetidos de 10 s intercalados con recuperación pasiva (rango 30-360 s)	0.3 dividido en seis períodos de ingestión cada 10 min	60 min	Sin diferencias en la potencia máxima o media
Artioli y cols., 2007	Ejecución simulada de judo (evaluada en número de lanzamientos)	0.3	120 min	Un 5.1 % más de lanzamientos en la prueba de $NaHCO_3$, así como una potencia ↑ promedio en la prueba de Wingate para extremidades superiores
Mero y cols., 2004	Nado a intervalos (2 × 100 m con 10 min de descanso pasivo entre intervalos)	0.3	60 min	↓ Segundo tiempo de natación (~ 0.9 s) en el ensayo[a] de $NaHCO_3$
Bishop y cols., 2004	Serie de cinco esprints repetidos de 6 s (relación de trabajo y descanso de 4:1)	0.3	90 min	↑ En el trabajo total y ↑ en el trabajo y potencia en los esprints 3 a –5

Tabla 17-1. Ejemplos seleccionados de los efectos del bicarbonato de sodio en el rendimiento (*Continuación*)

Autor	Tipo de ejercicio o ejercicio específico del deporte	Dosis (g·kg de masa corporal^{-1})	Tiempo de carga antes del ejercicio	Efecto ergogénico notificado
Aschenbach y cols., 2000	8 intervalos de 15 s de ejercicio máximo de antebrazo (20 s de recuperación activa entre series)	0.3	Dividido en dosis iguales a los 90 min y los 60 min	Sin diferencias
Rendimiento de resistencia				
Obispo y Claudio, 2005	Dos «mitades» de 36 min de actividad específica de hockey sobre hierba intermitente	0.2 veces	Dividir en 90 min y 20 min	Sin diferencias en el trabajo total a lo largo de 72 min; ↑ trabajo realizado en 7 de los medios esprints de 18 s
Price y cols., 2003	Dos pruebas de ciclismo intermitente de 30 min	0.3	60 min	↑ Potencia media relacionada durante los esfuerzos máximos en primavera
Stephens y cols., 2002	30 min de ciclismo continuo a ~70% del $\dot{V}o_{2máx}$ seguido de un paseo de rendimiento (tiempo para completar 469 ± 21 kJ de trabajo)	0.3 (60 min de ingestión)	90 min	Sin diferencias en el rendimiento
Carga crónica				
Douroudos y cols., 2006	Wingate de 30 s (0.075 kg·kg de masa corporal^{-1})	0.5 durante 5 días 0.3 durante 5 días	Ninguno el día de la prueba	Solo ↑ potencia media en 0.5 g de $NaHCO_3$
Edge y cols., 2006	6-12 intervalos cíclicos de 2 min al 140-170% del umbral de lactato (además del entrenamiento regimentado)	0.2 veces	90 min y 30 min	↑ Rendimiento en umbral de lactato tras 8 semanas de entrenamiento con $NaHCO_3$

[a] Uso adicional de suplementos de creatina (Cr), pero no se incluyó en la metodología un ensayo con Cr sola.
PM, potencia máxima; THA, tiempo hasta el agotamiento.
Adaptado con permiso y modificado de McNaughton LR, Siegler J, Midgley A. Ergogenic effects of sodium bicarbonate. *Curr Sports Med Rep*. 2008;7(4):230-236.

caz para mejorar varios tipos de rendimiento en los que la disminución del pH sanguíneo podría estar asociada al proceso de fatiga[27,92]. Los efectos del bicarbonato en el rendimiento pueden ser pequeños, pero también significativos. En la tabla 17-1 se muestran las respuestas típicas en diferentes tipos de actividades. El rendimiento en ejercicios de alta intensidad parece mejorar con la ingesta de bicarbonato, tal y como se ha observado en un metaanálisis reciente, en un grado aproximado del 1.7%, que en el nivel de competición de elite puede ser muy significativo cuando los tiempos para ganar en muchos deportes son de centésimas o milésimas de segundos[28]. La ingesta de bicarbonato también repercute en otros sistemas fisiológicos que pueden afectar el rendimiento o ser terapéuticos para su uso en diversas poblaciones de pacientes, pero tiene efectos secundarios (cuadro 17-1).

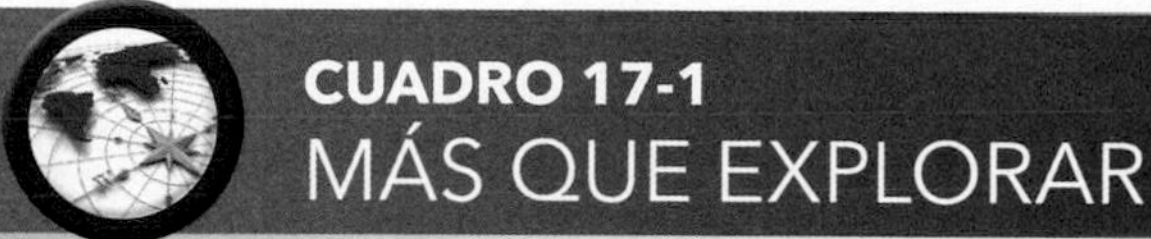

CUADRO 17-1
MÁS QUE EXPLORAR

Palatabilidad de los suplementos de bicarbonato

El uso de suplementos de bicarbonato ha sido atractivo porque tiene una influencia importante en la fatiga y la capacidad de mantener las cantidades de ATP en el músculo esquelético, es decir, la acidosis. Sin embargo, se necesitan suplementos de bicarbonato más sabrosos y apetecibles. Los efectos secundarios del uso de bicarbonato como suplemento no pueden descartarse[2]. Por ejemplo, el mero hecho de mezclar lo que sería una fuente obvia de bicarbonato de sodio (bicarbonato de sodio) en el agua es, para casi todos los individuos, muy poco apetecible, lo que provoca náuseas y un grave malestar gástrico. Los síntomas que incluyen náuseas, dolor de estómago y vómitos asociados con el malestar gastrointestinal pueden observarse en varios niveles de gravedad en los individuos que utilizan esta ayuda ergogénica. En diversas investigaciones se han utilizado cápsulas de bicarbonato y un volumen adecuado de agua con aromatizante para reducir los síntomas de los efectos secundarios[1]. También se ha recurrido a la ingesta de alimentos concurrente a la ingestión de bicarbonato para mitigar los síntomas. Muchas veces este suplemento se ingiere en volúmenes más pequeños durante un período de 90 min a 150 min para permitir la acomodación. Para esta misma acomodación del suplemento, también se ha utilizado el método de introducirlo suavemente durante un período de 2 a 5 días. En el caso de las competiciones múltiples, el uso de dosis repetidas del suplemento de bicarbonato también puede estimular la aparición de efectos secundarios que no se observaron con una sola dosis. Salvo algunos estudios con β-alanina[3], los múltiples efectos secundarios que pueden surgir del uso simultáneo de múltiples suplementos y medicamentos legales no están bien estudiados. La suplementación con bicarbonato mejora el rendimiento a corto plazo y de alta intensidad, pero tiene efectos secundarios perjudiciales para el rendimiento.

Bibliografía

1. Cameron SL, McLay-Cooke RT, Brown RC, et al. Increased blood pH but not performance with sodium bicarbonate supplementation in elite rugby union players. *Int J Sport Nutr Exerc Metab*. 2010;20(4):307–321.
2. Carr AJ, Slater GJ, Gore CJ, et al. Effect of sodium bicarbonate ion [HCO3-], pH, and gastrointestinal symptoms. *Int J Sport Nutr Exerc Metab*. 2011;21(3):189–194.
3. Tobias G, Benatti FB, de Salles Painelli V, et al. Additive effects of beta-alanine and sodium bicarbonate on upper-body intermittent performance. *Amino Acids*. 2013;45(2):309–317.

CARGA DE FOSFATO

Aunque es un amortiguador (estabilizador) del pH menor en el músculo esquelético, el fosfato inorgánico (Pi) contribuye a los mecanismos de amortiguación. Otros amortiguadores en el músculo esquelético son los aminoácidos histidina y carnosina. Si las concentraciones de fosfato inorgánico extracelular e intracelular aumentan, hay más fosfato disponible para el metabolismo aeróbico y para su uso como amortiguador (como el bicarbonato; recuérdese que la producción aeróbica de ATP requiere hidrógeno y, por tanto, disminuye la acidez). Esto ha llevado al concepto de utilizar un suplemento que contenga Pi para aumentar estos procesos. Existen pocos datos sobre este tipo de suplemento, y la eficacia de dicho suplemento dietético está limitada por la regulación altamente controlada del Pi por el riñón. En un estudio realizado por Kraemer y cols., ciclistas de carretera altamente entrenados realizaron cuatro pruebas de carrera rápida de 30 s (prueba de Wingate) separadas por 2 min, con y sin un suplemento «multiamortiguador» que contenía predominantemente Pi, bicarbonato y carnosina[77]. Los principales hallazgos fueron que este suplemento dietético no afectó el equilibrio acidobásico y no mejoró el rendimiento de la prueba de Wingate. Sí parece que ayuda a algunos marcadores de recuperación entre carreras (aumento de las concentraciones de 2.3-difosfoglicerato [2.3-DPG] tras el ejercicio y de la relación 2.3-DPG/hemoglobina). Por tanto, la carga de fosfato no parece ser una forma muy eficaz de mejorar el rendimiento de alta intensidad.

β-ALANINA

La **β-alanina** es un aminoácido no esencial y no proteogénico que sirve como precursor para la síntesis de carnosina y otros dipéptidos que contienen histidina (HCD)[29]. La carnosina es un dipéptido compuesto por β-alanina e histidina que está muy concentrado en los tejidos musculares y cerebrales. No se suplementa directamente debido a su rápida degradación por la carnosinasa en la sangre[29]. Aunque la β-alanina tiene poco o ningún beneficio ergogénico, aumenta las concentraciones de carnosina intramuscular, lo que puede mejorar la capacidad de amortiguación de iones de hidrógeno[67]. Como resultado, la suplementación con β-alanina puede aumentar la capacidad de trabajo al retrasar la aparición de la acidosis metabólica.

La β-alanina se produce de forma endógena en el hígado a partir de pirimidinas como la timina, la citosina y el uracilo[29], y se libera en la sangre. Es transportada a través de la sangre al músculo, donde se une a la L-histidina para formar carnosina. La síntesis de carnosina intramuscular está limitada por la disponibilidad de β-alanina de la sangre, ya que las concentraciones intracelulares de L-histidina y de la enzima sintetizadora, la carnosina sintetasa, son relativamente altas[29,67]. En consecuencia, la suplementación con β-alanina ha dado lugar a incrementos de carnosina intramuscular de hasta el 80 % en un período de 10 semanas[61].

El efecto ergogénico de la carnosina se debe a la capacidad amortiguadora de su anillo de histidina[29]. Dado que el pH de una célula muscular puede descender de su nivel de reposo de 7.1 a aproximadamente 6.4 con el ejercicio intenso[59], la histidina unida es un amortiguador eficaz contra la acumulación de iones H^+ y la consiguiente disminución del rendimiento.

La dosis ideal de β-alanina aún está por dilucidar y puede depender de las concentraciones intracelulares de carnosina de partida, así como de la masa corporal. Se ha constatado un aumento de la carnosina con dosis de solo 1.2 $g{\cdot}día^{-1}$, pero la mayoría de las investigaciones que han encontrado beneficios en el rendimiento han utilizado dosis de entre 4 $g{\cdot}día^{-1}$ y 6 $g{\cdot}día^{-1}$ repartidas a lo largo del día. Sin embargo, ningún estudio ha utilizado dosis superiores a 6.4 $g{\cdot}día^{-1}$.[29,67]

Un metaanálisis concluyó que la β-alanina mejora significativamente el rendimiento en ejercicios que duran entre 60 s y 240 s o entre 1 min y 4 min. En los estudios de este metaanálisis se utilizaron predominantemente pruebas de cicloergometría graduada y de carrera rápida en bicicleta repetida, y mostraron una mejora media del rendimiento en el tiempo del 3 %. Sin embargo, se han producido aumentos de la capacidad de ejercicio de hasta el 12 %. Las investigaciones examinadas en el metaanálisis no mostraron ningún efecto ergogénico significativo para el ejercicio que dura menos de 60 s[62].

En una investigación sobre los efectos de la suplementación con β-alanina en el rendimiento de los ejercicios de resistencia, los sujetos intentaron realizar 6 series de 12 repeticiones con el 70 % de su repetición máxima (1RM) en sentadilla antes y después de 4 semanas de suplementación con β-alanina. Los sujetos que ingirieron β-alanina aumentaron significativamente el número de repeticiones realizadas de 41.7 ± 8.5 a 51.3 ± 9.5, mientras que los sujetos de control no mostraron ningún aumento (41.7 ± 7.3 y 42.0 ± 4.1 repeticiones antes y después de la suplementación)[65]. El ejercicio de resistencia no ha mostrado ningún beneficio ergogénico, ya que la acidosis metabólica rara vez es un factor limitante del rendimiento. Aunque podría plantearse la hipótesis de que la suplementación podría mejorar la «patada» al final de algunas pruebas de resistencia.

En definitiva, debido a la capacidad de amortiguación de la β-alanina, es una ayuda ergogénica eficaz en las actividades anaeróbicas, pero tiene poco o ningún valor en las actividades aeróbicas.

Revisión rápida

- El óxido nítrico (NO) es una molécula de señalización que afecta numerosos procesos fisiológicos, como la vasodilatación, la regulación del flujo sanguíneo, la respiración mitocondrial y la contractilidad muscular, y que parece mediar en el aumento del rendimiento en el ejercicio de resistencia y en el ejercicio de esprint repetido.
- El bicarbonato de sodio actúa como un amortiguador y puede dar lugar a pequeños, pero significativos, aumentos en el rendimiento.
- La carga de fosfato actúa como un amortiguador, pero no parece tener ningún efecto sobre la capacidad de realizar una actividad de alta intensidad.
- La β-alanina actúa como un amortiguador y puede mejorar el rendimiento en actividades deportivas que duran entre 1 min y 4 min.

HORMONAS

Las hormonas se producen de forma natural en el organismo. Algunas afectan la síntesis de proteínas musculares y la utilización de sustratos metabólicos, lo que puede dar lugar a un aumento de la masa muscular, el cual puede traducirse en un aumento de la fuerza máxima. Esto hace que algunas hormonas sean atractivas como posibles ayudas ergogénicas en el deporte. La ingestión de hormonas también se utiliza para controlar el ciclo menstrual, lo que también podría afectar el rendimiento físico.

El modo en que las hormonas ejercen su influencia en la función corporal ya se ha tratado anteriormente (*v.* cap. 8) y no se tratará aquí de forma exhaustiva. Los posibles efectos sobre el rendimiento físico de las hormonas más utilizadas en el deporte se analizan en la siguiente sección (cuadro 17-2).

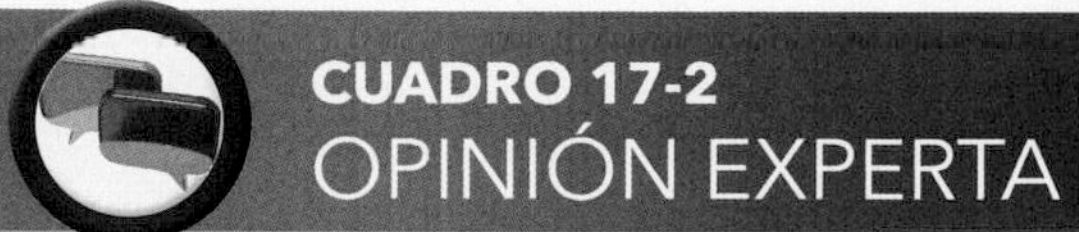

CUADRO 17-2
OPINIÓN EXPERTA

Uso de compuestos anabólicos relacionados con los esteroides y la hormona del crecimiento en el ámbito deportivo

Nicholas A. Ratamess, PhD, FNSCA, CSCS*D
Professor
Department of Health and Exercise Science
The College of New Jersey
Ewing, New Jersey

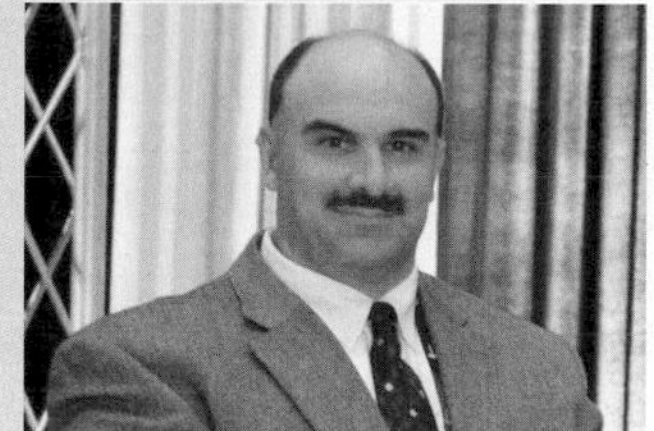

Muchos deportistas han utilizado esteroides anabolizantes-androgénicos (EAA), compuestos de testosterona (CT) y drogas de diseño, prohormonas/esteroides, y moduladores selectivos de los receptores de andrógenos en diversas formas para mejorar el rendimiento[1,3,6]. Aunque se trata de sustancias prohibidas, un gran número de deportistas las siguen utilizando ilegalmente y abusan de ellas[1,5]. Históricamente, los deportistas de fuerza y potencia eran los consumidores predominantes de estas drogas[1]. Sin embargo, su uso se ha extendido a medida que las prácticas de entrenamiento de fuerza y acondicionamiento han evolucionado; se sabe que los deportistas de la mayoría de los deportes experimentan con estas sustancias anabólicas.

Los EAA son derivados sintéticos de la testosterona, mientras que los CT incluyen variaciones de la hormona para prolongar la vida media, la cinética sistémica y la potencia. La testosterona se presenta en varias preparaciones, como inyectables, cremas, orales, geles, transdermales e implantes. Las prohormonas/esteroides son precursores de la síntesis de testosterona u otros esteroides. Aunque la mayoría de las prohormonas/esteroides están ahora prohibidos y su venta sin receta es ilegal (p. ej., androstenediol, androstenediona y compuestos relacionados), han aparecido otros suplementos, y esta tendencia probablemente continuará dada la naturaleza popular de los andrógenos.

Los efectos androgénicos están relacionados con el papel de la testosterona en el desarrollo de los caracteres sexuales secundarios y del sistema reproductor. Sin embargo, muchos deportistas intentan reducir estos efectos con el uso de esteroides modificados químicamente, que reducen los efectos androgénicos, esteroides inyectables u otras drogas. Los esteroides anabólicos tienen muchas propiedades ergogénicas y aumentan lo siguiente: (1) hipertrofia muscular, resistencia, potencia y fuerza; (2) lipólisis; (3) masa del tejido cardíaco; (4) capacidad de recuperación entre entrenamientos; (5) densidad mineral ósea; (6) almacenamiento de glucógeno; (7) impulso neural y mielinización; (8) eritropoyesis; (9) tolerancia al dolor; y (10) agresividad[1]. Sin embargo, algunos posibles efectos secundarios incluyen[1,2,6]: alteraciones del sistema reproductivo, ginecomastia, acné, pérdida de cabello, retención de líquidos, aumento de la libido, aumento de la presión arterial y de las LDL, reducción de las HDL, depresión, cambios de humor, daños/anomalías en los órganos, debilitamiento del tejido conectivo, comportamiento agresivo y violento, mayores concentraciones de estrógeno, engrosamiento de la voz y anomalías cardiovasculares.

Las pruebas de detección de EAA se realizan mediante análisis de orina, por medio de cromatografía de gases y líquidos-espectrometría de masas y espectrometría de masas de alta resolución. La presencia de metabolitos de los EAA en la orina indican que no se ha superado la prueba. Para la detección del consumo de testosterona, la relación entre la testosterona encontrada en la orina y su metabolito epitestosterona (relación T:E) es un marcador común. Una proporción de >4:1 (la proporción media es de 1:1) indica dopaje con un CT. Se sabe que los deportistas «superan» los controles antidopaje mediante varias técnicas, como la dilución del volumen de orina, la contaminación de las muestras de orina, el uso de sustancias enmascaradoras, la reducción gradual del consumo de EAA o su interrupción cuando se conoce la fecha del control, el uso de esteroides con tiempos de detección más cortos, la administración de epitestosterona para equilibrar la relación T:E, y la sustitución de la muestra de orina por otra. Aunque no está documentado, parece que muchos deportistas conocen bien estas prácticas que, sin duda, han dado lugar a un número muy bajo de pruebas positivas[4,5].

Bibliografía

1. Hoffman JR, Kraemer WJ, Bhasin S, et al. Position stand on androgen and human growth hormone use. *J Strength Cond Res.* 2009;23(5 suppl): S1–S59.
2. Hoffman JR, Ratamess NA. Medical issues of anabolic steroids: are they over-exaggerated? *J Sports Sci Med.* 2006;5:182–193.
3. Kraemer WJ, Dunn-Lewis C, Comstock BA, et al. Growth hormone, exercise, and athletic performance: a continued evolution of complexity. *Curr Sports Med Rep.* 2010;9(4):242–252.
4. Parkinson AB, Evans NA. Anabolic androgenic steroids: a survey of 500 users. *Med Sci Sports Exerc.* 2006;38:644–651.
5. Perry PJ, Lund BC, Deninger MJ, et al. Anabolic steroid use in weightlifters and bodybuilders: an internet survey of drug utilization. *Clin J Sport Med.* 2005;15:326–330.
6. Ratamess NA. *Coaches Guide to Performance-Enhancing Supplements.* Monterey, CA: Coaches Choice Books, 2006.

ESTEROIDES

La National Strength and Conditioning Association publicó una revisión exhaustiva con su posición respecto al uso de los esteroides anabolizantes y de la hormona del crecimiento (GH)[66]. La testosterona tiene propiedades tanto androgénicas (características sexuales secundarias) como anabólicas (para construir o promover el crecimiento). La mayoría de las formas sintéticas de esteroides de las que abusan los deportistas son formas de la hormona masculina testosterona (Fig. 17-2). Debido a las muchas variaciones de la testosterona disponibles en la actualidad, el término que se utiliza ahora es uso o abuso de andrógenos (cuadro 17-3). Un andrógeno es una sustancia que estimula o controla las características sexuales masculinas. Como se analiza en detalle en el capítulo 8, la testosterona es la hormona principal en los hombres que estimula las características sexuales secundarias durante la pubertad y señaliza los efectos anabólicos con el entrenamiento del ejercicio. La testosterona estimula los efectos anabólicos a través del receptor de andrógenos en un elemento regulador del ADN de la célula. Las concentraciones de testosterona son de 20 a 30 veces menores en las mujeres que en los hombres. Aunque sigue siendo muy eficaz y utiliza los mismos mecanismos, la menor concentración hace que su papel en las mujeres sea menos pronunciado. La baja concentración en ellas es una de las razones por las que las mujeres que entrenan de forma natural (p. ej., sin usar esteroides) no tienen que preocuparse por conseguir músculos considerablemente grandes. Sin embargo, por el contrario, el hecho de tener concentraciones tan bajas en el cuerpo hace que el uso de andrógenos sintéticos en mujeres sea extremadamente efectivo, ya que produce cambios en muchos tejidos del cuerpo que pueden ser irreversibles (p. ej., características sexuales secundarias). Así pues, el uso de andrógenos en las mujeres puede tener graves consecuencias.

Claramente, el uso de andrógenos sintéticos con un programa de entrenamiento de resistencia mejora drásticamente la fuerza, la potencia y el tamaño muscular. Además, ayuda a mejorar la recuperación del ejercicio y el estrés de la competición. La combinación

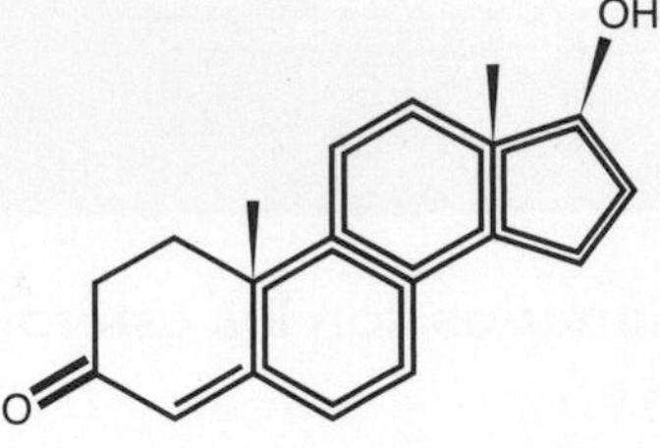

Testosterona

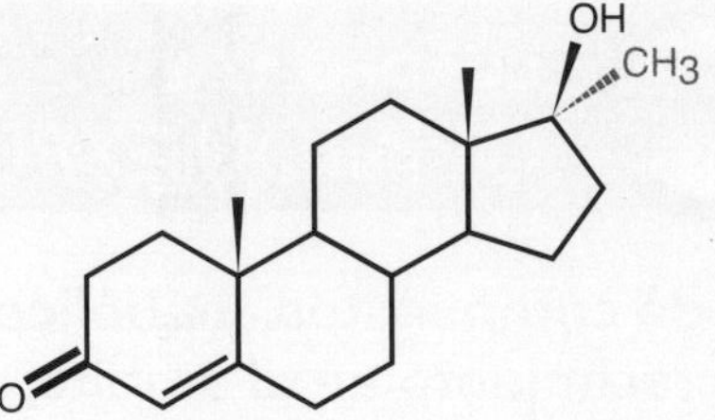

Metiltestosterona

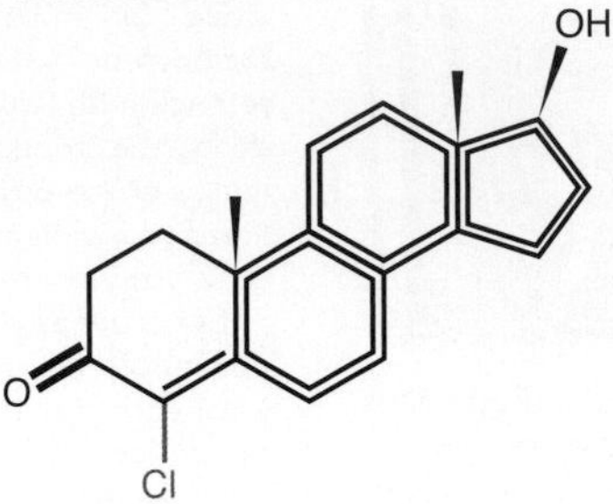

Clostebol

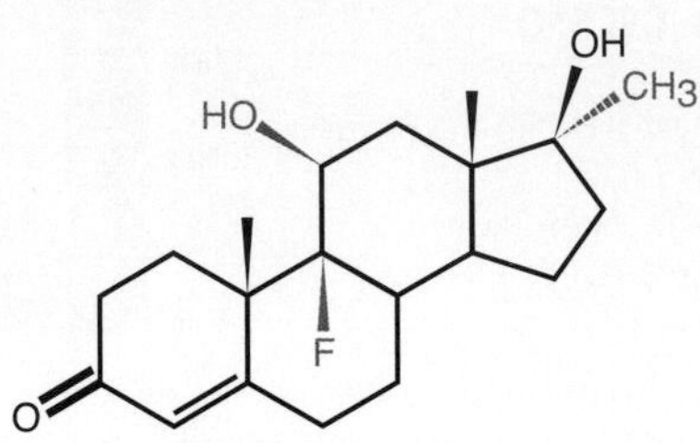

Fluoximesterona

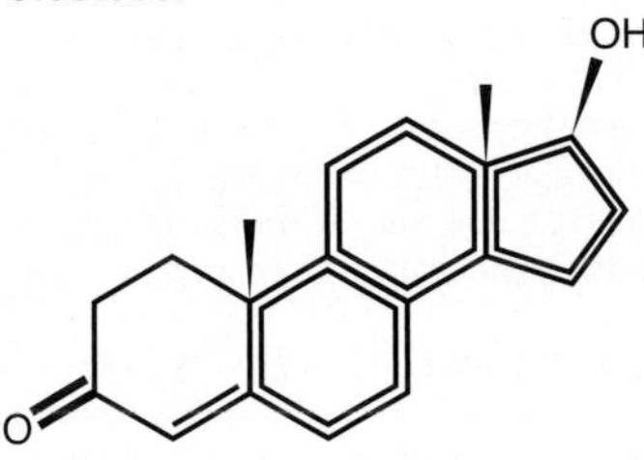

Nandrolona

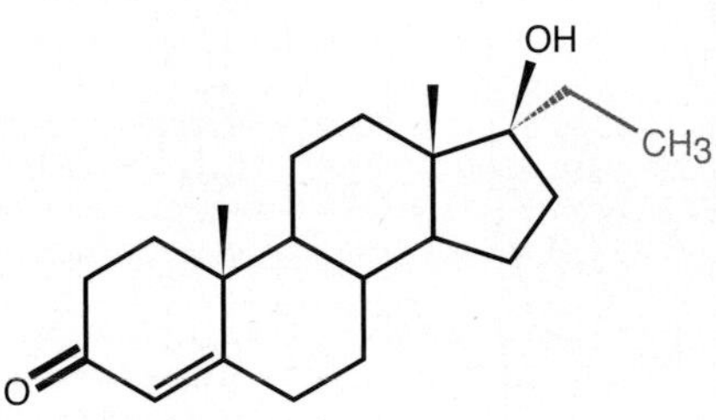

Noretandrolona

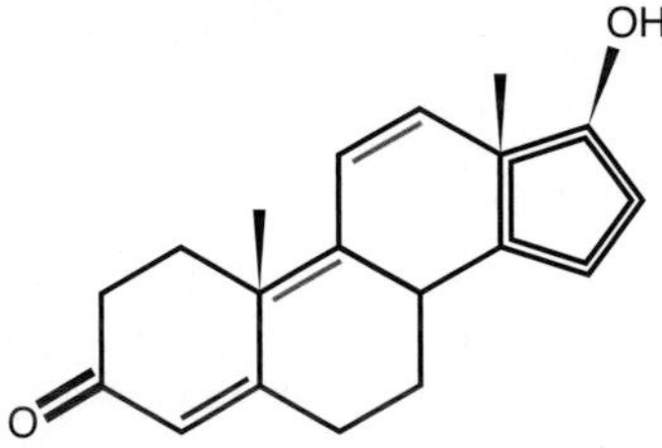

Trenbolona

OH
Cl
H
N
CH3
CH3
CH3
H_2N

Clenbuterol

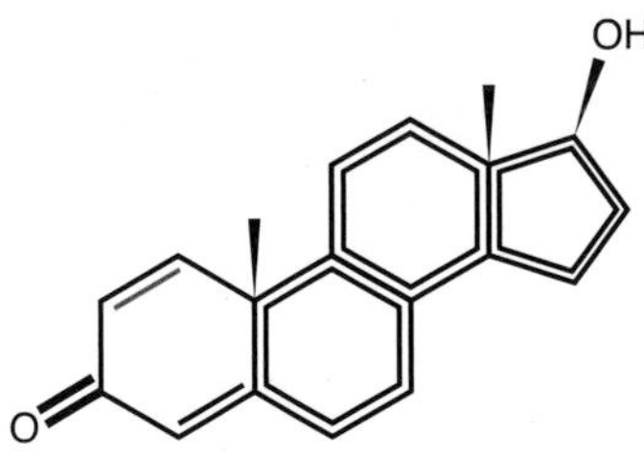

Boldenona

OH
CH3
N
N
H

Estanozolol

OH
CH3
O

Metandienona

OH
H
N
HO
CH3
CH3
CH3
HO

Salbutamol

FIGURA 17-2. La hormona sexual masculina testosterona (esquina superior izquierda) se ha modificado de muchas maneras. Las modificaciones suelen mantener la estructura de anillo básica de la testosterona y simulan sus acciones fisiológicas.

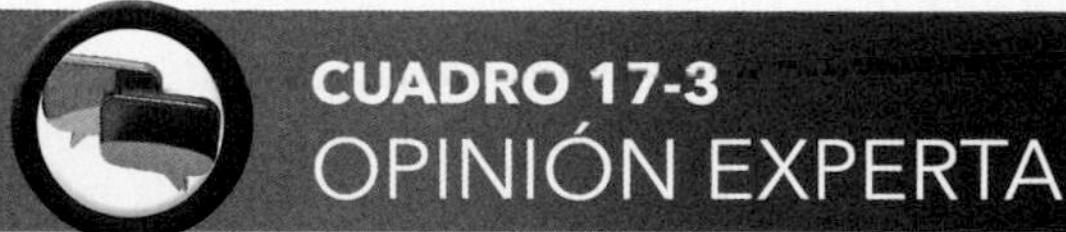

CUADRO 17-3
OPINIÓN EXPERTA

Visión clínica de la epidemia de esteroides anabólicos

Thomas O'Connor, MD
Testosteronology, LLC
Essex, CT
Certified American Board of Internal Medicine
Clinical Instructor of Medicine
University of Connecticut School of Medicine
Farmington, CT

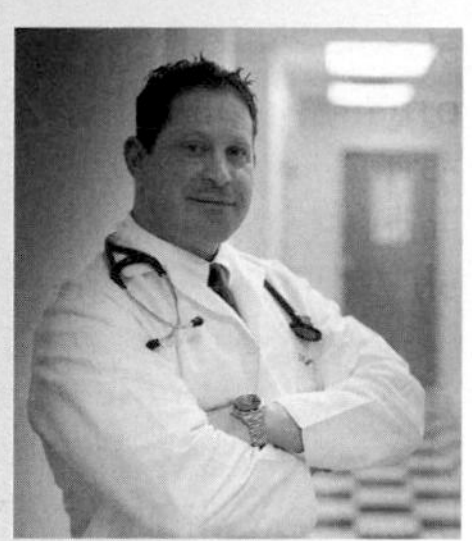

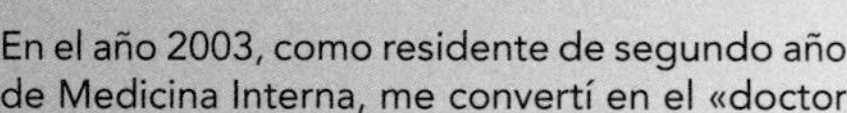

En el año 2003, como residente de segundo año de Medicina Interna, me convertí en el «doctor anabólico». Desde entonces, he centrado mi carrera médica en la comprensión de por qué y qué sucede con las personas que usan esteroides anabólicos/androgénicos (EAA). Estoy asombrado por el poder de los EAA y espero que algunos de ustedes sigan mis pasos. La incidencia del uso de EAA sigue aumentando. Cada vez son más los jóvenes que utilizan EAA y otras drogas para mejorar el rendimiento (DPMR), sin ser conscientes de las posibles consecuencias para la salud. Es bien sabido que los EAA y otras DPMR son los aceleradores necesarios para la construcción extrema de músculo. Sin embargo, el 70 % de los muchos millones de hombres y mujeres promedio en todo el mundo que usan estas drogas lo hacen por razones cosméticas, además de construir músculo o resistencia. Sean cuales sean sus objetivos, todos los usuarios comparten tanto los riesgos como los beneficios de estas drogas. Los resultados individuales dependerán de los factores específicos del usuario como el sexo; los tipos y cantidades de sustancias legales e ilegales utilizadas; las formas en que se toman; y, por supuesto, la genética y otras características individuales de la salud de cada uno.

Además de sus propiedades anabólicas y de construcción muscular, los EAA también son androgénicos, es decir, se convierten directamente en otros potentes metabolitos hormonales, lo que puede alterar los sistemas de todo el organismo en los que se encuentran los receptores de andrógenos, como el sistema nervioso central, el sistema cardiovascular, el sistema reproductivo, aromatización hormonal a estrógenos, lípidos y los sistemas (huesos/articulaciones). Entre las enfermedades graves, y a veces irreversibles, bien descritas se encuentran: hipogonadismo inducido por esteroides anabólicos, cardiopatía coronaria prematura, insuficiencia cardíaca congestiva prematura (comúnmente causada por una hipertrofia acelerada del ventrículo izquierdo que se encuentra en muchos de los que usan EAA, tanto aficionados como profesionales), hipercoagulabilidad (coágulos de sangre) en las venas o en las arterias (que causan embolias pulmonares), cardiomiopatía endotelial, cardiopatía secundaria a una combinación a largo plazo, hipertensión no controlada, anomalías en los lípidos LDL/HDL, apnea obstructiva del sueño, policitemia (sobreproducción de eritrocitos), «sobrecarga de hierro» que puede conducir a cardiopatías, derrames cerebrales, daño hepático y, paradójicamente, insuficiencia testicular. Otro efecto secundario común de los EAA es la ginecomastia, caracterizada por pechos hinchados y sensibles que pueden causar cicatrices permanentes que requieren cirugía. A estos efectos sistémicos hay que añadir los efectos sobre el sistema nervioso central que conlleva el singular potencial adictivo de estas drogas. A pesar de la ausencia de un «subidón», entre el 15 % y el 30 % de los consumidores quedan atrapados en un ciclo de consumo y reutilización debido a la gravedad de los síntomas de abstinencia. Todavía no se ha establecido de forma fehaciente la relación entre la «rabia de los esteroides» y el consumo de EAA. Sin embargo, la carga emocional parece ser un efecto en algunos hombres.

La profesión médica ha tardado en reconocer la magnitud de la cantidad de personas que usan EAA y su sufrimiento. ¡Se cree que hasta el 5 % de la población mundial ha probado EAA/ DPMR! Además del efecto casi universal de estos agentes en el cuerpo, el problema médico más importante que afecta a los hombres que usan EAA y la razón por la que muchos de ellos no pueden dejar de usarlos es el hipogonadismo inducido por los esteroides anabólicos. Se trata de una forma única de deficiencia de andrógenos que denota el cierre del sistema hipotálamo/testicular (HPT), caracterizado por una baja libido, disfunción eréctil y estado de ánimo deprimido. Esto es lo que trato cada día en mi clínica. El tratamiento de las personas que consumen o han consumido EAA requiere de profesionales de la salud que conozcan cómo estas drogas afectan los sistemas del cuerpo. Actualmente, pocos profesionales de la salud entienden cómo tratar a un hombre con EAA, a pesar de que hay suficientes estudios basados en la evidencia. Negar o retrasar el tratamiento deja el cuerpo muy abierto al colapso hormonal caracterizado por cualquier cosa, desde hipogonadismo inducido por los esteroides anabólicos hasta cierre testicular permanente e hipogonadismo (secundario) irreversible. El tratamiento debe continuar hasta que los síntomas se reviertan. No disponemos de regímenes médicos seguros para el abandono del hábito, de modo que hay que buscar formas de educar a los usuarios potenciales de EAA sobre lo que puede suceder si los consumen, incluso una sola vez. Por favor, acompáñeme en mi viaje para proporcionar un consejo ético y médicamente sólido.

Lectura adicional

O'Connor, T. America on Steroids: A Time to Heal. 1st Edition, Google Books, 2018.

de beneficios es bien conocida por los entrenadores y deportistas y ha hecho que el uso de estas sustancias sea muy tentador durante muchos años[66]. Los riesgos no relacionados con la salud del uso de andrógenos son bien conocidos e incluyen la prohibición de competir durante un período determinado, la prohibición de por vida y la pérdida del estatus de ídolo/a en sus deportes (p. ej., la pérdida de nominaciones al salón de la fama estadunidense, la retirada de medallas y títulos, la pérdida de ingresos por patrocinios, etc.). Sin embargo, siguen apareciendo nuevos andrógenos de diseño, como la tetrahidrogestrinona (TGH), que no dan positivo en las pruebas de sustancias de uso común y que no son descubiertos por las agencias que realizan pruebas de detección de sustancias avanzadas hasta después de que algunos deportistas ya los hayan utilizado. Además, también continúa la búsqueda de nuevas formas de evitar la detección de los anabolizantes en los controles antidopaje. Por tanto, la lucha contra el uso de este tipo de sustancias ilegales en el deporte sigue siendo un reto para los organismos que administran el deporte.

Se han observado muchos efectos secundarios de los diferentes tipos de andrógenos, todos ellos relacionados con el tipo de andrógeno sintético del que se abusa[66]. El National Institute of Drug Abuse ha documentado algunos de los principales efectos negativos del uso de andrógenos sintéticos:

- El abuso de esteroides puede provocar problemas de salud graves e incluso irreversibles. Algunos de los más peligrosos son daño hepático, ictericia (pigmentación amarillenta de la piel, los tejidos y los líquidos corporales), retención de líquidos, hipertensión arterial, aumento del colesterol de lipoproteínas de baja densidad (LDL-C) y disminución del colesterol de lipoproteínas de alta densidad (HDL-C). Otros efectos notificados son insuficiencia renal, acné grave y temblores musculares. Además, existen algunos efectos adversos específicos por sexo y edad:
  - Hombres: reducción de los testículos, disminución del número de espermatozoides, esterilidad, calvicie, desarrollo de mamas, mayor riesgo de cáncer de próstata.

  - Mujeres: crecimiento del vello facial, calvicie masculina, cambios en el ciclo menstrual o cese del mismo, agrandamiento del clítoris, voz más grave.
  - Adolescentes: retraso del crecimiento debido a la maduración prematura del esqueleto y a los cambios acelerados de la pubertad; los adolescentes corren el riesgo de no alcanzar la estatura esperada si toman esteroides anabolizantes antes del «estirón» de la adolescencia.
- Además, las personas que se inyectan esteroides anabolizantes corren el riesgo añadido de contraer o transmitir cualquier agente patógeno de transmisión sanguínea, incluido el VIH/síndrome de inmunodeficiencia adquirida (sida) o la hepatitis, que provoca graves daños en el hígado.

HORMONA DEL CRECIMIENTO HUMANO

La hormona del crecimiento (GH) o somatotropina, a menudo llamada hormona del crecimiento humana recombinante (GHhr) cuando se habla de ella como suplemento, ha recibido mucha atención en el deporte durante los últimos años[68]. Con el aumento de la sofisticación de las pruebas para el uso de andrógenos sintéticos, la GHhr se convirtió en una sustancia de elección entre algunos deportistas en el intento de evitar el positivo en las pruebas y obtener algunos de los beneficios de una sustancia anabólica. Sin embargo, en la actualidad se ha desarrollado una prueba para el uso de la GH que ha sido utilizada por los organismos deportivos (*v.* cap. 8). Muchos entrenadores y deportistas no saben que la GHhr solo puede administrarse mediante una inyección y que debe mantenerse en frío o se degradará, lo que la hará ineficaz. Su función fisiológica es el crecimiento óseo lineal en la infancia mediante acciones en la epífisis (placas de crecimiento) y la diferenciación de los osteoblastos, así como la promoción del metabolismo anabólico (construcción de tejidos), lo que resulta en una composición corporal alterada. Las acciones de la GH incluyen la síntesis y la liberación hepática y local de su principal mediador, el factor de crecimiento similar a la insulina 1 (IGF-1). La GH comparte algunas de sus funciones con el IGF-1, lo que significa que el efecto directo de la GH y/o la producción local de IGF-1 son ambos necesarios para un crecimiento óptimo. Como se analizó en el capítulo 8, la GH es una familia de polipéptidos y no una sola hormona. Sin embargo, la forma de 22-kD, 191-aminoácidos es lo que se produce por el ADN y es lo que las compañías farmacéuticas hacen y modifican para uso clínico. Muchas de las acciones de la GH pueden atribuirse a una variante de la GH o a un agregado de la GH con proteínas de unión, lo que hace que una prueba para el uso de la GH sea un reto desde una perspectiva analítica y legal. Sin embargo, como se señala en el capítulo 8, la World Anti-Doping Agency ha implementado una nueva prueba para el dopaje con GH que se ha utilizado para detectar el uso de GH en el deporte[79].

Con dosis convencionales, se ha constatado que la GHhr no parece ser una sustancia anabólica eficaz para los jóvenes ni una sustancia antienvejecimiento en adultos mayores, lo que hace que su uso como ayuda ergogénica sea sospechoso[87,88]. Sin embargo, un estudio realizado por Graham y cols.[54] sí mostró mejoras a corto plazo en la producción de fuerza muscular y en el metabolismo de las proteínas con un uso agudo de 6 días en personas sin entrenamiento. Un estudio de Meinhardt y cols.[94] examinó la suplementación con GHhr (2 mg·día^{-1} inyectada por vía subcutánea) durante 6 semanas en hombres y mujeres. En otro estudio, esos mismos autores, utilizando solo sujetos masculinos, examinaron los efectos de la GH o de la testosterona (250 mg·semana^{-1} inyectados por vía intramuscular) o de tratamientos combinados. Los autores afirmaron: «En primer lugar, la masa celular corporal basal se correlacionó con todas las medidas de rendimiento físico. En segundo lugar, la GH redujo significativamente la masa grasa, aumentó la masa corporal magra a través de un aumento del agua extracelular y aumentó la masa celular corporal cuando se administró con testosterona. En tercer lugar, la GH condujo a mejoras estadísticamente significativas de la capacidad de carrera rápida que no se mantuvieron después de un período de lavado (reposo) de 6 semanas en un grupo de hombres y mujeres, y las mejoras fueron mayores cuando la GH fue coadministrada con testosterona a los hombres. Por último, los cambios en la masa celular corporal no se correlacionaron con la mejora en la capacidad de carrera rápida, excepto cuando la GH se coadministró con testosterona». El grado de uso y las dosis de GHhr utilizadas en el deporte son difíciles de determinar[79]. Los beneficios son todavía equívocos y puede que los riesgos asociados a los efectos secundarios que acompañan a su uso no merezcan la pena, especialmente porque su verdadero impacto viene con el uso concurrente de testosterona. Los efectos secundarios, especialmente de las dosis altas de GHhr, incluyen los siguientes:

- ***Acromegalia***: enfermedad de crecimiento óseo anómalo y gigantismo. Curiosamente, muchos culturistas requieren cirugía plástica para corregir algunos de los cambios anatómicos, especialmente las mujeres (p. ej., procedimientos de orejas y nariz). Los efectos secundarios relacionados con esta enfermedad son los siguientes:
  - Piel áspera, grasa y gruesa
  - Sudoración extrema y olor corporal
  - Pequeñas excrecencias de tejido cutáneo (papilomas cutáneos)
  - Agotamiento y debilidad muscular
  - Voz más profunda y ronca debido al agrandamiento de las cuerdas vocales y los senos paranasales
  - Ronquidos intensos debido a la obstrucción de las vías respiratorias superiores
  - Disminución de la visión, dolores de cabeza
  - Lengua hinchada
  - Dolor y limitación de la movilidad articular
  - Irregularidades del ciclo menstrual en las mujeres
  - Agrandamiento de hígado, corazón, riñones, bazo y otros órganos
  - Aumento del tamaño del pecho (tórax en tonel)
- ***Hipoglucemia***: baja concentración de glucosa en sangre. Algunas personas con hipoglucemia tienen demasiada insulina, lo que provoca la entrada de glucosa en las células. La GH estimula la liberación de insulina desde el páncreas, y la insulina media las concentraciones bajas de glucosa en sangre mediante la estimulación de su entrada en las células.
- ***Distensión del vientre*** debido al crecimiento de los órganos internos.
- ***Síndrome del túnel carpiano***: pinzamiento del nervio en la muñeca, que provoca dolor, originado por el crecimiento óseo inducido.
- ***Dolor articular***: puede producirse debido a las acciones promotoras del crecimiento en el tejido conectivo de las articulaciones.

INSULINA

Como se ha comentado en el capítulo 8, la insulina es importante para el reemplazo hormonal en pacientes cuyo páncreas no puede producir insulina (diabetes de tipo 1) o son resistentes a la insulina (diabetes de tipo 2). Los deportistas utilizan este fármaco en un intento de mejorar la composición corporal o el rendimiento con base en sus propiedades promotoras del crecimiento como hormona natural secretada en respuesta a las comidas y al ejercicio. La función principal de la hormona es el control riguroso de la glucosa en sangre. En esta función cuenta con la ayuda de su hormona antagonista, el glucagón. Sin embargo, también se ha considerado como un fármaco anabólico, con pocos datos que apoyen su uso para este fin. Sus efectos mediadores para la síntesis de proteínas en las células se deben a sistemas de señalización mediados por receptores para estimular la síntesis de proteínas, así como la captación de glucosa. La eficacia de esta hormona como fármaco sigue sin estar clara debido a su enorme efecto sobre el metabolismo de la glucosa y a su redundancia con otras hormonas anabólicas, que no están tan íntimamente reguladas. Los efectos secundarios pueden ser graves, como hipoglucemia a largo plazo, muerte por choque insulínico y daño cerebral.

FACTORES DE CRECIMIENTO SIMILARES A LA INSULINA

Al igual que la GH, se ha pensado que el IGF-1 es una ayuda ergogénica basada en su conocido papel en el anabolismo del tejido muscular[10]. Como se señaló en el capítulo 8, sus múltiples funciones en varios tejidos objetivo hacen que los efectos secundarios puedan ser muy peligrosos (p. ej., cánceres). Debido a su relación con la GH, con la suplementación de IGF-1 se compromete la liberación y la función normal de la GH[51]. Actualmente, hay pocos o ningún dato experimental para evaluar la eficacia de los suplementos de IGF-1 en el deporte.

ANTICONCEPTIVOS ORALES

El uso de anticonceptivos orales (ACO) es cada vez más popular entre mujeres deportistas, y actualmente se estima que su uso es tan común entre las deportistas como entre la población general[15]. En gran parte, esta fama se atribuye al perfeccionamiento de las dosis y los tipos de estrógenos y progesteronas exógenas (progestágenos) utilizados. En general, las dosis utilizadas hoy en día son mucho menores que las que se utilizaban al principio, por lo que los efectos secundarios son igualmente menos pronunciados. Según las dosis de esteroides sexuales que contengan, así como el momento en que se produzcan los picos de dosis, los ACO pueden clasificarse, a grandes rasgos, en tres categorías: monofásicos, bifásicos y trifásicos. De los tres, los monofásicos y los trifásicos son, con diferencia, los más recetados en la actualidad. Los **ACO monofásicos** están formulados para mantener constantes las concentraciones de estrógeno y progestágeno a lo largo del ciclo menstrual de 28 días. En cambio, los **ACO trifásicos** dispensan tres dosis diferentes de estrógeno, y normalmente de progestágeno, a lo largo del ciclo de 28 días. Como resultado, las concentraciones circulantes de estas hormonas esteroides varían durante un intervalo de 4 semanas. Debido a que las mujeres pueden responder de forma muy diferente a tipos específicos de ACO, y a que existen variaciones de ACO tanto monofásicos como trifásicos, es difícil alcanzar conclusiones amplias y generales sobre el impacto de los ACO en el rendimiento deportivo.

Una de las principales preocupaciones de las mujeres que toman ACO es que estos puedan provocar retención de líquidos y, por tanto, aumento de peso. De hecho, los informes de sensación de hinchazón son comunes entre las deportistas y las no deportistas, con independencia de si toman ACO monofásicos o trifásicos. A pesar de la consistencia de las afirmaciones sobre la sensación de hinchazón, la investigación indica que el estado de entrenamiento puede determinar si realmente se produce un aumento de peso. Específicamente, la limitada evidencia disponible sugiere que las mujeres entrenadas pueden experimentar un aumento de peso significativo de hasta 2 kg en el transcurso de 6 meses, mientras que las mujeres no entrenadas no muestran ninguna alteración en el peso corporal[101]. Además, los cambios en la composición corporal pueden acompañar al uso de ACO. En particular, los ACO trifásicos se han asociado con un mayor porcentaje de grasa corporal si se toman durante al menos 4 meses[30,85]. Este aumento de la masa grasa, que suele ser del 3 % al 10 %, puede ser problemático en los deportes en los que una masa corporal y una grasa mínimas dan lugar a un mayor rendimiento, como las carreras de fondo y la gimnasia.

Dado que se sabe que incluso la progesterona endógena influye en la regulación de la temperatura central, no es sorprendente que su análogo sintético, el progestágeno, que se utiliza en los ACO, también influya en la temperatura interna de las mujeres que los toman. De hecho, cuando las concentraciones de progestágeno son más altas durante el ciclo de 28 días de la prescripción de ACO, la temperatura central también alcanza su máximo. Esto es más evidente cuando se utilizan ACO trifásicos, en los que las dosis de progestágeno varían a lo largo de un intervalo de 28 días, mientras que en los ACO monofásicos, la dosis de progestágeno permanece inalterada, por lo que también lo hace la temperatura, pero en valores más altos que los de los controles a los que no se les prescribió ACO. En los deportes en los que una termorregulación adecuada es esencial para un rendimiento óptimo, como la carrera de fondo o el fútbol, el aumento de la temperatura central inducido por los ACO puede tener efectos perjudiciales. Sin embargo, algunas investigaciones parecen contradecir esta suposición. Armstrong y cols.[3] descubrieron que las mujeres que tomaban ACO se adaptaban al estrés del entrenamiento de resistencia y a la aclimatación al calor tan bien como las mujeres que no los tomaban.

Además de la regulación de la temperatura, otra área en la que los ACO parecen ejercer una influencia sustancial es la utilización de sustratos. Tanto en reposo como durante el ejercicio, las mujeres entrenadas y no entrenadas que toman ACO muestran una mayor dependencia de los lípidos para la producción de ATP y, como resultado, un efecto de ahorro de glucógeno[21,93]. Por supuesto, este efecto ahorrador de glucógeno sería beneficioso en pruebas de larga duración como el maratón. Sin embargo, este beneficio aún no se ha confirmado científicamente.

En las mujeres que toman ACO monofásicos, en quienes el estado endocrino de los esteroides sexuales se mantiene constante a lo largo del ciclo de 28 días, la investigación ha arrojado resultados contradictorios respecto al efecto de los ACO sobre el $\dot{V}O_{2máx}$. Aunque en un estudio en el que se examinó la capacidad aeróbica máxima durante 6 meses se documentó una disminución significativa del $\dot{V}O_{2máx}$ de aproximadamente el 8 %[101], en otro estudio en el que se examinaron los efectos a corto plazo (3 semanas) de los ACO monofásicos no se identificó ningún cambio en la capacidad aeróbica[89]. Además de las diferencias en la duración del uso de ACO, también es importante señalar que las mujeres que experimentaron una disminución de la capacidad aeróbica eran físicamente activas, mientras que las que no lo hicieron no estaban entrenadas.

A diferencia de la falta de pruebas con los ACO monofásicos, el impacto de los ACO trifásicos en la capacidad aeróbica máxima es bastante claro. En las investigaciones se ha constatado sistemáticamente que las mujeres que toman ACO trifásicos presentan disminuciones significativas en $\dot{V}O_{2máx}$[30]. En el transcurso de dos ciclos completos de ACO, la disminución de la capacidad aeróbica máxima fue de aproximadamente el 5 %, pero después de seis ciclos, se encontró que era de aproximadamente el 15 %. En este punto, los datos sugieren que los ACO monofásicos serían más adecuados para las deportistas de resistencia.

Aunque los ACO monofásicos no parecen influir en el rendimiento anaeróbico, hay cierta evidencia de que, cuando se utilizan las fórmulas trifásicas, el ejercicio a corto plazo y sin descanso es más impresionante durante el ciclo de 28 días, cuando los niveles de estrógenos y progestágenos están en su punto más bajo[110]. Se ha sugerido que estas mejoras en el rendimiento anaeróbico están relacionadas con una mejor capacidad de amortiguación y, por tanto, con la regulación del pH en los músculos que se contraen.

A diferencia de lo que ocurre con el rendimiento anaeróbico, la bibliografía relativa a la interacción entre la fuerza muscular y los ACO es coherente. Ni los ACO monofásicos ni los trifásicos alteran la producción de fuerza máxima de los músculos[99]. Esto aplica tanto en las deportistas como en las mujeres no entrenadas.

Debido a las numerosas variaciones de los ACO, es difícil alcanzar conclusiones firmes sobre su influencia en el rendimiento deportivo. Los resultados más consistentes parecen ser los siguientes:

- La fuerza no es sensible a las fluctuaciones del estado hormonal provocadas por los ACO.
- El rendimiento anaeróbico puede variar a lo largo del ciclo de 28 días de los ACO trifásicos (pero no monofásicos), de manera que el rendimiento alcanza su punto máximo cuando los esteroides sexuales están en su punto más bajo.
- La aptitud aeróbica disminuye con el uso de ACO trifásicos.

Revisión rápida

- El uso de testosterona junto con un programa de entrenamiento de resistencia puede aumentar la fuerza, la potencia y el tamaño de los músculos, pero puede tener efectos secundarios graves.
- Basado en datos limitados, la hormona del crecimiento humana recombinante (GHhr) puede tener algunas acciones anabólicas eficaces para los deportistas, pero tiene efectos secundarios graves.
- Se dispone de pocos datos que respalden el uso de la insulina y los factores de crecimiento similar a la insulina (IGF) como fármacos anabólicos.
- Las numerosas variaciones de las píldoras anticonceptivas orales dificultan la obtención de conclusiones sobre el rendimiento físico. Sin embargo, se han observado los siguientes resultados:
  - Las variaciones hormonales provocadas por los ACO durante el ciclo menstrual no parecen afectar la fuerza.
  - Los ACO trifásicos pueden afectar el rendimiento anaeróbico; el máximo rendimiento se alcanza cuando los esteroides sexuales están en su punto más bajo.
  - La capacidad aeróbica disminuye con el uso de ACO trifásico

PROHORMONAS

En las vías biosintéticas naturales del propio organismo que conducen a la producción de testosterona (que tiene potentes efectos de construcción muscular) hay productos intermedios. Cada producto o sustancia intermedia se denomina **prohormona**. Debido a que estos precursores de esteroides que se producen de forma natural acaban siendo convertidos por varias enzimas en testosterona, muchos deportistas toman prohormonas producidas sintéticamente bajo el supuesto de que, una vez introducidas en el cuerpo, entrarán adecuadamente en las vías de los esteroides, lo que llevará a un aumento de la secreción endógena de testosterona. Hasta 2005, estas sustancias podían adquirirse sin receta en los centros de nutrición como suplementos dietéticos legales. En 2005, no obstante, la Food and Drug Administration (FDA) de Estados Unidos incluyó las prohormonas más utilizadas en su lista de sustancias controladas, y ahora solo pueden venderse con receta médica.

DHEA

El precursor de la testosterona, la **deshidroepiandrosterona (DHEA)**, se produce de forma natural en el organismo, principalmente en las glándulas suprarrenales, y es un importante intermediario en la vía que conduce a la testosterona. En consecuencia, la DHEA se ha comercializado como una ayuda ergogénica eficaz que permite aumentar la masa muscular y la fuerza. Aunque, en teoría, parecería que la introducción de DHEA sintetizada artificialmente actuaría, en efecto, para mejorar las concentraciones endógenas de testosterona y, por tanto, para promover los efectos anabólicos (de construcción muscular), la evidencia no ha podido apoyar esta conjetura.

De hecho, en varios estudios se ha constatado que no hay cambios en la testosterona circulante, aunque el consumo oral de grandes dosis (es decir, 1 600 g·día^{-1}) de DHEA puede provocar aumentos drásticos de su propia concentración en el torrente sanguíneo. No es de extrañar, entonces, que se haya determinado que grandes dosis diarias de DHEA durante hasta 4 semanas no lograron alterar el peso, la masa magra o la composición corporales[140]. Y cuando la suplementación prolongada de DHEA se combinó con un programa vigoroso de entrenamiento de resistencia, no amplió las ganancias de fuerza y masa muscular observadas por el grupo de sujetos que completaron el mismo régimen de entrenamiento sin tomar DHEA[25]. En general, la investigación científica sobre la eficacia de la suplementación con DHEA para aumentar la masa muscular y la fuerza no ha logrado identificar un efecto ergogénico notable. La DHEA es un intermediario no solo para la producción de testosterona, sino también para la producción de estrógeno. De hecho, en algunos estudios se ha observado un aumento del estrógeno en los hombres que toman DHEA.

ANDROSTENEDIONA

Quizá el suplemento prohormonal más popular entre los deportistas de entrenamiento de fuerza es la **androstenediona**. Al igual que la DHEA, es producida naturalmente por el cuerpo a lo largo de la vía esteroidogénica, lo que finalmente conduce a la producción de testosterona. Conocido comúnmente como «Andro», este esteroide intermedio adquirió notoriedad en 1998 cuando, aún disponible comercialmente, el jugador de la Liga Mayor de Béisbol (MLB) de Estados Unidos, Mark McGwire, admitió haber usado «Andro» en su empeño para batir lo que entonces era el récord de *home runs* en una sola temporada, 61 (terminó con 70). Sin embargo, los ensayos controlados que prueban su eficacia han contradicho los informes anecdóticos sobre su capacidad para aumentar la masa muscular y, por tanto, la fuerza. Cuando se toman en las dosis recomendadas por el fabricante, parece que los suplementos de androstenediona no modifican los valores circulantes de testosterona. Además, se comprobó que un programa de entrenamiento de resistencia aumentado con la ingestión de androstenediona no fue más eficaz para suscitar ganancias musculares y de fuerza que el mismo protocolo de entrenamiento cuando se tomaba un placebo[73]. Estos resultados han sido replicados por otros estudios más recientes, lo que conduce a la conclusión de que la androstenediona no es eficaz ni para amplificar las concentraciones circulantes de testosterona ni para promover el aumento de la masa muscular y la fuerza.

En general, las pruebas indican claramente que ni la DHEA ni la androstenediona tienen efectos ergogénicos. Es importante destacar que estas prohormonas se consideran ahora ilegales sin prescripción médica y que están prohibidas por la mayoría de las organizaciones deportivas, incluido el COI, lo que da lugar a sanciones cuando se detectan en los deportistas.

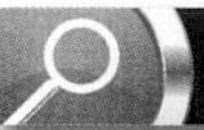

Revisión rápida

- Las hormonas pueden aumentar la masa muscular y el rendimiento mediante el incremento de las concentraciones de testosterona.
- Las prohormonas androstenediona y la deshidropiandrosterona (DHEA) no parecen tener efectos ergogénicos notables.

FÁRMACOS, DROGAS Y OTRAS SUSTANCIAS

Muchos fármacos/drogas ofrecen la posibilidad de mejorar el rendimiento. Sin embargo, la mayoría de estas sustancias están prohibidas por el COI y otros organismos de gobierno para su uso en el deporte profesional y universitario. Algunas no están prohibidas en este contexto cuando son prescritas en dosis específicas por un médico para una afección médica específica (cuadro 17-4).

Extraer conclusiones sobre si un fármaco/droga mejora el rendimiento puede ser difícil debido a varios factores. La dosis y el momento en que se mide el rendimiento después de la ingestión pueden afectar la mejora del rendimiento. Muchos fármacos/drogas muestran una gran variabilidad individual en cuanto a sus efectos, por lo que el rendimiento puede mejorar en una persona y no cambiar en otra, incluso con la misma dosis. Incluso en los estudios doble ciegos controlados con placebo, el control del efecto placebo puede ser difícil si el fármaco/droga tiene efectos fácilmente perceptibles, como el aumento de la frecuencia cardíaca. Tales efectos permitirían a los sujetos discernir si recibieron el fármaco/droga o el placebo. A continuación, se analizarán varias sustancias utilizadas en el deporte y que tienen características que pueden mejorar el rendimiento.

ANFETAMINAS

Las **anfetaminas** estimulan el sistema nervioso central mediante el aumento de la liberación de dopamina y son también fármacos del tipo de las **aminas simpaticomiméticas**, lo que significa que imitan los efectos de las catecolaminas. Las anfetaminas también se conocen como *speed* y *pep pills*. Se absorben fácilmente en el intestino delgado. Sus efectos comienzan a aparecer en 30 min y alcanzan su punto máximo 2 h o 3 h después de la ingestión, pero pueden durar hasta 24 h. Una vez en el torrente sanguíneo, las anfetaminas se unen a los receptores de la adrenalina y la noradrenalina (receptores adrenérgicos α y β) y simulan los efectos de estas hormonas, lo que provoca un aumento de la presión arterial, el ritmo cardíaco, el índice metabólico y la concentración de ácidos grasos libres en el plasma. También se supone que aumentan el estado de alerta, la confianza en uno mismo y la fuerza muscular, y que incrementan la capacidad de trabajo al enmascarar la fatiga. Debido a estos efec-

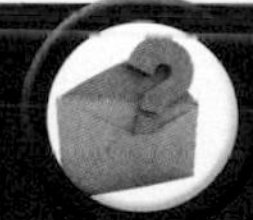

CUADRO 17-4

PREGUNTAS PRÁCTICAS DE LOS ESTUDIANTES

¿Qué sustancias ergogénicas están prohibidas para los deportistas universitarios?

La NCAA tiene un sitio web (www.NSCA.org/health-safety) en el que puede consultarse la lista de sustancias prohibidas para los deportistas universitarios. La NCAA también advierte a los deportistas de que algunos suplementos nutricionales y dietéticos también contienen sustancias prohibidas. A continuación, se presenta una lista de clases de sustancias/drogas cuyo uso en el ámbito deportivo está prohibido por la NCAA, con algunos ejemplos.

Agentes anabólicos
- Androstenediona
- Boldenona
- DHEA
- Nandrolona
- Testosterona
- THG
- 19-Norandrostenediona

Estimulantes
- Cocaína
- Efedrina (Ma Huang)
- Metanfetamina
- Sinefrina

Drogas callejeras
- Heroína
- Marihuana
- Tetrahidrocannabinol (THC)

Diuréticos y manipuladores de la orina
- Bumetanida
- Probenecid
- Finasterida

Hormonas peptídicas y análogos
- EPO
- Hormona de crecimiento humana recombinante (GHhr)

Antiestrógenos
- Clomifeno
- Tamoxifeno

Productos que contienen sustancias prohibidas (puede concederse una excepción médica para su uso obligatorio con receta)
- Adderall
- Anadrol
- Androgel
- Cylert
- Dexedrina
- Epogen
- Lasix
- Oxandrin
- Ritalin
- Testoderm

Medicamentos sin receta
- Bronkaid (efedrina)
- Primatene en comprimidos (efedrina)

tos, se cree que aumentan el rendimiento en una amplia variedad de deportes y actividades.

Las anfetaminas podrían aumentar el rendimiento por el efecto catecolamínico de movilizar los ácidos grasos libres, lo que permite ahorrar glucógeno muscular, o por enmascarar la fatiga. Parecen enmascarar el dolor o la fatiga y mejorar el rendimiento en algunas personas[35]. Sin embargo, el momento en que se produce el rendimiento tras la ingestión puede ser importante. Algunos estudios que no muestran un cambio en el rendimiento midieron el rendimiento entre 30 min y 60 min después de la ingestión.

Otros estudios que midieron el rendimiento de 2 h a 3 h después de la ingestión, sin embargo, mostraron un aumento en el rendimiento[35]. Como con todos los fármacos/drogas, la dosis también puede ser importante. Algunos estudios que utilizaron dosis más bajas no mostraron efectos en el rendimiento, mientras que los estudios que utilizaron dosis más altas sí mostraron efectos[35]. Además, hay algunos indicios de que los efectos de las anfetaminas pueden ser más evidentes en deportistas entrenados que en personas sin entrenamiento[35].

En un estudio doble ciego con placebo en el que se ingirió una anfetamina entre 2 h y 3 h antes de la actuación, el 73 % de los corredores, el 85 % de los lanzadores de peso y entre el 67 % y el 93 % de los nadadores mostraron un mejor rendimiento tras la ingestión de anfetamina, en comparación con el placebo[122]. Las mejoras en el rendimiento oscilaron entre el 0.6 % y el 4 %. En otro estudio doble ciego con placebo en el que se realizaron pruebas 2 h después de la ingestión de anfetamina o placebo por parte de ex deportistas de secundaria que no estaban entrenando, también se observaron resultados positivos en una amplia variedad de pruebas[32]. Los ex deportistas fueron sometidos a pruebas tres veces después de la ingestión de placebo y tres veces después de la ingestión de anfetamina. Mostraron, en promedio, los siguientes aumentos significativos:

- 22.6 % en extensión isométrica de la rodilla.
- 3.8 % en la aceleración durante una carrera rápida de 30 yardas (27.3 m).
- 4.4 % en el tiempo de carrera en cinta sin fin hasta el agotamiento.
- 8.3 % en el lactato plasmático máximo.
- 2.1 % en la frecuencia cardíaca máxima tras la ingestión de anfetamina, en comparación con el placebo.

Sin embargo, otras medidas del rendimiento, aunque aumentaron tras la ingestión de anfetamina, no mostraron cambios significativos en comparación con el placebo, incluyendo la potencia máxima de las piernas en bicicleta (3.0 %), la fuerza isométrica de flexión del codo (6.3 %) y el consumo máximo de oxígeno ($L \cdot min^{-1}$, 0.3 %).

El aumento del rendimiento por el consumo de anfetaminas tiene efectos secundarios que pueden ser muy peligrosos, como los siguientes:

- Enmascaramiento del dolor o de la fatiga, lo que podría resultar en una lesión.
- Enmascaramiento del dolor, lo que contribuye a lesiones relacionadas con el calor, especialmente en ambientes cálidos y húmedos.
- El uso a largo plazo provoca una dependencia emocional o fisiológica de la sustancia.
- Necesidad de dosis mayores con un uso prolongado, lo que podría aumentar la probabilidad de cualquier otro efecto secundario.
- Efectos secundarios generales de agitación, confusión, dolor de cabeza y mareos.

Parece que el consumo de dosis adecuadas de anfetaminas en el momento correcto después de la ingestión puede aumentar el rendimiento en una amplia variedad de medidas de rendimiento físico en muchas personas[35]. Sin embargo, existe una gran variabilidad individual en los efectos. Además, los efectos secundarios pueden ser peligrosos, y los efectos psicológicos de agitación y confusión podrían reducir el rendimiento en deportes que requieren decisiones rápidas durante la competición.

Efedrina

La **efedrina** es una amina simpaticomimética y un estimulante nervioso central. Se encuentra en varios medicamentos antiasmáticos y para el resfriado o la tos en forma de pastillas, comprimidos e inhaladores. La efedrina también se encuentra en suplementos dietéticos e infusiones que contienen Ma Huang, también denominada efedra china o efedrina medicinal. La efedrina tiene una estructura química similar a la de la anfetamina y también estimula los receptores de adrenalina y noradrenalina (receptores α y β). Por tanto, tiene efectos similares a los de la anfetamina sobre los sistemas cardiovascular y metabólico. También se utiliza para perder peso porque supuestamente disminuye el apetito y aumenta el índice metabólico. La efedrina, especialmente cuando se combina con ácido acetilsalicílico o cafeína, parece aumentar la pérdida de peso corporal en personas obesas. Sin embargo, no quema grasas en personas delgadas y, por tanto, tiene poco valor para promover la pérdida de grasa corporal en el ámbito deportivo[35].

Las revisiones bibliográficas de finales de la década de 1990 concluyeron que la efedrina no tiene ningún efecto sobre el rendimiento físico[35,143]. Sin embargo, estudios recientes doble ciego con placebo indican que puede aumentar algunos tipos de rendimiento físico. En un estudio, se ingirió efedrina 2 h antes de realizar tres series hasta el agotamiento en fuerza de piernas (*leg press*; 80 % de 1RM) y en prensa de banca (*bench press*; 70 % de 1RM). El resultado fue un número significativamente mayor de repeticiones por serie en la primera serie de la prensa de banca (13.3 frente a 12.3) y de la fuerza de piernas (16.3 frente a 12.5), pero no en la segunda y tercera series, en comparación con el placebo[69]. En otro estudio, la producción de potencia en los primeros 10 s de una prueba de ciclismo máxima de 30 s (prueba de Wingate) mejoró significativamente en aproximadamente un 1 % cuando se ingirió efedrina 1.5 h antes de la prueba, en comparación con un placebo[13]. Ambos estudios indican aumentos en las capacidades de potencia y/o en las capacidades locales de resistencia muscular debido a la ingestión de efedrina.

En un estudio doble ciego, la ingestión de efedrina 1.5 h antes de una prueba de ciclismo hasta el agotamiento no aumentó significativamente el tiempo hasta el agotamiento, en comparación con un placebo[12]. Sin embargo, la ingestión de efedrina 1.5 h antes de una carrera simulada de 10 km en una comparación doble ciega con placebo mostró una disminución significativa (45.5 min frente a 46.8 min) del tiempo tras la ingestión de efedrina, lo que indica que esta podría aumentar el rendimiento en pruebas orientadas a la resistencia[14]. Varios de estos estudios más recientes muestran aumentos de la frecuencia cardíaca y de la presión arterial (ambas en reposo). Estos estudios concluyen que los aumentos del rendimiento, cuando se producen, están relacionados con la estimulación del sistema nervioso central, así como con los efectos cardiovasculares y metabólicos de la efedrina.

La efedrina tiene efectos secundarios similares a los de la anfetamina, como dolor de cabeza, agitación y malestar gastrointestinal[143]. Además, al igual que ocurre con la anfetamina, existe una gran variabilidad individual en la respuesta, tanto en lo que respecta al rendimiento como a los efectos secundarios. La efedrina está prohibida por el COI y otros organismos de control deportivo.

Seudoefedrina

La **seudoefedrina** es una amina simpaticomimética que se encuentra en los descongestionantes de venta libre utilizados para tratar la congestión nasal y de los senos paranasales asociada al resfriado común, la sinusitis y la rinitis alérgica. Al igual que otras aminas simpaticomiméticas, su acción se debe a la unión con los receptores de adrenalina y noradrenalina (principalmente receptores α-adrenérgicos). Entre los efectos secundarios de la seudoefedrina se encuentran insomnio, nerviosismo, irritabilidad, mareo, aumento del ritmo cardíaco y el aumento de la presión arterial.

La ingestión en el ámbito deportivo de seudoefedrina 1 h o 2 h antes de la prueba en la dosis normal o dos veces la dosis normal no afecta significativamente el tiempo de ciclismo hasta el agotamiento, el rendimiento en la prueba de 40 km con tiempo, la fuerza o la potencia isométrica máximas, o las medidas de trabajo durante una prueba de ciclismo máxima de 30 s (prueba de Wingate)[52,127]. La ingestión de la dosis normal seis veces durante un período de 36 h tampoco cambió significativamente el $\dot{V}o_{2máx}$ o el tiempo de carrera de 5 000 m en corredores entrenados[34]. Sin embargo, la ingestión por parte de deportistas entrenados de una dosis tres veces superior a la normal 70 min antes de la prueba dio lugar a una mejora del 2.1 % en 1 500 m[63]. Por tanto, hay una cierta evidencia de que la seudoefedrina en dosis terapéuticas superiores a las normales puede mejorar el rendimiento. Al igual que en el caso de la efedrina, el momento de la ingestión antes del rendimiento físico puede ser importante, ya que la seudoefedrina ejerce sus efectos a partir de aproximadamente 1 h después de la ingestión, y las concentraciones plasmáticas máximas se producen 2 h después de esta.

DIURÉTICOS

Los **diuréticos** son fármacos que inducen la pérdida de peso corporal mediante el aumento de la producción de orina. Los diuréticos se desarrollaron para tratar ciertas afecciones patológicas, como la hipertensión. Son utilizados en el ámbito deportivo en deportes de peso, como el boxeo, la lucha libre y el levantamiento de pesas, y en deportes en los que una menor masa corporal puede suponer una ventaja, como la gimnasia. El uso de diuréticos está prohibido en los Juegos Olímpicos, Panamericanos y Paralímpicos. Todos ellos aumentan la producción de orina y la pérdida de algunos electrólitos. Hay tres tipos principales de diuréticos:

- ***Diuréticos tiazídicos***: bloquean la reabsorción de sodio en los túbulos distales de la nefrona del riñón y aumentan la excreción de sodio, cloro y potasio.
- ***Diuréticos de asa***: ralentizan el transporte de cloruro de sodio en el asa de Henle ascendente del riñón y aumentan la pérdida de sodio, cloruro y potasio.
- ***Diuréticos ahorradores de potasio***: aumentan la pérdida de sodio y cloruro en los túbulos distales del riñón sin una pérdida de potasio paralela.

No hay duda de que los diuréticos disminuyen la masa corporal debido a la pérdida de peso del agua en forma de orina. Puede perderse hasta un 3 % o 4 % de la masa corporal total durante 24 h utilizando diuréticos[35]. Un objetivo del uso de diuréticos para disminuir la masa corporal total es aumentar la fuerza o la potencia en relación con la masa corporal, lo que podría ser una ventaja en algunos deportes. Por ejemplo, tener menos masa corporal para acelerar durante una carrera corta o un salto vertical podría aumentar el rendimiento. Esta idea está respaldada por el aumento de la altura del salto vertical tras la pérdida de masa corporal por un diurético[132]. Sin embargo, la pérdida de demasiado peso de agua provoca una disminución del rendimiento aeróbico y anaeróbico debido a la disminución del volumen plasmático, hipertermia, disminución de la capacidad glucolítica y la disminución de la capacidad de amortiguar los iones de hidrógeno producidos durante el metabolismo (*v.* cap. 11). Sin embargo, la cuestión de si la pérdida de peso corporal debida al uso de diuréticos es perjudicial para el rendimiento es controvertida y puede depender del deporte en cuestión.

Los deportistas de atletismo que perdieron aproximadamente un 2 % de la masa corporal total debido al uso de diuréticos mostraron aumentos en los tiempos de carrera de 1 500 m, 5 000 m y 10 000 m de aproximadamente el 3 %, el 7 % y el 7 %, respectivamente, por lo que el rendimiento disminuyó[2]. La disminución en la distancia de 1 500 m no fue estadísticamente significativa, y el rendimiento disminuyó en mayor medida en las distancias más largas que en la distancia de 1 500 m. Sin embargo, una pérdida de aproximadamente el 2 % de la masa corporal debida al uso de un diurético no modificó significativamente el tiempo de carrera de 50 m, 200 m o 400 metros ni la altura del salto vertical en ex velocistas[139].

Las actividades aeróbicas pueden mostrar una mayor disminución del rendimiento debida al uso de diuréticos que las actividades anaeróbicas o las que dependen de la fuerza y la potencia máximas. Esta disparidad se debe a que una pérdida de masa corporal debida a la deshidratación de tan solo el 2 % o el 3 % afecta las capacidades aeróbicas, pero para afectar las capacidades anaeróbicas puede ser necesaria una pérdida de masa corporal del 5 % por deshidratación (*v.* cap. 10). Otro factor que influye en el hecho de que el uso de diuréticos afecte el rendimiento es el tiempo que tiene un deportista entre el momento en que tiene que ganar peso (alcanzar una determinada masa corporal) y el momento en que comienza la competición. En algunos deportes, como la lucha libre, un deportista puede tener de 5 h a 20 h entre el pesaje y la competición, lo que da tiempo para la ingesta de líquidos y la rehidratación.

Los diuréticos tienen posibles efectos secundarios, como mareos, disminución del potasio en el organismo, lo que provoca problemas neurológicos, debilidad muscular, calambres y deshidratación, lo que provoca problemas de termorregulación, especialmente en ambientes cálidos y húmedos. Los culturistas que utilizan diuréticos han mostrado hipotensión, hipercalemia (concentraciones de potasio en la sangre por encima de lo normal), debilidad muscular y calambres[35]. Por ello, aunque los diuréticos pueden aumentar el rendimiento de algunos deportistas en algunos deportes, su uso está prohibido en los Juegos Olímpicos, Panamericanos y Paralímpicos.

CAFEÍNA

La **cafeína** es una de las sustancias más consumidas en todo el mundo y tiene efectos tanto farmacológicos como psicoactivos. Se considera un alcaloide de xantina y se encuentra en concentraciones variables en alimentos como los granos de café, las hojas de té, el chocolate y el cacao. Así, se ingiere cafeína desde los refrescos (37-71 mg) hasta los analgésicos. En esta sociedad tan energética parece que no cesa la obsesión con conseguir «ráfagas de energía», y estas suelen implicar el consumo de cafeína.

Las concentraciones de cafeína en los alimentos varían mucho según la preparación. El café, el té y los refrescos de cola contienen aproximadamente de 60-150 mg, de 40-60 mg y de 40-50 mg de cafeína por taza respectivamente[123]. La FDA ha limitado la cantidad de cafeína de los refrescos de cola y otros refrescos a 71 mg por cada 12 onzas.

La cafeína, aunque no tiene valor nutricional, ha atraído la atención de muchos deportistas de competición y apasionados del acondicionamiento físico recreativo como ergogénico legal. Los deportistas de resistencia se interesaron por la cafeína a finales de la década de 1970 debido a los primeros estudios pioneros que mostraban mejoras en la capacidad de resistencia[36,68]. La cafeína se incluye en muchos suplementos multicomponentes para optimizar los estados de energía y de ánimo antes de un entrenamiento[78].

Los mecanismos de acción subyacentes son diversos y dependen de las demandas del ejercicio (Fig. 17-3). La cafeína tiene muchos efectos sobre el sistema nervioso central, así como efectos cognitivos. También influye en las funciones hormonales, metabólicas, musculares, cardiovasculares, pulmonares y renales durante el reposo y el ejercicio. Por ejemplo, estimula la broncodilatación de los alvéolos, la vasodilatación de los vasos sanguíneos, la activación neural de la contracción muscular, la filtración de sangre en los riñones, la secreción de catecolaminas y la lipólisis.

Estos efectos metabólicos, fisiológicos y hormonales de la cafeína reducen el índice de intercambio respiratorio, la fatiga periférica, el índice de esfuerzo percibido (RPE, *rating of perceived exertion*) y el umbral de liberación de cortisol y β-endorfina inducidos por el ejercicio. También aumentan el consumo de oxígeno, el gasto cardíaco, la ventilación, las concentraciones circulantes de adrenalina, el índice metabólico y la oxidación de grasas durante el ejercicio de resistencia en personas entrenadas y no entrenadas[123]. Curiosamente, un mito de hace mucho tiempo es que la cafeína puede causar deshidratación, pero no es así[4].

Como se ha analizado en una revisión, la cafeína puede aumentar significativamente el rendimiento hasta en varios porcentajes en una amplia variedad de tareas[123].

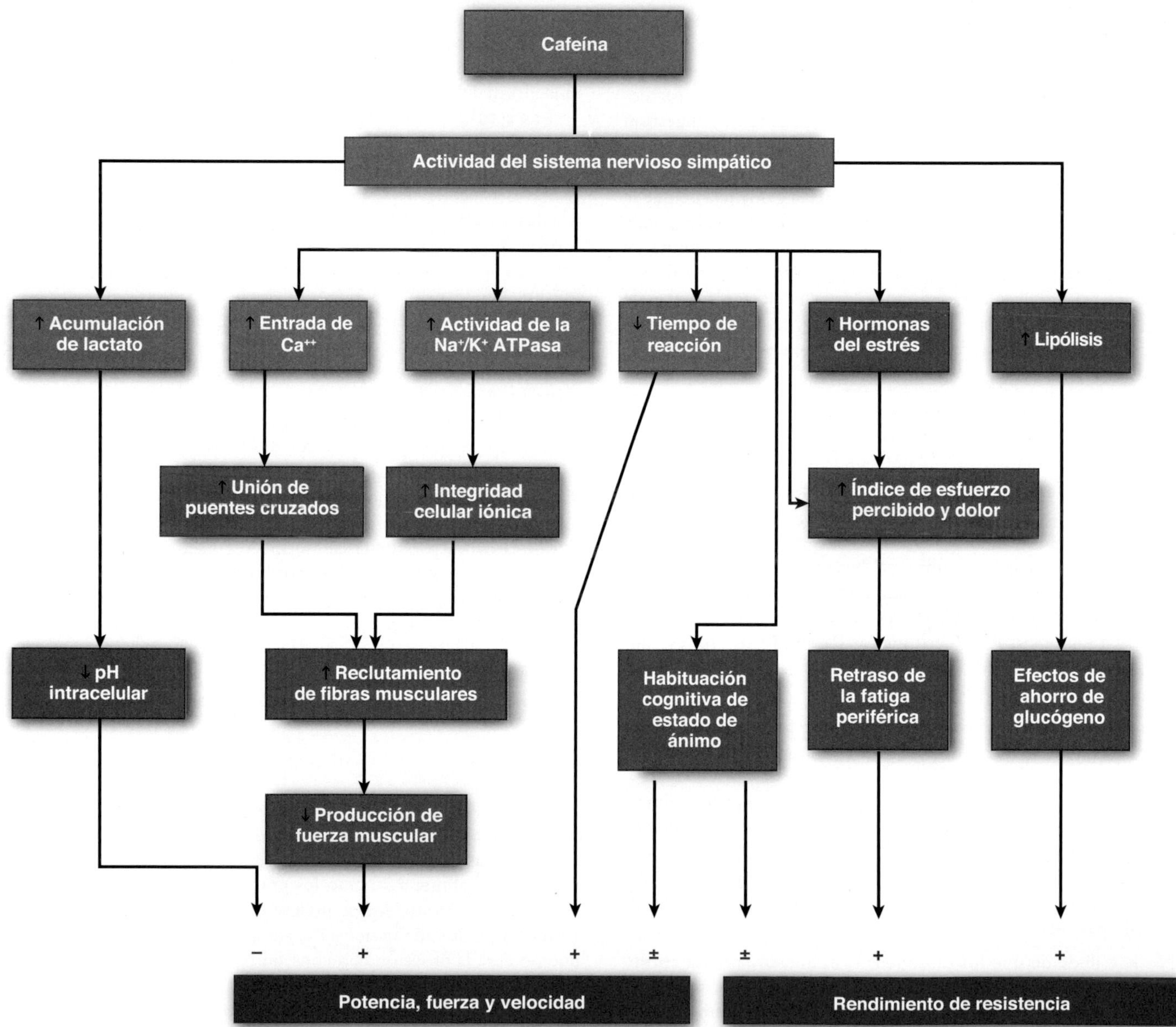

FIGURA 17-3. La cafeína tiene muchos mecanismos por los que puede afectar el rendimiento. Sus múltiples efectos se traducen en la capacidad de aumentar el rendimiento en una amplia variedad de actividades. (Reproducido con permiso de Sökmen B, Armstrong LE, Kraemer WJ, y cols. Caffeine use in sports: considerations for the athlete. *J Strength Cond Res.* 2008;22(3):978-986. Copyright © 2008 National Strength and Conditioning Association).

En los estudios sobre la cafeína relacionados con el ejercicio de resistencia se ha observado un aumento de la producción de trabajo y del tiempo hasta el agotamiento. La cafeína también mejora el rendimiento durante pruebas intensas y de corta duración de ciclismo y carrera de aproximadamente 5 min. Sin embargo, los efectos ergogénicos positivos fueron equívocos durante los ejercicios de carrera rápida y potencia de duración inferior a 3 min, posiblemente debido al limitado número de investigaciones y a los diferentes protocolos utilizados.

En las actividades de carrera rápida y potencia que dependen principalmente del sistema de fosfágeno (≤ 10 s), la cafeína mejoró la producción de potencia máxima, la velocidad y la fuerza isocinética. Sin embargo, en las actividades que dependen en gran medida del sistema glucolítico (15 s a 3 min) no se encontraron mejoras con el uso de la cafeína.

De hecho, pudiera haber sido perjudicial para el rendimiento durante las sesiones de ejercicio repetidas. Además, la ingestión de cantidades variables de cafeína no ejerció ningún efecto ergogénico sobre la fuerza máxima y la resistencia durante las pruebas de fuerza isocinética de 15 repeticiones.

En el tenis, un deporte individual que requiere concentración y destreza, la cafeína aumentó la precisión de los golpes, la velocidad de carrera, la agilidad y el éxito general del juego, posiblemente porque el tiempo de reacción y el estado de alerta mental mejoraron. Los tenistas también informaron de un mayor impulso energético durante las últimas horas de juego[123]. Las aplicaciones prácticas de la cafeína son las siguientes[123]:

1. Los deportistas que no utilizan la cafeína como ayuda ergogénica no estarán acostumbrados a sus efectos cognitivos y fisiológicos. Por tanto, las personas no usuarias deben probar sus efectos antes de poner en práctica una estrategia con cafeína para el entrenamiento o la competición.
2. Dado que el cese de la cafeína disminuye el rendimiento del ejercicio, los deportistas habituados pueden considerar la ingesta de dosis más bajas (≤ 3 mg·kg^{-1}) para evitar los indeseables síntomas de abstinencia relacionados con el cese completo. De hecho, las dosis más bajas pueden ser igual de eficaces.
3. Si un deportista decide dejar de consumir cafeína antes de la competición para aumentar sus efectos ergogénicos durante la misma, debe reducir su consumo al menos una semana antes de la competición para estar completamente libre de efectos de abstinencia. Para evitar posibles síntomas negativos, la dosis debe reducirse gradualmente a lo largo de 3 o 4 días, en lugar de dejarla bruscamente. La reanudación de la cafeína el día de la competición proporcionará los efectos ergogénicos deseados, al igual que para una persona no consumidora.
4. La ingesta de cafeína puede beneficiar a los entrenamientos de gran volumen o de resistencia intensa. Tres o cuatro días de ingesta consecutiva de cantidades bajas de cafeína, durante un período de entrenamiento intenso, pueden servir como ayuda ergogénica en la preparación para la competición.
5. La vida media de la cafeína es de aproximadamente 4 h a 6 h, y se ha constatado que la concentración plasmática alcanza su punto máximo en 30 min a 60 min. Por tanto, la cafeína debe ingerirse, como máximo, 3 h antes de las pruebas de resistencia cortas o 1 h antes de las pruebas de resistencia prolongadas.
6. La redosificación aguda con cafeína no mejora necesariamente el rendimiento. No obstante, si las actividades están separadas por una diferencia de más de 6 h, puede ser beneficioso.
7. Dado que la cafeína aumenta las concentraciones plasmáticas de lactato y disminuye el pH intracelular, puede estar contraindicada para los deportistas en pruebas de velocidad que duren entre 30 s y 3 min. Se justifica la realización de más investigaciones.

β-BLOQUEADORES

La rama simpática del sistema nervioso autónomo es responsable de provocar la conocida respuesta de lucha o huida. Esta respuesta se caracteriza por el aumento de la frecuencia cardíaca, la presión arterial y el gasto cardíaco, así como por respuestas más periféricas, como la amplificación del índice de sudoración, el flujo sanguíneo al músculo esquelético y la disponibilidad de sustrato para los músculos esqueléticos.

En gran parte, el sistema nervioso simpático consigue este efecto excitador general mediante la liberación de su neurotransmisor, la noradrenalina, y mediante la estimulación de las glándulas suprarrenales para que segreguen la hormona adrenalina. Ambos ligandos interactúan con los receptores β-adrenérgicos situados en las células diana del corazón, pulmones, vasos sanguíneos y el músculo esquelético[37]. Los fármacos conocidos como β-bloqueadores se utilizan habitualmente en los tratamientos clínicos para controlar las frecuencias cardíacas aceleradas y los rendimientos cardíacos demasiado elevados en aquellas personas con disfunción adrenérgica.

Sin embargo, algunos deportistas han utilizado los mismos antagonistas para inducir un efecto calmante, en general, y, en particular, para mejorar el control de las contracciones musculares finas y, por tanto, la estabilidad de los movimientos de la mano, lo que puede ser útil en deportes como el tiro con arco o con pistola y rifle. De hecho, en diversas investigaciones se ha establecido que la precisión del tiro en esos deportes puede mejorar tras el consumo de β-bloqueadores. En consecuencia, estas sustancias han sido prohibidas por organizaciones deportivas como el COI y la National Collegiate Athletic Association (NCAA).

ALCOHOL

Otra sustancia que actúa como depresor fisiológico y que, por tanto, provoca un efecto calmante general en el organismo, es el alcohol o, más concretamente, el etanol. Esta es la forma de alcohol que se encuentra en las bebidas o licores. El presunto efecto neutralizador del alcohol sobre los temblores musculares ha sido citado por algunos deportistas de deportes de tiro como un potencial efecto ergogénico. Sin embargo, no existen pruebas empíricas que respalden esta afirmación. Durante muchos años, algunos deportistas han sostenido que el consumo de pequeñas cantidades de alcohol poco antes de una prueba deportiva puede mejorar el rendimiento al «calmar los nervios». Sin embargo, en lugar de mejorar el rendimiento, los datos de estudios controlados indican que el alcohol tiene un efecto «ergolítico» o de limitación del rendimiento.

Esto se hace más evidente durante los deportes que dependen de la capacidad aeróbica, porque el alcohol perjudica la función del ciclo de Krebs y aumenta la producción de lactato. Además, el alcohol tiene un conocido efecto diurético y, durante un ejercicio de resistencia prolongado, puede inducir deshidratación, que, a su vez, puede provocar alteraciones de la termorregulación, lo que también dificulta el rendimiento.

En una observación reciente presentada por el American College of Sports Medicine, se concluye que cantidades bajas o moderadas de consumo de alcohol no ofrecen beneficios para el rendimiento, sino que, de hecho, pueden tener efectos perjudiciales al ralentizar el tiempo de reacción, alterar la coordinación ojo-mano, perjudicar el equilibrio e incluso limitar la fuerza muscular. En el cuadro 17-5 se presentan los puntos principales de esta postura.

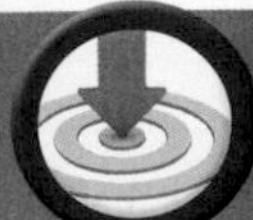

CUADRO 17-5

APLICACIÓN DE LA INVESTIGACIÓN

Puntos principales de la postura actual del American College of Sports Medicine sobre «El alcohol y el rendimiento deportivo»

1. Las concentraciones bajas de alcohol en sangre (0.02-0.05 g·dL^{-1}) pueden dar lugar a una disminución de los temblores de las manos y a una mejora del equilibrio y la precisión de los lanzamientos, pero con concentraciones moderadas (0.06-0.10 g·dL^{-1}) se observan efectos negativos en las mismas medidas. Con concentraciones entre bajas y moderadas se observa sistemáticamente una disminución del tiempo de reacción y de la coordinación ojo-mano.
2. Con respecto a la fuerza y la potencia muscular, se ha constatado que las concentraciones de alcohol en sangre de bajas a moderadas perjudican la fuerza de agarre y la altura de los saltos, así como el rendimiento en los esprints de 200 m y 400 m. No se ha observado ningún efecto sobre la fuerza de algunos grupos musculares, la resistencia muscular o el rendimiento en esprints de 100 m.
3. En cuanto al rendimiento aeróbico, se ha constatado que cantidades de alcohol en sangre de bajas a moderadas pueden afectar negativamente los tiempos de carrera de 800 m y 1 500 m. Y como es un potente diurético, el alcohol puede contribuir a la deshidratación, lo que impediría así un rendimiento de resistencia prolongado, especialmente en condiciones ambientales cálidas y húmedas.

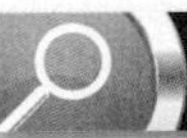

Revisión rápida

- Determinar si una sustancia tiene efectos ergogénicos puede ser difícil debido a la dosis, el momento en que se ingiere y se mide el rendimiento, y las diferencias individuales en la respuesta a la sustancia.
- Las anfetaminas pueden aumentar el rendimiento en una gran variedad de actividades. Sin embargo, poseen posibles efectos secundarios peligrosos.
- Investigaciones más antiguas indican que la efedrina no aumenta el rendimiento. Sin embargo, otras más recientes confirman aumentos pequeños, pero significativos, en las medidas de fuerza y resistencia.
- Dosis normales de seudoefedrina no aumentan el rendimiento, pero la ingestión de dosis superiores a las normales puede aumentar algunos tipos de rendimiento físico.
- Los diuréticos provocan una pérdida de peso debido al aumento de la producción de orina, así como pueden aumentar el rendimiento tanto en actividades de resistencia como anaeróbicas.
- La cafeína tiene efectos tanto fisiológicos como psicológicos y puede aumentar el rendimiento en una amplia variedad de tareas, que van desde la resistencia hasta las actividades de corta duración y gran potencia. Sin embargo, puede tener poco efecto en actividades que dependen ampliamente de la glucólisis.
- Los β-bloqueadores, utilizados por algunos deportistas para reducir el ritmo cardíaco y producir un efecto calmante, pueden mejorar el rendimiento en los deportes que requieren un control motor fino.
- Dosis bajas de alcohol pueden producir un efecto calmante, pero no tienen efectos ergogénicos y son perjudiciales para muchas tareas físicas.

SUPLEMENTOS NUTRICIONALES

Un **suplemento nutricional** es una sustancia que se encuentra en la dieta normal y que se ha propuesto que tenga efectos ergogénicos. Varios suplementos nutricionales han recibido una publicidad considerable y han sido objeto de investigaciones suficientes como para justificar su inclusión como posibles ayudas ergogénicas. Los efectos ergogénicos de las proteínas y los hidratos de carbono ya se han tratado (*v.* cap. 10). Aquí se analizarán otros suplementos nutricionales que tienen posibles efectos ergogénicos y con suficiente investigación para determinar su eficacia.

CREATINA

La creatina es uno de los suplementos nutricionales más exitosos, porque aumenta la fuerza y la potencia, y a la vez más incomprendidos (p. ej., no es un esteroide ni un aminoácido) del mercado actual. La creatina fue descubierta en 1835 por un científico y filósofo francés, Michel Eugéne Chevreul, de modo que se conoce desde hace casi dos siglos. La **creatina** (ácido metilguanidino acético) es un compuesto orgánico no esencial que contiene nitrógeno y que se sintetiza en el hígado a partir de tres aminoácidos: arginina, glicina y metionina. El 95 % o más de la creatina del cuerpo se almacena en el músculo esquelético.

Por tanto, el músculo esquelético es un objetivo principal para la suplementación, especialmente cuando el objetivo es mejorar el rendimiento físico (cuadro 17-6). La figura 17-4 muestra el metabolismo de la creatina en condiciones dietéticas normales (A) y cuando se utiliza la suplementación (B).

Normalmente, se obtiene alrededor de 1 g al día a través de la ingesta dietética normal (p. ej., carne roja y pescado), y aunque puede aumentarse la ingesta dietética de esas fuentes, es difícil ingerir creatina en cantidades necesarios para aumentar las concentraciones musculares. La concentración de creatina en el músculo puede aumentarse con un régimen de carga rápida (5 días ingiriendo 4×5 g·día^{-1}) o de carga lenta (30 días ingiriendo 2×5 g·día^{-1}). Normalmente, después de un programa de carga, se ingiere una dosis de mantenimiento (3-5 g·día^{-1}) para mantener las concentraciones elevadas de creatina en el músculo.

Aunque el mecanismo o mecanismos exactos que median los efectos positivos de la creatina en el rendimiento físico siguen siendo un tema de estudio, el mecanismo principal parece estar relacionado con su apoyo al metabolismo del fosfágeno mediante la producción de ATP (*v.* cap. 2). La reserva de creatina influye en la cantidad de fosfocreatina (PCr) disponible y puede descomponerse en sus componentes básicos de creatina y fosfato. En este proceso, se produce energía que puede utilizarse para unir una molécula de fosfato a una molécula de difosfato de adenosina (ADP), lo que produce ATP, el compuesto energético necesario para la contracción muscular. Por tanto, la influencia de la suplementación con creatina en la producción de energía parece ser uno de los principales mecanismos por los que el aumento de las concentraciones de creatina en el músculo esquelético afecta el rendimiento. La figura 17-5 muestra el efecto de los mecanismos por los que la suplementación aumenta el rendimiento.

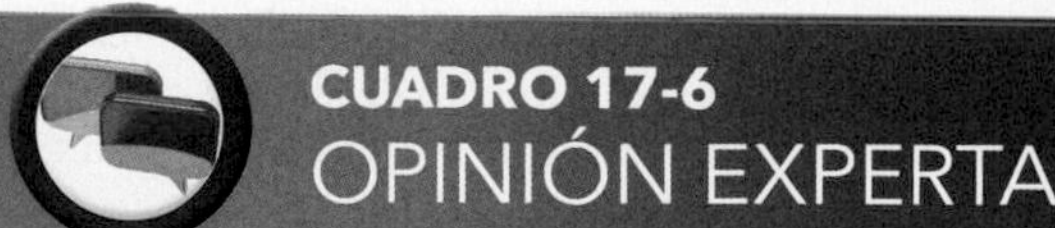

CUADRO 17-6
OPINIÓN EXPERTA

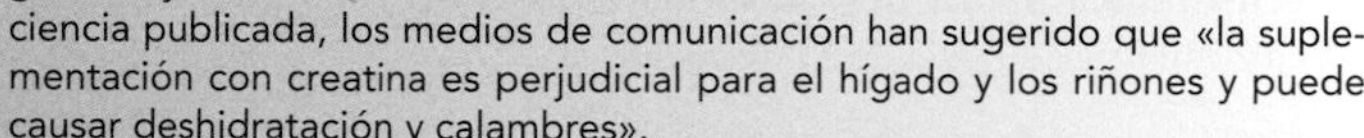

Suplementos de creatina

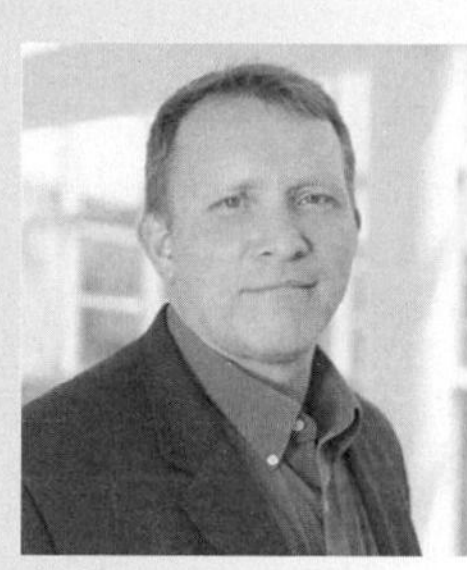

Jeffrey R. Stout, PhD, FNSCA, FISSN
Professor & School Director
School of Kinesiology and Physical Therapy
University of Central Florida
Orlando, Florida

La creatina es una de las ayudas ergogénicas más investigadas, con más de 350 estudios realizados en seres humanos. Por desgracia, ha habido mucha desinformación sobre la seguridad y la eficacia de estos. En contra de la ciencia publicada, los medios de comunicación han sugerido que «la suplementación con creatina es perjudicial para el hígado y los riñones y puede causar deshidratación y calambres».

En realidad, la creatina está íntimamente relacionada con el metabolismo energético, el rendimiento y las adaptaciones al entrenamiento. La creatina es un compuesto energético que el organismo fabrica a partir de los aminoácidos arginina, metionina y glicina. También puede obtenerse a través de la dieta en alimentos como el pescado y la carne de vacuno. En varios estudios se ha constatado que el aumento de las concentraciones de creatina en el músculo esquelético mediante la administración de suplementos aumenta el estado de hidratación de las células, la síntesis de proteínas, el rendimiento deportivo, la intensidad del entrenamiento, la hipertrofia de los músculos de contracción lenta y rápida y la masa muscular.[1]

La evaluación de los estudios publicados y revisados por expertos sobre la suplementación con creatina permite hacer diversas afirmaciones objetivas. Estas son algunas de ellas, todas basadas en la evidencia disponible[2]:

- El monohidrato de creatina es el suplemento nutricional erógeno más eficaz actualmente disponible en el ámbito deportivo en términos de aumentar la capacidad de ejercicio de alta intensidad y la masa corporal magra durante el entrenamiento.
- La suplementación con monohidrato de creatina no solo es segura, sino que posiblemente sea beneficiosa para la prevención de lesiones y/o el tratamiento de una serie de afecciones médicas seleccionadas cuando se toma dentro de las pautas recomendadas.
- No hay evidencia de que el uso a corto o largo plazo del monohidrato de creatina tenga efectos perjudiciales en personas por lo demás sanas.
- En la actualidad, el monohidrato de creatina es la forma de creatina más ampliamente estudiada y clínicamente eficaz para su uso en suplementos nutricionales en términos de captación muscular y capacidad para aumentar la capacidad de ejercicio de alta intensidad.
- El método más rápido para aumentar las reservas de creatina en los músculos parece ser el consumo de ~0.3 g·kg de masa corporal^{-1}·día^{-1} de monohidrato de creatina durante al menos 3 días, seguido de 3-5 g·día^{-1} a partir de entonces para mantener las reservas elevadas. La ingesta de cantidades más pequeñas de monohidrato de creatina (p. ej., 2-3 g·día^{-1}) aumentará las reservas de creatina muscular durante un período de 3 a 4 semanas. Sin embargo, los efectos sobre el rendimiento de este método no tienen tanto respaldo.

Bibliografía

1. Buford TW, Kreider RB, Stout JR, et al. International Society of Sports Nutrition position stand: creatine supplementation and exercise [published online ahead of print August 30, 2007]. *J Int Soc Sports Nutr.* 2007;4:6.
2. Stout JR, Antonio J, Kalman D, eds. *Essentials of Creatine in Sports and Health.* Totowa, NJ: Humana Press, 2007.

Las revisiones concluyen que la creatina es un suplemento seguro y eficaz para mejorar la fuerza y la potencia[133,134]. Al principio de estudiarla, se la había hecho responsable de provocar calambres musculares. No obstante, con una buena hidratación, se ha constatado que los calambres y la tolerancia al calor no difieren de las condiciones del placebo[137]. Después de la carga, una persona suele ganar de 0.9 kg a 1.4 kg de masa corporal, lo que se cree que se debe al aumento de la cantidad de agua corporal retenida en el músculo para mantener los gradientes osmóticos normales. Junto con este aumento de peso, también se producen mejoras en la fuerza, la potencia y la resistencia muscular local. Esto ha llevado a investigadores, entrenadores y deportistas a concluir que la calidad de un entrenamiento puede mejorarse con la suplementación de creatina[133,135,136]. Incluso se ha observado una mejora del rendimiento físico en hombres y mujeres de edad avanzada.

La mejora de la calidad de un entrenamiento de resistencia o de la cantidad de peso que se puede levantar después de la suplementación puede conducir a una mejora más rápida de la fuerza y la potencia con el entrenamiento de resistencia[136]. Aunque la suplementación suele dar lugar a un aumento de la fuerza y la potencia, existe una respuesta variable debido a que algunas personas tienen, por naturaleza, concentraciones más altas de creatina en reposo en sus músculos. Estas personas muestran pocos cambios en la concentración de creatina muscular y poco aumento de peso con la suplementación y no responden a la suplementación. El aumento medio de la fuerza muscular (1RM, 3RM o 10RM) tras la administración de suplementos de creatina durante el entrenamiento de resistencia es un 8 % mayor que el aumento medio de la fuerza muscular tras la ingesta de placebo durante el entrenamiento de resistencia (20 % frente a 12 %)[109]. Sin embargo, el aumento de la fuerza tiene un amplio rango. Por ejemplo, los aumentos de 1RM en fuerza en banco (*press banca*) pueden ser del 3 % al 45 % con la suplementación. Por tanto, está claro que la suplementación con creatina puede aumentar la fuerza en personas sanas. Curiosamente, también se ha informado de que la suplementación con creatina puede influir en la función cerebral[106].

Sin embargo, hay que tener en cuenta que los beneficios de rendimiento asociados a la suplementación con creatina están relegados a tipos específicos de actividad muscular. Es decir, debido a su papel en la refosforilación del ADP en ATP tras la hidrólisis de la PCr, los beneficios del consumo de creatina son más evidentes en las actividades de alta intensidad y de tipo esprint, especialmente cuando se trata de esfuerzos repetidos. Del mismo modo, el efecto de la suplementación con creatina durante el entrenamiento de resistencia se manifiesta durante las series repetidas que constan de múltiples repeticiones. Por el contrario, el rendimiento de una sola repetición de un ejercicio de resistencia, o un único y breve esfuerzo total, como un intento de lanzamiento de peso, no es probable que mejore directamente con la suplementación de creatina, ya que el músculo contiene suficiente ATP para satisfacer las demandas de tales esfuerzos breves. Pero la mejora puede producirse con el tiempo como resultado del aumento de los volúmenes de entrenamiento que permite la suplementación con creatina. Para los deportistas que dependen del metabolismo aeróbico, el consumo de creatina no confiere ninguna ventaja, ni siquiera con el paso del tiempo. El papel de la creatina para los deportistas de resistencia aún no está

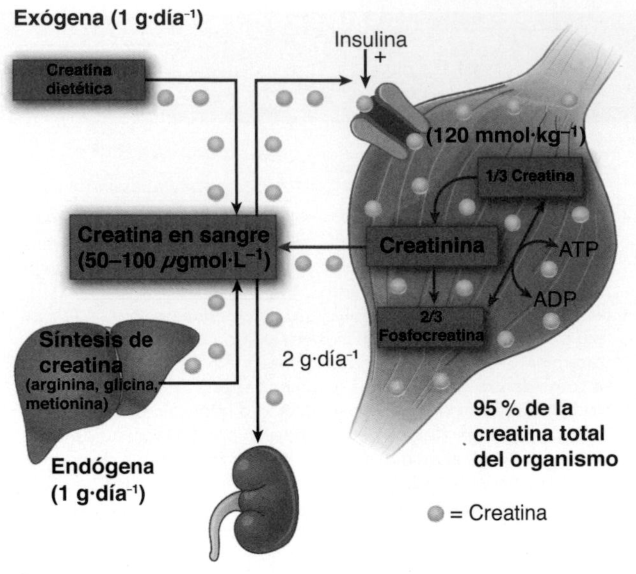

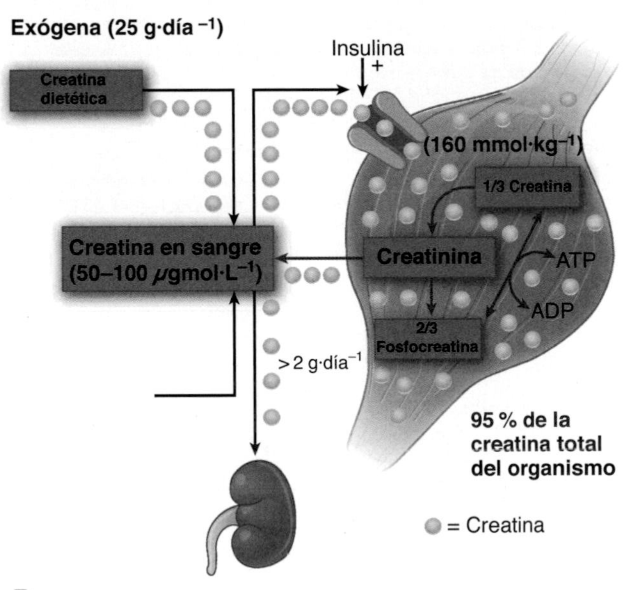

FIGURA 17-4. Como se ilustra en A, se obtiene alrededor de 1 g de creatina·día^{-1} a través de la ingesta dietética exógena normal (p. ej., carne roja y pescado), mientras que la producción natural del hígado (es decir, endógena) es también de alrededor de 1 g·día^{-1}. Pero, como se muestra en B, se necesita una mayor ingesta diaria de creatina exógena (unos 25 g) para aumentar el almacenamiento de creatina en el músculo esquelético. (Figura cortesía del Dr. Jeff Volek, de la Ohio State University).

claro. Puede ayudar en los entrenamientos de carrera rápida o de ritmo alto de corta distancia, pero podría tener un efecto negativo en los mecanismos osmóticos, es decir, haría que la sudoración sea menos eficaz para enfriar el cuerpo en actividades de larga duración o en carreras de entrenamiento.

β-HIDROXI-β-METILBUTIRATO

El **β-hidroxi-β-metilbutirato** o directamente **hidroximetilbutirato (HMB)** se sintetiza en el cuerpo humano y es un metabolito del aminoácido leucina y su cetoácido, el α-cetoisocaproato. El HMB como suplemento nutricional se dio a conocer hace más de 20 años en una reunión de biología experimental en Washington D.C. Su efecto ergogénico propuesto era el aumento de la masa muscular y la disminución del catabolismo muscular[71]. Incluso los alimentos que se consideran buenas fuentes de HMB (p. ej., el pomelo o el bagre) contienen en realidad cantidades muy limitadas del mismo y, por tanto, la suplementación parece ser la forma más eficaz de obtener cantidades significativas. Parece que el HMB es seguro en las dosis típicas estudiadas, que van de 1.5 g·día^{-1} a 6 g·día^{-1}. En una revisión exhaustiva y crítica, Wilson y cols.[145] sugirieron que los principales mecanismos de acción para aumentar la masa muscular y disminuir la pérdida de músculo parecen estar relacionados con lo siguiente:

1. Aumento de la integridad del sarcolema (debido a la conversión en hidroximetilglutaril-coenzima A [HMG-CoA] reductasa).
2. Aumento de la síntesis de proteínas musculares (mediante la estimulación de la vía mTOR [diana de la rapamicina]).
3. Disminución de la degradación de las proteínas musculares (por inhibición de la vía de la ubiquitina).

Cada uno de estos mecanismos podría contribuir a reducir el desgaste proteico del músculo e influir positivamente en la síntesis proteica, con un aumento de la masa muscular con el tiempo.

Los estudios que examinan la eficacia del HMB como ayuda ergogénica han mostrado resultados contradictorios. Estas contradicciones se han atribuido en parte a las diferencias en los diseños experimentales y las dosis utilizadas[143]. Hasta la fecha, los estudios han sido de corta duración, entre 3 y 9 semanas, hasta que un estudio de Kraemer y cols.[80] examinó 12 semanas de suplementación (cuadro 17-7). Durante la mayor parte de este período de 3 a 9 semanas, la adaptación neural es un factor importante para conseguir ganancias de fuerza, lo que hace que el papel del aumento de la síntesis proteica en respuesta al entrenamiento de resistencia sea difícil de interpretar. Sin embargo, en los estudios se han observado mejoras del 15 % al 20 % en las medidas de fuerza en comparación con el placebo, y aumentos en la masa libre de grasa de 1.2-3 kg. Estos resultados apoyan los propósitos del HMB de aumentar la masa muscular y disminuir la degradación muscular. Parece que el HMB puede ser más efectivo en personas no entrenadas, que tienen un mayor potencial de aumento de masa muscular y fuerza, que en deportistas altamente entrenados, porque la ventana de ganancia puede ser mucho mayor[64,103,105,143]. Por tanto, las personas no entrenadas y las personas mayores pueden experimentar mayores beneficios de la suplementación con HMB[47]. Además, varias afecciones consuntivas (p. ej., cáncer, sida, traumatismos por lesiones) pueden responder positivamente a la suplementación con HMB, debido a la necesidad de optimizar la síntesis proteica o minimizar la pérdida de proteínas en estas enfermedades[81].

ANTIOXIDANTES

En términos químicos, un radical libre es una molécula que contiene al menos un electrón no emparejado, lo que da lugar a una carga eléctrica para esa molécula. Como resultado, los radicales libres son altamente inestables y reactivos con otras sustancias, porque los electrones no emparejados son atraídos y reaccionan con otras partículas que expresan cargas complementarias. En los sistemas vivos, incluido el ser humano, estos radicales libres se forman durante la reducción del oxígeno a agua y se denominan especies reactivas del oxígeno (ERO)[35]. En particular, las ERO se producen durante la respiración aeróbica o la fosforilación oxidativa, dentro de las mitocondrias. Así, a medida que la respiración aeróbica aumenta, también lo hace la aparición de ERO. Esto es preocupante porque, debido a

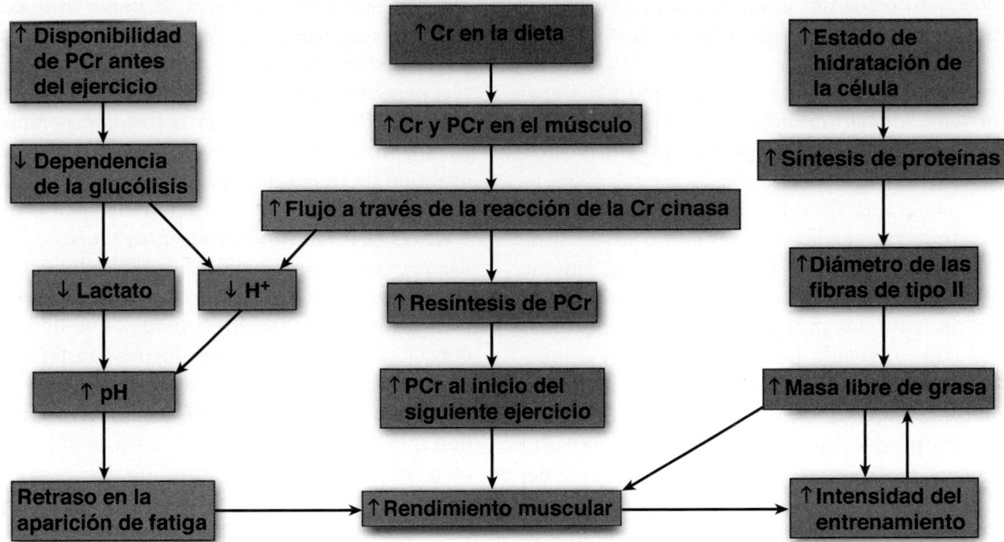

FIGURA 17-5. Mecanismos por los que la suplementación con creatina mejora el rendimiento físico. El aumento de las concentraciones musculares de creatina mejora la fuerza máxima y la calidad de las sesiones de entrenamiento con pesas, lo que con el tiempo se traduce en un aumento de la masa libre de grasa, lo que a su vez aumenta aún más la fuerza máxima. PCr, fosfocreatina; Cr, creatina.

su alta reactividad con otras sustancias, se ha descubierto que causan daños estructurales y, por tanto, funcionales a las proteínas, las membranas y el ADN, todos ellos componentes esenciales de las células biológicas.

En las investigaciones se ha constatado que durante el ejercicio principalmente, pero no exclusivamente, de naturaleza aeróbica, los músculos en contracción muestran cantidades elevadas de ERO. Y, debido a su contenido mitocondrial enriquecido, las fibras musculares de tipo I muestran concentraciones de ERO más pronunciadas que las de tipo II. Como resultado de los aumentos de ERO inducidas por el ejercicio, las fibras musculares sufren daños en las proteínas contráctiles (miosina y actina), alteraciones en la integridad de las membranas a nivel mitocondrial y celular, e incluso mutaciones del ADN. La fatiga y el dolor muscular acompañan a estas alteraciones celulares y moleculares. En resumen, la producción de ERO puede contribuir directamente al deterioro del rendimiento del ejercicio[45].

Para protegerse de los efectos dañinos de los ERO, el organismo es capaz de emplear un potente sistema de defensa antioxidante. Este sistema comprende **antioxidantes** o sustancias endógenas y exógenas que pueden neutralizar los radicales libres. Los endógenos son enzimas sintetizadas en el músculo, el hígado y otros órganos del cuerpo. Los antioxidantes exógenos suelen consumirse en la dieta como micronutrientes y vitaminas. Por ejemplo, el tocoferol (vitamina E), el ácido ascórbico (vitamina C) y el retinol (vitamina A) son antioxidantes muy conocidos, al igual que minerales como el zinc, el cobre, el selenio y el hierro. Tanto en seres humanos como en animales se ha constatado que estos importantes componentes

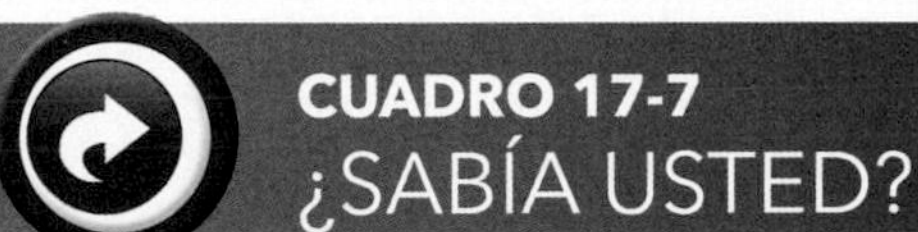

CUADRO 17-7
¿SABÍA USTED?

Entrenamiento con pesas y suplementos de hidroximetilbutirato (HMB)

El HMB puede influir en la hipertrofia muscular de los hombres que siguen una dieta normal de proteínas, carbohidratos y grasas cuando realizan un programa periodizado de entrenamiento de fuerza intenso. En un estudio realizado por Kraemer y cols.[1], se constató que el HMB puede, de hecho, aumentar las adaptaciones del entrenamiento con pesas. En un diseño aleatorio, doble ciego y controlado con placebo, un grupo ingirió Muscle Armor™ (MA) (Abbott Laboratories) y el otro grupo ingirió un control isonitrogenado dos veces al día durante un protocolo de entrenamiento de resistencia de 12 semanas. Ambos grupos con el programa de entrenamiento mostraron mejoras significativas en la masa corporal magra, la fuerza y la potencia musculares. Sin embargo, la suplementación con MA aumentó estas respuestas en un grado significativamente mayor, en comparación con el grupo de control. La suplementación produjo aumentos en las concentraciones de testosterona y hormona del crecimiento (GH) en reposo e inducidas por el ejercicio. Además, AM redujo las concentraciones de cortisol antes del ejercicio. A lo largo del protocolo de entrenamiento, AM atenuó la creatina cinasa circulante y el malondialdehído, en comparación con el grupo de control, lo que sugiere que AM podría haber causado una reducción del daño muscular. No se observaron efectos secundarios negativos durante el estudio.

Se concluyó que el suplemento afectó positivamente los cambios inducidos por el entrenamiento en la masa corporal magra y la fuerza y la potencia musculares, así como las respuestas hormonales y los marcadores de daño muscular en respuesta a 12 semanas de entrenamiento de ejercicios de resistencia en hombres jóvenes, en comparación con un control isonitrogenado (base proteica igual con la única diferencia del contenido de HMB).

Bibliografía

1. Kraemer WJ, Hatfield DL, Volek JS, et al. Effects of amino acids supplement on physiological adaptations to resistance training. *Med Sci Sports Exerc.* 2009;41(5):1111–11217

de la dieta ejercen efectos antioxidantes y pueden disminuir eficazmente, al menos cuando se consumen en cantidades adecuadas, los daños causados por las ERO.

En los deportistas bien entrenados, las enzimas que funcionan como antioxidantes producidos naturalmente se expresan en cantidades elevadas, en comparación con los controles no entrenados. Además, se ha constatado que las personas sedentarias que comienzan a participar en un programa de entrenamiento de resistencia (es decir, aeróbico) muestran un mayor contenido de enzimas antioxidantes al final de dicho programa. En consecuencia, aunque el aumento del metabolismo aeróbico del entrenamiento regular aumenta la producción de ERO, los músculos entrenados son más hábiles para prevenir el daño inducido por estas porque el sistema de defensa antioxidante endógeno está reforzado. Sin embargo, parece que los períodos de entrenamiento inusualmente exigentes pueden dar lugar a una producción desproporcionada de ERO y, por tanto, sobrepasar los mecanismos de defensa antioxidante del cuerpo, lo que da lugar a daños musculares, dolor y disminución del rendimiento. De hecho, se ha sugerido que este desequilibrio entre la producción de ERO del cuerpo y su capacidad antioxidante es fundamental para la condición de sobreentrenamiento[45].

Para protegerse de los efectos negativos de las ERO, muchos deportistas toman regularmente suplementos minerales y vitamínicos. Aunque estos suplementos aumentan de forma efectiva las cantidades de antioxidantes importantes en el cuerpo y disminuyen los marcadores de estrés oxidativo, la mayoría de la evidencia indica que no mejoran significativamente el rendimiento. Sin embargo, se ha sugerido que el mantenimiento de cantidades adecuadas de estos micronutrientes y vitaminas en la dieta mantiene sana a la población deportista, que, por tanto, puede soportar el riguroso entrenamiento necesario para optimizar el rendimiento deportivo. Por el contrario, el consumo de cantidades excesivas de suplementos antioxidantes puede perjudicar el rendimiento máximo[45].

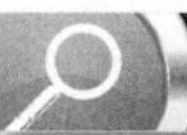

Revisión rápida

- La suplementación con creatina aumenta las concentraciones musculares de creatina y la fuerza máxima en muchas personas.
- El hidroximetilbutirato (HMB) puede ser eficaz para aumentar la fuerza máxima y la masa muscular. Sin embargo, puede ser más eficaz en personas no entrenadas que en las entrenadas.
- Los antioxidantes neutralizan las especies reactivas de oxígeno (ERO) o radicales libres. Sin embargo, en una persona con una alimentación adecuada, la suplementación no parece mejorar el rendimiento físico.

AISLAMIENTO SENSORIAL (FLOTACIÓN-REST)

La popularidad de las cápsulas, tanques y salas de **terapia de estimulación ambiental restringida por flotación (flotación-REST)** ha aumentado en los últimos años para tratar el estrés del sistema nervioso simpático relacionado con el ejercicio, estrés vital, psicología, lesiones, afecciones y/o intervenciones militares[5,9,20,42,43,48,70,74,138]. Denominada por muchos en la literatura más antigua como tratamiento de deprivación, este término se ha quedado anticuado, pues en la terminología actual se denomina flotación-REST. En cuanto a la comprensión de su base fisiológica, como ayuda ergogénica, la flotación-REST está en su fase inicial de estudio a pesar de existir desde hace años. Dado que su uso es muy destacado en entornos legos, deportivos y militares, es importante conocer qué es y cómo funciona (cuadro 17-8). El equilibrio entre los sistemas simpático y parasimpático ha sido un punto de interés en la investigación de la recuperación y es una razón prominente para el uso de la terapia de flotación-REST. Parece ser la forma más rápida de lograr una relajación profunda si el individuo se familiariza adecuadamente con este tipo de tratamiento. La base de esta técnica es eliminar los estímulos externos para conseguir un estado de relajación profunda que reduce los estímulos aferentes al cerebro (Fig. 17-6). Para aquellas personas que la han utilizado, la flotación puede ser una experiencia calmante y relajante, ya que proporciona un espacio para la introspección y la claridad mental, que deja una sensación de frescura. Las métricas de autoinforme constatan beneficios mentales y físicos que se trasladan a la vida cotidiana. Esto se observa en la reducción de la fatiga, la disminución de la tensión muscular y el dolor, la mejora del sueño y la mejora del estado de ánimo en relación con la ansiedad y la depresión. Esta técnica se utiliza de muchas maneras diferentes, y la mejor prescripción (p. ej., familiarización, duración, número de días, condiciones para la flotación [música oscura o parcialmente oscura], etc.) que satisfaga las necesidades de un individuo determinado requiere mucha más delineación. Su potencial parece grande, anecdóticamente, pero su mal uso debido a métodos ineficaces o a la falta de correspondencia con los objetivos de mejora deseados seguirá siendo un problema hasta que se haya realizado más investigación para caracterizar su prescripción a fin de obtener beneficios potenciales específicos. No obstante, hasta la fecha, su uso no parece tener efectos negativos reales.

Los hallazgos relativos al descanso de relajación han mostrado los siguientes resultados básicos:

↓ Ritmo cardíaco
↑ Variabilidad de la frecuencia cardíaca
↓ Tensión arterial
↓ Cortisol
↓ ACTH
↓ Catecolaminas

SUEÑO

El sueño se considera habitualmente un componente esencial de la rutina de salud y bienestar general. Sin embargo, cada vez hay más evidencia que constata que un número cada vez mayor de estadunidenses (hasta el 40 %) duerme una cantidad inadecuada de horas cada noche[55,76]. También hay evidencia sólida de que el número de individuos que no duermen lo suficiente es cada vez mayor, y que el sueño inadecuado puede perjudicar la función fisiológica normal y, en consecuencia, el rendimiento deportivo óptimo[104,120]. Por tanto, el sueño, al menos de un volumen y calidad adecuados, se considera cada vez más una ayuda ergogénica que contribuye al rendimiento deportivo deseado[75,113,115]. Esta noción está respaldada por varios estudios que establecieron que, en contraste con el sueño inadecuado, los efectos de la prolongación del sueño, es decir, dormir más de lo normal, realmente mejora el rendimiento[19,113,119].

Aunque la importancia del sueño es bien reconocida en toda la comunidad sanitaria y deportiva, se ha constatado que los deportistas de todas las edades, deportes y niveles de competición se encuentran en una situación de deprivación crónica del sueño[56]. De hecho, aunque las organizaciones científicas relacionadas con el sueño, como la National Sleep Foundation, recomiendan que las poblaciones de deportistas duerman entre 9 h y 10 h por noche (en comparación con las 7-9 h de los no deportistas), las investigaciones han

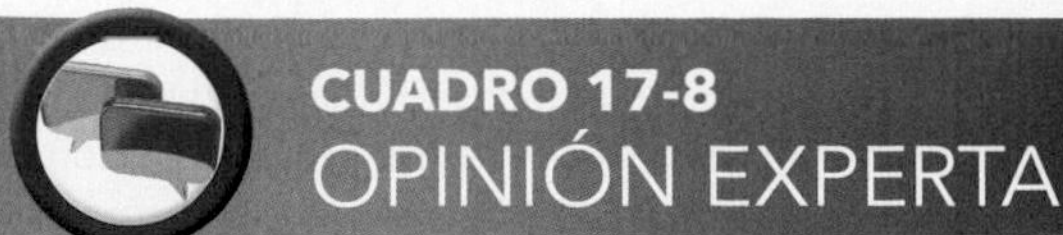
CUADRO 17-8
OPINIÓN EXPERTA

Terapia de estimulación ambiental restringida por flotación: alivio del estrés crónico

Lydia K. Caldwell, PhD
Assistant Professor
Applied Physiology Laboratory
Department of Kinesiology, Health Promotion, and Recreation
University of North Texas
Denton, TX

La acumulación de desafíos mentales y físicos conduce a la iniciación de la respuesta al estrés, lo que implica la activación de los sistemas nervioso, endocrino e inmunitario en un intento de mantener la homeostasis. Mientras que este tipo de compensación aguda se considera protectora, los aumentos sostenidos de glucocorticoides y catecolaminas son indicativas de una desregulación del sistema en la que el cuerpo permanece en un estado de estrés elevado a pesar de la falta de estímulos estresantes. El estrés crónico se ha relacionado con una amplia gama de enfermedades, como enfermedades autoinmunitarias, hipertensión y depresión. Además de las principales consecuencias para la salud, el estrés crónico se asocia a una disminución del rendimiento mental y físico, así como a un mayor riesgo de lesiones musculoesqueléticas.

Dado el creciente número de personas afectadas por situaciones de estrés crónico, existe una necesidad vital de identificar estrategias que mitiguen la señalización errónea y promuevan la resiliencia. Una técnica que está ganando en popularidad en este sentido es el uso de la terapia de estimulación ambiental restringida por flotación (fotación-REST). La flotación-REST induce un estado de relajación profunda mediante la reducción de la información sensorial externa. El tanque de flotación que se adquiere en el mercado, y que puede tener diversas formas y tamaños, se llena con agua estéril y sal de Epsom (sulfato de magnesio) que se mantiene a 35 °C. Esta temperatura del agua específica difumina los límites perceptivos del cuerpo por parte del cerebro y limita la necesidad de termorregulación. La concentración de sal se mantiene a una gravedad específica de 1.25-1.28 g·cm^{-3}. Esta densidad proporciona una flotabilidad natural, de modo que un individuo tumbado en posición supina puede flotar sin esfuerzo con los ojos, la nariz y la boca por encima de la superficie del agua. El soporte total del agua reduce las fuerzas de compresión de la gravedad y permite una importante relajación muscular. Además, la luz y el sonido pueden eliminarse para así reducir los estímulos visuales, auditivos, táctiles y gravitacionales.

La hipótesis es que la reducción de la estimulación aferente al cerebro puede corregir la disfunción de los circuitos esenciales de retroalimentación negativa, lo que permite a los individuos responder de forma más adecuada a las señales del entorno. A diferencia de otras intervenciones (p. ej., meditación, atención plena, yoga), la flotación-REST puede inducir la relajación con muy poca práctica o instrucción. Las primeras investigaciones han constatado reducciones tanto en el eje hipotálamo-hipofisario como en el sistema simpático medular suprarrenal tras una única exposición. La investigación piloto de nuestro laboratorio ha constatado que la flotación-REST puede producir efectos diferenciales en función de las características de la variabilidad de la frecuencia cardíaca de partida. Como era de esperar, la flotación-REST tuvo un efecto calmante en individuos con una elevada excitación basal. Curiosamente, los individuos con una excitación basal baja mostraron un aumento de la actividad simpática. Esto parece sugerir que la flotación-REST podría tener el potencial de corregir los desequilibrios autónomos en ambas direcciones. Esto tiene implicaciones positivas para una variedad de estados de salud.

Uno de los hallazgos más consistentes en el tratamiento de flotación-REST ha sido la reducción del dolor percibido. Las evaluaciones descriptivas y los informes de casos han revelado mejoras en varias afecciones dolorosas, como la fibromialgia, el latigazo cervical, las cefaleas tensionales y el dolor crónico de cuello y espalda. Es probable que el aumento del flujo sanguíneo y la reducción de la tensión muscular contribuyan al efecto analgésico. Además, las intervenciones con flotación-REST han constatado mejoras en la regulación de las emociones y en el estado de ánimo general, con mayores mejoras en la sintomatología relacionada con el estrés, como la tensión, la ansiedad, la depresión y la fatiga.

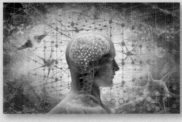

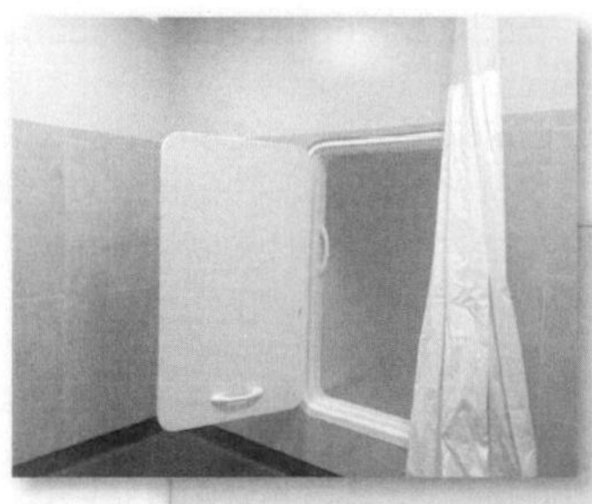

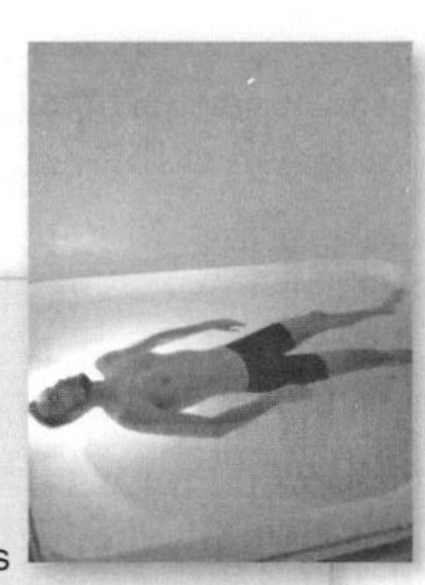
Reducción de la información sensorial aferente al cerebro
Las luces del interior del tanque pueden apagarse para limitar aún más la información visual
Las paredes de fibra de vidrio aisladas reducen los sonidos externos
El agua se calienta a la temperatura de la piel, 33.88 °C
Normalmente, los individuos flotan desnudos para reducir todas las sensaciones táctiles
El entorno isotérmico no se siente ni caliente ni frío
El agua de alta salinidad reduce la percepción de la gravedad
Se difumina la frontera entre el final del cuerpo y el comienzo del agua
Permite la relajación total de los músculos, ya que el cuerpo esté totalmente sostenido por el agua
Elimina los puntos de presión asociados al típico contacto con la superficie

FIGURA 17-6. **Mecanismos a través de los cuales la terapia de estimulación ambiental restringida por flotación (flotación-REST) elimina los estímulos aferentes del cerebro, lo que permite una relajación profunda que facilita procesos de recuperación y reparación.**

revelado que, en realidad, los deportistas duermen entre 6 h y 6.5 h por noche[44,90]. Tal vez sea igual de problemático el hecho de que la calidad del sueño que generalmente experimentan los deportistas es inadecuada[90], lo que les deja en un estado de somnolencia durante las horas del día. Los expertos en sueño aconsejan que las características de un sueño de buena calidad incluyen estar dormido al menos el 85 % del tiempo en la cama por la noche, quedarse dormido en menos de 30 min y despertarse no más de una vez por noche y durante no más de 20 min (National Sleep Foundation, https://www.sleepfoundation.org).

Para compensar esta falta de calidad y cantidad de sueño durante las horas nocturnas, muchos deportistas intentan «recuperar» el sueño durante el fin de semana. Aunque esto puede parecer razonable desde un punto de vista logístico, dadas las muchas exigencias de su tiempo durante los días laborables, las pruebas sugieren que no es una buena estrategia (Sleep.org. https://www.sleep.org/articles/catching-up-on-sleep/). Por el contrario, se ha constatado que dormir siestas de no más de 30 min, preferiblemente a primera o segunda hora de la tarde, compensa al menos parcialmente el sueño inadecuado durante las horas nocturnas[24].

Los Centers for Disease Control and Prevention consideran que la falta de sueño adecuado en la población general es un problema de salud pública, pero para los deportistas de competición, esta situación también es un problema de rendimiento deportivo. La investigación científica ha documentado que el sueño inadecuado tiene un efecto perjudicial en el rendimiento de una variedad de deportes y actividades físicas[50,120]. Sin embargo, parece que los efectos más pronunciados de la insuficiencia de sueño se observan en aquellos deportes que ponen de relieve la función cognitiva y la toma de decisiones ejecutivas. Por el contrario, las tareas físicas sencillas, en particular las que no implican patrones de movimiento hábiles y no dependen de la toma de decisiones ejecutivas, no se ven tan afectadas por la restricción del sueño, es decir, por la reducción de la cantidad y/o la calidad del sueño. Por ejemplo, una leve restricción del sueño (5 h) durante una sola noche antes de la ejecución de un movimiento complejo y hábil como lo es un saque de tenis, afectó negativamente hasta en un 53 % la precisión de dicho saque[112]. Por otro lado, el rendimiento de una tarea de potencia poco compleja llevada a cabo en un cicloergómetro, es decir, la prueba de potencia de Wingate, no se vio afectado por una pérdida similar de sueño la noche anterior a la tarea[97]. Estos resultados contrastados sobre la pérdida de sueño en diferentes tipos de ejercicio han sido confirmados por otros investigadores, como Fullagar y cols[50]. Incluso con el entrenamiento de resistencia, es decir, el levantamiento de pesas, el sueño inadecuado puede provocar diferentes consecuencias según la complejidad de los movimientos que se examinan. Por ejemplo, se ha comprobado que las tareas de levantamiento más complejas que implican múltiples grupos musculares se ven afectadas negativamente por la restricción del sueño, mientras que los movimientos sencillos que presentan solo uno o dos grupos musculares parecen ser resistentes a los efectos del sueño inadecuado[75].

Gran parte de la razón por la que un sueño inadecuado puede afectar negativamente el rendimiento deportivo es que también perturba la función fisiológica normal. En este sentido, el sueño normal es fundamental para que el cuerpo pueda mantener una homeostasis normal y saludable. Por ejemplo, durante la luz del día, o las horas de vigilia, las reservas de energía del cuerpo se reducen, y el índice metabólico se incrementa durante esas horas. De hecho, los expertos en la materia postulan que una de las principales razones por las que dormir es tan importante es que proporciona una oportunidad para que los procesos anabólicos no solo restauren las reservas de energía agotadas, como el glucógeno y los triglicéridos, sino también para reparar las proteínas, incluidas las de los músculos que pueden haberse dañado durante las actividades físicas diurnas[1,121]. Esto coincide con los ritmos circadianos normales de hormonas anabólicas y catabólicas vitales como la hormona del crecimiento, la testosterona, el IGF-1 y el cortisol. La hormona del crecimiento, el IGF-1 y la testosterona inducen la reparación y el crecimiento de los tejidos, y estas hormonas anabólicas aumentan naturalmente durante las horas nocturnas y las primeras de la mañana[23,33,86]. Por el contrario, el cortisol es una hormona catabólica cuyas concentraciones sanguíneas están en su nadir durante las horas nocturnas, lo que promueve procesos de reparación anabólica y reposición de sustratos energéticos[86]. Sin embargo, incluso períodos cortos de restricción del sueño pueden inducir aumentos de la concentración de cortisol en sangre, lo que desencadena a su vez un estado catabólico general que inhibe la restauración de las reservas energéticas y los procesos de reparación de proteínas durante el sueño[50].

Curiosamente, se ha constatado que los ritmos circadianos de varios parámetros fisiológicos y endocrinos deben estar sincronizados con los ciclos diarios de sueño y vigilia para que el cuerpo rinda al máximo[23,111,118]. Un sueño inadecuado desacopla la sincronización normal de las variables fisiológicas con el ciclo de sueño/vigilia, y esto puede conducir directamente a un rendimiento deportivo deteriorado y subóptimo[11,19,39]. Las investigaciones también han constatado que cuando los deportistas sufren privación de sueño, el coste metabólico de completar una tarea física determinada es significativamente mayor que cuando se realiza esa misma tarea con patrones de sueño normales[49,108]. De hecho, esta mayor demanda metabólica para realizar esa tarea física cuando se sufre de sueño inadecuado es la que, al menos en parte, explica el compromiso del rendimiento deportivo ante la falta de sueño. Como ejemplo de esto, se ha informado de que incluso una pérdida de 3 h de sueño dio lugar a un mayor estrés en el sistema cardiopulmonar, lo cual se manifestó como un aumento significativo de la frecuencia cardíaca y de la ventilación minuto durante el ejercicio submáximo de ciclismo, en comparación con la realización de la misma tarea con un sueño adecuado[96]. Resultados similares, es decir, un rendimiento comprometido con la restricción del sueño, son también evidentes cuando se realizan movimientos submáximos de levantamiento de pesas[111]. Pruebas recientes también indican que el sueño inadecuado no solo perjudica el rendimiento deportivo, sino que también aumenta el riesgo de lesiones mientras se compite. En un revelador estudio, Milewski y cols.[95] determinaron que los deportistas que normalmente duermen menos de 8 h por noche tenían 1.7 veces más probabilidades de lesionarse que los que suelen dormir al menos 8 h.

Además, parece que el sueño inadecuado también influye en la percepción de la intensidad del ejercicio. En los estudios se ha observado que las calificaciones del esfuerzo percibido al completar tareas físicas son significativamente mayores cuando se realizan con un sueño inadecuado. Además de una mayor sensación de intensidad del ejercicio, se descubrió que el tiempo hasta el agotamiento durante el ejercicio de ciclismo disminuía en un 20 % en un estado de deprivación de sueño, lo que llevó a los autores a concluir que el estrés psicológico, evaluado por las calificaciones del esfuerzo percibido, contribuía al deterioro del rendimiento fisiológico[91]. Pero estas alteraciones son solo temporales, ya que la recuperación de los hábitos de sueño normales restableció el rendimiento deportivo, así como la percepción del esfuerzo durante el ejercicio.

En vista de los datos que muestran la prevalencia de la insuficiencia de sueño entre los deportistas, y cómo esta puede afectar negativamente el rendimiento, parece razonable que deportistas y entrenadores trabajen en métodos que mejoren tanto la cantidad como la calidad del sueño experimentado por los competidores deportivos y los apasionados del acondicionamiento físico (Fig. 17-7). Los expertos han sugerido algunas medidas que pueden ser eficaces para mejorar la calidad y la cantidad del sueño nocturno y, como consecuencia, mejorar el rendimiento deportivo. Estas recomendaciones incluyen:

- Mantener una rutina constante, es decir, una hora para acostarse y una hora para levantarse.
- Evitar el uso de ordenador, televisión o luz brillante durante al menos 30 min antes de acostarse.
- Bajar la temperatura de la habitación a de 15.5 °C a 19.5 °C durante las horas de sueño.
- Evitar la cafeína y el ejercicio durante 2 h a 4 h antes de acostarse.
- Mantener un ambiente tranquilo alrededor de la zona de descanso.
- Utilizar un colchón y una almohada cómodos.
- Hacer siestas durante el día, pero no después de media tarde, para evitar que interfieran con el sueño normal a la hora de acostarse.

Es importante destacar que un sueño inadecuado no solo puede afectar negativamente el rendimiento deportivo, sino también el académico. En una investigación reciente, el análisis de regresión de los datos recogidos en más de 8 000 estudiantes deportistas universitarios determinó que la falta de sueño de calidad se asociaba con un mal rendimiento académico general y con calificaciones más bajas[129]. Además, los autores de ese estudio sugirieron que las intervenciones convencionales para mejorar el sueño (p. ej., siestas, prolongación del sueño) podrían no ser efectivas entre los estudiantes-deportistas debido a sus estilos de vida poco ortodoxos, con altas demandas de tiempo para los deportes, la escuela y la vida personal. También es desconcertante el hecho de que la mayoría de los estudiantes-deportistas admiten que no están durmiendo lo suficiente y que esto, por sí mismo, puede contribuir a tener dificultades académicas.

En resumen, la cantidad y calidad adecuadas de sueño durante la noche son esenciales para el funcionamiento fisiológico adecuado, el rendimiento académico, la gestión eficaz del estrés psicológico y el mantenimiento de un sistema inmunitario sano (cuadro 17.9). Durante el sueño, el cuerpo repone las reservas de sustrato energético que se utilizan durante la mayor actividad física de las horas de vigilia.

También es necesario dormir lo suficiente para evitar el mal humor excesivo, la confusión, la incapacidad de concentración e incluso la irritabilidad general. Por desgracia, las investigaciones han constatado que, con demasiada frecuencia, los deportistas duermen de forma inadecuada, lo que se traduce en una disminución del rendimiento físico y en un mayor riesgo de lesiones. Sin embargo, el rendimiento y la reducción del riesgo de lesiones pueden recuperarse con el restablecimiento de los ciclos normales de sueño. Tanto los entrenadores como los deportistas deberían prestar más atención a este importante componente de un programa general de entrenamiento/acondicionamiento.

Factores relacionados con la mejora de la calidad del sueño

- Mantener una rutina constante, es decir, una hora para acostarse y una hora para levantarse
- Evitar el uso de ordenador, televisión o luz brillante durante al menos 30 min antes de acostarse
- Bajar la temperatura de la habitación de 15.5 °C a 19.5 °C durante las horas de sueño.
- Evitar la cafeína y el ejercicio durante 2 h a 4 h antes de acostarse.
- Mantener un ambiente tranquilo alrededor de la zona de descanso.
- Utilizar un colchón y una almohada cómodos.
- Hacer siestas durante el día, pero no después de media tarde, para evitar que interfieran con el sueño normal a la hora de acostarse.

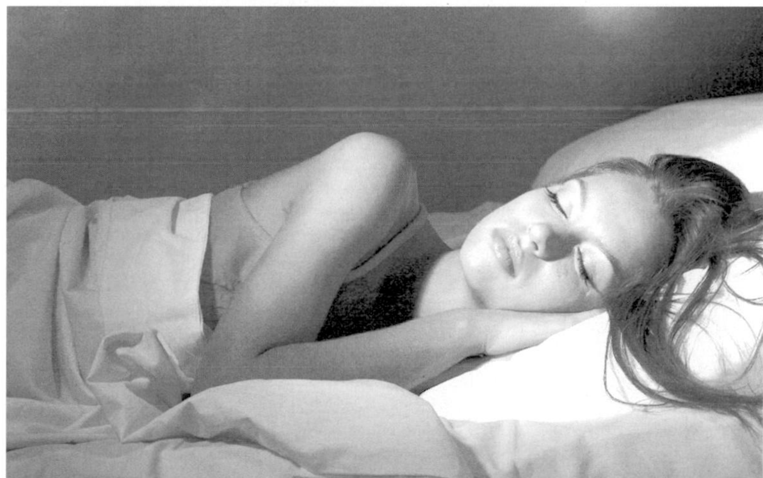

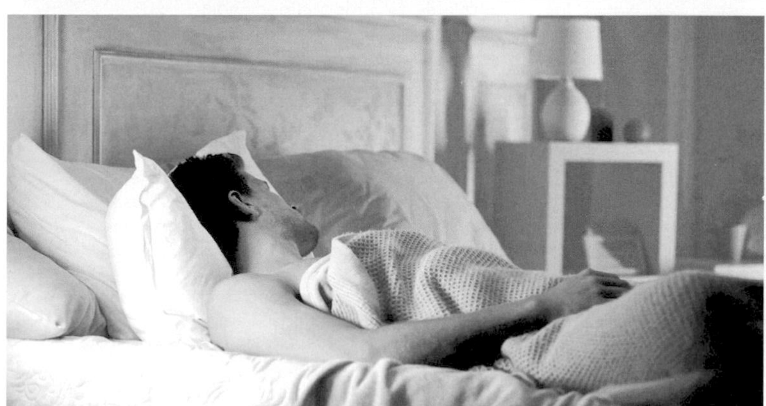

FIGURA 17-7. Resumen de las diferentes condiciones que ayudan a obtener un sueño de calidad para los procesos de recuperación y restauración.

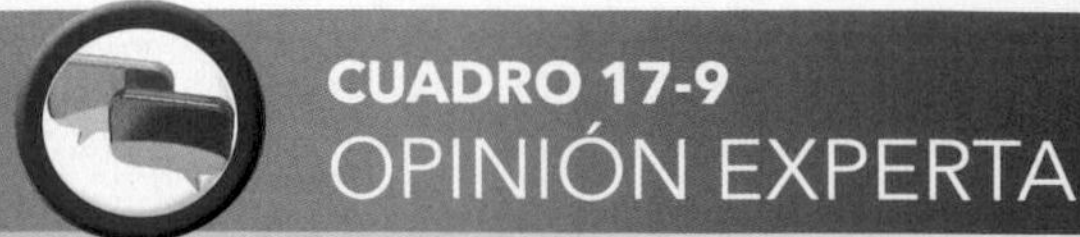

CUADRO 17-9
OPINIÓN EXPERTA

La importancia del sueño saludable para los deportistas

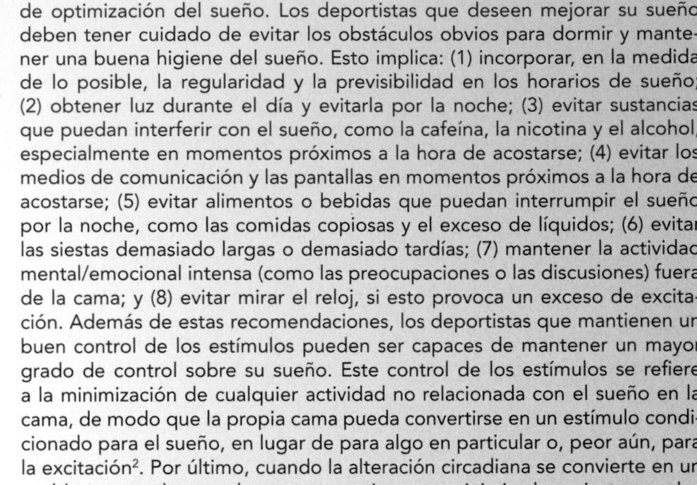

Michael A. Grandner, PhD, MTR, CBSM, FAASM
Director, Sleep & Health Research Program
Associate Professor of Medicine
College of Medicine
University of Arizona
Tucson, Arizona

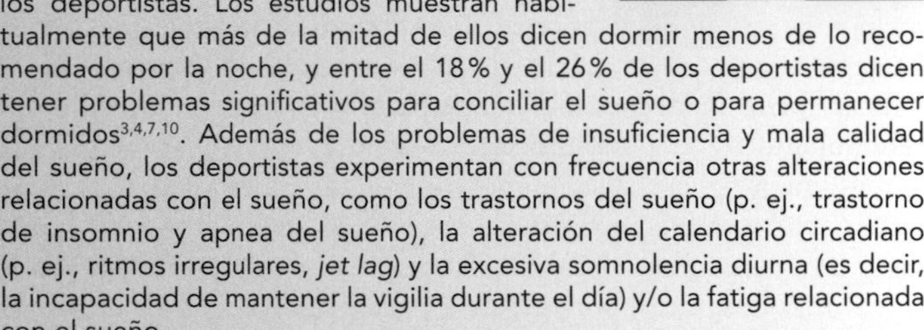

Los trastornos del sueño son comunes entre los deportistas. Los estudios muestran habitualmente que más de la mitad de ellos dicen dormir menos de lo recomendado por la noche, y entre el 18% y el 26% de los deportistas dicen tener problemas significativos para conciliar el sueño o para permanecer dormidos[3,4,7,10]. Además de los problemas de insuficiencia y mala calidad del sueño, los deportistas experimentan con frecuencia otras alteraciones relacionadas con el sueño, como los trastornos del sueño (p. ej., trastorno de insomnio y apnea del sueño), la alteración del calendario circadiano (p. ej., ritmos irregulares, *jet lag*) y la excesiva somnolencia diurna (es decir, la incapacidad de mantener la vigilia durante el día) y/o la fatiga relacionada con el sueño.

Esto es alarmante, ya que las dificultades del sueño están relacionadas con una amplia variedad de resultados adversos muy importantes en el deporte. Las dificultades del sueño perjudican el rendimiento físico. Esto incluye reducciones documentadas de la fuerza, velocidad, coordinación y la resistencia. Los problemas de sueño afectan también el rendimiento mental. Esto puede manifestarse con un mal funcionamiento en una amplia variedad de ámbitos, como la ralentización psicomotriz, la lentitud del tiempo de reacción, la dificultad para mantener la concentración o la vigilancia, otras dificultades de atención, el deterioro de la función de aprendizaje y memoria, la reducción de la creatividad y problemas para tomar decisiones. Es importante destacar que se ha constatado que los estimulantes, como la cafeína, mejoran algunos de los efectos sobre la velocidad y la concentración, pero no sobre la toma de decisiones[8]. Las dificultades para dormir también se asocian a una peor salud, entre los que se incluyen problemas en la función cardiovascular, el metabolismo, la inflamación, la función inmunitaria y la función de varios sistemas orgánicos. Por este motivo, la falta de sueño de calidad a lo largo del tiempo se ha identificado como un factor de riesgo importante de obesidad y enfermedades cardiometabólicas[5]. El sueño también desempeña un papel en la salud mental. La falta de sueño es un factor de riesgo importante para el desarrollo y la experiencia de bastantes afecciones neuropsiquiátricas, entre las que se incluyen la depresión, trastornos de ansiedad, trastornos por consumo de sustancias, etc[6]. Es importante destacar que el sueño también desempeña un papel en el riesgo de lesiones y en la recuperación. Por ejemplo, el insomnio y la somnolencia diurna pueden ser predictores más potentes de conmociones cerebrales que el sexo, el deporte practicado o los antecedentes de otras conmociones[9].

La mejora del sueño en el deporte implicará estrategias a nivel individual, de equipo y de sistema. A nivel del sistema, la consideración del tiempo de sueño y el tiempo de viaje pueden ser cada vez más tenidos en cuenta en los calendarios de las competiciones y en el diseño de instalaciones como la Villa Olímpica[10]. Para los equipos y programas individuales, es importante un enfoque sistemático de la educación sobre la salud del sueño para los jugadores y el personal, así como consideraciones para las pruebas de detección y la evaluación, el triaje y la derivación, y la toma de decisiones basadas en consideraciones relacionadas con el sueño[3,7,10]. Para casos particulares, los pasos apropiados serán dictados probablemente por la situación de la persona.

Los deportistas con sospecha de trastornos del sueño deben ser examinados, diagnosticados y tratados de forma adecuada. La presencia de un trastorno del sueño no tratado puede limitar la eficacia de otras estrategias de optimización del sueño. Los deportistas que deseen mejorar su sueño deben tener cuidado de evitar los obstáculos obvios para dormir y mantener una buena higiene del sueño. Esto implica: (1) incorporar, en la medida de lo posible, la regularidad y la previsibilidad en los horarios de sueño; (2) obtener luz durante el día y evitarla por la noche; (3) evitar sustancias que puedan interferir con el sueño, como la cafeína, la nicotina y el alcohol, especialmente en momentos próximos a la hora de acostarse; (4) evitar los medios de comunicación y las pantallas en momentos próximos a la hora de acostarse; (5) evitar alimentos o bebidas que puedan interrumpir el sueño por la noche, como las comidas copiosas y el exceso de líquidos; (6) evitar las siestas demasiado largas o demasiado tardías; (7) mantener la actividad mental/emocional intensa (como las preocupaciones o las discusiones) fuera de la cama; y (8) evitar mirar el reloj, si esto provoca un exceso de excitación. Además de estas recomendaciones, los deportistas que mantienen un buen control de los estímulos pueden ser capaces de mantener un mayor grado de control sobre su sueño. Este control de los estímulos se refiere a la minimización de cualquier actividad no relacionada con el sueño en la cama, de modo que la propia cama pueda convertirse en un estímulo condicionado para el sueño, en lugar de para algo en particular o, peor aún, para la excitación[2]. Por último, cuando la alteración circadiana se convierte en un problema, pueden emplearse estrategias para minimizarlo y ajustarse a los horarios y zonas horarias. Esto puede requerir, en especial, la exposición programada a la luz y la obtención de actividad física con el fin de enviar una fuerte señal «diurna frente a la «nocturna»[1].

El sueño es una parte importante del funcionamiento fisiológico y el psicológico. Sin embargo, muchos deportistas tienen dificultades para mantener un sueño saludable. Por estas razones, el Comité Olímpico Internacional y la National Collegiate Athletics Association (y seguramente otras organizaciones que les seguirán) han publicado declaraciones de consenso que destacan la importancia del sueño para la salud, la salud mental y el rendimiento deportivo[7,10].

Bibliografía

1. Bin YS, Postnova S, Cistulli PA. What works for jetlag? A systematic review of non-pharmacological interventions. *Sleep Med Rev.* 2019;43:47–59.
2. Brasure M, Fuchs E, MacDonald R, et al. Psychological and behavioral interventions for managing insomnia disorder: an evidence report for a clinical practice guideline by the American College of Physicians. *Ann Intern Med.* 2016;165(2):113–124.
3. Brauer AA, Athey AB, Ross MJ, et al. Sleep and health among collegiate student athletes. *Chest.* 2019;156(6):1234–1245.
4. Gouttebarge V, Castaldelli-Maia JM, Gorczynski P, et al. Occurrence of mental health symptoms and disorders in current and former elite athletes: a systematic review and meta-analysis. *Br J Sports Med.* 2019;53(11): 700–706.
5. Grandner MA. Sleep and obesity risk in adults: possible mechanisms; contextual factors; and implications for research, intervention, and policy. *Sleep Health.* 2017;3(5):393–400.
6. Hertenstein E, Feige B, Gmeiner T, et al. Insomnia as a predictor of mental disorders: a systematic review and meta-analysis. *Sleep Med Rev.* 2019;43:96–105.
7. Kroshus E, Wagner J, Wyrick D, et al. Wake up call for collegiate athlete sleep: narrative review and consensus recommendations from the NCAA Interassociation Task Force on Sleep and Wellness. *Br J Sports Med.* 2019;53(12): 731–736.
8. Killgore WD, Grugle NL, Balkin TJ. Gambling when sleep deprived: don't bet on stimulants. *Chronobiol Int.* 2012;29(1):43–54.
9. Raikes AC, Athey A, Alfonso-Miller P, et al. Insomnia and daytime sleepiness: risk factors for sports-related concussion. *Sleep Med.* 2019;58:66–74.
10. Reardon CL, Hainline B, Aron CM, et al. Mental health in elite athletes: International Olympic Committee consensus statement (2019). *Br J Sports Med.* 2019;53(11):667–699.

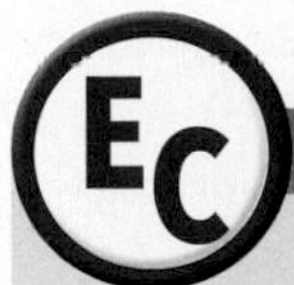

ESTUDIO DE CASO

ESCENARIO

Usted se encarga del entrenamiento físico de un exitoso programa de fútbol americano de un instituto. El entrenador de fútbol se le acerca y le comenta que, mientras veía un partido de la universidad, observó que varios jugadores se ponían máscaras de oxígeno en la banda después de realizar carreras largas. Le pregunta si puede disponer de botellas y máscaras de oxígeno en la banda para el partido de este sábado. El entrenador cree que los suplementos de oxígeno después de las carreras largas, cuando los jugadores parecen estar agotados, ayudará a una más rápida recuperación y, por tanto, a que los jugadores puedan volver antes a la acción.

Preguntas

¿Está el entrenador en lo cierto al creer que las bombonas de oxígeno en las bandas ayudarán al rendimiento de los jugadores?

¿Hay alguna razón para que el oxígeno esté disponible en la línea de banda durante el partido?

Opciones

Puede decirle al entrenador que, aunque puede tener un efecto placebo para algunos jugadores, la suplementación de oxígeno durante la recuperación no proporciona ningún beneficio fisiológico real. En los deportistas jóvenes con sistemas respiratorios normales y sanos, la sangre arterial ya está prácticamente saturada de oxígeno. Es decir, los eritrocitos ya transportan todo el oxígeno que pueden. Como resultado, proporcionar oxígeno suplementario mientras los deportistas se recuperan entre jugadas no es útil porque no puede suministrarse más oxígeno a los músculos que el que ya se está produciendo por la simple respiración. Le sugiere que no hay necesidad de añadir tanques de oxígeno en la línea de banda, pero que si cree que esto dará a los jugadores un impulso psicológico, lo considerará, ya que no hay ningún peligro.

ESCENARIO

Un lanzador de jabalina de primer año del equipo de atletismo de la universidad cree que podría mejorar su rendimiento si ganara algunos kilos más de masa muscular, por lo que está considerando tomar suplementos de creatina. Como usted es el entrenador de fuerza y acondicionamiento del equipo, le pregunta qué piensa de su idea.

Preguntas

¿Hay alguna razón para creer que tomar suplementos de creatina ayudará a este joven atleta?

¿Hay algo más que deba decir al deportista sobre el uso de los suplementos de creatina como ayuda ergogénica?

Opciones

Aunque hay pruebas de que los suplementos de creatina pueden ser beneficiosos para los deportistas de fuerza/potencia, hay algunas limitaciones en su uso.

En primer lugar, usted le señala que los primeros aumentos de peso que pueden ser evidentes al tomar suplementos de creatina son más probables por la retención de agua que por la hipertrofia muscular (la creatina es osmóticamente activa y atrae el agua hacia ella). Además, el atleta debe comprender que, por sí sola, la ingesta de creatina no conducirá a un aumento del tamaño y la fuerza musculares, pues debe ir acompañada de un programa de entrenamiento de resistencia adecuadamente diseñado.

Y aunque la creatina por sí misma no estimulará el aumento de tamaño de los músculos (no es un anabólico), sus propiedades bioenergéticas permitirán hacer, quizá un par de repeticiones adicionales por serie mientras se levantan pesas. Esto resulta en un estímulo de entrenamiento más potente y, a su vez, aumentará (moderadamente) las ganancias de masa y fuerza musculares.

RESUMEN DEL CAPÍTULO

Muchas de las ayudas ergogénicas analizadas en este capítulo son eficaces para aumentar el rendimiento físico. Sin embargo, el COI y la NCAA prohíben el uso de muchas de ellas en el ámbito deportivo. Esto deja una lista relativamente corta de ayudas ergogénicas analizadas en este capítulo que pueden ser efectivas para aumentar el rendimiento físico y que no están prohibidas para su uso. Estas ayudas eficaces en determinadas condiciones pueden ser los ACO, la cafeína, la creatina, los suplementos de fosfato y bicarbonato, el HMB, el NO, la β-alanina y los antioxidantes. Los deportistas también deben ser conscientes de que algunos suplementos deportivos de venta libre también pueden contener sustancias prohibidas debido a una formulación, producción y/o procesos de molienda inadecuados. Como señala cada organismo rector, cuando se presentan los resultados de las pruebas de detección, es responsabilidad del deportista lo que se encuentra en su cuerpo. Para el deportista y los apasionados del acondicionamiento físico, sigue siendo necesario considerar cuidadosamente qué suplementos pueden ser útiles para mejorar el rendimiento y la eficacia del entrenamiento, con base en lo que es legal, tiene efectos secundarios limitados y es eficaz para ayudar a alcanzar objetivos realistas de rendimiento, acondicionamiento físico y salud. Con el uso de múltiples suplementos solos o en combinación con medicamentos legales, las interacciones son casi infinitas, y sus efectos sobre el rendimiento y los efectos secundarios siguen siendo en su mayor parte desconocidos. Siempre hay que ir con cuidado a la hora de evaluar la legalidad, la pureza, la eficacia y las necesidades que impulsan su uso. Por último, además de una salud óptima, el rendimiento deportivo depende de la cantidad y la calidad del sueño nocturno. En gran parte, esto se debe al hecho de que durante el sueño es cuando se producen gran parte de los procesos de reparación y reposición del organismo.

PREGUNTAS DE REVISIÓN

COMPLETE LOS ESPACIOS EN BLANCO

1. El uso de esteroides______________________________ el riesgo de cáncer de próstata en los hombres.
2. La hipoglucemia puede ser un efecto secundario de la toma de ______________________________.
3. La DHEA es un precursor de ______________________________.
4. Dos de los efectos secundarios de la seudoefedrina son ______________________________ y ______________________________.
5. La EPO estimula la formación de eritrocitos en ______________________________.

OPCIÓN MÚLTIPLE

1. Esta técnica ergogénica consiste en aumentar el volumen total de sangre, o el recuento de eritrocitos, hasta cantidades superiores a las consideradas normales.
   a. Suplemento de oxígeno
   b. Amortiguación sanguínea
   c. Dopaje sanguíneo
   d. Suplemento de insulina
2. ¿Qué efecto causan en el organismo los β-bloqueadores?
   a. Aumentar la síntesis de proteínas musculares
   b. Aumentar el estado de excitación
   c. Amortiguar la respuesta de lucha o huida
   d. a y b
3. ¿Con qué deporte aumentarían al máximo las especies reactivas de oxígeno?
   a. Fútbol
   b. Carrera de 1 500 m
   c. Maratón
   d. Lanzamiento de peso
4. ¿Con con qué tipo de anticonceptivo oral disminuye el $\dot{V}o_{2máx}$?
   a. Monofásico
   b. Bifásico
   c. Trifásico
   d. Ninguno; el $\dot{V}o_{2máx}$ no se ve afectado por los anticonceptivos
5. El entrenamiento de resistencia, en intensidades y volúmenes adecuados, provocará:
   a. No tendrá ningún efecto sobre la protección natural del cuerpo de los antioxidantes
   b. Disminuirá la protección natural del cuerpo de los antioxidantes
   c. Aumentará la protección natural del cuerpo de los antioxidantes
   d. Tendrá un efecto variable, según el volumen y la intensidad exactos

VERDADERO / FALSO

1. La eritropoyetina (EPO) es una sustancia sintética que solo puede producirse artificialmente en un laboratorio.
2. Una ayuda ergogénica es un suplemento que puede aumentar el rendimiento físico.
3. El diseño doble ciego ayuda a prevenir sesgos en la investigación sobre las ayudas ergogénicas.
4. Uno de los efectos secundarios más peligrosos del uso de esteroides es el daño hepático.
5. La cafeína no es una droga y no tiene efectos adversos.

RESPUESTA CORTA

1. Nombre y describa dos métodos de dopaje sanguíneo.
2. ¿Cuál es la función y el efecto normales de la hormona del crecimiento?
3. ¿Cuáles son los tres tipos de anticonceptivos orales? ¿En qué se diferencian unos de otros?
4. ¿Por qué la hormona del crecimiento es tan popular en el ámbito deportivo cuando parece que realmente tiene poco o ningún efecto sobre el rendimiento?
5. ¿Cómo actúa la creatina para mejorar la fuerza y la potencia?

TÉRMINOS CLAVE

Amina simpaticomimética Medicamento que simula los efectos de las catecolaminas.

Amortiguadores sanguíneos Sustancias que aumentan la capacidad de disminuir la acidez.

Androstenediona Prohormona, o intermedio, en la vía biosintética, que conduce a la síntesis del esteroide sexual masculino testosterona.

Anfetamina Droga que estimula el sistema nervioso central y que simula los efectos de las catecolaminas.

Antioxidante Sustancia que neutraliza los radicales libres, o especies reactivas del oxígeno (ERO), que pueden tener efectos perjudiciales para las proteínas, el ADN y las membranas.

Ayuda ergogénica Sustancia, práctica de entrenamiento o fenómeno que puede aumentar el rendimiento físico.

Creatina Compuesto orgánico no esencial que contiene nitrógeno y que se sintetiza en el hígado a partir de tres aminoácidos: arginina, glicina y metionina.

Deshidroepiandrosterona (DHEA) Prohormona, o intermediario, en la vía biosintética, que conduce a la síntesis del esteroide sexual masculino testosterona.

Diseño de investigación doble ciego Investigación realizada en la que ni los investigadores ni los sujetos saben cuándo están recibiendo la ayuda ergogénica o el placebo.

Diuréticos Fármacos que inducen la pérdida de peso corporal mediante el aumento de la producción de orina.

Dopaje sanguíneo Cualquier medio por el que se aumenta el volumen total de sangre o el recuento de eritrocitos por encima de lo normal.

Efedrina Droga amina simpaticomimética y estimulante nervioso central que tiene una estructura química similar a la anfetamina.

Eritropoyetina (EPO) Hormona natural que estimula la producción de eritrocitos por parte de la médula ósea.

Óxido nítrico (NO) Molécula de señalización que afecta numerosos procesos fisiológicos, como la vasodilatación, la regulación del flujo sanguíneo, la respiración mitocondrial y la contractilidad muscular.

Píldora anticonceptiva oral monofásica Píldora anticonceptiva oral que libera los esteroides sexuales femeninos (estrógenos, progestágenos) en un patrón constante o invariable a lo largo del ciclo menstrual de 28 días.

Píldora anticonceptiva oral trifásica Píldora anticonceptiva oral que libera los esteroides sexuales femeninos (estrógenos, progestágenos) en tres dosis diferentes a lo largo del ciclo menstrual de 28 días.

Placebo Sustancia o tratamiento que no tiene ningún efecto fisiológico, pero que puede tener un efecto psicológico de hacer creer al sujeto que tendrá un impacto positivo en el rendimiento.

Prohormona Sustancia que es un producto intermedio en la síntesis de la testosterona.

Seudoefedrina Amina simpaticomimética que se encuentra en los descongestionantes de venta libre.

Suplemento de oxígeno Cualquier método para aumentar el contenido de oxígeno del aire inspirado o para aumentar la presión barométrica, ya que ambos aumentan la presión parcial de oxígeno, lo que potencialmente aumenta el oxígeno transportado por la sangre.

Suplemento nutricional Sustancia que se encuentra en una dieta normal y que se ha propuesto que tenga efectos ergogénicos.

Terapia de estimulación ambiental restringida por flotación (flotación-REST) Técnica de recuperación terapéutica que utiliza la flotación en un baño de agua salada, normalmente en la oscuridad, para eliminar la estimulación aferente al cerebro.

Transfusión autóloga Transfusión en la que se transfunden eritrocitos previamente extraídos de la misma persona.

Transfusión homóloga Transfusión en la que se infunden eritrocitos obtenidos de otra persona.

β-Alanina Aminoácido no esencial y no proteico que sirve de precursor para la síntesis de carnosina y otros dipéptidos que contienen histidina.

β-Bloqueador Fármaco que inhibe los efectos excitadores provocados por el sistema nervioso simpático del cuerpo.

β-Hidroxi-β-metilbutirato (HMB) Metabolito del aminoácido leucina y su cetoácido, el α-cetoisocaproato.

BIBLIOGRAFÍA

1. Anafi RC, Pellegrino R, Shockley KR, et al. Sleep is not just for the brain: transcriptional responses to sleep in peripheral tissues. *BMC Genomics*. 2013;14:362.
2. Armstrong LE, Costill DL, Fink WJ. Influence of diuretic-induced dehydration on competitive running performance. *Med Sci Sports Exerc*. 1985;17:456–461.
3. Armstrong LE, Maresh CM, Keith NR, et al. Heat acclimation and physical training adaptations of young women using different contraceptive hormones. *Am J Physiol Endocrinol Metab*. 2005;288:E868–E875.
4. Armstrong LE, Pumerantz AC, Roti MW, et al. Fluid, electrolyte, and renal indices of hydration during 11 days of controlled caffeine consumption. *Int J Sport Nutr Exerc Metab*. 2005;15:252–265.
5. Asenlof K, Olsson S, Bood SA, et al. Case studies on fibromyalgia and burn-out depression using psychotherapy in combination with flotation-REST: personality development and increased well-being. *Imagin Cogn Pers*. 2007;26:259–272.
6. Bailey SJ, Winyard P, Vanhatalo A, et al. Dietary nitrate supplementation reduces the O2 cost of low-intensity exercise and enhances tolerance to high-intensity exercise in humans. *J Appl Physiol (1985)*. 2009;107:1144–1155.
7. Bailey SJ, Fulford J, Vanhatalo A, et al. Dietary nitrate supplementation enhances muscle contractile efficiency during knee-extensor exercise in humans. *J Appl Physiol (1985)*. 2010;109:135–148.
8. Bannister RG, Cunningham DJ. The effects on the respiration and performance during exercise of adding oxygen to the inspired air. *J Physiol*. 1954;125:118–137.
9. Barabasz A, Barabasz M, Dyer R, et al. Effects of chamber REST, flotation REST and relaxation on transient mood state. In: Barabasz AF, Barabasz M, eds. *Clinical and Experimental Restricted Environmental Stimulation*. New York, NY: Spring-Verlag New York, Inc., 1993:113–120.
10. Barroso O, Mazzoni I, Rabin O. Hormone abuse in sports: the antidoping perspective. *Asian J Androl*. 2008;10:391–402.
11. Beersma DG, Gordijn MC. Circadian control of the sleep-wake cycle. *Physiol Behav*. 2007;90:190–195.
12. Bell DG, Jacobs I, Zamecnik J. Effects of caffeine, ephedrine and their combination on time to exhaustion during high-intensity exercise. *Eur J Appl Physiol Occup Physiol*. 1998;77:427–433.
13. Bell DG, Jacobs I, Ellerington K. Effect of caffeine and ephedrine ingestion on anaerobic exercise performance. *Med Sci Sports Exerc*. 2001;33:1399–1403.
14. Bell DG, McLellan TM, Sabiston CM. Effect of ingesting caffeine and ephedrine on 10-km run performance. *Med Sci Sports Exerc*. 2002;34:344–349.
15. Bennell K, White S, Crossley K. The oral contraceptive pill: a revolution for sportswomen? *Br J Sports Med*. 1999;33:231–238.
16. Bescos R, Sureda A, Tur JA, et al. The effect of nitric-oxide-related supplements on human performance. *Sports Med*. 2012;42:99–117.
17. Birkeland KI, Stray-Gundersen J, Hemmersbach P, et al. Effect of rhEPO administration on serum levels of sTfR and cycling performance. *Med Sci Sports Exerc*. 2000;32:1238–1243.
18. Bond H, Morton L, Braakhuis AJ. Dietary nitrate supplementation improves rowing performance in well-trained rowers. *Int J Sport Nutr Exerc Metab*. 2012;22:251–256.
19. Bonnar D, Bartel K, Kakoschke N, et al. Sleep interventions designed to improve athletic performance and recovery: a systematic review of current approaches. *Sports Med*. 2008;48:683–703.
20. Bood SA, Sundequist U, Kjellgren A, et al. Effects of flotation-restricted environmental stimulation technique on stress-related muscle pain: what makes the difference in therapy—attention-placebo or the relaxation response? *Pain Res Manag*. 2005;10:201–209.
21. Borrione P, Mastrone A, Salvo RA, et al. Oxygen delivery enhancers: past, present, and future. *J Endocrinol Invest*. 2008;31:185–192.
22. Botre F, de la Torre X, Donati F, et al. Narrowing the gap between the number of athletes who dope and the number of athletes who are caught: scientific advances that increase the efficacy of antidoping tests. *Br J Sports Med*. 2014;48:833–836.
23. Brandenberger G, Weibel L. The 24-h growth hormone rhythm in men: sleep and circadian influences questioned. *J Sleep Res*. 2004;13:251–255.
24. Brooks A, Lack L. A brief afternoon nap following nocturnal sleep restriction: which nap duration is most recuperative? *Sleep*. 2006;29:831–840.
25. Brown GA, Vukovich MD, Sharp RL, et al. Effect of oral DHEA on serum testosterone and adaptations to resistance training in young men. *J Appl Physiol (1985)*. 1999;87:2274–2283.
26. Buick FJ, Gledhill N, Froese AB, et al. Effect of induced erythrocythemia on aerobic work capacity. *J Appl Physiol Respir Environ Exerc Physiol*. 1980;48:636–642.
27. Burke LM. Practical considerations for bicarbonate loading and sports performance. *Nestle Nutr Inst Workshop Ser*. 2013;75:15–26.
28. Carr AJ, Hopkins WG, Gore CJ. Effects of acute alkalosis and acidosis on performance: a meta-analysis. *Sports Med*. 2011;41:801–814.
29. Caruso J, Charles J, Unruh K, et al. Ergogenic effects of beta-alanine and carnosine: proposed future research to quantify their efficacy. *Nutrients*. 2012;4:585–601.
30. Casazza GA, Suh SH, Miller BF, et al. Effects of oral contraceptives on peak exercise capacity. *J Appl Physiol (1985)*. 2002;93:1698–1702.
31. Cayla JL, Maire P, Duvallet A, et al. Erythropoietin induces a shift of muscle phenotype from fast glycolytic to slow oxidative. *Int J Sports Med*. 2008;29:460–465.
32. Chandler JV, Blair SN. The effect of amphetamines on selected physiological components related to athletic success. *Med Sci Sports Exerc*. 1980;12:65–69.
33. Chaudhari A, Gupta R, Patel S, et al. Cryptochromes regulate IGF-1 production and signaling through control of JAK2-dependent STAT5B phosphorylation. *Mol Biol Cell*. 2017;28:834–842.
34. Chester N, Reilly T, Mottram DR. Physiological, subjective and performance effects of pseudoephedrine and phenylpropanolamine during endurance running exercise. *Int J Sports Med*. 2003;24:3–8.
35. Clarkson PM, Thompson HS. Antioxidants: what role do they play in physical activity and health? *Am J Clin Nutr*. 2000;72:637S–646S.
36. Costill DL, Dalsky GP, Fink WJ. Effects of caffeine ingestion on metabolism and exercise performance. *Med Sci Sports*. 1978;10:155–158.
37. Davis E, Loiacono R, Summers RJ. The rush to adrenaline: drugs in sport acting on the beta-adrenergic system. *Br J Pharmacol*. 2008;154:584–597.
38. Delanghe JR, Maenhout TM, Speeckaert MM, et al. Detecting doping use: more than an analytical problem. *Acta Clin Belg*. 2014;69:25–29.
39. Drust B, Waterhouse J, Atkinson G, et al. Circadian rhythms in sports performance—an update. *Chronobiol Int*. 2005;22:21–44.

40. Ekblom B, Berglund B. Effect of erythropoietin administration on maximal aerobic power. *Scand J Med Sci Sports*. 1991;1:88–93.
41. Ekblom B, Goldbarg AN, Gullbring B. Response to exercise after blood loss and reinfusion. *J Appl Physiol*. 1972;33:175–180.
42. Feinstein JS, Khalsa SS, Yeh H, et al. The elicitation of relaxation and interoceptive awareness using floatation therapy in individuals with high anxiety sensitivity. *Biol Psychiatry Cogn Neurosci Neuroimaging*. 2018;3:555–562.
43. Feinstein JS, Khalsa SS, Yeh HW, et al. Examining the short-term anxiolytic and antidepressant effect of Floatation-REST. *PLoS One*. 2018;13:e0190292.
44. Fietze I, Strauch J, Holzhausen M, et al. Sleep quality in professional ballet dancers. *Chronobiol Int*. 2009;26:1249–1262.
45. Finaud J, Lac G, Filaire E. Oxidative stress : relationship with exercise and training. *Sports Med*. 2006;36:327–358.
46. Fischetto G, Bermon S. From gene engineering to gene modulation and manipulation: can we prevent or detect gene doping in sports? *Sports Med*. 2013;43:965–977.
47. Flakoll P, Sharp R, Baier S, et al. Effect of beta-hydroxy-beta-methylbutyrate, arginine, and lysine supplementation on strength, functionality, body composition, and protein metabolism in elderly women. *Nutrition*. 2004;20: 445–451.
48. Forgays DG. Flotation rest as a smoking intervention. *Addict Behav*. 1987;12: 85–90.
49. Francesconi RP, Stokes JW, Banderet LE, et al. Sustained operations and sleep deprivation: effects on indices of stress. *Aviat Space Environ Med*. 1978;49: 1271–1274.
50. Fullagar HH, Skorski S, Duffield R, et al. Sleep and athletic performance: the effects of sleep loss on exercise performance, and physiological and cognitive responses to exercise. *Sports Med*. 2015;45:161–186.
51. Gibney J, Healy ML, Sonksen PH. The growth hormone/insulin-like growth factor-I axis in exercise and sport. *Endocr Rev*. 2007;28:603–624.
52. Gillies H, Derman WE, Noakes TD, et al. Pseudoephedrine is without ergogenic effects during prolonged exercise. *J Appl Physiol (1985)*. 1996;81: 2611–2617.
53. Gledhill N. The influence of altered blood volume and oxygen transport capacity on aerobic performance. *Exerc Sport Sci Rev*. 1985;13:75–93.
54. Graham MR, Baker JS, Evans P, et al. Physical effects of short-term recombinant human growth hormone administration in abstinent steroid dependency. *Horm Res*. 2008;69:343–354.
55. Hafner M, Stepanek M, Taylor J, et al. Why sleep matters—the economic costs of insufficient sleep: a cross-country comparative analysis. *Rand Health Q*. 2017;6:11.
56. Hansen AA, Athey AB, Ross MJ, et al. Sleep and health among collegiate student-athletes. *Chest*. 2019;156(6):1234–1245.
57. Hardeman M, Alexy T, Brouwer B, et al. EPO or PlacEPO? Science versus practical experience: panel discussion on efficacy of erythropoietin in improving performance. *Biorheology*. 2014;51:83–90.
58. Hartman WJ, Torre PM, Prior RL. Dietary citrulline but not ornithine counteracts dietary arginine deficiency in rats by increasing splanchnic release of citrulline. *J Nutr*. 1994;124:1950–1960.
59. Hermansen L, Osnes JB. Blood and muscle pH after maximal exercise in man. *J Appl Physiol*. 1972;32:304–308.
60. Hernandez A, Schiffer TA, Ivarsson N, et al. Dietary nitrate increases tetanic [Ca2+]i and contractile force in mouse fast-twitch muscle. *J Physiol*. 2012;590:3575–3583.
61. Hill CA, Harris RC, Kim HJ, et al. Influence of beta-alanine supplementation on skeletal muscle carnosine concentrations and high intensity cycling capacity. *Amino Acids*. 2007;32:225–233.
62. Hobson RM, Saunders B, Ball G, et al. Effects of beta-alanine supplementation on exercise performance: a meta-analysis. *Amino Acids*. 2012;43:25–37.
63. Hodges K, Hancock S, Currell K, et al. Pseudoephedrine enhances performance in 1500-m runners. *Med Sci Sports Exerc*. 2006;38:329–333.
64. Hoffman JR, Cooper J, Wendell M, et al. Effects of beta-hydroxy beta-methylbutyrate on power performance and indices of muscle damage and stress during high-intensity training. *J Strength Cond Res*. 2004;18:747–752.
65. Hoffman J, Ratamess NA, Ross R, et al. Beta-alanine and the hormonal response to exercise. *Int J Sports Med*. 2008;29:952–958.
66. Hoffman JR, Kraemer WJ, Bhasin S, et al. Position stand on androgen and human growth hormone use. *J Strength Cond Res*. 2009;23:S1–S59.
67. Hoffman JR, Emerson NS, Stout JR. Beta-alanine supplementation. *Curr Sports Med Rep*. 2012;11:189–195.
68. Ivy JL, Costill DL, Fink WJ, et al. Influence of caffeine and carbohydrate feedings on endurance performance. *Med Sci Sports*. 1979;11:6–11.
69. Jacobs I, Pasternak H, Bell DG. Effects of ephedrine, caffeine, and their combination on muscular endurance. *Med Sci Sports Exerc*. 2003;35:987–994.
70. Jonsson K, Kjellgren A. Promising effects of treatment with flotation-REST (restricted environmental stimulation technique) as an intervention for generalized anxiety disorder (GAD): a randomized controlled pilot trial. *BMC Complement Altern Med*. 2016;16:108.
71. Jowko E, Ostaszewski P, Jank M, et al. Creatine and beta-hydroxy-beta-methylbutyrate (HMB) additively increase lean body mass and muscle strength during a weight-training program. *Nutrition*. 2001;17:558–566.
72. Kapil V, Webb AJ, Ahluwalia A. Inorganic nitrate and the cardiovascular system. *Heart*. 2010;96:1703–1709.
73. King DS, Sharp RL, Vukovich MD, et al. Effect of oral androstenedione on serum testosterone and adaptations to resistance training in young men: a randomized controlled trial. *JAMA*. 1999;281:2020–2028.
74. Kjellgren A, Sundequist U, Norlander T, et al. Effects of flotation-REST on muscle tension pain. *Pain Res Manag*. 2001;6:181–189.
75. Knowles OE, Drinkwater EJ, Urwin CS, et al. Inadequate sleep and muscle strength: implications for resistance training. *J Sci Med Sport*. 2018;21:959–968.
76. Knutson KL, Van Cauter E, Rathouz PJ, et al. Trends in the prevalence of short sleepers in the USA: 1975-2006. *Sleep*. 2010;33:37–45.
77. Kraemer WJ, Gordon SE, Lynch JM, et al. Effects of multibuffer supplementation on acid-base balance and 2,3-diphosphoglycerate following repetitive anaerobic exercise. *Int J Sport Nutr*. 1995;5:300–314.
78. Kraemer WJ, Hatfield DL, Spiering BA, et al. Effects of a multi-nutrient supplement on exercise performance and hormonal responses to resistance exercise. *Eur J Appl Physiol*. 2007;101:637–646.
79. Kraemer WJ, Dunn-Lewis C, Comstock BA, et al. Growth hormone, exercise, and athletic performance: a continued evolution of complexity. *Curr Sports Med Rep*. 2010;9:242–252.
80. Kraemer WJ, Hatfield DL, Comstock BA, et al. Influence of HMB supplementation and resistance training on cytokine responses to resistance exercise. *J Am Coll Nutr*. 2014;33:247–255.
81. Kuhls DA, Rathmacher JA, Musngi MD, et al. Beta-hydroxy-beta-methylbutyrate supplementation in critically ill trauma patients. *J Trauma*. 2007;62:125–131; discussion 131–122.
82. Lansley KE, Winyard PG, Fulford J, et al. Dietary nitrate supplementation reduces the O2 cost of walking and running: a placebo-controlled study. *J Appl Physiol (1985)*. 2011;110:591–600.
83. Lansley KE, Winyard PG, Bailey SJ, et al. Acute dietary nitrate supplementation improves cycling time trial performance. *Med Sci Sports Exerc*. 2011;43:1125–1131.
84. Larsen FJ, Weitzberg E, Lundberg JO, et al. Effects of dietary nitrate on oxygen cost during exercise. *Acta Physiol (Oxf)*. 2007;191:59–66.
85. Lebrun CM, Petit MA, McKenzie DC, et al. Decreased maximal aerobic capacity with use of a triphasic oral contraceptive in highly active women: a randomised controlled trial. *Br J Sports Med*. 2003;37:315–320.
86. Leproult R, Van Cauter E. Effect of 1 week of sleep restriction on testosterone levels in young healthy men. *JAMA*. 2011;305:2173–2174.
87. Liu H, Bravata DM, Olkin I, et al. Systematic review: the safety and efficacy of growth hormone in the healthy elderly. *Ann Intern Med*. 2007;146:104–115.
88. Liu H, Bravata DM, Olkin I, et al. Systematic review: the effects of growth hormone on athletic performance. *Ann Intern Med*. 2008;148:747–758.
89. Lynch NJ, De Vito G, Nimmo MA. Low dosage monophasic oral contraceptive use and intermittent exercise performance and metabolism in humans. *Eur J Appl Physiol*. 2001;84:296–301.
90. Mah CD, Kezirian EJ, Marcello BM, et al. Poor sleep quality and insufficient sleep of a collegiate student-athlete population. *Sleep Health*. 2018;4:251–257.
91. Martin BJ, Chen HI. Sleep loss and the sympathoadrenal response to exercise. *Med Sci Sports Exerc*. 1984;16:56–59.
92. McNaughton LR, Siegler J, Midgley A. Ergogenic effects of sodium bicarbonate. *Curr Sports Med Rep*. 2008;7:230–236.
93. McNeill AW, Mozingo E. Changes in the metabolic cost of standardized work associated with the use of an oral contraceptive. *J Sports Med Phys Fitness*. 1981;21:238–244.
94. Meinhardt U, Nelson AE, Hansen JL, et al. The effects of growth hormone on body composition and physical performance in recreational athletes: a randomized trial. *Ann Intern Med*. 2010;152:568–577.
95. Milewski MD, Skaggs DL, Bishop GA, et al. Chronic lack of sleep is associated with increased sports injuries in adolescent athletes. *J Pediatr Orthop*. 2014;34:129–133.
96. Mougin F, Simon-Rigaud ML, Davenne D, et al. Effects of sleep disturbances on subsequent physical performance. *Eur J Appl Physiol Occup Physiol*. 1991;63:77–82.
97. Mougin F, Bourdin H, Simon-Rigaud ML, et al. Effects of a selective sleep deprivation on subsequent anaerobic performance. *Int J Sports Med*. 1996;17:115–119.
98. Murphy M, Eliot K, Heuertz RM, et al. Whole beetroot consumption acutely improves running performance. *J Acad Nutr Diet*. 2012;112:548–552.
99. Nichols AW, Hetzler RK, Villanueva RJ, et al. Effects of combination oral contraceptives on strength development in women athletes. *J Strength Cond Res*. 2008;22:1625–1632.

100. Nielsen HB, Boushel R, Madsen P, et al. Cerebral desaturation during exercise reversed by O2 supplementation. *Am J Physiol*. 1999;277:H1045–H1052.
101. Notelovitz M, Zauner C, McKenzie L, et al. The effect of low-dose oral contraceptives on cardiorespiratory function, coagulation, and lipids in exercising young women: a preliminary report. *Am J Obstet Gynecol*. 1987;156:591–598.
102. Nummela AT, Hamalainen IT, Rusko HK. Effect of hyperoxia on metabolic responses and recovery in intermittent exercise. *Scand J Med Sci Sports*. 2002;12:309–315.
103. O'Connor DM, Crowe MJ. Effects of six weeks of beta-hydroxy-beta-methylbutyrate (HMB) and HMB/creatine supplementation on strength, power, and anthropometry of highly trained athletes. *J Strength Cond Res*. 2007;21:419–423.
104. Oliver SJ, Costa RJ, Laing SJ, et al. One night of sleep deprivation decreases treadmill endurance performance. *Eur J Appl Physiol*. 2009;107:155–161.
105. Palisin T, Stacy JJ. Beta-hydroxy-beta-methylbutyrate and its use in athletics. *Curr Sports Med Rep*. 2005;4:220–223.
106. Pan JW, Takahashi K. Cerebral energetic effects of creatine supplementation in humans. *Am J Physiol Regul Integr Comp Physiol*. 2007;292:R1745–R1750.
107. Peltonen JE, Tikkanen HO, Rusko HK. Cardiorespiratory responses to exercise in acute hypoxia, hyperoxia and normoxia. *Eur J Appl Physiol*. 2001;85:82–88.
108. Penev PD. Update on energy homeostasis and insufficient sleep. *J Clin Endocrinol Metab*. 2012;97:1792–1801.
109. Rawson ES, Volek JS. Effects of creatine supplementation and resistance training on muscle strength and weightlifting performance. *J Strength Cond Res*. 2003;17:822–831.
110. Redman LM, Scroop GC, Westlander G, et al. Effect of a synthetic progestin on the exercise status of sedentary young women. *J Clin Endocrinol Metab*. 2005;90:3830–3837.
111. Reilly T, Piercy M. The effect of partial sleep deprivation on weight-lifting performance. *Ergonomics*. 1994;37:107–115.
112. Reyner LA, Horne JA. Sleep restriction and serving accuracy in performance tennis players, and effects of caffeine. *Physiol Behav*. 2013;120:93 96.
113. Ritland BM, Simonelli G, Gentili RJ, et al. Effects of sleep extension on cognitive/motor performance and motivation in military tactical athletes. *Sleep Med*. 2019;58:48–55.
114. Robergs RA, Ghiasvand F, Parker D. Biochemistry of exercise-induced metabolic acidosis. *Am J Physiol Regul Integr Comp Physiol*. 2004;287: R502–R516.
115. Roberts SSH, Teo WP, Aisbett B, et al. Extended sleep maintains endurance performance better than normal or restricted sleep. *Med Sci Sports Exerc*. 2019;51(12):2516–2523.
116. Robinson N, Giraud S, Saudan C, et al. Erythropoietin and blood doping. *Br J Sports Med*. 2006;40(suppl 1):i30–i34.
117. Sawka MN, Joyner MJ, Miles DS, et al. American College of Sports Medicine position stand. The use of blood doping as an ergogenic aid. *Med Sci Sports Exerc*. 1996;28:i–viii.
118. Schwartz MD, Kilduff TS. The neurobiology of sleep and wakefulness. *Psychiatr Clin North Am*. 2015;38:615–644.
119. Schwartz J, Simon RD Jr. Sleep extension improves serving accuracy: a study with college varsity tennis players. *Physiol Behav*. 2015;151:541–544.
120. Simpson NS, Gibbs EL, Matheson GO. Optimizing sleep to maximize performance: implications and recommendations for elite athletes. *Scand J Med Sci Sports*. 2017;27:266–274.
121. Skein M, Duffield R, Edge J, et al. Intermittent-sprint performance and muscle glycogen after 30 h of sleep deprivation. *Med Sci Sports Exerc*. 2011;43:1301–1311.
122. Smith GM, Beecher HK. Amphetamine sulfate and athletic performance. I. Objective effects. *J Am Med Assoc*. 1959;170:542–557.
123. Sokmen B, Armstrong LE, Kraemer WJ, et al. Caffeine use in sports: considerations for the athlete. *J Strength Cond Res*. 2008;22:978–986.
124. Spriet LL, Perry CG, Talanian JL. Legal pre-event nutritional supplements to assist energy metabolism. *Essays Biochem*. 2008;44:27–43.
125. Stamler JS, Meissner G. Physiology of nitric oxide in skeletal muscle. *Physiol Rev*. 2001;81:209–237.
126. Sureda A, Pons A. Arginine and citrulline supplementation in sports and exercise: ergogenic nutrients? *Med Sport Sci*. 2012;59:18–28.
127. Swain RA, Harsha DM, Baenziger J, et al. Do pseudoephedrine or phenylpropanolamine improve maximum oxygen uptake and time to exhaustion? *Clin J Sport Med*. 1997;7:168–173.
128. Thomsen JJ, Rentsch RL, Robach P, et al. Prolonged administration of recombinant human erythropoietin increases submaximal performance more than maximal aerobic capacity. *Eur J Appl Physiol*. 2007;101:481–486.
129. Turner RW II, Vissa K, Hall C, et al. Sleep problems are associated with academic performance in a national sample of collegiate athletes. *J Am Coll Health*. 2019:1–8.
130. van Velzen AG, Sips AJ, Schothorst RC, et al. The oral bioavailability of nitrate from nitrate-rich vegetables in humans. *Toxicol Lett*. 2008;181:177–181.
131. Vanhatalo A, Bailey SJ, Blackwell JR, et al. Acute and chronic effects of dietary nitrate supplementation on blood pressure and the physiological responses to moderate-intensity and incremental exercise. *Am J Physiol Regul Integr Comp Physiol*. 2010;299: R1121–R1131.
132. Viitasalo JT, Kyrolainen H, Bosco C, et al. Effects of rapid weight reduction on force production and vertical jumping height. *Int J Sports Med*. 1987;8:281–285.
133. Volek JS, Kraemer WJ. Creatine supplementation: its effect on human muscular performance and body composition. *J Strength Cond Res*. 1996;10:200–210.
134. Volek JS, Rawson ES. Scientific basis and practical aspects of creatine supplementation for athletes. *Nutrition*. 2004;20:609–614.
135. Volek JS, Kraemer WJ, Bush JA, et al. Creatine supplementation enhances muscular performance during high-intensity resistance exercise. *J Am Diet Assoc*. 1997;97:765–770.
136. Volek JS, Duncan ND, Mazzetti SA, et al. Performance and muscle fiber adaptations to creatine supplementation and heavy resistance training. *Med Sci Sports Exerc*. 1999;31:1147–1156.
137. Volek JS, Mazzetti SA, Farquhar WB, et al. Physiological responses to short-term exercise in the heat after creatine loading. *Med Sci Sports Exerc*. 2001;33:1101–1108.
138. Wallbaum AB, Rzewnicki R, Steele H, et al. Progressive muscle relaxation and restricted environmental stimulation therapy for chronic tension headache: a pilot study. *Int J Psychosom*. 1991;38:33–39.
139. Watson G, Judelson DA, Armstrong LE, et al. Influence of diuretic-induced dehydration on competitive sprint and power performance. *Med Sci Sports Exerc*. 2005;37:1168–1174.
140. Welle S, Jozefowicz R, Statt M. Failure of dehydroepiandrosterone to influence energy and protein metabolism in humans. *J Clin Endocrinol Metab*. 1990;71:1259–1264.
141. Wilber RL, Holm PL, Morris DM, et al. Effect of F(I)O(2) on physiological responses and cycling performance at moderate altitude. *Med Sci Sports Exerc*. 2003;35:1153–1159.
142. Wilber RL, Holm PL, Morris DM, et al. Effect of FIO2 on oxidative stress during interval training at moderate altitude. *Med Sci Sports Exerc*. 2004;36:1888–1894.
143. Williams MH. *The Ergogenic Edge*. Champaign, IL: Human Kinetics Publishers, 1997.
144. Williams MH, Wesseldine S, Somma T, et al. The effect of induced erythrocythemia upon 5-mile treadmill run time. *Med Sci Sports Exerc*. 1981;13:169–175.
145. Wilson GJ, Wilson JM, Manninen AH. Effects of beta-hydroxy-beta-methylbutyrate (HMB) on exercise performance and body composition across varying levels of age, sex, and training experience: a review. *Nutr Metab (Lond)*. 2008;5:1.
146. Winter FD Jr, Snell PG, Stray-Gundersen J. Effects of 100% oxygen on performance of professional soccer players. *JAMA*. 1989;262:227–229.
147. Wylie LJ, Kelly J, Bailey SJ, et al. Beetroot juice and exercise: pharmacodynamic and dose-response relationships. *J Appl Physiol (1985)*. 2013;115:325–336.
148. Wylie LJ, Mohr M, Krustrup P, et al. Dietary nitrate supplementation improves team sport-specific intense intermittent exercise performance. *Eur J Appl Physiol*. 2013;113:1673–1684.

LECTURAS RECOMENDADAS

American College of Sports Medicine position stand on the use of anabolic-androgenic steroids in sports. *Med Sci Sports Exerc*. 1987;19(5):534–539.

Anderson LJ, Tamayose JM, Garcia JM. Use of growth hormone, IGF-I, and insulin for anabolic purpose: Pharmacological basis, methods of detection, and adverse effects. *Mol Cell Endocrinol*. 2018;464:65–74.

Barroso O, Mazzoni I, Rabin O. Hormone abuse in sports: the antidoping perspective. *Asian J Androl*. 2008;10:391–402.

Bhasin S, Brito JP, Cunningham GR, et al. Testosterone therapy in men with hypogonadism: an endocrine society clinical practice guideline. *J Clin Endocrinol Metab*. 2018;103(5):1715–1744

Birzniece V. Doping in sport: effects, harm and misconceptions. *Intern Med J*. 2015;45(3):239–248.

Burke LM. Practical considerations for bicarbonate loading and sports performance. *Nestle Nutr Inst Workshop Ser*. 2013;75:15–26.

Carr AJ, Hopkins WG, Gore CJ. Effects of acute alkalosis and acidosis on performance: a meta-analysis. *Sports Med*. 2011;41(10):801–814.

Clarkson PM, Thompson HS. Drugs and sport research findings and limitations. *Sports Med*. 1997;24:366–384.

Cooper CE. The biochemistry of drugs and the methods used to enhance aerobic sport performance. *Essays Biochem*. 2008;44:63–83.

Fischetto G, Bermon S. From gene engineering to gene modulation and manipulation: can we prevent or detect gene doping in sports? *Sports Med.* 2013;43(10):965–977.

Finaud J, Lac G, Filaire E. Oxidative stress: relationship with exercise and training. *Sports Med.* 2006;36:327–358.

Gledhill N. The influence of older blood volume and oxygen transport capacity on aerobic performance. *Exerc Sports Sci Rev.* 1985;13:75–93.

Growth Hormone(s), Testosterone, Insulin-Like Growth Factors, and Cortisol: Roles and Integration for Cellular Development and Growth With Exercise.

Hardeman M, Alexy T, Brouwer B, et al. EPO or PlacEPO? Science versus practical experience: panel discussion on efficacy of erythropoietin in improving performance. *Biorheology.* 2014;51(1–2):83–90.

Hoffman JR, Kraemer WJ, Bhasin S, et al. Position stand on androgen and growth hormone use. *J Strength Cond Res.* 2009;23(suppl): S1–S59.

Jasuja GK, Bhasin S, Rose AJ. Patterns of testosterone prescription overuse. *Curr Opin Endocrinol Diabetes Obes.* 2017;24(3):240–245

Kraemer WJ, Ratamess NA, Hymer WC, Nindl BC, Fragala MS. Front Endocrinol (Lausanne). 2020 Feb 25;11:33. doi: 10.3389/fendo.2020.00033. eCollection 2020

Nicholls AR, Holt RI. Growth hormone and insulin-like growth factor-1. *Front Horm Res.* 2016;47:101–114.

Pope HG Jr, Wood RI, Rogol A, et al. Adverse health consequences of performance-enhancing drugs: an Endocrine Society scientific statement. *Endocr Rev.* 2014;35(3):341–375.

Rogol AD. Can anabolic steroids or human growth hormone affect the growth and maturation of adolescent athletes? *Pediatr Exerc Sci.* 2014 Nov;26(4):423–427.

Siebert DM, Rao AL. The use and abuse of human growth hormone in sports. *Sports Health.* 2018;10(5):419–426.

Snyder PJ, Bhasin S, Cunningham GR, et al. Lessons from the testosterone trials. *Endocr Rev.* 2018;39(3):369–386.

Sökmen B, Armstrong LE, Kraemer WJ, et al. Caffeine use in sports: considerations for the athlete. *J Strength Cond Res.* 2008;22:978–986.

Spriet LL, Perry CG, Talanian JL. Legal pre-event nutritional supplements to assist energy metabolism. *Essays Biochem.* 2008;44:27–43.

Storer TW, Basaria S, Traustadottir T, et al. Effects of testosterone supplementation for 3 years on muscle performance and physical function in older men. *J Clin Endocrinol Metab.* 2017;102(2):583–593.

Williams MH. *The Ergogenic Edge.* Champaign, IL: Human Kinetic Publishers, 1997.

Williams MH. Facts and fallacies of purported ergogenic amino acid supplements. *Clin Sports Med.* 1999;18:633–649.

Wilson GJ, Wilson JM, Manninen AH. Effects of beta-hydroxy-beta-methylbutyrate (HMB) on exercise performance and body composition across varying levels of age, sex, and training experience: a review. *Nutr Metab (Lond).* 2008;3:5–11.

BIBLIOGRAFÍA CLÁSICA

Bhasin S. Clinical review 34: androgen treatment of hypogonadal men. *J Clin Endocrinol Metab.* 1992;74(6):1221–1225.

Johnson LC, O'Shea JP. Anabolic steroid: effects on strength development. *Science* 1969;164:957–959.

Plymate SR, Friedl KE. Anabolic steroids and muscle strength. *Ann Intern Med.* 1992;116(3):270.

Todd T, Todd J. Dr. Patrick O'Shea: a man for all seasons. *J Strength Cond Res.* 2001;15(4):401–404.

Consideraciones para el entrenamiento de poblaciones especiales

Capítulo 18

DESPUÉS DE LEER ESTE CAPÍTULO, DEBERÍA SER CAPAZ DE:

1. Explicar por qué no se debe indicar a todas las personas el mismo programa de ejercicio y estímulo, es decir, intensidad, frecuencia, duración y modalidad
2. Explicar por qué, debido a ciertas afecciones fisiológicas o problemas de salud, es posible que sea necesario personalizar los regímenes de ejercicio para algunos grupos de personas
3. Explicar cómo el entrenamiento físico puede ser aún más beneficioso para algunos grupos de personas que para la población normal
4. Describir las limitaciones que el embarazo puede imponer a la capacidad de una mujer para ejercitarse de forma segura
5. Explicar qué factores deben tenerse en cuenta al diseñar programas de ejercicio para la infancia y adultos mayores
6. Explicar cómo el ejercicio puede ser útil en el control de ciertas enfermedades, como el asma y la diabetes
7. Explicar cómo el ejercicio puede ayudar a tratar el dolor lumbar
8. Reconocer los síntomas del trastorno por déficit de atención con hiperactividad (TDAH) y qué papel puede desempeñar el ejercicio en su tratamiento
9. Describir los diferentes tipos de trastornos cognitivos/discapacidades intelectuales y cómo el ejercicio puede ayudar a abordar las necesidades de acondicionamiento físico

Aunque los expertos en salud recomiendan un programa de entrenamiento físico regular para prácticamente todo el mundo, hay segmentos de la población que merecen consideraciones especiales en cuanto a su necesidad de ejercicio, la respuesta que pueden tener y el diseño de sus programas de entrenamiento. En este capítulo, son de especial preocupación las mujeres, niños, adultos mayores y las personas con afecciones tales como diabetes, artritis, enfermedad pulmonar obstructiva crónica, trastornos cognitivos o discapacidades intelectuales y trastornos genéticos especiales. Se comienza analizando los factores que llevan a las mujeres a querer practicar ejercicio.

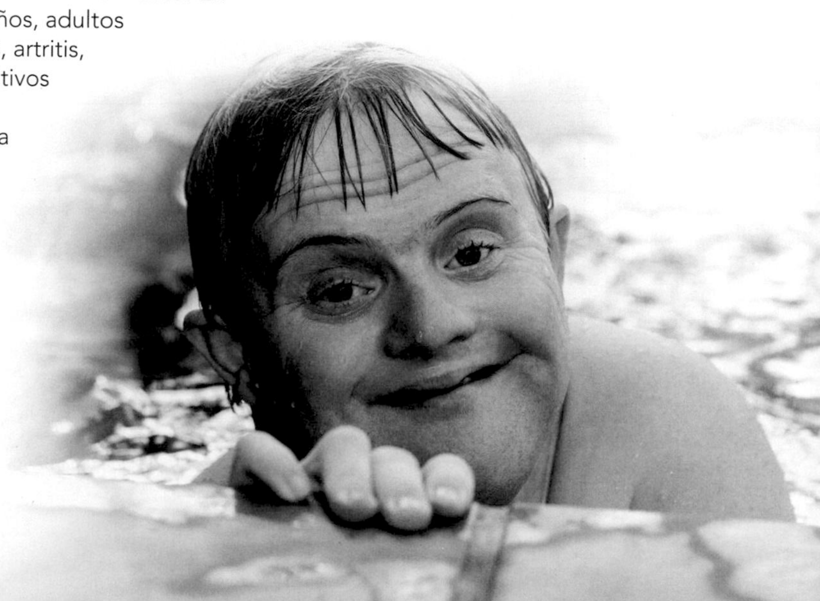

MUJERES Y EJERCICIO

Durante los últimos 20 a 30 años, las mujeres se han involucrado cada vez más en el deporte y el entrenamiento físico. La aprobación del Título IX en 1972* tuvo un gran alcance, no solo por el hecho de brindar más oportunidades deportivas a las mujeres universitarias, sino también por atraer a más mujeres a participar en programas de acondicionamiento físico personal. Aunque las mujeres muestran adaptaciones fisiológicas positivas al entrenamiento físico muy similares a las de los hombres, tanto en el entrenamiento de resistencia como en el de fuerza, existen algunos factores anatómicos y fisiológicos específicos del sexo que deben tenerse en cuenta a la hora de examinar los efectos del ejercicio en las mujeres.

DIFERENCIAS INHERENTES EN LA ANATOMÍA Y FISIOLOGÍA FEMENINA Y MASCULINA

A pesar de las muchas similitudes en las adaptaciones fisiológicas inducidas por el ejercicio entre hombres y mujeres, también existen diferencias inherentes en su anatomía y fisiología. Estas diferencias están relacionadas con la composición corporal, fuerza, potencia, resistencia y la capacidad aeróbica.

Con respecto a la composición corporal, las mujeres suelen tener una masa muscular corporal total más baja y un porcentaje más alto de grasa corporal que los hombres, como se observa en la figura 18-1. La menor masa muscular observada entre las mujeres se explica principalmente por la disminución del tamaño de las fibras musculares en las mujeres, en comparación con los hombres. Esto es evidente en cada uno de los tres tipos principales de fibras musculares (I, IIA y IIX) que se encuentran en el músculo esquelético humano adulto. Aunque los hombres y las mujeres muestran una composición similar de fibras musculares, parece que, al menos en los músculos del muslo, las fibras de tipo I ocupan la mayor proporción de masa muscular en mujeres no entrenadas, mientras que, en los hombres no entrenados, las fibras de tipo IIA representan la mayor cantidad de masa muscular[172]. Sin embargo, esto puede cambiar con el entrenamiento de fuerza, pues el tamaño de las fibras de tipo II puede ser tan grande, e incluso mayor, que las de sus fibras de tipo I. A pesar de esto, el tamaño de las fibras de tipo II en las mujeres sigue siendo menor que para el mismo tipo de fibra en los hombres cuando el estado de entrenamiento es el mismo entre los sexos (es decir, ambos entrenados o no entrenados)[173].

Nota de la traducción: Ley federal de derechos civiles en Estados Unidos que fue aprobada como parte de las Enmiendas de Educación de 1972. Prohíbe la discriminación basada en el sexo en cualquier escuela u otro programa educativo que reciba dinero federal.

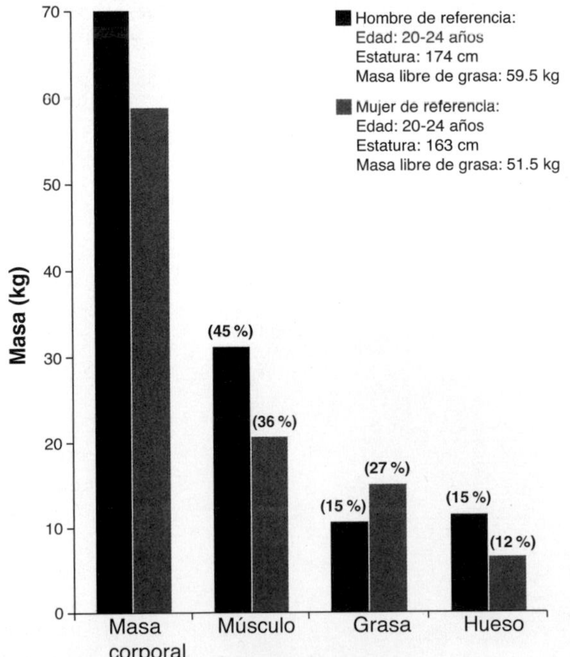

FIGURA 18-1. Diferencias antropométricas entre hombres y mujeres. (Modificado de Behnke AR, Wilmore JH. *Evaluation and Regulation of Body Building and Composition*. Englewood Cliffs, NJ: Prentice-Hall, 1974.)

Con independencia del estado de entrenamiento, una masa muscular total menor explica por qué las mujeres no pueden generar tanta fuerza absoluta como los hombres, particularmente en la parte superior del cuerpo, donde pueden ser aproximadamente un 50 % más débiles que los hombres. Sin embargo, cuando la fuerza se expresa en relación con el tamaño o la masa muscular, estas diferencias relacionadas con el sexo se minimizan o incluso se eliminan. De hecho, en un estudio en el que se examinaron las características contráctiles de las fibras musculares aisladas obtenidas de muestras de biopsia de músculo humano, la tensión específica (fuerza producida por área de corte transversal de la fibra) no difirió entre hombres y mujeres jóvenes[199].

En los otros dos índices de función muscular, potencia y resistencia, la investigación sobre el impacto del sexo ha arrojado resultados opuestos. En otras palabras, entre las mujeres se ha constatado una resistencia muscular mucho mayor que la de los hombres[27,54,74], mientras que, por lo general, se informa que estos segundos muestran mayor potencia muscular.

El sexo también parece influir en el rendimiento aeróbico. Incluso después de controlar las diferencias en la masa corporal magra, el consumo máximo de oxígeno ($\dot{V}O_{2máx}$) de las mujeres es de 5 % a 15%, un % menor que los hombres[24]. Debido a que los músculos esqueléticos de las mujeres tienen el mismo grado de capilarización que los de los hombres, así como un contenido mitocondrial y una actividad enzimática aeróbica similar[140,152,180], la disminución en el $\dot{V}O_{2máx}$ observado en las mujeres probablemente esté relacionada con una menor capacidad para suministrar oxígeno a los músculos activos.

De hecho, en comparación con los hombres de tamaño equivalente, las mujeres tienen un menor volumen sistólico máximo (cantidad de sangre expulsada por latido) y, por tanto, un menor gasto cardíaco o cantidad de sangre bombeada por minuto[141,195]. Un menor volumen sanguíneo en las mujeres contribuye a estas disminuciones en la función cardíaca durante el ejercicio de resistencia de alta intensidad. Además, el hematocrito, o porcentaje de sangre total compuesto por eritrocitos, es más bajo en mujeres que en hombres (42 % frente a 45 %, respectivamente). Por tanto, las mujeres tienen una menor capacidad de transporte de hemoglobina y oxígeno[24]. Esto, a su vez, se explica por las menores concentraciones de la hormona **testosterona** entre las mujeres. La testosterona, a menudo denominada esteroide sexual masculino, tiene efectos anabólicos y estimula el desarrollo de las características sexuales secundarias masculinas (androgénicas) (*v.* cap. 8). Sin embargo, también estimula la producción de la hormona eritropoyetina, que desencadena la formación de eritrocitos en la médula ósea.

Las diferencias innatas relacionadas con el sexo descritas anteriormente se traducen directamente en disparidades en la resistencia entre hombres y mujeres. En el tiempo hasta el agotamiento mientras se ejercita a una intensidad submáxima[159], así como en el

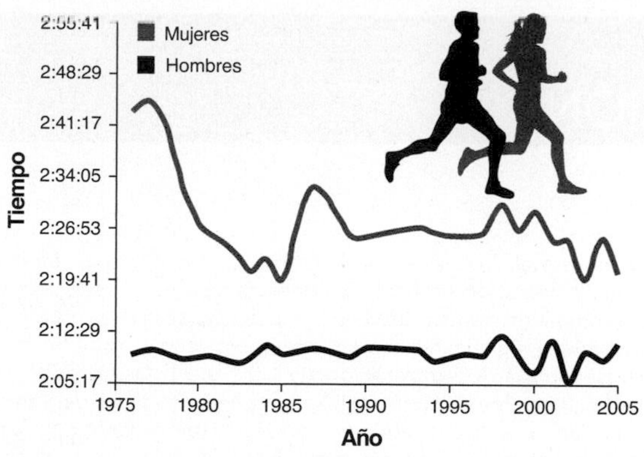

FIGURA 18-2. Comparación de los mejores tiempos de las carreras de maratón completadas por atletas estadunidenses hombres y mujeres, cada año desde 1976 a 2005. (Modificado con permiso de Springer: Pate RR, O'Neill JR. American women in the marathon. *Sports Med.* 2007;37(4-5):294-298. Copyright © 2012 Springer Nature.)

tiempo para completar un maratón, las mujeres tienen una desventaja desde un 6 % hasta un elevado 15 %[25,137]. De manera similar, entre los deportistas de élite altamente entrenados, los tiempos de rendimiento de las mujeres no son tan altos como los de sus homólogos masculinos, como se muestra en la figura 18-2.

ADAPTACIONES AL ENTRENAMIENTO

A pesar de las diferencias anatómicas y fisiológicas inherentes entre hombres y mujeres, la adaptabilidad al entrenamiento físico no parece estar influenciada notablemente por el sexo. Es decir, cuando se les presenta el mismo estímulo de ejercicio con respecto a la intensidad, frecuencia y duración, hombres y mujeres experimentan mejoras similares en la capacidad funcional. Esto aplica tanto al entrenamiento de fuerza (p. ej., levantamiento de pesas, entrenamiento de fuerza) como al de resistencia.

Adaptaciones al entrenamiento de fuerza en mujeres

Aunque solo durante los últimos 25 a 40 años se ha alentado a las mujeres a realizar entrenamiento de fuerza, se ha determinado científicamente que las mujeres son capaces de experimentar ganancias de fuerza iguales a las observadas entre hombres con entrenamiento similar. A pesar de que los niveles iniciales de fuerza son más bajos entre las mujeres, las mejoras relativas en la producción de fuerza muscular no difieren de las detectadas en los hombres, es decir, más del doble en algunos músculos[100,173]. Junto a estas ganancias de fuerza, también se producen respuestas hipertróficas en todo el músculo y fibras musculares que tampoco son específicas del sexo. Debido a que las mujeres muestran los mismos incrementos relativos en la fuerza y el tamaño muscular que los hombres, la prescripción de programas de entrenamiento de fuerza no diferencia entre sexos, y en el diseño de programas de entrenamiento con pesas pueden aplicarse las mismas recomendaciones.

Adaptaciones al entrenamiento aeróbico en mujeres

Al igual que con el entrenamiento de fuerza, no parece haber adaptaciones específicas del sexo para el entrenamiento de resistencia. Cuando se entrena de manera adecuada y comparable, tanto hombres como mujeres pueden esperar una mejora de aproximadamente un 20 % en la capacidad cardiovascular (es decir, $\dot{V}o_{2máx}$). En ambos sexos, esas mejoras se deben a aumentos en el volumen sistólico, el gasto cardíaco y la extracción de oxígeno (es decir, la diferencia de oxígeno arteriovenoso [a-vO_2]) por parte del músculo activo de la irrigación sanguínea. Sin embargo, es interesante el hecho de que, ante cualquier esfuerzo prolongado y submáximo, las mujeres dependen en mayor medida de los lípidos como sustrato energético que los hombres, que muestran un mayor uso de las fuentes de energía de carbohidratos[180].

Esto pasa tanto en hombres como en mujeres entrenados y sedentarios. Finalmente, debido a que ambos sexos experimentan adaptaciones relativas similares al entrenamiento de resistencia, las guías de prescripción de ejercicios para la condición cardiovascular son similares para ambos.

EL EFECTO DEL CICLO MENSTRUAL EN EL RENDIMIENTO

Debido a las variaciones fisiológicas que se producen a lo largo del ciclo menstrual normal de 28 días, durante algún tiempo se asumió que el rendimiento deportivo también variaba de acuerdo con dichos cambios. De hecho, se ha dedicado una cantidad considerable de investigación a determinar si las fases del ciclo menstrual (la parte folicular del ciclo menstrual después de la ovulación o la parte lútea temprana del ciclo) afectan el rendimiento deportivo de las mujeres. En general, la investigación más estrictamente controlada indica que el rendimiento físico es independiente del ciclo menstrual y que no hay necesidad de ajustar ni los horarios de entrenamiento ni las competiciones deportivas para adaptarse a la etapa del ciclo menstrual que la deportista pueda estar experimentando. Por ejemplo, no se ha encontrado que ni la fuerza ni la resistencia muscular varíen significativamente durante el ciclo menstrual, y no se ha establecido una correlación entre la función muscular y las concentraciones circulantes de **progesterona**, la hormona sexual femenina producida por los ovarios que estimula la fase lútea del ciclo menstrual, y el **estrógeno**, otra hormona ovárica[82]. Son estas dos hormonas esteroides sexuales femeninas las que muestran fluctuaciones bruscas dentro de las fases del ciclo menstrual. Sin embargo, existe algo de evidencia que afirma que, en algunos deportes en concretos, la menstruación puede afectar el rendimiento. Por ejemplo, la precisión del servicio, aunque no la velocidad, disminuyó en tenistas universitarias que se encontraban cerca de la ovulación[133].

La investigación también ha confirmado que el $\dot{V}o_{2máx}$ también permanece constante durante todo el ciclo menstrual[82]. Aunque el consumo máximo de oxígeno durante una sesión de prueba relativamente corta (8-12 min) y de alta intensidad es resistente a las fluctuaciones de los esteroides sexuales femeninos, existe cierta preocupación que el ejercicio de resistencia prolongado de intensidad moderada pueda estar sujeto a variaciones dentro del ciclo menstrual. La temperatura corporal en reposo aumenta aproximadamente 0.5 °C (0.9 °F) durante la fase lútea. Además, durante esta fase, el ejercicio de resistencia resulta en un aumento proporcional de la temperatura y, por tanto, una temperatura más alta que en otros momentos del ciclo[92]. Como resultado, el proceso de termorregulación, que incluye sudoración, pérdida de volumen plasmático sanguíneo y mayor cantidad de flujo sanguíneo a la piel, presenta un mayor desafío cardiovascular durante la fase lútea. Como resultado de una pérdida exagerada de volumen plasmático, el sistema cardiovascular debe esforzarse más para satisfacer la demanda de flujo sanguíneo a los músculos activos[139]. Esto es particularmente evidente cuando el ejercicio de resistencia prolongado se realiza en condiciones desfavorables (es decir, calor, humedad). Sin embargo, aún no se ha confirmado que el rendimiento de resistencia se vea realmente comprometido durante la fase lútea (cuadro 18-1).

CUADRO 18-1
APLICACIÓN DE LA INVESTIGACIÓN

Ciclo menstrual y ejercicio

Muchas deportistas y sus entrenadores están preocupados por el impacto que el ciclo menstrual puede tener en el rendimiento del ejercicio. En particular, se preguntan si las fluctuaciones hormonales que se producen durante las diferentes fases del ciclo provocan variaciones similares en el rendimiento deportivo de las mujeres. Esto parece ser una preocupación razonable, ya que los esteroides sexuales femeninos, estrógeno y progesterona, influyen en una serie de variables fisiológicas, incluido el uso de sustrato y la temperatura corporal.

Sin embargo, aunque ha habido informes anecdóticos de que el rendimiento de las deportistas femeninas se ve alterado por diferentes fases del ciclo menstrual, la evidencia científica no respalda tales afirmaciones. El consenso entre los científicos del deporte es que el rendimiento aeróbico, el rendimiento anaeróbico y la fuerza muscular no varían de manera constante o significativa en las diferentes etapas del ciclo menstrual. Como consecuencia, los entrenadores y las deportistas no deben preocuparse por la afectación, tanto beneficiosa como perjudicial, del rendimiento solo porque una práctica deportiva se lleve a cabo durante una fase específica del ciclo menstrual. Por supuesto, si la menstruación, es decir, la fase menstrual con pérdida de sangre, se acompaña de dolor y calambres, el rendimiento podría verse afectado.

TRÍADA DE MUJER DEPORTISTA Y DEFICIENCIA DE ENERGÍA RELATIVA EN EL DEPORTE (RED-S)

Aunque la mayoría de las investigaciones han concluido que el ciclo menstrual no altera el rendimiento del ejercicio, grandes volúmenes de entrenamiento de resistencia sí pueden afectar el ciclo. Como se muestra en la figura 18-3, parece haber una relación entre el volumen de entrenamiento y la incidencia de **amenorrea**, o el cese de los períodos menstruales, en las deportistas de resistencia.

Como se analizó en el capítulo 13, la disponibilidad insuficiente de energía (calorías) provocada por un gasto energético excesivo, el consumo inadecuado de alimentos o la combinación de ambos factores puede provocar la denominada **tríada de la mujer deportista** o **deficiencia (o déficit) de energía relativa en el deporte** (**RED-S**, *Relative energy deficiency in sport*). La alteración de la función menstrual es uno de los posibles síntomas tanto de la tríada de la mujer deportista como de RED-S (*v.* figs. 13-13 y 13-14). La tríada se centra en las mujeres y las alteraciones interrelacionadas con los trastornos alimentarios (mala nutrición), amenorrea y osteoporosis, mientras que la RED-S es un conjunto más amplio de resultados fisiológicos y del rendimiento tanto en mujeres como en hombres. Sin embargo, ambos pueden provocar amenorrea asociada con el exceso de ejercicio de soporte de peso, como correr y el ballet, y/o una ingesta inadecuada de energía que produce disminución en la producción de lutropina y folitropina (hormona foliculoestimulante). Estas hormonas son esenciales para mantener la función menstrual normal y, por tanto, la producción de estrógeno por los ovarios. Durante la amenorrea, el estrógeno es insuficiente, lo que conduce a una disminución de la densidad mineral ósea (DMO) y, si es lo suficientemente grave, a **osteoporosis**, una afección que suele estar asociada con mujeres posmenopáusicas. Una de las consecuencias de la disminución de la DMO, que se produce a un índice del 2 % al 6 % anual, es una mayor incidencia de fracturas óseas por estrés, como se ha detectado entre las deportistas. En las mujeres deportistas, particularmente aquellas que practican deportes en los que el rendimiento puede verse afectado negativamente por el aumento del peso corporal y la estética, las interrelaciones entre la disponibilidad energética insuficiente, la amenorrea y la disminución de la densidad ósea son motivo de preocupación.

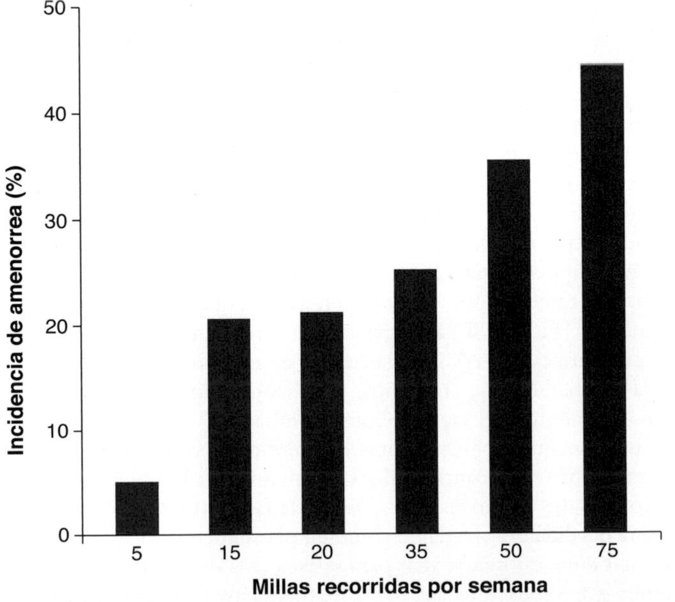

FIGURA 18-3. Relación entre las millas recorridas por semana y la incidencia de amenorrea en mujeres. (Modificado con permiso de Brooks GA, Fahey TD, Baldwin KM. *Exercise Physiology: Human Bioenergetics and Its Applications*. 4th ed. Boston, MA: McGraw Hill, 2005. Copyright © George A. Brooks, Ph.D., FACSM, FAPS.)

De acuerdo con la declaración sobre la tríada de la mujer deportista publicada por el American College of Sports Medicine (ACSM) y la Declaración de Consenso del Comité Olímpico Internacional *Beyond the Female Athlete Triad-Relative Energy Deficiency*, el tratamiento principal para el trastorno se basa en aumentar la ingesta de energía y/o reducir el volumen de entrenamiento para que la disponibilidad energética sea suficiente para permitir la función menstrual normal y la síntesis de esteroides sexuales femeninos[35,121].

EMBARAZO Y EJERCICIO

No hace muchos años, se desanimó a las mujeres a hacer ejercicio debido a la preocupación de que pudiera reducir la probabilidad de quedar embarazadas cuando lo desearan, afectar el crecimiento normal del feto durante el embarazo o aumentar el riesgo de un parto difícil. No obstante, en los últimos 25 a 35 años, las opiniones han cambiado drásticamente, y por una buena razón. Se ha constatado científicamente que las mujeres entrenadas no tienen más problemas para quedar embarazadas que las sedentarias. Además, el entrenamiento físico durante el embarazo puede proporcionar efectos beneficiosos para la madre e incluso reducir la incidencia de morbilidades fetales[1,11]. Esta evidencia favorable es tan convincente que el American College of Obstetricians and Gynecologists[1] recomienda que, salvo que haya contraindicaciones médicas, las mujeres embarazadas deben realizar 30 min o más de ejercicio de intensidad moderada en la mayoría de los días de la semana, si no en todos. De manera similar, el ACSM recomienda acumular 75 min por semana de ejercicio de intensidad vigorosa[4]. En esencia, se trata de las mismas recomendaciones de ejercicio presentadas para todos los adultos sanos, tanto hombres como mujeres, en una declaración conjunta del ACSM y los Centers for Disease Control and Prevention (CDC). El ACSM también recomienda que las mujeres embarazadas realicen un programa de entrenamiento de fuerza que entrene todos los grupos musculares principales con 1 serie de cada ejercicio para principiantes y de 2 a 3 series para levantadores de peso intermedios y avanzados con 8 a 10 o 12 a 15 repeticiones por serie hasta la fatiga moderada durante 2 a 3 días de la semana no consecutivos[4].

Al realizar ejercicios de entrenamiento de fuerza, siempre debe evitarse la maniobra de Valsalva, que aumenta de forma significativa la presión arterial intratorácica, y debe evitarse el entrenamiento de fuerza en posición supina después de las 16 semanas de embarazo, ya que esta posición del cuerpo también afecta la presión arterial[4]. El entrenamiento de flexibilidad debe realizarse de 2 a 3 días·semana^{-1}, si bien el entrenamiento diario es el más efectivo, así como el mantenimiento de los estiramientos estáticos durante 10 s a 30 s hasta el punto de tensión o incomodidad leve[4]. En general, la actividad física puede reanudarse gradualmente de 4 a 6 semanas después de un parto normal y de 8 a 10 semanas, con autorización médica, después de un parto por cesárea[4].

El principal beneficio de hacer ejercicio durante el embarazo es la reducción del riesgo de **diabetes mellitus gestacional (DMG**; resistencia a la insulina durante el embarazo) y **preeclampsia** (presión arterial alta que se manifiesta en algunas mujeres durante el embarazo). Durante el embarazo, la mayoría de las mujeres experimentan resistencia a la insulina, lo que dificulta el manejo adecuado de las concentraciones de glucosa sérica. En algunas mujeres, este aumento de la resistencia al efecto de la insulina se vuelve lo suficientemente grave como para provocar la aparición de DMG. Hasta el 7 % de las mujeres embarazadas en Estados Unidos padecen DMG, lo que puede generar problemas de salud para la madre (infección, aumento de peso excesivo y hemorragia posparto) y el niño (ictericia, parto traumático e hipoglucemia). En varios estudios se ha constatado que el ejercicio moderado antes y/o durante el embarazo reduce significativamente el riesgo de DMG[34,36,37]. Un estudio en el que participaron casi 1 000 mujeres embarazadas reveló que aquellas que eran mínimamente activas antes de quedar embarazadas tenían un 56 % menos de riesgo de DMG, mientras que en aquellas que hicieron ejercicio a una intensidad moderada durante al menos 4 h·sem^{-1} antes del embarazo se observó una disminución del 76 % en la incidencia de DMG[37].

La preeclampsia es otra afección común que afecta a mujeres embarazadas, nuevamente identificada en aproximadamente el 7 % de esta población. Es un trastorno hipertensivo que se ha asociado con insuficiencia hepática, insuficiencia renal, coágulos sanguíneos y hemorragia cerebral en las madres. Como resultado, la preeclampsia representa el 15 % de todas las muertes maternas en Estados Unidos. La investigación ha constatado que el ejercicio es una herramienta eficaz para controlar esta afección, que puede llegar a ser mortal. En función de la cantidad de energía gastada durante la actividad física diaria durante las primeras 20 semanas de embarazo, las mujeres pueden esperar una disminución del 40 % al 70 % en el riesgo de desarrollar preeclampsia[111,158]. Las mujeres físicamente activas de forma regular el año previo al embarazo gozan de beneficios protectores similares[169].

Además del efecto del ejercicio antes o durante el embarazo sobre la salud de la madre, existe el tema del efecto del ejercicio materno en los resultados fetales. Por lo general, esos resultados se describen en términos de peso al nacer, tiempo hasta el parto y forma de nacimiento. Con respecto al peso al nacer del bebé, se ha establecido que las mujeres que realizan ejercicios de resistencia vigorosos durante los dos primeros trimestres del embarazo tienen bebés con un peso similar a los hijos de madres sedentarias[168]. Sin embargo, existe evidencia que las madres que continúan realizando ejercicio vigoroso en el tercer trimestre de embarazo dan a luz a bebés con un peso al nacer de 200 g a 400 g menor que los hijos de madres sedentarias. No se evaluó la ingesta calórica de aquellas madres que se ejercitaron vigorosamente durante el embarazo. Se ha sugerido que el aumento de la ingesta dietética, es decir, las calorías, puede corregir el menor peso al nacer de las madres que se ejercitaron vigorosamente[98].

Otro resultado fetal importante se relaciona con qué tan avanzado está el embarazo cuando los hijos de las mujeres deportistas nacen. Los estudios de investigación han informado que no hay diferencias en el riesgo de parto prematuro o la edad gestacional en la que nacen los bebés, e incluso hay una reducción en la incidencia de partos prematuros entre las mujeres que continúan haciendo ejercicio durante el segundo trimestre del embarazo[51,81,99].

Finalmente, la forma de nacimiento, parto vaginal o cesárea, en madres que están inactivas en comparación con aquellas que realizan una actividad vigorosa durante el embarazo es otro resultado fetal de interés. La mejor información disponible en este momento confirma una disminución en el número de partos por cesárea entre las madres que realizan actividad vigorosa durante el embarazo (cuadro 18-2)[99].

Revisión rápida

- Las mujeres muestran diferencias antropométricas con respecto a los hombres, como una disminución de la masa muscular, una disminución del tamaño de las fibras musculares y un aumento de la grasa corporal.
- Cuando se expresa en relación con la unidad de masa muscular (es decir, tensión específica), la fuerza entre hombres y mujeres es la misma.
- La capacidad aeróbica ($\dot{V}o_{2máx}$) de las mujeres es un 5 % a un 15 % menor que la de los hombres cuando se expresa en términos relativos (es decir, mL·kg^{-1}·min^{-1}).
- Las mujeres tienen una concentración de hematocrito más baja que los hombres, lo que contribuye a una disminución de la capacidad de transporte de oxígeno de la sangre.
- El rendimiento en el ejercicio de resistencia (p. ej., un maratón) de las mujeres es menor que el de los hombres.
- Cuando se realiza un entrenamiento de fuerza de la misma intensidad y duración, no hay diferencia en las ganancias relativas de fuerza o hipertrofia muscular en hombres y mujeres.
- Las mujeres y los hombres experimentan mejoras similares en la condición aeróbica (es decir, $\dot{V}o_{2máx}$) cuando realizan entrenamiento de resistencia de la misma intensidad y duración relativas.
- Ni la fuerza ni la resistencia muscular varían significativamente durante el ciclo menstrual de 28 días en las mujeres.
- Las mujeres sanas que hacen ejercicio durante el embarazo reducen el riesgo de sufrir diabetes gestacional y preeclampsia.
- El ejercicio durante el embarazo tiene pocos efectos sobre los resultados fetales.

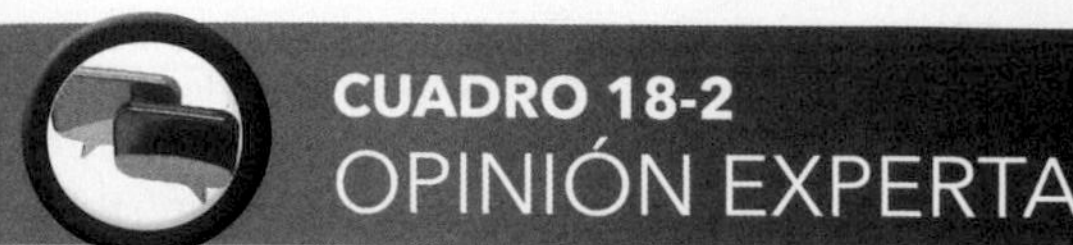

CUADRO 18-2
OPINIÓN EXPERTA

Diabetes gestacional y ejercicio

Michelle F. Mottola, PhD, FACSM
Professor, Director–Exercise and Pregnancy Laboratory
School of Kinesiology, Faculty of Health Sciences
Dept. of Anatomy & Cell Biology, Schulich School of Medicine and Dentistry
Scientist, Children's Health Research Institute
University of Western Ontario, London, Ontario, Canada

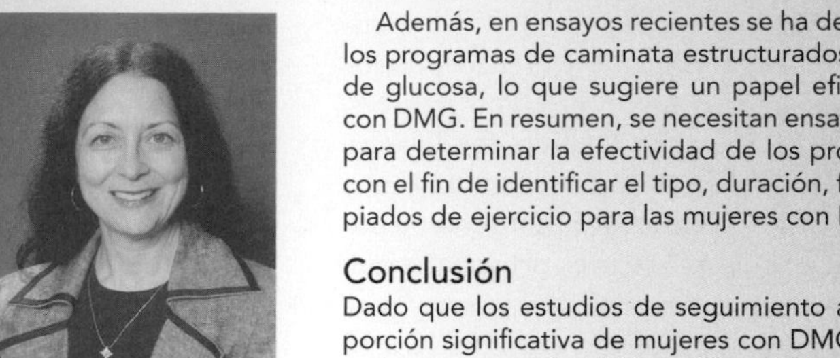

La diabetes mellitus gestacional (DMG) es el inicio o la detección inicial de diabetes durante el embarazo. Las mujeres diagnosticadas con DMG tienen un riesgo sustancialmente mayor de desarrollar diabetes de tipo 2 y obesidad, las cuales se encuentran actualmente en índices epidémicos en Estados Unidos y en todo el mundo. Los niños nacidos de mujeres con DMG tienen un mayor riesgo de resultados perinatales adversos que incluyen muerte fetal, macrosomía y, a largo plazo, obesidad e intolerancia a la glucosa. Esto se basa en la teoría de los orígenes del desarrollo de la salud y la enfermedad (DOHaD, *Developmental origins of health and disease*).

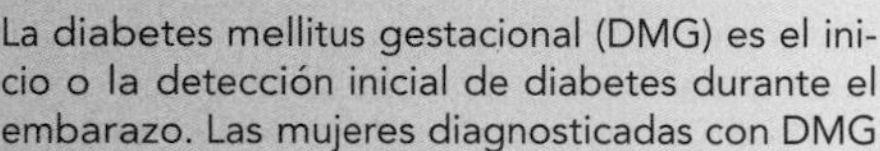

Ejercicio y prevención de DMG

El American College of Obstetricians and Gynecologists recomienda que las mujeres embarazadas sin complicaciones médicas u obstétricas realicen 30 min de actividad física de intensidad moderada (p. ej., caminar a paso activo) durante la mayoría de los días de la semana. Según estudios epidemiológicos observacionales, las mujeres que informan hacer ejercicio antes del embarazo tienen un riesgo menor de DMG. Además, una revisión sistemática reciente sugirió que el ejercicio durante el embarazo disminuyó las probabilidades de desarrollar DMG en un 38 % (26 ECA, n = 6 934).

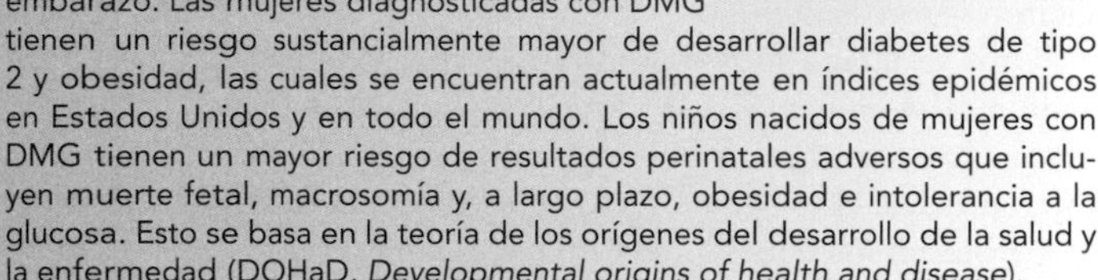

Un análisis adicional de metaregresión sugirió que, para lograr una reducción del 25 % en las probabilidades de desarrollar DMG, las mujeres embarazadas deben acumular al menos 600 equivalentes metabólicos [MET]-min por semana de ejercicio de intensidad moderada (algunos ejemplos serían 140 min de caminata rápida, aeróbicos acuáticos, ciclismo estacionario o entrenamiento de resistencia). Estos ejercicios deben realizarse con una frecuencia de al menos 3 días·semana^{-1} o al menos 25 min por sesión. Además, los volúmenes acumulados de ejercicio por encima de 600 MET-min por semana se asociaron con una reducción adicional en las probabilidades de desarrollar DMG.

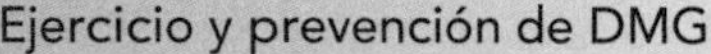

En resumen, se están estableciendo nuevos programas de prevención centrados en el ejercicio para la DMG basados en la evidencia. Sin embargo, aún se necesitan más estudios en curso y futuros de intervención bien controlados para prevenir la DMG en mujeres en riesgo.

Ejercicio y control de la DMG

En una revisión sistemática reciente se logró asociar una sesión aguda de ejercicio con una disminución de la glucosa sérica materna antes y durante (6 estudios, n = 123), y después del ejercicio (n = 333), con mayores disminuciones en la glucosa sérica, después del ejercicio agudo en mujeres con diabetes (n = 26) frente a mujeres sin diabetes. Además, las intervenciones con ejercicios redujeron la glucemia en ayunas después de la intervención en comparación con ningún ejercicio en mujeres con diabetes (2 estudios, n = 70).

Además, en ensayos recientes se ha detectado un impacto beneficioso de los programas de caminata estructurados sobre las concentraciones medias de glucosa, lo que sugiere un papel eficaz del ejercicio entre las mujeres con DMG. En resumen, se necesitan ensayos clínicos controlados adicionales para determinar la efectividad de los programas de ejercicio estructurados con el fin de identificar el tipo, duración, frecuencia y la intensidad más apropiados de ejercicio para las mujeres con DMG.

Conclusión

Dado que los estudios de seguimiento a largo plazo revelan que una proporción significativa de mujeres con DMG desarrollan diabetes después del embarazo, es probable que ya en el primer año posterior al parto el ejercicio pueda prevenir y ayudar a controlar la glucosa sérica, a modo de estrategia clínica importantes para la prevención y tratamiento de la diabetes. Es más fácil que las mujeres embarazadas busquen atención médica y, además, están muy motivadas para realizar cambios saludables en su estilo de vida, lo que hace que el embarazo sea una oportunidad fundamental para modificar el comportamiento a corto y largo plazo.

Lecturas recomendadas

ACOG Committee Obstetric Practice. ACOG Committee opinion. Number 267, January 2002: exercise during pregnancy and the postpartum period. *Obstet Gynecol.* 2002;99(1):171–173.

Colberg SR, Sigal RJ, Fernhall B, et al. Exercise and type 2 diabetes: the American College of Sports Medicine and the American Diabetes Association: joint position statement. *Diabetes Care.* 2010;33(12):e147–e167.

Cordero Y, Mottola MF, Vargas J, et al. Exercise is associated with a reduction in gestational diabetes mellitus. *Med Sci Sports Exerc.* 2015;47(7):1328–1333.

Davenport MH, Ruchat S-M, Poitras VJ, et al. Prenatal exercise for the prevention of gestational diabetes mellitus and hypertensive disorders of pregnancy: a systematic review and meta-analysis. *Br J Sports Med.* 2018;52:1367–1375.

Davenport MH, Sobierajski F, Mottola MF, et al. Glucose responses to acute and chronic exercise during pregnancy: a systematic review and meta-analysis. *Br J Sports Med.* 2018;52:1357–1366.

Fall CHD, Kumaran K. Metabolic programming in early life in humans. *Philos Trans R Soc Lond B Biol Sci.* 2019;374(1770):20180123. doi: 10.1098/rstb.2018.0123.

Hayashi A, Oguchi H, Kozawa Y, et al. Daily walking is effective for the management of pregnant women with gestational diabetes mellitus. *J Obstet Gynaecol Res.* 2018;44(9):1731–1738.

Kim C, Newton KM, Knopp RH. Gestational diabetes and the incidence of type 2 diabetes: a systematic review. *Diabetes Care.* 2002;25(10):1862–1868.

Luoto R, Kinnunen TI, Aittasalo M, et al. Primary prevention of gestational diabetes mellitus and large-for-gestational-age newborns by lifestyle counseling: a cluster-randomized controlled trial. *PLoS Med.* 2011;8(5):e1001036.

Oostdam N, van Poppel MN, Wouters MG, et al. No effect of the FitFor2 exercise programme on blood glucose, insulin sensitivity, and birthweight in pregnant women who were overweight and at risk for gestational diabetes: results of a randomised controlled trial. *BJOG.* 2012;119(9):1098–1107.

Ruchat SM, Mottola MF. The important role of physical activity in the prevention and management of gestational diabetes mellitus. *Diabetes Metab Res Rev.* 2013;29(5):334–346.

Stafne SN, Salvesen KA, Romundstad PR, et al. Regular exercise during pregnancy to prevent gestational diabetes: a randomized controlled trial. *Obstet Gynecol.* 2012;119(1):29–36.

INFANCIA Y EJERCICIO

Durante generaciones, los niños fueron vistos simplemente como versiones en miniatura de los adultos. Ahora se sabe que su fisiología y respuestas a una sesión aguda de ejercicio, así como las adaptaciones a un régimen de entrenamiento extendido son, en muchos sentidos, diferentes de las de los adultos. Estas diferencias deben tenerse en cuenta en la prescripción de ejercicio dirigida a la infancia. Además, debe considerarse la forma en que el ejercicio podría afectar el crecimiento y desarrollo natural. El U.S. Department of Health and Human Services reconoce la actividad física como la acción más importante que los jóvenes pueden tomar para mejorar su salud y recomienda que tanto en la infancia como en la adolescencia se realice entrenamiento aeróbico y de fuerza (U.S. Department of Health and Human Services, 2018). A pesar de estas recomendaciones en Estados Unidos, solo el 24 % de los jóvenes de 6 a 17 años realizan 60 min de actividad física diaria de moderada a vigorosa, y la actividad disminuye con la edad[59,86].

EFECTO DEL ENTRENAMIENTO SOBRE EL CRECIMIENTO

La **lactancia** o **primera infancia** constituye el tiempo desde el nacimiento hasta el primer año de vida. Durante este período, se produce un crecimiento significativo del tronco y las piernas del recién nacido, lo que da como resultado relaciones entre el cuerpo y la cabeza que se asemejan más a las de un adulto. El final de la infancia marca el comienzo de la **niñez**, que comienza con el primer cumpleaños y termina con el inicio de la **adolescencia**, que está indicado por el inicio de la pubertad, que luego dura hasta el inicio de la madurez física. Durante la niñez, se produce un crecimiento físico significativo, cuya tasa es similar en niños y niñas. De hecho, con la obvia excepción de las características sexuales primarias (es decir, las gónadas), prácticamente no hay diferencias físicas entre niños y niñas durante esta etapa y, en promedio, son iguales en altura, peso, masa muscular y grasa corporal. Como consecuencia, durante la infancia, se anima a los niños y niñas a jugar juntos e incluso a competir entre sí en eventos deportivos.

La niñez termina con el inicio de la pubertad y, por tanto, el comienzo de la adolescencia. Generalmente, la pubertad comienza en las niñas alrededor de los 8 a 13 años y en los niños entre los 9 y 14 años aproximadamente. Durante la pubertad se produce un fuerte aumento en la tasa de crecimiento esquelético, o estatura, que alcanza su punto máximo a los 12 años en las niñas y 14 años en los niños. Al final de la adolescencia, el comienzo de la edad adulta, el niño promedio en Estados Unidos tiene una estatura de 111.2 cm (69.5 pulgadas) y la niña promedio mide 102.4 cm (64 pulgadas). Debido al cambio significativo en las hormonas circulantes durante la adolescencia, se observa un mayor aumento en el desarrollo de la masa muscular en los hombres que en las mujeres, por lo que, al final de este período, el músculo esquelético constituye el 40 % del peso corporal total en los hombres, pero solo el 32 % en las mujeres. Por el contrario, la grasa corporal está presente en mayor medida en las mujeres que en los hombres. Al llegar a la edad adulta, la grasa corporal representa aproximadamente el 25 % del peso corporal total de la mujer, mientras que en los hombres jóvenes es de aproximadamente el 15 %. Debido a estas diferencias en el índice de crecimiento y acumulación de masa muscular, y las disparidades resultantes en la fuerza, los hombres y las mujeres adolescentes ya no pueden competir de manera equitativa en los deportes, y se observa una separación por sexos en los equipos deportivos. El período de la adolescencia suele completarse a los 19 años en las mujeres y a los 22 años en los hombres, momento en el que se alcanza la edad adulta.

Con base principalmente en informes anecdóticos, algunos han expresado su preocupación de que el entrenamiento físico pueda ralentizar el índice natural de crecimiento en los niños y quizá incluso retrasar el inicio de la pubertad. Hay datos que muestran que las gimnastas jóvenes sometidas a entrenamiento regular y riguroso tienen una menor estatura en la edad adulta, y que la **menarquia** (es decir, el primer período menstrual), que suele producirse más o menos 2 años después del inicio de la pubertad, llega más tarde de lo habitual. Sin embargo, una revisión exhaustiva de la literatura determinó que la genética, y no el entrenamiento intenso, fue probablemente el factor principal de la menor estatura de las gimnastas y del retraso de la menarquia. Las madres de estas deportistas también tendían a ser más bajas y ellas mismas habían experimentado una menarquia de inicio tardío[110]. Se encontró que los deportistas, tanto niños como niñas, que participaban en otros deportes mostraban los mismos índices de crecimiento en altura y peso que quienes no eran deportistas[109]. Sin embargo, los índices de crecimiento natural pueden atenuarse en algunos deportes en los que se alienta a los deportistas, en particular a las mujeres, a restringir la ingesta calórica para mantener un peso corporal y un contenido de grasa corporal demasiado bajos. Los expertos han concluido que los deportistas prepúberes y púberes deben mantener una ingesta calórica adecuada para asegurar un crecimiento y desarrollo sexual adecuados[151].

Con la creciente popularidad del entrenamiento de fuerza, o levantamiento de pesas, como técnica de acondicionamiento entre los deportistas, algunos han expresado su preocupación con respecto a la eficacia o seguridad de este modo de entrenamiento en niños y adolescentes. Los programas debidamente desarrollados y supervisados profesionalmente en las escuelas pueden ayudar con este proceso (cuadro 18-3). La investigación ha constatado que los niños pueden ganar fuerza de manera efectiva como resultado del entrenamiento de fuerza, aunque el aumento de la hipertrofia muscular es menor que en las personas mayores, con mayor ganancia en la hipertrofia a medida que el niño se acerca a la pubertad. Al igual que en los adultos, las mejoras en la capacidad del sistema nervioso para reclutar o activar el tejido muscular explican una gran parte de las ganancias de fuerza inducidas por el entrenamiento entre los niños.

Además de las mejoras en la fuerza, que son importantes debido a que la generación actual de niños es menos fuerte que las generaciones anteriores[47], se ha documentado que el entrenamiento de fuerza mejora la DMO y la salud en niños y adolescentes. Ha habido preocupaciones de que el entrenamiento de fuerza pueda causarles lesiones. Sin embargo, una revisión de la literatura revela que, cuando se les instruyó y supervisó adecuadamente, la incidencia de lesiones fue mínima, mucho menos de 1 por cada 100 h, y ninguna fue de naturaleza trágica. La revisión del U.S. Consumer Product Safety Commission National Electronic Injury Surveillance System indica que el índice de lesiones por entrenamiento con pesas en los niños es menor que la de los adultos[117]. De hecho, la American Academy of Pediatrics y la National Strength and Conditioning Association han concluido que el entrenamiento de fuerza, cuando se usa la técnica adecuada, es seguro en niños y adolescentes sanos[5,46]. En el ámbito internacional, estas mismas recomendaciones han sido apoyadas por la eficacia e importancia del entrenamiento de fuerza como parte de un programa de actividad física en la infancia y la adolescencia[104]. En el cuadro 18-4 se presentan recomendaciones para un entrenamiento de fuerza seguro y eficaz en estas franjas de edad.

CAPACIDAD CARDIOVASCULAR Y RESPUESTAS AL EJERCICIO

Debido a su menor tamaño corporal, los niños tienen corazones más pequeños y menores volúmenes sanguíneos que los adultos. Como resultado, el gasto cardíaco máximo, el volumen sistólico y la absorción de oxígeno del niño son menos significativos que los de un adulto[127,186]. Sin embargo, cuando se escala al área de superficie corporal más pequeña del niño, el volumen sistólico máximo y el gasto cardíaco ya no difieren[187]. De manera similar, cuando el consumo máximo de oxígeno se expresa en relación con la masa corporal (es

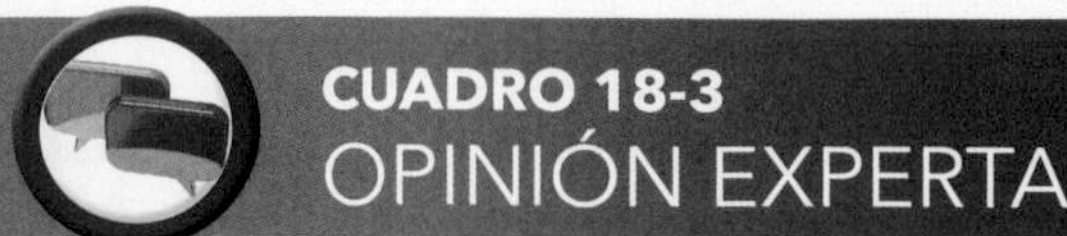

CUADRO 18-3
OPINIÓN EXPERTA

Los entrenadores de fuerza en los institutos

Mike Nitka, MS, CSCS*D, RSCC*E, FNSCA, USAW
Emeriti-Founder Human Performance Center and Director of Strength and Conditioning and instructor of Physical Education at Muskego High School, Muskego, Wisconsin

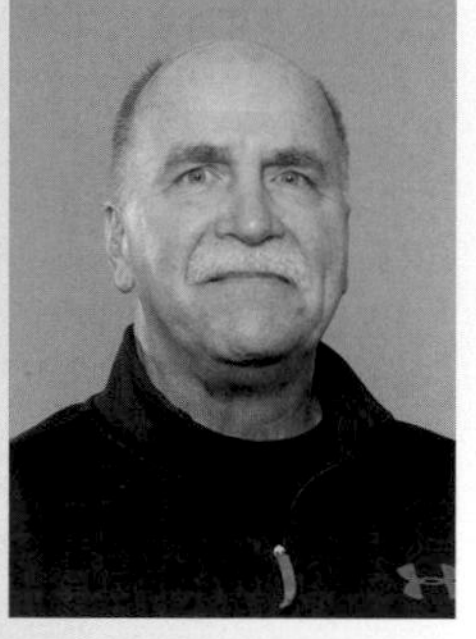

Desear trabajar con un grupo de deportistas de escuela secundaria puede ser muy gratificante, pero permítanme comenzar repitiendo un viejo dicho: «Ten cuidado con lo que deseas». Felicidades, acaba de firmar un contrato que dice que es el entrenador principal de fuerza y acondicionamiento del instituto. Será responsable de entrenar a los estudiantes en todos los deportes que ofrece la escuela. Tendrá 4 años por clase para ganarse el respeto de los estudiantes y el resto de su carrera para obtener el codiciado título de «entrenador».

No hay problema, ha estudiado los principios básicos del entrenamiento de fuerza y está preparado para aplicar estos principios y medir cómo se está produciendo la adaptación durante los 4 años que el alumno está en su clase o programa. Algunas personas se refieren a esto como desarrollo del participante a largo plazo; yo lo he conocido como una clase avanzada de educación física. He modificado una línea de la película *Duelo de titanes*. Un entrenador le dice al otro que entrenar a un deportista mediante los principios científicos básicos es como aplicar un anestésico: dale tiempo y funcionará.

Los principios básicos de la fuerza y el acondicionamiento los conozco como lo que está «dentro de lo reglamentario». Tenga un conocimiento sólido de lo reglamentario en su nuevo programa. Este conocimiento básico debería haberlo aprendido mientras estudiaba los fundamentos científicos y aplicaba el conocimiento durante su experiencia de enseñanza o de prácticas como estudiante.

Por favor, no se deje engañar por las tendencias «fuera de lo reglamentario» al comenzar su carrera. ¿Está listo para este nuevo trabajo? Sí, lo está, porque utilizará los conceptos básicos para comenzar con seguridad el desarrollo deportivo.

¿Está calificado? Sí, lo está. Ha pasado tiempo como instructor supervisado o estudiante en prácticas observando cómo se diseñan y aplican los programas individuales y en equipos.

Entrenador, ¿por qué cree que estamos preparados y calificados? Porque si le preguntara cuál es su filosofía actual sobre el entrenamiento de deportistas de secundaria, podría responder una pregunta básica: ¿cuál es su justificación? ¿Por qué diseñó su programa de la manera en que lo hizo? ¿Su justificación se basa en la investigación actual o responderá porque le parece que...?

La cultura de la fuerza y el acondicionamiento que ha heredado o que tiene la intención de mejorar es un reflejo de usted. ¿Qué tolerará en su programa de los entrenadores y deportistas? La sala de pesas es su dominio; diríjalo con firmeza, pero de manera justa.

¿Dirigirá un programa de fuerza y acondicionamiento exclusivamente deportivo? o ¿entrenará a todos los estudiantes que muestren interés?

He descubierto que los estudiantes pueden quejarse, pero les gusta la responsabilidad. Esto parece ser especialmente cierto si el deportistas proviene de un hogar caótico. La mayoría le agradecerá la disciplina.

Su justificación es sólida. Ahora necesita obtener credibilidad de los entrenadores, deportistas y progenitores. ¿Cómo? La comunicación es la clave. ¿Cómo querrá comunicarse cada entrenador deportivo con usted? ¿Cómo notificará a los deportistas del instituto que tienen disponible un programa de fuerza diseñado para mejorar en el deporte? La comunicación con todos los entrenadores va bien. Los entrenadores ayudan a conseguir la aceptación de los deportistas.

Está listo para comenzar a descubrir el nivel actual de atletismo que existe. Ha sugerido algunas pruebas y el cuerpo técnico ha aceptado seguir sus ideas. Este será un logro. Ha programado el gimnasio o sala de entrenamiento con mucha anticipación, con el tiempo necesario, y tendrá el equipo y el personal necesarios para ayudarlo con sus protocolos de prueba. Si ha prestado atención a la planificación de esta prueba, probablemente saldrá bien. Los entrenadores y deportistas estarán encantados y querrán ver los resultados, que mostrarán las fortalezas y debilidades de los equipos y las personas. Entrenadores, si no están evaluando, solo están adivinando.

El programa futuro se diseñará para mejorar las debilidades durante las próximas semanas. ¿Cuántos días de entrenamiento están disponibles antes de que comience la próxima temporada? Cuente desde el momento en que comienza oficialmente la próxima temporada. Conociendo el número de días de entrenamiento y siguiendo las fases de periodización más básicas, los resultados de la prueba le dirán cuánto tiempo mantendrá a un grupo en fase de entrenamiento. ¿Cuánto tiempo debe permanecer el grupo en fase de preparación? ¿Usará el peso corporal o las máquinas para prepararlos? ¿Cuándo progresará el grupo a la fase de fuerza? ¿Qué progresiones usará para enseñar sentadillas, fuerza en banco (*bench press*) y peso muerto? Una vez que el grupo se fortalezca, ¿cuándo procederá a introducir un componente de potencia? ¿Utilizará los levantamientos olímpicos u otro medio para desarrollar la potencia?

He descubierto que puedo progresar en un grupo en 12 semanas y luego volver a evaluarlos durante la 13.ª semana. Evalúe los resultados, haga los ajustes necesarios y continúe.

Bienvenido a la profesión de entrenador de fuerza y acondicionamiento en la escuela secundaria. Por favor, no renuncie a ningún estudiante de primer año, ya que finalmente se convertirán en estudiantes de último año que le enorgullecerán.

decir, $mL \cdot kg^{-1} \cdot min^{-1}$), no existe una diferencia apreciable entre la edad adulta, la adolescencia y la infancia.

La frecuencia cardíaca en reposo, así como durante el ejercicio aeróbico de todas las intensidades, es más alta en los niños que en los adultos[186]. Esta frecuencia cardíaca más alta compensa los menores volúmenes absolutos sistémicos mencionados anteriormente. Además, la irrigación de los músculos activos infantiles es más profunda, lo que resulta en una extracción de oxígeno más eficaz por parte de la masa muscular activa. En reposo y para cualquier intensidad determinada de ejercicio, se ha encontrado que la presión arterial es más baja en la infancia que en la edad adulta[90,185].

No obstante, a medida que los niños crecen y sus dimensiones físicas aumentan, se evidencia una reducción gradual de la frecuencia cardíaca y un aumento de la presión arterial en reposo y durante el ejercicio aeróbico.

Cuando se participa en regímenes de entrenamiento de resistencia igualmente robustos, el aumento del $\dot{V}O_{2máx}$ observado en niños, expresado como $mL \cdot kg^{-1} \cdot min^{-1}$, es solo aproximadamente del 10 %. Los adultos, sin embargo, suelen experimentar mejoras en la potencia aeróbica máxima en un 20 % a un 25 %. Esta diferencia inducida por el entrenamiento se atribuye principalmente al tamaño del corazón y al volumen sanguíneo más pequeños característicos en la infancia. Con respecto al rendimiento en la resistencia, se ha observado que, al correr, la cantidad de oxígeno consumido (es decir, $mL \cdot kg^{-1} \cdot min^{-1}$) por un niño a cualquier ritmo es significativamente mayor que en los adultos. Esta «economía al correr» disminuida

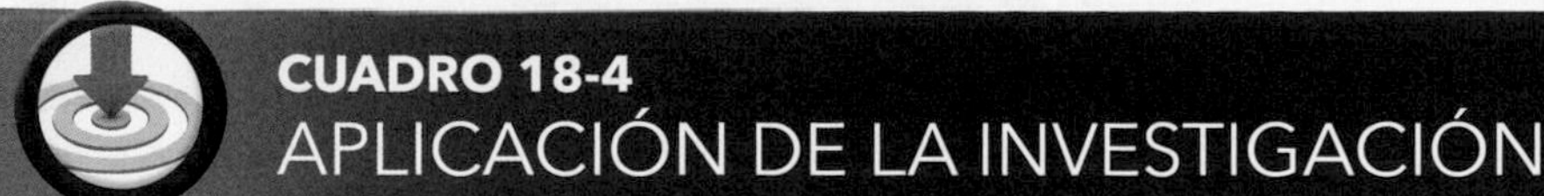

CUADRO 18-4
APLICACIÓN DE LA INVESTIGACIÓN

Guías de la American Academy of Pediatrics (AAP) para el entrenamiento de fuerza en niños y adolescentes

1. Deben seguirse técnicas de fuerza y precauciones de seguridad adecuadas para que los programas de entrenamiento de fuerza para preadolescentes y adolescentes sean seguros y efectivos. Antes de comenzar un programa de este tipo, debe determinarse si es necesario o apropiado comenzar con un programa así y qué nivel de competencia ya ha alcanzado el joven en su actividad deportiva.
1. Los preadolescentes y adolescentes deben evitar levantar pesas, el culturismo y los levantamientos máximos hasta que alcancen la madurez física y esquelética.
2. Como la AAP ha indicado anteriormente, los deportistas no deben consumir sustancias que mejoran el rendimiento ni esteroides anabólicos. Los deportistas que participan en programas de entrenamiento de fuerza deben recibir educación sobre los riesgos asociados con el uso de tales sustancias.
3. Cuando se solicita a los pediatras que recomienden o evalúen programas de entrenamiento de fuerza para niños y adolescentes, deben considerarse los siguientes aspectos:
   a. Antes de comenzar un programa formal de entrenamiento de fuerza, un pediatra o un médico familiar debe realizar una evaluación médica. Los jóvenes con hipertensión no controlada, trastornos convulsivos o antecedentes de cáncer infantil y quimioterapia no deben participar hasta recibir tratamiento o evaluación adicional. Cuando esté indicado, puede derivarse a un médico pediatra o familiar especialista en medicina deportiva que esté familiarizado con varios métodos de entrenamiento de fuerza, así como con los riesgos y beneficios para preadolescentes y adolescentes.
   b. Los niños con cardiopatías congénitas complejas (miocardiopatía, hipertensión de la arteria pulmonar o síndrome de Marfan) deben consultar con un cardiólogo pediatra antes de comenzar un programa de entrenamiento de fuerza.
   c. El acondicionamiento aeróbico debe combinarse con el entrenamiento de fuerza si el objetivo es obtener beneficios generales para la salud.
   d. Los programas de entrenamiento de fuerza deben incluir un calentamiento y enfriamiento de 10 min a 15 min.
   e. Los deportistas deben ingerir líquidos o alimentos de forma adecuada, porque ambos son vitales para mantener las reservas de energía muscular, la recuperación y el rendimiento.
   f. Los ejercicios específicos de entrenamiento de fuerza deben aprenderse inicialmente sin carga (sin resistencia). Una vez que se ha dominada la técnica del ejercicio, pueden añadirse cargas más elevadas por medio del peso corporal u otras formas de peso. El entrenamiento de fuerza debe incluir 2-3 series de repeticiones más elevadas (8-15) 2-3 veces por semana y tener una duración mínima de 8 semanas.
   g. Un programa de fortalecimiento general debe abordar todos los grupos musculares principales, incluidos los centrales, y ejercitar en toda la amplitud de movimiento completa. Es posible que posteriormente se aborden áreas más específicas para el deporte.
   h. Cualquier signo de enfermedad o lesión debida al entrenamiento de fuerza debe evaluarse completamente antes de permitir continuar con el programa de ejercicios.
   i. Los instructores o entrenadores personales deben tener una certificación que refleje las calificaciones específicas para el entrenamiento de fuerza pediátrico.
   j. La técnica adecuada y la supervisión estricta por parte de un instructor calificado son componentes de seguridad críticos en cualquier programa de entrenamiento de fuerza que incluya a preadolescentes y adolescentes.

Reimpreso con permiso de Committee on Sports Medicine and Fitness, American Academy of Pediatrics. Strength training by children and adolescents. *Pediatrics.* 2008;121:835–840.

detectada entre los jóvenes se explica por el hecho de que sus piernas, y por tanto la longitud de sus zancadas, son más cortas que las de los adultos. Como consecuencia, para mantener el mismo ritmo de un adulto, los niños deben dar más pasos (es decir, aumentar la frecuencia de zancadas), lo que produce contracciones musculares más frecuentes y, por tanto, un aumento del consumo de oxígeno.

CAPACIDAD ANAERÓBICA Y RESPUESTA AL EJERCICIO

La investigación ha constatado que, en comparación con los adultos, el potencial de los niños para realizar actividad muscular anaeróbica es limitado. Esto es así incluso cuando la potencia anaeróbica se expresa en relación con la masa corporal. Tanto en el ciclismo de velocidad con resistencia durante 30 s con esfuerzo máximo (es decir, la prueba de Wingate) como en una prueba de subir escaleras, la potencia anaeróbica es menor en la infancia que en la edad adulta[14,71]. Además, durante el ejercicio de resistencia de intensidades submáxima y máxima, las concentraciones de lactato sérico y muscular son más bajas en los niños que en los adultos, lo que sugiere una disminución de la actividad metabólica anaeróbica en los niños. Estas diferencias están relacionadas con el menor contenido de glucógeno detectado en el músculo de los niños, junto con una disminución de la actividad de la enzima glucolítica en su tejido muscular.

TERMORREGULACIÓN

El mecanismo de sudoración en la infancia no es tan eficiente como en la edad adulta porque las glándulas sudoríparas responden menos a los aumentos de la temperatura, así como secretan menos sudor. Como resultado, muchos han expresado su preocupación de que, durante el ejercicio y la actividad física en la infancia, haya una mayor susceptibilidad a la hipertermia y a enfermedades por calor. Sin embargo, debido a su menor tamaño, la relación entre la superficie de la piel y la masa corporal es mayor en los niños que en los adultos. Esto da ventaja a los niños, dado que mejora la capacidad de evaporación del sudor disponible y la disipación del calor en el entorno circundante, lo que promueve el enfriamiento. También se ha informado que, durante el ejercicio, los niños tienen un mayor flujo sanguíneo a la piel que los adultos, lo que también permite una mayor pérdida de calor del tejido activo al ambiente[164].

La cantidad de calor que se pierde en el ambiente circundante está directamente relacionada con el gradiente de temperatura entre el cuerpo y el ambiente circundante. Por tanto, cuando se hace ejercicio bajo condiciones ambientales desfavorables de alta humedad y calor, particularmente si la temperatura ambiental es superior a la del cuerpo, la relación más alta entre la superficie de la piel y la masa corporal en la infancia puede aumentar el riesgo de hipertermia. Este aumento del riesgo se debe a que puede ganarse calor del ambiente circundante, en lugar de perderlo.

En los niños, al igual que en las personas de todas las edades, debe reconocerse el peligro que representa hacer ejercicio en un ambiente cálido y húmedo, y deben tomarse las precauciones adecuadas, como garantizar una hidratación suficiente y reducir la intensidad y duración del ejercicio.

OBESIDAD

La epidemia de **obesidad** observada en la mayoría de las sociedades occidentales, incluido Estados Unidos, es evidente no solo entre los adultos, sino también en la edad infantil. De hecho, los datos recopilados por los CDC indican que en el año 2012 el porcentaje de niños y adolescentes estadunidenses considerados como obesos había aumentado al 17 %. Esta tendencia ha crecido a lo largo de los años (Fig. 18-4). Sin embargo, hay noticias alentadoras entre los niños pequeños de 2 a 5 años, pues el índice de obesidad en este grupo de edad ha disminuido del 14 % (2003 a 2004) al 8.4 % (2011 a 2012).

En 2018, aproximadamente 4.8 millones, o el 15 % de los niños de 10 a 17 años, eran obesos, que es menos que en el año 2012, pero este índice de obesidad se mantuvo estable del 2016 al 2018.

La prevalencia de la obesidad infantil es un problema de salud importante, especialmente porque se corresponde con una elevación similar en la incidencia de diabetes de tipo 2, o diabetes de «inicio en la edad adulta» en los niños. Otras enfermedades o afecciones asociadas con la obesidad incluyen hipertensión, problemas respiratorios, cardiopatías e incluso depresión. Según los CDC, los factores que contribuyen a los elevados índices de obesidad infantil incluyen un aumento de las actividades de ocio sedentarias y una disminución de la actividad física estructurada y no estructurada. Una declaración publicada por la American Academy of Pediatrics recomienda encarecidamente que se brinden más oportunidades para que los niños practiquen actividad física regularmente en la escuela, los programas extracurriculares y varios entornos comunitarios, y que los niños y sus progenitores tomen decisiones dietéticas más saludables[94]. Finalmente, es importante que los niños de todas las edades no sean tratados como adultos pequeños, ya que los aspectos motrices y de desarrollo aún se encuentran en proceso de maduración (cuadro 18-5).

Revisión rápida

- El deporte y el entrenamiento físico no afectan el índice de crecimiento y maduración físicos en niños o niñas, siempre que se mantenga una ingesta calórica adecuada.
- Un programa de entrenamiento de fuerza diseñado adecuadamente que enfatiza la técnica correcta produce ganancias en la fuerza en niños y niñas, con poca hipertrofia muscular y sin riesgo indebido de lesiones.
- Cuando se expresa en términos relativos (es decir, mL·kg^{-1}·min^{-1}), no hay una diferencia significativa en la capacidad aeróbica máxima, o $\dot{V}O_{2máx}$, entre niños y adultos.
- Durante el ejercicio de resistencia de la misma intensidad, la frecuencia cardíaca de los niños es más alta que la de los adultos, pero los músculos activos de los primeros son más efectivos para extraer oxígeno del suministro de sangre.
- Incluso al participar en programas de entrenamiento de resistencia de la misma intensidad y duración, las mejoras en el $\dot{V}O_{2máx}$ son menores en los niños que en los adultos, principalmente debido a las diferencias en el tamaño del corazón y el volumen sanguíneo.
- El rendimiento del ejercicio anaeróbico en los niños es menor que el de los adultos. Esto se explica en parte por el menor contenido de glucógeno y la capacidad enzimática glucolítica en los músculos de los niños.

ADULTOS MAYORES Y EJERCICIO

Los adultos mayores se refieren a personas iguales o mayores de 65 años y personas de 50 a 64 años con afecciones clínicamente significativas o limitaciones físicas que afectan la condición física, la actividad física o el movimiento[4]. Los datos demográficos indican claramente que la población de todo el mundo está envejeciendo (Fig. 18-5). Según la Oficina del censo de Estados Unidos, se estima que, para el año 2050, cerca de 90 millones de estadunidenses se considerarán adultos mayores. En comparación, en el año 2000, menos de 40 millones de ciudadanos estadunidenses estaban dentro de esta categoría de edad. Para mejorar la salud y reducir los costos médicos entre este segmento creciente de nuestra población, todas las principales organizaciones de salud, incluidos el ACSM, los CDC y el U.S. Surgeon General's Office, recomiendan que las personas mayores hagan actividad física y ejercicio con regularidad. Con el aumento creciente de personas mayores, las oportunidades de competir para los deportistas mayores también han aumentado (cuadro 18-6).

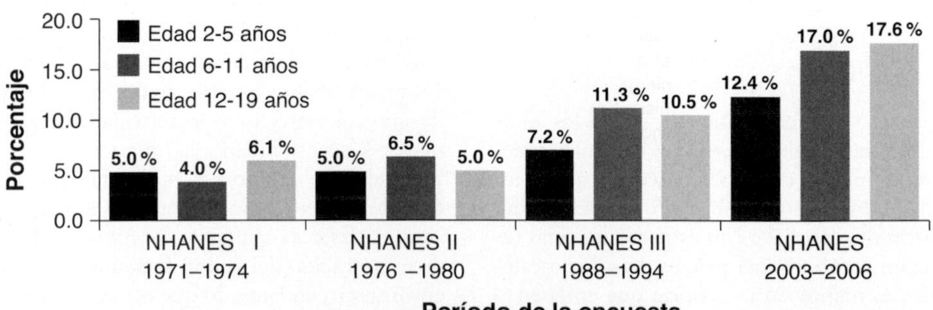

FIGURA 18-4. Prevalencia del sobrepeso entre los niños y adolescentes estadunidenses de 1971 a 2006. La National Health and Nutrition Examination Survey es un programa de investigación basado en encuestas llevado a cabo por el National Center for Health Statistics para evaluar la salud y el estado nutricional de adultos y niños en Estados Unidos y realizar un seguimiento de los cambios a lo largo del tiempo. (De Centers for Disease Control and Protection. *Trends in Childhood Obesity*. Atlanta, GA: Centers for Disease Control and Protection. Disponible en http://www.cdc.gov/nchs/nhanes.htm.)

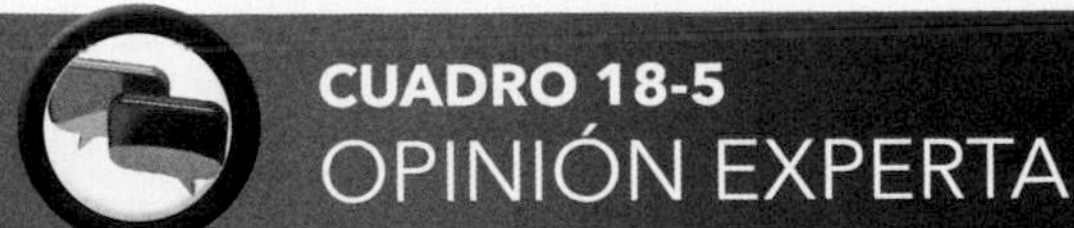

CUADRO 18-5
OPINIÓN EXPERTA

Los niños no son adultos en miniatura

Jon Torine, BS
Founder and Coach
Lean In Coaching
Former NFL Strength and Conditioning Coach

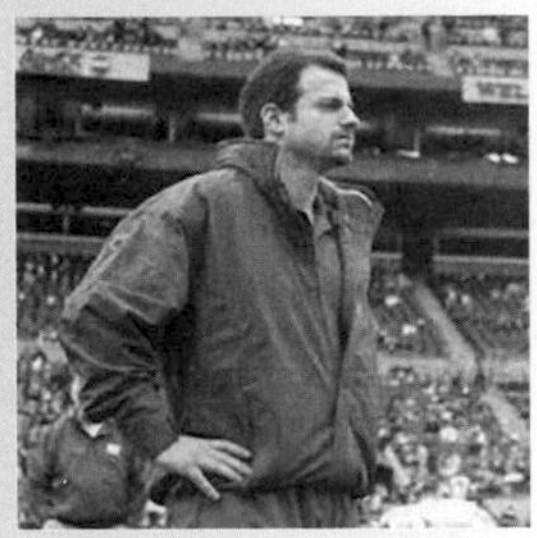

Ya sea que como padre, entrenador o maestro, o que trabaje con niños en cualquier nivel, una cosa es segura: todos compartimos un gran amor por nuestros niños. A veces, con un gran amor viene un método bien intencionado, aunque demasiado entusiasta, para allanar su camino hacia el éxito. Si observamos a los niños de hoy, es fácil observar algunas consecuencias desafortunadas en nuestras elecciones. Desde una visión general, se sabe que el 70% dejará el deporte a los 13 años. Si bien la especialización deportiva y la búsqueda de una beca universitaria siguen en primera línea, tan solo el 3% de todos los deportistas de secundaria recibirá una beca completa y el 1% practicará un deporte profesional. Esto significa que el 97 % de las carreras deportivas terminarán antes o justo cuando finalicen la secundaria. La mayoría de los que practican deportes en la universidad y los pocos que practican un deporte profesional lo harán a los 20 años, lo que les dejará toda una vida por delante. Tenemos dificultades para disponer de un ejército debido a la imposibilidad de superar las pruebas de aptitud física. Las lesiones musculoesqueléticas, muchas de las cuales son evitables, son ahora uno de los principales reclamos de las compañías de seguros, y superan a muchos estados de enfermedad.

En el mundo de hoy, tenemos médicos de vanguardia, increíbles profesionales de rehabilitación, entrenadores de fuerza y acondicionamiento, entrenadores de bienestar y estilo de vida, y otros profesionales en la primera línea. Sin embargo, los índices de lesiones se disparan a la vez que más niños asisten a más sesiones de entrenamiento. Como entrenador, no puedo decir lo problemático que se ha vuelto esto. ¿Qué ha sucedido? ¿Qué podemos hacer?

Creo que uno de los factores más inquietantes ha sido el declive en los planes de estudio escolares de educación física centrados en la conciencia del movimiento fundamental y la alfabetización física. Muchos de nuestros programas de educación física actuales se basan en los deportes y nunca permiten que los niños comprendan cómo se siente y se ve el movimiento. Los deportes no enseñan habilidades fundamentales para el movimiento.

Como dice el Dr. Yuri Verkhoshansky, «la esencia de la competición deportiva radica en los movimientos del cuerpo. El deporte se convierte entonces en una actividad de resolución de problemas en la que los movimientos se utilizan para producir las soluciones necesarias». Es probable que estemos fuera de foco en un esfuerzo porque el pequeño Jimmy y la pequeña Susy se conviertan en la próxima figura deportiva famosa e incluso entrenen como tal. Dicho esto, antes de adquirir una habilidad deportiva específica, primero debemos adquirir competencia en los movimientos. Las actividades que han resistido el paso del tiempo, como las artes marciales, el yoga, la gimnasia y otras, son aquellas que implican el desarrollo de nuestras propias habilidades físicas y mentales, antes de manipular a otra persona u objeto.

La educación física, lamentablemente y por error, ha pasado a un segundo plano en comparación con el tiempo que se pasa en el aula practicando pruebas estandarizadas. Peor aún, sabemos que el movimiento y la actividad física activan el encéfalo y mejoran los aspectos académicos, el comportamiento, la atención y el enfoque en el aula, pero no estamos aplicando este conocimiento.

Con algunos conocimientos básicos, un marco simple y un poco de creatividad, el mundo del movimiento y la alfabetización física está completamente abierto. Puede realizarse durante la clase, en educación física o en cualquier práctica deportiva como calentamiento o como parte de las estaciones de destreza.

Un concepto crítico a tener en cuenta es la teoría de la autodeterminación. No es más que una teoría de la motivación y la personalidad que aborda tres necesidades psicológicas universales e innatas: competencia, autonomía y relación. La competencia se presta a la experiencia de adquirir dominio en la tarea. La autonomía permite la elección para que los niños se sientan independientes y tengan el control de lo que pueden manejar. La relación habla de la necesidad de conectarse con los demás. Si usted, como líder, puede aportar opciones, aprendizaje y conexión con el movimiento, tendrá sesiones armoniosas de crecimiento, aprendizaje y diversión.

El movimiento fundamental y la alfabetización física pueden desglosarse simplemente para su implementación y aplicación inmediatas. Piense en los movimientos fundamentales como posturas y patrones. Una postura puede verse como un desafío estático del cerebro y el cuerpo, mientras que un patrón es simplemente mover esa postura con coordinación y control. Por ejemplo, una postura con arrodillamiento parcial eficiente y eficaz requiere que la oreja, hombro, cadera y la rodilla estén alineados, manteniendo la pelvis neutra. Ambos lados izquierdo y derecho deben estar equilibrados. El patrón a partir de aquí sería simplemente moverse hacia arriba y hacia abajo como en una estocada o un *split quat.*

Ya se nos ha enseñado una progresión simple y eficaz de las posturas y los patrones. Observe la forma en que un bebé sano crece y se desarrolla desde que nace hasta que camina. Si seguimos estas posturas y patrones, ya habremos creado los movimientos necesarios para toda la vida, pero tal vez no se hayan utilizado en bastante tiempo. El bebé comienza boca arriba y luego gira hacia el frente. Todos los movimientos realizados de espaldas, de lado o de frente son válidos. El siguiente movimiento hace que la columna vertebral quede en una postura suspendida, como a cuatro patas, preparándose para gatear. Cualquier postura o patrón realizado a cuatro patas se califica como el siguiente nivel. Después de esto, la columna vertebral se apila verticalmente en todas y cada una de las posturas sentadas o arrodilladas. Luego, se avanza a posturas más funcionales, como las sentadillas tanto estáticas como dinámicas. A continuación, se logra una postura de pie con una pierna por delante de la otra y, finalmente, uno puede ponerse de pie sobre una sola pierna, desafiando así el equilibrio. Una vez que el bebé en desarrollo ha logrado esto, puede decirse que ya está en marcha, y es algo difícil de frenar.

¿Qué ocurre cuando se alcanza esta fase? Se trata de la alfabetización física. Esto es aprendizaje. A los niños les encanta correr, trepar, saltar hacia abajo y hacia arriba, cargar cosas, tirar y agarrar cosas. Constantemente desafían su equilibrio y control, como cuando caminan sobre troncos. Hay varios recursos disponibles sobre habilidades y práctica de alfabetización física. Sin embargo, desglosemos esta idea en dos partes distinguibles y utilizables: locomoción y manipulación. La locomoción es moverse a uno mismo. Esto se ve al gatear, caminar, saltar, saltar y galopar, por nombrar algunos. La manipulación es mover un objeto, un utensilio u otra persona. Pueden ser actividades como patear o lanzar una pelota, saltar a la cuerda, jugar con un aro, practicar gimnasia, hacer escalada en roca y participar en carreras de obstáculos, entre otras.

Ahora que tiene una idea de las posturas, los patrones, la locomoción y la manipulación, puede comenzar a implementarlos en sus rutinas diarias, ya sea en educación física o en deporte. Practicar así le acercará a ser parte de la solución y del cambio de nuestra crisis de atención médica, obesidad infantil, índices de deserción en los deportes, lesiones musculoesqueléticas prevenibles y mejora académica, atención y comportamiento en la escuela. Todo esto puede lograrse en los niños por medio de la simple activación del cerebro y el cuerpo con movimiento y alfabetización física.

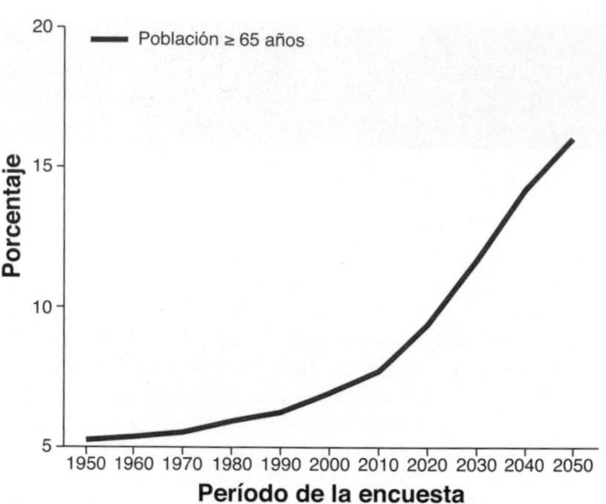

FIGURA 18-5. Hay un número creciente de adultos mayores (≥ 65 años) entre la población mundial. (De Centers for Disease Control and Protection. *Young Children and Older People as Percentage of Global Population*. Atlanta, GA: Centers for Disease Control and Protection. Disponible en http://www.nia.nih.gov/NR/rdonlyres/9E91407E-CFE8-4903-9875-D5AA75BD1D50/0/WPAM_finalpdftorose3_9.pdf.)

EFECTOS FISIOLÓGICOS DEL ENVEJECIMIENTO

El proceso de envejecimiento tiene efectos fisiológicos en todo el cuerpo. Aquí, se consideran los efectos sobre el sistema cardiovascular, el músculo esquelético y el sistema esquelético.

Sistema cardiovascular

Aunque puede ser difícil aislar los efectos del envejecimiento de los de la inactividad física, constantemente se observan algunos cambios entre los adultos mayores. Por ejemplo, la condición cardiovascular, típicamente evaluada como $\dot{V}o_{2máx}$ (mL·kg^{-1}·min^{-1}), disminuye con el envejecimiento a un índice del 8 % al 10 % por década desde su valor máximo aproximadamente a los 25 años. Aunque la pérdida de tejido muscular y la ganancia de masa grasa que acompañan al envejecimiento explican parte de la disminución del $\dot{V}o_{2máx}$, se ha descubierto que, incluso cuando la potencia aeróbica máxima se expresa en relación con la masa corporal magra, sigue siendo menor entre los adultos mayores que en los jóvenes[142]. El factor principal de esta disminución es una reducción similar del gasto cardíaco máximo[84,129]. La bajada inevitable y gradual de la frecuencia cardíaca máxima a partir de los 20 años contribuye a esta disminución, pero la evidencia constata que la reducción en el volumen sistólico máximo es el factor principal[129]. La disminución del volumen sistólico máximo detectada entre los adultos mayores se relaciona con una menor contractilidad del ventrículo izquierdo y, por tanto, una fracción de eyección más baja cuando el corazón se contrae, junto con un menor volumen sanguíneo. La rigidez de la pared arterial es mayor entre los adultos mayores, lo que contribuye a una mayor presión arterial media entre las personas mayores durante el ejercicio de intensidades máxima y submáxima, a una disminución de la fracción de eyección y, por tanto, del volumen sistólico. El aumento de la rigidez de la pared arterial provoca un aumento de las presiones arteriales sistólica y diastólica[112]. De hecho, en Estados Unidos, el 71 % de las personas de 65 años o más son hipertensas[117]. Además del aumento de la presión arterial durante el ejercicio, causado por la disminución de la capacidad de redistribuir el flujo sanguíneo al músculo activo, la cantidad de sangre que llega a los músculos contraídos es menor en adultos mayores[143].

Además de las desventajas de la función cardiovascular relacionadas con la edad, el envejecimiento también obstaculiza otros mecanismos relacionados con la capacidad del cuerpo para lograr el consumo máximo de oxígeno. Es decir, disminuye la capacidad del tejido muscular activo para extraer oxígeno de la irrigación sanguínea, lo que reduce la diferencia a-vO_2 en las personas mayores. La menor capilarización y densidad mitocondrial detectada en el músculo esquelético envejecido puede explicar la disminución de esta diferencia. Los pulmones y la caja torácica se vuelven menos elásticos con la edad, lo que también contribuye a la disminución de la capacidad aeróbica. Todos estos factores dan como resultado una disminución de la capacidad para suministrar y utilizar oxígeno en el metabolismo.

Músculo esquelético

De manera similar a la reducción de la capacidad cardiovascular que muestran los adultos mayores, la fuerza del músculo esquelético también disminuye a un índice de aproximadamente un 10 % por década.

Sin embargo, en comparación con la disminución del $\dot{V}o_{2máx}$, el declive de la fuerza muscular inicia después (50 años), si bien es un proceso que se acelera después de los 60 años, hasta alcanzar aproximadamente un 15 % por década. De hecho, los datos longitudinales del estudio de las mismas personas a lo largo del tiempo sugieren que, después de los 60 años, la fuerza puede disminuir muy rápidamente, entre un 3 % a un 5 % anual[9,53]. La pérdida de potencia muscular relacionada con la edad, o «fuerza explosiva», comienza alrededor de los 40 años y suele disminuir más rápidamente que la fuerza. Esto es especialmente preocupante porque, más que la fuerza, la pérdida de potencia muscular está relacionada con una mayor incidencia de caídas accidentales, con las lesiones resultantes, entre las personas mayores[166]. Sufrir una caída es muy problemático, pues los índices de morbilidad y mortalidad son mayores en quienes sufren una caída. Además, aumentan la probabilidad de caídas posteriores[61].

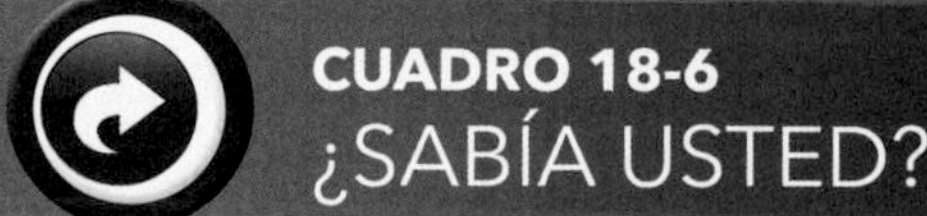

CUADRO 18-6
¿SABÍA USTED?

Juegos nacionales para adultos mayores

Los primeros Juegos Nacionales para adultos mayores se llevaron a cabo en 1987 con solo 2500 deportistas compitiendo. En el año 2019 esta cifra ya había aumentado casi a 14000 deportistas. Para competir en estas contiendas, la edad mínima es de 50 años. Los deportistas compiten por grupos de edad, cuyo extremo superior lo componen personas de más de 100 años. Todos los deportes de equipo se ofrecen por separado para hombres y mujeres en las siguientes categorías de edad: 50+, 55+, 60+, 65+, 70+ y 75+.

Además, el baloncesto tiene una división de edad de 80+ y 85+. Para poder participar en estos Juegos, tanto deportistas individuales como equipos deben cumplir con unas calificaciones mínimas; muchos deportes tienen estándares mínimos de calificación.

La **dinapenia**, disminución de la fuerza y la potencia muscular relacionada con la edad, se explica principalmente por la pérdida de masa muscular y una mayor proporción del músculo restante ocupado por fibras de tipo I (de contracción lenta). El término **sarcopenia** suele relacionarse con la pérdida de tejido y fuerza del músculo esquelético que acompaña al envejecimiento. Esta pérdida es evidente en todo el músculo y sus fibras constituyentes. El índice de disminución de la masa muscular refleja la pérdida de fuerza muscular que se produce durante el envejecimiento. Al igual que la fuerza, la masa muscular se mantiene desde su máximo, a mediados de la segunda década de la vida, hasta la quinta década. Durante estos años, el músculo se atrofia solo un 10 %. Sin embargo, pasados los 50 años, el porcentaje de atrofia muscular es de un 10 % por década[101]. Esta pérdida de masa muscular es el resultado de la atrofia de las fibras individuales, con una mayor afectación de las fibras de tipo II (de contracción rápida), así como la disminución en el número de fibras que constituyen el músculo. De hecho, es la disminución en el recuento de fibras musculares lo que explica principalmente la sarcopenia[101]. Existe una fuerte evidencia de que la **apoptosis**, o muerte celular, de las fibras se desencadena por un proceso de desnervación relacionado con la edad que comienza dentro del sistema nervioso central. A medida que las motoneuronas muestran daño necrótico y abandonan las fibras musculares que inervan, las fibras deben ser reinervadas por motoneuronas sanas cercanas, o se atrofiarán y luego morirán. Este proceso resulta en una menor cantidad de unidades motoras por músculo, pero las que permanecen en el músculo envejecido tienen un mayor tamaño (es decir, más fibras por motoneurona)[96]. Este proceso de desnervación afecta igualmente las fibras de tipo I y de tipo II, de modo que la composición por el tipo de fibras (% de cada tipo de fibra) no cambia con el envejecimiento. Sin embargo, la atrofia selectiva de las fibras de tipo II observada entre los músculos de los adultos mayores hace que una mayor proporción de toda masa muscular esté ocupada por fibras de tipo I. Esta mayor proporción es un factor importante en la pérdida de potencia con la edad.

Sistema esquelético

Otro problema de salud importante asociado con el envejecimiento es la pérdida bien documentada de DMO y, en consecuencia, de fuerza ósea. La pérdida de hueso es de entre un 25 % y 30 % por década, mucho más rápida que la pérdida de músculo esquelético[78]. La disminución de la DMO relacionada con la edad es más pronunciada entre las mujeres, aunque también es evidente, pero en menor medida, entre los hombres. La pérdida ósea es responsable de fracturas en una de cada tres mujeres y en uno de cada seis hombres. De hecho, la osteoporosis, una enfermedad degenerativa caracterizada por la pérdida de masa ósea y el deterioro de la arquitectura que produce fragilidad ósea, afecta al 10 % de los ciudadanos estadunidenses de 50 años o más. Se estima que los costos médicos estadunidenses asociados con las fracturas óseas osteoporóticas ascienden a 20 000 millones de dólares anuales[59]. Se ha constatado que la disminución de la DMO relacionada con la edad es paralela a la pérdida de masa muscular y fuerza detectada entre los adultos mayores. Esta relación ha llevado a que los gerontólogos y los fisiólogos del ejercicio digan que los «músculos fuertes equivalen a huesos fuertes». Por tanto, recomiendan el ejercicio con pesas, así como el entrenamiento de fuerza, para el fortalecimiento efectivo no solo de los músculos, sino también de los huesos a los que están unidos.

ADAPTACIONES AL ENTRENAMIENTO CON EJERCICIOS

Afortunadamente, los adultos mayores pueden contrarrestar significativamente las disminuciones relacionadas con la edad analizadas anteriormente a través del entrenamiento aeróbico y de fuerza. Es importante señalar que ambos tipos de entrenamiento son actividades seguras para los adultos mayores (cuadro 18-7). En esta sección, se consideran las adaptaciones cardiovasculares, musculares y esqueléticas al ejercicio entre los adultos mayores.

Sistema cardiovascular

Cuando se les somete a programas de entrenamiento de resistencia de la misma intensidad, frecuencia y duración que los adultos jóvenes, los adultos mayores experimentan mejoras relativas (es decir, un aumento porcentual con respecto a los valores basales previo al entrenamiento) en el $\dot{V}o_{2máx}$ que no difieren de los aumentos del 20 % al 25 % detectados entre los jóvenes[91,160]. Aunque estas mejoras se dan en ambos sexos, parecen derivarse de diferentes adaptaciones entre hombres y mujeres de edad avanzada. En los hombres adultos mayores, los aumentos en el $\dot{V}o_{2máx}$ inducidos por el entrenamiento se atribuyen principalmente a las adaptaciones centrales a un mayor gasto cardíaco y volumen sistólico.

Sin embargo, entre las mujeres de edad avanzada, las adaptaciones periféricas, específicamente el aumento de la extracción de oxígeno del músculo esquelético activo, explican la mayoría de los aumentos[170]. Tanto en hombres como en mujeres adultos mayores,

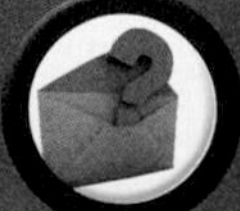

CUADRO 18-7
PREGUNTAS PRÁCTICAS DE LOS ESTUDIANTES

¿Es seguro recomendar ejercicio a adultos mayores? De ser así, ¿será eficaz?

El entrenamiento físico no solo es seguro para los adultos mayores (asumiendo la ausencia de contraindicaciones preexistentes, como problemas ortopédicos y cardiovasculares), sino que también es eficaz. De hecho, prácticamente todas las organizaciones sanitarias y geriátricas importantes recomiendan que las personas mayores participen en un programa de acondicionamiento físico diseñado adecuadamente. Una multitud de investigaciones han constatado que, en términos relativos (es decir, aumento porcentual de los valores iniciales), los adultos mayores mejoran su condición cardiovascular en la misma medida que las personas más jóvenes cuando participan en programas de entrenamiento de resistencia con la misma intensidad, frecuencia y duración del entrenamiento. Actualmente también se reconoce que los adultos mayores pueden y deben participar en el entrenamiento de fuerza de forma regular. De manera similar a la condición cardiovascular, cuando los adultos mayores realizan entrenamiento de fuerza con la intensidad, frecuencia y duración adecuadas, mostrarán ganancias en la fuerza y de la condición muscular muy similares a las detectadas entre los adultos jóvenes.

Un programa de entrenamiento con ejercicios adecuado para adultos mayores debe incluir entrenamiento cardiovascular, de modo que se reduzca el riesgo de un episodio cardiovascular o accidente cerebrovascular, y entrenamiento de fuerza, para disminuir el riesgo de diabetes de tipo 2 y caídas accidentales, y mejorar la salud ósea y la composición corporal.

el entrenamiento de resistencia disminuye la frecuencia cardíaca y la presión arterial media en reposo, así como el ejercicio de intensidad submáxima[30,65]. Y, como en las personas más jóvenes, un programa de entrenamiento de resistencia que dure varios meses puede reducir la grasa corporal hasta en 3 kg, o alrededor del 4 % de la masa corporal.

Músculo esquelético

Un metaanálisis concluyó que la actividad física tiene un efecto protector frente al desarrollo de sarcopenia, lo que reduce las probabilidades de desarrollar la afección en una edad avanzada[174]. La mayoría de las investigaciones indican que las personas mayores que completan programas de entrenamiento de fuerza con la misma intensidad, frecuencia y duración prescritas para adultos jóvenes muestran aumentos significativos en la fuerza, la potencia e hipertrofia muscular[52]. A pesar de algunas excepciones, la mayoría de los datos disponibles indican que, cuando se someten al mismo entrenamiento de fuerza, los adultos mayores experimentan ganancias de fuerza igual de impactantes que las detectadas entre los jóvenes[52,66,67,120,193]. En función de los métodos de prueba utilizados, el tipo de contracción muscular realizada (es decir, isotónica, isométrica, isocinética), el/los músculo(s) entrenados y la duración del programa de entrenamiento de fuerza, estas mejoras varían ampliamente, con aumentos informados que oscilan entre el 9 % y el 178 %[52].

Al igual que los estudios sobre el fortalecimiento, los que investigan el efecto del entrenamiento de fuerza sobre la hipertrofia muscular en adultos mayores suelen mostrar resultados positivos[52], pero la cantidad de hipertrofia en comparación con los adultos más jóvenes varía en función de cómo se mida. Cuando se evalúa la hipertrofia muscular como una expansión de todo el volumen muscular, parece que los adultos jóvenes y adultos mayores con un entrenamiento similar muestran aproximadamente el mismo grado de hipertrofia[22,81]. En contraste, cuando los cambios en el tamaño o las áreas transversales de todo el músculo o sus fibras constituyentes se examinan como una medida de hipertrofia, los datos sugieren que, aunque los adultos mayores demuestran hipertrofia significativa, es menos pronunciada que en los adultos jóvenes[66,93,193].

Similar al entrenamiento de resistencia, el ejercicio de fuerza también mejora significativamente la composición corporal entre adultos mayores, aunque con diferentes mecanismos. El entrenamiento de resistencia provoca reducciones en la masa grasa con efectos mínimos sobre la masa corporal magra, mientras que el entrenamiento de fuerza aumenta la masa corporal magra y disminuye la masa grasa (cuadro 18-8).

Sistema esquelético

Dado que es más probable que la osteoporosis afecte a las mujeres que a los hombres, la mayoría de las investigaciones que determinan el potencial del entrenamiento con ejercicios para mejorar la DMO y la salud se han realizado en mujeres posmenopáusicas. En general, esos estudios indican que el entrenamiento de resistencia mejora significativamente la DMO, si bien estas mejoras solo se observan en los huesos de la parte inferior del cuerpo que soportan peso, y pueden variar según el sitio donde se mida la DMO. Por ejemplo, un metaanálisis mostró un efecto positivo del entrenamiento de fuerza progresivo de alta intensidad sobre la DMO de la columna lumbar, pero no influyó en la DMO del cuello femoral en mujeres premenopáusicas[113]. Aunque los aumentos en la DMO resultantes del entrenamiento de fuerza no son más impresionantes que las del entrenamiento de resistencia (es decir, 1 % a 3 %), esas mejoras se encuentran en un mayor número de sitios corporales, incluida la columna[42,113-115,177].

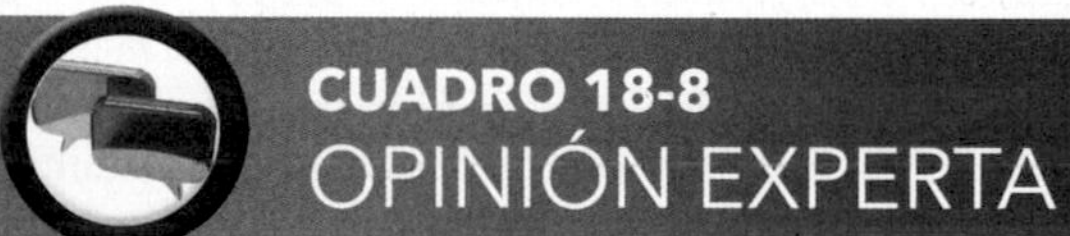

CUADRO 18-8
OPINIÓN EXPERTA

Ejercicio de fuerza: el secreto para mantener la fuerza, la función y la independencia hasta la vejez

Maren S. Fragala, PhD, CSCS*D
Director Scientific Affairs
Quest Diagnostics
Secaucus, New Jersey

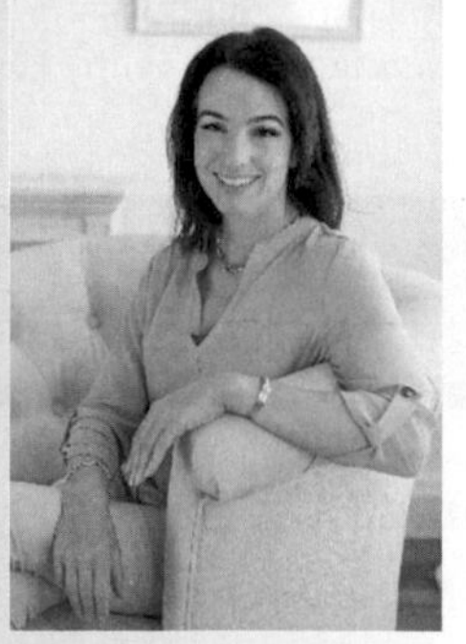

El envejecimiento está asociado con varios cambios biológicos que causan reducciones de la masa, la fuerza y la función del músculo esquelético. Estas pérdidas relacionadas con la edad son tan profundas que la comunidad médica les ha dado el nombre de sarcopenia, común en aproximadamente una cuarta parte de los adultos mayores de 65 años y cuya prevalencia aumenta con la edad. La sarcopenia no solo se asocia con la incapacidad para realizar las actividades de la vida diaria, como levantarse de una silla, subir escaleras, bañarse o vestirse de forma independiente, sino que también se asocia con vulnerabilidad fisiológica o fragilidad. La fragilidad se caracteriza por pérdida de peso involuntaria, agotamiento físico, debilidad muscular, marcha lenta y escasa actividad física, que predisponen a los adultos mayores a sucesos trágicos tales como caídas, enfermedades y hospitalizaciones.

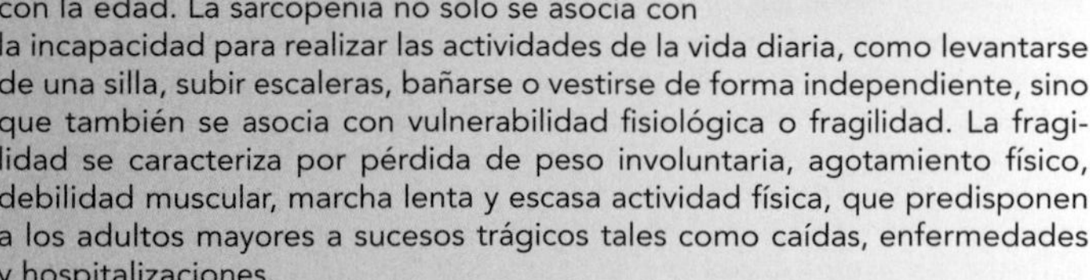

El índice de disminución de la fuerza muscular con la edad es mayor que la disminución del tamaño muscular en 2 a 5 veces. Como tal, la fuerza ha sido etiquetada como un «biomarcador del envejecimiento». Se han establecido umbrales de debilidad muscular clínicamente relevante (fuerza de agarre <26 kg en hombres y <16 kg en mujeres) como un biomarcador de discapacidad relacionada con la edad y mortalidad temprana. Incluso en ausencia de enfermedad, sarcopenia y la fragilidad se asocian con discapacidad física, problemas de movilidad, caídas y disminución de la independencia y la calidad de vida.

Afortunadamente, el desarrollo de sarcopenia y fragilidad, así como la discapacidad resultante, puede retrasarse con estrategias de intervención, la más exitosa de las cuales es el ejercicio de fuerza. En varios estudios se han constatado los beneficios de los programas de entrenamiento de fuerza para adultos mayores no solo para aumentar la fuerza y la masa musculares, sino también para mejorar el rendimiento funcional, la calidad de vida y reducir el riesgo de fragilidad. También se ha constatado que el ejercicio de fuerza es beneficioso para el manejo de otras afecciones crónicas en adultos mayores como la obesidad, osteoporosis, osteoartritis y la diabetes, al disminuir las grasas totales e intraabdominales, mantener la DMO, aumentar la calidad de los músculos y reducir el dolor y resistencia a la insulina.

Aunque existen consideraciones especiales para el entrenamiento de fuerza en los adultos mayores, que incluyen problemas de salud tales como demencia, enfermedades cardiovasculares, osteoporosis, problemas del equilibrio o efectos secundarios de los medicamentos, en algunos aspectos, entrenar a un adulto mayor en ejercicios de fuerza es como entrenar a un deportista de élite. Ambos tienen objetivos similares de maximizar el rendimiento, aunque con un nivel drásticamente variable (p. ej., la capacidad de subir un tramo de escaleras frente a acortar una fracción de segundo en una carrera de 40 yardas). Por tanto, se aplican principios y consideraciones similares centrados en el individuo. Al igual que el entrenamiento de los deportistas, los programas de ejercicio para adultos mayores deben adaptarse en función del análisis de las necesidades iniciales y considerando el nivel de acondicionamiento físico y la experiencia, las lesiones, los problemas de salud, los objetivos, el acceso a las instalaciones, la motivación y las barreras.

- Los ejercicios prescritos deben ser específicos para los objetivos del individuo. Si subir escaleras y levantarse de una silla implican un desafío para un adulto mayor, son importantes los ejercicios que simulan estas acciones musculares y requieren la participación de los mismos grupos musculares y articulaciones, como subir un escalón (diferentes niveles de altura y equilibrio) o sentadillas modificadas (levantarse de la silla).
- Los ejercicios deben trabajar todos los grupos de músculos principales (parte superior del cuerpo, parte inferior del cuerpo y tronco) y deben incluir todas las acciones de los músculos principales (empujar, tirar, levantar, bajar, flexionar, alcanzar, rotar).
- Puede modificarse cualquier ejercicio para adaptarlo mejor a los diferentes niveles de habilidad. Por ejemplo, algunos adultos mayores pueden sentirse cómodos haciendo una flexión de codos (lagartija) completa en el suelo, mientras que otros pueden preferir permanecer de pie y podrían intentar realizar el mismo ejercicio con las manos contra la pared.
- El movimiento debe permanecer dentro de un rango indoloro. La artritis articular es frecuente en los adultos mayores, lo que puede impedir ciertas amplitudes de movimiento de las articulaciones y causar dolor.
- La carga o resistencia utilizada debe seleccionarse con cuidado para asegurar la forma y técnica adecuadas y reducir el dolor o molestias innecesarias.
- La progresión debe ser gradual considerando el avance individual, aunque al mismo tiempo se necesita algún desafío para generar un estímulo que provoque una adaptación.

A diferencia de los adultos más jóvenes, para quienes la falta de tiempo es una barrera importante para el ejercicio, la mayor barrera para los adultos mayores suelen ser los problemas de salud. Además, cuando una persona posee «factores de riesgo» (como cardiopatía coronaria, diabetes, hipertensión no controlada, baja capacidad funcional [< 4 equivalentes metabólicos o MET], limitaciones musculoesqueléticas o marcapasos implantado), se recomienda la autorización del médico antes de comenzar un programa de entrenamiento de fuerza.

El apoyo del médico es necesario para garantizar la seguridad, establecer restricciones y aliviar la noción común de que «mi salud es demasiado mala para que pueda hacer ejercicio». Con la aprobación del médico, los adultos mayores anteriormente inactivos pueden obtener los enormes beneficios del ejercicio de fuerza.

Los adultos mayores deben comunicarse cuidadosamente con sus médicos y proveedores de atención médica para analizar los beneficios y los riesgos de los ejercicios de fuerza. Cuando se realiza correctamente, los beneficios de este tipo de ejercicio (mejoras en la función, la calidad de vida, el bienestar y la independencia) a menudo superan los riesgos de los problemas de salud subyacentes (aunque, en última instancia, los médicos deben guiar la decisión). Por tanto, el entrenamiento con ejercicios de fuerza puede ser el secreto para mantener jóvenes los músculos envejecidos y el funcionamiento e independencia de los adultos mayores. Con el estímulo adecuado, los adultos mayores deben participar en programas de entrenamiento de fuerza seguros, cómodos, individualizados y agradables como una terapia importante para lograr una mejor calidad de vida con el envejecimiento.

Bibliografía

Alley DE, Shardell MD, Peters KW, et al. Grip strength cutpoints for the identification of clinically relevant weakness. *J Gerontol A Biol Sci Med Sci.* 2014;69(5):559–566.

Correa-de-Araujo R, Harris-Love MO, Miljkovic I, et al. The need for standardized assessment of muscle quality in skeletal muscle function deficit and other aging-related muscle dysfunctions: a symposium report. *Front Physiol.* 2017;8:87.

Delmonico MJ, Harris TB, Visser M, et al. Longitudinal study of muscle strength, quality, and adipose tissue infiltration. *Am J Clin Nutr.* 2009;90(6):1579–1585.

Fragala MS, Dam TT, Barber V, et al. Strength and function response to clinical interventions of older women categorized by weakness and low lean mass using classifications from the Foundation for the National Institute of Health sarcopenia project. *J Gerontol A Biol Sci Med Sci.* 2015;70(2):202–209.

Fragala MS, Kenny AM, Kuchel GA. Muscle quality in aging: a multi-dimensional approach to muscle functioning with applications for treatment. *Sports Med.* 2015;45(5):641–658.

Fragala MS, Alley DE, Shardell MD, et al. Comparison of handgrip and leg extension strength in predicting slow gait speed in older adults. *J Am Geriatr Soc.* 2016;64(1):144–150.

Fragala MS, Cadore EL, Dorgo S, et al. Resistance training for older adults: position statement from the National Strength and Conditioning Association. *J Strength Cond Res.* 2019;33(8):2019–2052.

Fried LP, Tangen CM, Walston J, et al. Frailty in older adults: evidence for a phenotype. *J Gerontol A Biol Sci Med Sci.* 2001;56:M146–M156.

Frontera WR, Hughes VA, Lutz KJ, et al. A cross-sectional study of muscle strength and mass in 45- to 78-yr-old men and women. *J Appl Physiol.* 1991;71:644–650.

Larsson L, Grimby G, Karlsson J. Muscle strength and speed of movement in relation to age and muscle morphology. *J Appl Physiol.* 1979;46:451–456.

Lexell J. Human aging, muscle mass, and fiber type composition. *J Gerontol A Biol Sci Med Sci.* 1995;50:11–16.

Sayer AA, Kirkwood TB. Grip strength and mortality: a biomarker of ageing? *Lancet.* 2015;386(9990):226–227.

Webber SC, Porter MM, Menec VH. Mobility in older adults: a comprehensive framework. *Gerontologist.* 2010;50(4):443–450.

Es importante señalar que las adaptaciones fisiológicas a la actividad física analizadas anteriormente causan otros beneficios, como una mejor movilidad, un mayor funcionamiento físico, una mayor capacidad para realizar las tareas de la vida diaria, preservación de la vida independiente y resistencia a las lesiones y sucesos trágicos tales como caídas[52].

PRESCRIPCIÓN DE EJERCICIO

La mayoría de la evidencia sugiere que, a pesar de que su acondicionamiento físico inicial es más bajo, las personas mayores deben seguir las mismas guías generales de prescripción de ejercicio recomendadas para los adultos jóvenes[4]. Esto es cierto para el entrenamiento de resistencia destinado a mejorar la condición cardiovascular, así como para el entrenamiento de fuerza diseñado para mejorar condición musculoesquelética. Por supuesto, hay excepciones para quienes pueden tener condiciones médicas preexistentes que limitan, o incluso requieren descartar, el entrenamiento físico. Además, las guías de prescripción de ejercicio para los adultos mayores que se consideran físicamente frágiles se modifican de modo que disminuyan la intensidad y el volumen total de entrenamiento. El índice de progresión del programa de entrenamiento a largo plazo también puede ser más moderado para estas personas. Además de que el entrenamiento de resistencia y el de fuerza aumentan las capacidades funcionales de los sistemas cardiovascular y musculoesquelético, las actividades de la vida diaria (p. ej., levantarse de la silla, subir escaleras, cargar bolsas de comestibles) también se vuelven menos estresantes para los adultos mayores como resultado del entrenamiento.

Aunque los programas de entrenamiento para adultos mayores suelen seguir las guías de prescripción de ejercicios para adultos jóvenes, existen varias diferencias. Las intensidades de entrenamiento tanto aeróbico como con pesas se prescriben muchas veces en una escala de 0 a 10, con intensidad moderada de 5 a 6 e intensidad de moderada a vigorosa de 7 a 8[4]. Por ejemplo, las guías del ACSM para el entrenamiento con pesas indican que los principiantes pueden comenzar con una intensidad ligera (40 a 50% de una repetición máxima [1RM]) o 5 a 6 en una escala de 10 puntos, y progresar a una intensidad moderada a vigorosa (60 a 80% de 1RM) o 7 a 8 en una escala de 10 puntos, con 8 a 10 ejercicios en los que participen todos los grupos musculares principales en 1 a 3 series de 8 a 12 repeticiones por serie[52].

Las guías de la National Strength and Conditioning Association se presentan en la tabla 18-1.

Un aspecto único de la prescripción de ejercicios para adultos mayores es la inclusión de ejercicios diseñados específicamente para la mejora del equilibrio, la coordinación y la flexibilidad, 2 o más días a la semana. Se incluyen ejercicios de flexibilidad para prevenir disminuciones en la amplitud de movimiento, mientras que se incluye entrenamiento de equilibrio y coordinación por la frecuencia elevada de caídas accidentales entre los adultos mayores, por el debilitamiento de los huesos y por la mayor probabilidad de fracturas óseas y otras morbilidades causadas por esas caídas.

Las fracturas de cadera son de particular preocupación entre los adultos mayores porque los datos revelan que más del 20% de los que las hayan sufrido morirán dentro del año después de la lesión[68]. No hay guías específicas para el entrenamiento del equilibrio, pero las guías centradas en la flexibilidad son similares a las de los adultos sanos[4].

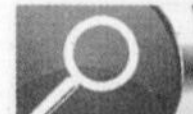

Revisión rápida

- Las personas que se consideran adultos mayores, ≥65 años, constituyen el segmento de más rápido crecimiento de la población estadunidense.
- La condición aeróbica, o $\dot{V}O_{2máx}$, alcanza su punto máximo alrededor de los 25 años, antes de disminuir de forma constante a un índice del 8% al 10% por década. Esta disminución se explica principalmente por reducciones en el volumen sistólico máximo.
- Las disminuciones en la fuerza muscular comienzan alrededor de los 50 años y continúan a un índice de aproximadamente un 10% por década.
- Similar a la fuerza, la pérdida de masa muscular después de los 50 años se produce a un índice del 10% por década.
- La atrofia muscular relacionada con la edad afecta más las fibras de contracción rápida (tipo II) que las de contracción lenta (tipo I).
- Cuando participan en un programa de entrenamiento de resistencia de intensidad y duración similar, los adultos mayores experimentan mejoras en la condición cardiovascular iguales a las de los jóvenes (es decir, 20-25%).
- Los adultos mayores muestran aumentos en la fuerza y el tamaño de los músculos que son similares a los de los jóvenes cuando realizan el mismo régimen de entrenamiento de fuerza.

TABLA 18-1. Guías de la National Strength and Conditioning Association para el entrenamiento con pesas para adultos mayores

Variable del programa	Recomendación[a]	Detalles
Series	1-3 series por ejercicio por grupo muscular	Una serie para principiantes y adultos mayores con fragilidad que progresa a múltiples series (2-3) por ejercicio
Repeticiones	8-12 o 10-15	Realizar de 6 a 12 repeticiones con variación para la fuerza muscular para adultos mayores sanos Realizar de 10 a 15 repeticiones con una resistencia relativa más baja para principiantes
Intensidad	70% a 85% de 1RM	Comenzar con la carga tolerada y progresar hasta el 70% al 85% de 1RM usando periodización Se recomiendan cargas más ligeras para principiantes, personas con fragilidad o condiciones especiales, como enfermedades cardiovasculares y osteoporosis. Los ejercicios deben realizarse en una zona de intensidad dentro del rango de repetición a fin de evitar el agotamiento y reducir el estrés articular
Selección de ejercicios	8-10 ejercicios diferentes	Incluir los grupos musculares principales abordados con movimientos multiarticulares (p. ej., *press* pectoral, *press* de hombros, extensión de tríceps, flexión de bíceps, *pulldown* (jalón al pectoral), remo, extensión lumbar, contracción/flexión abdominal, extensión de cuádriceps o prensa de piernas (*leg press*), flexión de piernas y elevación de las pantorrillas)
Modalidad	Ejercicios con pesos libres o máquinas	Los principiantes, los adultos mayores frágiles o aquellos con limitaciones de la función se benefician del entrenamiento de fuerza con máquinas (equipo de resistencia neumático o con peso seleccionado), entrenamiento con bandas de resistencia y entrenamiento isométrico. Los adultos mayores con buen funcionamiento obtienen un beneficio adicional del entrenamiento de fuerza con pesas libres (p. ej., barras de pesas, mancuernas, pesas rusas y balones medicinales)
Frecuencia	2-3 $d \cdot sem^{-1}$	Ejercitarse 2-3 días no consecutivos a la semana puede permitir una adaptación, mejora o mantenimiento favorables
Entrenamiento de potencia/explosivos	40% a 60% de 1RM	Incluir ejercicios de potencia/explosivos en los que se realicen movimientos de alta velocidad durante la fase concéntrica a intensidades moderadas (es decir, 40-60% de 1RM) para promover la potencia, la fuerza y el tamaño muscular y las tareas funcionales
Movimientos funcionales	Ejercicios para simular las actividades de la vida diaria	Los adultos mayores sanos y con buen funcionamiento se benefician de la inclusión de movimientos multiarticulares, complejos y dinámicos, con base de apoyo o variaciones de la posición del cuerpo

[a]Se muestran las guías generales. Los programas de entrenamiento de fuerza deben incluir variación en la intensidad y las variables del programa. Para optimizar las ganancias de fuerza, durante las sesiones de entrenamiento simultáneas los ejercicios de fuerza deben realizarse antes del entrenamiento de resistencia.
1RM, 1 repetición máxima. Reimpreso con permiso de la National Strength and Conditioning Association. Resistance training for older adults: position statement from the national strength and conditioning association. *J Strength Cond Res.* 2019.

ASMA Y EJERCICIO

El **asma** es una afección caracterizada por dificultad para respirar, sibilancias y opresión en el pecho. Estos síntomas están provocados por la contracción del músculo liso que rodea las vías respiratorias de la red de bronquíolos. En general, esta broncoconstricción se desencadena por la exposición a alérgenos ambientales, que causan una respuesta inflamatoria cuando los mastocitos ubicados en la superficie de las vías respiratorias liberan histaminas, prostaglandinas y leucotrienos.

El asma puede afectar a personas de todas las edades, pero es más frecuente entre niños y adolescentes porque están más expuestos a entornos con alérgenos. Estos incluyen no solo campos deportivos y deporte al aire libre, sino también piscinas y pistas de patinaje sobre hielo donde, respectivamente, el cloro y los productos químicos para reparar el hielo y las emisiones gaseosas provocan reacciones alérgicas en algunas personas.

CAUSAS NO ALÉRGICAS

Debido a que el aumento en el número de personas que padecen asma coincide con el fuerte aumento de obesidad infantil durante las últimas tres o cuatro décadas, recientemente se ha postulado que la obesidad puede contribuir a la aparición de asma[20,175]. Parece que el mayor esfuerzo respiratorio entre las personas obesas limita la respiración profunda necesaria para mantener el tamaño óptimo de las vías respiratorias. Con el tiempo, el diámetro de estos conductos disminuye, lo que aumenta la resistencia al flujo de aire a través de las vías ventilatorias. Sin embargo, también se ha sugerido que, con independencia de la obesidad, la disminución constante de la actividad física observada entre los niños desde mediados del siglo XX puede ser una causa muy importante del aumento del asma durante esos años[79,149]. Al igual que con la obesidad, la falta de respiración profunda regular que acompaña a un estilo de vida sedentario acaba conduciendo a una reducción de las dimensiones de las vías respiratorias, lo que provoca los síntomas del asma.

EFECTOS DEL EJERCICIO SOBRE EL ASMA

Debido a que el estímulo del ejercicio, que puede aumentar muchas veces la ventilación por minuto, puede provocar sibilancias, disnea y tos entre las personas con asma, históricamente se ha recomendado que las personas con asma eviten el esfuerzo físico. Más recientemente, sin embargo, se ha constatado que el entrenamiento físico puede beneficiar a quienes la padecen. Existen resultados mixtos con respecto a la capacidad del ejercicio aeróbico para controlar la incidencia y la gravedad de los ataques de asma. Sin embargo, se ha constatado de forma consistente que la condición aeróbica y las medidas de calidad de vida (p. ej., visitas al hospital, ausentismo laboral o escolar) mejoran junto con el bienestar psicológico (p. ej., mejora de la confianza en uno mismo) después del entrenamiento físico. También es importante el hecho de que, con un mejor acondicionamiento físico, la carga ventilatoria necesaria para realizar cualquier tarea física se reduce y, como consecuencia, es menos probable que estimule un episodio asmático. Esto es, en sí mismo, un beneficio vital.

En lugar de desalentar el ejercicio entre los pacientes con asma, actualmente los expertos abogan por la inclusión del entrenamiento con ejercicios aeróbicos como parte de un programa de tratamiento general. De hecho, tanto el ACSM como la American Thoracic Society recomiendan que las personas con asma participen en una actividad regular y vigorosa con la asunción, por supuesto, de que están controlando su afección con medicamentos, como los corticoesteroides inhalados.

Las guías de entrenamiento con ejercicios aeróbicos para personas con asma indican una frecuencia de entrenamiento de 2 a 3 días por semana con una intensidad aproximada dentro del umbral

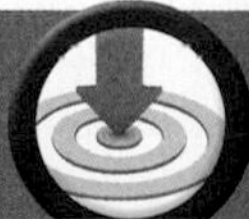

CUADRO 18-9
APLICACIÓN DE LA INVESTIGACIÓN

Guías para la prescripción de ejercicio en niños y niñas con asma

Las guías de la American Academy of Pediatrics para la participación deportiva de los niños establecen lo siguiente: «con la medicación y la educación adecuadas, solo los deportistas con el asma más grave necesitarán modificar su participación».

Previo al ejercicio

Calentamiento: mantener una intensidad de baja a moderada y una frecuencia cardíaca máxima prevista <75% durante unos minutos; no realizar carreras de velocidad intermitentes.

Premedicación: tomar 200 µg de salbutamol (albuterol) o el equivalente con un espaciador de gran volumen al menos 10 min antes de comenzar el calentamiento; los medicamentos broncodilatadores de acción prolongada pueden ser útiles para los niños sin planificación del ejercicio.

Actividades preferidas

- Nadar (debe tenerse en cuenta la posible sensibilidad al cloro), andar en bicicleta y caminar
- Otras actividades aeróbicas (p. ej., correr y jugar)
- Deportes competitivos (p. ej., fútbol y baloncesto)

Vigilancia

- Debe alentarse a los niños a que «escuchen a sus cuerpos», y a que aprendan a tomar su frecuencia cardíaca y monitorizar los signos de disnea por esfuerzo y asma.
- Debería estar disponible más medicación de «rescate».
- Debe alentarse a los niños a que tomen los descansos adecuados durante los deportes competitivos de alta intensidad (p. ej., baloncesto).

Contraindicaciones

Lo mismo que las recomendaciones habituales: fiebre y cefalea, pero, sobre todo, infecciones respiratorias.

Reimpreso con permiso de Welsh L, Kemp JG, Roberts RGD. Effects of physical conditioning on children and adolescents with asthma. *Sports Med.* 2005;35: 127–141.

anaeróbico ventilatorio, o un 60 % del $\dot{V}o_{2máx}$, durante 20 min a 30 min por día[4]. Las guías de entrenamiento con pesas y entrenamiento de flexibilidad son los mismos que para los adultos sanos[4]. Las guías de la American Academy of Pediatrics para el ejercicio en niños con asma se resumen en el cuadro 18-9.

ASMA INDUCIDA POR EJERCICIO

En gran parte, la razón para recomendar que las personas con asma eviten el ejercicio, la postura adoptada por los expertos hace años, es que la actividad física que implica un aumento considerable de la carga ventilatoria sirve como un fuerte desencadenante de la aparición de los síntomas del asma. De hecho, hasta el 90 % de las personas diagnosticadas con asma experimentan lo que se denomina *asma inducida por el ejercicio* (AIE)[147]. Sin embargo, incluso aquellas personas no diagnosticadas pueden experimentar AIE[3]. Hasta el 13 % de las personas que sin síntomas de asma sufren de broncoespasmo junto con tos, sibilancias y disnea asociados con AIE[157]. En particular, se ha constatado que el ejercicio de resistencia, como correr, andar en bicicleta y nadar, provocan AIE.

Sin embargo, cualquier modalidad de ejercicio realizado a una intensidad del 80 % o más de la absorción máxima de oxígeno de una persona es capaz de provocar AIE en susceptibles. Los factores desencadenantes del AIE incluyen aire frío y seco y contaminación del aire. Los nadadores corren un riesgo particular, pues pueden ser alérgicos al cloro que se usa para tratar el agua, así como quienes practican deportes sobre hielo, que pueden ser sensibles al aire frío y seco y a las emisiones liberadas por las máquinas de repavimentación de hielo.

Etiología

Por lo general, el broncoespasmo (estrechamiento de las vías respiratorias) se produce de 10 min a 15 min después del inicio del ejercicio. La razón de este retraso es que la respuesta inflamatoria que causa la constricción del músculo liso de las vías respiratorias tarda algún tiempo en activarse por completo. A medida que el ejercicio comienza y la ventilación aumenta, el agua que humedece el aire interno se evapora a mayor velocidad, lo que deshidrata y enfría la superficie de la red de vías respiratorias. Cuanto mayor sea el aumento de la ventilación, más grave será la deshidratación y el enfriamiento de la superficie de las vías respiratorias. Cuando los mastocitos ubicados en las paredes de las vías respiratorias se secan y se vuelven hipertónicos, liberan leucotrienos e histamina, lo que desencadena una respuesta inflamatoria y broncoconstricción, que impide el flujo de aire dentro y fuera de los pulmones[7]. Debido a que el aire frío también tiende a ser seco (baja humedad), quienes practican deportes de invierno al aire libre son especialmente vulnerables a AIE. Este riesgo puede reducirse significativamente con el uso de mascarillas faciales para atrapar la humedad en el aire expirado, lo que humedece y calienta el aire frío y seco inspirado antes de que llegue a la red de bronquíolos.

Medidas preventivas

Pueden tomarse medidas tanto farmacológicas como no farmacológicas para ayudar a prevenir el AIE, que se analizan a continuación.

Medidas farmacológicas

Los deportistas a los que se les ha diagnosticado asma deben considerar los corticoesteroides inhalados, que suprimen las respuestas inflamatorias de las vías respiratorias, como una primera línea de defensa frente al AIE. Dado que los efectos antiinflamatorios de los glucocorticoesteroides son bastante duraderos, pueden tomarse varias horas antes del ejercicio (o según su administración diaria típica) y seguirán siendo eficaces durante el ejercicio en pacientes con asma leve.

Una clase de fármacos denominados β-agonistas de acción corta son particularmente eficaces en prácticamente todos (~95 %) los deportistas que padecen AIE, asmáticos y no asmáticos por igual. Estos medicamentos también pueden inhalarse y sirven como broncodilatadores efectivos hasta durante 3 h, con efectos máximos observados de 15 min a 60 min después de su administración[17]. Como consecuencia, para prevenir los síntomas de AIE deben tomarse unos 15 min antes del inicio del ejercicio. Más recientemente se han desarrollado β-agonistas de larga duración que pueden proporcionar efectos broncodilatadores durante 9 h a 12 h después de la inhalación[17].

Por último, se ha constatado que los inhibidores de leucotrienos son eficaces para prevenir la aparición de AIE, aunque tienen una capacidad limitada para controlar el asma crónico o a largo plazo. Aquí conviene hacer una advertencia. Algunas de las variantes de los medicamentos mencionados anteriormente han sido prohibidas por los comités de supervisión deportiva debido a sus posibles efectos ergogénicos. Los deportistas de competición deben averiguar cuáles son ilegales y consultar con sus entrenadores y médicos para encontrar medicamentos para el asma que no los descalifiquen para participar en acontecimientos deportivos.

Medidas no farmacológicas

Debido a que el ejercicio en sí mismo actúa como un broncodilatador, es importante que las personas afectadas por AIE calienten adecuadamente antes de hacer ejercicio o competir. Este calentamiento debe incluir ráfagas cortas de ejercicio de alta intensidad para estimular la liberación de catecolaminas, que provocan broncodilatación. Al terminar el ejercicio, que es cuando a menudo se manifiestan los síntomas de AIE, es aconsejable un enfriamiento gradual.

El manejo del ambiente en el que el deportista practica y compite también puede contribuir a la prevención eficaz de AIE. Para aquellas personas que sufren reacciones al polen u otros alérgenos naturales en el aire, puede ser útil evitar el césped o los campos recién cortados. Los nadadores sensibles al cloro que se usa para tratar el agua deben considerar cuánto se usa y en qué momento se dispensa. Para los deportistas de clima frío, una mascarilla puede ayudar a calentar y humedecer el aire inhalado antes de que entre en las vías respiratorias. Aquellos deportistas que compiten en pistas de patinaje sobre hielo cubiertas deben considerar la fuente de energía de los dispositivos de repavimentación de hielo. Los que funcionan con energía eléctrica no liberan vapores que pueden desencadenar alergias.

El entrenamiento con ejercicios puede ayudar en el tratamiento del AIE. Aunque mejorar la condición aeróbica ($\dot{V}o_{2máx}$) no lo curará, sí permitirá disminuir la carga ventilatoria que supone cualquier tarea física en particular, lo que reducirá la probabilidad de desencadenar un ataque. No se dispone de guías de entrenamiento específicas basadas en la evidencia, pero el ejercicio es bien tolerado en aquellas personas con asma tratadas con éxito con fármacos y cuando se eliminan los desencadenantes[4]. Quienes sufren de asma deben seguir las recomendaciones de ejercicio para la población general que se ajusten a sus capacidades. Con estrategias de tratamiento adecuadas, incluidas intervenciones farmacológicas y no farmacológicas, los expertos médicos estiman que el 90 % de aquellas personas que han mostrado síntomas de AIE pueden participar en actividades físicas y deportes incluso vigorosos[119].

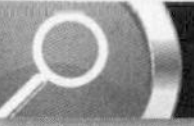

Revisión rápida

- El asma se debe a la contracción del tejido del músculo liso que se encuentra en los bronquíolos que conducen a los pulmones.
- Los alérgenos específicos del aire inspirado desencadenan episodios asmáticos.
- No se dispone de guías específicas de ejercicio, pero el ejercicio es bien tolerado y recomendado debido a sus beneficios para la salud.
- El asma inducida por el ejercicio (AIE) puede afectar incluso a quienes no han sido diagnosticados con asma. En particular, el ejercicio de resistencia puede provocar síntomas como sibilancias, tos y disnea.
- Es más probable que el AIE aparezca en entornos donde el aire es frío y seco o donde prevalecen los alérgenos, como campos de juego al aire libre y pistas de patinaje y piscinas cubiertas.

DIABETES MELLITUS Y EJERCICIO

La incidencia de diabetes mellitus, más comúnmente conocida como **diabetes**, está aumentando rápidamente, junto con el envejecimiento, en la mayoría de las sociedades occidentales. La diabetes es una enfermedad caracterizada por la incapacidad para mantener las concentraciones de glucosa sérica dentro de los límites normales. En Estados Unidos, la incidencia de esta afección se duplicó con creces desde 1980 (Fig. 18-6). Los CDC estiman que aproximadamente 30 millones de estadunidenses pueden considerarse diabéticos. La diabetes representa una carga financiera significativa para el sistema de salud del país de 237 000 millones de dólares anuales para costos médicos directos, y la American Diabetes Association estima que otros 90 000 millones se pierden por la reducción de la productividad.

La característica distintiva de la diabetes es la incapacidad de quien la padece para mantener las concentraciones de glucosa sérica dentro de los límites normales. Esto puede ser el resultado de un fallo del páncreas para producir y secretar insulina en el torrente sanguíneo, lo que se conoce como **diabetes de tipo 1**, o diabetes insulinodependiente.

Esta afección también puede deberse a la disminución de la sensibilidad de los tejidos diana de la hormona (es decir, el hígado y el músculo esquelético), lo que se conoce como **diabetes de tipo 2**, o diabetes no insulinodependiente. En ambos casos, el resultado es que el cuerpo carece de la capacidad de almacenar carbohidratos de la dieta en el tejido diana para usarlos como fuente de energía cuando aumenta la actividad metabólica (músculo esquelético) o liberarse como glucosa en la circulación sanguínea cuando las concentraciones son inadecuadas (hígado). Si no se controla, la diabetes puede provocar graves complicaciones de salud, como cardiopatías y accidentes cerebrovasculares, hipertensión, ceguera, nefropatías, enfermedades del sistema nervioso y problemas dentales. La vasculopatía que a menudo acompaña a la diabetes es el motivo principal de más del 60 % de las amputaciones no traumáticas de miembros inferiores que cada año se realizan en Estados Unidos.

DIABETES DE TIPO 1

Actualmente, la diabetes de tipo 1 representa del 10 % al 15 % de todos los casos de diabetes en Estados Unidos. Esta forma de diabetes a veces se denomina diabetes «infantil» porque suele manifestarse en personas más jóvenes, si bien personas de todas las edades pueden presentar los primeros síntomas de la enfermedad. A pesar de la tendencia creciente de que los niños muestren los síntomas de la diabetes de tipo 2, el tipo 1 representa hasta el 85 % de los casos diagnosticados de diabetes entre niños y adolescentes cada año[62,103]. Los síntomas incluyen una producción excesiva de orina (poliuria), glucosuria, sed constante y concentraciones elevadas de azúcar en sangre (hiperglucemia) después de comer. En general, la incapacidad de las células β del páncreas para sintetizar insulina es el resultado de la autoinmunidad, por la que el propio sistema inmunitario del cuerpo identifica erróneamente esas células como extrañas y las destruye. Como consecuencia, la insulina exógena debe adminis-

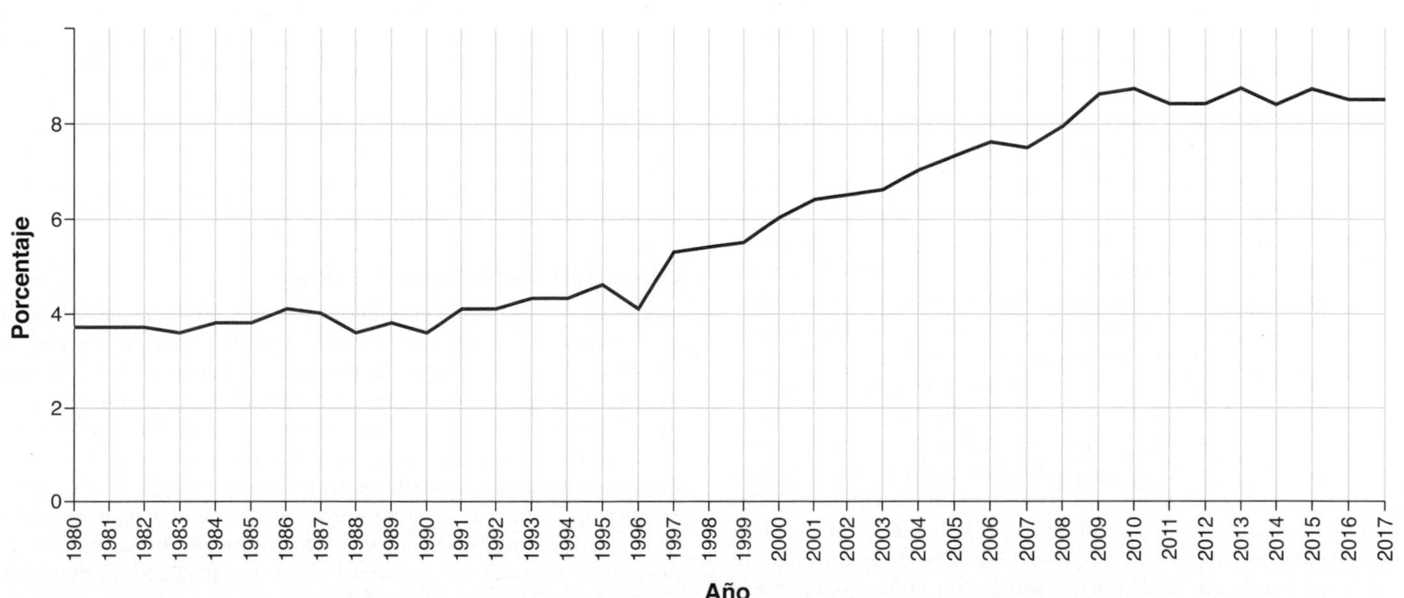

FIGURA 18-6. Porcentaje y número de estadunidenses con diabetes (1980 a 2017). (De Centers for Disease Control Diabetes Translation. United States Diabetes Surveillance System. Disponible en http://www.cdc.gov/diabetes/data.)

trarse de forma regular, en general mediante inyecciones, pero, en algunos casos, mediante una bomba de liberación constante. Además del tratamiento con insulina, las personas con diabetes de tipo 1 deben aprender a controlar cuidadosamente su dieta a fin de consumir los carbohidratos durante el día de forma regular y bien distribuida, y no consumirlos de una vez y en grandes cantidades. Con la aparición de los monitores automáticos de glucosa en sangre, bastante asequibles, actualmente los pacientes pueden autocontrolar periódicamente sus concentraciones de glucosa para ajustar el tratamiento con insulina y la ingesta dietética según sea necesario.

El mayor consumo de glucosa por parte de los músculos activos durante el ejercicio puede provocar hipoglucemia y sus efectos sobre el sistema nervioso central, como confusión, pérdida de coordinación e incluso pérdida del conocimiento. Debido a esto, muchas personas con diabetes de tipo 1 evitan los deportes y el ejercicio. Sin embargo, a pesar de considerar que el ejercicio puede reducir indebidamente la glucosa sérica, el ejercicio ha sido tradicionalmente, y sigue siendo, un componente vital de la estrategia terapéutica prescrita para las personas con esta afección. En su posición sobre este tema, la American Diabetes Association afirma que «todos los niveles de actividad física, incluidas las actividades de ocio, los deportes recreativos y el rendimiento profesional de competición, pueden ser realizados por personas con diabetes de tipo 1 que no presentan complicaciones y tienen buen control de la glucosa sérica»[63].

Si bien se fomenta todo tipo de actividades, las diferentes demandas energéticas de los distintos acontecimientos deportivos requieren que las medidas tomadas para regular la glucemia se adapten a estas diferentes demandas. Por ejemplo, para mantener las condiciones normoglucémicas durante las actividades de resistencia de intensidad moderada, como correr, montar en bicicleta y nadar, deben reducirse las dosis de insulina antes del ejercicio e ingerir carbohidratos antes de los entrenamientos. Esto debe hacerse para compensar la disminución de la glucosa sérica que se produce durante el ejercicio, ya que el músculo activo absorbe glucosa sérica a una velocidad que supera el ritmo de liberación de glucosa por parte del hígado. También es importante controlar la glucosa sérica después del ejercicio y, si es necesario, consumir carbohidratos adicionales, ya que con la diabetes de tipo 1 la hipoglucemia puede persistir hasta 3 h después del ejercicio[106]. Por otro lado, cuando se realiza ejercicio de alta intensidad (> 80 % $\dot{V}o_{2máx}$) y menor duración, los deportistas con diabetes de tipo 1 experimentan un aumento de las concentraciones de glucosa sérica. Esta hiperglucemia también es motivo de preocupación y es una consecuencia del aumento de la producción y liberación de glucosa hepática estimulada por el aumento de las concentraciones de catecolaminas y cortisol que acompañan al ejercicio de mayor intensidad[145]. Esta hiperglucemia es más evidente después del ejercicio, cuando los músculos ya no utilizan la glucosa a mayor velocidad, pero los efectos de las catecolaminas y el cortisol siguen provocando una liberación de glucosa mayor de lo normal por parte del hígado a la circulación sanguínea. En estas condiciones, es conveniente administrar una pequeña dosis de insulina después del ejercicio y evitar ingerir carbohidratos en ese momento[64].

Al igual que el juego espontáneo de los niños, muchos deportes que practican los adolescentes y los adultos jóvenes presentan breves ráfagas de esfuerzo máximo intercaladas con períodos más prolongados de actividad de intensidad leve a moderada. Este ejercicio intermitente de alta intensidad se ejemplifica en algunos de los deportes más populares, como el fútbol, el baloncesto, el tenis, etc. Se sabe relativamente poco sobre cómo este tipo de ejercicio modifica las concentraciones de glucosa sérica. Sin embargo, los pocos datos disponibles sugieren que, debido a la influencia de las hormonas productoras de glucosa (es decir, catecolaminas, glucagón, cortisol) que se liberan durante los estallidos de actividad de alta intensidad, la hipoglucemia no parece ser una preocupación durante o después del ejercicio[63]. Como consecuencia, se recomienda que, en comparación con el ejercicio de intensidad moderada, no es necesario modificar la dosis de insulina previa al ejercicio o el consumo de carbohidratos para mantener los valores adecuados de glucosa durante y después del ejercicio intermitente de alta intensidad[64]. Sin embargo, cada deportista debe consultar con su médico y aprender de la experiencia qué pasos deben tomarse para mantener las concentraciones de glucosa deseadas durante y después del ejercicio.

Las personas con diabetes de tipo 1 disfrutan de muchos beneficios para la salud resultado del entrenamiento físico, que incluyen mejores perfiles de lípidos en sangre, presión arterial más baja, mejor condición cardiovascular, disminución de la grasa corporal, disminución de la mortalidad e incluso bienestar psicológico. Sin embargo, el entrenamiento físico no mejora directamente la capacidad de regulación de la glucosa del cuerpo. Es decir, con independencia del estado de entrenamiento, las personas con diabetes de tipo 1 siempre tendrán que tomar insulina exógena, vigilar cuidadosamente lo que comen y controlar sus concentraciones de glucosa sérica. Las guías de la American Diabetes Association para regular la glucosa destinada a personas con diabetes físicamente activas se presentan en el cuadro 18-10.

DIABETES DE TIPO 2

Esta forma de diabetes es principalmente el resultado de una disminución de la sensibilidad a la insulina del músculo esquelético y del tejido hepático, así como una alteración de la capacidad del páncreas para secretar insulina. La diabetes de tipo 2 representa del 85 % al 90 % de todos los casos diagnosticados en Estados Unidos cada año. Tradicionalmente, este tipo de diabetes no insulinodependiente también se ha denominado diabetes de «inicio en la edad adulta» porque la mayoría de los pacientes diagnosticados tienen al menos 18 años. Aunque los últimos 20 a 35 años han sido testigos de un fuerte aumento en la incidencia de diabetes de tipo 2 entre niños y adolescentes, la de tipo 1 todavía constituye hasta el 85 % de los casos diagnosticados clínicamente en estas poblaciones[103].

El marcado aumento de la diabetes de tipo 2 en Estados Unidos y en todo el mundo desde la década de 1990 ha sido calificado de «epidemia» por algunos y es visto con alarma por los expertos médicos y sanitarios. Para el año 2025, se espera que más de 300 millones de personas en todo el mundo padezcan diabetes de tipo 2. Esto es muy preocupante, pues esta afección se asocia con índices elevados de mortalidad y morbilidad graves, como ceguera, insuficiencia renal, neuropatía y complicaciones vasculares que pueden provocar enfermedades cardiovasculares (cuadro 18-11)[70].

Obesidad como factor de riesgo

El aumento de la prevalencia de la diabetes de tipo 2 es paralelo al de la obesidad en los países industrializados. De hecho, la obesidad se considera el principal factor de riesgo para el desarrollo de la enfermedad, particularmente la menor capacidad del páncreas para producir y liberar insulina. Esto está relacionado con el hecho de que el tejido adiposo, especialmente la grasa visceral, secreta citocinas proinflamatorias (es decir, factor de necrosis tumoral α [TNF-α], interleucina 6 (IL-6) e IL-8), que destruyen las células pancreáticas β que sintetizan insulina. Se ha estimado que en el momento del diagnóstico de un paciente con diabetes de tipo β ya se han destruido más de la mitad de las células β del cuerpo[18].

Además de la disminución de la producción de insulina, las personas con diabetes de tipo 2 muestran una menor sensibilidad del

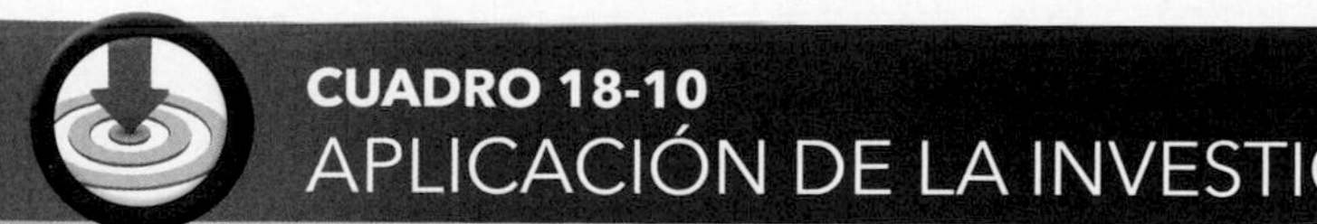

CUADRO 18-10
APLICACIÓN DE LA INVESTIGACIÓN

Guías para ayudar a regular la respuesta glucémica a la actividad física entre las personas con diabetes de tipo 1

Ingesta sugerida de carbohidratos u otras acciones basadas en las concentraciones de glucosa sérica al comienzo del ejercicio para personas con diabetes de tipo 1

- Siempre debe revisarse la glucosa sérica antes de comenzar el ejercicio.
- Si la glucosa sérica es <90 mg·dL^{-1} (5.0 mmol·L^{-1}):
  ingerir de 15 g a 30 g de carbohidratos de acción rápida antes de comenzar el ejercicio, según el tamaño del individuo y la actividad prevista; algunas actividades de corta duración (<30 min) o de muy alta intensidad (entrenamiento con pesas, entrenamiento por intervalos, etc.) pueden no requerir ninguna ingesta adicional de carbohidratos.
  Para actividades prolongadas de intensidad moderada, consumir carbohidratos adicionales, según sea necesario (0.5-1.0 g·kg^{-1} de masa corporal·h^{-1} de ejercicio), según los resultados de las pruebas de glucosa sérica.
- Si la glucosa sérica es de 90-150 mg·dL^{-1} (5.0-8.3 mmol·L^{-1})
  Comenzar a consumir carbohidratos al comienzo de la mayoría de los ejercicios (~ 0.5-1.0 g·kg^{-1} de masa corporal·h^{-1} de ejercicio), según el tipo de ejercicio y la cantidad de insulina activa.
- Si la glucosa sérica es de 150-250 mg·dL^{-1} (8.3-13.9 mmol·L^{-1})
  Iniciar el ejercicio y retrasar el consumo de carbohidratos hasta que las concentraciones de glucosa sérica sean <150 mg·dL^{-1} (8.3 mmol·L^{-1}).
- Si la glucosa sérica es 250-350 mg·dL^{-1} (13.9-19.4 mmol·L^{-1})
  Realizar una prueba de cetonas. No realizar ningún ejercicio si hay cantidades de cetonas de moderadas a elevadas.
  Iniciar ejercicio de intensidad leve a moderada. El ejercicio intenso debe retrasarse hasta que las concentraciones de glucosa sean <250 mg·dL^{-1} porque el ejercicio intenso puede exacerbar la hiperglucemia.
- Si la glucosa sérica es >350 mg·dL^{-1} (≥19.4 mmol·L^{-1})
  Realizar una prueba de cetonas. No realizar ningún ejercicio si hay cantidades de cetonas de moderadas a elevadas.
  Si las cetonas son negativas (o trazas), considérese la corrección conservadora de insulina (p. ej., corrección del 50 %) antes del ejercicio, en función de estado de insulina activa.
  Iniciar ejercicio de leve a moderado y evitar el ejercicio intenso hasta que disminuyan las concentraciones de glucosa.

Adaptado con permiso de Physical Activity/Exercise and Diabetes: A position statement of the American Diabetes Association. *Diabetes Care.* 2016;39(11): 2065–2079.

tejido diana a la insulina en la circulación sanguínea. Esto es especialmente cierto en el hígado y el músculo esquelético, los dos sitios principales para el almacenamiento de carbohidratos (es decir, glucógeno). La obesidad, especialmente entre aquellas personas con un depósito de grasa «androide», que resulta en una apariencia de «manzana» en lugar de «pera», es también un factor importante en esta resistencia a la insulina. Parece que, debido a las elevadas concentraciones de ácidos grasos libres liberadas por la grasa visceral a la circulación, algunos de ellos se depositan en las células del hígado (hepatocitos) y del músculo esquelético (miocitos). Esto provoca una debilitación de la respuesta a la insulina en estos órganos al alterar las vías de señalización intracelular[108,161]. La investigación ha constatado que la disminución en la grasa corporal puede debilitar esta resistencia a la insulina. En una investigación se informó que en personas obesas con diabetes de tipo 2 una pérdida de solo el 7 % de peso corporal causó una mejora superior al 50 % en la sensibilidad a la insulina[183], aunque en otros estudios se han observado respuestas menos pronunciadas. Por tanto, parece que la obesidad es un factor en el desarrollo tanto de la disminución de la sensibilidad a la insulina del tejido diana como de la producción limitada de insulina pancreática que caracterizan la diabetes de tipo 2. También está claro que la reducción de grasa corporal, en particular del tejido adiposo visceral, es una intervención no farmacológica eficaz en el tratamiento y la prevención de esta enfermedad cada vez más común.

Falta de actividad física como factor de riesgo

La falta de actividad física es el segundo factor de riesgo principal para el desarrollo de diabetes de tipo 2 que, a diferencia de la de tipo 1, se desarrolla gradualmente con el tiempo. Junto con la obesidad, la tendencia creciente en la prevalencia de diabetes de tipo 2 se acompaña de una disminución gradual y significativa en la cantidad de actividad física diaria. La relación se basa en el hecho de que, al igual que la insulina, la actividad contráctil muscular recluta transportadores GLUT-4 a la membrana de la fibra muscular, lo que faci-

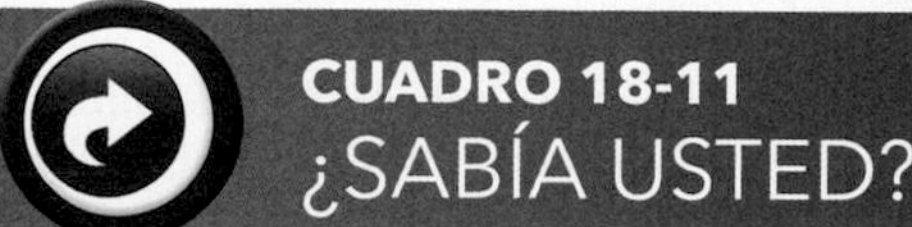

CUADRO 18-11
¿SABÍA USTED?

Consecuencias de un mal control de la diabetes de tipo 2

Las consecuencias para la salud de un mal control de la diabetes de tipo 2 pueden ser muy diversas y, en ocasiones, mortales. Algunas de estas consecuencias pueden ser la ceguera, a falta de sensibilidad (particularmente en las extremidades), gangrena y la amputación resultante de las extremidades, los ataques cardíacos y los accidentes cerebrovasculares. ¿Cómo pueden tantas molestias aparentemente diferentes deberse a la misma causa principal? El problema es que, si la glucosa sérica permanece constantemente elevada durante períodos prolongados, se producen daños en los sistemas vascular y nervioso. Cualquier tejido u órgano que dependa de un suministro sanguíneo adecuado y de la información neuronal de esos vasos sanguíneos y nervios obstruidos sufre daño y puede dejar de funcionar.

lita la captación de glucosa sérica hacia el músculo activo. De hecho, el efecto de las contracciones musculares sobre el consumo de glucosa persiste hasta 48 h después del cese del ejercicio[118]. Además, el entrenamiento con ejercicio a largo plazo aumenta el número total de transportadores que residen dentro de la fibra muscular que pueden reclutarse en el sarcolema (membrana) durante una sesión aguda de ejercicio, lo que promueve una mayor absorción total de glucosa durante y después del ejercicio[60]. Más recientemente, se ha constatado que, al igual que el ejercicio de resistencia, el entrenamiento de fuerza (levantamiento de pesas) también aumenta eficazmente la captación de glucosa en los músculos contraídos[50]. Debido a la mayor sensibilidad del músculo esquelético a la insulina inducida por la actividad contráctil, el ejercicio también alivia la carga sobre las células pancreáticas β para producir insulina en un intento por mantener concentraciones adecuadas de glucosa sérica.

Factores de riesgo adicionales

Además de la obesidad y la inactividad física, existen otros factores de riesgo importantes que pueden conducir a diabetes de tipo 2. Por ejemplo, los antecedentes familiares se han identificado como un factor de riesgo no modificable en el sentido de que hasta el 80 % de los afectados por la enfermedad la comparten con al menos un familiar inmediato[116]. Aunque los hábitos de estilo de vida comunes para los miembros de la familia pueden ser en parte responsables, parece existir un fuerte componente genético independiente del comportamiento y el estilo de vida.

El origen étnico también contribuye a la incidencia de diabetes de tipo 2. Los que son particularmente vulnerables son los nativos americanos, seguidos por los afroamericanos y luego los hispanoamericanos[116]. Sin embargo, la enfermedad se ha identificado en todos los grupos étnicos, incluidos los caucásicos y los americanos de origen asiático.

Los datos han constatado que, en los adultos, el sexo no influye en la aparición de diabetes. Esto es cierto para todos los grupos de edad entre 18 y 79 años. En los menores, sin embargo, parece que las niñas son más propensas a la diabetes de tipo 2 que los niños. En adultos y menores, la incidencia de la enfermedad aumenta con la edad.

EJERCICIO Y DIABETES

Maximizar los beneficios cardiovasculares es un factor clave para ambos tipos de diabetes. Sin embargo, a diferencia de la diabetes de tipo 1, en la que el ejercicio solo puede desempeñar un papel en el control de la afección, la de tipo 2 no solo puede tratarse, sino también prevenirse, con ejercicio[184]. En general, los programas de ejercicio para personas con diabetes pueden seguir las guías para los adultos sanos.

Como se ha mencionado anteriormente, el ejercicio aumenta la sensibilidad del tejido diana a la insulina, lo que mejora la captación de glucosa sérica. La mayor sensibilidad a la insulina al realizar ejercicio en personas con diabetes de tipo 1 tiene poco impacto en la función pancreática, pero puede reducir los requerimientos de insulina exógena[4].

Sin embargo, para aquellas personas con diabetes de tipo 2, el aumento de la sensibilidad a la insulina debido al ejercicio reduce el estrés en el páncreas para producir cantidades excesivas de insulina, en un esfuerzo por compensar la resistencia a la insulina. Las sesiones regulares de ejercicio aeróbico ayudan a reducir la hipertensión, los perfiles de lípidos deficientes (es decir, colesterol y triglicéridos elevados) y una composición corporal deficiente, identificados habitualmente entre las personas con diabetes de tipo 2.

De hecho, el riesgo de muerte por enfermedad cardiovascular y sus complicaciones es hasta cuatro veces mayor en las personas con diabetes que en la población general[17]. Se ha estimado que la inclusión de actividad física regular como parte de un estilo de vida más saludable podría disminuir este riesgo en más de la mitad[132].

¿Qué debe incluir un programa de ejercicios para personas con diabetes? El ejercicio aeróbico, que puede controlar eficazmente la presión arterial y los lípidos séricos, así como controlar el peso y la composición corporal, es un componente esencial. Debido a que la actividad contráctil repetitiva recluta transportadores GLUT-4 al sarcolema solo durante aproximadamente 48 h después del ejercicio, el ejercicio de resistencia debe realizarse de forma regular (no debe separarse más de 2 días).Ya que la neuropatía que a menudo acompaña a la diabetes de tipo 2 puede afectar la sensibilidad en los pies y puede dañarlos, es aconsejable incluir ejercicios sin carga de peso, como la natación y el ciclismo. El ACSM[4] recomienda que un programa inicial tenga intensidades del 40 % al 59 % de la reserva máxima de consumo de oxígeno. No obstante, a medida que la condición cardiovascular mejora, la intensidad de los entrenamientos puede aumentar gradualmente hasta el 60 % y el 89 % de la reserva máxima de consumo de oxígeno[4].

Las personas con diabetes de tipo 1 deben realizar 150 min a la semana de ejercicio de intensidad moderada o 75 min por semana de ejercicio de intensidad vigorosa, o una combinación de ejercicio de intensidad moderada y vigorosa[4]. Las personas con diabetes de tipo 2 deben realizar 150 min por semana de ejercicio de intensidad moderada a vigorosa[4].

El entrenamiento de fuerza también debe incluirse en el programa de acondicionamiento físico, ya que se ha constatado que recluta de manera efectiva los transportadores de GLUT-4 y mejora la captación de glucosa. Además, aumentan la masa muscular y la capacidad de almacenamiento de carbohidratos, lo que mejora la regulación de la glucosa sérica. En un metaanálisis reciente se encontró que el ejercicio de fuerza no difiere, en comparación con el ejercicio aeróbico, con respecto al impacto sobre los marcadores de riesgo cardiovascular o la seguridad para las personas con diabetes de tipo 2[198].

Por tanto, realizar un tipo de ejercicio u otro es menos importante que realizar al menos uno de ellos. Existe algo de evidencia que afirma que puede haber beneficios adicionales cuando se realizan ambos tipos de ejercicio[4]. Estos beneficios adicionales pueden estar relacionados con un mayor gasto energético total, o quizá sean específicos por el hecho de realizar ambos tipos de ejercicio. El ACSM recomienda que las personas con diabetes realicen entrenamiento de fuerza al menos dos veces por semana. También se sugiere que cada entrenamiento con pesas incluya de 8 a 10 ejercicios que involucren a todos los grupos musculares principales, con al menos de 1 a 3 series por ejercicio con 10 a 15 repeticiones completadas casi hasta el punto de la fatiga, y progresar a pesos más elevados de 1 a 3 series por ejercicio con 8 a 10 repeticiones por serie[4].

Las recomendaciones de la American Diabetes Association son similares, excepto por que se sugiere una frecuencia mínima de entrenamiento de dos sesiones por semana, preferiblemente con progresión a tres sesiones por semana[29]. El entrenamiento de fuerza puede mejorar el control glucémico y la resistencia a la insulina en personas con diabetes de tipo 2[29]. No está claro cómo el mismo entrenamiento mejora el control glucémico en la diabetes de tipo 1, pero puede ayudar a minimizar el riesgo de hipoglucemia inducida por el ejercicio[29].

Ambas organizaciones sugieren que también se realice entrenamiento de flexibilidad y equilibrio, especialmente por adultos mayores con diabetes.

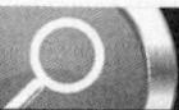

Revisión rápida

- La diabetes afecta a más del 8% de la población estadunidense.
- La principal característica distintiva de la diabetes es la incapacidad de mantener concentraciones adecuadas de glucosa sérica.
- En la diabetes de tipo 1, el páncreas es incapaz de producir insulina.
- En la diabetes de tipo 2, los tejidos que normalmente absorben glucosa en sangre y la almacenan como glucógeno muestran una menor sensibilidad a la insulina.
- Los médicos expertos recomiendan que las personas con diabetes de tipos 1 o 2 participen en un programa de entrenamiento físico por los diversos beneficios para la salud que pueden derivarse de este.
- La incidencia de diabetes de tipo 2 ha aumentado drásticamente en los últimos 20 a 30 años, a lo que sigue de cerca un aumento similar en la incidencia de obesidad.
- Al igual que la obesidad, la falta de actividad física se ha identificado como un factor de riesgo importante para el desarrollo de diabetes de tipo 2.
- Para las personas con diabetes de tipo 1, el ejercicio sirve para controlar la enfermedad, pero en la diabetes de tipo 2, el ejercicio puede prevenirla.

SÍNDROME METABÓLICO

Íntimamente relacionada con la diabetes de tipo 2 se encuentra una afección conocida como **síndrome metabólico (SM)**, que es un grupo de factores de riesgo interrelacionados que incluyen obesidad (es decir, circunferencia de cintura grande), hipertensión, dislipidemia y resistencia a la insulina[4]. Para su diagnóstico se requiere tener al menos tres de estas condiciones a la vez. La acumulación de estos factores aumenta el riesgo de acabar desarrollando una enfermedad cardiovascular y/o diabetes de tipo 2. De hecho, las estadísticas indican que los hombres y mujeres con SM tienen más del doble de probabilidades de morir de enfermedad cardiovascular que aquellos que no la padecen[77]. El SM aumenta en más de nueve veces las probabilidades de desarrollar diabetes de tipo 2[95]. La incidencia de SM ha crecido rápidamente en durante las últimas dos o tres décadas, y se estima que, en Europa, el SM fue ligeramente más alto en hombres (15.7 %) que en mujeres (14.2 %)[77]. Curiosamente, el 34 % de las personas que residen en Estados Unidos cumplieron los criterios de SM[43].

ETIOLOGÍA

El aumento en el número de casos de SM es paralelo al aumento de la obesidad durante el mismo período. De hecho, la obesidad se considera un factor de riesgo principal para el desarrollo de SM. En particular, la obesidad central con una alta prevalencia de grasa visceral frente a la grasa subcutánea contribuye intensamente al desarrollo de SM[105]. Este tejido adiposo visceral tiene una mayor disposición para liberar ácidos grasos libres en la sangre, lo que afecta el hígado y reduce su capacidad de respuesta a la insulina. Además, esta resistencia a la insulina, tanto en el hígado como en el músculo esquelético, se propone más comúnmente como una causa subyacente de SM.

Los factores de riesgo adicionales para la aparición del SM incluyen la edad y la inactividad física. Además, las dietas altas en carbohidratos también pueden contribuir al desarrollo del síndrome[190]. De hecho, la restricción de carbohidratos es un enfoque muy efectivo en un plan de tratamiento del SM[2,80,189,191]. Los datos confirman claramente que la incidencia aumenta con la edad. Si bien la afección se ha identificado en menos del 5 % de los adolescentes, es evidente en el 7 % de los que tienen entre 20 y 29 años y en más del 40 % de los que tienen al menos 60 años. En cuanto a los efectos de la inactividad física, en un estudio longitudinal se determinó que la presencia de SM era de más del doble entre los inactivos que entre los categorizados como físicamente activos[197].

TRATAMIENTO DEL SÍNDROME METABÓLICO

Debido a que la obesidad y la inactividad son los dos predictores más importantes de SM, los expertos consideran que las modificaciones en el estilo de vida son las opciones de tratamiento más efectivas. La reducción de peso debe llevarse a cabo de manera segura y efectiva mediante una disminución moderada de la ingesta energética, para así lograr una pérdida de peso corporal del 5 % al 10 % en 1 año[4]. Además de reducir la ingesta calórica total, la composición de la dieta debe modificarse para reducir el riesgo de enfermedades cardiovasculares, y debe hacerse mediante la reducción de la ingesta de carbohidratos simples y grasas saturadas y el aumento de la de proteínas magras[4]. Nuevamente, se ha constatado que la restricción de carbohidratos puede ser un método muy eficaz para manejar el SM[49,80,188,190].

Se ha constatado que el ejercicio regular, especialmente de naturaleza aeróbica, es eficaz para controlar cada componente del SM. Es decir, un régimen de ejercicio puede tener efectos favorables sobre la obesidad, hipertensión, resistencia a la insulina y los lípidos séricos. Las guías de prescripción de ejercicio deben ser similares a las recomendadas para tratar y prevenir enfermedades cardiovasculares, y deben centrarse en sesiones sostenidas (≥ 30 min) de ejercicio de resistencia de intensidad moderada, como caminar, trotar, montar en bicicleta y nadar[4,41,182]. Para aquellas personas afectadas por el SM, el ACSM recomienda que las guías de ejercicio aeróbico, entrenamiento de fuerza y flexibilidad sean consistentes con las guías para adultos sanos[4].

Revisión rápida

- El síndrome metabólico (SM) está determinado por la presencia de un grupo de síntomas relacionados, que incluyen hipertensión, obesidad, dislipidemia y resistencia a la insulina.
- La presencia de SM aumenta el riesgo de desarrollar enfermedad cardiovascular y diabetes de tipo 2.
- Tanto el envejecimiento como un estilo de vida sedentario se han asociado con un mayor riesgo de SM.
- Un programa de entrenamiento de fuerza puede ser eficaz en el manejo del SM.
- Las guías de ejercicio aeróbico, de resistencia y flexibilidad para personas con SM son iguales que para los adultos sanos.

VIH/SIDA Y EJERCICIO

Los CDC definen la presencia de virus de inmunodeficiencia humana/síndrome de inmunodeficiencia adquirida (VIH/sida) cuando se ha identificado la infección por VIH, con independencia de si la infección ha progresado a sida. Según los CDC, aproximadamente 56 000 personas al año en Estados Unidos se infectan con el virus[26,176]. Durante el año 2016, el número acumulado estimado de casos de sida en Estados Unidos fue de más de 1.1 millones. Debido al desarrollo de la terapia antirretroviral (TAR), la esperanza de vida promedio de las personas afectadas por el VIH/sida ha aumentado significativamente, por lo que actualmente la afección se considera una enfermedad crónica, pues las personas positivas para VIH tienen la misma esperanza de vida que las personas sin la infección. Pero, como una desventaja del TAR, estos medicamentos están asociados con numerosos problemas de salud, como enfermedades cardiovasculares, dislipidemia, resistencia a la insulina y una distribución anómala de la grasa por el aumento de la grasa abdominal y la pérdida de grasa subcutánea.

También es evidente un aumento de la fatiga, lo que dificulta el rendimiento en las actividades de la vida diaria, junto con el desgaste y la debilidad musculares. Además, la investigación ha revelado que la condición cardiovascular, cuantificada como $\dot{V}o_{2máx}$, puede ser hasta un 40 % más baja que la observada en personas sin la enfermedad[19,89]. En gran parte, parece que el $\dot{V}o_{2máx}$ más bajo exhibido por aquellas personas con VIH/sida puede explicarse por daño mitocondrial en el músculo esquelético. El resultado es una alteración de la capacidad de los músculos activos para extraer oxígeno de la sangre y producir trifosfato de adenosina (ATP) a través de vías oxidativas. La menor capacidad aeróbica de los pacientes con VIH/sida limita su condición física para realizar las actividades de la vida diaria y las actividades recreativas que contribuyen a su calidad de vida en general. Sin embargo, tanto el entrenamiento aeróbico como el de fuerza brindan beneficios sustanciales para la salud de las personas con sida.

En diversos estudios se ha constatado que las personas diagnosticadas con VIH/sida son, de hecho, capaces de responder a programas de entrenamiento de resistencia diseñados adecuadamente y experimentar mejoras en el $\dot{V}o_{2máx}$ que son similares (20-25 %) a las detectadas en personas sin la enfermedad[128,176]. Es igualmente importante señalar que realizar entrenamiento aeróbico no planteó riesgos para la salud de las personas con VIH/sida; ni la carga viral ni el recuento de CD4 (células inmunitarias) se alteraron con el entrenamiento. Además, el bienestar psicológico mejoró (es decir, aumentó la satisfacción y disminuyó la depresión) después del entrenamiento de resistencia[26].

Además de la disminución de la condición cardiovascular, el VIH/sida a menudo se asocia con una afección denominada «emaciación» o «caquexia», incluso entre quienes reciben tratamiento con TAR. Esta emaciación se caracteriza por una disminución del peso corporal de al menos un 10 % durante un período de 12 meses. Esta pérdida de masa, en su mayoría de músculo esquelético, no solo disminuye la capacidad funcional de la persona al reducir la fuerza, sino que las investigaciones han constatado que existe una fuerte asociación entre la emaciación y la progresión de la enfermedad, que conduce a la mortalidad. Se han experimentado varios enfoques para contrarrestar esta emaciación muscular, como asesoramiento e intervención nutricional, terapia hormonal y fármacos. Sin embargo, todos tienen inconvenientes importantes, como náuseas y un alto costo, que los hacen poco prácticos para su uso a gran escala[40]. Una intervención que ha demostrado ser exitosa y presenta pocas desventajas, si las hay, es el entrenamiento de fuerza. En varias investigaciones se ha confirmado que las personas diagnosticadas con VIH/sida pueden acumular mejoras en la función muscular y un aumento de la masa muscular similares a las observadas en controles sedentarios no enfermos[4].

Por ejemplo, Roubenoff y cols.[155] documentaron aumentos del 31 % al 50 % en la fuerza de todos los grupos musculares evaluados después de un régimen de entrenamiento de 8 semanas en el que se utilizaron cargas del 50 % al 80 % de una repetición máxima para 3 series de 8 repeticiones, junto con un aumento significativo de la masa corporal magra. En un estudio posterior, el ejercicio de fuerza progresivo realizado por pacientes con VIH/sida con emaciación permitió un aumento del 60 % en la fuerza muscular y un aumento del 5 % en la masa corporal magra. Estos pacientes también informaron que su capacidad de funcionamiento físico durante las actividades de la vida diaria había mejorado significativamente[156]. El entrenamiento de fuerza también puede ralentizar la progresión de la osteopenia debido al TAR a largo plazo[4]. También son alentadores los hallazgos de que un programa de entrenamiento aeróbico, de fuerza y de flexibilidad puede mejorar las capacidades aeróbicas, de fuerza y flexibilidad cuando estos tipos de entrenamiento se realizan al mismo tiempo[48]. Al igual que con el entrenamiento aeróbico, la participación en el entrenamiento de fuerza no comprometió la salud de los pacientes con VIH/sida, no suprimió la función inmunitaria y no aceleró la progresión de la enfermedad, lo que constata que es algo seguro y efectivo[4,16,48].

Revisión rápida

- Solo en Estados Unidos, aproximadamente 56 000 personas se infectan con VIH cada año.
- El VIH provoca desgaste y debilidad muscular, lo que dificulta incluso las actividades de la vida diaria.
- Se observa una disminución del 40 % en la condición aeróbica (es decir, $\dot{V}o_{2máx}$) entre los pacientes con VIH. Esto se debe principalmente al daño causado a las mitocondrias de los músculos.
- Diversas investigaciones han constatado que los pacientes con VIH pueden mejorar su $\dot{V}o_{2máx}$ en la misma medida (20 % al 25 %) que los que no padecen la enfermedad, si participan en un programa de entrenamiento de resistencia diseñado adecuadamente.
- Se ha constatado que el entrenamiento de fuerza aumenta significativamente la masa muscular y la fuerza en pacientes con sida, sin ningún efecto negativo.

EPILEPSIA Y EJERCICIO

La epilepsia es una afección que afecta a más de 3 millones de personas en Estados Unidos. La característica definitoria de la epilepsia es la presencia de episodios recurrentes de convulsiones. Es importante señalar que sufrir una sola convulsión no constituye un diagnóstico de epilepsia.

ETIOLOGÍA

No existe una causa única que pueda explicar todos los casos de epilepsia y, de hecho, casi la mitad de todas las convulsiones no tienen una causa conocida. En pocas palabras, cualquier cosa que cause hiperactividad en grupos de neuronas que produzcan una descarga eléctrica excesiva que interrumpe la actividad eléctrica normal del encéfalo puede verse como una causa de epilepsia. En el estudio de esta desconcertante enfermedad, los científicos han identificado una serie de factores que contribuyen a su aparición. Por ejemplo, existen factores genéticos que pueden causar epilepsia, como los que causan la expresión defectuosa de canales iónicos de las neuronas del encéfalo, lo que las deja con un nivel demasiado alto de excitabilidad y un bajo umbral de estimulación.

El daño cerebral derivado de tumores, alcoholismo, abuso de drogas y traumatismo craneoencefálico también se ha asociado con el desarrollo de epilepsia. Además, cualquier situación que prive al encéfalo de un suministro de oxígeno adecuado puede verse como una causa de la aparición de epilepsia. De hecho, casi una tercera parte de todos los casos recién diagnosticados entre adultos se desencadenan como resultado de una enfermedad cerebrovascular que altera el flujo sanguíneo al encéfalo. Se han identificado otros factores causales tales como la exposición a altos niveles de plomo o monóxido de carbono, especialmente en la infancia. Finalmente, las afecciones derivadas de una infección, como el sida, la meningitis y la encefalitis, pueden provocar hiperactividad neuronal y epilepsia.

A pesar de la eficacia de los medicamentos actuales para controlar los síntomas de la epilepsia, todavía es posible que se produzcan convulsiones en quienes la padecen. Entonces, ¿qué es lo que podría actuar para desencadenar un ataque epiléptico? Aunque los pacientes pueden tener diferentes grados de sensibilidad a varios estímulos, algunos de los desencadenantes más comunes incluyen fatiga, consumo de alcohol, luces con parpadeo rítmico, humo de cigarrillo, ingesta de ciertos alimentos y privación del sueño. Pero, quizá, el estímulo más comúnmente documentado para el inicio de un ataque epiléptico es el estrés[124]. Debido a esto, se ha sugerido que el entrenamiento con ejercicios, que se ha constatado que es efectivo en el manejo del estrés, puede reducir el número de ataques epilépticos (cuadro 18-12).

EJERCICIO Y EPILEPSIA

Muchas personas con epilepsia no tienen un buen estado físico y no están sanas en gran parte porque creen que el estrés del esfuerzo físico les inducirá una convulsión. Es una preocupación relativamente lógica, pues aproximadamente el 10 % de la población de pacientes experimentará una convulsión como resultado de la práctica de ejercicio o deportiva[123]. Sin embargo, hasta el 40 % experimentará menos episodios precisamente gracias al ejercicio regular. Existen numerosos factores que pueden explicar los efectos dispares del ejercicio en los ataques epilépticos. Parece que el ejercicio de alta intensidad y exhaustivo puede aumentar la probabilidad de convulsiones, especialmente entre aquellas personas que no están familiarizados con el ejercicio intenso o que no están en forma. Otra razón que puede explicar por qué el ejercicio provoca convulsiones en algunas perdonas se relaciona con el estrés psicológico que acompaña a la actividad física.

Por sí solo, este tipo de estrés produce un aumento de la actividad eléctrica dentro del encéfalo. Esta actividad, combinada con la hiperactividad inicial y el bajo umbral de estimulación de las neuronas dentro de regiones específicas del encéfalo de los pacientes con epilepsia, causa la activación descontrolada de esas neuronas y la convulsión. Por tanto, parece que la cantidad de estrés psicológico experimentado por los pacientes antes y durante el ejercicio es fundamental para determinar si el ejercicio aumenta o disminuye las probabilidades de sufrir una convulsión. Las personas que hacen ejercicio de forma regular están acostumbrados a hacer ejercicio y tienen menos estrés psicológico derivado de esta práctica, por lo que pueden tener menos probabilidades de presentar una crisis mientras hacen ejercicio o practican deportes.

Fisiológicamente, quienes hacen ejercicio regularmente muestran una respuesta atenuada del sistema nervioso simpático y una disminución en la liberación de cortisol, la hormona del estrés[39]. Esta disminución también puede reducir la incidencia de ataques epilépticos inducidos por el ejercicio.

Asimismo, se ha postulado que la liberación de β-endorfinas inducida por el ejercicio, que tienen un efecto relajante similar a los opioides, también disminuye la actividad de las neuronas responsables de las convulsiones[3]. También se ha sugerido que el alto grado de concentración mental requerido durante el ejercicio y los deportes pueden tener una influencia calmante en las regiones del encéfalo responsables de la aparición de las convulsiones. El efecto del ejercicio sobre la frecuencia de las convulsiones es individual, y el aumento de los niveles de actividad física se asocia con una menor frecuencia de las convulsiones[10].

La Epilepsy Foundation aboga por la actividad física y el ejercicio, ya que el ejercicio normalmente no desencadena convulsiones a menos que la persona esté demasiado fatigada. El ejercicio regular de intensidad moderada tendrá un efecto reductor del estrés en los pacientes con epilepsia y, como consecuencia, disminuirá la incidencia de convulsiones. Además, las personas que padecen epilepsia disfrutarán de muchos otros beneficios para la salud que se obtienen del entrenamiento físico y, por tanto, mejorarán su calidad de vida. Aquellas personas que practican ejercicio y actividades deportivas deben dormir lo suficiente, mantenerse bien hidratados, mantener niveles adecuados de electrólitos, evitar los deportes en los que puedan producirse lesiones en la cabeza y ser conscientes de que los medicamentos que se usan para tratar la epilepsia pueden causar fatiga, problemas de visión y reducción de la masa ósea (cuadro 18-13).

Revisón rápida

- Solo en Estados Unidos, la epilepsia afecta a más de 3 millones de personas.
- La epilepsia se caracteriza por convulsiones recurrentes.
- Varios factores pueden desencadenar un ataque epiléptico, incluido el estrés.
- La Epilepsy Foundation aboga por la actividad física y el ejercicio para las personas con epilepsia.

CUADRO 18-12
¿SABÍA USTED?

Epilepsia y rendimiento

Aunque algunas personas con discapacidad mental también tienen epilepsia, ambas afecciones no van necesariamente de la mano. De hecho, varias personas muy conocidas, muy inteligentes y con muchos logros han padecido epilepsia. Entre otras personalidades, esta lista incluye a Platón, Julio César, Sócrates, Napoleón Bonaparte, Sir Isaac Newton, Miguel Ángel y Leonardo da Vinci, los actores Danny Glover y Margaux Hemingway, el cantante Neil Young, el rapero Lil Wayne, el ex jugador de fútbol americano de la Liga nacional de fútbol americano de Estados Unidos Tiki Barber y la estrella olímpica de atletismo Florence Griffith Joyner.

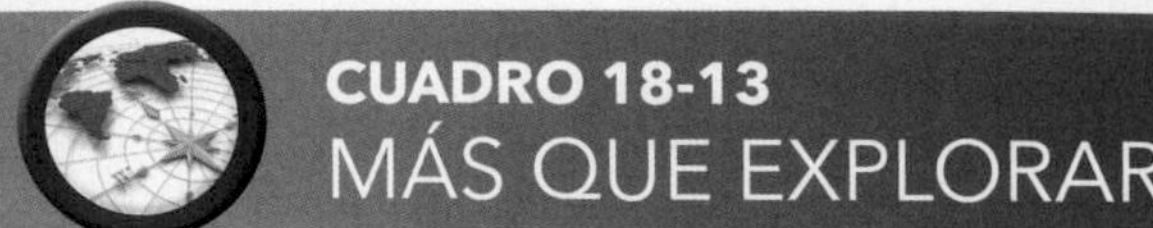

CUADRO 18-13
MÁS QUE EXPLORAR

Deporte y epilepsia

La epilepsia es una afección neural crónica que afecta a aproximadamente 2 millones de personas solo en Estados Unidos. Se caracteriza por convulsiones repentinas e impredecibles que pueden asustar no solo a la persona que experimenta la convulsión, sino también a quienes se encuentran cerca. Si bien no se comprenden completamente, las convulsiones son el resultado de ráfagas caóticas de actividad eléctrica en ciertas regiones cerebrales. En función del área que experimenta la actividad neuronal descontrolada, el resultado puede ser cualquier cosa, desde pensamientos, habla, memoria, lenguaje o movimiento desordenados hasta convulsiones físicas o inconsciencia. Incluso cuando se toman los medicamentos adecuados, aproximadamente el 30% de las personas con epilepsia seguirán experimentando convulsiones.

Durante muchos años, se recomendó que las personas diagnosticadas con epilepsia evitaran el deporte y la actividad física porque el estrés parece desencadenar la aparición de convulsiones. Sin embargo, la influencia del ejercicio sobre el estrés emocional y psicológico es compleja y, a menudo, el ejercicio puede reducir el estrés crónico. De hecho, la investigación sugiere que el entrenamiento con ejercicios puede ayudar a limitar las convulsiones que experimentan los deportistas con epilepsia. Se ha postulado que la necesidad de concentración mental durante el ejercicio puede servir para amortiguar la fuerza y la frecuencia de las explosiones que causan convulsiones. Por otro lado, también se ha sugerido que el estrés emocional asociado con situaciones altamente competitivas puede provocar una actividad neuronal descontrolada del encéfalo y, por tanto, convulsiones. Si bien, la evidencia científica disponible actualmente, relativamente escasa, no apoya ni refuta la noción de que el ejercicio puede beneficiar a las personas con epilepsia, la mayoría de las organizaciones ya no desalientan la participación en deportes de pacientes con epilepsia. Más bien, los médicos suelen recomendar que se tomen ciertas precauciones si alguien con epilepsia elige hacer ejercicio o practicar algún deporte. Estas recomendaciones incluyen que los deportistas estén particularmente atentos para mantenerse bien hidratados durante la competición y que tengan una nutrición adecuada para evitar alteraciones en la composición de electrólitos y las concentraciones de glucosa sérica tanto durante la competición como en la recuperación después del ejercicio. Los deportes acuáticos preocupan especialmente, ya que una convulsión descontrolada podría provocar la muerte por ahogamiento. Como consecuencia, si la natación es la forma de ejercicio preferida por un apasionado del acondicionamiento físico o la persona con epilepsia es nadadora, debe asegurarse de que haya personal calificado (es decir, un salvavidas) presente en todo momento y que sepa cómo responder a un ataque epiléptico. Y en cualquier tipo de deporte o actividad física es fundamental que el deportista con epilepsia no se sobrecargue ni se agote, ya que esto puede desencadenar una convulsión. Además, debido a que los medicamentos antiepilépticos pueden provocar una disminución en la densidad mineral ósea (DMO), el ejercicio para una persona con epilepsia debe incluir ejercicios con carga de peso, como caminar o correr, y ejercicios de fuerza, o levantamiento de pesas, ya que se ha descubierto que estas actividades promueven la densidad y la fuerza ósea.

Lecturas recomendadas

Arida RM, Scorza FA, Terra VC, et al. Physical exercise in epilepsy: what kind of stressor is it? *Epilepsy Behav.* 2009;16:381–387.

Epps SA, Kahn AB, Holmes PV, et al. Antidepressant and anticonvulsant effects of exercise in a rat model of epilepsy and depression comorbidity. *Epilepsy Behav.* 2013;29:47–52.

Gordon KE, Dooley JM, Brna PM. Epilepsy and activity—a population-based study. *Epilepsia.* 2010;51:2254–2259.

Jacobs PL, Ed. *NSC'As Essentials of Training Special Populations.* Champaign, IL: Human Kinetics, 2018.

Nyberg J, Aberg MA, Toren K, et al. Cardiovascular fitness and later risk of epilepsy: a Swedish population-based cohort study. *Neurology.* 2013; 81:1051–1057.

Vancini RL, de Lira CA, Arida RM. Physical exercise as a coping strategy for people with epilepsy and depression. *Epilepsy Behav.* 2013;29(2):431.

HIPERTENSIÓN Y EJERCICIO

La presencia de presión arterial alta, o hipertensión, es un problema de salud muy común, especialmente entre las culturas occidentales, donde es más frecuente. De hecho, solo en Estados Unidos, más de 77.9 millones de adultos son hipertensos, lo que significa que tienen una presión arterial sistólica en reposo de 140 mm Hg o más y/o una presión diastólica en reposo de al menos 90 mm Hg, o están tomando medicamentos antihipertensivos para controlarla[4]. Esto es preocupante porque la hipertensión se ha relacionado significativamente con una mayor probabilidad de accidente cerebrovascular, cardiopatía, arteriopatía periférica, complicaciones renales y mortalidad cardiovascular y por todas las causas[138]. Existen métodos para tratar efectivamente la hipertensión, que incluyen el uso de medicamentos antihipertensivos y modificaciones del estilo de vida. Uno de estos cambios en el estilo de vida es el entrenamiento físico, aunque, por sí solo, el ejercicio es efectivo solo entre aquellos con hipertensión de leve a moderada.

EJERCICIO Y PRESIÓN ARTERIAL EN REPOSO

Durante muchos años se ha sabido que el entrenamiento físico puede tener un efecto positivo sobre la presión arterial en reposo de las personas con hipertensión. Esto es así tanto en hombres como en mujeres, quienes, según se ha constatado por medio de la investigación, muestran incidencias similares de hipertensión. La modalidad de ejercicio más eficaz para tratar la hipertensión es el ejercicio de resistencia de tipo aeróbico, como caminar, trotar, montar en bicicleta y nadar.

La mayoría de las investigaciones constatan que cuando dicha actividad se realiza a una intensidad moderada (es decir, <70% del $\dot{V}o_{2máx}$) durante 30 min a 60 min por sesión durante un período de varias semanas, las presiones arteriales sistólica y diastólica en reposo disminuye en 7.4 mm Hg y 5.8 mm Hg, respectivamente, entre los pacientes hipertensos[44]. Se ha observado que estos cambios son significativamente mayores que los experimentados por personas con presión arterial normal en reposo que realizan la misma rutina de ejercicios.

Con la creciente popularidad del entrenamiento con ejercicios de fuerza, se ha examinado si un programa de entrenamiento con pesas también puede modificar la presión arterial en reposo entre las personas hipertensas. Los metaanálisis concluyen que el entrenamiento de fuerza puede disminuir significativamente ambas presiones sistólica y diastólica (2-4.55 mm Hg y 3-3.79 mm Hg, respectivamente)[31,32,87] o producir una disminución no significativa (3.2 mm Hg) de la presión arterial sistólica[41,45]. Esto produce una disminución de aproximadamente un 2 % a un 4 % en ambas presiones. Estas disminuciones de la presión arterial pueden ser mayores en personas hipertensas. Por tanto, aunque un programa de entrenamiento de fuerza reduce la presión arterial en reposo, lo hace en menor grado que un programa de entrenamiento de resistencia. Sin embargo, las disminuciones de la magnitud mostrada por el entrenamiento de fuerza son clínicamente relevantes y pueden reducir la incidencia de accidentes cerebrovasculares y cardiopatías hasta en un 14 % entre los pacientes con hipertensión.

RESPUESTAS AGUDAS AL EJERCICIO Y DESPUÉS DEL EJERCICIO

Aunque pocos estudios han investigado cómo el entrenamiento con ejercicio afecta las respuestas de la presión arterial durante el ejercicio, se han recopilado algunos resultados importantes. En general, parece que cuando las personas con hipertensión completan un programa de entrenamiento de resistencia de varias semanas, la respuesta aguda de la presión arterial al ejercicio de tipo aeróbico de intensidad moderada se reduce en aproximadamente 7 mm Hg, mientras que su frecuencia cardíaca durante el ejercicio disminuye en 6 latidos por minuto[57]. Esto implica no solo una mejora de la forma física, sino también un menor riesgo cardiovascular durante el ejercicio entre los pacientes hipertensos.

De manera similar a las personas normotensas, la evidencia sugiere que hay una disminución significativa de la presión arterial después del ejercicio entre los pacientes hipertensos, de hecho, incluso mayor. Ambos grupos muestran lo que se ha denominado *hipotensión postejercicio*, o una caída en las presiones sanguíneas sistólica y diastólica, hasta 22 h después de suspender ejercicio de resistencia de intensidad moderada. Es importante destacar que algunos expertos piensan que estos episodios repetidos de hipotensión después del ejercicio pueden tener un efecto acumulativo y explicar las disminuciones inducidas por el entrenamiento en la presión arterial en reposo entre las personas hipertensas y normotensas.

En general, parece que, por sí solo, el entrenamiento físico, en particular de naturaleza aeróbica, incluidas las contracciones rítmicas de grandes grupos musculares a una intensidad moderada durante un período de semanas, puede disminuir la presión arterial significativamente, en reposo y durante el ejercicio, en pacientes diagnosticados con hipertensión leve a moderada. Esto es así para hombres y mujeres de todas las edades, con independencia de su procedencia étnica. Una prescripción de ejercicio adecuada para estos pacientes sería muy similar a la recomendada para la población adulta general, con énfasis el ejercicio de resistencia de intensidad moderada, con una duración de 30 min o más, la mayoría o todos los días de la semana, que puede complementarse con ejercicio de fuerza de intensidad moderada dos o tres veces por semana y entrenamiento de flexibilidad con base en las guías para adultos sanos[4].

DÉFICIT DE ATENCIÓN Y TRASTORNO DE HIPERACTIVIDAD

La afección conocida como trastorno por déficit de atención con hiperactividad, o TDAH, afecta hasta al 7 % de todos los niños en edad escolar en Estados Unidos y es un costoso problema de salud (aproximadamente 43 000 millones por año)[13]. Estas estimaciones cuantitativas ni siquiera toman en cuenta los efectos nocivos sobre la calidad de vida que el TDAH puede generar en quienes la padecen, así como a las amistades y familiares de estas personas (cuadro 18-14). Los síntomas del TDAH son bien conocidos e incluyen falta de atención, agresividad, comportamiento disruptivo, hiperactividad, bajo rendimiento académico e impulsividad inadecuada para la edad (cuadro 18-15). La afección siempre se presenta durante la infancia, pero a menudo persiste hasta la edad adulta; es más común entre los niños que entre las niñas. Sin embargo, el TDAH nunca se establece por primera vez durante la edad adulta. Como era de esperar dada la sintomatología, estos niños a menudo obtienen malos resultados en la escuela, tanto académica como socialmente.

ETIOLOGÍA

La etiología del TDAH tiene su origen en un retraso en el desarrollo de las regiones corticales del encéfalo involucradas en la función cognitiva. En general, el desarrollo de estas regiones se detiene de 2 a 3 años, en comparación con esas mismas regiones en los niños no afectados[163]. Se entiende que estas áreas del encéfalo dependen de los neurotransmisores catecolaminérgicos para la comunicación intercelular y la función cerebral adecuadas. Como consecuencia, los psicoestimulantes se prescriben a las personas afectadas por TDAH, con resultados normalmente positivos[56]. A menudo, estos medicamentos se prescriben junto con terapia conductual, lo que produce beneficios aún mayores con respecto al manejo de los síntomas.

Cabe destacar que la causa del TDAH es la falta de un desarrollo o crecimiento adecuado en la corteza cerebral, una región que depende de neurotransmisores derivados de las catecolaminas para su correcto funcionamiento. El ejercicio tiene un efecto estimulante sobre la liberación de catecolaminas en la circulación sanguínea, así como en el flujo sanguíneo a esas mismas regiones corticales del encéfalo que muestran un retraso en el desarrollo en quienes padecen TDAH. Además de aumentar las concentraciones circulantes de catecolaminas y el flujo sanguíneo a las regiones cerebrales responsables del TDAH, se ha descubierto que el ejercicio, al menos en animales, promueve el crecimiento cerebral y mejora la producción de moléculas específicas como el factor neurotrófico derivado del cerebro, el factor de crecimiento similar a la insulina y neurotrofinas que se sabe que facilitan el crecimiento y desarrollo de las neuronas que constituyen la corteza cerebral[56]. Se ha postulado, de forma razonable, que el ejercicio puede ser eficaz en el tratamiento o manejo del TDAH[15].

TRASTORNO POR DÉFICIT DE ATENCIÓN CON HIPERACTIVIDAD Y EJERCICIO

El ejercicio de las personas con TDAH es beneficioso y, en la mayoría de los casos, los síntomas cognitivos, conductuales y físicos se atenúan[85,126,178]. Por lo general, el ejercicio y los deportes se emplean junto con tratamientos más tradicionales, es decir, psicoestimulantes y modificación de la conducta, para provocar una intervención de tratamiento aún más efectiva[56]. Y es alentador que el tratamiento con ejercicios pueda proporcionar un mejor pronóstico a largo plazo que los psicoestimulantes, que pueden generar problemas de salud graves tales como hipertensión, glaucoma, hipertiroidismo y enfermedades cardiovasculares[146]. Estos riesgos no están asociados con el ejercicio e incluso pueden atenuarse gracias a la actividad física regular. Por tanto, las personas afectadas por el TDAH pueden acumular beneficios para la salud física y la mental a través del ejercicio. Sin embargo, es necesario realizar una investigación experimental más estrictamente controlada para dilucidar cuál es el mejor programa de ejercicio para estas personas[126].

Se ha sugerido que, en lugar de las formas tradicionales de ejercicio, que tienden a aumentar la frecuencia cardíaca y la presión arterial, las formas menos tradicionales de ejercicio, como el yoga y el

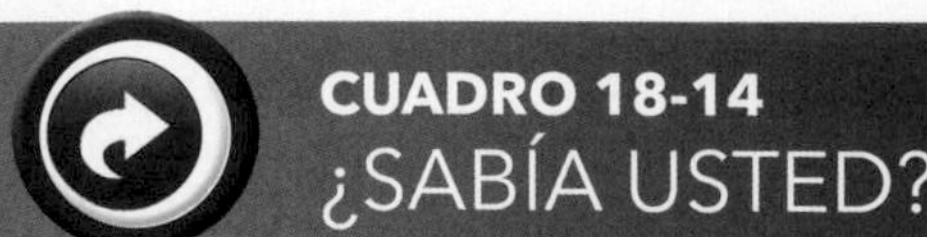

CUADRO 18-14
¿SABÍA USTED?

Datos interesantes sobre el trastorno por déficit de atención con hiperactividad (TDAH)

- Los índices de casos diagnosticados de TDAH son similares entre los países estudiados y la probabilidad de ser diagnosticado con la afección depende, en gran parte, de los criterios utilizados para identificarla.
- La probabilidad de recibir un diagnóstico de TDAH es tres veces más probable entre los niños que entre las niñas.
- Aproximadamente el 50 % de los niños diagnosticados con TDAH experimentan rechazo social, en comparación con solo el 10 % al 15 % de los niños a quienes no se les ha diagnosticado la afección.
- Aunque no se conoce completamente, se sospecha que el TDAH es el resultado de una combinación de factores genéticos y ambientales. Las investigaciones centradas en el estudio de gemelos indican que la genética representa aproximadamente las tres cuartas partes de todos los casos diagnosticados con TDAH.
- El TDAH se desarrolla con mayor frecuencia entre los niños cuyas madres tienen estrés o ansiedad crónicos.
- Una investigación reveló que el 8 % de todos los jugadores de béisbol de las grandes ligas habían sido diagnosticados con TDAH.
- Mientras que el 28 % de la población estadunidense obtiene un título universitario, menos del 5 % de los diagnosticados con TDAH lo hacen.
- La afección conocida como «inquietud mental» se documentó por primera vez en la literatura en 1798, pero el TDAH se describió por primera vez, de manera clara y distintiva, en 1902.

taichí, que implican un alto grado de disciplina mental, pueden ser útiles para las personas con TDAH[51,72]. Estas afirmaciones se deben principalmente al gran énfasis en la coordinación de movimientos físicos suaves y rítmicos calmantes con el enfoque simultáneo de la mente. Algunos estudios sugieren que tanto el yoga como el taichí otorgan a los niños con TDAH ciertos beneficios, como una mejor concentración, menos hiperactividad y una disminución general de los síntomas[72]. Aunque prometedores, estos hallazgos deben complementarse con estudios adicionales que evalúen con precisión la eficacia de ambos tipos de entrenamiento en el tratamiento y manejo del TDAH.

EFECTOS DEL TDAH Y SU TRATAMIENTO EN DEPORTISTAS

Muchos deportistas jóvenes que practican deportes organizados reciben tratamiento para el TDAH, el cual puede incluir psicoestimulantes. Estos medicamentos tienen los mismos efectos fisiológicos en el cuerpo que los que producen las catecolaminas naturales. Entre estos se incluyen un aumento de la frecuencia cardíaca, un aumento del gasto cardíaco, una presión arterial más alta y una temperatura central más alta, junto con un mayor enfoque y estado de alerta mental. Como consecuencia, se ha constatado que estos estimulantes evocan efectos ergogénicos y, por tanto, han sido prohibidas por numerosas organizaciones deportivas, entre las que se incluyen la National Collegiate Athletic Association (NCAA), el Comité Olímpico Internacional (COI) y la Agencia Mundial Antidopaje. Esto, obviamente, presenta un dilema tanto para los deportistas con TDAH como para el personal médico encargado de supervisarles. Actualmente, la NCAA permite que los deportistas con TDAH continúen tomando su medicación con la asunción de que el deportista puede proporcionar documentación de que ha sido diagnosticado clínicamente con la afección y una declaración médica que indique que es necesario que continúe tomando los medicamentos recetados. Además, el deportista en cuestión debe someterse a una evaluación clínica todos los años y presentar una copia del informe final de dicha evaluación para recibir el permiso para seguir tomando los estimulantes durante toda la temporada competitiva.

Riesgos de participar en deportes

Existen riesgos conocidos al tomar estimulantes que deben ser tomados en cuenta tanto por el deportista como por el personal de supervisión médica. Estos incluyen una atenuación de la respuesta al dolor, que puede provocar lesiones musculoesqueléticas por sobreesfuerzo, y la supresión del apetito, que da lugar a problemas para mantener el peso corporal y contribuye a la disfunción menstrual en las mujeres deportistas. La frecuencia cardíaca y la presión arterial aceleradas asociadas con la ingesta de estimulantes parecen aumentar el riesgo de muerte súbita cardíaca, pero una revisión cuidadosa de los datos estadísticos no muestra una mayor incidencia de

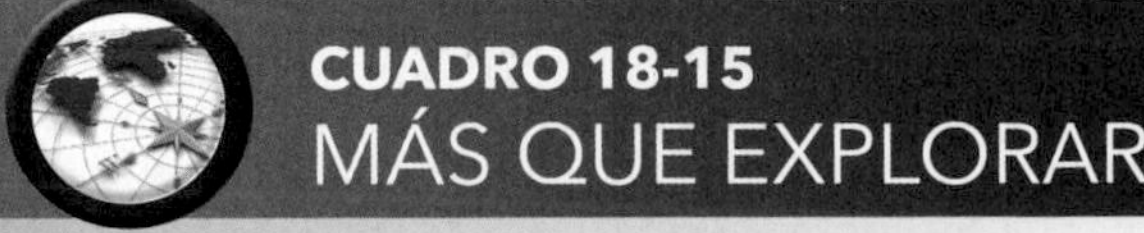

CUADRO 18-15
MÁS QUE EXPLORAR

Síntomas comunes del trastorno por déficit de atención con hiperactividad

- Poca capacidad de atención
- Demasiada atención a circunstancias novedosas
- Mayor asunción de riesgos
- Dificultad para esperar su turno
- Incapacidad para administrar el tiempo de manera eficaz
- Frustración fácil
- Falta de habilidades organizativas

Las comorbilidades incluyen ansiedad, depresión, comportamiento disruptivo, trastornos del aprendizaje y abuso de sustancias.

muerte cardíaca súbita entre los deportistas que toman estimulantes recetados, en comparación con otros deportistas de competición[83].

Quizá la preocupación más seria por las lesiones en los deportistas que toman psicoestimulantes para tratar el TDAH se asocia con la mayor temperatura central provocada por esos medicamentos. Los médicos y entrenadores del equipo deben monitorizar constantemente la temperatura central durante la competición y estar preparados para tratar de manera efectiva la hipertermia ante los primeros signos[146].

Revisión rápida

- El trastorno por déficit de atención con hiperactividad (TDAH) afecta hasta al 7 % de todos los niños en edad escolar en Estados Unidos y es más común entre los niños que entre las niñas.
- El TDAH se debe a un retraso en el crecimiento y desarrollo de regiones específicas del encéfalo.
- Los síntomas del TDAH incluyen falta de atención, agresividad, hiperactividad y bajo rendimiento académico.
- El TDAH puede persistir hasta la edad adulta, pero nunca se presenta por primera vez en dicha edad.
- Normalmente, el tratamiento del TDAH incluye una combinación de modificación de la conducta y fármacos psicoestimulantes.
- Las investigaciones indican que el ejercicio puede ayudar en el manejo de los síntomas del TDAH.

DOLOR LUMBAR

El dolor lumbar (lumbalgia) se define como dolor, tensión muscular o rigidez debajo del margen de las costillas y por encima de los pliegues de los glúteos inferiores, con o sin dolor en las piernas. Es uno de los problemas de salud más prevalentes en los países industrializados, donde se ha informado que hasta el 84 % de los adultos experimentan algún grado de dolor en las regiones lumbar y sacra inferior de la columna en algún momento de sus vidas[4,167]. Sin embargo, cuando se incluyen tanto países subdesarrollados como desarrollados, los datos sugieren que la incidencia de dolor lumbar en todo el mundo es próxima al 39 %, lo que indica que las naciones más ricas, y quizá más sedentarias, son más propensas a sufrir dolor lumbar[76,181]. Aunque suele notificarse que no hay un sesgo por sexo en la frecuencia de dolor lumbar, un metaanálisis sugiere que, en los casos de dolor lumbar recurrente, las mujeres tienen más probabilidades de verse afectadas que los hombres[73]. La investigación ha constatado que tanto los hombres como las mujeres que ya han sufrido lesiones y dolor lumbar tienen el doble de riesgo de experimentar episodios posteriores de lumbalgia que de sufrir su lesión original[107].

ETIOLOGÍA

En algunos casos, la lumbalgia es el resultado de afecciones médicas específicas e identificables, como el cáncer o un disco vertebral deslizado, pero aproximadamente el 85 % de los casos de dolor lumbar se diagnostican como inespecíficos, lo que indica que su aparición no puede atribuirse a un solo factor conocido. De hecho, el dolor lumbar suele describirse como un fenómeno multidimensional. Las investigaciones indican que, al analizar los síntomas y las posibles causas del dolor lumbar inespecífico, los procedimientos estadísticos no logran identificar factores de riesgo o predictores altamente precisos relacionados con su aparición. Sin embargo, los datos muestran que la incidencia de dolor lumbar aumenta con el incremento de la edad[76,167].

Curiosamente, uno de los factores contribuyentes más importantes relacionado con el desarrollo de lumbalgia es un estilo de vida sedentario[167]. De hecho, con independencia de la edad, parece que un bajo nivel de actividad física diaria aumenta la probabilidad de experimentar lumbalgia, así como la intensidad del dolor asociado con la lesión. Al mismo tiempo, la aparición de lumbalgia reduce la probabilidad de que las personas afectadas hagan actividad física y ejercicio. A su vez, la fuerza y la flexibilidad se ven afectadas, lo que hace que la región lumbar sea más vulnerable a la lesión y dolor posterior de la columna lumbar. Por el contrario, una mayor actividad disminuye la probabilidad de dolor lumbar recurrente[181]. Debido a la naturaleza subjetiva de la evaluación del dolor, en este momento es imposible determinar si una mayor actividad realmente reduce la gravedad de las lesiones en la columna lumbar o si lo que disminuye es la percepción del dolor por parte de las personas más activas. Sin embargo, las guías de tratamiento basadas en la evidencia indican que la actividad física es un componente clave en el tratamiento de la lumbalgia[4].

Un índice de masa corporal (IMC) alto en las categorías de sobrepeso u obesidad predispone a las personas a sufrir lumbalgia. En un estudio longitudinal que siguió a los mismos individuos durante un período de 11 años, se determinó que no solo había un vínculo, sino también una direccionalidad, en la relación entre un IMC alto y lumbalgia. Es decir, tener molestias en la parte inferior de la columna durante el primer año del estudio no predijo con precisión que el individuo tendría sobrepeso/obesidad al final de la investigación. Por el contrario, aquellos que tenían un IMC alto al comienzo del estudio eran mucho más propensos a experimentar lumbalgia al final de este. En efecto, tener un IMC en el rango de sobrepeso a obesidad sirvió como un factor de riesgo para acabar desarrollando dolor lumbar, pero no al revés[73].

LUMBALGIA Y EJERCICIO

Hasta el 85 %[4] de los casos de dolor lumbar son inespecíficos. Aunque parece que concentrarse en ejercicios para mejorar la estabilidad central del cuerpo es eficaz para disminuir el dolor lumbar durante un período de unas pocas semanas, con respecto a la prevención del dolor a largo plazo, los ejercicios generales que requieren la participación de los músculos de todo el cuerpo son igualmente efectivos[192]. Al diseñar un régimen de ejercicios dirigido al manejo y la prevención de la lumbalgia, es importante incluir ejercicios tanto de flexores como de extensores de la columna junto con los músculos pares alineados a lo largo de esta, ya que los desequilibrios musculares a menudo provocan lumbalgia. Las guías de prescripción de ejercicio para la población general sana deben aplicarse al hacer ejercicio para controlar o prevenir los síntomas del dolor lumbar, y deben incluir ejercicios aeróbicos, de estiramiento y de fortalecimiento. Los resultados de la investigación brindan evidencia convincente para participar en un régimen de ejercicios de este tipo, pues aquellos que lo hacen tienen solo la mitad de probabilidades de sufrir un episodio recurrente de dolor lumbar, en comparación con quienes no lo hacen.

Debido al énfasis en el ejercicio cuerpo-mente, que tiene como objetivo mejorar la estabilidad, la fuerza y la flexibilidad central junto con la respiración, el Pilates ha sido estudiado para el tratamiento del dolor lumbar. La conclusión general derivada de un metaanálisis es que los datos informados no pueden respaldar ni refutar su eficacia con respecto al dolor lumbar. Principalmente, esto se debe a inconsistencias sustanciales en las definiciones y los procedimientos de entrenamiento utilizados en los estudios individuales realizados hasta la fecha[194]. Se requiere una investigación más controlada antes de poder alcanzar conclusiones sólidas con respecto a la eficacia del Pilates en el tratamiento del dolor lumbar.

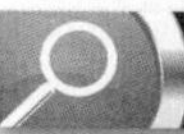

Revisión rápida

- El dolor lumbar puede ser el resultado de afecciones médicas específicas e identificables como el cáncer o un disco vertebral deslizado, pero aproximadamente el 85 % de los casos de lumbalgia se diagnostican como inespecíficos, lo que indica que su aparición no puede atribuirse a un solo factor conocido.
- Uno de los factores contribuyentes más importantes relacionado con el desarrollo de lumbalgia es un estilo de vida sedentario.
- Tener un índice de masa corporal (IMC) en las categorías de sobrepeso u obesidad predispone a las personas a sufrir lumbalgia.
- El ejercicio para mejorar la estabilidad central del cuerpo es eficaz para disminuir el dolor lumbar durante un período de unas pocas semanas.
- Se requiere una investigación más estrictamente controlada antes de poder llegar a conclusiones sólidas con respecto a la eficacia del Pilates en el tratamiento de la lumbalgia.

TRASTORNOS COGNITIVOS

Los **trastornos cognitivos** pueden dividirse en dos categorías principales: (1) trastornos del desarrollo y (2) enfermedades neurodegenerativas. Dentro de la amplia lista de trastornos del desarrollo diagnosticables, aquí se analizarán el **trastorno del espectro autista (TEA)**, el **síndrome Down** (trisomía 21) y otras **discapacidades intelectuales** (DI). Se ha constatado que la prevalencia de estos trastornos está aumentando en la población general de Estados Unidos. El término *retraso mental* ha comenzado a caer en desuso para referirse a estos trastornos y muchos lo consideran despectivo. Como se indica a continuación en el Registro Federal (agosto de 2013):

> *Estamos reemplazando el término «retraso mental» por «discapacidad intelectual» en nuestro Listado de Deficiencias (listados) para evaluar las reclamaciones relacionadas con trastornos mentales en adultos y niños bajo los títulos II y XVI de la Ley del Seguro Social (Ley) y en otras secciones apropiadas de nuestras reglas. Este cambio refleja la adopción generalizada del término «discapacidad intelectual» por parte del Congreso, agencias gubernamentales y varias organizaciones públicas y privadas.*

Además, es importante señalar que, en vista de las diversas enfermedades y trastornos que se han identificado, actualmente es más apropiado especificar la enfermedad después de la persona, en lugar de un adjetivo que la describa. Así, se trata de una niña con diabetes, no de una niña diabética, o de un niño con síndrome Down, no de un niño Down. De esta manera, primero se reconoce a la persona y segundo, a la enfermedad, para no definir totalmente a la persona por su afección.

CONSIDERACIONES GENERALES SOBRE LA PRESCRIPCIÓN DE EJERCICIO

En cualquier persona con un trastorno cognitivo, debe evaluarse la condición física modificando las guías de ejercicio del ACSM para niños y adolescentes, adultos sanos y personas mayores[4]. A menudo, estas modificaciones requerirán el uso de una frecuencia o intensidad más baja. Además, si una sola sesión de ejercicio no es tolerable, agradable o práctica, entonces es aceptable acumular el volumen de entrenamiento deseado en dosis más pequeñas realizadas a lo largo del día. Muchas veces se necesitan modalidades alternativas y variaciones ambientales como la música, el baile, el ejercicio acuático, entre otras, para que la experiencia del ejercicio sea más placentera (como se hace a menudo en poblaciones sin desafíos cognitivos). Es necesario ser flexible en el entrenamiento para contar con oportunidades de realizar actividades físicas para que estas poblaciones puedan beneficiarse de una mejor salud y calidad de vida, en lugar de aceptar una existencia cada vez más sedentaria.

Se han identificado varios trastornos cognitivos con diferentes niveles de sintomatología, deterioro cognitivo posterior y discapacidades físicas asociadas. La variación y la gravedad observadas en cada trastorno se basan en las diferencias individuales dentro de la población afectada. Se ha constatado que el ejercicio proporciona beneficios para estas poblaciones, pero el alcance de estos beneficios depende del nivel de deterioro cognitivo y de la capacidad de hacer ejercicio.

En Estados Unidos, el número de personas de todas las edades y niveles de función cognitiva con sobrepeso u obesidad está aumentando. Al igual que en la población general, es probable que esta tendencia se deba a la disminución de las oportunidades para la actividad física y a un aumento espectacular de las actividades sedentarias. La falta de conocimiento para individualizar programas efectivos de ejercicios para las personas con discapacidad cognitiva también es un problema importante[102,135].

El diseño de cualquier programa de ejercicios siempre debe presentar una progresión y permitir que la persona tolere y complete el entrenamiento. Además, el programa debe tener en cuenta la capacidad del individuo para aprender y realizar de manera segura los ejercicios incluidos, ya que, desde una perspectiva motora, es vital combinar las habilidades en el diseño del programa. Esta capacidad para tolerar un programa de ejercicios puede verse disminuida en función de las características únicas de cada uno de los diversos trastornos.

TRASTORNO DEL ESPECTRO AUTISTA

Los CDC han informado que la prevalencia del trastorno del espectro autista (TEA) en Estados Unidos ha aumentado de aproximadamente 6.7 por cada 1 000 nacimientos en el año 2000 a aproximadamente 14.7 por cada 1 000 nacimientos en 2010. Esta estimación indica que alrededor de 1 niño de cada 68 será diagnosticado con algún tipo de TEA. Este aumento podría deberse a un incremento real o a la ampliación de los criterios diagnósticos[6]. En un asunto relacionado, debe tenerse en cuenta que las ediciones anteriores del *Manual diagnóstico y estadístico de los trastornos mentales* (DSM) de la American Psychiatric Association no incluían el síndrome de Asperger o el trastorno generalizado del desarrollo no especificado de otra manera (PDD-NOS, *Pervasive developmental disorder-not otherwise specified*) entre las afecciones del TEA. La inclusión de ambos trastornos en las últimas ediciones del manual para el diagnóstico de TEA hace que las estimaciones previas hayan, quizá, subestimado la prevalencia[55,58,148]. También es probable que el aumento de la prevalencia pueda deberse, en parte, a una mayor conciencia pública sobre el TEA[55,58,148].

El TEA es un complejo grupo de afecciones que se definen conductualmente y tienen múltiples etiologías con diferentes niveles de gravedad[55]. En general, el TEA se caracteriza por déficits de comunicación social y conductas de naturaleza restrictiva y repetitiva. Las afecciones incluidas en el TEA son PDD-NOS, trastorno desintegrativo infantil (TDI), trastorno de Asperger y autismo clásico[6]. El autismo clásico puede ser levemente grave (alto funcionamiento) o muy grave (bajo funcionamiento)[6]. En el síndrome de Asperger, las personas muestran un detrimento principalmente en la interacción social, pero tienen una función cognitiva normal a superior con respecto al promedio. El trastorno desintegrativo infantil (también llamado síndrome de Heller) presenta retrasos en las habilidades del lenguaje y sociales y diversas habilidades motoras. La forma de TEA que muchas veces es indetectable es PDD-NOS. Los TEA suelen diagnosticarse entre los 14 meses y 3 años de vida y persistente hasta la adultez[136].

Se ha constatado que las estrategias de intervención conductual y cognitiva intensas y tempranas mejoran el lenguaje y la función social[58]. Las deficiencias en la comunicación y las interacciones sociales, y la participación en conductas repetitivas o estereotipadas, son el núcleo de los problemas que enfrentan las personas con TEA[75,125,148]. Una mayor capacidad de respuesta a las señales sensoriales también es un factor clave en el comportamiento de los niños y adolescentes con TEA[75,136]. Como resultado, es posible que los niños y adolescentes con TEA tengan arrebatos que pueden causar daño físico a ellos mismos y a los demás. Esto puede observarse en condiciones de estrés, como cuando se les impone un cambio repentino o si sienten frustración por la incapacidad de comunicarse de manera efectiva con los demás[75,125,148].

Consideraciones especiales sobre el ejercicio y el diseño de programas

Los índices crecientes de obesidad en niños y adolescentes con TEA son claramente un área de preocupación, al igual que en los jóvenes no afectados. En parte, esto puede deberse a una disminución continua de la actividad física con la edad[33,130]. Las explicaciones para esto pueden deberse a la falta de actividades escolares organizadas (p. ej., educación física) o a limitaciones financieras, así como limitaciones y falta de supervisión competente para participar en programas de ejercicio adaptados en clubes de salud y acondicionamiento físico u otros centros comunitarios. El mayor interés por la televisión, los reproductores de video, los videojuegos, etc., también puede reemplazar la actividad física, lo que lleva a un estilo de vida más sedentario[130].

Hay datos publicados limitados con respecto a los efectos del ejercicio en pacientes con TEA. Estos datos disponibles, sin embargo, parecen indicar un papel positivo del ejercicio como intervención[171]. La función cognitiva y el tiempo dedicado a las actividades de aprendizaje mejoran en niños y adolescentes con TEA después de una sesión de ejercicio. La disminución de los comportamientos estereotipados parece estar relacionada con este efecto positivo del ejercicio[88,144]. Esto, a su vez, da como resultado un mayor compromiso académico porque el aumento de la actividad física disminuye la ansiedad y la reactividad al estrés[144].

También se sabe que múltiples sesiones de ejercicio provocan reducciones mayores y más duraderas del comportamiento estereotipado en esta población[88]. Ser habitualmente activo ayuda a controlar mejor el peso, lo que puede disminuir el riesgo de problemas de salud asociados con la inactividad, como hipertensión, obesidad y diabetes[12,33].

Debido a que existe una tendencia creciente de problemas de salud en esta población, la actividad física en los jóvenes con TEA debe ser uno de los principales objetivos de los profesionales de la salud y el bienestar. Las instrucciones relacionadas con el ejercicio para las personas con TEA por parte del personal de educación física (idealmente con capacitación en educación física especial) de una escuela, o por un entrenador personal en un gimnasio o centro de acondicionamiento físico comunitario, deben ser emocionalmente neutrales (sin entonaciones), libres de jerga y ausentes de sarcasmo y condescendencia[154,200]. La simplicidad y la claridad son importantes para que la tarea no sea más difícil de lo que ya es para las personas afectadas con TEA. Esto minimizará la frustración y la probabilidad de arrebatos, lo que permitirá mejorar el rendimiento de la actividad[154,200].

Adicionalmente, para minimizar aún más la estimulación sensorial adversa, la sala y la vestimenta deben ser lo más neutrales posibles[200]. Los programas de ejercicio pueden seguir las guías típicas desarrolladas por el ACSM, pero deben modificarse, o incluso individualizarse, para permitir la técnica adecuada, la tolerancia de la intensidad y la duración. A veces, esto se puede hacer con la elección adecuada de modalidades de ejercicio y contexto (p. ej., en lugar de simplemente caminar, poner en un baile música o tocar instrumentos y andar).

SÍNDROME DOWN

El síndrome Down (SD) es una condición genética resultante de diversas anomalías del cromosoma 21. En el 92 % de todos los diagnósticos, existe una trisomía (tres copias) del cromosoma humano 21, el 3 % al 4 % de todos los diagnósticos se asocian con los cromosomas 21 y 14, y del 2 % al 4 % de los casos de SD tienen una formación en mosaico del cromosoma 21.

El origen más común de estas causas genéticas se produce durante la formación del óvulo (meiosis del gameto) dentro del ovario de la madre[177,196]. Históricamente, el desarrollo del SD se ha relacionado con la edad de la madre (>35 años) o con madres más jóvenes que fumaban mucho[21]. Sin embargo, las nuevas estadísticas que se muestran a continuación revelan que la edad no es un único factor definitorio.

Algunos datos sobre el síndrome Down (National Down Syndrome Society, 2019):

- El síndrome Down se desarrolla cuando un individuo tiene una copia adicional total o parcial del cromosoma 21. Este material genético adicional altera el curso del desarrollo y causa las características asociadas con el síndrome Down.
- Hay tres tipos de síndrome Down: la trisomía 21 (no disyunción) representa el 95 % de los casos, la translocación representa aproximadamente el 4 % de los casos y el mosaicismo, aproximadamente el 1 %.
- El síndrome Down es la condición cromosómica más frecuente. Aproximadamente 1 de cada 700 bebés en Estados Unidos nace con síndrome Down, lo que representa un total de aproximadamente 6 000 cada año.
- El síndrome Down se presenta en personas de todas las procedencias étnicas y niveles económicos.
- La incidencia de nacimientos de niños con síndrome Down aumenta con la edad de la madre. Pero, debido a los índices de fecundidad más altos en mujeres más jóvenes, el 80 % de los niños con síndrome Down nacen de mujeres menores de 35 años.
- Las personas con síndrome Down tienen un mayor riesgo de ciertas afecciones médicas, como defectos cardíacos congénitos, problemas respiratorios y auditivos, enfermedad de Alzheimer, leucemia infantil y afecciones tiroideas. En la actualidad, muchas de estas dolencias pueden tratarse, por lo que la mayoría de las personas con síndrome Down llevan una vida saludable.

- Algunos de los rasgos físicos comunes del síndrome Down son bajo tono muscular, baja estatura, ojos inclinados hacia arriba y un único pliegue palmar profundo. Cada persona con síndrome Down es un individuo único y puede poseer estas características en diferentes grados o no poseerlas en absoluto.
- La esperanza de vida de las personas con síndrome Down ha aumentado drásticamente en las últimas décadas: de 25 en 1983 a 60 en la actualidad.
- Las personas con síndrome Down asisten a la escuela, trabajan, se involucran en decisiones que les afectan, tienen relaciones significativas, votan y contribuyen a la sociedad de muchas maneras maravillosas.
- Todas las personas con síndrome Down experimentan retrasos cognitivos, pero el efecto suele ser de leve a moderado y no es indicativo de las muchas fortalezas y talentos que posee cada individuo.
- Los programas educativos de calidad, un entorno hogareño estimulante, una buena atención médica y el apoyo positivo de la familia, los amigos y la comunidad permiten a las personas con síndrome Down llevar una vida plena y productiva.

Asimismo, de acuerdo con la *Down Syndrome Society*, debe usarse el siguiente lenguaje:

- Utilice este lenguaje cuando se refiera al síndrome Down y personas que tienen síndrome Down:
- Siempre se debe hacer referencia a las personas con síndrome Down como personas en primer lugar.
- Debería decirse «un niño con síndrome Down» y evitar la expresión «niño Down» y o la descripción de la condición como «Down», como en «El Down».
- El síndrome Down es una condición o un síndrome, no una enfermedad.
- Las personas «tienen» síndrome Down; no lo «padecen» y no son «afectados» por este.
- Se prefiere «desarrollo típico» o «típico» a «normal».
- «Discapacidad intelectual» o «discapacidad cognitiva» ha reemplazado a «retraso mental» como término apropiado.
- La National Down Syndrome Society (NDSS) condena firmemente el uso de la palabra «retrasado/a» en cualquier contexto despectivo. Esta palabra es hiriente y sugiere que las personas con discapacidades no son competentes.

Down frente a de Down

- La NDSS prefiere utilizar síndrome Down, en lugar de síndrome de Down.
- El síndrome Down lleva el nombre del médico inglés John Langdon Down, quien caracterizó la condición, pero no la tenía. El «de» delante de Down denota posesión.
- Si bien el síndrome Down aparece en muchos diccionarios con ambas grafías populares (Down y de Down), el uso preferido en Estados Unidos es el síndrome Down. El libro de estilo de Associated Press (AP)[2] también recomienda utilizar «síndrome Down».

Las personas con SD tienen una amplia variedad de síntomas, desde leves a graves, que incluyen retrasos en el desarrollo tanto mental como físico[21,38,196]. Las características clásicas de las personas con síndrome Down a menudo causan dificultades con los patrones motores de la primera infancia y del aprendizaje, tanto de la conducta social generalizada como de las habilidades de autocuidado durante la niñez y la edad adulta[196].

Consideraciones especiales sobre el ejercicio y el diseño de programas

Como ocurre con todos los trastornos cognitivos, apenas se comienza a entender el impacto y la importancia de varios programas de ejercicio en las personas con SD (cuadro 18-16). La complejidad se basa en el rango funcional de las personas, con el desafío cognitivo y su capacidad para comprender y realizar programas de ejercicio. Lo mismo puede decirse de las personas con SD de todas las edades. Sin embargo, con programas modificados, la actividad física es posible y beneficiosa a pesar de la necesidad de comprender mejor todos los factores que influyen en las respuestas al ejercicio en esta población[8,102,165].

Por lo general, las personas con SD muestran debilidad muscular, mala condición cardiovascular y mala coordinación motora, de modo que cualquier intervención con ejercicio debe enfocarse en atenuar estas disfunciones motoras. Por tanto, la terapia con ejercicios tiene un gran valor para mejorar la función y los resultados relacionados con la salud. Uno de los desafíos importantes es que el retraso cognitivo asociado con el síndrome Down dificulta la comprensión de las instrucciones y realizar los ejercicios con la técnica correcta. Como consecuencia, la traducción de los ejercicios en movimientos de danza, ejercicios acuáticos y juegos puede ser un medio eficaz para ajustar la intensidad y la duración del ejercicio. Dado que el rango de función cognitiva varía de muy baja a muy alta, los programas de ejercicio deben adaptarse al individuo teniendo en cuenta los requisitos necesarios a fin de que un ejercicio sea efectivo para mejorar los resultados de salud[153,179]. Los programas que utilizan ejercicios de tipo yoga, actividades acuáticas y ciclismo, entrenamiento de fuerza y caminar, tienen impactos positivos en una amplia variedad de personas con síndrome Down[150,162].

Los programas de ejercicio para personas con SD deben incorporar una serie de modalidades de ejercicio, pero el enfoque del programa debe ser aumentar la condición y la resistencia cardiovascular, así como mejorar la fuerza muscular[6,28,165]. El aumento de la condición cardiovascular y la fuerza muscular generalizada permite mejorar la economía de movimiento y aumentar el tiempo de fatiga, lo que incrementará la independencia funcional[28,165]. Sin embargo, debido a las deficiencias cognitivas, deben realizarse modificaciones en el diseño del programa de modo que este sea exitoso. Por ejemplo, los programas que mejor han funcionado tienen en común una relación intensa entre instructores y participantes, así como el uso de varios incentivos de recompensa por la participación[165]. Se ha recomendado que, si se va a utilizar el entrenamiento de resistencia, el $\dot{V}O_{2pico}$ debe ser de mayor importancia que el $\dot{V}O_{2máx}$ para determinar la intensidad adecuada del ejercicio[28]. Una recomendación para las personas con un mayor funcionamiento es utilizar una intensidad del 50 % al 70 % del $\dot{V}O_{2pico}$. Para fomentar el cumplimiento del ejercicio, la danza aeróbica y el acompañamiento musical pueden proporcionar la motivación externa para el movimiento y añadir un elemento social importante a la experiencia del ejercicio. Para el entrenamiento de fuerza, debería elegirse una rutina progresiva de ejercicios para todo el cuerpo con máquinas de pesas adecuadas (es decir, fuerza en banco [*bench press*], prensa de piernas [*leg press*] o sentadillas, flexiones de brazos, flexiones de piernas, *press* militar, abdominales, elevaciones de pantorrillas, jalones laterales [*lateral pulldown*], extensiones de rodillas, remo sentado). Deben tenerse en cuenta las capacidades motoras requeridas para un ejercicio en particular y, en algunos casos, las máquinas de pesas pueden ayudar a

[2] *Nota de la traducción:* Associated Press (AP) es una de las agencias de noticias estadunidenses más importantes. Fundada en 1846, es una cooperativa propiedad de sus periódicos y estaciones de radio y televisión, que tanto aportan historias como utilizan el material escrito por la misma.

reducir los problemas de equilibrio y control y desarrollar fuerza más rápidamente.

La incorporación de ejercicios de peso libre es importante para ayudar a desarrollar capacidades motoras más relacionadas con las demandas del mundo real. Se recomienda la progresión, periodización e individualización de programas, ya sea entrenando en máquinas o con pesas libres. Puede utilizarse una variedad de ejercicios, incluidos pesas libres y máquinas, pero todos ellos deben abordar cada parte del cuerpo e incluir algunos ejercicios de múltiples articulaciones. Sin embargo, la capacidad de comprender y realizar el movimiento correcto es importante, así como el ajuste adecuado del equipo cuando se utilizan máquinas de pesas.Las demandas metabólicas deben abordarse cuidadosamente con períodos de descanso adecuados para permitir la recuperación y reducir cualquier síntoma de fatiga indebida, ya que el objetivo principal es aumentar la fuerza muscular.

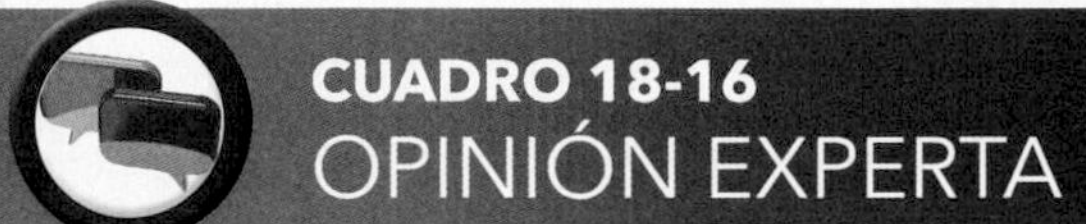

CUADRO 18-16
OPINIÓN EXPERTA

Beneficios del ejercicio y la prescripción de ejercicio para personas con síndrome Down

Emily Post-Phillips, PhD, CSCS
Assistant Professor
Exercise Science Department
Ohio Dominican University
Columbus, Ohio

El síndrome Down (SD) es un trastorno genético cromosómico que desarrolla 1 de cada 691 bebés que nacen en Estados Unidos cada año, lo que lo convierte en el trastorno cromosómico más común diagnosticado en el país. Algunos de los rasgos físicos más comunes pueden causar problemas que causan trastornos metabólicos y motores más complicados, lo que disminuye la funcionalidad. Las mayores complicaciones físicas surgen por hipotonía, anomalías cardíacas, regulación anómala del calor durante el estrés, anomalías musculoesqueléticas, complicaciones respiratorias, disminución de la función motora y fatiga excesiva. Muchos de estas anomalías hacen que las personas con SD tengan un mayor riesgo de obesidad y de las complicaciones metabólicas que se derivan de un estilo de vida sedentario. Las personas con SD suelen tener menor condición cardiovascular, menor control motor, menor condición muscular y niveles de obesidad más altos que la población general. Se ha constatado que el ejercicio reduce los factores de riesgo metabólicos y otros asociados con la inactividad, mejora la calidad de vida y aumenta la esperanza de vida de las personas con retrasos en el desarrollo cognitivo. Por ello, ha aumentado la investigación para determinar cómo el ejercicio puede contribuir a mejorar la calidad de vida de las personas con SD.

Se ha constatado que el ejercicio, tanto aeróbico como de fuerza, es seguro y beneficioso para quien tiene SD. En muchos programas se ha constatado un aumento de la condición cardiovascular y de la resistencia muscular general, lo que podría ayudar a disminuir la fatiga durante las actividades de la vida diaria. Se ha constatado que los programas de fuerza son incluso beneficiosos para aumentar el equilibrio y la estabilidad, así como para incrementar la funcionalidad y la independencia general. Se recomienda un programa de ejercicio que implemente ejercicios aeróbicos y de fuerza porque

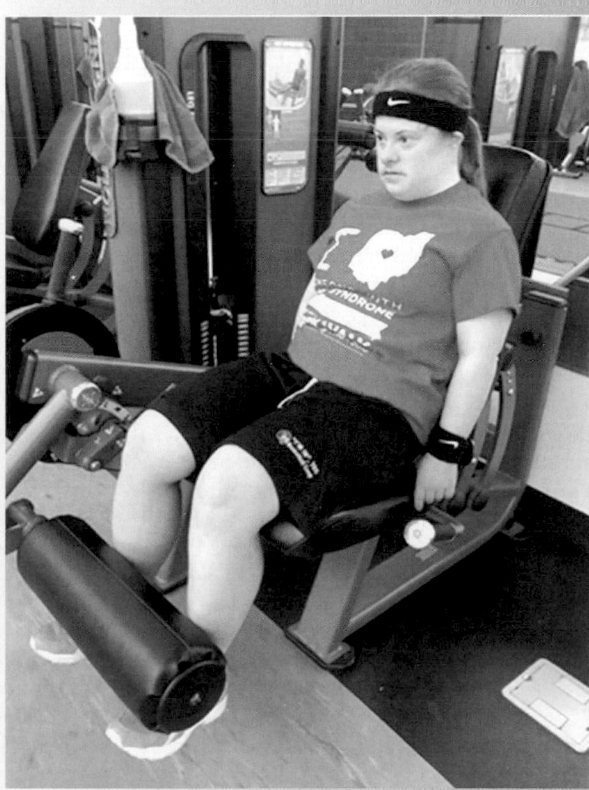

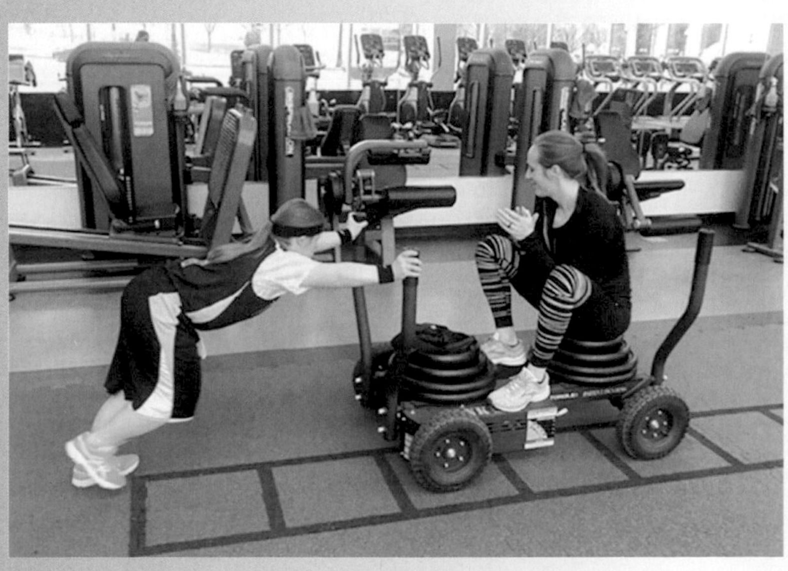

se ha observado que los programas de ejercicio combinados benefician a las personas con SD al reducir las contraindicaciones metabólicas e impactar positivamente las actividades de la vida diaria y la calidad de vida.

Las recomendaciones actuales de ejercicio para las personas con SD incluyen entrenamiento aeróbico 3 días a la semana, con una duración de 15 min a 30 min, y una intensidad del 50 % a 70 % del $\dot{V}o_{2pico}$ para las personas con alto funcionamiento. El entrenamiento de fuerza debe ser de 2 a 3 días por semana, de no más de 45 min por sesión, y debe enfocarse en mejorar la fuerza y función muscular general, con todos los grupos musculares principales incluidos. Todo el entrenamiento de fuerza para esta población debe comenzar con entrenamiento estándar con máquina y peso corporal solo. Luego, debe haber una progresión de la carga durante el entrenamiento de fuerza, que se realiza de forma individual en función de la coordinación motora y la familiaridad con los ejercicios. Debe considerarse la coordinación motora en el entrenamiento aeróbico y de fuerza para asegurarse de que el individuo pueda participar en el entrenamiento de la forma correcta y mantener el equilibrio adecuado durante la actividad, lo que disminuirá el riesgo de lesiones. En general, se recomienda una combinación de entrenamiento aeróbico y de fuerza.

Cuando se trabaja con personas con SD, hay que tener en cuenta algunas consideraciones especiales. Esta población suele presentar complicaciones metabólicas y glándulas sudoríparas anómalas que no permiten que el cuerpo regule la temperatura central tan rápida o eficientemente como la población general. También suelen presentar un exceso de fatiga antes que la población promedio. Por tanto, es crucial programar períodos de descanso más prolongados entre las series de ejercicios, junto con la hidratación, antes, durante y después de las sesiones. Como consecuencia, cada sesión de ejercicio no debe exceder los 45 min a 60 min. Los entrenadores personales que instruyen a esta población deben tener suficiente formación para saber cómo la persona promedio con SD percibe las señales visuales de los ejercicios, además de individualizar cómo el cliente percibe un programa (es decir, se adapta a la educación y ejercicio físico). Se recomienda encarecidamente contar con más personal que participantes para supervisar la seguridad y la eficacia de las sesiones. Muchos investigadores también sugieren individualizar el programa y las sesiones de ejercicios, en concreto, la intensidad, la modalidad de ejercicio, los colores y la música involucrados en la sesión.

Por último, es importante educar a la familia y los cuidadores de la persona con SD. Los progenitores y tutores suelen comprender la necesidad y los beneficios directos de la actividad física y el ejercicio para un estilo de vida saludable, pero muchos no están familiarizados con esta experiencia. Por tanto, no están seguros de cómo crear el entorno y las oportunidades para sus hijos de la forma más segura y eficaz. Educar, implementar y crear oportunidades puede ayudar al desarrollo de un entorno seguro para que las personas con SD se beneficien de los programas de ejercicio durante toda su vida.

Lecturas recomendadas

Cowley PM, Ploutz-Snyder LL, Baynard T, et al. The effect of progressive resistance training on leg strength, aerobic capacity and functional tasks of daily living in persons with Down syndrome. *Disabil Rehabil.* 2011;33:2229–2236.

Dodd KJ, Shields N. A systematic review of the outcomes of cardiovascular exercise programs for people with Down syndrome. *Arch Phys Med Rehabil.* 2005;86:2051–2058.

Gupta S, Rao BK, Kumaran S. Effect of strength and balance training in children with Down's syndrome—a randomized controlled trial. *Clin Rehabil.* 2011;25:425–432.

Kraemer WJ, Comstock BA, Clark JE. *NSCA's Essentials of Training Special Populations.* Human Kinetics, Champaign, Illinois, 2018.

Mahy J, Shields N, Taylor NF, et al. Identifying facilitators and barriers to physical activity for adults with Down syndrome. *J Intellect Disabil Res.* 2010;54: 795–805.

Mendonca GV, Pereira FD, Fernhall B. Effects of combined aerobic and resistance exercise training in adults with and without Down syndrome. *Arch Phys Med Rehabil.* 2011;92:37–45.

Shields N, Dodd K. A systematic review on the effects of exercise programmes designed to improve strength for people with Down syndrome. *Phys Ther Rev.* 2013;9:109–115.

Shields N, Taylor N, Fernhall B. A study protocol of a randomised controlled trial to investigate if a community based strength training programme improves work task performance in young adults with Down syndrome. *BMC Pediatrics.* 2010:10;17.

Weber R, French R. Down's syndrome adolescents and strength training. *Clin Kinesiol.* 1988;42:13–21.

OTRAS DISCAPACIDADES INTELECTUALES

Existen otras discapacidades intelectuales, conocidas como discapacidades cognitivas generales, que suelen desarrollarse antes de los 18 años[122].Estas discapacidades intelectuales se caracterizan por un retraso en la maduración cognitiva (mental) que da como resultado una puntuación significativamente por debajo del promedio en una prueba de capacidad mental o inteligencia.

Se caracterizan, además, por limitaciones en la capacidad para funcionar en áreas de la vida diaria, es decir, en las habilidades de comunicación, capacidad para realizar actividades de cuidado personal y comportarse de manera adecuada en situaciones sociales (incluidas las actividades escolares)[122].Aunque hay un retraso de la maduración mental, las personas con estas discapacidades intelectuales pueden y, de hecho, aprenden nuevas habilidades, pero las desarrollan a un ritmo mucho más lento que los niños con inteligencia promedio y habilidades de adaptación[122]. Estas otras discapacidades intelectuales más allá del síndrome Down pueden originarse por una lesión, enfermedad o anomalía cerebral durante la gestación. Las causas conocidas más comunes son las siguientes[23]:

1. Síndrome de alcoholismo fetal
2. Síndrome del X frágil
3. Afecciones genéticas (es decir, síndromes *Cri du chat* y/o Prader-Willi)
4. Infecciones (es decir, citomegalovirus congénito)
5. Defectos congénitos que afectan el encéfalo (es decir, hidrocefalia o atrofia cortical)
6. Asfixia durante el proceso de parto
7. Afecciones metabólicas, como fenilcetonuria (PKU), galactosemia e hipotiroidismo congénito

Los programas de ejercicio adaptados deben abordar las necesidades específicas de cada individuo y permitir que la actividad física sea parte de su estilo de vida. Se ha constatado que tanto el entrenamiento aeróbico (resistencia) como el de fuerza son beneficiosos para las personas con diversas discapacidades intelectuales[134]. Además, el entrenamiento del equilibrio también puede ayudar en el desarrollo de las capacidades de la marcha y el equilibrio para extender la función física y los movimientos cotidianos[97]. Sin embargo, aunque el ejercicio ha mostrado un gran potencial, un metaanálisis reciente ha constatado la muy importante necesidad de más investigación sobre la optimización de los programas de ejercicio para personas con discapacidad intelectual[131].

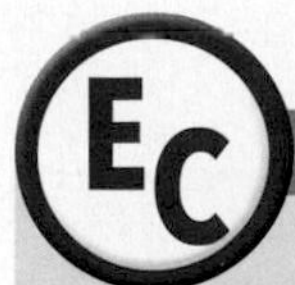

ESTUDIO DE CASO

ESCENARIO

Es una mujer de 25 años y acaba de enterarse que está embarazada. Está encantada con esta noticia, pero, después de estar inactiva desde el instituto, acaba de comenzar un programa de acondicionamiento físico, y le preocupa que ahora tendrá que dejar, de nuevo, de hacer ejercicio. ¿Qué debería hacer?

Opciones

Expresa sus inquietudes a su médico en su próxima cita. Este le comenta que, a pesar de que está embarazada, no es necesario que suspenda el ejercicio porque no tiene contraindicaciones tales como sangrado vaginal o antecedentes de trabajo de parto prematuro. De hecho, su médico le dice que no solo es seguro hacer ejercicio durante el embarazo, sino que en realidad existen beneficios para la salud tanto para usted como para el bebé. Le dice que las probabilidades de sufrir diabetes gestacional o preeclampsia, dos afecciones de salud comunes relacionadas con el embarazo, en realidad disminuyen en mujeres que hacen ejercicio regular durante el mismo. Además, la evidencia muestra que el riesgo de un parto prematuro o el parto por cesárea disminuye entre las mujeres que hacen ejercicio durante el embarazo. Su médico le recomienda 30 min de ejercicio de resistencia de intensidad moderada como caminar, nadar o montar en bicicleta en la mayoría, o incluso todos, días de la semana. Además, le recomienda hacer ejercicios de fuerza para todos los grupos musculares principales con 12 a 15 repeticiones hasta el punto de fatiga moderada. Añada, no obstante, que evite siempre la maniobra de Valsalva y el ejercicio en posición decúbito supino después de las primeras 16 semanas de embarazo. Le dice que puede continuar este régimen de ejercicio hasta el tercer trimestre de embarazo, pero que debe evitar ejercicios de alto impacto o aquellos que requieren actividades de rebote.

ESCENARIO

Es el padre de un niño de 12 años a quien intentará inscribir en el equipo de fútbol americano de su instituto. Su hijo le pregunta si puede comenzar a levantar pesas para desarrollar fuerza y tamaño muscular en preparación para la próxima temporada. ¿Qué debería responderle?

Opciones

Investiga un poco por su cuenta y descubre que es seguro que los niños participen en un entrenamiento de fuerza. También sabe, debido a la edad y la etapa de madurez física de su hijo, que, a pesar de que realice el entrenamiento de fuerza, puede que no gane mucha masa muscular, algo que podría corregirse con un programa de entrenamiento de fuerza correctamente diseñado y con técnicas de ejercicio correctas. Para asegurarse de que su hijo reciba el asesoramiento adecuado, lo lleva a un gimnasio local y lo inscribe en las sesiones de entrenamiento supervisadas por un especialista en fuerza y acondicionamiento físico certificado.

ESCENARIO

Su madre de 50 años se queja con frecuencia de dolor lumbar. Dado que usted es deportista y especialista en educación física, le pregunta si puede ayudarla a lidiar con su problema.

Opciones

Le dice a su mamá que a las personas con lumbalgia se les suele prescribir ejercicio. Debido a que en este momento su madre se queja de dolor agudo que le sobrevino ayer cuando se flexionó para ponerse los zapatos, le da consejos sobre qué ejercicios puede hacer para fortalecer y aumentar la resistencia de los músculos en la región lumbar y del tronco. Le recuerda que también debería estirar esos mismos músculos.

Cuando se ha recuperado de este episodio actual de dolor lumbar, le dice que debe continuar haciendo los ejercicios para la espalda y el tronco, así como ejercicios para mejorar el estado físico (fuerza, resistencia, flexibilidad) de los músculos de todo el cuerpo, ya que es la mejor manera de prevenir la lumbalgia recurrente.

RESUMEN DEL CAPÍTULO

Prácticamente todo el mundo puede disfrutar de los beneficios del entrenamiento físico. Sin embargo, algunos grupos de personas pueden requerir ciertas consideraciones y/o prioridades cuando participan en regímenes de ejercicio, lo cual afectará el diseño del programa. Las mujeres pueden hacer ejercicio con la misma intensidad y frecuencia que los hombres y disfrutar de las mismas adaptaciones positivas. Las investigaciones muestran que la capacidad para hacer ejercicio o realizar actividades deportivos no se ve modificada por el ciclo menstrual. Del mismo modo, el ejercicio puede, y debe, realizarse durante el embarazo, con la asunción de que la mujer está sana y que no existen contraindicaciones médicas. También se recomienda la actividad física diaria en la infancia, y los regímenes de entrenamiento con ejercicios más estructurados son totalmente apropiados para los adolescentes. Entre los adultos mayores, el entrenamiento físico puede proporcionar beneficios importantes para la salud, y el entrenamiento de fuerza puede ser particularmente beneficio. Con la supervisión médica adecuada, incluso aquellas personas con afecciones tales como asma y diabetes deben hacer ejercicio regular. El ejercicio puede beneficiar significativamente a pacientes diagnosticados con VIH/sida, especialmente el entrenamiento de fuerza, que ayuda a controlar el desgaste muscular que suele producirse con esta afección. La mayoría de las personas con epilepsia pueden hacer ejercicio de forma segura, lo que les permite disfrutar de los beneficios para la salud relacionados con el ejercicio e incluso pueden ver reducida la cantidad de convulsiones por la reducción del estrés. La investigación ha constatado claramente que las personas con hipertensión de leve a moderada pueden, y deben, participar en un programa de entrenamiento físico enfocado principalmente en actividades de tipo aeróbico; ello les ayudará a controlar la afección. A pesar de la alta incidencia de lumbalgia en los países industrializados, las causas específicas a menudo están mal definidas y se considera que su origen se debe a una serie de factores combinados. Este tipo inespecífico de lumbalgia responde muy bien al ejercicio no solo para tratar la afección, sino también para prevenir su recurrencia. El TDAH se caracteriza por falta de concentración, comportamiento impulsivo, agresividad y bajo rendimiento académico. Por lo general, se trata con medicamentos psicoestimulantes y terapia conductual, pero cada vez más, el tratamiento también incluye ejercicio. El diseño de programas de ejercicio para personas con trastornos cognitivos o intelectuales debe guiarse por la necesidad de individualización. En algunos casos, cuando las personas no comprenden qué es el ejercicio o cómo mejora su salud y bienestar, puede realizarse como un juego o en una variedad de contextos recreativos que ayuden a lograr un estilo de vida activo. Sobre todo, debe tenerse en cuenta que el ejercicio es una herramienta importante para abordar el amplio espectro de personas diagnosticadas con trastornos cognitivos o intelectuales.

PREGUNTAS DE REVISIÓN

COMPLETE LOS ESPACIOS EN BLANCO

1. La ausencia de períodos menstruales se denomina ________________.
2. La persistencia de hipertensión experimentada por algunas mujeres durante el embarazo se denomina ________________.
3. ________________ es el período que se extiende desde el nacimiento hasta el primer año.
4. El rendimiento de una carrera es ____________ en la infancia, en comparación con la edad adulta.
5. El número creciente de niños considerados obesos es motivo de preocupación, en parte porque se ha relacionado con el aumento de la incidencia de ________________.
6. El término ________________ se refiere a la pérdida de masa muscular que se produce con el envejecimiento.
7. La diabetes ____________ se produce cuando las células que producen insulina han sido destruidas, generalmente por el sistema inmunitario.
8. Aquellos con diabetes de tipo 2 que están comenzando un programa de entrenamiento de fuerza deben realizar ___________ repeticiones por serie.
9. ______________ es una afección cada vez más común que se caracteriza por un grupo de alteraciones que incluyen obesidad, hipertensión, resistencia a la insulina y lípidos séricos alterados.
10. En gran medida, la pérdida de condición cardiovascular (aeróbica) que se produce en las personas con VIH/sida se debe ___________ dentro de las fibras del músculo esquelético.

OPCIÓN MULTIPLE

1. ¿Qué tipo de fibra muscular representa la mayor cantidad del tamaño muscular total en mujeres no entrenadas?
   a. Tipo I
   b. Tipo IIA
   c. Tipo IIX
   d. No hay diferencia entre los tipos de fibras
2. ¿Qué tipo de fibra muscular ocupa la mayor cantidad de tamaño muscular total en los hombres?
   a. Tipo I
   b. Tipo IIA
   c. Tipo IIX
   d. No hay diferencia entre los tipos de fibras
3. La tensión específica, o la fuerza producida normalizada para el tamaño del músculo, es
   a. mayor en hombres que en mujeres
   b. mayor en mujeres que en hombres
   c. la misma para hombres y mujeres
4. La resistencia muscular, o la capacidad de resistir la fatiga muscular, es
   a. mayor en hombres que en mujeres
   b. mayor en mujeres que en hombres
   c. la misma para hombres y mujeres
5. En general, la investigación indica que la potencia muscular, o «fuerza explosiva», es
   a. mayor en hombres que en mujeres
   b. mayor en mujeres que en hombres
   c. la misma para hombres y mujeres
6. Durante el ejercicio de resistencia o aeróbico, las mujeres
   a. dependen más de las grasas como sustrato energético que los hombres
   b. dependen más de los carbohidratos como sustrato energético que los hombres
   c. dependen más de las proteínas como sustrato energético que los hombres
   d. muestran el mismo uso de sustratos energéticos específicos que los hombres
7. En promedio, ¿a qué edad se produce el índice máximo de crecimiento físico (aumento de la estatura) durante la etapa de la adolescencia de la mujer?
   a. 10 años
   b. 12 años
   c. 14 años
   d. 16 años
8. Cuando se expresa en términos relativos (es decir, $mL \cdot kg^{-1} \cdot min^{-1}$), el consumo máximo de oxígeno es ____________, en comparación con otras fases de la vida.
   a. mayor en adultos
   b. mayor en adolescentes
   c. mayor en los niños
   d. igual que en los adultos
9. Las glándulas sudoríparas de los niños
   a. responden mejor al aumento de la temperatura que los adultos
   b. tienen una mayor capacidad para producir sudor que los adultos
   c. tienen una menor capacidad para producir sudor que los adultos
   d. producen un sudor más diluido que los adultos
10. El creciente número de niños considerados obesos es motivo de preocupación, al menos en parte, porque se ha relacionado íntimamente con la creciente incidencia de
    a. osteoporosis
    b. anemia
    c. diabetes de tipo 1
    d. diabetes de tipo 2
11. ¿Cuál de los siguientes factores es la razón principal por la que se reduce el consumo máximo de oxígeno entre los adultos mayores?
    a. Disminución del volumen sistólico
    b. Disminución del contenido de mioglobina en el músculo
    c. Disminución de la capilaridad del músculo
    d. Aumento de la frecuencia cardíaca máxima

12. ¿A qué edad comienza la disminución de la fuerza muscular relacionada con la edad?
   a. 40 años
   b. 50 años
   c. 60 años
   d. 70 años

13. ¿A qué edad comienza la disminución de la potencia muscular relacionada con la edad?
   a. 40 años
   b. 50 años
   c. 60 años
   d. 70 años

14. ¿Cuál de los siguientes tipos de ejercicio sería más eficaz para prevenir la osteoporosis o la pérdida de masa ósea?
   a. Natación
   b. Ciclismo
   c. Manivelas con los brazos
   d. Caminar o trotar

15. Al igual que con los adultos jóvenes, cuando los adultos mayores participan en un programa de entrenamiento de resistencia (aeróbico) diseñado adecuadamente, ¿cuánta mejora experimentan en el consumo máximo de oxígeno?
   a. 0 % a 5 %
   b. 10 % a 15 %
   c. 20 % a 25 %
   d. 30 % a 40 %

16. ¿Qué enfermedad se caracteriza por sibilancias, disnea y opresión en el pecho?
   a. Hipertensión
   b. Asma
   c. Diabetes de tipo 2
   d. Osteoporosis

17. El tipo de ejercicio más eficaz para ayudar a las personas con asma es el
   a. entrenamiento de fuerza
   b. entrenamiento de equilibrio
   c. entrenamiento de agilidad
   d. entrenamiento aeróbico prolongado

18. ¿Qué enfermedad se caracteriza por la incapacidad de mantener las concentraciones de glucosa sérica dentro de los límites normales?
   a. Diabetes
   b. Osteoporosis
   c. Asma
   d. VIH/sida

19. Junto con el aumento de la obesidad, ¿cuál de las siguientes se ha asociado con el aumento de la incidencia de diabetes de tipo 2?
   a. Disminución del consumo de carbohidratos en la dieta
   b. Mayor consumo de productos lácteos
   c. Mayor cantidad de actividad física y ejercicio diarios
   d. Disminución de la cantidad de actividad física y ejercicio diarios

20. La característica definitoria de la epilepsia es
   a. la presencia de convulsiones recurrentes
   b. hipertensión
   c. una disminución de la sensibilidad a la insulina
   d. un índice de masa corporal igual o superior a 30

21. En Estados Unidos y otras naciones industrializadas, la incidencia de dolor lumbar que se produce en algún momento de la vida es
   a. del 10 %
   b. del 50 %
   c. del 80 %
   d. desconocida

22. ¿Cuál de los siguientes debe incluir un régimen de ejercicios para el tratamiento de la lumbalgia aguda?
   a. Ejercicios diseñados para fortalecer la región lumbar.
   b. Ejercicios diseñados para mejorar la resistencia de la región lumbar
   c. Ejercicios diseñados para mejorar la flexibilidad de la región lumbar
   d. Todos los anteriores

23. Se ha constatado que un estilo de vida sedentario ____________ la incidencia de lumbalgia.
   a. disminuye
   b. incrementa
   c. no tienen ningún efecto en

24. El trastorno por déficit de atención con hiperactividad (TDAH) afecta hasta el __________ de los niños en edad escolar en Estados Unidos.
   a. 1 %
   b. 7 %
   c. 15 %
   d. 25 %

25. La etiología del TDAH está relacionada con
   a. un retraso en el desarrollo de partes de la corteza cerebral
   b. una concusión
   c. un consumo excesivo de alcohol durante el embarazo
   d. una infección viral

26. ¿Qué trastorno cognitivo está mediado predominantemente por una anomalía del cromosoma 21 del genoma humano?
   a. Síndrome de Prader-Willi
   b. Trastorno del espectro autista
   c. Síndrome Down
   d. Síndrome de alcoholismo fetal

VERDADERO / FALSO

1. El consumo máximo de oxígeno de las mujeres es de un 5 % a un 15 % menor que el de los hombres.
2. Cuando se les presenta el mismo estímulo de entrenamiento de fuerza, las mujeres experimentan las mismas mejoras relativas (% de aumento respecto al valor inicial) en la fuerza que los hombres.
3. La investigación ha constatado de manera concluyente que la fuerza varía según la fase del ciclo menstrual.
4. Si no se controla, la preeclampsia puede provocar la muerte en mujeres embarazadas.
5. El músculo esquelético constituye un mayor porcentaje del peso corporal total en las mujeres que en los hombres.

6. Con el entrenamiento y la técnica adecuados, los niños pueden realizar entrenamiento de fuerza seguro.
7. En general, la potencia anaeróbica es menor en los niños que en los adultos.
8. Durante la pérdida de tamaño muscular que se produce con el envejecimiento, las fibras musculares de tipo I son las que muestran una mayor atrofia.
9. La disminución del número de fibras musculares, más que una disminución en su tamaño, es lo que explica principalmente la pérdida de masa muscular que produce con el envejecimiento.
10. En general, cuando se les presenta el mismo estímulo de entrenamiento de fuerza (intensidad, duración, frecuencia, modalidad), las ganancias de fuerza relativas inducidas por el entrenamiento (% de aumento respecto al valor inicial) detectadas entre los adultos mayores son similares a las de los adultos jóvenes.
11. Las organizaciones médicas y de salud, como la American Thoracic Society y el ACSM, recomiendan que las personas con asma no participen en un programa de ejercicio regular.
12. Incluso aquellas personas que no padecen asma pueden experimentar los síntomas de asma inducida por el ejercicio (AIE).
13. Según la American Diabetes Association, las personas con diabetes de tipo 1 bien controlada son capaces de realizar actividades físicas y deportes incluso muy intensos.
14. El ejercicio físico puede ayudar a prevenir y tratar tanto la diabetes de tipo 1 como la de tipo 2.
15. Por lo general, se recomienda que las personas diagnosticadas con VIH/sida realicen entrenamiento de fuerza regular.
16. Muy a menudo, la lumbalgia se debe a una combinación de factores inespecíficos.
17. No existe relación alguna entre la lumbalgia y la obesidad.
18. Los datos que se encuentran actualmente en la literatura establecen de manera concluyente un impacto positivo del yoga en las personas afectadas por el TDAH.
19. En el tratamiento de niños con TDAH, la modificación de la conducta y los psicoestimulantes suelen prescribirse juntos.
20. La National Collegiate Athletic Association (NCAA) prohíbe totalmente que los deportistas que toman estimulantes para tratar el TDAH participen en deportes universitarios.
21. Las causas subyacentes del trastorno del espectro autista se comprenden del todo. Todos los trastornos cognitivos tienen un mecanismo subyacente común que regula el problema.

RESPUESTA CORTA

1. ¿Es seguro que las mujeres embarazadas hagan ejercicio?
2. ¿Es cierto que es peligroso para los niños hacer entrenamiento de fuerza?
3. ¿Es demasiado peligroso que las personas con hipertensión hagan ejercicio?
4. ¿Cuál es la diferencia entre la diabetes de tipo 1 y la de tipo 2?
5. Dado el frágil estado físico de las personas afectadas por el VIH, ¿es prudente que hagan ejercicio?

PENSAMIENTO CRÍTICO

1. ¿Cuáles son las diferencias y similitudes en el tejido del músculo esquelético de hombres y mujeres, y cómo podrían afectar el rendimiento deportivo?
2. ¿Por qué la osteoporosis es un problema de salud entre los adultos mayores y qué se puede hacer para prevenirla y tratarla?

TÉRMINOS CLAVE

Adolescencia Período entre el comienzo de la pubertad y el comienzo de la madurez física.

Amenorrea Ausencia de período menstrual.

Apoptosis Muerte celular biológicamente programada.

Asma Afección caracterizada por disnea, a menudo acompañada de sibilancias y tos, causada por espasmo y constricción de los bronquios.

Deficiencia de energía relativa en el deporte (RED-S) Síndrome que involucra una amplia variedad de resultados fisiológicos y del rendimiento tanto en hombres como en mujeres, incluida la disminución de la resistencia, fuerza, salud ósea y el crecimiento; en las mujeres, también afecta la función menstrual.

Diabetes de tipo 2 A veces denominada diabetes de «inicio en la edad adulta», es una afección caracterizada por resistencia a la insulina y, a menudo, por una disminución de la producción de insulina.

Diabetes mellitus gestacional (DMG) Forma de diabetes, o resistencia a la insulina, que se produce durante el embarazo en algunas mujeres.

Diabetes de tipo 1 A veces denominada diabetes de «aparición infantil», es una afección en la que una persona no puede producir insulina.

Diabetes Enfermedad caracterizada por la incapacidad para mantener las concentraciones de glucosa sérica dentro de los límites normales por la incapacidad del páncreas para producir y secretar la hormona insulina en la circulación sanguínea (tipo 1) o por la disminución de la sensibilidad del tejido diana a la hormona (es decir, hígado y músculo esquelético) (tipo 2).

Dinapenia Disminución relacionada con la edad en la fuerza y la potencia muscular.

Estrógeno Hormona esteroide sexual femenina producida principalmente por los ovarios. Además de su papel para promover la concepción, es responsable del desarrollo de las características sexuales secundarias femeninas.

Infancia Período desde el nacimiento hasta el primer año.

Discapacidad intelectual Discapacidad que se origina antes de los 18 años caracterizada por limitaciones significativas tanto en el funcionamiento intelectual como en el comportamiento adaptativo, que comprende muchas habilidades sociales y prácticas cotidianas.

Menarquía Primer período menstrual de una mujer, que se produce durante la pubertad.

Niñez Período entre el primer año y el inicio de la adolescencia.

Obesidad Exceso de grasa corporal; a veces se identifica con un índice de masa corporal de 30 o más.

Osteoporosis Afección causada por la disminución de la densidad mineral ósea, que aumenta el riesgo de fractura; es más común entre las mujeres posmenopáusicas.

Preeclampsia Hipertensión que se manifiesta en algunas mujeres durante el embarazo.

Progesterona Hormona esteroide sexual femenina producida principalmente por los ovarios. Su concentración fluctúa a lo largo del ciclo menstrual, lo que afecta la temperatura central.

Sarcopenia Pérdida de músculo esquelético que se produce entre los adultos mayores.

Testosterona Principal hormona esteroide sexual masculina. Se produce principalmente en los testículos en los hombres y en los ovarios en las mujeres. No solo estimula el desarrollo de las características sexuales secundarias masculinas (androgénicas), sino que también tiene efectos anabólicos (desarrollo muscular).

Síndrome Down (trisomía 21) Trastorno genético causado cuando una división celular anómala da como resultado material genético adicional del cromosoma 21.

Síndrome metabólico (SM) Grupo de afecciones entre las que se encuentran hipertensión, obesidad, dislipidemia y resistencia a la insulina.

Trastorno del espectro autista (TEA) Grupo de discapacidades del desarrollo que pueden causar importantes desafíos sociales, de comunicación y del comportamiento.

Trastornos cognitivos Categoría de trastornos de salud mental que afectan principalmente el aprendizaje, la memoria, la percepción y la resolución de problemas; incluyen amnesia, demencia y delirio.

Tríada de la mujer deportista Combinación de tres problemas médicos que se encuentran en las mujeres: déficit calórico (debido al aumento de ejercicio y dieta), amenorrea y disminución de la densidad mineral ósea.

BIBLIOGRAFÍA

1. ACOG Committee Obstetric Practice. ACOG Committee opinion. Number 267, January 2002: exercise during pregnancy and the postpartum period. *Obstet Gynecol.* 2002;99:171–173.
2. Al-Sarraj T, Saadi H, Calle MC, et al. Carbohydrate restriction, as a first-line dietary intervention, effectively reduces biomarkers of metabolic syndrome in Emirati adults. *J Nutr.* 2009;139:1667–1676.
3. Albrecht H. Endorphins, sport and epilepsy: getting fit or having one? *N Z Med J.* 1986;99:915.
4. American College of Sports and Medicine. *ACSM's Guidelines for Exercise Testing and Prescription.* Philadelphia, PA: Lippincott Williams & Wilkins, 2018.
5. American Academy of Pediatrics Council on Sports Medicine and Fitness, McCambridge TM, Stricker PR. Strength training by children and adolescents. *Pediatrics.* 2008;121:835–840.
6. American Psychiatric Association. *DSM-5 Task Force. Diagnostic and Statistical Manual of Mental Disorders: DSM-5.* Washington, DC, 2013.
7. Anderson SD, Daviskas E. The mechanism of exercise-induced asthma is. *J Allergy Clin Immunol.* 2000;106:453–459.
8. Andriolo RB, El Dib RP, Ramos L, et al. Aerobic exercise training programmes for improving physical and psychosocial health in adults with Down syndrome. *Cochrane Database Syst Rev.* 2010;(5):CD005176.
9. Aniansson A, Hedberg M, Henning GB, et al. Muscle morphology, enzymatic activity, and muscle strength in elderly men: a follow-up study. *Muscle Nerve.* 1986;9:585–591.
10. Arida RM, Cavalheiro EA, da Silva AC, et al. Physical activity and epilepsy: proven and predicted benefits. *Sports Med.* 2008;38:607–615.
11. Artal R, Catanzaro RB, Gavard JA, et al. A lifestyle intervention of weight-gain restriction: diet and exercise in obese women with gestational diabetes mellitus. *Appl Physiol Nutr Metab.* 2007;32:596–601.
12. Bandini LG, Gleason J, Curtin C, et al. Comparison of physical activity between children with autism spectrum disorders and typically developing children. *Autism.* 2013;17:44–54.
13. Beecham J. Annual research review: child and adolescent mental health interventions: a review of progress in economic studies across different disorders. *J Child Psychol Psychiatry.* 2014;55:714–732.
14. Beneke R, Hutler M, Jung M, et al. Modeling the blood lactate kinetics at maximal short-term exercise conditions in children, adolescents, and adults. *J Appl Physiol (1985).* 2005;99:499–504.
15. Berwid OG, Halperin JM. Emerging support for a role of exercise in attention-deficit/hyperactivity disorder intervention planning. *Curr Psychiatry Rep.* 2012;14:543–551.
16. Bhasin S, Storer TW. Exercise regimens for men with HIV. *JAMA.* 2000;284:175–176.
17. Bronsky EA, Yegen U, Yeh CM, et al. Formoterol provides long-lasting protection against exercise-induced bronchospasm. *Ann Allergy Asthma Immunol.* 2002;89:407–412.
18. Butler AE, Janson J, Bonner-Weir S, et al. Beta-cell deficit and increased beta-cell apoptosis in humans with type 2 diabetes. *Diabetes.* 2003;52:102–110.
19. Cade WT, Peralta L, Keyser RE. Aerobic capacity in late adolescents infected with HIV and controls. *Pediatr Rehabil.* 2002;5:161–169.
20. Camargo CA Jr, Weiss ST, Zhang S, et al. Prospective study of body mass index, weight change, and risk of adult-onset asthma in women. *Arch Intern Med.* 1999;159:2582–2588.
21. Canfield MA, Honein MA, Yuskiv N, et al. National estimates and race/ethnic-specific variation of selected birth defects in the United States, 1999–2001. *Birth Defects Res A Clin Mol Teratol.* 2006;76:747–756.
22. Cannon J, Kay D, Tarpenning KM, et al. Comparative effects of resistance training on peak isometric torque, muscle hypertrophy, voluntary activation and surface EMG between young and elderly women. *Clin Physiol Funct Imaging.* 2007;27:91–100.
23. Chapman DP, Williams SM, Strine TW, et al. Dementia and its implications for public health. *Prev Chronic Dis.* 2006;3:A34.
24. Charkoudian N, Joyner MJ. Physiologic considerations for exercise performance in women. *Clin Chest Med.* 2004;25:247–255.
25. Cheuvront SN, Carter R, Deruisseau KC, et al. Running performance differences between men and women: an update. *Sports Med.* 2005;35:1017–1024.
26. Ciccolo JT, Jowers EM, Bartholomew JB. The benefits of exercise training for quality of life in HIV/AIDS in the post-HAART era. *Sports Med.* 2004;34:487–499.
27. Clark BC, Manini TM, The DJ, et al. Gender differences in skeletal muscle fatigability are related to contraction type and EMG spectral compression. *J Appl Physiol (1985).* 2003;94:2263–2272.
28. Climstein M, Pitetti KH, Barrett PJ, et al. The accuracy of predicting treadmill VO2max for adults with mental retardation, with and without Down's syndrome, using ACSM gender- and activity-specific regression equations. *J Intellect Disabil Res.* 1993;37 (Pt 6):521–531.
29. Colberg SR, Sigal RJ, Yardley JE, et al. Physical activity/exercise and diabetes: a position statement of the American Diabetes Association. *Diabetes Care.* 2016;39:2065–2079.
30. Cononie CC, Graves JE, Pollock ML, et al. Effect of exercise training on blood pressure in 70- to 79-yr-old men and women. *Med Sci Sports Exerc.* 1991;23:505–511.
31. Cornelissen VA, Fagard RH. Effect of resistance training on resting blood pressure: a meta-analysis of randomized controlled trials. *J Hypertens.* 2005;23:251–259.
32. Cornelissen VA, Smart NA. Exercise training for blood pressure: a systematic review and meta-analysis. *J Am Heart Assoc.* 2013;2:e004473.
33. Curtin C, Bandini LG, Perrin EC, et al. Prevalence of overweight in children and adolescents with attention deficit hyperactivity disorder and autism spectrum disorders: a chart review. *BMC Pediatr.* 2005;5:48.
34. Damm P, Breitowicz B, Hegaard H. Exercise, pregnancy, and insulin sensitivity—what is new? *Appl Physiol Nutr Metab.* 2007;32:537–540.
35. De Souza MJ, Nattiv A, Joy E, et al; Expert Panel. 2014 Female Athlete Triad Coalition Consensus Statement on Treatment and Return to Play of the Female Athlete Triad: 1st International Conference held in San Francisco, California, May 2012 and 2nd International Conference held in Indianapolis, Indiana, May 2013. *Br J Sports Med.* 2014;48:289.
36. Dempsey JC, Butler CL, Sorensen TK, et al. A case-control study of maternal recreational physical activity and risk of gestational diabetes mellitus. *Diabetes Res Clin Pract.* 2004;66:203–215.
37. Dempsey JC, Sorensen TK, Williams MA, et al. Prospective study of gestational diabetes mellitus risk in relation to maternal recreational physical activity before and during pregnancy. *Am J Epidemiol.* 2004;159:663–670.

38. Dodd KJ, Shields N. A systematic review of the outcomes of cardiovascular exercise programs for people with Down syndrome. *Arch Phys Med Rehabil.* 2005;86:2051–2058.
39. Duclos M, Corcuff JB, Rashedi M, et al. Trained versus untrained men: different immediate post-exercise responses of pituitary adrenal axis. A preliminary study. *Eur J Appl Physiol Occup Physiol.* 1997;75:343–350.
40. Dudgeon WD, Phillips KD, Carson JA, et al. Counteracting muscle wasting in HIV-infected individuals. *HIV Med.* 2006;7:299–310.
41. Eckel RH, Grundy SM, Zimmet PZ. The metabolic syndrome. *Lancet.* 2005; 365:1415–1428.
42. Engelke K, Kemmler W, Lauber D, et al. Exercise maintains bone density at spine and hip EFOPS: a 3-year longitudinal study in early postmenopausal women. *Osteoporos Int.* 2006;17:133–142.
43. Ervin RB. Prevalence of metabolic syndrome among adults 20 years of age and over, by sex, age, race and ethnicity, and body mass index: United States, 2003-2006. *Natl Health Stat Report.* 2009;(5):1–7.
44. Fagard RH. Exercise characteristics and the blood pressure response to dynamic physical training. *Med Sci Sports Exerc.* 2001;33:S484–S492; discussion S493–S494.
45. Fagard RH. Exercise is good for your blood pressure: effects of endurance training and resistance training. *Clin Exp Pharmacol Physiol.* 2006;33:853–856.
46. Faigenbaum AD, Kraemer WJ, Blimkie CJ, et al. Youth resistance training: updated position statement paper from the national strength and conditioning association. *J Strength Cond Res.* 2009;23:S60–S79.
47. Faigenbaum AD, Rebullido TR, Peña J, et al. Resistance exercise for the prevention and treatment of pediatric dynapenia. *J Sci Sport Exerc.* 2019;1: 208–216.
48. Farinatti PT, Borges JP, Gomes RD, et al. Effects of a supervised exercise program on the physical fitness and immunological function of HIV-infected patients. *J Sports Med Phys Fitness.* 2010;50:511–518.
49. Feinman RD, Volek JS. Carbohydrate restriction as the default treatment for type 2 diabetes and metabolic syndrome. *Scand Cardiovasc J.* 2008;42:256–263.
50. Fenicchia LM, Kanaley JA, Azevedo JL Jr, et al. Influence of resistance exercise training on glucose control in women with type 2 diabetes. *Metabolism.* 2004; 53:284–289.
51. Field T. Exercise research on children and adolescents. *Complement Ther Clin Pract.* 2012;18:54–59.
52. Fragala MS, Cadore EL, Dorgo S, et al. Resistance training for older adults: position statement from the National Strength and Conditioning Association. *J Strength Cond Res.* 2019;33:2019–2052.
53. Frontera WR, Hughes VA, Fielding RA, et al. Aging of skeletal muscle: a 12-yr longitudinal study. *J Appl Physiol (1985).* 2000;88:1321–1326.
54. Fulco CS, Rock PB, Muza SR, et al. Slower fatigue and faster recovery of the adductor pollicis muscle in women matched for strength with men. *Acta Physiol Scand.* 1999;167:233–239.
55. Gadia CA, Tuchman R, Rotta NT. [Autism and pervasive developmental disorders]. *J Pediatr (Rio J).* 2004;80:S83–S94.
56. Gapin JI, Etnier JL. Parental perceptions of the effects of exercise on behavior in children and adolescents with ADHD. *J Sport Health Sci.* 2014;3:320–325.
57. Georgiades A, Sherwood A, Gullette EC, et al. Effects of exercise and weight loss on mental stress-induced cardiovascular responses in individuals with high blood pressure. *Hypertension.* 2000;36:171–176.
58. Geschwind DH. Advances in autism. *Annu Rev Med.* 2009;60:367–380.
59. Geusens P, Dinant G. Integrating a gender dimension into osteoporosis and fracture risk research. *Gend Med.* 2007;4(Suppl B):S147–S161.
60. Goodyear LJ, Hirshman MF, Valyou PM, et al. Glucose transporter number, function, and subcellular distribution in rat skeletal muscle after exercise training. *Diabetes.* 1992;41:1091–1099.
61. Graafmans WC, Ooms ME, Hofstee HM, et al. Falls in the elderly: a prospective study of risk factors and risk profiles. *Am J Epidemiol.* 1996;143:1129–1136.
62. Group SfDiYS, Liese AD, D'Agostino RB Jr, et al. The burden of diabetes mellitus among US youth: prevalence estimates from the SEARCH for Diabetes in Youth Study. *Pediatrics.* 2006;118:1510–1518.
63. Guelfi KJ, Jones TW, Fournier PA. The decline in blood glucose levels is less with intermittent high-intensity compared with moderate exercise in individuals with type 1 diabetes. *Diabetes Care.* 2005;28:1289–1294.
64. Guelfi KJ, Jones TW, Fournier PA. New insights into managing the risk of hypoglycaemia associated with intermittent high-intensity exercise in individuals with type 1 diabetes mellitus: implications for existing guidelines. *Sports Med.* 2007;37:937–946.
65. Hagberg JM, Graves JE, Limacher M, et al. Cardiovascular responses of 70- to 79-yr-old men and women to exercise training. *J Appl Physiol (1985).* 1989;66:2589–2594.
66. Hakkinen K, Kallinen M, Izquierdo M, et al. Changes in agonist-antagonist EMG, muscle CSA, and force during strength training in middle-aged and older people. *J Appl Physiol (1985).* 1998;84:1341–1349.
67. Hakkinen K, Newton RU, Gordon SE, et al. Changes in muscle morphology, electromyographic activity, and force production characteristics during progressive strength training in young and older men. *J Gerontol A Biol Sci Med Sci.* 1998;53:B415–B423.
68. Haleem S, Lutchman L, Mayahi R, et al. Mortality following hip fracture: trends and geographical variations over the last 40 years. *Injury.* 2008;39:1157–1163.
69. Hall DC, Kaufmann DA. Effects of aerobic and strength conditioning on pregnancy outcomes. *Am J Obstet Gynecol.* 1987;157:1199–1203.
70. Hays NP, Galassetti PR, Coker RH. Prevention and treatment of type 2 diabetes: current role of lifestyle, natural product, and pharmacological interventions. *Pharmacol Ther.* 2008;118:181–191.
71. Hebestreit H, Mimura K, Bar-Or O. Recovery of muscle power after high-intensity short-term exercise: comparing boys and men. *J Appl Physiol (1985).* 1993;74:2875–2880.
72. Herbert A, Esparham A. Mind–body therapy for children with attention-deficit/hyperactivity disorder. *Children.* 2017;4:31.
73. Heuch I, Heuch I, Hagen K, et al. Body mass index as a risk factor for developing chronic low back pain: a follow-up in the Nord-Trondelag Health Study. *Spine (Phila Pa 1976).* 2013;38:133–139.
74. Hicks AL, Kent-Braun J, Ditor DS. Sex differences in human skeletal muscle fatigue. *Exerc Sport Sci Rev.* 2001;29:109–112.
75. Houston-Wilson C, Lieberman LJ. Strategies for teaching students with autism in physical education. *J Phys Educ Recreation Dance.* 2003;74:40–44.
76. Hoy D, Bain C, Williams G, et al. A systematic review of the global prevalence of low back pain. *Arthritis Rheum.* 2012;64:2028–2037.
77. Hu G, Qiao Q, Tuomilehto J, et al. Prevalence of the metabolic syndrome and its relation to all-cause and cardiovascular mortality in nondiabetic European men and women. *Arch Intern Med.* 2004;164:1066–1076.
78. Hunter DJ, Sambrook PN. Bone loss. Epidemiology of bone loss. *Arthritis Res.* 2000;2:441-445.
79. Huovinen E, Kaprio J, Laitinen LA, et al. Social predictors of adult asthma: a co-twin case-control study. *Thorax.* 2001;56:234–236.
80. Hyde PN, Sapper TN, Crabtree CD, et al. Dietary carbohydrate restriction improves metabolic syndrome independent of weight loss. *JCI Insight.* 2019;4.
81. Ivey FM, Roth SM, Ferrell RE, et al. Effects of age, gender, and myostatin genotype on the hypertrophic response to heavy resistance strength training. *J Gerontol A Biol Sci Med Sci.* 2000;55:M641–M648.
82. Janse de Jonge XA. Effects of the menstrual cycle on exercise performance. *Sports Med.* 2003;33:833–851.
83. Jellinek MS. Of risks and benefits, bicycles, and Ritalin. In: *Pediatr News* 2006.
84. Julius S, Amery A, Whitlock LS, et al. Influence of age on the hemodynamic response to exercise. *Circulation.* 1967;36:222–230.
85. Kamp CF, Sperlich B, Holmberg HC. Exercise reduces the symptoms of attention-deficit/hyperactivity disorder and improves social behaviour, motor skills, strength and neuropsychological parameters. *Acta Paediatr.* 2014;103:709–714.
86. Katzmarzyk PT, Denstel KD, Beals K, et al. Results from the United States 2018 Report Card on Physical Activity for Children and Youth. *J Phys Act Health.* 2018;15:S422–S424.
87. Kelley GA, Kelley KS. Progressive resistance exercise and resting blood pressure: a meta-analysis of randomized controlled trials. *Hypertension.* 2000;35:838–843.
88. Kern L, Koegel RL, Dunlap G. The influence of vigorous versus mild exercise on autistic stereotyped behaviors. *J Autism Dev Disord.* 1984;14:57–67.
89. Keyser RE, Peralta L, Cade WT, et al. Functional aerobic impairment in adolescents seropositive for HIV: a quasiexperimental analysis. *Arch Phys Med Rehabil.* 2000;81:1479–1484.
90. Knecht SK, Mays WA, Gerdes YM, et al. Exercise evaluation of upper- versus lower-extremity blood pressure gradients in pediatric and young-adult participants. *Pediatr Exerc Sci.* 2007;19:344–348.
91. Kohrt WM, Malley MT, Coggan AR, et al. Effects of gender, age, and fitness level on response of VO2max to training in 60-71 yr olds. *J Appl Physiol (1985).* 1991;71:2004–2011.
92. Kolka MA, Stephenson LA. Control of sweating during the human menstrual cycle. *Eur J Appl Physiol Occup Physiol.* 1989;58:890–895.
93. Kosek DJ, Kim JS, Petrella JK, et al Efficacy of 3 days/wk resistance training on myofiber hypertrophy and myogenic mechanisms in young vs. older adults. *J Appl Physiol (1985).* 2006;101:531–544.
94. Krebs NF, Jacobson MS, American Academy of Pediatrics Committee on Nutrition. Prevention of pediatric overweight and obesity. *Pediatrics.* 2003;112:424–430.
95. Laaksonen DE, Lakka HM, Niskanen LK, et al. Metabolic syndrome and development of diabetes mellitus: application and validation of recently suggested definitions of the metabolic syndrome in a prospective cohort study. *Am J Epidemiol.* 2002;156:1070–1077.
96. Larsson L. Motor units: remodeling in aged animals. *J Gerontol A Biol Sci Med Sci.* 1995;50 Spec No:91–95.

97. Lee KJ, Lee MM, Shin DC, et al. The effects of a balance exercise program for enhancement of gait function on temporal and spatial gait parameters in young people with intellectual disabilities. *J Phys Ther Sci.* 2014;26:513–516.
98. Leet T, Flick L. Effect of exercise on birthweight. *Clin Obstet Gynecol.* 2003;46:423–431.
99. Leiferman JA, Evenson KR. The effect of regular leisure physical activity on birth outcomes. *Matern Child Health J.* 2003;7:59–64.
100. Lemmer JT, Hurlbut DE, Martel GF, et al. Age and gender responses to strength training and detraining. *Med Sci Sports Exerc.* 2000;32: 1505–1512.
101. Lexell J, Taylor CC, Sjostrom M. What is the cause of the ageing atrophy? Total number, size and proportion of different fiber types studied in whole vastus lateralis muscle from 15- to 83-year-old men. *J Neurol Sci.* 1988;84:275–294.
102. Li C, Chen S, Meng How Y, et al. Benefits of physical exercise intervention on fitness of individuals with Down syndrome: a systematic review of randomized-controlled trials. *Int J Rehabil Res.* 2013;36:187–195.
103. Liese AD, D'Agostino RB Jr, Hamman RF, et al. The burden of diabetes mellitus among US youth: prevalence estimates from the SEARCH for Diabetes in Youth Study. *Pediatrics.* 2006;118:1510–1518.
104. Lloyd RS, Faigenbaum AD, Stone MH, et al. Position statement on youth resistance training: the 2014 International Consensus. *Br J Sports Med.* 2014;48:498–505.
105. Lorenzo C, Serrano-Rios M, Martinez-Larrad MT, et al. Central adiposity determines prevalence differences of the metabolic syndrome. *Obes Res.* 2003;11:1480–1487.
106. MacDonald MJ. Postexercise late-onset hypoglycemia in insulin-dependent diabetic patients. *Diabetes Care.* 1987;10:584–588.
107. Macedo LG, Bostick GP, Maher CG. Exercise for prevention of recurrences of nonspecific low back pain. *Phys Ther.* 2013;93:1587–1591.
108. Machann J, Haring H, Schick F, et al. Intramyocellular lipids and insulin resistance. *Diabetes Obes Metab.* 2004;6:239–248.
109. Malina RM. Weight training in youth-growth, maturation, and safety: an evidence-based review. *Clin J Sport Med.* 2006;16:478–487.
110. Malina RM, Ryan RC, Bonci CM. Age at menarche in athletes and their mothers and sisters. *Ann Hum Biol.* 1994;21:417–422.
111. Marcoux S, Brisson J, Fabia J. The effect of leisure time physical activity on the risk of pre-eclampsia and gestational hypertension. *J Epidemiol Community Health.* 1989;43:147–152.
112. Martin WH III, Ogawa T, Kohrt WM, et al. Effects of aging, gender, and physical training on peripheral vascular function. *Circulation.* 1991;84:654–664.
113. Martyn-St James M, Carroll S. High-intensity resistance training and postmenopausal bone loss: a meta-analysis. *Osteoporos Int.* 2006;17:1225–1240.
114. Martyn-St James M, Carroll S. A meta-analysis of impact exercise on postmenopausal bone loss: the case for mixed loading exercise programmes. *Br J Sports Med.* 2009;43:898–908.
115. Martyn-St James M, Carroll S. Meta-analysis of walking for preservation of bone mineral density in postmenopausal women. *Bone.* 2008;43:521–531.
116. Mayer-Davis EJ. Type 2 diabetes in youth: epidemiology and current research toward prevention and treatment. *J Am Diet Assoc.* 2008;108:S45–S51.
117. Meyer PA, Yoon PW, Kaufmann RB, Centers for Disease Control and Prevention. Introduction: CDC Health Disparities and Inequalities Report—United States, 2013. *MMWR Suppl.* 2013;62:3–5.
118. Mikines KJ, Sonne B, Farrell PA, et al. Effect of physical exercise on sensitivity and responsiveness to insulin in humans. *Am J Physiol.* 1988;254:E248–E259.
119. Milgrom H, Taussig LM. Keeping children with exercise-induced asthma active. *Pediatrics.* 1999;104:e38.
120. Moritani T, deVries HA. Potential for gross muscle hypertrophy in older men. *J Gerontol.* 1980;35:672–682.
121. Mountjoy M, Sundgot-Borgen J, Burke L, et al. The IOC consensus statement: beyond the Female Athlete Triad—Relative Energy Deficiency in Sport (RED-S). *Br J Sports Med.* 2014;48:491–497.
122. Murphy CC, Boyle C, Schendel D, et al. Epidemiology of mental retardation in children. *Ment Retard Dev Disabil Res Rev.* 1998;4:6–13.
123. Nakken KO. [Should people with epilepsy exercise?]. *Tidsskr Nor Laegeforen.* 2000;120:3051–3053.
124. Nakken KO, Solaas MH, Kjeldsen MJ, et al. Which seizure-precipitating factors do patients with epilepsy most frequently report? *Epilepsy Behav.* 2005;6:85–89.
125. Newschaffer CJ, Croen LA, Daniels J, et al. The epidemiology of autism spectrum disorders. *Annu Rev Public Health.* 2007;28:235–258.
126. Ng QX, Ho CYX, Chan HW, et al. Managing childhood and adolescent attention-deficit/hyperactivity disorder (ADHD) with exercise: a systematic review. *Complement Ther Med.* 2017;34:123–128.
127. Nottin S, Vinet A, Stecken F, et al. Central and peripheral cardiovascular adaptations during a maximal cycle exercise in boys and men. *Med Sci Sports Exerc.* 2002;34:456–463.
128. O'Brien K, Nixon S, Tynan AM, et al. Effectiveness of aerobic exercise in adults living with HIV/AIDS: systematic review. *Med Sci Sports Exerc.* 2004;36:1659–1666.
129. Ogawa T, Spina RJ, Martin WH III, et al. Effects of aging, sex, and physical training on cardiovascular responses to exercise. *Circulation.* 1992;86:494–503.
130. Ogden CL, Carroll MD, Flegal KM. High body mass index for age among US children and adolescents, 2003–2006. *JAMA.* 2008;299: 2401–2405.
131. Ogg-Groenendaal M, Hermans H, Claessens B. A systematic review on the effect of exercise interventions on challenging behavior for people with intellectual disabilities. *Res Dev Disabil.* 2014;35:1507–1517.
132. Orchard TJ, Temprosa M, Goldberg R, et al; Diabetes Prevention Program Research Group. The effect of metformin and intensive lifestyle intervention on the metabolic syndrome: the Diabetes Prevention Program randomized trial. *Ann Intern Med.* 2005;142:611–619.
133. Otaka M, Chen SM, Zhu Y, et al. Does ovulation affect performance in tennis players? *BMJ Open Sport Exerc Med.* 2018;4:e000305.
134. Oviedo GR, Guerra-Balic M, Baynard T, et al. Effects of aerobic, resistance and balance training in adults with intellectual disabilities. *Res Dev Disabil.* 2014;35:2624–2634.
135. Pan CY, Frey GC. Physical activity patterns in youth with autism spectrum disorders. *J Autism Dev Disord.* 2006;36:597–606.
136. Pardo CA, Eberhart CG. The neurobiology of autism. *Brain Pathol.* 2007;17:434–447.
137. Pate RR, O'Neill JR. American women in the marathon. *Sports Med.* 2007;37:294–298.
138. Pescatello LS, Franklin BA, Fagard R, et al. American College of Sports Medicine. American College of Sports Medicine position stand. Exercise and hypertension. *Med Sci Sports Exerc.* 2004;36:533–553.
139. Pivarnik JM, Marichal CJ, Spillman T, et al Menstrual cycle phase affects temperature regulation during endurance exercise. *J Appl Physiol (1985).* 1992;72:543–548.
140. Porter MM, Stuart S, Boij M, et al. Capillary supply of the tibialis anterior muscle in young, healthy, and moderately active men and women. *J Appl Physiol (1985).* 2002;92:1451–1457.
141. Proctor DN, Beck KC, Shen PH, et al. Influence of age and gender on cardiac output-VO2 relationships during submaximal cycle ergometry. *J Appl Physiol (1985).* 1998;84:599–605.
142. Proctor DN, Joyner MJ. Skeletal muscle mass and the reduction of VO2max in trained older subjects. *J Appl Physiol (1985).* 1997;82: 1411–1415.
143. Proctor DN, Koch DW, Newcomer SC, et al. Leg blood flow and VO2 during peak cycle exercise in younger and older women. *Med Sci Sports Exerc.* 2004;36:623–631.
144. Prupas A, Reid G. Effects of exercise frequency on stereotypic behaviors of children with developmental disorders. *Educ Training Ment Retard Dev Disord.* 2001;36:196–206.
145. Purdon C, Brousson M, Nyveen SL, et al. The roles of insulin and catecholamines in the glucoregulatory response during intense exercise and early recovery in insulin-dependent diabetic and control subjects. *J Clin Endocrinol Metab.* 1993;76:566–573.
146. Putukian M, Kreher JB, Coppel DB, et al. Attention deficit hyperactivity disorder and the athlete: an American Medical Society for Sports Medicine position statement. *Clin J Sport Med.* 2011;21:392–401.
147. Randolph C. Exercise-induced asthma: update on pathophysiology, clinical diagnosis, and treatment. *Curr Probl Pediatr.* 1997;27:53–77.
148. Rapin I, Tuchman RF. Autism: definition, neurobiology, screening, diagnosis. *Pediatr Clin North Am.* 2008;55:1129–1146, viii.
149. Rasmussen F, Lambrechtsen J, Siersted HC, et al. Low physical fitness in childhood is associated with the development of asthma in young adulthood: the Odense schoolchild study. *Eur Respir J.* 2000;16:866–870.
150. Ringenbach SD, Albert AR, Chen CC, et al. Acute bouts of assisted cycling improves cognitive and upper extremity movement functions in adolescents with Down syndrome. *Intellect Dev Disabil.* 2014;52:124–135.
151. Roemmich JN, Richmond RJ, Rogol AD. Consequences of sport training during puberty. *J Endocrinol Invest.* 2001;24:708–715.
152. Roepstorff C, Schjerling P, Vistisen B, et al. Regulation of oxidative enzyme activity and eukaryotic elongation factor 2 in human skeletal muscle: influence of gender and exercise. *Acta Physiol Scand.* 2005;184:215–224.
153. Rosety-Rodriguez M, Camacho A, Rosety I, et al. Resistance circuit training reduced inflammatory cytokines in a cohort of male adults with Down syndrome. *Med Sci Monit.* 2013;19:949–953.

154. Rosser-Sandt DD, Frey GC. Comparison of physical activity levels between children with and without autistic spectrum disorders. *Adapted Phys Activ Q.* 2013;27:149–159.
155. Roubenoff R, McDermott A, Weiss L, et al. Short-term progressive resistance training increases strength and lean body mass in adults infected with human immunodeficiency virus. *AIDS.* 1999;13:231–239.
156. Roubenoff R, Wilson IB. Effect of resistance training on self-reported physical functioning in HIV infection. *Med Sci Sports Exerc.* 2001;33: 1811–1817.
157. Rupp NT, Brudno DS, Guill MF. The value of screening for risk of exercise-induced asthma in high school athletes. *Ann Allergy.* 1993;70:339–342.
158. Saftlas AF, Logsden-Sackett N, Wang W, et al. Work, leisure-time physical activity, and risk of preeclampsia and gestational hypertension. *Am J Epidemiol.* 2004;160:758–765.
159. Sargent C, Scroop GC. Plasma lactate accumulation is reduced during incremental exercise in untrained women compared with untrained men. *Eur J Appl Physiol.* 2007;101:91–96.
160. Seals DR, Hagberg JM, Hurley BF, et al. Endurance training in older men and women. I. Cardiovascular responses to exercise. *J Appl Physiol Respir Environ Exerc Physiol.* 1984;57:1024–1029.
161. Seppala-Lindroos A, Vehkavaara S, Hakkinen AM, et al. Fat accumulation in the liver is associated with defects in insulin suppression of glucose production and serum free fatty acids independent of obesity in normal men. *J Clin Endocrinol Metab.* 2002;87:3023–3028.
162. Seron BB, Silva RA, Greguol M. Effects of two programs of exercise on body composition of adolescents with Down syndrome. *Rev Paul Pediatr.* 2014;32:92–98.
163. Shaw P, Eckstrand K, Sharp W, et al. Attention-deficit/hyperactivity disorder is characterized by a delay in cortical maturation. *Proc Natl Acad Sci U S A.* 2007;104:19649–19654.
164. Shibasaki M, Inoue Y, Kondo N, et al. Thermoregulatory responses of prepubertal boys and young men during moderate exercise. *Eur J Appl Physiol Occup Physiol.* 1997;75:212–218.
165. Shields N, Taylor NF, Wee E, et al. A community-based strength training programme increases muscle strength and physical activity in young people with Down syndrome: a randomised controlled trial. *Res Dev Disabil.* 2013;34:4385–4394.
166. Skelton DA, Kennedy J, Rutherford OM. Explosive power and asymmetry in leg muscle function in frequent fallers and non-fallers aged over 65. *Age Ageing.* 2002;31:119–125.
167. Smuck M, Kao MC, Brar N, et al. Does physical activity influence the relationship between low back pain and obesity? *Spine J.* 2014;14:209–216.
168. Snyder S, Pendergraph B. Exercise during pregnancy: what do we really know? *Am Fam Physician.* 2004;69:1053, 1056.
169. Sorensen TK, Williams MA, Lee IM, et al. Recreational physical activity during pregnancy and risk of preeclampsia. *Hypertension.* 2003;41:1273–1280.
170. Spina RJ, Ogawa T, Kohrt WM, et al. Differences in cardiovascular adaptations to endurance exercise training between older men and women. *J Appl Physiol (1985).* 1993;75:849–855.
171. Srinivasan SM, Pescatello LS, Bhat AN. Current perspectives on physical activity and exercise recommendations for children and adolescents with autism spectrum disorders. *Phys Ther.* 2014;94:875–889.
172. Staron RS, Hagerman FC, Hikida RS, et al. Fiber type composition of the vastus lateralis muscle of young men and women. *J Histochem Cytochem.* 2000;48:623–629.
173. Staron RS, Karapondo DL, Kraemer WJ, et al. Skeletal muscle adaptations during early phase of heavy-resistance training in men and women. *J Appl Physiol (1985).* 1994;76:1247–1255.
174. Steffl M, Bohannon RW, Sontakova L, et al. Relationship between sarcopenia and physical activity in older people: a systematic review and meta-analysis. *Clin Interv Aging.* 2017;12:835–845.
175. Stenius-Aarniala B, Poussa T, Kvarnstrom J, et al. Immediate and long term effects of weight reduction in obese people with asthma: randomised controlled study. *BMJ.* 2000;320:827–832.
176. Stringer WW, Berezovskaya M, O'Brien WA, et al. The effect of exercise training on aerobic fitness, immune indices, and quality of life in HIV+ patients. *Med Sci Sports Exerc.* 1998;30:11–16.
177. Suominen H. Muscle training for bone strength. *Aging Clin Exp Res.* 2006;18:85–93.
178. Tan BW, Pooley JA, Speelman CP. A meta-analytic review of the efficacy of physical exercise interventions on cognition in individuals with autism spectrum disorder and ADHD. *J Autism Dev Disord.* 2016;46:3126–3143.
179. Tanaka H. Culprit for low aerobic fitness in down syndrome: is deconditioning guilty as charged? *Exerc Sport Sci Rev.* 2013;41:137.
180. Tarnopolsky MA. Gender differences in substrate metabolism during endurance exercise. *Can J Appl Physiol.* 2000;25:312–327.
181. Taylor JB, Goode AP, George SZ, et al. Incidence and risk factors for first-time incident low back pain: a systematic review and meta-analysis. *Spine J.* 2014;14:2299–2319.
182. Thompson PD, Buchner D, Pina IL, et al.; American Heart Association Council on Clinical Cardiology Subcommittee on Exercise, Rehabilitation, and Prevention; American Heart Association Council on Nutrition, Physical Activity, and Metabolism Subcommittee on Physical Activity. Exercise and physical activity in the prevention and treatment of atherosclerotic cardiovascular disease: a statement from the Council on Clinical Cardiology (Subcommittee on Exercise, Rehabilitation, and Prevention) and the Council on Nutrition, Physical Activity, and Metabolism (Subcommittee on Physical Activity). *Circulation.* 2003;107:3109–3116.
183. Toledo FG, Menshikova EV, Ritov VB, et al. Effects of physical activity and weight loss on skeletal muscle mitochondria and relationship with glucose control in type 2 diabetes. *Diabetes.* 2007;56:2142–2147.
184. Tuomilehto J, Lindstrom J, Eriksson JG, et al; Finnish Diabetes Prevention Study Group. Prevention of type 2 diabetes mellitus by changes in lifestyle among subjects with impaired glucose tolerance. *N Engl J Med.* 2001;344:1343–1350.
185. Turley KR. The chemoreflex: adult versus child comparison. *Med Sci Sports Exerc.* 2005;37:418–425.
186. Turley KR, Wilmore JH. Cardiovascular responses to treadmill and cycle ergometer exercise in children and adults. *J Appl Physiol (1985).* 1997;83: 948–957.
187. Vinet A, Nottin S, Lecoq AM, et al. Cardiovascular responses to progressive cycle exercise in healthy children and adults. *Int J Sports Med.* 2002;23: 242–246.
188. Volek JS, Feinman RD. Carbohydrate restriction improves the features of Metabolic Syndrome. Metabolic Syndrome may be defined by the response to carbohydrate restriction. *Nutr Metab (Lond).* 2005;2:31.
189. Volek JS, Fernandez ML, Feinman RD, et al. Dietary carbohydrate restriction induces a unique metabolic state positively affecting atherogenic dyslipidemia, fatty acid partitioning, and metabolic syndrome. *Prog Lipid Res.* 2008;47: 307–318.
190. Volek JS, Phinney SD, Forsythe CE, et al. Carbohydrate restriction has a more favorable impact on the metabolic syndrome than a low fat diet. *Lipids.* 2009;44:297–309.
191. Volk BM, Kunces LJ, Freidenreich DJ, et al. Effects of step-wise increases in dietary carbohydrate on circulating saturated Fatty acids and palmitoleic acid in adults with metabolic syndrome. *PLoS One.* 2014;9:e113605.
192. Wang XQ, Zheng JJ, Yu ZW, et al. A meta-analysis of core stability exercise versus general exercise for chronic low back pain. *PLoS One* 2012;7:e52082.
193. Welle S, Totterman S, Thornton C. Effect of age on muscle hypertrophy induced by resistance training. *J Gerontol A Biol Sci Med Sci.* 1996;51: M270–M275.
194. Wells C, Kolt GS, Marshall P, et al. Effectiveness of Pilates exercise in treating people with chronic low back pain: a systematic review of systematic reviews. *BMC Med Res Methodol.* 2013;13:7.
195. Wiebe CG, Gledhill N, Warburton DE, et al. Exercise cardiac function in endurance-trained males versus females. *Clin J Sport Med.* 1998;8:272–279.
196. Yang Q, Sherman SL, Hassold TJ, et al. Risk factors for trisomy 21: maternal cigarette smoking and oral contraceptive use in a population-based case-control study. *Genet Med.* 1999;1:80–88.
197. Yang X, Telama R, Hirvensalo M, et al. The longitudinal effects of physical activity history on metabolic syndrome. *Med Sci Sports Exerc.* 2008;40: 1424–1431.
198. Yang Z, Scott CA, Mao C, et al. Resistance exercise versus aerobic exercise for type 2 diabetes: a systematic review and meta-analysis. *Sports Med.* 2014;44:487–499.
199. Yu F, Hedstrom M, Cristea A, et al. Effects of ageing and gender on contractile properties in human skeletal muscle and single fibres. *Acta Physiol (Oxf).* 2007;190:229–241.
200. Zhang J, Griffin AI. Including children with autism in general physical education: eight possible solutions. *J Phys Educ Recreation Dance.* 2007;78: 33–50.

LECTURAS RECOMENDADAS

Anderson SD. How does exercise cause asthma attacks? *Curr Opin Allergy Clin Immunol.* 2006;6:37–42.

Faigenbaum AD, Kraemer WJ, Blimkie CJ, et al. Youth resistance training: updated position statement paper from the national strength and conditioning association. *J Strength Cond Res.* 2009;23:S60–S79.

Goodman LR, Warren MP. The female athlete and menstrual function. *Curr Opin Obstet Gynecol.* 2005;17:466–467.

Hawley JA, Lessard SJ. Exercise training-induced improvements in insulin action. *Acta Physiol.* 2008;192:127–135.

Hollman W, Struder HK, Tagarakis CVM, et al. Physical activity and the elderly. *Eur J Cardiovasc Prev Rehabil.* 2007;14:730–739.

Jacobs PL, ed. *NSCA's Essentials of Training Special Populations*. Champaign, IL: Human Kinetics, 2017.

Lamberrt CP, Evans WJ. Adaptations to aerobic and resistance exercise in the elderly. *Rev Endocr Metab Disord.* 2005;6:137–143.

Lloyd RS, Faigenbaum AD, Stone MH, et al. Position statement on youth resistance training: the 2014 International Consensus. *Br J Sports Med*. 2014;48(7): 498–505.

Lucas SR, Platts-Mills TAE. Physical activity and exercise in asthma: relevance to etiology and treatment. *J Allergy Clin Immunol.* 2005;115:928–934.

Praet SFE, van Loon LJC. Optimizing the therapeutic benefits of exercise in Type 2 diabetes. *J Appl Physiol.* 2007;103:1113–1120.

Srinivasan SM, Pescatello LS, Bhat AN. Current perspectives on physical activity and exercise recommendations for children and adolescents with autism spectrum disorders. *Phys Ther*. 2014;94(6):875–889.

Stankovits LM, Lopyan AH. Genetic and metabolic conditions. *Pediatr Clin North Am*. 2020;67(1):23–43.

Tanaka H, Seals DR. Endurance exercise performance in Masters athletes: age-associated changes and underlying physiological mechanisms. *J Physiol.* 2008;586:55–63.

Índice alfabético de materias

Nota: Los números de página seguidos por *c*, *f* y *t* indican cuadros, figuras y tablas, respectivamente.

B

F

G

H

N

Q

R